U0377075

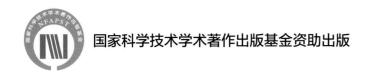国家科学技术学术著作出版基金资助出版

Modern Operative Hand Surgery

现代手外科手术学

主　编　顾玉东　王澍寰　侍　德

复旦大学出版社

主编简介

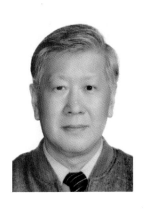

顾玉东，1961年毕业于上海第一医学院（现复旦大学上海医学院）医疗系。中国工程院院士。曾任第四至六届国务院学位委员会委员、中华医学会副会长。现任复旦大学教授、博士研究生导师，卫生部手功能重点实验室主任，上海市手外科研究所所长，复旦大学附属华山医院手外科主任，国家老年疾病临床医学研究中心主任，《中华手外科杂志》总编辑。

从事手外科与显微外科工作近57年。1966年参与世界第一例足趾游离移植术的工作。后发现足趾移植术中血管变异的规律，设计了"第二套供血系统"的新方法，并用于指导临床工作。在臂丛神经与周围神经损伤的诊治方面有6项成果为国际首创，使我国在臂丛疾病的诊治方面处于国际领先地位。

自1978年起，在国内外学术期刊上发表论文400余篇，撰写《臂丛神经损伤与疾病的诊治》《手的修复与再造》《四肢的显微外科修复》等专著。1985年至今获各项重大成果奖20余项，其中国家级奖7项，部、市级奖18项。1986年获"国家级有突出贡献的中青年科学技术专家"称号；1989年和1995年两次被授予"全国先进工作者"称号；1989年被评为"上海市科技精英"；1992年被评为"上海市先进标兵"；1994年被评为"上海市科教精英"；1995年被评为"全国教育系统劳动模范"；1996年获"白求恩奖章"；1997年被授予"全国优秀科技工作者"称号；1999年获"全国五一劳动奖章"；2009年获"上海市教委系统道德标兵"称号。

主编简介

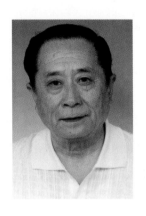

　　王澍寰，1950年毕业于北京大学医学院医学系。中国工程院院士。历任北京积水潭医院手外科主任，北京市创伤骨科研究所副所长、研究员，北京医科大学第四临床医学院教授，北京积水潭医院院长、名誉院长。曾兼任中华医学会骨科学会主任委员，中华医学会骨科学会手外科学组组长，中华医学会手外科学会主任委员、名誉主任委员，第一届北京医师协会会长、名誉会长，美国手外科学会通讯会员。曾任《中华外科杂志》副总编辑，《中华骨科杂志》编委会常委，《中华手外科杂志》主编、名誉主编。

　　1959年创建我国手外科专业。建科初始即重视临床医疗、应用基础研究及培养年轻医师并举，使该科专业技术很快达到国际水平，并改进和创新多项手术技术，同时培养了一批技术精湛、医德高尚的专业医师。1963年起开展直径1.0mm以下的显微血管外科研究，并相继取得家兔断耳再植及临床断指再植手术的成功。1978年主编我国第一部手外科领域专著《手外科学》。

　　1959年以来，主编和与他人合著有关手外科方面专著15部，在国内外发表论文100余篇，获科研成果奖14项，其中国家级与部级成果奖5项。

主编简介

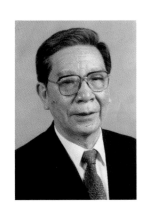

侍德,1955年毕业于中国医科大学。曾任南通医学院附属医院骨科主任医师、教授、研究生导师、创伤研究室主任、手外科研究中心顾问,中华显微外科学会第一届委员,中华手外科学会第一届委员,中华医学会江苏省分会骨科、显微外科副主任委员,手外科学组主任委员,国际脊髓学会和中国脊髓损伤学会专家副主任委员,《中华手外科杂志》副总编辑,《中华显微外科杂志》及《中华修复重建杂志》编委。现任南通大学附属医院骨科主任医师、教授,南通大学手外科研究中心顾问,江苏省手外科临床医学中心学术委员会委员,《中华手外科杂志》及《中国上肢外科杂志》顾问。

长期致力于骨科临床、教学、科研工作,擅长骨科、手外科、显微外科,特别是在将显微外科和整形外科技术用于骨科和手外科方面有独特的经验,在国内处于领先地位;在上颈椎前路手术、胸腰椎骨折前方固定术及人工椎体置换术等方面均有贡献。编著《矫形外科手术进路图解》《骨科修复重建手术学》,著有《骨科手术进路图解》(彩图版)、《矫形外科进路手术学》《骨科创面修复手术学》,参与主编《手外科手术学》和《手外科学》,与全国骨科专家合著有《矫形外科学》《现代显微外科学》《显微外科进展》《现代骨科手术学》《实用急诊医学》《外科解剖学》《整形外科学》《交通医学》《外科学前沿与争论》等20多部专著,发表论文100多篇。获国家级、部级、省级科技奖共十余项。其中,《手外科手术学》获得"第十一届全国优秀科技图书二等奖"、《手屈肌腱二区亚分区及各亚区内损伤修复的基础和临床研究》在1996年获"国家科技进步三等奖"。

1991年享受国务院特殊津贴。1981年被评为"江苏省劳动模范";1984、1986年两次被评为"全国卫生先进工作者";1991年被评为"江苏省高等学校优秀共产党员";1992年被评为"全国劳动模范",并获得"五一"劳动奖章;1993年被评为"江苏省教委和省学位委员会优秀研究生教师";2010年获"中国显微外科杰出贡献奖";2012年获"南通市首届医师终身荣誉奖"和"江苏省医学会骨科分会杰出贡献奖";2015年获"江苏省第三届医师终身荣誉奖"。

主　编　顾玉东　王澍寰　侍　德

副主编　徐建光　汤锦波　田　文　徐文东　芮永军

编写者（以姓氏笔画为序）

于　灏　尹宗生　王　涛　王　斌　王澍寰

史其林　田　文　任高宏　刘　璠　朱敬民

汤锦波　劳　杰　吴　毅　寿奎水　张高孟

李世忠　李崇杰　杨克非　杨国庆　沈祖尧

芮永军　辛畅泰　陈世益　陈　亮　陈疾忤

陈德松　侍　德　洪光祥　胡　溊　费起礼

赵俊会　徐文东　徐建光　徐　雷　陶　然

顾玉东　高伟阳　程国良　董　震　董吟林

谢仁国　路来金　蔡林方　裴国献　阚世廉

潘达德

FOREWORD 序 一

　　手与造化争工。它虽然大小不足方寸,却肌理分明、结构精妙,堪称血肉打造的顶级精密机械。手如果运作得宜便是"手巧",就有能力将美好的意愿落到实处,即所谓的"得之于心,应之于手"。这一点每位外科医师都深有体会,其中手外科医师的体会更深。因为,手一旦出现问题,他们就会接到"维修"的业务。

　　"维修"的要求很高、很专业。由于手的结构和功能高度复杂,手外科医师需要融汇多个学科的知识和技能,尤其是骨科、整形外科、血管外科、显微外科等。国内外许多有名的手外科医师都具有相关学科的专业背景,相关学科的进步也不断推动着手外科的发展。

　　手外科与整形外科颇有渊源。作为整形外科医师,我曾修复过数不清的畸形手和烧伤晚期"爪"形手,也曾受邀参加美国手外科年会,发现与会者大部分都是整形外科医师出身。美国的《手外科杂志》和《整复外科杂志》更似同胞姐妹,曾合作出刊多年(20世纪40年代)。本书作者侍德教授曾在我院整复外科学习,他后来将学到的技术和理念灵活运用到手外科,取得了良好的疗效。这在本书内容中有充分体现。

　　《现代手外科手术学》强调的是手术实践,因此配有较多手术插图,生动展示了常见伤病的手术技巧和关键要点,能为手外科和相关学科的医师提供有益的思路和实用的操作指导。不过,读者可能还要对照相关的理论才能充分消化本书内容,并做到举一反三。

　　本书不断推陈出新,目前版本实为第三版,进一步充实了内容,并及时更新了近年来国内外本领域的专业进展,扩充了最新理论和最新操作,将书名改为《现代手外科手术学》反映了作者与时俱进的学术态度,值得尊敬和赞赏。

张涤生

FOREWORD 序 二

　　"温故而知新。"在受邀为《现代手外科手术学》书写序言之际，我重温了王澍寰院士为《手外科手术学》第一、二版写的序言。他在第一版序言中，引用了陆游的诗句"纸上得来终觉浅，绝知此事要躬行"，语重心长地教导年轻的医师们，在应用书中的术式时，要多动脑、勤思考，要在批判中传承，在传承中创新。他在第二版序言中表达了三大意愿，即科技发展要与时俱进，要精心带引和培育青年人才，要重视实用性意图，传达了强调效益的转化医学理念。

　　"问渠那得清如许，为有源头活水来。"溯本探源，王澍寰于 1958 年在北京积水潭医院创建了我国第一个手外科，使中国手外科从无到有，并逐渐发展为具有国际先进水平，被美国手外科学会前主席柯迪斯誉为"中国手外科之父"。1963 年，陈中伟、钱允庆首次报道了完全性离断的手再植成功，陈中伟被第一届国际手外科联合会主席勃纳奥勃兰誉为"世界断肢再植之父"。1966 年，杨东岳、汤钊猷首例第 2 足趾移植再造拇指成功，誉享全球。从 20 世纪 70 年代开始，顾玉东陆续创建膈神经移位、多组神经移位、健侧颈 7 神经移位等术式，使我国臂丛损伤的治疗水平处于国际领先地位。

　　"大医精诚"，这部由大医们主编的《现代手外科手术学》是侧重手外科手术技巧的专著，收集了以术式为主的资料，较多地体现了"工欲善其事，必先利其器"的意图。但是，读者在领略大医们的高风亮节时，按照"精"的要求，要有高超的医术；按照"诚"的要求，要有高尚的品德修养。请记取顾玉东院士的语录："医生的成长、荣誉是无数患者用痛苦、鲜血和生命换来的。因此，医生必须把患者的痛苦看成自己的痛苦，应该对患者怀有感恩之心，应当尽职尽力，并不断创新。"

　　"天机云锦用在我，剪裁妙处非刀尺。"要提示的是，在学习手外科手术技巧的时候，请理解顾玉东院士常讲的"心灵手巧"与"手巧心灵"哲理性辩证关系。王澍寰院士曾语重心长地指出："漂亮的手术技巧只是必须具备的条件之一，要高标准地完成手术治疗，还必须讲究手术适应证、手术原则和手术方法。"最后，让我们温习一下指导手外科学习的古语名言，最有代表性的是一首精辟童谣："人有两件宝，双手和大脑；双手会做工，大脑会思考；用手不用脑，事情做不好；用脑不用手，啥也办不到；用手又用脑，才能有创造。"

邱世镇

PREFACE 前 言

20 世纪 90 年代,在我国手外科创始者——王澍寰院士和顾玉东院士的主持下,我国手外科开拓者中 30 多位学有所长、临床经验丰富的手外科专家按各自的特长,结合我国多年来手外科、显微外科、骨科等方面的成果,同时吸取了国外的最新资料,撰写了第一版《手外科手术学》,并于 1999 年出版。这是一部综合性权威著作,全书共分为 22 章,约 140 万字,图与照片约 2 400 幅。全书以基本手术操作为主体,既概述了有关的基本知识,又包括了全部手部的伤、病、肿瘤及畸形诊疗方法。

正如王澍寰院士在第一版序言中所指出:"这部书主要是介绍手术,包括大量的传统手术和创新术式,如详细的手部手术进路、修复手部常用的各种皮瓣移植术、各种电灼伤的实例处理方法、臂丛根性撕脱伤的各种神经移位术、腕关节不稳和腕三角纤维软骨复合体损伤的诊疗,以及特殊断指及多指离断的再植措施等,可以说是集手部手术之大成。书中的术式都是行之有效的,作为一个手外科医师,可以说是取之不尽,用之不竭的。一书在手几乎可以参照进行所有手外科手术。"

《手外科手术学》出版后,因其实用性强,在同道中口碑甚佳。为了进一步满足读者需求,加之过去的 10 年中,国内外手外科技术又有了很多进展,如内镜在手外科的应用、穿支皮瓣、微型趾腹与多叶足背游离皮瓣通过血管吻合修复手指指腹缺损、带翼趾甲瓣的设计为多指撕脱提供一次修复成功的方法、对外伤后引起的僵硬手的发生机制和手术方法等更全面的论述、在末节断指再植的基础上提供指尖断离的再植、拇指与其他指部分缺损的修饰性修复与重建等。加上 21 世纪以来,国内外手外科工作者将手外科的范围延伸至前臂、肘关节和肩关节,而且国外手外科工作者已经按此范围编写了《手外科手术学》。从手的功能解剖角度探讨手外科的范围,如前臂的肌群、桡骨、尺骨、肘关节和肩关节,任何部位发生病损,都要影响手的功能,故将手外科范围延伸至前臂、肘关节和肩关节合情合理。为了将上述内容编入我们的《手外科手术学》,满足我国手外科工作者的需要,经 3 位主编研究,决定进行《手外科手术学》的修订工作。2010 年《手外科手术学》(第二版)正式出版。

第二版作者中有少数由于高龄脱离第一线工作,另有少数已病故,故此次我们又邀请全国十几家医疗及科研单位手外科、显微外科领域学有所长、临床经验丰富的专家进入第三版《手外科手术学》,即《现代手外科手术学》的编写队伍,为本书增光不少。

借本书出版的机会,向因高龄脱离第一线工作,未能再参加编写的同道表示感谢,对已辞世的王澍寰、韦加宁、陶锦淳、董吟林、蔡林方 5 位专家表示哀悼与怀念。

总之,希望《现代手外科手术学》能为手外科及骨科同道参考应用。不足之处还请各位前辈及同道们多提宝贵意见。

顾玉东　侍　德

2018 年 5 月

CONTENTS 目 录

总 论

各 论

总　论

手外科手术的基本操作

1.1 手外科操作基本原则

自外科技术问世以来,手的创伤一直是外科创伤处理的常见内容。但是,手外科成为外科学的分支而被人们研究是从 20 世纪 20 年代开始的。手外科成为外科分支的重要标志之一就是手外科基本操作原则的确立,其核心是手部手术修复中的无创操作技术。

现代外科学奠基于 19 世纪 40 年代。19 世纪 40 年代 Morton 医师首先采用乙醚作为全身麻醉剂,40～90 年代 Semmelwis、Bergmann 和 Halsted 等采用手术消毒或无菌技术,19 世纪 70 年代 Esmarch 使用止血带和 20 世纪初 Landsteiner 发现血型和确立输血技术,先后解决了手术疼痛、伤口感染、止血和输血等外科基本问题,确立了现代外科的发展基础。从 20 世纪 20 年代起,研究者以美国的 Bunnell 为代表,系统地提出了手部肌腱、神经修复过程中的无创操作技术。在总结治疗手部屈肌腱损伤、指神经及前臂远端神经损伤的经典论著中,他们强调了在手深部组织操作时,从分离组织时的夹持

至缝合修复时组织无创伤缝合操作对手部功能恢复的重要性,加上基于这一原则的手部手术方式,成为手外科这一外科学领域中要求独特的分支所产生和发展的重要标志。在此后近 90 年的手外科发展中,手外科操作的基本原则——无创操作技术一直受到手外科医师的普遍重视,并随着时代发展,又赋予它新的内容和要求。其中,20 世纪 60～70 年代兴起的显微外科技术,如手术器械的改进、手术操作野的放大和无创程度要求具体化,又使手外科基本操作要求得到发展和深化。

1.1.1 普遍原则

手外科作为外科学的一个分支,其操作基本原则首先应结合手部结构功能和创伤特点,遵从外科操作的普遍原则。

（1）良好的麻醉

良好的麻醉是进行手部手术的前提。手是人的劳动器官,又是人体感觉最为敏锐的器官之一。手指的疼痛觉、鉴别觉、温度觉等都十分敏锐。没有良好的麻醉,在感觉十分灵敏的手部是不可能进行准确而细致的手术操作的。因此,手部手术时必须有

完好的麻醉。由于手部手术多数比较局限,用神经干臂丛阻滞麻醉常可获得较满意的麻醉效果,对于比较表浅的手术采用皮肤或皮下软组织内浸润麻醉亦可奏效。当然,对于需从它处切取组织覆盖创面、手部复合组织损伤修复、臂丛的神经损伤修复,或断肢、多指多节断指再植等,有时需采用全身麻醉。

(2)彻底清创、防止感染

彻底清创、防止感染是手外科手术操作成功的保障。手部创伤在日常生活和生产劳动中十分常见,常常伴有程度不等的污染。由于手的皮肤面积相对于其包绕在内的组织而言比例最大,且手直接接触劳动对象,手部创口污染是最易发生的,程度也常较严重。手部结构的另一个特点是关节多,造成关节内污染的机会也较多。因此,要在手部修复后良好恢复功能,首要的是最大限度地减少手部的创口发生术后感染的机会或程度,这就需要在完全彻底清创的基础上进行修复。由于污染创面的清创经过一段时间延迟后无益于早期修复,虽然无需固守伤后早期修复时限,但是临床上需考虑尽量在伤后6～8h(即"黄金时间")进行手部清创和修复手术。

(3)无血操作野

无血操作野是多数手外科手术精良操作的要求。由于手部结构复杂、功能精细,在无血操作野中进行手术,对多数手术而言易于辨认需寻找的组织,便于修复或重建损伤的结构,同时又不会造成不必要的失血。手部绝大多数择期手术和不少早期肌腱、神经修复术应在臂部使用止血带的状态下进行。当然,在手部组织清创术中,需根据组织颜色、血运来判断是否需修整或进行血液循环重建手术,此时则不宜常规在使用止血带下进行。

1.1.2　特有原则

根据手的结构和功能要求,手外科手术操作有其明显区别于人体它处手术的特点,其手术操作的特有原则如下。

(1)无创操作

手外科的无创操作是指在手外科手术时对手术野内的组织,尤其是在血管、神经、肌腱的夹持、分离、切割和缝合过程中,均保证对这些组织损伤甚小。无创操作的具体要求是:①对于血管仅夹持外膜,修剪时要边缘平整,缝合血管时在血管壁内行程要尽可能短。②对于神经组织仅夹持神经周膜组织,必要时可夹持神经束膜;切断神经时要用锐利刀

片,保持切缘整齐;缝合神经时仅缝合周膜或束膜,切勿使缝针和缝线明显贯穿入神经纤维。③对于肌腱组织仅夹持其腱周膜或腱外膜,修整肌腱断端要整齐,缝合肌腱时动作要轻柔,缝合的肌腱需平整。

手部无创操作需要有对组织创伤小的精密器械(常称无创器械),如适于显微外科、手外科应用的血管钳、镊子、小剪刀、持针器等。合适的眼科器械,如眼科剪刀、镊子等也可用于手外科操作。用于一般外科手术的齿镊、血管钳、剪刀等均不适合手外科操作,不宜使用。

无创操作的另一个要求就是对外科缝线的要求,做微血管吻合、神经周膜或束膜缝合宜采用无创伤尼龙单丝线,肌腱的缝合需要有足够抗强度、组织反应小、组织通过性好的缝合材料。

(2)操作顺序

手部手术对操作顺序有较为明确而特殊的要求。在修复手部组织时需首先修复对手部大块组织存活有影响的组织,即动、静脉的连续性。在修复顺序不致影响组织存活时,优先恢复骨支架的连续性。在张力不一的组织修复时,优先修复张力较小的组织。如肌肉和肌腱在同一平面损伤,若先缝合肌肉,则有利于肌腱的手术修复操作。同样在有神经和肌腱同时损伤的腕部切割伤,首先修复切断的多根肌腱,则有利于在较小张力下缝合神经。在多根肌腱损伤做修复后,首先缝合修整后缩短较少的肌腱,则利于再做张力相对较大的肌腱缝合。周围组织有瘢痕形成或有骨裸露时,做神经、肌腱修复前,用血供较好的肌肉或筋膜、脂肪组织衬垫于神经或肌腱的修复床,则利于这些组织的愈合,减少术后发生粘连的机会。

(3)操作范围

由于受到诸多解剖结构的牵制,手部手术操作在不少区域进行操作的范围十分有限。总的说来,手外科手术不宜在较大范围内进行,这是由于扩大手术操作范围会破坏手部具有重要功能的结构,同时也会增加术后手部疼痛和粘连程度。例如,指腱鞘区内屈肌腱早期端-端缝合时,暴露的范围以恰好利于腱断端修整和直接端-端缝合为准;对于肌腱回缩明显者,不宜长段切开完整腱鞘,而应在手掌部所做的另一小口内寻找到回缩的腱端,并在完整鞘管内前移,送至远侧做修复。当然,手外科的松解手术,如挛缩的松解、粘连的松解则要求操作范围相对病变范围为广泛,手术操作应至正常组织为止。

（4）操作可靠性

手部组织的手术操作无论是血管吻合术、肌腱缝合术，还是骨韧带固定术，均十分强调手术操作的可靠性。血管手术对术后通畅的可靠程度要求很高；骨固定对术后强度的要求较高，术中应选择有较大强度的固定方法；肌腱手术对术后能否可靠进行早期功能锻炼有明确要求，肌腱的缝合应使之术后可靠愈合，抵抗一定阻力并发挥功能。这就要求术者首先对不同组织修复要求有清晰的了解，同时应熟悉达到不同目的可采用的方法，在术中使用创伤小、牢固、可靠的方法来进行手部组织修复。术后锻炼的方式、强度则应和操作的可靠程度相一致。

（5）操作合理性

手外科手术是外科操作基本技术、手部功能解剖和手的生物力学知识完好的结合体。手部手术，尤其是骨关节和韧带的手术，对手术操作的生物力学合理性有较高要求。手部骨关节手术对无创操作技术要求相对于其浅层组织较低，而作为手运动支架的骨关节和韧带手术，对手术设计和操作的生物力学合理性要求显著高于其他组织。骨关节是手发挥功能的核心所在，其修复应受到更大重视。骨关节和韧带的修整、去除、保留、延长或缩短无不与手的力学平衡密切相关，在进行这类手术时，除平时应掌握手的基本生物力学知识和术式的力学机制外，术中选择具体术式时应考虑其生物力学的合理性。手外科的技术操作不单纯是术者手术操作过程，更应是一个手外科医师基础知识、灵活运用能力和综合设计的结晶。可以说手外科患者的病情没有完全相同的，这就需要术者能动地综合使用操作技术，而非千篇一律地套用既定术式。

（6）操作可能性判断

手部手术十分精细，对于同一病例，由知识全面、训练有素、经验比较丰富的手外科医师处理，或让仅能做部分手部手术的医师处理，最终功能恢复的程度往往有显著差别。不少手外科专家指出：对手外科知识掌握不全面的医师勉强进行手部的复杂组织修复，常会破坏手部精致的、正常的解剖结构，给再次手术造成困难。手外科手术虽仅局限于手部，但术式之多，要求之高，在外科领域中属于"专中之专"，即使一个专职手外科医师也很难很好地完成手外科中的每一个手术。事实上，手外科领域现已形成了医疗单位和手外科医师对不同类型手术的相对集中化。我们强调在手外科手术时，术者一定要

具有操作可能性判断意识，对于技术力量尚缺、估计勉强进行手术后功能不佳者，应根据实际情况转给专业化程度较高的医师或医院处理。例如，Ⅱ区内指屈肌肌腱损伤后可早期仅缝合皮肤，然后在数天或1～2周转至经验较为丰富的医师再做延迟早期修复；如发现有腕尺侧持续疼痛，不能笼统做腕三角纤维软骨切除，应转至有条件的医院做腕关节镜检查，明确病因，决定治疗措施等。

外科手术操作是指手术过程的基本内容和方式，但手术操作本身又不是治疗的全部内容。手术操作是合理术式的具体实现途径。为了提高手外科手术效果，应在重视手外科基本操作原则的同时，从基础和临床多方面进一步完善手术术式及术后功能康复方法。合理的术式配以正确、娴熟的操作，辅以积极有效的术后康复锻炼，才能使手外科手术获得良好的临床效果。

（汤锦波）

1.2 手外科麻醉

手是人体的重要劳动器官，其结构和功能精细复杂，易在生活和工作中受到伤害。手部血管、神经、肌腱的修复与重建手术操作精细，要求阻滞麻醉效果必须完善。多数手部手术属短小手术，但也有断指再植、移植和臂丛神经损伤探查等用时较长的大手术，手术部位涉及下肢、腹壁、胸壁、肩部和颈部椎管等，所以，手外科麻醉方法囊括了局部麻醉、臂丛神经阻滞、椎管内麻醉和全身麻醉。临床应用最多的是臂丛神经阻滞，本节予以重点介绍。

1.2.1 臂丛神经阻滞

熟悉臂丛的解剖是臂丛神经阻滞成功的关键。有关臂丛的解剖详见相关章节。牢记臂丛各支神经所支配的肌肉及其皮肤感觉支配区（图1-1）有助于根据肌肉运动反应和皮肤感觉来判断所阻滞的是哪一支神经。反之，也可以根据手术的部位来决定要重点阻滞的神经或神经丛。

近年来，随着医疗诊断仪器设备和技术的不断进步，臂丛神经阻滞的定位不再只依靠异感法，应用神经刺激器或超声仪能使神经定位更加精确，且能有效减少外周神经阻滞的并发症。

（1）神经电刺激

外周神经包含无数神经纤维，组成躯体或自主

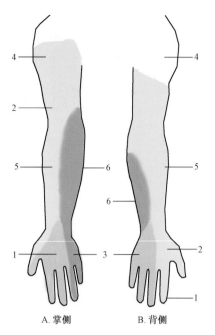

A. 掌侧　　　B. 背侧

图 1-1　臂丛各神经的皮肤感觉支配区

　　1.正中神经；2.桡神经；3.尺神经；4.腋神经；5.肌皮神经；6.前臂内侧皮神经

神经系统的神经纤维是感觉性的或运动性的,有时是混合性的。当到达神经的电脉冲超过一个特定阈刺激电流(基强度)时,就会引起神经细胞膜去极化,从而引起沿神经纤维传导的兴奋。如果该神经含有运动纤维,就会引起效应肌肉的收缩。如果刺激感觉纤维,则该神经支配区出现异感(麻酥感)。神经刺激器就是利用这一神经电刺激基本原理达到准确阻滞外周神经的目的。

　　1) 神经刺激器:常用的神经刺激器(图 1-2)需具备以下功能:①电流强度范围精确在0~1mA(或5mA),仪器显示实际电流强度;②脉冲宽度为0.1、0.3 或 1.0 ms 可选;③脉冲频率可设为 1 或 2 Hz;④可检测电池电量。

　　在临床应用时,通常设定初始电流为 1~1.5 mA来引发反应,称为阈电流。设定电流强度后,引发肌肉收缩所需电流强度与刺激针针尖到神经的距离有关。即刺激针越接近神经,引起收缩或感觉效应所需的电流强度越低。一般认为当阈电流降至0.3~0.5 mA(脉冲宽度 0.1 ms)依然能够引发效应肌肉收缩时,刺激针针尖已接近神经,可给药阻滞神经。电流强度过低易导致神经损伤。

　　在这一阈电流下,设定脉冲宽度<0.15 ms(如0.1 ms)可选择性地刺激运动纤维。在此脉冲宽度

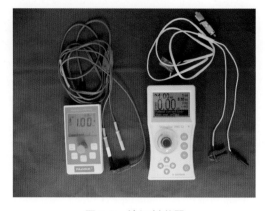

图 1-2　神经刺激器

下疼痛纤维不受影响,患者可以较为轻松地接受神经刺激。当所刺激的神经是纯感觉神经(如股外侧皮神经)时,可选择脉冲宽度>0.15 ms(如 1 ms),患者会感到该神经支配区出现异感。

　　脉冲频率通常设定为 2 Hz。较高的脉冲频率有助于刺激,这是因为快速的脉冲序列可以使定位更加精确,从而避免刺激针滑过神经的可能。较低的脉冲频率(1 Hz)可以减轻肌肉收缩所致的不适和疼痛,更适用于创伤患者。

　　2) 神经刺激针(图 1-3):刺激针除针尖外是完全绝缘的,这种针称为单极刺激针。电流的出口很小,这样在针尖处能产生较高的电流密度。针尖处电流密度越高,刺激所需电流越低。当刺激针接近神经时,去极化所需电流降低。针尖滑过神经时电流值又快速升高。这种刺激方法能够在精确地定位神经的同时将神经损伤的风险降至最低。根据需要可选择长针或短针,也有专用于置管的刺激针。

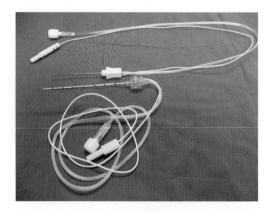

图 1-3　神经刺激针

3) 操作步骤:

A. 检查神经刺激器性能。

B. 皮肤消毒,皮下注射一皮丘,必要时浸润麻醉穿刺路径。

C. 将刺激针穿透皮肤进入皮下组织。打开刺激器开关并设定脉冲宽度(混合神经选择0.1ms)、脉冲频率(2Hz)和刺激电流(1mA)。检查确认当前电流读数与设定一致。如果读数与设定值明显不符,需要再次检查电极和刺激器。

D. 将刺激针朝向神经方向插入,直至所刺激神经支配的肌肉出现首次收缩。边观察刺激反应边逐步减小刺激电流,直至达到阈电流(>0.2mA,<0.5mA)且仍能见到肌肉收缩。为了检测刺激针的位置是否过于接近神经,可进一步减小电流直到看不到肌肉收缩。如果在0.2mA时还能引出肌肉收缩反应,必须将刺激针回撤少许。回抽无血后可注入局部麻醉(局麻)药物。

(2) 超声引导下神经阻滞技术

近10年来,超声仪已越来越多地被用于外周神经阻滞,使得外周神经阻滞技术成可视化。超声引导下,能够看见骨骼、肌肉、血管、神经、穿刺针及给药时药液的扩散情况,显著地缩短了定位神经的时间,提高了阻滞的准确率和有效率。目前,超声引导下外周神经阻滞技术正处于蓬勃发展阶段,应用前景广阔。

神经阻滞用超声仪(图1-4)体积较小,多采用便携式设计。可配置不同用途的不同形状的探头,根据检查目标的性质及深度,通过调整超声波的频率和图像的增益等参数来改善图像质量。

超声引导外周神经阻滞的操作可遵循如下步骤:①找到关键解剖标志结构,包括肌肉、筋膜、血管和骨骼;②在短轴图像上确认神经或神经丛;③确认正常解剖或识别解剖变异;④设计最安全有效的进针入路;⑤应用无菌穿刺针技术;⑥穿刺针朝向目标时可实时观察穿刺针;⑦选择另一种辅助技术,如神经刺激器确认神经;⑧确认针尖抵达合

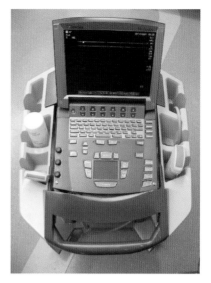

图1-4　超声仪

适位置时给予小剂量(试验量)局麻药物;⑨适当调整穿刺针以获得最佳神经周围局麻药扩散;⑩遵循传统(异感)法外周神经阻滞操作指南,注药前后反复回抽,监护患者反应,评估注射阻力。

超声引导下实施外周神经阻滞麻醉要求操作者不仅要熟悉神经阻滞技术,还要了解超声解剖学和超声影像学知识。

(3) 常用局麻药

临床常用的局麻药是利多卡因、丁卡因、罗哌卡因和布比卡因(丁哌卡因)(表1-1)。局麻药浓度应该以用最低有效浓度达到有效作用为原则,浓度大不但增加用药总量,还容易引起不良反应。成人臂丛神经阻滞常用的局麻药为0.8%~1%利多卡因、0.12%~0.15%丁卡因、0.375%~0.75%罗哌卡因、0.25%~0.5%布比卡因。为延长阻滞时间,局麻药液内可加入1:20万肾上腺素(40ml局麻药液内加入0.2ml肾上腺素)。但因罗哌卡因有收缩血管作用,故使用罗哌卡因时一般不加肾上腺素。

小儿用药量为利多卡因8mg/kg、罗哌卡因

表1-1　常用局麻药的理化特性

局麻药	蛋白结合率(%)	效　能	起　效	作用时间(h)	一次限量(mg)
利多卡因(lidocaine)	64.0	中	快	1~2	400
丁卡因(tetracaine)	75.6	强	较快	2~3	75
罗哌卡因(ropivacaine)	94.0	强	中	4~6	150~200
布比卡因(bupivacaine)	95.0	强	中	5~6	200~250

3 mg/kg。一般成人用药量为 1% 利多卡因<40 ml、利丁合剂 30～40 ml、0.4% 罗哌卡因 40～50 ml、0.25% 布比卡因 30～40 ml。如手术未完,麻醉作用已经消退,需要追加剂量时用药量应适当减少,一般为首次剂量的 1/3～1/2。

(4) 肌间沟臂丛神经阻滞

肌间沟阻滞是最靠近头端的臂丛神经阻滞麻醉方法(图 1-5)。临床常用的是经典前路,即 Winnie 法。肌间沟阻滞特别适用于肩部和上臂的手术,也是肩关节脱臼复位的理想麻醉方法。

Winnie 于 1970 年首次提出肌间沟阻滞方法。

1) 解剖标志:环状软骨、胸锁乳突肌外侧缘、前中斜角肌间隙。

2) 神经电刺激阻滞技术(图 1-6):患者去枕平卧,患侧上臂置于休息位,手置于腹部,头稍偏向对侧。用左手手指摸清胸锁乳突肌锁骨头,向外侧触及前斜角肌肌腹,再向外侧触摸有一凹陷处,即为肌间沟,又名前中斜角肌间隙。沿着肌间隙再向头侧摸至前中斜角肌交叉处,相当于环状软骨水平定位

穿刺点,进针方向为向内、向背、向尾侧。

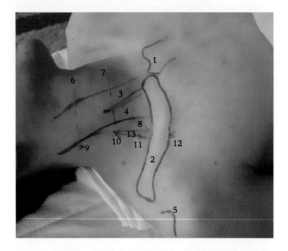

图 1-5 肌间沟,锁骨上、下臂丛神经阻滞麻醉体表定位

1. 胸骨;2. 锁骨;3. 胸锁乳突肌胸骨头;4. 胸锁乳突肌锁骨头;5. 肩峰腹侧凸;6. 甲状软骨上切迹水平;7. 环状软骨水平;8. 锁骨下动脉;9. Meier 法穿刺点;10. Winnie 法穿刺点;11. 锁骨上穿刺点;12. 垂直锁骨下穿刺点;13. 前中斜角肌间隙

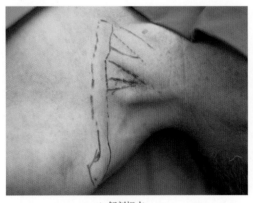

A. 解剖标志

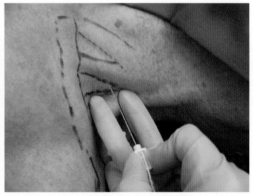

B. 阻滞操作技术

图 1-6 Winnie 法肌间沟阻滞

常用寻找异感的方法定位神经。如用神经刺激器定位,则要寻找臂丛上干,引出的肌肉运动反应是三角肌或肱二头肌收缩。如需留置导管,则置管深度为 3～5 cm。单次给药容量为 25～35 ml。

3) 超声引导技术:患者体位同上,超声探头放置在颈中部的环状软骨水平,操作者位于病床头侧,用非优势手拿着探头。首先确认颈总动脉和颈内静脉,然后将探头向后外侧移动 1～2 cm,可见图 1-7 所示的超声图像。在前斜角肌与中斜角肌之间可见带有高回声外环的低回声圆形的臂丛神经,斜角肌

显示为低回声椭圆形或圆形结构,位于低回声的三角形胸锁乳突肌的深层。采用平面内入路,可经由中斜角肌(后路)或前斜角肌(前路)进针,也可以采用平面外进针方法,使针尖接近神经,然后给予局麻药)。

4) 注意事项:

A. 适应证:单次给药技术适用于肩部及上臂的手术,包括肩关节置换术,肱骨近端、锁骨外侧部等手术。置管技术适用于术后镇痛要求较高的手术,如肩关节成形术,或肩关节松解术后功能锻炼。

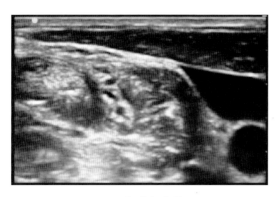

图 1-7 肌间沟超声截面图

B. 禁忌证：包括对侧喉返神经麻痹、对侧膈神经麻痹。严重肺功能不全的患者也应禁忌使用肌间沟臂丛神经阻滞。但是，如果计划采用的是肌间沟臂丛神经阻滞复合全身麻醉（可行机械通气）则可以忽视该禁忌，即使选择了长效局部麻醉药，因膈神经阻滞而导致的肺功能减退，等到一个中等大小的手术完成时，应该已经恢复到患者能够耐受的水平。

C. 不良反应和并发症：膈神经麻痹、Horner 征（星状神经节阻滞）、喉返神经麻痹、血管损伤（颈外静脉、颈内静脉、颈总动脉）、气胸。

（5）锁骨上臂丛神经阻滞

锁骨上入路是所有入路中阻滞效果最好的入路，但同时也是发生气胸可能性最大的入路。臂丛各神经走行在锁骨下动脉的头背侧，跨过第 1 肋骨，

进入腋鞘。第 1 肋骨虽然是弧形，但臂丛在其上的前后跨度为 1～2 cm，这里是穿刺时寻找异感的区域（图 1-8）。需注意的是第 1 肋骨的内侧为肺尖。

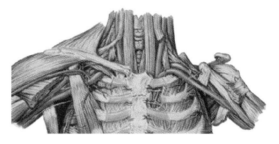

图 1-8 锁骨上臂丛的神经走行

1）解剖标志（图 1-8）：前中斜角肌间隙、锁骨、锁骨下动脉。

2）阻滞技术（图 1-9）：患者仰卧，肩胛垫一薄枕，使头呈轻度背屈仰卧位，脸转向健侧斜上方。双肩向下向后自然放松，患肢置于休息位，尽量突出锁骨上窝部。扪清前、中斜角肌间隙，在中斜角肌内侧缘上距锁骨上缘 1.5 cm 处定位穿刺点。如能扪清锁骨下动脉，该点应该在锁骨下动脉外上方；令患者头放正有助于扪清锁骨下动脉。若既扪不到锁骨下动脉也摸不清前中斜角肌间隙，则可在锁骨中点上方 1.5 cm 处定位穿刺点。穿刺时，针平行于颈部皮肤，沿中斜角肌内侧缘方向进针。寻找异感方法和用神经刺激器辅助定位神经均可。给予局麻药容量为 20～40 ml。若置管，置管深度为 3～5 cm。

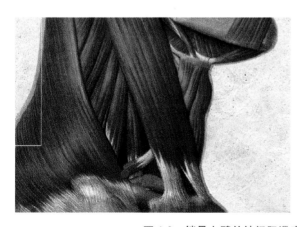

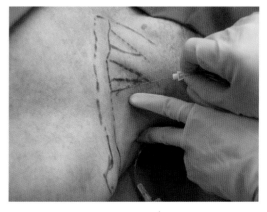

图 1-9 锁骨上臂丛神经阻滞定位与穿刺技术（Winnie 法）

3）超声引导技术：患者仰卧，头稍向对侧旋转。将探头沿冠状面置于锁骨上窝（图 1-10）。在横截面上神经显示为 3～6 个低回声的圆形结构，典型的臂

丛各神经在这一位置是非常容易被定位的，因为它紧贴着位于搏动的锁骨下动脉的后外侧，并位于第 1 肋骨的表层（图 1-11）。使用 5 cm 22G 穿刺针从探

头外侧沿探头长轴进针,这样在进针过程中可以实时看见穿刺针的全长。如果想要麻醉远端肢体,则将大部分局麻药注射于第 1 肋骨之上紧贴着锁骨下动脉的部位,通常使用 25～40 ml 的局麻药。

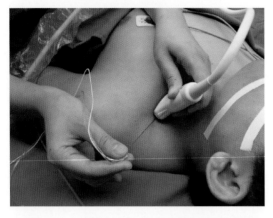

图 1-10　锁骨上阻滞:探头放置与进针方法

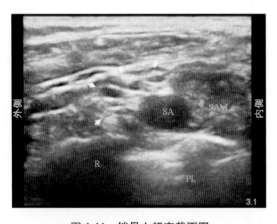

图 1-11　锁骨上超声截面图

SA:锁骨下动脉;R:第 1 肋骨;PL:胸膜;SAM:前斜角肌;箭头:臂丛的神经

4) 注意事项:

A. 适应证:上臂远端、前臂及手的手术。

B. 不良反应及并发症:气胸、Horner 综合征、血管损伤(头静脉,锁骨下动、静脉及其分支)、膈神经麻痹。

(6) 垂直锁骨下臂丛神经阻滞

垂直锁骨下臂丛神经阻滞法由 Kilka HG 于 1995 年提出。臂丛的神经纤维从椎间孔出来,由近及远呈漏斗状,走行至锁骨下方为最窄处,好似漏斗底部,神经纤维集中,于此处实施阻滞,五大神经(肌皮神经、腋神经、正中神经、桡神经和尺神经)阻滞效果应该完善。但实际上尺神经偶有阻滞不全(约为15%)。此入路仅适用于使用神经刺激器定位神经的方法。

1) 解剖标志(图 1-12):胸骨颈静脉切迹、肩峰腹侧突、锁骨。其中,定位肩峰腹侧突稍有难度。

2) 阻滞技术(图 1-13):患者仰卧,患肢休息位,手置于腹部。严格按照解剖标志确定肩峰腹侧突和胸骨颈静脉切迹,取两者连线(K 线)的中点为穿刺点,确定肩峰腹侧突时可从肩部外侧摸向腹侧,摸到腹侧的骨尖就是肩峰腹侧突。检查穿刺点时将示指放在锁骨下窝,穿刺点应当正好在手指内侧。

于 K 线中点垂直冠状面紧贴锁骨下缘进针,进针深度国人一般小于 4 cm,需要引出的是拇、示、中指的屈或伸,即需要刺激到正中神经或桡神经纤维。如果第 1 次中点穿刺没有引出此 3 指伸肌或指屈肌颤搐,则第 2 次穿刺点为中点外侧5 mm处;第 3 次穿刺点为中点内侧 5 mm 处;第 4 次穿刺点为中点外侧 10 mm 处;第 5 次穿刺点为中点内侧 10 mm 处(图 1-12)。如仍未能引出拇、示、中指伸肌或指屈肌颤搐,则放弃,改用其他阻滞入路。若刺激到的是外

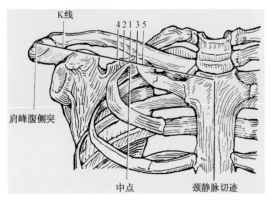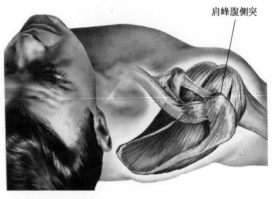

图 1-12　Kilka 定位方法及穿刺次序

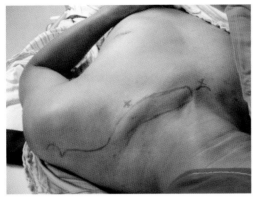

A. 穿刺部位

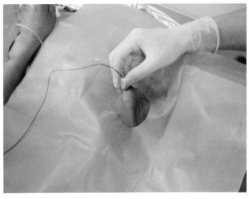

B. 穿刺

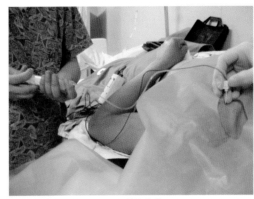

C. 注射麻药

图 1-13　垂直锁骨下臂丛神经阻滞

侧束的主要部分,引发肱二头肌收缩,则将针撤到皮下后向外侧调整约5mm,再垂直进针可能引出需要的肌肉收缩。一般给药容量为30～40ml。

特别瘦弱的患者,神经丛较为表浅,是并发气胸的高发人群,穿刺时应小心。

3) 注意事项:

A. 适应证:上臂远端、前臂及手的手术。

B. 禁忌证:胸廓畸形、锁骨骨折后畸形愈合。

C. 不良反应及并发症:血管损伤(如头静脉、锁骨下动、静脉及其分支),发生率约为30%。气胸发生率为2%～7%。

(7) 腋路臂丛神经阻滞

腋路臂丛神经阻滞是在臂丛束支已分为臂丛外周神经的区域穿刺。腋神经、肌皮神经和前臂内侧皮神经纤维已在穿刺部位近端分出,这是前臂桡侧和上臂会出现阻滞不全的原因之一。尽管如此,腋路臂丛神经阻滞仍是使用最多的入路。因为它定位容易,操作简单,几乎无并发症。

1) 解剖标志:胸大肌外侧缘、腋动脉、肱二头肌内侧沟、喙肱肌。

2) 阻滞技术(图 1-14):患者仰卧,患肢外展90°或稍大于90°,肘关节轻度屈曲使前臂呈中立位。由肱二头肌内侧沟向背侧摸清位于上臂内侧的腋动脉走行。穿刺点位于腋动脉稍上方胸大肌外缘水平。

麻醉医师面向患者腋窝部,以左手拇指摸清腋动脉的同时固定皮肤,在紧靠腋动脉搏动上方的穿刺点先注射一皮丘,右手持针与皮肤呈垂直方向刺入,进入腋鞘回吸无血即可给药。

判断穿刺针是否已进入的方法:①穿刺针经皮肤、皮下组织,再深刺有突破腋鞘的感觉。尤其是使用短斜面针(45°)时突破感更加明显。②穿刺针随腋动脉搏动有明显跳动。③异感,当针尖接触到神经时,患者的前臂及手会有类似过电样的麻刺感。④应用神经刺激器定位神经。⑤超声引导穿刺定位。二次确认方法:①注药10ml,移去注射器,有药液自针尾溢出;②注药后沿腋鞘方向呈梭形隆起。

1

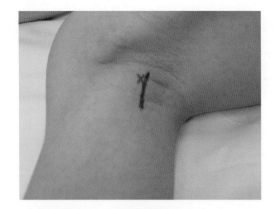

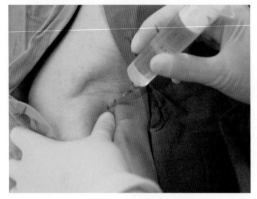

图 1-14　腋路臂丛神经阻滞

上述判断方法中,以凭手感看针头搏动的方法最常应用。找异感的方法多需反复穿刺,容易刺破血管,损伤神经。

动脉穿透法感官不佳,药液可能误入血管,且许多患者需要多次手术、多次腋路臂丛阻滞,出血后可能影响再次阻滞的效果,故多不采用此法,除非动脉摸不清楚或意外刺中动脉时。

腋路臂丛神经阻滞技术不熟练者可借助神经刺激器或超声仪定位,但操作时会使腋路臂丛神经阻滞技术复杂化。

如果在腋动脉上方和下方分别刺入腋鞘,将药液分成两部分于两点给药,称为两点法。两点法将3支神经成功阻滞的概率明显高于一点法。

位置正确后可给予40~50 ml局麻药。如置管,置管深度为5 cm。

3）超声引导技术:体位同上,探头垂直于腋动脉走行,放置在胸大肌外侧缘。在神经、血管的截面图(图1-15)中,搏动的、不可压扁的、低回声的腋动脉是参考标志点,喙肱肌、肱二头肌、肱三头肌围绕腋动脉分布,肱骨位于这些肌肉的深层。在这些肌

肉层之间,高回声的正中神经、尺神经、桡神经环绕腋动脉分布。肌皮神经通常位于肱二头肌及喙肱肌之间。穿刺针沿探头长轴成小角度进针;肌皮神经需在喙肱肌内被单独阻滞。由于神经可以存在于腋动脉周围的不同位置,应用神经刺激器可以分辨每一根神经。

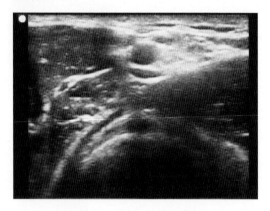

图 1-15　腋路超声截面图

4）注意事项:

A. 适应证:所有肘部、前臂和手的手术及镇痛。如果手术切口涉及前臂外侧,则需要补充肌皮神经阻滞。

B. 禁忌证:无特别禁忌。

C. 不良反应及并发症:无特别不良反应。

（8）腕部神经阻滞

腕部神经阻滞适用于手部手术,操作简单,可分别阻滞正中神经、桡神经和尺神经。

1）正中神经阻滞(图1-16):令患者握拳用力屈腕,使掌长肌腱和桡侧腕屈肌腱明显隆起。在腕横纹水平两肌腱之间定位穿刺点,穿刺针垂直刺入1~1.5 cm可找到异感,给药5~10 ml。

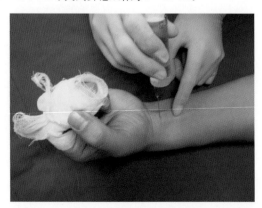

图 1-16　腕部正中神经阻滞

2）桡神经阻滞（图 1-17）：令患者伸拇指，使拇伸肌肌腱的短头和长头隆起，在两肌腱之间皮下半环形浸润即可。

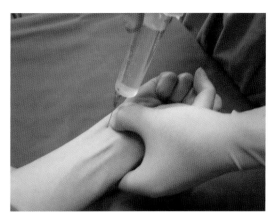

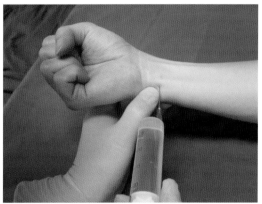

图 1-18　腕部尺神经阻滞

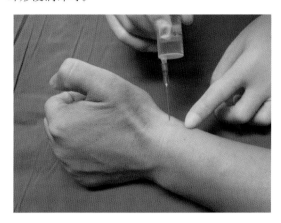

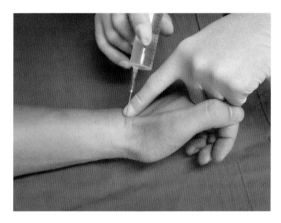

图 1-17　腕部桡神经阻滞

3）尺神经阻滞（图 1-18）：令患者握拳，尺侧屈腕，使尺侧腕屈肌肌腱隆起。在腕横纹水平肌腱桡侧垂直腕腹侧面进针或在手腕尺侧肌腱下方平行腕腹侧面进针，获异感即可给药 5～10 ml。

（9）指根阻滞（图 1-19）

于指根背侧近掌指关节处做皮下小丘，然后在指根一侧沿皮下进针，边进针边注射。同时术者以示指置患指掌侧，当术者触知针尖已达患指掌侧皮下时即可注入麻醉药液。再将针头退至指背皮下，以同样方法在指根对侧注药。常用局麻药为 1％ 利多卡因 5～10 ml。药液中禁止加入肾上腺素，以免指端血管收缩造成不良后果。注药后按摩局部以利药物扩散。

1.2.2　椎管内麻醉

连续高位硬膜外阻滞可同时麻醉双侧上肢，麻醉效果确切。但是，由于麻醉操作技术要求高，管理复杂，易出现阻滞平面过广、呼吸与循环受到影响等，现已很少采用这种高位硬膜外阻滞。如果臂丛神经阻滞不能满足手术要求，需行全身麻醉。

手外科手术有时涉及腹部（手的腹部皮瓣包埋）或下肢（取皮术或取腓肠神经术），在臂丛神经阻滞的同时可联合应用腰部的蛛网膜下隙阻滞和（或）硬膜外阻滞麻醉。

用于上肢的连续硬膜外阻滞麻醉方法：患者侧卧，头部垫枕，摆正头部，尽量前屈，不要扭转。使颈肩部与手术床边平齐。双臂前伸抱膝，避免肩胛骨隆起。穿刺部位多选用 C_7～T_1 或 T_1～T_2 间隙，向头侧置管。局麻药试验剂量一般为 2～3 ml，然后再根据情况给予 5～10 ml。麻醉范围控制在 C_5～T_2 为佳。术中要密切观察患者生命体征的变化。

1.2.3　全身麻醉

手外科手术大多在阻滞麻醉下完成，但有时也使用全身麻醉。在手术部位较多、神经阻滞属禁忌、

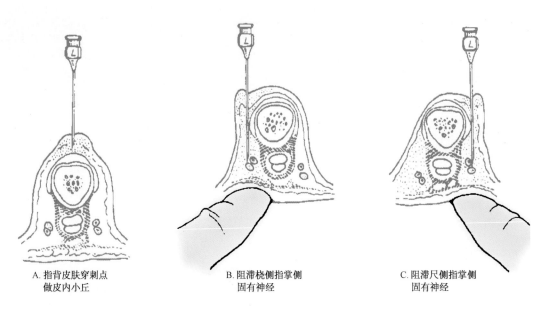

A. 指背皮肤穿刺点　　　　B. 阻滞桡侧指掌侧　　　　C. 阻滞尺侧指掌侧
　　做皮内小丘　　　　　　　固有神经　　　　　　　　固有神经

图 1-19　指根阻滞

患儿不合作等情况下必须采用全身麻醉。

短小手术(1 h 以内)可应用不插管或置入喉罩的全身静脉麻醉,保留患者自主呼吸。常用药物为氯胺酮、丙泊酚、阿片类及吸入麻醉剂。

对于不合作患儿,可先给予镇静催眠药让其入睡,然后行阻滞麻醉操作,术中以丙泊酚维持浅麻醉状态。

时间较长的复杂手术应采用气管内插管全身麻醉,诱导用药为咪达唑仑(咪唑安定)、阿片类、丙泊酚和肌松药。麻醉维持可选择全身静脉麻醉或静吸复合麻醉。

全身麻醉患者如术毕时需石膏固定肢体,则不应过早减浅麻醉,以免打石膏时患者躁动。

(杨国庆　李世忠)

1.3　止血带的应用

手外科领域涉及的手术大部分都需要在止血带的帮助下完成。上肢,特别是手部组织的解剖结构精细,组织类型繁多,尤其是末梢血液循环丰富,手术时出血较多,若不使用止血带,由于手术视野的不清楚,会大大增加局部解剖结构或组织的辨认难度,引起手术中分离组织或结构的困难,从而加大手术创伤,拖延手术时间,甚至引起术野内解剖结构或组织,特别是微小解剖结构的错误识别。这不仅达不到手外科手术精细无创操作的要求,还极有可能损伤神经、血管等重要组织。因此,止血带已成为手外科手术的必备用品。

传统的上肢或下肢止血装置是气囊止血带。气囊止血带是使用血压表的气囊,可暂时阻断远端肢体的血液供应,气囊压力可以通过血压表来控制。目前,常用的电子自动气囊止血装置是更为理想的止血装置,具有操作简单、气囊压力设定准确、自动定时等优点,同时其使用的安全性也大大提高。

另外,在不具备条件使用上述止血装置或某些特殊情况下,可以使用弹性橡胶带来止血。但缺点是无法掌握准确的压力,每缠绕 1 圈均有加压作用,压力容易过大,造成止血带引起神经麻痹的机会多,所以使用时应慎重,严格控制使用时间,一般使用于局部麻醉或手术时间较短者。在不得已使用时,要在较宽的范围内缠绕止血带,并在弹性橡胶带与皮肤接触处使用稍厚且松软的衬垫。

在指根部,可用约 1 cm 宽的弹性橡胶带或橡胶管作止血带,拉紧后用血管钳夹住。指根止血带不能使用过细的橡皮筋,它容易损伤指根部的神经、血管束。尽量不要用环行橡胶带套在指根部,因术后容易遗忘取下而造成手指缺血坏死。国外一般使用专门设计和制作的手指指根止血装置,其对指根局部的压力均匀,使用简单,且上面配有特殊的提示标牌,可以防止术后发生遗忘取下,造成手指缺血坏死的并发症,但目前国内鲜有使用。

肢体止血带的压力需要超过人体动脉压力,也即超过患者收缩压约 100 mmHg(13.3 kPa),使血液不能流入肢体。上肢止血带压力成年人一般为 200~250 mmHg(26.7~33.3 kPa),儿童为 150~200 mmHg(20~26.7 kPa)。如果压力低于动脉压,动脉血仍可以流入肢体,而静脉受阻不能回流,肢体会发生阻塞性充血,手术时反使出血更多。另外,阻塞性充血对肢体组织的损伤程度比组织缺血更为严重,应注意避免。

止血带气囊充气前,需先用驱血带(橡胶带)从肢体远端向近端缠绕驱血,驱血带与皮肤之间应包裹一层松软的衬垫。上肢一般应从手指尖开始驱血,逐步向近端缠到止血带近端停止。每一圈驱血带相互之间应有一定的重叠(一般为 5~6 mm),以保证对肢体压力的均匀,同时避免驱血带折叠或扭曲,否则会造成对局部皮肤的过度压迫,引起皮肤损伤或缺血。气囊充气至理想的压力后,再解除驱血带。特别需要注意的是,在肢体患有感染或恶性肿瘤时,不宜使用驱血带或用手挤压排血,以免将细菌或肿瘤细胞挤入血流中使之扩散到身体其他部位。遇到这种情况时可将患肢抬高 5 min,利用地心引力排除肢体内部分血量,然后迅速将气囊充气至所需压力。

止血带正常压力时,可根据肢体粗细或皮下组织的厚薄,持续使用 1~1.5 h,对肢体不会有明显损伤。如果因手术需要使用更长的时间,则每到限定时限后要完全放松止血带,令肢体恢复血液循环,5~10 min 后再重新驱血、充气止血。

肢体缺血对组织毕竟会有一定的影响,且随着缺血时间的延长,造成的影响也越大。因此,应该尽量缩短止血带的使用时间。在手外科手术中,切口、剥离、切除等操作容易出血,需在止血带控制下进行。等到修复阶段,如缝合神经、肌腱、植皮等操作时,可放松止血带,将创面止血后再继续进行手术。这样,在整个手术过程中,可以显著减少组织缺血时间。

在应用止血带后组织缺血的情况下,应注意避免使手术野的温度增高,如使用热 0.9% 氯化钠溶液敷创面、手术照明灯温度太高等,以免增加缺血组织的损伤。另外,应用止血带后,创面很容易干燥,需经常用 0.9% 氯化钠溶液湿润创面组织。

止血带如果使用不当,也可引起并发症。如一次使用持续时间太长,组织缺血引起渗透压改变,术后肢体可发生明显肿胀、缺血,甚至形成晚期的缺血性肌肉挛缩。如果局部压力过大,压迫时间过长,也可发生周围神经止血带麻痹。这种神经麻痹多为暂时性的,少则数日,多则数月,可自行恢复,但也有少数病例成为永久性麻痹。在有明显肌肉萎缩的肢体上,如原有脊髓灰质炎后遗症或臂丛的神经损伤等,使用止血带时应适当减少压力和时间,因为这类病例的局部肌肉萎缩,皮下脂肪薄,神经容易被压伤。止血带用到手术结束时立即改用压迫包扎,或包扎后才放松止血带,这是非常危险的。因为这样可以造成创口内的出血,形成血肿,甚至导致手术失败。有时候,由于止血带没有完全放松或止血带虽完全放松,但下面的衬垫捆绑太紧,造成远端静脉回流差,以致创面大量出血,严重影响手术进行。如发生此种情况,应及时予以处理。

肢体血液循环不良的病例,如有血管损伤或有血管闭塞性疾患等,也应避免使用止血带。

儿童止血时,止血带宽度应较成人窄一些。另外,对于儿童和高龄患者,驱血时力量应尽可能轻柔、缓慢,以避免引起皮肤挫伤、骨折等并发症。

1.4　无创操作技术

在手外科手术中,主要有两类手术:一类是属于"破坏性"的,如病灶清除、肿瘤切除、截指、截肢等;另一类是属于"修复性"的,如植皮、血管移植、肌腱与神经修复、手指再造等。后者对手术操作技术要求更高。同一类型手术,高标准的操作和低水平的操作,其疗效截然不同。操作粗糙会降低疗效,甚至导致手术失败,还会给创面造成许多不必要的损伤,如夹捏、撕拉、摩擦等。创面在空气中暴露的时间过长,会使创面表层细胞干燥、坏死,会降低或使组织活力丧失,使其愈合能力降低,并使纤维组织增生,增加瘢痕增生及组织粘连的机会。无生物活力或活力低的组织可以成为细菌繁殖的良好基质,极易造成手术后的伤口感染。在手外科手术中,"破坏性"手术相对较少,大多数是"修复性"手术。因此,对手术操作要求高,要求手外科医师严格掌握无创操作技术,将不可避免的创伤减少到最小程度。

无创操作要求用组织学的观念来对待组织。如

1

用锐利刀和钝刀所做的切口、用蚊式钳和大血管钳所钳夹的止血点、锐利剥离和钝性剥离的创面等,肉眼看组织的改变没有什么明显不同,但从组织学概念的角度来考虑,被破坏的细胞数两者的差别是非常大的,愈合过程中两者也有明显的区别。所以术者在进行操作时,每一个动作都要轻柔、细致,以减少对机体组织不必要的创伤。

操作时要正确使用器械。镊子是夹捏工具,对一般外科手术,用它来夹创缘皮肤是允许的,但对手外科手术是不允许的。在无创操作技术中镊子是用来起推挡和拉钩作用的,尽量避免直接夹捏组织,但对一些疏松结缔组织,以及神经、肌腱、血管的外膜组织,必要时可用其夹捏。

手术时用剪刀或止血钳的前端进行组织分离,此种操作创伤较大。在手外科手术中,应完全采用锐性剥离来分离组织。另外,常用一种末端较尖的皮肤拉钩牵拉皮肤,协助暴露组织,它对皮肤损伤较轻,但用它来牵拉深部组织,如肌腱、神经、血管等可造成意外损伤。在手外科手术中,应用小针、细线进行缝合,避免大针、粗线缝合。

手术操作时要尽量缩短手术时间,避免重复操作。术前应做好计划,术中按计划有步骤地进行,减少创面在空气中暴露的时间。因手术时间越长,由于污染、干燥或其他物理性刺激等所造成的创伤就越大,所以缩短手术时间是无创操作中一个重要的环节。

1.4.1 皮肤切口

(1)手外科皮肤切口特点

在做皮肤切口时,执刀的方法很重要。握笔式的执刀法动作稳准、灵活,在手外科手术中多采用此法,而持琴弓式的执刀法不太适用。

做任何形状的切口都要非常注意,手术刀一定要垂直于皮肤,这样皮肤创缘小且整齐,缝合时对合精确(图1-20),愈合后瘢痕细小。但在凹凸不平的部位做弯曲状切口时不容易掌握这一要点,如在做半圆形、圆形或波浪形切口时。此时可采取分段切开,使每段切口成为一近似直线的弧形,最后将它们连接在一起(图1-21)。

在皮下没有重要组织的部位,应一次切开皮肤,直达皮下组织。相反,为了避免损伤皮下重要组织,则不能一次直达皮下,需要反复多次才能切开。此时,要特别注意每次重复切割时都要沿原切口线进

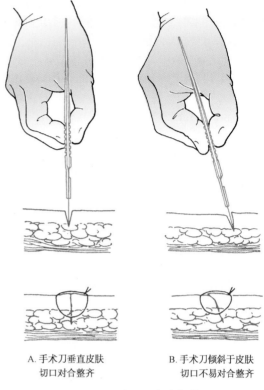

A.手术刀垂直皮肤切口对合整齐   B.手术刀倾斜于皮肤切口不易对合整齐

图1-20 两种进刀方式与结果

行,否则皮肤创缘会参差不齐(图1-22)。

手术切口大小要以能充分暴露深部组织,而不需要用力牵拉伤口两侧皮瓣为宜。若切口过大会增加创伤;切口过小暴露不充分,手术中用力过度牵拉也会造成创伤。

一般来说,因手背皮肤比较松软,切口相对做得可以小一些即可显露清楚,而手掌侧切口则需做得大一些。

手部的构造及功能有许多特点,在手上做切口时必须考虑这些特点。

皮肤深部组织的切开,则需根据具体结构的解剖特点、形态来灵活做出判断和处理。

(2)不正确的手部皮肤切口

在手掌侧真皮内有大量弹性纤维和结缔组织纤维,它们与掌侧横纹平行排列。在手部若做纵行切口或垂直越过手掌横纹,可切断弹性纤维,造成切口瘢痕增生及挛缩,形成屈曲畸形,妨碍手指伸直。在手背做纵行切口,正好与皮下肌腱走行方向一致,切口瘢痕易与肌腱粘连,妨碍手指屈曲。在手指远节指腹当中做切口,形成的瘢痕会影响触觉。在手指

远节背侧中央做切口,容易损伤甲根及甲床,导致畸形指甲生长。平行指蹼的切口可造成指蹼挛缩,妨碍分指功能(图 1-23)。因此,在手部做切口时一定要符合手部的解剖构造和功能要求。

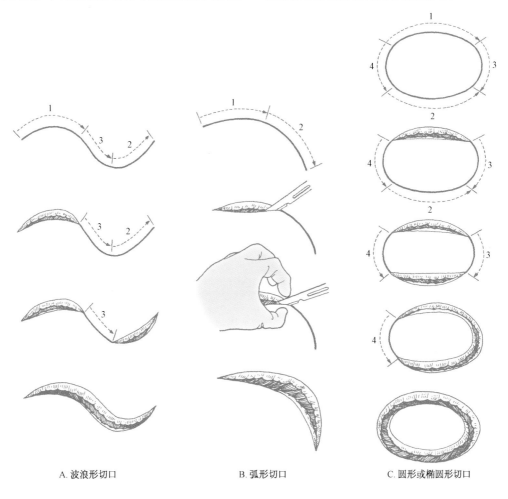

A.波浪形切口　　　　B.弧形切口　　　　C.圆形或椭圆形切口

图 1-21　不规则切口分段切开法
1. 第 1 段切口;2. 第 2 段切口;3. 第 3 段切口;4. 第 4 段切口

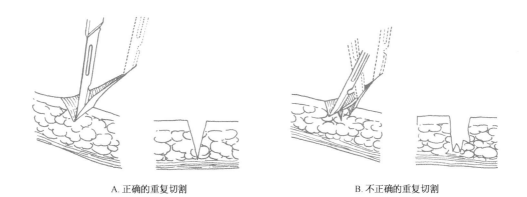

A.正确的重复切割　　　　　　B.不正确的重复切割

图 1-22　同一切口内重复切割法

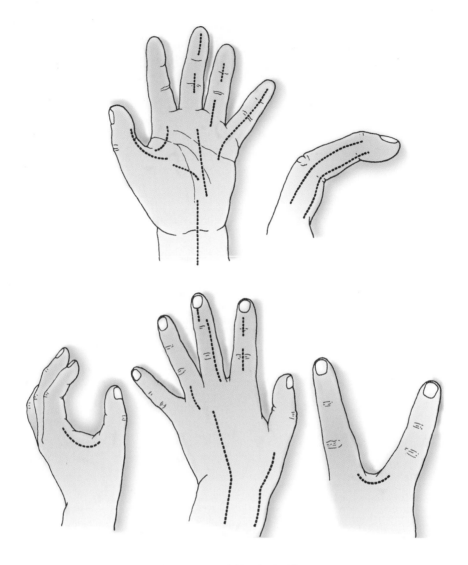

图 1-23　不正确的手部皮肤切口

（3）正确的手部皮肤切口

在手指侧方正中做切口,不影响手指屈伸活动,也远离屈、伸肌腱而避免粘连发生,也可避开指神经血管束。在手掌部平行屈曲横纹做切口,可以减少横断真皮内弹性纤维,可避免晚期瘢痕挛缩。在手背做横行或纵行弧形切口,因与伸肌腱只相交一点,从而减少切口瘢痕与肌腱的粘连。在指蹼处做垂直切口可不妨碍分指功能。在前臂做波浪形切口,可减少与肌腱的粘连范围,同时又可充分暴露深部组织(图 1-24)。注意在手部联合切口拐角处不能过于窄小,剥离范围也不能过大,以免发生

皮肤坏死(图 1-25)。

1.4.2　组织剥离

（1）锐性剥离

在手外科手术中以锐性剥离方法为主,即用锐利的手术刀剥离。有的组织,如神经、血管等,可用刀刃切开进行剥离;有的组织,如疏松皮下组织、肌间隙等,可用刀刃边切边推的方法进行剥离;有的组织,如松薄的条带样组织,可用剪刀剪开。以上这些方法对组织损伤小,符合无创操作的要求。

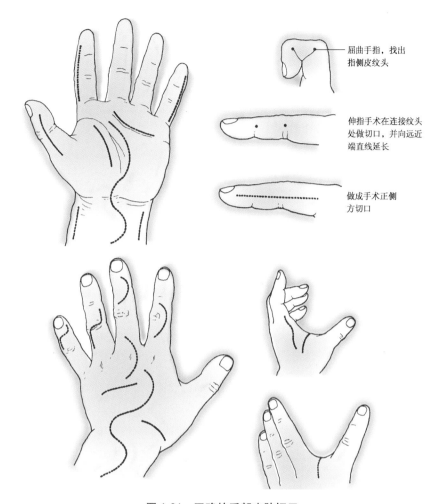

屈曲手指，找出指侧皮纹头

伸指手术在连接纹头处做切口，并向远近端直线延长

做成手术正侧方切口

图 1-24 正确的手部皮肤切口

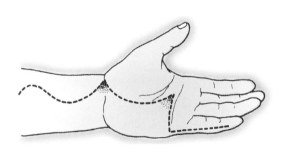

图 1-25 联合切口拐角过于窄小

（2）钝性剥离

钝性剥离是指用手指、纱布、刀柄、剪刀的圆头进行组织分离，将组织撕裂开。此法对组织创伤较大，在手外科手术中基本不用。

为了做好组织剥离，术者必须熟悉局部解剖。在正常组织中进行剥离比较容易，在病理情况下，特别是在瘢痕组织中进行剥离就比较困难。在这种情况下可以先从瘢痕边缘正常组织开始，沿着神经、血管、肌腱等重要结构进入瘢痕。这样操作比较安全，又易于分辨组织。

1.4.3 创面止血

创面止血是手术操作中非常重要的步骤，因为手术伤口内积血，不但会增加感染机会，而且会妨碍组织愈合，造成组织粘连，影响手术修复的效果，甚至造成手术失败。所以，在手外科手术中非常强调止血。

手外科手术一般都是在止血带控制下进行的。在手术中切断较大的血管时应立即用细丝线结扎。止血带放松后血管有反应性扩张，出血点及出血量较多。此时不要急于进行钳夹、结扎，因为此时出血较多，急于结扎会给伤口内留下较多的线头异物。

在放松止血带前，先用温 0.9%氯化钠溶液湿润的纱布覆盖好创面，术者用手稍加压迫，将患肢抬高。放松止血带后等数分钟，再轻轻移开覆盖的纱布，边揭开边钳夹较大的出血点。但不要立即结扎，再等数分钟后松开止血钳，此时出血多会停止。个别出血点仍出血时则再行结扎。这样处理后创口内只留下极少的结扎线头。

温湿纱布压迫创面时，压力不要过大，否则会将组织压入纱布网眼中。由于它们相互黏附较紧，揭开时容易造成再度出血。用湿纱布轻轻压创面，将血吸走，不能用纱布抹擦，因为这种动作对组织创伤较大，也可造成已经不出血的出血点再次出血。

抬高患肢是手外科手术中常用而有效的止血方法。等待时间是手外科手术自行止血的另一个简便有效的措施，一般可等候 5～10 min。电灼止血也是可以使用的止血手段，其主要优点是速度快，对于较小的出血点较为有效，大的出血不适宜应用。电灼时在出血点停留时间不能太长，应"点"到为止，以免过多破坏组织。特别是在脂肪组织较多的区域，过度烧灼会引起脂肪液化，影响术后伤口愈合，在重要组织，如神经、主要血管等附近更应注意勿造成损伤。止血海绵或其他止血物对组织的反应尚不清楚，应慎重使用。

止血带控制下的手术操作应该先放松止血带，充分止血后再闭合伤口。

术后适当的压力包扎对防止伤口内渗血，避免血肿形成起重要作用。对已经止血，但术后仍有渗血可能的病例，可在伤口内适当部位放入橡皮引流条，使渗血排出而不致积存在创口内；对于肢体部位也可放置引流装置。在术后 48～72 h 应将引流条或引流装置取出，如留置时间过长，可增加伤口感染的机会，也会引起组织不良反应。

1.4.4 伤口闭合

在手外科手术中，伤口闭合是一项重要的操作。因为闭合一个伤口，常常需要缝合数十针至数百针，对缝合质量要求较高，要掌握娴熟的缝合技术，否则会延长手术时间，影响手术效果。

（1）缝合工具与材料

缝合针要求细、小、锐利，要用相应的小持针器，松紧适度。持针器末端夹针面要平滑，有极细的刻纹，对合严密，以利稳定夹针，便于打结。缝线要用 3"0"、4"0" 或 5"0" 的细丝线，要求质软，打结不易滑脱，组织反应小。缝合甲床时，尽可能使用 5"0" 或 7"0" 的无创线，以减少局部创伤和反应，避免术后引起指甲畸形。一旦形成指甲畸形，很难修复和重建。

（2）缝合伤口的注意事项

1）避免在张力下缝合：若张力过大，勉强用缝线拉拢伤口，创缘皮肤势必缺血，缝线反应也大，会造成伤口裂开或术后瘢痕增生。

2）创缘对合要精确：在缝合伤口两侧进针与出针时，针的角度要与皮肤面垂直，这样打结后创缘才能平整对合（图 1-26）。

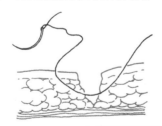
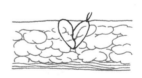

A. 缝针不与皮肤垂直，结果创缘内翻

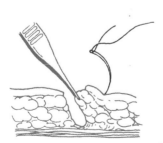
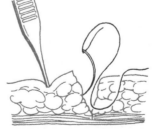

B. 缝针与皮肤垂直，结果创缘对合平整

图 1-26　缝合皮肤时进针方向不同的效果

手背皮肤较薄,易向内翻卷,关闭伤口时应采用外翻缝合进针与出针。当缝线打第 1 个结时,若皮缘仍有内翻,可提起缝线两端,相互交错提拉,此时创缘可翻出,然后继续打结;若一侧创缘皮肤内翻,可将缝线两端同时拉向该侧,经过交错提拉,可将内翻皮缘翻出,打结后可得到平整的缝合创缘(图 1-27)。

若创缘两侧薄厚不等,在厚侧穿针时其厚度应与薄侧厚度相同,这样缝合后皮缘才能对合平整(图 2-28)。

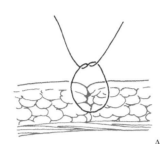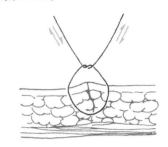

A. 翻出创缘手法

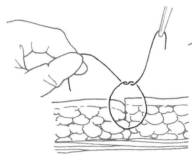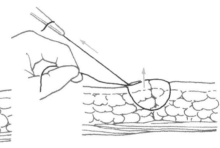

B. 拉平创缘手法

图 1-27　打结时外翻创缘的方法

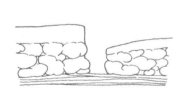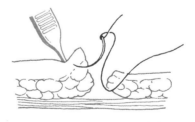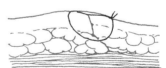

图 1-28　两侧不等厚创缘缝合法

缝线打结的张力要适中,以正好对合创缘为准。张力太小,创缘不能密切对合,愈合慢,瘢痕多;张力太大,可造成创缘缺血,愈合不良,瘢痕增生。

3) 缝合密度要适宜:缝合的密度要使创缘对合严密为适度(图 1-29)。对于韧厚的皮肤,如手掌侧,缝线间距需大一些;对薄软的皮肤有内翻倾向者,如手背皮肤,缝合间距要密一些。但是无故的过密缝合,也会给皮缘增加缝线反应。

(3) 几种特殊形状伤口的缝合

1) 角形创缘的缝合:缝合方法如图 1-30 所示。

2) 不等长创缘的缝合:缝合方法如图 1-31 所示。

3) 游离皮片与创缘的缝合:缝合方法如图 1-32 所示。

1

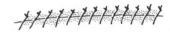

A. 缝合适宜

B. 缝合过密

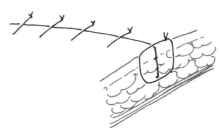

C. 缝合过稀

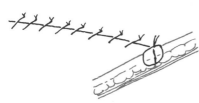

D. 组织厚者缝合应较稀

E. 组织薄者缝合应较密

图 1-29　皮肤缝合密度

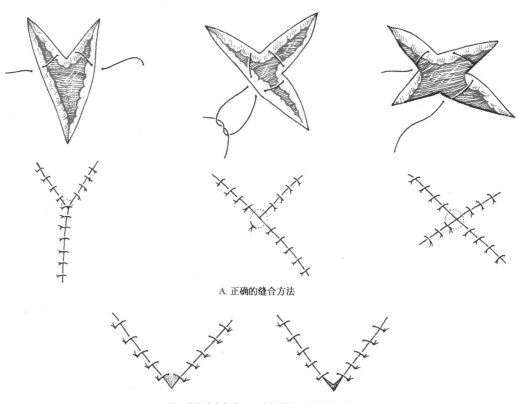

A. 正确的缝合方法

B. 不正确的缝合方法，此尖部易坏死或对合不良

图 1-30　角形创缘缝合方法

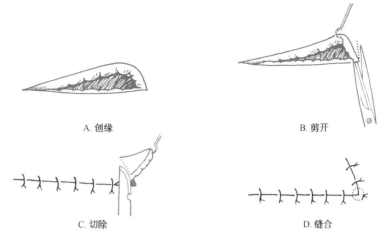

A. 创缘   B. 剪开

C. 切除   D. 缝合

图 1-31　不等长创缘的处理

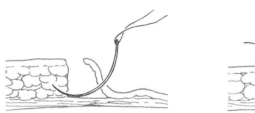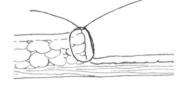

图 1-32　游离皮片与创缘的缝合方法

1.5　清创术

手部开放性损伤，不论其创伤程度和创伤类型如何，其治疗不外是由彻底地清创、理想地闭合伤口、矫正骨折及关节脱位畸形、尽可能地修复损伤组织的解剖连续性、妥善地包扎与制动 5 个步骤组成。其中，清创是非常关键的步骤。

1.5.1　清创术的含义

清创术是指对一个开放损伤受污染的新鲜伤口进行外科手术的处理，去除伤口内的异物，切除受污染的组织，清除失活的组织，使其成为一个接近无菌的新鲜创面，以期能一期闭合伤口。

1.5.2　清创术的步骤

（1）洗刷伤肢

手部开放性损伤多是在劳动或生活中发生的，伤肢或伤口内常黏附有泥沙、机油、铁屑、锯末、草叶等，而且伤口也被皮肤上的大量细菌所污染。因此，

洗刷是机械地清除创面及伤肢皮肤上的异物及部分细菌的必要措施。

洗刷范围只限于伤肢的正常皮肤，包括伤口边缘的皮肤。而创面组织一般不刷洗，以免加重组织损伤。如果伤口内黏附有较多异物，可用清洁水冲洗。从伤口周围开始，一直洗刷到肘关节以上。所用的刷子、肥皂水应该是消毒的。冲洗可用自来水和 0.9% 氯化钠溶液。条件允许，最好先后换用 2 副手套、3 把刷子刷洗 3 遍。机油等不易清除，可用些汽油等溶剂涂擦，但避免使汽油流入创口内。绞肉机、皮毛加工机等造成的损伤，肉眼看创面较干净，但这种伤口的细菌污染常较严重，术后容易感染，洗刷时应特别仔细。若有活动性出血，应在气囊止血带控制下刷洗。

刷洗伤肢时要将伤口处放在较高位置，以避免污水流入创口内，加重伤口的污染。刷洗后用消毒巾擦干伤肢，然后用碘酊及 75% 乙醇消毒皮肤，消毒范围与刷洗范围一致。特别应注意消毒液不能流入创口内，以免损伤裸露的软组织。

对于合并有严重骨关节损伤的患者，在刷洗过

程中注意移动肢体或手指时要轻拿轻放，以免加重骨折移位，造成新的组织损伤，特别是损伤血管和神经组织，造成严重的不良后果。

（2）清创

清创是用锐利的外科器械，如刀、剪等去除创口内的异物，切除受污染的失活组织。清创的操作步骤必须按照一定顺序，要熟悉局部解剖，正确判断组织创伤。在清创过程中避免东一刀、西一剪，结果分不清已清创和未清创的界限。这不但不能彻底清创，而且容易使已清除干净的创面再被污染。因此，清创时应按方向、按层次、按组织循序渐进地进行。

1）按方向：清创时根据伤口的形状和特点，可环绕伤口从周围向中心进行，也可自上而下或自下而上地进行。

2）按层次：根据解剖层次的深浅，先浅后深地清创，如先皮肤，再皮下组织、筋膜、肌腱、肌肉、神经、骨骼等。每一层的清创也要按一定的方向循序进行。

3）按组织：清创时要根据局部解剖，按不同的组织进行清创，这样可以防止回缩或看不见的组织被遗漏。

（3）冲洗

器械清创后，先用0.9%氯化钠溶液冲洗创面，再用0.1%的苯扎溴铵（新洁尔灭）溶液（或用氯己定、度米芬等溶液）浸泡创面3 min，也可用碘附消毒液加0.9%氯化钠溶液稀释后冲洗创面。如果手术距受伤时间较长或遇某些特殊类型的损伤，为减少厌氧菌感染机会，可用3%过氧化氢溶液浸泡，最后再用0.9%氯化钠溶液冲洗1次。

冲洗后更换手术台上最上层已污染的无菌单巾。清创用过的手术器械及手术者的双手也需用苯扎溴铵溶液浸泡。到此，清创术结束。

1.5.3 闭合伤口

简单的手外伤闭合伤口并不困难，但在较复杂的手外伤，闭合伤口常不是件容易的事，除了1.4.4中所述注意事项外，闭合伤口中还容易出现以下几个问题。

（1）张力过大的伤口缝合

由于创伤造成的皮肤缺损，截指或截肢骨长度切除不够，创伤后肢体迅速肿胀等，在这些情况下若勉强在张力下缝合伤口，皮肤会因张力过大，血液循环受影响，造成伤口边缘或较大面积皮肤坏死，使伤

口裂开，甚至导致整个手术失败。

直接缝合伤口对外科医师的诱惑力很大，术者为了处理简单或未考虑到上述问题，最终导致缝合失败。据统计，在手部开放损伤中，约56.4%的患者需要植皮。这就提示有一半以上的患者创口均不能直接缝合。在急诊手术中，给予适当的处理，如减张缝合、游离植皮、皮瓣移植、缩短骨长度等，张力过大问题就可迎刃而解了。

（2）与皮肤纹垂直伤口的缝合

垂直越过关节掌、背侧，平行指蹼或与皮下肌腱并行的伤口，若直接缝合，晚期必将造成皮肤瘢痕挛缩或加重肌腱粘连的发生。因此，若伤肢皮肤血液循环良好，伤口污染不重，伤后时间较短，可利用"Z"形成形术改变原伤口的方向（图1-33），以减少瘢痕挛缩或肌腱粘连的机会。

（3）皮肤血液循环的判断

新鲜创伤中，对撕脱皮肤血液循环好坏的判断较困难。若判断错误，可造成术后皮肤坏死。如坏死皮肤区域较大，可导致手术失败。

对皮肤血液循环的判断可综合以下几点考虑。

1）撕脱皮瓣的长宽比例：撕脱的皮瓣若没有明显的捻挫，皮瓣内又不包含知名动脉，长宽比例为1.5∶1时，皮瓣仍可以存活，在手部比例可达2∶1。如果皮瓣有捻挫，必将影响皮瓣的血液循环。

2）撕脱皮瓣的方向：撕脱的皮瓣，其面积常较大或窄而长，再加上皮瓣本身又有一定程度的捻挫，因而蒂在肢体远端的皮瓣血液循环常较差。

3）撕脱皮瓣边缘的毛细血管反应：撕脱的皮瓣常表现为淤血，而不是缺血。在观察毛细血管反应时，要注意其反应时间及颜色。手指压迫皮瓣边缘的皮肤，去除压力后，若局部由苍白迅速变为紫红色，表明为淤血；若由苍白缓慢变为红色，说明血液循环尚好；若苍白不变，表示局部血液循环已停止。但这种观察常有误差，只能作参考，不能作为血液循环判断的主要依据。

4）撕脱皮瓣边缘出血试验：在撕脱皮瓣远端边缘处，将血污擦净，仔细观察皮瓣远端边缘断面有无新鲜点状渗血。必要时可在皮缘处用刀或锐剪修剪成新鲜创面，稍等片刻，如在修剪创面上有新鲜点状出血，虽然速度缓慢，但说明撕脱的皮瓣可以成活。此法是判断撕脱皮瓣是否可以成活的可靠方法。

综合以上几点，可以判断撕脱的皮肤是否可以保存。

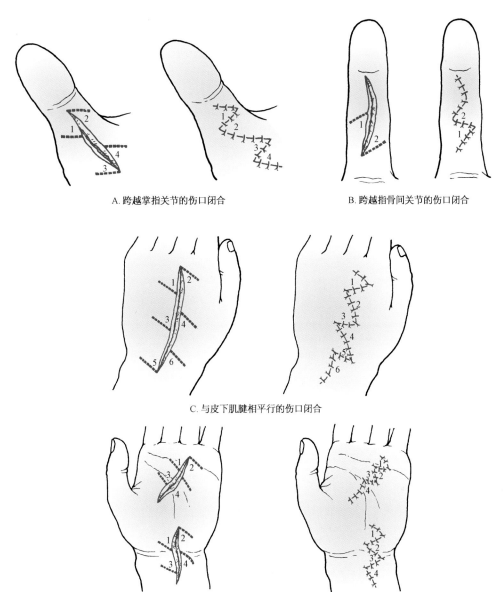

A. 跨越掌指关节的伤口闭合　　　　　　　B. 跨越指骨间关节的伤口闭合

C. 与皮下肌腱相平行的伤口闭合

D. 与皮肤横纹垂直的伤口闭合

图 1-33　垂直皮纹、垂直越过关节或与肌腱平行伤口的"Z"形成形术

1.6　术后包扎与固定

术后的包扎与固定,对某些手术,如阑尾炎、脊椎融合等可能不是很重要的步骤,但在手外科手术中,特别是在修复性手术后,可直接影响手术疗效。

1.6.1　术后包扎

术后包扎的目的不仅是为了保护伤口、防止污染、吸收由伤口中渗出的液体,更重要的是利用包扎固定起到一定的压迫作用。适当的压力可以防止或减少深部组织渗血和肢体水肿,可以预防或矫正皮瓣移植后的静脉充血,改进皮瓣血液循环。

因手术不同,部位不一样,包扎与固定的方法也无法强求一致,但其操作步骤不外是:①包扎第1层是用少油凡士林纱布覆盖,防止伤口缝线与敷料黏在一起。凡士林油质不能过多,以便伤口渗出液仍能由纱布网眼溢出。②在油纱布上再覆盖数层质软吸水纱布。纱布的厚薄要看创面情况而定,低凹处多放,突起处少放;骨突处多放,软组织处少放。③外层再放棉垫,最后用绷带加压包扎。

皮肤面互相接触处,如相邻手指、手臂交叉皮瓣、两臂皮肤相接触处等,都应先用纱布隔开,然后再包扎,以防汗液或渗出液浸泡,使相接皮肤发生糜烂。

手部包扎敷料希望压迫力作用在手掌和手背。因手为一扁平形状,环绕状包扎时,在手的桡侧和尺侧首先承受压力,因而骨间肌受压较大,而掌背侧得不到应有的压力。所以在加压包扎前,常需在手掌或手背放一宽窄适当的石膏托,待石膏稍干后再用绷带包扎。这样手的两侧作用力由石膏托来支撑,手的掌、背侧可受到应有的压力(图1-34)。

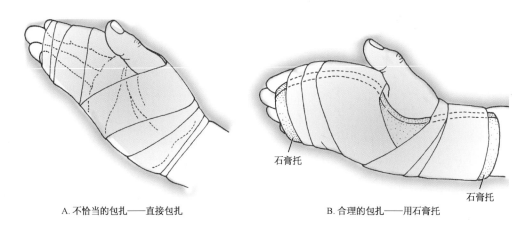

A. 不恰当的包扎——直接包扎   B. 合理的包扎——用石膏托

石膏托   石膏托

图1-34 手部加压包扎

1.6.2 术后固定

手外科手术后的固定,其主要目的是为了给组织愈合创造条件。此外,适当的固定还可减少组织反应,减轻术后疼痛。术后固定首先要考虑将患肢制动在功能位。但常由于手术的需要,不得不将患肢固定在非功能位。如指伸肌腱修复术后,需将腕及手制动在过伸位,以便放松指伸肌腱;腕部正中神经吻合术后,需将腕固定在极度屈曲位,以利神经愈合。

为了达到某些手术目的,包扎与固定是不可缺少的,但同时也是不得已才采取的措施。所以,应该尽量减少包扎与固定的范围,缩短包扎与固定的时间。另外,还应尽量做到轻便、牢固、较舒适。如一个手指手术后,敷料包得松散臃肿,不但敷料本身易脱落,而且还会妨碍相邻手指的活动(图1-35)。

在比较复杂的包扎和固定的同时,也应考虑如何便于术后查看伤口的问题。

为了防止修复的组织断裂或再移位,以有利于愈合,术后固定需要有一定的时间。但是,固定也会造成神经、肌肉粘连和关节僵硬,给晚期功能恢复带来一定的困难。因此,要处理好固定与活动的矛盾。一般来说,肌腱缝合术后应制动3～4周;神经缝合术后若张力不大,应制动3周;关节脱位复位应制动3周;骨折的制动要根据创伤程度、部位、内外固定的情况等来确定所需要的最短制动时间和最少的制动范围。

在遇到几种组织的制动时间有矛盾时,不应只顾及一种组织的制动,而要全面考虑,根据需要逐步改变制动的范围和时间。如前臂下段骨折合并神经、肌腱损伤,修复术后由肘下至指端用石膏托固定。3～4周后神经、肌腱已基本愈合,但骨折仍需固定,可以把固定范围改成由肘下至掌指关节,使手指可以及时进行主、被动活动,骨折部位仍继续固定直到愈合。

为了照顾某部位或某种组织的早期活动作过小范围或过短时间的固定,或迁就某种愈合慢的组织而做过大范围或过长时间的固定都是错误的。

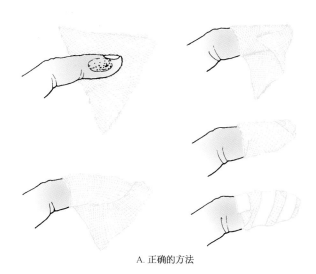

A. 正确的方法   B. 不正确的方法——臃肿易脱落

图 1-35　正确的手指包扎

（田　文　杨克非）

主要参考文献

[1] 王澍寰主编. 手外科学[M]. 2版. 北京：人民卫生出版社，1990，125-137，167-179.

[2] 孔繁祜，郝铸仁. 实用成形外科手术学[M]. 上海：上海科学技术出版社，1965，5-12.

[3] 北京积水潭医院《手外科学》编写组. 手外科学[M]. 北京：人民卫生出版社，1978，167.

[4] 〔日〕津下健哉著. 李炳万主译. 实用手外科学（上册）[M]. 长春：吉林人民出版社，1990，23-36.

[5] 谢荣. 麻醉学[M]. 3版. 北京：科学出版社，1994，287.

[6] 黄宇光，Jian Hang. 周围神经阻滞[M]. 北京：人民卫生出版社. 2012，49-93，201-225.

[7] Raj PP. Infraclavicular, brachial plexues block — a new approach [J]. Anesth Analg, 1973, 52:897.

[8] Ward ME. The interscalene approach to the brachial plexues [J]. Anesthesia, 1974, 29:147.

[9] Winnie AP. Interscalene brachial plexues block [J]. Anesth Analg, 1970, 49:457.

[10] Kilka HG, Geiger P, Mehrkens HH. Infraclacivular vertical brachial plexus blockade: a new method for anaesthesia of the upper extremity: an anatomical and clinical study [J]. Anaesthesist, 1995, 44:339-344.

[11] Neuburger M, Kaiser H, Rembold-Schuster I, et al. Vertical infraclavicular brachial-plexus blockade: a clinical study of reliability of a new method for plexus anesthesia of the upper extremity [J]. Anaesthesist, 1998, 47:595-599.

[12] Neuburger M, Kaiser H, Uhl M. Biometric data on risk of pneumothorax for vertical infraclavicular brachial plexus block: a magnetic resonance imaging study [J]. Anaesthesist, 2001, 50:511-516.

2 显微外科基本技术在手外科的应用

2.1 显微外科的含义及其发展史

借助手术显微镜或放大镜,使用显微外科器械,施行精细的手术称为显微外科。

1921年,Nylen第1次使用手术显微镜为耳硬化患者进行内耳手术。1960年,Jacobson在手术显微镜下对直径为1.6～3.2 mm的细小血管进行吻合获得完全畅通,使显微外科技术的应用进入了新阶段。在我国,崔之义、汤钊猷等(1964)系统地报道应用显微外科技术吻合小血管的研究,为临床应用提供了理论依据和经验。1965年,Kleinert报道应用放大镜接通手指的血管。同年,Tamai及王澍寰报道应用手术显微镜进行断指再植获得成功。1966年,杨东岳成功地进行了足趾移植再造拇指的手术。1967年,Buncke成功地进行吻合血管的自体小关节(跖趾关节)移植。1972年,Millesi报道应用显微外科技术进行神经束间移植。同年,Harii成功地进行了游离皮瓣移植术。1973年,Daniel和杨东岳也相继获得成功。游离皮瓣的成功应用为创伤整复外科的治疗开创了新时代,为显微解剖的发展及许多新皮瓣的发现(如前臂皮瓣等)及带蒂皮瓣的应用产生了积极的影响。同年,陈中伟应用显微外科技术将胸大肌游离移植至前臂治疗严重缺血性肌挛缩,获得了较好的功能恢复。1975年,Taylor应用腓骨游离移植治疗长段胫骨缺损。次年,Taylor应用带桡动、静脉的桡神经修复长段正中神经缺损。此法由于牺牲肢体主要血管未被广泛采用。1980年,顾玉东设计小隐静脉动脉化游离腓肠神经移植,是比较有效而实用的方法。

2.2 显微外科的设备和器材

显微外科的设备和器材包括3个方面:显微镜或放大镜、精细的手术器械、优质而纤细的吻合针线。

2.2.1 手术显微镜及放大镜

随着光学工业的发展,手术显微镜不断得到完善。它要求光亮度好,视物清晰,操作距离适中,视野大,用脚踏控制可任意调倍和调焦(图2-1)。有些产品附有电视、录像等设备。变倍一般要求6×、12×和25×,操作距离为20～30 cm。在手术显微镜下施行微小血管吻合,有准确、精细和组织损伤少等

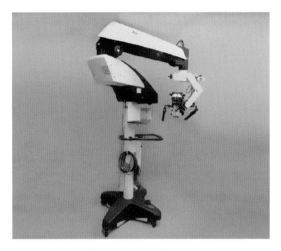

图 2-1　手术显微镜

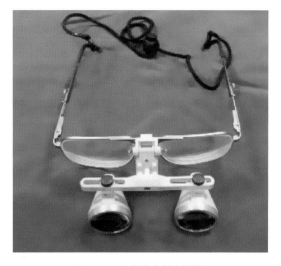

图 2-2　手术放大镜(额镜)

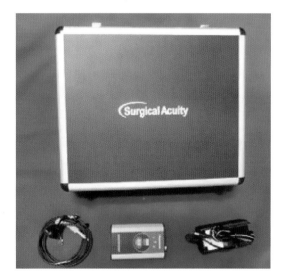

图 2-3　手术放大镜光源

优点。但也还有不足之处,主要缺点是视野小。吻合操作从进针至打结的全过程,其活动范围往往超过视野范围,因而有时需要离开显微镜用肉眼操作,如是反复交替的过程,不仅延长了手术时间,也易造成视力疲劳。视力调节与眼手配合需要经过较长时间的训练才能适应。手术放大镜有镜组式和单镜片式两种,可以附在眼镜或额镜上(图 2-2)。4×的镜组式放大镜,其操作距离为 25 cm,视野直径约为2.5 cm,焦距恰当。虽然体积轻巧,使用方便,但仍需平时训练,习惯于两眼相凑合才能适应。单镜片式的放大镜是用 800°～1 000°凸镜片架置于眼前5 cm 的条件下成像,焦距为 12～14 cm,放大 2～2.5倍。这种放大镜具有轻巧、方便和视野宽广的优点,缺点是焦距短,操作时要防止器械接触镜片。一种国产放大 4.5 倍,焦距 30 cm,视野 9 cm 的新型放大镜已研制成功,这类放大镜完全可以胜任吻合直径>2 mm 的血管、神经及小管道,并能够提高吻合质量。手术放大镜可以佩戴光源(图 2-3),以适合在深部组织进行神经或者血管的吻合。若吻合直径<2 mm 的血管,则要求使用手术显微镜。也可将放大镜和手术显微镜交替使用,前者作一般的组织分离,到吻合血管的关键时刻再使用显微镜,以缩短手术时间。

2.2.2　精细的手术器械

精细的手术器械要求:①小型;②纤细;③结构简单,使用方便;④不反光;⑤轻巧(血管镊、持针器或剪刀的重量<80 g);⑥去磁。常用的器械包括以下几种(图 2-4)。

(1) 血管夹

不同口径的血管所选用的血管夹亦不同(图 2-4A),其压力以既能阻断血流,又不足以压伤血管壁为限,重 8～13 g。

(2) 血管靠拢器

是由两个血管夹连在长圆形的弹性联合臂上构成的(图 2-4B),臂的弹力把血管夹固定。可使血管夹左右移动而调节血管的紧张度。其优点是确保血管处于同一平面在无张力下吻合,并可翻转 180°,便于吻合前壁和后壁。

(3) 镊子

头部有弯、直两种(图 2-4C)。要求:头尖而不锐;

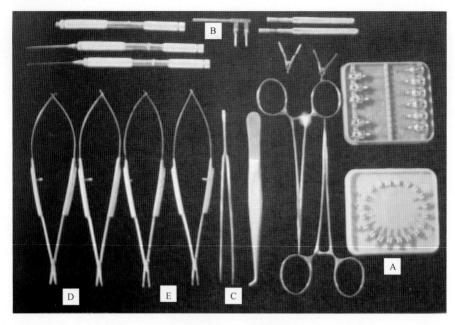

图 2-4　显微手术器械包

两侧边缘无棱角;对合好;柄叶扁形或半圆形;有纹;弹力适中;以 15 cm 左右的长度为适宜。这种镊子的标准以能镊紧单条蚕丝纤维为好。

(4) 剪刀

刃身长 5～10 mm(图 2-4D),有直形和弯形两种;刀片薄而锋利,长度 15 cm 左右。以能剪断单条蚕丝纤维为标准,若尾呈弹片式更利于操作。

(5) 持针器

持针器(图 2-4E)的头部很重要。夹持越精细的缝针,要求其头部就越窄,且接触面还要有细纹。例如,夹持 9"0"～11"0"缝针,其宽度约为 1 mm。头部过宽可将缝针夹断,过窄则持针不稳。持针器长度以 15 cm 左右为适宜。

(6) 血管扩张器

血管扩张器是实心、光滑、头呈圆锥形的直角钩(图 2-5)。从血管断端插入管腔内扩张血管,从小号顺序至大号,插入越深扩张力越大。这种扩张器应用于扩张痉挛的血管确实有效。但注意扩张前先用液体湿润管腔,并且避免粗暴的操作,否则可致血管内膜损伤。

(7) 血管吻合对抗器

吻合微血管的过程中常常遇到一个难题,就是血管壁两侧紧贴。必须使之张开,否则吻合困难,且缝针极易刺伤或误缝对侧的血管壁。使用"U"形对抗器(图 2-6),伸入血管腔,既能稳定和扩张血管,又

能协助定位和进针。

(8) 微型平针头

各种规格的微型平针头(4～8 号)是吻合血管时向管腔内注入各种抗凝、解痉溶液的必备工具(图 2-7)。因为针头要伸入管腔,所以对针头断面要求极高,不仅要平整而且还要光滑,以免伸入管腔后损伤内皮细胞。

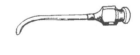

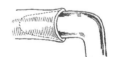

图 2-5　血管扩张器

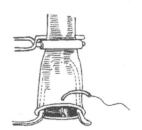

图 2-6　血管吻合对抗器

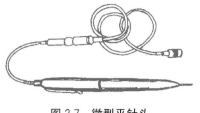

图 2-7　微型平针头

2.2.3　缝针与缝线

缝针和缝线的质量对提高微小血管吻合后的畅通率起重要作用。径细而光滑的缝针可以大大减少对血管壁的损伤。吻合小血管原则上采用"无损伤"针线,常用 9"0"～10"0"带尼龙单丝缝针。缝针的各种规格如表 2-1 所示。

表 2-1　上海医用吻合针厂无创针线规格

编　号	型　号	针		线		用　途
		直径(μm)	长度(mm)	直径(μm)	拉力(g)	
1	7"0"	200	6	50	50	>3 mm 的动、静脉与神经
2	8"0"	150	6	38	50	1～3 mm 的静脉
3	9"0"	100	5	25	25	1～3 mm 的动脉
4	11"0"	70	4	18	10	<1 mm 的动、静脉与淋巴管

其他器械:①双极电凝器,用于小血管止血。因其双电极在尖端起电凝作用,所以损伤组织少,止血效果确实,节约结扎血管的时间。②超声波血流探测仪——多普勒(Doppler)信号测定仪,用于测量血流情况。③皮肤点温计,能准确地测出皮肤温度的变化,从而推测断肢端或移植物的血液循环。④神经刺激器,通过脉冲电刺激,检查神经功能。

2.3　小血管吻合后的病理反应

小血管吻合后所产生的反应是多方面的,这里重点叙述其病理反应过程。血管吻合后发生血栓形成的原因有血管内、血管本身和血管外 3 个方面。后者主要是机械压迫和感染反应,防治比较简单;而前两者则与吻合技术有密切关系。

（1）血管内膜

血管内膜由内皮细胞构成,表面光滑,呈负电荷,分泌多种因子与酶,具有扩血管与抗凝的功能。血管创伤、吻合或受到钳夹均可引起内膜的损伤,表现为表面呈损伤电荷(正电荷)、细胞水肿、坏死或脱落,丧失正常的扩血管与抗凝功能。内皮细胞损伤后的修复过程,根据血管吻合后扫描电镜观察分为 3 个时期:①初期,血小板吸附充填期。这是内皮细胞损伤后内皮下胶原纤维外露,促使血小板黏附于损伤处;同时,血小板释放二磷酸腺苷、5-羟色胺和血管收缩活性物质后,加速血小板的沉积。此过程在 15 min 内最为明显,1 h 内血小板在吻合口的吸附

成分中仍占 54%,2 h 后血小板成分比例明显减少,故术后 1 h 内是吻合口形成血栓的好发期。②中期,纤维素覆盖期。此期充填的血小板逐渐为纤维素所覆盖。一般从术后 2 h 开始,48 h 完成。纤维素覆盖为内皮细胞的生长提供爬行支架。由于纤维素尚有网罗血液有形成分形成血栓的作用,因此吻合后 48 h 仍有形成血栓的机会。③后期,内皮细胞生长期。于术后 24～48 h 可在吻合口处见到在缝线上移行生长的内皮细胞。72 h 吻合口处内皮细胞生长达 47%,一个吻合口几乎有一半的针孔与缝线已被内皮细胞覆盖,再形成血栓的机会已很少。故用精巧的显微外科吻合技术,保护内皮细胞,减少内皮下胶原纤维的外露,应用适当药物(如肝素、利多卡因、右旋糖酐)抑制血小板过度吸附是防治吻合口血栓的重要手段。

（2）血管中层

血管中层主要是平滑肌。缝针贯穿和缝线结扎必然会造成中层不同程度的撕裂。病理反应为中性粒细胞浸润、组织水肿或坏死、肌纤维断裂。依赖未损伤的肌层组织增生填补,修复的速度和质量决定于未损伤肌层组织的数量;吻合造成的损伤越大,修复越困难,修复所需时间也越长。有人认为若有 1/3 肌层组织损伤和坏死,剩下的组织就难以修复,最终发生血管堵塞。为了减少上述反应,要求对血管内膜和中层的损伤降低到最轻微的程度,是吻合微小血管成功的关键,必须做到:①使用压强适中的血管夹;②重视无损伤的操作,用最精细的缝针、

缝线,在保证吻合口不漏血的情况下缝针数目尽量减少;③两端组织对合要完整,内膜要外翻;④打结的张力限制到足以使吻合口两端能紧密地对合,达到不漏血的效果。

(3) 血管外膜

血管外膜是一层疏松结缔组织,其中含有支配血管的神经纤维和营养血管,对血管具有营养及保护作用。它对损伤和吻合的反应是炎性细胞浸润、水肿及增生。过多地剥离或切除外膜,可损伤其营养的血管和神经,在一定程度上还会影响血管壁的血液供给,有碍修复过程,可以导致外膜坏死、瘢痕增生,既降低了血管壁的抗张力,又造成血管狭窄,影响血流畅通。因此,吻合小血管不宜过多地剥离外膜,对小动脉强调只剪除其断端1~2mm的外膜。这样做的优点是能看清楚断面组织,同时可以避免外膜随针线引入血管腔内,增加血栓形成的机会。小静脉的中层和外膜都很薄,避免过分剥离,否则其中层可被剥除,造成吻合的困难和漏血。

2.4 小血管吻合术

2.4.1 小血管吻合的原则与注意事项

(1) 血管显露要清晰,器械放置要合理

在手术显微镜下吻合血管,必须要有良好的显露:①手术者宁可花一定的时间,对准备吻合的一段血管与周围组织进行必要的解剖;用吻合在基膜或皮肤的牵引线向两侧牵引扩大创口,把影响镜下视野的皮下组织、肌肉或其他挡住视线或影响操作的组织稳定地牵开,便于吻合操作顺利进行。②对创面活跃的出血点必须细致地结扎或电凝止血。对创面的渗血可用小棉球压迫止血;对不易控制的渗血,可用0.9%氯化钠溶液连续滴注,同时用低压吸引器在创面底部不断吸引,以保持吻合血管的清晰。③在吻合血管的深侧衬入一块黄色硅橡胶薄膜,其大小按创面与缝接血管的粗细而定。背衬薄膜可使吻合血管有一个反差适宜、清晰的背景,使血管从其周围的软组织中被衬托出来,吻合线不致粘在邻近组织上,方便操作。④手术者应将吻合时常用的器械放在手边固定的位置。助手准备2把显微手术用镊子、1把剪刀,以及冲洗器,随时向吻合口处滴注肝素氯化钠溶液,保持血管断端湿润清洁。护士准备合适型号的无损伤吻合线和挤干的肝素氯化钠溶液棉球。一般将显微镊子、剪刀放在术者左手侧湿

纱布垫上,将持针器、缝线放在右手侧或胸前。

(2) 血管吻合应在正常部位

缝接的血管必须是正常的血管。这包括两个因素:①血管壁是正常的。在吻合血管前,必须对血管做进一步清创,对内膜断裂或不光滑、血管壁血肿、中层破裂、出现"缎带征"等损伤的血管彻底切除,不然即使吻合精确亦会导致血栓形成。②血流是正常的。如动脉的近端应有一定的血液喷出,远端管腔内膜光滑,无血块及絮状漂浮物。静脉的近端如在注入肝素氯化钠溶液时应无阻力,远端应有静脉血回流,不然即使吻合口通畅,血液还是难以畅流。

(3) 相吻合的血管口径相似

端-端吻合的血管口径最好相近似。如口径差距过大,不但吻合困难,而且吻合后的吻合处管径粗细悬殊,管壁不平整,血流通过时形成湍流,容易形成血栓。因此,当口径相差超过其直径的1/3时,宜将口径较小的血管断端沿其纵轴方向做45°斜向切断,以增大其口径,然后再行对端吻合。如口径相差不超过其直径的1/4时,一般仍可做端-端吻合,但需在吻合前将口径较小的断端做轻度扩张或吻合2针后将两根线向相反方向轻轻牵拉,再吻合其余各针;如口径相差超过其直径的1/2,则宜行端-侧吻合。

(4) 血管的张力适当

血管断裂后,要向两侧回缩。其回缩的程度与血管直径大小、解剖游离的长短及肢体位置有关。吻合前应将两端试拉在一起,看吻合后血管的张力是否合适。张力过大,容易引起吻合口漏血,而血管过长无张力又影响血流。一般血管缺损>1.5 cm时应采用血管移植进行修复。如超过血管壁生理允许的张力进行吻合,可使血管腔变细,吻合线孔扩大,甚至吻合口处内膜被撕裂,容易形成血栓。另外,在吻合血管时应注意勿使血管扭曲,否则会影响吻合血管血流的通畅。

(5) 适当的断端外膜修剪与断口冲洗

血管外膜不主张剥得太光,但断端部分的外膜妨碍吻合,而且容易被带入管腔内,因此对断端的外膜应做适当的修剪。方法是用镊子夹住外膜,向远端轻拉后剪断,此时其外膜可自然向后回缩0.5~1.0 cm,使血管断口光滑。对直径<0.5 mm的微小血管,尤其是静脉,其外膜很薄,只需修剪断口周围过长和松散的外膜和旁膜,无需剥离、修剪外膜。

血管外膜对血管壁具有支持和营养作用,过多地剥离外膜将破坏血管壁的营养和坚固性,不利于

吻合口的牢固和愈合。

在吻合过程中,应经常用肝素氯化钠溶液局部滴注,以保持吻合口处湿润和清洁。尤其是微小静脉管壁薄,吻合时不易看清管腔,滴注适宜的肝素氯化钠溶液后断口浸入溶液中而张开,易于吻合。

(6) 平整对合,内膜外翻,保持血管床健康和平整

吻合血管时,必须使两血管断端做平整的对合和内膜外翻。凡血管呈内翻吻合的必将造成吻合口栓塞。另外,吻合口的血管避免置于不平整的骨折端和钢板螺钉上,以及血运较差的软组织床上,必须置于比较平整健康的周围组织内。这样既可防止血管受刺激而发生痉挛,又有利于血管愈合。

(7) 边距、针距均匀对称,针数适宜

吻合血管时,边距和针距应按血管的口径大小、管壁的厚薄、缝线粗细及动脉与静脉的不同而异。掌握的原则是:边距一般为管壁厚度的 1～2 倍,针距一般为边距的 2～3 倍。只要边距、针距均匀对称,并使血管内膜外翻,通血后即可防止漏血。另外,要根据血管口径的大小选用适当的针线。一般血管直径为 2 mm,用 8"0"或 9"0"缝线吻合 12～14 针,其边距为 0.3～0.4 mm;若血管直径为 0.5 mm,用 11"0"缝线吻合 6～8 针,其边距为 0.2～0.3 mm;直径为 0.2～0.3 mm 的血管,用 11"0"或 12"0"缝线吻合 3～4 针,其边距为 0.1～0.2 mm。

(8) 防止血管扭转

吻合血管前,应将血管理顺并搭配好。如果血管处于扭转状态下进行吻合,必然会造成血流动力学的改变,易导致血栓形成。

(9) 操作要稳、准、轻、巧

显微血管修复过程中,要求医师必须做到"稳、准、轻、巧"。要记住一针一线的操作不当都将造成不良后果,甚至导致手术失败。每一针的缝合都要准确无误,要求针距、边距均匀一致,避免反复刺针而增加血管壁的损伤。血管解剖分离和吻合打结时,必须敏捷、轻快、灵巧,不过度牵拉、夹捏、挤压血管,避免笨拙和不必要的重复及不顺手的操作。血管腔内最好不用任何机械插入,以保持内膜完整。

2.4.2 小血管吻合的方法

(1) 端-端吻合法

血管端对端吻合符合生理的血流方向,能保持血液最大的流速和流量,是当前显微血管最常用的吻合方法。血管端-端吻合,由于医师的习惯,所采用的吻合方法和顺序各不相同。常用的吻合方法一般有:间断吻合法、连续吻合法、连续扣锁吻合法、连续水平褥式吻合法、先吻合后壁法、缠绕式吻合法。其中,最常采用的是间断吻合法。按照吻合顺序的不同又可以分为:二定点吻合法、三定点吻合法、等距四定点先吻合前壁法及先吻合后壁法。

1) 间断吻合法。缝线穿过血管壁全层,由一端血管外侧进针,从另一端血管外侧出针,线结打在血管外面,一针一结,间断打结(图 2-8)。

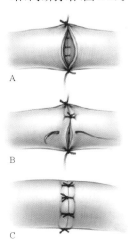

图 2-8　间断吻合法

A. 二定点吻合法:即 180°等距二定点牵引线吻合法。等距二定点吻合法的针序一般都采用第 1 针吻合助手侧壁(9 点),第 2 针吻合术者侧壁(3 点)或第 1 针吻合上壁(12 点),第 2 针吻合下壁(6 点);然后加针吻合完前壁,翻转血管 160°～180°再吻合对侧壁(图 2-9)。这种吻合方法方便,针距、边距容易掌握。但其缺点是提起两针牵引线时,管腔变薄,壁壁靠拢,尤其是壁薄的静脉容易缝到对侧壁;在吻合对侧壁时,还要旋转血管 160°～180°,容易损伤血管。

B. 三定点吻合法:即等距三定点牵引线吻合法(图 2-10)。此种吻合法的优点是提起各定点牵引线便于加针吻合,可避免缝到对侧壁,血管旋转度数较小。其缺点为不容易掌握等距三定点,因此针距、边距难以达到均匀一致。

C. 等距四定点先吻合前壁法:其针序是第 1 针先吻合助手侧壁(9 点),第 2 针吻合手术者侧壁(3 点),第 3 针吻合前壁的第 1～2 针中间(12 点),

2

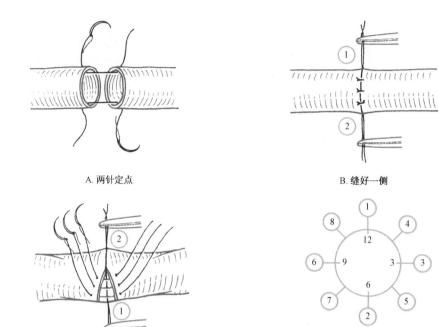

A. 两针定点

B. 缝好一侧

C.缝对侧

D. 针序

图 2-9　二定点吻合法及针序

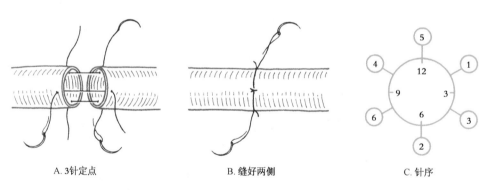

A.3针定点

B. 缝好两侧

C. 针序

图 2-10　三定点吻合法及针序

然后于第 1～3 针间和第 2～3 针间加针即缝完前壁；旋转血管 180°，吻合后壁中间第 4 针定点牵引线，再于第 1～4 针间和第 2～4 针间加针，即吻合完毕（图 2-11）。此种吻合方法的优点是术野显露较清晰，操作较方便，针距、边距和针数较易掌握；缺点是吻合后壁时必须旋转血管 180°，在旋转血管过程中，由于旋转度数过大，容易损伤血管内膜。

　　D.　先吻合后壁法：即第 1 针先从血管的后壁开

始，然后逐针向前吻合，直至吻合完毕（图 2-12）。这种吻合法的优点是每吻合一针都能看清管腔，可避免吻合到对侧壁；缺点是针数不容易掌握，针距、边距也难达到均匀一致。

　　2）连续吻合法。采用 1 根带针线，连续进针，每一针均由外向内穿过一端血管壁，再由内向外穿出另一端血管壁。吻合最后在吻合口顶部和底部分别打 1 个结（图 2-13）。

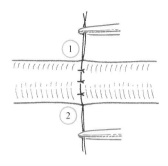

A. 先吻合好一侧

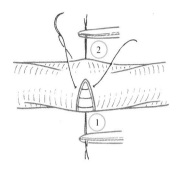

B. 吻合对侧

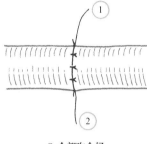

C. 全部吻合好

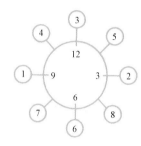

D. 针序

图 2-11　等距四定点先吻合前壁法及针序

2

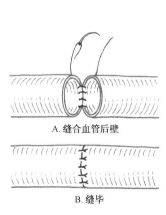

A. 缝合血管后壁

B. 缝毕

图 2-12　先吻合后壁法

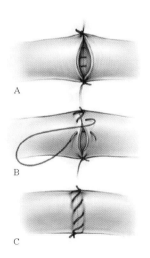

A

B

C

图 2-13　连续吻合法

3) 连续扣锁吻合。采用 1 根带针线连续进针。先在吻合口顶部缝 1 针打结,保留缝线,以后每一针均由外向内穿过一端血管壁,再由内向外穿出另一端血管壁。但是,穿出血管壁后绕过原有缝线,形成扣锁。吻合最后在吻合口底部打 1 个结(图 2-14)。

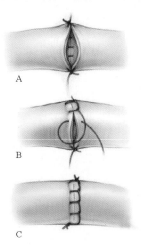

图 2-14 连续扣锁吻合

4) 连续水平褥式吻合。采用 1 根带针线,连续进针。先在吻合口顶部缝 1 针打结,保留缝线,以后每一针进针点和上一针的出针点平行。如此连续,最后在吻合口底部打 1 个结(图 2-15)。

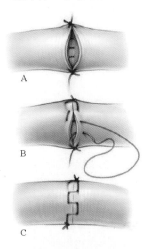

图 2-15 连续水平褥式吻合

5) 缠绕式吻合法。采用连续缠绕式吻合前壁。每吻合 1 针,缠绕线保持松度,供折断后打结用。当吻合完前壁后,剪断所有的吻合线并逐条打结(图 2-16),或剪断 1 条打 1 个结。这样可提高吻合

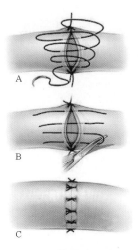

图 2-16 缠绕式吻合法

速度,避免吻合到对侧壁。但是,针数和针距、边距不易掌握,吻合线显得太紊乱是其缺点。

(2) 端-侧吻合法

凡供区血管口径和受区血管口径相差过大,难以行端-端吻合,或为了保留受区血管的连续性不影响远端血供者,可采用端-侧吻合法。

1) 先将作为端-侧吻合的血管断端剪成一 45°的斜口。

2) 在受区血管壁上选定吻合处,在血管夹阻断血流下,做外膜旁组织剥离;用镊子提起开孔的管壁,沿血管前壁正中纵轴剪一小孔,孔的大小应与端-侧吻合的血管断端斜口相同。

3) 吻合顺序可根据血管游离段长短而定。如果血管游离段有一定长度,吻合比较方便时,第 1~2 针可先分别吻合侧壁口的左右两侧角,然后将端口段血管翻向一边,第 3 针吻合后壁中间,再于此 3 针定点牵引线间加针,吻合完后壁。将端口段血管放回,显露血管前壁,第 4 针吻合血管前壁中间,再于第 1~4 针和第 2~4 针定点牵引线间加针,吻合完前壁(图 2-17)。

如果血管游离段长度较小,翻转吻合困难时,端侧吻合应先吻合血管后壁,即第 1 针吻合后壁的中间,第 2~3 针吻合在第 1 针的两侧,第 4 针吻合血管侧口的左手侧角,第 5 针吻合侧口的右手侧角。这样无需翻转血管,吻合会较容易些。吻合血管的前壁较容易,于第 4~5 针中间吻合第 6 针,再于第 6 针两旁加针吻合,即吻合完前壁(图 2-18)。

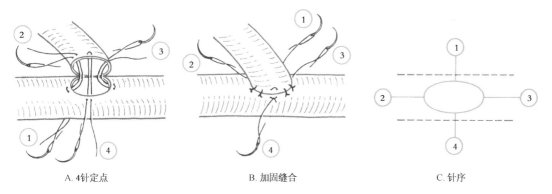

A. 4针定点　　　　　　B. 加固缝合　　　　　　C. 针序

图 2-17　四定点褥式外翻端-侧吻合法及针序

2

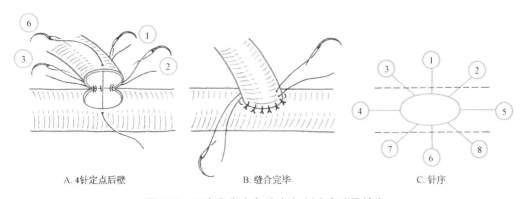

A. 4针定点后壁　　　　　B. 缝合完毕　　　　　　C. 针序

图 2-18　四定点先吻合后壁端-侧吻合法及针序

（3）套叠吻合法

套叠吻合法适宜于管径相同或动脉远端略粗于近端,静脉近端略粗于远端的血管吻合。按血流方向,将血管的一端套入另一端管腔内,即将动脉近心端套入远心端,将静脉远心端套入近心端。套入段的血管长度,应是血管外径的长度或略大于血管外径。将套在外边的血管边缘缝 2～3 针于套入侧的血管外膜上,以固定之,防其滑脱。套叠吻合之前,先将拟予套入段血管外膜细致剥离,修剪干净,以减少血管壁的厚度,并避免其外膜被带入管腔,形成血栓。

吻合方法(以动脉为例):在动脉近侧距断端略大于血管外径长度处,沿血管纵轴方向自外向内深达外膜与部分中层,不穿过血管内膜,向外穿针;再在动脉远侧断端与其相对应的方位,在距边 0.2～0.3 mm 处,由管腔内向外穿过全层管壁出针,拉紧缝线打结。第 2 针与第 1 针相距 120°,其进针与出针方法及其深度同第 1 针,吻合后打结。此时,近侧

端的血管段已与远侧端血管相重叠。按上述方法于两针间吻合第 3 针,但暂不打结。用微血管镊子夹住远侧血管断口边缘,用另一血管镊将近侧血管段轻柔塞入远侧血管腔中,然后再拉紧第 3 针缝线打结,吻合即告完毕(图 2-19)。最后用镊子轻轻按捏血管的套叠部分,使套入的血管展平。依次放开吻合口远、近侧血管夹,动脉即充盈流畅。

（4）剪开套叠吻合法

血管两端外膜旁组织经剥离及清创后,用显微剪将套端前壁正中纵行剪开,剪开的长度相当于套叠部分。用肝素氯化钠溶液冲洗,把套入端引入套端。第 1 针在套端剪开角口处与套入端相应的管壁做全层吻合打结,并留尾线牵引。第 2 针在第 1 针对侧,套端为全层,套入端只吻合外膜及肌层,缝针不穿过内膜。第 3 针在剪开套端管壁的中下端一侧,由外向内进针,并在相应距离穿缝套入端外膜,再在另一侧剪开的套端管壁由内向外出针,打结,吻合完毕,最后局部压迫止血(图 2-20)。

2

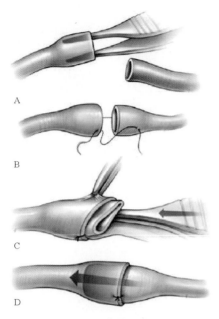

图 2-19　套叠吻合法

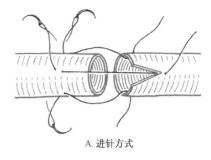

A. 进针方式

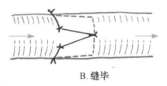

B. 缝毕

图 2-20　剪开套叠吻合法

2.4.3　小血管吻合术后并发症的处理

（1）吻合口漏血

血管缝毕，开放血管夹后，大部分无漏血现象。若针距不对称或针距过大，则常会发生吻合口漏血。应及时观察漏血情况。若有轻微漏血，则稍加压迫即可止血；若有明显喷射状漏血，则应重新阻断血流进行补充吻合。

（2）血管痉挛

若发生血管痉挛，可用罂粟碱、2%普鲁卡因及利多卡因做局部外敷，并用热 0.9%氯化钠溶液持续湿敷。一般经 5～10 min 痉挛可解除。若发生顽固性血管痉挛，除采用上述方法外，还可采用外膜旁组织剥离、对抗撕拉、管腔内注入罂粟碱、逐段液压扩张及持续湿、热敷等方法来解除。

（3）血管栓塞

因血管清创欠彻底、吻合材料选择不当、吻合质量差或患者血压偏低等，常可导致吻合口栓塞。一旦明确为栓塞，则应及时探查，切除血管栓塞段，再重新吻合血管。凡造成血管缺损者，应采用血管移植进行修复。

（4）缝穿对侧管壁

若缝针刺入管腔深浅掌握不当，可缝穿对侧管壁。当前壁吻合完毕，翻转吻合后壁时常发现已被

缝穿。此时应及时拆除缝线，重新吻合。缝毕通血后血管若不能恢复原来外形而呈椭圆形或有塌陷，且血流缓慢，即证明已缝穿对侧管壁。此时若不及时处理将导致吻合口栓塞。应及时阻断血流，拆除缝穿的缝线，经肝素氯化钠溶液充分冲洗后重新吻合。

（5）血管错吻

由于对血管辨认不够准确，把近端动脉与远端静脉相吻接，通血后发现远端不通，应及时予以调整，重新吻合。

2.5　小血管移植术

在四肢血管损伤或断指再植过程中，常遇到一段血管缺损或有严重挫伤而必须切除，致使血管短缺。或在进行带血管的组织移植中，由于血管蒂较短，不能与受区血管直接吻合等情况，均需要进行小血管移植。血管移植中最常采用的是自体小静脉移植，特殊情况也可用小动脉移植或人工血管移植。

2.5.1　静脉移植修复动脉缺损

常选用下肢或上肢较远侧没有病变的浅静脉作为移植材料。肢体浅静脉切取容易，管壁有较厚的肌层，口径大小也便于选择，因此很少采用深静脉作

为移植材料。

切取静脉时,应注意无创操作,宜采用开放式的皮肤切开。用锐刀切至静脉表面,其周围保留一薄层筋膜。在距血管周围 0.5～1.0 cm 处切割游离,保留一定的周围筋膜。遇分支切断,用细线结扎。整个解剖过程均采用锐性切割分离,不用钳、剪做钝性分离或潜性分离,这样可减少对血管的刺激和损伤。切断静脉时,应在近心端结扎一线,以便标记备用。取下肢静脉段进行动脉移植时,应将扎线的近心端倒置于动脉的远心端,而静脉的远心端与动脉的近心端相吻合,以便顺静脉瓣方向流血。

选取静脉时还应注意口径要与缺损动脉相一致或略小于动脉,因为动脉血压力大,移植后小静脉常显示扩张。另外,移植过程中移植血管的长度要适宜,过短吻合时显得紧张,过长则易发生迂曲,均影响血液畅流。一般在吻合完一端后轻轻向另一端牵拉,使静脉稍显紧张时于动脉断端处剪断;或在吻合完一端后,将静脉另一端自然置于动脉间,在距动脉端约 1 cm 处剪断静脉,吻合时长度一般较合宜。

在缝接移植段静脉过程中,应注意避免移植段血管扭曲。另外,要在两端都吻合完后才能放松血管夹。过早地放松一端血管夹,不但会影响另一端的吻合,而且还会因血液在移植段血管内滞流而易形成血栓。

在临床上用静脉移植修复四肢血管损伤或缺损,常采用以下两种方法。

1) 裤衩式移植:在切取移植段静脉时,在近端带 1～2 个分支。移植到受区时,移植段静脉倒置后可用近心端一个供血动脉同时修复远心端 2～3 个损伤动脉(图 2-21A)。

2) 桥式移植:用移植段静脉架于受损血管的近心端和远心端,分别与受损动脉两端做成 45°角的端-侧吻合(图 2-21B)。

2.5.2 静脉移植修复静脉缺损

静脉移植修复静脉缺损时,移植段静脉无需倒置,移植段远心端仍与缺损静脉的远心端吻合,以使血液顺静脉瓣回流。

根据静脉缺损情况,可采用多分叉式静脉移植,以增加静脉回流。方法是切取静脉时可在移植静脉的远心端带数分支,并保留分支的一定长度,以便与受区的多条远心端的静脉吻合(图 2-22)。

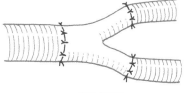

A. 裤衩式移植

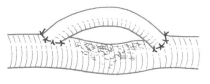

B. 桥式移植

图 2-21　静脉移植修复动脉缺损术

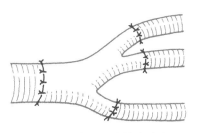

图 2-22　多分叉式静脉移植

2.5.3 动脉移植修复动脉缺损

临床上采用小动脉移植修复小动脉缺损较静脉移植少得多,只在特殊情况下才应用。例如,在断肢或断指再植中,可将不能再植的肢(指)体中的动脉切取下来移植于再植肢(指)体上,或是在同一个再植的肢(指)体上切取次要的一条动脉进行移植,以保证另一条动脉的修复。动脉移植于动脉时无需倒置,按相应的一端进行吻合。

2.5.4 血管移植术注意事项

1) 切取血管前必须进行详细检查,以确定选取血管的健康情况,并根据受区情况,切取相应口径和长度的血管进行移植。

2) 切取血管时,必须坚持无创操作和敞开式切取;距血管周围 0.5～1.0 cm 处用锐刀切割,不做钝性分离、过度牵拉、挤压血管及潜行分离等,以减少对血管的刺激和损伤。

3) 移植血管的口径要与受区血管口径相当,长度要适宜,缝接过程中避免血管扭曲。移植后的血管应置于健康的软组织中,可用邻近的肌肉、筋膜等转移覆盖或包绕之。

4) 切取下的血管,移植前应置入利多卡因、肝素氯化钠溶液中保存,以减少移植血管发生痉挛。

5) 术中止血要彻底,以免产生血肿压迫移植段血管和吻合口。必要时放置引流条。

6) 血管移植术后,常规应用解痉、抗凝药物,如右旋糖酐 40、罂粟碱、妥拉唑啉等。术后还应常规应用抗生素,以防发生感染。

(蔡林方)

2.6 小血管吻合术后处理及抗凝治疗

(1) 小血管吻合术后处理

1) 体位和保温:患肢通常置于平心脏或约高于心脏 10 cm 的水平。过低对静脉回流不利,过高则动脉供血困难。寒冷刺激会引起血管痉挛,温度过高则加速局部代谢,都是不利因素,可采用局部或全身保温(25℃左右)。

2) 观察血液循环:

A. 皮肤温度:

a. 正常指标:移植组织的皮肤温度应为 25～33℃,与健侧相比温差应<2℃。手术结束时移植组织的皮温一般较低,通常应在 3 h 内恢复。

注意事项:①测量皮温(包括移植组织及健侧组织)的部位应固定,可用圆珠笔画记号,以便定位观察;②测定的先后次序及每次测量时间要恒定;③压力要恒定,一般应用半导体点温测定计,当用压较大时,点的接触面也较大,测出温度也较高。

b. 干扰因素:①室温及患肢局部温度干扰。移植组织为失神经组织,温度调节功能已丧失,极易受到外界温度的影响,特别是局部有高温烤灯时,皮温的高低不能反映移植组织的实际情况。②受区创面大小的干扰。当移植组织面积大时,其受区创面必然也大,受区创面良好血液供应和创伤反应性充血使其温度较高,很像一个烘箱,移植组织在此环境中,其温度也相应偏高,所以移植皮肤的早期血液循环危象较难从皮温降低的指标上反映出来。③暴露时间的干扰。移植组织一般均用多层纱布棉垫包裹而保暖,一旦暴露后,皮温即随外界温度而变化,暴露时间越长,皮温变化越大。④减张切口的干扰。移植组织因血液循环危象而需做减张切口后,组织

的渗液可干扰皮温的测定。

c. 变化规律:①平行曲线。移植组织与健侧组织的皮肤温度相差±(0.5～2)℃并呈平行变化,说明动、静脉吻合口通畅,移植组织血液循环良好。②骤降曲线。移植组织与健侧组织的皮肤温度突然>3℃时,大多是发生了动脉栓塞,应立即手术探查。③分离曲线。移植组织与健侧组织的皮肤温度相差逐渐增大,一般 24～48 h 后皮温相差达 3℃。这种曲线大多是静脉栓塞的表现。

B. 皮肤颜色:

a. 正常指标:移植组织的皮肤颜色应红润,或与健侧的皮肤颜色一致。

b. 干扰因素:①光线亮暗的影响。在自然光线下观察移植组织的皮肤颜色比较可靠,而在灯光下观察皮色一般较红,也不易发现偏暗的皮肤颜色。②皮肤色素的影响。皮肤色素较深的部位行组织移植后,皮色较难观察,如将足背皮瓣移植在掌心或前臂,一般皮色均较健侧为深。另外,皮肤色素又随个体不同而有所差异。③消毒剂的影响。组织移植手术时常用苯扎溴铵(新洁尔灭)消毒,移植组织被红染后很难观察皮肤原色。因此,在组织移植手术结束时,需用温 0.9% 氯化钠溶液将消毒剂洗净,并禁用苯扎溴铵涂擦移植组织的表面,以免影响对皮肤颜色的观察。

c. 变化规律:①皮色变淡或苍白,说明动脉痉挛或栓塞。②移植组织皮肤上出现散在性淤血点大多是静脉栓塞或早期栓塞的表现。随着栓塞程度的加重,散在性淤血点相互融合成片并扩展到整个移植组织表面,表示栓塞已近完全。③移植组织的皮肤颜色大片或整片变暗,说明静脉完全性栓塞。随着栓塞时间的延长,皮肤颜色由暗红→红紫→紫红→紫黑。④当动脉同时栓塞时,移植组织的皮肤呈灰暗色,继而变为洋红色,最后变为紫黑色。

上述各类危象的皮肤颜色变化机制主要是由于组织在缺氧后,随着缺氧程度及时间的改变,组织内红细胞中的血红蛋白及组织液中的胆红素等物质发生变化所致。

C. 肿胀程度:

a. 正常指标:①一般移植组织均有轻微肿胀,可用(-)表示;②移植组织皮肤有肿胀,但皮纹尚存在,用(+)表示;③皮肤肿胀明显,皮纹消失,用(++)表示;④皮肤极度肿胀,皮肤上出现水疱,用(+++)表示。

b. 干扰因素:移植组织的肿胀程度很少受外界因素的干扰,是比较可靠的血液循环观察指标。

c. 变化规律:动脉血液供应不足或栓塞时,组织干瘪。静脉回流受阻或栓塞时,组织肿胀明显。当动、静脉同时栓塞时,肿胀程度不发生变化。

D. 毛细血管反流测定:

a. 正常指标:指压皮肤后,皮肤毛细血管充盈在数秒内恢复。

b. 干扰因素:①皮肤色素的干扰。皮肤色素深者不易测定。②组织部位。足趾移植后,趾端的毛细血管反流很易观察,而腹部皮瓣则不易测定。

c. 变化规律:动脉栓塞,血液反流不明显;静脉栓塞,血液反流早期增快,后期减慢;动、静脉同时栓塞后,因毛细血管内残留淤血仍有反流现象,但充盈速度缓慢。

E. 以上 4 项术后血液循环观察指标的应用范围:临床上足趾游离移植及各类皮瓣移植的病例需要进行 4 项指标的血液循环观察,而对单纯骨移植、肌肉移植、关节移植、神经移植、大网膜及肠管移植等深层组织移植,此 4 项指标均不适用。对这类组织移植可采用血管造影、放射性核素 γ 照相、经皮氧分压测定、组织 pH 值测定、激光血流测定等。

a. 可靠性:在足趾移植及各类皮瓣移植中,4 项观察指标的可靠性也是不同的。表 2-2 说明了它们的可靠性。

表 2-2　4 项血管吻合血液循环观察指标的可靠性

项　目	皮　温	皮　色	肿胀程度	毛细血管反流
足趾移植	可靠	可靠	变化少	易观察
皮瓣移植	不可靠	可靠	变化多	不易观察

b. 相关性:4 项血液循环指标的观察不应孤立、片面、静止地进行,而要全面、系统、连续地观察,不能单凭一项指标的改变而判断血液循环的情况。我们常观察到皮温相差近 3℃,但皮色及肿胀程度、毛细血管反流 3 个指标都正常,此时则应密切观察,积极处理,而不应轻易进行探查。如果有 2 个以上指标同时出现危象,则应积极处理,及早探查。

(2)抗凝、解痉药物的应用

1)一般抗凝药物的应用:一般抗凝药物是指手术中局部应用 0.5%～2% 普鲁卡因肝素溶液及术后全身应用右旋糖酐 40 及丹参类药物。这些药物的抗凝、解痉作用已得到公认,具有作用缓和、不良反应少的优点。其理论根据如下。

A. 创伤及手术后全身血液凝固性升高:这种变化是机体对创伤及手术的保护性生理反应已被许多学者所证实。这些变化包括创伤及手术后肾上腺素介质的释放;血小板黏着度升高;血液凝固物质的增加。一般认为,这种改变在术后 48 h 达高峰,这与我们临床观察血液循环危象的发生高峰时间基本一致。因此,适当应用一般性抗凝药物消除或抑制这个高峰的出现,对减少血液循环危象的发生是有利的。

B. 显微血管手术后局部血液凝固性升高:显微血管外科手术中所缝接的血管口径在 1～3 mm,这些血管在组织上具有明显肌层,故称为肌性血管,它对各种理化性刺激具有高度敏感性,因而极易发生痉挛。按血流动力学的理论,显微血管外科中血管口径越细其血流量越小。血流量的大小可以看成是吻合口处血流对血栓栓子冲刷力的大小,因此所缝接的血管越细,栓子被冲刷的机会就越少,形成血栓的机会就越大。动物实验证实,血管口径越细,血管受创后凝固能力越强(表 2-3)。

表 2-3　兔皮下微细血管切断后血液凝固时间

血管口径(mm)	实验数	血液凝固时间(s)	
		正常范围	平均值
0.10	25	29～196	75
0.15	25	45～236	150
0.20	25	59～330	165

注:差异经统计学处理有显著意义

另外,血管越细,吻合时血管内皮细胞创伤的面积相对就越大,吻合口血栓形成的机会也越大,如直径1mm血管缝6针与直径2mm血管缝12针相比较,在血管周面上,内皮细胞创伤所形成的血小板吸附点密度,1mm直径血管是2mm直径血管的2倍。因此,对显微血管外科手术适当应用一般性抗凝、解痉药物,克服局部吻合口血凝倾向,理论上也是合理和必要的。

应用方法:①术时,0.5%~2%普鲁卡因溶液或加肝素(每100 ml加入肝素50 mg)局部滴注。吻合血管前半小时开始静脉滴注右旋糖酐40。②术后,双嘧达莫(潘生丁)、拉苏林各25 mg,口服,每日3次;500 ml右旋糖酐40内加丹参注射液16 g,每日2次,用5~7 d即可。

2)游离组织的灌注:游离组织在血供断离后均应进行灌注,其优点如下。

A. 清除微循环内的积血:除非在短期内接通血管,否则长时间积聚在微循环内的血液成分易与微循环中的缺氧内皮细胞发生黏附、凝结,对微循环的重建是有害的。

B. 进行较完全的游离组织内血管的抗凝、解痉处理:游离组织内血管因受缺氧及失神经支配的双重影响,对血液中微量肾上腺素类介质具有过敏现象,致使游离组织内去神经血管发生高度痉挛。应用解痉药物进行灌注可以消除这种过敏现象。

C. 通过游离组织灌注进行血管床通畅性试验:游离组织在解剖时,血管床是否受到损伤是影响组织成活的关键之一,可以通过对游离组织的灌注,观察灌注时阻力的大小,静脉回流的有无、多少及快慢,来判断游离组织血管床的通畅性。

灌注方法:①常规法,2%普鲁卡因肝素溶液灌注5~10 ml。②利多卡因灌注法,在上述灌注后再用2%利多卡因溶液灌注5 ml。后者具有明显的抗凝、解痉作用(表2-4)。

表2-4　两种溶液灌注后血液循环危象的发生情况

应用方法	病例总数	术时危象	术后72 h内危象	术后72 h后危象	危象发生总数	危象发生率(%)
常规法	70	15	9	1	25	35.5
利多卡因灌注法	80	4	4	—	8	10.0

3)肝素的应用问题:对显微外科开展初期时所应用的全身肝素化疗法(或称大剂量肝素疗法),大家的认识比较统一,即弊多利少。它的主要缺点是抗凝疗效并不肯定,而有严重的出血倾向;需要进行繁琐的检验来控制剂量。因此,目前大剂量肝素疗法已被废弃。应用小剂量肝素预防术后血栓形成的文献报道很多,笔者近两年来对如下病例选用小剂量肝素疗法(肝素16.6 u,即1/6支肌内注射,每4~6 h1次):①血管口径在1mm以内进行吻合者;②手术中血管吻合质量欠佳者;③血管内膜有病变者;④第2次手术探查重新吻合血管者。用后情况如表2-5所示。

表2-5　小剂量肝素的抗凝效果及并发症情况

治疗方法	例　数	抗凝疗效	出血倾向	使用方法
大剂量疗法	27	血管吻合口栓塞者12例	严重出血倾向5例,需输血抗休克治疗	需做凝血时间测定
小剂量疗法	58	血管吻合口栓塞者4例	轻度出血倾向2例,停药后即缓解	简便安全

4)阿司匹林的应用问题:阿司匹林能抑制血小板的黏附、凝聚及释放反应,其抗凝及解痉作用已被公认,但对阿司匹林的使用方法及剂量尚有争论。据目前研究证实,阿司匹林不仅能抑制血小板内花生四烯酸转变为前列腺素的环内过氧化物,而且也抑制内皮细胞内花生四烯酸合成前列腺环素的环内过氧化物。前者的抑制有利于抗凝、解痉,后者的抑制则有利于血液凝固及血管痉挛。两者作用完全相反,何者发挥主要作用取决于阿司匹林使用的剂量及服药后的时间(图2-23)。术后提早服用小剂量阿司匹林则对血小板的抑制较明显。

根据上述生化特征,笔者曾对25例足趾移植病例给予小剂量(0.3 mg)阿司匹林,手术前24 h服1次,其疗效如表2-6所示。

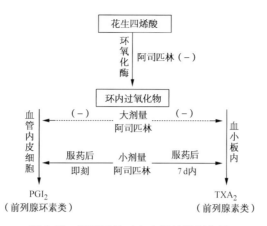

图 2-23　阿司匹林对血小板的抑制作用

表 2-6　应用阿司匹林后血液循环危象的发生情况

应用方法	例　数	术时危象	术后72h内危象	术后72h后危象	危象发生总数	危象发生率（%）
常规法	70	15	9	1	25	35.5
应用阿司匹林后	25	2	2	4	8	32.0

由表 2-6 可以看到应用阿司匹林后,虽然术中及术后 72 h 内危象明显减少,但总的危象发生率并未降低,血液循环危象发生后移现象,其实际效果有待进一步研究。

（蔡林方　侍　德　顾玉东　徐　雷）

主要参考文献

[1] 于仲嘉.四肢显微血管外科学[M].上海:上海科学技术出版社,1995.

[2] 王成琪,陈中伟,朱盛修.实用显微外科学[M].北京:人民军医出版社,1992.

[3] 朱盛修.现代显微外科学[M].长沙:湖南科学技术出版社,1992.

[4] 范启申,王成琪.现代骨科显微手术学[M].北京:人民军医出版社,1995.

[5] 张涤生.显微修复外科学[M].北京:人民卫生出版社,1985.

[6] 张涤生.整复外科学[M].上海:上海科学技术出版社,1979.

[7] 侍德.骨科修复重建手术学[M].上海:复旦大学出版社,上海医科大学出版社,2001.

[8] 顾玉东.显微外科技术在骨科临床中的应用[M].//王桂生.骨科手术学.北京:人民卫生出版社,1999.

[9] 裴国献,王澍寰,钟世镇.显微手外科学[M].济南:山东科学技术出版社,1999.

3 内镜在手外科关节内的应用

3.1 概述

微创技术是通过微小创伤或微小入路,将特殊器械、物理能量或化学药剂送入人体内部,完成对人体内部病变、畸形、创伤的检查、诊断、切除或修复等外科手术操作的一门技术。其特点是对患者的创伤明显小于相应的传统开放性外科手术。其优势在于术中出血少,术后疼痛轻、恢复快、瘢痕细微或无瘢痕,因而患者易于接受,是医学进展人性化的重要体

现。内镜技术是其中的重要组成部分。

内镜技术的应用始于 1877 年,瑞士的 Max Nitze 开发了膀胱镜。最早将内镜技术用于骨关节观察的报道是 1918 年日本的高木和 1920 年瑞士的 Eugen Birchr 分别利用膀胱镜和腹腔镜对尸体的膝关节进行了观察,为关节镜的诞生奠定了基础。以后随着众多学者对关节镜的研究及镜视下手术器械的开发,从膝关节到全身各个关节,不仅可进行检查诊断,而且发展到能够进行镜视下手术。最近几十年,随着科学技术的发展,新的光学仪器不断面世,

内镜在普外科、胸外科、骨科、泌尿科、妇产科等临床各科领域已得到广泛应用。

3.2 腕关节镜的应用

3.2.1 腕关节的相关解剖

腕关节是人体最复杂的滑膜关节。它由桡腕关节、腕中关节、腕掌关节和远侧尺桡关节4个部分组成，包括了15块骨骼，有27个关节面和大量的连接韧带，有24根肌腱、2根主要动脉和5根知名的周围神经和分支通过。其精确的动力学和生物力学及各个韧带的作用迄今仍未完全研究清楚，其复杂性增加了对不同腕部症状的病因和病理诊断时的难度，也增加了关节镜检查操作和治疗手段的技术难度。因此，详细了解腕部解剖对提高诊断的正确性至关重要。手术医师需要经过一段时间学习和训练，才能进行临床手术操作。

3.2.2 腕关节镜检查诊断与治疗的适应证与禁忌证

有腕关节疾病的患者，通过规范的病史问询、体格检查及影像学检查等仍不能明确诊断，可利用腕关节镜进行诊治。慢性腕关节疼痛经热敷理疗、石膏固定或非类固醇抗炎药局部注射等保守治疗无效，可行关节镜检查。在不明病因的慢性腕关节疼痛方面，它的诊断准确性和特异性已优于腕关节造影术、X线摄片、CT和MRI检查等诊断方法，被认为是腕关节慢性疼痛诊断的金标准。当然，规范的病史问询、仔细的体格检查及全面的影像学资料是进行腕关节镜检查的前提。

腕关节镜检查的绝对禁忌证包括全身和局部的感染、局部条件差(皮肤、血管、神经损伤)，相对禁忌证包括腕关节开放伤伴广泛软组织污染、严重关节畸形或骨折脱位、关节粘连、严重纤维化或僵硬导致关节间隙狭窄。

3.2.3 腕关节镜手术设备和专用手术器械

常用设备大致包括光源系统、成像系统、固定装置、操作器械4个部分。光源系统包括由光源、折射器组成的光源主机，以及能够将光线导入腔隙内的光纤。成像系统包括镜头、摄像机、视频转换机及显示器。固定装置是牵引塔、固定架等，用于牵引稳定肢体并将关节间隙增大，从而使得手术操作易于进

行。操作器械，包括诊察用探针，夹取类的一般器械，进行刨削、打磨的电动器械，以及实现皱缩或消融的热量器械。

（1）关节镜

关节镜是腕关节镜检查系统中最基本和重要的部分。腕关节镜与肩关节镜、膝关节镜相比，显得更细小和精致。腕关节镜检查宜采用具有30°前倾视角、直径为1.9或2.7mm的棒状透视系统(图3-1)，光导纤维内镜很少使用。镜头直径较大则不易在腕关节间隙内操作，并且容易碰撞软骨，造成医源性损伤。与关节镜相匹配的套管及钝头套管针芯，用于关节镜入路的制作，同时在操作中保护关节镜。

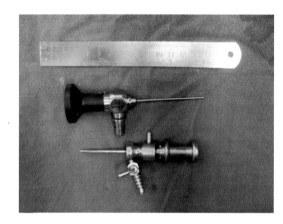

图 3-1　腕关节镜

（2）手动器械

1）探针(图3-2)：探针被喻为关节镜医师的手指，是腕关节镜手术中最常用的器械。末端为直角，用于关节内结构的探查。末端大小固定，在术中可作为腕关节内结构大小的参照物，评估关节稳定性和测量软骨损伤程度，以及判断韧带的张力和连续性。

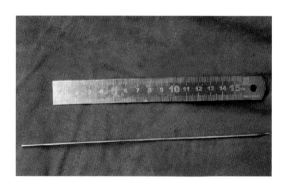

图 3-2　探针

2）注射针：主要用于穿刺前确定关节的位置，可用作出水道和关节检查。常用国际标准为 18 G 和 22 G 的针头。18 G 针头为粉红色，直径 1.2 mm，多用于出水口；22 G 针头为灰色，直径 0.71 mm。

3）带吸引装置的空心钳（图 3-3）：直径 2.5 mm，上唇前缘呈椭圆形。带套管的装置，在清创过程中可同时吸引，以便使滑膜和关节碎片能吸引到圆口中得以有效清除。

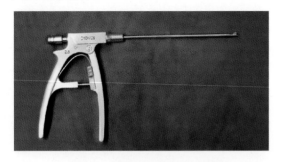

图 3-3 带吸引装置的空心钳

4）精细蚊钳：直径 2.0～2.5 mm，前端分直、弯两种，用来夹取碎屑和游离体。

5）组织钳（图 3-4）：直径 2.5～2.75 mm，用于夹取较大的游离体和较大块组织。

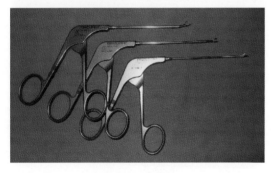

图 3-4 组织钳

6）腕关节内用手术刀（图 3-5）：常用的呈香蕉状或钩状。前者的前缘半弯，刀刃位于前端和两侧，利于左腕关节内进行切割和挖取操作；后者前端呈弧形，不锐利，刀刃位于弧的内侧缘，用于切除三角纤维软骨复合体（triangular fibrocartilage complex，TFCC）的撕裂部分和松散的软骨碎片。

（3）电动工具：比手动工具更容易使用。多数均附有内在吸引系统，可以及时清除关节内组织碎屑，避免术后出现反应性炎症或影响关节活动。电动工具的手柄设计成笔杆状或枪状，易于控制，其头

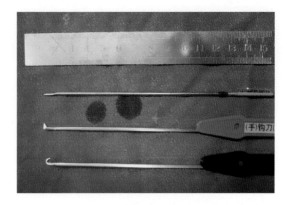

图 3-5 腕关节内用手术刀

部刀片覆盖呈半开放式和开放式。

1）刨削器：直径从 2.0 mm 至 3.0 mm 不等，头部为半开放式。电动工具的吸引力可通过杆上的控制按钮调节。头部刀片的旋转方式有 3 种，即顺时针旋转、逆时针旋转或往复旋转。往复旋转切割是较有效的切割方式。刨削器主要用于清除关节内滑膜，也可用于韧带或 TFCC 边缘的清创。

2）磨钻：头部为半开放式，打磨头呈带有峭状突的圆球形。利用磨钻可以进行软骨损伤扩创、骨囊肿减压及截骨等。

（4）特殊工具

1）TFCC 修复器（图 3-6）：可对 TFCC 的边缘撕裂伤进行修补，修补的技术有多种，包括从外至内、从内至外及全内置的修补技术。TFCC 修复器包括直针、弯针、钢丝套环，可以方便地进行 TFCC 修补。

2）射频系统：射频是能够发射出电磁波的高频电流，频率范围为 100～150 kHz。高频电流发射出电磁波，该能量到达特定组织并被吸收后，可使该部位温度升高。达到 100℃，可以导致滑膜组织汽化消融，快速清创；控制在 75℃ 以下，则可以使胶原蛋白结构改变，长度缩短，从而起到热皱缩的作用，用来恢复韧带等结构的张力，暂时维持关节稳定性，为韧带的自我修复提供契机。

3）激光辅助系统：钛-氩激光也逐渐在腕关节镜中应用。它能有效地穿透液体介质，在光纤内传导，通过合适的探头可按要求切割组织或切除 TFCC。在使用激光手术时要做好防护工作，室内有关人员必须佩戴防护镜以免损伤眼睛。钛激光不要距离镜头太近，以免损伤镜面，同时要确保充分的关节冲洗。

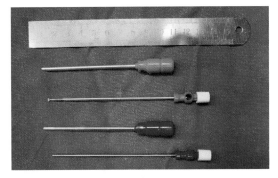

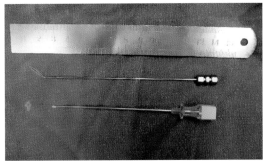

图 3-6 三角纤维软骨修复器

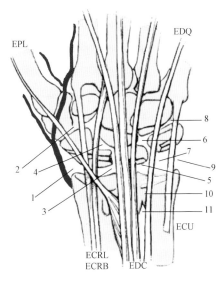

图 3-7 腕关节镜手术入路

1. 1/2 入路；2. STT 入路；3. 3/4 入路；4. MCR 入路；5. 4/5 入路；6. MCU 入路；7. 6R 入路；8. TH 入路；9. 6U 入路；10. DRUJ 远端入路；11. DRUJ 近端入路；EPL:拇长伸肌腱；EDQ:小指固有伸肌腱；ECRL:桡侧腕长伸肌腱；ECRB:桡侧腕短伸肌腱；EDC:指总伸肌腱；ECU:尺侧腕伸肌

3.2.4 腕关节镜手术入路

选择正确的手术入路可以有效地观察腕关节内部结构,同时避免损伤腕关节周围重要的结构。因此,腕关节镜手术医师必须熟悉腕关节的解剖结构。腕关节镜的手术入路分为背侧入路和掌侧入路(图 3-7)。背侧入路较为常用,因为腕部重要神经大部分位于掌侧,腕背侧相对较安全。掌侧入路的优势则在于便于对腕关节背侧韧带及关节囊等结构的观察。

(1) 桡腕关节

桡腕关节入路的命名基于与腕背侧各伸肌腱的位置关系,有 5 个常用的入路,自桡侧向尺侧依次为 1/2、3/4、4/5、6R 和 6U。1 表示拇长展肌腱、拇短伸肌腱;2 表示桡侧腕长、短伸肌腱;3 表示拇长伸肌腱;4 表示示指固有伸肌腱和指总伸肌腱;5 表示小指固有伸肌腱;6 表示尺侧腕伸肌腱。

1) 1/2 入路:位于拇长展肌腱、拇短伸肌腱与桡侧腕长、短伸肌腱之间。首先在腕关节桡背侧找到鼻咽窝,桡骨茎突远侧,拇长展肌腱、拇短伸肌腱与桡侧腕长、短伸肌腱之间的间隙即为该入路。由于邻近鼻烟窝内的桡动脉和桡神经浅支,因而需特别注意防止损伤。这一入路并非常规使用,可用于以

下情况:①掌、背侧腱鞘囊肿的切除;②穿入克氏针固定手舟骨与月骨;③桡骨茎突切除术。

2) 3/4 入路:位于拇长伸肌腱与示指固有伸肌腱、指总伸肌腱之间。这一入路位于桡骨茎突背侧突起(即 Lister 结节)远端约 1 cm 处的腕部凹陷,为腕关节镜检查的常规首选入路。操作中,套管针远端应向近端倾斜 15°~20°,以与桡骨远端关节面平行。这一入路插入关节镜,可直接观测到舟月骨间韧带。这是最常用的入路,可以实现从桡骨茎突、舟月骨间韧带到 TFCC 等整个桡腕关节的探查。

3) 4/5 入路:位于指总伸肌腱与小指固有伸肌腱之间。该入路一般位于 3/4 入路尺侧约 1 cm 处。由于桡骨远端关节面向尺侧倾斜,因而 4/5 入路通常要比 3/4 入路稍靠近近端一些。这一入路非常便于关节内手术器械的操作,因为手术器械能够较顺利地到达桡腕关节的桡侧和尺侧。注意不要刺破该入路附近的手背静脉,否则静脉出血将会影响视野的清晰度。

4) 6R 入路:位于尺侧腕伸肌腱桡侧。远端是三角骨,近端是 TFCC。应注意勿损伤尺神经手背支和 TFCC。可在 3/4 入路建立后,直视下操作建立 6R 入路。当插入关节镜后,在尺腕关节,能很好地观测到 TFCC 和月三角韧带。通过此入路,能够

直接进行清创或修复 TFCC 损伤,也用于腕背侧腱鞘囊肿的治疗。

5) 6U 入路:位于尺侧腕伸肌腱尺侧、尺骨茎突的远端。器械穿经 6U 入路,须紧贴尺侧腕伸肌腱深面,以免损伤尺神经手背支。该入路通常用作出水道,也可用于关节镜下 TFCC 损伤的修复。

(2) 腕中关节

腕中关节入路的命名基于关节的位置,自桡侧向尺侧依次为舟大(小)多角关节(STT)入路、腕中关节桡侧(MCR)入路、腕中关节尺侧(MCU)入路和三角钩关节(TH)入路。

1) MCR 入路:此入路位于 3/4 入路以远约 1 cm 处,位于头状骨近端、舟月间隙远端。此入路是腕中关节诊断检查最常用的路径,用于观察舟月间隙、月三角间隙,间接评估舟月韧带的损伤程度。

2) MCU 入路:此入路位于 4/5 入路远侧约 1 cm 处,在指总伸肌腱的尺侧缘、第 4 掌骨的中轴线上,与 MCR 入路在同一水平线。此入路常用于腕中关节探针及手术器械进入,进行探查及清创操作。

3) STT 入路:位于手舟骨远端、拇长展肌腱与桡侧腕长伸肌腱之间。STT 入路为腕骨间关节检查和治疗的辅助入路,此入路适宜观察 STT 掌侧韧带。

4) TH 入路:由于解剖结构紧密,此入路很少应用。它位于尺侧腕伸肌腱和钩骨之间,是导水口的备用入路。

(3) 远侧尺桡关节(DRUJ)入路

将前臂完全旋后后,使 DRUJ 背侧关节囊松弛,直接触诊远侧尺桡关节间隙。

1) DRUJ 近端入路:位于尺骨小头颈部,小指固有伸肌腱与尺侧腕伸肌腱之间。该入路为远侧尺桡关节的首选入路,因为容易穿入,而且避免软骨损伤。可用于观察 DRUJ 的关节面及近端关节囊,配合 DRUJ 远端入路的制作。

2) DRUJ 远端入路:位于近端入路以远 6～8 mm,此入路可作为出水口或用于进入相关器械,也可用于 TFCC 下表面及隐窝止点的观察。

(4) 掌侧入路

掌侧入路是 20 世纪 90 年代末发明并逐渐兴起的路径。因掌侧血管、神经、肌腱组织较背侧丰富,故而应用率较背侧入路少。其包括掌桡侧入路、掌尺侧入路、远侧尺桡关节掌侧入路。

1) 掌桡侧入路:位于近端腕横纹水平桡侧腕屈肌腱上方。此入路常用于评估舟月骨间韧带的掌侧部分及背侧桡腕韧带。同时可用于关节镜辅助下桡骨远端关节内骨折内固定术。

2) 掌尺侧入路:位于近端腕横纹水平指屈肌腱尺侧缘。此入路主要用于评估月三角骨间韧带掌侧部分及尺侧关节囊的背侧部分。同时可用于掌侧月三角骨间韧带撕裂的镜下清创。

3) 远侧尺桡关节掌侧入路:该入路的解剖学标记与掌尺侧入路相同,主要用于评估远侧尺桡韧带及 TFCC 桡侧附着。

(5) 其他

随着腕关节镜设备的改进及关节镜技术的普及,近年来有学者报道了对于腕及手部更小关节的关节镜的初步研究,这些关节包括:①第 1 腕掌关节,目前统一认可的入路有 1R 入路,位于掌指关节线水平拇长展肌腱桡侧;1U 入路,位于掌指关节线水平拇短伸肌腱尺侧。②部分掌指关节,目前仍处于尝试阶段。

3.2.5 腕关节镜在腕关节疾病诊疗中的应用

(1) 麻醉

腕关节镜手术一般采用臂丛神经阻滞麻醉。即使术中改变为切开手术,臂丛麻醉也是有效的,局部麻醉较少使用。当臂丛麻醉不能获得满意效果,或者患者存在全身疾病和心理问题时,采用全身麻醉。国外也有医师采用前臂局部静脉麻醉或是入路局部麻醉来进行腕关节镜操作。一般认为,上臂上 1/3 处束气囊止血带以提供无血视野也是十分必要的。

(2) 体位和牵引

手术时患者仰卧位,肩关节外展 90°,屈肘 90°,前臂中立位,上肢置于侧方手术台上。腕关节镜在操作前一般均需要纵向牵引以便拉开各腕关节间隙,便于关节镜及相关器械置入。另外,如需行远端尺桡关节检查,需降低牵引力。一般用尼龙网状指套进行牵引,常规牵引示、中和环指。指套应套到近侧指骨间关节近端以防滑脱。

牵引装置一般分腕部牵引架牵引(图 3-8A)和悬吊杠杆牵引(图 3-8B)两种。若选择放置在头上的杠杆作牵引,可将前臂固定于手术桌上作对抗牵引,铺无菌巾至肘关节。杠杆牵引的优点在于可以进行前臂旋转,如旋前、旋后活动,但不便做背伸、掌屈、尺偏和桡偏动作。当应用腕部牵引架时,铺巾至腋窝水平,并将前臂固定在牵引架的平板底座上。牵引架的优点在于可以无菌消毒,并且高度灵活,允许腕部关节在手术中有一定屈、伸、尺偏和桡偏的活动度。

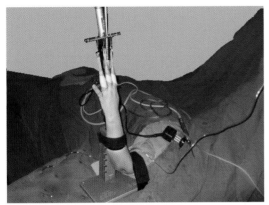

A. 腕关节牵引架

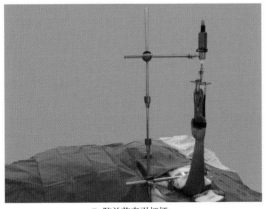

B. 腕关节牵引杠杆

图 3-8　腕关节牵引装置

(3) 入路制作

腕关节应用牵引装置牵拉,牵拉力一般为45～67N,气囊止血带充气。然后根据各体表标志在皮肤上标记。用11号尖手术刀在入路处做2～3 mm的皮肤横切口,这里要注意的是用手术刀仅切开皮肤,避免太深损伤肌腱、神经等结构。然后用止血钳分离,直至关节囊,再将带套针的套管循止血钳通路进入腕关节,随后插入关节镜。在关节镜进入前通过套管注水充满腕关节,可以避免空气气泡进入关节,影响视野。

(4) 灌洗

腕关节间隙较小,正常情况下桡腕关节仅容纳5～7 ml的液体。因此,灌注少量液体足以使关节维持扩张状态,从而确保镜下视野清晰、便于操作。采用重力灌注系统已能满足操作要求,灌注液为0.9%氯化钠溶液或乳酸林格液,可从关节镜鞘或另外安置的套管进出关节,以保证出入水系统通畅。必要时在进水管上连接压力灌注泵增加流量。治疗性关节镜手术如需进行大量的刨削和清理时,可增加关节内压,保持关节处于扩张状态。柔和的人工正压泵偶尔用于急性骨折处理以清除血块,但必须注意防止因压力增加后液体外渗而导致室间隔综合征。笔者在进行腕关节镜手术时,基本上不用灌注泵,但需保证液体进出关节流畅,使手术顺利进行。

(5) 腕关节镜下相关手术

20世纪90年代以来,腕关节镜的重要进展主要表现在各种治疗方法的改进,大多是沿用大关节镜技术,或在此基础上加以改进,同时使常规器械的研制更适合于小关节。治疗技术的突破显著提高了腕关节镜的诊治范围。

1) 关节清创术:是所有关节镜技术中最常见、最基本的一种,主要用于腕关节内增生滑膜的清理,以及无法修复的TFCC损伤的清创、骨间韧带撕裂的清创等。常用的器械有活检钳、精细纹钳、组织咬钳、刨削器及磨钻等。

2) 灌洗术:通过清洗来消除关节内的溶菌酶、碎片和其他滑膜残留物。适用于化脓性关节炎和退行性关节炎。一般灌洗液通过重力作用便可冲洗。

3) TFCC损伤的处理:目前,最常用的TFCC损伤分型依然是Palmar的TFCC损伤分型(表3-1)。大致分为两类:Ⅰ型,即外伤性(图3-9);Ⅱ型,即退化性。其中,Ⅱ型被认为与尺骨撞击综合征相关。因两种病因可并存,故两种类型可合并存在。

由于TFCC血供为边缘向中央的辐射状,中央血管直径较小,数量也最少,因而只有ⅠB型和ⅠC型可进行修复,其余类型则需要清创改善症状。TFCC修复技术已有大量报道,根据缝线穿过的方向大致可以分为outside-in、inside-out和all-inside 3类技术。

表 3-1　TFCC 损伤分型

项 目	Ⅰ型（外伤性）	项 目	Ⅱ型（退化性）
A	中央部撕裂	A	TFCC 磨损、变薄
B	尺骨茎突附着处的撕裂	B	A＋月骨和（或）尺骨软骨软化
C	尺腕非固有韧带撕裂	C	TFCC 穿孔＋月骨或尺骨软骨软化
D	自桡骨起点处完全撕脱	D	C＋月三角不稳
		E	D＋尺腕关节炎

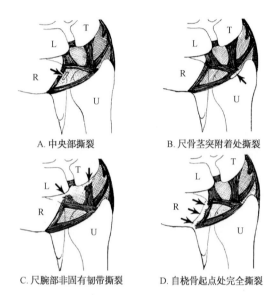

A. 中央部撕裂　　　　　B. 尺骨茎突附着处撕裂

C. 尺腕部非固有韧带撕裂　D. 自桡骨起点处完全撕裂

图 3-9　TFCC 损伤Ⅰ型示意图

注：T：三角骨；L：月骨；R：桡骨；U：尺骨。图片引自：Palmer AK. Triangular Fibrocartilage complex lessons: a classification [J]. J Hand (Am)，1989，14:594-606.

A. outside-in 修复技术：可使用 TFCC 修复器或精细组织钳。从 6U 入路近端侧，将对折的 2"0"PDS缝线通过 18G 注射针头导入 TFCC 尺侧撕裂区域，穿过 TFCC 分离部分；接着通过 4/5 入路利用精细组织钳咬住缝线后穿越尺腕关节囊，在尺侧腕伸肌腱鞘掌尺侧穿出皮肤，使缝线对 TFCC 撕裂部分做缝合。为避免误伤尺神经手背支及皮下静脉，可于此处设计一横行约 1.0 cm 皮肤切口，便于直视下避开尺神经手背支。重复相同的步骤以形成双道或 3 道缝合，去除腕关节牵引后于前臂旋后、屈腕尺偏位将缝线在关节囊外直视下收紧并打结。

近期研究表明，TFCC 尺侧止点的深支对于 DRUJ 的稳定性更加重要。因而，当 TFCC 隐窝处深支撕裂时，可利用线襻技术，将 TFCC 向隐窝处拉拢缝合。另外，修复深支时可以在隐窝处打入铆钉，利用铆钉缝线缝合 TFCC，使固定更加牢固（图 3-10）。

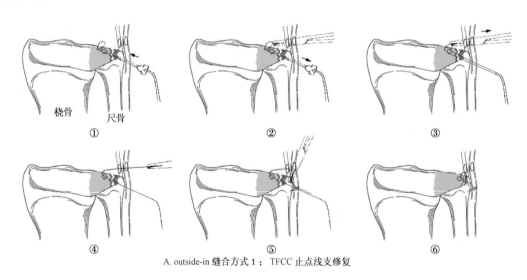

桡骨　尺骨

①　　　　　　　②　　　　　　　③

④　　　　　　　⑤　　　　　　　⑥

A. outside-in 缝合方式 1：TFCC 止点浅支修复

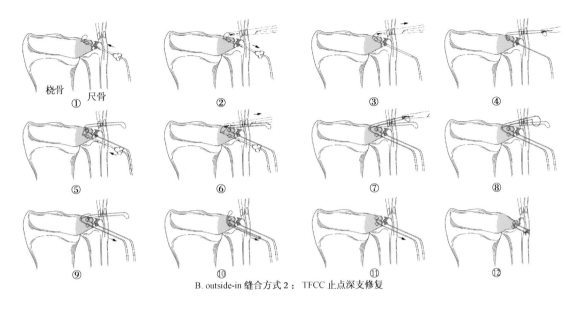

桡骨　尺骨
①　②　③　④
⑤　⑥　⑦　⑧
⑨　⑩　⑪　⑫

B. outside-in 缝合方式 2 ： TFCC 止点深支修复

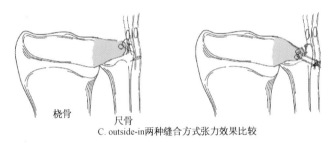

桡骨　尺骨

C. outside-in 两种缝合方式张力效果比较

图 3-10　缝合方式

B. inside-out 修复技术：该技术需要使用钝头腰穿针，自 1/2 或 3/4 入路进入，缓慢伸至尺腕关节，在 TFCC 损伤处的桡侧边缘穿过 TFCC，并自尺侧穿出皮肤，以缝线贯穿腰穿针；将腰穿针再次于 TFCC 损伤的桡侧边缘穿过 TFCC，并穿出皮肤；将缝线打结，即可将 TFCC 损伤裂口拉合。根据不同的出针方向，可分别用来修复 TFCC 止点的浅支或深支（图 3-11）。

C. all-inside 修复技术：all-inside 技术由 Yao 等报道，需利用 Fast-fix 修复器械。该器械由两个聚左旋乳酸铆钉组成，两铆钉之间有预先制作但未拉紧的线结。6R 入路插入关节镜观察，将 Fast-fix 器械从 3/4 入路置入，向尺侧关节囊处穿刺，有突破感时回拉，将第 1 个聚左旋乳酸铆钉置于尺腕关节囊外，即 TFCC 裂口的尺侧远端；再利用该修复器械穿过 TFCC 中间部分，即将第 2 个聚左旋乳酸铆钉置于 TFCC 裂口的桡侧近端，利用推结器将预制的线

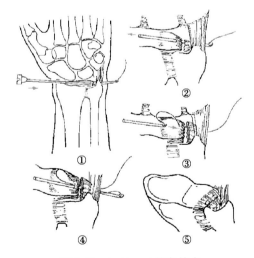

①　②　③　④

图 3-11　inside-out 修复技术

结拉紧后切断。

4）骨间韧带损伤处理：Geissler 第 1 个描述了

舟月韧带损伤的分级方法,目前被推广应用到腕骨间韧带损伤的分级。对于腕骨间韧带部分损伤分级(表3-2),即Geissler Ⅰ或Ⅱ级,可利用射频器在腕关节镜下进行热皱缩治疗。射频能量应用时应将温度严格控制在75℃以下,防止对组织结构造成过度灼伤。对于腕骨间韧带Ⅲ级损伤,利用克氏针固定结合舟月韧带皱缩能够提供比镜下单纯清创固定更佳的效果。

表 3-2　关节镜下腕骨间韧带损伤分级

级　别	镜下表现
Ⅰ	通过桡腕关节的骨间韧带松弛或出血,腕中关节无裂隙或移位
Ⅱ	桡腕关节韧带松弛,腕中关节腕骨间有裂隙,可插入细探针
Ⅲ	从腕桡与腕中关节都能看到近侧腕骨间的移位,细探针能进入腕骨间裂隙,扭转探针可使裂隙分离
Ⅳ	2.7 mm关节镜能进入腕骨间裂隙

5)关节镜下复位和内固定:腕关节镜在观察关节结构、帮助腕部关节内骨折和各种腕关节不稳定复位方面,有非常重要的作用。适应证包括桡骨远端关节内骨折、桡骨或尺骨茎突骨折、无移位的手舟骨骨折、舟月分离、月三角不稳和少数月骨周围骨折脱位。手术的目的是要达到解剖复位并尽可能固定可靠。近年来,关节镜辅助下经皮内固定技术得以迅速发展,特别是对于无移位的手舟骨骨折,通过交叉克氏针引导下置入螺钉因其具有骨折愈合率高、微创、更早地恢复手部功能等优势而广受欢迎。对于桡骨远端关节内骨折而言,腕关节镜可以直视下评估关节复位情况。更为特别的是,它能监测到骨折块的异常旋转,而这一点仅仅通过X线透视是很难判断的。此外,比较研究发现,关节镜下施行骨折血肿及碎片盥洗可以增加愈合后的关节活动度。而对于一般X线片上无法清晰呈现的骨折后软骨缺损及游离体可以在桡腕及腕中关节间隙中镜下辨认并移除。对于严重的桡骨远端关节内骨折及干骺端粉碎性骨折,在用外固定架来稳定关节外结构以前,必须首先在关节镜下重建关节面,这样可防止因装上外固定架后影响关节镜操作。

6)骨切除术:适用于骨切除成形术,包括类风湿腕关节炎的桡骨茎突切除术和继发于手舟骨骨不连和腕关节不稳定的退行性变及尺腕撞击综合征的镜下Wafer手术。关节镜下桡骨茎突切除术的优点在于视野清晰和保护桡舟头韧带这一重要稳定结构。关节镜下的Wafer手术(图3-12)的操作要点是应用直径为2.9～3.5 mm的高速磨头,确保磨除足够的尺骨头,目的是缩短尺骨2～3 mm,消除尺腕关节的负荷,治疗尺腕撞击综合征。据Nagle报道,术后恢复优良率达81%。此外,Francisco等也报道了采用关节镜下inside-out骨切除技术矫正桡骨远端

关节内骨折后骨不愈,获得良好疗效。

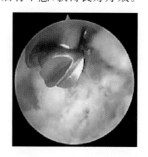

图 3-12　关节镜下的 Wafer 术

7)滑膜切除术:适用于类风湿腕关节炎和主要累及腕关节的其他关节炎。在滑膜切除的同时亦可行滑膜活检,以帮助诊断。术中应用带吸引器的电动刨削器,采用500～800r/min的低速,能更有效地清除滑膜。

8)植骨术:1998年,Ho首次报道了用关节镜对11例手舟骨骨不连、急性粉碎性手舟骨骨折、手舟骨骨囊肿和舟大小多角关节融合的患者行镜下植骨术,这种微创技术对正常的腕部复杂韧带结构损伤很小,并最大限度地保留腕骨的血运,比一般的开放性植骨更能准确地掌握腕骨的血运,并避免过度的骨打磨及骨切除。

9)软骨成形术:腕骨软骨损伤常见于腕关节的退行性变或外伤后,为慢性腕痛的重要原因之一。表现为软骨软化或骨软骨缺损。常规处理包括研磨或钻孔骨成形术,目的是去除病变软骨和不稳定碎片,使软骨缺损周缘的软骨稳定,防止脱落形成关节内游离体;同时刺激纤维软骨的生长,使其覆盖暴露的软骨下骨。对于Ⅱ级和Ⅲ级软骨软化,有报道采用激光治疗和热疗。但是,对Ⅳ级的病变应慎重,因为松质骨烧灼后,将延缓内在纤维组织的生长。

10）囊肿切除术：自 1995 年 Osterman 首次报道腕关节镜下背侧囊肿切除以来，该技术已在全世界越来越多的手外科中心推广。约 80％的腕关节囊肿位于腕背侧，根据解剖学研究其蒂部大多来源于桡腕关节囊远端的舟月韧带背侧部分。常规的入路是背侧桡腕关节 3/4 入路或 1/2 入路，同时建立 6R 入路作为辅助以便提供镜下肿块的侧面视野，通过彻底地刨削，完整去除肿块及蒂部。腕掌侧的囊肿多源自桡舟关节或舟大小多角关节，常常从掌侧桡舟头韧带或长桡月韧带间穿出。近年来，也有通过腕背侧常规入路的腕关节镜下切除掌侧囊肿的报道。这一方法的切口很小，复发率低，有很好的美容效果。

11）游离体摘除：关节镜是摘除关节内软骨或骨软骨游离体最好的方法。精细蚊式钳或组织钳在从关节内取出游离体的过程中发挥很大作用。

12）关节松解术：挛缩的腕关节常见于各种类型的腕部外伤、桡骨远端骨折、囊肿切除、腕骨脱位或骨折、交感神经营养不良及关节固定时间过长。既往的手术都是开放切口下松解掌背侧腕关节囊，近年来 Osterman、Bain、Slutsky 等报道了关节镜下腕关节松解术并取得了鼓舞人心的效果。一般而言，掌侧关节囊松解的目的是获得腕部背伸活动，其操作风险相对较小，而背侧关节囊松解的必要性在于它能帮助患者重新获得腕掌屈的动作，但是它同时需要腕掌侧关节镜入路操作的配合，故而技术要求更高。主要难度之一是在开始时将关节镜和器械置入已挛缩的关节，须在插入关节镜之前先用不同型号的套针逐步扩张，并用直径 1.9mm 的小关节镜进行手术。用刨削器或带吸引的组织钳清除关节内纤维变性组织后，关节空间变大，成功置镜后通过套管，根据需要选用蕉状刀或钩刀对挛缩的韧带或纤维组织进行松解，此时需注意保护与关节囊毗邻的桡动脉及尺神经。

（6）术后处理

大多数关节镜检查后，一般无需缝合伤口，用无菌粘贴纸将伤口合拢再加敷料包扎便可（图 3-13），术后应抬高患肢48～72 h。术后第 1 天即可开始手指功能锻炼，并逐渐加大活动量，尽早开始上肢其他部位功能锻炼及腕关节功能锻炼。一般不用石膏固定，但如果镜下施行如韧带修复、骨折复位、关节内融合等手术则需石膏固定，固定时间一般为 4～6 周。

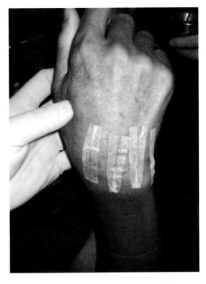

图 3-13　无菌粘贴纸将伤口合拢

3.3　肘关节镜的应用

3.3.1　概述

关节镜技术在肘关节的应用更加富有挑战性。在骨科文献中首次提及肘关节镜的 Michael Burman 曾申明肘关节"不适用关节镜检查"及"从前方对肘关节进行穿刺是不可能的"。随着手术技术发展、临床经验积累、手术体位和手术入路的改进，肘关节镜手术的危险程度大大降低，手术指征不断扩展，严重并发症并不多见，使得运用肘关节镜进行检查及治疗已被普遍接受并趋于成熟。关节镜及其手术器械的发展使肘关节镜应用范围越来越广并已经成为一种安全、有效的手术方式。然而，肘关节镜术仍是一种要求术者具有丰富镜下操作经验及局部解剖知识的手术，只有严格遵守操作规范，注重手术细节，才能最大限度地避免并发症的出现。

3.3.2　肘关节的相关解剖

肘关节由肱骨髁、桡骨头、尺骨头构成。肱骨髁可以分为肱骨小头与肱骨滑囊部；桡骨头可分为桡骨头窝与关节环状面；尺骨头可分为滑囊切迹与桡骨切迹。以上关节被单一关节囊包裹，形成肘关节。肘关节有 4 条韧带附着，即内侧侧副韧带、外侧侧副韧带、轮状韧带及方形韧带。肘关节周围重要血管有肱动脉及其分支、头静脉、贵要静脉和肘正中静脉,神经有正中神经、尺神经和桡神经。

肘关节软点为肱骨外上髁、桡骨头和鹰嘴尖组成的三角形中心,常作为注入 0.9％氯化钠溶液扩张肘关节间隙的穿刺点。

3.3.3 手术适应证

肘关节镜技术可提供更好的关节内视野、更少的手术创伤、更短的术后康复时间,已渐渐取代开放性手术,成为治疗大多数肘关节疾患的安全有效的方法。可处理的疾病包括肘关节炎、关节内游离体、肘关节僵硬、关节内骨折等。

3.3.4 肘关节镜入路选择

肘关节镜手术的入路选择及各入路组合常常取

决于病变部位,然而寻求安全且便于操作的手术入路一直是关节镜外科医师及解剖学家共同关心的焦点。目前常用的肘关节镜入路包括近端内侧入路、近端外侧入路、中外侧入路和后正中入路。

（1）仰卧位入路

仰卧位常用入路分为前外侧入路、前内侧入路。

1）前外侧入路:该入路在肱骨外上髁远侧 3 cm,向前 1～2 cm 处,是建立肘关节入路的首选入路,建立时应注意防止损伤前臂外侧皮神经和后侧皮神经。前外侧入路可见肱骨远端、滑车嵴和尺骨喙突。

2）前内侧入路:该入路位于肱骨内上髁远侧 2 cm,向前约 2 cm 处。建立时应防止损伤前臂内侧皮神经。前内侧入路可以观察到肱骨小头和桡骨小头及包绕桡骨小头的环状韧带(图 3-14)。

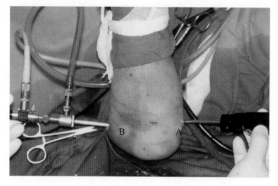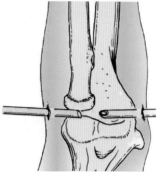

图 3-14　前内侧入路

（2）俯卧位入路

俯卧位常用入路为近端内侧入路、近端外侧入路、中外侧入路和后正中入路。

1）近端内侧入路:位于肱骨内上髁近侧 2 cm、肌间隔前方 2 cm。该入路是俯卧位需最先建立的入路。解剖发现此入路与尺神经相距 4 cm,在危险距离之外;关节充盈情况下,该入路与正中神经相距 2 cm,与其他入路相比距正中神经最远;与肱动脉相距 2.2 cm。首先建立内侧入路的优点是内侧软组织松弛更容易穿刺,镜下观察肘关节前室更清楚,液体渗漏更少,关节膨胀好。

2）近端外侧入路:Stothers 等研究发现,当肘关节伸直时,该入路与桡神经平均相距 4.8 mm,当肘关节屈曲时,其与桡神经平均相距 9.9 mm,这些数据表明在肘关节镜手术时保持肘关节屈曲的重要性。

3）中外侧入路:即软点入路,为由肱骨外上髁、桡骨头和鹰嘴尖组成的三角形中心。常用于手术开

始时充盈关节腔及作为后间室的观察及操作入路。

4）后正中入路:位于肱三头肌腱的中央,肘后鹰嘴尖上 3 cm 处,直接通过肱三头肌腱,是一个安全的入路,其与中外侧入路交替使用,可以很方便地对后间室进行观察及操作。Fischer 等倡导运用特定的牵引器,从前方的辅助入路置入一系列的操纵杆及钩钉装置,从不同角度牵引肘关节,不仅可以扩大视野,方便进行关节清理及关节挛缩松解,而且还可将神经损伤的可能性进一步降低。

3.3.5 麻醉及体位

肘关节镜检可采用臂丛神经阻滞麻醉或全身麻醉。肘关节镜手术体位的选择与手术入路密切相关。仰卧位曾是肘关节镜检的经典体位。Poehling 等发展了俯卧位技术,其优点有不需牵引、手臂稳定方便操作、手臂重力协助增大关节间隙、易转换为开放手术及肘后关节视野清晰。随后,O'Driscoll 和

Morrey 开展了侧卧位肘关节镜手术,患者取侧卧位并使用上肢支架,对医师而言与取俯卧位是相似的,但减少了对患者胸腹部的压迫,有一定的优越性。目前 3 种体位都有应用,但最常用的体位是俯卧位和侧卧位,尽管俯卧位时患者需要全身麻醉以保持气道通畅,但对于大多数手术适应证,特别是后间室的疾患,多数临床医师认为俯卧位是肘关节镜手术的理想体位。

3.3.6　手术方法

（1）滑膜清理术

多种原因可导致肘关节滑膜炎,常见的有创伤性滑膜炎、类风湿关节炎、结晶体沉着性关节炎或滑膜软骨瘤病等。关节镜下滑膜切除术,特别是对单关节滑膜炎手术疗效肯定。处理位于关节前方的滑膜炎,关节镜置于近端内侧入路,从前外侧入路置入刨削器,流出通道采用后外侧入路;处理后方的滑膜炎,关节镜可置于后外侧入路,刨削器置于后正中入路,流出通道采用前外侧入路。

（2）游离体摘除术

肘关节内游离体多为剥脱性骨软骨炎、骨软骨损伤、滑膜软骨瘤病、退变性关节炎及创伤性关节炎等引起的软骨或骨质脱落。处理位于前间室的游离体,关节镜常放置在近端内侧入路,前外侧入路作为工作通道,流出通道置于后外侧入路;位于肘关节后侧的游离体,关节镜一般放置于后外侧入路,后正中入路作为工作通道,流出通道位于前外侧入路。对于较大的游离体取出,常需要扩大入路,从关节内侧取出相对安全,以避免扩大入路时伤及桡神经,最好在完成所有关节内检查及操作后再行取出,以避免灌注液流失或液体渗入周围软组织内。

（3）肘关节内骨折辅助固定

肘关节内骨折的关节镜治疗近年来取得很快的进展。关节镜下手术具有创伤小和恢复快的优点。在急性肘关节创伤中,关节镜技术不仅可以进行小骨折块或脱落软骨的清理,还可行复位内固定术。如桡骨头骨折、鹰嘴骨折、冠突骨折、肱骨髁骨折等复位内固定术均有报道,其中桡骨头骨折的关节镜处理较为成熟,常采用近端内侧入路放置关节镜,克氏针通过近端外侧入路或前外侧入路固定骨折块,后外侧入路为工作通道。

（4）肱骨外上髁炎的处理

肱骨外上髁炎又称网球肘。该疾病的镜下治疗是肘关节镜技术近年来的重要进展。对于肱骨外上髁炎,保守治疗一般出现病情反复。手术治疗的指征是经过正规保守治疗仍长期疼痛或肘关节功能受限的患者。相对于开放性手术,肘关节镜治疗肱骨外上髁炎具有优势,因为镜下手术可以保留伸肌腱的共同止点,且可以彻底检查关节腔,处理可能合并存在的滑膜炎或关节囊损伤。镜下手术时,近端内侧入路可用于放置关节镜,近端外侧入路作为工作通道。术中彻底清除桡侧腕短伸肌在肱骨外上髁的止点至关重要,通过对桡侧腕短伸肌在外上髁的止点处进行磨钻或去除骨皮质可增加疗效。对桡侧短伸肌肌腱的清除不应超过桡骨小头,以避免医源性的关节不稳。

（5）桡骨头切除术

关节镜下桡骨头切除术近年来已渐成熟,与开放性手术相比,关节镜可对桡骨头及其与肱骨小头所形成的关节面进行全面观察、评估,并进行操作,且神经血管损伤的发生率较低,术后康复快。镜下桡骨头切除术的常见适应证为:Mason Ⅲ 型桡骨头骨折;骨性关节炎并继发强直;类风湿关节炎;创伤后肱桡关节炎;对于骨骼生长成熟后发生的肱骨小头剥脱性骨软骨炎,Field 等也将其列为治疗的适应证。行此手术,关节镜放置于近端内侧入路,从近端外侧入路置入磨钻,去除近端前面 2/3 或 3/4 的桡骨头,包括残留的关节软骨,此时必须注意保持环状韧带的完整性。然后关节镜转换至后正中入路,从中外侧入路置入磨钻切除剩余部分,将前臂全面旋前、旋后及屈曲和伸直,若未发现撞击表示切除完毕。

（6）肘关节不稳

肘关节镜技术可对肘关节不稳进行诊断和治疗。限制肘关节过度外翻的主要结构是内侧副韧带的前部纤维。肘关节外翻不稳的患者常以投掷加速时的疲劳感及尺神经症状为主诉。镜下并不能完整观察到内侧副韧带。Field 等通过尸体研究发现,内侧副韧带的后部纤维可在镜下观察到,但仅能观察到 15%～20% 的前部纤维;从近端外侧入路采用 70° 关节镜有助于更好地观察内侧副韧带。术中助手将肘关节固定于屈曲 60° 位,术者施加外翻应力,比较施加应力前后冠状突及滑车之间的张开程度,如果张开增加 >1 mm,提示内侧副韧带前部纤维的功能缺失,张开增加 >4 mm,则提示整个内侧副韧带的功能缺失。后外侧旋转不稳可能为外侧尺侧副韧带功能缺失所致，患者通常有肘关节的外伤或手术史。当对肘关节施加中轴应力时，常感肘关节有摩擦感，或有弹响、交锁症状。通过近端内侧入路常可观察到桡骨小头处于肱骨后外侧的半脱位状态。Smith 等报道，通过关节镜下尺侧副韧带重建术治疗肘关节后外侧旋转不稳，通过后外侧入路观察外侧沟，在尺骨粗隆外侧缝合外侧沟稳定后外侧结构，以治疗肘关节后外侧旋转不稳。

3.3.7　术后处理

肘关节镜检查后，一般无需缝合伤口，用无菌粘贴纸将伤口合拢即可。术后应抬高患肢。一般不用石膏固定，但如果镜下所施行如韧带修复、骨折复位、桡骨小头切除等手术，则需石膏固定，固定时间一般为 4 周左右。术后宜尽早开始功能锻炼，防止肘关节僵硬出现。

（徐文东）

3.4　肩关节镜的应用

3.4.1　肩关节镜下正常解剖

肩关节镜下解剖结构的形态与肉眼观察到的有一定差异，因此熟悉正常关节镜下解剖是判断肩关节异常的必要前提。

（1）肱二头肌长头腱及上盂唇（图 3-15）

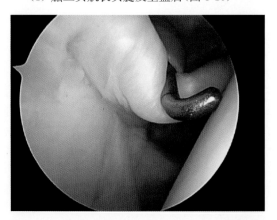

图 3-15　关节镜下观：肱二头肌长头腱及上盂唇止点

肱二头肌长头腱近端止于盂上结节，其止点通过由前向后的上盂唇锚着肩胛盂上缘。正常的肱二头肌长头腱是圆形、光滑、白色发亮的腱性结构，不应该有任何的磨损、粘连或部分撕裂。肱二头肌

长头腱向外穿出关节囊，走行于肱骨大结节和小结节之间的结节间沟内。长头腱在穿关节囊的部位，有上盂肱韧带、喙肱韧带内侧束、喙肱韧带外侧束等结构形成的滑车。

（2）肩胛盂和盂唇（图 3-16）

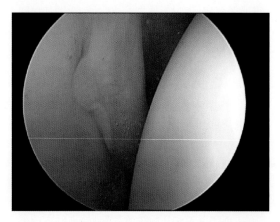

图 3-16　关节镜下观：肱骨头、肩胛盂和盂唇结构

肩胛盂呈卵圆形或梨形，覆盖有关节软骨。肩胛盂中心部位因关节软骨层较薄，镜下表现为"裸区"。肩胛盂周围有纤维组织形成的盂唇附着，完整的盂唇对维持肩关节的稳定性有重要作用。盂唇的宽度为 1～5 mm。

（3）肱骨头

肱骨头有关节软骨覆盖，周围附着关节囊和肩袖。肱骨头后方有部分区域，关节软骨没有完全覆盖至关节囊附着处，称为"裸区"。

（4）盂肱韧带（图 3-17）

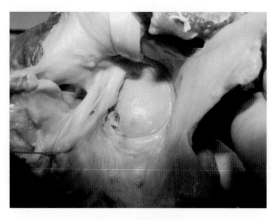

图 3-17　盂肱韧带

注：图示线结扎结构为盂肱中韧带

盂肱韧带是关节囊的增厚部分，根据部位划分

为盂肱上韧带、盂肱中韧带、盂肱下韧带。盂肱上韧带起自盂上结节,与邻近的肱二头肌长头腱平行向外走行,止于肱骨小结节的上方,常被肱二头肌长头腱遮挡。盂肱中韧带斜行越过肩胛下肌腱的上部,止于小结节和肱骨解剖颈的结合处。盂肱下韧带是盂肱韧带中最重要的结构,包括前束、腋袋和后束3部分。盂肱下韧带附着于前下和后下盂唇,止于肱骨解剖颈的下方。

(5)肩胛下肌腱和隐窝

肩胛下肌腱较宽,肩关节外旋时肩胛下肌腱张力增高,内旋时张力降低。肩关节前方,在盂肱中韧带与肩胛下肌腱的交叉处,有肩胛下隐窝。

(6)肩袖关节面(图3-18)

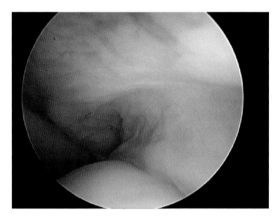

图3-18　肩袖关节面

关节镜下观,右上方结构上为肩袖关节面,穿窿顶,下方为肱骨头,前方为肱二头肌长头腱。肩袖从前向后由肩胛下肌腱、岗上肌腱、岗下肌腱和小圆肌腱构成。其中肩胛下肌腱位于肩关节前方,肌腱粗大很容易鉴别。与肱二头肌长头腱、肩胛盂形成明显的三角形区域,是构建肩关节前方入路的重要标志。岗上肌腱、岗下肌腱和小圆肌腱成袖状包绕肱骨头,附着于肱骨头关节软骨的边缘。

(7)肩峰下间隙

肩峰下间隙中有滑囊充填,滑囊下方覆盖肩袖的滑囊面,滑囊上方为喙肩弓和肩锁关节。喙肩弓由肩峰和喙肩韧带形成。肩峰下间隙前方有喙肩韧带。

3.4.2　肩关节镜诊治的适应证

关节镜外科是近20余年来关节外科发展最快的领域,其中肩关节镜技术的进步尤为显著。肩关

节镜的临床应用和相关研究直至20世纪80年代后才开始受到广泛关注,并取得快速发展。目前,从最基本的肩关节镜检查,到肩峰成形、盂唇修补、关节不稳重建、肩袖修补、肩锁关节成形等手术,肩关节镜已成为治疗肩峰下撞击症、肩袖损伤、肩锁关节病变、肱二头肌腱和盂唇损伤、肩关节不稳等疾患的有效手段。

3.4.3　麻醉、体位及消毒与铺巾

(1)麻醉

肩关节镜手术麻醉常采用两种方式:全麻和区域神经阻滞麻醉,如臂丛或肌间沟麻醉。

(2)体位

肩关节镜手术体位有沙滩椅位和侧卧位两种。

1)侧卧位:患者健侧卧位(图3-19):患肩在上方,躯体向后倾15°,患肢使用皮肤牵引,牵引重量5~6kg。如手术时间过长,术中应注意间歇性放松牵引,以免造成臂丛牵拉伤。该体位盂肱关节空间大;便于麻醉管理,安全方便;无需特别的手术台;术中能够较好地发挥助手的作用,在助手协助下扩大视野范围。缺点是手臂操作不太方便,转为开放性手术较为困难,初学者方向感较差。

2)沙滩椅位:即半坐位(图3-20),最好有专用的"沙滩椅"式体位架。手术侧肩胛骨需充分暴露以免阻碍操作。患侧肩部应充分显露,且不影响肩关节术中被动运动。该体位定向方便,手臂操作方便,变为开放性手术容易。缺点有低压麻醉很危险,特别是老年患者,需要特别的手术台,需要有经验的助手。

(3)消毒与铺巾

以肩关节为中心,肩关节周围30 cm范围内充分消毒,使用一次性洞巾消毒和铺巾。无论采用侧卧位还是半卧位,患侧上肢都需要认真消毒包扎,以便手术过程中区别和调节肢体位置,旋转上肢,帮助手术或植入锚钉。

3.4.4　肩关节镜手术器械

(1)关节镜普通设备

普通的关节镜设备由镜头、摄像装备、光源装备、显示器组成。

1)镜头:关节镜镜头是人类眼睛的延伸,由于其特殊的形态,可以通过很小的切口,进入关节腔或某个间隙,能够观察到肉眼视野无法达到的部位。

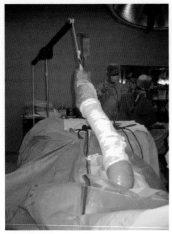
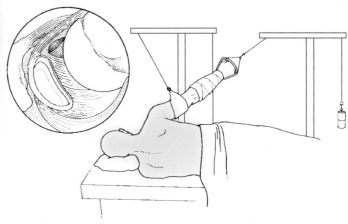

图 3-19　肩关节镜侧卧体位

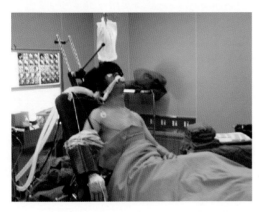
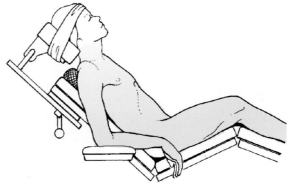

图 3-20　肩关节镜沙滩椅体位

同时因为镜头具有放大作用,可以将局部病变放大后更便于观察。

2) 摄像装备:由摄像主机、摄像头及连线组成,通过它们可以将关节镜里的影像传输到显示器上。

3) 光源设备:由光源主机、光缆线组成,可以在密闭的关节腔中提供光源,以便观察镜下的各种解剖结构。

4) 显示器:将镜头所摄录的场景放大显示出来,以利于术者对病变的观察和判断。

(2) 辅助设备

1) 动力系统:包括刨削器和电钻等。刨削器由刨削器主机和刨削刀头组成,刨削刀头分为滑膜刨刀、软骨刨刀和骨性刨刀等,根据术中的需要进行选择,是关节镜手术不可或缺的工具。

2) 射频汽化仪:由于肩部血管丰富,术中出血很难控制,少量的出血就会导致关节镜下视野模糊,影响操作。因此,射频汽化仪在肩关节镜外科中成为必备工具,它可以在组织切割的同时,还起到重要的止血作用,为肩关节镜手术的成功开展创造了条件。

3) 鞘管:可有不同直径,包括透明和非透明两种。鞘管外层根据需要刻有全螺纹、半螺纹,或无螺纹。没有鞘管保护下的工具反复进出,会加重局部解剖结构的损伤;另外,术中灌注的液体会经切口渗入解剖层次中,使用鞘管在一定程度上可以减少液体的渗入,减轻肢体肿胀。

(3) 手动工具

手动工具包括篮钳、探针、组织爪钳、镜下组织剪刀、各种穿线工具、推结器、剪线器、剥离器、骨锉、抓线器或勾线器。

（4）肩关节内镜的灌注装置

肩关节内镜的灌注装置包括灌注液和加压泵。肩关节镜中无法使用止血带，并且扩张肩关节腔所需要的压力较大。因此，在肩关节镜手术中最好使用 3L 的灌注液体。为了配合射频汽化仪，所使用的灌注液体必须是电解质溶液。为了起到止血的作用，可以在灌注液中加入肾上腺素或者使用加压泵。加压泵是一种增压装置，灌注液通过加压泵加压后再进入关节腔，可以使肩关节腔内或手术部位维持一定的压力，从而有效地减少出血。

3.4.5 肩关节镜基本技术

在患者麻醉满意、摆放体位后，应使用记号笔标记出肩关节体表的骨性标志，主要描绘出锁骨、肩胛冈、肩峰、肩锁关节和喙突等结构的体表投影，同时标出可能使用的入口位置，然后再消毒铺巾。

根据各入路应用的观察部位，可以划分为关节内入路和关节外入路。

（1）盂肱关节内入路（图 3-21）

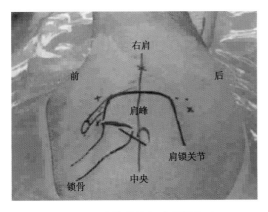

图 3-21 肩关节镜入路骨性标志

1）主后入路：是放置关节镜的原始入路，对肩关节镜检查至关重要。术者可以用一只手固定肩胛骨；另一只手拇指在后握住肱骨上端前后推动肱骨头，以拇指尖感觉肩关节后方的"软点"位置，就是主后入路的切口处。"软点"位于肩峰后下缘、肩盂后方、肱骨头之间形成的三角形间隙中，约在肩峰后外角内侧 2 cm、向下 2～3 cm 的位置。腋神经和旋肱后动脉走行于小圆肌下的四边孔中，离主后入路的切口较近，术中应避免损伤。考虑到肩盂在矢状面上的前倾角，应将钝头穿刺锥自软点处切口对准喙突方向，即可平行肩盂插入关节腔。

2）前上入路：当关节镜自主后入路置入盂肱关节后，首先需要辨认肱二头肌长头腱、肩胛盂、肱骨头和肩胛下肌腱等结构，这些结构因位置恒定而容易确认。关节镜下可见前方有一个三角形区域，由肱二头肌长头腱、肩胛下肌腱、肩盂前上缘组成。关节镜监视下将一枚 14 号或 18 号的腰穿针，自喙突外缘 1 cm、上缘 1～2 cm 处刺入关节腔，进入三角形区域，并尽量靠近肱二头肌长头腱。做皮肤切口后，根据腰穿针方向，置入工作套管。此处前方插入器械的"安全区域"。

3）前下入路：与建立前上入路相似，仍然是在关节镜监视下将穿刺针刺入由肱二头肌长头腱、肩胛下肌腱、肩盂前上缘组成的三角形区域，但穿刺点应在喙突尖的外下方，尽量靠近肩胛下肌腱上缘。

4）岗上肌上方入路：由 Neviaser 首先报道，因此又称为 Neviaser 入口。该入口从岗上窝进入，前方是锁骨后缘，外侧是肩峰内缘。在关节镜监视下，穿刺针以向前 15°、向外 20°的方向进入肩关节。

5）前外上入路：皮肤切口在肩峰前外角的前方，该入路经肩袖间隙处关节囊进入关节，因此又称为肩袖间隙入路。

6）下后方入路：皮肤切口位于主后入路切口下方 1～2 cm，关节镜自前方入路观察，以腰穿针确定入路方向，然后再按方向置入工作套管。

（2）盂肱关节外入路

用于肩峰下间隙的观察、肩袖修补、肩锁关节成形等。

1）肩峰下后方入路：皮肤切口与上述主后入路相同，是观察肩峰下间隙最常用的入路。在盂肱关节关节镜下操作结束后，将关节镜更换为穿刺锥，向后拔出穿刺锥使其退至皮下组织。以穿刺锥尖端触及肩峰后外角的骨性结构，然后将穿刺锥紧贴肩峰后外角下缘，朝向肩峰前外侧，进入肩峰下间隙。

2）肩峰下外侧入路：是肩峰下间隙有效的观察和工作入路，通常在关节镜自后侧肩峰下入路观察时以腰穿针定位。皮肤切口在肩峰外缘中部向下 2～3 cm。

3）肩峰下前方入路：通常用于工作入路，皮肤切口同上述关节内的前上入路。有两种方法构建此入路：①直接法。穿刺套管沿肩峰前外角下缘，紧贴骨面进入肩峰下间隙，但由于肩峰下滑囊的遮挡，肩峰下后方入路进入的关节镜可能无法观察到肩峰下前方入路插入的套管，除非已经进行彻底的肩峰下滑囊清理。②间接法。将自肩峰下后方入路进入肩峰下间隙的穿刺锥推向前方,使穿刺锥从前上入路的皮肤切口处穿出,由穿刺锥前方套入工作套管,更换关节镜后缓慢后退,即可观察到肩峰下前方入路进入的工作套管。

4)肩锁关节前方入路:先用穿刺针在肩锁关节间隙处穿刺,以明确肩锁关节的位置。然后在肩锁关节前方,锁骨前缘下方1～2 cm处,做皮肤切口。经此切口沿肩锁关节下方将工作套管置入肩峰下间隙。

5)肩锁关节上方入路:肩锁关节上方入路在关节镜下的肩锁关节成形和锁骨远端切除术中也很重要,它没有固定的位置,可以根据需要沿肩锁关节上缘选择不同的位置。套管应斜行置入,避开肩锁关节囊和肩锁关节的韧带,防止损伤。

3.4.6 常见肩关节疾病镜下检查步骤

通过肩关节镜检查肩关节最大的贡献是可以良好地评估盂肱关节和肩峰下解剖结构的正常或病变。某些正常的解剖变异和所谓的上盂唇从前到后(superior labrum anterior to posterior,SLAP)损伤,只能通过肩关节镜才可能发现,因此,肩关节镜的临床应用对于肩关节外科的发展做出了很大贡献。

由于肩关节镜不可能在一个位置提供肩关节结构的全貌,因此对于肩关节相关病变的探查应该按照如下的顺序有目的、有步骤地进行。

(1)肱二头肌长头腱和上盂唇

关节镜下检查,从肱二头肌腱和上盂唇开始,探针自前上入路进入关节,探查是否存在肱二头肌长头腱的退变、磨损,有无SLAP损伤。正常的上盂唇附着于肩盂上缘,盂唇与骨性结构之间没有明显分离。助手将肩外展90°位外旋,肱二头肌长头腱产生牵拉应力,当上盂唇与肩胛盂分离或间隙增大时,提示SLAP损伤。关节镜沿肱二头肌长头腱向外移动,观察肱二头肌长头腱穿关节囊的入口处及二头肌腱沟。以探针向下牵拉长头腱,观察长头腱入口处滑车结构的完整性,以及长头腱的活动度,注意是否存在因滑车损伤导致的长头腱松弛或脱位。

(2)盂唇韧带复合体

关节镜从主后入路可以观察肩关节前方和下方的关节囊盂唇韧带复合体。从长头腱锚定部位的上盂唇开始,向前下依次观察盂肱上韧带、盂肱中韧带、盂肱下韧带及其附着部位的盂唇。盂肱上韧带

通常被肱二头肌长头腱遮挡,牵拉长头腱可以观察到构成长头腱滑车内侧壁的盂肱上韧带。盂肱中韧带斜行跨越肩胛下肌腱的关节面,肩关节外旋时,韧带变得紧张。冻结肩病例中,可以观察到肱二头肌长头腱、肩盂前缘与肩胛下肌腱之间的三角区域中滑膜显著充血增生,盂肱上韧带和盂肱中韧带粘连增厚。盂肱下韧带根据附着部位的不同划分为前束、腋袋、后束,关节镜从主后入路可以观察盂肱下韧带的前束和腋袋部分,盂肱下韧带前束于肩外旋时紧张。探查盂唇与肩盂之间的连续性,盂唇与肩盂之间有明显裂隙的,提示盂唇损伤,常见于肩关节前方不稳定。另外,还应注意观察盂肱下韧带前束的肱骨外科颈附着处,部分创伤性肩关节前脱位,可能导致盂肱下韧带前束自肱骨颈附着处撕脱,而不是肩胛盂附着处损伤。

(3)肱骨头

依次将肩关节内旋、外旋、外展和内收,以分别观察肱骨头前方、后方、上方和下方。从主后入路几乎可以看到整个肱骨头关节面。对于肩关节不稳的患者,应着重观察是否存在肱骨头后方或前方的凹陷性骨折(Hill-Sachs损伤),肩关节前方不稳可能存在肱骨头后方的凹陷性骨折,而后方不稳可能伴发肱骨头前方的凹陷性骨折。对于肱骨头后方的凹陷性骨折还需要和正常裸区相鉴别,裸区外侧没有关节软骨,而凹陷性骨折四周均有关节软骨覆盖。

(4)肩袖关节面

助手将肩关节前屈45°,外展20°～30°,外旋10°,可以使肩袖的岗上肌腱和岗下肌腱松弛,术者将关节镜沿肱二头肌长头腱向外侧移动,可由前向后观察肩袖止点。使用探针探查肩袖关节面,注意局部是否有磨损或撕裂,以及损伤的大小、形状和厚度。

(5)肩关节后方结构

关节镜自主后入路,可以沿肩袖由前向后观察到肩袖后方,继续向后、向下可观察到盂肱下韧带腋袋及后束的止点。腋袋处需重点检查是否有游离体。为了更充分地评估肩关节后方结构,可以将关节镜自前上入路置入,能更清晰地观察到盂肱下韧带后束、后盂唇、肩袖岗下肌腱和小圆肌腱部分。

(6)喙肩弓和肩袖滑囊面

关节镜自肩峰下后侧入路进入肩峰下间隙,正常的肩峰下滑囊是白色的菲薄结构,肩峰下撞击征中滑囊广泛充血增生,遮挡在关节镜前方。使用射

频汽化仪或刨削器清理滑囊,可以暴露肩峰下缘和肩袖滑囊面。重点观察肩峰前外角和喙肩韧带,肩峰下撞击症时肩峰前外角可能有骨赘形成,或局部有明显纤维结构增厚。观察肩袖是否有磨损或撕裂,注意其损伤的形状、大小和厚度。

(7) 肩锁关节

关节镜自肩峰下后侧入路,对准肩锁关节方向,在充分的肩峰下滑囊清理后,可以观察到肩锁关节下缘。在肩锁关节骨性关节炎时可以观察到肩锁关节下方骨赘形成,或局部纤维化瘢痕。

(陈疾忤 陈世益)

3.5 手部良性骨肿瘤的内镜诊治

3.5.1 概述

软骨瘤是成熟透明软骨的良性肿瘤,常位于骨的中央,称为内生软骨瘤。好发年龄为 11~40 岁,好发部位是手、足的短管状骨。内生软骨瘤是手部最常见的骨肿瘤,很少发生于四肢长管状骨。手部或身体其他部位的内生软骨瘤的传统手术方法是单纯刮除术、病灶刮除加自体骨移植、病灶清除加人工骨移植或病段骨切除加植骨,其中以病灶刮除加自体骨移植最为常用。但传统治疗方法往往复发率较高。由于自体骨移植需要损伤健康的供区组织和增加新的创伤痛苦,为此,有人提出利用人工骨代替自体骨,但是人工骨缺乏骨诱导能力。对手部骨内生软骨瘤,在内镜镜视下进行手术治疗,不仅创伤小,恢复快,而且手术方法简单,易于掌握。

3.5.2 手术适应证

(1) 内镜下手术适应证

适应证包括:内生软骨瘤,未发生骨折和继发性变形;骨内腱鞘囊肿,无病理性骨折;骨囊肿。骨囊肿和骨内腱鞘囊肿在手部发生率较低,发生率最高的是内生软骨瘤;除病理性骨折外,手部的内生软骨瘤均可采用内镜手术。

(2) 本术式的基本条件

在手术部位能够制作两处手术入路。因关节镜插入骨髓腔部后,其周围可形成死角,所以必须通过两个以上入路。关节镜与操作器械入路交替使用才能防止死角形成。

3.5.3 手术器械

采用直径为 2.7 mm、30°斜视内镜,电动刨削器(直径为 2.5 mm)及刨削磨头,耳鼻咽喉科用的小刮勺,镜视下用钳子(图 3-22)。

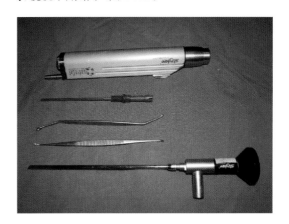

图 3-22 内生软骨瘤手术器械

3.5.4 麻醉与体位

患者取仰卧位,患肢外展,采用臂丛神经阻滞麻醉,使用气囊止血带。

3.5.5 手术方法

(1) 入口的制作(图 3-23A)

在病变部位的桡侧和尺侧偏背侧各做 2~3 mm 纵行切口,蚊式血管钳分开伸肌腱达骨膜,用克氏针在骨皮质上钻孔(近节指骨和掌骨可偏向背侧)。小刮勺插入骨髓腔,进行搔刮,刮出透明软骨样肿瘤组织,造成腔隙。

(2) 0.9%氯化钠溶液灌洗

在背侧制作小孔,18 号针头插入,搔刮后,小的破碎组织可以被冲出。

(3) 骨内镜视(图 3-23B)

内镜插入骨髓腔,能清晰地观察到白色的肿瘤组织和正常的骨髓组织。

(4) 术中操作

镜视下使用小刮勺和电动刨削器刮除病灶内镜和操作器械入路交替使用,以防镜周死角肿瘤组织残留;彻底刮除后,骨髓腔内给予 0.9%氯化钠溶液充分冲洗。

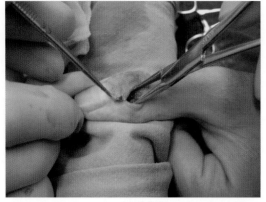

A. 入口的制作

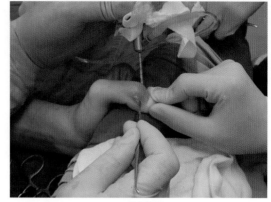

B. 骨内镜视

图 3-23　内生软骨瘤手术方法

3

（5）缝合

皮肤切口一针缝合，术后 1～3 d 用弹力绷带包扎。

（6）术后处理

术后 1 周拆线，术后 2～3 周进行手指伸屈功能锻炼，1 个月后恢复日常生活和工作。

3.5.6　手术随访结果

平均手术时间约为 1 h。随访的病例中，平均 3 个月即可见少量新生骨形成，6 个月可见大量新生骨形成，1 年左右可见到瘤腔已完全被新生骨所充填（图 3-24）。所有病例均恢复正常的生活，恢复原工作，均未见有骨折发生及肿瘤复发。

3.5.7　内镜下手术与常规手术的优缺点比较

（1）优点

包括：①使用内镜能将图像扩大，残存的肿瘤组织能被充分观察到，能彻底挖除，预防复发；②对菲薄的骨皮质能够最小限度地开窗，预防骨折；③手术创伤小；④术后能早期锻炼，早日恢复手指的活动，早期恢复工作；⑤不需要骨移植，减少了供区的创伤和痛苦；⑥住院时间短。

（2）缺点

包括：①需要特别的器械；②手术时间长，平均为 90 min；③医师需要经过特殊的训练。

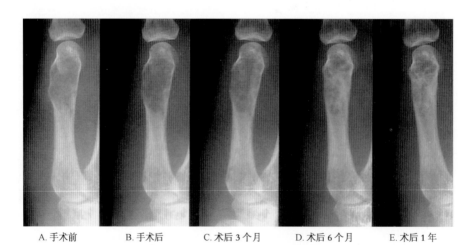

A. 手术前　　　B. 手术后　　　C. 术后 3 个月　　　D. 术后 6 个月　　　E. 术后 1 年

图 3-24　内生软骨瘤患者的 X 线随访

（史其林）

3.6　胸腔镜的应用

3.6.1　全长膈神经移位

（1）概述

自 1970 年顾玉东首创膈神经移位术以来，由于其良好的疗效，膈神经已被公认为治疗臂丛撕脱伤的主要动力神经之一。传统的移位方法是在锁骨上将膈神经切断，移位至受区。该术式切取的膈神经长度不够，必须做神经移植桥接，术后恢复时间长。复旦大学附属华山医院徐文东等应用电视胸腔镜技术全程游离胸段膈神经，结合锁骨上、下臂丛显露切口获取全长膈神经，移位至肌皮神经治疗臂丛根性撕脱伤。本术式在早期恢复功能上具有明显的优越性。

（2）手术适应证

胸腔镜下全长膈神经移位，可用于修复肌皮神经、桡神经、正中神经功能或结合游离肌肉移植进行功能重建。由于获得的膈神经长度长，可以直接到腋下或上臂，因此，对于锁骨区有严重损伤的患者尤其有优势。

（3）麻醉与体位

胸腔镜下全长膈神经移位，需采用全身麻醉双腔气管插管，单侧肺通气，患侧肺萎陷以充分暴露膈神经。另外，由于膈神经位于心包表面，术中根据需要可以降低心率以方便手术。患者体位为仰卧位，同时需在患侧胸背处垫高。

（4）手术器械

该手术需胸腔镜专用组织剪、止血钳、灌洗吸引器。另外，还需准备内镜下止血夹及相关器械。

（5）手术方法

患者取仰卧位，插双腔气管插管，全身麻醉。首先做臂丛锁骨上、下联合切口，暴露臂丛及膈神经，确诊为全臂丛根性撕脱伤后，对膈神经直接给予电刺激，可见膈肌均收缩良好，然后进入单肺通气状态，患侧肺通气阻断，并使患侧肺萎缩。

进入胸腔镜操作阶段，于腋前线第 6 肋间做一 1 cm 小切口，插入直径为 10 mm 胸腔镜（图 3-25A），如肺萎缩良好，可以清晰地看到走行于纵隔侧方的膈神经及其伴行的心包膈血管。于第 2 肋间胸骨旁线外侧 2 cm 处做小切口，镜视下插入胸腔镜操作器械。首先，用无创分离钳在覆盖膈神经表面的胸膜

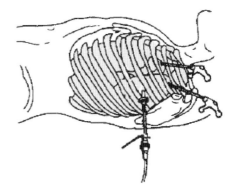

A. 胸腔镜取膈神经入路

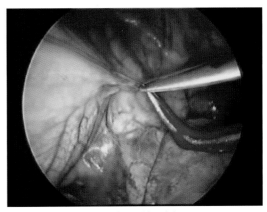

B. 心包表面膈神经分离

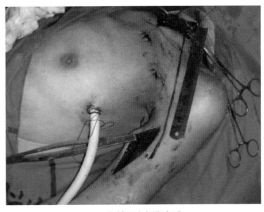

C. 膈神经全长取出后

图 3-25　全长膈神经移位手术方法

薄弱处寻找一个突破口，通常选择在心包、膈肌夹角处，将膈神经挑起。在操作时，笔者发现心包膈血管与膈神经的伴行关系变异较大，有时心包膈血管离膈神经距离较远，这一现象在右侧手术时尤显突出。然后，在第 3 肋间锁骨中线处做 1 cm 小切口，镜视

下插入另一操作器械。用两把器械配合,锐性结合钝性地分离(图 3-25B),并打开覆盖膈神经的胸膜,无创地游离膈神经,带或不带其伴行血管,直至上腔静脉上段(右侧)、主动脉弓上段(左侧),注意勿损伤周围组织或其伴行血管。于膈神经近入肌点处剪断膈神经。于锁骨下臂丛暴露切口内第 2 肋间将膈神经引出(图 3-25C)。胸腔镜直视下创面用电凝或钛夹止血,吸引器吸去胸腔内的积血。改双肺通气,吹肺扩张,于第 6 肋间切口内放置胸腔闭式引流管。关闭胸壁的小切口。

将膈神经移至受区神经,行神经端-端缝合。其他神经移位按常规的多组神经移位操作。

（6）术后处理

术后需常规放置胸腔引流管 24 h,密切关注有无肺不张。一般情况下,胸腔引流管可于术后 24～48 h 后拔除。出院前常规进行 X 线胸片及肺功能检查。

（7）手术注意事项

胸腔镜手术中往往需要单肺通气,以扩大视野和利于手术操作。双腔支气管插管,是目前最常用的分隔双肺的方法,但这是以增加患者肺泡动脉氧压差为代价的,而肺泡动脉氧压差的增加可造成动脉氧分压下降,甚至导致全身低氧血症。因此,胸腔镜手术的麻醉要求有相当经验的专业麻醉师施行。术后预防肺不张是术后麻醉管理和护理的关键。其措施应包括手术结束拔管前,吸除支气管内分泌物,将双肺吹扩张。术后鼓励患者早期活动、深呼吸和咳嗽、吸入支气管扩张剂和充分止痛。

熟练掌握膈神经及其周围组织的解剖,是顺利开展该手术的关键。膈神经在前斜角肌浅面下行,经锁骨下静脉间进入胸腔。其比邻的重要结构包括:右侧有左颈总动脉、右头臂静脉、右侧肺门、右侧纤维心包;左侧有左颈总动脉、左廓内动脉、上腔静脉、主动脉弓、左侧肺门、左侧纤维心包;同时,双侧膈神经皆有心包膈血管伴行。其中,锁骨下静脉、胸廓内动脉、上腔静脉、心包膈动脉均是在手术操作时应特别注意的结构。由于膈神经和这些结构的比邻解剖常有变异,且胸腔镜下所见二维图像对于组织结构间的关系判断可能存在一定的误差,因此,在膈神经解剖至这些结构周围时应特别谨慎,否则将发生严重的并发症。

手术结束前,应对纵隔胸膜创面进行严格的止血。因为手术中全长分离胸内膈神经造成的纵隔胸膜创面较大,而且胸腔内呈负压,局部的渗出往往造成胸腔内出血不止,使术后处理相当棘手。故手术结束前,用双极电凝严密止血是重要环节。术前对患者的凝血功能应作详细的检查。

3.6.2 交感神经干切断

（1）概述

原发性手汗症是一种原因不明、由外分泌腺引起的多汗疾病,也可继发于中枢神经系统疾病、内分泌失调、肥胖或焦虑性疾病等。随着胸腔镜技术的发展,胸腔镜下双侧胸交感神经切断术是目前治疗手汗症有效而持久的方法。1985 年,Milewski 等用内镜技术进行胸交感神经节切除,治疗手部多汗症术后并发症少,效果满意而持久,相比开放手术有明显优势。

（2）手术适应证

选择性胸交感神经切除术可以广泛用来治疗腋下、手掌多汗症,反应性交感神经营养不良,以及各种痉挛性和梗阻性血管病等多种疾病。

（3）麻醉、体位

选择性胸交感神经切除术需全身麻醉、双腔气管插管,患者仰卧位。轮流单侧肺通气后,良好的肺萎陷以充分暴露胸椎旁的胸交感神经节是降低手术难度、防止手术意外的关键。

（4）手术器械

该手术需采用胸腔镜专用电凝、止血钳、灌洗吸引器。另外,还需准备内镜下止血夹及相关器械。

（5）手术方法

患者取仰卧位,采用双腔气管内插管全身麻醉。自一侧第 4 肋间腋前线做 1.0 cm 切口,经套管插入胸腔镜;于第 2～3 肋间胸大肌后缘做 0.5 cm 切口,为器械操作孔。单侧通气使术侧肺萎陷,术中看清交感神经链(图 3-26A)并确认第 2 肋骨后,分别在第 2 肋骨表面水平(T_2 神经)和第 3 肋骨表面水平(T_3 神经)以电钩、电灼切断交感神经链(图 3-26B)。同时将切断范围沿相应肋骨表面向外侧延伸 1.0～2.0 cm,切断可能存在的旁路上传神经纤维。以同样方法完成对侧手术。在麻醉医师协助下充分膨胀肺后关闭切口,常规放置胸腔引流管。

（6）术后处理

术后常规放置双侧胸腔引流管 24 h,密切关注有无肺不张。一般情况下,胸腔引流管可于术后 24～48 h 后拔除。

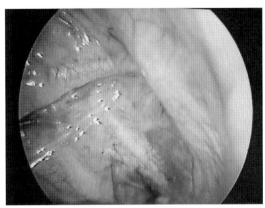

A. 暴露胸交感神经干

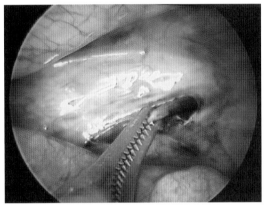

B. 切断胸交感神经干

图 3-26 交感神经干切断手术方法

（7）手术注意事项

首先，在麻醉师的协助下使术侧肺叶萎陷，充分暴露交感神经链，方能使手术顺利进行。其次，操作要准确定位，电灼胸交感神经必须在肋骨小头上小范围进行，不应超过边缘，术中切断交感干后，应常规沿相应肋骨表面向外侧延伸 $1.0\sim2.0$ cm，确保彻底阻断可能存在的旁路上传神经纤维。为避免损伤星状神经节引起 Horner 征，在切断 T_2 神经时，避免超过第 2 肋上缘，且电灼时宜迅速，以免热量传导损伤。

（徐文东）

3.7 外周神经卡压的内镜治疗

3.7.1 概述

外周神经卡压为周围神经局部受压，出现感觉、运动功能受限的一类疾病。常见的有腕管综合征（carpal tunnel syndrome，CTS）、肘管综合征（cubital tunnel syndrome，CuTS）等。轻度病情者可行理疗、神经营养药物等治疗，中重度者则需手术解除神经卡压。开放性手术为上述疾病的经典术式，随着内镜技术的发展，亦使内镜下周围神经的松解得以应用推广。

3.7.2 腕管综合征

腕管综合征是上肢最常见的周围神经卡压症。1986 年，日本的 Okutsu（奥津）把透明闭锁性的外套管与普通的关节镜和钩刀结合，完成临床上第 1 例应用于腕管综合征的内镜下手术。1989 年，Chow 采用半开放式外套管的双切口法，亦为应用于腕管综合征内镜下手术。目前，在日本及欧美，内镜下手术已得到广泛开展。内镜下的术式通常分为两大类，即 Okutsu 的单切口法与美国 Chow 的双切口法，以下简称 Okutsu 法（奥津法）和 Chow 法。现将两种方法详细介绍如下。

（1）腕管综合征内镜手术的解剖学研究

内镜下腕管松解术是治疗腕管综合征的新方法。USE 系统是由日本 Okutsu 开发的内镜系统，通过皮肤小切口，将外套管及内镜头伸入腕管内，镜视下用钩刀直接切断腕横韧带，达到腕管松解的目的。用该系统进行腕部单切口腕管松解术具有损伤小、恢复快、瘢痕少及操作简便等优点，深受患者的欢迎。腕管的局部结构复杂，如果对解剖不清、操作不当，也会带来一系列并发症。所以腕管的局部应用解剖在手术中是很重要的。

1）屈肌支持带：在 1955 年前称为腕横韧带，1955 年夏季在法国巴黎召开的国际解剖学学会会议上改称其为屈肌支持带。目前的解剖学教材大多记载的是构成腕管掌侧的组织结构，即称为屈肌支持带。腕管的内侧壁为豌豆骨、钩状骨；外侧壁为手舟骨、大多角骨；背侧为月骨和头状骨；掌侧为起始于腕骨的屈肌支持带，构成骨纤维韧带性隧道。屈肌支持带从桡侧到尺侧的长度平均为 2.5 cm，宽度即从腕管入口到出口处平均为 2.3 cm。

2）正中神经及分支：正中神经主干在腕管内位于桡侧，一般在第 3 指蹼与掌长肌腱尺侧缘连线的桡侧。正中神经返支从主干的桡侧发出，距屈肌支持带远侧缘 $0.2\sim0.6$ cm 处由正中神经干或者其外侧支发出，然后再分两个肌支。正中神经掌皮支一般为 $1\sim2$ 支，从屈肌支持带近侧以近 $5\sim7$ cm 处自桡侧发出，沿桡侧腕屈肌腱及掌长肌腱之间下行并渐浅行,越过手舟骨结节,分为内外两支,内侧支一般达掌中部,外侧支达大鱼际部。

3)尺神经掌皮支:在前臂中段自尺神经主干发出,行于尺动脉表面,在腕部穿入皮下行于手掌尺侧。

4)掌浅弓:体表投影在掌中线中点至豌豆骨桡侧所作的弧线上,距屈肌支持带远侧的距离为(26±3)mm。其体表投影为拇指极度外展,拇指尺侧缘向手掌尺侧所作的水平线或掌中纵线的中点处。从解剖层次看,在掌腱膜及掌短肌的深面,在小指短屈肌、指总神经、指屈肌腱和蚓状肌的浅面。

5)屈肌支持带:远端掌侧连接在大、小鱼际部肌之间的纤维组织结构(DHFFR)。标准化开放的手术入路是从手掌皮肤切开,向着屈肌支持带进入。因此,必须将皮肤与屈肌支持带之间存在的组织完全切断,直视下将腕管完全开放以对正中神经进行彻底减压。

内镜手术的入路不同,但目的与开放手术一样。Okutsu 根据腕管内的压力测定结果,只将屈肌支持带完全切断使腕管内的压力降低,达不到完全开放的标准。根据腕管的局部解剖与内镜下所见,单独切断屈肌支持带,发现屈肌支持带的远位断端,连接在大、小鱼际部肌之间有纤维韧带样组织结构存在,将腕管的远端锁定,断端开放只能达到 4 mm 左右,从而不能达到完全开放。另外,屈肌支持带的中枢端与前臂的筋膜相连。这种连接在大、小鱼际部肌之间的韧带组织结构在以往的解剖学书籍上无记载,日本 Okutsu 将之称为 DHFFR(图 3-27)。与屈肌支持带中枢端相连的前臂筋膜称为 DHFFR。Okutsu 利用腕管内压力测定研究的结果表明:腕管要达到完全开放,必须将屈肌支持带和 DHFFR 同时切断,腕管开放程度可达 8 mm,此时正中神经完全减压。

(2)腕管综合征内镜诊治——Okutsu 法

1)概述:腕管综合征是一种周围神经卡压性神经病,正中神经因为多种原因在腕管内受到卡压。腕管综合征的治疗目的在于完全切开腕管的掌侧结构,使正中神经彻底减压。1930 年,Learmonth 第 1 次通过前臂小切口用盲切的方法切开了屈肌支持带。这种盲切的方法易损伤正中神经和屈肌腱,以及屈肌支持带切开不完全。为了避免这些问题的发生,Cannon 等(1946)、Brain 等(1947)和 Phalen 等(1950)改用手掌部大切口的手术方法。直至 1986 年,均作为标准的手术方法。由于标准的手术方法

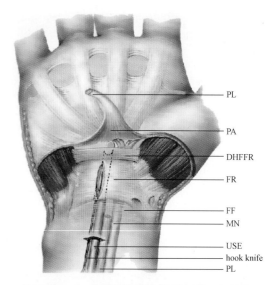

图 3-27　大、小鱼际部肌之间的韧带组织结构

不但损伤了手术入路的健康组织,更可损伤正中神经的掌皮支,引起术后瘢痕形成和疼痛,导致术后不适和更长时间的康复期。1986 年,日本的 Okutsu 把透明闭锁性外套管与普通的关节镜和钩刀结合,从临床上第 1 例腕管综合征应用内镜下手术以来,内镜下治疗腕管综合征(endoscopic carpal tunnel release,ECTR)在临床上的应用得到了广泛开展。ECTR 的手术方法目前主要分为两大类:①以 Okutsu 为代表的单切口法;②以 Chow 为代表的双切口法。本节介绍单切口法。

2)手术适应证与禁忌证:选择特异性的病例为对象。对非特异性的病例,进行 3 个月的保守治疗,临床症状及体征无明显改善者,可定为手术适应证。如系长期做血液透析的患者,一旦出现腕管综合征的症状,并呈进行性加重者亦属于手术适应证范围。

当出现下述任一情况时则为禁忌证:①慢性类风湿关节炎需滑膜切除;②复发病例;③返支卡压同时需做松解的病例;④需做功能重建的病例;⑤需神经外膜切开减压的病例。

3)手术器械(图 3-28):USE 系统主要包括透明闭锁外套管和直径 4 mm、30°斜视关节镜。另外,还有特制的钩刀等器械。

4)麻醉与体位:本手术采用局部麻醉,且不使用气囊止血带。患者取仰卧位,患肢置于手术侧台。用 1‰利多卡因 10 ml 做患侧腕掌侧皮内局部浸润麻醉及腕管内正中神经阻滞麻醉。

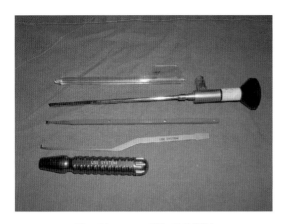

图 3-28　USE 系统手术器械

5）手术方法：

A. 皮肤切口：距远位腕横纹以近 1.5～2.0 cm 处，掌长肌腱尺侧取 1 cm 横切口。

B. 外套管的插入（图 3-29）：切开皮肤后，纹式止血钳钝性分离皮下组织至前臂筋膜层，显露掌长肌腱。遇到皮下小静脉时，双极电凝止血。使用直径 5.5～7.5 mm 扩张导管插入腕管进行扩张。插入的方法：让患者手指屈曲位，扩张导管呈 45°角，从前臂筋膜下方沿屈指肌腱表面，随手指伸展的同时滑进腕管内。扩张腕管后，以上述方法换插透明闭锁性外套管。

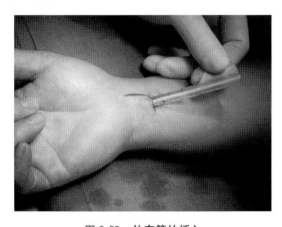

图 3-29　外套管的插入

C. 镜视：使用直径 4 mm、30°斜视关节镜插入外套管中。此时，助手需固定好外套管，保持好插入的位置，内镜可在外套管中任意活动，观察腕管内情况，如可观察到屈肌支持带、掌浅弓，调整内镜角度可观察到正中神经，被动屈、伸环指可观察到活动的屈指肌腱。要求内镜在外套管中活动好，且与外套

管的纵轴保持一致，以免扭折伤内镜。助手保持外套管插入的深度，避免进入深操作时损伤掌浅弓。镜视下清晰地确认屈肌支持带。

D. 腕管内的压力测定：采用 18 号的注射针头磨钝制作成插入针头，将针头插入腕管内。在屈肌支持带切断前后测定腕管内压力。手指放松位（休息位）＞15 mmHg、手指屈曲位（握拳位）＞135 mmHg 为腕管内压力升高，亦可作为诊断腕管综合征的指标。当完全切开腕管测定时，休息位＜10 mmHg，握拳位＜25 mmHg 为屈肌支持带完全切断的指标。

E. 切断屈肌支持带：钩刀沿外套管尺侧沿管壁的沟槽在内镜指导下进入（图 3-30），刀刃垂直向上，避免左右偏斜和离开外套管。此时，正中神经位于外套管的桡侧，钩刀位于尺侧。确定屈肌支持带远端后，钩刀向上，此时助手需紧紧向下按压住患手的大、小鱼际部肌处，向近端牵拉的同时切开腕管。切断的同时，可闻及切断韧带的声音。在屈肌支持带较厚处可反复切割 2～3 次。

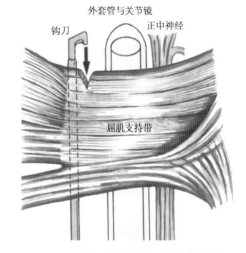

图 3-30　钩刀沿外套管尺侧沿管壁的沟槽在内镜指导下进入

F. 切断 DHFFR：切断屈肌支持带后，在内镜指引下外套管向前插入，外套管下方是掌浅弓，上方可观察到大、小鱼际部肌之间的掌侧 DHFFR。钩刀向上用上述同样的方法切断该韧带。切开屈肌支持带后，内镜下可见屈肌支持带的两端，即两端分开的距离约为 4 mm。DHFFR 切断后，内镜下可见屈肌支持带两断端之间的距离达 8 mm 左右，即腕管完全开放。

3

确定腕管完全切开的指标为：内镜下能观察到切开的屈肌支持带两断端，距离在 8 mm 左右；能看到手掌部的皮下脂肪组织；从手掌皮肤能观察到内镜在腕管内通过的均一透光；腕管内插入扩张导管向上顶起活动，可在手掌部均一地触及。再进行腕管内压力测定。复旦大学附属华山医院已改用术中电生理检测的客观指标来判断腕管是否完全开放。

6）术后处理：手术切口使用 5"0"可吸收线于皮内内翻缝合 1～2 针后，胶布贴敷，弹力绷带包扎，不使用石膏托外固定。

（3）腕管综合征内镜诊治——Chow 法

1）手术适应证与禁忌证：Chow 法的手术适应证和 Okutsu 法基本相同。其禁忌证为：①需神经外膜切开减压的病例；②慢型类风湿关节炎需滑膜切除；③腕横韧带的"Z"形成形术；④同时 Guyon 管的切开；⑤肿瘤等占位性病变的存在；⑥肌肉、肌腱、血管的解剖学变异、畸形；⑦手指、腕关节的背伸受限的病例；⑧局部软组织感染；⑨手部高度肿胀的病例；⑩上肢血管脆性高的病例；⑪复发的病例。

2）手术器械：Dionics K.C 国际公司的 ECTRA Ⅱ系统（图 3-31）包括 Cannala（金属开放式外套管）、闭塞器、探针剥离子、微型拉钩、刀柄、刀片（3 种类型）、直径 4 mm 的 30°斜视关节镜。

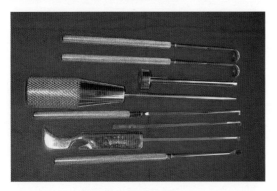

图 3-31 Dionics K.C 国际公司的 ECTRA Ⅱ系统

3）麻醉与体位：腕管内局部麻醉与奥津法相同，掌心部切口皮下加注 1%利多卡因局部浸润麻醉。正确的注入方法可以使手掌部腕管出口处有膨隆感。患手消毒铺巾后保持腕关节背伸位。

4）驱血带的应用：术中最好使用驱血带。因为外套管是开放式的，尤其是在切开腕横韧带时，若血

液进入外套管内会直接影响内镜的观察。

5）手术方法：

A. 切口设计（图 3-32）：在腕掌侧近侧腕横纹水平、豌豆骨以近 1 cm、掌长肌腱尺侧做 1 cm 皮肤横切口作为入口。出口的选择：让患者拇指最大桡侧外展位，自掌指关节向尺侧取一平行线，与中环指间的长轴线交叉点向尺侧 1 cm 处做 1 cm 长的斜形切口。

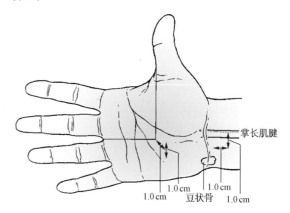

图 3-32 切口设计

B. 制作隧道：腕关节背侧垫高 6～8 cm，背伸位助手固定。入口部皮肤 0.6～1 cm 切口。如遇到皮下小静脉，可用双极电凝止血。钝性分离皮下组织，沿掌长肌腱尺侧纵行分开筋膜层，微型拉钩牵开以显露掌长肌腱和前臂筋膜层，剥离子沿掌长肌腱尺侧筋膜层和腕横韧带下方插入腕管。如遇腕管和屈肌腱粘连时，插入遇到阻力，可边剥离边插入，为外套管的插入前作必要的隧道，但切不可用力过猛。

C. 插入外套管：外套管插入管芯后（即闭塞器），在掌长肌腱尺侧沿制作的隧道方向对准中环指间隙，可嘱患者握拳后伸手指的同时，随屈肌腱的滑动进入腕管。避免外套管插入过深或过浅，过深易损伤指尺侧总神经、掌浅动脉弓；过浅即外套管插入与皮肤的角度过小，可导致误插到腕管外屈肌支持带表面（图 3-33）。

外套管从腕管出口处插出，向上顶起皮肤，用锐刀将出口处皮肤切开约 6 mm。钝性分离皮下组织，切开掌腱膜即可看到闭塞器的头端，再向末梢端插入 2～3 cm（图 3-34）。助手固定外套管后拔出闭塞器。

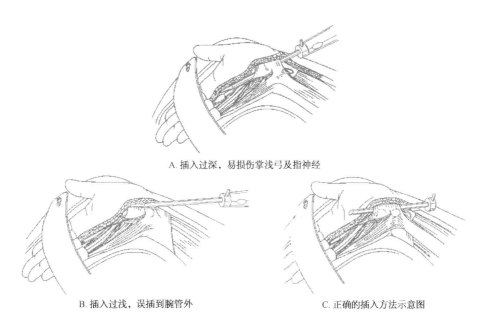

A. 插入过深，易损伤掌浅弓及指神经

B. 插入过浅，误插到腕管外　　　　　　C. 正确的插入方法示意图

图 3-33　外套管插入方法实例

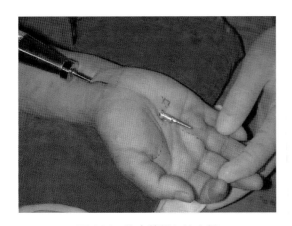

图 3-34　外套管插入法实例

D. 插入内镜观察：利用直径 4 mm、30°斜视关节镜，从外套管中枢端插入观察，可清楚地看到外套管上方白色横行的腕横韧带。可用探针确认腕横韧带的软硬度。如观察到正中神经，外套管可向尺侧倾斜以避开之，或拔出外套管调整角度后再重新插入。

E. 切开屈肌支持带：将操作器械从外套管末梢端进入。按照 Chow 法的原则可分 4 步：①用探刀（probe knife）先切开屈肌支持带的末梢缘；②用三角刀（triangle knife）切开韧带中央部；③用钩刀（retrograde knife）切开末梢端韧带；④再用探刀切开中枢端韧带。另外，可将钩刀从外套管末梢端进入，然后采用 3 步法：①先用三角刀切开韧带中央

部；②用钩刀钩住中央部切口切开远侧韧带；③内镜更换从外套管远端进入，用钩刀钩住近侧半韧带予以切开（图 3-35）。

F. 拔出套管：将腕横韧带切开后可看到立即突入外套管内的皮下脂肪组织。用探针确认无残留韧带后，拔出内镜换插闭塞器与外套管一起从腕管内拔出。

Chow 法腕横韧带完全切开的指标为：①内镜下能观察到腕管横韧带切断两端；②内镜下能观察到手掌部的脂肪组织；③从手掌部能观察到内镜在腕管内通过的均一透光。

7）术后治疗：术后伤口用 5"0"可吸收线皮内缝合，黏胶纸粘贴。无菌纱布敷盖后弹力绷带压迫包扎，不需石膏固定。制动 24～48 h。术后第 3 天开始自由活动，2～3 周内避免掌部直接受压或提举重物，一般 3 周后即可恢复日常生活和工作。

（史其林）

3.7.3　肘管综合征

肘管综合征是上肢中较为常见的卡压性神经损伤，手术方法包括肘部尺神经单纯减压术和肱骨内上髁切除术，以及肘部尺神经松解伴皮下、肌下或肌内前置术。这些手术方法均可能导致肘部广泛的软组织切开、前臂内侧皮神经损伤及术后痛性瘢痕。1992 年，国外报道内镜下肘部尺神经松解术，但由

3

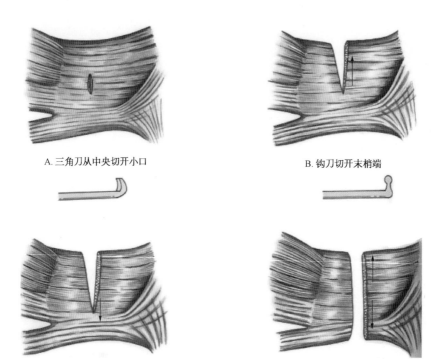

A. 三角刀从中央切开小口　　　　　　B. 钩刀切开末梢端

C. 钩刀切开中枢端　　　　　　　　　D. 完全切开

图 3-35　三步法切开屈肌支持带(示意图)

于手术操作在神经周围有限空间内进行,在组织切开的过程中有损伤神经核分支及破坏神经血供的风险。单个小切口下利用 CO_2 气泵创造肘部气腔,在内镜辅助下彻底松解尺神经并进行前置术,则可以降低上述风险。

(1)手术器械

内镜血管获取系统(Wolf 公司,德国)包括 12mm 垫圈、1 个带有 10mm 操作孔及气泵接入口的集成牵引装置的内镜。另外,还需内镜用剪刀、分离钳、分离钩刀及气腹机系统。

(2)手术方法

臂丛神经阻滞麻醉成功后,患者取仰卧位,患肢肩外展 90°,屈肘 90°,将止血带尽量置于上臂近端。在肱骨内上髁及尺骨鹰嘴间做长约 12mm 的直切口,用分离剪轻柔地分离皮下组织,小拉钩直视下切开位于肱骨内上髁及鹰嘴之间横行的 Osbome 韧带,显露尺神经并将其从周围疏松组织中游离出。将垫圈及集成牵引装置的内镜引入切口皮下。使用 CO_2 作为填充气体,压力设定为 10 ~ 12mmHg,流量为 20L/min,在皮下组织及臂部或前臂间产生稳定的气腔。

肘关节近端游离:内镜下分离至内侧肌间隔并仔细切除,环绕神经一圈观察是否存在其他可能的卡压因素,注意保护神经滋养血管及腕屈肌肌支和关节支。

肘关节远端尺神经游离:分离尺侧腕屈肌两头及松解远端尺神经的前卫韧带结构,保护尺侧腕屈肌肌支及可能的指深屈肌肌支。自髁间沟中点向远侧的 8 ~ 12 cm 距离内解除所有的潜在卡压因素(图 3-36)。取出内镜器械及 CO_2 灌注系统。

直视下在内侧髁前方取一方形筋膜瓣(蒂部在尺侧),放松止血带,用双极电凝彻底止血后,将松解后的尺神经前置于筋膜蒂桡侧,用 4"0"可吸收缝线将提起的筋膜瓣的 2 个游离缘松松地缝合于肘部皮下组织;被动活动肘关节,再次检查是否存在其他卡压尺神经的因素。驱出灌注气体,逐层缝合肘部切口。

(3)术后处理

常规屈肘 45°支具固定肘关节,3d 后去除,循序渐进地开始肘部关节的康复锻炼。

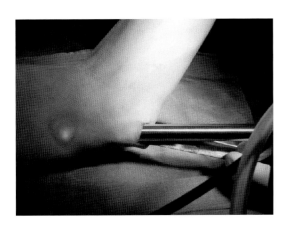

图 3-36 内镜下肘部尺神经松解

（徐文东）

主要参考文献

［1］顾玉东,王澍寰,侍德.手外科手术学［M］.2 版.上海:复旦大学出版社,2010.

［2］顾玉东.臂丛神经损伤与疾病的诊治［M］.2 版.上海:上海医科大学出版社,复旦大学出版社,2001.

［3］姜保国,田光磊.腕关节外科学［M］.北京:人民军医出版社,2011.

［4］侯筱魁.关节镜手术学.上海:上海科学技术出版社,2003.

［5］徐文东,沈云东,蒋苏,等.腕关节镜视下治疗三角纤维软骨复合体损伤［J］.中华手外科杂志,2011,27（5）:259-262.

［6］徐文东,邱彦群,沈云东,等.胸腔镜视下双侧胸交感神经干切断治疗原发性手汗症的临床分析［J］.中华手外科杂志,2011,27(5):263-265.

［7］蒋苏,邱彦群,徐文东,等.肘部单切口下二氧化碳灌注内镜辅助下尺神经松解及前置术［J］.2011,27（5）:266-268.

［8］尹华伟,徐文东,徐建光,等.腕关节镜下射频皱缩治疗腕骨间韧带部分损伤合并 TFCC 损伤［J］.中华手外科杂志［J］,2009,25(1):6-8.

［9］Xu WD,Lu JZ,Qiu YQ, et al. Harvest full length ulnar nerve by means of endoscope for contralateral C7 nerve root transfer in treatment of brachial plexus injuries［J］. Plast Reconstr Surg, 2006, 118(3):689-693.

［10］Xu WD, Lu JZ, Qiu YQ, et al. Hand prehension recovery after brachial plexus avulsion by means of full-length phrenic nerve transfer via endoscopic thoracic surgery［J］. J Neurosurg, 2008,108:1215-1219.

［11］Yao J, Dantuluri P, Osterman AL. A novel technique of all-inside arthroscopic triangular fibrocartilage complex repair［J］. Arthroscopy, 2007,23:1357-1357.

3

4 组织移植

4.1 皮片移植

4.1.1 皮肤的组织结构

皮肤的组织结构包括表皮、真皮和附属器(图 4-1)。

表皮由上皮细胞构成,分为 5 层,即生发层、棘细胞层、颗粒层、透明层和角质层。

真皮层由致密的结缔组织构成,可分为乳头层和网状层,两层互相移行,无明显界限。

皮肤的附属结构有毛囊、皮脂腺、汗腺及指(趾)甲等,均深入到真皮的深部,并有上皮细胞包绕。

4.1.2 皮片的类型、优缺点和适应证

(1) 表皮皮片(刃厚皮片)

仅含有皮肤的表皮和真皮的乳头层(图 4-1),厚度在成人为 0.2~0.25 mm,为最薄的一种皮片。优点是生长能力强,在瘢痕、腱鞘和骨膜上都能成活。由于抗感染能力强,在感染的肉芽上面能生长;供区可以广泛地多次取皮,而且愈合快并不留瘢痕。但由于皮片薄,缺乏真皮弹性和神经末梢,故成活后表皮缺乏润泽,有皱褶,颜色改变大,弹性小,挛缩明显,容易被磨破,不耐压迫和感觉恢复差。因此,不适用于颜面、关节周围,仅做感染肉芽创面植皮,或做暂时消灭创面,等待适宜时机再做理想的修复。

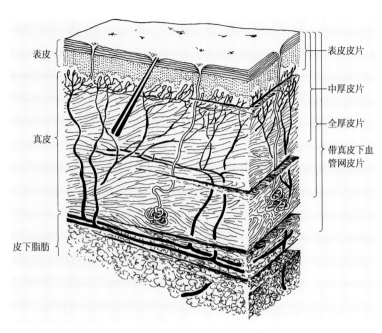

表皮　{

真皮　{

皮下脂肪　{

表皮皮片

中厚皮片

全厚皮片

带真皮下血管网皮片

图 4-1　皮肤的组织结构与皮片类型

应用范围：①手部感染的肉芽面；②因某种原因不能做一期新鲜创面修复，而用该皮片暂消灭创面，等待适宜的时机再做理想的修复；③不能用于能接受理想修复的新鲜创面；④不能用于肌腱、骨膜和面部、手、足等裸露的部位。

（2）中厚皮片（断层皮片）

此皮片包括表皮和部分真皮，相当于全层皮肤厚度的 1/3～3/4（图 4-1）。按其临床采取的厚度不同，又分为薄、厚两种。薄皮片的厚度为 0.375～0.5 mm，厚皮片为 0.625～0.75 mm。因此，中厚皮片中的薄皮片有表皮片的优、缺点，而厚者具有全厚皮片的优、缺点，故成为修复创面最广泛的皮片，尤其是在鼓式取皮机问世后，更为修复外科医师所喜爱。由于该皮片含较多的真皮层纤维组织和神经末梢小体，故皮片成活后，质地较柔软，挛缩较小，有一定弹性，能耐受一定压力和摩擦，而且感觉恢复也较理想，因而常能获得理想效果。因此，手外科中几乎一切可以接受游离皮片移植的新鲜创面都采用此类皮片。但是，厚的中厚皮片缺乏抗感染作用，不能在肉芽面生长。供皮区愈合时间长，而且后期有增殖性瘢痕组织。而薄的中厚皮片虽然能在感染的肉芽创面成活，但有一定的挛缩和颜色的改变。这些都是中厚皮片的缺点。

适应证：①体表、肿瘤、瘢痕或其他非感染性病变切除后肌腱、骨骼、神经、血管未显露新鲜创面；②皮肤撕脱后骨质、肌腱、神经、血管未显露新鲜创面；③体表Ⅲ度烧伤浅创面焦痂削除后的创面；④体表深Ⅱ度烧伤削创后的创面可用薄中厚皮片大张覆盖；⑤对体表感染的创面经充分准备、感染得以控制、肉芽新鲜平坦，可采用薄中厚皮片大张覆盖。

（3）全厚皮片

它包含表皮和真皮的全层，不带皮下组织（图 4-1），是游离皮片移植中效果较好的一种。其优点是皮片成活后质地柔软，皮肤润泽，颜色很少有改变，挛缩很少，具有正常皮肤的弹性，耐磨和耐压，感觉恢复也较满意。但缺点是在污染的创面和肉芽创面不能成活，而且供皮区受到面积的限制。如采取面积较大，不能缝合则需取中厚皮片消灭创面，增加了患者的痛苦。

适应证：①适用于面积不大的新鲜外伤创面，如手指腹和虎口等外伤后软组织缺损；②体表非感染性病变切除后无骨骼、肌腱、关节外露新鲜创面；③手掌可用全厚皮片移植。

（4）带真皮下血管网皮片

它包含表皮、真皮的全厚，以及带有真皮下薄层脂肪组织及其真皮下的血管网（图 4-1），是皮片移植近 20 年来的新进展。近 10 年来皮瓣移植术提出了超薄皮瓣移植。经现有材料研究证明，超薄皮瓣移植近蒂部在皮瓣动脉灌压范围以内的符合皮瓣移植生长规律,超越其皮瓣动脉灌注压以远部位仍按带真皮下血管网移植规律成活。该皮片的优点是皮片成活后质地柔软,皮肤润泽,颜色无明显改变,无明显挛缩,具有正常皮肤弹性、耐磨和耐压,感觉恢复也较满意,即有近似皮瓣移植的效果。其缺点是只能用于新鲜而且面积不大的创面,污染创面和肉芽创面不能应用,而供区小的能缝合,大的需采用中厚皮片移植。

适应证:①体表瘢痕切除后受区无骨质、肌腱、神经外露的新鲜创面;②体表表浅肿瘤切除的创面;③体表新鲜外伤软组织缺损骨质不外露者,面积不大、无污染的创面。

4.1.3 供皮区和切取皮片厚度选择

(1) 供皮区的选择

人体皮肤,除因质地硬韧、角质过厚的手掌和足跖不宜作为皮片供区外,其他部位的皮肤都可作为供区。但是,必须注意选择皮肤质地、色泽与受区相似,并易被遮盖、毛发少的部位,而且以次要部位修复重要部位,不造成供区的功能障碍和影响外观。作为修复手部所用的皮片,较小的创面一般以上臂的内侧或前臂的掌侧,如受区面积较大,可于大腿内侧切取,只有手及前臂大面积的皮肤缺损创面才考虑在胸前或背部采取(图4-2)。

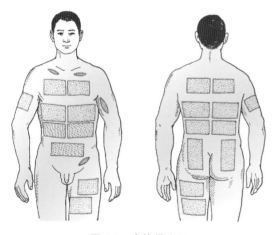

图 4-2 人体供皮区

(2) 皮片厚度的确定

切取皮片的厚度首先决定于创面的性质,对肉芽创面一般以表皮皮片为主,因其抗感染能力强、成活率高;对新鲜肉芽创面也采用中厚偏薄的大张皮片;对无菌新鲜创面,一般以中厚皮片为主。但是,对面积不大的手掌部位应采用全厚皮片或保留真皮下血管网皮片,成活后功能和外观较好,挛缩较小,感觉恢复快,而且具有一定程度的耐磨性。

取皮厚度除注意上述问题外,尚须注意供区的部位和取皮面积。对受区创面不大的新鲜创面,可从腹部取全厚或保留真皮下血管网皮片。取皮后,供区创面可一期缝合。如在大腿内侧或上臂内侧不应切取中厚偏厚的皮片,以免产生增殖性瘢痕。此外尚须注意年龄和性别,儿童与女性皮肤较成人男性为薄,故决定切取时应注意上述差别。

4.1.4 皮片移植的技术

(1) 切取方法

1) 徒手取皮法:表皮皮片都是采取徒手取皮法,薄中厚皮片也可采用此法,一般采取面积不大,其供区常采用大腿为主,其他部位应用较少。

徒手取皮方法,目前主要有以下两种。

A. 剃须刀取皮:一般以大腿外侧为主要供区,使用刺激性弱的消毒剂(避免采用碘酊等刺激性强的杀菌剂)消毒。用0.5%～1%普鲁卡因每100 ml加肾上腺素注射液10滴,做局部浸润麻醉后,准备2块(各约10 cm×15 cm×0.5 cm)木板,操作时助手取一块置于供区一端,压紧皮肤表面,手术者以左手取另一块木板压紧另一端,使2块木板间的皮肤紧张平坦。皮肤表面涂上少许消毒液状石蜡,术者右手握剃须刀柄,将剃须刀紧压于皮肤上与皮肤成10°～15°角,行拉锯式逐步向前推进,取皮厚度以取下的表皮呈半透明不卷缩为度,其长度以达到需要大小为限(图4-3A)。

B. 滚动轴式刀取皮:消毒、麻醉及助手和术者准备同前,只是在取皮的方式上采用滚动轴式取皮刀(图4-3B),使用时先将刀架上的刀片压板揭开安上刀片,再将压板上关紧,调节两端旋钮,取得约0.25 mm厚度的皮片,将旋钮固定。亦用右手握住刀柄,将取皮刀压于皮肤上。其宽度根据需要而定。其角度开始在40°角,切入皮肤后改用10°～15°角,将滚轴做拉锯式滑动,并逐步向前推进,直至所需的长度(图4-3C)。取皮后创面用网眼凡士林纱布覆盖后用多层(一般需5 cm厚)纱布加压包扎。

2) 切皮机取皮法:是目前主要的取皮方法,不仅能取中厚皮片,还能取表皮皮片。取皮前其供皮区准备也要注意全身情况。该方法目前都采用国产64型鼓式切皮机取皮(图4-4),优点是取皮方便、灵活,厚度准确,面积大,并可连续切取。另外,还可以

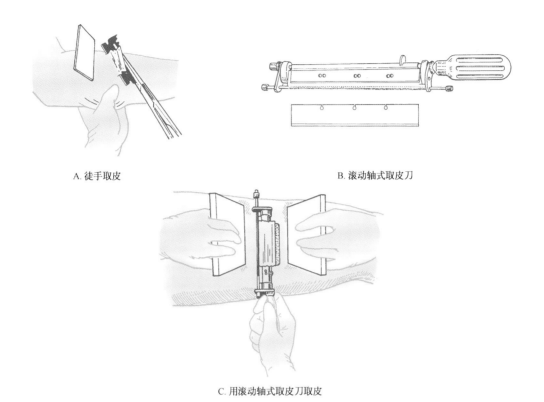

A. 徒手取皮

B. 滚动轴式取皮刀

C. 用滚动轴式取皮刀取皮

图 4-3 取皮法

在切取后不从鼓面将皮片取下分层切取。近来也有用 Brown 电动取皮机及风动取皮机,但临床应用很少。其供区以大腿、背部或胸前为主。取皮时除做好受区和供区的准备外,对取皮机亦需检查机件是否完整和轴部是否光滑灵活,必要时可滴入少量消毒液状石蜡。将刀片放入刀架,放平夹紧;检查刀片是否锐利,按刻度调节所需的取皮厚度(薄中厚皮片为 0.38~0.5 mm,厚中厚皮片为 0.63~0.75 mm)。如用取皮胶水,准备 2 块 2 cm×2 cm 纱布,先用一块在鼓面上涂擦乙醚去脂,再用另一块沾胶水涂擦鼓面,做到依次序均匀地涂刷鼓面(图 4-4A)。再于供区先用乙醚去脂,后涂胶水(图 4-4B)。也可用取皮胶纸代替胶水。该方法较简单,将保护胶面的一层纸均匀地撕开,黏在鼓面的前缘,沿鼓面逐渐撤下,并平整地贴在鼓面上,然后再将外层护胶纸撕开。取皮时左手握持切皮机手柄,右手拇、示指及中指持拉手柄,等鼓面和供区胶水干燥后,使鼓面前端先与供区皮肤接触,稍加压力,使其鼓面与皮面黏紧后略向前方推顶,使鼓面前缘微向上翘,随即将刀刃靠拢上翘的皮面。右手做拉锯动作缓慢向后推拉,并做

到切皮动作与鼓的转动速度协调一致,直至整个鼓面所需大小的皮片完全切下为止(图 4-4C、D)。

如需连续切取,只取下鼓式切皮机,不切下皮片,按上述方法将鼓面和供区用乙醚去脂和涂胶水。后将鼓面前缘紧贴皮片的连接部并使鼓面与皮面接触,稍加压,再将未取下的皮片从刀架内穿过,从连接部开始切取,这样可以不断地获得比鼓面长的皮片(图 4-4E)。如需比鼓面更宽的皮片,也可根据上述原则切取。

如需做分层切片,可先用鼓式切皮机切取厚中厚皮片,不将皮片从鼓面取下,此时即调整刻度盘,缩小刀刃与鼓面的空隙,再从前缘重新切割,即可获得表皮片和真皮片。如仅需用真皮片给予切下,再将表皮缝合皮片原处,以闭合创面。

对大张撕脱皮肤,如皮肤无明显挫伤和挤压伤,经彻底清创和用 0.1% 苯扎溴铵消毒后,在无需涂胶水的情况下将皮瓣脂肪层朝外平放在鼓式取皮机的鼓面上,调整切取刻度,削去皮下脂肪和部分真皮层,即可获得整张的中厚皮片(图 4-4F)。

取皮后的皮面亦用网眼凡士林纱布覆盖,用多

层纱布(一般需 5 cm 厚纱布)加压包扎。

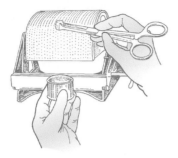

A.鼓式取皮机术前准备

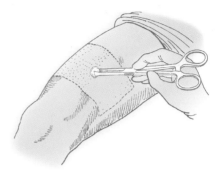

B.供区皮肤准备

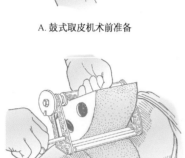

C.切取皮片

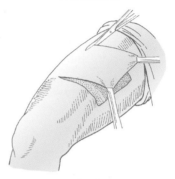

D.剪下皮片

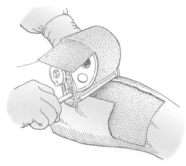

E.连鼓取皮

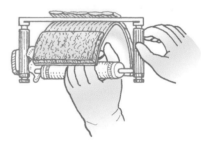

F.鼓式削皮

图 4-4　鼓式切皮机取皮法

3) 全厚皮片取皮法:全厚皮片的切取一般面积较小,以上臂内侧、腹部为主,故都不用取皮机切取。一般在腹部或上臂处经消毒后,用亚甲蓝(美兰)画出所需的轮廓,经局部浸润麻醉后用手术刀先沿轮廓线切开皮肤全层深达脂肪,然后自创缘缝 1～2 针牵引线,并用示指固定此供区,再用手术刀沿皮肤与脂肪间切取,尽可能使皮片不带脂肪组织。也可以连同脂肪组织一并切下,再用组织剪刀修剪皮下脂肪(图 4-5),即成为全厚皮片。供区创面可经适当分离直接拉拢缝合。如供区面积较大,可做中厚皮片移植消灭创面。

4) 带真皮下血管网皮片切取方法(图 4-6):一般以上臂的内侧或腹部作供区,先用亚甲蓝根据创面的大小形态画出取皮切线,经局部浸润麻醉后用手术刀沿亚甲蓝切线切开皮肤、皮下脂肪,连同皮下脂肪一并切下,用组织剪刀在保留一层真皮和薄的脂肪的情况下修去其余全部脂肪层,这样真皮下的一层血管网得以保留免于破坏。供区创面可直接缝合或做适当皮下游离后缝合;如缝合有困难则采用中厚皮片移植。皮片移植采用皮缘与创缘结节缝合

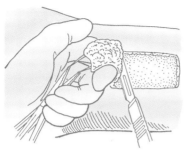 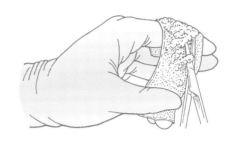

A. 切取皮片　　　　　　　　　B. 修剪皮片

图 4-5　全厚皮片取皮法

4

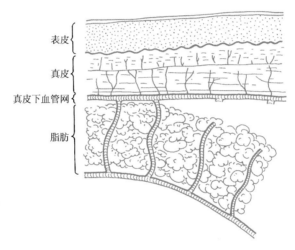

图 4-6　带真皮下血管网皮片取皮法

和打包加压固定或加压包扎。

（2）皮片的移植方法

1）肉芽创面上植皮：对肉芽创面，术前必须做充分准备，使感染得以控制，肉芽新鲜。植皮时尚须用 0.9% 氯化钠溶液冲洗；如有肉芽增生，用刀片将表面肉芽削去或用刀柄推去 1 层，用温热氯化钠溶液纱布压迫止血后即可植皮。

植皮方法：对肉芽新鲜、平坦的创面，可将大块表皮皮片或薄中厚皮片在保持适当紧张度的条件下覆盖创面，做皮片缘与创缘缝合，并用尖头刀在皮片上做多个小切口，以之引流。对肉芽不够新鲜或创面较大、供皮区受限者，可采用邮票状植皮（图 4-7），其密度取决于供区大小。也可做网状表皮植皮，即将表皮皮片用尖头刀每隔 1cm 做一 0.5～1cm 切口，或用打孔

机打洞（图 4-8A），然后拉开成网状覆盖在肉芽创面上。为防止皮片收缩，皮片缘须与创缘缝合固定（图 4-8B）。

2）新鲜创面上植皮：对外伤后皮肤缺损、瘢痕，肿瘤切除后无骨骼、肌腱、神经外露的创面，对前者做彻底清创后，后者无需再做特殊处理，即可做大块皮片移植。创面不大，可用全厚或带真皮下血管网皮片覆盖。对创面较大或取皮后供区创面不能直接缝合者，采用中厚皮片覆盖创面，在保持皮片有适当紧张度的情况下做皮片缘与创缘缝合。

（3）皮片移植后的固定

1）加压包扎：对新鲜创面采用大张皮片移植者，受区用网眼凡士林纱布覆盖后，用数层（5cm 左右厚度）纱布给予覆盖，再用绷带做加压包扎，其压力要适当，即达到皮片平坦至紧贴在创面上，下面无

4

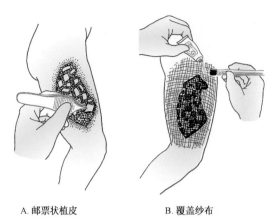

A. 邮票状植皮　　　　　　　B. 覆盖纱布

图 4-7　邮票状植皮法

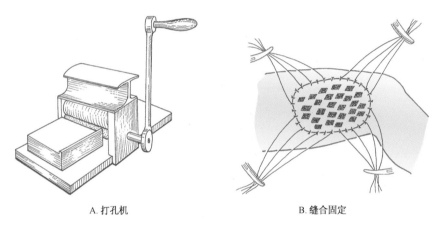

A. 打孔机　　　　　　　　　B. 缝合固定

图 4-8　打孔机打洞植皮

空隙,并保证不影响肢体血液循环为目的。对肉芽创面采用薄中厚大张皮片移植者,其受区皮下适当注入复合抗生素溶液,用网眼凡士林纱布覆盖,再用数层 0.9% 氯化钠溶液纱布覆盖,再盖 1 层凡士林纱布,防止水分被外层纱布吸收。最后用数层纱布覆盖后同样做加压包扎(图 4-9)。

2) 打包加压固定:对大块植皮面积不大的,可在创缘与皮瓣缘缝合时,每间隔 1～2 针保留一根长线,当缝合完毕后,于受区皮片表面覆盖一层网眼凡士林纱布,再用小块松散纱布填在创面上,达到一定厚度,将保留的长线,每 2～3 根为 1 束,将线束相对打包结扎(图 4-9)。这样既可保持适当的压力,又不至于敷料松动,从而保证了皮片与创面的紧密黏合。

3) 暴露植皮法:适用于感染的创面。对感染创面加压包扎将会引起引流不佳,有致感染加重的可能。此法亦适用于加压包扎或打包加压固定有困难者。本法于植皮后,使皮片固定或贴附在创面上,用一层网眼凡士林纱布覆盖(参见图 4-7B),无需再用任何敷料覆盖,而是喷散复合抗生素溶液。肢体需适当制动,并征得患者的配合,以防皮片移动或脱落。暴露中的皮片成活率与一般加压包扎基本相似。此法优点是,可以在直视下观察皮片成活情况,如发现有皮下积脓或积血,可随时给予排除,以保证皮片的成活。

(4) 术后处理

1) 为了保证植皮皮片的成活,植皮后必须使皮片维持在受区若干时间不发生移动。表皮皮片一般为 4～5 d,中厚皮片需 6～8 d,全厚皮片需 8～10 d。故术后第 1 次更换敷料需超过上述时日才可进行,并观察皮片的情况。如皮片红润,皮片与创面紧贴

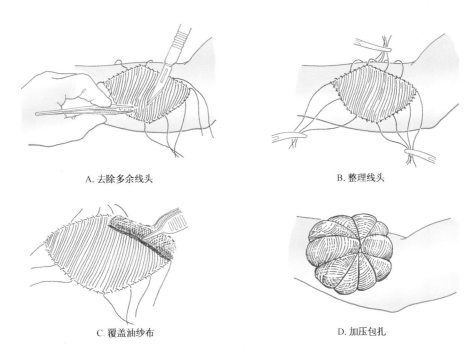

A. 去除多余线头　　　　　　　　　　　　B. 整理线头

C. 覆盖油纱布　　　　　　　　　　　　　D. 加压包扎

图 4-9　中厚皮片移植后打包加压包扎

则表示皮片成活。如皮片呈暗紫色,且局部有波动感,则为皮下有血肿征象,应即时给予清除,再适当做加压包扎,皮片仍有成活的可能。但后期表皮脱落,并呈现色素沉着现象。如皮片渐渐呈干性坏死,应将坏死皮片及时剪去,在创面尚未发生严重感染时可再进行植皮。如在包扎期出现植皮区剧痛、有腐臭、邻近淋巴结大、发热、血白细胞计数增高,则发生了感染,应立即松解敷料,详细检查植皮区,必要时拆除部分缝线,去除感染因素。只要处理及时、适当,移植的皮片不致因感染而全部坏死。其处理方法同一般感染创面。

2) 术后常规给予青霉素和链霉素预防术后感染,特别需防止溶血性链球菌感染,发生皮片溶解。

3) 供皮区经术中加压包扎后,一般 4～5 d 松解敷料,但需保留紧贴创面的网眼凡士林纱布,并在网眼凡士林纱布上涂上红汞,给予充分暴露,避免压迫,并用红外线或灯烘烤,使其干燥。一般表皮皮片的供区在 2 周左右凡士林网眼纱布脱落自愈,不留瘢痕,而中厚皮片需 3～4 周纱布脱落自愈。

4) 植皮区一般 10～14 d 拆线,拆线后加强植皮区皮片愈合后康复处理,即进行物理治疗和体育疗法,以预防和减轻植皮愈合后收缩和避免发生功能障碍。

4.1.5　植皮成活的生理过程和远期改变

(1) 皮片的成活过程

皮片成活过程的开始为血浆营养期,此期内受皮区创面毛细血管扩张,血浆渗出借助组织间的渗透压进入皮片的细胞间隙,在 24～48 h 内以此来维持皮片生命。有人称此为“组织间的血浆循环”。在血浆渗出的同时渗出液中纤维蛋白迅速凝结成纤维,纤维将皮片与受区创面互相黏着固定。在渗出的同时大量游离细胞、白细胞溶到组织内,吞噬创面的坏死组织和血块,完成清理作用。

血浆营养后期,首先是皮片与创面间等周径的毛细血管建立联系,一般在 18 h 即可产生。其次较薄皮片在 2～3 d、较厚皮片在 3～4 d 于受区基底部和边缘的血管内皮细胞产生新的毛细血管芽苞,通过皮片及创面间纤维素膜长入皮片内,其中有些内皮芽苞与皮片的内皮间隙发生连接。这才是皮片的最后定形血运供应来源,而未能与皮片间隙连接的内皮芽苞就自行退化。一般术后 4～5 d 就开始有纤维细胞生长,并与皮片中的纤维间连接;术后 8 d 左右血液循环已基本建立,皮片的颜色即转为淡红色,术后 10 d 纤维愈合已十分成熟、紧密,皮片完全生长于创面,植皮成功。

（2）植皮的后期改变

皮片成活后皮片即发生皮的颜色改变、收缩、挛缩和感觉的出现及皮肤附属器官功能恢复。

1）皮片的颜色改变：对皮片颜色的改变目前尚未完全认识。一般皮片越薄颜色改变越深，皮片越厚颜色改变越浅。除此之外，儿童植皮颜色较深，冷藏皮片移植颜色较深，腹部、腿部的供皮比胸部、上臂供皮深；皮肤白而细薄的人皮片移植后颜色改变较少，皮肤黑而粗的人皮片移植后变色较深。

2）皮片的收缩和挛缩：皮片收缩与挛缩在临床上是有区别的。前者与皮片内所含弹性纤维有关，后者与皮下的胶原纤维的生成有关。一般来说，皮片切取后，皮片越厚收缩越多，一般全厚皮片收缩平均为41%，中厚皮片为22%，表皮皮缘为9%，真正的表皮几乎不含弹性纤维，故收缩很少。以上皮片切取后的收缩率在临床皮片成活后的后期也有很大意义。当植皮后的基底有极大的挛缩，较厚的皮片其本身收缩能力就能适应这种挛缩，皮片的表面不显出改变，但表皮皮片由于本身的收缩率小，就发生明显的皱样影响外观。

皮片挛缩发生在皮片的基底部，皮片越薄挛缩越明显，皮片越厚挛缩越少。其挛缩原因可能与以下几点有关：①表皮皮片一般应用于肉芽创面，易产生增生瘢痕而挛缩，而中厚或全厚皮片都移植于新鲜创面，愈合是完全的，但表皮皮片则不同，移植后它不能阻止皮片下愈合过程的进行，也就是说不能阻止皮片下的增生瘢痕，因此，后期发生挛缩。②皮片基底的生长情况。全厚或中厚皮片成活后皮片基底部逐渐生长出脂肪层，而薄的皮片成活后基底部脂肪呈不完全，甚至完全缺如。

（3）皮片感觉的恢复

皮肤感觉的恢复，主要与皮片厚度有关。皮片越厚，由于皮肤内的感觉受体保存多，故恢复越快、越好，而薄皮片则较差。其恢复时间最早在植皮后5周就开始，有的数年尚不能恢复；其恢复次序首先为痛觉，其次为温觉，再次为触觉，而实体感不能恢复。除上述因素外，创面情况对感觉恢复也有一定影响。

（4）皮肤附属器官的恢复

皮肤附属器官的恢复与皮片厚度有密切关系。全厚皮片、保留真皮下血管网皮片和厚中厚皮片，由于皮片内保存有毛囊、皮脂腺和汗腺，故成活后都能恢复。而皮片越薄，表皮皮片一般不含有皮肤附属器官，故不能排泄皮脂和汗液，也不能生长毛发；而

薄中厚皮片仅含有毛囊与皮脂腺，故成活后仅能排泄皮脂和生长毛发。

4.1.6 植皮失败的原因

皮片移植后如适应证和方法恰当，不出现感染，其成活率是很高的，否则即会失败。

（1）适应证不当

是植皮失败的常见原因，如对感染创面，感染未能得到控制、创面脓性分泌物较多、肉芽水肿和老化等，植皮成活率很低或皮片被溶解而完全失败。对新鲜创面，如有骨质、肌腱等缺血组织外露，则游离皮片因得不到血供而不能成活；其次瘢痕组织切除不彻底，植皮成活率亦很低。对全身情况差、营养不良、贫血、脱水等未予纠正者不应做植皮手术。

（2）植皮固定不当

发生皮片移动或加压不够，皮片下出现无效腔；或压力过大，使受区的渗液不能进入皮片的间隙，新生毛细血管芽苞不能长入皮片，使皮片不能成活。

（3）皮片下积血或积液

对受区创面止血不充分，加之包扎压力不当，将发生皮片下积血或积液，使皮片与创面分离，皮片得不到毛细血管的芽苞长入，最终得不到定型血运供应，轻者皮片发生部分坏死，重者皮片完全坏死。

（4）植皮区发生感染

感染创面在感染未得到控制时即做植皮，常是植皮失败的主要原因，特别是溶血性链球菌感染得不到控制，植皮片后常发生皮片被溶解而失败。故植皮前创面的准备很重要。新鲜创面植皮、术中无菌操作非常重要，只有这样才能预防术后的感染。

4.2 皮瓣移位术

4.2.1 皮肤的血管

（1）皮肤的血供

Daniel 于 1973 年报道，皮肤的血供来源分为3个方面，即节段支、穿通支和皮肤支；除个别情况外，静脉与动脉伴行。

1）节段支：人体血管的节段性类型在胚胎期是一种倒置的分节性分布，皮肤分节性分布与其深部的周围神经行程有关，而与骨骼或肌肉无关。

在5mm长的人胚中，主要血管是背主动脉和腹主动脉，在背侧发出30排节段支血管，其背侧支就成为肋间-腰动脉；在腹侧，平行各排分支血管之间

纵行吻合,发育成乳内-腹部血管系(图4-10)。

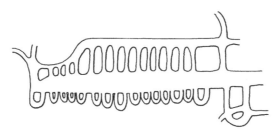

图4-10　胚胎血管节段

非节段性的中胚层肢芽血管发育成四肢血管,末梢血管沿着肢体轴分布。在四肢,血管与大神经密切相连就被称为轴血管。

整个系统由节段支-吻合支-轴血管组成。

一般来说,节段支血管行程深入肌肉,其动脉灌注压与主动脉压有关,其行程与周围神经有关,如肋间-腰动脉、乳内-上腹动脉、桡-尺动脉。

2) 穿通支:穿通支血管指的是主要供血给其所穿过肌肉的那些血管,起着把节段性血管与皮肤循环相连接的通道作用,如胸肩血管,旋肱前、旋肱后血管。

3) 皮肤支:皮肤支供血管分为两种动脉,即肌皮动脉和直接皮动脉。皮肤的主要血供靠大量的肌皮动脉,肌皮动脉从深部的肌肉直接穿过皮下组织进入皮肤。

单个肌皮动脉供血范围相当小,其数量与直径随部位而不同,四肢和胸部较多,而头颈部较少。在肌皮动脉供血范围内的皮肤得到的血供经解剖易变异,数量有限,与皮肤平行,很少垂直行走的直接皮动脉补充供血(图4-11)。

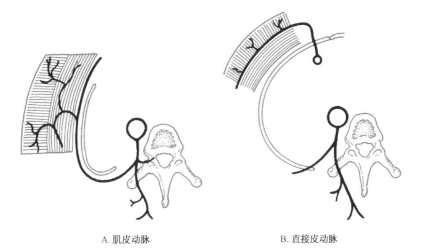

A. 肌皮动脉　　　　　　　　B. 直接皮动脉

图4-11　皮肤支供血系统

(2) 皮瓣的血供

1994年,我国钟世镇通过深入研究,对皮肤的血供提出如下的见解。

1) 非轴型血供方式:这类皮肤的血供没有轴型血管(即直接皮动脉),其血供主要依靠真皮下血管网和筋膜上血管网等吻合稠密的血管侧支沟通。这类供区只能作为带蒂皮瓣的方式移位来修复近处创面,而不能做吻合血管的游离皮瓣移植。传统称之为随意皮瓣、任意皮瓣,现称之为皮肤皮瓣。

2) 轴型血供方式:这类皮肤的血供是以与皮肤呈现纵轴平行的轴型动脉与静脉,从而形成以轴心动脉(即直接皮动脉)供血,以轴静脉回流的一套完整区

4

域性血液循环系统。这类皮肤既能以带蒂方式做轴型皮瓣或岛状皮瓣移位,又能做吻合血管远位移植,使皮瓣立即得到受区的血液供应。轴型血管的解剖学特点有以下几种:①直接皮动脉供血,即血供来源为深筋膜深面的主干,穿出筋膜后在皮下组织与皮肤呈平行并分出分支滋养皮肤(图4-12A);②肌间隙皮血管供血,即深部主干血管分出主要分支,通过肌块与肌块之间组织间隙,然后穿出到深筋膜,分布到皮下组织及皮肤(图4-12B);③主干带小分支血管供血,即节段性供血,是以一条动脉主干贯穿皮肤,在沿途分出数量众多的细小分支入皮肤提供血供(图4-12C);④肌皮血管供血,这类皮肤是通过供深部肌肉的血管供血,其轴心血管是由深部进入肌肉的血管束。肌皮血管入皮的血供方式又分为:①肌支,即主干进入肌肉后再逐级分支穿过深筋膜及皮下组织进入皮肤;②穿支,即主干穿过肌肉以接近垂直的方式穿过深筋膜进入皮下组织到皮肤;③缘支,即血管的直接皮支,是由主干通过肌肉边缘进入到皮肤(图4-12D)。

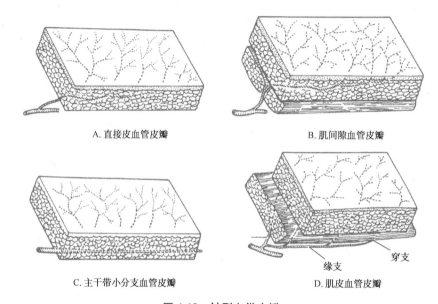

A. 直接皮血管皮瓣

B. 肌间隙血管皮瓣

C. 主干带小分支血管皮瓣

缘支   穿支

D. 肌皮血管皮瓣

图 4-12　轴型血供皮瓣

除上述两种皮肤的血供方式外,钟世镇还根据临床对皮瓣的需要,可以对皮肤的血供进行改造,即按解剖结构规律改造皮肤的血供方式,以提供临床所需特殊皮瓣。他根据解剖规律提出以下3种:①将肌间隙皮血管供血改造为主干带小分支血管供血,即将相邻的几个肌间隙皮血管连同深部的主要血管共同的几处皮肤供区改造成一个大型皮肤供区;②将肌皮血管供血改为直接皮肤血管供血,即将肌皮上的供血方式在手术中结扎其肌支,只留其穿支和缘支以及主干相连,制造成不带肌肉的单纯皮肤血管方式;③将非轴型皮肤供血改造成轴型皮肤供血,即在非轴型供血的皮肤深面先移植一套轴血管,待此血管系统与皮肤血管贯通后(一般需2～3周),使其成为轴型血管供血的皮肤。

皮瓣作为创面的修复已被整形外科和手外科应用有1个世纪,早期是以带蒂皮瓣移植为主,随着显微外科的问世,20世纪60年代初国内外即开始研究通过小血管的吻合术,进行皮瓣吻合血管的游离移植的动物实验,提出了游离皮瓣概念。

4.2.2　皮瓣的分类

（1）皮肤皮瓣

它是整形外科和手外科最早应用的传统皮瓣(图4-13A)。由于皮瓣内没有轴心血管,其血供由底部肌皮动脉与真皮下血管网吻合稠密的血管侧支沟通,故称为非轴心血管皮瓣,是以带蒂移位的方式来覆盖创面。在皮瓣的设计上,传统认为长宽比例应限于1.0：1.5或1：2,然而Daniel和侍德等根据研究否定了这个概念。皮瓣的长度主要取决于皮瓣内血管网的灌注压,增加皮瓣的宽度仅增加了灌注压相同的血管数目,而血管的灌注压并没有增加,故不能同时增加长度,增加皮瓣的长度只能通过延

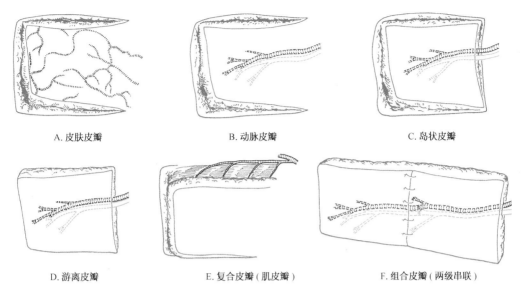

A. 皮肤皮瓣　　　　　　B. 动脉皮瓣　　　　　　C. 岛状皮瓣

D. 游离皮瓣　　　　E. 复合皮瓣（肌皮瓣）　　　　F. 组合皮瓣（两级串联）

图 4-13　皮瓣分类

迟术来完成。

（2）动脉皮瓣

即在皮瓣的纵轴面含有轴心血管，而且是血供的主要来源，故称轴心皮瓣（图 4-13B）。但因皮瓣底部与皮瓣组织不切断，因此同时含有肌皮动脉供应的皮下血管网补充血供。由于皮瓣内含有轴心血管，不受长宽比例的约束，且皮瓣的长度与面积取决于轴心血管的灌注压和灌注范围。

（3）岛状皮瓣

仅有轴心血管为蒂，除该血管蒂外，其余的皮肤、皮下组织都被切断，其血供仅由轴心血管来维持（图 4-13C）。该皮瓣的长度和面积主要取决于轴心血管的灌注压和灌注面积。

（4）游离皮瓣

系通过小血管吻合技术，将皮瓣内的轴心血管与受区血管吻合，一期远位移植成活的皮瓣（图 4-13D）。皮瓣的长度和面积的设计，不仅要根据轴心血管的灌注压，更重要的是受受区动脉灌注压的影响。由于轴心血管的解剖特点，轴心血管皮瓣又可分为直接皮动脉皮瓣、肌间隙血管皮瓣、肌间隔血管皮瓣及主干带小分支血管皮瓣。

（5）复合皮瓣

即采取皮瓣时由于受区的需要，同时将供区的肌肉、骨骼等组织与皮瓣一起作为移植组织（图 4-13E），其血供靠供给皮瓣的血管来供给。

（6）组合皮瓣

即通过吻合血管的方法，把两个或两个以上各具独立血管蒂的游离皮瓣通过小血管吻合连接成一个具有共同血管蒂的皮瓣（图 4-13F），使其能修复大范围的软组织缺损。由于组合方式的不同又分为并联和串联。并联指一个皮瓣的血管蒂与另一个皮瓣的血管蒂做端-侧吻合，或与另一皮瓣血管蒂上的分叉血管做端-端吻合；串联皮瓣指主干带小血管分支血管皮瓣，皮瓣动脉干远端与另一皮瓣的血管蒂做吻合组合的皮瓣，这一方式可两级或多级串联。

（7）预制皮瓣

目前按临床应用的需要有：①将肌间隙皮血管改造成主干带小血管分支的皮瓣，即将相邻的几个肌间隙皮血管连同深部的血管主干共同截取，组成主干带小分支的血管皮瓣，使皮瓣的面积增大；②将肌皮血管改造为直接皮血管的皮瓣，即将有皮瓣的轴心血管分向肌肉的肌支给予切断结扎，只留下穿支与肌皮血管的主干相连，造成不带肌肉的单纯皮瓣，以减少移植体的厚度；③将非轴心皮瓣改造成轴心皮瓣，即将缺乏理想的轴心血管的隐藏皮肤条件较好的局部，预先植入一套轴心血管，待此血管与皮肤血管沟通后，再作为轴心血管皮瓣供受区应用。

（8）非生理性皮瓣

它是一种非生理性循环的新型皮瓣。它的问世改变了常规游离皮瓣中必须具备一套完整的动、静脉系统的传统概念。由于它与受区血管吻合的性质不同,又分为静脉皮瓣和静脉动脉化皮瓣。

4.2.3 带蒂皮瓣移植

带蒂皮瓣移植是指一块皮肤带有皮下脂肪,部分地切下,留有 1~2 个蒂与原处相连。这种皮瓣用来修复邻近或远隔较深的缺损,称为带蒂皮瓣移植。这种皮瓣的蒂部包含着足够供应整个皮瓣的血供和回流,在移植后不致发生血运障碍而坏死,待愈合 2~3 周逐渐建立了新的血液循环后,此时可将蒂部切断,以完成皮瓣的移植。

(1)带蒂皮瓣的分类

带蒂皮瓣为有一定特殊血管供血的皮下组织瓣。根据 Daniel 所提出皮瓣内所含血管的性质,将带蒂皮瓣分为 3 类,即皮肤皮瓣、动脉皮瓣、岛状皮瓣。

(2)带蒂皮瓣的适应证

1)修复有深部组织暴露的创面,如骨骼、肌腱、主要的血管和神经等,游离植皮不能适用,可用皮瓣移植。皮瓣不但能消灭创面,而且可以改善局部的血液循环和组织的营养,并能为后期修复骨骼、肌腱、神经等创造条件。

2)可以修复洞穿性缺损,如颊部洞穿性缺损。

3)某些瘢痕挛缩畸形,在切除瘢痕后使畸形得以矫正,但有骨骼、关节、肌腱等暴露,因此可用皮瓣修复。

4)修复慢性溃疡和压疮等。

5)可用于人体体表器官的再造,如鼻、耳、手指、阴茎等缺损,均能以皮瓣为基础,根据各个器官的特点,配合软骨、骨骼及其他组织以完成器官的再造手术。

(3)皮肤皮瓣——随意皮瓣移植

这类皮瓣常为 1 个蒂,但有的皮瓣较大、较长,也可以有 2~3 个蒂。皮瓣可以在缺损的局部制备,也可以在缺损的远处制备,前者称局部皮瓣,后者称远位皮瓣。按形成分为两类。

1)扁平皮瓣:

A. 扁平皮瓣的分类:

a. 局部皮瓣:是用缺损周边局部的健康皮肤和皮下脂肪组织来修复缺损。这类皮瓣的特点是:①皮瓣取自缺损周边的局部皮瓣,故其色泽、厚度、质地与受区皮瓣相同;②一般一次能完成手术,但少数须先做一次延迟手术;③无需做特殊固定;④供皮区直接缝合或用游离植皮修复,都有新的瘢痕出现。

局部皮瓣的转移方法不同,可分为以下几种:

推进皮瓣:又称自然滑行皮瓣,其方法是在缺损一侧设计一个皮瓣切开皮肤,在皮肤深筋膜浅层潜行分离,后利用皮瓣组织的弹性和伸延性向缺损处滑行,封闭创面。这种皮瓣的蒂部两侧根部皮肤会有皱褶形成,需做三角形切除。临床上的"Y-V"成形术就是一个例子(图 4-14)。

旋转皮瓣:这种皮瓣是在缺损处周边局部设计一个皮瓣,利用皮肤的直角方向的移动性,使皮瓣顺时针或逆时针方向旋转,来覆盖创面;供皮区可直接缝合或用中厚皮片移植消灭之。在皮瓣旋转后其蒂部带有皱褶,称为"猫耳",不可一期修整,需 3 周后二期修整。在设计旋转皮瓣时,需注意皮瓣的长径要大于创面,以免张力过大而裂开,亦可因皮瓣的血运受影响。设计时,如"O"为皮瓣的中心,则长轴"ON"需等于"O"到创面的最远点"M",即 ON=OM(图 4-15),这样皮瓣转移后缝合无张力,可保证皮瓣的血运和创面一期愈合。

内翻或翻转皮瓣:常用来修复洞穿性缺损,以作为衬里。在制作翻转皮瓣时要注意以下两个问题:①作为翻转皮瓣的蒂部常是不健康的组织,有浅表的溃疡,因此在术前要给予治疗;②翻进去的皮瓣不能带毛。

b. 邻近皮瓣:皮瓣来自创面附近的皮肤组织,但与受区不直接相连,转移时蒂部有角度形成,例如用额部皮瓣做鼻再造的邻近皮瓣即属这一类。其特点是:①供皮区是在缺损的附近,故皮肤的色泽、质地与受皮区近似;②无需特殊的固定;③由于供皮区与受皮区之间有段正常皮肤组织间隔,所以转移后要 3~4 周断蒂;④在转移时常有开放性创面暴露,因此术后宜定时换药。

c. 远距皮瓣:是用距离创面较远部位的皮肤组织来修复缺损,如用胸腹皮瓣修复手背的缺损。其特点是:①不在局部造成过多的瘢痕;②供应的皮瓣面积不受过多的限制;③转移时需将供皮区与受皮区互相接近,并固定在恒定的位置上;④手术需 2 次以上才能完成(图 4-16)。

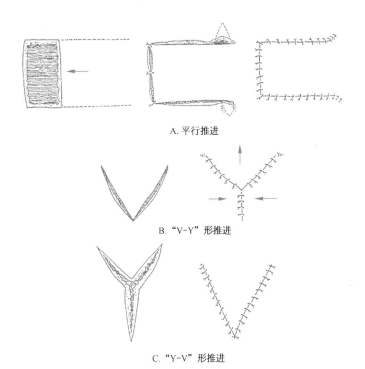

A. 平行推进

B. "V-Y" 形推进

C. "Y-V" 形推进

图 4-14　推进皮瓣

4

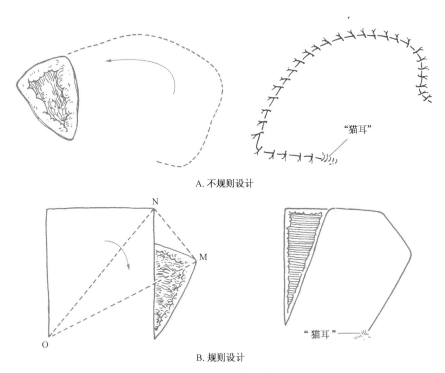

A. 不规则设计

B. 规则设计

图 4-15　旋转皮瓣

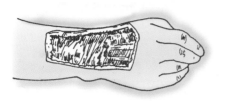

A.手背创面

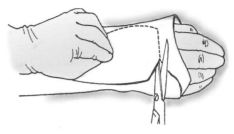

B.制作创面大小样子

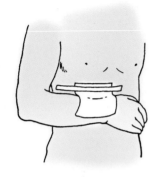

C.选择合适位置

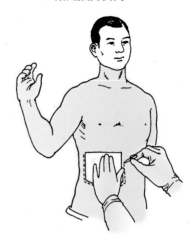

D.设计皮瓣切口线

图 4-16　远距皮瓣

B. 扁平皮瓣移植的方法：

a. 供皮区的选择：应该注意到局部情况，如皮肤颜色、质地、厚度、毛发，以及患者的年龄、性别和患者的要求，如局部健康皮肤较广，转移后的供皮区瘢痕不影响功能与美观，则用局部皮瓣或邻近皮瓣为佳。如创面大、局部健康皮肤有限，或转移的瘢痕影响功能和美观，则应用远距皮瓣。

b. 皮瓣的设计：一般采用逆行设计法，也就是先了解受皮区的情况，根据受皮区的要求来进行设计，故需注意以下几点：①对病变的大小估计要正确，病变大小并不代表缺损的大小，需与对侧健康部位做比较来估计。②皮瓣有收缩性，一般为 10%～20%，故设计时要估计在内，也就是皮瓣要较创面放大 10%～20%。同时要保证蒂部足够长，以保证转移时的松动性。③长宽的比例，根据 Daniel 的理论，长宽的比例意义不大，但临床上应用多年尚可作为参考。最理想的长宽比例为 1∶1，一般<1.5∶1。近年来应用直接皮动脉供应的皮瓣，故比例超过了以上限制。④在躯干部的皮瓣不宜超过正中线，但在颈部、头面部关系较小。

c. 皮瓣的成形：①在分离皮瓣时应在浅、深筋膜之间进行，这样不损伤皮瓣的血液供应，而且出血较少。②皮瓣做成后，应检查血运、颜色、温度、出血等情况，决定是否立即转移。如以上情况有疑问，则不能立即转移，缝回原处，做延迟手术（图 4-17）。③供皮区可以在局部应用局部皮瓣消灭，但需不影响皮瓣的血运、局部的功能和美观，否则需采用游离植皮。④手术时需注意无创技术和严密止血，以免发生皮瓣下血肿。

d. 皮瓣延迟术：当设计的皮瓣面积过大或长宽之比超过限度，立即进行转移可能会发生皮瓣坏死，此时可通过延迟手术增加血运，此后再进行转移将不发生坏死。其方式按原设计中的皮瓣，将其部分或全部切开并分离，然后原位缝合，经 10～14 d 后再进行转移，也有再做一次延迟手术者，但延迟皮瓣不能超过 2 周，否则失去延迟手术的意义。延迟皮瓣之所以能增加血运，是由于血管径增大，在皮瓣手术的最初期，皮瓣内的血管呈普遍痉挛收缩状态，以后小动脉和毛细血管在皮瓣端充分扩张，一般认为是切断交感神经的结果，表现为失张力现象，经 3～7 d，这些血管再度

4

收缩,血管张力逐渐恢复,7 d后血管即稳定在较正常的状态下,血流不再发生阻滞。其次,是血管数目也有所增加,系由于新血管由蒂部长入。再次,是由于血管的侧支循环在皮瓣的纵轴方向扩张(图4-17)。

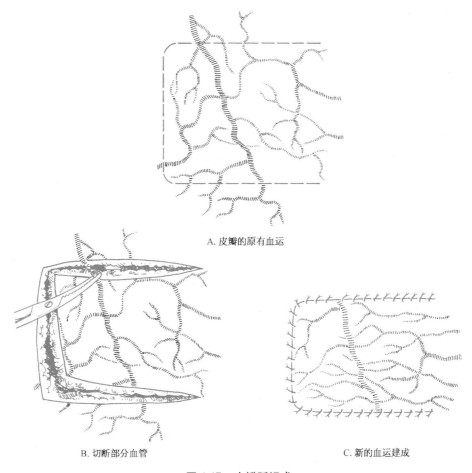

A. 皮瓣的原有血运

B. 切断部分血管

C. 新的血运建成

图 4-17　皮瓣延迟术

　　C. 扁平皮瓣移植术注意事项:①要确定血运没有问题时才能转移。②延迟的皮瓣手术,在分离时要注意层次,分离后要把下面的瘢痕修除,但避免损伤皮瓣的血运,并切除皮瓣缘的瘢痕。③皮瓣缝合到转移部位,应避免过度的扭转和张力,以免影响血运。④皮瓣的蒂部尽可能完全闭合,以免开放暴露造成感染或形成肉芽。⑤皮瓣转移后的包扎要有一定压力,尤其是皮瓣向低垂部位转移者,这样可以保持皮瓣与受皮区紧密贴合,以免形成孔隙,以及减少水肿、纤维化及挛缩。水肿严重者可以影响血运。另外,压力要适当,不能过紧而阻碍血运。⑥远距皮瓣要在适当的位置上进行固定,防止蒂部扭转影响血运,或撕脱皮瓣。

　　D. 扁平皮瓣移植术后处理:①手术后观察皮

瓣血运非常重要,一般术后6～12 h需做第1次检查,以后每天检查1次,连续3 d。每次检查后仍需包扎好,如有问题应及时处理。②一般术后10～14 d拆线。③3周后可断蒂,或修整"猫耳"形状。

　　E. 扁平皮瓣移植手术后并发症:①皮瓣下血肿,因止血不彻底所致。一经发现应立即去除血肿,并给予彻底止血。②皮瓣坏死,原因是多方面的,主要是由于动脉缺血或静脉回流不畅,前者出现快,坏死境界明显,坏死前无皮瓣水肿;后者临床表现缓慢,皮瓣颜色逐渐改变,境界需3～5 d才能清晰,反应面积较广,后局限,早期有水肿或水泡出现。其处理方法为早期发现,解除原因;其次为局部按摩,促进血液回流,并应用血管扩张剂和右旋糖酐40等。当坏死不可避免时,其处理方法是局部用乙醇外敷,保持干性坏死；当坏死界限清晰后，再做手术，切除坏死组织。用其他方法补救修复，一般需要 2 周左右。

2）管状皮瓣——皮管：皮管是一种封闭式的皮瓣，是将两侧相平行的双蒂皮瓣向内卷拢，缝合成一个圆柱形的皮管。它是 1916 年由费拉托夫首先应用于临床的，故又称为费拉托夫皮瓣。由于显微外科在整形外科的应用，现临床应用较少。

A. 皮管的优缺点：

a. 优点：①皮管是一个封闭式的皮瓣，所以不易发生感染，因此瘢痕和收缩很少；②皮管有较长

的蒂，因此可以承受一定的扭转；③皮管制备后需经过一段时间后才转移，因此能形成新的血液供应系统，故在手术前即使供皮区的方向与皮管不一致，但手术时断蒂转移并不影响血运；④血运由皮下脂肪的深层转到真皮下层，因此可以修除较多脂肪也不会影响血运，故有利于修复面部缺损和拇指再造。

b. 缺点：手术次数多、时间长，使患者感到麻烦。

B. 皮管手术的方法：①供皮区的选择。要注意皮肤的颜色、质地、厚度、毛发，以及患者的年龄、性别和患者的要求。②皮管设计。采用逆行设计法（图 4-18A），但要对受皮区的大小进行充分估计；长

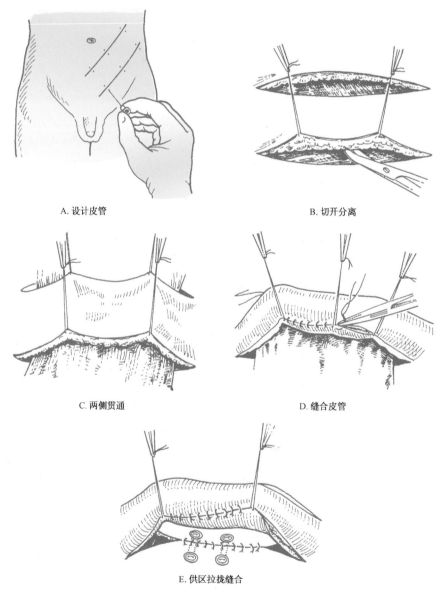

A. 设计皮管

B. 切开分离

C. 两侧贯通

D. 缝合皮管

E. 供区拉拢缝合

图 4-18　皮管的手术方法

与宽之比一般以 3∶1 为佳,但对比较肥胖者,比例要小一点;躯干部的皮管不宜超过中缘。③手术方法。根据设计的切线,先切开一侧的皮肤和皮下组织,并于浅筋膜与深筋膜之间进行分离,分离至对侧后再于对侧切线切开皮肤和皮下组织(图 4-18B),使两切口贯通(图 4-18C)。经彻底止血后,先做供皮区拉拢缝合,如有困难,也可做中厚皮片植皮,但注意在缝合供皮区前,可先将皮管固定 2～3 针(图 4-18D),避免创面暴露。在缝合皮管两端三角处时,可采用 Ctillieds 1917 年提出的缝合方法,即横行褥式缝合法。其他缝合方法还有很多,这里不一一介绍(图 4-18E)。④皮管的延迟手术。其方法有以下几种:在一次形成时,于中央的一侧保留一段桥,形成皮肤蒂,第 2 次手术时此蒂切开缝合成皮管;先形成 2 个皮管,中间留一段皮肤,第 2 次手术将 2 个皮管中间的皮肤做两个平行切口,然后缝合使 2 个皮管合并成 1 个皮管;自皮管的一端向前延长皮管;在皮管的一端延迟 1 个皮瓣。⑤皮管转移的时间与方式。关于皮管转移时间一般认为需 3 周

后才适宜,即等待血运建立后方可转移。关于如何鉴别血运是否建立,常用以下几种方法:阿托品试验,即在皮管内注射阿托品,患者出现阿托品反应,如脉率加快、视力模糊、口干等现象,出现的早晚,与对照部位相比较即可确定皮瓣血运的建立情况;荧光素试验,用 5%荧光素溶液静脉注射,荧光素立即通过血流遍布全身各处毛细血管中,在 10～20 s 血液循环良好的部位,就可以看见很清晰的金黄色光线,这种颜色的光,在紫外线灯照射下可直接从毛细血管中看到。近年来,国际上广泛采用放射性核素的廓清试验和光电反应试验等来测定皮瓣及皮管的血运。蒂部用钳夹的方法,也可检查血运,并能训练皮管血运。

皮管的转移方式也有好几种:①跳进转移,即将皮管一端切断,如跳跃式转移(图4-19A);②蠕进转移,即将皮管一端切断,如蚯蚓蠕动式转移至受皮区(图 4-19B);③手背或前臂携带转移,即将皮管一端切断,通过手背或前臂携带转移至受皮区(图 4-19C)。

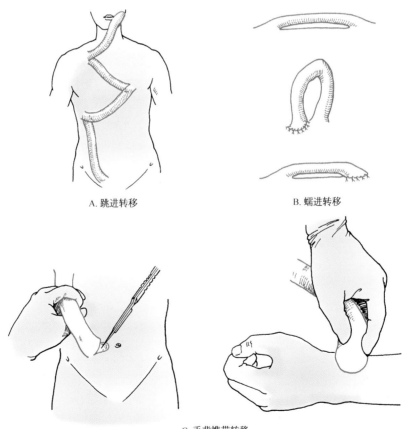

A. 跳进转移　　B. 蠕进转移

C. 手背携带转移

图 4-19　皮管的转移方式

C. 皮管制备的部位：①颈横和颈斜皮管，常用于修复耳轮或鼻小柱。②胸肩皮管，常用于修复手的拇指缺损或下唇缺损。③胸腹皮管，可做较长的皮管，通过手或前臂的携带，可修复下肢较广泛的皮肤缺损。④腹部皮管，可修复上肢、手、前臂的缺损；通过手及前臂携带，可修复下肢部位缺损。⑤上臂皮管，可修复拇指的缺损，也可用于整形修复鼻缺损。

D. 皮管手术后的并发症：①沿皮管的缝线裂开，使脂肪外露，或发生坏死，其原因在于皮管宽度不够，缝合太紧。②皮管内出血或形成血肿，是由于止血不彻底所致，处理时需重新止血。③中央坏死，是由于长宽比例不恰当所致，处理方法是等坏死明确后再切除坏死及吻合。④皮管转移后远端（转移端）坏死，是由于切断时间较早，血运尚未建立所致，处理方法是等坏死明确后，切断坏死部位，再重做转移。⑤感染，是由于无菌操作不够所致，或由血肿所致，轻的无需处理，如有脓肿形成，则需拆开数针引流缝线。

（4）动脉皮瓣移植

1）动脉皮瓣移植的适应证：凡是能够采用皮肤皮瓣修复的病变、外伤和畸形都可以采用动脉皮瓣，且效果和成功率较高。但受皮区的部位没有皮肤皮瓣广泛，将受到供皮区位置的限制。总之，在选择上，凡是能够以动脉皮瓣代替皮肤皮瓣修复的病变、外伤和畸形应该更多采用动脉皮瓣，以提高手术效果和成功率。

2）动脉皮瓣移植的方法：动脉皮瓣的移植方法和皮肤皮瓣有很多相似之处，但也有它的特殊性。

供皮区的选择：在供皮区的选择上，除注意局部情况，如皮肤颜色、质地、厚度、毛发、患者的年龄和性别，以及供皮区切除后的功能和外观的影响外，更重要的是要注意受皮区的面积和部位，因动脉皮瓣的供皮区部位有限，以及皮瓣的面积受到直接皮动脉供血范围的限制，不可随意扩大。常用的供皮区有：胸三角、腹股沟、腹部、足背等有直接皮动脉的供区（图4-20）。

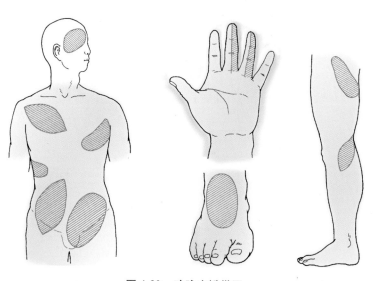

图4-20　动脉皮瓣供区

动脉皮瓣的设计、成形方法和注意事项：根据受皮区的要求，选择好供皮区后，其皮瓣设计方法在面积估计和皮瓣收缩方面与皮肤皮瓣是一致的，但要注意其蒂一定要包含纵轴行走直接皮动脉。长度和宽度不能超过直接皮动脉供血范围。

当动脉皮瓣的设计完成后即按照扁平皮瓣的分离方法进行，按切线切开皮肤、皮下组织达深筋膜深面，后用支持线缝合这侧两角，在深筋膜深面进行分离，特别要注意保护直接皮动、静脉，有时为保护直接皮动、静脉需切开肌膜在肌膜下分离。皮瓣分离后还需检查皮瓣的颜色、温度和远端渗血情况，以了解皮瓣的血供。皮瓣转位后供皮区的处理与皮肤皮瓣相同。关于动脉皮瓣术后的处理和注意事项按皮肤皮瓣处理。

（5）岛状皮瓣移位

岛状皮瓣移位术的发展是在动脉皮瓣临床应用

的基础上展开的,它解决了动脉皮瓣旋转弧度的限制和免除第2次断蒂修整"猫耳"的手术,特别是能够进行通过一段正常的皮肤创面修复。但是,它不能作为远位修复,只能按直接皮动脉的纵轴长度来决定它的修复范围。超过直接皮动脉纵轴长度以外的部位,则不能应用。由于岛状皮瓣有以上缺点,因此它的临床应用范围就没有皮肤皮瓣和游离皮瓣那样广泛,仅应用于有直接皮动脉供血的部位,以直接皮动脉纵轴长度为半径的范围内者需做皮瓣修复的各类病变。

关于岛状皮瓣移位的适应证、设计方法和注意事项等有关问题,与动脉皮瓣基本相似。但是,在技术上有更精细的要求,效果比动脉皮瓣更佳,在设计上要充分估计直接皮动脉的长度和供血的范围,其受区必须在直接皮动脉的半径范围内。在切取皮瓣时,除按上述动脉皮瓣的切取方法外,还需在蒂部皮肤和皮下组织切断时,严格保护蒂部直接皮动脉和静脉,根据长度的需要向近侧分离动、静脉,使其形成一块仅有动、静脉相连的岛状皮瓣;再在供区与受区之间的皮下做一较宽大的隧道,使岛状皮瓣能顺利地通过,注意其动、静脉血管蒂不能有扭转、压迫。供区一般不做直接缝合,而是用大块全厚或中厚皮片移植覆盖创面,以免皮肤张力过大,压迫岛状皮瓣的血管蒂而影响皮瓣的血运。

4.2.4 游离皮瓣(吻合血管的皮瓣)移植

(1) 游离皮瓣的分类

1) 皮肤支血管分布的游离皮瓣:即直接皮动脉为蒂的游离皮瓣(参见图4-12A)。这种游离皮瓣的动脉蒂大多是起源于动脉的主干,穿出深筋膜前,经过肢体较大的肌腔隙,如腋窝、腘窝和股三角等。后走行于肌肉和筋膜之上,与皮肤平行,并有静脉伴行。主要有:①腹股沟部及下腹部游离皮瓣;②侧胸部位游离皮瓣或称腋下部位的游离皮瓣;③小腿后部游离皮瓣。

2) 穿通支血管分布游离皮瓣:

A. 肌间隙血管为蒂的游离皮瓣(参见图4-12B):①胸三角游离皮瓣;②肩胛冈下游离皮瓣;③肩外部游离皮瓣;④臂外侧中部游离皮瓣;⑤臀上部游离皮瓣;⑥臀下部游离皮瓣;⑦股前外侧皮瓣。

B. 肌间隔血管为蒂的游离皮瓣:①臂内侧游离皮瓣;②臂外侧下部游离皮瓣;③股后外侧皮瓣;④小腿内侧游离皮瓣(亦称隐神经血管游离

皮瓣)。

3) 节段支血管分布的游离皮瓣(参见图4-12C):这类游离皮瓣的特点是血管蒂为一条动脉主干,并贯穿皮瓣的全长,沿途发出许多细小的节段性的分支,易合成网状供养邻近皮区。当应用该类皮瓣做移植时,必须切断并移走该条重要的动脉主干。因此,只能在有两条以上的动脉主干并存,而且互相侧支循环代偿能力丰富的部位,在该动脉主干被切断移走后对肢体的循环和它它支配的其他组织不发生血供障碍的情况下才能选用。此类游离皮瓣有:①前臂游离皮瓣;②足背游离皮瓣;③小腿前部游离皮瓣;④小腿内部游离皮瓣。

(2) 游离皮瓣移植的优缺点

1) 优点:它除了具有皮肤皮瓣的优点外,还具备以下优点:①一次完成手术,避免了皮肤皮瓣(即带蒂皮瓣)转移时的多次手术,减少了患者的痛苦,缩短了疗程和住院时间。②避免了带蒂皮瓣转移时难受的固定姿势和固定所引起的关节僵直等并发症。③在外伤或其他急诊情况下,如需要立即用大块带有脂肪的皮瓣修复缺损而无局部皮瓣利用时,游离皮瓣可以满足此需要。④手术一般不受年龄的限制,而远离皮瓣转移对不合作的儿童和老人不宜应用。

2) 缺点:手术时间长,技术要求高,需要特殊器械。因此在目前情况下,在国内普遍推广有一定限制,特别是对受区的要求,一定要有可吻合的血管,如受区无可吻合的血管则不能应用。

(3) 游离皮瓣的适应证

1) 修复有深部组织(骨骼、关节、肌腱等)暴露的外伤或手术所造成的创面。

2) 修复手掌、前臂、足部等瘢痕挛缩,为四肢功能恢复创造条件。

3) 治疗长期不愈的慢性骨髓炎、小腿溃疡等。

(4) 游离皮瓣移植术的原则

1) 供皮区的要求:①皮瓣内至少要包含1根皮肤动脉和静脉,有适当的长度(2~3 cm)和适当的口径(1 mm左右),以便在手术显微镜下吻合;②皮瓣内的动静脉系统所形成的血管网的供应范围应有足够的大小,以保证皮瓣的血流供应;③供吻合的血管需在一定的已知解剖范围内,尽量没有变异;④皮瓣要有足够的大小(一般较创面大20%,以减少缝合后的皮瓣张力过大而影响血运),毛发要少,皮瓣的颜色、厚薄和柔软度要能满足供皮区的要求;⑤皮瓣最好要有1根可供移植的神经;⑥皮瓣取下后要对供皮部位的功能和形态影响不大。

2) 受皮区的要求:①受皮区或附近要有可供吻合的血管,且变异要少,最好动、静脉能平行,或相距较近;②受皮区的血管要健康,要有足够的长度,口径大小要适宜,最好与皮瓣的血管口径一致;③受皮区的血管与皮瓣内的血管吻合后,不引起该血管原来供应范围内组织的损伤和坏死。

3) 游离皮瓣移植的设计:游离皮瓣移植术费时,对患者有一定的侵袭,因此在决定该项手术前先要对患者有一个全面的了解,估计患者能否承担手术,特别在急诊情况下要决定该项手术时要全面考虑,不应勉强施行,以避免造成不良后果。在设计该项手术时,一般都是采取逆行设计方法,即先了解受皮区的情况,根据受皮区的情况来设计皮瓣,此时需注意以下几点:①正确估计受皮区的面积,包括清创中切除病变皮肤后扩大的面积,由于皮瓣游离后有收缩性,故应较扩大后的创面再放大 20%,以免因皮瓣缝合后张力过大而影响血液循环。②受皮区内是否需要修复深部组织,是同时修复还是二期修复。前者需在选择皮瓣的同时要注意该处是否有供需要的组织,如肌腱、神经、肌肉、骨骼等;对后者在选择皮瓣时要有较多的皮下组织,以便二期修复深部组织。③受皮区在头面部,需注意美观,一般采用邻近的供皮区,常用的是胸三角皮瓣。受皮区在手掌或手背上时选用足背皮瓣,因皮下脂肪较少,而且耐磨性也较相似。

(5) 游离皮瓣的移植方法

1) 供区的准备:根据创面的形态和面积放大 20%选择好供区,再根据该皮瓣设计和切取方法设计好切线,按所选皮瓣的切线解剖出血管蒂或血管神经蒂,后根据该皮瓣切取方法切取皮瓣,但暂不切断血管神经蒂。

2) 受区的准备:对外伤的创面做彻底的清创,对瘢痕做彻底切除,对体表肿瘤按肿瘤的切除原则予以彻底切除,如做局部移位即可进行,对需做吻合血管的远位带血管游离皮瓣移植者,则在受区找出可供吻合的动、静脉或同时找出可供吻合的皮神经,以供吻合。

3) 移植方法:①切断皮瓣血管蒂移植到受皮区。根据皮瓣和受皮区供吻合血管的情况,决定切断皮瓣血管的部位和方式;先切断静脉,再切断动脉,以防充血和血栓形成。切断血管后无需肝素溶液冲洗。根据受皮区血管的位置将皮瓣覆盖在受皮区的创面上,先固定数针准备做血管吻合。②进行微血管吻合。由于血管的口径较小,一般都要在手术显微镜或放大镜下操作,先吻合静脉然后再吻合动脉,一般动、静脉比例为1:1,有条件者也可2根静脉1根动脉,采取对端吻合。如口径不一致或受皮区血管不宜切断时,可采取端-侧吻合。其吻合方法是采用9"0"~10"0"带有无创缝针单股尼龙线,进行两定点或三定点间断缝合,也可连续缝合,间距为0.5 mm,进针角度一般在距血管壁 0.5 mm 由内向外与血管壁垂直,避免<60°进针,并防止血管外膜被带入吻合口内;在吻合过程中不断用肝素加0.9%氯化钠溶液冲洗管腔。缝合完毕后去除血管夹,如皮瓣边缘出血,即表示吻合成功。③缝合皮肤和放置橡皮引流条。血管接通后,应检查皮瓣及受皮区创面有无出血现象,如有出血应做彻底止血,然后将皮肤松松缝合,避免太紧,再在皮瓣周围放置2~3根橡皮引流条,以免渗血引起血肿,然后再检查皮瓣血运良好后用纱布覆盖,最后包扎时不可过紧,以免影响血运。

(6) 游离皮瓣的术后处理

1) 全身应用有效剂量的抗生素,以防感染。

2) 常规使用抗凝、解痉药物,不用肝素,以免引起皮瓣下血肿。每日输注 500 ml 右旋糖酐 40;阿司匹林 600 mg,每 4 h 1 次;双嘧达莫 25 mg,每 8 h 1次。持续治疗 5~7 d。

3) 注意患肢稍抬高,以利静脉回流,48 h 内每2~4 h观察 1 次皮肤血运、毛细血管充盈情况,以及皮瓣的温度。一旦发现危象则应按危象处理原则处理,并及早探查,取出血栓或再次做血管吻合术。

4.2.5　临床常用皮瓣

(1) 带指固有神经背侧支的指背筋膜逆行岛状皮瓣

2002 年,邢丹谋等首先报道了带指固有神经背侧支的指背筋膜逆行岛状皮瓣的临床应用。此后,国内外不断有应用的报道。此皮瓣主要应用于指端损伤创面的覆盖,皮质好,不损伤手指的主要血管,是目前指端损伤修复的理想选择。

1) 临床应用解剖:除小指指背尺侧外,示、中、环指及小指桡侧的近节远段及中、远节指背感觉,均由指固有神经发出的背侧支支配。其走向恒定,体表投影线为指蹼远侧缘与手指近节指屈纹的交点至近侧指骨间关节指屈纹延长线与背侧缘交点的连线。手指背侧皮肤主要由指固有动脉分支供血。在正常成人乳胶灌注手标本的解剖研究中观察到,指固有动脉在近节手指近中 1/3 平面以远,向指背发出 8～13 支背侧支动脉并相互连接,形成指背动脉网。

2)适应证:主要用于示、中、环及小指远端损伤创面的覆盖。

3)麻醉与体位:通常采用患侧肢体的臂丛神经阻滞麻醉,对儿童和婴幼儿也可采用全身麻醉。采用仰卧位,于上臂上 1/3 上止血带。

4)皮瓣设计和手术步骤:手术在止血带控制下进行,清创后显露指腹创面一侧的指固有神经断端,根据缺损区大小,在手指近节中、远段及背侧设计皮瓣,皮瓣侧缘不超过手指侧中线。在皮瓣远侧缘附加设计一三角形皮瓣(图 4-21A),以减轻皮瓣转位后蒂部转折处皮肤的张力。轴点设计在远侧

指骨间关节背桡侧或背尺侧,轴心线与手指纵轴平行。

按设计画线,由近及远切开皮肤、皮下组织,在靠近侧面处小心解剖出指固有神经背侧支,由皮缘向近侧将其游离后切断,使之含于皮瓣内。从真皮下与伸肌腱腱周膜浅面之间解剖筋膜组织,其形成宽度不小于皮瓣的设计宽度。从轴点至指腹创缘做一切口,将皮肤向两侧适当游离,形成一明道,供皮瓣蒂通过(图 4-21B)。

放松止血带,确认皮瓣血运良好后转位,覆盖指腹创面。在显微镜下将皮瓣携带的指固有神经背侧支与创面指固有神经断端用 6“0”尼龙缝线缝合(图 4-21C)。

供区游离植皮(图 4-21D),可从前臂或其他部位切取全厚皮片植皮修复。术后伤指用铝板固定,7 周时去除固定,伤指开始主动活动。

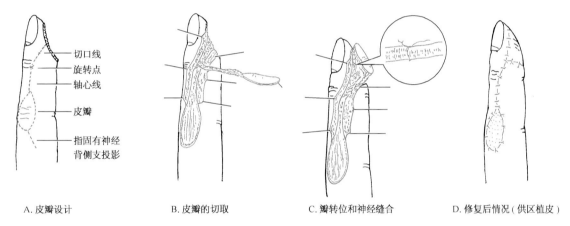

A.皮瓣设计　　　　　B.皮瓣的切取　　　　　C.瓣转位和神经缝合　　　　　D.修复后情况(供区植皮)

图 4-21　带指固有神经背侧支的指背筋膜逆行岛状皮瓣

5)手术注意事项:皮瓣解剖时最好在手术放大镜下操作,采用锐性分离,蒂部保留 0.8～1.0 cm 宽的筋膜,远端转移点不能超过远侧指骨间关节水平;若在解剖时发现指固有动脉在远端转移点附近的背侧有分支,则必须要保留。皮瓣转移修复指端创面后,蒂部不能有张力,必要时可用小片全厚皮片覆盖。

6)术后处理:严密观察皮瓣的血供情况,主要包括毛细血管反应和肿胀程度等。如果出现毛细血管反应变慢,可以将皮瓣远端缝线拆除一些;如果出现皮瓣的颜色发绀,可以将蒂部的缝线拆开解除紧张,一般可以缓解。

7)优缺点评估:该皮瓣用于修复指远端损伤创面的覆盖,具有肤色相近、皮质较好、损伤较小等优点,而且有神经可以缝合,能恢复一定的感觉,由于不影响手指的主要血管,采用邻近的组织修复,是理想的指端创面修复方法。由于该皮瓣的血供来源于指固有动脉的背侧分支和指背筋膜血管网,解剖要非常仔细,以减少对微小血管的操作损伤。

(2)示指近节背侧皮瓣

示指近节背侧皮瓣系 1978 年 Foucher 正式应用于临床的。但早在 1963 年,Wilson 和 Holevich 就报道了以示指根部桡侧带神经血管蒂皮瓣移位到拇指做拇指感觉重建。1969 年,Gaul 和 Brallia 也推

荐带桡神经示指背侧皮瓣,但需做两次手术才能完成。1973 年,Vilai 和 Iselin 采用"旗状皮瓣"或"风筝式皮瓣"可以一次性完成手术,但手术要仔细和准确。随着显微外科的问世,显微外科解剖学也随之出现。至 1979 年,通过对示指近节背侧皮瓣的血供研究,才使示指近节背侧皮瓣的临床应用更加完善。

1) 临床应用解剖:示指近节背侧皮瓣血供主要来源于桡动脉深支在鼻烟窝发出的腕背动脉,其主干在拇长伸肌深层,在穿过第 1 骨间背侧肌前发出示指背桡侧动脉。该动脉纵贯皮瓣全长,是皮瓣的轴心支,与指掌侧固有动脉指背支相互吻合,形成示指近节动脉网。按血管起源,示指背桡侧动脉分 3 型(图 4-22)。

Ⅰ型:示指背桡侧动脉起自桡动脉穿第 1 掌骨间隙处,占 80%。主干向第 2 掌骨中点或远、中 1/3 交界处斜行,继经第 1 骨间背侧肌与第 2 掌骨间浅面前行,达掌指关节平面进入示指背侧。

Ⅱ型:示指背桡侧动脉起自第 1 掌背动脉,占 15%。如解剖学所述,第 1 掌背动脉从桡动脉分出后,立即分为两支到拇指尺侧及示指桡侧的背侧或主干走向虎口游离缘,示指背侧动脉沿第 1 骨间背侧肌的桡侧走向示指背侧。

Ⅲ型:在第 1 掌骨间隙近侧由桡动脉直接分出的示指背桡侧动脉非常细小,它行经第 2 掌骨头附近被一自示指掌桡侧动脉分出的粗大动脉支所代替。此型占 5%。

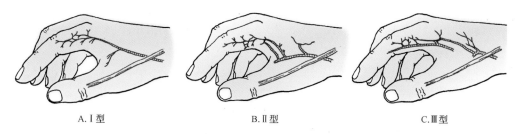

A.Ⅰ型　　　　　　　B.Ⅱ型　　　　　　　C.Ⅲ型

图 4-22　示指近节背桡侧动脉分型

该皮瓣的神经支配为桡神经浅支,其于腕部穿出深筋膜,分 4～5 支背神经,第 3 支分布于示指桡侧,第 4 支分布于示、中指相邻侧,故而示指背侧皮肤由第 3～4 支背侧神经支配(图 4-23)。

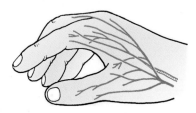

图 4-23　示指近节背侧神经支配

根据上述解剖,该皮瓣近侧端位于第 2 掌骨底干面附近,而远侧端位于示指背侧近节指骨间关节,两侧不应超示指侧中线,故该皮瓣长 9～10 cm,宽指背处为 2.0～2.5 cm,掌背处约为 4 cm。

2) 适应证:①虎口区软组织缺损或瘢痕挛缩的修复;②拇指软组织缺损或瘢痕挛缩的修复;③拇指再造。

3) 麻醉:臂丛神经阻滞麻醉。

4) 手术步骤:由于修复部位的不同,皮瓣的类型也有所区别。修复虎口区软组织缺损或瘢痕挛缩的修复以局部动脉转位皮瓣为主;而修复拇指软组织缺损或进行拇指再造,则以轴状皮瓣为主。

A. 局部动脉皮瓣移位术:

a. 皮瓣设计:根据虎口区软组织缺损或瘢痕切除后拇指充分外展后的创面,以及虎口张开角度和创面的长、宽,于第 2 掌骨和示指背侧做一舌形切口线(图 4-24A)。皮瓣的基底线应与虎口背侧创缘一致,皮瓣的顶点(即皮瓣的长度)应为皮瓣的基底缘(尺侧缘)到虎口创面掌侧缘的长度,并放大 20%。

b. 皮瓣切取:在止血带控制下按皮肤切口线切开皮肤、皮下组织和筋膜。在切开皮瓣顶端深筋膜时,注意切断指背静脉并结扎。用 2 根支持线固定,在其深面从指伸肌腱腱膜浅层向近侧剥离直至皮瓣的基底部(图 4-24B)。因在伸肌腱腱膜浅层剥离,故无需解剖支配该皮瓣的血管和神经。

c. 皮瓣转位:皮瓣转位覆盖创面前先放松止血带,经充分止血后,将虎口松解后的创面充分外展,并用弓状克氏针插入第 1、第 2 掌骨颈部,保持虎口的张开,然后再将预制好的舌状皮瓣移位到虎口创面上。先将皮瓣顶端与创缘的远端做结节缝合固

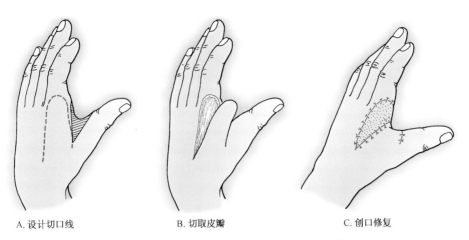

A.设计切口线	B.切取皮瓣	C.创口修复

图 4-24 示指近节背侧局部动脉皮瓣移位术

4

定,再做皮瓣缘与创缘缝合。供区用全厚皮片覆盖缝合(图 4-24C),并打包固定。

B. 轴状皮瓣移植术:

a. 皮瓣设计:根据拇指受区创面的形态、大小并放大 20%,在示指近节背侧设计皮瓣切口线。其皮瓣的顶点到第 2 掌骨基底部的长度,应等于拇指创缘顶点到第 2 掌骨基底部的距离。再于第 2 掌骨基底部,即第 1 掌背动脉在第 1 骨间背侧肌前穿出点与皮瓣下缘做"S"形切口线(图 4-25A)。

b. 皮瓣切取:在止血带的控制下,先沿"S"形切口线切开皮肤、皮下组织,在浅筋膜的浅层向两侧游离,解剖出指背神经和指背浅静脉。原方法是在鼻烟窝处解剖出第 1 骨间背侧动脉,再切皮瓣。但由于第 1 骨间背侧动脉的起点深且细小,变异多,解剖费时,易损伤或引起疼挛,故目前采取以示指背浅静脉和指背神经浅层向两侧剥离,宽约 2 cm。此后切开筋膜,于深筋膜深面和第 1 骨间肌膜下进行剥离,形成一包含有指背浅静脉、指背神经、深筋膜及第 1 骨间背侧动脉的筋膜蒂,再向远侧于示指伸肌腱膜浅层剥离皮瓣(图 4-25B)。切断结扎指背浅静脉远端,并用支持线固定。

c. 皮瓣转位覆盖创面:在拇指创面与第 2 掌背侧切口之间做一较宽大的皮下隧道。在止血带充分止血后,用血管钳通过皮下隧道将皮瓣移位到拇指创面上,注意蒂部无张力、无旋转和压迫。将皮瓣缘与创缘做结节缝合。供区取臂全厚皮片覆盖(图 4-25C、D),并打包固定。

5) 术后处理:①妥善包扎伤口,用石膏固定,并注意皮瓣的血液循环;②常规应用抗生素和扩血管药、抗凝药;③术后 10~14 d 拆线,3 周后去石膏托;④拆线后加强患肢和患指的康复训练(图 4-25E)。

(3) 掌背动脉皮瓣

掌背动脉为知名小动脉,但由于其外径细小,显微缝合较困难,难以用于做游离皮瓣移植,因此手背作为一种皮瓣的供区开发利用较晚。1979 年,Foucher 首先报道了第 1 掌背动脉为蒂的顺行示指背侧岛状皮瓣移位修复拇指和虎口皮肤缺损。1990 年,路来金、Quaba、Maruyama 等分别独立报道了以掌背动脉为蒂的手背逆行岛状皮瓣的临床应用,用于修复手掌的小面积皮肤缺损和手指的多种组织损伤。由于手背皮肤质地好,肤色与受区相一致,有感觉神经,可同时做多种组织的复合移植;另外,手背供区可直接闭合,因此对于手指的组织修复和指再造,本方法具有其他手术方法不能比拟的优点,临床已广泛推广应用。近来,路来金又提出了掌背皮动脉逆行岛状皮瓣,是以第 2~4 掌背动脉在腱间联合以远所发出的直接皮动脉为供血动脉,不同于掌背动脉逆行岛状皮瓣。该皮瓣的设计简化了传统掌背动脉逆行岛状皮瓣的手术操作,因此值得在临床推广应用。

1) 掌背动脉顺行皮瓣移植术:

A. 临床应用解剖:掌背动脉共有 4 条(图 4-26A),位于手背伸肌腱的深面,走行于各骨间背侧肌的浅面,行至近节指骨底分成 2 条指背动脉,达各指近节毗邻缘背侧,位于皮下组织内。第 1 掌背动脉多由桡动脉直接发出,起点外径为 (0.9 ± 0.1) mm,发出

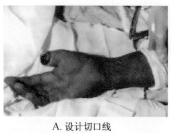
A. 设计切口线

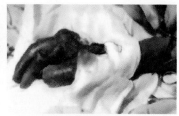
B. 切取皮瓣

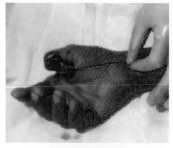
C. 皮瓣覆盖创面

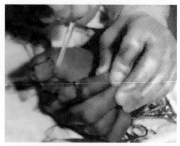
D. 皮瓣覆盖创面术毕

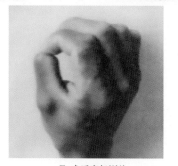
E. 术后康复训练

图 4-25　示指近节背侧轴状皮瓣移位术

后即分为拇指尺背侧和示指桡背侧动脉,平均长度为(53.0 ± 5.3)mm,末端外径为(0.5 ± 0.2)mm。第 2～4 掌背动脉由掌深弓近侧穿支和腕背动脉网交通支吻合而成,起点外径分别为(0.9 ± 0.3)、(0.8 ± 0.1)、(0.5 ± 0.1)mm,平均长度分别为(57.2 ± 9.3)、(52.0 ± 4.8)、(40.4 ± 8.4)mm,末端外径分别为(0.6 ± 0.2)、(0.4 ± 0.1)、(0.4 ± 0.1)mm。各掌背动脉在走行中发出 5～11 条小皮支营养手背部的皮肤;发出 2～5 条腱支,呈弓状走行于伸肌腱周组织内,节段性营养伸肌腱;发出 2～4 条骨支,走行于骨膜内,营养各掌骨。这为皮瓣和复合组织移植奠定了解剖学基础。

掌背动脉与掌侧动脉有 3 条交通支相连,分别位于掌骨底、颈部和近节指骨底(图 4-26B)。近节指骨底处的交通支外径为 0.4～0.8 mm,长为11.0～14.0 mm,有 2 条小静脉伴行,由掌背动脉

末端发出,注入指掌侧总动脉分叉处,距指蹼皮缘1.5 cm。以此交通支为血管蒂设计手背逆行岛状皮瓣和复合组织瓣。第 1 掌背动脉分支末端亦可有 2～3 条交通支在虎口与示指桡侧指动脉相交通,此支细小。

a. 皮瓣的血供特点和切取范围:手背皮瓣属网状血管皮瓣,皮瓣的血供特点是以掌背动脉为中心,发出众多的小皮支,各皮支之间及皮支与其他掌背动脉的皮支之间在皮下组织内呈网状联系,构成丰富的网状血管结构,为各掌背动脉及皮肤小动脉之间的血液交通奠定了解剖基础,扩大了各掌背动脉的供血范围。

b. 手背的静脉分布及皮瓣的逆行回流方式:手背皮下组织内具有丰富的浅静脉,这些浅静脉呈弓状走行,于桡、尺侧分别汇合成头静脉和贵要静脉。掌背动脉有 2 条伴行静脉,外径为 0.2～0.3 mm。此 2

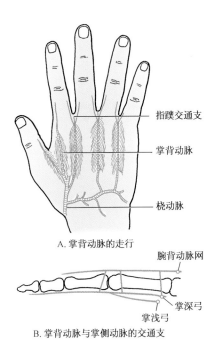

图中标注：指蹼交通支、掌背动脉、桡动脉

A. 掌背动脉的走行

腕背动脉网、掌深弓、掌浅弓

B. 掌背动脉与掌侧动脉的交通支

图 4-26 **掌背动脉的解剖**

条小静脉间有众多的交通支相联系。深、浅静脉间亦有交通支。深组静脉缺少瓣膜且发育不良，在行逆行皮瓣时，皮瓣的静脉回流是通过静脉扩张的直接逆流和经 2 条伴行静脉间的众多交通支做迷宫式逆流两种方式完成的。

c. 多种组织及复合组织移植的解剖基础：由桡、尺神经手背支发出的各掌背神经位于皮下组织内，外径为 0.6～0.9 mm，走行方向与掌背动脉相一致，可切取长度达 8 cm，可作为皮瓣的感觉神经，亦可用于复合移植修复指神经缺损。带血运的掌骨块移植既可提供血运，又可提供新的活骨，促进骨再生，加速骨折愈合。顺行血管蒂掌骨块可用于治疗手舟骨骨不连和月骨无菌性坏死；逆行血管蒂掌骨块移植可用于治疗指骨不连，复合移植可用于指再造。以掌背动脉为蒂逆行移植示、小指伸肌腱或部分指总伸肌腱，可用于修复手指的屈、伸肌腱缺损，因其有血运，并带有腱周组织，可促进肌腱愈合、减少肌腱粘连和瘢痕增生，加速功能恢复；移植肌腱的长度可达 6～10 cm。上述组织亦可做复合组织移植，一次完成手指的皮肤、神经、指骨和肌腱的修复。

B. 手术适应证：①顺行岛状皮瓣或掌指背轴型皮瓣可用于虎口、拇指的修复及拇指再造。②逆行岛状皮瓣可用于手掌侧小面积皮肤缺损和手指软

组织缺损的修复，移动应用范围可达指尖。因其血运好、吸收快、抗感染能力强，尤其适用于手指部感染创面的修复。③顺行或逆行掌骨块移植可用于手舟骨骨不连、月骨无菌性坏死和指骨骨不连、骨缺损的治疗。④逆行复合皮瓣移植可一次修复手指的皮肤、神经、肌腱和指骨的多种组织缺损，亦可用于手指的再造。

C. 皮瓣设计：掌背动脉有 4 条，可在手背设计不同掌背动脉皮瓣和多个掌背动脉皮瓣。每条掌背动脉又可分别设计成顺行或逆行岛状皮瓣。前节已讲述了顺行皮瓣，本节主要讲述掌背动脉逆行岛状皮瓣的设计和手术操作。

首先，根据手指受区局部缺损组织的面积、形状、类型及受区近侧缘至皮瓣转移轴点的距离，确定皮瓣的大小、形状、复合组织移植的类型和蒂部的长短。

确定皮瓣的轴心线，即掌背动脉的体表走行线。第 2～4 掌背动脉为各指蹼中点向手背的垂直线，第 1 掌背动脉发出的拇指尺背侧动脉和示指桡背侧动脉的体表走行线分别为第 1 掌骨尺背侧缘和第 2 掌骨桡背侧缘。

确定皮瓣旋转的轴心点，即掌背动脉末端向指掌侧动脉发出交通支的部位。第 1 掌背动脉两终末支在血管轴心线距虎口皮肤游离缘 0.5 cm 处，第 2～4 掌背动脉在各指蹼皮肤游离缘近侧 1.5 cm 处。

皮瓣的解剖平面在深筋膜与伸肌腱腱周组织之间，掌背动、静脉蒂应在骨间背侧肌肌膜的深面分离（图 4-27）。

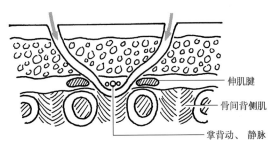

伸肌腱、骨间背侧肌、掌背动、静脉

图 4-27 **掌背动脉皮瓣的分离平面**

D. 麻醉与体位：患者采用平卧位，臂丛或胸部神经阻滞麻醉。患肢外展 90°位，手部不驱血，上臂中 1/3 或前臂上 1/3 直接上止血带。

E. 手术步骤：

a. 切口与显露：首先沿皮瓣切口设计线（图 4-28A）切开皮瓣一侧及远端蒂部的皮肤、皮下

组织和深筋膜。在深筋膜与伸肌腱腱周组织之间锐性分离,于两伸肌腱之间向深处显露骨间背侧肌浅面的掌背动、静脉血管蒂。继之切开皮瓣对侧缘,由两侧向深处于骨间背侧肌肌膜下分离血管

蒂。血管蒂带有 5 mm 宽的肌膜和深筋膜,近端至动脉起点,远端到交通支水平。皮瓣两侧缘用 3 "0"尼龙线间断缝合皮下组织与深筋膜各 2~4 针,以防其分离。

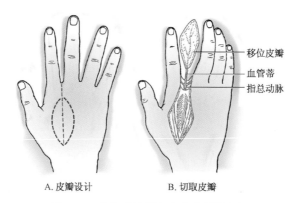

A. 皮瓣设计　　　　　　　B. 切取皮瓣

图 4-28　掌背动脉逆行岛状皮瓣的切取

b. 蒂部交通支的分离与转移隧道的设计:掌背动脉在掌骨颈水平有交通支与掌心动脉相通,在远离掌背动脉处结扎切断之。继沿血管蒂在指蹼轴点分离出向指掌侧动脉发出的交通支及伴行的小静脉,周围带有 5 mm 宽的深筋膜及部分皮下组织。浅静脉在指蹼处切断,以防静脉回流加重皮瓣的肿胀和淤血。由于手指细小,皮下组织少,皮肤弹性差,而蒂部相对较粗大,因此皮瓣隧道以开放为好,以防血管蒂受压而出现动、静脉危象。蒂部保留 5 mm 宽的皮肤,更可拓宽隧道,减少张力,防止血管危象发生。

c. 皮瓣转移:皮瓣完全分离后,只保留远、近端血管蒂,用小血管夹阻断近端血运,松止血带,观察皮瓣的颜色、毛细血管反流、边缘出血和掌背动脉的搏动情况。判断逆行供血正常后切断掌背动、静脉的近端,皮瓣向远端翻转 180°(图 4-28B),经开放性隧道修复手指创面。皮肤、皮下组织一层间断缝合。

d. 皮瓣的感觉重建和复合组织移植:皮瓣内的掌背神经位于皮下,分离时可向近端延长 2 cm 切断。皮瓣移位后将其近端与受区的指背神经或断裂的指掌侧固有神经近端缝合,以重建皮瓣的感觉功能。亦可用之修复指神经缺损。复合组织移植的掌骨块和伸肌腱要注意保护好其与血管蒂的深筋膜联系,防止营养支的断裂。

e. 供区的闭合:手背供区宽度在 3.5 cm 以内的可直接闭合,>3.5 cm 者则要取全厚皮片游离植皮闭合。但术前如能进行手背皮肤被动牵拉训练,供

区创面 4 cm 宽时亦可一期闭合。

F. 手术操作注意事项:掌背动脉及交通支均较细小,直接显露易损伤,因此切取分离时应顺行操作,先切取皮瓣,显露皮瓣下血管蒂,继之向远端显露、分离指蹼的交通支。

设计皮瓣中心至边缘的距离要比受区大 0.5~1.0 cm,以防止皮瓣移位后因肿胀、淤血或皮瓣下血肿而致张力过大,导致坏死。蒂部的长度也要适当延长 0.5 cm。

伸肌腱的联合腱在分离蒂部血管时要切断,皮瓣掀起后再修复联合腱;同时要用 3 "0"尼龙线修复两侧的伸肌腱腱周组织,防止术后发生伸肌腱粘连。

手背供区闭合时改做多"Z"形成形术,避免直线瘢痕,以防挛缩畸形。指蹼处亦应避免横形切开,纵行或"<"形切开均可。

G. 术后处理:术后常规石膏托固定手指各关节为伸直位,以防掌指关节屈、伸活动牵拉刺激血管蒂而出现张力过大致血管危象发生,固定时间为 7~14 d。皮瓣下常规放置引流条,放置时间为 24~48 h,以防感染和皮瓣下血肿产生。

皮瓣尖端直接开窗观察,主要观察皮瓣的颜色、皮温、毛细血管反流和边缘渗血情况。亦可局部用烤灯保温,防止血管痉挛。

术后常规应用广谱抗生素预防感染,用药时间为 7~10 d。对感染创面应根据细菌培养和药物敏感试验应用敏感的抗生素。

酌情应用血管扩张剂和抗凝剂 3～5 d。

H. 并发症的处理：

a. 动脉危象的处理：逆行岛状皮瓣出现动脉危象较为少见，发生的主要原因为血管蒂扭转、牵拉和受压所致动脉的痉挛。对此应及时探查蒂部血管和走行隧道，纠正蒂扭转；改变手部体位，减少牵拉。发生动脉痉挛时则应用血管扩张剂和抗凝剂，亦可用利多卡因局部封闭。

b. 静脉危象的处理：本皮瓣的静脉逆流改变了静脉的回流方向，早期均可发生皮瓣的肿胀和淤血，需要逐渐适应。因此在静脉逆流机制不健全，2 条伴行静脉有损伤或痉挛，血管蒂部受压和皮瓣肿胀、淤血所致张力过高情况下，均可发生静脉危象。根据不同原因可采用蒂部拆开减压，皮瓣减张切开，局部切开放血引流和抬高肢体、局部加压促进回流等方法治疗。

对动、静脉危象所致皮瓣尖端的坏死，应早期（术后 48 h 内）切除坏死部分皮下组织，改为带蒂的全厚皮片植皮，并加压包扎。

术后感染可做皮瓣下扩创，用抗生素溶液冲洗，引流 3～7 d。扩创时应注意勿损伤皮瓣的血管蒂。

2）掌背皮动脉逆行岛状皮瓣移植术：掌背皮动脉逆行岛状皮瓣，最早由路来金等于 2004 年在国内首先报道。掌背皮动脉逆行岛状皮瓣是以第 2～4 掌背皮动脉在腱间联合以远所发出的直接皮动脉为供血动脉，不同于掌背动脉逆行岛状皮瓣。该皮瓣的设计简化了传统掌背动脉逆行岛状皮瓣的手术操作，因此值得在临床推广应用。

A. 临床应用解剖：第 2～4 掌背皮动脉位于掌背皮下组织内，呈弓状，分别由第 2～4 掌背动脉在腱间联合以远发出，其中第 2～3 掌背皮动脉恒定存在，第 4 掌背皮动脉存在率为 88%（表 4-1）。

第 2～4 掌背皮动脉发出后跨过腱间联合向近侧走行，穿过手背深筋膜进入手背皮下组织，其走行与掌背动脉的走行相接近，近腕背时穿深筋膜注入腕背动脉网；掌背皮动脉在走行过程中进一步发出细小分支，并在皮下形成丰富的网状联系。

各掌背皮动脉发出点的位置距相应指蹼游离缘约为 2.5 cm，即相邻掌骨头髁连线的中点，腱间联合以远。

表 4-1　第 2～4 掌背皮动脉的解剖学参数（标本 34 侧）

掌背皮动脉	存在率(%)	直径(mm)		长度(mm)	分　支	距指蹼游离缘(mm)
		起点	末端			
第 2	100	0.6±0.1	0.4±0.1	65±8	8～11	22
第 3	100	0.5±0.1	0.3±0.1	65±7	7～10	25
第 4	88	0.4±0.1	0.3±0.1	55±9	6～10	22

各掌背皮动脉无相应的伴行静脉，但在其周围脂肪组织内存在微静脉网状联系，在皮瓣切取过程中保留皮动脉周围的脂肪组织，即可以保证该皮瓣的静脉回流。

B. 适应证：适用于手指部（远侧指骨间关节以近）掌侧或背侧皮肤缺损，并伴有肌腱、骨骼等深部组织外露。

C. 皮瓣设计：根据创面所在指别，选择相应的掌背皮动脉。与掌背动脉逆行岛状皮瓣相同，修复示指或中指的皮肤缺损，选择第 2 掌背皮动脉；修复中指或环指，选择第 3 掌背皮动脉；对于小指的皮肤缺损，选择第 4 掌背皮动脉。第 4 掌背皮动脉并不恒定存在，因此在选择第 4 掌背皮动脉为蒂时应慎重。

皮瓣的轴心线为由指蹼皮肤游离缘中点，沿相应掌骨间隙的中轴线（图 4-29A）。

皮瓣的旋转点有 2 个，分别为指蹼游离缘近侧 1.5 cm 和 2.5 cm（图 4-29B、C）。根据创面所在部位可以选择不同的旋转点：①手指背侧的皮肤缺损，可以选择指蹼游离缘近侧 2.5 cm 为旋转点，即掌背皮动脉在腱间联合以远发出处；②手指掌侧的皮肤缺损，可以选择指蹼游离缘近侧 1.5 cm 为旋转点，即掌背皮动脉注入指掌侧总动脉或其分支处，从而增加皮瓣所修复的范围。

皮瓣的切取平面在腱间联合以近位于手部深筋膜与指伸肌腱腱周组织之间，在腱间联合以远位于指伸腱帽的浅面。与掌背动脉逆行岛状皮瓣一样，通常习惯将皮瓣旋转点作为皮瓣的远侧缘，将皮瓣旋转点至手指部皮肤缺损远侧创缘距离作为皮瓣的长度，根据受区创面的宽度在皮瓣轴心线两侧设计

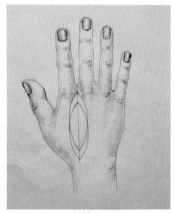
A.设计切口线

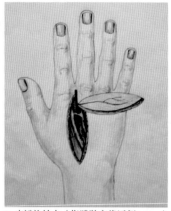
B.皮瓣旋转点（指蹼游离缘近侧1.5 cm）

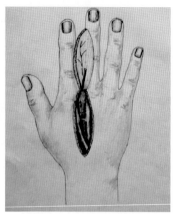
C.皮瓣旋转点（指蹼游离缘近侧2.5 cm）

图 4-29　掌背皮动脉逆行岛状皮瓣

皮瓣，皮瓣形状呈椭圆形（图 4-29A），一般皮瓣的总体宽度<3.5 cm，以利于皮瓣供区的闭合。

a. 麻醉与体位：臂丛神经阻滞麻醉，患肢外展。不驱血，上臂上气囊止血带，以利于术中对掌背皮动脉的辨认。

b. 手术步骤：根据旋转点的不同，掌背皮动脉逆行岛状皮瓣有两种切取方式。

以指蹼游离缘近侧 2.5 cm 为旋转点者，第 1 步先游离腱间联合以近的部分皮瓣，体表标志为掌骨头髁部连线以近。首先，切开所设计的皮瓣两侧缘，切开皮肤、皮下组织及深筋膜直至伸肌腱腱周组织。在深筋膜下方，伸肌腱腱周组织的浅面向腱间联合游离皮瓣。第 2 步是掀起皮瓣，在腱间联合以远、深筋膜深面寻找掌背动脉发出的皮动脉；多数情况下可以找到，但在手背肿胀、局部皮下有出血的情况下难以辨认；证实其存在后，切开腱间联合以远皮瓣两侧皮肤的表皮层和真皮层，在皮下组织内切断、结扎由指蹼和指背向手背走行的 3 条小的浅静脉；在伸指腱帽的表面向掌背皮动脉游离，切断限制皮瓣旋转的组织后，将皮瓣无张力旋转 180°覆盖手指背侧皮肤缺损。

以指蹼游离缘近侧 1.5 cm 为旋转点者，第 1 步同样是先切开腱间联合以近部分皮瓣两侧缘的皮肤、皮下组织及深筋膜，在深筋膜的深面向腱间联合游离皮瓣，并在腱间联合以远、深筋膜的深面寻找掌背动脉发出的皮动脉，证实其存在后，开始第 2 步解剖。首先切开腱间联合以远皮瓣两侧缘的皮肤至真皮下，切断、结扎 3 条小的浅静脉，在指伸腱帽的表面向掌背皮动脉游离；在骨间背侧肌的表面找到掌背

动脉后，在骨间背侧肌表面游离掌背动脉，游离过程中保留部分肌膜在掌背动脉周围；在掌背皮动脉以近切断、结扎掌背动脉，并进一步向皮瓣旋转点游离掌背动脉，切断限制皮瓣旋转的组织，使皮瓣可以无张力旋转 180°覆盖手指皮肤缺损。术中在游离掌背动脉及其皮动脉时，应注意保留足够的脂肪组织在血管周围，否则可能会影响皮瓣的静脉回流。

（4）小鱼际皮瓣

1980 年，Chase 首先报道小鱼际肌皮瓣。顾玉东等于 1987 年开始将其应用于临床。

1）临床应用解剖：

A. 小鱼际肌区皮肤的范围：内侧为尺侧缘背掌皮肤交接处；外侧为小指指屈肌腱；近端为腕横纹；远端为小指指横纹。该区皮下有掌短肌及脂肪垫。小指指掌侧固有神经和血管位于脂肪垫、掌短肌与小鱼际肌筋膜之间。

B. 小鱼际肌区皮肤血供：左焕琛（1985）对该区血供做了解剖学研究，提示该区皮肤血供有两个来源：①小指指掌侧固有动脉。从该动脉长轴发出支供应小鱼际肌区远端的 2/3 皮瓣。②尺动脉掌深支。该动脉在穿豆钩管前或在此管近端，于小指短屈肌及小指展肌间隙发出肌皮支供应掌短肌及小鱼际肌区近端 1/3 皮瓣。其有 4 种类型（图 4-30、表 4-2）：Ⅰ型，仅发 1 支主干皮支供应此区；Ⅱ型，可有 2~3 支皮支；Ⅲ型，掌深支细小，不参与构成掌深弓，发出 1~2 支皮支后终于小鱼际肌区内；Ⅳ型，发出 1~2 支皮支后供应小鱼际肌区，肌支的末梢再从肌间隙内穿出，支配皮区；深支本干仍参与掌深弓的构成。本组未发现从小鱼际肌肌腹穿出的肌皮支。

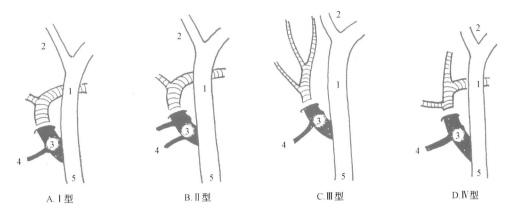

A. Ⅰ型　　　　B. Ⅱ型　　　　C. Ⅲ型　　　　D. Ⅳ型

图 4-30　小鱼际区皮肤血供类型

1.掌浅弓；2.小指指掌侧固有动脉；3.掌深支；4.至小鱼际区近端 1/3 皮瓣的皮支；5.尺动脉本干

表 4-2　尺动脉掌深支的肌皮支分布到小鱼际区近端 1/3 皮瓣的类型统计

种　族	类　型				合　计
	Ⅰ	Ⅱ	Ⅲ	Ⅳ	
白种人	9	6	4	1	20
黄种人	2	2	2	4	10
合计*	11(36.7)	8(26.7)	6(20.0)	5(16.7)	30(100)

*：括号内数字为所占百分数(%)

2）手术适应证：因小鱼际肌皮瓣的切取范围较指部大，供区又可直接缝合，故其是修复全指指腹皮肤缺损的较佳供区。

3）皮瓣设计：

A. 点：①皮支入皮点：该皮瓣的尺动脉掌浅弓皮支多在豌豆骨远端 2 cm 处。②带蒂旋转点：依据供区部位而变动，一般作为逆行岛状皮瓣时旋转点在掌浅弓的掌心部(图 4-31)。

B. 线：豌豆骨与近侧掌纹中点(相当于中指掌骨头处)的弧形连线为尺动脉掌浅弓的行径线，以此线设计皮瓣的纵轴。

C. 面：①切取面：近端在豌豆骨平面，远端以近侧掌纹为界，桡侧可达鱼际肌掌纹，尺侧为手掌尺缘。②游离解剖面：应在掌筋膜深层进行游离解剖皮瓣。

4）麻醉与体位：臂丛神经阻滞麻醉，患者取上肢外展位。

5）手术步骤：

A. 切开皮瓣桡侧缘，在近端找到尺动、静脉及尺神经，在远端找到掌浅弓。在其间注意有小分支

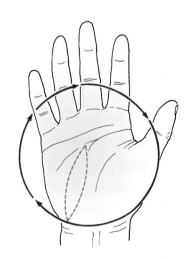

图 4-31　小鱼际肌皮瓣设计

进入小鱼际肌皮肤，一般可找到两支。

B. 在豌豆骨处沿尺神经浅支向远端仔细解剖小神经分支至小鱼际肌皮肤。

C. 确认有小血管及神经进入小鱼际肌皮肤后做皮瓣的尺侧缘切口，使皮瓣除血管、神经相连外其

余部分全被游离。

D. 在豌豆骨尺动、静脉蒂处放置血管夹以观察掌浅弓的搏动及皮瓣血液循环状况:皮肤颜色、毛细血管反流及皮缘出血情况。

E. 在皮瓣近端结扎尺动、静脉血管蒂,切断尺神经掌深支的小鱼际肌皮支,并按皮瓣转移长度的需要,结扎掌浅弓分支,使皮瓣血管蒂在无张力下移位于受区部位。

F. 在受区部分切除瘢痕组织,并在创面近端游离指神经近断端,切除断端神经瘤,将指神经与皮瓣的神经皮支做束膜缝合。

6) 术后处理:与其他皮瓣移植相同。

7) 并发症:少数偶尔损伤尺神经,引发相应症状。

(5) 鼻烟窝皮瓣

鼻烟窝皮瓣是利用桡动脉深支在鼻烟窝处发出的皮支为蒂的腕部桡侧皮瓣。张高孟等(1991)首先报道了鼻烟窝皮瓣。

1) 临床应用解剖:

A. 皮瓣的血供:桡动脉在鼻烟窝相当于桡骨茎突远端(4.63±0.42)cm处发出恒定的皮支,其起始部直径为(0.25±0.07)mm。皮支发出的方向有桡背侧、桡掌侧与尺侧。皮支蒂长(4.18±0.25)cm。该皮支进入浅筋膜后恒定地分成上行支与下行支。下行支较短,分布于鼻烟窝处;上行支较长,达(15.72±0.10)cm,分布于前臂下端的桡侧。

B. 皮瓣的静脉回流:除动脉皮支的伴行静脉[直径为(0.20±0.03)mm]外,该区尚有头静脉通过,并参与皮瓣的静脉回流。

C. 皮瓣与桡神经浅支的关系:桡神经浅支在腕上7 cm处,位于肱桡肌肌腱的深面,并经拇长展肌腱及拇短伸肌腱浅面转向手背。在鼻烟窝处,桡神经浅支仍在腕部深筋膜的深面,继续下行时穿出深筋膜而分出4～5支至手指背侧,故鼻烟窝皮瓣切取时一般不损伤桡神经浅支。

2) 适应证:①虎口瘢痕挛缩,为本皮瓣移植的最佳适应证;②拇指指背皮肤缺损;③腕背侧瘢痕挛缩、皮肤缺损;④鱼际处皮肤缺损。

3) 皮瓣设计:

A. 关键点:为鼻烟窝的中点(图4-32)。此点为桡动脉皮支的穿出点,也是该皮瓣逆行转移的旋转点。

B. 轴心线:为前臂中立位时,鼻烟窝中点至桡

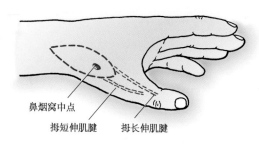

图4-32 鼻烟窝皮瓣的设计

骨小头的连线。此轴心线即鼻烟窝桡动脉皮支上升的走行线。

C. 解剖面:①游离解剖面:在关键点周围1 cm范围内切开深筋膜,其余在深筋膜及桡神经浅支的表面、头静脉的深层进行游离。②切取面:在鼻烟窝远端可设计皮瓣长3～5 cm,在鼻烟窝近端可设计皮瓣长10 cm左右。皮瓣切取最大面积为15 cm×5 cm,最小面积为10.0 cm×2.5 cm,平均面积为11 cm×3 cm。

4) 手术步骤:

A. 先做鼻烟窝桡侧切口,在该窝桡侧缘(即拇短伸肌腱边界)证实该皮支出现后,切开其余切口。在前臂深筋膜的表面,头静脉的深层,由近端向远侧游离皮瓣。

B. 头静脉的处理:在皮瓣近、远端结扎头静脉主干及其分支。受区有合适静脉时,可将皮瓣中的头静脉近端与其吻合,这有利于皮瓣静脉回流。但在一般情况下无此必要。若皮瓣狭长时,吻合头静脉对改善皮瓣静脉回流有帮助。也可将头静脉近端结扎后放置在伤口外,一旦皮瓣回流受阻明显时可松开结扎线放血,以改善静脉危象。

C. 桡神经浅支的处理:原则上在解剖游离皮瓣时应将该神经留在供区创面内。

D. 待皮瓣解剖游离完成后,皮瓣仅通过鼻烟窝处1 cm软组织中的桡动脉皮支维持血供。放松止血带,观察皮瓣的血供,证实皮瓣的动脉血供及静脉回流正常。

E. 皮瓣移位:将皮瓣近端按逆时针方向旋转90°达腕背,旋转180°达虎口,顺时针方向旋转90°达腕掌侧。

F. 闭合创面:供区创面不能直接缝合时应予全层植皮修复。

5) 手术操作注意事项:

A. 鼻烟窝皮瓣的轴心线是鼻烟窝中点与桡骨小头的连线。由于腕桡侧宽度窄,设计皮瓣时必须严格遵循皮瓣的轴心线向两侧设计皮瓣的宽度,否则,一旦偏离此线,而且设计的皮瓣又比较狭长,很容易使设计偏离血管轴心线,从而会造成术后皮瓣远端坏死,或大部坏死。

B. 该皮瓣的蒂部皮支细,蒂短,解剖时容易受损伤。为了避免蒂部血管损伤,最好在显微镜下或手术放大镜下解剖,并保留蒂部周围部分软组织。

C. 逆行转移时,注意蒂部血管不能受压,蒂部血管不应有任何张力。

D. 供区皮肤缺损宽度在 3 cm 以内时可直接缝合,>5 cm 时不宜直接缝合,应取中厚皮片覆盖。

E. 设计的皮瓣狭长时,为确保皮瓣静脉回流,可将皮瓣内的头静脉与受区静脉吻合。

F. 一般情况下,鼻烟窝岛状皮瓣修复的范围是以鼻烟窝为圆心的一个圆。而在这个范围内,对感觉的要求不像手指那样必要,因此术中应注意保护桡神经浅支不受损伤,不必将其带在皮瓣上用以恢复皮瓣的感觉。

6) 术后处理:

A. 术后腕关节背屈 30°位石膏固定 10 d,10 d 后拆线。

B. 术后患手抬高 30°～60°。

C. 按显微外科术后常规严密观察皮瓣血运。若发现皮肤静脉回流障碍,应及时拆除数针缝线以改善回流,或将预先置放在伤口外的头静脉结扎线松开,以改善静脉危象。

(6) 尺动脉腕上皮支皮瓣

尺动脉腕上皮支皮瓣是以尺动脉在腕上所发出的恒定的腕上皮支为血管蒂,以前臂尺侧为供区的轴型皮瓣,最早由 Becker(1988 年)和张高孟等(1989 年)分别于国内、外报道。该皮瓣具有不牺牲手部主要供血动脉、皮瓣质地好等优点。但皮瓣的血管蒂较短(<3 cm),因而限制了其临床应用。1998 年,Karacalar 对尺动脉腕上皮支皮瓣做了改进,将其蒂部设计为以尺动脉腕上皮支为轴心血管的皮下脂肪蒂,因而增加了该皮瓣的旋转范围,并简化了手术操作。

1) 应用解剖:

A. 尺动脉腕上皮支是尺动脉在豌豆骨近侧 2～4 cm 范围内发出的恒定直接皮动脉,起始外径 1～1.3 mm。该动脉自尺动脉发出后(图 4-33),在

尺侧腕屈肌腱与尺神经之间,横行或斜行向前臂远端的尺背侧走行,并在走行过程中发出 3 条分支,按其位置分为近侧、远侧和内侧分支。其中近侧分支为尺动脉腕上皮支的最早分支,在豌豆骨近侧 3～6 cm 范围内进入尺侧腕屈肌肌腹并营养该肌;远侧分支是尺动脉腕上皮支的终末支,走向豌豆骨并成为豌豆骨的主要营养血管;内侧分支位于近侧分支与远侧分支之间,是尺动脉腕上皮支的主要分支,为直接皮支,是尺动脉腕上皮支皮瓣的供血动脉。

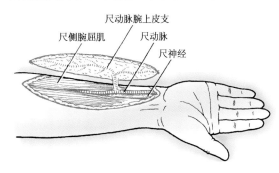

图 4-33 尺动脉腕上皮支皮瓣

B. 内侧皮支发出后,在尺侧腕屈肌的深面又分为上行支和下行支,分别穿深筋膜进入皮下组织。上行支在深筋膜浅面、皮下组织内向上走行 9～20 cm,并进一步发出多条细小分支,营养前臂尺侧皮肤(长 9～20 cm,宽 5～10 cm)。上行支走行的体表投影为豌豆骨与肱骨内上髁的连线。下行支在深筋膜浅面、皮下组织内向腕背走行,参与腕背动脉弓的构成。

C. 尺动脉腕上皮支及其分支均有 2 条伴行静脉,且其中 1 条伴行静脉与皮下组织内的浅静脉网相交通。

D. 尺神经手背支位于豌豆骨近侧 5 cm,由尺神经向尺侧发出,经尺侧腕屈肌深面,穿深筋膜,在皮下组织内向手背走行,走行中与尺动脉腕上皮支内侧支的下行支相伴行,在术中寻找尺动脉腕上皮支时应注意保护尺神经手背支。

2) 手术适应证:适用于手背、手掌及腕部的中、小创面修复。

3) 皮瓣设计:①皮瓣轴心线:肱骨内上髁与豌豆骨的连线;②旋转轴点:豌豆骨近侧 4 cm。以旋转点与受区近侧创缘的距离为血管蒂的长度。根据受区创面的大小和形状在轴心线的两侧设计皮瓣。

4) 手术操作:不驱血,上臂上气囊止血带,有利

于术中皮瓣供血血管的辨认。

A. 先解剖皮瓣的血管蒂:沿所设计的皮瓣蒂部切开皮肤,切开的深度至真皮下。在真皮下向两侧各潜行游离皮肤 1 cm 后,在距皮瓣轴心线两侧各 1 cm 处切开皮下组织至深筋膜,并在深筋膜表面向对侧及皮瓣旋转点游离,使其形成以上行支为轴心、宽约 2 cm 的皮下组织蒂。游离血管蒂过程中,无需在皮瓣旋转点处刻意寻找尺动脉腕上支的上行支。

B. 切取皮瓣:首先根据皮下组织蒂的宽度(2 cm)及位置,切开与皮下组织蒂相对应的皮瓣远侧缘的皮肤,深度为真皮下;然后切开所设计的皮瓣的其他周缘皮肤、皮下组织,直至深筋膜,并在深筋膜的表面游离皮瓣。在游离皮瓣过程中,需要切断、结扎贵要静脉的属支,并在皮瓣的近侧缘切断、结扎其近端,但保留其远端与前臂其他静脉的联系。

C. 将切取的皮瓣通过皮下隧道转移至受区。在旋转或翻转过程中注意避免皮瓣蒂部是否受压,在皮瓣旋转点处尤其应注意血管蒂是否存在张力。

D. 皮瓣供区的皮肤缺损宽度在 5 cm 范围内者可以直接闭合,否则需行游离植皮。

(7) 尺动脉逆行岛状皮瓣

尺动脉逆行岛状皮瓣是以尺动脉及其伴行静脉为血管蒂,以前臂尺侧为皮瓣供区的轴型皮瓣,最早由李柱田、Foucher 等分别于国内、外报道。由于尺动脉是手的主要供血动脉,在切取后可造成手部丧失主要供血动脉,在寒冷地区可造成冷诱导综合征的发生。因此,在有其他修复方法的情况下应避免使用。目前临床上已较少使用。

1) 应用解剖:

A. 尺动脉在前臂近端肱二头肌抵止处起始于肱动脉,斜向内下方,经旋前圆肌尺骨头与屈肌群深层之间,于指浅屈肌的尺侧缘穿出,经尺侧腕屈肌的深面、指深屈肌的浅面向远侧走行(图 4-34)。在腕部,尺动脉分为浅支和深支。浅支经腕横韧带的浅面至手掌,与桡动脉的掌浅支吻合形成掌浅弓;深支参与构成掌深弓。

B. 尺动脉起点外径为 3.0~5.0 mm,平均长度为 21.7(20.8~22.8) cm。尺动脉依其是否被肌肉所掩盖而分为两部,上半部为掩盖部,位于旋前圆肌和指浅屈肌的深层;下半部为显露部,在尺侧腕屈肌中点以下,位置浅表,仅被深筋膜掩盖,平均长度为 10.9 cm。在显露部,由尺动脉主干两侧发出 5~7 组皮支穿肌间隔至皮下,再发出细小分支,相互之间

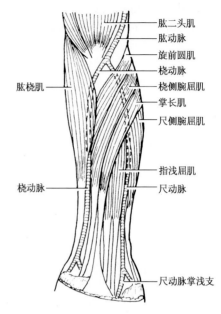

图 4-34　桡、尺动脉行径示意图

吻合成网,构成丰富的网状血管结构营养前臂的皮肤,并与桡动脉、骨间后动脉的分支有网状联系。

C. 尺动脉逆行岛状皮瓣的回流静脉有浅组的贵要静脉和深组的尺动脉伴行静脉。伴行静脉为 2 条,较恒定,位于尺动脉的两侧,较动脉细小,平均外径为 2.0(1.0~2.4) mm。伴行静脉的静脉瓣少,而且发育差,有利于皮瓣的逆行静脉回流;同时两条伴行静脉之间存在广泛的交通支,在形成逆行岛状皮瓣后,伴行静脉可通过直接逆流及迷宫式逆流两种方式完成静脉回流。贵要静脉起自手背尺侧的静脉网,位于前臂尺侧皮下,于上臂中 1/3 注入肱静脉。在做尺动脉游离皮瓣时,贵要静脉是其主要回流静脉。但在逆行岛状皮瓣时,尺动脉伴行静脉可充分保证皮瓣的静脉回流,因此在分离皮瓣时均结扎贵要静脉及其属支,以防止皮瓣术后淤血肿胀,影响皮瓣的成活。

2) 手术适应证:①修复手部伴有深部组织裸露的软组织缺损;②手指再造。

3) 皮瓣设计:术前必须做 Allen 试验,以明确尺、桡动脉的通畅情况。

A. 皮瓣轴心线:肘窝中点下方 2.5 cm 至豌豆骨桡侧缘的连线,即尺动脉的体表投影。

B. 旋转点:可依据受区的位置而至豌豆骨远侧 2.5 cm,达掌浅弓水平(图 4-35A)。

C. 皮瓣的分离平面:位于前臂深筋膜与肌膜之间。

D. 血管蒂的分离平面:位于肌膜下,并带有部分肌间隔,以保护血管,防止血管痉挛。

4) 手术操作:

A. 根据皮瓣及蒂部的设计线,切开皮瓣与蒂部的皮肤、皮下组织,于尺侧屈腕肌和指浅屈肌之间解剖、分离蒂部的尺动、静脉,保留血管蒂表面 1.5 cm 宽的深筋膜,并结扎浅静脉。

B. 掀起皮瓣的两侧缘,在深筋膜与肌膜之间向

血管蒂分离,在邻近指浅屈肌与尺侧腕屈肌之间的间隙时,应在肌膜下分离,使尺动、静脉连同其发出的肌间隙皮支进入皮瓣内。

C. 待皮瓣及蒂部完全游离后,用血管夹阻断皮瓣近端尺动、静脉,松止血带,观察皮瓣与手部的血液循环。如手部及皮瓣血运好,可结扎、切断近侧血管(图 4-35B),将皮瓣逆转经手掌开放隧道修复手部创面。

D. 供区可直接缝合,或取中厚皮片游离植皮。

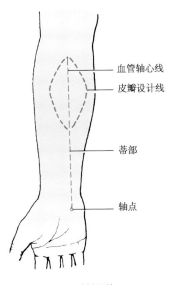
A. 皮瓣设计

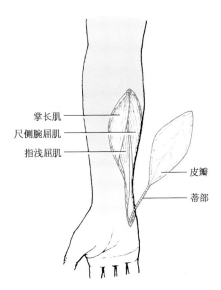
B. 皮瓣切取

图 4-35 尺动脉逆行岛状皮瓣移植术

(8) 桡动脉逆行岛状皮瓣

杨国凡等于 1981 年首创前臂桡动脉皮瓣游离移植术;在此基础上,王炜、鲁开化等设计完成了前臂桡动脉逆行岛状皮瓣,用于修复手部软组织缺损。由于前臂皮瓣质地好,皮色与手部相接近,血管蒂粗大、恒定,手术操作简单,成功率高,曾在国内、外得到广泛应用。但近年来研究认为,切取前臂桡动脉逆行岛状皮瓣使手部丧失了 1 条主要的供血动脉,有损手部的血供,尤其在寒冷地区,可出现冷诱导综合征。目前在有其他皮瓣可供选择时,多不主张首选该皮瓣修复手部。但由于该皮瓣的临床应用开创了前臂轴型皮瓣的研究先河,故有必要在此做一介绍。

1) 应用解剖:

A. 桡动脉在平桡骨颈水平由肱动脉发出,起点在肘横纹下 1 cm。桡动脉发出后,走行于肱桡肌和

旋前圆肌之间,继而位于肱桡肌与桡侧屈腕肌之间(参见图 4-34),至腕上方时,在腕背第 1 个伸肌腱鞘管(拇长展肌腱、拇短伸肌腱)的深面斜行进入解剖鼻烟窝,沿手舟骨和大多角骨背面下行,穿第 1 掌骨基底间隙进入手掌深部,发出拇主要动脉后,主干与尺动脉掌深支吻合形成掌深弓。

B. 依据桡动脉与肱桡肌的位置关系,桡动脉可分为两个部分:①掩盖部:桡动脉的近侧段被肱桡肌肌腹所掩盖,故称为掩盖部,平均长度 11.7 cm。②显露部:桡动脉远侧段位于肱桡肌肌腱与桡侧腕屈肌肌腱之间,位置表浅,直接位于皮下,为浅、深筋膜覆盖,故称为显露部,平均长 10.1 cm。

桡动脉在其上 1/3 段发出 1～3 条肌皮支,中 1/3 段发出 2～3 条皮支,下 1/3 段发出 3～7 条皮支,中、下段的皮支较粗大。

C. 桡动脉逆行岛状皮瓣的静脉回流方式有 3

种：①在皮瓣肿胀、组织压和静脉压增高的情况下，静脉充血、扩张，发育不良的静脉瓣相对关闭不全而直接逆流；②通过2条伴行静脉间的交通支作迷宫式的逆流；③通过深、浅静脉间的交通支逆流。

2）手术适应证：①手部大面积软组织缺损，植皮难于成活者；②手部各种严重畸形及瘢痕挛缩，切瘢矫正畸形后有大面积软组织缺损并伴有骨骼、肌腱等组织裸露者；③手部感染创面的修复；④手

指的再造。

3）皮瓣设计：术前先做 Allen 试验，以确定前臂桡、尺动脉在手掌部形成的掌浅、深弓，以免术后造成手部供血障碍。

A. 皮瓣轴心线：肘窝中点下方 2 cm 处至腕横纹与桡动脉搏动处交点的连线。

B. 皮瓣旋转点：位于腕部桡动脉搏动处（图 4-36A）。

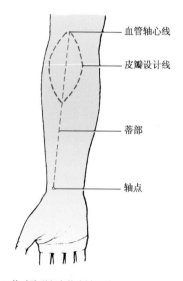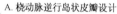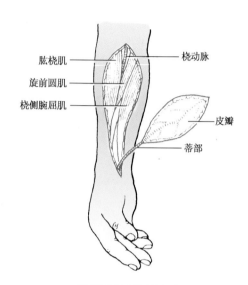

A. 桡动脉逆行岛状皮瓣设计　　　　B. 桡动脉逆行岛状皮瓣切取

图 4-36　桡动脉逆行岛状皮瓣移植术

C. 皮瓣分离平面：在深筋膜与肌膜之间。

以皮瓣旋转点至受区创面近侧缘的距离为血管蒂的长度；根据受区皮肤缺损的大小和形状，在皮瓣轴心线两侧设计皮瓣，皮瓣可以包括整个前臂的皮肤。

4）手术操作：

A. 先游离血管蒂部：切开蒂部的皮肤、皮下组织，根据桡动脉所在位置，保留 1.5 cm 宽的深筋膜于桡动脉周围；然后切开皮瓣两侧的皮肤、皮下组织及深筋膜，用 3"0"缝线将皮瓣的深筋膜与皮下组织做间断缝合固定，防止撕脱；在深筋膜与肌膜之间向桡动脉及其伴行静脉游离，在接近肱桡肌与桡侧腕屈肌间隙时，在肌膜下向桡动脉游离，注意保护好细小的皮支。

B. 在完成皮瓣及蒂部的分离后，用血管夹阻断皮瓣近端桡动脉及伴行静脉，松止血带，观察手部及

皮瓣的血液循环情况，当桡动脉逆行供血正常时，在皮瓣近侧切断、结扎桡动脉及其伴行静脉，形成以远端为蒂的岛状皮瓣（图 4-36B），经皮下或开放隧道修复手部创面。

C. 供区宽度在 3～4 cm 时可直接闭合，在 4 cm 以上者可取全厚皮片植皮覆盖。

（9）骨间后动脉逆行岛状皮瓣

骨间后动脉逆行岛状皮瓣最早由路来金、Penteado 等于 1986 年在国内、外首先报道。由于该皮瓣具有皮肤质地好、供皮面积大、血管蒂恒定、手术操作简单，同时不牺牲手部主要供血动脉等优点，目前在临床上已取代前臂桡动脉逆行岛状皮瓣，成为修复手部皮肤缺损的主要方法之一。

1）应用解剖：

A. 前臂骨间后动脉在前臂上段自前臂骨间总动脉发出，有 2 条伴行静脉，穿过骨间膜上缘与

斜索之间至前臂背侧,经旋后肌与拇长展肌之间,在前臂伸肌群浅、深两层之间下行,在前臂下段　走行于小指固有伸肌与尺侧腕伸肌腱之间(图4-37A)。

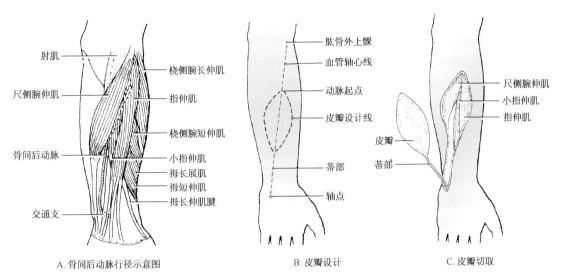

A. 骨间后动脉行径示意图　　　B. 皮瓣设计　　　C. 皮瓣切取

图 4-37　骨间后动脉逆行岛状皮瓣移植术

B. 骨间后动脉起点外径(1.4±0.2)mm,末端外径(0.7±0.1)mm,平均长(13.7±0.8)cm。前臂骨间后动脉在走行过程中发出5～13条皮支营养前臂背侧的皮肤。皮支在前臂上段多见(平均为5.2支),下段较少(平均为3.8支)。皮支发出后沿小指固有伸肌与尺侧伸腕肌之间的肌间隔至深筋膜,在皮下组织内交织成网,营养皮肤及皮下组织。

C. 前臂骨间后动脉的末端在尺骨小头桡侧缘近侧2.5cm水平与骨间前动脉的背侧支之间有恒定吻合支相连,其外径为(0.8±0.1)mm,并有2条小静脉伴行。

2) 手术适应证:①手部(近侧指骨间关节以近)大面积皮肤缺损,植皮难于成活者;②手部瘢痕切除后有大面积皮肤缺损并伴有骨骼、肌腱等组织裸露者;③手部感染创面的修复;④手指的再造。

3) 皮瓣设计:

A. 皮瓣轴心线:在前臂中立位,为肱骨外上髁与尺骨小头桡侧缘的连线。

B. 皮瓣旋转点:在尺骨小头近侧2.5cm。

以旋转点至受区近侧创缘的距离为血管蒂的长度。根据受区创面的大小和形状在前臂的背侧、轴心线两侧设计皮瓣(图4-37B)。

4) 手术操作:

A. 不驱血,上臂上气囊止血带。首先游离皮瓣蒂部,切开蒂部的皮肤、皮下组织直至深筋膜,分别在小指固有伸肌腱、尺侧腕伸肌腱的表面切开深筋膜,在两者之间显露前臂骨间后动脉及其伴行静脉,同时观察骨间后动脉与骨间前动脉背侧支之间的吻合支是否存在;沿血管蒂向近侧逆行游离直至皮瓣部。

B. 切开皮瓣外侧缘(桡侧),切开皮肤、皮下组织直至深筋膜,将深筋膜间断缝合固定于皮下组织,然后由皮瓣外侧缘向皮瓣轴心线游离;掀起皮瓣,在尺侧腕伸肌与小指固有伸肌之间进一步游离血管蒂,同时注意保护前臂骨间后神经及其分支。

C. 在血管蒂充分游离后,切开皮瓣内侧缘,在深筋膜下向皮瓣轴心线游离,完成皮瓣切取(图4-37C)。

D. 皮瓣可通过开放或皮下隧道转移至受区,在转移过程中应注意避免血管蒂扭曲、受压。

E. 供区宽度在3～4cm时可直接闭合,在4cm以上者可取全厚皮片植皮覆盖。

(10) 臂外侧岛状皮瓣

臂外侧岛状皮瓣是以桡侧副动脉后支为血管蒂,以上臂外侧为组织供区的游离皮瓣。用于颌面部及四肢软组织缺损的修复;或作为逆行带蒂皮瓣,用于肘部软组织缺损的修复。宋儒耀等于 1982 年最早报道游离臂外侧皮瓣的应用；Maruyama 于 1986 年首先报道将逆行带蒂臂外侧皮瓣用于肘部皮肤缺损的修复。

1) 应用解剖：

A. 臂外侧皮瓣的供血动脉是肱深动脉所发出的桡侧副动脉后支。肱深动脉在大圆肌下缘起自肱动脉的后内侧(图 4-38A)，外径 0.24 cm，与桡神经伴行于桡神经沟内，分出前支与后支，后支可能为 2 条。前支与桡神经伴行，穿过臂外侧肌间隔；后支是臂外侧皮瓣的主要供血动脉，有 2 条静脉伴行，沿臂外侧肌间隔发出肌间隔皮支供养臂外侧皮肤。

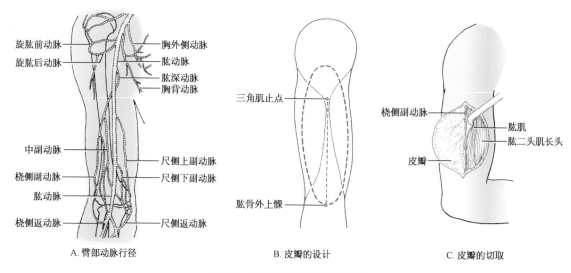

A. 臂部动脉行径   B. 皮瓣的设计   C. 皮瓣的切取

图 4-38　臂外侧岛状皮瓣移植术

B. 桡侧副动脉的后支沿臂外侧肌间隔基底走向远侧，与桡动脉发出的桡侧返动脉在肘窝区相互吻合(图 4-38A)，为逆行带蒂臂外侧皮瓣奠定了解剖学基础。

C. 桡侧副动脉后支显露部长度为 7～8 cm。如需更长的蒂部，需要解剖、游离肱三头肌的外侧头。

D. 臂后侧皮神经与桡侧副动脉后支伴行，可切除臂后侧皮神经，制成带感觉的皮瓣。

E. 皮瓣可切取长度 7～12 cm，宽度 5～6 cm。

2) 手术适应证：适用于四肢中、小面积皮肤缺损。

3) 皮瓣设计：

A. 皮瓣轴心线：为肱骨外上髁与三角肌止点之间的连线，在皮瓣轴心线上根据受区需要设计皮瓣(图 4-38B)。

B. 皮瓣切取平面：位于深筋膜下方。

4) 手术操作：

A. 沿皮瓣后缘切开直至深筋膜，沿皮肤切口切开深筋膜；沿筋膜下向前方解剖、分离皮瓣，直至臂外侧肌间隔。

B. 在肌间隔表面确认由桡侧副动脉后支发出的肌间隔皮支。确认肌间隔皮支后，由肱骨外上髁至三角肌止点解剖、分离臂外侧肌间隔(图 4-38C)。切断由桡神经发出的臂后侧皮神经及前臂后侧皮神经。

C. 沿皮瓣前缘切开皮肤至深筋膜下，并沿深筋膜下方向后解剖、分离，直至臂外侧肌间隔。

D. 在臂外侧肌间隔前方，肱肌与肱桡肌之间显露桡神经。桡神经位于桡侧副动脉后支前方。

E. 如切取游离臂外侧皮瓣，由远及近，沿肱骨骨膜切开臂外侧肌间隔，术中注意保护桡神经。切断并结扎桡侧副动脉的远端后掀起皮瓣，血管蒂位于臂外侧肌间隔的基底部；根据受区需要，选择合适的蒂部长度，切断血管蒂部，与受区血管吻合。

F. 如切取逆行带蒂皮瓣，首先切断桡侧副动脉后支的近侧，由近及远，由骨膜表面切开臂外侧肌间隔直至肱骨外上髁，保证血管蒂位于臂外侧肌间隔内。由于桡侧副动脉后支参与构成臂外侧血管网，为保证充分供血和静脉回流，皮瓣远端的皮下组织不予以分离。在完成皮瓣切取后，将皮瓣通过皮下隧道转移至受区。

（11）臂内侧皮动脉逆行岛状皮瓣

臂内侧皮动脉逆行岛状皮瓣是以肱骨内上髁近侧1cm范围内由肘关节内侧动脉网发出的直接皮动脉为血管蒂，以臂内侧作为组织供区的逆行岛状皮瓣，用于肘关节附近软组织缺损的修复。以臂内侧作为组织供区多作为游离皮瓣使用，其血管蒂可为肱动脉发出的直接皮动脉、尺侧上副动脉，用于修复颌面部软组织缺损。关于臂内侧作为带蒂皮瓣的组织供区用于修复肘部软组织缺损的报道最早见于1987年，Maruyama报道了以尺侧返动脉后支及其伴行静脉为血管蒂的远端蒂臂内侧皮瓣。2007年，路来金等根据解剖学研究报道了以肘关节内侧动脉网在肘上1cm范围内发出的直接皮穿支为血管蒂的臂内侧皮穿支逆行岛状皮瓣，进一步简化了带蒂臂内侧岛状皮瓣的手术操作。

1）应用解剖：

A. 肘关节内侧动脉网是由尺侧上副动脉、尺侧下副动脉、尺侧返动脉后支所组成的。其中，尺侧上副动脉在上臂中点上方起自肱动脉，与尺神经伴行，经内侧肌间隔至肱骨内上髁与尺骨鹰嘴之间，与尺侧返动脉及尺侧下副动脉吻合（参见图4-38A）。尺侧下副动脉于肘关节上方4～7cm处起于肱动脉，穿内侧肌间隔参与肘关节内侧动脉网的构成。尺侧返动脉后支起于尺动脉，沿尺侧腕屈肌两头之间上行，在臂内侧肌间隔后方参与构成臂内侧血管网。

B. 肘关节内侧动脉网在肱骨内上髁近侧1.0cm范围内发出1条恒定的直接筋膜皮肤穿支，其起始外径为(1.3 ± 0.3)mm，末端外径为(0.6 ± 0.4)mm；平均长度为(4.8 ± 0.4)cm；走行中进一步发出(11 ± 4)个皮支，与肱动脉发出的直接皮支、尺侧上副动脉发出的皮支在臂内侧皮下组织内形成纵向分布的血管网；其供血范围在肱骨内上髁近侧20cm，血管轴心线两侧的6cm。

2）手术适应证：适用于肘关节周围软组织缺损。

3）皮瓣设计：

A. 轴心线：肱骨内上髁至腋窝顶点连线的下2/3。

B. 旋转轴点：肱骨内上髁近端1.0cm（图4-39A）。

C. 切取平面：在深筋膜与肌膜之间。

D. 切取范围：在臂内侧下2/3，血管轴心线两侧

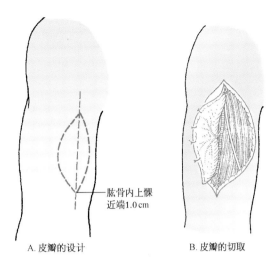

　　　　A. 皮瓣的设计　　　　　B. 皮瓣的切取

图4-39　臂内侧皮动脉逆行岛状皮瓣移植术

各5.0cm。

4）手术操作：

A. 按皮瓣设计线切开皮瓣前缘，切开皮肤、皮下组织，在深筋膜深面与肱二头肌肌膜之间向臂内侧肌间隔解剖、分离，直至臂内侧肌间隔。

B. 切开皮瓣的后缘皮肤、皮下组织，同样在深筋膜下分离至臂内侧肌间隔（图4-39B）。

C. 在肱骨内上髁近侧1.0cm，臂内侧肌间隔后侧寻找肘关节内侧动脉网所发出的皮肤穿支。确认并保护该动脉穿支后，切断臂内侧肌间隔，将皮瓣以旋转点为轴心逆转90°～180°，覆盖受区创面，直接一层缝合。

（12）腹部大型皮瓣

腹部大型皮瓣移植术系1978年由侍德首先报道。应用腹部皮瓣修复手部创面是一项传统的治疗手段，但用腹部大型皮瓣修复手及严重广泛软组织踝轧撕脱伤，是侍德于20世纪70年代开始应用的。其特点是面积大（40～45cm²）、血供好，有多根知名动脉供血，故成活率高，手术操作较易，无需用显微外科技术，故易推广；其抗感染力强，不仅可应用于新鲜创面，也可用于经处理的感染创面。由于腹部皮瓣移动性大、弹性好，切取大皮瓣后供区创面可用推进皮瓣修复，因而避免了用大面积皮片覆盖消灭创面所带来的痛苦。由于该皮瓣的质地柔软，带有皮下脂肪，因此不但使修复的创面较丰满，而且有利于后期做手及前臂功能的重建。

1）临床应用解剖：由近侧进入腹壁皮肤的动脉

有：①由腋动脉分出的胸外侧动脉，从腋窝肌间隙穿出，经侧胸壁分布于下胸壁和上腹部外侧皮肤；②由乳内动脉分出经肋弓与剑突交界处穿出的穿通支，分布于下胸壁与上腹部内侧皮肤（图4-40A）。

由远侧进入腹壁皮肤的有由股动脉分出的旋髂浅动脉、腹壁浅动脉和会阴浅动脉（图4-40B），它们从股三角肌间隙穿出，经腹股沟韧带下方转向腹壁，分布于全腹壁皮肤。

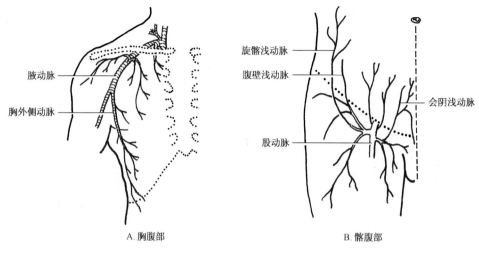

A. 胸腹部　　　　　　　　　　　　B. 髂腹部

图4-40　胸壁与上腹部内侧皮肤

基于以上的解剖基础，腹部蒂在近侧的顺行大型动脉皮瓣内含有左或右胸外侧动脉和乳内动脉的穿通支；蒂在远侧的逆行大型动脉皮瓣内含有左或右旋髂浅动脉、腹壁浅动脉和会阴浅动脉，故血供都很好。

2）手术适应证：①手及前臂广泛碾轧撕脱；②手及前臂电击伤。

3）麻醉：全身麻醉或臂丛神经阻滞麻醉加硬膜外阻滞麻醉。

4）手术步骤：

A. 皮瓣设计：根据手及前臂软组织缺损的形态和面积（图4-41A），于腹部设计相应的腹部大型皮瓣。其左右宽度根据手及前臂创面长度即前臂远侧创缘至近侧创缘距离再放大20%；皮瓣的上下长度根据创面的宽度，即创面桡侧缘至尺侧缘距离，再放大20%。一般以腹部两侧腋线为皮瓣的两侧切缘。皮瓣的远端切缘，顺行皮瓣以脐上缘的水平线，同时在下腹部设计一相对等面积的皮瓣供做推进皮瓣用；逆行皮瓣以脐至剑突即手及前臂创面宽度放大20%为皮瓣的远端切线（图4-41B）。

B. 皮瓣切取：沿皮瓣切线切开皮肤。于皮瓣远端做一支持线，并切开皮下组织和筋膜，在腹壁筋膜的浅层做皮瓣游离（图4-41C）。在游离时特别要注意勿损伤腹膜。同时将消灭供区创面的皮瓣亦在腹壁筋膜浅层进行游离，以便皮瓣向供区推进消灭创面，并做3～4针减张固定，以免皮瓣回缩及死腔形成。

C. 将制成的大型皮瓣覆盖于手及前臂的巨大创面上。先采用外翻缝合法，将消灭供区创面的推进皮瓣的远端与手及前臂靠腹侧的创缘结节缝合，再做皮瓣远端缘与手及前臂远离腹壁的创缘做结节缝合，再将皮瓣的两侧缘与手及前臂近侧与远侧创缘缝合（图4-41D）；于皮瓣两侧放置雪茄式引流条，蒂部用聚维酮碘（碘仿）纱条，并妥善包扎，用石膏或胶布将患肢固定在胸壁上。

D. 4周后去除石膏固定，在硬膜外麻醉下做断蒂术。断蒂部的创面做适当的修整后，将蒂部皮瓣缘与前臂创缘结节缝合（图4-41E）。断蒂后的腹部创缘亦做结节缝合（图4-41F），再妥善包扎创面。

5）术后处理：①创面妥善保护固定，采用半坐位，保证推进皮瓣无张力；②每天换药，更换敷料；③常规应用抗生素；④术后14 d拆线，4周后断蒂；⑤术后鼓励患者进行康复训练。

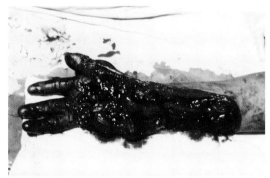

A.手与前臂创面

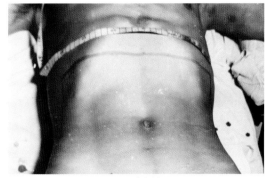

B.设计皮瓣

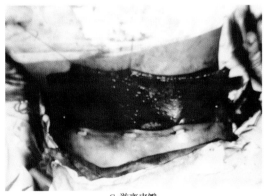

C.游离皮瓣

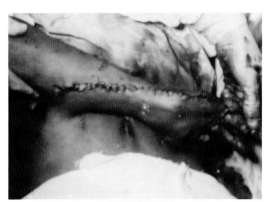

D.用皮瓣修复创面

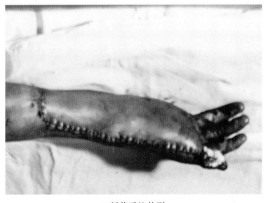

E.断蒂后的外形

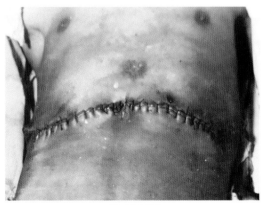

F.供区结节缝合

图 4-41　腹部大型皮瓣移植术

（13）髂腹股沟轴型皮瓣

1973年，McGreg首先报道了髂腹股沟轴型皮瓣。由于该皮瓣手术方便,成活率高,而且部位特别隐蔽,很快被广泛用于手外科和整形外科,还被用于会阴部、股近段皮肤缺损的修复。

髂腹股沟皮瓣是由体表的知名血管——旋髂浅动脉及其伴行静脉提供营养的,使设计皮瓣的长与宽之比打破了传统的不得超过1.5∶1.0的限制。皮瓣可带有长长的蒂,修复手部的皮肤缺损时,蒂可卷成皮管,供区可以完全闭合,还可使患肢的固定体位比较舒适。所以该皮瓣在手外科的应用发展最快,用得也最多。至今用该皮瓣来修复手部皮肤缺损仍是一个常用而良好的方法。

1）临床应用解剖:旋髂浅动脉起源于股动脉外

侧,距腹股沟韧带 2～3 cm 处与伴行静脉一起向髂前上棘方向行走。变异少,70％于腹股沟韧带下方走向髂前上棘,27％于腹股沟韧带上方走向髂前上棘,缺如者仅占 3％。而在腹股沟韧带上、下行走的两种行径均和该皮瓣的轴心线相平行,距离均在 2 cm 内,也就是说按设计皮瓣的轴心线设计的皮瓣,只要皮瓣宽度大于 4 cm,旋髂浅血管存在于皮瓣内有 97％的可能性。这就是该皮瓣成活率高,并可将皮瓣修剪成各种形状的主要原因。同样,也是由于含有较大的营养血管,该皮瓣的血液循环极佳,抗感染能力强,可用之修复手部大面积感染创面。笔者曾报道了 13 例手部大面积皮肤缺损伴感染的创面,其中 7 例为铜绿假单胞菌感染;彻底清创后用该皮瓣修复,13 例创面均获得一期愈合,为以后的功能重建打下了基础。笔者还将其用于急诊手掌、手背部及腕部较大面积皮肤缺损的修复共 31 例,结果成功地修复了创面;除 3 例皮瓣边缘有感染外,其余伤口均一期愈合。

2) 适应证与禁忌证:

A. 适应证:①修复手部,包括手指、手掌背侧、腕部掌侧,以及前臂的皮肤缺损;②瘢痕挛缩切除创面;③深部组织,包括神经、肌腱、血管及骨关节外露,并有感染的创面;④修复会阴部及股近段的皮肤缺损。

B. 禁忌证:①腹股沟区有感染创面;②曾做放射治疗;③腹股沟处有手术史,即有疝气修补术、大隐静脉高位结扎术等(做平行腹股沟韧带的切口),最好不用该皮瓣,如必须用时,要十分慎重。

3) 麻醉与体位:选择全身麻醉,或上肢用臂丛神经阻滞麻醉,腹部用连续硬膜外麻醉。患者取平卧位,患肢外展 90°。

4) 手术步骤:

A. 手部病灶处理:瘢痕挛缩者则根据腹股沟皮瓣所放置的位置、方向做瘢痕切除,但要留下部分三角形瘢痕以利创面的关闭。

急性开放性手外伤者应彻底清创,修复深部组织后,根据修整后皮肤缺损的形状设计皮瓣。污染严重的创面,或创伤到手术时间隔太久,如超过 8 h,可于清创后延时 3～4 d 再做皮瓣修复术。

对感染性创面,应反复清创数次,彻底剪除感染坏死组织,凿除部分外露并有感染的骨组织,用 0.1％氯己定(洗必泰)反复湿敷创面,2～3 d 后根据创面的形状设计皮瓣。

B. 皮瓣的设计:①轴心线:在同侧腹股沟韧带下2～3 cm股动脉搏动处与髂前上棘顶点做连线,并沿髂棘向后延伸。此线即为设计皮瓣的轴心线。较瘦的患者,可在此线附近扪到旋髂浅动脉搏动,再据此画出该动脉在皮肤的投影线,并将此线作为设计皮瓣的轴心线。②动脉入皮点:自股动脉搏动起,沿轴心线上行 7 cm 处。③解剖面:皮瓣的游离内侧在腹外斜肌腱膜的表面,外侧为臀筋膜和股深筋膜表面(图 4-42A)。

设计皮瓣的长和宽,一般应较创面各大 2 cm,长度还需加上 5～7 cm 以便卷成皮管作为蒂(图 4-42B)。患者腹部脂肪肥厚的还应适当增大皮瓣设计的长与宽。

手部创面的修复:如系瘢痕挛缩创面修复,应在皮瓣转移覆盖近蒂端保留一三角形瘢痕组织(图 4-42C),并向皮瓣方面翻起,以便皮瓣和创面无张力缝合。皮瓣的皮下组织与创面缝合数针以固定,之后做皮瓣缘与创缘缝合(图 4-42D)。

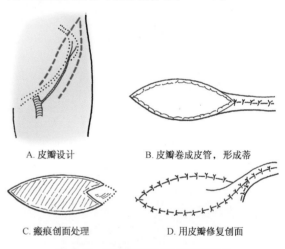

A. 皮瓣设计　　　　　B. 皮瓣卷成皮管,形成蒂

C. 瘢痕创面处理　　　D. 用皮瓣修复创面

图 4-42　髂腹股沟轴型皮瓣移植术

5) 手术操作注意事项:

A. 皮瓣的设计要足够大,如肥胖的患者腹部更肥胖,要考虑到皮瓣的厚度,否则就可能不能完全关闭创面。

B. 创面要彻底止血,包括腹部、皮瓣和手部的创面出血。血肿可造成皮瓣的坏死。

C. 不要过分追求提前断蒂,应在皮瓣与创面充分建立血供后再断蒂。这样可减少断蒂后的皮瓣收缩,提高皮瓣成活后的弹性。

D. 断蒂前充分做皮瓣训练,每日 2～3 次,逐渐达到每次阻断蒂部血供超过 1 h。这样不但可判断能否断蒂,还可促进皮瓣和创面更快建立循环,使断蒂后蒂端皮瓣血液循环良好,伤口能正常愈合。

E. 腹部创面大多可直接缝合关闭,如宽度超过 9 cm 则需要通过中厚皮片移植关闭创面。如蒂根部缝合太紧,可采取一侧或双侧"Z"形切开,以松解蒂部张力。

6) 术后处理:术后必须用石膏绷带将患肢妥善固定于胸腹壁,保证皮瓣蒂部无张力、无折叠,同时尽可能让腋部敞开。患者膝下垫枕,使髋关节屈曲,以减少腹壁张力,减轻伤口疼痛,有利于组织愈合。

术后 2～3 周做皮瓣训练,一般于 21 d 左右断蒂。

7) 并发症:

A. 皮瓣远端坏死:可能系营养血管走向变异,或解剖皮瓣时损伤血管力太大。对此应拆除缝线,切除坏死的皮瓣,剪开部分皮管,重新覆盖创面。

B. 伤口感染:大多为蒂和腹壁交界处,这不影响皮瓣愈合和整个手术过程。

C. 股外侧皮神经损伤:均为带髂骨的骨皮瓣,可能系切取髂骨时损伤了神经,造成股外侧麻木,针刺痛觉明显减退。

(14) 股前外侧皮瓣

股前外侧皮瓣是以旋股外侧动脉降支为血管蒂的大腿前外侧部皮瓣,临床应用范围广阔,皮瓣形式可以灵活多样,可修复创伤、感染、肿物切除所致皮肤软组织缺损,也可以用于尿道、阴道成形及阴茎、阴道、眼窝和舌再造。

Minani(1977) 和 Bovet(1982) 应用股外侧肌皮瓣转移术修复股骨大粗隆压迫性溃疡及压疮,获得良好疗效。1983 年,Back 对股部皮肤血供做解剖研究,并研究设计了以股深动脉的第 3 穿支为蒂的股前外侧皮瓣。同年,徐达传通过解剖研究提出用旋股外侧动脉的肌皮穿支为轴心血管的游离皮瓣。1984 年,罗力生将此皮瓣应用于临床。同年,宋业光对股部皮肤血供做了详细的解剖研究,并用游离股前外侧皮瓣修复头、颈部瘢痕。以后,国内外不断有股前外侧皮瓣临床应用的报道。

股前外侧皮瓣可切取的面积大,血管解剖位置较稳定,血管口径粗,供皮区相对隐蔽,对外观影响小,且皮质较好,因此是目前经常选用的游离皮瓣。切取形式可以是股前外侧岛状皮瓣、股前外侧肌皮瓣、逆行股前外侧皮瓣、股前外侧超薄皮瓣、股前外

侧穿支皮瓣等,可带蒂旋转。

张春(2001)和徐达传等(2002)对股前外侧皮瓣的高位直接皮肤穿支进行了研究。2001 年,罗力生等采用这些高位直接皮肤穿支切取皮瓣游离移植,临床应用 10 例均获成功。该皮瓣的特点是既可保留皮下脂肪充填软组织缺损,又可剔除皮下脂肪,修成薄皮瓣,甚至修成近似真皮下血管网皮瓣(需小心保护穿支血管),用于手和头、面部皮肤缺损的修复与重建。魏福全认为这是最理想的游离皮瓣供区。

1) 临床应用解剖:旋股外侧动脉大部分起自股深动脉(约占 84%),部分起自股动脉(约占 16%)。其口径为 3.0～3.4 mm,于股直肌深面走向外侧。在进入阔筋膜之前分为升支、横支和降支(图 4-43)。升支分出肌皮支至阔筋膜张肌,是阔筋膜张肌皮瓣的血管蒂。横支和降支是股前外侧皮瓣的血管蒂,一般以降支为血管蒂。降支血管口径为 2.5 mm 左右,有 1～2 条伴行静脉,口径大于动脉,为皮瓣的回流静脉。如切取皮瓣大,可以降支加横支为血管蒂。降支在股直肌与股中间肌之间走向外下方,至股外侧肌与股直肌之间下行,并分为内、外两支。此内侧支大部分为肌支,供应股直肌与股中间肌等;外侧支沿外侧肌与股直肌之间下行,沿途发出多个分支,大多为肌皮穿支,少数为肌间隙皮支,供应股前外侧皮肤。第 1 肌皮穿支较粗大,外径为 0.5～1.0 mm,是皮瓣的主要供血动脉,也是目前常用的肌皮穿支皮瓣的供血血管。该动脉穿出股外侧肌后,又分数个

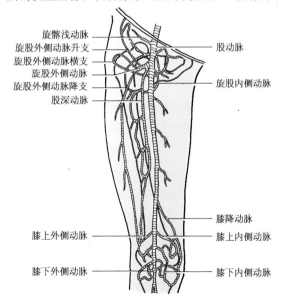

图 4-43　旋股外侧动脉分支

小支,穿过阔筋膜至皮肤。第 2 支以下的肌皮动脉穿支呈阶梯状向下外侧发出,较细小,外径平均为 0.5～0.6 mm。

旋股外侧动脉降支可用作皮瓣血管蒂的长度为 8～12 cm。皮瓣可供切取的范围一般为 20 cm×15 cm,最大为 38.0 cm×12.5 cm。皮瓣的静脉回流为旋股外侧动脉的伴行静脉。

旋股外侧动脉降支末端与膝上外侧动脉、关节支、肌支都有丰富的吻合支,在膝关节周围形成膝关节周围血管网(参见图 4-43)。利用这些吻合支,切断皮瓣近端的旋股外侧动脉降支,可以构成逆行股前外侧皮瓣。

张功林等认为,逆行股前外侧皮瓣的静脉回流较好,有肌皮动脉穿支的伴行静脉、降支动脉的伴行静脉(2 条)与股外侧浅静脉属支,在皮瓣区内有许多交通支,以及股外侧浅静脉与深静脉之间又有很多交通支。因此,皮瓣逆行旋转时,静脉血可以从降支动脉伴行静脉回流到股外侧浅静脉,再汇集到股深静脉中去,这些静脉之间的交通支,未有明显静脉瓣膜,有利于逆行岛状皮瓣的静脉回流。

血管解剖变异约占 20%。根据罗力生及无锡市手外科医院病例统计,旋股外侧动脉降支穿过股外侧肌到达皮下、皮肤,或不穿过股外侧肌而直接进入皮肤,大致可分为以下 4 种类型。

Ⅰ型:降支从旋股外侧动脉分出后,沿股直肌与股外侧肌之间下行,途中不发出肌皮支。距起始部 8～10 cm 处,分出 1～2 条肌皮穿支,经过股外侧肌表面,直接穿过阔筋膜进入皮下及股前外侧皮肤。此型血管分支表浅,游离容易,术中不易损伤血管,占 10%左右。

Ⅱ型:降支在股直肌与股外侧肌间隙下行,沿途发出 1～8 个分支进入股直肌(肌支)及股外侧肌(肌皮支)。肌皮支进入股外侧肌后,除部分供应肌组织血供外,发出皮肤穿支穿过阔筋膜,进入皮下及皮肤。其中第 1 穿支最粗大,直径为(0.8±0.2)mm。根据穿支经过股外侧肌部位的深浅,又可分为浅型和深型。浅型只穿过股外侧浅面<5 mm 厚的肌组织;深型穿支经过股外侧肌部位较深,>5 mm,可达 20 mm,分离时要切开较多肌组织。此类深、浅两型穿支共占总病例数约 80%。

Ⅲ型:降支在距起始部 1～2 cm 处向外下方发出皮支直接穿过阔筋膜进入皮下及皮肤。此支长 5～6 cm,行于股外侧肌表面或浅肌层内。血管根部

外径为 1.2～1.6 mm,可供养股外侧皮瓣,占 6%～8%。

Ⅳ型:降支在下行中无肌皮穿支或直接皮支,或仅能发现极细肌皮支及皮支,不能承担皮瓣供血,或在较低、较深部位发出肌支,无法利用此血管来完成股前外侧皮瓣的解剖。笔者发现 6 例,约占 2%,术中只好放弃使用此皮瓣。

纵行于股前外侧的股外侧皮神经支配皮瓣的浅感觉,可同时切取,供缝接。

2) 适应证:股前外侧皮瓣适用于修复四肢创伤的皮肤缺损,特别适合于有美容要求的年轻患者。由于皮肤质地好,也适合颈、头、面部和躯干部皮肤损伤修复。

A. 可制成顺行岛状皮瓣或肌皮瓣,修复大粗隆部、髋部、股上部创面。

B. 可制成逆行岛状皮瓣,修复膝关节及腘窝处创面。

C. 游离皮瓣或肌皮瓣可修复因外伤瘢痕或肿瘤切除后软组织缺损。带股外侧皮神经与受区感觉神经缝接,有利于受区感觉恢复,适合修复手、臂、小腿和足部皮肤缺损。

D. 带股外侧肌的肌皮瓣可桥接肌肉,填塞空腔治疗慢性骨髓炎。制成股前外侧双叶皮瓣,应用于手、足部洞穿性缺损伤(图 4-44)。

E. 皮瓣可应用于特殊部位,如再造阴茎、阴道、眼窝、舌,皮瓣带阔筋膜可修复跟腱、帽状腱膜、腹壁缺损。

F. 与膝上动脉联合制成双蒂皮瓣,长达 38 cm,应用于长条大面积皮肤缺损伤。

G. 对肥胖患者,特别是女性,由于皮瓣较厚,外形显臃肿,在修复手、足背创面或凹陷性缺损时可用股前外侧筋膜瓣加全厚或断层皮片修复。

H. 对肥胖患者,可将皮瓣修薄成超薄型皮瓣。修复手、足背皮肤缺损或修复头面部皮肤缺损,也可切取股前外侧穿支皮瓣,剔去多余脂肪进行游离移植。

3) 麻醉与体位:

A. 麻醉:在成人,首选连续硬膜外麻醉。受区在上肢,可在断蒂前,上肢加连续臂丛神经阻滞麻醉或长效臂丛神经阻滞麻醉。受区在下肢时,可选用长效腰脊髓麻醉,可以一次麻醉下完成供区和受区手术。对儿童或幼儿,进行全身麻醉。

B. 体位:患者取平卧位,供侧臀部垫高,无需扎

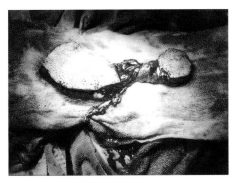

A. 股前外侧双叶皮瓣

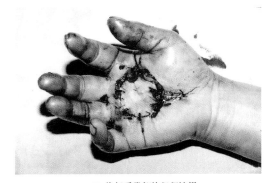

B. 修复手掌部软组织缺损

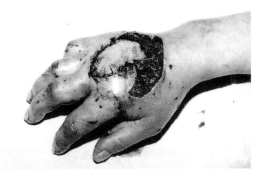

C. 修复手背部软组织缺损

图 4-44　手掌洞穿伤的修复

止血带。如受区为上肢,需外展80°。受区在小腿,一般取同侧股前外侧皮瓣移植。术中受区清创移植,供区切取皮瓣及覆盖供区创面,可在一次麻醉中完成,术中无需变更体位。

4) 皮瓣设计:以髂前上棘为M点,髌骨外上缘为N点,M、N两点做一连线,标出连线中点O(图4-45A)。在O点附近用Dopple血流探测仪测出旋股外侧动脉降支的皮肤穿出点。取腹股沟韧带的中点为F,OF连线的下2/3即为旋股外侧动脉降支的体表投影。根据所需皮瓣的大小和形状,皮瓣2/3在MN轴线的外侧,1/3在MN轴线的内侧;2/3在O点平面以下,1/3在O点平面以上。

A. 股前外侧逆行岛状皮瓣设计:用Dopple血流探测仪测出第一肌皮动脉支浅出点和膝上外侧动脉的起始点,皮瓣设计时使肌皮穿支点在皮瓣中央,皮瓣的旋转点,可在髌骨外上方为5~8 cm(10 cm),可按受区需要,皮瓣可翻转到达膝下10 cm左右,如果用膝上外侧动脉为旋转轴(点),皮瓣旋转轴可达26 cm,皮瓣可达小腿中部。股前外侧皮瓣或股前外侧逆行皮瓣面积可达15 cm×15 cm,通常只要包含

第1肌皮穿支动脉即可满足皮瓣血供。若皮瓣面积较大应尽可能保留第2~3穿支血管。

B. 股前外侧穿支皮瓣切取的设计:在O点附近用Dopple血流探测仪测出穿出点,以此点为中心,根据所需皮瓣的大小和形状设计。可切取面积同上。

5) 切口:首先沿设计线上端及外侧做皮肤切口,深达阔筋膜下,阔筋膜包于皮瓣内。将阔筋膜和皮下间断缝合数针,以防牵拉滑动而使皮下与阔筋膜分离。游离出血管束后,再做设计线下缘和内侧皮肤切口,并游离皮瓣。

6) 手术步骤:在股直肌和股外侧肌肌间隙内寻找出旋股外侧动脉的降支和(或)横支,沿血管走向,在股外侧肌内侧缘细心寻找,可发现1~4个肌皮穿支或皮肤穿支(一般为1~2个穿支)。如为肌皮支,则应在血管进入肌肉与穿出肌膜之间逐渐切断股外侧肌。有时血管行走较复杂,难以判定血管走向,可携带部分股外侧肌(肌袖)。游离出血管束后在近皮支穿出处可用"透光"法(即向内侧掀起皮瓣,提起皮瓣透视)认清血管束及其皮支走向,并证实有皮支进

入皮瓣后,再做皮瓣内侧和下端切口,在深筋膜下完全游离皮瓣(图 4-45B)。根据受区所需要血管蒂的长度,在股直肌和股中间肌之间分离出足够长的血管蒂。待受区准备完毕,再断蒂。

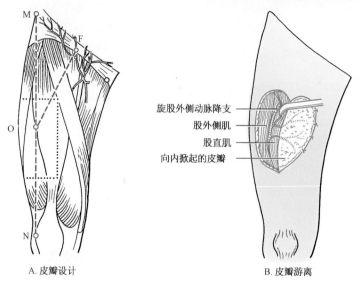

A. 皮瓣设计　　　　　B. 皮瓣游离

旋股外侧动脉降支
股外侧肌
股直肌
向内掀起的皮瓣

图 4-45　股前外侧皮瓣的切取

供区创面宽度在 6 cm 以内的,可以直接缝合;宽度>6 cm 时可部分缝合创面,再取中厚或全厚皮片移植,加压包扎或局部打包包扎。典型病例有股前外侧双叶皮瓣修复手掌洞穿伤(参见图 4-44)和股前外侧皮瓣与蹬甲皮瓣组合修复全手撕脱伤(图 4-46)。

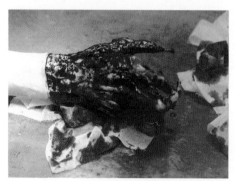

A. 全手脱套伤(术前)

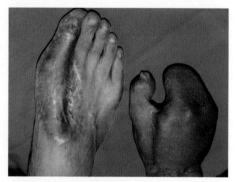

B. 术后4年供受区情况

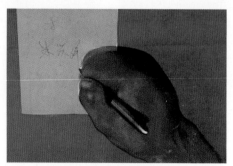

C. 术后4年功能显示

图 4-46　全手撕脱伤的修复

7) 手术操作注意事项：

A. 分离肌皮穿支时，要注意在股外侧肌内行走的血管束较细，为防止误伤，操作要轻柔细致。必须保持手术野清晰，止血要彻底，所分离的血管束暴露要良好。较大的肌支需结扎，较细的肌支可用双极电凝，但应注意电凝头应至少离血管束 0.5～1.0 cm 以上，以免热源损伤血管。由浅入深地逐层切开肌肉。在较难判断血管走向或血管呈折叠状行走时，可将血管束周围带上 1 cm 左右的肌组织（即肌袖），以免误伤血管束，但也尽量不破坏过多的股外侧肌。肌皮穿支游离后要对股外侧肌进行修复，同时注意保护与降支及穿支伴行的支配股外侧肌的运动神经，以免损伤而导致股外侧肌萎缩。

B. 第 1 肌皮血管皮肤穿出点的位置大部分在髂前上棘与髌骨上缘连线的中点附近，但有时发生变异（占 10％左右），远离中点 O 或缺如。因此，在术前设计皮瓣时，应用 Dopple 血流探测仪仔细探测，在 O 点周围及 MN 轴线两侧寻找，并用甲紫（龙胆紫）做标记，这样可提供寻找皮肤穿出点的依据，减少术中的盲目性。

C. 中、小股前外侧皮瓣（15 cm×10 cm 以下）有第 1 肌皮穿支供血一般已足够。但皮瓣面积较大者，为了保证良好血供，对已发现的第 2、第 3 或其他穿支，不要先给予结扎，可用血管夹暂时阻断血流，观察皮瓣边缘血运，如供血不足，可继续游离第 2 或第 3 肌皮穿支。但第 2、第 3 穿支口径更细小，在股外侧肌内行走距离亦更长，游离时需更加小心、轻柔。

D. 在掀起皮瓣上缘时，可见到少数肌皮动脉穿支来自旋股外侧的横支，其穿出点较上，更靠外侧。因此，在切开皮瓣外侧缘、掀起皮瓣时，避免立即结扎其肌皮穿支而导致手术失败或使皮瓣上缘供血不足。在手术操作全过程中应先保留皮瓣的所有肌皮支血管，待皮瓣四周完全游离后，视皮瓣边缘血供情况，再夹持欲结扎的肌皮穿支，观察不影响皮瓣供血后再适当结扎若干肌皮穿支。如所切取皮瓣较大，或发现皮瓣边缘供血欠佳，单一以旋股外侧动脉降支及其肌皮穿支为蒂不能保证供血时，可同时游离横支及其肌支，制成双血管蒂的股前外侧皮瓣，以保证供血充足。但在一般情况下，有降支为蒂并有降支的第一肌皮穿支供血，皮瓣成活已无问题。

E. 股外侧皮神经为皮瓣的感觉神经。修复手、足皮肤损伤时，如受区有可供缝接的感觉神经支，应带此神经。其解剖位置在髂前上棘下方 7～10 cm 处穿出阔筋膜，直径约为 1.5 mm，在皮下组织中纵向下行。常分为两支供应股前外侧皮肤。切取股外侧皮神经可导致股前外侧皮肤感觉异常（如蚁走感、烧灼感等）或感觉丧失，术前需向患者说明。

在肥胖的女性患者，较难寻找该神经，因其颜色与筋膜相似。有时是因股外侧皮神经自髂前上棘下方穿出阔筋膜的位置发生变异（25％左右），使寻找困难。在皮瓣上缘切开皮肤时，不要直接切至阔筋膜，在接近切至阔筋膜时，需谨慎辨别纵向行走的白色索，以免误伤切断该神经。

F. 皮瓣宽度在 6 cm 以内时供区创面常可直接缝合，＞6 cm 时需游离植皮。肥胖者，创缘宜修薄皮下脂肪，避免植皮后出现深的凹陷而影响外观。植皮创面要止血彻底，创面要平整，尽量采用整张植皮，以减少瘢痕。打包压力要适当、均匀，以提高植皮的成活率。

对可直接缝合的供区创面，先间断垂直褥式减张缝合数针，避免因张力过大使创缘皮肤坏死。需植皮闭合供区创面者，由于已切取了部分阔筋膜，股前外侧部肌肉失去了阔筋膜牢固的束缚作用，肌肉组织常外翻。因此，植皮前可用 4～7 号缝线缝皮拉拢创面，以减少植皮面积和提高植皮成活率。

覆盖供区创面是采用中厚皮片还是应用保留真皮下血管网的全厚皮，视术中患者情况而定。从方便快捷考虑，可取对侧股部中厚皮片。笔者更愿意切取同侧下腹部全厚皮片，修复后外观较饱满，第 2 供区只留线状瘢痕。切取皮片面积长宽一般可比创面各小 1 cm 左右。

G. 吻接伴行静脉是建立皮瓣血液循环的基础，常是吻接 1 条动脉就需吻接 2 条伴行静脉。有时，术者感到静脉吻接的质量不理想，则应寻找皮静脉或其他皮下静脉吻接。静脉吻接少或回流血量不佳，皮瓣会明显肿胀、发硬、弹性差。如早期发现应采取手术探查，增加静脉吻接数，并引流出皮下渗血和淤血。

H. 切取筋膜瓣可按皮瓣切口或做"S"形皮肤切口，向两侧掀起暴露旋股外动脉及其降支。在掀起皮瓣时，注意长宽比例及筋膜瓣厚薄比例，以防供血不足使筋膜瓣边缘坏死。筋膜瓣的远端或皮瓣的适当部位，需要携带 2 cm×2 cm 皮瓣作为监测血供用。移植筋膜瓣在术后 5～7 d 已基本成活，且筋膜瓣的肉芽组织新鲜，由原来的淡黄色脂肪组织变为鲜红色肉芽创面,此时可行断层或全厚皮片植皮。植皮可打包加压包扎,以提高成活率。筋膜瓣移植后,如果手术把握大,也可以立即断层或全厚皮片植皮,植皮也能成活,手术可一次完成。但手术危险太大,一旦发生血管危象,不利于手术探查,故移植筋膜瓣后应以二期移植皮片为宜。

8)术后处理:

A. 术后应定时观察皮瓣血液循环状况。每2 h观察1次,包括皮温、皮色、毛细血管反流及皮瓣肿胀程度、弹性情况等。如有不良情况出现,应每30 min 1次观察用药情况,并随时做好手术探查准备。

B. 术后常规应用"三抗"药物,即抗血管痉挛药(如罂粟碱、酚妥拉明、硝苯地平)、抗凝血药(如可口服双嘧达莫;应用小剂量肝素,一般1/4支,静脉注射,6 h 1次)和抗生素。用药期间需严密观察,以防止创面过大而广泛渗出引起皮瓣下积血。术后常规应用抗生素防止感染的发生。

C. 给予止痛、镇静药。

D. 一旦皮瓣变苍白或肿胀呈暗紫色,或同时毛细血管血流不明显或特快,可选用抗血管痉挛药,常用罂粟碱30~60 mg,肌内注射或静脉注射,静注时要注意防止心脏骤停,一次观察30~60 min。若无效,应急诊探查,争取在6~8 h重建血供,否则会使皮瓣发生不可逆坏死。

9)并发症:

A. 皮瓣坏死:一旦坏死形成,不可挽回,应及早切除坏死皮瓣,改行皮片植皮或带蒂皮瓣移植。部分皮瓣坏死时常进展缓慢,应待皮肤坏死界线分明时再行局部切除,创面用皮片植皮。

B. 皮瓣下淤血:其主要原因是受区止血不良或皮瓣有较明显渗血,或因术后应用扩血管药及抗凝血药物使皮瓣下渗血淤积于皮瓣下。重者可直接压迫皮瓣血管蒂而影响皮瓣血液循环,轻者可使皮瓣肿胀、弹性差、硬度增加。如早期发现可拆开1~2针皮肤缝线,减压放出淤血或置入橡皮片引流淤血。如发现有新鲜血液流出,应做直视下止血处理。

10)股前外侧皮瓣优缺点评价:

A. 优点:①股前外侧皮瓣可切取面积大,并可两侧同时切取行皮瓣组合移植。修复手掌、背或足底、足背创面较为合适。②血管蒂长(8~12 cm),血管口径粗(1.4~3.2 mm),易于解剖、吻合,因此成活率高。另外,旋股外侧动脉降支远端血管口径较粗,

可做血管桥接,一举两得。可用旋股外侧动脉降支桥接桡动脉、尺动脉、胫前或胫后动脉,既使皮瓣得到良好供血,减少血管危象,又增加肢体远端的血液供应。③切取皮瓣部位较隐蔽,患者容易接受。④可制成带感觉神经皮瓣,有利于提高修复手、足部的功能效果。⑤对手背皮肤、伸肌腱缺损,可同时移植阔筋膜修复伸肌腱。⑥对手掌、手背或足底、足背洞穿伤性组织缺损,可制成股前外侧双叶皮瓣,同时修复2个创面(参见图4-44)。⑦在充分保护好皮肤穿支血管下,可剔去皮下脂肪,修薄皮瓣,满足受区外观需要。

B. 缺点:①旋股外侧动脉降支、横支肌皮支的解剖变异较多(包括肌皮支数量、位置,血管口径大小,占总数20%左右),有时在股外侧肌内折叠状行走,使在游离肌皮穿支时有一定困难。有时判定血供范围需观察较长时间。②在女性患者,皮瓣显得较臃肿,术中修薄皮瓣有时较困难,常需二次手术整形。

(15)腓肠内侧动脉穿支皮瓣

1975年,Taylor和Daniel就曾提出腓肠内侧动脉穿支皮瓣可以作为一种选择,然而直到近几年,这一皮瓣才得到关注。国外Hallock和Thione等(2004、2005)对其解剖研究、设计及临床应用做了一些详细的报道,Chen SL等(2005)稍后也做了一些临床报道,他们主要集中于下肢的修复。国内谢仁国等(2007)首先报道了这一皮瓣的上肢和手部创面的临床修复效果。

1)临床应用解剖:腓肠内侧动脉为腓肠内侧肌的主要营养动脉,于腓骨小头上方3.7 cm处,直接起于腘动脉,多数为1支,动脉外径为2.7 mm,肌外长度为1.8~7.0 cm,其中长度>3 cm的占89.2%,多数在腓骨小头上、下1 cm范围肌质较厚处进入肌内。动脉干入肌后,沿肌纤维的长轴下行,又分成内、外两支,主要行经于肌腹部分,两小分支动脉均发出肌皮穿支营养其表面的皮肤。Hallock解剖学研究发现,差不多所有肢体的肌肉表面的皮肤均有一支较粗的肌肉皮动脉穿支来营养,皮瓣的设计应以此穿支为中心。腓肠肌内侧动脉穿支大多集中于肌腹的远侧半,发出点多靠近腓肠肌内外肌的交接中线,穿支穿出点平均距腓肠内侧动脉的腘动脉分出点15.3(10~20.5) cm。Thione解剖学研究认为皮瓣大小以12.9(12~15) cm×7.9(7~9) cm为限,皮瓣平均有1.9个穿支,所有的穿支集中于距腘窝横纹以远7~18 cm,两支者近侧10.7 cm(8~

13 cm），远侧 16.3 cm（12.5～18 cm），大多数（87%）的标本穿起自腓肠内侧肌的纵中轴线 1 cm 范围内，66% 的分支来源于腓肠内侧动脉的内侧分支，34% 来源于其外侧分支。可根据上述数据来设计皮瓣，一般开始于从腘窝横纹以远 6 cm 腓肠内侧肌表面设计。

笔者在临床应用时发现，Hallock 和 Thione 关于腓肠内侧动脉穿支皮瓣的解剖学数据同样适用于中国人。谢仁国等临床应用发现，11 例中 8 例解剖到 2 支可用穿支，2 例解剖到 1 支可用穿支，还有 1 例只能解剖到 4 支较细小的穿支；穿支穿出处距腘窝横纹 7～16 cm，多于腓肠内侧肌中轴线旁 1 cm 内发出，可发自腓肠内侧动脉的内侧分支，也可是外侧分支。

2）适应证：腓肠内侧动脉穿支皮瓣在手外科主要适用于手部、腕部和前臂的较大创面的修复。

3）麻醉与体位：可以采用静脉复合麻醉，也可以采用臂丛和腰部持续硬膜外麻醉。通常情况下，采用俯卧位，这样供区皮瓣切取方便；在进行受区创面修复时，可以根据要求变换体位。仰卧位时，通过

膝关节屈曲和小腿的内外旋转，也能顺利切取皮瓣。

4）手术步骤：

A. 皮瓣设计：根据皮肤及软组织缺损的大小设计皮瓣，实际切取皮瓣时应放大 1 cm 左右（皮下脂肪厚者，放大面积要大些）。皮瓣设计区域为同侧小腿，腓肠肌腹远 1/2 的表面部分，前内界为胫骨的内后缘，后外侧界为小腿后正中纵轴线，皮瓣的轴行线为前内界和后外侧界的中线（图 4-47A、B）。

B. 皮瓣的切取方法：首先切开皮瓣的一侧缘一直切至深筋膜下，将深筋膜与皮肤缝合固定以防两者之间的血管牵拉损伤，于深筋膜下将皮瓣向中线方向解剖，直至发现从内侧腓肠肌表面穿出的皮支血管。然后切开皮瓣轴行线与皮瓣上缘的交点与腘窝横纹中点的连线，找到腘动脉及其发向内侧腓肠肌的动脉——腓肠内侧动脉，向远段追踪解剖一段距离，发现其分为内外两支，追踪解剖至皮支，注意保护血管束（动、静脉伴行），切开皮瓣的另一侧缘至深筋膜下，解剖会师，将血管束从深面的肌肉组织中分离出来，待血管蒂满足受区的要求时，断蒂，移至受区吻合血管、缝接神经（图 4-47C）。

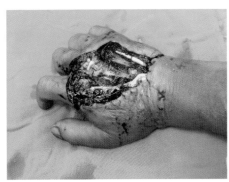
A. 术前

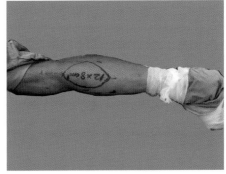
B. 供区皮瓣设计切口

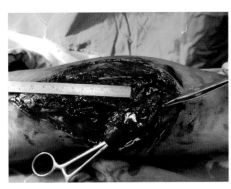
C. 受区准备情况

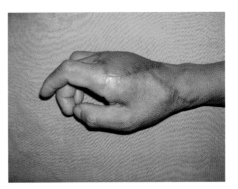
D. 术后随访所见

图 4-47　手背创面修复

C. 皮瓣受区和供区的处理:通常将皮瓣的蒂部动脉(腓肠内侧动脉或其分支)与桡动脉,蒂部静脉与头静脉进行端-端吻合。对于足部创面,我们采用足背动脉和大隐静脉。一般情况下,皮瓣的皮下可以解剖到腓肠神经的分支和较粗的浅静脉,由于皮瓣血管蒂的静脉直径非常大的与头静脉或大隐静脉口径相当,无需吻合皮瓣的皮下浅静脉。受区修复的同时,将供区分离开来的腓肠肌用细线做整形缝合后,将皮下游离少许,如可以拉拢缝合即直接缝合,否则断层皮片覆盖供区创面。

5) 手术操作注意事项:最好采用 Doppler 血流探测仪来辅助定位穿支穿出点,减少设计的盲目性。对于皮瓣面积较大时,建议尽量解剖到腓肠内侧动脉主干,以便与受区血管口径相匹配。不过扩大肌间和肌内解剖、显露血管时,需谨慎细微操作,轻轻地沿肌纤维方向分离,尽量不要横断肌肉,更不可粗暴分离、牵拉,分离太多的肌肉可能会造成腓肠内侧肌的血供障碍。

6) 术后处理:

A. 术后要严格观察皮瓣的血供情况。术后 72 h 内每 2 h 观察 1 次,包括皮温、皮色、毛细血管反应及皮瓣肿胀程度、弹性等。必要时可以在皮瓣的远端边缘片去小片,达真皮层,观察出血是否活跃。

B. 常规应用"三抗"药物,特殊患者可以适当使用亚冬眠药物。通常使用罂粟碱、尿激酶、右旋糖酐40、复方丹参和抗生素等,一般使用 7 d 后可以逐步停药。

C. 一旦出现血管危象,要及时处理,找出原因,积极探察。

7) 并发症:主要为皮瓣坏死。在显微外科技术相对成熟的今天,皮瓣完全坏死的概率显著降低,多为小片或小带状坏死,而皮下部分组织往往成活,通过断层植皮即可修复创面。

8) 优缺点评价:此皮瓣的主要优点就是供区相对隐蔽,有时供区可以直接拉拢缝合(横径<6 cm),女性患者一般情况下皮瓣也较薄。但是,如果是肥胖者,皮瓣相对较厚,对于手部创面修复可能一定程度影响外观。由于此皮瓣的穿支解剖后,一定的自由旋转(<90°)对皮瓣的血管没有显著的影响,皮瓣的设计可按腓肠内侧肌的长轴设计。用于上肢修复,供区附近常有可以吻接的血管,一般蒂部无需太长。腓肠内侧动脉内、外侧支的直径一般在1 mm(0.8～1.4 mm)左右;而伴行静脉较为粗大,有时可

达 6 mm,与受区血管口径极不相匹配,这给血管吻合带来一定的风险,常需要术者掌握较好的微血管吻接技术。

皮瓣质地柔软,富有弹性,不臃肿(参见图 4-47D),供区损伤小,对行走步态无影响。

(16) 足背部皮瓣

1975 年,McCraw 和 Furlow 首先用于临床。足背皮肤较薄,皮下组织疏松;足底皮肤较厚,皮肤与深层结合致密。依据部位和血管来源,足部皮瓣可分为足背皮瓣、足底皮瓣、足外侧皮瓣和趾腹皮瓣。

足背供皮区,皮肤较薄,色泽较好,皮下脂肪少,韧性大,弹性好,血管蒂较长。血管管径较粗,有可供缝接的皮神经,还可同时切取伸趾肌腱做成复合组织瓣,皮肤的伸张性小,供皮区不能拉拢缝合,必须植皮,创面覆盖要求高。处理不当,会影响足的功能和穿鞋。

1) 临床应用解剖:

A. 皮瓣的动脉:足背皮瓣属动脉干带小分支血管皮瓣类型。足背动脉在踝间线中点(相当于小腿横韧带下缘)处续于胫前动脉,在足背行向下前,经踇长伸肌与趾长伸肌之间,越过距骨、足舟骨和第 2 楔骨的背面,踇短伸肌的深面,达第 1 跖骨间隙的近端,分为较粗的足底深支和较细的第 1 跖背动脉两个终支(图 4-48)。足背动脉干发出许多皮支,但大的皮支多发自近、远侧段 2 cm 以内,中间段大皮支较少。近侧段常有1～2个大皮支,远侧段常有2～3个大皮支,大皮支外径为 0.3～0.5 mm。足背动脉的各主要分支(跗内、外侧动脉,弓状动脉,跖背动脉等)也发出纤细皮支。这些皮支互相吻合成网,网的两侧可达足背内、外侧缘,向远侧可延伸到足背动脉远端下 2～3 cm,上方达踝间线。因此,足背皮瓣的切取范围以足背动脉为中心,两侧各约为 4 cm,远侧达趾根部,近侧达踝间线,约为 8 cm×10 cm。

B. 皮瓣的静脉:足背皮瓣的静脉有浅、深 2 组。浅组有大、小隐静脉的起端,以及 2 条静脉间的足背静脉弓(图 4-49);深组为足背动脉的伴行静脉。大、小隐静脉在足背远侧形成 1 个足背静脉弓者,称单弓型,约占 90%;另有 9% 双弓型;尚有 1% 的缺如型,足背静脉血液通过静脉网回流。足背静脉弓内无静脉瓣,血液可向两个方向回流。足背静脉弓一般收纳第 1～4 跖背静脉。各跖背静脉在趾蹼处收纳2～3条相邻趾的趾背静脉。踇趾内侧和小趾外侧静脉分别汇入大、小隐静脉,或足背静脉弓的内、外

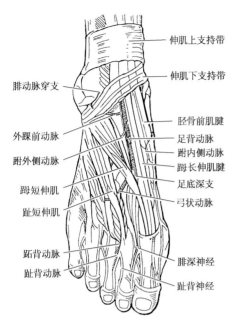

图 4-48　足背皮瓣的动脉

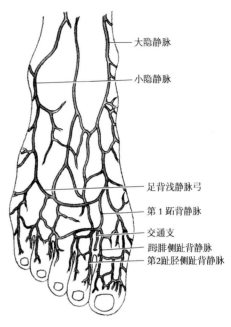

图 4-49　足背皮瓣的静脉

4

侧端。跗趾内侧的趾背静脉行程较长,靠近足背内侧缘,手术切取连同跗趾背侧的皮瓣时,避免损伤此静脉。

深组静脉为足背动脉及其分支的伴行静脉,主要经足底深支引流足底的静脉血。

足背深、浅两组静脉间有交通支,交通支可分为有瓣膜和无瓣膜两大类,依据瓣膜的朝向和有无,静脉血的回流可从浅至深、从深至浅或深浅互通。足背皮瓣浅、深两组静脉的交通最为关键的是足背动脉的伴行静脉与足背浅静脉弓间的交通支,这一交通支位于第 1 跖骨间隙近端,其中 97％无瓣膜,可将深组静脉血液导入浅静脉,在切取皮瓣时,应注意保护这一交通支;3％有瓣膜且导向深侧。因此,深部的静脉血不能引流至浅静脉,遇到此种类型时,即使吻接大隐静脉,也会出现回流不畅,而导致皮瓣部分坏死。故当吻接一套静脉后应加以观察,若发现回流不畅时,应设法将另一套静脉系统加以吻接,以克服形态上带来的缺陷。

C. 皮瓣的神经:足背皮瓣的感觉神经主要来自腓浅神经的足背内侧皮神经和足背中间皮神经(图 4-50)。一般足背内侧皮神经较粗,施行足背皮瓣移植时,常缝接此神经。

2) 适应证:①虎口区软组织缺损(图 4-51A),或虎口区瘢痕挛缩的修复;②手掌、手背软组织缺

损,或手掌、手背瘢痕挛缩的修复。

3) 麻醉:采用硬膜外阻滞麻醉。

4) 手术步骤:

A. 皮瓣的设计:足背皮瓣的范围近侧自伸肌腱支持带下缘,两侧以足背动脉为中心向两侧各 5 cm,远侧距所能触及的足背动脉点超过 2 cm,皮瓣内包括足背动脉、大隐动脉、足背内侧皮神经和足背中间皮神经及小隐静脉,亦可将趾长伸肌腱一并包含在内做移植用(图 4-51B)。

B. 皮瓣的切取:沿皮瓣内侧切线,切开皮肤、皮下组织,解剖大隐静脉,继切开足背深筋膜,连同大隐静脉皮瓣中央解剖,暴露出跗长伸肌腱、跗短伸肌腱,于近侧止点处切断跗短伸肌腱,向外上分离,可暴露足背动脉远端的趾背动脉,并于远侧切断结扎,继续向上解剖可见足背动脉的分支,即足底深动脉。在距足背动脉 0.3～0.5 cm 处切断并结扎,继续向上解剖足背动脉,注意此时需将内侧的趾短伸肌包含在皮瓣内,这样可以保证足背动脉近侧与皮瓣紧密相连,后沿皮瓣外侧切线,切开皮肤、皮下组织,解剖出小隐静脉,后切开足背深筋膜,连同小隐静脉向内分离与内侧会师。再从外侧解剖出足背同侧皮神经,这时足背皮瓣解剖结束,待切断血管、神经做移植(图 4-51C、D)。

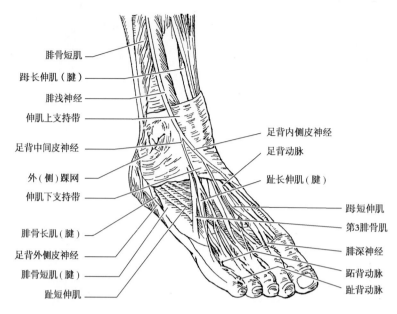

图 4-50　足背皮瓣的感觉神经

5）手术操作及注意事项：

A. 操作时应注意足背动脉干外侧发出的皮支，通常穿过踇短伸肌腱肌腹，故足背皮瓣实质上要设计为复合组织瓣。在切取皮瓣时为了保护皮支，可将该肌肌腹一并切取。

B. 足背动脉末端所发的皮支，代偿皮下血管网可供应到跖骨背面的皮肤。因此，切取足背皮瓣可达趾根部，血管蒂可不包括第 1 跖背动脉。

C. 术前最好用超声 Dopple 探测仪了解足背动脉的情况。文献报道有 4.2%～6.7% 的足背动脉为纤细型或缺如型，即不能切取皮瓣。

D. 应将大隐静脉和足背静脉包含在皮瓣内，皮瓣内侧缘切口应靠足背内侧缘，皮瓣远端应在足背动脉末端下方 2 cm 以上，才能保证皮瓣静脉不被损伤。

E. 由于至趾长伸肌的分支在肌腱浅面的深筋膜平面，或肌腱的深面分布于肌腱和腱旁组织，解剖游离皮瓣时要保护好趾长伸肌腱和腱旁组织。切取皮瓣时，皮肤、筋膜和肌腱不宜分离，应将上述结构缝合固定数针，防止皮肤与筋膜、筋膜与肌腱分离，影响复合组织瓣的血供。

（17）足外侧皮瓣

足外侧皮瓣系 1983 年由王成琪和钟世镇首先应用于临床的。足外侧皮瓣位于足背外侧，皮肤较薄，皮下组织疏松；是以跟外侧动脉为轴心血管的供区，常用于手部中小创面的修复。血管、神经恒定，是一个小皮瓣供区。

1）临床应用解剖：

A. 皮瓣的血供：足外侧皮瓣的动脉是跟外侧动脉。跟外侧动脉有两个根，分别起于胫后动脉和腓动脉。起于胫后动脉的较细小，平外踝上缘处外径为 1.0 mm；起于腓动脉的较粗，平外踝上缘处外径为 1.6 mm，两根汇合后呈一单干，紧贴骨膜弯向前，至第 5 跖骨底部（图 4-52）。其分支与足背动脉及足底外侧动脉的分支有丰富的吻合。

其伴行静脉多为 1 条，少数为 2 条。其外径均粗于动脉，在汇入胫后静脉和腓静脉处，外径分别为 1.7 mm 和 1.1 mm。在皮瓣区内有小隐静脉经过，其外径在平外踝处为 3.2 mm。小隐静脉与伴行静脉间有交通支，交通支内有静脉瓣，瓣的开口朝向浅静脉。施行游离皮瓣移植时，吻接小隐静脉，即可保证静脉回流，不必再吻接深静脉。

B. 皮瓣的神经：皮瓣的皮神经为足背外侧皮神经，该神经来自腓肠神经。腓肠神经从外踝后方转至足背即改名为足背外侧皮神经，至外踝尖下方约 3 cm 处分为内、外侧 2 支。内侧支分布于第 4～5 趾范围与相应足背外侧皮肤，外侧支分布于足外侧缘（图 4-52）。两终支的自然束分界可追溯至外踝上方，未见交错纤维，可行无损伤分离。当建立皮瓣感觉时，可钝性分离内、外侧支，将内侧支保留在皮瓣内，

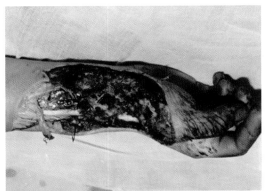

A. 手腕部创面

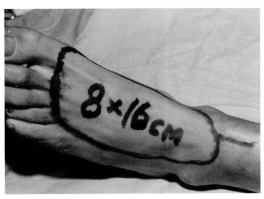

B. 设计足背皮瓣

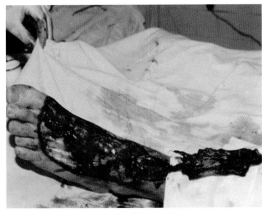

C. 游离足背皮瓣

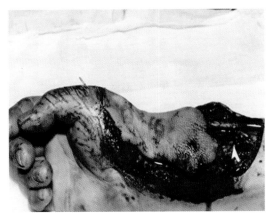

D. 足背皮瓣移植于手腕部创面

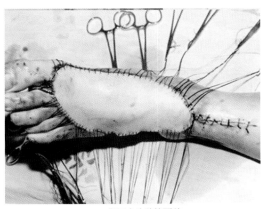

E. 供区皮片移植覆盖

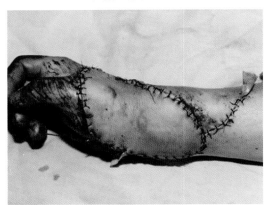

F. 受区术后外观

图 4-51　足背皮瓣修复手腕部侧面

建立皮瓣感觉。皮瓣内血管、神经并不伴行。

2）适应证：①虎口区软组织缺损，或虎口区瘢痕挛缩的修复；②手掌、手背软组织缺损，或手掌、手背瘢痕挛缩的中等创面修复。

3）麻醉：采用硬膜外阻滞麻醉。

4）手术步骤：

A. 皮瓣的设计：以跟外侧动脉为轴心线或以外踝与跟腱的中间线为轴心，用亚甲蓝标记出切取皮瓣的切线，注意皮瓣的切线不要超出血供范围（图 4-52）。

B. 皮瓣的切取：先切开皮瓣前缘，在外踝上方 3～4 cm 处，腓骨后缘，解剖出由深筋膜穿出的跟外

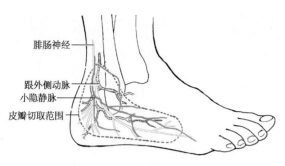

图 4-52 足外侧皮瓣血管、神经

侧动脉。于腓骨肌之间解剖分离出血管蒂,继向远侧分离解剖出需要长度。再于皮瓣缘切开深筋膜,于深筋膜下由远侧向近侧分离解剖至外踝前下方。解剖至外踝与跟腱外时,保留表面皮肤。皮瓣内有2~3条小隐静脉分支和足背外侧皮神经。将分布于皮瓣的外侧支与留在供区的内侧支分开,向近侧分离至需要长度切断足背外侧皮神经的外侧支,内侧支保留于原位。此时皮瓣除血管蒂外已完全游离。

5)手术操作注意事项:

A. 以外踝与跟腱连线中点为跟外侧动脉的起始部位,以这个部位延伸至第5跖骨粗隆为皮瓣设计的轴线。

B. 术前最好用 Dopple 探测仪,可探得跟外侧动脉穿出深筋膜的位置。

C. 切开皮瓣前缘,在外踝上方向深部解剖达腓骨肌的肌膜,于外踝上方3~4 cm 处的腓骨后缘找到跟外侧动脉。沿皮瓣远端向近侧游离,在外踝下方处常有血管交通支穿入跖底,应切断结扎。

D. 应将足背外侧皮神经的内侧支保存于原位,只需要取最外侧支以支配皮瓣区的感觉。

(18)足背分叶皮瓣

足背皮瓣以胫前动脉-足背动脉为营养,最早由O'Brien 于 1972 年作为吻合血管的游离移植应用于临床,其皮质与手背相似,对手背创面的修复较为适合。但是由于切取后,足背创面常出现植皮难以全部成活,或形成不耐磨的瘢痕,目前这一术式已不作为首选。近年来,诸多学者以胫前动脉-足背动脉的一些分支营养的非主要足背功能区的皮瓣为供区,形成了足背双叶皮瓣和三叶皮瓣修复手部多个分开的小创面,获得了较为满意的临床疗效。

1)临床应用解剖:胫前动、静脉在两踝之间最低点的连线水平延伸为足背动、静脉,胫前动脉-足背动脉在足内侧区发出内踝前动脉、跗内侧动脉2支,在足舟骨粗隆附近发出数支皮支或筋膜皮支营养该区皮肤,两血管的大小存在代偿关系,未发现两血管同时缺失的解剖变异。在足外侧区,胫前动脉-足背动脉发出外踝前、跗外侧动脉两支,在趾短伸肌外缘、骰骨结节附近发出皮支,两血管也互呈代偿,未发现两血管同时缺失的血管变异。在第1跖背区,第1跖背动脉有皮支或筋膜皮支供养皮肤,跖背动脉缺失时,由足背动脉发皮支代偿。以足背动脉为蒂,切取多个其分支动脉供应的皮瓣,就形成了足部分叶皮瓣,有双叶皮瓣和三叶皮瓣。

2)适应证:主要适用于手部多个创面的修复,包括多个手指创面。

3)麻醉与体位:患侧上肢,即受区,通常采用臂丛神经阻滞麻醉;一般采用对侧足部作为供区,采用持续硬膜外麻醉。也可以采用全身麻醉。患者取仰卧位,对皮瓣的切取和供区的修复都比较方便。

4)皮瓣设计:足部三叶皮瓣,首先在足背扪及足背动脉的搏动点并标明,然后在足背外侧趾短伸肌外缘区和内侧区足舟骨粗隆附近及第1~2跖骨间区,按照创面大小设计皮瓣。足部双叶皮瓣,一叶为第1~2跖骨间区;另一叶为在足背外侧趾短伸肌外缘区或内侧区足舟骨粗隆附近,通常选择足背外侧趾短伸肌外缘区(图4-53B),原因在于其血管蒂较长。

5)手术步骤和操作注意事项:在大腿的上1/3处绑扎气压止血带,切开胫前动脉-足背动脉表面的皮肤,打开伸肌支持带,在趾长伸肌腱和蹿长伸肌腱之间找到血管束,然后向远端解剖寻找可靠的血管分支。一般认为外径>0.5 mm 的血管分支才能有效保障皮瓣的血液供应。然后再沿血管分支的走行解剖到所要切取的皮瓣,并根据血管分支的发出和走行部位对皮瓣做适当的调整。足背外侧区的皮瓣,血管走行于趾长伸肌腱的深面,解剖时可不切断肌腱,将血管蒂及皮瓣一起从趾长伸肌腱深面分离出来即可。第1~2跖骨间区皮瓣,最好将蹿短伸肌腱切断,带部分蹿短伸肌连于血管蒂和皮瓣上,可以不将第1跖背动脉解剖出来。足背内侧区的皮瓣,血管蒂同足背外侧区的皮瓣一样也是位于肌腱的深面,将皮瓣和血管蒂解剖好后,从伸肌腱深面分离出来(图4-53C)。

解剖血管蒂部需注意保留少许组织,以免损伤静脉而影响皮瓣的血液回流。皮瓣的血液回流只能靠伴行的静脉,因为皮瓣的血管蒂部较深,与浅表的大隐静脉系统没有联系。

手部创面经过彻底的清创后,将分叶皮瓣按设计修复相应的创面,皮瓣连同其血管蒂部可以通过不同的皮下隧道,从腕部血管吻合处牵拉至创面,也可以部分或全部切开血管蒂部经行部位的皮肤,在弹性小、没有较大延展性的部位要做"Z"形切口,这样可以减少血管蒂部的压迫,保障皮瓣的血供和回流。血管吻合方式,一般为桡动脉与胫前动脉-足背动脉,胫前动脉-足背动脉伴行静脉与桡动脉伴行静脉或头静脉。

供区由于皮瓣切取区没有肌腱经行,又是解剖创面,全厚或断层皮片均可以修复,一般没有太大的问题。

6) 术后处理:

A. 术后密切观察皮瓣的血供情况,72 h 内每2h观察1次,包括皮温、皮色、毛细血管反应及皮瓣肿胀程度、弹性情况等。必要时可以在皮瓣的远端边缘片去小片,达真皮层,观察出血是否活跃。

B. 常规应用"三抗"药物,特殊患者可以适当使用亚冬眠药物。通常使用罂粟碱、尿激酶、右旋糖酐40、复方丹参和抗生素等,连续使用7d后逐步停药。

C. 一旦出现血管危象,应及时处理,找出原因,积极探查。

7) 优缺点评价:切取 2～3 块皮瓣仅需吻合一组血管,各分叶皮瓣均有知名血管供血,皮瓣血供充分,各分支血管均有相当的长度,便于旋转;皮瓣较薄,有利于修复手指皮肤缺失(图 4-53D);供区为非功能区,皮肤缺损处可用游离植皮覆盖。各分支血管的走行、口径均有一定的变异,使皮瓣切取有一定的难度。但各血管的走行、皮支的分布具有其特定的规律性,解剖相对容易,可弥补其不足。

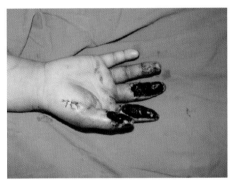

A. 术前手部创面

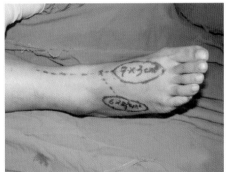

B. 供区双叶皮瓣设计切口

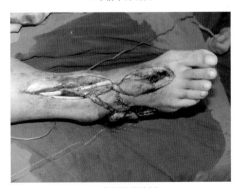

C. 供区游离皮瓣

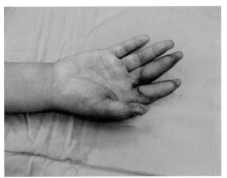

D. 术后随访所见

图 4-53　足背分叶皮瓣修复手指侧面

(19) 踇趾腹皮瓣

以<0.3mm 的小血管吻合成功较普及。踇趾腹皮肤较厚,皮肤与深层结合致密,与拇指指腹很相似,故踇趾腹皮瓣临床应用较多。

1) 临床应用解剖:

A. 皮瓣的血供:踇趾腹皮瓣的动脉是足底内侧

动脉分出的跖足底动脉的分支,即跛趾腓侧趾足底固有动脉(图4-54A)。

其伴行静脉多数为2条,少数为1条。由于足底皮肤浅组无知名的静脉,故皮瓣区血液回流主要通过深组的动脉伴行静脉。

B. 皮瓣的神经:来自胫神经的足底内侧神经的终末支,即跛趾腓侧趾足底固有神经,与同名血管伴行关系恒定(图4-54A)。

2)适应证:①拇指腹区软组织缺损,或拇指腹区瘢痕挛缩的修复;②第2~4指指腹软组织缺损或第2~4指瘢痕挛缩的修复。

3)麻醉:采用硬膜外阻滞麻醉。

4)手术步骤:

A. 皮瓣的设计:根据受区创面与同侧跛趾偏腓侧趾腹用甲紫标记出切取皮瓣切线(图4-54B)。

B. 沿跛趾腓跖侧做切口:切开皮肤及皮瓣近侧缘皮肤,小心掀起皮肤并寻找腓跖侧皮下静脉,并沿皮下静脉向近端走向做小心分离,以切取两条较粗的静脉,必要时向趾背做延长切口,在保护跖背侧静脉网同于跛趾背分离两条较粗的静脉亦可。

C. 再于跛趾腓跖侧切口内显露并分离跛趾腓侧趾足底固有神经、动脉,以及与此动脉相延续的第1跖骨背动脉或趾足底总动脉。根据受区血管及神经情况,尽量向高位解剖跛趾皮瓣的血管蒂及神经备用。

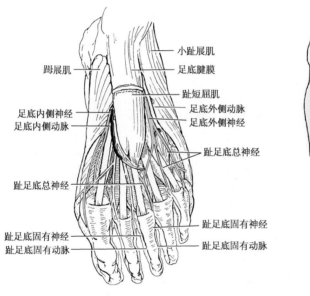

A.足趾腹皮瓣的动脉和神经

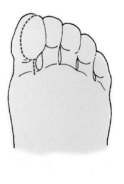

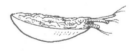

B.跛趾腹皮瓣切取

图4-54 跛趾腹皮瓣移植

5)手术操作注意事项:

A. 本手术成功的要点在于切取静脉。为此,如何切取静脉显得十分重要。由于跛趾趾腹附近静脉无一定的走向规律,故应小心解剖分离。只要见到静脉就应予以保留,并顺此逆行寻找追踪。必要时在显微镜下分离操作,以保护趾腹皮瓣静脉回流的完整性。

B. 保证血管吻合质量,亦是该手术成功的关键。

C. 为保证恢复仅有的尺侧感觉,跛趾腓侧趾足底固有神经的解剖、切取也是关键。

(20)组合皮瓣

手部创面的修复方法繁多,甚至对同一部位相同性质的创面,也有多种不同的修复方法。组合皮瓣移植是目前修复手部创面的一种新兴手术方式。于仲嘉首先报道1例肩胛皮瓣与跛甲瓣组合移植治疗严重手创伤。随着显微解剖研究和显微外科操作技术的不断发展和提高,这种组合皮瓣移植的手术方式得到了不断创新和改进,但对供、受区的远期影响,尚缺乏详细的评论和报道,现只能对较为成熟的手术方式做一些介绍。

组合皮瓣的含义是按修复受区功能、外观和创面大小的需要,移植不同结构皮肤组织或数块相同结构的皮肤组织修复一处创面。即将≥2块游离皮瓣和(或)岛状皮瓣通过吻合血管的手段重新组建血液循环系统,变成只有1~2个血管蒂的皮瓣,并用其修复一处创面,称为组合皮瓣移植。组合皮瓣的形式可多种多样,其关键不是移植组织的如何并排,而是移植组织如何重新建立血液循环。按受区血管和皮瓣血管吻合形式,可以分串联组合皮瓣、并联组合皮瓣和串联与并联共存的组合皮瓣移植。

当受区需要移植≥3块皮瓣才能修复创面,而受区只有2条动脉可以供吻合,在设计组合皮瓣重建供血系统时,其中有2个皮瓣需要以串联形式解决供血,而另一个皮瓣与受区另一条动脉吻合,各皮瓣之间需要重建动脉弓和静脉网,以提高皮瓣间血液循环,整个组合称为并联和串联共存的组合皮瓣移植。

1) 适应证:组合皮瓣移植虽然能一期修复复杂创面,缩短疗程,可提高疗效,但涉及供区多,创伤大,手术操作技术要求高,且手术时间长,一旦失败,后果严重,损失大,因此其适应证需要从严掌握,选择时要注意以下几点。

A. 患者对手功能及外形有强烈一次修复的愿望,并能理解修复手术后需积极配合功能康复训练的重要性。

B. 需要组合皮瓣移植修复的患者,常常是创伤较重,因此术前必须注意患者的全身情况。要求患者无其他复合伤,各项辅助检查应无明显异常,能承受长时间麻醉和手术。

C. 手术设计者和主要操作者需要有丰富的显微外科临床经验、精湛的显微外科操作技术和较多单一皮瓣移植成功的经验。

D. 皮肤缺损大,不能以一个供区的单一皮瓣来覆盖创面,需要≥2个皮瓣者。

E. 皮肤缺损虽不大,但因功能要求不同,或缺损部位不同,不能以同一皮瓣修复的创面,需要有不同功能的皮瓣修复。如手背和指腹缺损伤,需要不同供区的不同皮瓣修复才能有较好的功能和外观。

2) 禁忌证:

A. 全身情况不能承受麻醉和长时间手术,或有其他复合伤,影响生命体征的稳定,是绝对的禁忌证。

B. 本手术供区多,手术创伤大,术者无充分的

学术准备或缺乏精湛的显微外科技术,应慎重进行此类手术。

C. 组合皮瓣手术要获得患者的充分理解,要让其明白术后供、受区的状况和必需的功能训练,并能取得患者的最大合作,否则应属相对禁忌手术之列。

D. 手术方案设计应有后备皮瓣的供区,尤其术前Dopple血流探测仪不能确定供血走向的皮瓣,更应设计后备皮瓣供区,避免因血管变异切取皮瓣不成而使手术不能顺利进行。因此,无后备皮瓣供区,组合皮瓣手术也应慎重。

E. 特别寒冷的气候环境,医院、病房无条件克服时,此类组合皮瓣手术应缓做,待改善环境条件后再考虑。

3) 麻醉与体位:

A. 麻醉:视供、受区部位而定。供、受区局限在上、下肢者,可用连续硬膜外麻醉或加连续臂丛神经阻滞麻醉。精神紧张、不能自控者和儿童患者采用全身麻醉更为合适。

B. 体位:供、受区在趾、足背、小腿、膝、股、腹股沟、下腹壁和上肢者,取平卧位,上肢外展80°,在适当部位加垫,使供区或受区局部肌肉比较松弛,以利手术操作和血管吻合,减少术中、术后血管并发症。取肩胛皮瓣或侧胸皮瓣等躯干部皮瓣时,应先取侧卧位,移植至受区时再更换体位。

总之,组合皮瓣移植为多个供区,术前需综合考虑,应尽量减少术中更改体位。

4) 临床应用及手术操作要点:组合皮瓣的临床应用已逐渐增多,尤其在急诊修复严重手外伤时越来越多地体现出其优越性,在缩短疗程、减少患者痛苦、提高疗效、改善功能、降低伤残率等方面已被专家们一致认可。很多临床医师在实践中设计出了各种类型的组合皮瓣治疗各种类型的创面,但其皮瓣组合是否合理,手术时机是否恰当,供区创伤是否过大,影响功能与外观程度如何,受区疗效如何,对有些术式尚待更长期观察才能做出确切评价;有些术式尚需结合基础研究和临床观察,目前还不能肯定疗效,也不能广泛应用于临床。

以下对较成熟的组合皮瓣手术方法加以介绍。

A. 全手套状撕脱伤的修复:全手套状撕脱伤是手外科的一种严重创伤,多为造纸厂、橡胶厂工人全手被卷入有一定间距的2个滚轴中,经快速碾压、猛力抽缩所致(参见图4-46A)。其创伤特点是由于手

部皮肤受到严重挤压、碾轧,皮肤和深层组织完全分离,伤手猛力回抽,造成全手皮肤套状撕脱。撕脱的组织层次为:在掌背多为深筋膜浅层分离,有时也伴有腱膜撕脱而使伸肌腱裸露;在手指部的皮肤撕脱,虽在指伸肌腱和指屈肌腱腱鞘的浅面,但指掌侧固有神经血管束常同时撕脱。因此,手指近节指骨以远外周虽然仍有少量皮下组织、腱鞘和腱周组织存在,但指骨和肌腱已无血供,这是手指套状撕脱伤与其他部位撕脱伤的不同点,临床医师需要观察和了解这种情况。手掌部因皮下结构致密,并有坚韧的掌腱膜保护,还有垂直纤维束与掌深筋膜紧密相连,故掌侧皮肤撕脱时多在掌腱膜浅层,不损伤掌腱膜下的血管和神经,但在特别严重的碾轧撕脱伤时,也可连同掌腱膜一起撕脱而造成腱膜下血管、神经损伤。

这种全手套状撕脱伤,手掌背部尚存在血液循环系统,若有腱膜存在,做断层或全厚皮片移植,尚可成活。但手指由于已无血供,片状植皮不能成活,治疗比较困难。过去的最佳治疗方法是:清创后将伤手缺皮部分埋藏在腹部袋状皮瓣下,待无血运的手指经过毛细血管再生(经 4～6 周)可以接受游离植皮时,取出伤手,以断层或全厚皮片或带蒂皮瓣修复全手创面。这种处理方法虽然保留了部分手功能,免遭截肢(指)之苦,但其缺点很多,如手术次数多、疗程长、指掌关节容易僵硬,以及伤手埋植腹壁袋状皮瓣下容易继发感染,导致手术不能顺利进行。另外,示、中、环、小指等伤指不能保留全部长度,如手指过长、远端血运更差,植皮不能成活等;最后伤手常遗留严重畸形和功能障碍。

随着显微外科技术的发展,目前采用组合皮瓣的形式急诊一期修复全手套状撕脱伤,获得了较为满意的效果。

a. 手术程序:伤手彻底清创,切去示、中、环、小指远节和指中节骨远指关节面软骨,如指掌侧固有神经血管束撕脱,应切去示、中、环、小指中远节及近节远侧关节软骨面。离伤缘 3～5 cm 处剖出尺、桡动脉或桡动脉腕背支及头静脉、贵要静脉等掌背多条静脉备用。切取踇甲皮瓣(如拇指甲床存在,可切取不带趾甲的踇趾皮瓣)再造拇指。在供区解剖大隐静脉时,应保留 2～3 个隐静脉分支;足背动脉应解剖出足够长度,并保留足底深动脉 0.5～1.0 cm,以备吻合串联皮瓣血管;解剖出腓侧趾神经备用。切取踇甲皮瓣时应保护好踇趾骨的骨膜,以利植皮成

活。切取双股前外侧皮瓣,纵行瓦合包绕示、中、环、小指及手掌背,或可切除小指,视皮瓣宽度而定。

b. 建立血运的模式:踇甲皮瓣的动脉血管蒂(足背动脉)与桡动脉腕背支吻合;如腕背支损伤,可与桡动脉或尺动脉端-侧吻合,尽量不切断桡动脉或尺动脉,以保留伤手主要供血动脉。成功后,股前外侧皮瓣动脉血管蒂(旋股外侧动脉降支主干)与足背动脉分支足底深动脉吻合,建立一级串联供血系统。静脉回流的建立是大隐静脉与头静脉吻合,旋股外侧动脉降支的伴行静脉与大隐静脉两分支吻合,也可与手掌背静脉或贵要静脉吻合。

皮瓣包含皮神经时分别与指总神经吻合;踇甲皮瓣的腓侧趾神经与拇指掌侧固有神经吻合;股前外侧皮神经选取示、中、环指掌侧总神经中之一吻合。

拇对掌功能位包扎,2 周拆线。早期进行功能训练活动。按患者需要和皮瓣宽松情况,可在术后 4～6 个月时行二期分指术。但多数患者此时已习惯并指活动(参见图 4-46B、C),可不必分指。经 0.5～1 年后,再造拇指两点分辨觉为 5～10 mm,示、中、环、小指恢复保护性感觉。

c. 典型病例:全手皮肤撕脱伤,行双股前外侧皮瓣,双第 2 足趾带足背皮瓣修复(参见图 4-46)。

B. 游离足背皮瓣加前臂逆行岛状皮瓣组合移植修复掌背及手指套状撕脱:如患者右手背自腕横纹以远,手掌自掌横纹以远及示指、中指、环指、小指皮肤套状撕脱;指神经血管束自指近节中段以远缺损;示指、中指、环指远侧指骨间关节脱位或缺失,小指远节存在;示指、中指、环指、小指近侧指骨间关节囊有部分破裂伤。

手术清创后,将示指、中指、环指、小指远节指骨切除,取同侧足背 10 cm×10 cm 皮瓣,带 2 条皮神经,游离移植至手掌及手指掌侧。足背动脉通过虎口隧道与桡动脉腕背支吻合,大隐静脉属支与头静脉支吻合,足背内、外侧皮神经分别与示、中指掌侧总神经吻合。

取伤手前臂尺动脉(或骨间背侧动脉)岛状皮瓣 10 cm×12 cm,逆向旋转 180°覆盖掌背及手指背侧创面。岛状皮瓣静脉的远端与足背皮瓣大隐静脉属支相吻合,建立皮瓣之间静脉网,这样可减轻逆行岛状皮瓣静脉回流的不足,更有利于皮瓣成活。

手掌、手背皮瓣边缘缝合,包裹示、中、环、小指掌背。供皮区用中厚皮片植皮。拇对掌,开大虎口

包扎。伤口一期愈合,皮瓣全部成活。术后1周在医师指导下开始手指伸、屈活动;2周拆线后配以理疗,加强功能训练。术后1年复查,手指腹及掌面、移植的足背皮肤温、痛觉恢复,两点分辨觉为14～16mm;手背温、痛觉恢复。手指能完全伸直,抓、握、捏、书写功能恢复,握力正常(Ⅴ级)。拇指对掌活动自如,已习惯日常生活和工作,未行分指手术。

5) 术后治疗:

A. 组合皮瓣由于供区多,创面大,术后治疗相对重要些。全身用药与单一组织移植无明显差异,行常规"三抗"治疗。因供、受区创面大,需注意观察创面渗血和全身情况,保证充足的血容量。

B. 血液循环监测是手术成功的关键,应每小时观察移植皮瓣的色泽、弹性、皮温和毛细血管反应。由于组合皮瓣的血管吻合方式不同,需结合血管吻合方式进行分析判定。一级串联组合皮瓣如发生供血障碍,应探查串联吻合口;如两块皮瓣同时发生供血障碍(供血危象),应探查第1块皮瓣的第1个动脉吻合口。如发生静脉回流障碍,则按手术时情况,分别探查每块皮瓣的回流静脉吻合口。或尽可能再增加回流静脉的吻合数,以提高静脉回流量,减轻皮瓣肿胀的程度。

C. 血管危象期过后(7～10d后),应开始物理治疗和功能训练。不能忽视多个供区的功能康复活动。物理治疗可用红外线或特定电磁波谱(TDP)治疗器照射以促使消肿。拆线期后(术后2周)应开始主动和被动活动伤手,并用蜡疗、无热量或微热量的超短波治疗,同时也可用红外线和TDP照射预防瘢痕增生。理疗每日2次,以提高疗效。理疗时,特别是有热量的理疗,应注意温度,避免烫伤。

4.3　肌皮瓣移植

4.3.1　肌皮瓣的血管解剖

Daniel(1973)的研究证明,肌皮动脉是皮肤血供的主要来源。Mathes(1981)对肌肉的血供做了进一步研究,将肌肉的血供解剖类型分为5种类型(图4-55)。

(1) 肌皮瓣的血供解剖类型

1) 第1类:进入肌肉的仅有1组营养血管蒂(图4-55A),有阔筋膜张肌肌皮瓣、股直肌肌皮瓣等,它可做整块肌皮瓣局部转移,也可做游离移植。

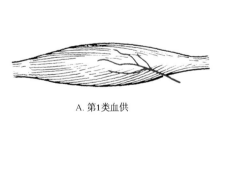
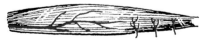
A. 第1类血供

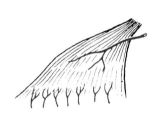
B. 第2类血供

C. 第3类血供

D. 第4类血供

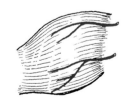

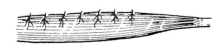
E. 第5类血供

图4-55　Mathes 的肌肉血供解剖类型

2）第2类：有一组主要的营养血管蒂紧靠肌肉的止端进入肌肉，并有数组节段性小血管由紧靠肌肉的起端进入肌肉，两者均能独立滋养肌肉（图4-55B），有背阔肌肌皮瓣和胸大肌肌皮瓣等。通过临床应用，证明这一类型的肌皮瓣单独靠一组主要血管蒂滋养即能成活，切断次要的数组节段性小血管蒂并不影响该肌皮瓣的成活。

3）第3类：进入肌肉有一组主要营养血管蒂加上数组小血管蒂（图4-55C）。这一类主要血管由一侧进入肌肉，供应肌肉的大部分血液，而数组小血管由肌肉的另一侧进入，供应肌肉另一侧小部分的血液，这些小血管蒂完全切断后并不影响肌皮瓣的血供。这类肌皮瓣有股薄肌肌皮瓣、股二头肌肌皮瓣、半腱肌肌皮瓣、胸锁乳突肌肌皮瓣、腓骨长肌肌皮瓣等。它们只能应用主要血管供应营养作肌皮瓣局部转位或吻合血管的游离移植。

4）第4类：进入肌肉有两组主要营养血管蒂，它们各自供应肌肉的一半血供（图4-55D），有臀大肌肌皮瓣、腓肠肌肌皮瓣、腹直肌肌皮瓣等。

5）第5类：系节段性血管蒂，有多数小血管各分别进入肌肉，呈节段性分布（图4-55E），有胫前肌肌皮瓣和缝匠肌肌皮瓣等。这一类如需做肌皮瓣移植，应保持该肌肉和这些节段性血管蒂的完整性，才能保证该肌皮瓣的成活；如肌肉的节段性血管束源于一根知名动脉，而该动脉远端切断后不影响肢体的血供和其他肌肉的血供，则该肌皮瓣仍可做局部转移或游离移植，否则就不可能做肌皮瓣移植。

（2）皮肤血供与深部肌肉血管供应区域的关系

肌皮瓣之所以能够应用于临床是基于人们早已知道皮肤的深面肌肉是皮肤血管供应的重要成分，然而由于存在着许多特殊的皮血管，被认为是皮肤血供的主要来源。由于这个错误观点，过去没有很好重视肌皮瓣，直到近10余年来对皮肤供血的进一步研究，才从理论上认识到肌肉是皮肤血供的主要来源，而直接皮动脉供应只是在某些部位起到与肌肉供血一致的作用。

皮瓣超出肌肉的范围是可能的，但不能超出肌肉动脉灌注压的范围，这和设计皮肤皮瓣的原理一致。

（3）肌皮瓣在移植中的价值

根据Mathes肌肉的血管解剖分类，将肌皮瓣的血管解剖分为5种类型，其中第1～4型肌肉因有主要的大血管蒂，所以一般能在做转位或游离移植后成活。相反，第5型肌肉表现为节段性血供分布，外

科医师必须保持肌肉和这些血管蒂的完整性，才能保证肌肉的成活，如该肌肉的节段性血管来源于一根知名动脉，而该动脉远侧切断不影响肢体循环和其他肌肉的血供，则该肌瓣可做转位或游离移植，否则降低了第5型肌肉转移的可能性。

第2型的胸大肌和背阔肌有1根主要血管蒂加上数根次要血管蒂，因此以它的主要血管蒂可和第1型一样做游离，或以主要血管蒂为轴做转移，但也可以数根节段性小血管蒂做相反的安全性旋转移植，否则不适宜做游离移植的血管吻合。

由于皮肤血供来源于深部肌肉血管供应，因此凡能做肌瓣移植的肌肉类型，根据临床证明也可做肌-皮瓣移植。其皮瓣可根据各血管蒂的类型和灌注压不同适当地超出肌肉的范围。关于这方面Daniel等都做过实验性预测。

第4型肌肉有两个主要血管蒂，故可以将这一类肌肉分为两半，一半留在原位，保持正常的成活和功能；另一半肌肉可做旋转移位或游离移植，如臀大肌是一典型例子。

4.3.2 肌皮瓣的临床类型

（1）单蒂肌皮瓣

肌皮瓣的周缘除保留蒂部的皮肤、肌肉及主要的营养血管蒂外，其余3个缘做切开游离（图4-56A）。人体肌肉的血管解剖有5种类型，其中1～4型肌肉中有主要血管蒂，故可做带蒂转移。这一类型通过适当的旋转可用于修复邻近肌皮瓣缘的创面。

（2）岛状肌皮瓣

将单蒂肌皮瓣的蒂部皮肤切断，使其呈岛状，称为岛状肌皮瓣（图4-56B）。根据肌肉蒂是否切断，又可分为保留肌肉蒂、部分切断肌肉蒂及完全切断肌肉蒂3种，此3种都必须保留主要营养血管。故仅有解剖为Mathes第1～4型的可作为岛状肌皮瓣。这一方法是为了增加肌皮瓣的弧度或延伸长度，也可以通过皮下隧道修复相隔一段正常皮肤的邻近创面。但都必须注意血管蒂的长度是否合适。

（3）游离肌皮瓣

这一类肌皮瓣是在完全切断皮肤、肌肉蒂的岛状肌皮瓣的基础上再切断营养血管蒂，通过与受区血管蒂的吻合，可修复远侧创面，称为游离肌皮瓣（图4-56C）。这一方法目前应用较多，特别是在骨科应用更广，在手外科用于前臂肌肉缺损和瘢痕挛缩的功能重建。

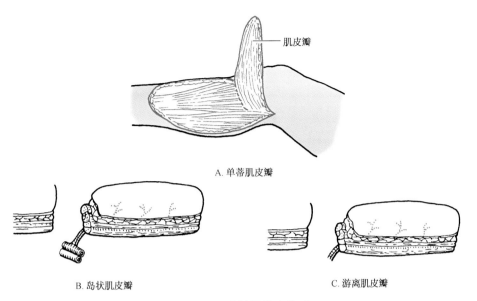

A. 单蒂肌皮瓣

B. 岛状肌皮瓣

C. 游离肌皮瓣

图 4-56　肌皮瓣的临床类型

4.3.3　肌皮瓣的优、缺点

肌皮瓣在临床应用中,除具备皮瓣和肌瓣的优点外,还具备更多的优点。

1) 肌皮瓣的面积大、体积厚,能一次修复大面积的深度创面。而皮瓣只能修复较浅的创面,对伴有深层软组织,如肌肉、肌腱等广泛深在的缺损修复有一定困难,用肌瓣或大网膜填充,仍需做创面游离皮片移植。而肌皮瓣既能利用肌肉的体积填充深在的缺损,同时有皮肤存在,因此不残留创面。

2) 肌皮瓣的抗感染能力强。根据 Mathes (1982)的动物实验,给传统皮瓣与肌皮瓣各接种金黄色葡萄球菌,结果传统皮瓣发生感染坏死,而肌皮瓣无感染坏死。形成这种结果,是由于肌皮瓣的肌肉血液循环非常丰富,抗感染能力强。因此,肌皮瓣可用于经适当处理后的感染创面。

3) 带有神经、血管的肌皮瓣能一次修复因外伤造成肌肉缺损带来的功能障碍的创面。由于近代外伤程度较严重,常常造成皮肤缺损外同时伴有大块的肌肉挫灭伤或缺损,引起功能障碍。对这样的病例,不仅要修复创面,而且应同时恢复肢体的功能,故需用带有运动神经的肌皮瓣移植才能满足以上的要求。其次带神经、血管的肌皮瓣尚可修复因肌肉失去神经支配的功能障碍和严重肌肉缺血性挛缩,使其恢复肢体的功能。

4) 肌皮瓣具有柔软的肌肉和皮下脂肪所形成的肌肉皮下脂肪垫,具有一定的耐压性,因此肌皮瓣可修复压疮病灶,清除并切除突出骨质所造成的创面,并能预防压疮的再发。

5) 肌皮瓣的解剖恒定,血管口径一般较粗,切取时容易在肌间隙的蜂窝组织进行,因此出血少,血管蒂显露容易,故吻合血管游离移植成功率高。

6) 肌皮瓣的血供丰富。对放射性溃疡及慢性骨髓炎等创面血液循环不良,以及瘢痕组织多者,应用肌皮瓣可改善局部血运,有利于创面的愈合。

肌皮瓣虽有以上的优点,但由于肌皮瓣为复合组织,比较厚,修复浅在的创面可使外观臃肿。但肌皮瓣移植由于附丽部切断,张力消失,使体积缩小30%～50%,特别是切断神经后的肌皮瓣,如不做神经吻合肌肉将继续萎缩,臃肿现象将进一步改善,一般不要做修整。其次,某些部位的肌肉,由于功能重要,不能作为肌皮瓣移植,否则将影响功能。

4.3.4　肌皮瓣移植的适应证

肌皮瓣作为修复创面有较多的优点,但移植时对供区将产生不同程度的影响,因此选择修复方法时,必须根据创面的情况及对供区带来的损害做全面衡量,选择手术成功率高、功能与外形好、操作简单、患者痛苦少的修复方法。只有在应用游离植皮和局部皮瓣或游离皮瓣不满意的情况下才应换取肌皮瓣。其常用的临床适应证如下。

1) 可修复外伤性皮肤缺损伴深部肌肉缺损的

创面,特别是有骨质、血管、神经外露的创面。

2)慢性骨髓炎伴皮肤大面积瘢痕、放射性溃疡病灶清除后,一般创面比较广泛,软组织缺损较深,骨质外露或有残腔,血运较差,用肌皮瓣修复既可修复创面又可控制感染,是最好的修复组织。

3)体表肿瘤切除后的皮肤缺损和深部软组织缺损,特别是四肢软组织肿瘤切除后,不仅皮肤缺损,同时伴有肌肉切除带来的功能障碍,这种创面用吻合血管神经的带蒂肌皮瓣修复,既可修复创面,又可同时改善肢体的功能。

4)对于严重缺血性肌挛缩,以及外伤所致肌肉缺损或肌肉失去神经支配造成肌肉功能丧失,又不能利用局部肌肉代偿者,可用带有神经、血管的肌皮瓣修复,达到重建肌肉功能的目的。

5)由于截瘫或其他原因所致压疮,经病灶切除后所致的创面可采用肌皮瓣修复,既可消灭创面,又能用于压疮的预防。

6)可用于因手术、外伤或先天原因所造成的器官,如乳房、阴茎等缺损的再造。

4.3.5　肌皮瓣移植的选择原则

在进行肌皮瓣移植时,首先必须考虑该肌皮瓣的血供类型,即决定性血供。以该血供类型预测该肌肉的存活情况,同时还必须预测该肌血管所供覆盖皮肤的存活面积。其次,如肌皮瓣作为局部转位,必须知道该肌皮瓣的血管轴点及该血管所供肌皮瓣最长长度,该长度将决定该肌皮瓣的旋转弧,其弧的大小即为该肌皮瓣所能达到的范围。除此之外尚需注意该肌切取后给局部功能带来的影响,注意有无协同肌代替,要特别注意特殊职业对肌肉功能要求,如对长跑、跳高运动员,就不应选用腓肠肌肌皮瓣等。

其次,在考虑上述问题外,尚需根据创面的大小、功能丧失情况及部位选择肌皮瓣。单纯软组织深在缺损,如创面范围较大,可用背部肌皮瓣或阔筋膜张肌肌皮瓣;创面范围中等者可用股薄肌肌皮瓣和腓肠肌肌皮瓣等;创面范围小者可用趾短伸肌肌皮瓣。如皮肤、肌肉缺损影响肢体功能,在修复创面的同时还必须功能重建,选择时必须考虑带有运动神经的肌皮瓣来修复。如前臂外伤创面,造成伸肌或屈肌缺损影响伸或屈肘功能者,可用带有胸背神经的背阔肌肌皮瓣和带有胸前神经的胸大肌肌皮瓣。此外,根据部位不同,能用不吻合血管的肌皮瓣

转位修复的,就不用吻合血管的肌皮瓣移植术。发生在上臂的创面可用带血管蒂的背阔肌肌皮瓣或胸大肌肌皮瓣,如是骶部、坐骨部创面可用臀大肌肌皮瓣,大腿下段、膝部、小腿中上 1/3 以上的创面可用带血管蒂腓肠肌肌皮瓣。如创面的邻近无适当的肌皮瓣可用,则根据创面的大小、深度选用吻合血管游离肌皮瓣。需了解受区的血管情况以便做血管吻合。对某些部位,因创面周围无理想的可供吻合血管,又无局部转位肌皮瓣,则可用交叉肌皮瓣,如小腿中下段较大创面,胫前、后动脉条件又差,不宜做血管吻合,而邻近腓肠肌肌皮瓣转位有困难,则可用对侧小腿的腓肠肌内侧头肌皮瓣,做交叉小腿转位来修复创面。

4.3.6　肌皮瓣移植的手术方法

(1)肌皮瓣的设计与切取方法

1)肌皮瓣设计原则:①为了很好地选择一块肌皮瓣,必须掌握靠决定性血供才能存活的肌长度。这块肌肉的长度将决定肌皮瓣能存活的面积。只要知道了这一点,就可以通过"决定性"血管蒂的部位决定肌皮瓣的旋转弧。②要考虑肌肉所能发挥的功能、皮肤感觉的变化(从丧失到感觉可恢复正常)、肌肉的体积变化(当肌肉从止点切下时其体积丧失 50%,其神经功能也将减少)。

根据肌皮瓣移植术的选择原则选择供区(图 4-57)。确定好供区,以肌皮瓣的血管为轴,根据 McCraw(1977)的肌皮瓣血供区域的预测范围,按受区创面形态、大小、深度设计肌皮瓣的切线。如局部转位,以肌皮瓣的轴点为轴心,按其旋转弧测量移位肌皮瓣的远端,使其能达到创缘的远端,再放长 20%,其面积与形状根据受区创面的面积与形态再放大 20%。受区的位置紧邻供区,可做单蒂式肌皮瓣。创面不紧靠供区,但在旋转弧的范围内,为了增加旋转弧度或延伸长度,可做岛状肌皮瓣;如果受区与供区之间有正常皮肤相隔,可做皮下隧道,便于岛状肌皮瓣通过隧道转位到创面处。如做远位移植,可根据受区供吻合血管的位置,保留适当长度的血管蒂,切断后即可做远位吻合血管肌皮瓣移植。

2)肌皮瓣的切取方法:

A. 顺行切取法:即按肌皮瓣血管蒂的解剖位置先将其显露出来,再根据设计的切线,切开皮肤、皮下组织,于肌肉的深面,由远侧向近侧切取肌皮瓣。

B. 逆行切取法:先按肌皮瓣的设计切线切开皮

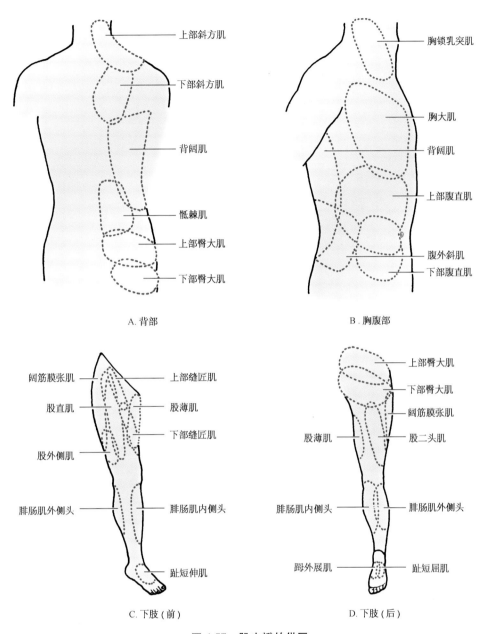

A. 背部

　　上部斜方肌
　　下部斜方肌
　　背阔肌
　　骶棘肌
　　上部臀大肌
　　下部臀大肌

B. 胸腹部

　　胸锁乳突肌
　　胸大肌
　　背阔肌
　　上部腹直肌
　　腹外斜肌
　　下部腹直肌

C. 下肢 (前)

阔筋膜张肌　　上部缝匠肌
股直肌　　股薄肌
　　下部缝匠肌
股外侧肌
腓肠肌外侧头　　腓肠肌内侧头
　　趾短伸肌

D. 下肢 (后)

　　上部臀大肌
　　下部臀大肌
　　阔筋膜张肌
股薄肌　　股二头肌
腓肠肌内侧头　　腓肠肌外侧头
踇外展肌　　趾短屈肌

图 4-57　肌皮瓣的供区

肤、皮下组织,再于肌肉的深面由远向近侧分离,直达血管蒂,并将血管蒂周围组织小心地切断,形成仅带血管或血管神经蒂的岛状肌皮瓣。该方法操作方便,较顺行切取法安全。

　　(2) 受区的准备及肌皮瓣移植

　　1) 受区的准备:对外伤性受区做好清创,瘢痕组织彻底切除,感染创面做好病灶清除,肿瘤做好满意的切除。如仅仅是软组织缺损,先做好肌肉的固定点,固定点为骨骼者,应将骨质凿成粗糙面或掀起

一骨片,并准备缝线孔;对需做功能重建者,应于创面的远侧找出供吻合肌腱,并切除变性的肌肉,以便缝合;如需做吻合血管的肌皮瓣移植,需显露出供吻合的受区血管;如同时做功能重建,需于受区显露出供缝合的神经。

　　2) 移植肌肉或肌腱的固定:如果单纯地做填充缺损和修复创面,先将肌肉固定于缺损处,再将肌皮瓣的远侧缝于受区的最远处或适当部位。在缝合前用手轻轻牵拉肌皮瓣达预定的位置,观察血

管蒂的张力或长度,张力过大或长度不够将影响血运,此时可将血管蒂适当分离,以增加长度,血流通畅后再进行缝合。对功能重建者必须将肌皮瓣的肌肉或肌腱与受区远端的肌腱或肌肉残端做缝合,其缝合方式为肌肉与肌肉做端-端缝合,肌腱与肌腱做编织缝合,肌肉与肌腱则做肌腱埋入肌肉内缝合。在缝合时需保持合适张力,一般等于肌肉最大张力的7/10~8/10。因张力过大将造成肌纤维的断裂和影响血运,张力过小,术后肌肉因缺乏足够伸缩力而不能发挥其功能,需再次手术调整。

3) 缝合皮肤:如系肌皮瓣局部转位,则无需进行血管缝合,故肌肉或肌腱固定后,如血运良好,经冲洗创面后,则可做皮肤缝合。对肌皮瓣远位移植者,需做血管或血管、神经吻合,只留下供血管、神经缝合的创面外,其周围的皮肤先进行缝合,这样有利于血管、神经吻合。

4) 吻合血管、神经:根据供移植组织的血管情况与受区的血管条件,如供体血管为单一血管断端,口径与受区血管口径一致,可做端-端吻合;如口径不一致,可将较小血管剪成斜面与较大血管做端-端吻合。如受区无相应侧支血管,则需与主干血管吻合,应做端-侧吻合。对供体血管直径较细者可追踪到分叉前主干血管,采取成"T"形与受区做镶嵌吻合。原主干血管采取后如对远侧血运有影响时可做端-端吻合,这样既保证了供体的血管口径,又保证了供区血运不受其影响。

对需要做功能重建者尚需做供区运动神经与受区的运动神经做束间缝合。为了缩短神经再生距离,尽快恢复重建肌肉的功能,应使缝合处尽量靠近供体的肌肉。如术中发现神经有缺损,可进行神经移植。对单纯填充组织缺损和修复创面,则无需进行神经缝合。

最后对剩余创面进行冲洗并进一步检查,如血管吻合口和供体的血运无异常,则放置引流管或引流条,然后缝合剩余创面的皮肤。

4.3.7 肌皮瓣移植的术后处理

肌皮瓣移植术后处理包括对血液循环情况观察、抗炎、抗血管痉挛及抗凝等,与游离皮瓣移植一致。本节仅就肌皮瓣术后的注意事项给予介绍。

(1) 局部的包扎和肢体的制动

肌肉(肌腱)皮瓣的局部转位或远位移植,因部位的不同,要求也不一致。对头颈与躯干,重点是局部的妥善固定,并暴露部分皮肤以利于观察血液循环与测温。而在四肢,除注意局部固定外,还需做肢体石膏托制动3~4周,其石膏托的包扎不能过紧,避免压迫。另外还需适当地抬高患肢,以利于静脉回流。

(2) 肌皮瓣肿胀的处理

反应性水肿、静脉回流不畅等,必须找出原因做针对性处理。皮瓣下血肿,必须拆除创缘数针缝线,清除血肿,并尽可能找出出血点,给予处理。对静脉回流不畅者可抬高患肢,促进回流。反应性水肿一般48 h即可消退,无需特殊处理,但需严密观察。

(3) 移植后期的修整

肌皮瓣移植术后,如局部有臃肿现象或受区肢体有不对称者,经3~6周的观察不能改善,可做局部臃肿修整术,切除多余的皮肤或肌肉及瘢痕等,尽可能使其外观达到一定要求。对做带神经肌皮瓣移植术者,待神经功能有一定恢复后,如有肌腱粘连,影响肌肉发挥功能者,可进一步行肌腱松解术。对有肌张力过松,缺乏足够的伸缩力时,则需要做一次肌张力的调整术。

(4) 肌电图检查

对功能重建所做带神经血管蒂肌皮瓣移植者,必须定期做肌电图检查,以了解支配肌肉的神经功能恢复情况。如不能按期恢复肌肉的功能,则必须即时进行探查,了解缝合的神经情况。如有神经粘连,做神经松解术;如缝合技术有问题,发生缝合失败,形成神经瘤,则须做切除再缝合。特别需注意的是对合错误,即运动支与感觉支或混合支缝合,则应予切断,再寻找运动支进行缝合。

4.3.8 常用几种肌皮瓣的设计

(1) 斜方肌肌皮瓣

系由 McCrow 首先报道。斜方肌的血供解剖为 Mathes 的第2类型。颈横动脉在近肩胛提肌处分出深、浅两支,其浅支为颈浅动脉,供应斜方肌为主(图 4-58A),其神经为颈丛斜方肌支(图 4-58B)。

该肌皮瓣临床主要以带血管蒂用于肩关节功能重建或肩部软组织缺损(图 4-59)。

(2) 背阔肌肌皮瓣

背阔肌-肌皮瓣由 Schott Staedt 等于1955年首

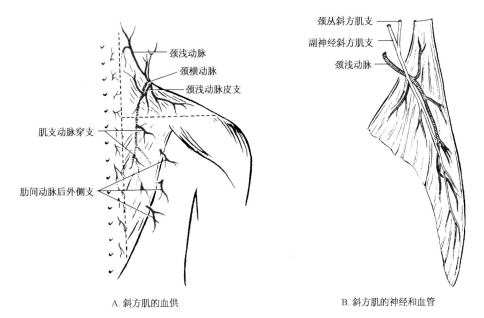

A. 斜方肌的血供   B. 斜方肌的神经和血管

颈从斜方肌支
副神经斜方肌支
颈浅动脉

颈浅动脉
颈横动脉
颈浅动脉皮支
肌支动脉穿支
肋间动脉后外侧支

图 4-58   斜方肌肌皮瓣的血供和神经解剖

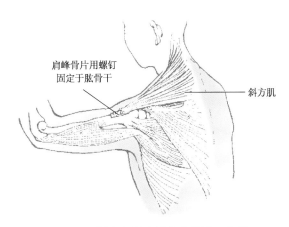

肩峰骨片用螺钉
固定于肱骨干

斜方肌

图 4-59   斜方肌肌皮瓣外移位代三角肌

先报道。背阔肌肌皮瓣的血供解剖为 Mathes 的第 2 种类型,由胸背动脉供血为主(图 4-60),前半部可以与其浅面的皮肤一起移植,面积约为 12 cm×35 cm,其远侧可向髂棘上延长 5 cm 而无需做延迟术。标准皮瓣是背阔肌前缘上 3 cm 到背阔肌前缘,然后再在肌肉深部游离,肌肉宽度上缘为 15.8 cm,后缘皮肤与肌肉重叠 3 cm,其轴位于腋后皱襞的顶点。

该肌皮瓣旋转范围为前上胸壁、后侧胸壁及乳房的上部,也可用于同侧上臂软组织缺损的修复;其游离移植可修复身体远位的各类创面,术后不影响功能,因有肩部肌肉代偿。

(3)胸大肌肌皮瓣

胸大肌肌皮瓣由陈中伟于 1973 年首先报道。胸大肌的血供解剖为 Mathes 的第 2 类型,以胸肩峰动脉的胸肌支供血为主(图 4-61A),其神经支配为胸外侧神经和胸内侧神经(图 4-61B)。

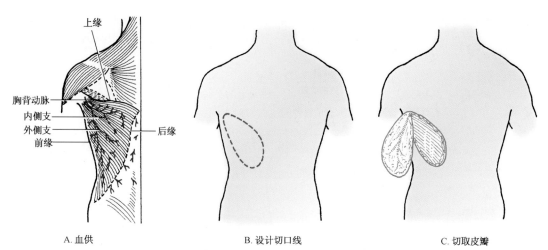

A. 血供　　　　　　B. 设计切口线　　　　　　C. 切取皮瓣

图 4-60　背阔肌肌皮瓣的设计与切取

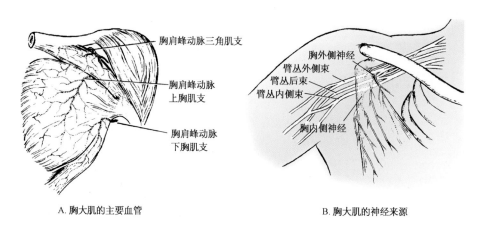

A. 胸大肌的主要血管　　　　　　　　B. 胸大肌的神经来源

图 4-61　胸大肌肌皮瓣的血供和神经

因分布在胸大肌的血管、神经分支较为复杂,故胸大肌肌皮瓣设计有较大的灵活性。但在胸大肌每一部分都存在一个主要的血管神经束。临床应用可根据设计的游离肌皮瓣,解除其独立的主要血管神经蒂。胸大肌锁骨部血供主要来自胸肩峰动脉的三角肌支,支配神经为胸外侧神经锁骨支;胸大肌胸肋部的血供来自胸肩峰动脉的上胸肌支,支配神经为胸外侧神经上胸肌支;胸大肌腹部的血供来自胸肩峰动脉的下胸肌支或腋动脉的胸肌支,支配神经为胸内侧神经。由于胸大肌 3 个部分都有各自的血管神经束,因此在切取时可以分别或联合切取,制成胸大肌的游离肌皮瓣,或带蒂肌皮瓣(图 4-62)。

该肌皮瓣临床上主要以游离肌皮瓣移植,用于上肢伸屈功能重建或修复软组织缺损。

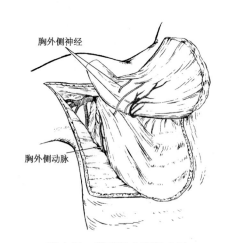

图 4-62　游离胸大肌肌皮瓣

（4）缝匠肌肌皮瓣

缝匠肌的血供解剖为 Mathes 的第 4 类型（图 4-63A），由股深动、静脉分出来的许多节段性血管供应，因此它不能作为整块肌皮瓣，而是分为上、下各半来做肌皮瓣。

1）上半部缝匠肌肌皮瓣：近侧蒂的 6 cm×16 cm 缝匠肌的上半部肌皮瓣的轴在腹股沟韧带下方 8 cm 处（图 4-63B）。其由于节段性血供是由许多节段性血管供应的，因此其长度和宽度明显受限，使

应用受到一定的限制。它的旋转弧能达到耻骨和髂嵴的脊柱前。该肌皮瓣的感觉很差，但功能很好。

2）下半部缝匠肌肌皮瓣：由于该肌皮瓣的蒂部有膝部的隐支，因此它比上半部缝匠肌肌皮瓣要长，一般为 6 cm×20 cm。肌皮瓣的轴在内收肌管附近（图 4-63C）。皮瓣的弧可延伸到胫骨结节和腘部，因此可以修复该部位的组织缺损，也可作为交叉肌皮瓣用。如术中不损伤隐神经，尽管皮瓣感觉差，但功能不会丧失。

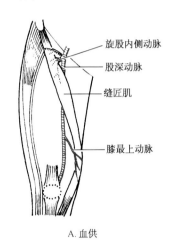
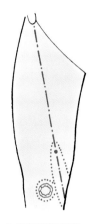

A. 血供　　　　　　　B. 上半部缝匠肌肌　　　　　C. 下半部缝匠肌肌
　　　　　　　　　　　皮瓣切口线设计　　　　　　皮瓣切口线设计

旋股内侧动脉
股深动脉
缝匠肌
膝最上动脉

图 4-63　缝匠肌肌皮瓣的设计

（5）股直肌肌皮瓣

股直肌肌皮瓣由 Tamai 于 1970 年首先报道。股直肌的血供解剖为 Mathes 的第 1 类型，由旋股外动脉供血（4-64A）。该肌皮瓣有决定性的较可靠的血供，一般面积为 7 cm×40 cm，是最长的肌皮瓣。肌皮瓣的蒂

在腹股沟韧带下 7 cm 皮瓣范围，自腹股沟到髂上（图 4-64B）。肌皮瓣的弧包括大转子、脐及对侧耻骨结节，这范围内的组织缺损都可以应用它来修复；亦可作游离移植，但应用很少。由于有股中间神经存在，故感觉良好，但影响膝关节的伸直，因此运动员禁忌应用。

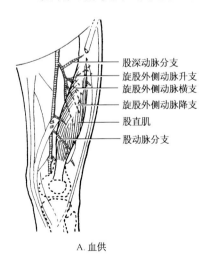
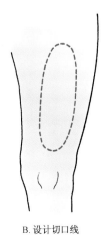

股深动脉分支
旋股外侧动脉升支
旋股外侧动脉横支
旋股外侧动脉降支
股直肌
股动脉分支

A. 血供　　　　　　　　　　　　　　　　　　B. 设计切口线

图 4-64　股直肌肌皮瓣的设计

(6) 股外侧肌肌皮瓣

股外侧肌的血供解剖为 Mathes 的第 1 类型 (图 4-65A)，由旋股外动脉的降支供血，其血管蒂长约 6 cm，还可以延伸至旋股外动脉的总干。其近侧由于有股直肌和阔筋膜张肌覆盖，故无直接皮支，不能做肌皮瓣，但远侧无其他肌肉覆盖，有直接皮支，

故可做肌皮瓣移植，其切取范围，可按股外侧肌远侧无股直肌覆盖的部位为投影，适当放大 2～3 cm 为皮肤切线(图 4-65B)。

该肌皮瓣临床最适用于作为带神经血管束的岛状肌皮瓣，向远侧推进修复膝部的软组织缺损。如股四头肌肌腱和髌骨缺损，可用于替代股四头肌腱。

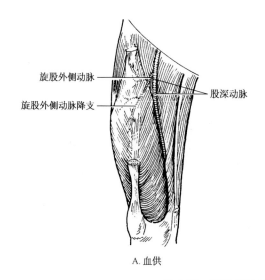

旋股外侧动脉
旋股外侧动脉降支
股深动脉

A.血供

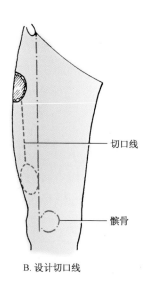

切口线

髌骨

B.设计切口线

图 4-65　股外侧肌肌皮瓣的设计

(7) 股内侧肌肌皮瓣

股内侧肌的血供解剖为 Mathes 的第 1 类型，由股深动脉直接发出股内侧肌的滋养动脉(图 4-66A)。其切线范围在股直肌与缝匠肌之间的皮肤可适当放大 2～3 cm (图 4-66B)，但肌腹可直接游离，也可以带血管神经束作推进肌皮瓣(图 4-66C)，和股内侧肌肌皮瓣一样修复膝关节部位软组织缺损。

(8) 股二头肌长头肌皮瓣

股二头肌肌皮瓣由 James 于 1980 年首先报道。目前，主要采用股二头肌长头肌皮瓣。股二头肌长头的血供解剖为 Mathes 的第 3 类型(图 4-67A)，由股深动脉发出的第 2 穿支供血，由肌肉的中部进入，有较多的变异，一般在坐骨下约 8 cm 处，面积约为 12 cm×35 cm，是股后一块主要的肌皮瓣。其范围为：上缘在臀皱褶；下缘在腘窝上方；外缘在股二头肌的后缘，内侧过后中线(图 4-67B)。由于轴在股中部，而且有一定的变异，因此限制了肌皮瓣弧的伸延。肌皮瓣旋转范围可达到会阴和同侧坐骨；由于含有股后皮神经，所以感觉基本正常。由于有股二

头肌短头、阔筋膜张肌、半腱肌和半膜肌存在，故供区功能无明显影响(图 4-67C)。

该肌皮瓣临床主要用于肢体外伤或肿瘤切除所致肌肉和皮肤缺损需修复肌肉功能者，以及因神经损害所致肌肉麻痹需修复肌肉功能者、前臂缺血性挛缩需修复肌肉功能者。

(9) 股薄肌肌皮瓣

股薄肌肌皮瓣由 Harii 于 1974 年首先报道。股薄肌的血供解剖为 Mathes 的第 3 类型(图 4-68A)，上段大部为由旋髂内动脉分出的一支血管供血，下段小部为数个小血管供血。因此，该肌皮瓣长度为肌肉上 2/3，约 24 cm，阔度为 6 cm 左右，其轴位于耻骨上、会阴、骶骨中部，髂前上棘。由于血管蒂的外径较大，为 1～2.5 mm，故可以做游离移植，术后不影响功能。

该肌皮瓣临床上主要用于肢体外伤或肿瘤切除所致肌肉和皮肤缺损需修复肌肉功能者，以及因神经损害所致肌肉麻痹需修复肌肉功能者、前臂缺血性挛缩需修复肌肉功能者。

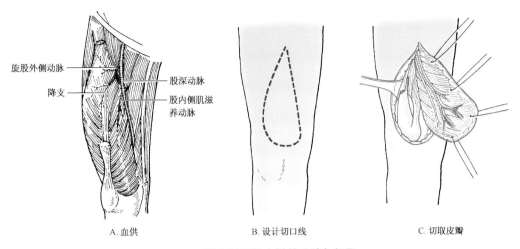

图 4-66　股内侧肌肌皮瓣的设计与切取

4

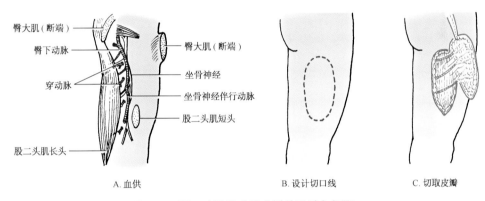

图 4-67　股二头肌长头肌皮瓣的设计与切取

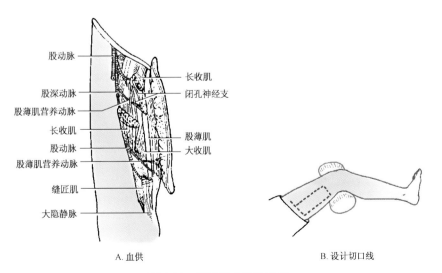

图 4-68　股薄肌皮瓣的设计

（10）阔筋膜张肌肌皮瓣

阔筋膜张肌肌皮瓣由 Hill 于 1978 年首先报道。阔筋膜张肌的血供解剖为 Mathes 的第 1 类型（图 4-69A），由旋股外侧动脉的上升支供应，其面积为 12 cm×30 cm。其范围上缘可超过髂嵴上 3 cm，下缘到大转子下 15 cm，前缘可超越阔筋膜张肌前缘 3 cm，后缘可超越阔筋膜张肌后缘 3 cm（图 4-69B）。该皮瓣的轴在髂前上棘的下方 7 cm 左右。其旋转范围可到同侧下腹部、会阴部、大腿的上半及内上方，其游离移植可修复身体远位的各类创面。

（11）腓肠肌肌皮瓣

腓肠肌肌皮瓣由 Feldman 于 1978 年首先报道。腓肠肌的血供解剖为 Mathes 的第 4 类型（图 4-70A），分内侧头与外侧头，在肌皮瓣中都可以应用。腓肠肌的血供是由腘动脉分出的内、外侧各 1 根腓肠肌营养动脉。肌皮瓣的面积为 8 cm×30 cm（图 4-70B），内侧头比外侧头区域要远一点，其范围内侧头可延伸至内踝尖上方 5 cm，外侧头可延伸至外踝上 10 cm。由于皮瓣的轴在胫骨结节平面，血供由膝关节后面进入肌肉，因此肌皮瓣的旋转弧较大，可到腓肠肌上半的小腿前方和整个膝区、腘窝及大腿的下方。由于血管口径＞1 mm，故亦可做游离移植，但皮肤感觉差。如果只取一侧头，对功能影响不大，但对跑步有明显的影响，因此禁用于运动员。

该肌皮瓣临床主要用于肢体外伤或肿瘤切除所致肢体肌肉和皮肤缺损需修复者，以及前臂缺血性挛缩需修复肌肉功能者。

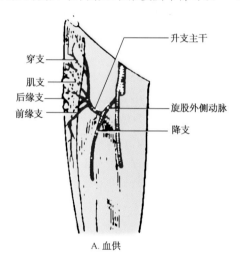

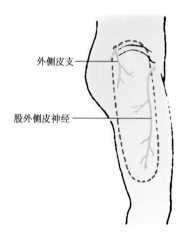

A. 血供　　　　　　　　　　　B. 设计切口线

图 4-69　阔筋膜张肌肌皮瓣的设计

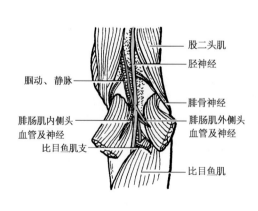

A. 血供　　　　　　　　　　　B. 设计切口线

图 4-70　腓肠肌肌皮瓣的设计

（12）趾短伸肌肌皮瓣

趾短伸肌肌皮瓣由 O'Brien 于 1973 年首先报道。趾短伸肌肌皮瓣的血供为 Mathes 的第 1 类型，由足背动脉的分支趾外侧动脉供应（参见图 4-48），其是趾短伸肌的主要血管，有 2 条静脉伴行。Mathes 的趾短伸肌的神经是腓深神经的趾短伸肌支。游离时应注意趾短伸肌位于趾长伸肌腱的深面外侧，姆长伸肌腱特别明显，可作为识别趾短伸肌腱

的标志。趾外侧动脉的近侧支最为恒定，是趾短伸肌的主要血管蒂，必须加以保护。但由于趾外侧动脉外径较小，吻合不便，为此常截取足背动脉为移植用的血管束（图 4-71）。

该肌皮瓣临床主要用于手外伤或肿瘤切除所致手部小肌肉和皮肤缺损需修复肌肉功能者，以及因神经损害所致手部小肌肉麻痹需修复肌肉功能者。

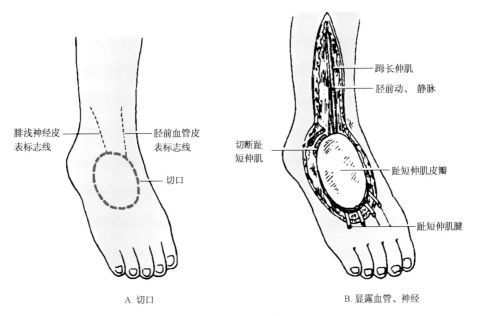

腓浅神经皮
表标志线

胫前血管皮
表标志线

切口

A. 切口

姆长伸肌

胫前动、静脉

切断趾
短伸肌

趾短伸肌皮瓣

趾短伸肌腱

B. 显露血管、神经

图 4-71　趾短伸肌肌皮瓣移植术

4.4　骨瓣与骨膜瓣移植

传统骨移植的骨瓣是一块无血供骨块，实际是"死骨移植"，生长非常缓慢，新生组织沿新生血管或移植骨中原有的血管向前推进，Axhausen 将此称为"爬行替代"。Uaba、O'Brien（1973）应用血管吻合才将"活骨移植"用于临床。骨膜是骨的母体组织，有很大的成骨潜力。其作为带血供骨瓣和骨膜瓣移植用于临床是从显微外科问世后才得到临床医师重视的。

4.4.1　骨与骨膜的血供解剖

作为带血供骨瓣和骨膜瓣游离或带蒂移植的关键是必须带血管，使移植骨瓣或骨膜瓣有充分的血液供应，因此必须了解骨和骨膜的血供解剖。

（1）骨的血供解剖

骨的形态不同其血供稍有区别。

1）长骨的血供：主要有 4 种供应方式，即滋养动脉、骨膜动脉、干骺动脉和肌源动脉（图 4-72）。

A. 滋养动脉：多为 1 条，担负着长骨的主要血供。在进入骨滋养孔前，呈迂曲状，通过滋养孔进入髓腔成为骨髓动脉，分升支与降支，沿同侧骨膜向两端延伸，沿途发出很多分支。向骨髓发出的分支是骨髓窦状血管系统的供血者。向外周发出皮质支，组成哈氏系统的血管，直到滋养骨密质内 2/3 的部分。其骨髓动脉两端分支与干骺动脉吻合。其静脉由两端细小静脉汇入骨髓腔的中央静脉窦，通过骨髓动脉出骨滋养孔。

B. 骨膜动脉：来源于多方面，但主要来源于骨骼附近的肌动脉，也有少数来源于附近的直接皮动脉，在骨膜中形成血管弓或网。主要是滋养骨膜，但

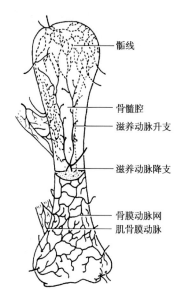

骺线

骨髓腔

滋养动脉升支

滋养动脉降支

骨膜动脉网
肌骨膜动脉

图 4-72 长骨的血供系统

也有分支入骨密质,约滋养骨密质的外 1/3 部分,其微细静脉都汇入伴行静脉。过去曾否认骨膜动脉分布于骨密质,但通过电镜、荧光镜等方法,经大量实验研究已证明骨膜动脉起直接滋养骨密质的作用。

C. 干骺动脉和骺动脉:它们是许多细小血管从邻近的动脉和关节周围的血管网发出,沿着关节囊附着线穿入干骺端者为干骺动脉;如果关节囊附丽于骨骺,沿关节面周围的骨孔入骨骺者为骺动脉。在儿童由于骺软骨未闭合,干骺动脉无吻合支;在成人干骺动脉密切吻合,滋养着干骺端、骨骺、骺板(骺线)和关节软骨,担负着长骨 20%～40% 的血供。其微细静脉都汇入伴行静脉。在发育中骨骼的骺动脉、干骺动脉和滋养动脉分布于骺软骨的每一侧,除少数有吻合外多数不吻合。

D. 肌源动脉:近来经大多学者研究,通过肌骨瓣的临床应用,认为附着于肌肉上的骨组织可通过肌肉的血管网经骨膜而得到血供。这一认识为肌骨瓣移植提供了解剖学依据。

2)扁骨的血供:其主要血供来源有 3 种形式。

A. 滋养动脉:它不像长骨的滋养血管位置和数目恒定,而是数量多,位置不恒定。

B. 骨膜动脉:它来源于邻近的动脉,发出分支到达骨膜。与长骨骨膜动脉一样,在骨的表面互相吻合形成骨膜动脉网,分布到骨膜和骨质。

C. 肌源动脉:是扁骨血供的主要来源,它是通过附着于骨表面的肌肉血管网经骨膜来滋养骨质。

当然,肌肉的血管网滋养骨质必须经该部骨膜到达骨质。

(2)骨膜的血供

骨膜的血供非常丰富,它的来源有邻近的动脉贴附骨膜形成骨膜动脉网,也有干骺动脉骨膜支、肌骨膜支和滋养动脉骨膜支参与骨膜动脉网,它不仅使骨膜得到血供,而且通过哈佛管,向骨内导入细小支,对骨质的营养起到重要作用,这是带骨膜骨瓣移植成活的保证。

认识了骨与骨膜的血供解剖,就可以掌握供骨瓣与骨膜瓣的血管及其解剖位置,并从众多的血管中找出解剖位置恒定、血管口径较粗、蒂较长,而且是该骨瓣或骨膜瓣的主要血供来源血管,这样有利于进行吻合血管的游离移植。

(3)带血供骨瓣和骨膜瓣移植的理论基础

不带血供的骨移植已有近 200 年历史,经 1 个多世纪研究与实践,如 Axhausen 所称的"爬行替代",这种替代过程极为缓慢,小的骨块需数月,大的骨块需更长时间或不能完全替代。为了改善这一不理想结果,提出带血供骨瓣和骨膜瓣的移植,特别是显微外科问世后使这完全成为可能。为了提供带血供骨瓣和骨膜瓣移植的理论依据,学者们进行了实验研究。通过对带血供骨瓣和骨膜瓣的研究,证明不仅在临床上可行,而且具有再生和重建骨损伤和骨缺损的功能,为带血供骨瓣和骨膜瓣移植提供了理论依据。

4.4.2 骨瓣与骨膜瓣移植的原则和适应证

(1)骨瓣与骨膜瓣移植的原则

能够用传统骨瓣移植成功,而它的效果与吻合血管的骨瓣移植一样,就不应该采用吻合血管的骨瓣或带蒂骨瓣移植,如无缺损的骨不连和骨囊肿等,可以用传统的游离骨片移植,能够达到带血供骨移植的效果。

能够用近处带蒂骨瓣移植成功就不用远处吻合血管骨瓣移植,前者比后者成功率高,而且手术方法也较简单,但效果是一致的,如股骨近端的病变,需用带血供骨瓣移植时可用带蒂肌骨瓣或带血管蒂骨瓣移植。

能够用带血供骨膜瓣移植成功就不用带血管骨瓣,因前者不会给患者造成供区骨形态和功能的改变,如骨不连或骨缺损,在 2 cm 长以内只用骨膜瓣移植即可。

用吻合血管的骨瓣移植其供区的选择应以不影响功能与外观为原则,故一般以髂骨瓣为好。在长骨缺损较大,在 6 cm 以上和做关节成形时,应选用可供吻合血管的腓骨近端移植为主。

(2) 手术适应证

1) 骨不连接:传统的治疗方法采用游离骨片,但如缺损过大则游离植骨的成功率明显下降,采用带有血供的带蒂或吻合血管骨瓣移植,由于其具有正常骨愈合的作用,故成功率明显提高。

外伤性或骨肿瘤切除后大块骨缺损和先天性骨缺损:应用带蒂骨瓣或吻合血管的大块活骨移植已是目前治疗的主要手段,其愈合过程完全是正常骨愈合机制。

2) 先天性胫骨假关节:过去对这类病例治疗虽有一些治疗方法,但失败的较多。自采用吻合血管游离植骨后,改变了这一结果,已成为目前治疗本病唯一的手段。

3) 面部骨缺损畸形:应用带蒂复合骨瓣治疗面部骨缺损畸形,在显微外科问世前已被整形外科与口腔外科应用于临床,在显微外科问世后,吻合血管的游离移植就成为临床上的可靠方法。

4) 骨感染造成骨缺损治疗:既往对这类疾病治疗分为两个阶段,首先是病灶清除,使感染治愈后才能做游离骨移植,治疗骨缺损。自活骨成功后,目前已可以在骨感染得到一定控制后,在清除病灶的基础上,同时做带有血供骨瓣移植,把以往两个阶段治疗一次完成,这显示了活骨移植不仅能提高愈合率,而且具备正常骨组织的抗感染机制。

5) 缺血性骨坏死:除以上的治疗范围外,近 10 年由于对骨缺血性坏死的研究,认识到带血供的骨移植是治疗骨缺血坏死以及修复坏死造成骨畸形的有效手段。该方法不仅给骨坏死部位提供了血供,而且提供了骨的效应细胞及骨的生长因子。

带血供骨膜移植目前主要用于治疗骨不连或骨缺损<2 cm 者,也有用于治疗骨缺血性坏死者。

4.4.3 常用的几种游离骨瓣的设计与切取

(1) 选择骨瓣或骨膜瓣的原则

供区的要求:①游离骨瓣或骨膜瓣的血供必须是知名血管,而且该动脉切断后不影响远侧肢体或组织的血供;②供吻合血管的解剖较恒定,尽量没有变异;③供做吻合的血管蒂,必须要有一定长度(2~3 cm),其血管亦需有适当的口径,以便在手术

显微镜下吻合;④供移植的骨片要有足够的体积和长度,以够受区的植骨;⑤如同时需修复肌肉、皮肤,则骨瓣必须包含有肌肉和皮瓣,而且血供是一致的;⑥移植后供区局部功能和形态不受影响或影响不大。

(2) 骨瓣与骨膜瓣的设计与切取方法

1) 游离腓骨移植的设计与切取:供移植腓骨是腓骨动脉供血的(图 4-73A),故以腓骨动、静脉为血管蒂。其手术方法为:于小腿中上段外侧纵行切开18~20 cm(图 4-73B),其上端由腓骨小头斜向腘窝,切开皮肤、皮下组织及小腿筋膜,先将腓总神经找出,稍加游离牵向前侧予以保护,自腓骨长肌与比目鱼肌间隙进入,在趾长屈肌附丽处内上缘可见腓动、静脉,顺此血管向近心端游离至胫后动脉分叉处,暂不切断。游离时将比目鱼肌肌支切断,然后切开血管浅面的趾长屈肌肌腹,并锐性剥离附丽于腓骨前外侧的腓骨长、短肌。沿血管束向远端游离至腓骨预定断面,于腓骨外侧将腓骨距附丽处 0.5 cm 切断,留 0.5 cm 的肌层作为"肌袖",以保护骨膜,并避免损伤腓浅神经(图 4-73C)。将腓骨外、前、后侧游离,按需要长度截取腓骨(图 4-73D)。

2) 游离髂骨移植的设计与切取:

A. 旋髂深血管的髂骨瓣游离移植的设计和切取:以旋髂深动、静脉(图 4-74)为蒂的髂骨骨瓣,是 1979 年由 Taylor 等提出的。手术方法是沿髂骨做皮肤切口,由髂嵴中部向前切至髂前上棘后,继续向前沿腹股沟韧带切至刚越过股动脉处(图 4-75A)。需将切口远端向股动脉走向延长 2~3 cm,于股三角靠近腹股沟韧带处显露股动脉。在显露过程中如见到旋髂浅动脉,可将其结扎、切断。在股动脉外侧见到向外上方的动脉及其伴行静脉,或在腹股沟韧带稍上方见到走向髂前上棘方向的血管束,可能即是旋髂深血管,后者正与向内上方的腹壁下深血管相对,小心分离至髂前上棘稍上方。继于髂骨嵴的外侧开始分离髂骨外面。先于髂前上棘远侧 2.5 cm 处找出股外侧皮神经,并牵向内侧。后沿髂嵴外唇切开髂骨外侧面的肌肉附丽部,并做骨膜下剥离而显露髂骨外侧面。其髂骨嵴内唇及髂骨内面的髂肌附丽部均予以保护,以保持旋髂深动脉进入髂骨的小分支完好无损(图 4-75B)。随后,用骨刀从髂骨外侧骨皮质向内侧以凿透内侧皮质为度。骨块凿断后,内侧面保留 1cm 厚的髂肌与骨块相连,其肌肉内带有旋髂深动脉终支及其分布于髂骨的许多骨营养

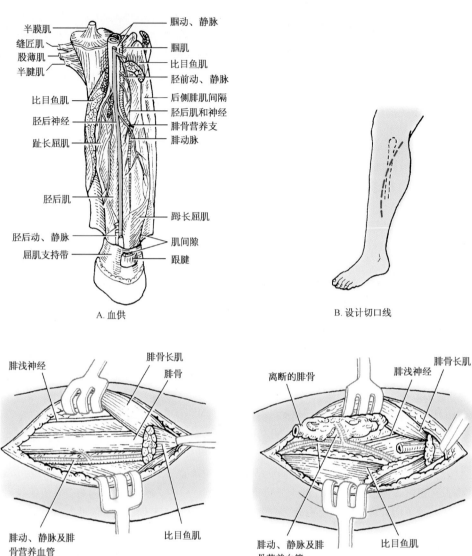

A. 血供

B. 设计切口线

C. 显露腓骨

D. 切取骨瓣

图 4-73　游离腓骨移植瓣的设计与切取

支,也有回流的静脉。此时,将带有内侧肌层的骨块与周围组织游离(图 4-75C),在游离过程中要注意分离出髂腹下神经和髂腹股沟神经,如影响旋髂深动脉,则将其中一根切断,不强求保护神经而损伤血管。小心保护由旋髂深血管主干构成的血管蒂,此血管蒂一般长6～8 cm,口径＞1 mm。

B. 带臀上血管的髂骨瓣游离移植的设计和切取:该骨瓣以臀上动、静脉为蒂。手术方法是在臀部侧,由髂前上棘后3 cm,沿髂骨嵴至髂后上棘前3 cm 弯向下前方止于大转子(图 4-76A),切开

皮肤和阔筋膜张肌后缘,并向前翻转,然后在臀大肌起、止点各切开2 cm,将臀大肌瓣向后翻转,显露臀中肌后下缘,于臀中肌表面可见臀上动、静脉浅支。在其根部下2 cm处将臀中肌切开2 cm,向前上方翻转臀中肌,显露臀动、静脉主干和分布于髂肌和臀中肌的分支(图 4-76B)。选取臀上动、静脉深支,臀中肌肌支,按需要确定带部分臀中肌的髂骨瓣的形成和面积。在相应的髂骨内板剥离骨膜,切取带臀上动、静脉及部分臀中肌的骨瓣(图 4-76C)。

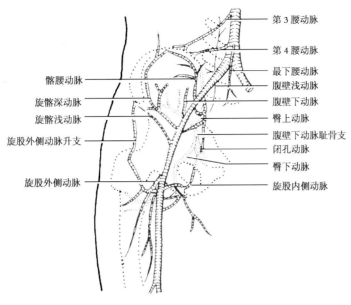

图 4-74 髂骨的血供

图中标注：
第 3 腰动脉
第 4 腰动脉
最下腰动脉
腹壁浅动脉
腹壁下动脉
臀上动脉
腹壁下动脉耻骨支
闭孔动脉
臀下动脉
旋股内侧动脉
髂腰动脉
旋髂深动脉
旋髂浅动脉
旋股外侧动脉升支
旋股外侧动脉

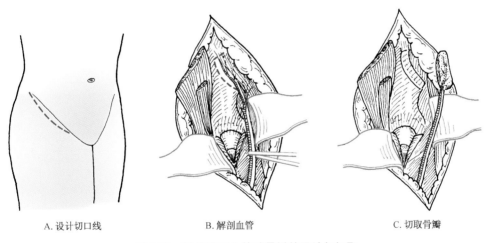

A. 设计切口线   B. 解剖血管   C. 切取骨瓣

图 4-75 带旋髂深血管髂骨瓣的设计与切取

4.4.4 游离骨膜移植的设计与切取

游离骨膜移植设计与切取方法与游离骨瓣移植基本一致，只是在最后切取时单纯剥离骨膜，而不切取骨骼。

以腓骨骨膜为例，在设计与切取方法上与游离腓骨移植一致，如皮肤切口、腓总神经的保护、腓动脉和静脉的暴露，以及沿血管束向远侧游离和保护进入腓骨的滋养血管到预定切断腓动、静脉的平面，

于腓骨外侧将腓骨肌距附丽处 0.5 cm 切断，留 0.5 cm 的肌层作为"肌袖"，与骨膜不分离以保证骨膜的血供。在不损伤浅神经的情况下将腓骨前、后、外侧游离，后按切取骨膜需要在显露腓骨的上、下切断"肌袖"和骨膜，并切开腓骨的外侧骨膜，紧贴腓骨皮质，将腓骨骨膜与腓骨分离，则腓骨在不切断的情况下，切取带有腓骨动、静脉蒂和"肌袖"的游离腓骨骨膜瓣。其他游离骨膜瓣的设计与切取亦按游离骨移植的设计与切取步骤进行，只切骨膜，不带骨块。

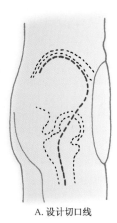
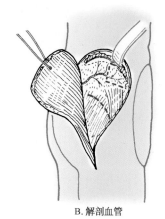
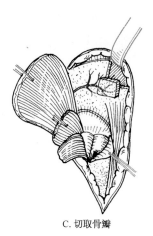

A. 设计切口线 　　　　B. 解剖血管 　　　　C. 切取骨瓣

图 4-76　带臀上血管髂骨瓣的设计与切取

（侍　德　路来金　顾玉东

寿奎水　谢仁国）

主要参考文献

［1］王炜. 整形外科学［M］. 杭州：浙江科学技术出版社，1999.

［2］张涤生. 整复外科学［M］. 上海：上海科学技术出版社，2002.

［3］侍德. 骨科修复重建手术学［M］. 上海：复旦大学出版社，上海医科大学出版社，2001.

［4］Brunelli F，Valenti P，Dumontier C，et al. The posterior interosseous reverse flap：experience with 113 flaps［J］. Ann Plast Surg，2001，47：25-30.

［5］Lu LJ，Gong X，Liu ZG，et al. Antebrachial reverse island flap with pedicle of posterior interosseous artery：a report of 90 cases［J］. Br J Plast Surg，2004，57：645-652.

［6］Penteado CV，Masquelet AC，Chevrel JP. The anatomic basis of the fasciocutaneous flap of the posterior interosseous artery［J］. Surg Radiol Anat，1986，8：209-215.

4

5 截指(肢)及功能重建

5.1 截肢(指)术及功能重建

临床上截肢的概念有两种:一种是因外伤、暴力或因先天性疾病所致的肢体缺失,称为伤病性截肢,常为患者就医的原因;另一种是医师根据伤病对患者所采取的一种治疗手段,称为截肢术。

由于截肢(指)术后会造成患者终身残疾,不仅影响工作和生活,还会带来不可弥补的心理负担。所以,作为医师应根据患者的全身情况和肢体的具体伤、病情综合考虑,评估截肢与保肢的利弊后再实施手术,也就是要严格掌握截肢(指)术的手术适应证。最好在截肢(指)术前由几位有经验的医师进行会诊,且做记录,并应保留损伤严重程度的记录和照片。

相对于保肢而言,截肢(指)术较为简单。但当肢体出现气性坏疽或因保肢而出现挤压综合征危及患者的生命时,适时、果断地截肢反倒可以有效地挽救患者的生命,不仅达到"丢车保帅"的效果,还为患者的进一步治疗打下良好基础。

上肢的截肢可发生在任何平面,如肩关节、上臂、前臂、腕关节及手掌或手指,最为常见的是截指。以往,常因安装义肢(假肢)的需要,要有"理想的截肢平面"。例如,前臂截肢水平最好在距尺骨鹰嘴远

端8～18 cm,上臂在肩峰下 13～20 cm。近年来,由于义肢制作技术的不断提高与发展,即使在腕关节或肘关节的截肢也能设计、安装有效的义肢,不必刻意追求理想平面而失去尚能保留的肢体残端长度。

目前,由于肌电义肢应用远较原先所用的美容义肢广泛,所以实施截肢术的技术要求也与过去教科书中的典型方法有所不同。若准备在术后佩戴普通的美容义肢,应将截肢断端以近的肌肉、肌腱牵出、切断,使之回缩。在截骨水平所剩的肌肉较少,仅用深筋膜和皮肤覆盖骨端,其残端呈圆锥形;若要在截肢后安装肌电义肢,应在手术中使残留的肌肉维持一定的肌张力,以使将来所留肌肉能有较强的收缩能力,便于肌电义肢内的电池将肌肉的收缩电位放大,从而带动肌电义肢的关节活动。

5.1.1 截肢(指)的原则

上肢由手指、手掌、腕、前臂、上臂及肩组成,无论从哪个部位截肢,具体的方法虽不同,但基本原则是相同的。无论是截肢还是截指都会造成残疾,所以应对此术式持慎重态度。只有经过仔细检查、全面考虑,确定用其他方法不能保留时,方可实施截肢(指)术。手术争取一次到位,避免反复手术及并发症的发生,具体原则如下。

1) 由于上肢功能远较下肢功能复杂,故多保留1个手指、1个关节或1段掌骨都可能对患者将来生活与工作,以及二期功能重建的结果产生重要影响,所以手术时依具体情况,以尽量保留残肢(指)的长度为原则,尤其是儿童。

2) 正确处理骨端,使截肢(指)的残端有较好的皮肤覆盖。

骨端是截肢(指)术后佩戴义肢的着力部位,不能参差不齐,应修平整;锐利的骨端、皮质骨棱角处也应用骨锉加以修整。手指关节离断两侧的髁部也要适当去除,避免截指残端两侧过于肥大,影响外观。同时应去掉关节软骨面,以免残端皮下与关节面之间在使用时滑动,不够稳定。

截肢(指)术中尽量使用正常或接近正常的皮肤覆盖骨端,以确保残端的耐磨性。闭合残端皮肤的张力要适中,过紧边缘容易坏死,形成骨外露,需再次手术;即使皮肤未全层坏死,也要经一段时间换药,伤口瘢痕才能愈合;术后残端会经常疼痛、破溃、感觉过敏,使患者不敢使用。残端皮肤过松则残端显得臃肿,过多的皮肤在骨端上过度地滑动,除外观不佳外,也给义肢的佩戴带来障碍,往往也需再次修整。

截肢(指)的残端外形应保持穹窿形或圆柱形(图5-1)。前者适用于骨端周围缺少肌肉组织处,如手指及前臂远端;后者适用于骨端周围肌肉组织丰富的前臂近端及上臂。在设计包裹骨端的皮瓣时尽可能使皮缘的缝合线不位于骨端的最高处,避免瘢痕线与义肢套筒着力点接触摩擦。残端两侧的皮瓣常需切除一部分,形成舌形瓣,避免缝合后形成"猫耳朵",影响外观。

3) 截肢(指)的残端应有较好的感觉。有神经支配的皮肤不易受伤且耐磨,并有较好的愈合能力,利于截肢残端的直接使用及义肢的佩戴和使用。

4) 预防残端神经瘤的发生。肢体残端的神经干或皮神经在截肢(指)术后因神经纤维的生长会出现神经瘤,若其位置表浅或处于瘢痕内则会产生顽固性残端疼痛,使其不能正常使用。为预防、避免此情况的发生,在行截肢(指)术时,应将神经从残端找出后向远端牵出,再用锐利刀片切断,使之回缩到近端正常的组织之中。

5) 预防邻近关节的挛缩。截肢(指)术虽然不大,但会给手术区及周围带来创伤反应、肿胀及疼痛,患者常将肢体固定在一定位置,不敢活动,久之邻近的关节会僵直。尤其为覆盖创面,截肢(指)后

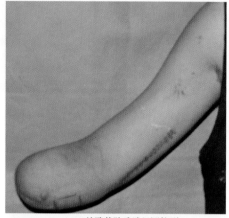

A. 前臂截肢残端呈圆柱形

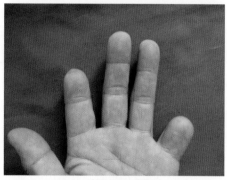

B. 手指残端呈穹窿形

图 5-1　截肢残端外形

在关节的屈、伸侧做了局部转移皮瓣则更易形成关节的挛缩,使关节的活动度下降。因此,术后应尽快进行关节运动,尽可能缩短治愈时间;患者应尽快返回工作岗位并恢复日常生活。

6) 儿童及青少年任何平面的截肢(指)应持较为保守的态度。由于这些患者正处于生长、发育阶段,残肢结构保留越多,将来发挥代偿的概率也就越大。如多保留了一些骨骺,残骨发育可能更趋于正常;骨端掌背侧的屈、伸肌腱缝合的张力要保持平衡,避免因两侧肌张力不等导致骨的畸形生长等。

5.1.2　截肢(指)的类型

根据不同的伤情,截肢(指)术可采用闭合性、开放性和半开放性3种类型。采用不同方法的目的是为挽救患者生命,便于感染的控制,利于伤口的闭合。

(1) 闭合性截肢

闭合性截肢是在处理好残端的骨、神经和血管

后,Ⅰ期将伤口直接闭合。这也是临床上经常采用的方法。其优点是伤口愈合快,截肢残端所留的瘢痕组织少。

闭合性截肢要求残端皮肤有足够的长度,遇有骨端不能直接闭合时,可用局部旋转皮瓣覆盖骨端。位于非负重部位的继发创面行游离植皮。

（2）开放性截肢

开放性截肢是在处理好截肢平面的各种组织后,伤口不予闭合,仅用敷料填塞包扎。为防止皮肤等组织向近端退缩,形成骨外露,可于截肢平面近端行皮肤牵引,或用负压吸引。在截肢伤口的炎症得到控制后,再行二次手术将创面闭合。

由于抗生素的应用及医疗条件的改善,开放性截肢已很少应用。其适应证是:①患者全身情况太差,不宜行时间较长的手术。暂行开放性截肢,为的是抢救患者生命,待病情允许后再做进一步处理。②炎症浸润广泛、严重,且尚未得到控制,为保留肢体长度,可于炎症浸润区行开放性截肢,待感染消退后再行处理。③特殊感染,如气性坏疽,由于病变发展迅速,在清除了坏死组织后仍不能确定病变是否被彻底清除,若将伤口闭合,可能再次形成厌氧条件,使细菌繁殖生长,病变进一步向近端发展,故多采用开放性截肢。

（3）半开放性截肢

在处理好截肢平面组织后,依情况仅闭合深筋膜覆盖骨端,或仅闭合伤口的一半;另一半保持开放,或仅粗略地缝合数针,以缩小截肢创面,此为半开放性截肢。

半开放性截肢适用于截肢平面有感染,但界限不很清晰,感染也不太严重的病例;或为保留残端长度,对所留组织是否可以存活不能给予准确判断的病例。由于伤口未完全闭合,便于引流,使感染不易向近端蔓延。在伤口的炎症得到控制后,经换药多可愈合。这种术式免予皮肤牵引,且较开放性截肢少一次手术。

5.1.3 手术适应证

在应用截肢(指)术的过程中应避免下述两种倾向:①临床医师在患者、患者家属及单位的强烈要求下,对本应行截肢的肢体加以强行保留,虽然肢体得以保留,但患者在数年内要经历反复的修复和手术,切取了全身多处组织用作移植,得到的是无任何功能的肢体。更有甚者,由于外观极差,患者又要求将

之拿掉,最终又返回截肢的原点。这种反复手术所造成的痛苦与创伤,浪费的时间与金钱是无法弥补的。②医师缺乏责任心,放宽了截肢(指)术的适应证,对损伤虽然严重,但应用现代医疗手段,经过治疗仍有保留价值的肢体草率地截除,无形中给患者及其家属和社会带来终生的痛苦和负担。因此,严格地掌握截肢(指)的适应证是十分重要的。

截肢(指)术的具体指征如下:

1）上肢的恶性肿瘤,若保留肢体,病变可能扩散,危及患者生命;或上肢多发良性肿瘤或疾病,虽不危及生命,但肢体畸形十分严重,或完全丧失功能,如软骨瘤病或动静脉瘘。

2）先天性畸形严重且无功能者,如海豹手、漂浮指等;或虽有接近正常的结构,但外观畸形严重,如巨指症、镜形手、多指畸形等。

3）上肢特殊感染,且病变在迅速蔓延,经常规治疗难以控制病情,危及患者生命;或感染虽不属特殊,但已久治不愈,感染已波及骨、关节及其周围的软组织,保留该肢体不仅不会增加功能,还会影响病变周围关节的正常活动,甚至病变有发生恶性变的可能。

4）肢体在损伤后血液循环障碍严重,虽经血管吻合或血管移植等措施,但微循环仍不能恢复,肢体青紫肿胀严重,且患者发热、出现血红蛋白尿,甚至肾功能已出现损害者,应果断截肢;以及再植手术失败,肢体远端已发生坏死者。

5）断肢(指)离体时间过长,即便远端加以冷冻保存,当发现断肢的近、远端已有坏死或感染时,已丧失了再植时机,应当截肢(指);在常温下保存更应把握再植时限。

6）除上肢严重的创伤,同时合并有颅脑、胸腹部内脏损伤者,不能为挽救上肢而牺牲患者生命。在这种情况下,截肢可能为最佳选择。同一肢体存在多种组织的严重损伤,若予以保留,将来该肢体也不会有任何功能者,也应考虑截肢。

7）保肢后,虽有接近正常的外形,但无感觉和运动的功能,且难以再修复;或患者不愿或不能接受二期修复与重建手术者。

8）妨碍手功能发挥的畸形,如一个手指桡偏或尺偏畸形,妨碍其他正常手指握物功能;或单一手指极度屈曲,被动也不能伸直,影响整个手的伸直及抓、握功能者。当然,上述畸形的手指经截骨或其他手术也不能获得正常功能者才适合截指。

上述指征仅仅是医师在行截肢(指)术前应仔细检查、斟酌参考的,具体实施与否还要与患者及其家属充分沟通,千万不要认为只要具有上述适应证就可实施截肢(指)术。

在因血液循环障碍而要采用截肢(指)术时,应以肢体远端有无血液循环为依据,而不应以主要供血血管的损伤或断裂为准。上肢及手指动脉供血和侧支循环十分丰富,腋下肱动脉损伤、闭塞后,仍可通过肱深动脉供血,远端不至于因缺血而发生坏死;前臂的桡、尺动脉损伤后,若有骨间掌、背侧动脉的连续,手的供血虽差,但仍可存活;手指两侧的指掌侧固有动脉都发生断裂,仅有部分皮肤相连,手指也可存活;有时当手指一周的皮肤环形裂伤,合并骨折和肌腱断裂,仅有一侧的指掌侧固有动脉相连,手指都可完全加以保留。

儿童的组织生存能力较成人强,在伤后决定肢体或手指的去留时更应偏向于保守。一些在成人不能存活或很难存活的情况,在儿童保留伤肢(指)的机会要大得多。值得注意的是,儿童的肢体在存活后,随着年龄的增长,残留的肢体因骨骺的损伤,或掌、背侧关节囊及肌腱的粘连而逐渐出现畸形,而且畸形会变得越来越重。为使被保留下来的肢体有一定功能,应当每隔数年行软组织松解等手术加以矫正。否则等到成年后,很难矫正过度挛缩的畸形,失去了原来保留肢体的意义。这种情况在临床工作中很常见,一个既有皮肤挛缩,又有肌腱、关节囊、神经、血管挛缩的严重畸形给后来接着治疗的专业医师带来了极大的困难,即便经手术治疗,也不能达到预想的目的。

5.1.4 手术方法

(1)麻醉与体位

截肢术的麻醉依病情而定,一般采用臂丛神经阻滞麻醉,但当损伤平面较高,需要从上臂的近端或更高位置截肢时,臂丛神经阻滞麻醉的效果就不够完全,则可采取全身或高位硬膜外麻醉。

一个手指的截指术可用指根阻滞,多个手指同时截除采用臂丛神经阻滞麻醉。

当因感染原因需要截肢(指)时,在炎症区域不应使用局部浸润或神经阻滞麻醉,否则会因麻醉药的局部注射使炎症进一步扩散。因此,在遇局部有浸润性炎症的情况下,不要在近邻炎症的区域进行麻醉;为安全起见,麻醉的位置应在炎症近端与炎症

区域相隔一段距离为佳。

手术时的体位以平卧、上肢外展为佳。术中最好使用止血带,无血手术野利于对各种组织的判断与处理。但对于肿瘤和炎症患者,使用止血带前不要使用驱血带驱血,以免肿瘤或炎症扩散。

(2)截指术

在5个手指中,拇指较其他手指少一节指骨,其位置也不同于其他手指,距示指较远,第1指蹼宽大且位置较深。所以,拇指与其他手指配合可完成抓、握、捏等功能。

由于拇指的功能特殊,所以拇指又有"功能长度"一说,即拇指具有指骨间关节以远的长度,除外观短小、无指甲外,残留拇指尚可完成抓、握、捏等功能,即具有功能长度;若拇指从近节以近缺损,则上述功能丧失殆尽。为此,将拇指截指单独叙述,而其他手指仅以指端、远侧指骨间关节及中节指骨,以及近节指骨截指分别描述。

1)拇指截指术:根据我国手外科学会拟定的标准,将拇指截指术分为下列3类6区。Ⅰ类截指,即拇指远节缺失,又分为:A区,为拇指的指端1/2及指甲的缺失;B区,为远节指骨及软组织的全部缺失。Ⅱ类截指,即拇指近节缺失,分为:A区,指近指骨远侧1/2的缺失;B区,为近节指骨水平的全部缺失。Ⅲ类截指,即拇指的掌骨水平的缺失,分为:A区,是指第1掌骨的远侧缺失;B区,是第1掌骨水平的全部缺失。

A. 拇指端截指,即Ⅰ类截指。临床根据组织缺失情况,可将指端截指分为软组织性截指和软组织-骨骼性截指两类。每个指端缺损的面积、形状及部位不尽相同,治疗方法也不一样。治疗方法的选择除根据伤情外,还要参考伤者的年龄、职业及体质等。

a. 拇指端软组织性截指:有皮肤缺损、甲床缺损及皮肤-甲床均缺损3种情况。

Ⅰ. 拇指端皮肤缺损:当面积较小时,经清洗、消毒、止血后直接缝合或用敷料覆盖包扎,换药处理;当皮肤缺损的面积较大,不能缝合时经清创,用皮肤移植覆盖创面。

小面积创面采用换药治疗的机制是在敷料的保护下,渗出的组织液与血液在创面上形成一层干痂,周围正常的上皮沿其基底由边缘向中央爬行直至愈合。在外敷料无明显渗出的情况下每隔5~7 d换1次药。换药的间隔时间过短,反复撕揭敷料会影响

上皮生长;或者,换药时硬性撕揭与创面粘合很紧的内敷料,不仅不会缩短愈合时间,反倒会撕下刚生长出来而未完全成熟的上皮而延迟创面的愈合,形成更大的瘢痕。若渗出多,应缩短换药的间隔,加强引流,控制感染,创面保持干燥,以利于上皮的生长。

查阅治疗没有骨外露的指端缺损的文献,比较换药自愈与断层皮片移植术后1～5年复查结果,在指端敏感度、触痛,以及捏物试验方面的结果相差不多,似乎保守换药治疗的效果更好些。目前,已有多种具有一定抗感染能力,带有生长因子的人工敷料在临床上应用,是否可以促进上皮生长,缩短创面愈

合时间,减少瘢痕的形成,值得以后总结与探讨。

Ⅱ.拇指甲床缺损:缺损的宽度<0.5 cm者,清洗、消毒后用敷料包扎,经换药愈合。缺损宽度>0.5 cm者,最好在清创后应用甲床回植或从足的第1趾切取下的断层甲床移植。整个甲床连同生发基质缺损,可选下述皮瓣移位:①示指背筋膜蒂皮瓣,又称示指背侧岛状皮瓣(图 5-2A)。②拇指背动脉蒂皮瓣。拇指的背侧,动脉有两个主要分支,一支为拇指背动脉;另一支为拇指尺背侧动脉(图 5-2A)。修复拇指指端缺损,尤其是拇指整个甲床缺损,可以选择拇指桡背侧为蒂的逆行岛状皮瓣或拇指尺背侧逆行岛状皮瓣。

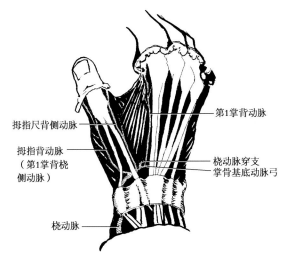

拇指尺背侧动脉
拇指背动脉
(第1掌背桡侧动脉)
桡动脉
第1掌背动脉
桡动脉穿支
掌骨基底动脉弓

A. 桡动脉在腕背部的主要分支示意图

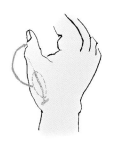

B.拇指背动脉蒂移位皮瓣

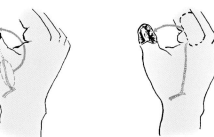

C.示指背侧岛状皮瓣移位

图 5-2 桡动脉在腕背主要分支解剖示意图

如图 5-2A 所示:拇指背动脉发自桡动脉从掌侧穿过鼻烟窝后发出的第1个较大的分支,经过拇短伸肌腱深侧沿第1掌骨桡背侧拇短伸肌腱桡侧向远端行走,在掌指关节远端与拇指桡侧固有动脉有交

通,称拇指背动脉或第1掌背桡侧动脉。若以此动脉为轴心形成皮瓣为第1掌骨背侧皮瓣。桡动脉在鼻烟窝处继续向尺背侧行走,在拇长伸肌腱尺侧又发出较大的第2支——拇指尺背侧动脉,其沿第1

掌骨的尺侧,紧靠拇长伸肌腱向远端走行,在拇指掌指关节远处与拇指尺侧固有动脉背侧支相交通。若以此动脉为轴心血管形成皮瓣,为拇指尺背侧皮瓣。桡动脉在发出拇指尺侧背动脉后仍向尺侧行走,又发出3个较大分支。一支为第1掌背动脉,沿第2掌骨的桡背侧向远端行走,其终端在示指掌指关节或示指近节指骨桡侧。若以第1掌背动脉或带有1~1.5 cm筋膜蒂形成顺行皮瓣,为示指背侧岛状皮瓣。另一支较大血管是桡动脉向尺侧腕背发出的分支,构成掌骨基底动脉弓的主要血管。第3支为桡动脉的终末支——穿支,在第1~2掌骨基底背侧,穿过第1背侧骨间肌起点间至手的掌侧,形成拇指主要动脉。上述拇指尺背侧动脉的起点在解剖上常有变异,既可发自桡动脉的穿支,也可发自第1掌背动脉。

具体的手术方法需根据拇指侧远端创面的大小、形状,在第1掌骨背的桡侧或尺侧沿拇指桡背侧动脉或拇指尺背侧动脉的近端设计略大于创面的岛状皮瓣。切开皮肤后要将轴心血管带在皮瓣的中央,结扎轴心血管的起点后,掀起皮瓣,切口再向动脉远端方向延伸,直达掌指关节远端的近节指骨基底处,保护好轴心血管远端与掌侧固有动脉背侧支

相交通的血管,以及周围的软组织形成皮瓣的血管蒂,穿过拇指指骨间关节桡背或尺背侧形成的皮下隧道,转移至拇指甲床缺损区(图5-2B)。供区直接缝合或行游离植皮。

Ⅲ.拇指端皮肤-甲床联合缺损:根据缺损范围及形状,可以采用上述皮肤缺损和甲床缺损的方法分别处理。当拇指末节套状撕脱,仅剩下末节指骨,其掌侧皮肤和甲床全部缺损,可考虑从足踇趾或第2趾切取带趾甲的皮瓣移植,皮瓣的动脉、静脉和神经分别与拇指的动脉、静脉和神经吻合(参见"拇指再造"等章节)。

b.拇指端软组织-骨骼性截指:此种损伤除皮肤、甲床等软组织缺失外,还有骨骼的部分,甚至末节指骨的全部缺失。可分为:指端缺失<1 cm;指端缺失>1 cm;拇指远节桡侧半缺失;拇指远节尺侧半缺失;掌侧皮肤、软组织及末节指骨部分缺失。

Ⅰ.拇指端缺损<1 cm:此种情况是甲床部分缺损,末节指骨远端外露。为保留拇指的长度,常用的方法是在清创后,去除末节外露指骨的掌侧锐利部分,斜形修平外露指骨远端,行掌侧 V-Y 皮瓣移位,或掌侧矩形皮瓣移位(图5-3)。

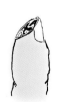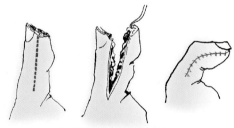

A. 掌侧V-Y皮瓣移位修复   B. 掌侧矩形皮瓣移位修复

图 5-3　掌侧 V-Y、矩形皮瓣移位修复拇指端缺损

若离体的组织存在,且损伤不很严重,长度在半月切迹以远,可在清创后回植于原位,又称原位缝合术。其成功率不是很高,与损伤性质、部位(即离体部位的长短)、患者年龄、体质等情况有关。如果掌侧皮肤缺损大于背侧的甲床,用 V-Y 或矩形皮瓣覆盖张力会过大,可用拇指背侧皮瓣。

Ⅱ.拇指端缺损>1 cm:甲床基本全部缺损,仅剩下甲根,且末节指骨缺损。常用的手术方法:若为保留拇指的长度,可在切除残存的甲根后,修整外露的指骨远端,用拇指背侧皮瓣或示指背侧筋膜瓣移位覆盖创面。患者年龄较大或不愿意再做各种皮瓣修复者,在切除残存的甲根后,咬除指骨远端,直接

缝合伤口。虽然拇指略有缩短,但保留了功能长度,治疗简单,免去了身体其他部位的手术创伤,缩短了疗程,可使患者较快地恢复原来的工作,且无明显的功能障碍。

Ⅲ.远节拇指桡侧半的缺损:可用以拇指桡背侧动脉为蒂的皮瓣移位。

Ⅳ.远节拇指尺侧半的缺损:可用以拇指尺背侧动脉为蒂的皮瓣或指总动脉岛状皮瓣移位来修复。后者通常在环指末节桡侧按拇指尺侧半形状大小切取皮瓣,切口近端向手掌延长,直至手掌中部;在手掌部显露出至中、环指总动脉和神经,结扎指总动脉分出的中指尺侧固有动脉的分支,纵向劈开

指总神经,将指总动脉分出至环指桡侧指固有动脉,同时将劈开的指总神经分离至环指桡侧的指固有神经,形成环指桡侧带有神经、血管蒂的岛状皮瓣,经过皮下隧道转移至拇指尺侧,供区游离植皮。此术式虽然扰动范围比较大,但移植皮瓣的质量好,且有较好的感觉。

Ⅴ. 拇指远节掌侧皮肤和软组织及末节指骨的部分缺失:从外观与感觉功能考虑,切取带有趾固有动脉、静脉和神经的跗趾趾腹皮瓣移植,与拇指相应血管吻合可能为最佳。但有一定失败风险,并给足部造成永久性损伤(参阅"拇指功能重建"章节)。其他还有前述的示指背筋膜蒂皮瓣、拇指背动脉蒂皮瓣,以及邻指皮瓣(即从示指背按拇指缺损大小设计蒂在示指桡侧的皮瓣,两指并拢用皮瓣覆盖缺损处,示指桡侧指背神经可与拇指固有神经吻合,示指背侧行游离植皮)。

B. 拇指指骨间关节、近节指骨截指,即Ⅱ类截指。当近节指骨完好,掌、背侧皮略长于指骨远端关节面,简单的方法是去掉指骨的两侧髁,直接缝合;若掌、背侧皮短于指骨远端,可选上述几种皮瓣中的一种,在修整指骨后,移位覆盖指端的创面。对于年龄较大、不愿行其他手术者可以采用这种既简单又基本保全拇指基本功能的方法。

当近节指骨也有缺损,无论剩下多长也不够功能长度时多选用修复与重建术,如离体骨回植,取髂骨移植加长拇指远端骨的长度,用腹部皮管形成并转移包裹植骨;掌、背侧皮瓣组合移植;吻合血管的带趾甲的跗趾皮瓣包裹;或直接用吻合血管的足趾移植。修复与重建的时间可选在Ⅰ期或Ⅱ期进行。但如果以离体骨回植作为骨架,应安排在Ⅰ期,放到Ⅱ期骨不易保存。

C. 拇指第1掌骨水平的截指,即拇指的Ⅲ类截指。鱼际部肌又称拇指的内在肌,是稳定拇指基底、进而发挥其复杂功能的重要肌肉。其由4块肌肉构成,即拇短展肌、拇短屈肌、拇指对掌肌和拇内收肌。其中除拇指对掌肌的止点较近,位于第1掌骨的桡侧外,其他3块肌均止于籽骨、近节指骨基底、伸肌腱扩张部。这种解剖结构决定了在截指时若保住掌骨头及其周围这些组织结构,可为将来再造拇指保持良好功能起重要作用。因此,若皮肤不够时绝不能将掌骨头去除,并切除籽骨行缩短缝合,而应行皮瓣移植来修复。

当截指水平在第1掌骨中段时,虽然大部分鱼

际部肌已起不到稳定拇指、发挥功能的主要作用,但保留第1掌骨适当的长度,还保留了正常的第1腕掌关节,这对二期行拇指再造也是十分有利的。所以,如果外伤后第1掌骨残端较长,伤口不能直接闭合时,应设法用皮瓣覆盖创面,不能进一步缩短掌骨的长度。

在第1掌骨全部缺失,皮肤不能闭合时,若患者准备行拇指再造术,应在清创后,先行腹部皮管形成、转移覆盖创面。即先在大多角骨周围筑起一个直径较为粗大的皮肤基座,以便拇指再造时能容纳较长的跗骨,并为再造拇指血管、神经的通过创造较好的皮肤条件。

2) 其他手指截指术:示指、中指、环指、小指的形态与结构相似,功能也基本相同。单个手指的截指,治疗原则与前述拇指截指基本相同,仅仅是短缩缝合的指征要宽一些;而多个手指同时受损,治疗应尽量保留长度。至于4指中保留哪个手指的长度重要,对不同的职业要求是不一样的。如除拇指外其他4指均受损需要短缩,以抓、握工具为主的工人、农民为保持较好的握力,要尽量保住环、小指的长度;而以握笔、捏物为主的工作者,则留住示、中指的长度更重要。

下面介绍与拇指截指术不同的手术方法,根据患者的要求可试用。

A. 指端截指:

a. 原位缝合术:适用于指甲缺损<1/3,合并指端缺损患者。

b. 侧方 V-Y 皮瓣移位:适用于甲床及指腹缺损<1cm的病例。缺损面积过大则皮瓣不能将创面覆盖,强行拉拢缝合使皮肤容易坏死。实际上侧方V-Y皮瓣是以两侧指固有动脉为蒂形成的三角瓣,向远端移位缝合可以覆盖创面。

c. Venkataswami 皮瓣移位:适用于纵径<1cm,近侧缘呈斜行的指端缺损。在手指掌侧斜行缺损较少的一侧做侧方切口,一般到中节指骨近端侧方。再沿指端缺损的另一侧斜行通过指腹及远侧指横纹到达手指另一侧中节近端,与另一切口近端相汇,保护好神经血管束,及鞘管之间的联系,并将该三角瓣基底与骨的固定纤维切断,使三角瓣能向远端移位覆盖创面,再缝合之(图 5-4)。

d. 鱼际肌皮瓣:适用于前后径>1cm的指端或侧方缺损。

e. 指固有动脉带蒂皮瓣:指固有动脉皮瓣大多

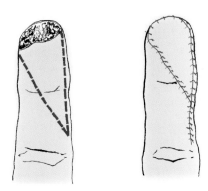

图 5-4　Venkataswami 皮瓣形成、移位示意图

取自伤指本身的近端,借助于指固有动脉许多交通支之中的 1～2 处血管为蒂所形成的皮瓣,逆行移位至该指的指端。由于指固有动脉的分支与交通支颇多(图 5-5),所以从伤指不同部位切取不同名称的皮瓣,但其机制仍是以指固有动脉为蒂所形成的皮瓣。

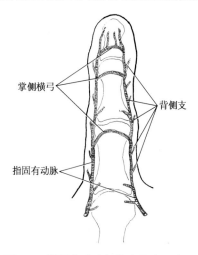

图 5-5　指固有动脉间的交通支示意图

图 5-5 为指固有动脉走行及其分支解剖示意图。指固有动脉位于手指屈指肌腱鞘管两侧,在其从近端至远端间发出许多到手指掌侧和背侧的分支,在指的掌、背侧与对侧相应的血管分支呈网状吻合,其中手指掌侧两侧指固有动脉间有较大的 3 个交通支相互沟通,形成掌侧横弓,分别位于近节指骨远端、中节指骨远端和远节指骨基底。指固有动脉蒂皮瓣设计在指固有动脉上,血管蒂内只要包含有几个弓中的 1 个,皮瓣的存活即没有问题。皮瓣切取后该侧的指固有动脉近端予以切断结扎。只要另一侧指动脉完好,手指的供血即无明显影响。为使移位皮瓣恢复一定的感觉,还可将皮瓣设计在手指

近节侧方,在皮瓣形成时,多切取些指固有神经在此处发出的背侧分支,皮瓣移位后将之与指固有神经的远端相吻合。这就是 Toshihiko 皮瓣(图 5-6)。

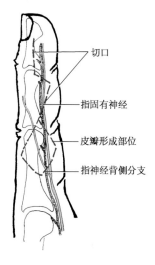

图 5-6　Toshihiko 皮瓣形成解剖示意图

f. 手指中、远节背侧筋膜瓣:临床和研究还证实,指固有动脉分出至掌、背侧分支颇多,其中向背侧的分支在近、中节至少各有两支,远节指骨背侧也有 1 个向指背的终末支。这些小分支再次分支,最终与周围微小血管相互编织成网。因此,在中、近节背外或背内侧不切断指固有动脉,而仅保留在远端的 0.8～1.0 cm 筋膜蒂(即蒂内无肉眼分辨的供血血管)形成的皮瓣也可存活,并可向远侧转移,可到达手指指端或指端的侧方。由于以此形成皮瓣的名称很多,仅以图 5-7 表示,不再赘述。

g. 缩短缝合:当患者年龄偏大,又不愿意做其他皮瓣手术,要求尽快恢复工作时,可直接行缩短缝合。

B. 远、近侧指骨间关节及中节指骨截指:单指截指最好行缩短缝合。因为 1 个手指缩短对手功能无太大影响,且愈合快,可早日恢复工作;不用其他方法移植、移位,减少其他部位的附加损伤。如截指正处于近、远侧指骨间关节处,需要将指骨髁及侧副韧带切除,使截指骨端平整、圆钝,避免缝合后残端过于膨大,影响外观。典型截指术的过程如下:

a. 清创后,修整残端皮肤,使掌、背侧的皮肤各形成舌形瓣。

b. 用手术刀和骨膜剥离器向近端剥离显露骨端及骨膜,用咬骨钳咬除多余指骨,使骨端平整、边缘无直角,并用骨锉将骨端修圆。

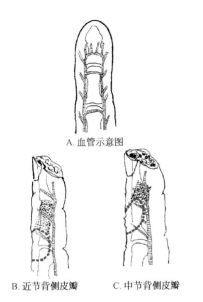

A. 血管示意图

B. 近节背侧皮瓣   C. 中节背侧皮瓣

图 5-7　手指近、中节背侧筋膜蒂皮瓣形成示意图

c. 用双氧水及稀释碘伏、0.9%氯化钠溶液冲洗后结扎两侧断裂的指固有动脉及主要分支，并将两侧指固有神经向远端牵出再用利刀切断，使其回缩，同法处理屈指肌腱。

d. 放止血带后再次止血，创面冲洗干净后无张力下闭合伤口。缝合缘出血较多者可在皮缘下放置小引流条，用乙醇消毒后加压包扎。

多指截指时应尽量保存长度，在清创后可行腹部埋藏，即袋状皮瓣术。6 周后取出再做游离植皮，也可行足趾移植，腹部皮管成形、转移及组合皮瓣移位；应保住 4 个手指中最有用的 1～2 个手指长度。

C. 近节指骨截指：单一手指外伤性截指平面在近节，尚能保留住近节指骨的 1/3 以上者，选择的手术方法与中节指骨相同。如果近节大部分存在，虽然外观缺指十分明显，但握物相对牢固，接近正常。在手指屈曲抓握较小的物品时，由于有近节阻挡，也不易从远、中节指缺损的空隙中滑落。仅能保留近节的 1/3 或以下者，治疗方法同掌指关节截指术。

多指同时在此平面缺失，应尽量保留住近节指骨和掌指关节，决不能草率地去掉正常的掌指关节，以便将来手指再造时加以利用。由于手指功能的正常发挥与掌指关节的活动度有很大关系，无论用什么方法再造手指，缺少正常的掌指关节活动度则再造手指的功能将大打折扣。为了二期手功能再造，保持现有的长度是十分重要的。在皮瓣设计、切取的过程中应为二期修复着想，不要为了覆盖创面，一

期过多地利用了局部较多的血管、皮肤资源，给二期做足趾移植等手术造成很大困难。

（3）手掌部截肢

手掌部截肢分单一掌骨及多个掌骨截肢两大类。从截肢的部位可以分为掌指关节截肢、掌骨中部截肢及掌骨近端截肢。

1）掌指关节截肢：

A. 单个掌骨缺失：当在掌指关节水平面缺失时，最简单的手术方法是缩短缝合。该手术维持正常手掌的宽度，以及握物时正常的掌弓，适用于体力劳动者；缺点是外观畸形相当显著，若缺失的是中指或者环指，握小的物件时容易从指间的空隙漏出，而且手指在屈曲时，相邻手指容易向缺损区倾斜。为改善外观，并克服上述缺点还可选用系列切除术。

系列切除术（图 5-8），即切除伤侧未有损伤掌骨远端的 3/4，使手掌的宽度变窄，改善缺指外观，对全手的功能影响不大。若采用此术式，在术前一定要征得患者的同意，否则易引发医疗纠纷。若患者准备在伤指安装义指，则不能采用系列切除术。切除第 3 或第 4 掌骨即中指或环指系列，使相邻手指靠拢有两种术式。

a. 紧贴掌指关节沿掌骨向近端掌骨基底处剥离，于掌骨基底处切除该系列，然后将欲靠近相邻两指的掌侧掌骨间横韧带牢固缝合，缩小切除掌骨后的空隙。此法的优点是手术相对简单；缺点是有时靠拢的两指缝隙较大，相应移位的手指生物力学的力线有所改变。

b. 切除系列掌骨后，将单指一侧的掌骨也从基底予以切断，将之移位至已做系列切除的掌骨基底处。即若中指系列切除，将第 2 掌骨远端的 3/4 连同示指移位至原第 3 掌骨基底；若环指系列切除，把第 5 掌骨连同小指移位至原第 4 掌骨基底。此术式优点是两指靠拢距离可以掌握，且两指可保持较好运动的生物力学力线；缺点是移位的掌骨旋转不易控制。一旦发生旋转，将导致其在握物时与其他手指发生交叉或分离，手术时应加以注意。

B. 多指同时自掌指关节截肢：应尽量保留掌骨的长度，先行皮瓣覆盖。待伤口愈合后，根据患者的需求，行Ⅱ期功能重建或其他治疗。

2）掌骨中部及以近端截肢：无论单一还是多个掌骨同时缺失，治疗方法与掌指关节截肢相同。

单一手指处理方法同掌指关节截肢；多个掌骨从基底缺失更应尽量保持掌骨的长度，并处理好残

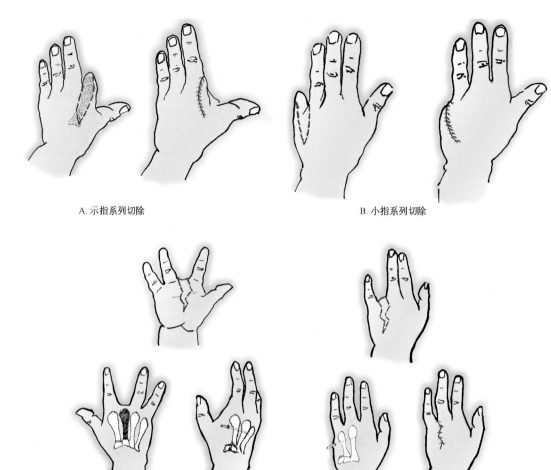

A. 示指系列切除   B. 小指系列切除

C. 中指系列切除   D. 环指系列切除

图 5-8 手指系列切除示意图

端皮肤。保留了掌骨基底,即保留了腕伸、屈肌腱的止点。这样,基本上可以保留腕关节正常的活动度,即便以后没有经济条件装配义肢或再次功能重建,这一截肢残端在对侧健手的配合下仍能完成不少动作,在工作及生活中可发挥常人难以想象的功能。如果将保留了手掌近端的截肢残端与自前臂远 1/3 典型截肢所装配的不能运动的美容义肢相比,在外观上相差较大,但在功能上前者明显优于后者。

更何况目前已有可经手掌佩戴的肌电义肢,经济条件允许者可以装配此类义肢。这样,患者腕关节可以正常活动,义肢的手指也可以正常屈伸,完成抓、握功能。

(4) 腕关节离断术

肢体自腕关节以远缺失,因骨和皮肤缺损情况不同,可行经腕骨截肢或腕关节离断术。

1) 经腕骨截肢:在掌、背侧预留覆盖截肢残端的皮瓣,并向近端分离,显露到截骨处,将大部分屈、伸肌腱从近端牵出并切断,让其回缩,但要保留少量较有弹性的屈、伸肌腱备用;将腕屈、伸肌腱找到并翻向近端。将正中神经、尺神经及桡神经浅支牵出后切断,结扎桡、尺动脉其他分支,用锉将腕骨边缘磨平后,在远排腕骨相应点上将腕屈、伸肌重建止点并加以固定,然后缝合预留的少量指屈、伸肌腱覆盖骨端,闭合伤口。这样保留了腕关节及其活动度,再佩戴肌电义肢,可以完成腕及手的基本功能。

2) 腕关节离断术:从掌、背侧分别向近端游离皮肤至桡、尺骨茎突近端,结扎桡、尺动脉后,高位切断正中、尺及桡神经浅支;切断大部分屈、伸肌腱使其回缩,预留少量用作缝合。环形切断腕关节囊,切除桡、尺骨茎突,减少骨突,并将骨端磨平,保留远侧桡尺关节及三角纤维软骨。冲洗伤口后将所留的肌腱与骨端缝合，再缝合深筋膜及皮肤。这种截肢残端可以装配肌电义肢，在腕功能位上义肢发挥手的抓、握功能。

（5）前臂截肢术

前臂截肢以缩短缝合为常规手术方法，但以尽量保持截肢长度为原则；当桡骨、尺骨＜5 cm 时，为保住肘关节的屈伸功能，皮肤不够，要行皮瓣移位加以覆盖，不应以闭合伤口再度缩短骨骼。因为自身肘关节有功能的肌电义肢较肘关节已无功能者义肢的效果相差很远。

前臂截肢需要注意的是：①截肢平面桡骨、尺骨缩短要等长，避免一长一短；②在尺骨的尺侧骨端及桡骨的桡侧截骨面要多切一些，减少锐利边缘对周围的肌肉与肌腱的切割；③屈、伸肌腱与肌肉在保持一定张力下，在骨端要缝合；若在前臂近 1/3 处或更高处截肢，由于残端的肌肉组织过于丰富，无需常规闭合，否则会影响残端外形，并影响义肢的佩戴与使用，需将过多的肌腹由近及远斜行切除。

（6）肘关节离断术

肘关节离断术即从肱骨髁以远将肢体截除。此术式保留了上臂的全长，肱骨下段宽大的髁部便于义肢的悬吊及稳定，能很好地发挥功能，并且可以将肱骨干的旋转动作直接传递到义肢，完成上臂的旋转功能。

具体方法为设计好舌形皮瓣之后，从肱骨内上髁分离屈肌起点，从肘窝显露肱二头肌腱内侧，寻找肱动脉远端及伴随的正中神经，双重结扎肱动脉及伴行静脉，高位利刀切断正中神经，以使其回缩 2～3 cm 为宜。在内上髁后侧的尺神经也同样处理。从肱骨外上髁向近端剥离肌肉，于肱桡肌及肱肌肌间沟内找到桡神经，在更高的平面利刀切断。从肘关节囊将上肢完全离断。

由于截肢残端的肌肉颇多，直接闭合会使残端过度膨大，为了瘦身可于内侧切除肌腹较大的尺侧腕屈肌、旋前圆肌等及外侧切除肱桡肌、桡侧腕长伸肌等，从而改善外形，且利于义肢的装配和使用。

在完整保留肱骨下端的情况下，将肱三头肌肌腱转向前方与肱二头肌肌腱及肱肌相缝合，覆盖骨端，再缝合肱骨外上髁及肱骨内上髁所保留的伸肌和屈肌，覆盖露出的骨端与业已缝合的屈、伸肘的肌腱。无张力下缝合皮下及皮肤。若残端过于膨大，可适当切除肱桡肌和旋前圆肌，并进行调整。

（7）上臂截肢术

上臂截肢术根据不同位置可分为经肱骨髁截肢术、肱骨髁上至肱骨头下 5 cm 之间的截肢术，以及经肱骨颈截肢术 3 种情况。

1）经肱骨髁的上臂截肢术：由于有肱骨髁的存在，佩戴义肢的效果显著好于髁上截肢者，故应尽量采用。即便创伤后皮肤不能覆盖创面，为保存长度，争取好的治疗效果也要选择皮瓣来修复。其手术方法同肘关节截肢。

2）肱骨髁上至肱骨头下 5 cm 之间的截肢术：这种截肢常选在上臂中下 1/3 处。之所以选择在此原因有两个方面：①所留上臂越长，越利于悬吊，使义肢稳定，并易控制其活动；所剩的残肢越短，则不利于义肢的稳定。②在上臂截肢后，要在残端安装具有铰链式、可屈伸的肘关节，这个机械制造的"肘关节"的长度是 3.8 cm。为此，上臂截肢平面至少应在肘上 3.8 cm 之上。否则，虽然截肢保留了较长的长度，但装上义肢后肢体的长度却长于健侧，运动时使两侧不协调。

此外，上臂截肢会在不大的范围内切断正中神经、尺神经、桡神经及肌皮神经 4 条较粗的神经干，为不使神经瘤影响义肢的功能，彼此间不至于融成较大的神经瘤，在切断神经时应在不同的平面一一切断。

3）经肱骨颈截肢术：当肢体损伤平面较高，保留能够活动的肩关节已很困难的条件下选择此术式，既保留了肩关节外形，也易于义肢的装配，其明显优于肩关节离断。

具体手术方法如下：患者仰卧，该上肢肩下放一沙袋，使躯干、肩与手术台呈 45°角。先于喙突起沿三角肌前缘直至上臂三角肌止点做一切口，此切口向后延长，沿三角肌后缘至腋后线；另一切口自腋窝前沿通过腋窝底至腋窝后缘，各自形成皮瓣。胸大肌自止点切断，沿胸小肌纤维方向剥离，显露并处理腋窝的神经与血管；在肱骨颈水平切断肱二头肌腱与喙肱肌，并切断三角肌；大圆肌及背阔肌也从止点处切断，在截骨平面切断肱三头肌，将肱骨颈从肌肉断端分出后截断，边缘锐利部分锉平。修剪过多的肌腹，保留部分三角肌与内侧肌肉缝合，覆盖骨端，冲洗后闭合伤口（图 5-9）。

5.1.5　手术注意事项

截肢（指）的残端在使用时要直接与物体接触，尤其经常要佩戴义肢（指）并加以使用，需要残端的

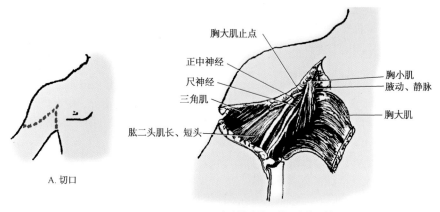

A. 切口

B. 切断胸大肌，处理血管、神经

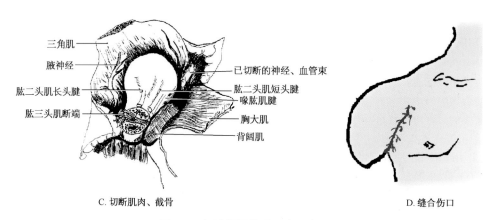

C. 切断肌肉、截骨

D. 缝合伤口

图 5-9　经肱骨颈截肢手术示意图

外形要适当，与义肢的套筒匹配，在与义肢相接触的部位无疼痛，且无瘢痕。还需要注意以下几点。

（1）甲基质的处理

手指末节的损伤常常累及甲基质，造成甲床的损伤或缺失，处理不当不仅会影响手指的外观，时常还需二次切除。

甲基质为指甲甲板下的基质，即承托指甲的甲板或甲床。从组织结构上甲床可分为近 1/3 的生发基质及远 2/3 的不育基质。前者是指甲所以能成熟、生长的物质基础；后者为指甲往远端生长的依托。

指甲所以有正常形态并能向远端正常生长需要有几个因素，即生发基质的完整、无损，不育基质结构正常，以及甲基质与其下方远节指骨的紧密相贴并等长。

1）当生发基质缺损或损伤严重时，应在清创时彻底清除，以免受损的生发基质长出凹凸不平、粗糙不雅的残甲。除外观不良外，还易引发残甲的疼痛、

感染，需二次手术再做彻底清除。

2）由于不育基质是指甲从近端向远端生长的依托，所以当存在较大面积（＞1/3）不育基质的缺损时需要做甲床移植。如果缺损处不加以治疗，指甲虽可向远端生长，但与基质分离，还是无法正常使用。

3）如果生发基质及不育基质基本正常，但其深侧的末节指骨远端缺损，则指甲不能平整地由近向远延伸、生长，会使指甲像老鹰嘴一样呈钩状生长，称钩甲畸形（图 5-10）。

当手指指端缺损既有甲床部分缺损，又有末节指骨远端及掌侧皮肤缺损时，不要做缩短指骨直接清创缝合，而应不做指骨缩短，骨端用皮瓣来覆盖。否则，也会出现钩甲畸形。

（2）截肢（指）残端皮肤的处理

截肢（指）残端皮肤质量直接影响术后功能。

1）截肢（指）残端的瘢痕线最好不在远端着力点，避免瘢痕感觉过敏及疼痛的发生，影响使用；残

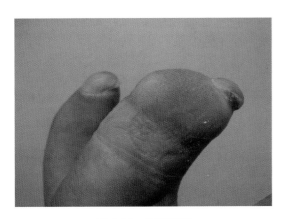

图 5-10　钩甲畸形

端着力点最好不用游离植皮覆盖,无论是指端缺损,还是断肢残端的贴骨瘢痕都无法正常应用,往往需二期用皮瓣重新加以修复。

2) 残端皮肤缝合的张力过大,轻者伤口裂开,创缘不能一期愈合;由于肉芽的增生,覆盖皮肤的菲薄,使得残端疼痛、容易破溃,不利于残端的应用;重者,残端的皮肤全层坏死,骨外露,甚至发生感染,需要再次截肢。

3) 残端皮肤缝合的张力太小,皮下留有较大腔隙,易发生积血、积液,增加感染的机会。若残端过于臃肿,除外观不良外,也不利于义肢的佩戴使用。重者也要二次手术加以修整后才能使义肢佩戴稳定,发挥功能。

（3）肌肉和肌腱的处理

以往认为,截肢的残端应呈圆锥形,在截肢时将屈、伸肌肉或肌腱缝合用以覆盖骨端。但这是错误的。原因是截肢残端过于臃肿肥大不利于义肢的佩戴和使用。现在,根据安装义肢的类型对肌腱、肌肉的处理有不同的要求。

1) 若在截肢后准备佩戴普通美容义肢,应在截骨平面将周围的肌肉、肌腱牵出,用锐刀切断使断端进一步回缩至截骨平面以近,在截骨平面仅用深筋膜和皮肤覆盖骨端。

2) 如果准备在截肢后安装肌电义肢,手术时,应注意保留屈、伸肌腱或肌肉的长度,以便在截骨后使屈、伸肌肉或肌腱长于骨端,便于两者在一定张力下缝合并覆盖骨端。只有具有一定张力的肌肉才能有较强的收缩功能,来带动肌电义肢的关节运动,即义肢内感应电池能将这种肌肉收缩的电位变化放大。而常规截肢肌肉的回缩使肌张力过低,在运动时虽有收缩,但所产生的电位很小,再经放大也带动

不了义肢的关节运动。

（4）血管、神经的处理

截肢(指)时断端内的主要血管应逐一找到并双重结扎,对较大的动脉为安全起见还可缝扎,避免脱落。当动脉断裂后,常因血管回缩或血管内膜损伤使出血暂时停止,手术时应根据解剖部位寻找已回缩并暂停出血的主要血管,予以结扎,防止术后继发出血,或血肿形成并发感染。

截肢(指)时断端的神经应向远端牵出,再用锐刀切断,使其回缩到正常软组织之中。避免在神经断端形成过大的假性神经瘤,或神经瘤处于过多的瘢痕组织之中,使日后因瘢痕压迫产生过敏和疼痛。

（5）骨与关节的处理

截肢(指)时保留骨及关节的长度以周围皮肤条件而定,即皮肤的长度刚好以覆盖骨端为宜。有时为了保留肢体的长度,皮肤不能直接缝合时,可采用局部转移皮瓣覆盖骨端,继发的皮肤缺损用游离植皮。

在关节离断时,一般应去除薄层软骨面,以及边缘过度膨大的髁部突起和多余的鞘管、掌板、侧副韧带等结构,使骨端保持圆钝、无明显棱角。

5.1.6　术后处理

截肢对于患者的打击是十分巨大的,因此术后的各项治疗要紧紧跟上,只有通过医护人员的关心与呵护,才能使患者平稳度过这一敏感时期。

（1）精神与心理治疗

对于大部分截肢患者来说,截肢是意外、突然的横祸。术前缺乏充足的考虑时间,也无任何的精神准备,往往是违背患者意愿、不得不接受的治疗手段。所以,患者在心理上产生了很大的压力,担心今后的工作与生活,对自己的前途和命运存在种种顾虑。术后有的患者心理十分不稳定,呈亢奋状态,情绪激动,难以控制,大喊大叫,像精神病患者一样。有的则情绪十分低落,甚至发生自残、自杀等情况。为防止上述情况的发生,应注意以下几点。

1) 在术前,医师要与患者及其亲属做充分的沟通,让他们明白为什么要采取这种术式,以及用其他手术方法都不适合的道理;让他们了解医护人员跟他们是同一条心,即都想让患者尽早去除病痛,并为将来重建和修复打好基础。

2) 在术后,要根据患者不同的表现给予相应的心理和精神上的安慰与治疗。必要时邀请心理医师

做专门的辅助治疗。医护人员要耐心倾听患者的主诉与要求，尽量满足他们的愿望，使他们能感觉到虽然他们在肢体上有残缺，但在人格上、心理上与正常人一样受人尊重，从而调动患者的积极性，配合治疗，早期进行功能锻炼，以便重返工作岗位。

（2）截肢残端的处理

截肢过程中，虽然对截肢残端的主要血管做了结扎，但骨骼和肌肉的断面颇多，术后会有较多的渗血。因此，术后关闭伤口前要放止血带仔细止血，闭合伤口后一定要在伤口内放置引流，并给予加压包扎和制动。

制动的目的有两个：一是为了减少活动，减少出血，防止血肿的形成。这对预防伤口感染，减轻截肢部位的炎性反应，达到伤口Ⅰ期愈合具有十分重要的作用。二是在截肢后骨端有肌肉和肌腱包被进行了缝合，或者有的肌腱止点做了移位，制动使肌肉、肌腱能达到初步愈合。前者一般需要3～5 d，后者则需3～4周的制动时间。制动期间为了减少肌肉的废用性萎缩，可让患者做肌肉的等长收缩锻炼。去除制动后先行关节的主动锻炼，使肌肉收缩带动关节的主动运动，约2周后再加上关节的被动锻炼，使关节的运动幅度进一步加大；然后行肌肉抗阻力练习，逐渐增强肌力。

没有肌肉、肌腱包被的截肢，虽然可以不用制动，但应在术后抬高肢体，卧床休息2～3 d。在术后48 h拔除引流条后，即可行关节的主动运动锻炼，同时配合物理治疗，以便减轻组织水肿，促进炎性反应的消退。

截肢残端在拆线前即可在无菌敷料之外用树脂类绷带制成"U"形包被套，套住残端并固定近侧的关节。若没有这种绷带，也可用弹力绷带由远至近加压包扎截肢的残端。这样对减轻组织水肿，促进肌肉、肌腱的愈合，以及对截肢残端的定型是有较大帮助的。

在伤口愈合、拆线后，除有效地锻炼关节及肌肉外，要使截肢的残端尽早接触阳光、空气、冷水、热水，使其适应外界环境，并对残端进行按摩、触摸、拍打、碰撞等练习。这种练习要循序渐进地进行，先由柔软的棉被，到中等硬度的木头，最后到塑料、玻璃等。要使残端由敏感疼痛到能忍受，直至适应。这一过程不可能在数天内完成，需要鼓励患者有意识地锻炼，并持之以恒。如果将截肢残端长期包裹，不进行上述锻炼，则残端不仅不能正常使用，而且残端

皮肤还会变薄、萎缩，敏感症状更加严重。临床上见到过截肢数年，甚至十几年的患者，只要打开敷料，将残端暴露在空气当中，该肢体就会颤抖，患者就会感到疼痛而要求马上包扎。发生这种情况是患者的悲哀，更让医师感到痛心，这与医师未能进行正确的指导有很大的关系。

（3）残端痛与幻肢痛

残端痛是截肢（指）后的术后并发症之一，并不常见。追溯其原因可能是由于残端骨面不平整、皮肤质量欠佳、瘢痕过多，以及残端疼痛性神经瘤所致。

出现此情况不要着急处理，先行保守治疗，并分辨发生的原因，待瘢痕软化后（最短半年）再予手术加以修整，如行骨突切除、骨短缩、皮瓣形成转移或神经瘤切除等。

幻肢痛也是截肢后不易处理的并发症之一，主要是觉得肢体依然存在，并有严重的疼痛，可能是缺失的肢体留在大脑的神经学印记所致。它是一种具有多样性的神经型疼痛，如感觉肢体长期处于一种强迫体位不能缓解；肢体处于痉挛、抽搐；肢体感到烧灼或冰冻等。其发作强度和频率不尽相同。这种幻觉多数会随着时间的推移而减弱，直至消失。但也有一部分患者会持续地存在这种感觉，有的会严重地影响工作和生活。

对于幻肢痛的治疗是综合性的，以心理疏导、分散患者对残肢的注意力为主，还可用声、光、电等各种物理治疗；手法按摩、触拍、碰撞等锻炼；用些肌肉松弛、止疼药作为辅助治疗。有研究显示，早期装配并使用合适的义肢可以减少幻肢痛的发病率。经上述治疗无效且很严重者可选择手术，如予神经瘤切除、骨端修整、肌肉成形等处理。

（胡　溱）

5.2　残端神经瘤

残端神经瘤又称截肢性神经瘤或外伤性神经瘤，是增生性的非肿瘤性肿块。尽管所有的神经断端都会形成神经瘤，但产生不能忍受的痛性神经瘤仅约占10%。1811年，Odier首先描述了周围神经部分或完全切断后，近断端形成创伤性神经瘤。1863年，Vischow根据神经瘤的组织结构分成真性神经瘤和假性神经瘤，认为残端神经瘤实际上是一种假性神经瘤。

5.2.1　病因与发病机制

当周围神经受到挤压、碾砸、切割、撕裂、拉伸或处于缺血环境中,神经纤维发生断裂,胞体出现一系列的病理变化,神经发生溃变和再生活动,新生的胞质物质输向近端轴索的末端,长出几个胞突小芽和分支,神经远端和靶组织通过释放各种神经生长因子,诱导近端轴突向远端生长,在适宜的条件下分支长入远段的许旺细胞索内,与相应的细胞和组织重建联系,恢复神经的连续性和功能。残端神经瘤是被切断的神经断端企图重建神经连续性失败的结果,在神经再生过程中,如无正常的引导生长,两断端相距太远,中间瘢痕组织过多,使近端的再生轴突缺乏正常的引导而不能与远端神经对接,再生神经纤维就会无规律地向各个方向生长,甚至反折,互相交叉,结缔组织的长入,加上纤维母细胞的侵入,就形成了神经瘤。由于其系错长的神经轴索和结缔组织组成,没有肿瘤组织,所以称为假性神经瘤。许多学者认为周围神经横断后,断端不可避免地会形成神经瘤。

大部分神经瘤无症状,无需处理,需治疗的仅是痛性神经瘤。神经瘤产生疼痛的机制目前尚不清楚,主要原因有以下几种:①神经瘤所处位置。若神经瘤处在易受压、受摩擦的位置,神经束膜的增生对神经束产生"绞窄"作用而引起疼痛。②感染和瘢痕床。当神经瘤处在一个感染、血供差的环境中时易发生疼痛。③无髓纤维和细的有髓纤维比例增高。神经瘤内再生的有髓纤维发育不良,部分或完全缺乏髓鞘,无髓纤维与有髓纤维的比例高达20:1。疼痛的传导依靠无髓纤维和细的有髓纤维,这可能是疼痛性神经瘤的重要病因。

5.2.2　临床特点

最主要的症状为残端疼痛。疼痛性质可为钝痛、刀割样痛、烧灼样痛、绞痛等,常有阵发性加重,并有向近端肢体放射的表现;检查时在残端可触及1个或数个疼痛性结节,触痛很明显,压之有麻木放射感,周围常可见严重瘢痕,常有伤口感染史,有时还可伴有反射性交感神经营养不良的表现。

5.2.3　治疗方法

（1）预防

残端痛性神经瘤一旦发生,对其治疗效果不佳,复发率高,故关键是预防痛性神经瘤的产生。

1）由于感染是导致痛性神经瘤的一个重要原因,因此清创必须彻底,以避免术后伤口感染。

2）在截肢(指)时用快刀将神经在远离断面的部位切断,使之回缩到正常有血供的组织中,避免置于瘢痕组织内或易摩擦的部位。

3）在做残端处理时,残端皮肤必须松弛,残端骨面需用骨锉磨成圆弧状,以减少对神经断端的挤压。

（2）保守治疗

常用的有局部按摩、理疗、局封及使用消炎镇痛类药物等,但疗效不肯定。

（3）手术治疗

手术方法较多,疗效不确切。分两大类:一类是针对局部痛性神经瘤而设计的手术;另一类是上胸交感神经节切除术。

1）痛性神经瘤的局部手术:

A. 适应证:痛性神经瘤经保守治疗3～6个月无效者,可考虑手术治疗。

B. 麻醉与体位:根据神经瘤的部位,可采用局部神经阻滞、硬膜外麻醉或全麻。患者取平卧位,患肢外展,置于上肢手术台上。

C. 手术方法:按瘤体位置,设计相应切口,显露并充分游离神经瘤。

a. 神经瘤切除术:近端封闭后用锐利刀片切除神经瘤,使神经近端回缩至健康组织中。

b. 神经外膜闭合术:在显微镜下,小心将外膜向近端翻转,近端封闭后,切除1 cm的神经束,再将外膜向远端拉伸,用5"0"～7"0"尼龙线双重结扎,神经断端放置在血供丰富的健康软组织中。

c. 神经残端肌肉内植入术:神经瘤近端封闭后,切除神经瘤,然后将神经近端无张力移位种植于邻近部位正常肌肉内,神经外膜与肌膜用8"0"～11"0"尼龙线缝合固定2～3针。

d. 神经残端骨内植入术:神经瘤近端封闭后,切除神经瘤,在附近管状骨相应位置打一骨洞,然后将神经近端无张力穿骨洞置于骨髓腔中,神经外膜与骨膜用7"0"～11"0"尼龙线缝合固定2～3针以防滑出。

e. 神经残端端-端缝合术:神经瘤近端封闭后,切除神经瘤,若为单根神经,可在显微镜下将神经残端的束分成两组,两组神经束端-端缝合,并在一组神经束距吻合口1 cm处用止血钳钳夹使轴束断裂;若为两根神经,可在显微镜下将两根神经断端无张力端-端缝合,并在一根神经距吻合口 1 cm 处用止血钳钳夹使轴束断裂。

f. 自体神经嵌入移植:常用于残端有两个神经瘤的患者。神经瘤近端封闭后,切除神经瘤,取自体神经做移植,分别与两神经断端缝合,恢复神经的再生生理过程,避免神经瘤的产生。

g. 神经瘤切除＋多柔比星神经干注射:2% 利多卡因神经干近端局封后,先切除近端神经残段 2～8 cm,让其回缩至正常软组织内,再根据神经的粗细,在离神经残端近侧 0.5～1.5 cm 处,经神经干向近心端神经鞘膜下注射 1% 多柔比星 0.3～1.0 ml。注射时要将神经与周围组织隔离,以免外漏的多柔比星损伤周围组织,术后增加神经周围的瘢痕。多柔比星对感觉神经节具有高度的选择性破坏作用,且具有逆行性轴浆运输作用,神经干注射药物可起到相应神经节切除的作用,从而减少疼痛信号向中枢的传递,达到减轻疼痛目的。

D. 手术注意事项:

a. 术前务必告知患者及家属,术后仍有疼痛的可能。

b. 术中神经残端及吻合口均应放置在软组织丰富、不受压、不受摩擦、不受牵拉的健康组织中。

c. 在行神经残端肌肉内植入或骨内植入术时,神经残端必须松弛、无张力,以免术后神经滑出肌床或骨洞。骨洞应足够大,避免对神经形成新的卡压。

d. 严格遵守无菌操作,尽量避免感染。

2) 上胸交感神经节切除术:

A. 适应证:①残端痛伴交感神经功能异常者;②保守治疗无效;③术前交感神经节阻滞有效。

B. 麻醉与体位:全身麻醉;患者取仰卧位,肩下垫枕,颈过伸并转向对侧。

C. 手术方法:做锁骨上横切口,逐层切开皮肤、颈阔肌,牵开或切断肩胛舌骨肌,结扎并切断颈横动静脉,显露臂丛及锁骨下动脉;在锁骨下动脉与颈动脉、椎动脉后方脂肪组织内分离出交感神经链、星状神经节、T$_2$ 神经节(T$_3$ 神经节较难达到)及上、下方的交感神经链,分离并切除,同时需切除两个节段的交通支,留在体内的交感链两断端用银夹夹闭、止血,逐层缝合关闭切口。

D. 手术注意事项:

a. 术前务必告知患者及家属,术后仍有疼痛的可能;上胸交感神经节切除术后可能会出现霍纳征。

b. 术中应尽可能切除交感神经上、下方的交

感链及两节段间的交通支,从而确保不残留交感神经细胞。留在体内的交感链两断端要用银夹子夹闭,以防止交感神经再生。

c. 术中应注意保护臂丛、颈动脉、椎动脉、锁骨下动脉、大静脉、膈神经、喉返神经、胸导管等。

d. 在具备内镜技术及器械的前提下,可采用经内镜切除交感神经节。

(董 震)

5.3 前臂分叉术

1917 年,Krukenberg 首创前臂分叉术。他将前臂残端的肌肉对半分开,分别附着在尺骨、桡骨上,形成叉状,以产生钳夹动作,从而恢复、替代手的一部分功能,为前臂中下段截肢的患者提供了一个重建残肢功能的良好方法。该方法与义肢相比最大的优点是分叉的前臂在持物时有感觉并且随意灵活。然而,Krukenberg 在最初设计该术式时,由于未切除前臂过多而又无功能的肌肉,分叉后皮肤张力大,不能直接缝合,常需植皮,术后外形臃肿,影响功能。另外,对于前臂下段截肢,由于未缩短残肢长度,尺骨、桡骨过长,动作不灵活,钳夹力也较弱。鉴于以上原因,国内、外学者不断地对该手术进行改进。现结合复旦大学附属华山医院手外科近年来的经验及改良方法,对该术式做一介绍。

5.3.1 临床应用解剖

前臂肌肉分屈、伸两大肌群。前臂分叉术的原理是利用前臂尺骨、桡骨的合拢与分开,产生钳夹动作而完成持物功能。由于只有一组动作,所以只需要一组拮抗肌就能完成。尺骨、桡骨的合拢与分开主要靠旋前圆肌与旋后肌来完成,旋前圆肌和旋后肌均止于桡骨中上 1/3 交界处,离肘部 9～11 cm 处。旋前圆肌使桡骨与尺骨发生合拢动作,而旋后肌使桡骨与尺骨发生分离动作,保留此两块肌肉就可使尺骨、桡骨间发生钳夹动作。这就要求残存桡骨长度＞9 cm。另外,前臂分叉时,需在桡侧和尺侧各形成一皮瓣,分别包裹桡骨和尺骨,桡动脉经肱桡肌发出肌皮穿支供应桡侧皮瓣的血供,尺动脉经尺侧腕屈肌发出肌皮穿支供应尺侧皮瓣的血供。因此,还必须保留肱桡肌与尺侧腕屈肌以保证皮瓣的成活与愈合。

除保留上述 4 块肌肉外,其余肌肉对残肢无特

殊功能,因此在手术时需全部切除。由于前臂皮肤的感觉与前臂后皮神经(由桡神经在肘上主干处发出)及前臂内侧皮神经(由臂丛内侧束发出)有关,故在前臂旋前圆肌及旋后肌平面切断正中神经、尺神经、桡神经,不影响前臂分叉部的感觉。

由于前臂桡动脉、尺动脉要提供肱桡肌及尺侧腕屈肌的血供,故尺动脉、桡动脉结扎的部位以在进入两肌肌腹的远端处为妥。

5.3.2 适应证与禁忌证

（1）适应证

1）前臂截肢,残端长度>9 cm者。

2）前臂有可供动力收缩的屈、伸肌群,主要是旋前圆肌和旋后肌。

3）双侧前臂截肢者为最佳适应证。单侧前臂截肢者中对本手术有充分的认识和要求者。

（2）禁忌证

1）前臂截肢,残端长度<9 cm者。

2）前臂无可供动力的肌肉(肌力<3°)。

3）前臂有皮肤瘢痕、皮包骨或尺、桡骨有慢性骨髓炎者。

5.3.3 手术方法

（1）麻醉与体位

采用臂丛神经阻滞麻醉。患者取仰卧位,上肢外展,前臂置于手术台上。

（2）操作步骤

1）切口:在前臂的掌、背侧各做一倒"L"形切口。两横形切口部分应位于肘横纹下5～7 cm处,掌侧纵行切口应偏向前臂尺侧,垂直而下直达残端;背侧纵行切口应偏向前臂桡侧,垂直而下直达残端与掌侧切口"会师"(图5-11A)。

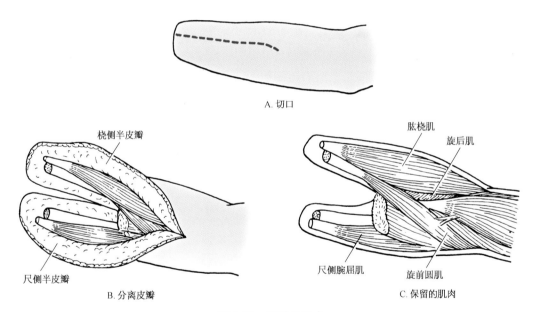

A. 切口

桡侧半皮瓣

尺侧半皮瓣

B. 分离皮瓣

肱桡肌

旋后肌

尺侧腕屈肌

旋前圆肌

C. 保留的肌肉

图 5-11 前臂分叉术

2）分离皮瓣:做好上述切口后自桡骨残端先在深筋膜下,继而在肱桡肌下翻起桡侧半皮瓣,并将桡动脉随肱桡肌向近端分离,可直达肘部。同样自尺骨残端先在深筋膜下,继在尺侧腕屈肌下翻起尺侧半皮瓣,并将尺动脉随尺侧腕屈肌向近端分离,直达肘部(图5-11B)。

3）切除多余肌肉:在游离出肱桡肌皮瓣(桡侧半)及尺侧腕屈肌皮瓣(尺侧半)后,将前臂指浅、深屈肌群,桡侧腕屈肌,掌长肌,拇屈、伸肌群,腕伸肌

群,指伸肌群自残端至肌腹全部切除,仅在前臂近端保留旋前圆肌及旋后肌(图5-11C)。

4）神经的处理:正中神经在发出旋前圆肌肌支后予以切断,桡神经深支在发出旋后肌肌支后予以切断,尺神经及桡神经浅支在残端以近组织床较好的部位予以切断,切断前神经干用2%利多卡因1～2 ml封闭。断端一般应缩回到肌肉组织中。

5）切开骨间膜、修整骨长度:沿尺骨支或桡骨支切开骨间膜,使尺骨、桡骨充分分离,分离程度应

达到两残端内侧缘相距 4～5 cm。前臂桡骨、尺骨最佳长度为肘下 12～15 cm。将多余的骨支切除后修整残端,使其骨缘圆钝,使两支接触面对合平整。

6) 缝合皮肤:用前臂掌桡侧皮瓣(含肱桡肌)包裹桡骨支,用前臂尺背侧皮瓣(含尺侧腕屈肌)包裹尺骨支。皮肤切口缝合应从肘部切口缝起,并使两支的皮肤切口缘错开。在合适张力下,由近端向远端缝合两支的皮瓣,使横向的对合张力及纵向的残端皮肤张力均不过大。最后在残端进行圆形缝合,不使残端皮肤呈"猫耳"畸形。

5.3.4 术后处理

前臂两叉支最初的动作是旋前圆肌和旋后肌使桡骨在尺骨上面进行旋前和旋后动作。这种动作对夹物和捏物都不方便,因此要训练患者主动纠正这种旋转动作,而成为桡骨与尺骨在垂直平面的分离与合拢动作。为此,医师应在术后对患者进行功能训练,并给予精神鼓励。具体方法如下。

(1) 术前与患者充分沟通

1) 术前应明确告诉患者两前臂叉支只有上下分开与闭合的动作,可用示指、中指的分开与闭合动作形象地说明该动作的情况。

2) 术前应告知患者前臂分叉术并不影响患者再装配义肢,包括动力性义肢与装饰性义肢。并可以明确地让患者知道任何先进的义肢,除了外形外,均比不上前臂分叉的随意灵活和持物时的感觉功能。

(2) 功能训练

1) 医务人员或家属握紧患者的桡侧分叉支,使其用力做屈、伸肘动作。通过肘关节的屈、伸,使尺骨、桡骨分、合,从而产生捏夹动作。

2) 动作开始时强调质量,不允许患者做旋前、旋后的动作,并指出这样的动作是错误的、无效的。开始时缓慢,随着动作的标准化可逐渐加快速度,最后要求前臂分叉的开闭达每分钟 100～200 次。

3) 在达到要求次数后进行捏夹重物的训练,要求最后能够夹住 5～10 kg 的重物。

4) 在完成捏夹重物的要求后,让患者利用前臂分叉进行各种技能训练,如执笔写字、持勺进食、刷牙、梳发、打牌及解、结衣扣、裤带、鞋带等。

(3) 精神鼓励

前臂分叉术在外形上并没有改善截肢的外观,有时还不如残端易被患者接受。因此,应反复向患者强调前臂分叉术的目的在于改善残肢的功能,鼓励患者积极、刻苦地训练,并让其明白刻苦训练是手术成功的关键。

(董　震)

主要参考文献

[1] 顾玉东,王澍寰,侍德. 手外科手术学[M]. 上海:上海医科大学出版社,1999:832-839.

[2] 王澍寰. 手外科学[M]. 2 版. 北京:人民卫生出版社,1991:441-450.

[3] 王澍寰. 手外科学[M]. 3 版. 北京:人民卫生出版社,2011:148-166.

[4] 闻乐喜,闻亚非. 腕部损伤诊疗学[M]. 广州:广东科技出版社,2011:125-126.

[5] 郑和平,张发惠,林建华. 显微外科解剖学实物图谱——四肢组织瓣分册[M]. 北京:人民卫生出版社,2004:53-60.

[6] 朱通伯,戴克戎. 骨科手术学(下册)[M]. 2 版. 北京:人民卫生出版社,1998:2237.

[7] 朱盛修. 现代显微外科学[M]. 长沙:湖南科学技术出版社,1994:795-801.

[8] 过邦辅,蔡体栋编译. 坎贝尔骨科手术大全[M]. 上海:上海翻译出版公司,1991:265-297.

[9] 汪高能,高学书. 整形外科学[M]. 北京:人民卫生出版社,1989:861-863.

[10] 张丽银,顾玉东,郑忆柳. 前臂分叉术的改进[J]. 中华手外科杂志,1993,9(4):215-217.

[11] 顾玉东,王澍寰,侍德. 手外科学[M]. 上海:上海科学技术出版社,2002:558-560.

[12] 顾玉东. 手的修复与再造[M]. 上海:上海医科大学出版社,1995:115-117.

[13] Gu YD, Zhang LY, Zheng YL. Introduction of a modified Krukenberg operation [J]. Plast Reconstr Surg, 1996,97:222-226.

[14] Irmay F, Merzouga B, Vettorel D. The Krukenberg procedure:a surgical option for the treatment of double hand amputees in Sierra Leone[J]. Lancet,2000,356:1072-1075.

6 手外科手术进路

6.1 概述

矫形外科手术进路在矫形外科手术中处于非常重要的位置。之所以如此,是因为矫形外科手术的成败与选择一个优良的手术进路有着重要的关系。一个满意的切口可充分地显露病变部位,利于手术完成,如选择不当,不仅增加手术的难度,而且还可能造成不必要的损伤,甚至导致手术失败。作为矫形外科分出的手外科,目前范围又延伸到上臂的近端,加之手部解剖非常精细,手部功能特别灵巧,手术时更应遵循矫形外科手术进路的切口要求,必须按手部的解剖和功能设计手术切口。

Kanavel(1939)和Bunnell(1944)在培养手外科医师时就强调在手部使用正确切口的重要性。Bunnell(1932)提出了手部切口的原则,即手部正确切口(图6-1)和错误切口(图6-2)。由于当时大多数学者把重点放在手指屈肌腱的手术切口上,为此,Bunnell指出切口应尽可能地平行于屈指横纹,或至少是斜形越过屈指横纹,以减少术后瘢痕挛缩,故提出手指侧方正中切口。这样指神经血管束包含在掌侧皮瓣内,且可充分显露屈侧支持带,防止术后在手指掌侧面形成瘢痕,有利于手指屈肌腱的活动。但该切口易造成指神经的背侧支损伤,并且当切口延伸到手掌时将越过指神经束。1965年,Tubiana提出在指神经血管束前方做手指侧方切口(图6-3),以保护指神经背侧支,但不能太向前,以免术后瘢痕挛缩。1974年,Littler提出轴正中切口,即屈指横纹背侧角的连线。这比侧正中切口稍背侧些,但仍存在着侧正中切口的问题。1967年和1973年,

Bruner提出掌侧锯齿状切口的原则。在指屈肌腱掌面交叉方向的这种切口能延长到手掌或能与手掌的横切口连接(图6-4),它能很好地显露屈肌腱和指神经血管束,且能防止术后的瘢痕挛缩。1975年,笔者把该切口应用到拇指,并能与拇指手掌的切口相连。

以上学者所提出的切口,重点都是放在手指和皮肤切线上,未能详细地介绍手部常用的手术进路、操作步骤及各手术进路的应用范围和注意事项。特别是近几十年来手外科内容有所充实,以往提出的手术切口已不能满足要求。故本章重点介绍手外科的常用切口,并对每个进路的适应证、步骤和注意事项做较详细的叙述。为了使手外科手术顺利进行,在手术进路时,必须做到充分显露,以利于手术操作。其皮肤切线最好与皮纹平行,其深部按肌肉间隙或间隔进行,尽可能避免经过重要的神经、血管。在此总原则的基础上,再按以下几点原则选择手外科的进路。

(1) 必须服从手术的需要

手术方案的制订是依据病变的性质进行的,确定病变的性质要借助病史、临床表现与有关检查(如X线片)等,有时还需做CT等特殊检查方能明确诊断和进行病变的正确定位。手术方案制订后,再确定手术切口。但需认识到,书本上介绍的手术进路都是按正常的解剖叙述和绘制的,与具体病变会有所出入。骨折脱位、严重开放性损伤、肿瘤或脓肿的范围等,都可影响正常的解剖关系,甚至合并先天畸形。这些问题书本中难以一一详述。如不加以具体分析,用常规的手术进路就有可能影响手术野的显露。

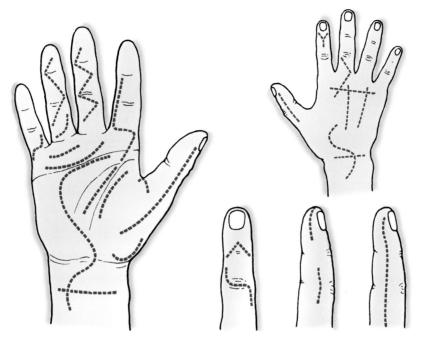

图 6-1 **Bunnell** 手部正确切口

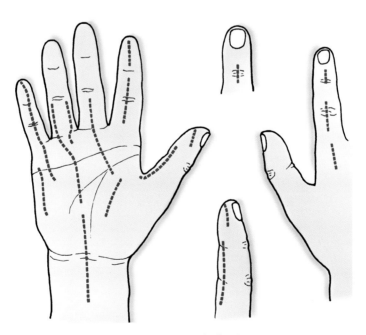

图 6-2 **Bunnell** 手部错误切口

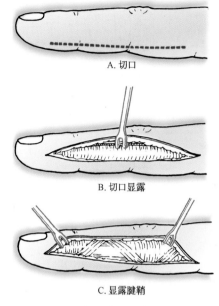

A. 切口

B. 切口显露

C. 显露腱鞘

图 6-3　手指侧前方切口

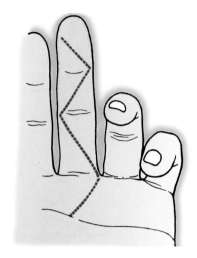

图 6-4　Bruner 锯齿状切口

故必须根据患者病变的具体情况调整手术进路和步骤。必要时需通过术前尸体上的操作来制订手术进路。总之,要充分做好应变和应急措施,周密计划手术切口和手术步骤,方能达到预期的治疗目的。

(2)皮肤切口根据具体情况设计

首先,皮肤切口应和皮肤皱纹平行,避免直接在皮纹上。因该处皮肤脂肪较少,且有汗腺聚集,而平行皮纹的切口术后瘢痕较轻。由于手术的需要,这一原则尚不能满足要求,需借助于"S"形切口来满足手术的要求。因此,术后形成的瘢痕并不影响关节的伸、屈功能。

在重要的神经、血管、肌腱等部位做切口,或显露这些组织,平行皮肤皱纹做切口不但不能充分显露且易损伤这些组织,故需按手部的解剖结构和功能要求采用所谓的"生理切口"来间接显露或连接"生理切口"形成皮瓣来达到理想的显露。如手指的屈肌腱,手掌和前臂的神经、血管、肌腱的显露都按这一原则进行。

此外,在手部做切口时尚需注意以下几点:①不宜在手指掌面正中做纵行切口,或垂直跨越手掌和手腕横纹做切口。因手掌面的真皮内有大量弹性纤维和结缔组织与手掌面的掌横纹平行排列,若不了解这点,则易将这些弹性纤维切断,术后会形成瘢痕挛缩,影响手的伸直功能。②手指背侧和手背不宜在伸肌腱走行方向做纵行切口,以免术后切口与肌腱发生粘连。③手指腹与远节指背不宜做正中切口。因前者术后瘢痕影响感觉;后者会破坏甲床,引起指甲畸形。④指蹼处不能做平行或垂直切口,以免影响手指的分开。

(3)深部切口走间隙

当切开皮肤进入深部组织时,原则上应从肌间隙、间隔或肌腱间进入,这样可避免切断肌肉或肌腱,以免影响肌肉的功能,同样也可减少出血,并可清晰地看到走行在肌间隙或间隔内的神经和血管,避免损伤。但是,必要时也可切断对整体功能影响很小的肌肉,以求更好的效果。如在骨间后神经卡压综合征的手术,有时单纯切断旋后肌浅层的纤维弓(Frqhse 腱膜弓)尚不能使神经深支松解,则可切断旋后肌浅层肌肉,使旋后肌管得到充分松解,从而使桡神经深支的压迫得到完全解除。这样虽然使旋后肌的功能受到一定的影响,但神经受压可得以解除,且其功能可由旋后肌深部肌肉和前臂背侧肌群代偿。

做深部组织切开显露时,应尽可能避免通过主要的神经和血管,并且又能到达病变处最适宜部位。临床上不少手术需要通过主要神经和血管,如腕关节的掌侧显露需通过腕管内的屈肌群和正中神经等。在这种情况下,神经和血管应用 0.9% 氯化钠溶液纱布保护或用橡皮条牵开,以免受损伤。

(4) 保护骨与关节

骨与关节是有生命的组织,任何粗暴手术都会影响术后愈合和功能恢复。做骨手术时尽可能不剥离骨膜。如需在骨膜下手术,切开骨膜后剥离要轻柔,范围要小,因骨的血供和愈合主要依赖于骨膜。术中发生骨裂和人为的骨缺损是不允许的。

关节内、外结构是精致的组织。关节韧带是稳定关节的重要结构,一般不做切断。如必须切断后才能显露关节内病变,利于手术中病变的处理,术毕则必须做可靠的缝合和术后的外固定2~3周,等韧带愈合做关节伸、屈活动。关节面的软骨是光滑度很高的组织,长时间显露在空气中会因水分蒸发而干燥;用干纱布擦拭更会损坏软骨。软骨若经这些不正确的处理将失去光滑的特性,术后可发生骨性关节炎或纤维粘连而影响功能。故在关节内手术时,必须经常用0.9%氯化钠溶液湿润关节软骨,并需避免关节软骨的机械损伤,这点是非常重要的。

6.2 手部的手术进路

6.2.1 手指掌侧手术进路

(1) 适应证

1) Ⅰ、Ⅱ区屈肌腱损伤的修复和肌腱粘连松解术。

2) 慢性化脓性腱鞘炎病灶清除术。

3) 结核性手指腱鞘炎病灶清除术。

4) 类风湿指屈肌腱腱鞘炎病灶清除术。

(2) 麻醉与体位

采用臂丛神经阻滞麻醉。患者平卧于手术台上,将患肢置于手外科手术台上。

(3) 手术步骤

1) 在手指掌面以掌指横纹为中心,做锯齿形切口,自掌指横纹桡侧或尺侧神经血管束稍向前,斜向近侧掌指横纹,再斜向至近侧指横纹转向尺侧或桡侧至神经血管束稍前方,再斜向至远侧指横纹(图6-5A)。也可自近侧指横纹一端垂直向近侧掌指横纹同侧端,再于近侧指横纹另一端垂直向远侧指横纹,成"S"形切口。

2) 沿皮肤切口(图6-5B)切开皮肤和皮下脂肪,

紧贴脂肪深面与腱鞘浅层。

3) 将皮瓣适当向两侧剥离游离,使指屈肌腱鞘充分显露,并于腱鞘侧方显露两侧指神经血管束(图6-5C)。

4) 切除A2、A4滑车,显露手指深屈肌腱(图6-5D)。

5) 将指深屈肌腱用二齿拉钩拉向对侧,则指浅屈肌腱得以显露(图6-5E)。

(4) 说明

手指掌侧切口是Bruner提出的锯齿状切口,也可改进成"S"形切口,是目前常用的显露手指屈肌腱的手术进路切口。它能充分显露屈肌腱鞘,有利于进行腱鞘内肌腱损伤的修复,也能做腱鞘内病变的病灶清除术。为了充分显露指屈肌腱近侧,可以将切口的近侧适当向掌侧延长,与手掌的近侧掌横纹切口相连。手术中可以不显露指神经血管束,但需注意术中不要损伤指神经血管束。故有人主张应显露指神经血管束,但不做游离,这样可在直视下做手术,以免损伤神经与血管。

6.2.2 手指侧方正中手术进路

(1) 适应证

1) 指神经断裂修复术。

2) 手指岛状皮瓣、指神经血管束的游离术。

3) Ⅰ、Ⅱ区屈肌腱损伤的修复术。

4) 指骨骨折或指骨间关节损伤开放复位内固定术,或指骨间关节脱位开放复位术。

5) 急性化脓性腱鞘炎切开引流术。

6) 结核性指屈肌腱腱鞘炎病灶清除术。

7) 类风湿指屈肌腱腱鞘炎病灶清除术。

(2) 麻醉与体位

采用臂丛神经阻滞麻醉。患者平卧于手术台上,将患肢置于手外科手术台上。

(3) 手术步骤

1) 以手指侧方正中做一纵行切口,即在屈曲手指时找出近、远侧指横纹皮纹头,再伸直手指,连接两皮纹头,并根据需要向近侧与远侧适当延长(图6-6A)。

2) 沿切口切开皮肤和皮下脂肪(图6-6B)。

3) 小心显露位于指侧方稍掌侧的指神经血管束(图6-6C)。

4) 将指神经血管束包含在皮瓣内,向掌侧游离,使指屈肌腱鞘充分显露(图6-6D)。

6

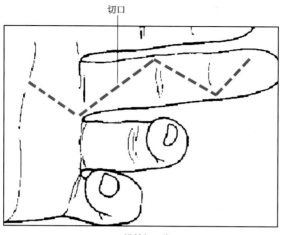

切口

A. 设计切口线

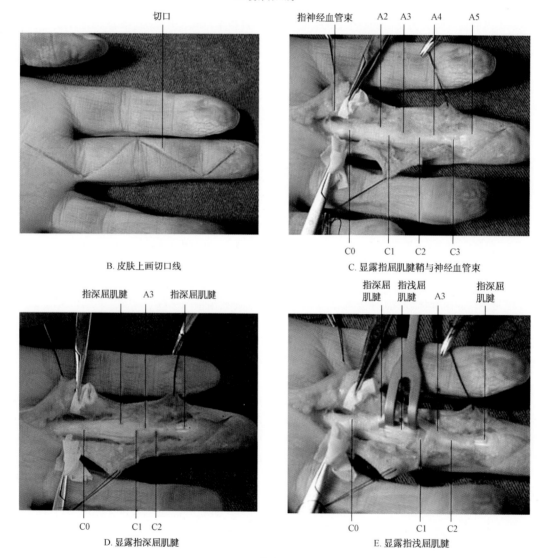

切口

B. 皮肤上画切口线

指神经血管束　A2　A3　A4　A5

C0　C1　C2　C3

C. 显露指屈肌腱鞘与神经血管束

指深屈肌腱　A3　指深屈肌腱

C0　C1　C2

D. 显露指深屈肌腱

指深屈肌腱　指浅屈肌腱　A3　指深屈肌腱

C0　C1　C2

E. 显露指浅屈肌腱

图 6-5　手指掌侧手术进路

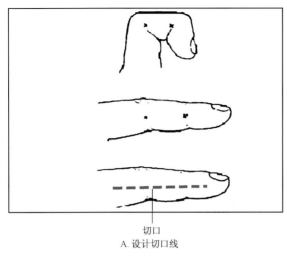

切口
A. 设计切口线

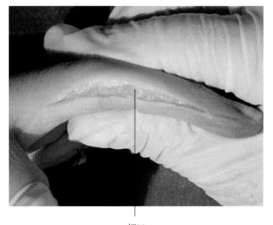

切口
B. 沿切口线切开皮肤

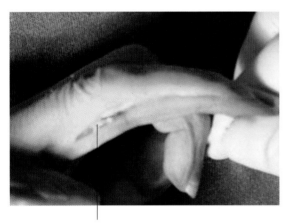

指神经血管束
C. 显露指神经血管束

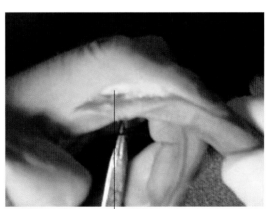

指屈肌腱鞘
D. 显露指屈肌腱鞘

图 6-6　手指侧方正中手术进路

（4）说明

该切口系 Bunnell 于 1932 年提出，是作为Ⅱ区指屈肌腱损伤修复手术的切口。由于使指神经血管束包含在皮瓣内，能充分显露屈侧支持带，可防止术后在手掌侧面形成瘢痕，有利于手指屈肌腱的活动。故目前在陈旧的Ⅱ区屈肌腱损伤做肌腱移植术，以及做指神经损伤修复时均用此切口。但由于该切口易造成指掌侧固有神经背侧支的损伤，以及切口延伸到手掌将穿越指神经血管束，易造成指神经血管束的损伤，故目前临床较少应用。

6.2.3　第1掌指关节背侧手术进路

（1）适应证

1）拇指掌指关节脱位切开复位术。

2）拇指掌指关节内骨折切开复位内固定术。

3）拇指掌指关节融合术。

4）拇指掌指关节成形术。

5）人工拇指掌指关节置换术。

（2）麻醉与体位

采用腕部桡神经浅支阻滞麻醉或臂丛神经阻滞麻醉。患者平卧于手术台上，将患肢置于上肢手术台上。

（3）手术步骤

1）于拇指掌指关节背侧做一纵行切口，其长度以关节为中心的上、下延长 2 cm（图 6-7A）。

2）沿切口线切开皮肤、皮下组织和筋膜，并将皮瓣适当向两侧游离，显露出拇指背侧的拇长伸肌腱、拇短伸肌腱及伸肌腱扩张部（图 6-7B）。再于拇短展肌腱及伸肌腱扩张部外侧剪开关节囊和切开指骨骨膜。

3）按上述步骤充分剪开关节囊和切开指骨骨

膜，并做骨膜下剥离。这样使拇指掌指关节得到充分显露（图6-7C）。

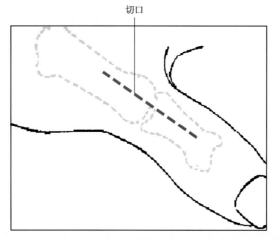

A. 设计切口线

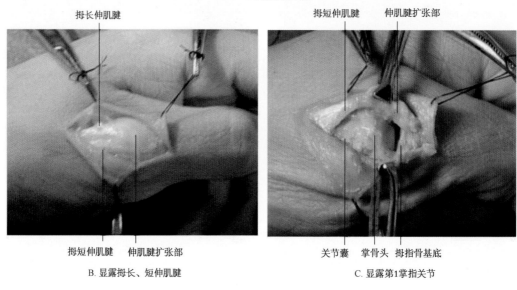

B. 显露拇长、短伸肌腱

C. 显露第1掌指关节

图 6-7　第 1 掌指关节背侧手术进路

（4）说明

该切口是显露拇指掌指关节常用的切口，一般从拇短展肌腱和伸肌腱扩张部外侧切开进入关节腔。

术中注意关节腔的显露需在拇短展肌腱和伸肌腱扩张部外侧切开关节囊和切开指骨骨膜，这样可以避免影响拇长伸肌腱、拇短伸肌腱，以及伸肌腱扩张部。

6.2.4　掌指关节背侧手术进路

（1）适应证

1）手指伸肌腱扩张部损伤的修复。

2）掌指关节脱位切开复位术。

3）掌指关节内骨折切开复位内固定术。

4）类风湿掌指关节炎滑膜切除和畸形矫正术。

5）结核性掌指关节炎病灶清除术。

6）掌指关节融合术。

7）掌指关节成形术。

8）人工掌指关节置换术。

（2）麻醉与体位

采用臂丛神经阻滞麻醉。患者平卧于手术台上，将患肢置于手外科手术台上。

（3）手术步骤

1）于手指掌指关节背侧做一纵行或弧形切口，其长度以关节为中心向上、下延长 2 cm（图 6-8A）。

2）沿切口线切开皮肤、皮下组织和筋膜，并将皮瓣适当向两侧游离，显露出手指背侧的指伸肌腱，以及伸肌腱扩张部（图 6-8B）。

3）于指伸肌腱和伸肌腱扩部的外侧剪开关节囊和切开指骨骨膜，也可纵行劈开伸肌腱和肌腱扩张部，剪开关节囊和指骨骨膜。按上述步骤充分剪开关节囊和切开指骨骨膜，并做骨膜下剥离。这样可使掌指关节得到充分显露（图 6-8C）。

切口

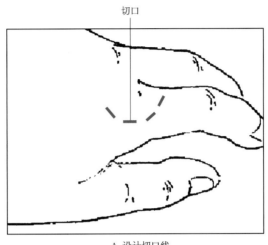

A. 设计切口线

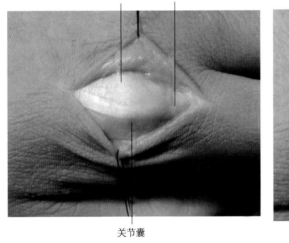

指伸肌腱扩张部　　伸指肌腱

关节囊

B. 显露指伸肌腱

指伸肌腱扩张部　　指骨基底

掌骨头　关节囊

C. 显露掌指关节

图 6-8　掌指关节背侧手术进路

（4）说明

该切口是显露掌指关节常用的切口。一般从指伸肌腱和伸肌腱扩张部外侧切开进入关节腔。对需要充分显露掌指关节的病变，如掌指关节人工关节置换术等才选用劈开伸肌腱和伸肌腱扩张部。后者需防止术后伸肌腱和伸肌腱扩张部与关节囊粘连。

6.2.5　第 2 掌骨背侧手术进路

（1）适应证

1）掌骨骨折切开复位内固定术。

2）掌骨骨折不愈合或畸形愈合手术。

3）掌骨肿瘤切除术。

4）掌骨慢性骨髓炎死骨摘除术。

（2）麻醉与体位

采用局部麻醉或腕部桡神经阻滞麻醉或臂丛神经阻滞麻醉。患者平卧于手术台上，患肢置于上肢手术台上。

（3）手术步骤

1）于手背第2掌骨桡侧做一纵行切口，其长度约为5 cm（图6-9A）。

2）沿切口切开皮肤、皮下组织，显露深筋膜（图6-9B）。

3）沿切口位置切开深筋膜，将皮瓣向两侧游离，显露出第2掌骨背面和示指伸肌腱（图6-9C）。

4）沿第2掌骨背面做骨膜切线，切开骨膜，于骨膜下进行剥离，则第2掌骨即可显露（图6-9D）。

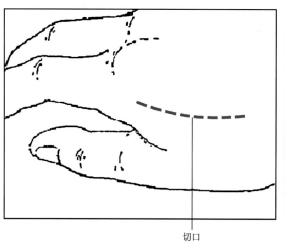

切口

A. 设计切口线

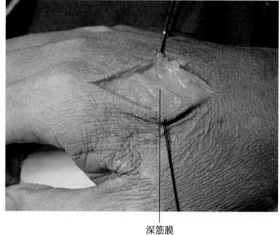

深筋膜

B. 显露深筋膜

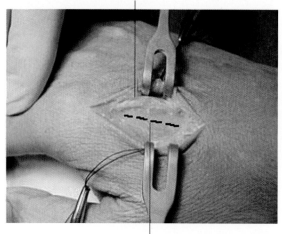

示指伸肌腱

第2掌骨骨膜切线

C. 显露示指伸肌腱并设计骨膜切线

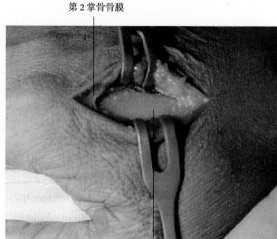

第2掌骨骨膜

第2掌骨

D. 显露第2掌骨

图6-9　第2掌骨背侧手术进路

（4）说明

该切口是显露第2掌骨最满意的进路，因第2掌骨即在该处皮下，无知名神经和血管存在，亦无伸肌腱覆盖，故副损伤很少。

手术中须注意皮肤切口与掌骨背侧骨膜切口不要在一条线上，以免术后发生粘连，影响手指的功能。

6.2.6 第 5 掌骨背侧手术进路

（1）适应证

1）掌骨骨折切开复位内固定术。

2）掌骨骨折不愈合或畸形愈合手术。

3）掌骨肿瘤切除术。

4）掌骨慢性骨髓炎死骨摘除术。

（2）麻醉与体位

采用局部麻醉或肘部尺神经阻滞麻醉或臂丛神经阻滞麻醉。患者平卧于手术台上,将患肢置于上肢手术台上。

（3）手术步骤

1）于手背第 5 掌骨尺侧缘做一纵行切口,其长度约为 5 cm(图 6-10A)。

2）沿切口切开皮肤、皮下组织和深筋膜,并将皮瓣适当向两侧游离,显露出第 5 掌骨背面、第 5 指伸肌腱和小指伸肌腱(图 6-10B)。

3）将第 5 指伸肌腱和小指伸肌腱向桡侧牵拉,显露第 5 掌骨背面骨膜,沿骨膜切口切开骨膜(图 6-10C)。

4）于骨膜下剥离,则第 5 掌骨即可显露(图 6-10D)。

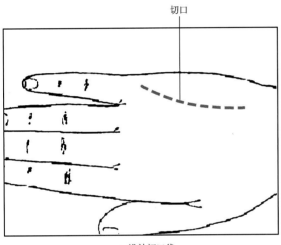

A. 设计切口线

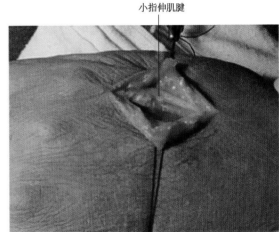

B. 显露小指伸肌腱

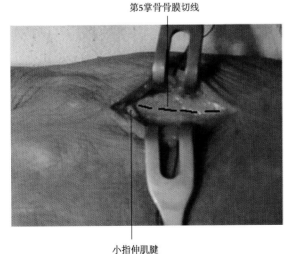

C. 显露骨膜并设计切口线

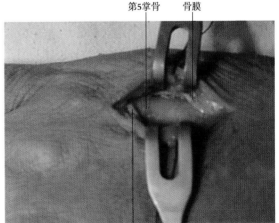

D. 显露第 5 掌骨

图 6-10 第 5 掌骨背侧手术进路

（4）说明

该切口与第2掌骨手术进路一样,第5掌骨即在皮下,无知名神经和血管存在,亦无指伸肌腱在皮下,故手术的副损伤很少。

手术中需注意皮肤切口与第5掌骨背侧骨膜切口不可在一条线上,以免术后发生粘连,影响手指的功能。

6.2.7 掌骨大多角骨关节与第1掌骨手术进路

（1）适应证

1）第1掌骨底部骨折合并腕掌关节脱位（Bennett骨折）切开复位内固定术。

2）第1掌骨骨折切开复位内固定术。

3）第1掌骨骨折不愈合或畸形愈合手术。

4）第1掌骨良性肿瘤切除术。

5）慢性骨髓炎死骨摘除术。

（2）麻醉与体位

采用臂丛神经阻滞麻醉。患者平卧于手术台上,将患肢置于手外科手术台上。

（3）手术步骤

1）由第1掌指关节下方的桡侧开始呈弯曲状向第1掌骨背侧到大多角骨止做切口（图6-11A）。

2）沿切口切开皮肤、皮下组织及深筋膜,并适当向两侧游离,显露鱼际部肌的外侧缘、拇长展肌腱和拇短伸肌腱。用二齿拉钩将拇长展肌腱、拇短伸肌腱拉向背侧。于鱼际部肌外侧缘（拇短展肌与拇短屈肌）做纵行切口（图6-11B）。

3）按切线切开肌膜,用二齿拉钩将拇短展肌与拇短屈肌拉向掌侧,则显露出掌骨和关节囊,于掌骨和关节囊做纵行切口（图6-11C）。

4）按切线切开腕掌关节囊,并用拉钩向两侧牵开,则第1掌骨底部与大多角骨得以显露（图6-11D）。

5）按切线切开骨膜,于骨膜下向两侧剥离,显露出掌骨（图6-11E）。如系掌骨手术则切开掌骨骨膜。如系腕掌关节内的手术,则再做关节囊切口。

（4）说明

该切口系Wagner切口,是第1掌骨底部骨折合并腕掌关节脱位（Bennett骨折）开放复位内固定所用的手术进路。该切口进路可在直视下显露第1掌骨和腕掌关节,而不通过手部肌腱、血管和神经。

手术中需注意切口的定位,以求正确地显露鱼际部肌外侧缘和拇长展肌腱、拇短伸肌腱的间隙,便于在该间隙显露第1掌骨和腕掌关节。

6.2.8 手掌弧形手术进路

（1）适应证

1）手掌内神经断裂吻合术。

2）手掌内屈肌腱损伤修复术。

3）蚓状肌挛缩松解术。

4）掌腱膜切除术。

5）化脓性掌中间隙感染切开引流术。

（2）麻醉与体位

采用臂丛神经阻滞麻醉或高位持续硬膜外麻醉。患者平卧于手术台上,将患肢置于上肢手术台上。

（3）手术步骤

1）于手掌自腕前横纹中点开始,沿小鱼际缘斜向近侧掌横纹到第2掌骨头止做一弧形切口（图6-12A）。

2）沿切口切开皮肤、皮下组织,并将皮瓣适当游离,使掌腱膜得以显露,再沿皮肤的弧形切口做掌腱膜切线（图6-12B）。

3）沿腱膜切线切开掌腱膜、桡侧的鱼际部肌肌膜,并切断、结扎位于鱼际部肌尺侧缘的掌浅弓;后切断部分腕横韧带,并切除游离掌腱膜。将皮瓣适当游离,向两侧牵开,则手掌正中神经的外侧股和鱼际部肌得以显露（图6-12C）。

（4）说明

该切口系显露手掌正中神经的进路。由于局部解剖较精细,一般需在无血下进行手术,才能避免损伤正中神经的外侧股分支。

手术时切开皮肤、掌腱膜和腕横韧带后,需谨慎解剖,注意勿损伤深面的正中神经及其分支。如需显露内收肌、第1蚓状肌和拇长屈肌时,细心解剖正中神经的外侧股及其分支,以及拇内收肌、拇短屈肌和拇长屈肌腱、第1蚓状肌,要注意保护走行在以上3块肌肉表层的正中神经外侧股及其分支。

6.2.9 鱼际弧形手术进路

（1）适应证

1）正中神经外侧股断裂吻合术。

2）拇内收肌挛缩松解术。

3）第1蚓状肌挛缩松解术。

（2）麻醉与体位

采用臂丛神经阻滞麻醉或高位持续硬膜外麻醉。患者平卧于手术台上,将患肢置于上肢手术台上。

切口

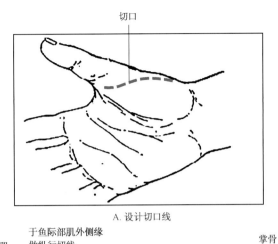

A. 设计切口线

拇短展肌　　于鱼际部肌外侧缘
做纵行切线

掌骨

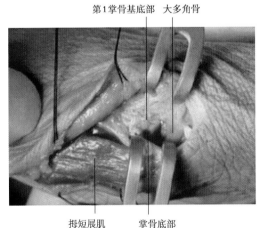

拇短展肌　　掌骨基底关节囊切线

B. 显露鱼际部肌外侧缘并设计切口线

C. 显露关节囊并设计切口线

第1掌骨基底部　大多角骨

掌骨　掌骨膜

拇短展肌　　掌骨底部

拇短展肌

D. 显露掌骨底部与大多角骨

E. 显露掌骨

图 6-11　掌骨大多角骨关节与第 1 掌骨手术进路

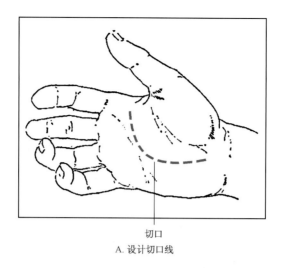

切口

A. 设计切口线

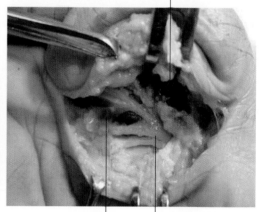

掌腱膜   拇内收肌

掌腱膜切线   第1蚓状肌   正中神经外侧股及分支

B. 显露掌腱膜并设计切口线   C. 显露正中神经与拇内收肌

图 6-12　手掌弧形手术进路

（3）手术步骤

1）沿手掌鱼际斜纹作一弧形切口，自第 2 掌骨头桡侧鱼际部肌斜纹起沿鱼际斜纹到手腕止（图 6-13A）。

2）沿切口切开皮肤、皮下组织，并将皮瓣适当游离，使掌腱膜得以显露，再沿皮肤弧形切口做掌腱膜切开和鱼际部肌肌膜切口，然后切断部分腕横韧带，并切断结扎位于鱼际部肌尺侧缘的掌浅弓，切除、游离掌腱膜。将皮瓣和鱼际部肌肌膜适当游离，向尺侧牵开，侧手掌正中神经的外侧股和第 1 蚓状肌得以显露（图 6-13B）。

3）将皮瓣和鱼际部肌肌膜适当向桡侧游离，并向桡侧牵开，侧手掌正中神经的外侧股及其分支——

正中神经鱼际肌支、正中神经拇指桡侧固有神经、正中神经第 1 指掌侧总神经，以及拇内收肌、拇短屈肌和拇长屈肌腱、第 1 蚓状肌得以显露（图 6-13C）。

（4）说明

该切口系显露手掌正中神经外侧股的进路，同时可以松解拇内收肌与第 1 蚓状肌的挛缩，以及拇长屈肌的缝合或移植。由于局部解剖较精细，一般需在无血下进行操作，才能避免损伤正中神经的外侧股分支。

手术时切开皮肤、掌腱膜和腕横韧带后，谨慎游离鱼际部肌肌膜，注意勿损伤深面的正中神经的外侧股及其分支。如需显露拇内收肌、第 1 蚓状肌和拇长屈肌时，谨慎解剖正中神经的外侧股及其分支，

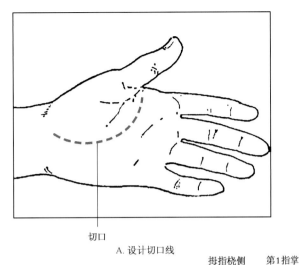

切口

A. 设计切口线

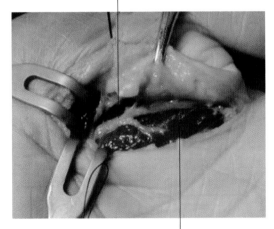

正中神经的外侧股

第1蚓状肌

B. 显露正中神经

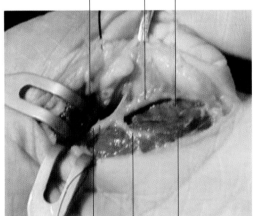

拇指桡侧　　第1指掌
固有神经　　侧总神经　　拇内收肌

正中神经　　蚓状肌支　　第1蚓状肌
的外侧股

C. 进一步显露正中神经及其分支

图 6-13　鱼际弧形手术进路

以及拇内收肌、拇短屈肌和拇长屈肌腱、第1蚓状肌。注意保护走行在以上3块肌肉表层的正中神经外侧股及其分支。

6.3　腕关节手术进路

6.3.1　腕关节掌侧"S"形手术进路

（1）适应证

1）腕管综合征腕管切开松解术。

2）腕管肌腱粘连松解术。

3）腕管肌腱切断吻合术。

4）正中神经腕管处粘连松解术。

5）正中神经腕管切断吻合术。

6）腕关节病损掌侧探查术。

（2）麻醉与体位

采用臂丛神经阻滞麻醉或高位持续硬膜外麻醉。患者平卧于手术台上，将患肢置于上肢手术台上。

（3）手术步骤

1）于腕关节掌侧做一横弧形或纵行"S"形切口，从第2掌骨基底部开始向近或远侧延伸3 cm，在腕掌横纹处横行向尺侧，后沿尺骨桡侧缘向近或远端延伸3 cm为止（图6-14A）。

2) 沿切口切开皮肤、皮下组织,并将皮瓣适当向两侧游离,显露掌长肌腱和腕掌侧韧带(图6-14B)。

3) 切开腕掌侧韧带近侧的深筋膜,使掌长肌腱得到充分游离,并注意深面的正中神经,以免损伤。然后将掌长肌腱向桡侧牵开,显露腕掌侧韧带与腕横韧带,并做腕掌侧韧带与部分腕横韧带的纵行切开,

使腕管内的正中神经、指浅与深屈肌腱、拇屈肌腱、桡侧腕屈肌腱得以显露。注意保护正中神经同拇指屈肌腱、桡侧屈肌腱、掌长肌腱和指浅、深屈肌腱牵向桡侧,则腕关节掌侧关节囊得以显露(图6-14C)。

4) 做关节囊切开,牵向桡侧和尺侧,使腕关节掌侧得以显露(图6-14D)。

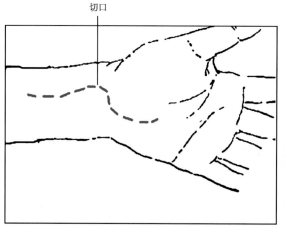

A. 设计切口线

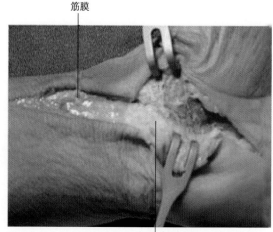

B. 显露掌长肌腱及腕掌侧韧带

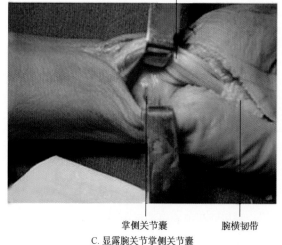

C. 显露腕关节掌侧关节囊

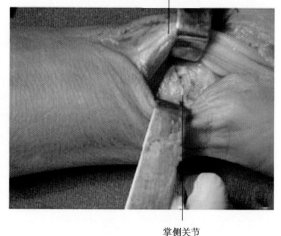

D. 显露腕关节内掌侧部分

图 6-14　腕关节掌侧"S"形手术进路

（4）说明

该切口系腕关节掌侧最常用的切口,是做腕部正中神经和屈肌腱断裂吻合的主要切口。在做正中神经与屈肌腱断裂缝合时要重视肌腱与正中神经的位置,以免接错。在做掌侧月骨缺血性坏死摘除术时,需注意定位。其方法为术前X线透视下定位,插入注射针头。如有困难可解剖出桡骨远端,月骨位于桡骨远端的内侧缘桡侧;或解剖

出第 3 掌骨基底部，此第 3 掌骨的轴心线通过月骨。

术中注意保护正中神经，避免其损伤。

6.3.2　腕关节背侧"S"形手术进路

（1）适应证

1）腕关节融合术。

2）月骨无菌坏死摘除术。

3）人工腕关节置换术。

4）腕关节活组织检查。

5）腕关节类风湿关节炎滑膜切除术。

6）腕关节结核病灶清除术。

（2）麻醉与体位

采用臂丛神经阻滞麻醉或局部麻醉。患者平卧于手术台上，将患肢置于上肢手术台上。

（3）手术步骤

腕关节背侧进路可做横行切口、纵行切口或"S"形切口，以"S"形切口为例。

1）由第 4 掌骨基部向桡侧做呈"S"形延长的切口（图 6-15A）。

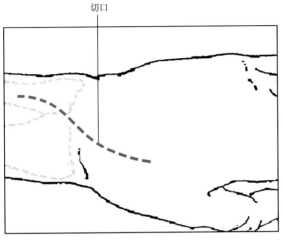

A. 设计切口线

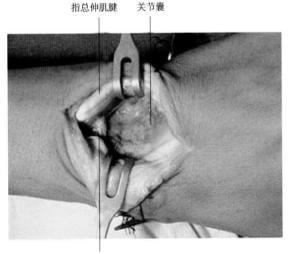

C. 显露腕关节背侧关节囊

D. 显露腕关节内背侧部分

图 6-15　腕关节背侧"S"形手术进路

2）沿切口切开皮肤和皮下组织,并向上、下游离皮瓣,显露出皮下的静脉及其分支,切断并结扎其分支,主干做适当游离拉向侧方,显露深筋膜和腕背侧韧带(图6-15B)。

3）适当分离,切开深筋膜,显露出腕背侧韧带,于拇长伸肌腱的筋膜管与指总伸肌腱筋膜管之间,纵行切开腕背侧韧带,将拇长伸肌腱拉向桡侧,将指总伸肌腱拉向尺侧,则显露出腕部背侧关节囊(图6-15C)。

4）将显露的腕关节囊做一纵行切口,切开关节囊,并向两侧牵开,显露出腕关节腔内的桡骨下端和腕骨(图6-15D)。

（4）说明

该切口可在直视下充分显露腕关节,而不通过重要的神经和血管。肌腱亦在筋膜管的保护下,避免直接显露。

此切口可做骨膜下显露桡骨背侧远端,并进关节囊,如做月骨切除及手舟骨部分切除,并不要从桡骨背侧剥出拇长伸肌腱和指总伸肌腱的筋膜管。但进行腕关节病灶清除、腕关节融合术等时则需充分显露腕关节的全部。

手术中应注意在做皮肤游离时避免损伤皮下的主要静脉。在纵行切开腕背侧韧带时,要在拇长伸肌腱的筋膜管与指总伸肌腱筋膜管之间进行,以免使肌腱直接显露于切口内,减少术后粘连发生。

6.3.3 腕关节桡侧手术进路

（1）适应证

1）手舟骨骨折不连接自体植骨术。

2）手舟骨骨折不连接桡骨茎突切除术。

3）手舟骨骨折不连接桡骨茎突切除加自体植骨术。

4）手舟骨骨折发生无菌性坏死做手舟骨全摘除或坏死部分摘除术。

5）人工手舟骨置换术。

（2）麻醉与体位

采用臂丛神经阻滞麻醉或局部麻醉。患者平卧于手术台上,将患肢置于上肢手术台上。

（3）手术步骤

1）切口以鼻烟窝中点为标志,做纵行或横行5～6cm的切口(图6-16A)。

2）沿切口切开皮肤和皮下组织,解剖出桡神经浅支,用橡皮条保护,以免在分离皮瓣时损伤(图6-16B)。

3）切开深筋膜,向两侧分离,显露出拇长伸肌腱、拇长展肌腱、拇短伸肌腱及桡动脉,用橡皮条保护(图6-16C)。

4）用二齿拉钩将拇长伸肌腱牵向背侧,将拇长展肌腱和拇短伸肌腱牵向掌侧,显露腕关节囊的桡侧,在此处做腕关节囊、腕背伸韧带和骨膜的纵行切开,并于骨膜下向背侧和掌侧剥离,并向两侧牵开,显露手舟骨、桡侧茎突和桡骨下端(图6-16D)。

（4）说明

该切口是在直视下显露手舟骨和桡骨茎突的手术进路,便于进行手舟骨和桡骨茎突的手术,但需要显露桡动脉、拇短伸肌腱、拇长伸肌腱及桡神经浅支。

该切口局部解剖较复杂,手术中必须熟悉局部解剖。在切开皮肤后首先注意桡神经浅支,以免损伤。在切开深筋膜时,应解剖出拇短伸肌腱、桡动脉及拇长伸肌腱,以免在手术中受损伤。同时可从拇长伸肌腱与拇短伸肌腱之间进入腕关节的外侧间隙。

该切口可代替Quervain切口,做Quervain腱鞘炎时松解第1背侧伸肌腱骨纤维管及松解拇长、短展肌肌腱,即将皮瓣和桡神经浅支向桡侧牵引便可。

6.3.4 腕关节尺侧手术进路

（1）适应证

1）尺骨远端切除。

2）腕关节融合术。

（2）麻醉与体位

采用臂丛神经阻滞麻醉或高位持续硬膜外麻醉。患者平卧于手术台上,将患肢置于上肢手术台上。

（3）手术步骤

1）于腕关节尺侧做一纵行弯曲切口,从尺骨小头近侧4cm处起,沿尺骨尺侧向远端纵行弯曲延伸至第5掌骨基底部尺侧止做切口(图6-17A)。

2）沿切口切开皮肤、皮下组织和深筋膜,将皮瓣向两侧游离(图6-17B)。

3）切开腕背侧韧带,显露出尺侧腕伸肌腱和尺侧腕屈肌腱,于两者之间做尺骨尺侧骨膜纵行切线(图6-17C)。

4）沿骨膜切线切开尺骨骨膜,做骨膜下剥离,将尺侧腕伸肌腱连同剥离的骨膜向背侧牵开,将尺

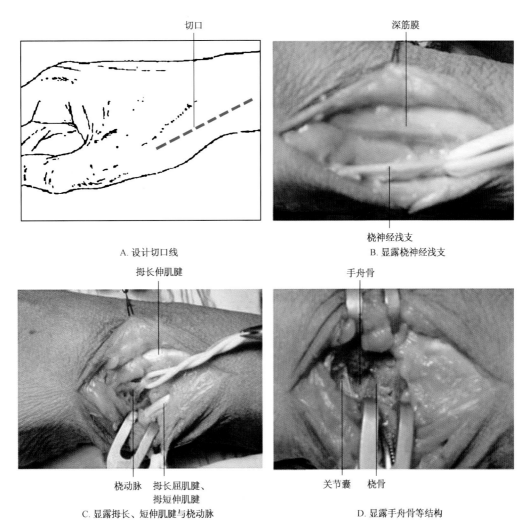

A. 设计切口线
B. 显露桡神经浅支
C. 显露拇长、短伸肌腱与桡动脉
D. 显露手舟骨等结构

图 6-16 腕关节桡侧手术进路

侧腕屈肌腱连同剥离的骨膜向掌侧牵开,使尺骨小头充分显露,用切骨刀,在尺骨茎突上 2.5 cm 做尺骨远段切除(图 6-17D)。

5)尺骨远段切断后,向远反转,使桡腕关节囊的尺侧得以显露,并切开桡腕关节囊(图6-17E)。

6)进一步游离尺骨远段(尺骨小头)并将其切除,充分切开桡腕关节囊,并向两侧牵开,则桡骨远端与桡腕关节间隙、腕骨得到充分显露(图6-17F)。

(4)说明

该切口系 Smith-Peterson 腕关节切口,适用于因尺桡关节炎或脱位引起腕痛或旋转受限者,需做尺骨远段切除术的切口;也用于腕关节病变做腕关节融合术。

6.3.5 腕部掌侧手舟骨手术进路

(1)适应证

1)手舟骨骨折开放复位内固定术。

2)手舟骨骨折不连接自体植骨术。

3)手舟骨骨折发生无菌性坏死做手舟骨全摘除或坏死部分摘除术。

4)人工手舟骨置换术。

(2)麻醉与体位

采用臂丛神经阻滞麻醉。患者平卧于手术台上,将患肢置于手外科手术台上。

(3)手术步骤

1)切口以腕横纹和桡侧腕屈肌腱交界处,沿着

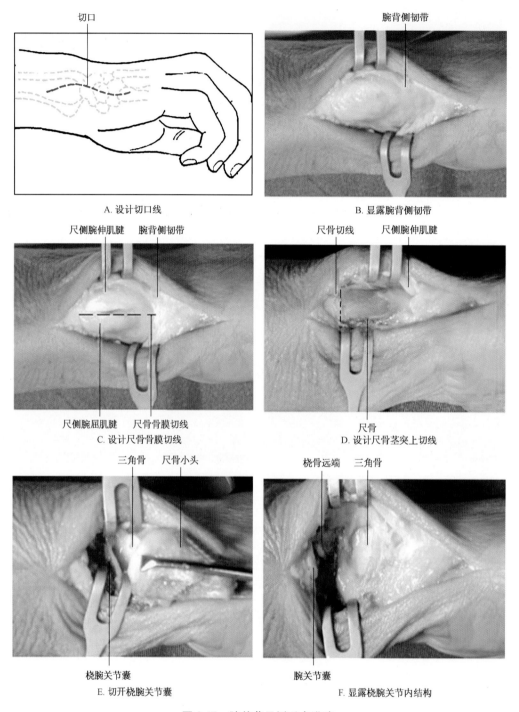

A. 设计切口线　　　　B. 显露腕背侧韧带

C. 设计尺骨骨膜切线　　　　D. 设计尺骨茎突上切线

E. 切开桡腕关节囊　　　　F. 显露桡腕关节内结构

图 6-17　腕关节尺侧手术进路

桡侧腕屈肌腱垂直向近侧 5～8 cm,后于桡侧腕屈肌腱交界处向外上 2～3 cm 做切口(图 6-18A)。

2) 沿切口切开皮肤和皮下组织,显露出深筋膜和腕掌侧韧带(图 6-18B)。

3) 按切口位置切开深筋膜和腕掌侧韧带,显露出桡侧腕屈肌腱、拇长屈肌腱、正中神经。将桡侧腕屈肌腱牵向桡侧时,需保护在桡侧腕屈肌腱深面的桡动脉。和拇长屈肌腱一同牵向尺侧时,注意保护好正中神经,则位于桡骨前方横行的旋前方肌得以显露,位于其上方的桡舟关节囊亦得以显露(图6-18C)。

4)切开桡舟关节囊,则手舟骨得以显露(图6-18D)。

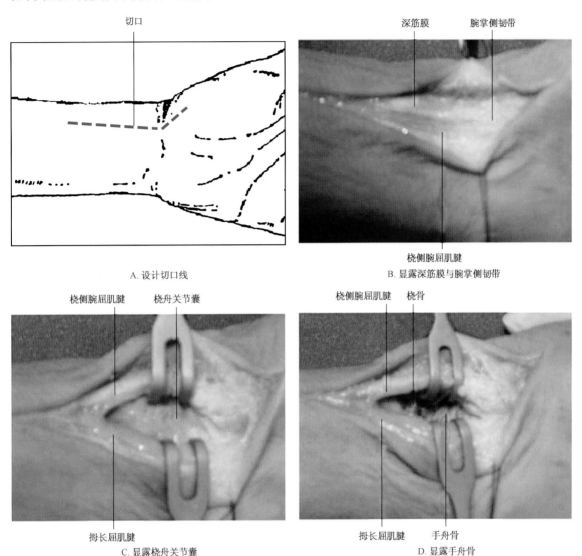

A. 设计切口线

B. 显露深筋膜与腕掌侧韧带

C. 显露桡舟关节囊

D. 显露手舟骨

图 6-18 腕部掌侧手舟骨手术进路

6

(4)说明

该切口系 Russe 切口,切口定位标志明显,切口画线准确,按切线精心手术,可顺利到达桡舟关节囊和手舟骨,且较少影响手舟骨血供。由于局部解剖复杂,易损伤桡动脉和正中神经。

术中需细心解剖,在做桡侧腕屈肌腱牵向桡侧时,需保护在桡侧腕屈肌腱深面的桡动脉;在做拇长屈肌腱一同牵向尺侧时,注意保护好正中神经是手术的关键。

6.4 前臂手术进路

6.4.1 桡骨远端掌侧手术进路

(1)适应证

1)桡骨远端骨折切开复位内固定术。

2)桡骨远端骨折不愈合或畸形愈合手术。

3)桡骨远端肿瘤切除腓骨置换术。

4）桡骨远端慢性骨髓炎死骨摘除术。

（2）麻醉与体位

采用臂丛神经阻滞麻醉或高位持续硬膜外麻醉。患者平卧于手术台上，将患肢置于上肢手术台上。

（3）手术步骤

1）在前臂中下掌面桡侧做纵行切口，由桡骨茎突前方，沿肱桡肌腱与桡侧腕屈肌腱之间直线向上12～15 cm做切口（图 6-19A）。

2）沿切口切开皮肤、皮下组织，并将皮瓣适当向两侧游离，后小心于肱桡肌腱和桡侧腕屈肌腱之间切开深筋膜。为了避免损伤位于该两肌腱之间的桡动脉，应用橡皮条加以保护（图6-19B）。

3）将肱桡肌和桡动脉向桡侧牵开。将桡侧腕屈肌和指浅屈肌向尺侧牵开，以显露出旋前方肌（图 6-19C）。

4）将前臂由旋后位改为旋前位，使旋前方肌附着部的外侧桡骨转至切口，使桡骨外侧进一步显露。于旋前方肌附着部的外侧缘与桡侧腕长伸肌腱之间做桡骨外侧骨膜切口；沿骨膜切口切开骨膜，于骨膜下剥离，使桡骨远端充分显露（图6-19D）。

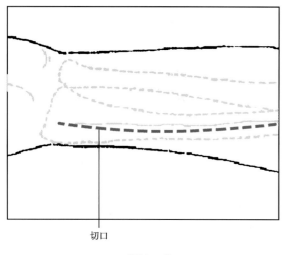

切口

A. 设计切口线

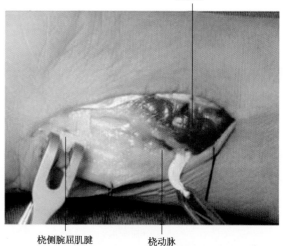

屈肌群

桡侧腕屈肌腱　　　桡动脉

B. 显露并保护桡动脉

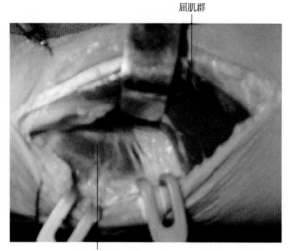

屈肌群

旋前方肌

C. 显露旋前方肌

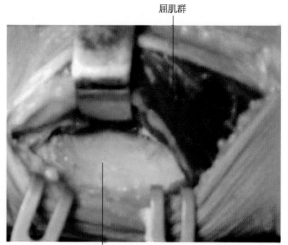

屈肌群

桡骨远端

D. 显露桡骨远端

图 6-19　桡骨远端掌侧手术进路

（4）说明

该切口由于完全从肌间隙显露桡骨远端,而且显露比较广泛,故临床上应用较满意。该切口解剖过程中须显露桡动脉。

该切口如需向近侧延长,可与桡骨上段前外侧切口相连接,显露桡骨干全长。手术中要首先解剖出位于桡侧腕屈肌深面的桡动脉和桡神经浅支并给予保护。将前臂改为旋前位,使旋前方肌和拇长屈肌附着部的外侧桡骨转至切口中央,并将肱桡肌、桡肌深面的桡神经浅支和桡侧腕长伸肌向后方牵开。将桡动脉、桡侧腕屈肌和指浅屈肌向尺侧牵开,使桡骨外侧进一步显露。在该切口向近侧延长时,需在旋前方肌和旋后肌之间,即在旋前方肌附着部的外侧缘与桡侧腕长伸肌腱之间做桡骨外侧骨膜切开,进行骨膜下剥离,要注意勿损伤进入旋后肌并从下缘穿出的桡神经深支。

6.4.2 桡骨远端背侧手术进路

（1）适应证

1）桡骨远端骨折切开复位术。

2）桡骨远端骨折不愈合或畸形愈合的手术。

3）桡骨远端肿瘤切除术。

4）桡骨远端慢性骨髓炎死骨摘除术。

（2）麻醉与体位

采用臂丛神经阻滞麻醉或高位持续硬膜下麻醉。患者平卧于手术台上,将患肢置于上肢手术台上。

（3）手术步骤

1）于前臂背侧面的桡侧做一纵行切口,由腕关节平面,沿桡骨背侧中线直线向上延长 6～8 cm（图 6-20A）。

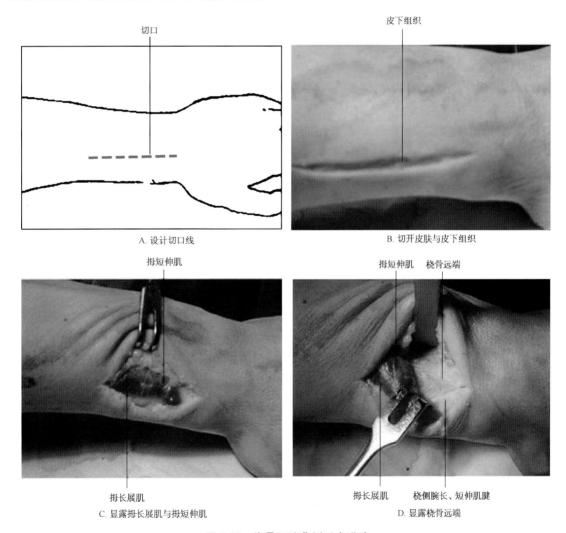

A. 设计切口线

B. 切开皮肤与皮下组织

C. 显露拇长展肌与拇短伸肌

D. 显露桡骨远端

图 6-20　桡骨远端背侧手术进路

2) 沿切口切开皮肤、皮下组织(图6-20B)。

3) 沿切口切开深筋膜和腕背韧带,并将皮瓣适当向两侧游离,显露出斜行于桡骨远端背面的拇长展肌和拇短伸肌(图6-20C),于拇短伸肌下缘做一切口。

4) 沿拇短伸肌下缘切开肌膜,沿拇短伸肌下缘做拇短伸肌和拇长展肌深面游离,并将其向上方牵开。使其深面的桡侧腕长、短伸肌腱得以显露,再于桡侧腕短伸肌腱的尺侧缘做桡骨背侧骨膜切开,做骨膜下剥离,并将桡侧腕长、短伸肌腱,拇长伸肌与骨膜向尺侧牵开。使桡骨远端得以显露(图6-20D)。

(4) 说明

该切口由于局部解剖不太复杂,显露比较方便,可在直视下做桡骨远端背侧的手术,故临床应用较满意。但不能在直视下显露桡骨远端掌侧病变,因而不能代替桡骨远端的前外侧手术进路(即桡骨中下段前外侧进路的远侧)。

术中需注意在切开皮肤和深筋膜时,勿损伤走行在该处的桡神经浅支。在切开拇长伸肌与桡侧腕短伸肌腱之间的骨膜前,必须先沿拇短伸肌下缘做拇短伸肌和拇长展肌深面游离,向上牵开,这样有利于做骨膜下剥离。其次,对拇长伸肌腱与桡侧腕短屈肌腱的定位,以桡骨远端背侧结节为标志,在该结节尺侧的为拇长伸肌腱,在该结节桡侧的为桡侧腕短屈肌腱。

6.4.3 桡骨干下1/3背侧手术进路

(1) 适应证

1) 桡骨干下1/3骨折切开复位内固定术。

2) 桡骨下1/3骨折不愈合或畸形愈合手术。

3) 桡骨下1/3肿瘤切除术。

4) 桡骨下1/3慢性骨髓炎死骨摘除术。

(2) 麻醉与体位

采用臂丛神经阻滞麻醉或高位持续硬膜外麻醉。患者平卧于手术台上,将患肢置于上肢手术台上。

(3) 手术步骤

1) 于前臂背侧面的桡侧做一纵行切口,于腕关节平面,沿桡骨背侧中线直线向上延长至前臂背侧中点(图6-21A)。

2) 沿切口切开皮肤、皮下组织、深筋膜和腕背韧带,并将皮瓣向两侧游离,显露出拇长伸肌与斜行于桡骨下1/3背面的拇长展肌和拇短伸肌

(图6-21B)。

3) 于拇长展肌上缘和拇短伸肌下缘各做切口,切开肌膜,沿拇长展肌上缘和拇短伸肌下缘向深面做游离,将其提起(图6-21C)。

4) 将拇长展肌、拇短伸肌向桡侧牵开,使其深面的桡侧腕长伸肌、腕短伸肌腱得以显露,然后于桡侧腕短伸肌腱的尺侧缘作为桡骨背侧骨膜切口切开骨膜,做骨膜下剥离,并将骨膜与桡侧腕长、短伸肌一同向桡侧牵开,将拇长展肌、拇短伸肌与骨膜向尺侧牵开,使桡骨下1/3得以显露(图6-21D)。

(4) 说明

该切口是显露桡骨下1/3的一个较满意的切口,因局部解剖不太复杂,副损伤很少,故常为临床选用。但显露桡骨下段前方较不方便,因此它不能完全代替桡骨下端的其他切口。该切口向近侧延长可与桡骨上1/3背侧切口相连接,显露桡骨干全长。

手术中在切开皮肤、深筋膜时,注意勿损伤走行于该处的桡神经浅支,并将拇长展肌和拇短伸肌做适当的游离,将其提起,便于下一步的手术操作。在游离拇长展肌上缘时,注意不可损伤进入拇长展肌的桡神经肌支。如将该切口向近侧延长,需沿着桡侧腕短伸肌与指总伸肌之间向近侧切开肌膜,显露旋后肌与进入旋后肌并由该肌下缘穿出的桡神经深支。

6.4.4 桡骨干中上2/3骨掌侧手术进路

(1) 适应证

1) 桡骨中上段骨折切开复位内固定术。

2) 桡骨中上段骨折不愈合或畸形愈合的手术。

3) 桡骨中上段肿瘤切除术。

4) 桡骨中上段慢性骨髓炎死骨摘除术。

(2) 麻醉与体位

采取臂丛神经阻滞麻醉或高位持续硬膜外麻醉。患者平卧于手术台上,将患肢置于上肢手术台上。

(3) 手术步骤

1) 于前臂掌面桡侧做一纵行切口,自肘前横纹沿肱桡肌尺侧缘直线向下至前臂中下1/3交界处(图6-22A)。

2) 沿切口切开皮肤、皮下组织,并将皮瓣适当向两侧游离,显露出深筋膜、头静脉、肘正中静脉、前臂外侧皮神经及肱桡肌(图6-22B)。

3) 结扎切断肘正中静脉,于肱桡肌尺侧缘切开筋膜,谨慎分开肌间隙,将肱桡肌向桡侧牵开,解剖

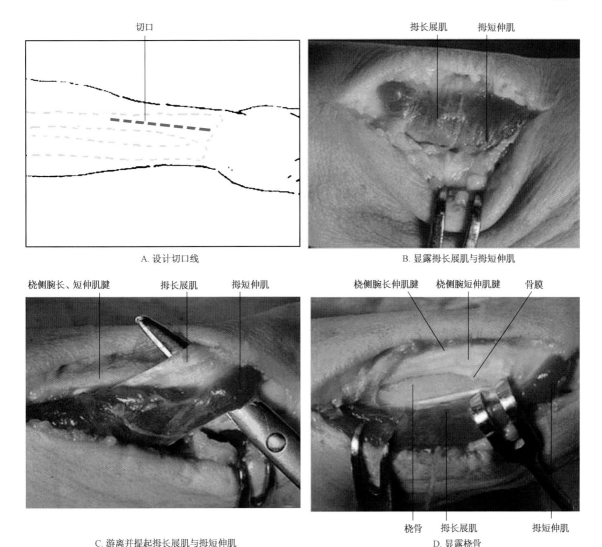

图 6-21　桡骨干下 1/3 背侧手术进路

出该肌深面的桡神经深、浅支,桡动脉和桡侧返动脉
(图 6-22C)。在分离桡侧腕屈肌时注意勿损伤间隙
内的桡动脉。

　　4)将桡动脉连同桡侧腕屈肌向尺侧牵开,显露
出旋后肌与旋前圆肌。结扎并切断桡侧返动脉,再
沿旋后肌与旋前圆肌交界处切开,深达骨膜下,向桡
侧与背侧剥离(图 6-22D)。为了不损伤穿过旋后肌
的桡神经深支,必须严格执行骨膜下剥离。一般情
况下不将旋前圆肌由附着部剥离,如手术需要亦可
将其同骨膜一起剥离,但术终缝合时,要准确恢复原
位,给予缝合。

　　(4)说明
　　该切口因局部解剖比较复杂,需显露桡动脉和

桡神经深、浅支,且肌间隙的关系比较复杂,故临床
应用不多,但病变在桡骨干前上方时,由于该切口能
直接显露,故仍选用。

　　手术前需熟悉该局部的解剖,手术中层次要清
晰。需在正视下分离桡动脉与桡侧腕屈肌,一同牵
向尺侧,并保护之,以免引起损伤。在做肱桡肌向
桡侧牵开前必须解剖出该肌深面的桡神经深、浅
支,并保护之,以免引起损伤。在做旋前圆肌与旋
后肌交界处骨膜切开时,解剖要清晰,注意交界处
位置。在做桡骨上段周围骨膜剥离时,必须严格执
行骨膜下剥离,以免损伤桡骨干后上方的桡神经深
支。如做了旋前圆肌剥离,术终必须将其准确地缝
回原位。

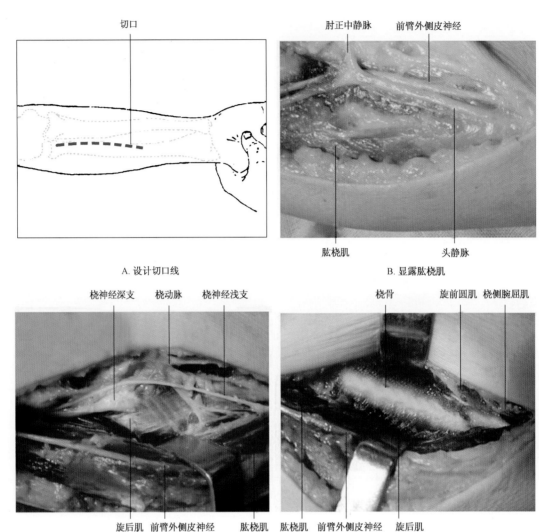

A. 设计切口线　　　　　　　　　　B. 显露肱桡肌

C. 显露桡动脉与桡神经　　　　　D. 显露桡骨

图 6-22　桡骨干中上 2/3 骨掌侧手术进路

6.4.5　桡骨上 1/3 背侧手术进路

（1）适应证

1）桡骨上段骨折切开复位内固定术。

2）桡骨上段骨折不愈合或畸形愈合的手术。

3）桡骨上段肿瘤切除术。

4）桡骨上段骨髓炎病灶在后方的手术。

（2）麻醉与体位

采用臂丛神经阻滞麻醉或高位持续硬膜外麻醉。患者平卧于手术台上，将患肢肘关节屈曲置于胸前。

（3）手术步骤

1）于前臂背面上端外侧做一纵行切口，自肱骨外上髁稍后下方，沿桡侧腕短伸肌与指总伸肌之间向远侧延长至前臂中点(图 6-23A)。

2）沿切口切开皮肤、皮下组织，并将皮瓣适当向两测游离，显露出深筋摸(图 6-23B)。

3）沿切口位置切开深筋摸，显露出指总伸肌和桡侧腕短伸肌。沿指总伸肌和桡侧腕短伸肌间隙谨慎解剖，将指总伸肌向后方牵开，将桡侧腕短伸肌向前方牵开，显露出旋后肌。将患肢充分旋后，游离出由旋后肌下缘穿出的桡神经深支和其分支(图 6-23C)。

4）为了进一步显露桡骨近段，将前臂旋后，显

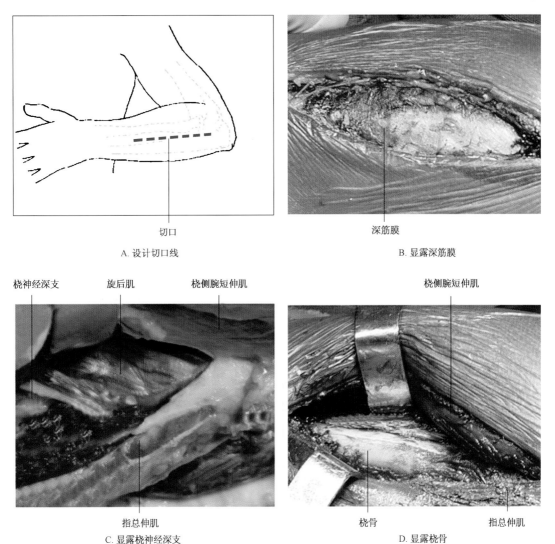

切口

A. 设计切口线

深筋膜

B. 显露深筋膜

桡神经深支　旋后肌　桡侧腕短伸肌

指总伸肌

C. 显露桡神经深支

桡侧腕短伸肌

桡骨　　　　指总伸肌

D. 显露桡骨

图 6-23　桡骨上 1/3 背侧手术进路

6

露出旋后肌桡骨的附着处,再沿旋后肌的附着处桡侧缘做桡骨骨膜的切开。在沿桡骨近端骨膜切开骨膜时,需注意桡神经深支由指总伸肌深面进入旋后肌,再由该肌下缘穿出的走行,以免在切开桡骨近段骨膜时损伤之。骨膜切开后必须严格执行骨膜下剥离,这样可避免剥离骨膜时损伤桡神经的深支。如需进一步显露桡骨中段,可以沿拇长展肌附着处的桡侧缘切开骨膜,做骨膜下剥离。

（4）说明

该切口由于局部解剖关系比较复杂,特别是桡神经的深支由指总伸肌深面进入旋后肌后,从该肌下缘穿出并分成 3 支,如稍有疏忽,极易造成桡神经

深支损伤,故临床上采用该切口时要谨慎(尤其病变在桡骨干近端后方时)。该切口向远侧延长时,与桡骨下段背侧切口相连接,可显露桡骨干全长。

在分离指总伸肌与桡侧腕短伸肌间隙时要注意其解剖层次,以免损伤其深面的桡神经深支及 3 个分支。后沿旋后肌附着部的前缘做桡骨近端骨膜切开时,要注意由指总伸肌深面进入旋后肌并从该肌的下缘穿出的桡神经深支,不可切断,以免引起前臂背侧伸肌群的瘫痪。在剥离骨膜时,必须严格执行骨膜下剥离,以免损伤桡神经深支。如将该切口向远侧延长,需延着指总伸肌桡侧缘向远侧切开肌膜,使拇长展肌与拇短伸肌得以显露。

6.4.6 尺骨干中段掌侧手术进路

（1）适应证

1）尺骨中段掌侧的肿瘤切除术。

2）尺骨中段掌侧的其他骨质病变手术。

（2）麻醉与体位

采用臂丛神经阻滞麻醉或高位持续硬膜外麻醉。患者平卧于手术台上，将患肢置于上肢手术台上。

（3）手术步骤

1）于前臂掌面尺侧做一纵行切口，以尺侧腕屈肌前缘中点为标志，向上下延长，其长度据手术需要决定（图6-24A）。

2）沿切口切开皮肤、皮下组织和深筋膜，并将皮瓣适当向两侧游离，显露出尺侧腕屈肌和指浅屈肌筋膜（图6-24B）。

3）以尺侧腕屈肌桡侧缘为切口，分开尺侧腕屈肌膜，将尺侧腕屈肌向尺侧牵开，显露出尺神经及其深面的指深屈肌（图6-24C）。

4）将尺神经与伴行的尺动脉充分显露，用橡皮条加以保护，以免在切开骨膜时受损伤。于指深屈肌的尺侧缘做尺骨骨膜切线（图6-24D）。

5）沿骨膜切线切开骨膜。在近侧端切开骨膜时要注意保护尺神经，以免引起损伤。骨膜切开后，于骨膜下剥离，使尺骨得以充分显露（图6-24E）。

（4）说明

该切口由于局部解剖关系比较复杂，显露不如后方手术进路满意，因此临床上不常采用。但尺骨病变在前方时，采用后方进路不能在直视下进行操作，故需采用尺骨干中1/3内侧手术进路。该切口可向远侧延长与尺骨干上段前外侧切口相连，以扩大尺骨前方显露。

手术前应熟悉该部位的局部解剖。切开深筋膜后，解剖出尺侧腕屈肌与指浅、深屈肌的间隙，方可显露出尺神经和伴行血管，并加以保护，以免引起损伤。其尺骨骨膜切线必须在指深屈肌的尺侧缘，切开时保护好尺神经和尺动脉，以免引起损伤。如将该切口向近侧延长，必须沿尺侧腕屈肌与指浅屈肌之间做肌膜切开，显露深面的尺神经，给予保护，并连同指深屈肌牵向桡侧，在尺侧腕屈肌桡侧缘做尺骨骨膜切开即可。

6.4.7 尺骨上1/3背侧手术进路

（1）适应证

1）尺骨鹰嘴骨折切开复位术。

2）尺骨鹰嘴骨折不连接的手术。

3）肱三头肌腱撕脱伤的修复手术。

4）尺骨近端慢性骨髓炎病灶清除术。

5）尺骨近端良性肿瘤切除术。

（2）麻醉与体位

采用臂丛神经阻滞麻醉或高位持续硬膜外麻醉。患者平卧于手术台上，将患肢肘关节屈曲90°，置于胸前。

（3）手术步骤

1）于前臂近端后方做一纵行切口，以尺骨鹰嘴为标志，自尺骨鹰嘴顶端开始，沿尺骨的皮下边缘向远侧延伸到所需要的长度（图6-25A）。

2）沿切口切开皮肤和皮下组织，将皮瓣适当向两侧游离，显露出鹰嘴、肘后肌和尺侧腕屈肌（图6-25B）。

3）再按皮肤切口，在肘后肌和尺侧腕屈肌之间切开尺骨近端的后方骨膜（图6-25C）。

4）于骨膜下做锐性剥离，将肘后肌连同骨膜向桡侧牵开（图6-25D）。

5）将尺侧腕屈肌连同骨膜向尺侧牵开，使鹰嘴和尺骨近端得以显露（图6-25E）。

（4）说明

该切口的局部解剖关系比较简单，在切口内没有知名的神经和血管，显露比较方便，能在直视下做尺骨鹰嘴的操作，故临床上较常用。但手术视野较小，如要行较大范围的操作，应扩大手术视野，需先显露肘后尺神经和桡侧肘关节囊的后方，要求在直视保护尺神经下进行操作，以免引起副损伤。

6.4.8 尺骨上1/3和桡骨上1/4背侧手术进路

（1）适应证

1）尺骨上1/3骨折合并桡骨小头脱位开放复位术。

2）环状韧带成形术。

3）尺骨上段肿瘤切除术。

（2）麻醉与体位

采用臂丛神经阻滞麻醉或高位持续性硬膜外麻醉。患者平卧于手术台上，将患肢肘关节屈曲置于胸前。

（3）手术步骤

1）于尺骨上段背侧做纵行切口，从尺骨鹰嘴开始，纵行向远侧延伸到尺骨上中上交界处止（图6-26A）。

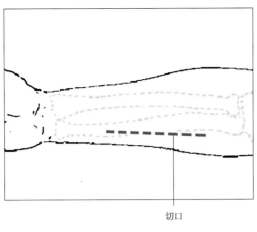

切口

A. 设计切口线

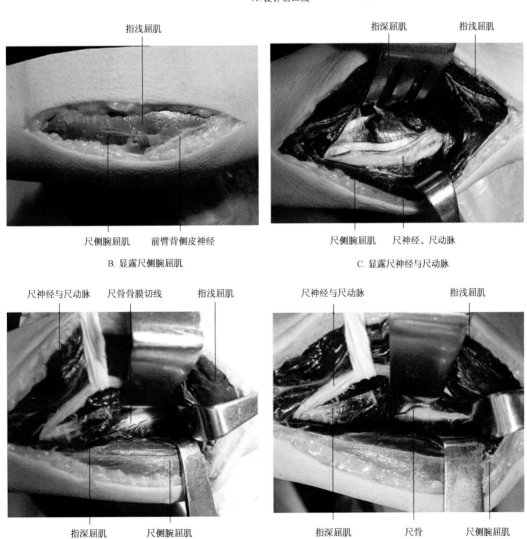

指浅屈肌

尺侧腕屈肌　前臂背侧皮神经

B. 显露尺侧腕屈肌

指深屈肌　指浅屈肌

尺侧腕屈肌　尺神经、尺动脉

C. 显露尺神经与尺动脉

尺神经与尺动脉　尺骨骨膜切线　指浅屈肌

指深屈肌　尺侧腕屈肌

D. 设计骨膜切线

尺神经与尺动脉　指浅屈肌

指深屈肌　尺骨　尺侧腕屈肌

E. 显露尺骨

图 6-24　尺骨干中段掌侧手术进路

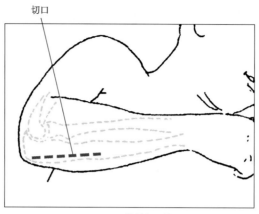

A. 设计切口线

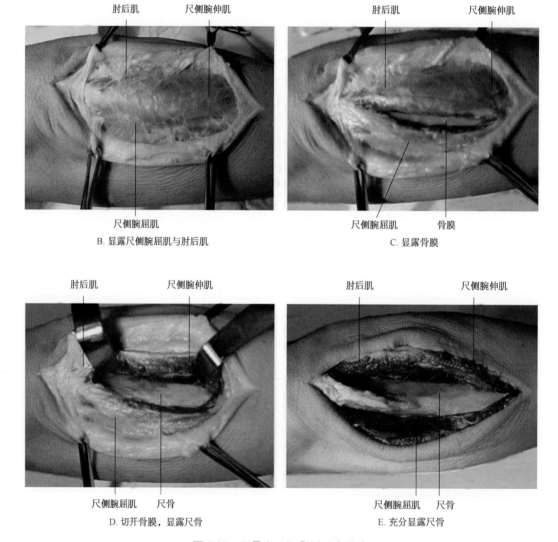

图 6-25　尺骨上 1/3 背侧手术进路

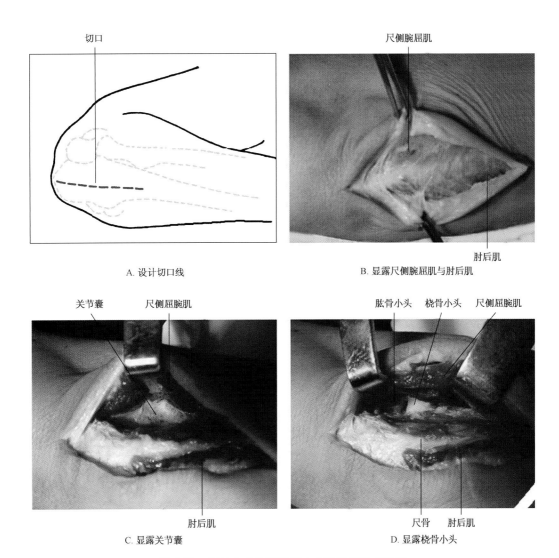

A. 设计切口线

B. 显露尺侧腕屈肌与肘后肌

C. 显露关节囊

D. 显露桡骨小头

图 6-26　尺骨上 1/3 和桡骨上 1/4 背侧手术进路

2）沿切口切开皮肤、皮下组织和深筋膜，并将皮瓣适当向两侧游离，使肘后肌、尺骨上段、尺侧腕屈肌得以显露（图 6-26B）。

3）沿尺骨后缘纵行切开尺骨骨膜，先适当向内侧剥离，将尺测腕屈肌向内侧牵开，再向外测剥离，使肘后肌、旋后肌向外侧牵开。显露尺骨鹰嘴外缘的关节囊（图 6-26C）。

4）切开尺骨鹰嘴缘关节囊，显露桡骨小头（图 6-26D）。

（4）说明

该切口由于局部解剖关系较单纯，在切口内没有知名的神经和血管，故显露较方便。能在直视下显露尺骨上段、桡骨小头和肱骨小头，因此是做孟氏骨折开放复位手术时最常用的进路。为了便于显露桡骨小头，可适当将上方切口向桡侧倾斜。在做桡骨头陈旧性脱位开放复位环状韧带成形术时，为能于前臂背侧取 1 条带蒂筋膜条，在做尺骨后方筋膜切开时，应在尺骨后缘外侧 0.8～1 cm 处纵行切开肌膜，后于尺骨后缘纵行切开肌膜到尺骨近端，根据环状韧带成形所需肌膜长度，于远侧横行切断肌膜，不可切断近端肌膜，这样便于环状韧带成形术。在做创口缝合时，肌膜可不做缝合，因为切口较长，不会形成肌疝。

6.5 肘关节手术进路

6.5.1 肘关节前方"S"形手术进路

（1）适应证

1）伴有神经、血管损伤的肱骨髁上骨折切开复位术。

2）伴有神经、血管损伤的肘关节脱位切开复位术。

3）肘关节前方游离体切开摘除术。

（2）麻醉与体位

采用臂丛神经阻滞麻醉或高位持续硬膜外麻醉。患者平卧于手术台上，将患肢置于上肢手术台上。

（3）手术步骤

1）于肘关节前方做"S"形切口：一般自肱二头肌下段内侧、肘关节横纹上5cm沿肱二头肌内侧缘向下经肘关节横纹转向外侧至肱桡肌内侧转弯，再沿肱桡肌内侧缘向下5cm（图6-27A）。

2）沿切口切开皮肤及皮下组织（图6-27B）。

3）小心游离皮肤，切断结扎肘正中静脉，勿损伤头静脉与贵要静脉，然后切开深筋膜，适当向两侧游离，显露出斜形跨于肱动脉前面并附着于旋前圆肌和指总屈肌肌膜上的肱二头肌腱膜，以及止于鹰嘴喙突的肱二头肌腱、前臂外侧皮神经，肱桡肌等，再于肱二头肌腱膜上做切线（图6-27C）。

4）沿切线切开肱二头肌腱膜。注意小心保护下方的正中神经和肱动脉，并用橡皮条将正中神经和肱动脉向尺测牵引（图6-27D）。将肱桡肌作适当分离向桡侧。这时关节囊的前内侧得到显露。再根据手术要求，切开肘关节前内侧的关节囊（图6-27E）。

（4）说明

该切口最适用于肱骨髁上骨折或肘关节脱位伴正中神经、肱动脉或桡神经损害，做开放性复位并探查上述神经或血管。根据骨折远端移位不同，如向尺侧移位，则切口的上段在尺侧，反之在桡侧，需进一步于肱桡肌内缘切开肌膜做适当分离，解剖出前臂外侧皮神经与深层的桡神经浅、深支，连同肱桡肌牵向桡侧。这时关节囊的前外侧都得到显露。再根据手术要求，切开肘关节前外侧关节囊，这样便于显露骨折端，有利于复位。手术中应特别注意保护肘前神经与血管，以免引起损伤。

6.5.2 肘关节后方手术进路Ⅰ

（1）适应证

1）肘关节成形术。

2）肘关节固定术。

3）人工肘关节置换术。

4）肘关节切除术。

5）肘关节结核病灶清除术。

（2）麻醉与体位

采用臂丛神经阻滞麻醉或高位持续性硬膜外麻醉。患者平卧于手术台上，将患肢肘关节屈曲90°，置于胸前。

（3）手术步骤

1）于肘关节后方做一纵行切口：以尺骨鹰嘴为标志，向近侧沿肱骨下端后方延长6～8cm，向远侧沿尺骨近端延长5cm（图6-28A）。

2）沿切口切开皮肤、皮下组织及深筋摸，并向两侧游离（图6-28B）。

3）于尺神经沟内解剖出尺神经，并适当向上、下游离，用橡皮条将其牵向尺侧（图6-28C）。

4）将皮肤和皮下组织进一步向两侧游离，使其充分暴露，于肱三头肌腱近端做一舌形切线（图6-28D）。

5）沿舌形切线切开腱部时，手术刀深达骨膜下，后沿骨膜下，并同时切开关节囊向两侧剥离，将尺侧骨膜连同肱三头肌腱内侧部和尺侧腕屈肌牵向尺侧，将桡骨膜连同肱三头肌腱外侧部、肘后肌及桡侧腕伸肌牵向桡侧，显露关节内结构（图6-28E）。

（4）说明

该切口系Campbell切口，可以将肘关节完全显露于切口中。由于肘后仅有位于肱骨远端内侧尺神经沟中的尺神经，无其他重要神经和血管，因此局部解剖不复杂。对有肱三头肌挛缩者，可做肱三头肌腱延长术。但肌腱愈合时间较长，不利于肘关节早期功能练习，因此对肘关节成形术、人工肘关节置换术、肘关节切除术不够理想。为了广泛地暴露，向两侧做骨膜下剥离，将肘关节囊的附着点及肱骨内、外上髁的肌腱附着点做锐性剥离，并于骨膜下剥离，绕向肱骨下端前方，使整个肱骨下端充分显露。

手术中须特别注意尺神经沟内的尺神经，给予游离并保护。在关闭切口时，最好将尺神经移位至肘关节前方的皮下脂肪内，以减少张力。

切口

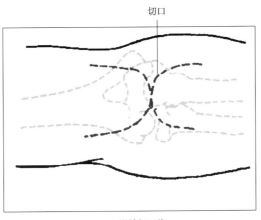

A. 设计切口线

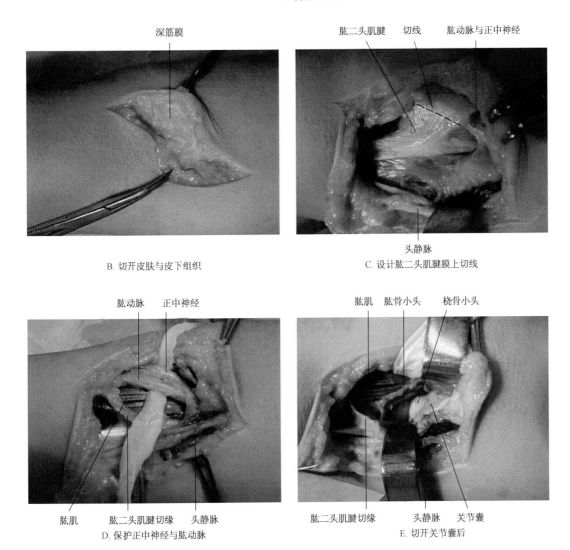

深筋膜

B. 切开皮肤与皮下组织

肱二头肌腱　切线　肱动脉与正中神经

头静脉

C. 设计肱二头肌腱膜上切线

肱动脉　正中神经

肱肌　　肱二头肌腱切缘　　头静脉

D. 保护正中神经与肱动脉

肱肌　肱骨小头　桡骨小头

肱二头肌腱切缘　　头静脉　关节囊

E. 切开关节囊后

图 6-27　肘关前方"S"形手术进路

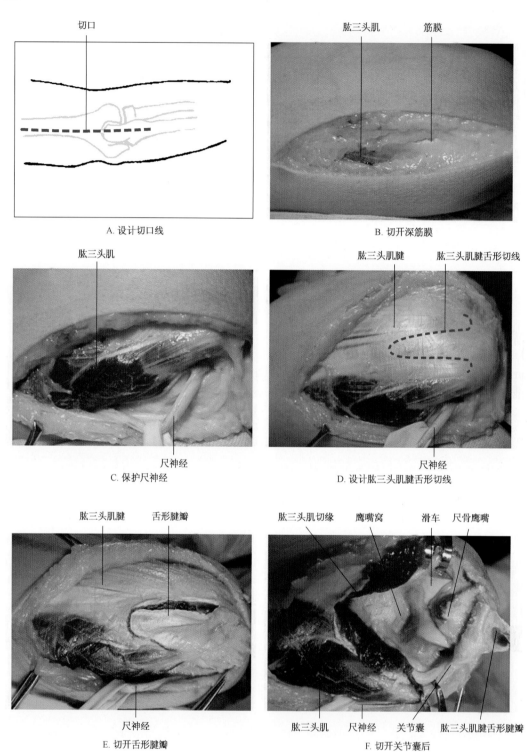

A. 设计切口线

B. 切开深筋膜

C. 保护尺神经

D. 设计肱三头肌腱舌形切线

E. 切开舌形腱瓣

F. 切开关节囊后

图 6-28　肘关节后方手术进路 Ⅰ

6.5.3　肘关节后方手术进路Ⅱ

（1）适应证

1）肘关节成形术。

2）肘关节固定术。

3）人工肘关节置换术。

4）肘关节切除术。

5）肘关节结核病灶清除术。

（2）麻醉与体位

采用臂丛神经阻滞麻醉或高位持续硬膜外麻醉。患者平卧于手术台上，将患肢肘关节屈曲90°，置于胸前。

（3）手术步骤

1）于肘关节后方作一纵行切口：以尺骨鹰嘴为标志，向近侧沿肱骨下端后方延长6～8 cm，向远测沿尺骨近端延长5 cm（图6-29A）。

2）沿切口切开皮肤、皮下组织及深筋摸，并向两侧游离（图6-29B）。

3）于尺神经沟内解剖出尺神经，并适当向上下游离，用橡皮条将其牵向尺侧（图6-29C）。

4）将皮肤和皮下组织进一步向两侧游离，使充分暴露，于肱三头肌腱近端做一纵行切线（图6-29D）。

5）沿纵行切线切开肘部时，手术刀深达骨膜下，后沿骨膜下，并同时切开关节囊向两侧剥离，将尺侧骨膜连同肱三头肌腱内侧部和尺侧腕屈肌牵向尺侧，将桡骨膜连同肱三头肌腱外侧部、肘后肌及桡侧腕伸肌牵向桡侧，显露关节囊内结构（图6-29E）。

（4）说明

该切口系Campbell切口，和肘关节后方手术进路Ⅰ一样，可以将肘关节完全显露于切口中。由于肘后仅有位于肱骨远端内侧尺神经沟中的尺神经，无其他重要神经和血管，因此局部解剖关系不复杂。对有肱三头肌挛缩者不宜采用，因不能做肱三头肌腱延长术。但肌腱愈合时间较短，有利于肘关节早期功能练习，因此是肘关节成形术、人工肘关节置换术、肘关节切除术的理想切口。为了广泛地暴露，向两侧做骨膜下剥离，将肘关节囊的附着点及肱骨内、外上髁的肌腱附着点作锐性剥离，于于骨膜下剥离，绕向肱骨下端前方，使整个肱骨下端充分显露。

手术中需特别注意尺神经沟内的尺神经，给予游离并保护。在关闭切口时，最好将尺神经移位至肘关节前方的皮下脂肪内，以减少张力。

6.5.4　肘关节后方手术进路Ⅲ

（1）适应证

1）陈旧性肘关节脱位切开复位术。

2）肘关节成形术。

3）肱骨髁间骨折开放复位术。

4）肘关节结核病灶清除术。

5）肘关节滑膜肿瘤切除术。

（2）麻醉与体位

采用臂丛神经阻滞麻醉或高位持续硬膜外麻醉。患者平卧于手术台上，将患肢肘关节屈曲90°。

（3）手术步骤

1）从尺骨鹰嘴尖近侧9 cm处开始，到其远侧7 cm止做后正中切口（图6-30A）。

2）切开皮肤、皮下组织，并向两侧游离（图6-30B）。

3）于尺神经沟内解剖出尺神经，并适当向上下游离，用橡皮条牵向尺侧（图6-30C）。

4）将皮肤和皮下组织进一步向两侧游离，使其充分暴露（图6-30D）。

5）从肱骨下端剥离肱三头肌内侧缘部分，沿肌间隙至后关节囊的平面，并向远侧切开前臂的筋膜6 cm，到尺骨鹰嘴内侧部分的骨膜，谨慎地从内侧向外把骨膜和筋膜向外翻转（图6-30E）。

6）取20°～30°伸直位，使肱三头肌腱松弛，在保持肱三头肌机械装置完整的状态下，谨慎地将肱三头肌止点从尺骨鹰嘴处剥离，并连同尺骨近侧骨膜下剥离肘后肌，然后一起向桡侧牵开，使肘关节和桡骨小头得以充分显露，必要时可切除部分鹰嘴，使滑车得以外露（图6-30F）。

（4）说明

该切口系Bryan和Morrey切口，除注意保护尺神经外，在做肱三头肌腱剥离时，需在肘关节伸直至20°～30°时，以保持肱三头肌肌腱松弛时剥离其止点，并保持其完整性。术中使肘关节顺利脱位，切开并松解肘关节内侧副韧带，但术后要注意修补好，并将肱三头肌回复到解剖位置，固定在尺骨的远侧部，并将筋膜缝到前臂的深筋膜上，直到尺侧腕屈肌缘。术后将肘关节固定于60°屈曲位，以免鹰嘴压迫伤口。

6

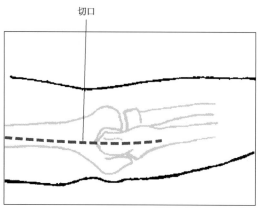

A. 设计切口线

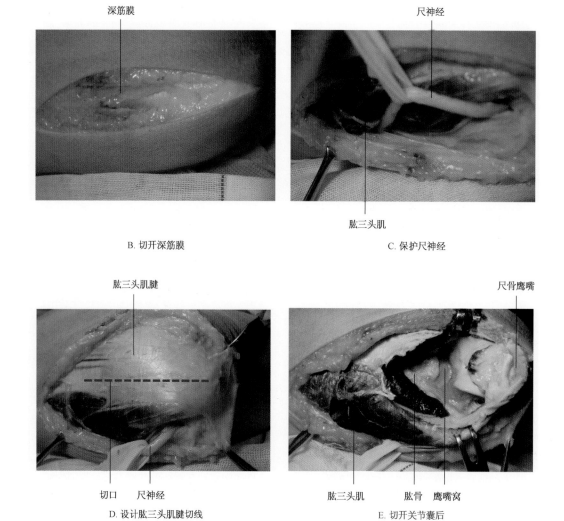

B. 切开深筋膜　　　　　　　　　　　　　　　　C. 保护尺神经

D. 设计肱三头肌腱切线　　　　　　　　　　　　E. 切开关节囊后

图 6-29　肘关节后方手术进路Ⅱ

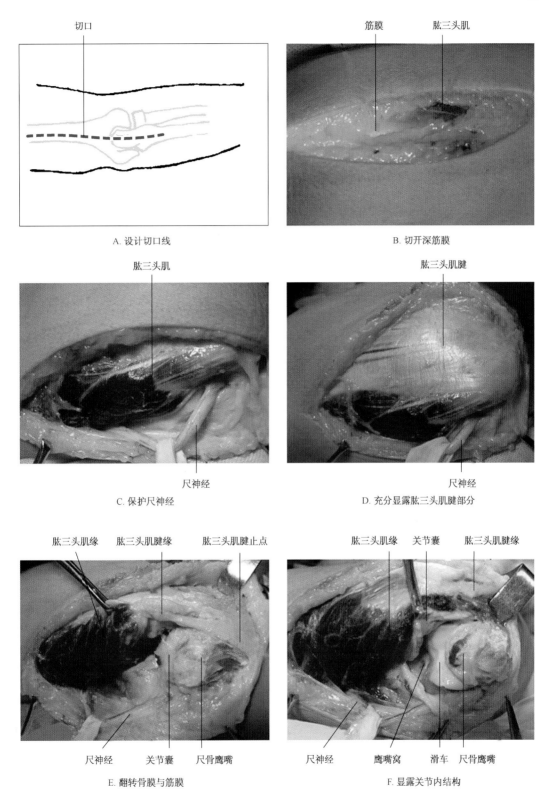

A. 设计切口线

B. 切开深筋膜

C. 保护尺神经

D. 充分显露肱三头肌腱部分

E. 翻转骨膜与筋膜

F. 显露关节内结构

图 6-30　肘关节后方手术进路Ⅲ

6.5.5 肘关节后外侧斜形手术进路 Ⅰ

（1）适应证

1）桡骨头骨折切开复位内固定术。

2）桡骨头骨折桡骨头摘除术。

3）桡骨头切除术。

4）人工桡骨头置换术。

5）肱骨外髁骨折切开复位术。

6）肘关节后外侧游离体摘除。

（2）麻醉与体位

采用臂丛神经阻滞麻醉或高位持续硬膜外麻醉。患者平卧于手术台上，将患肢肘关节屈曲置于胸前或上肢手术台上。

（3）手术步骤

1）切口从肱骨外上髁开始，沿指伸肌群后缘向远侧延长 4～5 cm 至尺骨上端外侧缘（图 6-31A）。如做肱骨外髁骨折开放复位，则切口向上延长 2 cm。

2）沿切口切开皮肤、皮下组织和深筋摸，并将皮瓣适当向两侧游离，显露肱骨外髁、肘后肌及尺侧腕伸肌（图 6-31B）。

3）于肘后肌外缘与尺侧腕伸肌内侧缘，上至肱骨外上髁，下至尺骨上端外缘，作为分开该两肌的切口（图 6-31C）。

4）沿切口切开肌膜，将肘后肌与尺侧腕伸肌向两侧分开，并向上延伸到肱骨外髁，向下沿至尺骨上端外侧缘，用二齿拉钩将肘后肌向尺侧牵开，将尺侧腕伸肌向桡侧牵开，显露关节囊的外侧方，沿切口的位置作为关节囊的切口（图 6-31D）。

5）沿关节囊切口切开关节囊，用二齿拉钩向两侧牵开，显露出肘关节的外侧桡骨小头与肱骨外髁（图 6-31E）。

（4）说明

该切口是从肌肉的间隙进入，避免通过附近的神经、血管，故术中损伤很少，而且能充分显露桡骨头和肱骨外髁。因此，骨科医师在做桡骨头和肱骨外髁手术时，喜欢选用该切口。但由于切口范围不广，故不能作为肘关节较复杂手术的进路。

手术中必须按切口定位、切开皮肤，保证显露深部肌肉间隙。在做肌间隙分离时，要识别肘后肌。

6.5.6 肘关节后外侧斜形手术进路 Ⅱ

（1）适应证

1）肘关节切除术。

2）肘关节成形术。

3）人工肘关节置换术。

4）肘关节融合术。

5）肘关节结核病灶清除术。

（2）麻醉与体位

采用臂丛神经阻滞麻醉或高位持续硬膜外麻醉。患者平卧于手术台上，将患肢肘关节屈曲置于胸前或置于上肢手术台上。

（3）手术步骤

1）切口以肘关节外侧、肱骨外上髁为标志，向上延长 2～4 cm，向下延长 6～8 cm，于尺骨上端外缘弯向尺侧，向下沿指总伸肌后缘（图 6-32A）。

2）沿切口切开皮肤、皮下组织，并将皮瓣适当向两侧游离，沿切口位置切开筋膜，用二齿拉钩牵开，显露肱骨外髁、肘后肌及桡侧腕伸肌，于肱三头肌与肱桡肌间隙、肘后肌与桡侧腕伸肌间隙再做切口（图 6-32B）。

3）沿切口切开肌膜，将肱三头肌与肘后肌拉向后侧，将肱桡肌与桡侧腕伸肌拉向前方，显露肱骨下端外侧、肱骨外上髁、肘关节囊外侧。按切口的位置和方向做肱骨下端骨膜与肘关节囊的切线（图 6-32C）。

4）沿切线切开关节囊、肱骨下端骨膜，并向两侧剥离，显露出肱骨下端、肱骨小头、桡骨小头与尺骨鹰嘴（图 6-32D）。

5）为进一步显露肘关节和肱骨下端，将关节囊与肱骨下端骨膜于骨膜下向尺侧和后侧剥离到肱骨下端的尺侧，并将肱三头肌止点和肘后肌从鹰嘴附着处剥下来，并向后尺侧牵开，这样肘关节可顺利地脱出切口，便于进行手术（图 6-32E）。

（4）说明

该切口系 Kocker 切口，是在肘关节后外侧手术进路 Ⅰ 的基础上进一步扩大的，因此不但具备了前一进路的优点，还弥补了前一进路的缺点，故能做较复杂的肘关节手术。但是，因其不能做肱三头肌延长术，故不宜用于陈旧性肘关节开放复位术。

手术中需注意皮肤切口定位和肱三头肌与肱桡肌、肘后肌与桡侧腕伸肌间隙做深部显露时，在上端的肱三头肌与肱桡肌之间分离时不能过高，以免损伤由桡神经沟向前下进入肌间隙的桡神经；其下端切口分离时，要保护进入肘后肌并由肘后肌下缘穿出的桡神经深支。为进一步显露肘关节，做肱骨下端剥离时，必须严格执行骨膜下剥离，以免损伤肘关

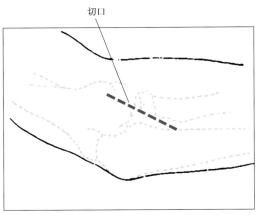

A. 设计切口线

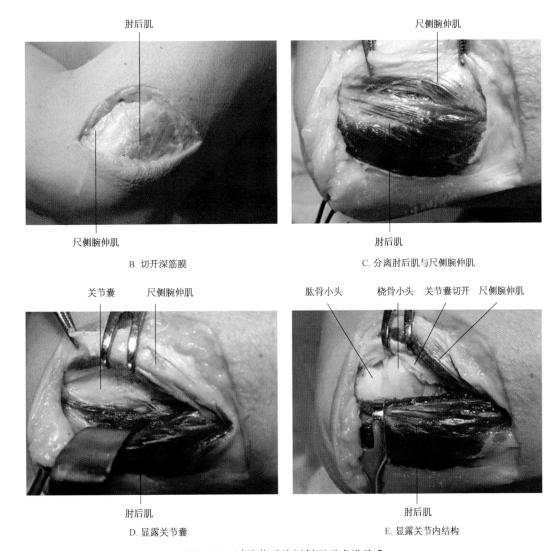

肘后肌

尺侧腕伸肌

B. 切开深筋膜

尺侧腕伸肌

肘后肌

C. 分离肘后肌与尺侧腕伸肌

关节囊　尺侧腕伸肌

肘后肌

D. 显露关节囊

肱骨小头　桡骨小头　关节囊切开　尺侧腕伸肌

肘后肌

E. 显露关节内结构

图 6-31　肘关节后外侧斜形手术进路 I

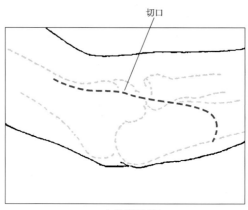

切口

A. 设计切口线

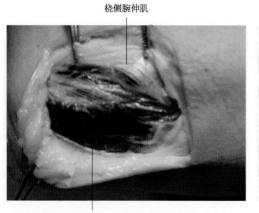

桡侧腕伸肌

肘后肌

B. 显露肘后肌与桡侧腕伸肌

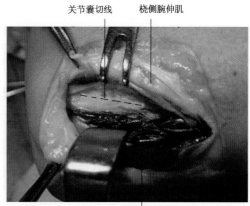

关节囊切线　桡侧腕伸肌

肘后肌

C. 设计关节囊切线

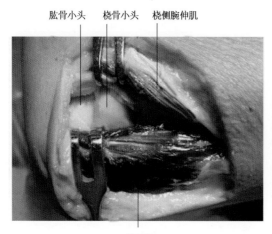

肱骨小头　桡骨小头　桡侧腕伸肌

肘后肌

D. 切开关节囊

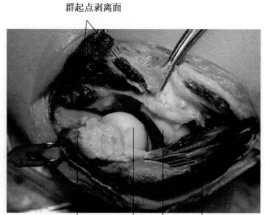

前臂后浅层肌群起点剥离面

肱骨外上髁　肱骨小头　桡骨小头　肘后肌

E. 扩大显露

图 6-32　肘关节后外侧斜形手术进路 Ⅱ

节周围的神经和血管,与尺侧腕伸肌的间隙分离,这样才能正确显露桡骨小头与肱骨外髁,而不损伤进入旋后肌并于旋后肌下缘穿出的桡神经深支。

6.5.7 肘关节和尺骨鹰嘴手术进路

(1) 适应证

1) 尺骨鹰嘴骨折开放复位术。

2) 肘关节后方游离体摘除术。

3) 肘关节后方滑膜活检。

4) 鹰嘴良性肿瘤切除术。

(2) 麻醉与体位

采用臂丛神经阻滞麻醉或高位持续硬膜外麻醉。患者平卧于手术台上,将患肢置于上肢手术台上。

(3) 手术步骤

1) 于尺骨鹰嘴后方做一纵行切口:从鹰嘴最上端开始,沿鹰嘴后方向远侧延伸 4~5 cm 止(图 6-33A)。

2) 沿皮肤切线切开皮肤。将皮瓣适当向两侧游离,使尺骨鹰嘴和肘后肌得以显露(图 6-33B、C)。

3) 按切口方向做尺骨鹰嘴的骨膜切开,将肘后肌和深面的旋后肌向桡侧剥离,将尺侧腕屈肌向尺侧剥离,使尺骨鹰嘴和肘关节后鹰嘴两侧关节囊得以显露;切开肘关节囊,使桡骨小头、肱骨小头、尺骨鹰嘴得以显露。

(4) 说明

该切口主要用于鹰嘴骨折开放复位。对肘关节后方游离体摘除亦可采用。由于该处无重要的神经和血管,因此手术比较安全。

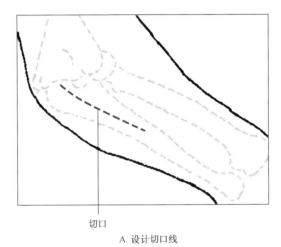

切口

A. 设计切口线

尺侧腕屈肌

肘后肌

B. 显露肘后肌

尺骨鹰嘴　尺侧腕屈肌

肘后肌

C. 显露尺骨鹰嘴

图 6-33　肘关节和尺骨鹰嘴手术进路

6.6 臂下段手术进路

6.6.1 肱骨干下1/3前外侧手术进路

（1）适应证

1）肱于下段骨折切开复位内固定术。

2）肱骨下段骨折不愈合或畸形愈合手术。

3）肱骨段骨肿瘤切除术。

4）肱骨下段慢性骨髓炎死骨摘除术。

（2）麻醉与体位

采用臂丛神经阻滞麻醉或高位持续硬膜外麻醉。患者平卧于手术台上，将患肢置于上肢手术台上。

（3）手术步骤

1）于患肢臂中下前外侧做一弧形切口线：以肱二头肌外侧缘中点作为标志，向下沿肱二头肌外侧缘远端到肘窝止，一般长10～14 cm（图6-34A）。

2）沿切口线切开皮肤、皮下组织，并将皮瓣适当向两侧游离，显露深筋膜。按皮肤切口位置，做深筋膜切线（图6-34B）。

3）沿深筋膜切线切开深筋膜，显露肱二头肌、肱肌、肱桡肌和肱三头肌外侧头，再在肱肌与肱桡肌间做切线（图6-34C）。

4）沿切线切开肌膜，将肱肌向前内侧牵开，将肱桡肌向后外侧牵开，解剖出桡神经，先用橡皮条将桡神经悬吊（注意勿损伤支配肱桡肌的桡神经分支）（图6-34D）。于桡神经与肱肌之间做显露肱骨干下段的切线。

5）于桡神经与肱肌之间剪开肌膜，将桡神经向外侧牵开，将肱肌向内侧牵开，显露出肱骨干下段（图6-34E），后纵行切开骨膜，于骨膜下剥离。

（4）说明

因局部解剖关系较复杂，特别因其近肘关节前方，易引起并发症，故该切口临床应用较少。但该切口能直接显露肱骨下段的前方，故病变在肱骨下段前方时还是一个值得选用的切口，因可在直视下进行手术。该切口根据临床需要可向上、下延长，向上可与肱骨干前外侧切口相连接；向远侧可与显露肘关节处的桡神经切口相连，这样可充分暴露肱骨小头，必要时尚可显露肱骨小头。做以上延长必须熟悉以上两切口的注意事项。

手术中须熟悉局部解剖。解剖时应在肱桡肌与肱二头肌及肱肌间隙进行。在解剖桡神经时勿损伤由桡神经分出的支配肱桡肌的分支及桡神经深支与浅支。

6.6.2 肱骨远端外侧手术进路

（1）适应证

1）肱骨远端骨折切开复位内固定术。

2）肱竹远端骨折不愈合或畸形愈合手术。

3）肱骨远端骨肿瘤切除术。

4）肱骨远端慢性骨髓炎死骨摘除术。

（2）麻醉与体位

采用臂丛神经阻滞麻醉或高位持续硬膜外麻醉。患者平卧于手术台上，将患肢肘关节屈曲90°，置于胸前或上肢手术台上。

（3）手术步骤

1）于臂下端外侧做一纵行切口线：以肱骨外上髁为标志，自肱骨外上髁沿臂外侧直线向上至臂外侧中下1/3交点（图6-35A）。

2）沿切口线切开皮肤和皮下组织，并将皮瓣适当向两侧游离，再按皮肤切口的位置做深筋膜的切线。沿深筋膜切线切开深筋膜，并向两侧游离，显露出肱二头肌、肱桡肌、肱肌和肱三头肌（图6-35B）。

3）在桡肌与肱肌之间解剖出由桡神经沟向前下进入此两肌间的桡神经（图6-35C），以免在切开肱骨外侧膜时损伤桡神经。

4）将肱三头肌向后牵开，肱肌、肱桡肌及桡神经向前牵开，显露出肱骨下端外侧。沿肱骨外上髁向上切开骨膜，并做骨膜下剥离，显露出肱骨远端（图6-35D）。

（4）说明

该切口是肱骨下端较常用的切口，特别是肱骨下端骨折的切开复位和畸形矫正手术等。该切口浅表，显露满意，局部解剖并不复杂。但病灶在内侧者不能在直视下暴露，故不能完全代替其他肱骨下端的手术进路。

手术中注意切开深筋膜后，在外侧做肱二头肌、肱三头肌与肱桡肌、肱肌间隙解剖时，要细致地分离由桡神经沟向前下进入肌间隙的桡神经，以免引起损伤，造成不良后果。在前方分离时，要在肱肌外侧缘切开骨膜，做骨膜下剥离，显露肱骨远端，以免损伤前方的神经和血管。在做肱骨下端内侧骨膜剥离时，需严格执行骨膜下剥离，这样才能避免损伤内侧的尺神经。

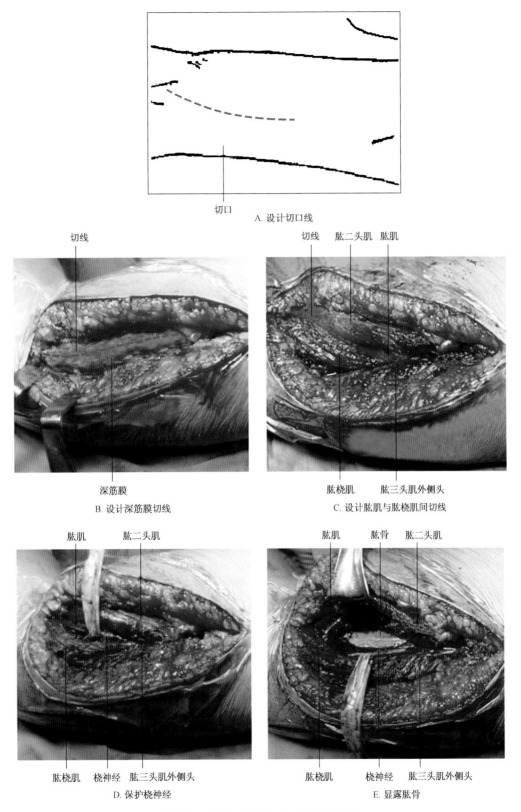

切口

A. 设计切口线

切线

深筋膜

B. 设计深筋膜切线

切线　肱二头肌　肱肌

肱桡肌　肱三头肌外侧头

C. 设计肱肌与肱桡肌间切线

肱肌　肱二头肌

肱桡肌　桡神经　肱三头肌外侧头

D. 保护桡神经

肱肌　肱骨　肱二头肌

肱桡肌　桡神经　肱三头肌外侧头

E. 显露肱骨

图 6-34　肱骨干下 1/3 前外侧手术进路

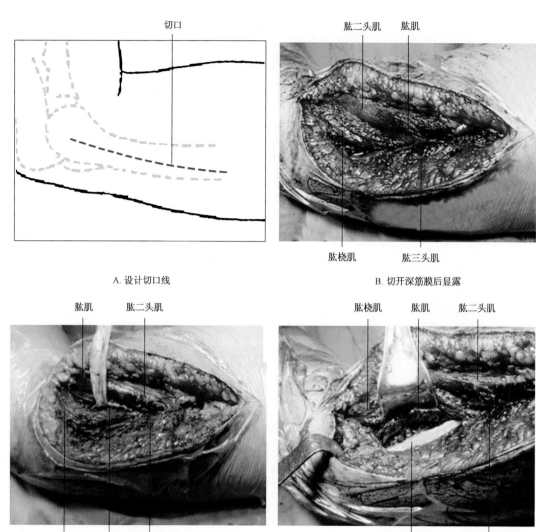

A. 设计切口线

切口

B. 切开深筋膜后显露

肱二头肌　肱肌

肱桡肌　肱三头肌

C. 保护桡神经

肱肌　肱二头肌

肱桡肌　桡神经　肱三头肌

D. 显露肱骨远端

肱桡肌　肱肌　肱二头肌

肱骨远端　肱三头肌

图 6-35　肱骨远端外侧手术进路

6.7　上肢神经、血管、肌腱手术进路

6.7.1　臂丛和神经根颈前外侧手术进路

（1）适应证

1）臂丛和神经根损伤探查术。

2）臂丛的神经松解术。

3）臂丛的神经缝合术。

（2）麻醉与体位

采用高位持续性硬膜外麻醉或全身麻醉。患者

平卧于手术台上，头向健侧倾斜，患侧上肢稍外展。

（3）手术步骤

1）于颈部一侧胸锁乳突肌后缘做斜弧形切口线：从乳突后下方开始，沿胸锁乳突肌后缘做弧形向后的斜行，延伸到胸锁乳突肌胸骨头止点处（图 6-36A）。

2）沿切口线切开皮肤、皮下组织和颈阔肌，于颈阔肌下向两侧锐性游离皮瓣，向内到颈前正中，向后到斜方肌前缘，并将皮瓣向两侧牵开，显露出甲状肌前肌群、胸锁乳突肌。沿胸锁乳突肌后缘切开肌膜，将胸锁乳突肌后方做充分游离，切断胸锁乳突肌锁骨头,并将肌腹向上方翻转;将胸骨头向颈前牵引,使肩胛舌骨肌得以显露,并适当游离,在其中间腱部切断,于断端做缝合线支持,牵向两端。切开锁骨上筋膜,使膈神经、前斜角肌和臂丛得以充分显露(图 6-36B)。

3) 用橡皮条将膈神经牵开。游离前斜角肌,并切除之,使臂丛和颈部神经根得以充分显露(图 6-36C)。

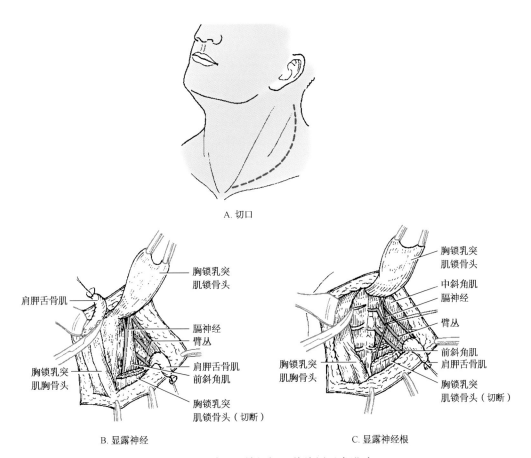

A. 切口

B. 显露神经

C. 显露神经根

图 6-36　臂丛和神经根颈前外侧手术进路

（4）说明

该切口进路为颈前外侧切断胸锁乳突肌锁骨头,显露臂丛和神经根的手术进路,故手术需在颈动脉鞘后进行。因此浅层需注意颈外浅静脉和臂丛皮神经的处理;深层在做胸锁乳突肌锁骨头切断时,要保护后方的颈内静脉,避免损伤而引发气栓。在解剖颈后三角肌时,注意锁骨上窝的颈横动、静脉,不可损伤。

6.7.2　臂丛、锁骨下动脉在锁骨上手术进路

（1）适应证

1) 臂丛的神经松解术。

2) 臂丛的神经缝合术。

3) 锁骨下动脉松解术。

4) 锁骨下动脉血栓摘除术。

5) 颈肋切除术。

（2）麻醉与体位

采用高位持续性硬膜外麻醉或局部麻醉。患者平卧于手术台上,两肩胛间垫一扁枕,颈部略向后伸,头略偏向健侧。

（3）手术步骤

1) 在锁骨上窝做一横形切口,亦可做"V"形切口。横形切口自斜方肌的前缘开始,沿锁骨上 1 指横行向内到胸锁乳突肌内缘(图 6-37A)。

2) 沿切口线切开皮肤、皮下组织和颈阔肌,并将皮瓣适当游离,显露出切口下方肌群前面疏松脂

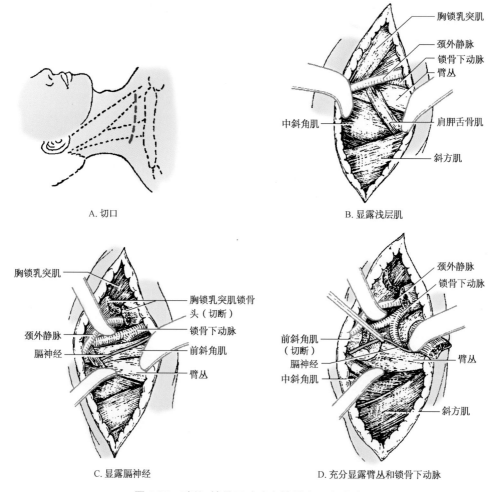

A. 切口

B. 显露浅层肌

胸锁乳突肌
颈外静脉
锁骨下动脉
臂丛
中斜角肌
肩胛舌骨肌
斜方肌

胸锁乳突肌
胸锁乳突肌锁骨头（切断）
颈外静脉
锁骨下动脉
膈神经
前斜角肌
臂丛

C. 显露膈神经

颈外静脉
锁骨下动脉
前斜角肌（切断）
膈神经
中斜角肌
臂丛
斜方肌

D. 充分显露臂丛和锁骨下动脉

图 6-37　臂丛、锁骨下动脉在锁骨上手术进路

肪组织，并用纱布将其推向外上方，显露出胸锁乳突肌、肩胛舌骨肌、斜角肌群、斜方肌，以及颈外静脉和臂丛（图 6-37B）。

3）将胸锁乳突肌锁骨头做适当游离。术者将右手示指伸入其下方，切断胸锁乳突肌锁骨头，并将其与颈外静脉一同牵向内上方，这样可以避免损伤下方的颈总动脉和颈内静脉，将肩胛舌骨肌牵向外上方。此时可显露膈神经、锁骨下动脉和前斜角肌（图 6-37C）。

4）将膈神经用橡皮条牵向内侧。适当游离前斜角肌，将血管钳在其下方穿过，横形切断前斜角肌，这样可以避免损伤下方的臂丛和锁骨下动脉。将切断的前斜角肌向上、下翻开，其下方的臂丛和锁骨下动脉得以充分显露（图 6-37D）。

（4）说明

该切口是显露锁骨上的锁骨下动脉和臂丛的首选切口。显露锁骨下动脉和臂丛较清晰，便于手术操作，故常为临床上采用。但这一进路显露锁骨下动脉和臂丛不够充分，操作要细致，层次要分清；在切开皮肤与颈阔肌时要注意颈外静脉的保护。在切断胸锁乳突肌锁骨头时，一定要先将右手示指伸入该肌下方，以免损伤其下方的颈总动脉和颈内静脉。在切断前斜角肌时，需先将膈神经加以保护，再将血管钳在该肌下穿过，然后切断。这样可以避免损伤膈神经、臂丛和锁骨下动脉。

6.7.3　臂丛、锁骨下动脉经锁骨手术进路

（1）适应证

1）锁骨下动脉松解术。

2）锁骨下动脉血栓摘除术。

3）臂丛的神经损伤探查术。

4）臂丛的神经断裂缝合术。

5）膈神经、肋间神经与臂丛的神经缝合术。

（2）麻醉与体位

采用高位持续性硬膜外麻醉或全身麻醉。患者平卧于手术台上，在患侧肩部垫一扁枕。

（3）手术步骤

1）于患侧锁骨上、下做一弯曲切口：自胸锁乳突肌中点，沿其后缘到胸锁关节，再沿锁骨上一指向外侧延长到锁骨中外 1/3 交界处，再于三角肌与胸大肌间隙向远侧延长至腋窝皮肤皱襞，再转向腋窝（图 6-38A）。

2）沿切口线切开皮肤、皮下组织、颈阔肌和筋膜，将皮瓣适当向两侧游离和牵开，显露锁骨上窝的疏松脂肪组织，然后用 0.9％氯化钠注射液湿润的纱布将其推向外侧，显露颈部肌肉、颈外静脉、膈神经、锁骨，以及锁骨下方的胸大肌、三角肌和头静脉（图 6-38B）。

3）先将胸锁乳突肌、颈外静脉、膈神经拉向内侧（必要时可切断颈外静脉），切断肩胛舌骨肌和表面的颈横动、静脉，这时可显露臂丛根部的上干和中干。再小心横行切断前斜角肌，使锁骨下动脉和臂丛根部得以显露。进一步切开锁骨中外 1/3 处的骨膜，锯断锁骨（注意在闭合伤口时要做髓内针固定）。再沿三角肌和胸大肌间隙分开，小心将胸大肌与头

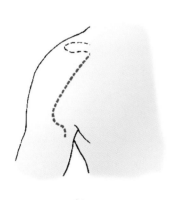

A. 切口

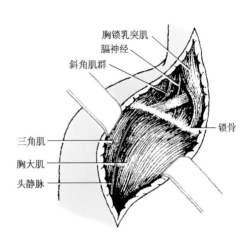

B. 显露颈胸部浅层肌肉等结构

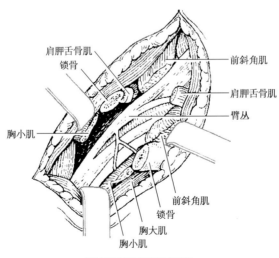

C. 充分显露臂丛和锁骨下动脉

图 6-38 臂丛、锁骨下动脉经锁骨手术进路

静脉牵向内下方，显露出胸大肌深面的疏松脂肪组织和胸前神经，用 0.9％氯化钠注射液润湿的纱布将其推向内侧，显露出胸小肌。后于胸小肌止点下一指横行切断胸小肌，并向内侧翻转，这时臂丛、锁骨下动脉、锁骨下静脉得以充分显露(图 6-38C)。

(4) 说明

用该手术进路手术切断锁骨后，整个锁骨下动脉和臂丛就能充分显露，能顺利完成臂丛的各类手术，特别是近年来所开展的副神经、膈神经，以及肋间神经等与臂丛的吻合术。但该切口进路损伤较大，锁骨切断后术后有较长的愈合过程。

当切断肩胛舌骨肌和颈横动、静脉时，要注意保护颈外静脉和膈神经，以免受损伤。特别是在切断颈横动、静脉时要严格注意结扎止血，以免增加操作难度。在切断前斜角肌和锯断锁骨时要注意保护下方的锁骨下动脉和臂丛。在分开三角肌和胸大肌间隙时亦要小心保护头静脉。在切断胸小肌附着处时要注意下方锁骨下动脉和臂丛。关闭切口时要按层缝合，特别是要做好锁骨的内固定，以保证术后锁骨愈合和防止畸形。

6.7.4 臂丛、腋动脉在锁骨下手术进路

(1) 适应证

1) 腋动脉血栓摘除术。

2) 腋动脉悬吊控制术。

3) 腋动脉松解术。

4) 锁骨下臂丛的神经松解术。

5) 锁骨下臂丛的神经缝合术。

6) 肋间神经与臂丛的神经缝合术。

(2) 麻醉与体位

采用高位持续性硬脊膜外麻醉或全身麻醉。患者平卧于手术台上，头向健侧倾斜，患侧上肢稍外展。

(3) 手术步骤

1) 在锁骨下做一平行切口：从胸锁关节及锁骨下各 2 cm 处开始向外侧与锁骨平行延长至肩锁关节内侧 1 cm(图 6-39A)。

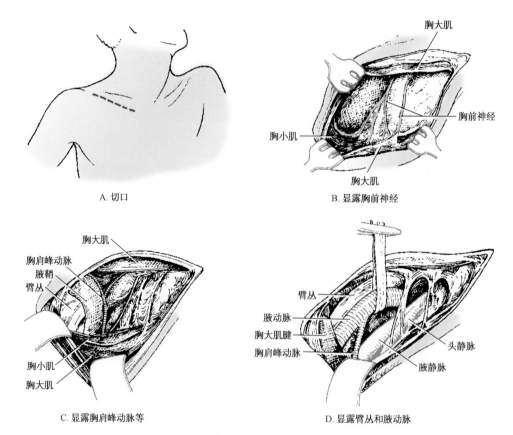

A. 切口

B. 显露胸前神经

C. 显露胸肩峰动脉等

D. 显露臂丛和腋动脉

图 6-39　臂丛、腋动脉在锁骨下手术进路

2）沿切口线切开皮肤、皮下组织和深筋膜，并将皮瓣向上、下游离，显露出胸大肌。距胸大肌外上缘2cm处按肌纤维方向小心将胸大肌分开，并向两侧牵开，显露出胸大肌深面的疏松脂肪组织，即见其近侧垂直跨过手术野的胸前神经(图6-39B)。

3）将疏松脂肪组织用0.9%氯化钠溶液纱布推向内侧，将胸小肌向外下牵开，显露出位于一层很薄筋膜下的臂丛、腋动脉和由腋动脉前方分出的胸肩峰动脉(图6-39C)。

4）将胸肩峰动脉的肩峰支切断结扎，然后谨慎切开臂丛、腋动脉、腋静脉前方的一薄层筋膜，并向上、下游离，使臂丛、腋动脉、腋静脉及其由三角肌、胸大肌间隙进入锁骨下静脉的头静脉得以充分显露(图6-39D)。如需要控制腋动脉，可将腋静脉和头静脉适当向内下牵引，使腋动脉得以充分显露。可用布带或橡皮条将腋动脉悬吊。

（4）说明

该切口进路应用较少，因只能显露高位腋动脉与锁骨下臂丛，而且切口范围不广及影响手术时的操作，适用于需要显露高位腋动脉的手术和做锁骨下臂丛的手术。

手术中要注意在处理胸大肌深面的疏松脂肪组织时，避免损伤胸前神经和胸肩峰动脉。在切开臂丛、腋动脉和腋静脉前方的一层筋膜时不要损伤深面的神经和血管，特别要注意由三角肌和胸大肌间隙上端进入切口深处的腋静脉的头静脉，需将其牵向下方。如牵引有困难，可在该处将其切断并双重结扎，以免出现结扎缘脱落出血。

6.7.5 正中神经、尺神经、肌皮神经、肱动脉臂近段内侧手术进路

（1）适应证

1）肱动脉近侧血栓摘除术。

2）肱动脉近侧损伤修补术。

3）正中神经、尺神经、肌皮神经近侧松懈术。

4）正中神经、尺神经、肌皮神经吻合术。

（2）麻醉与体位

采用高位持续硬膜外麻醉或全身麻醉。患者平卧于手术台上，将患肢外展置于上肢手术台上。

（3）手术步骤

1）于臂近端内侧做一纵行切口：由臂前内侧上中1/3交界处，沿喙肱肌内侧缘向上延长，继沿胸大

肌下缘至腋窝顶部。如需延长切口，可将切口线上下延长(图6-40A)。

2）沿切口切开皮肤、皮下组织，并将皮瓣适当向两侧游离，显露胸大肌下缘和喙肱肌内侧缘(图6-40B)。

3）谨慎沿胸大肌下喙和喙肱肌内侧缘剪开深筋膜，并适当游离，将胸大肌下缘和喙肱肌内侧缘向前外侧牵开可见肌皮神经紧贴喙肱肌的远侧。分离深面的疏松脂肪组织，谨慎剪开肱动脉、正中神经及尺神经周围的一层薄的鞘膜，则肱动脉、正中神经和尺神经得以显露，正中神经在上方，肱静脉、尺神经在下方，紧紧围绕肱动脉(图6-40C)。

4）谨慎将肱动脉、正中神经、肱静脉向前外侧牵开，将尺神经充分游离显露(图6-40D)。

（4）说明

该切口系显露臂近侧肱动脉、正中神经、尺神经和肌皮神经的主要进路。切开皮肤后即能在直视下显露，便于手术时操作，故为临床所常用。

手术前要熟悉腋窝的解剖关系，手术时操作要细心，对所显露的肌皮神经、正中神经、尺神经和肱动脉等都需妥善保护，以免引起损伤。

6.7.6 桡神经臂后方弯曲手术进路

（1）适应证

1）桡神经臂部损伤探查术。

2）桡神经臂部断裂吻合术。

3）桡神经臂部松解术。

（2）麻醉与体位

采用臂丛神经阻滞麻醉或高位持续性硬膜外麻醉。患者平卧于手术台上，将患肢肘关节屈曲置于胸前。

（3）手术步骤

1）于臂后外侧做弯曲切口：自三角肌后缘中上1/3交点开始，沿肱三头肌外侧头内侧缘向下于臂中点斜行向外，在肱桡肌前缘向下至肘关节前横纹上方3cm(图6-41A)。

2）沿切口线切开皮肤、皮下组织和深筋膜，并将皮瓣适当向两侧游离，显露出肱三头肌长头与外侧头、肱桡肌及肱肌，再沿肱三头肌长头与外侧头之间做切口，沿此切口小心切开肌膜，做适当的游离，将肱三头肌外侧头向外侧牵开，肱三头肌长头向内侧牵开，则桡神经近段可以在外侧头深面、桡神经沟内得以显露(图6-41B)。

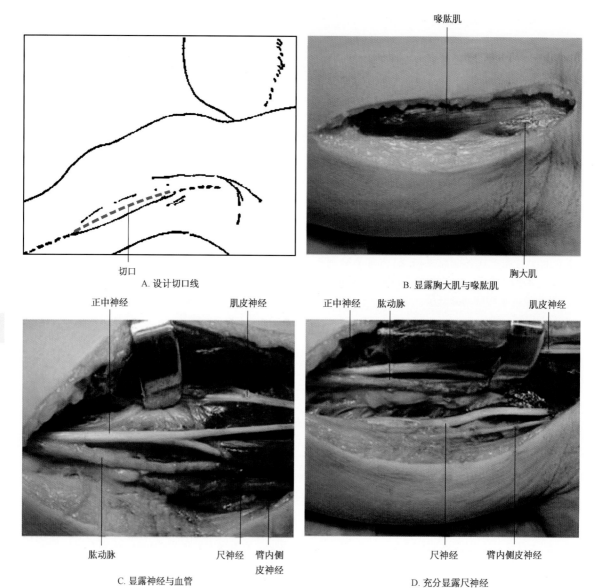

A. 设计切口线

B. 显露胸大肌与喙肱肌

C. 显露神经与血管

D. 充分显露尺神经

图 6-40　正中神经、尺神经、肌皮神经、肱动脉臂近段内侧手术进路

3）去除肱三头肌外侧头的牵引，再沿肱三头肌外侧头的前缘上段继转向肱肌与肱桡肌之间做切口，沿此切口切开肌膜，将肱肌与肱桡肌适当游离，并将肱肌向前方牵开，肱桡肌向后方牵开，显露出近侧桡神经（图 6-41C）。

4）为了使肱三头肌外侧头充分离，便于显露其深面的桡神经，故再于肱三头肌外头的前缘做切口，沿肱三头肌外侧头的前缘切口切开肌膜，向肱三头肌外侧头深面游离，使肱三头肌外侧头深面完全贯通，并将外侧头向外侧牵开，则桡神经可得到充分

显露（图 6-41D）。

（4）说明

该切口可使桡神经主干得到充分显露而又不切断跨越桡神经干上的肱三头肌外侧头，故是较理想的切口。

手术时注意在切开皮肤、皮下组织后，首先要充分显露肱三头肌的长头、外侧头和肱桡肌，并将其清晰解剖，以便分清肱三头肌的长头和外侧头、外侧头与肱桡肌之间的肌间隙，以便通过以上两个肌间隙分别显露出桡神经干的上段与下段。然后，再仔细将肱三头肌外侧的深面做游离贯通，使桡神经干得到充分显露。

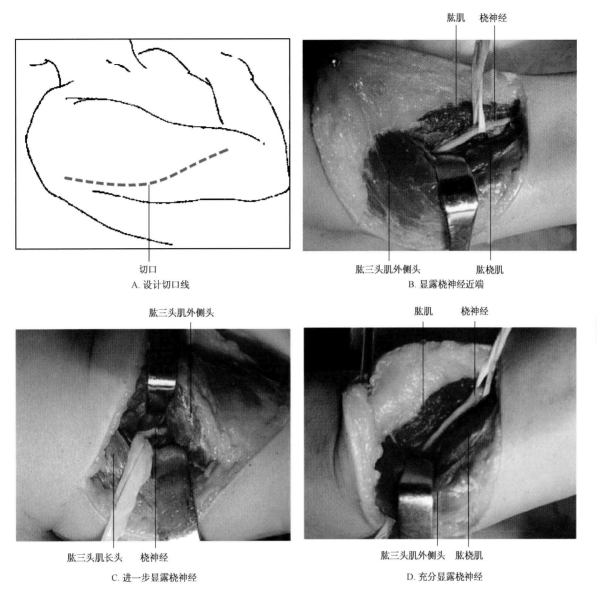

A. 设计切口线

肱肌　桡神经

肱三头肌外侧头　　肱桡肌

B. 显露桡神经近端

肱三头肌外侧头

肱三头肌长头　　桡神经

C. 进一步显露桡神经

肱肌　桡神经

肱三头肌外侧头　肱桡肌

D. 充分显露桡神经

图 6-41　桡神经臂后方弯曲手术进路

6.7.7　正中神经、肱动脉在肘部前方手术进路

（1）适应证

1）肱动脉松解术。

2）肱动脉血栓摘除术。

3）正中神经松解术。

4）正中神经缝合术。

5）肱骨髁上骨折合并肱动脉损伤探查术。

6）肱动脉损伤修复术。

（2）麻醉与体位

采用臂丛神经阻滞麻醉或高位持续性硬膜外麻

醉。患者平卧于手术台上，将患肢置于上肢手术台上。

（3）手术步骤

1）于肘关节前做"S"形切口：自肱二头肌内侧缘，肘关节前横纹上 5 cm 开始，沿肱二头肌内侧缘向下于肘前横纹弧形向外至肱桡肌内侧缘弧形向下 3 cm（图 6-42A）。

2）沿切口线切开皮肤、皮下组织，并将皮瓣适当向两侧游离，切断结扎肘正中静脉，显露出深筋膜（图 6-42B）。

3）按"S"形切口切开深筋膜，显露出深面的肱二头肌和肱二头肌腱膜。再于肱二头肌内侧缘做肱二头肌腱膜切线(图 6-42C)。

4) 沿上述切线切开肱二头肌腱膜,将肱二头肌向外侧牵开,显露出肘前肱动脉、伴行肱静脉和正中神经,再剪开盖于血管、神经周围的一层薄的筋膜,谨慎解剖出肱动脉、肱静脉和正中神经,用橡皮条做悬吊牵引(图 6-42D)。

(4) 说明

该切口是显露肘前方肱动脉和正中神经的常用切口。通过该切口可切断肱二头肌腱膜,从而有效地松解肘前的肱动脉和正中神经,并能充分显露肘前的肱动脉和正中神经,便于在直视下进行手术,故为临床所常用。

手术中做皮肤切口和皮下游离时,首先解剖出肘前的肘正中静脉。在切断结扎肘正中静脉时,切勿损伤头静脉和贵要静脉。在切开深筋膜后,做肱二头肌腱膜切断时,要注意保护深面的血管、神经鞘,以免损伤鞘内的血管和神经。在切开血管、神经鞘时更要小心,以免损伤血管和神经。

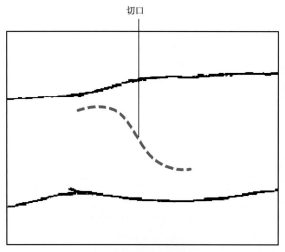

A. 设计切口线

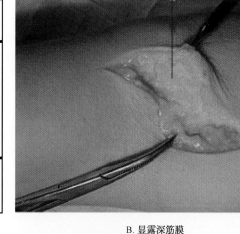

B. 显露深筋膜

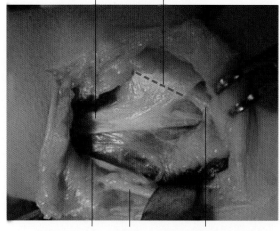

C. 设计肱二头肌腱膜切线

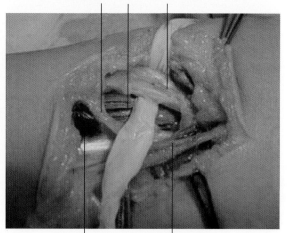

D. 显露神经、血管

图 6-42 正中神经、肱动脉在肘部前方手术进路

6.7.8 正中神经、肱动脉在肘关节和前臂近段前方手术进路

（1）适应证

1）正中神经断裂缝合术。

2）旋前圆肌综合征松解术。

3）骨间掌侧综合征松解术。

4）肱动脉松解术。

5）肱动脉血栓摘除术。

（2）麻醉与体位

采用臂丛神经阻滞麻醉或高位持续性硬膜外麻醉。患者平卧于手术台上，将患肢置于上肢手术台上。

（3）手术步骤

1）于肘关节前方做"S"形切口：自肱二头肌下端内侧肘关节前横纹上 4 cm，沿肱二头肌内侧缘向下经肘前横纹转向外侧到肱桡肌内侧转弯，沿肱桡肌内侧缘向下 8 cm（图 6-43A）。

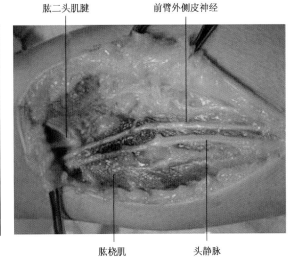

A. 设计切口线

B. 显露皮下血管、神经

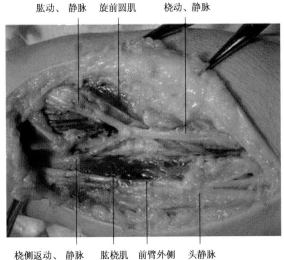

C. 显露肱动、静脉

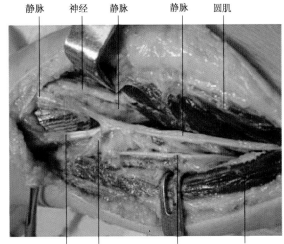

D. 显露有关神经与血管

图 6-43 正中神经、肱动脉在肘关节和前臂近端前方手术近路

2）沿切口线切开皮肤、皮下组织，小心游离皮肤，切断结扎肘正中静脉，勿损伤头静脉与贵要静脉，以及由肌皮神经分出的与头静脉臂下段伴行的前臂外侧皮神经(图6-43B)。

3）切开深筋膜，适当向两侧游离，显出斜形跨于肱动脉前面并附着于旋前圆肌和指总屈肌肌膜上的肱二头肌腱膜，将其切断，将肱二头肌向外侧牵开，后切开覆于神经、血管周围的一层薄的鞘膜，则肱动、静脉得以显露(图6-43C)。

4）沿旋前圆肌桡侧切开肌膜，将旋前圆肌做适当游离，由上向下将正中神经从周围的软组织中解剖出来，并将支配旋前圆肌的分支找出，不要切断。然后，于旋前圆肌外侧缘正中神经穿入处做松解，并将旋前圆肌肱骨头向内侧牵开，再将正中神经给予保护，可见由肱动脉、肱静脉分出的尺动脉和尺静脉位于旋前圆肌深面，走行于指浅屈肌和尺侧腕屈肌之间。如需进一步解剖正中神经，再沿旋前圆肌肱骨头与尺骨头之间做肌膜切开，沿旋前圆肌肱骨头和尺骨头之间的肌膜切口剪开肌膜，并将旋前圆肌尺骨头向外牵开；肱骨头向内侧牵开，则正中神经由旋前圆肌两头之间穿入前臂的指浅屈肌深面主干得以显露。其沿途的分出肌支需加以保护(图6-43D)。

（4）说明

该切口不仅可以充分显露正中神经，而且能显露肱动脉分叉后的桡动脉和尺动脉的近段，是肘前探查正中神经和肱动脉下段及其分叉的较理想的切口。但由于切口显露范围较广，解剖复杂，故仅适用于肱动脉分叉部及分叉后桡动脉和尺动脉近端病变的手术。

注意在做皮瓣游离、切断结扎肘正中静脉时勿损伤头静脉与贵要静脉，以及与头静脉伴行的前臂外侧皮神经。在做肱二头肌腱膜切开时要避免损伤深面的肱动脉；做旋前圆肌外侧缘肌膜切开时注意深面的正中神经，以免引起损伤。特别是在进一步显露正中神经，做旋前圆肌的肱骨头和尺骨头之间的肌膜切开时要特别谨慎，以免损伤深面的正中神经和远侧沿途分支。

6.7.9 尺神经肘关节内侧手术进路

（1）适应证

1）尺神经断裂缝合术。

2）肘管综合征松解术。

3）尺神经自发性麻痹前置术。

（2）麻醉与体位

采用臂丛神经阻滞麻醉或高位持续性硬膜外麻醉。患者平卧于手术台上，将患肢置于上肢手术台上，肘关节轻度屈曲、旋后位。

（3）手术步骤

1）于肘关节后内侧做纵行切口：自肱骨内上髁上方5 cm沿尺神经沟直线向下至肘后下方5 cm(图6-44A)。

2）沿切口线切开皮肤、皮下组织，将皮瓣适当向两侧游离，显露出肱骨内上髁及后下方的尺神经沟(图6-44B)。

3）沿肱骨内上髁向上，谨慎切开沿尺神经沟向上的深筋膜，在内侧肌间隔之后，肱三头肌的纵沟内游离出尺神经，并用橡皮条做悬吊。沿尺神经沟切口谨慎剪开筋膜，显露出位于尺神经沟内的尺神经，并向远侧游离直至尺神经穿入尺侧腕屈肌的肱骨头与尺骨头之间(图6-44C)。注意在游离穿入尺侧腕屈肌两头之间的尺神经时，勿损伤分出的肌支和伴行的尺返动脉，必要时可切断、结扎该动脉。

（4）说明

该切口是显露肘关节后内侧尺神经干的常规进路。其优点是：符合尺神经的解剖位置，探查后如有张力，可同时做尺神经前方移位术。

手术中需注意在尺神经沟内游离尺神经要特别谨慎。因尺神经沟表面筋膜紧贴神经，容易受到损伤或压迫。为了进一步显露穿入尺侧腕屈肌的肱骨头与尺骨头之间的尺神经，注意勿损伤其分出的肌支。在分离尺神经的过程中，必要时可切断结扎与尺神经伴行的尺侧返动脉，但一般情况下这根血管可以保留。术终尺神经回复原位，如有张力，必须移位于肘关节前方。移位后的尺神经用脂肪组织保护。

6.7.10 桡神经肘部前外侧手术进路

（1）适应证

1）桡神经松解术。

2）桡神经吻合术。

（2）麻醉与体位

采用臂丛神经阻滞麻醉或高位持续性硬膜外麻醉。患者平卧于手术台上，将患肢置于上肢手术台上。

（3）手术步骤

1）于肘关节前外侧做一弯曲切口：由肘关节前横纹上5 cm肱二头肌外侧缘开始，沿肱二头肌外侧

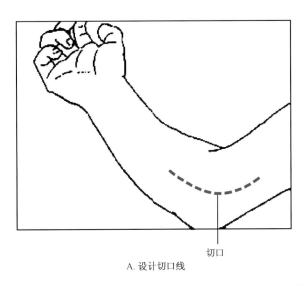

切口

A. 设计切口线

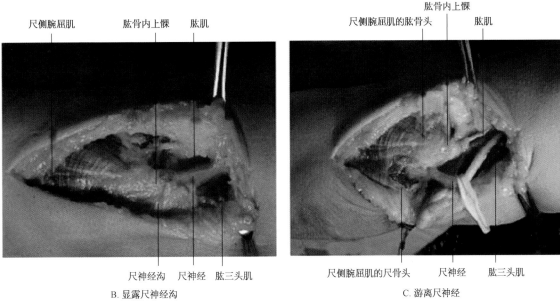

尺侧腕屈肌　　肱骨内上髁　　肱肌

尺神经沟　　尺神经　　肱三头肌

B. 显露尺神经沟

肱骨内上髁

尺侧腕屈肌的肱骨头　　肱肌

尺侧腕屈肌的尺骨头　　尺神经　　肱三头肌

C. 游离尺神经

图 6-44　尺神经肘关节内侧手术进路

6

缘向下,于肘前上方向外做弧形弯曲,后沿肱桡肌内侧缘向下至肘前横纹下 8 cm(图 6-45A)。

2) 沿切口线切开皮肤、皮下组织和深筋膜,并将皮瓣适当向两侧游离,显露出肱桡肌、肱肌、肱二头肌、旋前圆肌及桡动脉等解剖结构,然后再沿肱桡肌内侧缘做肌间隙切线(图 6-45B)。

3) 沿肱桡肌内侧缘肌间隙切线小心切开肌膜,并做适当分离,将肱桡肌向外侧牵开,将肱肌、肱二头肌及旋前圆肌向内侧牵开,此时桡神经及其分支——桡神经浅支和穿入旋后肌的桡神经深支

以及由桡动脉分出的桡侧返动脉在肱二头肌附着于桡骨粗隆平面,从内向外横贯于手术视野(图 6-45C)。

(4) 说明

该切口是显露桡神经干远端及其深支和浅支的手术进路。其优点是能顺利地到达桡神经的部位,显露满意,便于手术。

该手术进路可进一步显露肱骨小头和桡骨小头。手术方法是将桡神经用橡皮条悬吊,牵向外侧,切断并结扎桡动脉的桡侧返动脉和桡动脉肌支,

切口

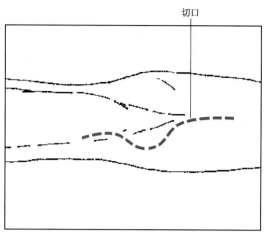

A. 设计切口线

前臂外侧皮神经　肱桡肌内侧缘切线　　肱肌　桡神经浅支　桡神经深支　　旋后肌

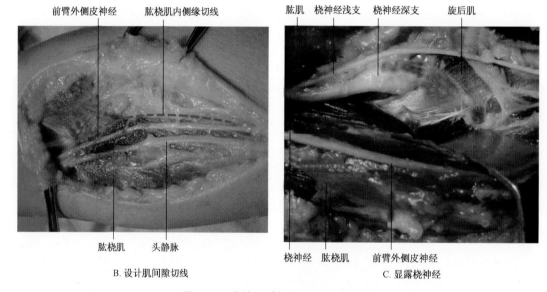

肱桡肌　　头静脉　　　　　　　　　桡神经　肱桡肌　前臂外侧皮神经

B. 设计肌间隙切线　　　　　　　　　　　　　C. 显露桡神经

图 6-45　桡神经肘部前外侧手术进路

显露出肘关节和桡骨近端,切开关节囊与桡骨近端的骨膜,并剥离之,则肱骨小头、桡骨小头、桡骨近端和环状韧带得以显露。

　　手术中注意切口要做适当的弯曲,以免术后在肘关节前形成纵向瘢痕,影响关节弯曲功能。在做皮瓣游离时,注意勿损伤由肱二头肌和肱肌之间穿出的前臂外侧皮神经。在切开深筋膜后,注意勿损伤肘前的桡动脉。切开肱桡肌内侧缘肌间隙肌膜向外侧牵开时,注意勿损伤桡动脉肌支和桡侧返动脉。如需显露肱骨小头及桡骨小头,则必须妥善地切断并结扎桡侧返动脉。

6.7.11　桡神经深支肘后外侧下方手术进路

（1）适应证

1）桡神经深支损伤探查术。

2）桡神经深支断裂缝合术。

3）骨间背侧神经卡压综合征松解术。

（2）麻醉与体位

采用臂丛神经阻滞麻醉或高位持续性硬膜外麻醉。患者平卧于手术台上,将患肢置于上肢手术台上,肘关节稍屈曲、旋前位,并在底下垫一消毒巾。

（3）手术步骤

1）于肘关节后外下方做弯曲切口：由肱骨外上

髁向下,继转向后再沿桡侧腕长、短伸肌后缘向下至前臂中上 1/3 交点(图 6-46A)。

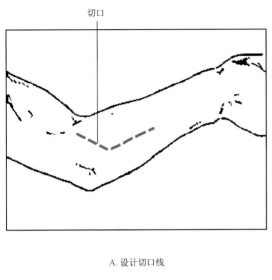

A. 设计切口线

B. 显露旋后肌与桡神经深支

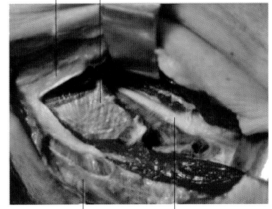

C. 分离旋后肌

D. 充分显露桡神经深支

图 6-46　桡神经深支肘后外侧下方手术进路

6

2）沿切口线切开皮肤、皮下组织,并将皮瓣适当向两侧游离,后于桡侧腕伸肌后缘切开深筋膜,于桡侧腕长、短伸肌与指总伸肌间隙处做切线,将桡侧腕长、短伸肌做充分游离,使其深面与旋后肌分开,并向桡侧牵引,使旋后肌即其上下缘得以充分显露于手术野。谨慎解剖出由旋后肌下缘肌间隙穿出的桡神经深支及其分支(图 6-46B)。

3）于旋后肌下方桡神经深支穿出处,沿切线方向插入一蚊式血管钳于旋后肌肌管(图 6-46C)。

4）谨慎沿桡神经穿入旋后肌的周围做游离,再沿旋后肌肌管,在桡神经深支浅面切断旋后肌,注意保护桡神经深支,则桡神经深支得以充分显露(图 6-46D)。

（4）说明

该切口是一个能较满意地显露桡神经深支的切口,充分利用肌间隙显露桡神经深支,便于手术操作。

手术时注意切口的定位要正确,切开皮肤后必须认清各肌肉组织和肌间隙的关系,这样才能按肌间隙向深部显露。在旋后肌下缘解剖桡神经深支时,注意其分支。在桡神经深支浅面做旋后肌管切开时,必须先游离沿切口方向插入蚊式钳,然后切断,以免损伤桡神经深支。整个手术中要注意保护桡神经深支。

6.7.12　正中神经前臂掌面远侧手术进路

（1）适应证

1）正中神经缝合术。

2）正中神经松解术。

（2）麻醉与体位

采用臂丛神经阻滞麻醉或高位持续性硬膜外麻醉。患者平卧于手术台上,将患肢置于上肢手术台上。

（3）手术步骤

1）于前臂掌面远端腕部做"S"形切口:自前臂掌面中、下1/3处沿掌长肌内侧做"S"形切开线于腕部止（图6-47A）。

2）沿切口线切开皮肤、皮下组织,并将皮瓣适当游离,显露掌长肌（图6-47B）。

3）将前臂掌面远端皮瓣向两侧游离,显露腕前臂远侧的神经和屈肌腱,将正中神经适当游离,用橡皮条保护,使其充分显露（图6-47C）。

（4）说明

该切口系显露前臂掌面中、下1/3肌腱,神经,血管的一个较广泛的手术进路。其优点是按"S"形的切口能顺利到达所需显露的组织,显露全面、清晰,因此有利于手术的操作。对一般诊断明确的单纯性前臂掌面中下1/3处正中神经或肌腱损伤的修复,尽可能用该切口。

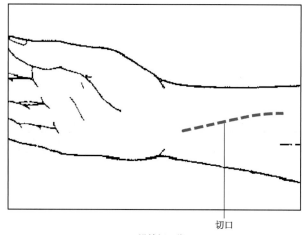

A. 设计切口线

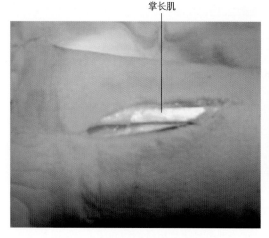

B. 显露掌长肌

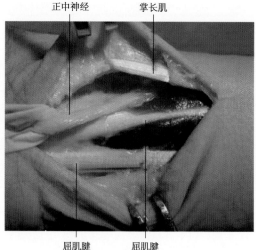

C. 显露正中神经

图6-47　正中神经前臂掌面远侧手术进路

手术中需注意皮肤切口的定位;要注意勿损伤深部的正中神经,不能将正中神经与屈肌腱混淆。

6.7.13 桡动脉前臂远段掌侧手术进路

(1) 适应证

1) 桡动脉损伤的吻合或结扎术。

2) 手掌部缺损游离皮瓣移植与桡动脉吻合术。

(2) 麻醉与体位

采用臂丛神经阻滞麻醉或高位持续性硬膜外麻醉。患者平卧于手术台上,将患肢置于上肢手术台上。

(3) 手术步骤

1) 在前臂中下段掌面桡侧做一纵行切口:由桡骨茎突前方沿肱桡肌腱与桡侧腕屈肌之间,直线向上至前臂中点稍上方(图 6-48A)。

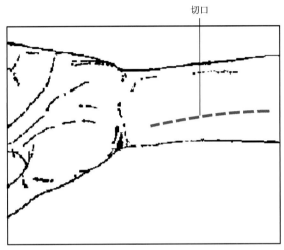

A. 设计切口线

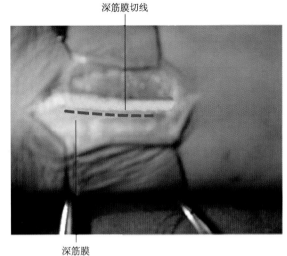

B. 设计深筋膜切线

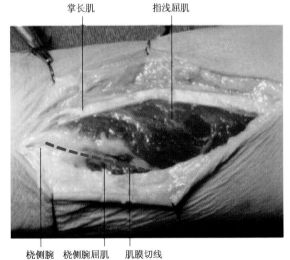

C. 设计肌膜切线

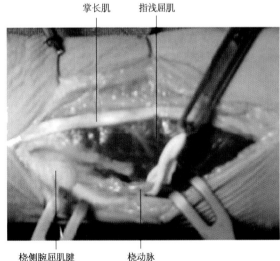

D. 显露桡动脉

图 6-48 桡动脉前臂远段掌侧手术进路

2)沿切口线切开皮肤、皮下组织,并将皮瓣适当向两侧游离,再沿切口的方向做深筋膜的切线(图6-48B)。

3)沿深筋膜切线切开深筋膜,注意避免损伤桡动脉。显露出肱桡肌腱与桡侧腕屈肌,再沿切口的方向做肌膜的切线(图6-48C)。

4)切开肌膜后将肱桡肌与桡侧腕屈肌向两侧牵开,则桡动脉得以显露,用橡皮条保护(图6-48D)。

(4)说明

该切口是显露前臂桡动脉的常用进路,可在不损伤其周围组织的情况下,顺利地通过肌间隙显露出桡动脉。由于显露满意,故有利于手术进行。

手术中注意在切开前臂深筋膜时,勿损伤深部

的桡动脉。

6.7.14 尺神经前臂掌侧手术进路

(1)适应证

1)尺神经松解术。

2)尺神经缝合术。

(2)麻醉与体位

采用臂丛神经阻滞麻醉或高位持续性硬膜外麻醉。患者平卧于手术台上,将患肢置于上肢手术台上。

(3)手术步骤

1)于前臂掌面内侧做一纵行切口:自肘关节前横纹,沿尺侧腕屈肌外缘直线向下,至腕上方(图6-49A)。

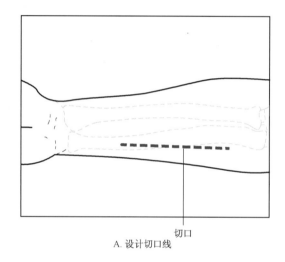

A. 设计切口线

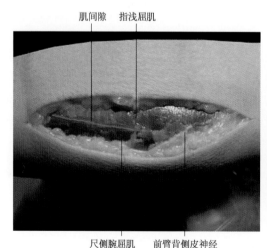

B. 切开皮下组织

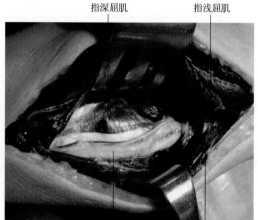

C. 显露尺神经

图6-49 尺神经前臂掌侧手术进路

2）沿切口线切开皮肤、皮下组织，并将皮瓣适当向两侧游离，显露出尺侧腕屈肌和指浅屈肌的深筋膜（图6-49B）。

3）沿尺侧腕屈肌桡侧缘深筋膜做切线，剪开筋膜，并做适当游离，显露出尺侧腕屈肌和指浅屈肌。然后沿指浅屈肌与尺侧腕屈肌之间隙做切口，沿指浅屈肌与尺侧腕屈肌的间隙，谨慎将该两肌分开，并将指浅屈肌向外侧牵开，将尺侧腕屈肌向内侧牵开，则尺神经显露在指深屈肌的浅面。剪开神经表面的一层筋膜，则尺神经得以充分显露（图6-49C）。在游离尺神经时，勿损伤其肌支和背侧皮支和前臂中下段伴行的尺动脉。

（4）说明

该切口能顺利地显露前臂的尺神经，并不损伤其周围的血管和肌肉，而且显露较满意，便于手术操作，故为尺神经前臂常用的手术进路。

手术中需谨慎地切开筋膜，分开尺侧腕屈肌与指屈浅肌间隙时，注意保护深面的尺神经和前臂中、下段伴行的尺动脉，特别是切开尺神经表面筋膜游离尺神经时，避免损伤尺神经的肌支和背侧皮支。

6.7.15　拇长屈肌腱经前臂远侧、手掌手术进路

（1）适应证

1）拇长屈肌腱裂伤修复术。

2）肌腱移植重建拇长屈肌功能。

（2）麻醉与体位

采用臂丛神经阻滞麻醉或高位持续性硬膜外麻醉。患者平卧于手术台上，将患肢置于上肢手术台上。

（3）手术步骤

1）于手掌鱼际纹近皮纹处的桡侧做弧形切口：于前臂桡侧腕屈肌腱与肱桡肌腱之间，自腕前横纹开始向近侧延伸到前臂远侧1/3处做切口（图6-50A）。

2）沿掌部切口线切开皮肤、皮下组织，经过适当游离后，沿切口方向切开掌腱膜并牵向桡侧，显露掌浅弓、正中神经鱼际支，以及拇收肌和蚓状肌。继而沿前臂切口线切开皮肤和皮下组织，经适当游离，在蚊式血管钳保护下，沿切口方向切开前臂深筋膜，并向两侧牵开，显露出桡侧腕屈肌腱、桡动脉和肱桡肌腱（图6-50B）。

3）将掌浅弓牵向尺侧（必要时切断），保护

好正中神经的鱼际支，并将其牵向桡侧，则可显露拇长屈肌腱在掌部的部分。继而将前臂切口内的桡侧腕屈肌腱和指浅屈肌牵向尺侧，肱桡肌腱和桡动脉牵向桡侧，则位于指深屈肌外侧、旋前方肌浅面的拇长屈肌得以显露（图6-50C）。将此肌做适当牵动即可看到位于鱼际深面的拇长屈肌腱的移动。

（4）说明

该切口进路是显露拇长屈肌腱的唯一手术进路。手掌切口必须沿鱼际桡侧做切开，而前臂切口在腕前横纹处要适当地向尺侧弯曲。必须切开腕管，以免引起术后腕管并发症。

手术中严格掌握切口的定位。切口桡侧的掌腱膜可以切除，以免术后发生挛缩。深面的掌浅弓可以切断，但正中神经的鱼际支必须严格保护。避免损伤鱼际深面的拇长屈肌腱。有时可能因远侧外伤，拇长屈肌腱断裂后回缩到前臂，牵开鱼际部肌肉仍看不到它时，可在前臂切口寻找拇长屈肌。如因陈旧性肌腱断裂挛缩，不能移位远侧，则可做肌腱移植术。

6.7.16　尺神经、尺动脉腕部和手掌手术进路

（1）适应证

1）尺神经腕部卡压综合征松解术。

2）尺神经远侧断裂缝合术。

3）尺动脉损伤结扎或缝合术。

（2）麻醉与体位

采用臂丛神经阻滞麻醉或高位持续性硬膜外麻醉。患者平卧于手术台上，将患肢置于上肢手术台上。

（3）手术步骤

1）于前臂掌面远端、腕部、手掌做一尺侧弯曲切口：自前臂掌面远端尺侧腕屈肌的桡侧缘直线向下于腕前横纹转向掌长肌，于掌长肌尺侧缘转向手掌，沿小鱼际肌斜纹至近侧掌横纹（图6-51A）。

2）沿切口线切开皮肤、皮下组织，并将皮瓣适当向两侧游离，则腕掌侧韧带及掌短肌得以显露。沿切口方向切开掌筋膜，则掌部的尺动脉、尺神经的深支得以显露（图6-51B）。

3）于尺侧腕屈肌腱的桡侧缘切开深筋膜，在豆状骨平面掌长肌尺侧切断腕掌侧韧带及掌短肌，则掌短肌深面的尺动脉、尺神经得以显露。再沿尺侧腕屈肌腱的外侧缘切开尺动脉和尺神经的鞘膜，

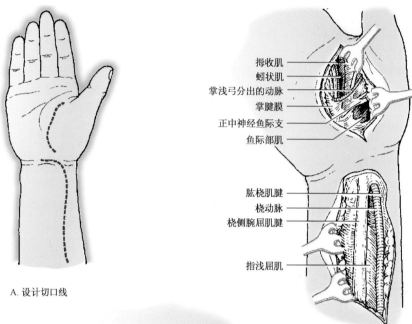

A. 设计切口线

B. 初步显露

拇收肌
蚓状肌
掌浅弓分出的动脉
掌腱膜
正中神经鱼际支
鱼际部肌

肱桡肌腱
桡动脉
桡侧腕屈肌腱

指浅屈肌

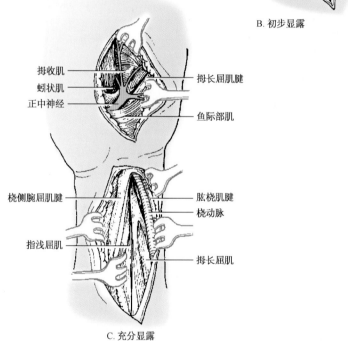

拇收肌
蚓状肌
正中神经

拇长屈肌腱
鱼际部肌

桡侧腕屈肌腱

肱桡肌腱
桡动脉

指浅屈肌

拇长屈肌

C. 充分显露

图 6-50　拇长屈肌腱经前臂远侧、手掌手术进路

并将尺侧腕屈肌腱向尺侧牵开,将掌侧韧带向桡侧牵开,则尺动脉、尺神经及其远端的分支得以充分显露(图 6-51C)。

(4) 说明

该切口系显露手腕与手掌尺神经的一个常用进路。切口既符合皮纹,又符合关节部位采用"S"形切口的原则,而且能较顺利地显露尺神经和尺动脉,又不损伤周围的组织。

手术中首先注意切口的定位,在切开深筋膜、腕掌侧韧带及掌短肌时,要注意深部尺神经和尺动脉,特别是在切开尺动脉和尺神经鞘膜时,切勿损伤深部的尺神经和尺动脉。

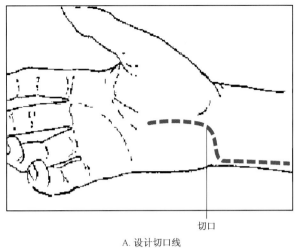

A. 设计切口线

掌筋膜　　腕掌侧韧带

腕横韧带　　尺动脉

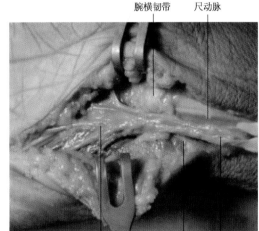

尺动脉、尺神经深支　掌短肌

B. 显露尺动脉、尺神经深支

尺动脉、尺神经深支　尺神经鞘膜　尺神经

C. 充分显露神经、血管

图 6-51　尺神经、尺动脉腕部和手掌手术进路

6

6.7.17　前臂掌面远端、腕部、手掌神经、血管、肌腱手术进路

（1）适应证

1）神经缝合术。

2）神经松解术。

3）动脉损伤吻合或结扎术。

4）指屈肌腱损伤的修复术。

（2）麻醉与体位

采用臂丛神经阻滞麻醉或高位持续性硬膜外麻醉。患者平卧于手术台上,将患肢置于上肢手术台上。

（3）手术步骤

1）于前臂掌面远端腕部及手掌做"S"形切口:

自前臂掌面中下 1/3 处沿掌长肌内侧做弧形切口,于腕部尺侧转向桡侧,后沿小鱼际斜纹继沿近侧掌横纹至第 2 掌骨头桡侧止(图 6-52A)。

2）沿切口线切开皮肤、皮下组织,并将皮瓣适当游离,显露掌长肌腱及掌筋膜(图 6-52B)。

3）将掌面皮瓣向两侧游离,切除掌筋膜,显露正中神经的外侧股(图 6-52C)。

4）将前臂掌面远端皮瓣向两侧游离,显露腕部和前臂尺侧的神经和屈肌腱,将正中神经用橡皮条向伤口外牵开(图 6-52D)。

5）将腕部皮瓣向两侧游离,切开腕掌侧韧带、腕横韧带,并向两侧牵开,则位于深面腕管内的正中神经、屈肌腱,以及尺侧腕屈肌腱桡侧深面的尺神经、尺动脉得以显露(图 6-52E、F)。先用橡皮条保

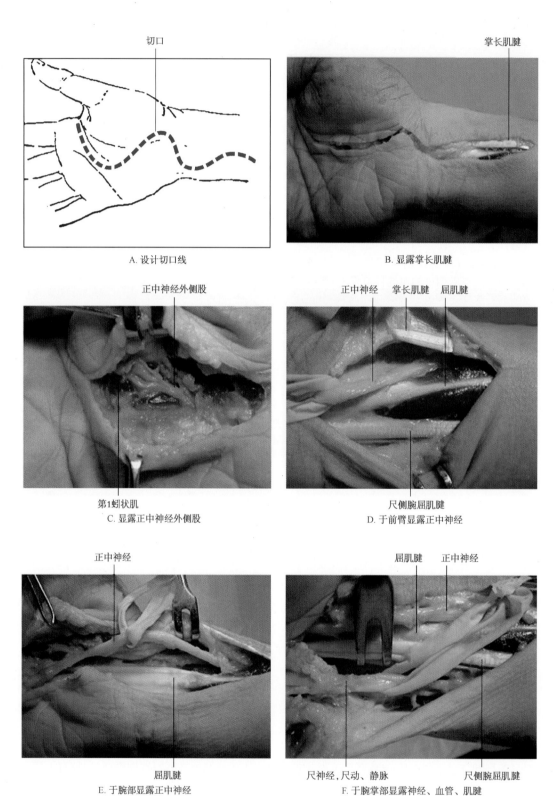

A. 设计切口线

B. 显露掌长肌腱

C. 显露正中神经外侧股

D. 于前臂显露正中神经

E. 于腕部显露正中神经

F. 于腕掌部显露神经、血管、肌腱

图 6-52　前臂掌面远端、腕部、手掌神经、血管、肌腱手术进路

护正中神经,再用橡皮条保护尺神经、尺动脉。如需显露掌面尺侧的尺动脉及其相继的掌浅弓、尺神经及其分支,沿着尺神经、尺动脉精细解剖尺神经、尺动脉及其分支,深支及浅支得以初步显露,以及手掌正中神经的内侧股及其分支,即第2、3指掌侧总神经和第2～5指屈肌腱亦得到显露。

(4)说明

该切口系显露手腕、手掌的肌腱、神经、血管的一个较广泛的手术进路。其优点是:皮肤的切线完全按照手掌、手腕的皮纹,而且还符合一个在关节部位采用"S"形的切口原则,并能顺利到达所需显露的组织。由于切口较广泛,显露全面、清晰,因此有利于手术的操作。无论是肌腱的移植、血管、神经或肌腱的吻合都能顺利进行。但由于切口广泛,暴露组织较多,故对一般诊断明确的单纯性血管、神经或肌腱损伤的修复,尽量少用该切口,避免由于暴露过多组织而引起并发症。但是,对于手掌、手腕部的复杂性损伤,多仍以该切口为宜。

手术中需注意皮肤切口的定位。在做手掌部皮肤游离时避免损伤掌筋膜深面的血管(掌浅弓)与神经(尺神经分支和正中神经的分支)。在切开腕横韧带、腕掌侧韧带与深筋膜时,要注意避免损伤深部的正中神经。在做手掌神经、血管和肌腱探查时,避免

损伤手掌的神经分支。注意不能将正中神经与屈肌腱混淆。

(侍　德)

主要参考文献

[1] 王桂生.骨科手术学[M].北京:人民卫生出版社,1982.

[2] 王澍寰.手外科学[M].北京:人民卫生出版社,1978.

[3] 朱盛修.现代骨科手术学[M].北京:科学出版社,1997.

[4] 沈阳医学院.实用手术学[M].沈阳:辽宁人民出版社,1975.

[5] 侍德.矫形外科手术进路图解[M].2版.上海:上海科学技术出版社,1996.

[6] Bank SW, Laufman H. An atlas of surgical exposures of extremities[M]. Philadelphia: Saunders, 1953.

[7] Boye, JH. Bunnells surgery of the hand[M]. 5th eds. Philadelphia: Lippin-Coth Company, 1970.

[8] Bruner JM. The Zag-Zag volar-digital incision for flexor-tendon surgery[J]. Plast Reconstr Surg, 1967, 40:573

[9] Burnham, Preston J. A new incision for amputation of the index finger and its metacarpal[J]. Am J Surg, 1959, 97:331.

[10] Crenshaw AH. Campbell's operative othopaeclics[M]. 7th eds. St. Louis: CV mosby Company, 1987.

[11] Schneoder LH. Flexor tendon injuries[M]. Boston: Little, Brown and Company, 1985.

6

7 手功能康复

7.1 概述

康复(rehabilitation)是指综合、协调地应用医学、社会、教育和职业的措施,对患者进行训练和再训练,使患者的活动能力达到最高水平,从而能重返社会、提高生活质量。以促进患者功能恢复为目的的医学分支称康复医学(rehabilitation medicine)。康复医学的对象不仅包括残疾人、老年人、慢性病患者,而且还包括急性期和恢复早期的患者。目前,WHO已将医学分为保健医学(health medicine)、预防医学(preventive medicine)、治疗医学(curative medicine)和康复医学(rehabilitation medicine)4个领域。康复医学的发展,特别是近年来早期康复和专科康复的发展,使得康复医学和治疗医学的关系更加密切。

疾病和外伤会引起机体的功能损害。根据对患者影响程度的不同,可将功能损害分为3个层次:①某些系统或器官的功能损害,称为残损

(impairment);②残损引起独立生活能力受损,称为残疾(disability);③残损或残疾使患者不能正常地参与社会生活,妨碍其承担社会义务及享受社会权利,称为残障(handicap)。

残疾是由于各种原因造成的躯体、身心、精神和社会适应等方面的功能缺陷,这种缺陷必须是经过充分合理的临床治疗后仍然无法克服,并将长期、持续或永久存在的。所以,对于各类残疾情况,重在预防。残疾的预防分为三级预防:一级预防是指做好疾病或外伤预防;二级预防是指在疾病或外伤发生后做好临床治疗及早期康复治疗,防止遗留功能障碍,做到病而不残,伤而不残;三级预防是指对于已形成某些不可复原的功能障碍,如截肢、神经瘫痪等,通过康复治疗,使患者尽量做到生活自理或恢复一定的工作能力,做到残而不废。由此可见,预防、临床治疗与康复是针对残疾的3条防线,互相联系,不可缺少。

如果从患者恢复的完整性来看,临床治疗与康复治疗关系更为密切。临床治疗的目的不仅在于保

存生命,还在于恢复功能,临床治疗为功能恢复创造了必要条件与可能,康复治疗则把此可能性尽量充分地转化为现实,两者密切结合,可使总体医疗质量提高到新的水平。

不同时期的康复治疗也有预防作用。早期康复治疗可防止长时间卧床引起的肺炎、静脉血栓形成、压疮等并发症,防止骨质疏松、肌肉萎缩、关节挛缩等失用性改变。

当前,在很多疾病的治疗过程中,常把临床医疗和康复医疗密切配合及同时进行,既往机械地把伤病过程按时间划分为治疗期与康复期的做法已过时。实施时,可根据具体条件,在专门的康复中心或综合医院的康复科内由康复专业医务人员进行。如有其他科室患者需要进行康复治疗,也可由各科病房内具有康复治疗资质的医务人员开展康复医疗或者由康复医师会诊后,由康复科医务人员到各科病房开展康复治疗。因此,各科临床医师关心康复医学,了解康复医疗的原理和基本方法很有必要。

康复医学的目的不是治愈疾病,而是最大限度地恢复功能,其主要内容包括:①身体或生理功能的恢复;②心理或精神康复,即消除对伤病的异常心理反应,进而恢复平衡、稳定的心理状态;③职业康复,是指恢复适当的工作能力;④社会康复,即恢复参与社会活动的能力。

肘、前臂和手外伤康复的目的是最大限度地恢复因术后制动、损伤或疾病所致肘、前臂和手的功能障碍。肘、前臂和手外伤后,常见的功能障碍主要有运动障碍、感觉障碍、心理障碍、日常生活活动能力降低、职业能力和社会活动能力下降等。一般而言,肘、前臂和手功能恢复是由一个小组共同完成的。在这个小组中有手外科手术医师、康复科康复医师、物理治疗师、作业治疗师、心理治疗师和职业顾问等。因此,组员之间的良好协作是患者顺利康复的重要保障。

近年来,肘、前臂和手部外伤的即时及后期治疗发展迅速,我国的学者对此做出了重大贡献,提出了不少新的手术方法,使得我国的手外科技术闻名于世。但是,精湛的手术也仅为肘、前臂和手功能的恢复创造了必要条件与可能,术后的系统康复医疗使可能转变为现实,使手术达到最佳预期目的。手外伤后应及时而积极地进行处理,并进行术后手部康复功能训练,促进手部功能的尽快恢复,否则将造成残废。故必须像重视手术一样重视术后的康复医疗。

7.2 肘、前臂和手外伤的功能检查与评定

7.2.1 功能检查与评定的意义

康复治疗是针对功能损害的治疗,功能检查与评定常需在康复治疗开始前、过程中及结束时反复进行,进而设计出正确的康复目标,制订出行之有效的康复计划,采用切实可行的康复手段,以达到预期的康复效果。另外,通过量化的评定,不断地修订康复计划和评价康复疗效,为下一步的康复治疗提供依据,最后再为患者回归社会作出客观的评价。所以,康复功能评定已成为康复医疗工作中的重要内容,其作用和意义如下。

1)查明功能障碍的性质、范围和严重程度,据以制订康复治疗方案,明确康复治疗目标,选择康复治疗方法。

2)通过定时复查了解功能进步情况,评价前期康复疗效,并据以修改先前的康复治疗方案,如功能恢复不佳,则研究其原因,重新制订治疗方案及改进治疗方法。如果患者的功能没有恢复,则考虑是否结束康复疗程,或需做进一步的手术治疗。

3)比较治疗方案的优劣:患者的情况千差万别,需要我们不断探索行之有效的治疗方法。为了比较治疗方案的优劣和疗效的差别,必须要有统一的标准来衡量。

4)判断患者预后状况:通过对患者功能障碍的全面评价,了解其今后的转归,可给患者和家属以心理准备,也为进一步制订社区康复治疗计划提供客观依据。

5)出院前检查:确定出院后继续功能训练及其他的治疗方案。

6)康复治疗结束时检查:评价总的康复疗效和遗留功能损害程度,提出巩固康复疗效的功能训练方案;评价恢复职业工作能力,为就业咨询提供依据。

7.2.2 功能检查与评定的内容

功能评定是根据功能检查的结果进行,分为器官水平的评定与整体水平的评定。前者评定上肢的基本运动功能,包括肿胀、疼痛、关节活动度、肌力、运动的协调性与稳定性及感觉功能的评定;后者主要评定能否生活自理或依赖他人辅助的程度。

（1）单个手指或关节肿胀的评定方法

使用标准周径尺（软皮尺）测量周径，在治疗前后，尤其在应用热疗或矫形器后，要评定肿胀情况。通常要注意患手是否有肿胀，并客观记录测量结果，以便医师和治疗师明确治疗效果。

（2）疼痛的评定

可采用视觉模拟评分法（visual analogue scale，VAS）来评定疼痛的程度，国内临床上通常采用中华医学会疼痛学会监制的 VAS 卡，在该卡中心刻有数字的 10cm 长线上有可滑动的游标，两端分别表示"无痛"（0分）和"最剧烈的疼痛"（10分）。患者面对无刻度的一面，将游标放在当时最能代表疼痛程度的部位。检查者面对有刻度的一面，并记录疼痛程度。VAS 无痛 |—|—|—|—|—|—|—|—|—|—| 最剧烈的痛。

（3）关节活动度检查

关节活动度（range of motion，ROM）检查是最基本的肢体功能检查项目，是康复功能评定的重要内容之一。关节活动度可以分为主动关节活动度和被动关节活动度，前者靠肌肉的主动收缩产生；后者靠外力作用产生。本文主要讲述主动关节活动度的评定。

1）关节活动度检查的主要目的：发现关节活动度范围受限的程度；根据整体的临床表现，分析可能的原因；为制订康复治疗方案提供参考；作为治疗效果评价的手段。

2）关节活动度检查的工具：评定上肢关节活动度的角度计很多，腕以上大关节通常采用通用量角器（图7-1）测量，其结构是由一个半圆规或者全圆规量角器连接1条固定直尺及1条可以旋转的直尺构成。量角器的两个臂分别称为固定臂和移动臂。另外，也可用复旦大学附属华山医院康复医学科范振华设计的方盘量角器进行检查，较传统量角器检查法更为方便、准确及合理。方盘量角器由一边长12cm、厚2cm 的正方形木盘加指针及垂直把手构成（图7-2）。

3）肘、手部关节 ROM 检查内容：

A. 肘关节正常活动范围：屈曲 0°～150°，伸展 0°，过伸 0°～10°（图7-3）。

B. 前臂正常活动范围：旋前 0°～90°，旋后 0°～90°（图7-4）。测量腕关节的背伸和掌屈时，全圆形角度计应放在桡侧（图7-5）。

C. 腕关节正常活动范围：腕掌屈 0°～90°，腕背伸 0°～70°；桡侧偏 0°～25°，尺侧偏 0°～55°（图7-6）。

手部小关节的屈伸活动度可用手指量角器测量；拇外展幅度可用两脚规和直尺测量，以拇指指骨间关节横纹尺侧端与掌纹桡侧端之间的距离为代表（图7-7）。

拇指对指功能评定以对指时拇指指尖能够接触的手指为评定标的，能与示指、中指、环指、小指各指相触时分别评为 1、2、3、4 分（图7-8），能与小指掌指关节掌面接触时为 5 分，不能与示指接触时为 0 分。可测量拇、示指指腹间最短距离作为补充记录。注意拇指是否外展、旋转，以指腹与其他手指相对，避免以拇内收、屈曲替代对指。

指屈、伸肌腱活动度受限时，宜加做指屈、伸总活动度测量（图7-9）。

关节活动度检查前应向患者耐心解释检查的方法和目的，同一患者应由专人测量，每次测量应取相同的体位，应在功能训练前进行，同时做到双侧肢体的对比。邻近关节处于不同姿势位时，测试结果可有差异，以最大活动度为准。

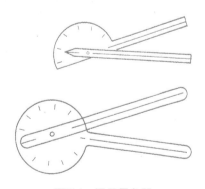

图7-1　通用量角器

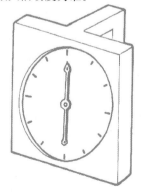

图7-2　方盘量角器

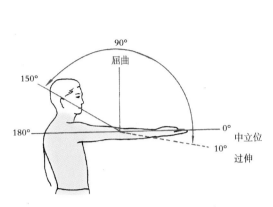

图 7-3　肘关节屈曲、伸展 ROM 测量

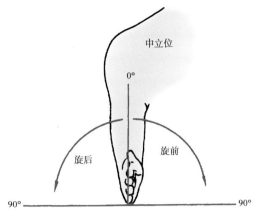

图 7-4　前臂旋前、旋后 ROM 测量

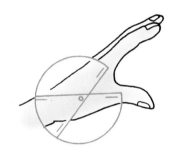

图 7-5　腕关节背伸和掌屈 ROM 测量时
　　　　量角器放置的位置

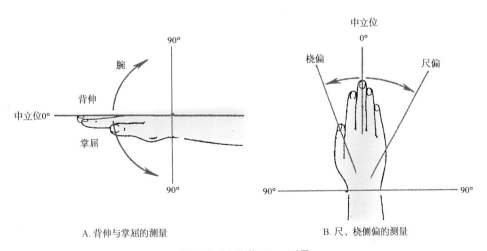

A. 背伸与掌屈的测量　　　　　　　　　B. 尺、桡侧偏的测量

图 7-6　腕关节 ROM 测量

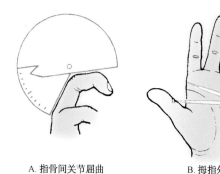

A. 指骨间关节屈曲　　　　B. 拇指外展

图 7-7　手指 ROM 测量

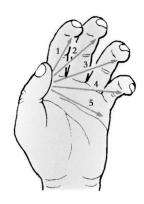

图 7-8　拇指对指功能评定（数字为相应的评分）

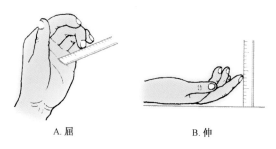

A. 屈　　　　　　　　　　B. 伸

图 7-9　指屈、伸总 ROM 测量

4）关节活动范围的记录方法：为了准确记录关节活动范围与功能的关系，建议采用如下关节活动范围表示法，它能反映关节在不同位置的活动范围。现以腕关节为例。

A. 腕关节僵直无活动，记作：0°～0°～0°（图 7-10）。

B. 腕关节背伸 60°，掌屈 45°，记作：60°～0°～45°（图 7-11）。

C. 腕关节背伸不能，并且掌屈范围也受限制，仅能在掌屈 20°～50°范围内活动，活动范围仅 30°，记作：0°～20°～50°（图 7-12）。

D. 腕关节僵硬在背伸位 35°不能活动，记作：35°～0°（图 7-13）。

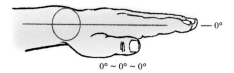

图 7-10　腕关节中立位记录方法

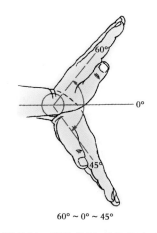

图 7-11　腕关节屈、伸记录方法

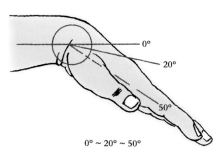

图 7-12　腕关节功能受限记录方法

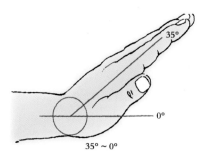

图 7-13　腕关节伸位僵直记录方法

（4）肌力检查

上肢损伤愈合后，大多数患者需要进行强制性制动，因而在开始进行康复治疗前，常需要进行肌力检查。肌力检查也是最基本的肢体功能评价项目，通常有以下几种常用方法。

1）徒手肌力测试（manual muscle testing, MMT）：由 Lovett 于 1969 年提出，又称 Lovett 肌力分级法，常用于患者肌腱转移或其他重建手术时肌力精确评定。具体方法是使受测肌肉在一定姿势下做最大收缩，使关节远端肢体在垂直面上自下向上运动，同时由测试者用手法施加阻力或助力，观察其完成动作的能力。不能完成垂直面上抗重力的运动时，也可改变体位，将肢体旋转90°，令做水平面上的运动。肌力分级标准如表7-1所示。

表 7-1　MMT 肌力分级标准

分　级	标　准	相当正常肌力（%）
0	无可测知的肌肉收缩	0
1	仅有轻微收缩，不能引起关节运动	5～20
2	消除重力作用时能做大幅度关节运动	20～30
3	能抗重力做全幅度运动，不能抗外加阻力	40～50
4	能抗重力及一定的外加阻力运动	60～90
5	能抗充分的阻力进行运动	100

上肢各肌肉手法测试操作方法如图 7-14～7-16 所示。

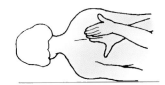

A. 肩胛骨内收：斜方肌（反映C₃、C₄功能，后同），大、小菱形肌（C₅）

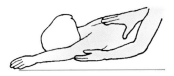

B. 肩胛内收下压：斜方肌下部（C₂～C₄）

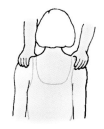

C. 耸肩：斜方肌上部（C₂～C₄），肩胛提肌（C₃～C₅）

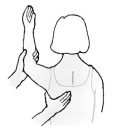

D. 肩外展、外旋：前锯肌（C₅～C₇）

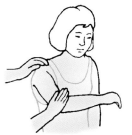

E. 肩前屈：三角肌前部（C₅、C₆）、喙肱肌（C₇）

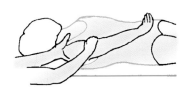

F. 肩后伸：背阔肌（C₆～C₈）、大圆肌（C₆）、三角肌（C₅）

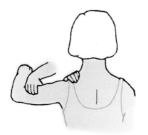

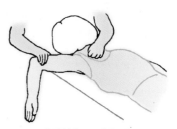

G. 肩外展：三角肌（C₅）、冈上肌（C₅）　　　　H. 肩后平伸：三角肌后部（C₅）

图 7-14　上肢肌肉力量测试方法（一）

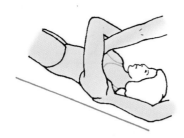

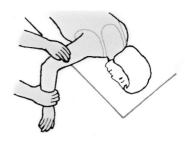

A. 肩前平屈：胸大肌（C₅~C₇）　　　　B. 肩外旋：冈下肌（C₅）、小圆肌（C₅）

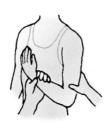

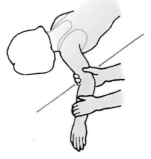

C. 肘屈：肱二头肌（C₅、C₆）、肱桡肌（C₅、C₆）　　　　D. 肘伸：肱三头肌（C₆~C₈）、肘肌（C₇、C₈）

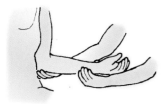

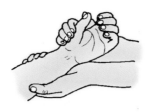

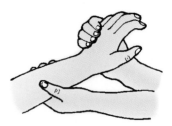

E. 前臂旋后：肱二头肌（C₅、C₆）、　　F. 腕屈：尺侧腕屈肌（C₈）、桡侧　　G. 腕伸：尺侧腕伸肌（C₇），桡侧腕长、
　　旋后肌（C₅）；前臂旋前：旋前　　　腕屈肌（C₆）　　　　　　　　短伸肌（C₆、C₇）
　　圆肌（C₆），旋前方肌（C₈、T₁）

图 7-15　上肢肌肉力量测试方法（二）

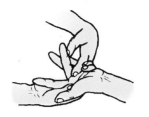

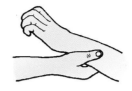

A. 掌指屈：蚓状肌（$C_7 \sim T_1$）、骨间肌（C_8）　　　B. 掌指伸：指总伸肌（C_6），示指、小指伸肌（C_7）

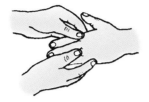

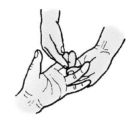

C. 掌指内收：掌侧骨间肌（$C_8 \sim T_1$）　　　　　D. 近侧指间屈：指浅屈肌（$C_7 \sim T_1$）

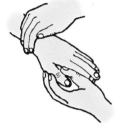

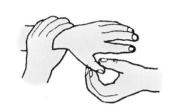

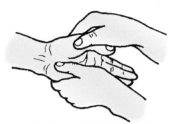

E. 拇内收：拇内收肌（C_8）　　　F. 拇掌指屈：拇短屈肌（C_6、C_7）　　　G. 拇对掌：拇对掌肌（$C_6 \sim T_1$）

图 7-16　上肢肌肉力量测试方法（三）

手法测试应用方便，适用于全身各肌群，可对完全瘫痪至正常肌力的肌肉测试，故应用广泛。其缺点是分级较粗，缺乏客观数据，较易受测试者主观因素的影响，故在肌力＞3 级时，常需做等长或等速测试，以提供更精确的数据。

2）等长肌力测试（isometric testing）：一般指用弹簧测力计进行的肌力测试。

A. 握力测试：主要反映指屈肌肌力，使用标准可调的手测力计。测定时上肢在体侧下垂，用力捏握手测力计 2～3 次，取最大值，单位为千克（kg）。正常值约为 50％体重。

B. 捏力测试：主要反映拇对指肌力，使用标准捏力计测定，其值约为握力的 30％，分别检测 3 次，并做双侧比较。

3）等速肌力测试（isokinetic muscle testing）：利用专用的等速肌力测试仪器分别对上肢进行腕伸屈、尺桡屈、前臂旋转、肘屈伸、肩屈伸、内收外展、内外旋各组肌力进行测试。另外，一组拮抗肌的测试

同时完成。测试时关节运动的角速度预先设定，一般以每秒 $60°$ 为慢速，每秒 $180°$ 为快速，可由仪器自动显示出多方面的原始或派生的肌肉功能数据。

A. 慢速测试指标：①峰力矩（peak torque，PT），为一次收缩中的最大力矩输出，代表最大肌力，是最常用的肌肉功能指标。单位体重的峰力矩值可供横向比较。②拮抗肌力矩比。各组拮抗肌的峰力矩之间应有一定比值，此比值明显改变提示拮抗肌平衡失调，可能对关节稳定性有不利影响。③总做功量（total work，TW），是指一次或若干次收缩做功量，反映肌肉实际做功能力。④力矩加大能耗（torque acceleration energy，TAE），为力矩产生头 1/8s 内的做功量，代表肌肉的灵敏度或爆发力。

B. 快速测试可获以下参数：①功率测试。肌肉的功率输出除受峰力矩影响外，还受运动幅度及力矩曲线形态的影响。平均功率指单位时间内的平均功率，能更好地反映肌肉实际工作能力，是最常用的肌肉功能指标之一。②耐力测试。测试肌肉耐力方

式很多,较常用的为按每秒 180°速度连续运动 25 次,计其末 5 次与头 5 次总做功量之比,称为耐力比。

4)肌力测试时的注意事项:①测试姿势位、操作需规范化,固定近端肢体,防止替代动作。②避免在肌力练习后及劳累时进行测试。③做充分讲解、动员,使患者积极配合;可做适当的准备活动。④肌力有个体差异及生理性波动,评价时要做左右对比。一般认为两侧差异>10%~15%时有临床意义。利手比非利手约大 10%。⑤用不同方式及不同仪器测试的结果不能相比。⑥有急性损伤、炎症或明显疼痛时一般不做肌力测试。

(5)感觉检查

患肢局部不能感受各种刺激为感觉缺失;使用较强的刺激才能感受时为感觉减退;对较轻的刺激有较强的感受为感觉过敏。做感觉检查时,令患者闭目或遮住患肢后报告测试感觉,常需做两侧对比检查。探测感觉损害范围宜从感觉缺失区向近端或四周进行,在印好的肢体背侧及掌侧轮廓图上标明检查结果。皮肤感觉在不完全神经损伤时候各种感觉丧失程度不一,同样,在神经再生的过程中,各种感觉的恢复程度也不一致。在各种感觉检查中,对感觉功能评定有临床意义的主要包括浅感觉(痛觉)、深感觉(运动觉)和复合感觉(触觉和两点分辨觉),尤其是两点分辨觉,它的存在说明已有许多神经纤维到达末梢,是神经修复和手术成功的一个重要标志。

1)浅感觉测试:

A. 触觉测试:用小束棉絮轻拂皮肤。

B. VonFrey 压觉试验:用 20 根不同硬度的尼龙丝进行。测试时患者闭眼,以 1 条尼龙丝垂直触压皮肤至尼龙丝开始弯曲。如患者不能感知,则换较硬尼龙丝再测,做两侧比较。手部正常值为 2.44~2.83。

C. 浅痛觉测试:用大头针轻刺皮肤,患者感知的是痛觉而非触觉。

D. 温度觉测试:用两支试管分别盛 0~10℃的冷水及 40~50℃的热水,分别接触皮肤。

2)深感觉测试:

A. 运动觉测试:轻轻夹持患者手指的两侧,做 5°左右的被动运动,如不能感受再加大被动运动幅度。不能感受手指运动时,做腕或肘关节的测试。

B. 位置觉测试:将患手被动置于一种特殊姿势,令患者用对侧肢体模仿这一姿势。

C. 振动觉测试:通常用 128Hz 的音叉置于手指或尺、桡骨茎突处测患者感觉。

D. 压觉测试:用笔杆轻触和按压皮肤令患者区别。

E. 深痛觉测试:按压肌肉、肌腱或主要神经干,两侧比较观察有无异常痛感。

3)复合感觉测试:在浅感觉无明显障碍时进行。

A. 触觉定位觉测试:请患者指出被轻触的部位。在手指及手掌正常误差<3.5 mm。

B. 两点辨别觉测试:用钝头两脚规交替以一脚或双脚触压皮肤,压力以不引起皮肤苍白为度。使在 3~4 s 内报告为 1 点或 2 点。两脚间距离从约 10mm 开始逐步缩小至不能区分为止。正常人手指末节掌侧皮肤的两点区分试验距离为 2~3 mm,中节为 4~5 mm,近节为 5~6 mm。本试验是神经修复后常采用的检查方法。两点辨别试验的距离越小,越接近正常值范围,说明该神经的感觉恢复越好。

C. 图案觉测试:用钝物在患肢皮肤上画圆圈或三角形等简单图形,使患者感知。

D. 形体觉测试:令患者触摸 9 件常用小物件,如硬币、纽扣、钥匙、玻璃弹子、小木块、螺钉、回形计、短铅笔及核桃,然后放入盒中,令患者闭目逐一取出并说出物品名,记录正确与否及所需时间。此试验称拣出试验。另外,也可用表面质量不同的物体如布、普通纸、砂皮纸等,令患者区别并描述。

E. 重量觉测试:用不同重量的物体放在手中,让患者区别。

4)感觉功能评定:按 Highet 法分为 5 级:①S_5,两点辨别觉正常;②S_4,浅部触痛觉存在,感觉过敏消失;③S_3,浅部触、痛觉存在;④S_2,深部感觉存在;⑤S_1,无感觉。

英国医学研究院则按 Seddon 法分为 6 级:①S_4,感觉正常;②S_3^+,两点辨别觉部分恢复;③S_3,浅部触、痛觉恢复,感觉过敏消失;④S_2,浅部触、痛觉部分恢复;⑤S_1,深部痛觉恢复;⑥S_0,无感觉恢复。

(6)日常生活活动能力的评定

日常生活活动能力(ability of daily living,ADL)是指患者日常生活自理的能力。对健全人来说,日常生活自理是简单易行的,但对病、伤、残者来说,则是困难的。如果伤残者 ADL 低下,可能会产生焦虑、压抑等自卑心理,从而出现依赖感、幼稚感,进而影响与他人的沟通,亦可影响整个家庭。残疾人在工作、学习、生活和娱乐及从事家务劳动等方面,迫切需要改善 ADL。要达到这一目的,必须进行 ADL 训练,ADL 评定则是前提,也是评价治疗效果的依据。

ADL 的评定是衡量致残程度的常用评价方法,原则是选择一组日常生活活动所必需的、有代表性的动作,根据其能完成的能力逐项评分,再根据总分评定残疾的程度。它不同于其他一些康复评定,它是从实用的角度出发,对患者的生活自理能力进行测试。常用的 ADL 评分法大多适用于偏瘫、截瘫等患者,针对肘、前臂和手功能障碍的敏感性较差。

在 20 世纪 80 年代,瑞典 Sollerman 提出了一种试验方法,主要测定手完成 20 种 ADL 项目的能力,相应的操作包括下列试验项目:①将钥匙插入锁;②拾起硬币并放入钱包;③从钱包中拿出硬币;④开、闭拉锁;⑤拿起方木;⑥拿起电熨斗;⑦用螺丝刀上螺丝;⑧在螺栓上套进螺母;⑨从水平放的广口瓶上取下瓶盖;⑩扣上 4 颗扣子;⑪切模拟的肉卷;⑫戴上手套;⑬用笔写字;⑭折叠信纸并放入信封;⑮夹上纸夹子;⑯拿起话筒;⑰旋转门把手;⑱将无柄罐内水倒入杯中;⑲将有柄罐内水倒入杯中;⑳将杯中水倒回罐内。评定指标是观察患者完成 20 项试验所需要的时间。左、右手分别测试,将治疗前、后结果相比较即可了解有无进步。

7.3　肘、前臂和手功能康复的途径与治疗分期

肘、前臂和手外伤后因瘢痕挛缩、肌腱粘连、肿胀、关节僵硬、肌肉萎缩、组织缺损、伤口不愈合等造成运动和感觉功能障碍,造成功能和生活能力下降。其损伤后康复治疗的基本对策是:以主动的运动训练为基础,以物理因子治疗和传统的康复治疗(针灸、推拿)等被动疗法为辅助,以康复工程所提供的特殊用具、矫形器、义肢等为补充。

7.3.1　肘、前臂和手功能康复的途径

肘、前臂和手外伤与其他躯体损伤一样,其康复治疗主要通过下列途径促进功能的恢复。

(1) 肢体基本功能的训练

包括关节活动度、肌力和运动协调的训练。主要依靠运动疗法,其是一种针对器官水平功能障碍的措施,也是最基本的措施。肢体基本功能恢复达一定水平,日常生活活动能力及一般工作能力也可获得相应的恢复。

(2) 物理因子治疗

促进消肿、消炎、镇痛,软化瘢痕组织或刺激瘫痪肌肉,为功能恢复创造必要条件,为功能训练提供方便,或在一定程度上直接促进功能恢复。

(3) 整体活动能力的训练

肢体基本功能恢复较差时,需进行作业治疗,以便通过特殊方式或利用特殊工具、矫形器或其他设施达到生活自理或恢复适当工作的能力。此是针对整体水平功能障碍的治疗。

(4) 功能替代

对于截肢或肢体严重瘫痪而丧失其功能者,可提供义肢或环境监控设施进行功能替代,也可用健侧肢体、辅助用具或者使用矫形器进行替代。

(5) 功能重建手术

对某些病例进行功能重建手术可能是功能康复的关键性措施。

7.3.2　肘、前臂和手功能康复治疗分期

肘、前臂和手外伤后功能康复治疗一般可按下列分期进行。

(1) 术前期

择期性后期修复手术前宜先行康复治疗,为手术及术后康复创造较好条件。

术前康复主要是进行关节活动度练习及肌力练习,尽可能纠正已存在的关节挛缩及肌肉萎缩,以免在术后固定期中进一步发展变得更难恢复。同时消除一些较易恢复的"外围"功能障碍,以便更好地设计手术方案。此外,使患者于术前习惯功能训练,学会肌肉等长收缩等技术,也可为术后早期康复提供方便。

(2) 术后早期

相当于术后至肌肉、肌腱、神经、骨骼等重要组织愈合的一段时间。此期常进行必要的外固定。于术后第 2、3 天尽早开始康复治疗,能预防因术后和术后固定引起的关节肌肉功能障碍。此期的康复治疗内容有以下几点。

1) 消除水肿:肘、前臂和手外伤后局部常有持续的水肿,如不及时消除,将引起纤维沉积,导致组织粘连及关节囊与韧带挛缩,加重关节功能障碍。

目前,常用的消肿疗法有:①抬高患肢。②肿胀区及其近端肌肉进行节律性的动力性或静力性收缩及放松,对周围的静脉及淋巴管进行交替的挤压与放松,利用"肌肉泵"的作用,促进静脉、淋巴回流。新近缝合的肌肉、肌腱保持制动等。③物理因子治疗。红外线、微波、超短波、音频等疗法可以加强局部血液循环,增强血管壁通透性,加速渗液吸收。④其他疗法。如患者情况允许,可做按摩、上肢气压治疗仪交替加压与减压、弹性橡皮带反复进行自远端至近端的依次缠绕加压等治疗。

2)防止邻近关节的关节活动度障碍:患肢未被制动的所有关节应每日数次以主动、助力或被动的方式做大幅度的关节运动。

3)防止肌肉萎缩:除新缝合的肌肉、肌腱必须保持制动外,患肢其余所有肌肉应尽早开始做等长或等张收缩练习,条件允许时进行适当的抗阻练习。存在周围神经损伤时,早期开始瘫痪肌肉的电刺激。

4)条件允许时应早期起床活动,必须卧床时做床上保健操。

(3)术后中期

从术后组织愈合、外固定去除开始,至肘、前臂和手功能基本恢复或不能进一步恢复时为止为术后中期。此时期内应进行系统的关节活动度练习、肌力练习、作业疗法和物理因子治疗,并使用必要的矫形器,使肘、前臂和手功能获得最大的恢复。一般这一时期可能持续数月。

(4)术后后期

术后后期相当于康复疗效的巩固期。此期肘、前臂和手功能已获较好恢复或功能恢复达到坪台期,前期积极的综合康复治疗告一段落。为防止功能的再一次减退,则需继续进行必要的功能训练,并做适当的健身运动。

如需要再次手术,则术后各期康复重复依次进行。

7.4 肘、前臂和手功能康复疗法

肘、前臂和手外伤时常用的功能康复疗法很多,现将较主要的疗法分述如下。

7.4.1 运动疗法

运动疗法(exercise therapy)是通过功能训练、促进功能恢复或功能代偿的一种方法。对肘、前臂和手外伤而言,康复治疗基本内容包括关节活动范围训练、肌肉功能训练、全身保健运动和感觉训练等。

(1)关节活动度练习

关节活动度损害是需要解决的首要问题。

上肢各关节的正常活动范围大致为:①肩包括肩带的总活动度为前上举、侧上举各180°,后上举50°,内、外旋转各约为90°,其中约2/3的活动度发生于盂肱关节,其余发生于胸锁及肩锁关节;②肘关节屈、伸活动度约为150°;③前臂关节即桡尺近、远侧关节有约65°的旋前及100°的旋后运动;④腕关节正常活动范围约为背屈70°、掌屈80°、尺屈40°、桡屈20°,其实是包括腕骨间关节的活动在内;⑤示、中、环、小指掌指关节可屈曲约为90°,并有内收及外展运动;⑥近侧及远侧指骨间关节分别约可屈曲120°及60°;⑦拇指腕掌关节为一鞍状关节,有一定的屈、伸、内收、外展及旋转活动度。

肩与肘的较大活动度使手部具有三维空间的活动,对上肢的终端器官手的功能发挥起至关重要的作用。完成日常生活活动及一般的工作并不要求各关节活动范围的完全恢复。实践证明,各关节活动度在功能位附近恢复至正常活动度的50%,即能基本满足需要。

上肢各关节由于其结构及功能特点,有不同的关节挛缩规律:①肩肱关节极易挛缩,致外展及旋转受限;②肘关节关节面弧度大,接触紧密,关节内损伤时易致关节面相互卡阻;③尺、桡骨对线不良及骨间膜挛缩可导致前臂旋转受限;④拇指易发生内收挛缩,失去外展及对指功能;⑤各指掌指关节侧副韧带在屈曲时松弛,在伸直时绷紧,而指骨间关节则相反,故掌指关节易挛缩于伸直或过伸位,而指骨间关节易挛缩于屈曲位。中老年人胶原纤维相互聚集粘连的倾向增大,关节挛缩的倾向也明显增大,需特别注意。

除了少数因关节端变形或骨融合引起的骨性关节强直需行关节假体置换、关节成形等手术矫治外,大多数关节活动度障碍是由于关节囊、关节韧带挛缩,或关节内、外瘢痕粘连引起,称为纤维性关节挛缩或强直。其处理方法通常是:①关节活动度练习,即用主动或被动运动,或两者结合的助力运动,逐步牵伸挛缩粘连的纤维组织,逐步地恢复关节活动范围。②麻醉后施行手法,即撕断挛缩或粘连的纤维组织,以期迅速恢复关节活动度。此方法容易损伤已废用而削弱的骨骼及韧带组织,引起骨折、韧带撕裂、关节软骨损伤或骨化性肌炎等并发症,宜避免使用。③因牢固的关节挛缩及粘连,关节活动度练习不能收效时,行关节松解手术,术后早期开始进行关节活动度练习。

关节囊、关节韧带及瘢痕组织主要由胶原纤维构成。胶原纤维如处在松弛的情况下,长期缺乏外力牵伸,则纤维之间互相粘连,使其组织致密化并固定于缩短的长度,限制了关节活动,即发生失用性关节挛缩。在关节内外瘢痕粘连形成过程中,如经常有外力牵伸则可形成较长但较疏松的粘连组织,对关节活动影响较小,也易于进一步加以牵伸。如在制动下缺乏外力牵伸,则可形成较短但较致密的粘连组织,对关节活动范围造成较严重的影响。故防止纤维性关节挛缩,应尽早进行关节活动,以防止失用性挛缩及形成短而致密的瘢痕粘连。例如,关节内骨折内固定后或闭合复位2～3周后,做缓慢、温和的助力或被动运动,可与必要的外固定交替进行。

连续被动运动(continuous passive movement,CPM)是一种较新的关节治疗方法,20世纪70年代初由Salter等提出,80年代开始用于临床。此方法是将患肢固定于专用器械上,由器械带动肢体做连续较长时间的缓慢的被动运动。主要用于防治制动引起的关节挛缩,以及关节内损伤或炎症引起的关节粘连,促进关节软骨、韧带和肌腱的修复,并可促进消肿。常用于关节内或干骺端骨折复位稳定时或切开复位内固定术、关节成形术、关节松解术、关节假体置换术、关节韧带重建及滑膜切除等术后,也可用于创伤性、退行性及类风湿关节炎,以及化脓性关节炎引流术后等。关节活动幅度、运动速度和持续时间可酌情设定。一般活动幅度从无痛的活动范围开始,酌情逐步扩大;运动速度一般选择每分钟1个周期,早期可更慢;运动连续时间为每日1次,2～8h,或每日2次,每次1～2h。

关节挛缩或粘连已经形成者,需通过关节活动度练习,逐步牵伸挛缩及粘连的纤维组织来恢复关节活动范围。纤维组织是一种黏弹性材料,在适度的外力牵伸下发生延长。其中大部分为一时性的弹性延长,在外力去除后将回缩;一小部分为持久性的塑性延长,是关节活动度改善的基础。据笔者等的纤维组织牵伸试验,牵伸力量较大、持续时间较长,以及组织温度较高时做牵伸可获得较大的塑性延长。故无论用主动运动还是被动运动或助力运动进行关节活动度练习,均需要用一定的力量,持续较长时间,或多次反复进行,才可获得较好效果。在热疗后或温水浴中进行也可获得较好效果。但是用力过大引起明显疼痛,提示有组织损伤,可能引起修复反应,增加瘢痕形成。同时,疼痛引起保护性肌痉挛,保护纤维组织免受牵伸,使治疗反而不能起效。故操作时用力程度应考虑患者的局部感觉,以有一定的紧张、酸胀感觉,不引起明显的疼痛及肌痉挛为宜。关节活动度练习时,依每一关节所有受限的活动方向依次进行主动、助力或被动运动,可由治疗师或患者的健肢进行被动运动或施加助力。

纤维组织在受牵拉后延长,如牵伸力维持不去,可克服组织内部阻力,使组织产生蠕变(creep)而获得更多的塑性延长。根据这一原理,笔者设计了一种关节功能牵引法,以矫治较牢固的关节挛缩和粘连。其法是将关节近端肢体用支架或特制牵引器做稳妥固定,以便肌肉充分放松,于其远端肢体上按需要方向施加持续的被动牵引力。牵引力的大小以引起关节紧张或酸胀感觉,不引起明显疼痛及肌痉挛为度。时间以10～20min为宜。各关节、各方向可依次进行牵引。其具体方法及所用器械如图7-17～7-22所示。有观察报道,关节功能牵引改善拇外展活动度的速度为主、被动运动练习的2～3倍。

根据提高组织温度可提高组织可塑性,加强牵伸效果这一机制,在做关节功能牵引时,配合红外线或其他热疗,可使关节活动度的提高明显加速。胡永善的试验发现,此法可使桡骨下端骨折后腕活动度受限患者的腕屈、伸活动度进步加速84%。但加热需与牵引同时进行,牵引后再加热或冷却后再牵引,都不能使牵引效果有所提高。

关节活动度练习时的注意事项:①根据关节挛缩粘连的牢固程度选择练习方法。病程早期,关节被动活动时表现出较大弹性并较易引起紧张疼痛感觉时,一般可用主、被动运动矫治。病程较长,被动活动时缺乏弹性,不易引起疼痛感觉者,常需采用关节牵引、加热牵引法争取活动度的逐步改善。②避免使用一次性关节松解手法。③关节松解手术后2～3d应开始关节活动度练习或连续被动活动,切勿再做持续固定。④避免引起明显疼痛,以免引起新的损伤及肌痉挛,从而影响疗效。

(2) 肌肉功能练习

除肌肉直接受损或其神经支配受损外,创伤后制动及邻近关节停止运动可迅速引起失用性肌萎

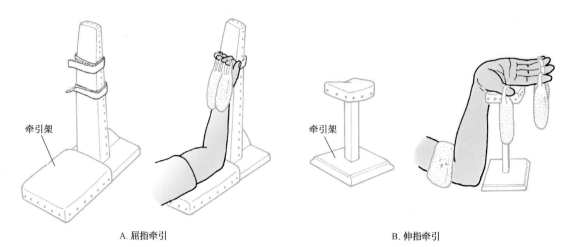

A. 屈指牵引　　　　　　　　　　　　　　B. 伸指牵引

图 7-17　指屈、伸牵引

7

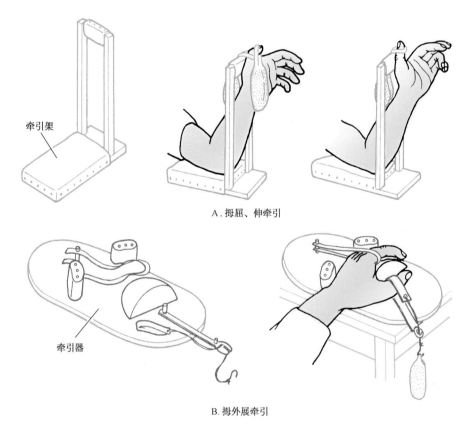

A. 拇屈、伸牵引

B. 拇外展牵引

图 7-18　拇屈、伸、外展牵引

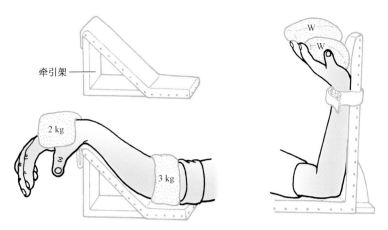

图 7-19　腕屈、伸牵引

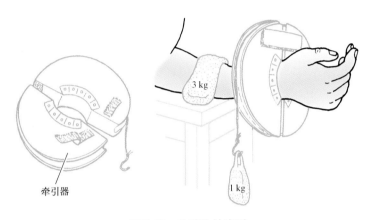

图 7-20　前臂旋转牵引

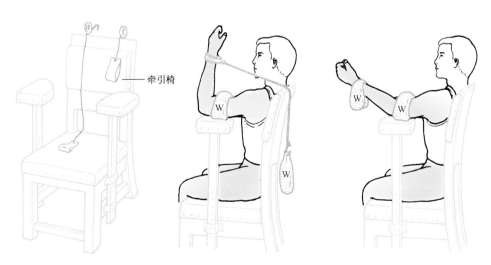

图 7-21　肘屈、伸牵引

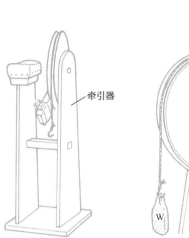
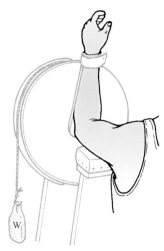

牵引器

图 7-22　肩旋转牵引

缩。有实验发现大鼠肢体制动 3 d,肌肉即明显失重;大鼠后肢固定 10、20、40 和 50 d,其比目鱼肌重量分别下降 38％、46％、50％和 53％。有报道称,正常上肢长臂石膏固定 30 d,其握力下降 44％。肢体制动时肌肉停止收缩,反射引起的肌收缩大大减少,神经的向心及远心冲动相应减少,神经轴索流减慢,都可影响肌肉代谢,引起肌肉萎缩。在制动早期,肌肉内一些酶蛋白由于其转换率高于收缩蛋白,含量下降更快,酶活性的迅速下降使肌萎缩高速进行;以后酶活性达到稳定或趋向回升,肌肉萎缩的进展也逐渐减缓,说明肌萎缩的早期预防特别重要。肌肉的失用性萎缩一般是可逆的,但长期、严重的肌萎缩者肌肉有变性,细纤维崩解并被吞噬消失,最后肌肉纤维化不可逆转,特别在正中神经及尺神经损伤后,手内部肌通常不能恢复,成为当今的难题。

如肌肉收缩引起明显疼痛,可反射地抑制脊髓前角细胞,使肌肉经常处于放松状态,加速其失用性萎缩。存在关节内炎症或损伤时,来自关节内、外感受器的损害性向心冲动也可反射性地抑制关节周围肌肉,加剧其萎缩。此现象又称关节源性肌萎缩。故积极地消除关节症状,是防治肌萎缩的重要环节。

预防肌萎缩的主要措施是在不影响创伤愈合的前提下尽量不停止肌肉活动或尽早恢复肌肉的主动运动。任何被动的疗法都未被证实有确切的效果。主动运动引起肌肉内能源物质、收缩蛋白及酶蛋白的消耗,肌肉收缩能力随之下降,为肌肉疲劳的重要因素之一。在随后的休息中物质消耗获得补充,收缩功能也随之恢复。在物质和功能的恢复达到运动前水平后,还可继续上升,超过原有水平,此现象称为超量恢复,然后又渐回到原有水平。如下一次运动训练在超量恢复期间进行,肌肉内的物质增加和收缩力增强可逐步积累,使肌肉的形态和功能得到逐步发展。

肌肉收缩通常分等张收缩和等长收缩两种方式,都为日常生活所必需,都可用来防治肌肉萎缩。近年来又有利用专门器械进行的等速练习。

1) 等张练习(isotonic exercise):用等张收缩(isotonic contraction)的方式进行肌肉练习称为等张练习。肌肉收缩时克服阻力进行自由的缩短,带动关节远端肢体做大幅度运动,此时肌肉内张力取决于所受外加阻力的大小,在收缩过程中大致恒定,故称为等张收缩。由于伴有大幅度关节运动,故又称为动力性练习(dynamic exercise)。阻力增大时,可以募集更多的运动单元投入工作,产生更大的张力;这种大阻力的练习迅速引起肌肉疲劳,但可取得较好的增强肌力及增加肌肉体积的效果。20 世纪 40年代,De Lorme 根据这一原理提出渐进抗阻练习法(progressive resistance exercise, PRE),其方法是先测定连续做 10 次重复运动所能承受的最大阻力负荷,称为 10RM 值(10-repetition maximum)。每次训练做 3 组各 10 次运动,依次用 1/2、3/4 及全10RM 值作为运动负荷。每周重复测定 10RM 值,以其修正训练时的运动负荷,使其随着肌力的增长而增加。以后有人对此方案进行了修正,但大负荷、少重复次数的原则仍被普遍遵循。

肌肉尽最大主观努力收缩,以克服最大阻力进行练习称最大练习（maximal exercise）；克服较低阻力的练习称次大练习（sub-maximal exercise）；用40％左右最大阻力负荷进行持续较长时间的运动练习，不能有效地增强肌力及增加肌肉体积，但能增强肌肉的耐力，称耐力练习（endurance exercise）。

在等张练习中肌肉主动缩短，使肌肉的两端相互靠近时为向心收缩（concentric contraction），如屈肘提起铁哑铃时的肱二头肌收缩；肌肉在收缩中仍被被动拉长，致其两端互相远离时，称离心收缩（ecentric contraction），如缓慢放下铁哑铃时的肱二头肌收缩。两种收缩都为日常活动所必需，在肌肉练习中都可加以利用。

2）等长练习（isometric exercise）：用等长收缩（isometric contraction）的方式进行肌肉练习称为等长练习，由于不引起明显的关节运动，故又称为静力性练习（static exercise）。等长练习操作方便，可在肢体被固定、关节活动度严重受限或存在关节伤病不宜进行关节运动时进行，以及时防治肌肉萎缩，临床使用广泛。其缺点是被认为主要增加静态肌力，对改善肌肉运动的精确性和协调性无明显帮助，同时可能有角度特异性，即只能对增强练习角度附近20°～30°的肌力有效。

等长练习目前尚无公认的规范化方案。1953年，Hettinger 和 Müller 报道，做 1 次持续 6 s 的、强度为＞2/3 最大收缩的等长练习，即可显著地增强肌力。以后不少研究主张增加运动次数及负荷，如有人报道做 20 次 6 s 的等长练习效果优于 3 次 6 s 的练习。近来更有人提出"tens 法则"，即主张收缩10 s，休息 10 s，重复 10 次为 1 组练习，每次训练做10 组练习。

为了克服等长练习的角度特异性，近来有人提出多点等长练习（multi-angle isometric exercise，MIE），即在条件许可时，在现有关节可动范围中每隔 20°～30°做 1 组等长练习，以全面增强肌力。

3）等速练习（isokinetic exercise）：由 Hislope 及 Perrine（1967）首先报道，现已在体育训练及运动疗法中推广应用。用专门的等速练习器进行。运动时肢体推动练习器的杠杆臂与关节运动轴心相一致的机械轴心运动。此机械轴的旋转速度预先设定，设定后不能被超过。肢体启动达到设定速度后运动只能以等速进行，故称等速运动。肌肉收缩所产生的运动力矩由仪器产生同样大小的阻力矩加以抗衡。等速练习属动力性练习，其主要特点是由仪器产生的阻力随时随地与肌肉力量相匹配，使整个运动幅度中的每一段落都能承受预期的适宜阻力，以达到较理想的训练效果。一般仪器适用于往复运动，可同时对一组拮抗肌进行训练，使其平衡发展。此外肌肉疲劳致肌力下降时，阻力也随之下降，肌肉停止收缩时阻力即消失，不易引起肌肉过度疲劳或拉伤，故较安全。

当设定的运动速度较低时，如为 60°～120°/s，最大收缩产生的肌肉力矩较大，有利于发展肌力；设定的运动速度较高时，如为 180°～300°/s，产生较低的力矩，但可多次重复进行，有利于增强肌肉耐力。

当关节活动度受限，或运动至一定角度引发关节疼痛时，可将等速练习幅度设定在合适的弧度内进行，称为短弧等速练习（short arc isokinetic exercise）。

上肢较大关节，如肘关节和腕关节等周围的肌肉可使用上述 3 种方法进行训练，特别是等速肌力训练（Biodex Ⅲ，图 7-23）。等速肌力训练适用于全身各大关节，包括上肢的肩关节、肘关节及腕关节。手内部肌肌力练习的适用器械及抗阻练习方法很少，范振华曾设计一组皮球及橡皮筋网练习方法，可对指屈、伸肌进行训练，也可对所有手内部肌进行训练。其方法如图 7-24、7-25 所示。练习时应按肌力练习的原则，尽量用力捏皮球或挑动橡皮筋网，维持数秒，然后放松。要求肌肉经 10～20 次收缩即感到肌肉疲劳时为完成 1 次练习。各种动作依次进行，每日练习 1 次。

肌力练习时的注意事项：①根据患者情况及设备条件选择肌力练习的方式、方法，并根据病程进展做必要改变。②正确掌握运动量与运动节奏，每次练习应引起适度的肌肉疲劳，以引起"超量恢复"，同时使下一次练习在上次练习的超量恢复阶段内进行。③练习时必避免引起疼痛，否则练习无效，还可能加重损伤。④做充分动员，使患者了解训练意义，消除疑虑，主动积极地配合训练。

（3）全身保健运动

从生物学角度看，人类是一种动物，在其种族发展及个体发展中对肌肉运动存在高度的依赖性。缺乏运动，特别是因伤病卧床使肌肉运动大幅度减少，可引起一系列不良反应，包括心、肺功能变弱，代谢改变，肌肉萎缩，骨质脱钙，免疫力及适应能力减退，食欲缺乏，失眠，抑郁等。在此基础上可以发生各种并发症，如肺炎、压疮、静脉血栓形成、尿路感染和结石等，可危及生命。

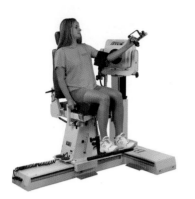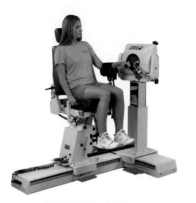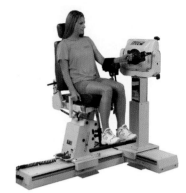

A. 肘关节屈、伸等速训练　　B. 腕关节掌屈、背伸等速训练　　C. 前臂旋前、旋后等速训练

图 7-23　等速训练

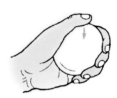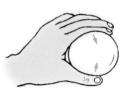

A. 拇指屈曲　　　　　　　　B. 拇指内收

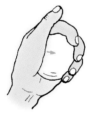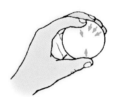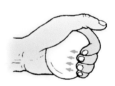

C. 对掌　　　　　　D. 对指　　　　　　E. 屈指

图 7-24　捏皮球练习

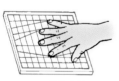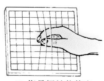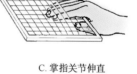

A. 拇指外展　　　　　B. 指骨间关节伸直　　　　C. 掌指关节伸直

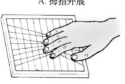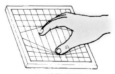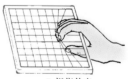

D. 手指内收　　　　　E. 手指外展　　　　　F. 拇指伸直

图 7-25　橡皮筋网练习

这些不良反应和并发症与原发伤病并无直接联系,而主要是由于缺乏肌肉运动引起。所以运动疗法中应包括必要的全身性肌肉运动,并作为防治手段,犹如对维生素缺乏患者补充维生素一样,有其特殊意义。伤病较严重者或年老体弱者,各种并发症发生的机会增加,需特别注意。有以下措施可选择采用。

1) 早期起床:上肢损伤患者全身情况稳定,无特殊情况下不宜卧床,并尽量从事日常活动。

2) 床上保健操:特殊情况不能起床活动时,应进行床上保健操。此保健操包括卧床进行的深呼吸运动,未受伤肢体的主动运动,仰卧抬头及抬腿等动作构成的腹肌运动,以及挺胸、挺腰等动作构成的腰背肌运动等,为一套数节至十余节的体操。同时患侧肢体保持静止。保健操每日进行 1~2 次,可在病室内集体进行,纳入护理常规。

3) 有氧运动(aerobic training):是指运动中能量代谢以有氧代谢为主的耐力性运动,如步行、慢跑、上下楼、蹬固定自行车、活动平板运动等,是增强心、肺功能,改善代谢,增强体质的主要运动方式。指导患者进行有氧运动,可增进健康,增强体质,在国外的医疗机构中已越来越受到重视。运动方式可根据环境条件选择,运动强度以使运动时心率增加到一定水平,一般以每分钟(170-年龄岁数)次为运动时的目标心率,达到此心率的时间逐渐延长至持续或累计 10~20 min 即可。

(4) 感觉训练

对感觉减退的患者,一般认为有可能通过系统的感觉训练促进其恢复。感觉训练可结合运动疗法或作业疗法进行。方法举例如下。

1) 令患者闭眼,治疗师用不同硬度的物件触压患手,令患者感知,然后睁眼核对之,反复进行多次。感觉有进步时减轻触压力度。

2) 用盛有冰水或温水的试管接触皮肤,令患者区分。感觉有进步时缩小其温差。

3) 令患者观看并触摸不同质地的物体表面,如粗布、木板、玻璃等,然后闭眼触摸辨认之。感觉进步时缩小物体表面的质地差异,例如区别两种不同光洁度的木板、不同粗细的纺织品等。

4) 手伸入布袋从一堆不同的小物件中取出指定的物件。

前述的感觉检查方法多次重复进行,也可用于感觉训练。

7.4.2　作业疗法

作业疗法(occupational therapy)是有实用意义的活动能力的训练,包括生活自理能力、能创造价值的职业工作能力和消遣娱乐活动的能力。

在肢体基本功能损害不可能充分恢复时,以上能力可能持续受损,需要通过专门的训练,用不同的方式,利用特制的用具(图 7-26)或利用特殊的辅助器械来恢复上述功能,即进行作业疗法。

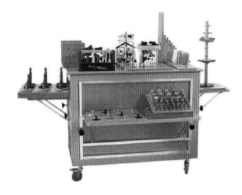

图 7-26　作业治疗台

(1) 作业疗法的作用

作业疗法主要是进行下列身体素质的训练:

1) 运动技能素质:增进肌力、肌肉耐力和关节活动度,调节肌张力,改善运动的协调性和稳定性,学习进行粗大动作或精细动作技术。

2) 感觉技能素质:进行视觉、听觉、触觉、本体感觉、实体觉、运动觉、平衡觉等训练。

3) 智能素质:包括理解力、记忆力、集中注意力、判断力、推理能力、创造力、想象力、组织安排能力等。

4) 心理素质:包括独立不依赖;顺应性即能灵活适应环境及要求;关心事物、解决问题的兴趣、积极性及主动性;现实性,即实事求是,排除幻想与空想;自制力及自尊心。

5) 社交素质:有集体精神、合群性、合作共事精神等。

(2) 作业疗法的方法要求

1) 有目的、有意义的作业活动。

2) 有适当难度,能起训练作用。

3) 经过患者主观努力可以完成。

4) 有趣味性。

5) 活动量可以酌情调节。

（3）作业疗法的内容

1）日常生活活动能力训练：穿脱衣服与鞋袜，进食、饮水、洗漱、梳理、洗澡，使用厕所，室内、室外行走或移动等。

2）职业技巧训练：木工、金工、缝纫、编织、装配器件、打字、操作计算机等。

3）家务劳动：清洗、烹饪、熨烫衣物、清扫、家用电器使用、管养幼儿等。

4）工艺制作：雕刻、泥塑、制陶、工艺编织等。

5）文娱：舞蹈、表演、游戏、玩纸牌、球类活动等。

6）书法、绘画。

如果需要通过作业疗法来改善上肢功能，可根据希望改善的功能来选择作业疗法的具体方法：①肩、肘屈伸活动功能，如木工刨、锯、砂磨，篮球投掷等；②肩外展、内收，如油漆、书法（大楷）、绘画等；③手腕活动，如油漆、粉刷、绘画、木工（打钉、起钉）、颠乒乓球等；④手指精细动作，如雕刻、泥塑、制陶、编织、刺绣、装订、书法、弹琴、分拣、组装、结绳、打字、珠算、玩插板、玩牌等。

（4）作业疗法的组织进行

较完善的作业治疗过程应从功能评价开始，明确功能损害性质、范围及程度，据此选择适当的训练内容及具体方法，然后指导患者系统地进行练习。提供必要的训练用具及设计制作必要的夹板、支具。患者出院时还需考察患者生活、工作环境，进行必要的设备改装，以便利患者活动。恢复工作前提供就业咨询及就业前训练。

7.4.3 物理因子治疗

物理因子治疗是利用电、光、声、磁、热等物理因子进行治疗的方法，其作用包括临床治疗效应与康复治疗效应，前者如控制感染、促进组织愈合、消炎止痛等，为功能恢复创造条件，或为功能训练提供方便；后者如软化瘢痕组织可促进关节活动范围的恢复、肌肉电刺激可促进肌肉功能的恢复等。这些方法在手部外伤的康复治疗中应用很广。

物理因子治疗常用方法很多，可按需要选用，以达到不同的目的。

1）促进肉芽组织生长和皮肤创口愈合：通常用紫外线、红外线或激光照射。

2）促进骨折愈合：常用钙离子透入、直流电、超短波电疗、磁疗等治疗骨愈合迟缓或不愈合。

3）消炎：损伤性炎症浅层可用激光、紫外线照射；深层炎症多用短波、超短波和微波治疗；浅层化脓性炎症也可用直流电抗生素离子导入。

4）扩张血管，加速静脉回流，改善局部血液循环，可按组织深度选择不同疗法：①皮肤，可用红外线照射、干扰电疗法、阴极直流电或扩血管药物离子导入；②皮下组织，短波或超短波治疗；③肌肉组织，短波、微波、干扰电疗法等；④整个肢体，可在相应交感神经节部位做干扰电疗或间动电疗、短波、超短波、微波治疗等。

5）消肿：如属炎性水肿，可采用具有消炎作用的物理因子治疗方法治疗；如为静脉回流障碍引起的水肿，可用水疗、蜡疗或白炽灯、电光浴等热疗，或用透明质酸酶离子导入、超短波、微波等治疗。

6）止痛：对炎症疼痛，可选用具有消炎作用的物理因子治疗疗法；对组织缺血引起的疼痛，可选用改善局部血液循环的物理因子治疗疗法；对神经痛，表浅者可用乌头碱、普鲁卡因等药物离子导入；对深层神经痛，可用低频脉冲电疗或中频电疗，包括经皮神经电刺激疗法。

7）软化瘢痕组织，改善关节活动度：可选用超声波治疗、音频电疗、直流电碘离子导入、蜡疗或红外线治疗。

8）刺激肌肉收缩，防治肌萎缩：常用低频脉冲电刺激、干扰电疗法、直流电刺激等治疗。

7.4.4 矫形器的使用

矫形器（orthosis）是借助外部机械结构对运动器官起辅助治疗及康复作用的仪器，结构简单轻便的又称夹板（splint）。传统的矫形器用金属、海绵、皮革或塑料制作。20世纪80年代以来，高分子低温垫塑材料应用渐广，制作的矫形器更为轻便、舒适、美观，且可以洗涤，装卸方便，其制作也更为方便。矫形器的主要作用大致如下。

1）相对或严格地制动，以保证组织愈合、消炎及消除疼痛，并方便其他关节的活动，为整个肢体的早期活动创造条件。

2）防止或矫治关节畸形。按"三点矫正"的原理，对某些关节的挛缩畸形起持续的矫正作用，或限制关节的异常运动以防止畸形发生。

3）支持软弱或瘫痪肌肉或利用弹性装置替代部分肌肉功能，以利功能活动。

4）下肢矫形器还用来分担重力负荷，保护及稳定关节，以利站立和行走活动。

上肢矫形器种类繁多，较常用者举例如图7-27所示。

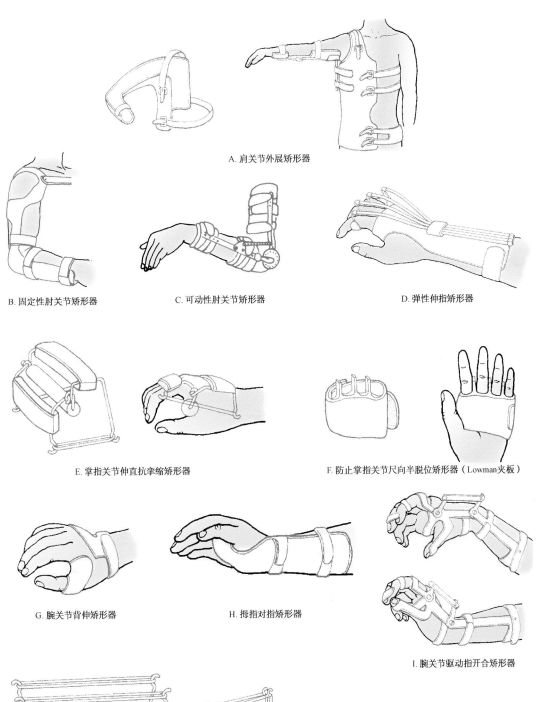

A. 肩关节外展矫形器

B. 固定性肘关节矫形器

C. 可动性肘关节矫形器

D. 弹性伸指矫形器

E. 掌指关节伸直抗挛缩矫形器

F. 防止掌指关节尺向半脱位矫形器（Lowman夹板）

G. 腕关节背伸矫形器

H. 拇指对指矫形器

I. 腕关节驱动指开合矫形器

J. 对抗指骨间关节屈曲挛缩的弹性矫形器

K. 扶手跨式弹性伸指矫形器

图 7-27　上肢矫形器举例

7.5 常见肘、前臂和手外伤的功能康复

肘、前臂和手外伤可为某一组织的损伤,如皮肤裂伤或撕脱、肌腱断裂、骨折等;也可为多种组织的复合伤。此处分别讨论不同组织损伤时的康复治疗特点,复合伤时需作综合考虑。

7.5.1 皮肤损伤康复

肘、前臂和手外伤后无论是新鲜伤口的处理,还是择期手功能修复或重建术,其中许多患者均存在皮肤缺损问题。手部皮片移植时,由于移植物的血液供应完全被切断,其存活有赖于移植物与受皮组织重新建立血液循环。手部皮肤移植术的成败除术前准备和精湛手术技能之外,术后护理和康复治疗尤为重要。术后固定肢体、早期炎症及肿胀处理、血液循环的重新建立都对移植物的存活,以及创面瘢痕挛缩的程度有重要影响。要防治肢体失用性关节挛缩及肌肉萎缩,又必须严格防止缝合或移植的皮肤过早承受张力或发生移动,以免影响皮肤愈合或植皮成活。为此,术后及早采用良肢位(抬高患肢)和使用超短波等物理因子疗法,能促进伤口愈合及肘、前臂和手功能修复。可在每次更换敷料后用超短波治疗。肢体远离伤区的关节应早期活动,并做必要的肌肉抗阻运动;靠近伤区的关节应小心地保持静止,待皮肤愈合后开始小幅度的主动或被动运动,逐步扩大关节活动范围。

有瘢痕挛缩倾向时,应尽早做适当的牵伸。伤区肌肉早期只做轻度等长运动,皮肤愈合后做等张运动(包括抗阻和非抗阻运动)。做带蒂的皮瓣移植时必须做相应的制动,制动期间应做制动区内肌肉的等长运动,以及不引起皮瓣张力增加的小幅度关节活动,特别是肩关节活动,以防止或减轻其挛缩。断蒂后应及时行恢复关节活动度的训练。同时,患者应早期下床运动。

另外,皮肤感觉恢复是一个长期缓慢的过程。感觉恢复以痛觉恢复为最早,继之温度觉,触觉恢复最晚。感觉恢复是由点及面,从边缘向中央扩展。

7.5.2 骨折康复

肘、前臂和手骨折后康复治疗的原则与人体其他部位骨折相同,即准确的复位、有效的固定与合理的功能训练。骨折经复位及固定处理后,按前述术后早期、中期、后期的康复治疗分期原则进行康复治疗。骨折累及关节面时,于固定2～3周后,宜每日取下外固定做受累关节的主动运动或小心的助力运动,逐步扩大其活动范围,运动后再作固定。骨折初步愈合,或已做稳妥的内固定时,可做连续被动运动,这对恢复关节活动度及促进关节软骨修复与改善关节面塑形有良好作用。不稳定骨折或粉碎性骨折应推迟骨折区肌肉的等长练习,待约3周后骨折初步连接时开始。

当采用石膏等非手术的外固定措施时,在不影响骨折固定的前提下,应早期进行肌肉的等长收缩运动,以防止肌肉萎缩、肌腱挛缩和骨质疏松等骨折后并发症的发生。当采用手术治疗并获得稳妥的固定,无需再用石膏等外固定措施时,一般在术后数天,手术疼痛有所缓解后,即应开始功能训练,手术的好处在于提供了早期训练的机会,避免骨折后并发症的发生,从而最大限度地促进肢体功能的尽早恢复。

也有一些必须手术的骨折,但又不能获得足够稳固的内固定,术后仍需辅以外固定时,也应视具体情况尽早训练。可见,骨折康复治疗总的原则是在确保有效内、外固定的同时,强调一个"早"字。

手各部骨折固定姿势及时间多有不同,上肢不同部位的骨折的愈合时间也有很大差异。

(1)肱骨骨折

上肢活动时肱骨干所受应力较大,且由于骨折近远端肌肉的牵拉作用,使骨折多有移位,手法复位后难于维持,且外固定比较困难,因而常需手术治疗。肱骨干骨折内固定效果确切,术后常能早期活动。一般肱骨外科颈骨折愈合时间是4～6周,肱骨干骨折愈合时间是4～8周,肱骨髁上骨折愈合时间是4～6周。

肱骨骨折后,术后3d内疼痛反应比较明显,可以做手和腕部的主动活动,逐渐过渡到上臂肌群的主动等长收缩,同时辅以消肿的RICE(即rest—休息,ice—冰敷,compression—加压,elevation—抬高)治疗;3d后疼痛反应减轻,即可在健肢的帮助下开始肩和肘关节的被动运动,在2～3d内增加至全幅度活动度;术后1周可以开始上肢肌群的主动等张练习,有条件的可做等速练习,以及肩和肘关节的主动运动;3～4周后,除肌力仍稍弱外,整个患肢的功能即可接近于完全恢复。

（2）肘关节骨折

肘关节可以发生单纯脱位或合并骨折，这些损伤因损伤的骨骼和损伤的程度不同而异。肘关节上、下关节面接触弧度大，吻合较紧密，在损伤后特别容易产生粘连、挛缩和关节活动度障碍。所以肘部创伤、骨折、脱位后的制动期应尽可能短，并要尽可能固定于功能位。其中，肘部骨折占全部骨折的7％，肱骨远端骨折占肘部骨折的1/3，另外桡骨小头或者桡骨颈骨折占肘部骨折的33％，尺骨鹰嘴骨折占肘部骨折的20％，尺骨近端其他常见的骨折部位是尺骨冠状骨折。

1）肘关节骨折术后，第1阶段主要是用夹板固定2～8周，肱骨远端骨折固定在屈肘90°位，前臂取中立位。尺骨鹰嘴和尺骨近端骨折可以固定在屈肘60°～75°位，前臂取中立位而腕关节轻度背伸。复杂的桡骨小头骨折（脱位）和桡骨小头移植可固定在屈肘120°位，以稳定桡骨小头。可在术后12 d内指导患者在安全和可以忍受的情况下，开始关节活动度训练；在肘关节屈曲90°的状态下，可进行前臂旋转训练。

2）随着时间的推移，进入第2阶段，即术后6周，拆除夹板，进行关节活动度训练，目的是达到肘关节最大的主（被）动活动范围。

3）进入第3阶段后，时间为8周至6个月，首要的目标是使关节达到最大的活动范围，增强肌力和耐力，恢复正常的活动，无需再限制活动。如果关节持续僵硬，可采用牵伸技术对关节囊等软组织进行牵伸训练，同时使用关节松动术活动关节。

需要特别注意的是，对于肘关节骨折术后康复治疗而言，异位骨化的发生率非常高。肘关节周围骨化性肌炎一旦发生，需立即暂停肘关节活动度训练，采用三角巾或石膏托做肘部制动，并悬挂胸前，只能在不引起肘部疼痛的前提下做肩、腕和手指各部位的主动运动。待上述症状基本消除，才能适当谨慎进行肘部屈伸与前臂旋转活动，同样也必须以无痛和主动活动为原则。异位骨化严重影响肘关节功能时，需待3～6个月异位骨化充分稳定后，做骨化块的切除与肘关节松解手术，术后再重新开始活动度训练。异位骨化重在预防。强力被动牵拉是一个非常明确的诱因，必须避免。

（3）前臂骨折

前臂的主要功能除了使手部在上臂的基础上更加向外延伸，更重要的是于尺骨与桡骨间的旋转，其正常范围几乎可达180°，这就大大增加了手部动作的灵活性。

桡骨远端骨折是前臂骨折中最常见的一种形式，其康复的重点是帮助患者重获手及上肢的运动功能。

1）术后1～2周内移除外敷料，用腕关节的矫形器（低温热塑手夹板）将腕关节固定于背伸0°～20°位，鱼际纹和远侧掌横纹一定要露出来，以方便拇指和其余4指的运动。

2）当骨折达到临床愈合或经手术固定骨折已很稳定时，可进入第2阶段，时间范围是术后6～8周，这在很大限度上取决于骨折范围和所用的固定类型。石膏或固定器拆除后，开始进行主动和主动辅助练习，当骨痂形成并且骨折处比较坚固时，可进行被动活动或伸展。进行被动活动前需要得到外科医师允许。在第2阶段，腕关节和前臂的活动度恢复尤为重要，同时第2阶段也是获得活动度的最佳时机。几项研究确定的前臂功能活动度为：旋前50°，旋后50°，腕背伸30°～45°，腕屈曲5°～40°，桡侧偏和尺侧偏的角度为20°～40°。

3）术后8～12周进入第3阶段，此时骨折处已经可以承受住一定的压力和抵抗力，要增加被动伸展训练和关节活动练习的强度和幅度，以达到最大的活动度。此外，还可以开始做渐进性肌力训练，以便恢复运动和工作能力。

（4）手部骨折

腕关节附近的骨折最常见的是桡骨远端骨折，可以分成 Colles 骨折、Smith 骨折、Barton 骨折及桡骨远端粉碎性骨折，其他的还有各种类型的腕骨骨折和掌骨近端骨折。掌骨骨折常是手外伤直接暴力的结果，开放性骨折比例较高，且常伴有肌腱、神经、血管等合并损伤。8块腕骨中手舟骨骨折发生率最高，约占所有腕骨骨折的79％。手舟骨骨折常见于年轻或者活跃的个体，而且通常为接触性运动所致。手舟骨新鲜骨折常需将拇指固定于外展对掌位8～12周。拇掌骨底部骨折（Bennett 骨折）常需做切开复位内固定及石膏外固定6周。掌骨底部与掌骨干骨折通常分别固定4～6周。掌骨颈部骨折则常在掌指关节屈曲位固定3周。指骨骨折时通常固定4～6周。近节指骨骨折固定时掌指关节取屈曲45°位；中节指骨骨折固定时近侧指间关节取伸直位；远节指骨底部撕脱骨折（锤状指）时十远侧指间关节伸位、近侧指间关节屈曲位固定6周。康复治疗遵循3阶段分期原则,重点维护各手术未固定部位的关节活动,防止虎口和其他指蹼的挛缩。

1) 第1阶段:时间是骨折后0～4周,主要是骨折处的制动保护和肿胀消除治疗。经骨科临床处理后,当天即可开始做肩部主动运动,以及肘屈伸、轻度握拳与伸拳、拇指对指等主动练习,逐步增加用力程度。

2) 第2阶段:时间是4～16周,此时骨折处已临床愈合或经外固定骨折已稳定。此阶段主要进行腕和拇指的主动和助动性关节活动度训练、治疗性活动,以及感觉脱敏治疗。

3) 第3阶段:时间是第8～21周,此时骨折部位能够承受压力和抗力。为了纠正挛缩、控制肿胀与瘢痕等,主要进行增加屈指、对指和对掌的抗阻力练习。骨折愈合后进行系统的腕屈、伸、侧屈及前臂旋转活动度练习,以及前臂各组肌群练习;同时配合手部的作业活动训练,包括握力器、哑铃及日常作业动作,如提箱、持书、拉抽屉等作为手的非精密操作功能训练;而进行的手精密操作功能训练是必须有拇指参加的对掌、对指尖运动练习,可通过对指、分指及9孔插板训练,也可通过持球、持钥匙等作业项目练习掌捏、侧捏及掐捏功能。另外,手外伤后第3阶段康复使用各种矫形器常会取得良好效果。

7.5.3 肌腱损伤康复

肌腱损伤的原因有很多,包括刀具外伤、玻璃割伤、机器绞伤等。通常情况下,手部肌腱损伤较多见。本节就以手部肌腱损伤后康复为例。

(1) 肌腱损伤一期缝合术后

肌腱断裂一期缝合后局部需固定3～4周。肌腱缝合后肌腱周围会发生粘连,可造成远端手指功能障碍。对这种肌腱粘连的防治迄今尚无理想的处理方法。早期进行康复治疗具有一定的效果,对于坚固的粘连则常需要先行肌腱松解术,然后再行康复治疗。

手部正常的握拳、伸指运动要求肌腱有相应的上、下滑移范围,称为肌腱活动度。在腕部各肌腱的正常活动度分别约为:指深屈肌70 mm;指浅屈肌64 mm;指总伸肌50 mm;拇长屈肌52 mm;拇长伸肌58 mm;拇短屈肌28 mm;拇长展肌28 mm;腕屈、伸诸肌33 mm。肌腱活动度受限使远端的关节主动活动度受限。

肌腱修复后康复治疗按手外伤康复的分期程序进行。

1) 以指屈肌腱修复后为例,术后早期,即固定期,需尽量缩小固定范围,缩短固定时间。手术后用背侧石膏托或用低温热塑板材制作夹板固定伤手,维持腕关节20°～30°屈曲,掌指关节45°～60°屈曲,指骨间关节伸直位。此期常用物理因子治疗,以消肿、促进渗液吸收、减少粘连等。

术后1～2 d,可用橡皮筋的两端分别固定于腕部及指尖,以早期练习主动伸指,继以由橡皮筋作动力的被动屈指(图7-28),此时指屈肌不做主动收缩,肌腱修复处张力不增加,有助于防止粘连形成。在夹板范围内,主动伸指骨间关节。此期间禁止主动屈曲指骨间关节及被动伸指骨间关节。从手术后至4周,在夹板内逐步进行单个手指的被动屈伸训练。第4周允许伤指主动屈曲。

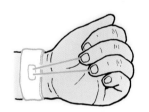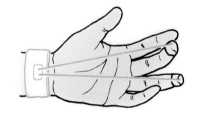

图7-28 指屈肌腱修复后的橡皮筋牵引康复法(仿 Hunter)

2) 术后中期即术后4～6周,肌腱初步愈合,外固定去除后着重先恢复关节活动度。用温和的主动运动牵动修复的肌腱,扩大其活动度,但尚需避免大力牵拉。因此,在指屈肌腱修复后被动伸腕时应使掌指及指骨间关节保持屈曲;伸掌指关节时应使腕及指骨间关节保持屈曲,禁忌同时做腕及手指关节

的被动伸直。指伸肌腱修复后则反之。此类关节运动可称为肌腱低张关节运动。

术后第7周肌腱愈合较牢固时可进行积极的肌腱活动度练习,即同时被动伸展腕、掌指、指骨间诸关节,以牵拉修复的指屈肌腱向远侧滑移,或同时被动屈曲腕、掌指、指骨间诸关节,牵拉修复的指伸肌

腱向远侧滑移。还可以用诸关节联合的关节功能牵引及加热牵引来强化这一作用。但由于肌腱的柔软特性,这些被动运动不能推送肌腱使其向近端滑移,只有肌肉的主动收缩才能促使肌腱向近端滑移,因而方法更少,作用也更有限。

肌腱活动度练习常与理疗结合进行,各种软化瘢痕组织的疗法,如各种热疗、超声、音频、直流电碘离子透入等都可应用。利用热疗使组织温度升高,同时进行肌腱或关节活动度练习,效果更好。

此时可开始进行抗阻肌力练习,进行作业疗法以改善手部肌力及运动协调性。

3) 术后后期,手指功能恢复良好,或经康复治疗,功能停止进步,此时如肌腱粘连使手功能恢复未达到日常生活活动及工作要求,应考虑做肌腱松解术。

(2) 肌腱损伤二期缝合术后

肌腱损伤二期修复术后康复治疗同一期修复术后,因其为择期性手术,宜先行术前期康复治疗,使关节活动度及肌力尽可能得到恢复。

(3) 肌腱松解术后

肌腱修复术后如肌腱粘连牢固,康复治疗不能恢复必要的肌腱活动度,则需施行肌腱松解术。但松解术常在肌腱与其周围组织的相对面上留下粗糙的创面,极易再次发生粘连,其粘连面甚至比松解术前更为广泛。故松解术后必须不失时机地进行肌腱活动度练习,力求保持松解术中达到的肌腱活动度,防止再次发生粘连。为此,术后不可再做持续固定,也不可等待皮肤切口愈合才进行肌腱活动度练习。具体康复过程如下。

1) 在术后 2～3 d 创口渗血基本停止时,即应开始用前述方法进行肌腱活动度练习。首先,使用前臂静态伸展矫形器,除物理治疗和伤口处理外均连续使用,共 2 周。其次,用远端各关节联合主动及被动运动牵动肌腱向远端滑移,采用肌肉的用力主动收缩牵动肌腱向近端滑动,运动频率为每小时重复3～10 次。另外,可以配合超声波、计算机中频等物理因子治疗,以消除肿胀、促进渗液吸收,从而减少粘连形成。如练习时疼痛较显著,也可用热疗减痛或服用镇痛剂。

2) 术后第 2 周,白天逐渐减少使用静态或渐进性矫形器,晚上给予保留;若关节有挛缩,可根据医师的建议选择动力矫形器,运动方法和频率同前。但是,需要做到全伸和全屈手指,同时参加轻微日常生活活动。

3) 术后 4～7 周,静态矫形器可在白天必要时使用,晚上持续使用至术后 6 个月;动力性伸直矫形器白天可持续使用,并可在矫形器上进行抗阻力训练。继续前述运动,在密切监视下逐渐增加等长抗阻运动训练。

(4) 肌腱移位术后

因神经损伤引起某些肌肉瘫痪,或其他原因的肌肉严重损伤不能恢复时,常需做肌腱移位手术,将较次要的肌腱移位以重建损伤肌肉的功能。例如,桡神经损伤致腕下垂时,常将部分腕屈肌腱移向腕背以重建伸腕功能;正中神经损伤致鱼际部肌瘫痪时,常以掌长肌腱移位重建拇对掌功能等。

肌腱移位术后的康复治疗基本上与肌腱修复术后相同,但移位的肌腱术后要求发挥的功能与术前不同。运动中枢原有的运动模式不能适应,导致运动协调破坏,需要通过协调训练建立新的运动模式。例如,腕屈肌背移后可能引起腕屈、伸运动协调被破坏,需经训练使移植肌的功能从腕屈肌转变成腕伸肌,其方法是在视觉监督下,使移植肌在伸腕时收缩、屈腕时放松,经反复练习达到熟练,以后就不需视觉校正。这种训练有时在日常生活活动中自然完成,必要时做有意识的专门训练。用肌电反馈法可以增强训练效果。

移植肌腱被切断、移位缝合,需再固定数周,必然会引起明显的肌萎缩;肌肉、肌腱走向改变可能影响其收缩的力学效果,从而使移植肌肌力下降 1 级,甚至 2 级,有时难以起到预期作用。为此,在术前要检查待移植肌肉的肌力,要求必须正常或基本正常,并在术前先给予训练加强之。术后肌腱愈合后需要进行恢复移植肌的肌力训练。

7.5.4　神经损伤康复

活动手的肌肉大部分在前臂,支配手活动的神经来自臂丛的分支,这些分支的损伤可导致肘、前臂和手功能的障碍。神经损伤常累及感觉、运动和交感功能,康复治疗的目的是恢复支配区域各神经功能。

周围神经损伤后常需进行神经松解减压、神经缝合、神经移植及神经移位等手术治疗。

周围神经损伤及术后功能恢复可以通过以下途径:①神经轴突再生,使失神经支配的肌肉纤维获得再支配;②失神经支配的肌纤维产生一种趋化物质,诱使尚有功能的神经轴突发芽,增加终末分支对其邻近的失神经支配肌肉进行再支配,结果使原有的运动单位增大;③尚有功能的肌肉纤维因超常使用而肥大,增加其收缩力。

周围神经损伤及术后的康复治疗有两项基本任务:①保持和恢复关节和未受累肌肉的功能,防止或消除失用性影响;②促进神经、肌肉功能的恢复。

(1) 保持和恢复关节及未受损肌肉功能

此为上肢各种组织损伤时康复医疗的共同任务,为此需要按照本章 7.3.2 所述,分为术前期,术后早期、中期及后期进行康复治疗。神经修复术后一般需于神经无张力姿势位固定3～4周,在固定期间进行术后早期康复治疗,尽早进行瘫痪肌肉的电刺激,以防止或减轻其萎缩。停止外固定后进行术后中期康复治疗,并继续进行肌肉电刺激。在恢复关节活动度时,应十分注意避免牵拉修复的神经。如在前臂正中神经或尺神经修复后,应严格控制伸肘及伸腕活动度的恢复速度,宁慢毋快。在神经缝合有一定张力时尤需注意。必要时使用支具限制关节伸展角度。

(2) 促进神经再生

周围神经缝合后,神经轴突以每日 1～3 mm,平均为 1.5 mm 的速度向远端生长。其生长速度取决于神经细胞内的合成能力与轴索流的传输能力。国内外对加速神经再生进行了大量研究,取得了一定成绩,但神经再生速度仍可能赶不上肌肉失神经萎缩的速度。特别是手内部肌,在腕以上正中神经或尺神经损伤后经常严重地不可逆地萎缩及纤维化,成为手外伤治疗中的难题,只有靠肌腱移位手术重建拇对掌或骨间肌、蚓状肌功能,或用适当的支具进行功能补偿。

常用的促进神经轴突再生的方法有以下几种。

1) 药物:传统的药物有地巴唑,具有扩张血管、改善神经细胞营养而促进神经再生的作用。维生素 B_1 和维生素 B_6 为神经组织能量代谢所必需。而维生素 B_{12} 与 DNA 合成有关,是神经组织代谢及神经髓鞘合成所必需。神经节苷脂、神经生长因子等物质促进周围神经再生的作用及应用尚在研究中。中药单味人参及党参、黄芪、当归、丹参等组成的复方制剂经研究也有一定的促进神经再生的作用。

2) 电刺激:有实验证实,电刺激不但能减缓肌肉的失神经肌萎缩,还可能兴奋神经元,促进其合成和轴索流运输,为轴突再生创造条件。临床及实验证明电刺激可明显减轻肌肉萎缩及增强肌力。肌力越差,主动运动困难,电刺激的意义也越大。但刺激强度要

适中,过强的电刺激可损伤肌纤维,并损伤皮肤。神经变性及肌萎缩使兴奋阈值提高,影响电刺激的有效进行,尤其难以通过电刺激引起手内部肌肉的收缩。

肌电反馈训练及肌电反馈电刺激是两种较新的肌肉训练法。肌电反馈训练即用表面电极采集患侧肌肉主动收缩时微弱的肌电活动信号,加以放大,用声或光信号反馈给患者,用以诱导肌肉更好地收缩。此法适用于 3 级以下肌力。肌电反馈电刺激则是用主动收缩时引出的肌电活动加以放大及显示,同时触发一组脉冲电位,对同一肌肉进行电刺激,这样把肌电反馈训练与电刺激结合起来,除了增强肌力外,还可通过中枢到肌肉离心及向心冲动的反复接通,改善肌肉的神经控制。此法适用于 3 级及以上的肌力。刺激频率为每日 3 次,每次重复 10 遍。

3) 运动疗法:按神经、肌肉功能状态选用不同的运动疗法,是周围神经康复的重要手段。

A. 被动运动与"传递冲动"练习:肌力为 0 或 1 级时进行被动活动,可防止关节活动度受限及畸形。指导患者在做被动运动时结合主观用力,试图引起瘫痪肌肉的主动运动,可使相应的运动皮质及脊髓前角细胞兴奋,发放运动冲动沿神经传导至再生部位。如此反复进行有可能活跃神经细胞的物质合成及通过轴索流的运输,加速神经轴突的再生。这种练习称为"传递冲动"练习。

B. 助力运动:肌力达 2 级时宜进行助力运动,即在治疗师或患者健肢的帮助下练习罹患肌肉的主动运动。注意强调主动收缩,助力宜小,以刚能完成关节运动为度,防止以被动运动代替助力运动。

C. 主动运动及抗阻运动:肌力达 3 级及 3 级以上时做主动及抗阻练习,可以按本章 7.4 节肌肉功能练习的方法进行等张练习,有条件时也可行等速练习。

4) 感觉障碍的处理:在感觉恢复过程中可以按 7.4 节所述方法进行感觉训练,以促进感觉功能的恢复。神经再生过程中,由于未成熟的新生神经末梢敏感度较高,可出现皮肤感觉过敏,妨碍运动及感觉功能训练。为此要进行感觉脱敏训练。其原则是使敏感区皮肤反复接触各种感觉刺激,先用很弱的刺激,然后刺激强度逐步增加,使其逐渐适应。具体方法如下。

A. 第 1 阶段:局部感觉训练或物体触及患手的准确定位能力训练。训练需在安静环境中进行,以集中患者注意力。令患者闭眼,检查者用橡皮触及感觉丧失的特定区域;睁眼,指出所感觉橡皮的触点

位置。若感觉错误,睁眼重复感受同一区域,使视觉触觉结合强化感觉效果;若感觉正确,闭眼让橡皮触及另一区域。反复训练后,若患者能正确识别橡皮每个触点,换用回形针、大头针,接触面由大至小,以提高精细触觉辨别能力。

B. 第 2 阶段:为了进一步提高手部感觉功能,使用经感觉训练后患手获得的感知和识别物体能力,开始手握大而有形物体(球、块、卡片、毛巾、砂纸等),然后用小而光滑的物体(硬币、钥匙、回形针、大头针等)进行感觉。令患者闭眼,用患手感觉物体,判定不同物体异同点(形状、大小、湿度、材料质地等);睁眼看手所感觉的物体,思考患手是如何感知物体,并与健手的感觉过程相比较;闭眼,尽力描述正在感觉的物体。反复多次进行患手感知物体的训练。对于感觉障碍区皮肤应注意保护,防止烫伤或擦伤。

5) 矫形器在神经损伤康复中的应用:在运动神经再生阶段,一定要预防瘫痪肌肉因正常拮抗肌牵拉发生过度伸展,导致神经再生后肌肉功能的不能发挥,发生拮抗肌和关节的挛缩,进而出现腕关节屈肌挛缩。神经损伤矫形器使用意义在于:使患-健肌群达到良好平衡,预防过度牵伸,维持患者软组织的正常弹性和关节的正常活动度。例如,通过提供稳定伸腕,辅助腕关节抓握可强化握力;通过非对抗屈腕阻止腕伸肌过度伸展;矫正屈腕畸形。

A. 桡神经损伤矫形器的应用:选戴桡神经损伤矫形器(即背侧安装长伸展架),腕关节轻度背伸,掌指关节处于功能伸展角度休息位及手指完全屈曲位。由于此矫形器使手处于功能伸展位,患者可随意努力兴奋伸肌。注意一定要指导患者频繁伸指,一旦伸肌群恢复运动,即开始屈肌肌力练习。

B. 正中神经损伤矫形器的应用:克服因正中神经支配的鱼际部肌瘫痪而致的拇指对掌不能;预防因拇收肌短缩所致的虎口挛缩;对已有的挛缩予以矫正。矫形器应用前一定要对拇指抓握功能进行评定。

C. 尺神经损伤矫形器的应用:预防和矫正"爪形"及辅助患指抓握与放松;使指总伸肌用力牵拉指骨间关节,有益于患指抓握和放松,预防掌指关节过伸。

不同的神经所含的感觉及运动纤维的比例不同,神经修复后的神经纤维对位准确率不同,因此,愈后也不一样。桡神经内的运动纤维约占 71%,其所支配的均为大块肌肉,肌支位置较高,修复所需时间短,恢复质量较好。尺神经感觉及运动纤

维分别占 60% 及 40%,而且所支配的肌肉主要为手内在肌,这些肌肉位置最低,若损伤位置高,修复后功能纤维容易错合,恢复所需时间也长,而且手内部小肌肉失神经支配后,较大块肌肉容易发生肌萎缩变性,故效果多不理想。神经损伤后应早期修复,从受伤到修复时间越长,运动功能恢复越差。

7.5.5 断肢再植的康复

我国医务人员于 1963 年率先成功地施行断肢再植手术。随着显微外科技术的发展和普及,目前断指再造成活率已达 96%。如何恢复再植后的手功能,进一步提高断指再植的成功率是目前的主要问题。

肢体离断是包括肢体所有组织损伤的极严重创伤,再植成活后可遗留关节挛缩、肌肉瘫痪、萎缩和缩短,肌肉、肌腱粘连,感觉恢复不良等问题,严重时使患肢成活而无功能,不如前臂分叉或装配适当义肢,使断肢再植失去实际意义。因此,除提高手术质量外,进行一系列的康复治疗极其重要。

断肢再植后的康复是一个艰巨的过程,必须使患者及时稳定情绪,正视现实,建立恢复功能的信心,做好从事长期功能锻炼的思想准备,以求手功能的最大恢复。康复治疗综合应用骨折、神经损伤及肌肉、肌腱损伤康复的各种治疗手段,以运动疗法、作业疗法为主,辅以必要的支具。理疗应用很广。为了消肿,改善患肢血液循环和淋巴循环,减轻肌肉萎缩及关节挛缩和组织粘连,可选用直流电离子透入、超短波、微波、超声、音频电疗及肌肉电刺激等疗法。理疗时应注意:骨折部存在金属内固定时局部不做高频电疗;做微波辐射时局部需用铅板遮盖;感觉丧失区域需谨防灼伤;血液循环恢复不完善时热疗使用应加以控制,避免因温度过于升高加重组织缺氧。

康复程序以前臂离断再植为例,大致如下。

1) 早期康复:断肢再植成活后组织愈合过程正在进行,此期康复医疗的任务是减轻肌萎缩与关节挛缩,促进组织愈合,保持全身健康。术后应将患肢固定于功能位,并抬高患肢,用近端按摩、理疗等方法进行积极的消肿治疗;参照前述肌腱修复后的原则,做肌腱低张关节活动度练习,近端未受累关节的主动或助力运动及被固定关节周围未受累肌肉的等长练习。此时期还强调早期起床。

术后 3~4 周软组织基本愈合,骨折部固定良好时,按骨折及神经损伤后早期康复的原则进行康复治疗。特别注意掌指关节屈、指骨间关节伸,及拇指

7

外展和对掌活动度。做近端肌肉主动及抗阻运动，断端以下肌肉做传递冲动练习及肌肉电刺激疗法，尽可能减缓其萎缩。按肌腱修复后中期康复的方法做肌腱活动度练习。

2) 中期康复：骨折愈合，外固定去除，可综合骨折、肌腱损伤及神经损伤后中期康复原则进行康复治疗。此时，通常存在关节活动度受限、肌腱粘连、肌肉瘫痪与萎缩、皮肤感觉障碍等问题。关节活动度障碍以离断处远端最近的关节即腕关节为重，经过系统关节活动度练习，较易有进步。肌腱粘连使肌腱活动度受限较难消除，往往需要进行后期松解手术。由于神经损伤，肌肉功能恢复不易，特别是手内部肌，一般不能恢复，常需要进行拇指对掌成形术，把拇指固定于对掌位，然后利用前臂的指屈、伸肌完成抓握动作，以恢复手的基本功能。

手部功能恢复不完善时，为了恢复日常生活活动能力，可使用特殊改制的用具，如为匙子、牙刷、梳子等装上较粗、较长或特殊形状的柄，在笔杆上装上套圈或弹性夹具将其固定于手掌上等，带这类用具进行日常生活活动能力训练。

7.5.6 拇指再造术后康复

拇指缺失使手功能丧失 1/2 以上，尤其占手 80% 功能的握持功能更是离不开拇指的配合。拇指缺损所致手功能丧失和畸形，将严重影响患者的生活质量和心理健康。从理论上说，任何手指的任何缺损都有修复再造的必要。

对于手功能而言，无论是强力握持还是精细握持，拇指形成了与其他 4 指唯一相对抗的支柱。目前，临床上试行过多种重建拇指的方法。在我国以第 2 趾游离移植再造拇指的方法应用最广，此法使拇指的外形及运动、感觉结构均得到较理想的重建，为圆满的功能恢复提供了良好基础。但拇指缺失后，支配拇指运动的肌肉必然发生失用性萎缩，手术创伤及术后固定又必然引起组织粘连和关节挛缩，因此术后常存在不同程度的功能障碍，需要进行康复治疗。

术后组织愈合，克氏针固定及外固定去除时即应开始拇指功能锻炼，一般在关节囊缝合病例术后 4 周、骨质嵌接病例术后 8 周开始。功能锻炼一般以拇指及全手的主动运动为准备活动，然后进行拇指的关节活动度练习和肌力练习。同时利用矫形器进行拇指功能训练，以防再造拇指屈、伸肌腱粘连；利用电刺激仪刺激再造拇指指腹以增加其敏感性，诱导神经生长。据研究，第 2 足趾远侧趾骨间关节融合后移植，再造拇指形成趾骨间关节和跖趾关节双关节结构，接近于拇指的指骨间关节和掌指关节双关节结构，避免了第 2 足趾 3 关节结构屈曲时远节过度屈曲，使再造拇指术后功能获得最大限度的恢复。

关节活动度练习方法为固定近端关节，做远端关节的主动及被动屈、伸运动，或进行垫上按压练习（图 7-29），每一姿势持续 5～10 min。用力需平稳有控制，不引起明显疼痛。可每日进行 2～3 次，在热疗后进行更佳。拇指及手部肌力练习可利用皮球及橡皮筋网做抗阻练习（参见图 7-24、7-25）。

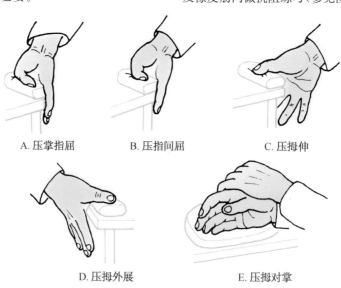

A. 压掌指屈 B. 压指间屈 C. 压拇伸

D. 压拇外展 E. 压拇对掌

图 7-29　拇指被动按压练习

拇指功能初步恢复时进行作业疗法。用各种捏握方式进行持物练习,如捏持木块、纸片、茶杯、饭碗、铅笔等,练习进食、盥洗、穿脱衣服与鞋袜、写字、玩纸牌、打字、编结、缝纫,以及使用各种工具,如锤子、旋凿、刀子、剪子、扳手、钳子等。

手部实用功能的恢复并不要求拇指关节活动度和肌力的完全恢复。实践证明,拇指关节活动度和肌力相当于健手的50%～60%时,各种日常生活活动及工具操作能力即可获得较满意的恢复,患者有可能恢复工作,包括进行需要复杂手工操作的工作。

(吴　毅)

主要参考文献

[1] 吴毅,范振华,屠丹云,等. 制动对兔膝关节韧带力学特性和形态学的影响[J].中国运动医学杂. 1992,11(1):1-5.

[2] 卓大宏. 中国康复医学[M].北京:华夏出版社,1990:828-832.

[3] 周士枋,范振华.实用康复医学(修订本)[M].南京:东南大学出版社,1998:117-143,241-253,605-611.

[4] 韩笑,杨丹,张彩顺. 手外伤术后手部功能锻炼的研究[J].东南大学学报(医学版),2011,30(6):936-938.

[5] 顾玉东,王澍寰,侍德.手外科手术学[M].上海:上海医科大学出版社,1999:844-874.

[6] Herbison GJ, Jaweed MM, Ditunno JF. Exercise therapies in peripheral neuropathies[J]. Arch Phys Med Rehabil, 1983, 64(5): 201-205.

[7] Hunter LY, Funk F. Rehabilitation of the injuried knee[J]. CV Mosby, 1984.

[8] Nicholas JJ. Physical modalities in rheumatological rehabilitation[J]. Arch Phys Med Rehabil, 1994, 75(9): 994~1001.

[9] Guzelkucuk U, Duman I, Taskaynatan MA, et al. Comparison of therapeutic activities with therapeutic exercises in the rehabilitation of young adult patients with hand injuries[J]. J Hand Surg Am, 2007, 32(9): 1429-1435.

[10] Ahmad M, Hussain S, Tariq F, et al. Flexor tendon injuries of hand: experience at Pakistan Institute of Medical Sciences, Islamabad, Pakistan[J]. J Ayub Med Coll Abbottabad, 2007, 19(1): 6-9.

[11] Lohmeyer JA, Siemers F, Mailander P. Therapy standards after flexor tendon and nerve injuries of the hand: results from a survey of German centres for hand surgery [J]. Der Unfallchirurg, 2010, 113 (3): 203-209.

[12] Matsuzaki H, Narisawa H, Miwa H, et al. Predicting functional recovery and return to work after mutilating hand injuries: usefulness of Campbell's Hand Injury Severity Score[J]. J Hand Surg Am, 2009,34(5): 880-885.

[13] Trybus M, Lorkowski J, Hadki W, et al. Evaluation of hand injury severity[J]. Przegl Lek, 2012, 69 (1): 15-18.

[14] Mahmoud AM, Bakhshipour A, Hashemi T, et al. The correlation of cognitive capacity with recovery of hand sensibility after peripheral nerve injury of upper extremity[J]. Neuro Rehabilitation, 2011, 29 (4): 373-379.

[15] van der Sluis CK, van Loenen JT, Wendt KW, et al. Outcomes after hand injuries [J]. Ned Tijdschr Geneeskd, 2011, 155(18):A32-37.

[16] Lotter O, Vogel D, Stahl S,et al. Primary treatment of complicated flexor tendon injuries of the hand[J]. Unfallchirurg, 2011, 114(6):517-527.

7

8 手部功能评定

近年来,中国手外科发展很快,断指(肢)再植、拇指再造,肌腱、神经和骨与关节的修复和再造等手术都已广泛开展,并达到较高水平,也为国际手外科所公认。但对各种手术的疗效如何评价,长期以来国内缺乏统一标准。采用美国 Swanson 及 AMA法,尚不能完全代表中国情况。1989 年,中国手外科学会根据在广州手部功能评定标准专题讨论会的资料,并借助 Swanson 与 AMA 的方法,提出我国手功能评定意见。2000 年 3 月 27 日,中华医学会手外科学会在无锡市再次召开了全国上肢功能评定标准专题研讨会,提出了具体方案,并在全国范围内试行。

8.1　手功能评定方法

上肢的评定方法可分为解剖、外观、功能等几种。反映确切的患者情况需要将这些方法结合起来,还必须考虑患者的心理学、社会学,以及周围环境和经济状态。物理评判基于病史和对患者的仔细检查决定上肢的解剖损害;外观评判是关于患者及社会对其伤情的反应;功能评判包含的内容较多,也是最重要的,反映了功能情况和从事日常生活活动的能力。

对每个患者来说,一份检查全面而且记录完整的术前和术后的随访记录表具有重要的作用,前者是治疗程序的选择依据;后者是疗效的评定依据,也是医务工作者总结经验教训不可缺少的宝贵资料。为了使功能评定标准统一,需在制订标准的同时,对有关疾病与外伤的检查项目和记录应有统一的格式,以便其逐步标准化与规范化。表 8-1、8-2 为参考用表。该表列出了各种试验和测量数据,并画出手掌侧和背侧的草图,对诊断、病史、实验室检查和治疗进行清单式记录;表中的一些条目用于记录各关节的活动范围和力量、握拳的式样、进行日常生活活动的能力和活动状况,以及特殊的临床常用规定的数码系统及其索引。有必要拍摄一套标准的照片,包括手指屈、伸、抓、捏时手的各面观。连续的图片或各种功能试验有助于评判患者对日常生活功能需要的适应性。一系列标准的 X 线片也应是启示的一

表 8-1 手部疾病术前或术后检查记录

姓名：_____ 性别：□男 □女 日期：_____ 出生年月：_____
地址：_____ 职业：_____ 优势手：□左 □右 医院：_____ 检查者：_____
诊断：_____
治疗计划或手术方法：_____ 手术日期：_____
发病日期：_____
发作部位：_____
检查下列是否都齐全：□X 线 □照片 □电影 □放射电影图像
关节活动度（ROM）使用中立位＝0°
代号 1～25 表示观察和测量到的异常，按下述说明使用。严重程度用 a、b、c 表示轻、中、重；进而用代号 1～25 表示种类。
MP：掌指关节；IP：指骨间关节；PIP：近侧指骨间关节；DIP：远侧指骨间关节。

拇指使用代号：

外展（第 1、2 掌骨间的角度）
内收（指远节靠近第 5 掌指关节的距离）
对掌（指远节远离第 3 掌指关节的距离）

1、2、3、9、14、19、22

拇指

代	号	关节	ROM	
右	左		右	左
		外展		
		内收		
		对掌		
		MP		
		IP		

手指代号：3～15、19、22～25		ROM	

示指	MP	
	PIP	
	DIP	
远侧指骨间关节屈纹到掌横纹距离(cm)		
中指	MP	
	PIP	
	DIP	
远侧指骨间关节屈纹到掌横纹距离(cm)		
环指	MP	
	PIP	
	DIP	
远侧指骨间关节屈纹到掌横纹距离(cm)		
小指	MP	
	PIP	
	DIP	
远侧指骨间关节屈纹到掌横纹距离(cm)		

代号：3、7～14、19、20、22、23		
腕	屈	
	伸	
	尺偏	
	桡偏	

抓握模式：检查是否有能力

抓物	直径（cm）	右	左
圆柱体	2.5		
	5.0		
	7.5		
	10.0		
球形体	5.0		
	7.5		
	10.0		
	12.5		

力量		右	左
指腹捏	示指		
	中指		
	环指		
	小指		
侧捏或匙捏			
夹			

肌力测定

桡神经　肱桡肌__　桡侧腕长、短伸肌__　旋后肌__
　　　　指总伸肌__　尺侧腕伸肌__　拇长展肌__
　　　　拇短伸肌__　拇长伸肌__
　　　　示指伸肌__　小指伸肌__

正中神经　旋前圆肌__　旋前方肌__　桡侧腕屈肌__
　　　　掌长肌__　指浅屈肌__　拇长屈肌__
　　　　指深屈肌__　拇短展肌__　拇对掌肌__
　　　　拇短屈肌__　第三、第四蚓状肌__

尺神经　尺侧腕屈肌__　指深屈肌__　拇收肌__
　　　　小指展肌__　小指短屈肌__　小指对掌肌__
　　　　拇短屈肌深头__　蚓状肌__　骨间掌侧肌__
　　　　骨间背侧肌__

临床异常的代号

1. 拇指鹅颈畸形
2. 拇指钮扣指
3. 半脱位-脱位
4. 手指鹅颈畸形
5. 手指钮扣指
6. 手内肌紧张
7. 尺偏
8. 桡偏
9. 关节强直
10. 不稳定
11. 肌腱断裂
12. 缩窄性腱鞘炎
13. 滑膜肥大
14. 运动时弹响
15. 伸肌腱半脱位
16. 内翻角
17. 外翻角
18. 旋转畸形
19. 糜烂
20. 关节间隙狭窄
21. 软骨下硬化
22. 关节活动时疼痛
23. 神经压迫：正中、尺、桡
24. 血管炎
25. 结节

感觉损害或截手指平面

掌面右　　掌面左

表 8-2　手外伤术前或术后手功能检查记录

姓名：_____　年龄：_____　日期：_____　优势手：_____
职业：_____　X线片号：_____　照片：_____
病史：

	肩关节：左　右	腕关节：	周径：
	向前_____	背屈_____	肱二头肌_____
	向后_____	掌屈_____	前臂_____
	外展_____	桡偏_____	握力：　左_____
	内收_____	尺偏_____	右_____
旋转	内旋_____	肘关节：屈_____	前臂：旋前_____
	外旋_____	伸_____	旋后_____

		MP	IP		功能损害%	
拇指	屈			外展（第1、2掌骨间角度）		
	伸			内收（远节靠近第5掌指关节的距离）		
	关节强直			对掌（远节远离第3掌指关节的距离）		

		MP	PIP	DIP		
示指	屈				指腹屈纹到中间掌横纹	
	伸					
	关节强直					
中指	屈					
	伸					
	关节强直					
环指	屈					
	伸					
	关节强直					
小指	屈					
	伸					
	关节强直					

代　　　号　　　　　　　　　　总计（%）_____

右手的背面或左手的掌面　　左手的背面或右手的掌面

1. 截肢　　　　　　　　　　两点触觉
2. 瘢痕　　　　　　　　　　水合茚三酮（发汗试验）
3. 皮肤-皮下组织缺损　　　　15. 握抓—小
4. 甲床损伤　　　　　　　　　　　　大
5. 主要神经缺损：桡、正中、尺　捏—指腹
6. 指神经束缺损　　　　　　　　　指尖
7. 神经瘤　　　　　　　　　　　　指侧
8. 疼痛和肌腱　　　　　　　　钩—远端
9. 骨损伤　　　　　　　　　　　　近端
10. 关节损伤　　　　　　　　　　　舀
11. 屈肌腱缺损　　　　　　　16. 最大改善
12. 伸肌腱缺损　　　　　　　17. 康复需要
13. 韧带损伤　　　　　　　　18. 进一步治疗
14. 感觉-拣物　　　　　　　　19. 分类

注：运动程度按左/右记录

部分,包括手和腕关节的后前位、侧位及斜位片。这些X线片必须是3个月以内的,并且不包括肢体部分在内。为了显示畸形程度,常希望摄解剖放大位,但不必强求。X线电影照相术有助于显示手指和腕关节的活动范围。

(1) 解剖检查

每一种检查都应包含对整个肢体和其全部结构的评定,包括皮肤、甲床、神经、血管结构、肌肉、肌腱、骨和关节,记录两侧肢体环状面的测量结果。手指宜按拇指、示指、中指、环指和小指计,对每一关节的现状、滑膜炎、不稳定、半脱位、僵硬、挛缩、侧偏及对线的程度都应逐一记录。各关节的周径采用厘米(cm)测量,角度和旋转采用度数测量,要注意每一手指的现状和严重的塌陷畸形。正常腕弓、掌弓及指线纵弓的任何异常都要描述。肌腱系统用肌腱断裂、缩窄性腱鞘炎和伸肌腱半脱位进行评定。手的内在腔隙可以用 Bunnell 试验说明。在一个正常的手高度伸展掌指关节(MP)仍然可以被动屈曲近侧指骨间关节(PIP),如果手的内在肌紧张则张力由于掌指关节的高度伸展而拉高,再被动屈曲近侧指骨间关节往往很困难。拇指的描写包括长度、活动、稳定性、对掌的功能、屈曲能力和虎口深度。

完整的解剖评定还应包括各个关节活动范围的测量,捏、抓的力度及肌肉的测定,日常评估和疼痛的评估。

(2) 关节活动检查

根据美国矫形外科医师学会1965年所采用的,记录活动范围依据中立位为0°的原理,所有关节活动的测量都从0°为起始位,活动的角度有助于表明关节运动。主动活动由全部屈肌或伸肌肌力获得;被动活动的测量要克服正常的软组织对运动的阻力,在指关节约为0.5 kg的力。"伸"一词指的是反向于屈曲,向左始位的运动。如同可见于手指、肘、膝关节中。如果伸>0°起始位,则称为"过伸"并用正号表示。从某一屈曲不能完全伸至0°起始位,或背伸无力用从0°起的负角度记录,如一手指有15°~45°屈曲挛缩,记为−15°~−45°,手指关节过伸15°至屈曲45°记为+15°~−45°。

各关节运动的测量应该用表格形式记录,并用角度表示。当测量远侧关节时,近侧关节应置于中立位或伸直位。指距及其强度也要测量。手指屈曲评定包括 Boyes 最大屈指测量法。

拇指的描述包括桡侧外展、内收、屈、伸、对掌、前移和后移,应该测量腕关节的背屈、掌屈、桡偏和尺偏活动,肘、肩关节的活动范围也应测量。关于手指、腕关节活动正常值后面将专节介绍。

(3) 握和抓检查

捏和抓的力量可以利用测力仪与检查自己的力量对比,以及测量臂、前臂和手力量的大小,估计萎缩程度进行测定。机械测力仪测量抓的力量可能是不适当的,对一只力量虚弱的手也许要改用血压计。血压计的袖带卷成直径为 5 cm,并充气50 mmHg(6.7 kPa),当握紧袖带,>50 mmHg 的部分就记录为下抓的力量。许多因素可影响抓的力量,如疲劳、偏利手、年龄、营养状况、疼痛、1 d 内不同的时间,以及患者合作情况等。

根据 Swanson 等提供的数据,主要功能手的力量在男性组平均为 47.6 kg,女性组平均为 24.6 kg。大多数患者选用夹捏作为最大力量。拇指的指骨间关节在大多数病例中做最大夹捏都呈过伸状。这一力量在男性组平均为 7.9 kg,女性组平均为 5.2 kg。当做最大用力捏时无论是近侧指骨间关节,还是远侧指骨间关节(DIP)都有明显的过伸倾向。侧捏是一种较有力量的动作,在男性组平均为 7.5 kg,女性组平均为 4.9 kg(以上数值均为主要功能手)。已经确定,完成90%的日常生活活动需要约 4.0 kg 的抓力,然而大多数简单的动作用 1.0 kg 的力量即可完成。

(4) 神经功能检查

神经功能检查主要可通过肌力和感觉测定来确定损害程度(见单项功能评定)。也可借助于疼痛情况如灼痛和其他交感神经营养不良。应该实行一套完整感觉检查,包括发汗功能茚三酮试验,以及两点辨别试验。特别是后者有助于确定触觉功能的损害,如两点辨别>18 mm,被认为是触觉完全丧失。除此有条件者还需进行神经电生理试验,如肌电图(EMG)、感觉神经和肌肉动作电位(SNAP),以及体感诱发电位(SEP)等检查。对诊断与早期再生及估计预后具有很大的意义。

1) 肌力检查:1912 年,Lovett 根据肌肉收缩时对抗的阻力大小,将肌力用百分率表示,分成 6 级(表8-3)。

1954 年,英国医学研究会制订了神经损伤修复后评定肢体功能的分级表,此后 Seddon、Nicholson 和 Sakelarides 等相继用此法评定神经修复后肢体功能的恢复。该分级制将运动功能分为 6 级,即

8

M_5、M_4、M_3、M_2、M_1 和 M_0,是评定运动功能恢复最常用的方法。

2)感觉检查:20 世纪 40 年代将感觉分为 0～5级。1954 年,英国医学研究会将该法加以修改完善,制定了 0～4 级的分级法(表 8-4)。该方法已为多数学者采纳,成为目前常用的感觉评定方法。

表 8-3 Lovett 肌力分级

百分率(%)	级 别	标 准
100	5	正常肌力
75	4	肌肉能对抗部分阻力时带动关节运动
50	3	肌肉能对抗肢体地心引力的运动,但不能对抗阻力
25	2	在排除地心引力情况下,肌肉能带动关节运动
10	1	肌肉仅能做微弱收缩,无关节运动
0	0	肌肉无任何收缩

表 8-4 感觉分级标准

分 级	标 准
S_0	感觉缺乏
S_1	深感觉恢复
S_2	部分浅痛觉和触觉恢复,可保护伤指免受损伤
S_2^+	同 S_2,但有感觉过敏现象
S_3	浅痛觉和触觉恢复,无皮肤感觉过敏现象
S_3^+	同 S_3,有良好的定位能力,两点分辨觉接近正常
S_4	感觉正常

(5)疼痛的评定

疼痛可以定义为"由传入神经刺激引起伴随个体感情状态,并被其过去的经验、诱导和精神状态所修饰的一种不舒适的感觉",其基础是许多不同成分的复合物。检查可以确定疼痛是有解剖基础的,还是与神经功能推敲的其他病症有关,或者是假装的。疼痛所致的持久性功能丧失要在最适当的物理调整和最大的医疗恢复后才可决定。与近中枢脊神经病变有关的疼痛可以按其对完成动作的干扰情况而分级。

1)最弱(0～25%):是否不适。

2)轻微(26%～50%):是否干扰活动。

3)中度(51%～75%):是否阻碍活动。

4)重度(76%～100%):是否阻碍活动并引起苦恼。

疼痛或不适所致功能减损相类似的分级(如在有严重诱因的患者可以 100%地丧失肢体的实用价值)。部分占整体的百分率如同截肢图(图 8-1)。

(6)手的外观

手的外观效果含有被动与主动的成分。当休息时正常手的被动外观效果可以被现在通用的一定的人工手模仿。而当手在空间运动时,如果没有正常的姿势和轻微的活动,该手就丧失了一些主动外观效果。根据手在休息和做动作时的一般表现评定外观效果,包括瘢痕、僵强、残留的关节不平衡、旋转畸形和协调情况;将处于休息和动作时外观改善的程度定点在患者和检查医师两者的观点之间。

(7)日常生活动作的检查

准确评定一个患者的情况需要根据其与日常生活动作,以及日常生活动作的具体检查的关系来评定最终功能的缺失。手的功能评定包括日常生活动作的主要功能测试和运动-时间测定方法。在评定功能大小或不完全像评定记录中所表示的特殊问题时,确定患者的活动状态和在独立或帮助情况下进行一定的基本动作的能力是重要的。刻度计量圆柱和圆球对确定手的展开和握持这些物体的能力,确定力量,以及手、腕部的稳定性是很有用的。进行小幅度和大幅度抓握,指腹、指尖、侧捏、远、近端的钩吝的功能情况也要描述。Nakomura Tamal 提出了日常生活动作应包括:①推;②拍打;③钩或捏;④抓软物;⑤抓硬物;⑥强力握;⑦捡硬币;⑧捡针;⑨拧毛巾;⑩吝水;⑪洗脸;⑫打绳结;⑬纽扣子;⑭写字;⑮剪东西;⑯捶锤子;⑰拧螺钉;⑱夹夹子；⑲插口袋；⑳猜拳等。

关于日常生活动作具体的检查内容包括：穿衣、个人卫生、洗澡、进食、打电话、打字或使用筷子、写字、捡币、转匙开锁、握把手开门、抓自行车手闸、旋开罐头、使用喷雾气罐、扣纽扣等。可将其填入检查表格，以便作为手部功能评定的内容。

8.2　手功能评定标准

8.2.1　截肢损害评定

整个上肢的截肢或 100% 的上肢缺失被认为损伤整个人体的 60%。肘部二头肌远端附着处以下水平及掌指关节近侧水平的截肢损伤整个上肢的 95%（图 8-1A）。

抓握和感觉的实质是各不同手指承担任务的总和。截除手指和拇指就去除了最主要的部分，故损伤手的 100% 或上肢的 90%；因为整个上肢的缺失相当于整个人体损伤 60%，所以上肢 90% 的损伤等于人体损伤的 54%。通过使用这种累进相乘百分值，每一手指或手部局部的损伤都可以计算其与手、上肢，甚至整个人体损害的关系。

手指有 5 个协调的部分，手的全部功能被划分入这 5 个手指。当评定整个手的损害时，首先按百分等级分别评定每个手指，然后每一手指定出其占整个手的百分值：拇指 40%；示指及中指各为 20%；环指和小指各占 10%（图 8-1B）。手指的各部也给定占整个手的百分比（图 8-2）。这些定值可以反映出与整个手的关系（图 8-1）。例如，示指损伤表示缺失功能的 20%，从其近侧指骨间关节截指损失示指功能的 80%，相当于整个手的 80%×20%，即 16%。多个手指缺失时将各部分计算得出总和，并反映出与整个手的关系。例如，全部拇指截指（手功能损害 40%）伴有示指远侧指骨间关节水平截指（占手功能损害 9%）相当于整个手损害 49%。

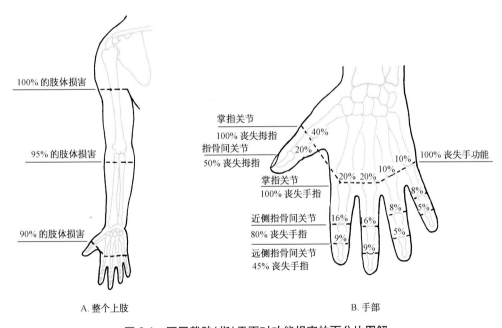

A. 整个上肢　　　　　　　　　B. 手部

图 8-1　不同截肢（指）平面对功能损害的百分比图解

8.2.2　感觉损害评定

任何由感觉障碍、疼痛、不适所致的功能缺失必须是不含糊和持续的。手指背侧的感觉丧失被认为不是致残的，手指掌侧的感觉才对手指的功能起作用。

（1）感觉完全丧失

掌侧感觉的完全丧失被认为减损功能的 50%，即计算为截肢的 50%。例如，拇指两侧的末梢神经功能丧失，可以认为系截指的一半，即相当于 40% 的一半，或者说减损手功能的 20%。示、中指感觉完全丧失，各自相当于手功能 10% 的减损，而环、小

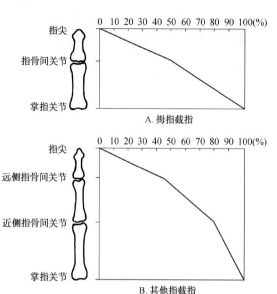

图 8-2 手指截指功能损害百分比曲线

指各相当于 5%(图 8-3)。

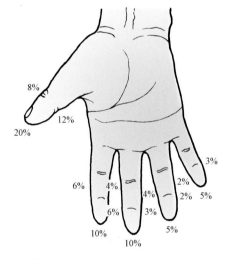

图 8-3 手指感觉完全丧失对整个
手功能损害的百分比

（2）横切型感觉丧失

此时用手指各部分的百分比计算。各水平感觉丧失可以通过图 8-1B 所示截指评定进行计算,如拇指远节的感觉丧失相当于从指骨间关节截指的一半,即减损拇指的 20% 功能,或相当于整个手功能减损 20% 的一半,即 10%。

（3）纵向型感觉丧失

可用手指两侧感觉功能的相对重要程度计算（图 8-3）。拇指桡侧半的感觉丧失判定为 40% 的减

损,而尺侧半定为 60%;其余手指尺侧半为 40%,但小指除外,因为小指尺侧半感觉更重要;然后将这些减损再转算出与整个手的关系。例如,拇指感觉完全丧失相当于该手功能减损 20%,而拇指尺侧纵向感觉丧失相当于拇指感觉减损 60%,即减损该手功能的 12%。

8.2.3 运动损害评定

手的运动功能丧失是各种手部疾患的最终临床表现,可以是关节、肌腱、肌肉、神经、血管的各种疾患所致。在临床上,若对上述诸因素逐一进行单项指标的评定,有的实在困难且又不现实。因此,不少学者一直在探索临床的综合评定标准。

多年来,对手的运动失能,Boyes、Litchmon、Paslay、Vant、Heiple、White、Tubiana 等提出了不同的评定方法。现在认为,Swanson 在 AMA "四肢和腰背持续性损伤评判" 的基础上,结合 Boyes 的直线测量法提出的 "A%＋B%（100%－A%）＝A%＋B%" 的评定方法较为系统和实用,且为国际手外科学会所认可,故我国手外科亦推广使用该方法。

（1）示、中、环、小指损害的评定

手指损害评定采用 "A＝E（背伸失能度）＋F（屈曲失能度）" 的方法。按照 AMA 指导,关节强直和屈曲损害值的计算是假定正常的背伸在掌指关节和指骨间关节都是 0°。对背伸能力损害的评判已由 Swanson 提出了一种方法,他在损害表中还对掌指关节正常的向 20°过伸做了特别的补偿。

一个关节运动的幅度是从最大背伸到最大屈曲运动所构成角度的总度数。在确定运动幅度时,测量极度运动角并用小写字母 "v" 表示如下:$v_{屈}$（vtlex）＝可达到的最大屈曲;$v_{伸}$（vext）＝可达到的最大背伸。

掌指关节正常的运动幅度为 0°～90°,计值为 $v_{屈}＝90°$ 和 $v_{伸}＝0°$,表示没有运动损害。对正常掌指关节的过伸将在后面讨论。

计算关节屈曲度减少时丧失的屈曲度用 "F" 表示,相当于理论上最大的 $v_{屈}$ 减去测量到的 $v_{伸}$ 值（图 8-4）。对一个伸 0°屈 60°的掌指关节,屈曲丧失度可表示为:$F＝90°$（最大 $v_{屈}$）$－60°$（测量到的 $v_{屈}$）$＝30°$。丧失的背伸运动用 E 表示,相当于测量到的 $v_{伸}$ 值减去理论上最小 $v_{伸}$ 值。对于一个缺少 20°背伸的掌指关节,其背伸丧失可表示为:$E＝20°$（测量到的 $v_{伸}$）$－0°$（最小 $v_{伸}$）$＝20°$（图 8-5）。

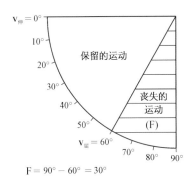

图 8-4　掌指关节丧失的屈曲度计算

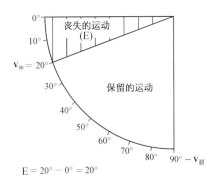

图 8-5　掌指关节丧失的背伸度计算

屈曲度减少时 $v_屈$ 减小，而背伸损害时 $v_伸$ 增大。这两个值最终可停留在同一角度点上，即 $v_屈 = v_伸$（图 8-6），此时关节强直。关节运动完全丧失用 A 表示，这并不是指关节强直发生在这一运动角度，而是表示由此强直而引起的背伸度减少（E）和屈曲度减少（F）的总和。关节运动的完全丧失可表示为：A＝E＋F。如果关节强直于 $40°$，则 $v_伸 = v_屈 = 40°$；E（背伸丧失）＝ $40°$；F（屈曲丧失）＝ $90° - 40° = 50°$；A（整个运动丧失）＝ $40° + 50° = 90°$。

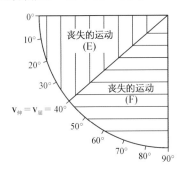

图 8-6　关节强直时的运动完全丧失计算

应该注意到 A 值反映了关节运动总的丧失，并且总是与该关节正常运动幅度的角度数值相等。在掌指关节无论强直发生在运动弧的什么地方，只要 $v_屈 = v_伸$，A 总是等于 $90°$：强直在 $30°$ 位，A＝ $30°(E) + 60°(F) = 90°$；强直在 $80°$ 位，A＝ $80°(E) + 10°(F) = 90°$。

运动缺失反映了功能缺失其评判。手指功能损伤可以由背伸的缺失（E）和（或）屈曲的缺失（F）或关节强直（A）引起。这样手指功能的百分损害可以各自称为 I_E、I_F 和 I_A，这些是在检查时测得角度 v 的功能。更专业化一点，损伤的百分率可表示为：I_E 是 $v_伸$（测量到的最小背伸角度）的功能，当 $v_伸$ 达到其理论最小值（如掌指关节为 $0°$）时为 0；I_F 是 $v_屈$（测量到的最大屈曲角度）的功能，当 $v_屈$ 达到其理论最大值（在掌指关节为 $90°$）时为 0；当 $v_屈 = v_伸$ 时 I_A 是 v 的功能，同样的 $I_A = I_E + I_F$。

功能损害用百分率表示，并且将受影响部分的功能丧失反映到 100% 刻度上。AMA 指导提供了由于屈曲功能缺失（F）和关节强直（A）所致掌指关节从 $0° \sim 90°$ 手指功能损害的百分值（分别称为 I_F 和 I_A）（表 8-5、8-6）。这一百分值也可表示如图 8-7 和图 8-8。根据公式 A＝E＋F（也可写成 E＝A－F），可以按公式 $I_E = I_A - I_F$ 得到在某一角度的背伸功能损害（I_E）。例如，关节强直于 $30°$ 位，根据 AMA 表格 I_A 等于 45%（表 8-6）而 I_F 等于 37%（表 8-5），这样就可以得到 I_E 的值：$45\%(I_A) - 37\%(I_F) = 8\%(I_E)$。同样步骤可用于从 $0° \sim 90°$ 运动弧上每一角度，从而获得各自的 I_E 值（图 8-9）。AMA 指导（表 8-5）的 I_F 值稍加改良以计算被认为也是正常的掌指关节过伸 $20°$ 的值（图 8-8）。这样关节强直于 $30°$ 位时 I_F 就由 33% 替换了表 8-5 中的 37%，按上述公式 $I_E = I_A - I_F$ 计算，$I_E = 45\% - 33\% = 12\%$。

I_E 的衍生是十分重要的，它提供了 I_E 和 I_F 两者的数值，以便正确估定功能损伤的百分率。这不仅反映了运动丧失的度数，更重要的是反映了在手指运动弧中失能的位置。

举例：一个掌指关节有 $30°$ 的活动幅度，假设从伸 $10°$ 至屈 $40°$，其功能损害没有伸 $50°$ 至屈 $80°$ 时严重。伸－ $10°$ 至 I_E 屈 $40°$ 的掌指关节 $I_E = 7\%$，$I_F = 27\%$，总的损害为 34%；而伸－ $50°$ 至屈 $80°$ 的掌指关节 $I_E = 40\%$，$I_F = 6\%$，总的损害为 47%。掌指关节强直在 $30°$ 位，也就是功能位，I_A 达最低值＝ $12\%(I_E) + 33\%(I_F) = 45\%$；若强直在 $80°$ 位损害程度就严重得多，为 $85\%(I_E) + 6\%(I_F) = 91\%(I_A)$。

8

表 8-5　从中立位起掌指关节不同屈曲位功能丧失所致的手指功能减损百分率*

屈曲角度(°)	丧失的运动(F)	功能损害(%)	屈曲角度(°)	丧失的运动(F)	功能损害(%)
0	90°	55	50	40°	24
10	80°	49	60	30°	18
20	70°	43	70	20°	12
30	60°	37	80	10°	6
40	50°	31	90	0°	0

*:摘自 AMA 指导

表 8-6　掌指关节不同强直位引起的手指功能损害百分率*

关节强直(°)	功能损害(%)	关节强直(°)	功能损害(%)
0	55	50	63
10	52	60	72
20	48	70	82
30	45	80	91
40	54	90	100

*:摘自 AMA 指导

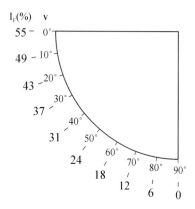

图 8-7　手功能减损图(I_F 表示)

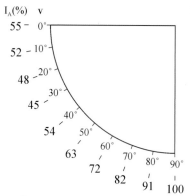

图 8-8　手功能减损图(I_A 表示)

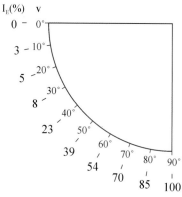

图 8-9　手功能减损图(I_E 表示)

　　根据上述的介绍,则示、中、环、小指的损害评定可以从图示每个指关节(掌指关节,近、远侧指骨间关节)3 种不同的功能损害(I_A、I_E 和 I_F)得出。每一关节的功能位取自 AMA 指导并加上过伸的资料。在一个正常的手,掌指关节可以有有用的过伸 20°,丧失这一过伸只标出了很小的损害百分率,掌指关节在伸 0°位时 I_E=5%(图 8-10)。近、远侧指骨间关节正常伸为 0°,所以这些关节在伸 0°位时 I_E=0。然而,将这些关节的过伸角度考虑进去可以使我们在关节强直发生于过伸位时定出屈曲功能损害率,如近侧指骨间关节强直于+30°位定为 80%的功能减损。

　　注意在每个关节强直所致的功能减损(I_A)在功能位角度达最低值:掌指关节 I_A 在 30°时=45%,近侧指骨间关节 I_A 在 40°时=50%,远侧指骨间关节 I_A 在 20°时=30%。

　　这些图表作下列用途:测量运动幅度。例如,-20°~60°的掌指关节活动,这一角度的背伸损害按 I_E 打头的一行查,即 15%的背伸损伤,屈曲损害要按 I_F 打头的一行查,即 17%。这一病例的功能损害总计为 10%+17%=27%。

　　(2) 拇指损害的评定

　　拇指占整个手功能的 40%,并有 3 个方面的功能:①掌指和指骨间关节的屈(伸);②内收或外展;③对掌。内收功能的测量以经拇指指骨间关节掌侧纹到第 5 掌骨远侧掌横纹不能再内收的距离为准,

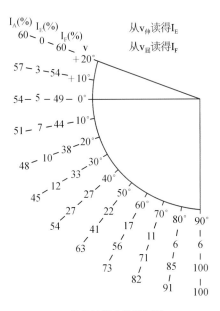

A. 掌指关节功能损害图

B. 近侧指骨间关节功能损害图

8

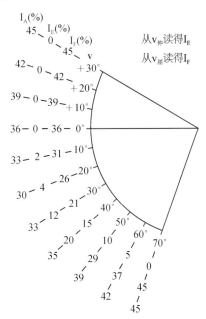

C. 远侧指骨间关节功能损害图

图 8-10　示、中、环、小指损害评定

用厘米计算。对掌的测量以经拇指指骨间关节掌侧纹至第 3 掌骨远侧掌横纹之间可能达到的最大距离为准,用厘米计算。这 3 个方面对整个拇指功能的作用如下:掌指和指骨间关节的伸(屈)共占 20%;内收占 20%;对掌占 60%。

内收和对掌功能的损害值如图 8-11 所示。整个拇指功能的损害值通过联系拇指每一功能值而获得（表8-7）。例如，内收4cm时表示内收功能减损20%，内收功能占拇指功能的20%。故这一损伤相当于整个拇指功能20%×20%＝4%的减损。

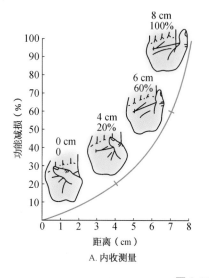

A. 内收测量

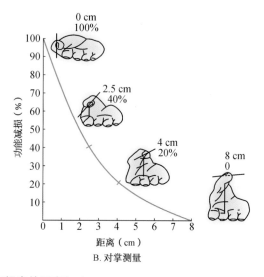

B. 对掌测量

图8-11　拇指损害的评定（一）

表8-7　内收和对掌损害对整个拇指功能减损的百分率*

距 离 （cm）	拇指内收功能 损害值（%）	拇指对掌功能 损害值（%）	距 离 （cm）	拇指内收功能 损害值（%）	拇指对掌功能 损害值（%）
0	0	60	5	6	7
1	0	42	6	8	3
2	1	29	7	13	2
3	3	19	8	20	0
4	4	12			

*：摘自AMA指导。采用了内收和对掌分别占拇指功能的20%和60%的概念

由于丧失屈和（或）伸或者关节强直所致的掌指关节损伤百分率由图8-12标明。这些功能占拇指全功能的20%，拇指掌指和指骨间关节功能位确定为20°，因此其I_A值在此角度最低，为7%的强直损害。

在实际使用中，每部分功能可以按图8-11、8-12和表8-7评定，确定每一个直接损害值对整个拇指功能的影响，然后将这些个别的值直接相加得出拇指全部的功能减损而不用复合表。例如近侧指骨间关节强直于＋30°位定为80%的功能减损。

（3）腕关节损害的评定

腕关节损害的评定由运动的丧失或关节强直决定。在全幅度的关节运动时掌、背屈两者占腕功能的70%，桡偏（I_{RD}）、尺偏（I_{UD}）占30%。腕关节运动通常的幅度是从60°背屈到60°掌屈；侧偏的功能位是尺偏0°～10°。

丧失背屈和掌屈能力引起的功能减损值按图8-13A计算再乘以70%，桡、尺偏的损害值按图8-13B计算再乘以30%，这两个数值相加得出腕关节功能的全部减损，其对整个肢体的功能减损情况再乘以90%获得。

举例：假定运动幅度为屈50°至伸30°和桡偏10°至尺偏5°，从图8-13A中可以查出$I_E＝5\%$，$I_F＝15\%$，其屈伸功能损害20%，再乘以70%（屈伸功能）以反映其对腕关节的功能减损为20%×70%＝14%。从图8-13B中可以发现$I_{RD}＝10\%$、$I_{UD}＝15\%$，其桡、尺偏损害25%，再乘以30%（桡、尺偏的功能值），对腕关节功能减损为25%×30%＝7.5%。整个关节功能减损的百分率由屈、伸功能损害和桡、尺偏损害值相加：$(I_E＋I_F)×70\%＋(I_{RD}＋$

I_{UD})×30％＝总的腕关节减损,即(5％＋15％)×70％＋(10％＋15％)×30％＝21.5％。腕关节的损害再转算为该上肢的功能减损:21.5％(腕关节损害)×60％(腕关节占上肢功能百分数)＝12.9％。

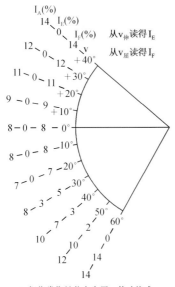

A.拇指掌指关节丧失屈、伸功能或强直时对手功能损害的百分率,功能定位在20°

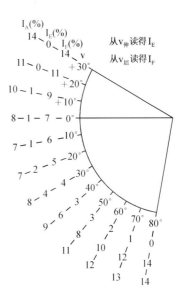

B.拇指指骨间关节丧失屈、伸功能或强直时对手功能减损的百分率,功能定位在20°

图 8-12 拇指损害的评定(二)

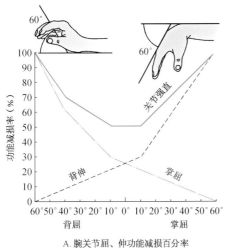

A.腕关节屈、伸功能减损百分率

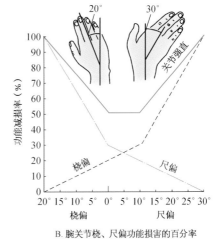

B.腕关节桡、尺偏功能损害的百分率

图 8-13 腕关节损害的评定

注:背伸和掌屈共占整个腕关节功能的70％,图中数字再乘以70％即为整个腕关节功能减损的百分值。整个腕关节功能丧失损害肢体功能的60％,腕关节功能减损值乘以60％即为整个肢体的功能损害值。正常的运动范围是屈60°到伸60°;主要功能在背伸10°到掌屈10°,关节强直的功能损害百分率在此角度间最低,或 I_A＝50％,桡、尺偏占腕功能的30％;图中数字再乘以30％即为腕关节功能减损值

(4)肘关节功能减损评定试用标准
肘关节损害的功能评定,由肘关节运动的丧失或关节强直程度所决定。正常肘关节在运动时,是以屈曲和背伸为肘关节的主要功能,而其旋前、旋后

功能则较次要,故前者占肘关节功能的70%,后者为30%。肘关节的正常运动幅度:屈曲0°~150°,伸直由0°至过伸10°(图8-14A)。旋转功能:旋前0°~90°,旋后0°~90°(图8-14B)。

丧失屈曲和背伸能力所引起的肘关节功能减损值,可按图8-15计算再乘以70%;旋转功能损害值可按图9-16计算再乘以30%,这两个数值相加即可得出肘关节的全部减损值。其对整个肢体(患肢)的功能减损值再乘以95%肘关节功能减损值占肢体的百分率即可获得(图8-15、8-16)。

举例:假定肘关节运动幅度为屈50°至伸30°和旋前20°至旋后30°,从图8-15中可以查出屈功能减损的百分率为40%、伸功能减损的百分率为20%,其屈/伸功能损害(40%+20%)×70%=42%。从图8-16中可以查出旋前(后)功能损害(18%+22%)×30%=12%。其肘关节功能减损值为屈/伸功能损害42%加旋前(后)功能损害12%,即42%+12%=54%。对整个肢体(患肢)的功能减损,为肘关节功能减损值再乘以95%,即54%×95%=51.3%。

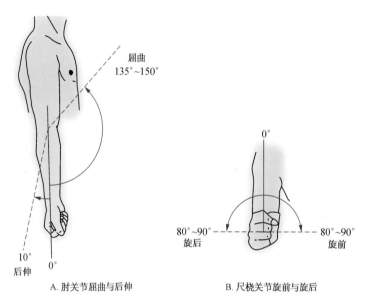

A. 肘关节屈曲与后伸   B. 尺桡关节旋前与旋后

图8-14 肘关节、尺桡关节功能示意图

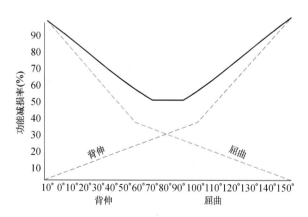

图8-15 肘关节屈、伸功能减损百分率

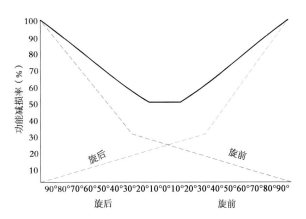

图 8-16　前臂旋转功能减损百分率

8.2.4　手部复合损伤复合值的评定

每一手指的失能,无论是由于丧失运动、感觉、力量还是截肢都要被评判,然后这些评定再加起来可转换成对手的影响,对手的损害总和相当于全部功能减损。累积损害时包括整个手指。例如,在合

适的损伤表内,百分数关系是较小的部分关联着下一个较大部分。这一步骤可以连续反复,从而任何损害都可以描述出对整个人体的损害。

复合不同损害的方法是依据每一损害在受损后(如远侧指骨间关节),不是作用于整体(如手指),而是存在于局部(如近侧指骨间关节和末梢)的原理。当在某一部位有 1 个以上的损害时,在将其转算至更大部位前必须先进行复合。这一复合值的确定按照下列公式进行:

$$A\% + B\%(100\% - A\%) = A\% + B\%$$

除非只是单一的损害,否则各部分损害用实际的百分率表示,然后四舍五入至最接近的 5%;在全部损伤都已计算并转换成同样分母后,最终的损害值要复合,可先选两个进行复合得出全部复合值。这一步骤可以无限重复。表 8-8 提供了反映整个手指损害的复合值。这些复合值可以再转换成对手、上肢或整个人体的损害。

表 8-8　功能损害复合值(增值 5%)的复合表

功能损害(%)	5	10	15	20	25	30	35	40	45	50	55	60	65	70	75	80	85	90	95
5	10	15	19	24	29	34	38	43	48	52	57	62	67	72	76	81	86	91	95
10	15	19	24	28	33	37	42	46	51	55	60	64	69	73	78	82	87	91	96
15	19	24	28	32	36	41	45	49	53	58	62	66	70	75	79	83	87	92	96
20	24	28	32	36	40	44	48	52	56	60	64	68	72	76	80	84	88	92	96
25	29	33	36	40	44	48	51	55	59	63	66	70	73	78	81	85	89	93	96
30	34	37	41	44	48	51	55	58	62	65	69	72	76	79	83	86	90	93	97
35	38	42	45	48	51	55	58	61	64	68	71	74	77	81	84	87	90	94	97
40	43	46	49	52	55	58	61	64	67	70	73	76	79	82	85	88	91	94	97
45	48	51	53	56	59	62	64	67	70	73	75	78	81	84	86	89	92	95	97
50	52	55	58	60	63	65	68	70	73	75	78	80	83	85	88	90	93	95	98
55	57	60	62	64	66	69	71	73	75	78	80	82	84	87	89	91	93	96	98
60	62	64	66	68	70	72	74	76	78	80	82	84	86	88	90	92	94	96	98
65	67	69	70	72	73	76	77	79	81	83	84	86	88	90	91	93	95	97	98
70	72	73	75	76	78	79	81	82	84	85	87	88	90	91	93	94	96	97	99
75	76	78	79	80	81	83	84	85	86	88	89	91	91	93	94	95	96	98	99
80	81	82	83	84	85	86	87	88	89	90	91	92	93	94	95	96	97	98	99
85	86	87	87	88	89	90	90	91	92	93	93	94	95	96	96	97	98	99	99
90	91	91	92	92	93	93	94	94	95	95	96	96	97	97	98	98	99	99	100
95	95	96	96	96	96	97	97	97	97	98	98	98	99	99	99	99	100	100	

注:本表基于公式:$A\% + B\%(100\% - A\%) = A\% + B\%$,如果有 3 个以上的值需要复合,先选 2 个进行复合得出结果,得出的复合值再与第 3 个值复合得出总的复合值。这一过程可以不断重复直到全部初始值复合为 1 个值。2 个值在表中的水平栏与垂直栏交叉处的对应值即为复合值。这一复合值再与第 3 个值复合到最终值

举例 1:一个示指从远侧指骨间关节截指,表示该指 45% 的功能损害(参见图 8-2);又有近侧指骨间关节 90°位强直,表示该指 80% 的功能损害。其

复合的功能减损可计算如下:45% + 80%(100% - 45%) = 89%,即对示指造成 89% 的功能减损。

这一复合减损值也可以很快在表 8-8 中按 45%

和80％从垂直栏和水平栏联合处查出。示指占手功能的20％,故89％的示指损害表示手功能18％的减损。

举例2:假定患者拇指功能损害掌指关节幅度伸10°、屈40°,指骨间关节活动幅度伸20°、屈50°,内收达4cm,对掌达3cm;同时有腕关节功能损害,幅度掌屈50°、背伸30°、桡偏10°、尺偏15°。其复合功能损害按以下方法求得:①拇指功能损害,掌指关节损害从图8-12A查出为:$I_F=0\%$,$I_E=3\%$,$I_A=3\%$;指骨间关节损害从图8-12查出为:$I_F=3\%$,$I_E=2\%$,$I_A=5\%$;拇指内收损害从表8-7查出为4％;拇指对掌损害从表8-7查出为19％。其拇指伸屈复合损害掌指关节＋指骨间关节＝3％＋5％(100％－3％)＝7.9％,因拇指伸屈功能损害是拇指3个方面的20％,7.9％×20％＝1.6％,则拇指伸、屈、内收、对掌复合损害按复合公式(或表8-8)算得:1.6％＋4％(100％－1.6％)＝5.5％,5.5％＋19％(100％－5.5％)＝23.5％,即为拇指的损害。再转算到手的功能损害,即23.5％(拇指占手功能百分率)×40％＝9.4％,再转算到占上肢的功能损害:9.4％(手的功能损害)×90％(手占上肢损害的百分率)＝8.5％。②腕关节的损害,同本节腕关节损害的病例,即占上肢损害的13％。则整个上肢损伤＝拇指损害占上肢的百分率＋腕关节损害占上肢的百分率＝8.5％＋13％(100％－8.5％)＝20％。

举例3:远侧指骨间关节损伤30％,近侧指骨间关节损伤20％及掌指关节损伤25％,相加如下:30％(远侧指骨间关节)＋20％(近侧指骨间关节)＝44％,44％＋25％(掌指关节)＝59％,即手指的复合损害值为59％。

(侍 德)

8.3 全国试行的手功能评定具体方案

2000年3月27日,中华医学会手外科学会在无锡市召开了全国上肢功能评定标准专题研讨会,提出具体方案供在全国范围内试行。

8.3.1 上肢断肢再植功能评定标准

上肢断肢再植功能评定标准如表8-9所示。

表 8-9　上肢断肢再植功能评定标准

检测项目		结　果	评　分
(1) 关节活动度(30分)			
	肩关节(外展)	60°～90°	6
		45°～59°	5
		30°～44°	3～4
		<30°	0～2
	肘关节(伸屈)	90°～120°	7～8
		60°～89°	5～6
		30°～59°	3～4
		<30°	0～2
	腕关节(伸屈)	60°～90°	3.1～4.0
		45°～59°	2.1～3.0
		30°～44°	1.5～2.0
		<30°	0～1.4
	掌指关节(伸屈)	70°～90°	3.1～4.0
		50°～69°	2.1～3.0
		30°～49°	1.5～2.0
		<30°	0～1.4
	近侧指骨间关节(伸屈)	80°～100°	4.1～5.0
		60°～79°	3.1～4.0
		30°～59°	2.1～3.0
		<30°	0～2
	远侧指骨间关节(伸屈)	30°～45°	2.1～3.0
		20°～29°	1.1～2.0
		15°～19°	1
		<15°	0
(2) 肌力(20分)		M_4 以上	17～20
		M_4	13～16
		M_3	8～12
		M_2 以下	0～7
(3) 感觉(20分)		S_4	16～20
		S_3^+	12～15
		S_3	8～11
		$<S_2$	0～7
(4) 外形(10分)		正常或略显萎缩	8.1～10.0
		轻度萎缩	6.1～8.0
		中度萎缩	3～6
		明显萎缩	0～2
(5) 遗留症状(10分)		无麻木、疼痛或其他不适	10
		轻度麻(痛)、轻度不适	7
		不适或麻(痛)	3
		疼痛、过敏、成为累赘	0
(6) 工作情况(10分)		恢复原工作	10
		从事轻工作	7
		能满足日常生活需要	3
		无实用功能	0分

评定方法:优,总分100～80分;良,总分79～60分;差,总分59～40分;劣,总分39分以下

说明:①肌力与感觉均采用英国医学研究会1954年颁布的标准评定。②实际应用的关节测量器可以有2％～3％的误差。因此,临界角度上计分有交叉,实际计算时,可就高分计算。

8.3.2 断指再植功能评定试用标准

断指再植功能评定试用标准如表 8-10 所示。

表 8-10 断指再植功能评定试用标准

检 测 项 目	结　　　果	评　分	备　注
(1) 运动功能(20 分)			
1) 拇指:			
拇指对指(10 分):	可以	10	
	困难	5	
	不能	0	
拇指关节自主活动度(10 分)	总 ROM　>90°	10	总ROM＝掌指关节 ROM＋指
	<90°	5	骨关节 ROM
	强直	0	
2) 其他手指关节自主活动度(20 分)	TAM　260°～200°	16～20	TAM＝掌指关节＋近侧指骨
	130°～190°	11～15	间关节＋远侧指骨间关节
	100°～130°	6～10	总屈曲度－总欠伸度
	<100°	0～5	
(2) 日常生活活动能力(ADL)(20 分)			
捡针(指甲捏)	每项评分: 完成良好	2	
捡分币(指腹捏)	可以完成,动作不太好	1	
写字(3 指捏)	不能完成	0	
提箱、壶等重物(提物)			
拿大茶缸(握)			
锤钉子(强力握持)			
上螺丝(中央握持)			
系鞋带(综合细动作)			
扣纽扣(综合细动作)			
开广口瓶(综合强力握持和精细握持)			
(3) 感觉恢复(20 分)			
S₄	感觉恢复正常,两点分辨觉<6 mm	20	按照英国医学研究会评定标
S₃⁺	除 S₃ 外,尚有部分两点分辨觉存在	16	准(1954)进行评分
S₃	浅痛觉与触觉完全恢复,没有过敏	12	
S₂	浅感觉与触觉有少许恢复	8	
S₁	皮肤深痛觉恢复	4	
S₀	神经管辖区无任何感觉	0	
(4) 血液循环状态(10 分)			
优	皮肤色泽、温度正常,不需特殊保护	10	
良	色泽稍差、温度略低,怕冷	8	
差	肤色苍白或发绀、温度明显发凉,特别怕冷	4	
劣	肤色灰暗或发绀,冷天不敢外露	2	
(5) 外观(20 分)			
优	再植指没有旋转、非功能成角畸形,外形丰满,短缩<1 cm,无明显功能影响	20	
良	再植指轻度旋转、非功能成角畸形,轻度萎缩,短缩<1.5 cm,无明显功能影响	16	
差	旋转、成角畸形影响功能,有萎缩,短缩<2 cm	8	
劣	畸形明显,短缩>2 cm,严重影响功能及外观	4	

续表

检测项目	结　果	评　分	备　注
(6) 恢复工作情况(10分)			
优	恢复原工作	10	
良	参加轻工作	7	
差	不能工作,但能自理生活	3	
劣	不能工作,生活也不能自理	0	

据以上 6 项评分,等级分值为:优,80~100 分;良,60~79 分;差,40~59 分;劣,<40 分

说明:①多指离断时,对于关节活动各指各个关节独立检查,然后相加,除以指数,取其平均值;②ROM 即关节活动度(range of motion);③TAM 即总主动活动度(total active motion);④ADL 即日常生活活动(activities of daily living)

陈中伟(1984)提出的断肢再植评定标准如表 8-11 所示。顾玉东(2000)提出了与陈中伟断肢再植功能评定标准相对应的简易标准,如表 8-12 所示。

表 8-11　陈中伟(1984)断肢再植评定标准

分　级	关节活动度	肌　力	感　觉	工作能力
优	原有的 60%	4~5 级	>S_3	原工作
良	原有的 40%	3~4 级	S_3	轻工作
可	原有的 30%	2~3 级	S_2	生活自理
差	<原有的 30%	0~1 级	$S_{0~1}$	无实用功能

表 8-12　顾玉东(2000 年)断指再植评定标准

评　分	运　动	感　觉	外　观	工作能力
4	TAM 正常	>S_3	正常	原工作
3	>健侧的 75%	S_3	较满意	轻工作
2	>健侧的 50%	S_2	尚可	行部分功能
1	<健侧的 50%	$S_{0~1}$	不满意	无功能

综合评定:①优:13~16 分;②良:9~12 分;③可:5~8 分;④差:≤4 分

8.3.3　手指再造功能评定试用标准

手指再造功能评定试用标准如表 8-13 所示。

表 8-13　手指再造功能评定试用标准

检测项目	结　果	评　分	备　注
(1) 功能活动度(6分)			
1) 再造拇指或其他指对捏功能(3分)	能相互触及或相距<1 cm	3	再造拇指或其他指的对捏功能为必测项目,再造拇指对掌功能、再造指屈曲功能为参考项目,评分只取其中 1 项高分计算。运动功能总分以 6 分计算。
	相距 1~2 cm	2	
	相距 2~3 cm	1	
	相距>3 cm	0	
2) 再造拇指对掌功能(3分)	拇指对掌距掌≥5 cm,活动到≤2 cm	3	
	拇指对掌距掌≥5 cm,活动到≤3 cm	2	
	拇指对掌距掌≥5 cm,活动到≤4 cm	1	
	拇指对掌距掌>5 cm,无活动	0	

检测项目	结　果	评分	备　注
3) 再造示、中、环、小指屈曲功能(3分)	屈曲指端距掌纹≤3 cm	3	
	屈曲指端距掌纹<4 cm	2	
	屈曲指端距掌纹<5 cm	1	
	屈曲指端距掌纹>5 cm 或不能屈指	0	
(2) 再造指力量(3分)	大于健手的60%	3	检测捏力或握力,取其中1项高分计算。此为再造手为非优势手的评分。若再造手为优势手,占健手的百分比相应增加10%。
	大于健手的40%	2	
	大于健手的20%	1	
	小于健手的20%	0	
(3) 感觉测定(指腹,3分)	≥S₃(两点分辨觉5~7 cm)	3	
	S_3	2	
	S_2	1	
	S_1	0	
(4) 手使用情况(3分)			
1) 工作能力(3分)	恢复原工作或生活自理	3	手的使用情况,从工作能力和综合功能2项检测中取高分的1项记录评定
	轻工作,生活自理	2	
	部分生活自理	1	
	大部分生活不能自理或无功能	0	
2) 综合功能检测(3分)	用6项运动检测,每项得0.5分:		
	①捡分币或针具	0.5	
	②写字或捻线	0.5	
	③系带子或钮扣	0.5	
	④握用锤子或切菜刀	0.5	
	⑤拧螺丝或瓶盖	0.5	
	⑥持碗或杯子	0.5	

综合评定:以上(1)~(4)项评分相加:①优:13~15分;②良:9~12分;③可:5~8分;④差:≤4分。

8.3.4　上肢周围神经功能评定试用标准

(1) 上肢五大神经功能评定试用标准

1) 腋神经修复后功能评定试用标准:评分标准如表8-14所示。

综合评价:①优:7~8分;②良:5~6分;③可:3~4分;④差:≤2分。

2) 肌皮神经修复后功能评定试用标准:评分标准如表8-15所示。

综合评价:①优:7~8分;②良:5~6分;③可:3~4分;④差:≤2分。

3) 桡神经修复后功能评定试用标准:评分标准如表8-16所示。

综合评价:①优:13~16分;②良:9~12分;③可:5~8分;④差:≤4分。

4) 正中神经修复后功能评定试用标准:评分标准如表8-17所示。

表8-14　腋神经功能评定试用标准

评　分	肘关节屈曲	肌　力	评　分	肘关节屈曲	肌　力
4	>90°	≥M_4	2	30°~60°	≥M_2
3	60°~90°	≥M_3	1	<30°	<M_2

表 8-15　肌皮神经功能评定试用标准

评　分	肘关节屈曲	肌　力	评　分	肘关节屈曲	肌　力
4	>90°	≥M_4	2	30°～60°	≥M_2
3	60°～90°	≥M_3	1	<30°	<M_2

表 8-16　桡神经功能评定试用标准

评SS分	伸　腕	肌　力	TAM 伸　拇	TAM 伸　指
4	>45°	>M_3	优	优
3	≥30°	M_3	良	良
2	<30°	M_2	可	可
1	不能	$M_{0\sim1}$	差	差

注:伸指功能取 4 指 TAM 的平均值

表 8-17　正中神经功能评定试用标准

评　分	屈腕肌力	屈指(TAM)	拇对掌	感　觉
4	>M_4	优	正常	S_4
3	M_3	良	能对环指	S_3
2	M_2	可	能对示、中指	S_2
1	$M_{0\sim1}$	差	不能	$S_{0\sim1}$

注:屈指 TAM 取示、中指的平均值

综合评价:①优:13～16 分;②良:9～12 分;③可:5～8 分;④差:4 分及 4 分以下。

5)尺神经修复后功能评定试用标准:评分标准如表 8-18 所示。

综合评价:①优:10～12 分;②良:7～9 分;③可:4～6 分;④差:3 分及 3 分以下。

(2)臂丛的神经

1)单根神经评定试用标准:评分标准如表 8-19 所示。

2)上肢各关节功能评定试用标准:

A. 肩关节功能评定试用标准:评分标准如表 8-20 所示。

综合评价:①优:10～12 分;②良:7～9 分;③可:4～6 分;④差:3 分及 3 分以下。

B. 肘关节功能评定试用标准:评分标准如表 8-21 所示。

综合评价:①优:13～16 分;②良:9～12 分;③可:5～8 分;④差:4 分及 4 分以下。

C. 腕关节功能评定试用标准:评分标准如表 8-22 所示。

表 8-18　尺神经功能评定试用标准

评　分	外　形	屈　指	感　觉
4	无爪形畸形	TAM 优	S_4
3	轻度爪形畸形(不伴肌萎缩)	TAM 良	S_3
2	中度爪形畸形(伴肌萎缩)	TAM 可	S_2
1	重度爪形畸形(肌萎缩明显)	TAM 差	$S_{0\sim1}$

注:屈指功能取环、小指 TAM 的平均值

表 8-19　单根神经评定试用标准

分 级	肌 力	感 觉	分 级	肌 力	感 觉
优	$>M_4$	$>S_3$	可	M_2	S_2
良	M_3	S_3	差	$M_{0\sim1}$	$S_{0\sim1}$

表 8-20　肩关节功能评定试用标准

评 分	肩外展	肌 力	肩外旋	评 分	肩外展	肌 力	肩外旋
4	$>90°$	$\geqslant M_4$	$>30°$	2	$30°\sim60°$	$\geqslant M_2$	$0°\sim10°$
3	$60°\sim90°$	$\geqslant M_3$	$10°\sim20°$	1	$<30°$	$<M_2$	$<0°$

表 8-21　肘关节功能评定试用标准

评 分	屈 曲	肌 力	伸 直	肌 力	前臂旋转
4	$>90°$	$\geqslant M_4$	$0°$	$\geqslant M_4$	正常
3	$60°\sim90°$	$\geqslant M_3$	$<-30°$	$\geqslant M_3$	轻度受限
2	$30°\sim60°$	$\geqslant M_2$	$-30°\sim50°$	$\geqslant M_2$	重度受限
1	$<30°$	$<M_2$	$>50°$	$<M_2$	不能

表 8-22　腕关节功能评定试用标准

评 分	背 伸	肌 力	掌 屈	肌 力
4	$>45°$	$>M_3$	$>45°$	$>M_3$
3	$\geqslant30°$	M_3	$\geqslant30°$	M_3
2	$<30°$	M_2	$<30°$	M_2
1	不能	$M_{0\sim1}$	不能	$M_{0\sim1}$

8

综合评价：①优：13～16 分；②良：9～12 分；③可：5～8 分；④差：4 分及 4 分以下。

D. 手功能评定试用标准：评分标准如表 8-23 所示。

综合评价：① 优：10～12 分；②良：7～9 分；③可：4～6 分；④差：≤3 分。

3）臂丛功能综合评价试用标准：评分标准如表 8-24 所示。

表 8-23　手功能评定试用标准

评 分	拇对掌	手指活动度	感 觉
4	正常	指屈伸好	S_4
3	能对环指	指屈伸活动为正常的 60%	S_3
2	能对示、中指	指有微屈或微伸活动	S_2
1	不能	指无活动	$S_{0\sim1}$

表 8-24　臂丛功能综合评价试用标准

分 级	肩关节	肘关节	腕关节	手	上干或下干	全臂丛
优	4	4	4	4	7～8	13～16
良	3	3	3	3	5～6	9～12
可	2	2	2	2	3～4	5～8
差	1	1	1	1	1～2	1～4

8.3.5 手部肌腱修复后评定标准

屈伸肌腱的疗效评定宜用 1975 年美国手外科学会推荐的 TAM(total active movement)系统方法,即总主动活动度测定法。将掌指关节与远、近侧指骨间关节主动屈曲度之和,减去各关节主动伸直受限度之和,即为该手指 TAM。各关节伸直以 0°为准,过伸部分不计。

TAM=各关节屈曲度之和(MP+PIP+DIP)－各关节伸直受限度之和(MP+PIP+DIP)

评定标准:①优:活动范围正常;②良:TAM>健侧的 75%;③可:TAM>健侧的 50%;④差:TAM<健侧的 50%。

8.3.6 肘关节功能减损评定试用标准

肘关节损害的功能评定由肘关节运动的丧失或关节强直程度所决定。正常肘关节在运动时,是以屈曲和背伸为肘关节的主要功能的,而其旋前、旋后功能则较次要,故前者占肘关节功能的 70%,后者为 30%。肘关节的正常运动幅度:屈曲为 0°～150°,伸直由 0°至过伸 10°(参见图 8-14A)。旋转功能:旋前为 0°～90°,旋后为 0°～90°(参见图 8-14B)。丧失

屈曲和背伸能力所引起的肘关节功能减损值可按图 8-15 计算再乘以 70%,旋转功能损害值可按图8-16 计算再乘以 30%,这两个数值相加即可得出肘关节的全部减损值。其对整个肢体(患肢)的功能减损值再乘以 95%,肘关节功能减损值占肢体的百分率即可获得(参见图 8-15)。

8.3.7 腕关节功能减损评定试用标准

腕关节损害的功能评定由腕关节运动丧失或关节强直的程度所决定。正常腕关节运动时,掌屈、背伸两功能占腕关节功能的 70%;而腕关节的桡偏、尺偏功能只占其功能的 30%。腕关节屈伸的正常幅度是从背伸 60°至掌屈 60°(参见图 8-13A);侧偏的功能位是 0°～10°,腕关节侧偏的正常幅度是从桡偏 20°至尺偏 30°(参见图 8-13B)。将因丧失背伸和掌屈能力引起的功能减损值按图 8-13A 计算再乘以 70%;桡、尺偏的损害值按图 8-13B 计算再乘以 30%,这 2 个数值相加得出腕关节功能的全部减损值,再乘以 60%即可获得其对整个肢体的功能损减情况。

(潘达德 顾玉东 侍 德 寿奎水)

主要参考文献

[1] 刘璠,王澍寰,侍德. 国人手部测量正常值范围探讨[J]. 中华手外科杂志,1993,9(3):129.

[2] 李贵存,赵林,侍德. 手功能评定标准专题讨论会纪要[J]. 中华手外科杂志,1990,28(8):478.

[3] 李贵存,赵林,侍德. 手功能评定标准专题讨论会纪要[J]. 中华手外科杂志,1990,28(9):566.

[4] 陆裕朴,褚晓朝,殷琦. 手部神经功能检查[J]. 手外科杂志,1990,6(2):84.

[5] 侍德. 手部肌肉功能检查[J]. 手外科杂志,1990,6(2):92.

[6] 赵林,侍德. 手功能损害的评判[J]. 手外科杂志,1990,6(2):104.

[7] 潘达德,顾玉东,侍德,等. 中华医学会手外科学会上肢部分功能评定试用标准[J]. 中华手外科杂志,2000,16(3):130-135.

[8] Swanson AB, Hagert CG. Evaluation of impairment of hand function[J]. J Hand Surg, 1983,8(5):709.

各　论

9 手部开放性损伤

9.1 概述

9.1.1 手部开放性损伤的发生率

手是人类从事生产劳动的重要器官,随着我国的经济发展,手外伤日趋增多。与全身创伤相比,手外伤虽然很少威胁患者的生命,但若处理不当,将对患者劳动能力构成严重威胁,给社会劳动资源造成浪费。在不同的国家和地区、不同的时间和人群,手外伤的构成并不一致,具有明显的聚集性。欧美发达国家的手外伤占急诊创伤的 15.0%～28.8%。据我国最早成立手外科的北京积水潭医院统计,11 192 例急诊创伤患者中,手外伤占 26.8%(2 994/11 192),其中开放性损伤占 63.0%。无锡市手外科医院每年处理急诊手外伤上万例,其中 85% 为开放性损伤,闭合性损伤仅占 15%。手部开放性损伤如果早期处理适当,可以最大限度保留功能;反之,将最终导致关节非功能位僵硬、肌腱致密瘢痕粘连、神经生长缓慢或被严重瘢痕卡压、血供不良等,导致手功能丧

失。因此,正确早期处理手部开放性损伤是恢复手功能的关键。

9.1.2 手部开放性损伤的分类

手部开放性损伤根据其性质和特点,常用的分类方法有如下两种。

(1) 按伤者的职业特点分类

1) 工业损伤:是指从事工业劳动时所发生的损伤。由于机器缺乏必要的防护设备,或因机器发生故障、违反操作规程、技术不熟练等造成手部严重损伤。在国内,这类损伤目前占手部开放性损伤的绝大多数。

2) 生活损伤:是指在日常活动中所发生的损伤,如刀具切割伤、玻璃割伤、门窗挤压伤、鞭炮爆炸伤和暴力斗殴伤等。

3) 农业损伤:是指从事农业劳动时发生的损伤。农业机器损伤有很明显的季节性,如每年收割季节的脱粒机伤、冬季贮草时的铡草机伤等。在这些突击劳动中,由于忽视安全防护或过度疲劳,误将手或上肢卷入机器内,偶有伤及足或下肢者。这些

损伤多为严重的开放性损伤,且常合并严重的皮肤及其他软组织损伤。此类损伤发生感染的概率高。

4)运动损伤:是指运动员、演员、学生等从事剧烈体育运动时所发生的损伤,以青少年居多。常因运动或比赛前缺乏必要的准备活动、对新的运动项目不适应、过度疲劳等而失去控制能力,或因激烈竞争中的高难度动作而发生手或上肢外伤。近年来,特别是在沿海经济发达地区,此类损伤有逐渐增多趋势。

5)交通损伤:是指车辆等事故所造成的手部损伤。随着交通业的发展,损伤发生率相应增加。交通损伤者一般伤势均较严重,容易发生多发骨折或合并烧伤,休克发生率和死亡率均较高。

6)火器损伤:是指军事活动中被火器所伤。多为严重的开放性复杂损伤,往往伴有深部组织的严重损伤,感染率高。

7)自然灾害损伤:是指地震、台风、滑坡等自然灾害造成建筑物倒塌等所致的损伤,多为复合性损伤,伴发手及上肢开放性损伤者多见。

在我国,手外伤仍以工业损伤为主,其次为生活损伤、交通损伤、运动损伤和农业损伤等。与英国报道的结果相比,我国工业性外伤所占比例大,而生活损伤、运动伤及摔伤则明显较少。这可能与国内目前的机械设备条件较差、自动化程度较低有一定关系。近年来,随着我国工业化进程的加快,生活损伤、交通意外和暴力斗殴致伤的比例有明显上升,工业外伤比例有所下降。

(2)据创伤的性质分类及各类伤的临床特点

1)压砸伤:为钝器锤砸、重物坠落、冲压设备铸压等因素造成的手部多组织严重损伤(图9-1),且伴有多发骨折,治疗周期多迁延,晚期功能障碍发生率高。

2)切割伤:为日常生活中刀片、玻璃、罐头等利器的切割伤,可见皮肤、皮下组织或深层组织受到划割而发生破损裂伤。切割伤口一般较整齐,污染较轻,而出血较多;伤口的深浅不一,所致的组织损伤程度亦不同,常造成重要的深部组织,如神经、肌腱、血管的切断伤(图9-2),严重者导致指端缺损、断指或断肢。如为切过鱼、肉类的菜刀所伤,发生感染概率较高,一般不宜一期闭合伤口。

3)电锯伤:为高速旋转的锯片致伤,多伴有皮肤、软组织的局部严重挫伤及粉碎骨折(图9-3),可伴有神经血管束的撕脱。较之切割伤,其修复及晚

期功能恢复多较困难。

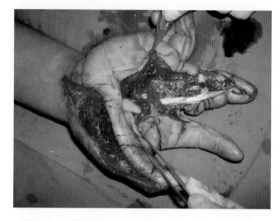

图9-1 压砸伤致皮肤挫裂、肌肉挫伤、手指骨折

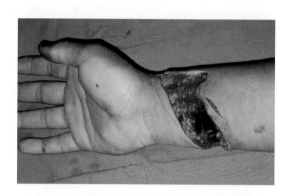

图9-2 前臂切割伤致血管、神经、肌腱断裂

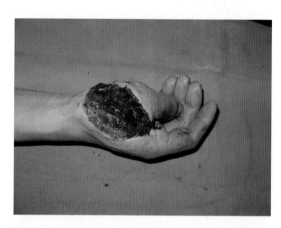

图9-3 电锯伤致第1掌骨骨折、拇长伸肌肌腱断裂

4)旋转撕脱伤:是在使用钻床、车床、传动皮带等各种高速旋转设备时所受损伤,往往损伤比较严重。其致伤原因多为手套或衣袖被旋转部件绞缠后,高速旋转下,患者猛力回抽患手所致,可导致关

节开放脱位、手指或肢体撕脱性离断等（图9-4）。

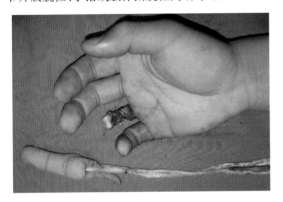

图9-4　环指旋转撕脱离断伤

5）皮肤撕脱伤：由各种机械的滚筒将手部卷入，发生由远及近的碾压并由于患手用力回抽而导致的损伤。其损伤程度取决于滚筒内的间隙、温度、旋转速度、回抽患手的力度，差异很大。其损伤类型包括皮肤潜行剥脱、部分或全手皮肤软组织撕脱（图9-5），并可伴有烫伤、内在肌碾挫和多发骨折与脱位。其中，全手皮肤撕脱伤治疗较为困难，大多遗留严重功能障碍和外观畸形。

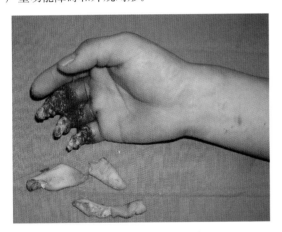

图9-5　中、环、小指皮肤套状撕脱伤

6）挤压伤：常见于各种齿轮、链轮和滚轴间隙挤压致伤。轻度挤压可引起指端损伤，如甲下血肿、甲床破裂、远节指骨骨折等。严重挤压则可致皮肤、皮下脂肪、肌肉、肌腱、骨骼、关节等多发损伤。挤压伤伤口多不规则，外观变形（图9-6），伤指严重肿胀，给治疗带来较大困难。

7）刺伤：如钉、针、竹尖、木片、小玻璃片等刺伤。特点是进口小，损伤深，可伤及深部重要组织，并将污物带入深部组织内，导致异物存留及腱鞘或

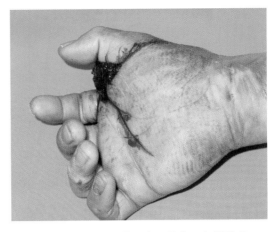

图9-6　滚筒挤压伤至虎口处鱼际部肌挤出

深部组织感染等（图9-7）。此类损伤容易被忽视，但其深部损伤容易漏诊。

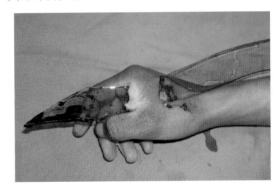

图9-7　玻璃刺伤虎口

8）贯通伤：可为钝性设备暴力穿透、高速子弹射穿和玻璃碎片飞击等致伤，常有手部掌、背侧皮肤缺损合并血管、神经、肌腱的损伤及骨折（图9-8）。高速枪弹致伤时，其直接损伤和高温热力伤共同作用，加之伤道内负压使异物和致病微生物被吸入伤道，使伤口极易合并感染。

9）绞轧伤：由和面机、工业洗衣机、水泥搅拌机等将手部缠住搅伤和压轧同时作用致伤，往往伴有手部，甚至腕部、前臂的多发骨折和多发软组织严重损伤（图9-9）。

10）热压伤：是既有热力又有挤压，甚至撕脱的严重复合外伤，常见于造纸、橡胶和存在较高热量及动能的设备致伤。其严重程度取决于机器内的温度、压伤持续时间和压力大小（图9-10）。对于深度烧伤者，除需彻底清创外，往往要细致观察或多次清创后才闭合创面，急于以皮瓣覆盖常常导致伤口迁

9

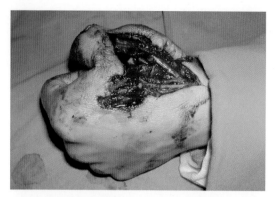

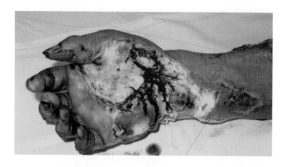

图 9-10　手部热压伤致手指部分坏死、手掌皮肤坏死

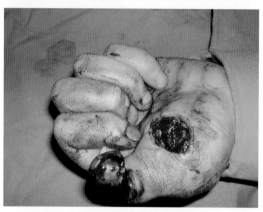

图 9-8　虎口、鱼际部贯通伤

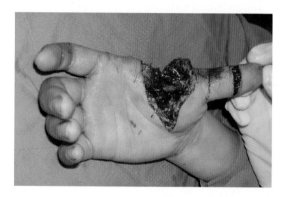

图 9-11　爆竹爆炸伤致鱼际部肌挫灭、第 1 腕掌关节脱位

端部(图 9-12)。由于口腔内细菌较多,所以创口一般污染较重。临床上常因伤口整齐,无肉眼可见的异物存留而忽视,早期直接闭合伤口常常导致感染,甚至发生骨髓炎,且伤口不易治愈,严重者需截指。

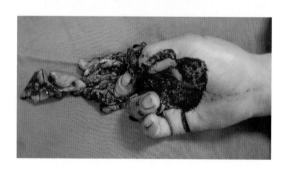

图 9-9　左手绞轧伤致示、中指毁损,拇指、手掌皮肤撕脱

延不愈或使手术失败。

11) 爆炸伤:爆竹、雷管、高压设备破裂时,瞬间释放能量会直接引起手部损伤。一般可分为化学性爆炸(多由各种炸药引起)和物理性爆炸(如锅炉、高压钢瓶及电视机显像管等爆炸)。伤口极不整齐,损伤范围广泛,常致大面积皮肤及软组织缺损和多发性粉碎性骨折,伴有严重污染,易于发生感染(图 9-11)。

12) 咬伤:常见于猫、狗等动物和人咬伤。其中,手部人咬伤的患者并不少见。咬伤一般多在指

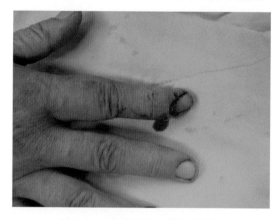

图 9-12　狗咬伤致示指远节骨折

13) 高压注射伤:是指高压液体或气体注入手部软组织引起的一种特殊复合伤,1973 年由 Rees 首次报道。随着工业化程度的提高,高压工具的使用范围日渐扩大。喷漆、清洗等领域常常是高压注

射伤的高发工种。此外,油压、液压管的破裂,钻井管道破裂,车胎充气管破裂也是致伤原因。最常见注射物为油漆、油脂、润滑油,其次是苯、石油产品及氟利昂、染料、泥浆、疫苗,甚至是水和空气等。除了机械性损伤外,射入的化学物质可自手指腱鞘及其他潜在间隙迅速扩散至手掌及前臂,导致血管栓塞、组织进行性肿胀、缺血和坏死。该病既往并不常见,早期症状轻,患处创面小(图 9-13),受伤初期肿痛不明显,很容易被忽视,而深部组织往往受到广泛而严重的损伤,病情发展迅速。通常病程迁延,而误诊后导致的致残和截指率较高。

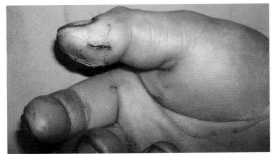

A. 拇指高压注射伤

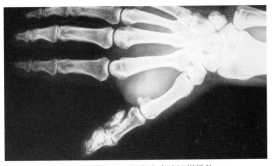

B. X线片显示拇指内有油污样异物

图 9-13　右拇指高压油注射伤

14) 化学性皮肤损伤:是指常温或高温的化学物对手部皮肤的直接刺激、腐蚀作用及化学反应等引起的急性皮肤损害。常见的致病物质有硝酸、硫酸、盐酸、乳酸、铬酸、氢氟酸、氢氧化钾、氢氧化钠等强酸、强碱物质。此外,如氟化铍、三氧化二砷等亦可引起顽固性皮肤溃疡。手部化学性皮肤灼伤虽然面积较小,但易造成功能障碍(图 9-14)。例如,静脉注射抗肿瘤药物渗透至皮下,易引起局部皮肤变紫或易坏死。这类损伤病程长,应进行观察,不要轻易进行手术。因损伤范围小,可结痂愈合。

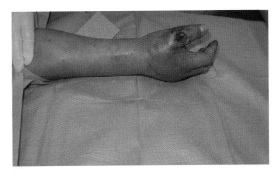

图 9-14　硫酸灼伤致拇指皮肤、伸肌腱部分坏死

9.1.3　各类创面修复前的处理原则与步骤

(1) 修复技术在常见手部开放性损伤的处理原则与步骤

修复外科技术修复外伤性创面早期处理原则是在维护患者的生命前提下,如何使创面得以正确早期处理,并及时闭合创面,促进创面早期愈合。为达到此目的,必须遵循以下几个原则与步骤。

1) 重视全身情况的处理:由于近代工业飞跃发展,农业机械化,交通速度提高,武器的现代化,使引起的外伤都比较严重而复杂,除给手部局部造成严重的开放性损伤外,常合并其他部位的损伤,如脑部、胸部或腹部损伤,以及休克等。因此,在处理这类损伤时,必须重视患者的全身检查,如有休克必须立即输血、补液等。如合并有脑部或其他内脏等危及生命的损伤,应先给予正确的治疗,然后再处理肢体损伤。但有些肢体损伤如不及时处理会影响患者的全身情况,此时两者必须同时进行。近代抗休克的方法和麻醉技术的进步,为处理全身合并创伤创造了有利条件,因此在一些抢救中心,对严重复合伤的患者都采取全面及时的综合处理,使严重复合伤抢救的成功率有了显著提高。

2) 及时彻底清创:清创是处理一切开放性损伤的重要措施,只要患者全身情况尚可,就必须在急诊的情况下进行,拖延时间会促使细菌繁殖和扩散,降低清创的彻底性,增加创口的感染率,导致修复手术的失败。在应用修复外科技术处理手部创伤性创面时,除要减少创伤周围皮肤的污染,切除失去活力的组织,清除创口的异物和彻底止血外,对精细组织,如血管、神经、肌腱等,须在放大镜下用显微外科器械进行清创,以便于用显微外科技术修复。这是一项非常细致、需要很强责任心的工作,应严格执行。

3)尽可能恢复损伤的解剖结构:严重的开放性损伤,除皮肤挫伤或撕脱外,深部软组织——肌肉、肌腱、神经和血管等都有不同程度的损伤,且常伴有骨折或脱位。因此,必须及时尽可能地恢复损伤组织的解剖结构。

在恢复严重开放性损伤的解剖结构时,应首先恢复骨折解剖结构,并保证其稳定性。这是为恢复其他组织的解剖结构打下基础,也是目前治疗严重开放性骨折的重要课题。骨折的不稳定将引起许多复杂的问题,如不利于处理和骨折同时存在的肌肉、肌腱、神经和血管等的损伤,也不利于用修复重建技术来修复创面。因此,及时、正确地恢复骨折解剖结构及其稳定性是非常重要的。常用的方法有内固定或穿针外固定。近年来,多数学者主张一期采用有效的内固定来处理这类患者,力求方法简单,不做更多的软组织和骨膜剥离,而且固定效果力求可靠,否则就不能体现出内固定的优越性。

除骨折的处理外,恢复肌腱、神经的解剖结构也很重要,但首先必须考虑创面能否一期或延期消灭,如能做一期和延期消灭创面,才具备修复肌腱和神经的条件。其次,肌腱和神经的修复取决于其本身损伤的程度,如肌腱和神经损伤严重,则不能进行一期修复,等待后期处理。但为防止肌腱和神经暴露和收缩,于清创后将暴露的肌腱和神经断端做适当的固定和以软组织覆盖,这样可避免肌腱外露坏死或感染而增加后期修复的困难。

对于血管损伤的处理首先取决于血管本身的解剖特点。肢体的主要血管损伤影响到肢体的血液循环,严重者可产生肢体坏死,故需早期给予正确处理。当四肢损伤伴有末梢循环障碍时,必须立即探查。对于单纯血管受压,只要解除压迫即能恢复血液循环;对于动脉痉挛引起的末梢循环不良,要设法解除血管的痉挛,如予保温、75%罂粟碱溶液或哌替啶(杜冷丁)溶液外敷及外膜剥离等。如以上处理仍不能解除血管痉挛,可用0.9%氯化钠溶液或0.5%普鲁卡因分段加压注射,使其被动扩张;如仍不能解决,可做痉挛血管切除直接吻合或做血管移植。对于血管挫伤或裂伤可做血管修补,对血管断裂可做吻合或血管移植。总之,主要的血管损伤一定要设法通畅,不可轻易结扎;对不影响末梢血液循环的次要血管损伤,清创后吻合方便者做血管吻合,吻合困难者考虑结扎止血。

4)开放性损伤的创面闭合:手部开放性损伤创面的闭合,即修复,是修复外科技术或重建外科技术在开放性损伤应用的主要措施。这一措施能有效地控制开放性损伤的感染,以及有利于肢体功能的恢复和后期的功能重建。对单纯皮肤撕脱伤可采用游离皮片移植,对伴有深部软组织缺损或肌腱、神经、骨骼外露者,如创面不大,局部有足够的皮肤皮瓣或轴状皮瓣转位者,则创面采用局部皮瓣、轴状皮瓣或肌皮瓣转位覆盖;如创面较大,局部又无足够的皮瓣或肌皮瓣转位者,则采用吻合血管游离皮瓣或肌皮瓣移植。关于这些方法的具体运用,将在下面讨论。

5)术后制动和功能锻炼:术后制动,即固定,是治疗骨折的主要措施,肌腱、神经和血管损伤经修复后也需要制动,应用显微外科技术和修复外科技术修复创面后也需制动,它有利于术后骨折、肌腱、神经和血管的愈合,也有利于移植的皮片、皮瓣或肌皮瓣的成活和愈合。但固定时间过长,以及未固定的关节未能及时活动,将影响肢体功能恢复。因此,未固定的关节和肢体必须有步骤地指导其早期功能锻炼,以及固定解除后更需有计划地开展康复训练。只有重视制动和功能锻炼的矛盾统一,才能保证肢体功能恢复。

(2)几种特殊创伤的处理原则

1)热压伤:此类损伤由于压力损伤和烫伤联合作用,往往导致深部组织多发严重损伤及血运障碍,并逐渐发生散在的深部组织坏死。清创时,应该彻底切除表层的坏死皮肤或焦痂,然后在不用止血带的情况下,对深层组织逐层清创,切除所有无血运的组织。其目的是防止感染、尽量清除坏死组织,以期缩短病程、最大限度保留功能。通常术后5～7 d还需再次进行清创。实际上,临床上对热压伤很难做到一期完全、彻底的清创,过早以皮瓣覆盖创面,往往导致伤口长期迁延不愈,手部大量瘢痕增生、关节僵硬,甚至截指,并丧失功能重建的机会。如清创后有缺血组织外露,而又无法一期皮瓣永久覆盖,可先用腹部带蒂皮瓣临时闭合创面,在其后5～7 d从腹部分离患手,继续扩创后视情况决定是否用皮瓣永久覆盖。如有深部组织缺损,一般可在康复训练后二期予以修复。

2)高压注射伤:其特点是入口较小,而累及范围很大,且注射物导致深部软组织广泛坏死、血管神经束失活、组织进行性肿胀。所以,治疗的主要目标是彻底切开引流,清除高压注入液(润滑油、油漆等化学物质)和坏死组织,保留组织血供,二期闭合伤口,保留功能。清创时必须波浪形切开皮肤直至正常组织为止,仔细检查污染和坏死的范围和程度,用大量 0.9%氯化钠溶液冲洗;除保留必要的血管神经束外,应逐层仔细修剪污染和失活组织,伤口不能一期闭合。彻底引流和反复清创是缩短病程、保留功能的关键。

3) 咬伤:因咬伤所致伤口内有大量细菌,特别是厌氧菌生长,所以伤口不能一期闭合。清创时一定要修剪至正常组织为止,用 3%的过氧化氢(双氧水)反复浸泡和大量 0.9%氯化钠溶液冲洗。争取在初次手术后 5d 内闭合伤口。创伤严重者需行开放引流,甚至截指。

9.1.4 手部创面修复时间的选择

对手部的开放性损伤以全身准备、彻底清创和恢复解剖结构后,必须进行创面的闭合,但如何正确地选择闭合创面的时机也是非常重要的环节。在 20 世纪 70 年代前多数学者强调了一期闭合的重要性,认为如一期不能完成闭合即失去了即时闭合的时机。但近 20 多年来有了新的认识,在条件许可的情况下一期闭合最好,如患者的全身情况欠佳或局部条件并不十分理想,可以采用延期闭合。当前由于工农业的机械化和交通速度的加快,所造成的损伤都较严重而复杂,患者常有严重的全身并发症,局部创面也较严重,早期常不能判断皮肤等软组织的健康程度,因此常不能一次清除不健康的组织,需要一定时间的观察,故一期闭合创面有困难。在早期清创后,用 0.9%氯化钠溶液纱布(盐水纱布)或加用外用抗生素覆盖创面,并做厚敷料包扎和必要的石膏固定,手术后严密观察。当患者全身情况好转,创面感染减轻,无厌氧菌感染存在,肢体血液循环良好,则可于创伤后 3~5d 观察,能做创面的闭合,即延期闭合。这一方法通过近 20 年来的临床实践,发现延期闭合创面并不影响疗效。笔者近 20 年来的经验亦证明此方法是可行的,它与一期闭合有同样效果。如患者失去了早期和延期处理的机会,对手掌、手背、前臂较大创面目前大都采用 VSD 敷料覆盖创面,使清创后未能彻底去除的残存坏死组织得以清除,可于创伤后 15~21d 再做修复。这并不影响治疗效果,是一种行之有效的方法,值得推广。或采取加强创面换药,争取条件做晚期创面闭合。当

然晚期创面也可以通过修复外科技术来修复,但效果较差,甚至还需做一次择期的瘢痕切除,并用皮瓣修复才能使功能得到恢复。

对肢体损伤较严重者,有经验的手外科医师工作认真负责,做创面的一期闭合成功率高,但大多数经验不足的医师,无论在正确判断皮肤和深部肌肉损伤的程度、范围及闭合创面技巧方面多存在困难,容易发生清创不彻底,遗留坏死组织,或勉强缝合创口,造成张力过大,形成新的组织坏死。此外,有些组织在伤后处于演变阶段,如勉强缝合,术后会发生严重水肿,使循环更加不良,就会使这部分本来尚存有一点血供的组织演变为完全缺血而坏死,在闭合的创口内液化,增加感染的因素,使创口再度开放。所以,任何勉强的一期闭合创口都是有害无益的。相反,延期闭合可进一步判断创面组织的健康和污染情况,再一次进行扩创,根据创面情况决定闭合方法,可避免以上问题的发生,有利于控制感染和创面的愈合。但是延期闭合创面,并不排除早期彻底清创。任何拖延早期彻底清创都有害。根据患者的全身与创面情况,以及医师的经验选择不同的时机来闭合伤口,显得非常重要。一般创口的闭合可分为 3 个时机,即早期闭合、延期闭合(创后 3~5d)和晚期闭合。具体的选择适应证如下。

(1) 早期修复

是指受伤后经术前的充分准备、清创及恢复解剖结构的处理,立即做创面修复。这一时机适用于以下的几种情况:①全身情况好,无严重的全身合并伤和休克;②局部创面污染不严重,并能排除厌氧菌感染;③受伤手部末梢血液循环良好;④来院及时,一般<12h。对具备以上条件的病例,应在清创后立即做创面修复,这样并不影响患者的全身情况,且有利于防止感染和创面早期愈合。

(2) 延期修复

是指早期清创后不能立即做创面修复。这一时机适用于以下几种情况:①受伤后患者有其他合并伤及休克;②局部损伤严重,早期修复创面对患者影响较大;③创面污染严重,特别是不能排除厌氧菌感染者;④受伤肢体末梢循环欠佳,虽经血管的修复,仍不能排除发生肢体坏死者。对有以上情况之一者,就不宜在急诊情况下做一期创面修复,应在清创后先用抗生素溶液覆盖创面,并做适当加压包扎,观察 3~5d 后再进一步检查创面。如条件改善,再做创面修复。

（3）晚期修复

是指由于失去早期和延期修复创面时机或由于发生创面早期修复失败和感染，经2～3周的创面准备再进行修复。这一时机适用于以下情况：①患者早期未能得到正确处理，失去了早期或延期修复的时机；②由于患者全身情况严重，短期内不能得到纠正，因此不能做早期或延期修复；③由于创面污染严重，经早期清创观察72 h发现有严重感染，不能做延期修复创面；④早期或延期修复的创面修复失败。基于以上4种原因，使患者失去了早期或延期处理的机会，不得不采用加强创面换药，争取条件做晚期创面闭合。当然，晚期创面也可通过修复外科技术修复，但效果较前两种情况要差，甚至还需要再做一次择期的瘢痕切除，并用皮瓣修复才能使功能恢复。

9.2　手部常见创面的修复

皮肤软组织缺损是开放性手外伤中最常见的损伤，治疗上力求急诊彻底清创，尽一切可能恢复骨、关节、肌腱、神经和血管等深层组织结构的连续性，然后闭合创面和给予合理的包扎与固定。因此，早期及时的创面覆盖，不但可预防感染，保证修复的深部组织有良好的血运，使伤口能一期愈合，而且只有早期使伤口闭合才能缩短疗程，早期康复，最大限度地恢复手功能。

创面修复常用方法有皮片移植、带蒂（随意蒂、筋膜蒂、轴血管蒂、穿支血管蒂）皮瓣移植及游离皮瓣移植。

选择哪种方式，应综合分析和根据伤情判断后选择。不仅应考虑缺损的部位、造成缺损的原因、复合损伤情况、创面的基床情况和大小，以及是否需要多次手术，还需考虑患者外观、功能的要求，以及手术者所掌握的技术水准等。同样的创面，可能会有不同的修复方法，从而产生不同的外观和手的功能，因此术者要慎重选择手术方式。

9.2.1　指端损伤的修复

（1）解剖提要

指端密闭间隙位于指端掌侧的皮肤和远节指骨的骨膜之间，间隙内充满脂肪组织，它们被纤维束分隔成许多小叶，有丰富的血管和神经走行于其间。纤维束从皮肤起始垂直向深部附着在远节指骨骨膜

上。指端在整个手的活动过程中与物体接触最直接、最广泛。由于具有较厚的脂肪垫，还有许多触觉小体，它的感觉也最灵敏。同时，每个人每个手指都有不一样的指纹。因此，修复的要求较高。如果选择的方法不当，将造成患者手指的残端痛、触痛、持物痛，影响手指的活动功能。

指端缺损的类型也是多种多样的，常见的有横断缺损、指腹缺损、斜侧方缺损。

（2）修复原则

1）单纯皮肤缺损：单纯指端皮肤缺损，无论在指腹部还是在手指的侧方，只要其皮肤缺损区的基底部仍保留着血液循环的软组织基床，且无肌腱或骨质外露，均可以用游离皮片处理。移植皮片可切取断层皮片或全层皮片。断层皮片有较高的成活率，但成活后会发生一定程度的收缩；由于它的收缩和牵引作用，常可造成指甲变形成"钩甲"。全层皮片较厚，较少收缩，因而不会过分地牵拉造成指甲的畸形，但若皮片过大，其成活将受到影响。不论是断层皮片还是全层皮片移植，在数月后都可获得一定程度的神经支配及交感神经的生长。开始时两点辨别力恢复很差，待皮片成活稳定后，通过患者的自我训练和适应，其感觉功能将获得进一步恢复。无骨外露指端缺损的创面经清创后需彻底止血，然后根据缺损面积的大小，可于腕横纹上方、前臂上端尺侧及腹股沟部等处切取全层皮片。

2）有骨组织或肌腱组织外露：可采用短缩手指、闭合伤口或采用远端带蒂皮瓣、手指部局部岛状皮瓣修复。采用哪种方法来保留手指的长度，首先考虑指别（拇指、示指最重要）、年龄因素、职业性质、患者的要求等。在短缩闭合伤口时，不要为一味保留手指的长度而勉强缝合伤口。既然已经截指，一定要使两侧皮肤的张力适中，不要使骨残端顶住皮肤，引起皮肤坏死或残端疼痛，导致再次手术。如果有必要保留远侧指骨间关节，直接缝合张力较大时，可扩大切口做局部推进。为保留手指的长度，选择皮瓣时尽可能用同一个手指的皮瓣进行转移，或邻指皮瓣转移，然后才考虑远位带蒂修复。

（3）常见修复方法

1）横形缺损：如为切割伤，创面较整齐和清洁，如无骨外露，此离体的皮肤块修剪部分脂肪组织后可直接缝合打包包扎，1周后拆包。如有指骨外露，为确保植皮成活，需咬取部分指骨并用软组织覆盖，然后离体组织块去除指骨和甲床，原位打包加压包

扎。若横形缺损已经超过甲床 1/2,离体组织块回植后成活的概率也将减少。如要保证手指的长度,就需做各类的皮瓣来修复。常用的有单侧或双侧V-Y 推进皮瓣、邻指带蒂皮瓣、指固有动脉顺行岛状皮瓣、指根部岛状皮瓣、指背筋膜转移皮瓣。

A. V-Y 推进皮瓣:

a. 适应证:V-Y 成形术适用于指端小量(面积<1 cm²)、横形的指端缺损的修复,其原理是利用皮下组织的可移动性。将"V"形皮瓣向指端推移,覆盖指端缺损的创面,然后做"Y"形缝合。

b. 体位:仰卧位,将患肢外展,放置于手术桌。使用气囊止血带。

麻醉:采用臂丛神经阻滞麻醉或指根麻醉。

c. 手术步骤:

单侧 V-Y 推进皮瓣:①于指端创面的两侧和远端指横纹中点做"V"形切开(图 9-15A),切开皮肤全层直达皮下,但不切开皮下组织;②用剥离器或手术刀沿远节指骨掌面剥离远节指骨与指腹之间软组织的联系,保留两侧软组织与"V"形皮瓣相连(图 9-15B);③将掌侧的"V"形皮瓣向指端推进,覆盖指端缺损创面;④先缝合"V"形皮瓣远端和甲缘,然后将"V"形皮瓣的近端做"Y"形缝合(图 9-15C)。

双侧 V-Y 推进皮瓣:①于手指双侧侧方正中设计"V"形皮瓣,近侧尖端不超过远、中节指间横纹,指向手指两侧的指血管神经束,切开皮肤全层直达皮下。②手指侧方脂肪层薄,且皮肤与骨膜联系紧密,需用手术刀做骨膜上剥离,注意保护血管神经束。③将掌侧的"V"形皮瓣向指端推进,覆盖指端缺损创面。④先缝合双侧"V"形皮瓣远端和甲缘,然后将"V"形皮瓣的近端做"Y"形缝合。

d. 术后处理:术后 2 周伤口拆线,然后逐渐开始试用。皮瓣区的感觉可部分恢复。并发症有指端敏感、感觉减退及畏寒等。

B. 邻指皮瓣:

a. 适应证:指端或指掌侧皮肤缺损,伴有骨或肌腱外露,不宜做皮片移植时,可采用邻指皮瓣修复。

b. 体位:仰卧位,将患肢外展放置于手术桌。使用气囊止血带。

c. 麻醉:采用臂丛神经阻滞麻醉或指根麻醉。

d. 手术步骤:①创面彻底清创和止血。②逆转法设计皮瓣。因手指末梢血液循环较好,皮瓣蒂选择在手指的近端、远端或侧方均可,皮瓣的长与宽的

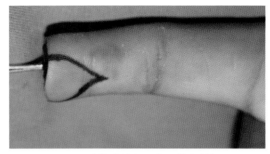

A. 手指指端横形缺损,设计 V-Y 推进皮瓣

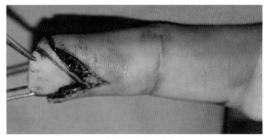

B. 切取皮瓣并向远端推进

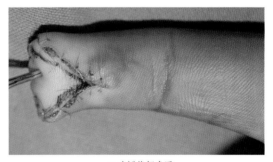

C. 皮瓣修复术后

图 9-15 单侧 V-Y 推进皮瓣修复指端横形缺损

比例可达 2:1。皮瓣略大于创面。皮瓣边缘不超过指骨间关节横纹和手指侧中线,以免形成瘢痕挛缩,影响功能。③皮瓣蒂要长于创面。④分离皮瓣时,指背静脉应保留在皮瓣内,保留伸肌腱腱膜组织,否则,供区植皮难以成活。⑤将皮瓣翻转缝合覆盖受区创面,用全厚皮片修复供区创面,打包包扎。⑥皮瓣转移后,两指间用纱布隔开,外用敷料包扎。

e. 术后处理:术后 2~3 周断蒂。

C. 指根部指动脉岛状皮瓣:

a. 适应证:手指皮肤缺损,伴有骨或肌腱外露,不宜做皮片移植者。

b. 体位:患者取仰卧位,将患肢外展放置于手术桌。使用气囊止血带。

c. 麻醉:采用臂丛神经阻滞麻醉或指根麻醉。

---

d. 手术步骤：①在指近节侧方以指固有动脉为轴设计皮瓣(图9-16A)，示指选择尺侧，小指选择桡侧，中指和环指桡、尺侧均可。皮瓣长不超过近侧指间横纹，宽不超过指掌背侧1/4。②于皮瓣近端切开皮肤，解剖指血管神经束后再在指腹侧及背侧切开皮肤，于腱鞘浅层游离皮瓣，牵开并保护指神经。切开皮瓣远端，将指动脉包含在皮瓣内。③血管夹阻断指动脉，松开止血带，如皮瓣红润，指动脉搏动存在，则切断结扎指动脉近端，向远端解剖至旋转点，保留动脉周围筋膜组织(图9-16B、C)。④将皮瓣旋转缝合覆盖创面(图9-16D)。

将皮瓣中包含的指神经背侧支与受区残端指神经吻合，可恢复皮瓣感觉。供区以全厚皮片移植。

e. 术后处理：皮瓣移植后12～14d拆除缝线，手指关节进行功能锻炼。

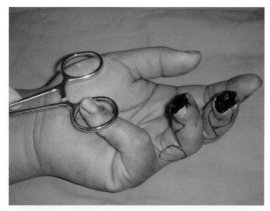

A. 中、环指指端缺损，设计顺行和逆行指动脉岛状皮瓣

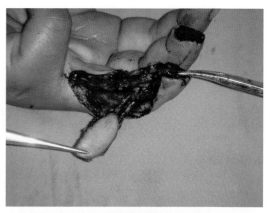

B. 切取环指指根部逆行岛状皮瓣

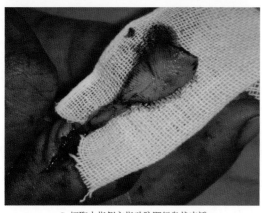

C. 切取中指侧方指动脉顺行岛状皮瓣

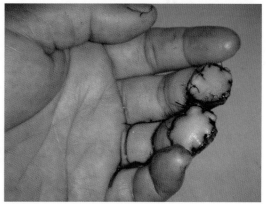

D. 皮瓣修复术后

图9-16　指根部顺、逆行岛状皮瓣修复环指指端缺损

2) 斜形缺损：在此类缺损中又可分为侧方纵形缺损和掌、背侧斜形缺损(图9-17)。

A. 侧方纵形缺损：在残端还保留有部分指甲和甲床及末节指骨。此类损伤可通过皮瓣转移修复而保留长度。如果离体组织有可供吻合的血管，可行组织块再植。

B. 掌侧斜形缺损：无指骨、肌腱外露者用全厚皮片植皮仍为首选，其他可以通过邻指带蒂皮瓣、指根部岛状皮瓣修复创面(参见"横形缺损"的修复方法)。

C. 背侧斜形缺损：通常甲床部分已经缺损，做掌侧皮肤翻转残端修整术。为了保留手指长度，也可做指背局部转移皮瓣(图9-18)或吻合血管的游离趾甲瓣移植。现以指背筋膜蒂局部转移皮瓣(Kwang法，2001)为例介绍如下。

a. 适应证：手指甲床、皮肤缺损，伴有骨或肌腱

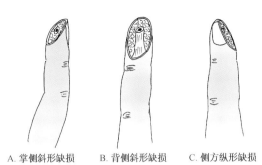

A. 掌侧斜形缺损　　B. 背侧斜形缺损　　C. 侧方纵形缺损

图 9-17　指端斜形缺损

外露，不宜做皮片移植者。

b. 体位：仰卧位，将患肢外展放置于手术桌。使用气囊止血带。

c. 麻醉：采用臂丛神经阻滞麻醉或指根麻醉。

d. 手术步骤：①在伤指中节指背设计四边各大于创面 3 mm 的皮瓣，血管蒂旋转点为指动脉终末背侧支起始端，即远侧指骨间关节掌纹端（图 9-18A、B）；②于皮瓣近端切开皮肤、浅筋膜至伸肌腱膜，保留伸肌腱膜的完整掀起皮瓣，解剖游离至蒂部，带入指动脉终末背侧支及其周围宽 5 mm 的筋膜蒂；③松开止血带，如皮瓣红润，渗出良好，以皮瓣旋转点为中心，将皮瓣旋转覆盖创面，旋转角度不可过大，蒂部无受压，缝合皮瓣。供区以全厚皮片移植（图 9-18C）。

E. 术后处理：皮瓣移植后 12～14 d 拆除缝线，手指关节进行适当的功能锻炼（图 9-18D）。

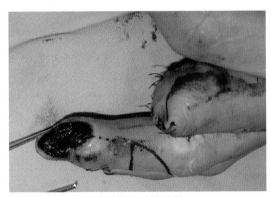

A. 指端软组织斜行缺损

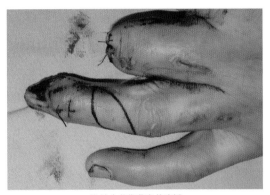

B. 设计中节指背岛状皮瓣

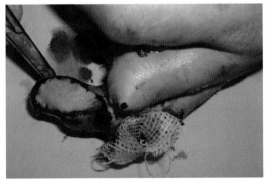

C. 皮瓣修复后

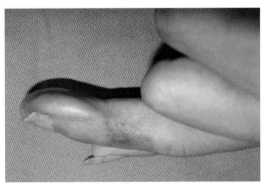

D. 术后3个月手指外形

图 9-18　指背筋膜蒂局部转移皮瓣修复指侧方缺损

9.2.2　手指掌侧创面的修复

（1）解剖提要

手指掌侧是指手指掌横纹至指腹之间区域，皮肤较厚韧，移动性差。手指在近关节处自指骨两侧各有一薄层纤维带发起，经指掌侧固有血管神经束的背侧和指外侧皮下止于手指掌侧皮肤，称骨皮韧带。此韧带使皮肤与指骨间接相连，以减少相互间的移动，从而在手指握物时，可防止滑脱。在皮肤软组织下还有深、浅 2 层指屈肌腱、腱鞘、滑车，以及两侧指固有神经和血管。指掌侧范围虽小但组织结构非常致密，且感觉灵敏，两点辨别觉近节 3～5 mm，中节 3～6 mm，远节 4～7 mm。

（2）修复原则

如果没有深部重要组织外露，游离皮片植皮仍然是最主要的方式，且尽可能采用全厚皮片移植修复。由于手在休息位时手指呈屈曲位，加之移植皮片的自身收缩，很容易引起手指屈曲挛缩，因此植皮成活后应佩戴夜间指掌伸直位支具 3～6 个月。修复掌侧软组织必须用带有感觉神经的皮瓣，如邻指岛状皮瓣、同指筋膜皮瓣。如为带有感觉的岛状皮瓣，支配皮瓣

的感觉神经必须与手指创面的神经吻合。游离皮瓣为踇趾或第 2 趾侧腹皮瓣、足背皮瓣。

（3）常见的修复方法

由于手指掌侧皮肤下无厚的脂肪或筋膜等软组织，受伤缺损后很容易使指屈肌腱外露，需做皮瓣修复。所用皮瓣应尽可能是带有感觉的皮瓣，皮瓣要薄。

小面积缺损，缺损范围在 1 指节以内，可以考虑采用手指背侧或指根部皮瓣修复（参见图 9-16、9-18），或邻指皮瓣、掌背动脉逆行岛状皮瓣修复（图 9-19）。

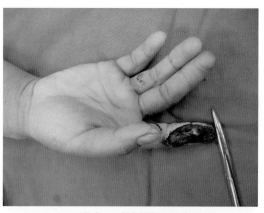

A. 示指中、远节掌侧软组织缺损

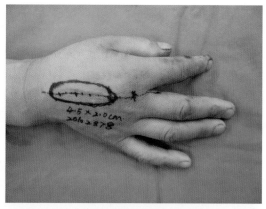

B. 设计第2掌背动脉逆行岛状皮瓣

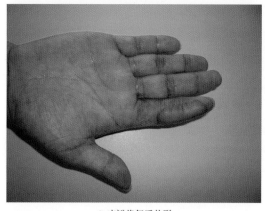

C. 皮瓣修复后外形

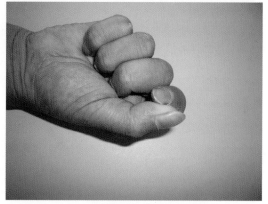

D. 皮瓣修复后手指屈曲功能

图 9-19　第 2 掌背动脉逆行岛状皮瓣修复示指中、远节软组织缺损

缺损范围在 2 指节以上者，可以做游离皮瓣修复，常用的为足背皮瓣、足背外侧皮瓣、踇趾侧腹皮瓣、臂外侧皮瓣。如有多指掌侧缺损，可采用孪生踇趾和第 2 趾侧腹皮瓣、足背皮瓣和足背外侧两叶皮瓣或足背皮瓣和足背外侧、内侧三叶皮瓣一期修复。

1）掌背动脉逆行岛状皮瓣修复创面：

A. 适应证：①复杂手外伤所致的手指软组织缺损伴有肌腱、骨骼外露者，移动范围可达指尖。

②可根据受区需要，单独做逆行皮瓣、带血运的掌骨瓣、伸肌腱、掌背神经移位术或复合组织移位术。

B. 体位：仰卧位，将患肢外展放置于手术桌。使用气囊止血带。

C. 麻醉：采用臂丛神经阻滞麻醉。

D. 手术步骤：①皮瓣设计，以掌背动脉为蒂的手背逆行岛状皮瓣的血管轴心线为指蹼皮肤游离缘中点向手背的垂直线，皮瓣的旋转轴点为距指蹼皮

肤游离缘 1.5 cm 处(参见图 9-19B),即吻合支注入指掌侧总动脉处。皮瓣的分离平面在深筋膜与指伸肌腱腱周组织之间;掌背动脉蒂的分离平面在深筋膜与骨间背侧肌膜之间。皮瓣切取范围近端可达腕背横纹,远端可达指蹼皮肤游离缘,两侧达血管轴心线外 2.5 cm。符合移植或单独移植的掌骨块、伸肌腱和掌背神经要有筋膜与血管蒂相连,伸肌腱要带有部分腱周组织,保证血运,防止粘连。②沿轴心线切开蒂部的皮肤、皮下组织,在伸肌腱之间分离出其深面的掌背动脉,并保留 1.0 cm 宽的筋膜蒂。③探查吻合支存在后,切取皮瓣。边分离边间断缝合皮下组织和深筋膜的边缘,防止撕脱。保留指背神经,以备与受区神经吻合。复合移植的伸肌腱以示指、小指伸肌腱为好,其他伸肌腱可选用 1/2 移植,移植时带有腱周组织。移植的掌骨块以掌骨底为供区。如切取皮瓣长,血管蒂可继续向上分离,带有部分腕背动脉网,以保证皮瓣尖端的成活。④皮瓣完全分离后,在掌骨底用血管钳夹掌背动脉的起点,松止血带,观察皮瓣红润后,结扎切断掌背动脉的起点,皮瓣逆行旋转经指蹼开放隧道,修复手指创面。⑤皮瓣内的指背神经近端与受区的神经吻合,重建皮瓣的感觉。手背供区创面宽度在 2 cm 以内者可直接闭合,大于此范围者需做游离植皮。

E. 术后处理:术后常规石膏托固定手指各关节为伸直位,以防掌指关节屈、伸活动牵拉刺激血管而出现张力过大致血管危象发生。固定时间为 7～14 d。皮瓣下常规放置引流条,放置时间为 24～48 h,以防感染和皮瓣下血肿产生。

皮瓣远端直接开窗观察血供,酌情应用血管扩张剂和抗凝剂 3～5 d。

2) 臂外侧皮瓣修复创面:

A. 适应证:①肱深动脉或桡侧副动脉为蒂顺行皮瓣修复肩或臂后部创面;②桡侧副动脉和桡侧返动脉吻合为蒂的逆行皮瓣修复肘部创面;③可制成轴血管带蒂皮瓣修复另一侧前臂及手部创面;④游离移植修复手部或面颊部创面。

B. 麻醉:采用臂丛神经阻滞麻醉或全身麻醉。

C. 体位:患者仰卧位,在肩关节下放置沙袋,肘关节稍屈曲置胸旁。

D. 手术步骤:①皮瓣设计,在臂外侧面,从三角肌止点至肱骨外上髁画一连线。该线为臂外侧肌间隔和桡侧副动脉后支的体表投影。以此线为轴设计皮瓣,皮瓣上界为三角肌的中部,下界达肘横纹,

外界至臂后侧中线,内界可至臂前面的内侧缘。②按设计线先做皮瓣后侧切口至深筋膜。在深筋膜下向前掀起皮瓣,在接近臂外侧肌间隙时可见皮支血管进入皮瓣。切开肌间隔循皮支血管向肌间隙深面解剖,可见位于肌间隙的桡侧副动脉后支。将血管蒂分离并向近端游离。③切开前缘皮肤至深筋膜下,并向后掀起,至外侧肌间隙,采用前后"会师"于桡侧副动脉,必要时可携带皮下的头静脉。④切开上端皮肤,游离血管蒂。切开下端皮肤,切断桡侧副动脉和前臂后皮神经,由远至近掀起皮瓣,使之成为以前臂后皮神经及桡侧副动脉为蒂的皮瓣。如结扎上端桡侧副动脉或肱深动脉,可以制成以桡侧副动脉后支为蒂的逆行岛状皮瓣。⑤闭合供区创面,其宽度在 4～6 cm 时可直接闭合伤口。

E. 术后处理:①抬高肢体或肘关节屈曲置于胸前,在供区放置引流皮片,防止血肿压迫,防止包扎过紧影响上肢血液回流,甚至影响皮瓣血液循环。②解痉、扩容、抗凝剂及抗生素应用 7 d。③观察皮瓣血供。④术后 2 周拆线,进行功能训练。

3) 足背皮瓣修复创面:

A. 适应证:足背皮瓣游离移植术适用于手背、手掌、腕部及虎口指蹼中等面积皮肤缺损,伴有深部组织裸露的创面修复(图 9-20A)。

B. 麻醉和体位:采用臂丛神经阻滞麻醉和连续硬膜外麻醉。患者取仰卧位。

C. 手术步骤:

a. 根据受区皮肤缺损的面积和形状,以足背动脉为轴,设计皮瓣的范围。由于足背皮瓣切取后,较一般胸、腹皮瓣有较多的收缩。因此,在设计皮瓣时,足背皮瓣的外径大小,应较受区皮肤缺损范围外径大 1 cm。皮瓣的长度不超越伸肌支持带下缘至足趾趾蹼连线,宽度不超过足背的内、外侧缘(图 9-20B)。

b. 于皮瓣近端切开皮肤及皮下组织,达趾伸肌腱腱周组织的表面。从切口的内侧分离出大隐静脉,切断及结扎来自皮瓣范围外的静脉分支,保留足背皮瓣内的静脉网完整。为防止在剥离皮瓣时足背血管与皮瓣分离,可将游离的软组织与皮肤做间断缝合固定。切断踇短伸肌腱,肌腱及其肌腹下面即为第 1 跖骨背动脉和足底深支的位置。如第 1 跖骨背动脉位置表浅,可将其保留在皮瓣内;如第 1 跖骨背动脉位置较深,可将其切断结扎。在皮瓣的近端、踇长伸肌腱与趾长伸肌腱间找到足背动脉及其伴行静脉,在踝前外侧找到腓浅神经。在分离足背动脉

9

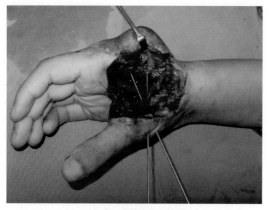

A. 虎口皮肤软组织缺损

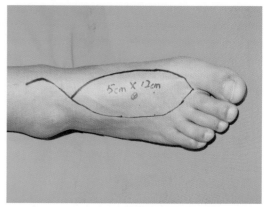

B. 设计游离足背皮瓣

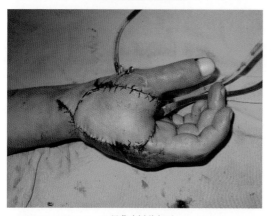

C. 足背皮瓣修复后

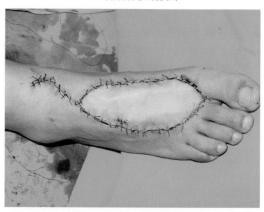

D. 供区创面全厚皮片植皮

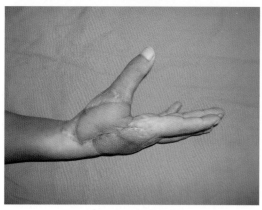

E. 术后7个月拇指外展形态

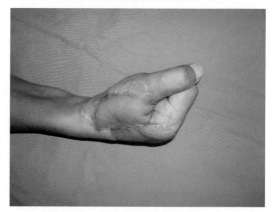

F. 术后7个月拇指屈曲状态

图 9-20 游离足背皮瓣移植修复虎口区软组织缺损

及其伴行静脉时,应紧贴骨膜及关节囊。在应用解剖中已提到,皮瓣的血液供应集中于伸肌支持带下至足底深支分出处一段的足背动脉及其分支。因此,保持足背动、静脉与皮瓣相连,足背皮瓣将能获得足够的血液供应。用近、远端会合的分离方法,在

第1跖间隙的近端,找到足背动脉的足底深支,予以结扎、切断。此时,整个足背皮瓣只留下足背血管蒂、腓浅神经及大隐静脉与近端相连。放松止血带,观察皮瓣的血液循环是否良好。

c. 受区清创,显露受区的动、静脉和皮神经。

如果受区创面在手背,可于腕部鼻咽窝处切开并显露桡动脉及其伴行静脉、头静脉与桡神经浅支。于此创口做一宽松的皮下隧道至手背创面。根据测量的皮瓣蒂所需长度,于足部供区切断足背动脉及其伴行静脉、大隐静脉和腓浅神经,此时整块带血管神经蒂的足背皮瓣与足背完全分离。迅即将足背皮瓣移植于受区创面,血管神经蒂通过皮下隧道移至受区血管、神经吻合的部位。用8"0"或9"0"无创缝线对皮瓣大隐静脉与腕部头静脉做端-端吻合,腓浅神经与桡神经浅支近端缝合,足背动脉与桡动脉用9"0"无创缝线做端-端吻合。松止血带,观察皮瓣血液循环状态。如皮瓣颜色暗红,说明皮瓣的血液回流障碍,可用10"0"无创缝线将桡动脉的伴行静脉与足背动脉的伴行静脉做端-端吻合,或于皮瓣边缘找出另一条静脉与受区创面边缘的静脉做静脉吻合,以改善皮瓣的血液回流。皮瓣恢复血液循环后,缝合伤口并放置橡皮引流条(参见图9-20C)。皮瓣处的敷料开窗以便观察皮瓣的血液循环情况。石膏托固定。

d. 供区处理:足背皮瓣切取后,足背创面彻底止血后用全厚皮片植皮修复(参见图9-20D),术后用短腿石膏托固定。

e. 术后处理:术后患者卧床10~14 d,患肢抬高。全身应用抗感染及抗血管痉挛药物7~10 d。术后每1~2h观察皮瓣血供1次。术后2周拆线(参见图9-20E,F)。

4) 足背外侧皮瓣修复创面:

A. 适应证(图9-21A):①虎口区软组织缺损或虎口区瘢痕挛缩的修复;②手掌、手背软组织缺损或手掌、手背瘢痕挛缩的中等创面修复。

B. 麻醉和体位:采用臂丛神经阻滞麻醉和连续硬膜外麻醉。患者取仰卧位。

C. 手术步骤:①以跗外侧动脉或跗外侧动脉走行为轴心线设计皮瓣(图9-21B)。②先切开足背,找出足背动脉和跗外侧动脉。沿跗外侧动脉走行切取皮瓣(图9-21C)。③供受区处理同足背皮瓣修复创面。

D. 术后处理:同足背皮瓣修复创面(图9-21D)。

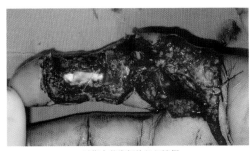
A. 示指中节掌侧软组织缺损

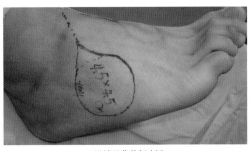
B. 设计足背外侧皮瓣

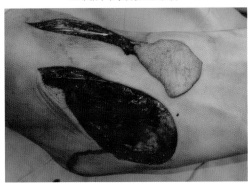
C. 游离足背外侧皮瓣

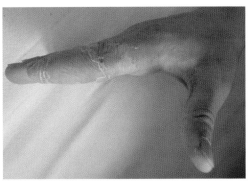
D. 示指皮瓣修复术后功能

图9-21 游离足背外侧皮瓣移植修复手指软组织缺损

5) 踇趾侧腹皮瓣修复创面:

A. 适应证:①拇指腹区软组织缺损(图9-22A)或拇指腹区瘢痕挛缩的修复;②第2~4指腹软组织缺损。

B. 麻醉和体位:采用臂丛神经阻滞麻醉和连续硬膜外麻醉。患者取仰卧体位。

9

C. 手术步骤:皮瓣的设计,根据受区创面与姆趾腓侧趾腹设计皮瓣(图9-22B)。

a. 沿姆趾腓跖侧切开皮肤及皮瓣近侧缘皮肤,小心掀起皮肤并寻找腓跖侧皮下静脉,沿皮下静脉向近端走向小心分离至跖背静脉。

b. 于姆趾腓跖侧切口内显露并分离姆趾腓侧趾足底固有神经、动脉及与此动脉相延续的第1跖背动

脉或趾足底总动脉。根据受区血管及神经情况,尽量向高位解剖姆趾皮瓣的血管蒂及神经备用(图9-22C)。

c. 供区植皮。于受区将皮瓣缝合覆盖创面,第1跖背动脉或趾足底总动脉与指动脉吻合,跖背静脉与指背静脉吻合,趾足底固有神经与指神经吻合(图9-22D)。

D. 术后处理:同足背皮瓣修复创面。

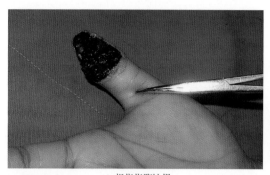

A. 拇指指腹缺损

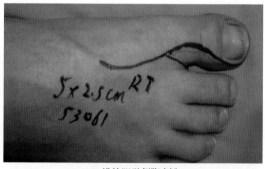

B. 设计姆趾侧腹皮瓣

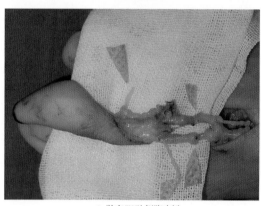

C. 游离姆趾侧腹皮瓣

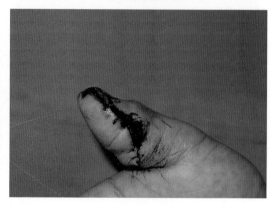

D. 皮瓣修复后

图9-22　游离姆趾侧腹皮瓣移植修复拇指指腹缺损

6) 孪生姆趾和第2趾侧腹皮瓣修复创面:

A. 适应证:最佳适应证为相邻2个手指指腹或指掌侧软组织的缺损(图9-23A),对环、小指指腹的缺损尤为适宜。

B. 麻醉和体位:患侧上肢,即受区,通常采用臂丛神经阻滞麻醉;一般采用对侧足部作为供区,给予持续硬膜外麻醉。也可以采用全身麻醉。患者取仰卧位,对皮瓣的切取和供区的修复都比较方便。

C. 手术步骤:

a. 皮瓣设计:根据创面的大小、形状、部位设计两皮瓣所需的血管蒂长度。在同侧趾和第2趾胫侧画出皮瓣轮廓,皮瓣的长度、宽度均比创面增加

0.5cm(图9-23B)。

b. 手术步骤:沿皮瓣两侧及趾蹼背侧做偏向趾的弧形切口;沿切口做皮下潜行分离,两侧各分离1.0cm。先解剖姆趾趾背静脉,此静脉口径细小,在趾骨间关节和跖趾关节处位置更浅表,在真皮下走行,沿此浅静脉向近端分离至趾蹼间。同法解剖第2趾趾背静脉。在趾蹼间两侧静脉汇合后向内侧走行,注入大隐静脉。然后在趾蹼间游离第1跖背动脉、姆趾和第2趾趾腹皮瓣(第1跖背动脉为Gillbert Ⅰ、Ⅱ型时);如系Ⅲ型则分离趾足底总动脉。然后向两侧分离出趾动脉及趾神经。这样便形成了以第1跖背动脉或趾足底总动脉为蒂的姆趾和第2趾孪生趾腹皮瓣(图9-23C)。

c. 皮瓣修复：根据所需血管蒂的长度断蒂后，两趾腹皮瓣通过伤手指皮下隧道至指腹，两侧趾-指神经缝合，趾足底总动脉或第 1 趾背动脉与指总动脉或指动脉吻合，皮瓣的足背静脉与手背浅静脉吻合（图 9-23D）。

D. 术后处理：同足背皮瓣。

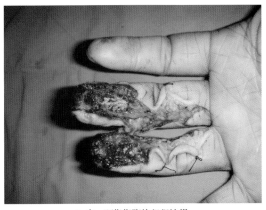

A. 中、环指指腹软组织缺损

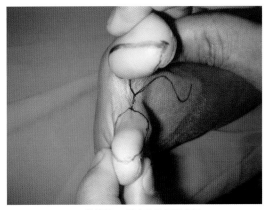

B. 设计第 1~2 趾孪生趾侧腹皮瓣

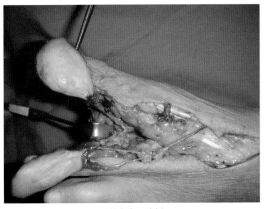

C. 游离孪生皮瓣

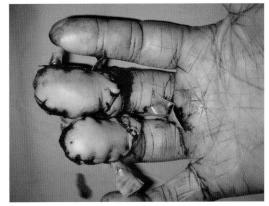

D. 皮瓣移植于手指术后

图 9-23　游离孪生侧腹皮瓣（第 1~2 趾）移植修复中、环指指腹缺损

7）足背分叶皮瓣修复创面：

A. 适应证：主要适用于手部多个创面的修复（图 9-24A），包括多个手指创面。

B. 麻醉和体位：患侧上肢，即受区，采用臂丛神经阻滞麻醉；对侧足部作为供区，采用持续性硬膜外麻醉。也可以采用全身麻醉。患者取仰卧位，对皮瓣的切取和供区的修复都比较方便。

C. 手术步骤：

a. 皮瓣的设计：足部三叶皮瓣，首先在足背扪及足背动脉的搏动并标明，然后在足背外侧趾短伸肌外缘区和内侧区足舟骨粗隆附近及第 1~2 跖骨间区，按照创面大小设计皮瓣。足部双叶皮瓣，一叶为第 1~2 跖骨间区；另一叶为在足背外侧趾短伸肌外缘区或内侧区足舟骨粗隆附近，通常选择足背外侧趾短伸肌外缘区，原因在于其血管蒂较长。

b. 在股上 1/3 用气压止血带下，切开胫前动脉-足背动脉表面的皮肤，打开伸肌支持带，在趾长伸肌腱和踇长伸肌腱之间找到血管束，然后向远端解剖寻找可靠的血管分支。一般认为外径＞0.5 mm 的血管分支才能有效保障皮瓣的血液供应。再沿血管分支的走行解剖到所要切取的皮瓣，可以根据血管分支的发出和走行部位对皮瓣做适当的调整。足背外侧区的皮瓣，血管一般走行于趾长伸肌腱的深面，解剖时可不切断肌腱，将血管蒂及皮瓣一起从趾长伸肌腱深面拉出来即可。第 1~2 跖骨间区皮瓣，最好将踇短伸肌腱切断，带部分踇短伸肌连于血管蒂

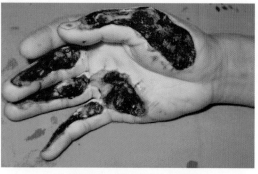

A. 拇指及第3~5指掌侧方软组织缺损

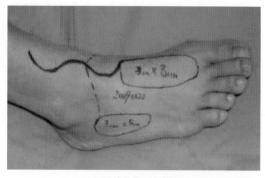

B. 设计足背三叶皮瓣

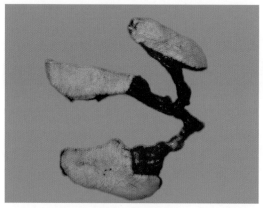

C. 足背三叶皮瓣切取后

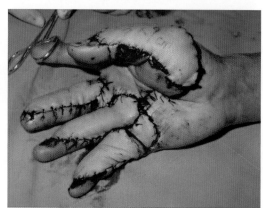

D. 术后情况

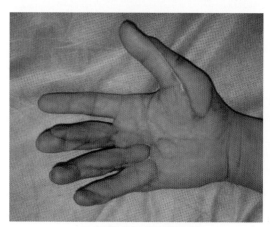

E. 皮瓣修复术后手指伸展功能

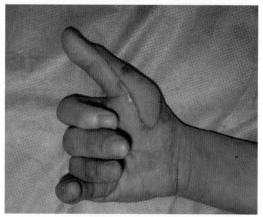

F. 皮瓣修复术后手指屈曲功能

图 9-24　游离足背三叶皮瓣移植修复第 3~5 指软组织缺损

和皮瓣上,可以不将第 1 跖背动脉解剖出来。足背内侧区的皮瓣,血管蒂同样位于肌腱的深面,将皮瓣和血管蒂解剖好后,从伸肌腱深面拉出(图 9-24C)。

　　解剖血管蒂部必须注意,保留少许组织以免损伤静脉而影响皮瓣的血液回流;皮瓣的血液回流只

能靠伴行的静脉,因为皮瓣的血管蒂部较深,与浅表的大隐静脉系统没有联系。

　　c. 手部创面经过彻底的清创后,将分叶皮瓣按设计修复相应的创面,连同其血管蒂部通过不同的皮下隧道,从腕部血管吻合处牵拉到创面处;也可以

部分或全部切开血管蒂部经行部位的皮肤,在弹性小、无显著延展性的部位要做"Z"形切口,这样可以减少血管蒂部的压迫,保障皮瓣的血供和回流。血管吻合方式,一般为桡动脉与胫前动脉/足背动脉吻合,胫前动脉/足背动脉伴行静脉到桡动脉伴行静脉或头静脉(参见图 9-24D)。

d. 供区全厚皮片修复。

D. 术后处理:

a. 术后要严格观察皮瓣的血供情况。术后 72h 内每 2h 观察 1 次,包括皮温、皮色、毛细血管反应及皮瓣肿胀程度、弹性情况等。必要时可以在皮瓣的远端边缘切除小片表皮,达真皮层,观察出血是否活跃。

b. 常规应用"三抗"药物,特殊患者可以适当使用亚冬眠药物。通常使用罂粟碱、尿激酶、右旋糖酐40、复方丹参和抗生素等,一般使用 7d 后可以逐步停药。

c. 一旦出现血管危象,应及时处理,积极探查,找出原因。

d. 术后 2 周开始功能锻炼(参见图 9-24E、F)。

9.2.3　手指背侧创面的修复

(1) 解剖结构

手指背侧皮肤薄,没有指纹,只有张力线。这种张力线在手指背侧横行,而在指间及虎口处则为交叉的斜线,这与皮内胶原纤维的排列方向有关。手指背侧中远节的皮肤常无毛发生长;在指骨间关节处,指背面皮肤有许多横纹和环形隆起,在手指屈曲时伸展,有助于指骨间关节的活动。如此处受损伤,这些结构被瘢痕所代替,则指骨间关节的活动将发生严重障碍。

(2) 修复原则

如无伸肌腱或关节外露,可采用全厚皮片或中厚皮片游离植皮。植皮时,考虑到手指屈曲时皮肤有相应的伸展性,取皮范围可适当放大。

皮瓣修复可考虑腹部带蒂、臂交臂皮瓣、掌背动脉岛状皮瓣,以及同指或邻指各种类型的岛状皮瓣、游离皮瓣、足背皮瓣或足背双叶、三叶皮瓣。

(3) 常见的修复方法

可以分成两类。一类为远节指甲甲床完整,仅为近、中节指软组织缺损;另一类为远节指甲甲床已经缺损,同时伴有近、中节指软组织缺损。第 1 类可以通过指背皮肤做局部转移皮瓣或掌背动脉岛状皮

瓣进行修复或用带蒂皮瓣修复。第 2 类如要修复甲床,可采用第 2 趾趾甲皮瓣或部分蹀趾趾甲皮瓣修复,单纯覆盖创面可采用腹部带蒂皮瓣、指背侧筋膜皮瓣。

9.2.4　手指脱套伤的修复

(1) 修复原则

各种类型的手指脱套伤,早期采用肉芽生长后游离植皮,但从长期随访效果来分析,游离植皮修复脱套伤效果并不理想,目前已经很少使用。皮瓣仍是脱套伤修复的首选。

(2) 修复类型

1) 远节脱套伤:此类损伤皮肤、指甲、甲床及甲根部血管、神经脱套,伸肌腱和深屈肌腱在远节止点处外露,同时还可能伴有远侧指骨间关节的脱位;很容易造成远节指骨无血供,形成死骨。通常不用皮瓣来修复,截指作为首选方式。如果患者年龄较轻,外观要求高,远节撕脱后甲床和甲根不存在,可考虑做蹀趾或第 2 趾甲瓣修复。

2) 中远节脱套:根据手指的重要性来判断,环、小指可做截指,示、中指尽可能保留。可用腹部真皮下血管网或轴血管的带蒂皮管修复。如患者对外形和功能要求较高,可考虑做第 2 趾甲瓣和蹀趾侧腹皮瓣联合修复。多指中远节脱套还可以采用足背双侧双叶、三叶皮瓣来修复。

(3) 修复术式

1) 蹀甲皮瓣修复:

A. 适应证:①拇指皮肤撕脱伤而虎口、肌腱、骨骼无明显损伤;②拇指软组织严重挫灭伤,皮肤失去活力,而指骨、关节、肌腱完好者;③拇指离断失去再植条件,而指骨、关节、肌腱完好者。

B. 麻醉:采用臂丛神经阻滞麻醉和硬膜外阻滞麻醉。

C. 体位:患者平卧于手术台上,将患肢置于手外科手术台上。

D. 手术步骤:①按拇指皮肤撕脱情况,于同侧蹀趾设计蹀趾甲皮瓣的切线,蹀趾内侧和趾尖保留倒"V"形皮瓣,于足背第 1～2 跖骨间向近侧做"S"形延长切线。②在止血带下,按切线切开皮肤、皮下组织,找出并沿蹀趾背静脉分离蹀背静脉至大隐静脉,并分离出足背动脉与伴行静脉。继而分离出蹀趾腓侧趾背动脉和第 1 跖骨动脉。③再分离出蹀趾腓侧固有动脉,蹀趾腓侧趾背神经高位切断,切取皮

瓣,游离平面位于肌腱腱周组织及骨膜浅面(图9-25B)。分离踇趾甲床时需与趾甲紧密相连,不可分开。跖侧包括趾腹厚度的2/3。④于伤手的鼻烟窝处切开,显露桡动脉和头静脉,踇趾甲皮瓣断蒂,移至患手拇指创面缝合。桡动脉与足背动脉、大隐静脉与头静脉端-端吻合,趾神经与指神经束膜缝合。检查皮瓣血运良好,缝合鼻烟窝处切口。踇趾

创面用全厚皮片覆盖缝合。打包不宜过紧,以免内侧皮瓣坏死。

E. 术后处理:①石膏托固定,患肢抬高;②观察移植皮瓣和踇趾内侧保留皮瓣血供;③常规应用血管扩张剂和抗凝剂;④常规应用抗生素;⑤10～14d拆除石膏和缝线;⑥拆线后鼓励患者做患肢、患指康复训练(图9-25C、D)。

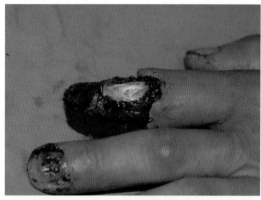

A.示指中、远节皮肤脱套性缺损

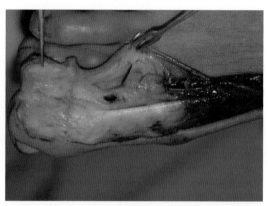

B.切取踇甲皮瓣

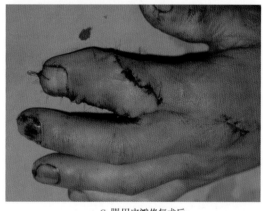

C.踇甲皮瓣修复术后

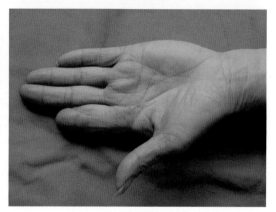

D.术后手指外观

图9-25 游离踇甲皮瓣移植修复示指中、远节脱套伤

2) 第2趾甲皮瓣修复:

A. 适应证:适用于1～2个手指近侧指骨间关节以远的手指皮肤套状撕脱(图9-26A)。

B. 麻醉:采用臂丛神经阻滞麻醉和硬膜外阻滞麻醉。

C. 体位:患者平卧于手术台上,将患肢置于手外科手术台上。

D. 手术步骤:分离切取趾背静脉-跖背静脉及静脉弓的连续性;切取以第1跖背(底)动脉为蒂的第2趾(图9-26B),解剖分离第2趾胫侧趾背及趾足

底动脉,切断结扎踇趾腓侧趾背及趾足底动脉,以保持第2趾胫侧趾背与趾足底动脉至第1跖背(底)动脉的连续性;分离第2趾胫侧及腓侧趾足底神经,并尽量给予高位断蒂。

a. 手部准备:脱套手指经彻底清创,咬除远节指骨甲粗隆,于残端找出两侧指神经断端并标记。于手指近节掌、背侧或指根作斜切口,找到并游离较粗的指背静脉或头静脉,以及桡侧或尺侧正常指固有动脉,并贯通皮下隧道。

b. 第2趾甲皮瓣移植:于第2趾腓侧侧中线做

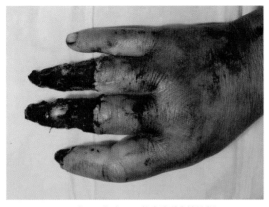

A.中、环指中、远节皮肤脱套性缺损

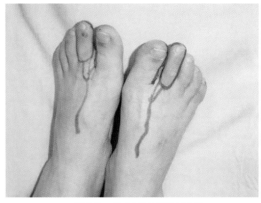

B.设计第2趾甲瓣联合踇趾侧皮瓣

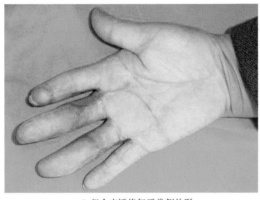

C.组合皮瓣修复后掌侧外形

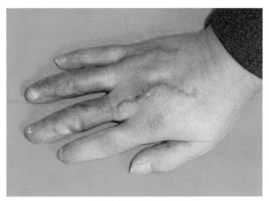

D.组合皮瓣修复后背侧外形

图 9-26　游离双足第 2 趾甲皮瓣移植修复中、环指中、远节脱套伤

切口,切开皮肤及皮下组织,在第 2 趾伸趾肌腱及屈趾肌腱鞘管以浅掀起皮瓣,以保持第 2 趾甲瓣皮肤、趾甲、趾背静脉、趾底动脉、第 1 跖背(底)动脉及趾足底神经的完整性;剔除遗弃趾骨,将第 2 趾甲瓣包裹伤指,缝合指背及两侧皮肤,动、静脉分别通过皮下隧道引至伤指近节切口,于镜下缝合两侧趾-指神经及趾-指动、静脉,重建趾甲瓣血液循环。清洗后缝合皮肤,术毕。

由于手指比第 2 趾粗,故第 2 趾甲瓣包裹手指后残留尺侧创面不能直接缝合,应根据皮肤缺损范围,于前臂内侧或跖背切取全厚皮片移植加压包扎之。

E. 术后处理:同踇趾甲皮瓣修复术。

3) 全手指脱套:此类都为机器伤,绝大部分为戴手套违反操作规程,造成从指根部皮肤全部撕脱。即使两侧血管神经束还存在,血供也很难跨越远侧指骨间关节。因此,在修复时要截除远节指骨。为防止近侧指骨间关节屈曲挛缩,用克氏针固定近侧指骨间关节,2 周后拔取。以往采用腹部带蒂皮管

修复,但外形臃肿,指骨间关节活动欠佳。无锡市手外科医院采用部分踇甲瓣或第 2 趾侧腹皮瓣修复全手指脱套(图 9-27);或采用带真皮下血管网皮管修复全手指脱套伤(图 9-28),并用邻指指血管神经束岛状皮瓣重建感觉,随访结果手指不臃肿,功能和感觉恢复良好,但肤色暗为其缺点。

9.2.5　手掌侧创面的修复

(1) 解剖提要

手掌的皮肤在鱼际处较薄,但在掌心及小鱼际处则较厚。手掌及手指掌侧的皮肤具有较厚的角化上皮,皮下有较厚的脂肪垫,并有很多垂直的纤维隔将皮肤与手掌腱膜、指屈肌腱鞘或指骨膜等深部组织相连,以防止皮肤滑动。手掌皮肤较手背皮肤坚韧而固定。手掌和手指掌侧的皮肤具有丰富的汗腺,但无毛发,亦没有皮脂腺。因此,不会发生皮脂腺囊肿。角化上皮层的厚薄受职业的影响。手掌和手指掌侧皮肤的解剖结构符合形态结构与功能相互

9

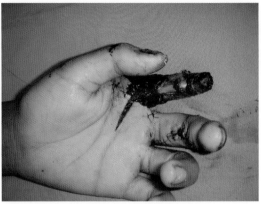

A. 示指全指皮肤脱套性缺损

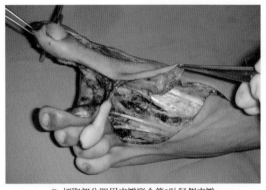

B. 切取部分踇甲皮瓣联合第2趾胫侧皮瓣

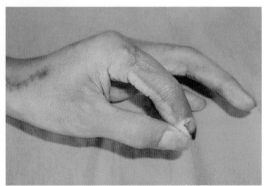

C. 术后指功能

图 9-27　游离部分踇甲瓣联合第 2 趾侧腹皮瓣移植修复示指全指脱套伤

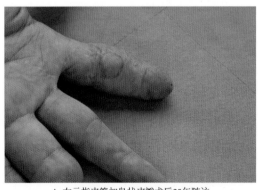

A. 左示指皮管加岛状皮瓣术后25年随访

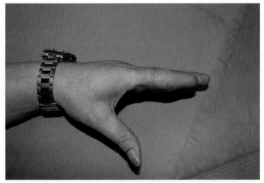

B. 手指无明显臃肿

图 9-28　真皮下血管网皮管联合中指带血管神经束岛状皮瓣修复示指全指脱套伤术后 25 年外观

联系的观点,如皮肤厚而不移动,缺乏弹性,有利于抓、持物,亦能阻止脓肿的扩散,但对伤口愈合不利;角化上皮虽耐摩擦,但缝线的周围部分往往在术后数周脱落。因掌侧皮肤缺乏伸缩性,故缝合伤口时不能有任何张力。即使手掌皮肤缺损很小,也很难对合,否则将引起明显的功能障碍。用身体其他部位的皮肤来代替,多数又难以满足它的特殊要求。手掌皮肤缺损如任其自然愈合,必将形成许多瘢痕,而产生功能障碍。

(2)修复原则

此类损伤大部分为撕脱伤、挤压伤或贯通伤。在撕脱伤中,逆行撕脱以远端为蒂的皮肤,如有血供可以回植，或撕脱皮肤内有可吻合血管者可做血管吻合。顺行撕脱近端为蒂者，此类皮肤往往无血供；如撕脱皮肤条件较好，可以修薄打包回植。若创基较好，而原皮肤不能用，则尽可能采用全层皮片移植修复。如有深部组织外露，应做皮瓣修复。掌部肌腱、神经、血管较多，结构致密，特别需要二期手术的，则要尽可能做皮瓣修复。由于手掌部皮肤不能有滑动性，皮瓣修复后存在臃肿和持物不稳的缺点。因此，尽可能选择较薄，并且皮肤能有垂直纤维会更好，否则需要做二期皮瓣修薄整形。

（3）常见的修复方法

小面积软组织缺损，可采用尺动脉腕上皮支岛状皮瓣（图9-29）。中大面积皮肤缺失，可取足底内侧皮瓣。伤手大面积软组织缺损，可采用股前外侧皮瓣（图9-30）、臂外侧皮瓣。

1）股前外侧皮瓣修复：

A. 适应证：股前外侧皮瓣适用于修复四肢创伤的皮肤缺损，特别适合于有美容要求的年轻患者。由于皮肤质地好，也适合颈、头、面部和躯干部皮肤损伤修复。可制成顺行岛状皮瓣或肌皮瓣，修复大

粗隆部、髋部、股上部创面；可制成逆行岛状皮瓣，修复膝关节及腘窝处创面。

游离皮瓣或肌皮瓣可修复外伤瘢痕或肿瘤切除后软组织缺损。带股外侧皮神经与受区感觉神经缝接，有利于受区感觉恢复，适合修复手、臂、小腿和足部皮肤缺损。带股外侧肌的肌皮瓣可桥接肌肉，填塞空腔治疗慢性骨髓炎。制成股前外侧双叶皮瓣，应用于手、足部洞穿性缺损伤。皮瓣可应用于特殊部位，如再造阴茎、阴道、眼窝、舌；皮瓣带阔筋膜可修复跟腱、帽状腱膜、腹壁缺损。

B. 麻醉：在成人，首选连续硬膜外麻醉。受区在上肢，可在断蒂前，上肢加连续性臂丛神经阻滞麻醉，或长效臂丛神经阻滞麻醉。受区在下肢时，可选用长效腰脊髓麻醉，可以一次性麻醉下完成供区和受区手术。对儿童或幼儿，应予全身麻醉。

C. 体位：患者取平卧位，供侧臀部垫高，无需止血带。如受区在上肢，上肢外展80°。受区在小腿，一般取同侧股前外侧皮瓣移植。术中受区清创移植，供区切取皮瓣及覆盖供区创面，可在一次麻醉中完成，术中也不需变更体位。

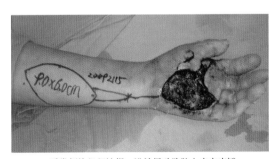

A. 手掌侧软组织缺损，设计尺动脉腕上皮支皮瓣

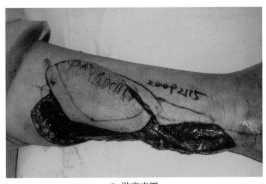

B. 游离皮瓣

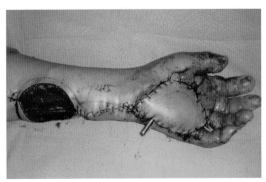

C. 皮瓣修复后外形

图9-29　尺动脉腕上皮支逆行岛状皮瓣修复手掌部软组织缺损

9

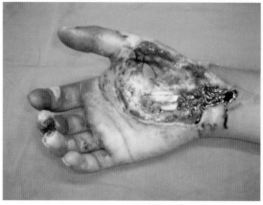

A.右手贯通伤

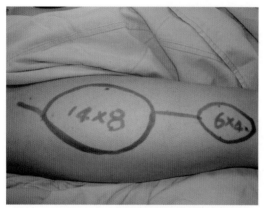

B.设计"哑铃状"游离股前外侧皮瓣

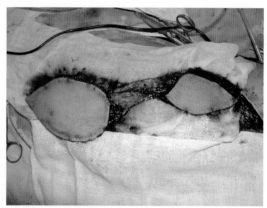

C.切取皮瓣

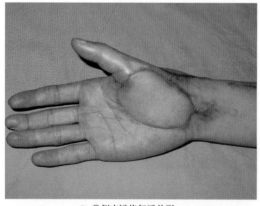

D.掌侧皮瓣修复后外形

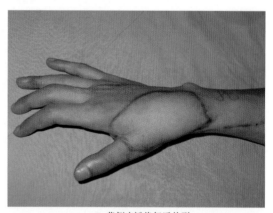

E.背侧皮瓣修复后外形

图 9-30　游离股前外侧分叶皮瓣移植修复右手贯通伤

D. 手术步骤：

a. 皮瓣设计：以髂前上棘为 M 点，髌骨外上缘为 N 点，M、N 两点做一连线，标出连线中点 O。在 O 点附近用 Doppler 血流探测仪测出旋股外侧动脉降支的皮肤穿出点。取腹股沟韧带的中点为 F，OF 连线的下 2/3 即为旋股外侧动脉降支的体表投影。根据所需皮瓣的大小和形状，皮瓣 2/3 在轴线的外侧，1/3 在 MN 轴线的内侧；2/3 在 O 点平面以下，

1/3在O点平面以上。

Ⅰ.股前外侧逆行岛状皮瓣设计:用Doppler血流探测仪测出第1肌皮动脉支浅出点和膝上外侧动脉的起始点,皮瓣设计时使肌皮穿支点在皮瓣中央,皮瓣的旋转点可在髌骨外上方5~8 cm(10 cm)。可按受区需要,皮瓣可翻转到达膝下10 cm左右。如果用膝上外侧动脉为旋转轴(点),皮瓣旋转轴可达26 cm,可达小腿中部。股前外侧皮瓣或股前外侧逆行皮瓣面积可达15 cm×15 cm,通常只要包含第1肌皮穿支动脉即可满足皮瓣血供。若皮瓣面积较大,则应尽可能保留第2、第3支血管。

Ⅱ.股前外侧穿支皮瓣切取的设计:在O点附近用Doppler血流探测仪测出穿出点,以此点为中心,根据所需皮瓣的大小和形状设计。可切取面积同上。

b.切取皮瓣:首先沿设计线上端及外侧做皮肤切口,深达阔筋膜下,阔筋膜包于皮瓣内。将阔筋膜和皮下间断缝合数针,以防牵拉滑动而使皮下与阔筋膜分离。游离出血管束后,再做设计线下缘和内侧皮肤切口,并游离皮瓣。

在股直肌和股外侧肌肌间隙内寻找出旋股外侧动脉的降支和(或)横支,沿血管走向,在股外侧肌内侧缘细心找寻,可发现1~4条肌皮穿支或皮肤穿支(一般为1~2条穿支)。如为肌皮支,则应在血管进入肌肉与穿出肌膜之间逐渐切断股外侧肌。有时血管行走较复杂,难以判定血管走向,可携带部分股外侧肌(肌袖)。游离出血管束后在近皮支穿出处可用"透光法"(即向内侧掀起皮瓣,提起皮瓣透视)认清血管束及其皮支走向,并证实有皮支进入皮瓣后,再做皮瓣内侧和下端切口,在深筋膜下完全游离皮瓣。根据受区所需要血管蒂的长度,在股直肌和股中间肌之间分离出足够长的血管蒂。待受区准备完毕再断蒂。

供区创面直径在6 cm以内者可以直接缝合,宽度>6 cm时可部分缝合创面,再取中厚或全厚皮片移植,加压包扎或局部打包包扎。典型病例还有股前外侧双叶皮瓣修复手掌洞穿伤(参见图9-30)和股前外侧皮瓣与𧿹甲瓣组合修复全手撕脱伤。

E.术后处理:术后应定时观察皮瓣血液循环状况,如每2 h观察1次,包括皮温、皮色、毛细血管反流及皮瓣肿胀程度、弹性等。如有不良情况出现,应每半小时观察1次用药反应情况,并随时做好手术探查准备。

术后常规应用"三抗"药物,即抗血管痉挛药(如罂粟碱、酚妥拉明、硝苯地平)、抗凝血药(可口服双嘧达莫;应用小剂量肝素,一般1/4支,静脉注射,每6 h 1次)和抗生素。用药期间需严密观察,以防止创面过大导致广泛渗出而引起皮瓣下积血。

给予止痛、镇静药。一旦皮瓣变苍白或肿胀呈暗紫色,或同时毛细血管血流不明显或特快,用抗血管痉挛药。常用罂粟碱30~60 min,肌内注射或静脉注射。静脉注射时需防心脏突停,一次观察30~60 min。若无效,应急诊探查,争取在6~8 h重建血供,否则会使皮瓣发生不可逆坏死。

2)尺动脉腕上皮支皮瓣:

A.适应证:

a.带蒂转移:尺动脉腕上皮支皮瓣可代替前臂桡动脉或尺动脉皮瓣,形成逆行岛状皮瓣,修复手掌、手背、腕部、拇指及虎口处皮肤缺损。

b.游离移植:用尺动脉腕上皮支及尺静脉主干为血管蒂形成的游离皮瓣可修复手部及远处皮肤缺损。因该皮瓣血管蒂短、口径细、手术风险大,一般不作为游离皮瓣的首选方法。

B.麻醉和体位:臂丛神经阻滞麻醉。仰卧位。

C.手术步骤:

a.皮瓣设计:

Ⅰ.关键点:豌豆骨近端4 cm处是尺动脉腕上皮支的起端,以及逆行岛状皮瓣的旋转点。

Ⅱ.轴心线:豌豆骨与肱骨内上髁的连线为设计皮瓣的轴心线(即尺动脉腕上皮支动脉上行支的行径线)。以此轴心线向两侧各设计5~7 cm宽的皮瓣。

Ⅲ.解剖面:①切取面,远端可在豌豆骨平面,近端可达肱骨内上髁下方,两侧分别达前臂掌、背侧的正中线;最大取皮面积为25 cm×10 cm,笔者临床上取皮面积最大的为25 cm×6 cm。②解剖面,为前臂深筋膜深面。

b.手术操作:

Ⅰ.根据受区缺损的大小设计皮瓣(参见图9-29A)。

Ⅱ.由腕横纹向上,沿尺侧腕屈肌的桡侧缘做5 cm长的切口,暴露尺侧腕屈肌。在腕上4 cm处将该肌下部肌纤维切断,即可清楚看到由尺动脉向尺侧方向发出的尺动脉腕上皮支。

Ⅲ.证实腕上皮支的存在后切开皮支动脉近端皮瓣的四周皮肤,在深筋膜下由皮瓣的近端向远端锐性解剖游离。切断皮瓣与尺动脉间其他分支。向腕部游离时要小心,切勿损伤尺动脉腕上皮支。在皮支的周围可携带部分软组织,以保护腕上皮支,并注意保留腕上皮支与尺动、静脉相连。在游离皮瓣近端时，应仔细解剖贵要静脉及支配前臂尺侧皮肤的前臂内侧皮神经。

Ⅳ. 在尺动脉腕上皮支皮瓣近侧部分游离基本完成后，切开腕上皮支皮瓣远端四周皮肤，由远及近游离，直至尺动脉腕上皮支处。在远端皮瓣游离时，需仔细解剖进入该皮瓣的贵要静脉，并仔细识别尺神经的腕背皮支，且加以保护，切勿损伤之。

Ⅴ. 皮瓣逆行转移时，需切断皮瓣贵要静脉。此时皮瓣已经完全游离，仅靠尺动脉腕上皮支动、静脉与尺动、静脉相连。皮瓣四周边缘可见到活跃性出血。当手部受区准备妥当后，该皮瓣即可逆行转移到手部受区（参见图 9-29B、C）。

Ⅵ. 虽然仅靠尺动脉腕上皮支供血，但也可形成游离皮瓣。然而毕竟此血管的口径较细，血管蒂较短，手术风险大。为了克服这一缺点，又不出现尺动脉皮瓣损害尺动脉的缺点，笔者在解剖出尺动脉腕上皮支动、静脉后，再仔细解剖切取与皮支相连的一段约 2 cm 长的尺动脉，将尺动脉一端结扎，另一端供游离皮瓣移植时与受区动脉吻合。或将该段尺动脉嵌入受区血管，做嵌入缝合。此时，不仅血管蒂加长，而且使血管口径由 1.5 mm 扩大至 2.5 mm 左右，显著提高了手术的成功率。

Ⅶ. 皮瓣的回流静脉可切取与皮支相连的一根静脉。由于尺静脉有 2 根，因此牺牲 1 根并不影响手的静脉回流，何况还有贵要静脉及头静脉参与手的静脉回流。因此，可根据实际需要切取足够长度的尺静脉，以满足皮瓣游离移植的需要。有时也可选择皮瓣上的贵要静脉做游离皮瓣的回流静脉或用浅、深两套静脉回流。

Ⅷ. 在切取 2 cm 长的一段尺动脉后，应注意将腕部屈曲，并立即直接修补吻合尺动脉，以恢复手的尺动脉血供。根据笔者的经验，此时吻合张力不大，血管修复无困难，也不需用静脉移植修补。

Ⅸ. 为了恢复皮瓣的感觉，可将皮瓣上的前臂内侧皮神经与受区的感觉神经缝合。

c. 创面处理：皮瓣宽度＜3 cm 时前臂供区可直接缝合，＞3 cm 时需用全厚皮片移植，并打包加压固定。

D. 术后处理：术后腕关节屈曲 15°，石膏固定 10 d，2 周拆线。若做游离皮瓣移植、尺动脉直接修复时，需石膏固定 3 周。

术后患肢抬高 30°～60°，以利静脉回流。

按显微外科术后观察及处理常规，严密观察皮瓣的血液循环情况。

9.2.6 手背侧创面的修复

（1）解剖提要

手背皮肤柔软，具有伸缩性，并富有弹性。由于皮下组织松弛，故移动性大。这在紧紧握拳，拇指与手指完全屈曲时更能体现出来。握拳时，手背的皮肤正好够用，但掌指关节背侧的皮肤较紧，因此轻度的缺损即会引起明显的功能障碍，如手背的瘢痕将会明显限制手指充分的屈曲运动。手背的皮下组织含脂肪甚少，皮肤与伸肌腱及其腱滑膜鞘之间仅借一薄层疏松结缔组织隔开。这虽然有利于皮肤在深部的组织上可自由地活动，但由于连接比较松弛，手背皮肤易于撕脱。握拳时，手背皮肤的面积较伸直时可增加 25%，游离植皮时，必须充分估计握拳时的最大缺损范围，以免术后影响握拳。手背皮肤具有很大弹性，故烧伤后特别容易产生瘢痕。对手背瘢痕切除，游离植皮或用带蒂皮瓣时，必须考虑到从身体其他部位移来的游离皮片或带蒂皮瓣大部分较手背皮肤的弹性差，所以取皮时必须加大皮片面积，并考虑供皮的质量，还需将手固定于屈曲位或半握拳位。

（2）修复原则

此类缺损通常是皮肤撕脱或挤压后皮肤坏死缺损。早期曾做撕脱皮肤静脉血管的吻合，但成活的概率较低。此类手术方法还延长了伤口的愈合时间，影响功能。手背侧深部组织主要是伸肌腱，因此，如有腱膜组织存在时，游离皮片植皮可以作为首选。如有伸肌腱或骨组织外露，可做腹部带蒂皮瓣或游离皮瓣修复。

（3）常见的修复方法

此类植皮一定要全厚或中厚整张植皮。如伸肌腱外露或缺损，需要做二期修补，一定要用皮瓣修复。缺损面积较小，可考虑做前臂骨间背岛状皮瓣修复；缺损面积较大，可用腹部带蒂皮瓣来修复。如有肌腱缺损，可以采用带伸肌腱的足背皮瓣修复（参见图 9-20）。游离皮瓣可用臂外侧皮瓣、股前外侧皮瓣（图 9-31、9-32）。

9.2.7 拇指创面的修复

（1）修复原则

拇指能做桡侧、掌侧外展和拇内收，既能与其余 4 指做对掌、对指，还能做侧捏等活动，非常灵活。

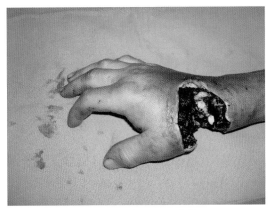

A.右手腕背部桡侧软组织缺损

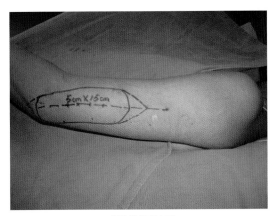

B.设计臂外侧皮瓣

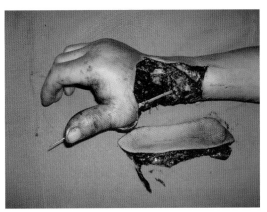

C.皮瓣切取后

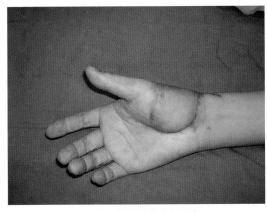

D.皮瓣修复后拇指外展功能

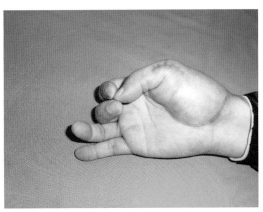

E.皮瓣修复后拇指对指功能

图 9-31　游离臂外侧皮瓣移植修复腕背部软组织缺损

虎口处的皮肤非常松弛,鞍状腕掌关节使拇指活动自如。由于拇指功能占整个手功能的 40%～50%,所以对拇指创伤要尽可能恢复原指体组织结构的功能与外观。

（2）常见创伤类型与修复方法

1）拇指端软组织缺损:无论是横形与斜形指端

9

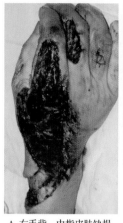

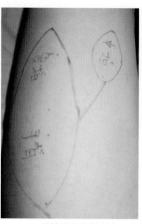

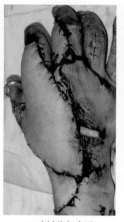

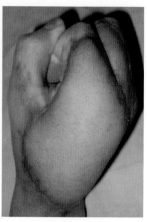

A. 右手背、中指皮肤缺损　　　　B. 设计股前外侧皮瓣　　　　C. 皮瓣修复术后　　　　D. 术后1个月后皮瓣外形

图 9-32　游离股前外侧分叶皮瓣移植修复手背不同区域的软组织缺损

缺损，还是指腹、指甲缺损，都可以用各种类型的皮瓣修复，传统的有示指带蒂皮瓣或示指背岛状皮瓣。甲床缺失或撕脱，可以进行甲床回植或甲床扩大回植术。

2）拇指腹软组织缺损：由于拇指指腹修复一定要有良好的感觉，因此，可用拇指桡侧、尺背侧皮神经营养血管蒂皮瓣进行修复或全指腹掌侧推进皮瓣修复指腹缺损。如为全指腹缺损，采用吻合血管的踇趾侧腹皮瓣为最佳方法（参见图 9-22）。现以拇指背侧皮瓣为例进行说明。

A. 适应证：拇指尺背侧皮瓣主要用于修复拇指指尖、指腹、指背皮肤缺损（图 9-33A），也可用于修复邻近示指和中指指腹或指背的皮肤缺损。

B. 麻醉和体位：采用臂丛神经阻滞麻醉。患者取仰卧位。

C. 手术步骤：

a. 拇指桡背侧皮瓣修复：

Ⅰ. 皮瓣设计：

旋转点：最远可至拇指指骨间关节的桡侧。

轴心线：拇指腕掌关节的桡侧与拇指指骨间关节桡侧的连线在伸肌腱和指固有动脉之间。

Ⅱ. 皮瓣位置：皮瓣可在第 1 掌骨头的桡侧（图 9-33B）。

Ⅲ. 手术步骤：沿锯齿线切开皮肤、皮下组织，并向两侧分离，达伸肌腱膜的浅面，显露拇指桡侧指背神经及其营养血管的走行线，将它们包含在皮瓣的血管蒂内，蒂宽约 1 cm，无需分离出血管、神经。将第 1 掌骨头桡侧的皮瓣掀起，向远端游离至拇指指骨间关节处，切开皮下隧道，将皮瓣修复创面

（图 9-33C、D），供区植皮。

b. 拇指尺背侧皮瓣修复：

Ⅰ. 皮瓣设计：以拇指指骨间关节背侧中点与掌指关节背侧中点皮肤的连线为轴线。在第 1 掌骨头水平距纵轴连线的尺侧约 1 cm 处和指骨间关节水平距纵轴连线尺侧约 0.7 cm 处做连线，为拇指尺背侧动脉的体表投影走行线。根据创面缺损情况（图 9-34A），在拇指掌指关节背面尺侧缘及其近心端的皮肤，以拇指尺背侧动脉体表投影线为皮瓣的纵轴，设计所需皮瓣的大小及形态（图 9-34B）。注意皮瓣位置不能完全脱离第 1 掌骨头而位于掌骨背侧，造成皮瓣对该血管的偏离。在皮瓣的远侧缘和创面近侧缘之间的皮肤表面，设计锯齿形切口线。

Ⅱ. 手术步骤：沿锯齿线切开皮肤和皮下组织，并向两侧分离，达伸肌腱膜的浅面，显露拇尺背侧动脉的走行线，以及位于拇内收肌肌膜浅面的血管蒂。将蒂部旁两侧各 0.5 cm 宽的软组织连同血管蒂一并游离，不必将拇尺背侧动脉单独游离。然后，向血管走行两侧掀起皮瓣，皮瓣血管蒂远端在距甲沟约 2.3 cm，于近节指骨颈水平处，注意避免剥离过多，以免损伤该处与来自拇指掌侧固有动脉背侧穿支的血管交通吻合。该处即为皮瓣的旋转点。皮瓣边缘除蒂部外全层切断，深层在伸肌腱膜浅面及拇内收肌的肌膜浅面掀起，皮瓣近端切断、结扎指背静脉，并将其包纳在皮瓣中。整块皮瓣在伸肌腱浅面游离并掀起。皮瓣解剖完成后，松止血带，观察皮瓣血运，并作皮肤间断缝合。皮瓣供区一期直接关闭，或取全厚皮片游离移植覆盖。

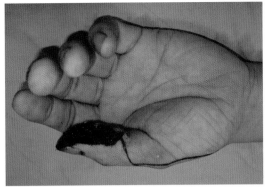

A. 拇指指腹缺损

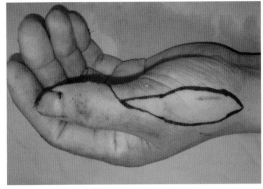

B. 设计桡神经浅支营养血管的岛状皮瓣

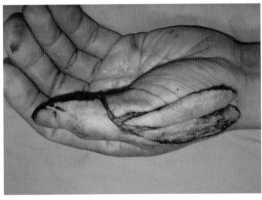

C. 切取皮瓣

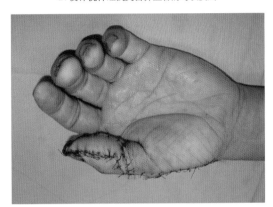

D. 皮瓣移植后

图 9-33　拇指桡背侧逆行岛状皮瓣修复拇指桡侧指腹缺损

Ⅲ. 术后处理：①妥善包扎伤口,石膏托外固定,并注意皮瓣的血液循环；②常规应用抗生素和扩血管药；③术后 14 d 拆线并拆除石膏托；④拆线后加强患肢和患指的训练(图 9-34C、D)。

3) 拇指背软组织缺损：单纯皮肤软组织缺损可采用示指背岛状皮瓣及拇指桡、尺背侧皮神经营养血管的岛状皮瓣修复。如伴有指甲或甲床的损伤,也可用局部皮瓣修复；如要求有良好的外观与功能,在修复时可采用游离蹰趾甲瓣修复。

现以示指背侧岛状皮瓣(风筝皮瓣)为例进行说明。

A. 适应证：①修复拇指指腹缺损(图 9-35A)或修复虎口皮肤缺损；②与中指尺侧或环指桡侧皮瓣合用再造拇指；③与趾腹皮瓣联合再造拇指；④局部动脉皮瓣转移修复虎口。

B. 麻醉和体位：采用臂丛神经阻滞麻醉,患者取仰卧位。

C. 皮瓣设计:经鼻烟窝中点向第 2 掌指关节桡背交界点画线,沿此线由近向远2.6 cm 为示指桡背侧动脉起点,也是皮瓣静脉、神经的经过点,可视为皮瓣的关键点。关键点以远沿线为示指桡背侧动脉,即皮瓣轴心血管的体表投影,也可作为Ⅱ～Ⅲ型动脉位置的参考。皮瓣于指背部宽2～3 cm,掌背部宽以血管投影为中轴,向尺侧1.5 cm、桡侧2.5 cm,皮瓣远端不超过近侧指骨间关节,近端以关键点为界(图 9-35B)。

D. 手术步骤：可采用顺行法或逆行法切取皮瓣。

a. 顺行法切取:沿示指桡背侧动脉体表投影做"S"形切口,切开皮肤、皮下组织,在浅筋膜浅层向两侧游离,在第 1 背侧骨间肌与第 2 掌骨之间显露指背浅静脉和指背神经,保护示指背侧至第 2 掌骨 1～2 条静脉。切断、结扎与其他静脉的吻合支,分出至示指背侧的神经分支,从动脉投影线自轴血管向两

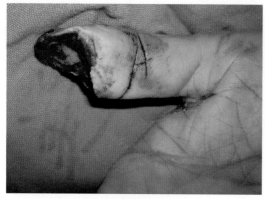

A. 拇指指腹缺损

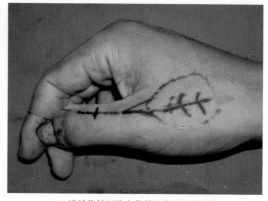

B. 设计桡神经浅支营养血管的岛状皮瓣

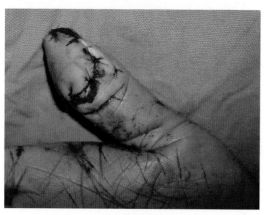

C. 皮瓣修复后

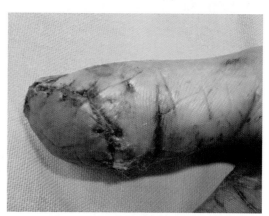

D. 皮瓣修复后外形

图 9-34　拇指尺背侧逆行岛状皮瓣修复拇指尺侧指腹缺损

侧浅筋膜剥离 1.5～2 cm,再至深筋膜深面。第 1 骨间肌肌膜下分离出包含指背浅静脉、指背神经、深筋膜及第 1 骨间背侧动脉在内的筋膜蒂,再顺行向远侧分离,在示指伸肌腱膜浅层剥离,形成皮瓣。从血管蒂至受区的皮下做钝性分离,形成隧道,将皮瓣通过隧道移至受区(图 9-35C)。

b. 逆行切取:皮瓣设计同前,先切开皮瓣尺侧缘,沿皮瓣深筋膜深层向桡侧游离,显露皮瓣内面的血管束后,根据画线切开远侧及皮瓣桡侧缘,向近侧掀起皮瓣及蒂部。

供区用中厚或全厚皮片覆盖,打包包扎(图 9-35D)。

E. 术后处理:①妥善包扎伤口,石膏托外固定,并注意皮瓣的血液循环;②常规应用抗生素和扩血管药;③术后 10～14 d 拆线,3 周后去除石膏托;④拆线后加强患肢和患指的康复训练。

4) 拇指脱套伤:如果年龄＞55 岁,可采用腹部带蒂皮管修复(图 9-36)。由于此类皮管无感觉,二期有采用环指桡侧岛状皮瓣修复指端的感觉(图 9-37)。如从外形和功能考虑,最佳的修复方法为蹬甲皮瓣移植修复(图 9-38)。

9.2.8　全手脱套伤的修复

全手皮肤套状撕脱性损伤是手外科的一种严重创伤。过去对这类创伤,因治疗困难或疗效不佳,多以截肢处理。亦曾用腹部包埋 4～8 周后待肉芽组织生长完善,采用断层或全厚皮片植皮修复。此方法由于疗程长,皮肤成活率低,患者痛苦大,长期随访效果不理想,目前已基本废弃或很少采用。无锡市手外科医院自 1989 年起应用显微外科技术,行多个组织组合移植治疗全手皮肤套状撕脱性损伤。其方法是急诊或伤后 1～7 d 内做好术前准备(亚急诊),根据创伤的情况和患者的要求及全身情况,采用组合移植的方法修复。综合归纳为采用 3 种方

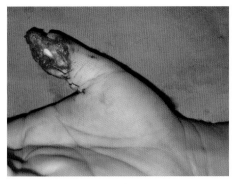

A. 拇指指腹缺损

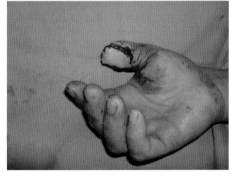

B. 设计示指近节背岛状皮瓣

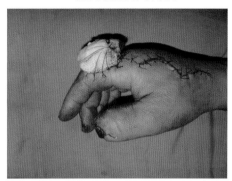

C. 皮瓣修复后外形

D. 皮瓣修复后供区处理

图 9-35 示指近节背侧岛状皮瓣修复拇指腹缺损

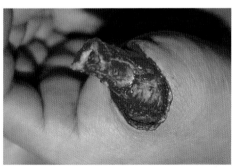

A. 拇指皮肤脱套性缺损

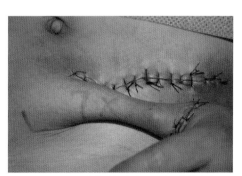

B. 设计、制作腹部真皮下血管网带蒂皮管

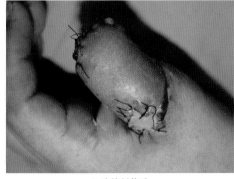

C. 皮管断蒂后

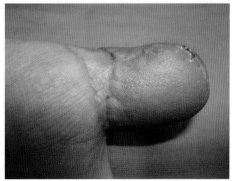

D. 1个月后随访外观

图 9-36 腹部带蒂皮管修复拇指脱套伤

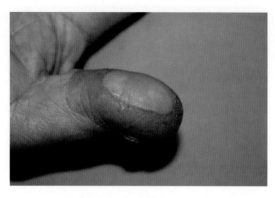

图 9-37　右拇指腹部皮管加环指岛状皮瓣修复术后 2 年

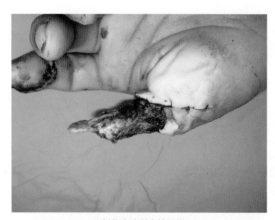

A.拇指皮肤脱套性缺损

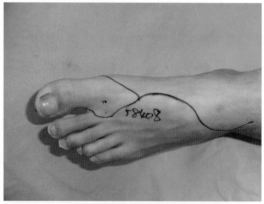

B.设计𧿹甲皮瓣

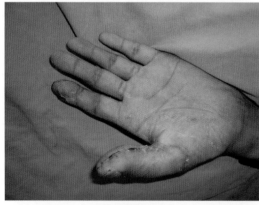

C.𧿹甲瓣修复后外形

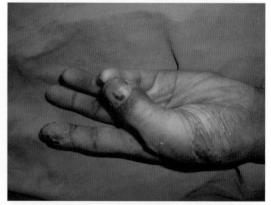

D.拇指对指功能

图 9-38　游离𧿹甲瓣移植修复拇指脱套伤

法,即行游离皮瓣瓦合全手包绕消除创面、皮瓣加𧿹趾甲皮瓣游离缝合建立对指、对掌、握持功能,以及𧿹甲皮瓣加足趾移植重建手对掌、抓捏功能。以多个组织组合移植,修复手部创面并重建部分手功能,

获得较好疗效,目前已被较多医师采用。

（1）修复原则

1）伤手清创:伤手必须彻底清创,如探查发现指固有血管神经束撕脱,应将血管、神经做结扎或标

记,并解剖出尺、桡动脉或桡动脉腕背支及头静脉、贵要静脉等掌、背多条静脉备用。对指骨骨折或关节损伤及肌腱断裂或缺损可做一期修复。

2) 手术方案:多个组织组合移植修复全手皮肤撕脱性损伤,关键是重建血液循环系统,首先应探明受区动、静脉血管有无明显损伤,判断能否建立可靠的血液循环系统,可否接受多个移植组织。如急诊清创时不能判定受区血管损伤情况,则应观察数天,待第2次扩创后,观察受区供血血管状况,再制定手术方案,不能勉强从事。

3) 切除失活组织:手内在肌,特别是大小鱼际部肌辗轧捻挫伤十分严重,应切去失活组织;不能判定时,可延期再扩创。若不予清除,会增加感染机会,或因机化而局部组织瘢痕坚硬,增加功能康复困难。同时要正确地测得受区血管、神经、肌腱蒂的长度,供区原则上按受区所要长度增加1 cm左右断蒂,蒂过短影响吻接通畅或牢固度,蒂过长增加供区创伤。应将拇腕掌关节用克氏针固定在对指、对掌位,并尽量开大虎口,待2~3周后,拔去克氏针,改用支具有利于康复拇手指的对捏功能。

4) 皮瓣设计:皮瓣大小和形状可参考健手精心设计,也可用消毒软质纸或塑料膜从伤手取样,适度放大,并设计血管蒂长度及血管吻合口位置。

5) 人力安排:多个组织移植,手术时间长,一般在8~12 h,并需要两组手术人员同时进行,因此需组织调配人力。为保证手术顺利进行,至少组织供区、受区两组人员同时进行手术。主刀医师必须随时了解供、受区变化,以便及时调整手术方案。

6) 神经、肌腱修复:在进行多组织移植时,往往将全部注意力集中在重建血液循环系统上,应不疏忽神经、肌腱的修复。并争取一期修复,以提高手功能。特别是在此区域的感觉神经,一定要与移植组织的感觉神经缝合。

7) 麻醉和术后处理:上、下肢同时手术,选用全麻,全麻不仅能较好地控制患者的机体反应,而且能为一些特殊技术如控制性降压、低温等的运用创造有利条件。因手术历时较长,部位阻滞麻醉时,多选用长效局麻药,术中常需辅助应用适量的镇静药物以保持术野安静。术中应及时补充血容量,避免发生低血容量,禁忌使用血管收缩药物,防止血管痉挛。

手术后均用镇静止痛剂和血管解痉药。但考虑到切取多个组织移植,由于创面大(包括修复供区需要断层取皮的Ⅱ级供区),渗血多,一般不宜用抗凝血药,而注意保持血容量、保暖、不受过冷刺激,应用有效抗生素,7~10 d后伤痛基本消除可以开始自主功能活动,并给予物理治疗,争取尽早消除肿胀。据报道,术后2周由于寒冷或疼痛刺激发生血管危象而导致手术失败,要引起注意。

(2) 常见的修复方法

1) 手术设计:按清创所见及患者要求,设计手术方案。无锡市手外科医院将病例大致分为3种方法。

A. 包绕全手:移植2块股前外侧皮瓣进行瓦合,其目的是早期消灭创面,二期再分指。其血管吻合形式为2块皮瓣的供血动脉分别与尺、桡动脉进行吻合。可与切断的桡动脉远、近端吻合,或桡动脉腕背支的远、近端吻合。必要时可将2块皮瓣血管蒂的终末端进行吻合,以提高供血系统的安全度。二期进行分指手术,但由于分指困难,外观和功能疗效欠好,现已很少采用。

B. 再造拇指:移植带部分远节趾骨的踇甲皮瓣修复拇指,加2块股前外侧皮瓣瓦合修复2~5指及手掌、背创面(图9-39)。此法适合2~5指残留较长的伤者。其血管吻合的基本形式为桡动脉(或其腕背支)与踇甲皮瓣的供血动脉(足背动脉)吻合,成功后,其足背动脉的足底深支与覆盖手背侧的股前外侧皮瓣的供血动脉即旋股外侧动脉的降支吻合(一级串联)。第2块股前外侧皮瓣可取尺动脉供血或与手背部股前外侧皮瓣的供血动脉,即旋股外侧动脉降支的终末端吻合,或两者都作吻合,以加强供血安全度,或与桡动脉远端与腕背支的远、近端吻合。

(3) 重建抓捏功能

对第2~5指指骨缺损或不能保留的全手撕脱伤,切取踇甲皮瓣再造拇指,切取1~2块股前外侧皮瓣修复手背、掌创面外,可同时移植1~2个第2足趾重建拇对捏功能(图9-40,9-41)。其供血系统的建立为:带远节趾骨的踇甲皮瓣重建拇指,其供血动脉(即足背动脉)与桡动脉(或其腕背支)吻合;成功后移植第2足趾于示指或中指位,其供血动脉(即足背动脉)同踇甲皮瓣的足底深支吻合(一级串联),或与桡动脉(桡动脉腕背支)远端吻合。若移植2个足趾,即将第2个足趾的供血动脉(足背动脉)与前一个足趾的足底深支吻合(二级串联)。成功后移植股前外侧皮瓣,其供血动脉即旋股外侧动脉降支与第2个足趾足底深支吻合(三级串联),也可与尺动脉吻合。多组织移植建立三级串联的供血系统,若其

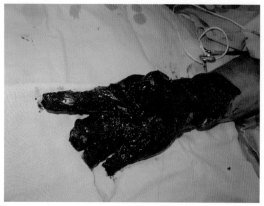
A. 右手全手皮肤脱套性损伤

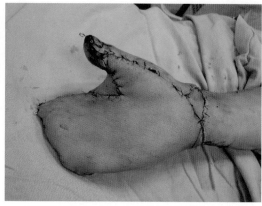
B. 采用踇甲皮瓣修复拇指，双股前外侧皮瓣修复手掌背创面

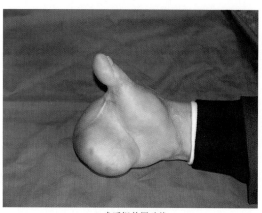
C. 术后拇外展功能

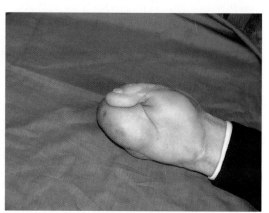
D. 术后拇对掌功能

图 9-39　游离踇甲皮瓣联合双股前外侧皮瓣组合移植修复全手脱套伤（3 块组织组合移植）

中有 1 个吻合口发生危象，可使所有组织发生供血危象而导致手术失败，需慎行。因此，为了提高手术成功率，目前很少采用三级串联方式。供血动脉可采用桡动脉、尺动脉的近端和远端，这样可减少手术风险。

1）清创：伤手必须彻底清创，并探查指固有血管神经束，如发现指固有血管神经束撕脱，第 2～5 指应切去中、远节及近节指骨远端或只留近节指骨基底部保留掌指关节，拇指一般可保留远节基底部。如指固有血管神经束完好，第 2～5 指宜切去指骨远节及中节远端，拇指应切去远节指骨 0.5～1.0 cm。清创时应找出指总神经，并离伤缘近端 2～5 cm 处解剖并找出尺、桡动脉或桡动脉腕背支及头静脉、贵要静脉等掌、背多条静脉备用。

2）骨架固定：由于指伸、屈肌张力不平衡，使近侧指骨间关节及掌指关节屈曲各 40°～80°，从而使指骨残端与皮瓣呈垂直状顶触而影响皮瓣局部血液

循环，可导致皮瓣局部坏死或发生血管危象。因此，进行皮瓣瓦合包绕伤手前，宜用克氏针将近侧指间关节固定在伸直位、掌指关节固定于屈曲位，拇指对掌位。

3）术后 2 周拔除克氏针，开始功能训练。术后 4～12 个月，部分病例行皮瓣皮肤下脂肪切除或吸脂整形术，以改善再造手外形。

9.2.9　前臂创面的修复

前臂皮肤创伤在临床较常见，单发或伴发皮肤创伤的患者约占急诊患者的 80%，大多处理简易。其中皮肤缺损伤和大块皮肤撕脱伤为数不少，处理困难，尤其对伴发复合伤或创伤休克的患者，治疗的时机和方法选择直接关系到预后疗效，有时选择不当，轻则肢体功能障碍或无功能，重则截肢，甚至危及生命。

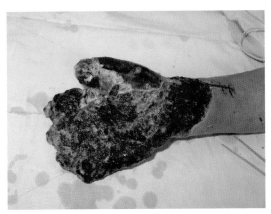

A. 右手全手皮肤脱套性损伤

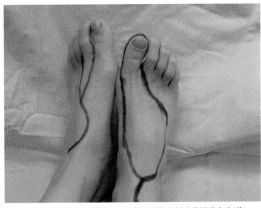

B. 采用携带远节趾骨和足背皮瓣的踇甲皮瓣移植修复拇指，对侧第2足趾移植再造中指

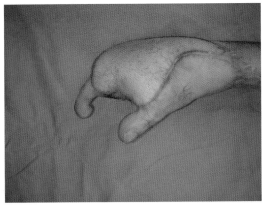

C. 术后拇外展功能

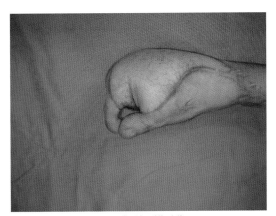

D. 术后拇对指功能

图 9-40　游离踇甲皮瓣第 2 趾及双股前外侧皮瓣移植修复全手脱套伤（4 块组织组合移植）

（1）修复原则

1）全身情况可以耐受长时间麻醉、手术的适龄患者，以及游离皮肤组织块捻挫伤轻、能找到重建完整血液循环的血管者，应争取吻接血管，回植皮肤，成活后外观功能良好。皮肤成活率与皮肤条件和技术有直接关系。

2）创基与创缘条件好、止血彻底病例，可急诊一期回植皮肤；视皮肤条件可反取中厚、全厚或超薄皮片、带真皮下血管网皮片回植，加压包扎或打包加压包扎。皮肤成活率高，可达 $80\% \sim 100\%$，预后外观功能良好。要求临床医师对创面、创基组织有较高的判断、识别经验和相应的回植技术。

3）创基局部条件欠好，组织活力不明确，污染较重，不能确切彻底清创，创基、创缘止血不够完善或创伤较重，有伴发伤，不宜急诊回植皮肤，应积极

改善局部和全身情况；将皮肤 4℃ 冷藏保存，争取 $24 \sim 48 \, h$ 内视全身和局部情况好转及时回植皮肤（图 9-42）。

4）伴有严重复合伤，全身情况不良时，应首先救治生命，果断截除肢体，清创止血后旷置包扎创面，但不遗弃皮肤，可 4℃ 低温冷藏后选择适时回植皮肤，常可获得满意疗效。

据报道，冷藏在 $-1 \sim 1℃$ 有较好疗效；也有报道，保存在 $1 \sim 2℃$ 有较好疗效。潘达德实验研究显示，皮肤组织低于 $-15℃$ 保存 $24 \sim 48 \, h$，组织活力保存 $30\% \sim 50\%$。$-76 \sim -56℃$ 冷冻及 $-198℃$ 冷冻保存者，需给予程序复温。王增涛报道经 $-198℃$ 冷冻保存 $8 \, d$ 断指再植成活，功能恢复良好。据笔者的临床经验，普通冰箱冷藏为 4℃，保存 $24 \sim 56 \, h$，疗效良好。方法是将皮肤清洗，清除污物，修成近似超薄

9

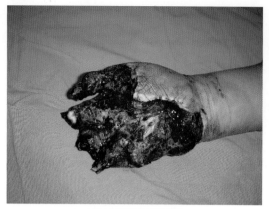

A. 右手全手皮肤脱套性损伤

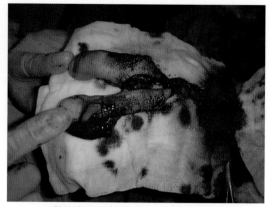

B. 采用同侧踇甲皮瓣和第2足趾移植再造拇、示指，对侧第2足趾移植再造中指

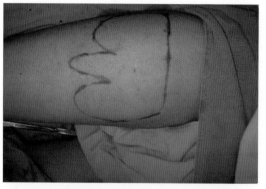

C. 采用双侧股前外侧皮瓣移植修复手掌、手背创面

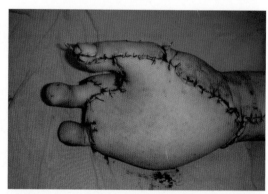

D. 组合组织移植再造右手术

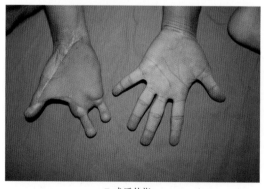

E. 术后伸指

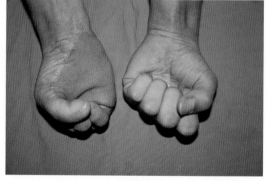

F. 术后握拳

图 9-41 游离踇甲皮瓣、双足第 2 趾及双股前外侧皮瓣移植修复全手脱套伤(5 块组织组合移植)

皮肤,在庆大霉素液中浸泡 20 min(庆大霉素 16 万单位加 0.9％氯化钠溶液 200 ml)后将皮块铺在庆大霉素液纱布上,卷成筒状,外包塑料膜,再包无菌单,标明姓名,皮肤来源、部位,存入时间。回植前再清洗和修整皮肤至要求厚度,回植创面,与创缘缝合打包或加压包扎 10～14 d,皮块成活。经临床观察,4℃冷藏 24～36 h 回植者疗效最好,皮肤成活率＞90％;＞72 h 者,皮肤成活率明显降低。因此,

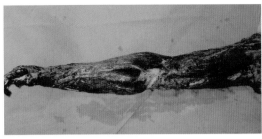

A. 右上肢全肢皮肤撕脱性损伤

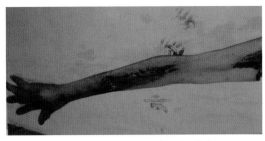

B. 完整撕脱下来的整个上肢的皮肤

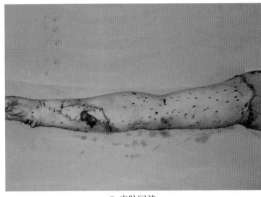

C. 皮肤回植

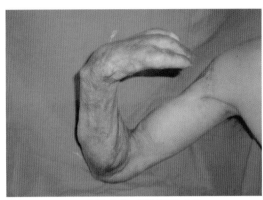

D. 术后3个月，肘关节屈曲功能

图 9-42　上肢皮肤脱套伤冷藏后回植

普通（4℃）冰箱冷藏时间应控制在 48 h 以内为妥。

（2）常见的修复方法

1）切割撕脱的皮肤：此类创伤，皮肤面积不是很大，一般小于 10 cm×20 cm，缺损部位不能直接缝合，组织无挫伤或捻挫不明显，皮肤块和回植部都可找到较好血管，采用显微外科技术进行回植。

2）绞轧撕脱粉碎的皮肤：常发生在违规操作的工人或误被粉碎机绞轧肢体，在挣脱过程中，肢体拉出，皮肤绞入机器继续绞拌粉碎，常伴有头颈、胸腹伤或肢体、肋骨、骨盆骨折。应先积极纠正全身情况，处理复合伤。将粉碎皮肤清洗、修整、修薄后冷藏，择时回植。由于是小块皮肤回植，成活率高，但外观较差，不影响功能。

3）碾压撕脱伤：肢体误入有一定间距的 2 个滚轴之间所致。皮肤碾挫较重，并与滚轴间距大小有关，越小，碾压损伤越重，肢体可完全毁损；间隙稍大者，皮肤套状撕脱。应争取及时处理伴发伤，从机器中取出皮肤，清洗、修整、4℃冷藏，争取 24～48 h 回植。

4）挤压撕脱伤：多为车祸车轮辗压或机器齿轮绞轧皮肤及皮下组织所致。多有严重挫捻、瘀斑，常伤及整个肢体或肢体大部，常伴有肢体骨折和头颅、躯干、内脏伤，应在积极救治和改善全身情况的同时，快速处理肢体；游离皮肤不要遗弃，清洗后 4℃冷藏保存，争取 24～48 h 回植。

5）如果创面有深部组织外露，特别是在前臂中下 1/3 段，创伤易造成无血供的肌腱组织外露。在伴有多发性骨折的病例中，易造成骨外露，还有部分需要二期做神经修复。这些类型的损伤可以在受伤后 5 d 做皮瓣修复，通常用腹部带蒂皮瓣或游离皮瓣。如同时有臂段软组织缺损，还可以用带蒂背阔肌皮瓣和侧胸皮瓣修复。如果肢体远端血运有影响，血管有长段缺损，需要通过血管桥接建立血供，可以做血管移植，同时做皮瓣的修复或用游离的股前外侧皮瓣（图 9-43）或背阔肌皮瓣修复。此类皮瓣切取范围大，血管蒂长，口径粗。旋股外侧动脉的降支或肩胛下动脉既可作为皮瓣的供血动脉，又可作为桥接桡动脉、尺动脉的血管。此法既覆盖了创面，又挽救了肢体。

9

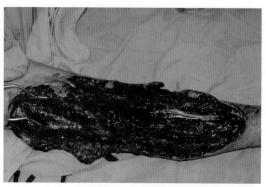

A. 前臂大面积的软组织缺损

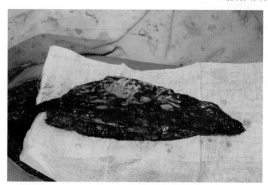

B. 采用超长股前外侧皮瓣移植修复

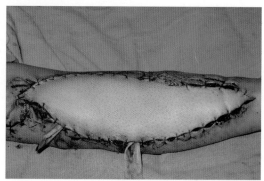

C. 皮瓣修复术后

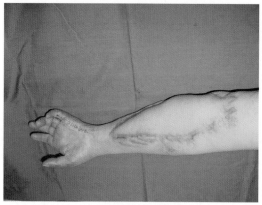

D. 皮瓣修复后前臂外形

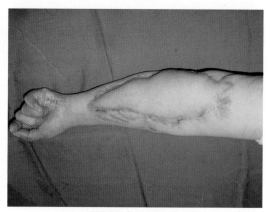

E. 皮瓣修复术后手指屈曲功能

图 9-43　游离超长股前外侧皮瓣移植修复前臂大面积软组织缺损

9.3　指甲部损伤

　　手指甲具有美观、保护手指末端、增加手指握力，以及维持手指对精细物品捏持等功能。由于位于手指末端，故易受机械、重物等损伤，属急性损伤中最常见的损伤。如处理不当，轻者发生指甲畸形、无指甲生长；重者出现手指远端骨外露、骨坏死，甚

至发生骨髓炎等并发症，严重影响手指的美观及功能，并给后期修复带来困难。

9.3.1　解剖提要

　　指甲的解剖结构包括甲周上皮和甲床。甲板是指甲系统中的外露部分；甲板下红色类似真皮样组织为甲床；甲床近端插入到皮下的部分为甲根，分为底部和顶部，两者成折叠状包绕甲板的最近端，是指

甲生长的起源;顶部覆盖的皮肤又成为甲襞;甲襞远端覆盖于甲板上的薄膜样上皮为甲上皮;甲板在靠近甲上皮部位会出现一白色不透明的弧形影为甲半月。指甲两侧与甲周皮的间隙为甲窦或甲沟。甲根远端负责指甲生长的光滑平整程度,底部至甲半月负责指甲的生长,又称生甲基质;甲半月以远为不育基质,提供指甲生长移动的滑面。

9.3.2　指甲损伤的临床表现和治疗原则

指甲损伤的诊断并不困难,但需要注意远节指骨是否合并骨折的存在,因两者大多同时存在,故需常规摄片检查。指甲损伤除指甲下血肿外(见指骨远节骨折),主要分为:①指甲部分剥离;②指甲完全剥离,而甲床无损伤;③指甲完全剥离伴甲床裂伤;④指甲剥离伴有甲床根部及甲基质与骨膜分离、翻转;⑤甲床从骨膜剥脱,而基部组织良好;⑥甲床甲基质、甲襞处切断伤;⑦合并远端指骨骨折的指甲裂伤。

以上7种类型的治疗原则是在清创的基础上,对指甲部分剥离的加压包扎固定;对指甲剥脱而甲床完整的则采用凡士林纱布包扎固定;对甲床、甲床根部、甲基质裂伤需进行修复,并用细尼龙线仔细缝合;对于指甲裂伤伴指骨骨折,则做创面修整、骨折复位固定,再做指甲缝合固定;对甲床从骨膜浅层剥脱,基部组织良好者,有人主张用全厚皮片植皮,但会加重指甲畸形。因此,近来主张用趾甲或指甲游离移植术。

9.3.3　常见修复方法

甲床损伤根据致伤因素可分为切割伤(电锯、刀、机器)、压砸伤(门挤压伤、重物砸伤)、磨损伤(梳毛机、磨削机、地面摩擦伤),在修复甲床前首先要对损伤的甲床进行评估,根据甲床的血供、远节指骨、年龄、工种、患者的要求、医生的技术力量来判断采用哪种方法修复。

(1) 甲下血肿

甲下血肿是临床上常见的一种损伤。多因远节手指受到挤压或重物砸伤所致。甲板上的压力通过甲床作用于其下方的远节指骨导致甲床撕裂,并伴指甲与甲床部分或大部分剥离,从而引起甲下出血,造成甲下血肿。如果指甲完整,这种在密闭空间里的血肿压力通常会引起剧烈的搏动性疼痛,这是由于血肿压力较高,作用于局部神经末梢所致。甲下血肿通常合并有远节指骨骨折。因此,X线摄片有助于明确骨折的存在。

血肿张力不大时,甲后皱襞部可触及波动感或漂浮感。可采用非手术疗法,伤后早期即可采用冷敷疗法,以减轻疼痛、减少出血;2～3 d后改用热敷以促进血肿吸收。

血肿张力过大时,甲后皱襞部波动感反而不明显,但疼痛剧烈。根据损伤情况采用不同手术治疗方法。主要依据指甲边缘的情况,而不是血肿的大小来决定是钻孔引流还是拔甲探查修复甲床。通常如果指甲边缘完整,推荐钻孔引流术;而如果指甲破裂但血肿仍无法排出,建议拔甲并探查修复甲床。

钻孔引流术:在进行血肿清除前,手指需进行常规外科消毒准备,以减少甲下细菌接种感染的概率。指甲钻孔术通常采用注射用针头、回形针等用酒精灯等加热至金属头发红并乘高热灼穿指甲打孔。加热的金属尖端穿过指甲后被血肿冷却,这样就避免损伤甲床,使积血流出。术后消毒敷料加压包扎。需要注意钻孔必须足够大,以允许持续引流并防止凝血块堵塞使得甲下血肿再次复发。

指甲畸形并发症的发生,与甲下血肿大小或是否存在远节指骨骨折无关,而与指甲完整情况有关。如果血肿已感染,形成甲下脓肿,应行拔甲术,以利充分引流。

(2) 甲板脱落

甲床无损伤时,经清洗消毒后,可予以回植或使用强化硅树脂敷料、油纱布进行覆盖包扎(详见"甲板回植")。

(3) 甲床损伤

1) 单纯甲床裂伤。采用利多卡因进行单一手指的阻滞麻醉,包括整个手在内进行常规的外科消毒铺单。驱血后,采用近节缠绕橡皮筋的止血技术进行止血并显露甲床。可以使用骨膜起子来游离甲板。通常采用手术剪插入甲板游离下方后,从游离缘开始轻柔地作打开合拢手术剪的动作来游离甲板。如果使用弯剪,尖端应向上以免损伤甲床。小心提起指甲以免钝性暴力撕裂甲床。在修复甲床撕裂过程中,将剥离下的指甲先刮除甲床面的纤维组织后浸泡于碘附中进行消毒备用。创口要使用大量的0.9%氯化钠溶液进行冲洗。清创必须相对保守。因为积极清创后遗留甲床缺损可能更大,保留挫伤的甲床边缘可能会获得更好的指甲。甲床必须牢固附着于远节指骨使之滑动困难。甲床边缘允许1 mm外翻。用7"0"普理灵线、快薇乔可吸收线进行缝合,缝合针要求很容易穿过附着于骨膜上的甲床(图9-44)。注意缝合时微创操作,避免再次损伤。打结时创缘对齐即可,不能拉伸过紧,以免造成甲床不光滑,影响指甲生长质量。甲床组织较脆,手术时操作要轻柔。缝合完毕后可将甲板原位回植加压包扎,有对甲床塑形和减轻换药疼痛的作用。如甲板缺失,可用油纱布覆盖包扎或用硅胶置于甲床上塑形。

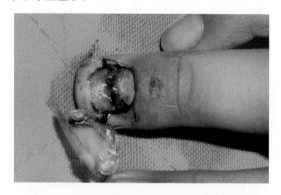

图9-44　环指甲床裂伤,用8"0"普理灵线缝合

2) 甲床星状撕裂伤和挤压伤。星状撕裂伤和挤压伤通常造成指甲的碎裂。因此,游离甲板时必须谨慎操作,以免损伤附着在甲板上的小片甲床。甲床星状撕裂伤通过仔细地缝合通常会产生意想不到的良好结果。但是,由于同时伴有更大范围的挫伤,甲床挤压伤的预后相对较差。

3) 甲床撕脱伤。甲床撕脱伤通常是由于甲板撕脱导致附着在其上的一块甲床组织连带撕脱所致。临床常表现为甲床及与该甲床相连的甲襞的撕脱。在儿童,无甲襞损伤的甲床撕脱伤常提示有Salter I 型远节骨骺骨折存在。放射学检查,尤其是侧位 X 线片有助于确诊。

修复时通常需要在甲上皮上作辅助切口以便充分显露。可在甲襞侧弯部作垂直切口进行显露,通常需要做双侧切口。直视下修复甲床,并且使用6"0"快薇乔线缝合甲上皮切口。

如果患者没有将掉下的甲板带来,应该尝试寻找,因为撕脱的甲床可作为移植物进行回植,而甲板则可作为最好的移植物塑形压垫。如果甲床撕脱组织块较大,从甲床最外缘到可以缝合修复的甲床边缘通常需修剪 1~2 mm。如果甲床撕脱组织块较小,可以将其从甲板上分离下来后作为甲床移

植物进行回植。直径<1 cm 的甲床组织块也许更难从甲板上剥离下来。如果担心甲床组织块从甲板上剥离造成进一步的损伤,可以尝试直接将整个甲板连同甲床组织块进行回植而不进行甲板与甲床组织块的剥离。通常直径 1 cm 的甲床移植物其血管长入是从周围向内进行的。而远节指骨是全身为数不多的移植物能在裸露的骨皮质上存活的区域之一。

4) 甲床缺损。踇甲床的刃厚缺损可以再生而无需修复。

小面积的甲床全厚缺损可以不予处理,等待自行二期愈合。但是,这通常会导致瘢痕而使指甲畸形。有学者提倡在甲襞侧方做松解切开术,将生发基质向缺损中心移动推进达到修复的目的。这种方法要求缺损宽度小于甲床宽度的 1/3,甲基质移动性良好,术中仔细的分离和推进。

大面积的甲床全厚缺损可以采用刃厚或全厚甲床移植进行修复。使用刃厚甲床移植要求在不影响供区指甲生长的情况下,在临近非损伤的甲床上切取甲床。如果在甲床损伤区域内没有足够可供切取的完好的甲床,如>50%的甲床缺损,就应该在临近手指或足趾上进行切取。通常选择在足趾而不是临近手指上进行切取。从临床角度来讲,在足趾上切取可能是更好的选择,因为如果切取过深的话,供区趾(指)甲畸形的风险相对较小。

供区采用指(趾)根部阻滞麻醉,驱血后,为了便于显露和甲床的切取需要在趾(指)根部使用止血带。如果可能的,可以仅移除部分趾(指)甲,并保留趾(指)甲近端与甲襞的完整性。无菌记号笔在供区标记切取范围。采用 15 号手术刀进行刃厚甲床(0.25 mm)的切取。切取必须谨慎缓慢进行。刀片必须与甲床平行,通过拉锯样的来回运动切取甲床。通常推荐以透过切取移植物能看见刀刃来确定切取甲床的厚度,薄的甲床移植物优于厚的。如果甲床移植物过厚可能导致供区全厚甲床的缺损,从而可能导致供区趾(指)甲畸形。由于趾(指)甲弧度的关系,大面积的刃厚甲床切取更为困难,并且显著增加了取成全厚甲床的意外。为了避免这一点,可以使用精细镊将移植物边缘提起后采用刀尖进行切取。

全厚甲床移植很少采用,除非是从废弃指上切取。否则,全厚甲床移植物切取将导致供区指甲畸形。而且,全厚甲床移植物切取还将损伤甲周膜。

研究显示，刃厚甲床移植物上无活性细胞存在，而受区实际上是通过其周围的甲下皮、甲上皮、甲周表皮细胞的重新长入完成甲床的修复。因此，如果周围甲周表皮缺损，拥有活性细胞的全厚甲床移植的临床疗效优于刃厚甲床移植。

5）甲床平面的离断伤。通常根据断端的近端组织和离断指体的损伤情况，采用不同方法进行治疗。主要治疗方法包括残断修整术、皮瓣或植皮覆盖创面术及再植术。

偶尔远节指骨损伤仍旧保留有软组织的覆盖，这时离断组织可通过去除皮下脂肪后作为皮肤（甲床）移植物进行回植（图9-45）。

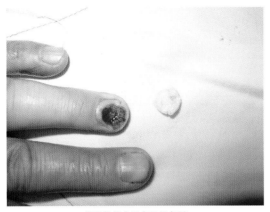

A. 指端伴部分甲床组织离断

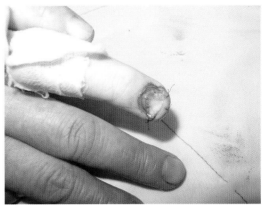

B. 组织块原位回植

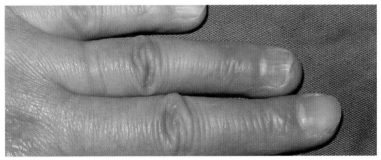

C. 术后指甲外形

图 9-45　甲床离断原位回植

如果远节指骨外露，采用的治疗方法有修整骨质后一期直接缝合或通过局部皮瓣转移来保留长度。无论上述哪种情况，应在无张力条件下对指尖皮肤与甲床进行缝合。张力可引起甲床和甲板远端向掌侧弯曲，这就导致钩甲发生。如果仍保留部分远节指骨，修复时甲床应短缩至残留远节指骨水平。这样就避免由于骨支架缺失而导致的钩甲。

由于血管直径较细，通过甲床平面的离断修复成功率不高。所以位于甲床中部的血管离断通常采用局部皮瓣进行修复。可以采用掌侧或指背方"V-Y"推进皮瓣或邻指/鱼际带蒂皮瓣进行覆盖。注意"V-Y"推进皮瓣的推进距离＜10 mm。这些皮瓣还能用来修复累及指掌侧和指尖部的缺损，或者联合甲床移植重建整个指尖（图9-46）。这些皮瓣不仅提供了极好的指尖覆盖，还通过去上皮化为甲床移植物提供了良好的血管化基床。甲床移植物包括来自离断废弃指全厚甲床和来自临近手指或足趾的刃厚甲床。

甲基质平面的离断可以试行再植或行残端修整术。如果甲基质以远＞25％的甲床存在，那保留指甲是有益的；如果少于25％，则建议切除残留甲床，并需要切除甲襞。甲周皮肤予以保留用来覆盖创面。个别病例，远节指骨缺损通过骨移植物替代并采用局部皮瓣覆盖，甲床移植物置于去上皮的筋膜瓣上，从而成功保留手指长度。

当离断位于通过远节指骨近段的甲周表皮水平

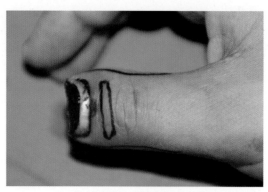

A.拇指指端缺损行甲床扩大术

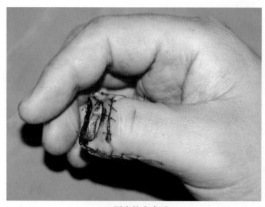

B.甲床扩大术后

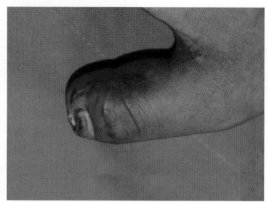

C.拇指甲床外形

图 9-46　甲床扩大术

时,再植成功率很高。

在儿童,指尖部撕脱通常伴有甲床撕脱。这类病例通常将接近边缘的甲床和指尖皮肤作为复合组织移植物进行回植修复。这类复合组织移植物要通过最小限度的清创来获得最大程度的创面覆盖。为了保持骨折复位需要使用纵向或交叉固定针进行固定。对于幼儿,我们有时使用皮下注射针代替克氏针进行固定。对于更小的患儿,皮肤和甲床复合组织移植物回植效果可能更好。3 岁以内的儿童成功率最高。对于年龄稍大的儿童,选用一个帽状移植物进行回植可能具有较高的成功率,这就需要剔除骨块并去除皮下脂肪层,修剪成为全厚皮肤/甲床移植物。

6) 甲床损伤伴有远节指骨骨折:50%的甲床损伤伴有远节指骨骨折。

A. 骨折复位:远节指骨复位的目的是为了达到骨愈合并获得平坦的背侧骨面。一个凹凸不平骨面不利于甲床愈合并可导致指甲畸形。无移位骨折和远节粗隆部骨折,通过修复甲床和回植甲板,使之形成一类似夹板样作用来到达固定制动作用。甲板的生理弯曲度及与其下方骨质严密的贴合,使之成为维持骨折复位的最佳夹板。回植甲板上方的张力带缝合能进一步提高骨折稳定性。

但是,如果指甲缺失,为了更好地制动,可能需要使用固定针来加固。移位骨折,尤其是那些靠近甲襞的骨折需要正确复位,并采用直径 0.8mm 的克氏针纵行或交叉固定。如果有小面积的甲床撕裂伤存在,固定针可通过逆行的方式进行固定。但是,如果存在大面积的甲床撕裂伤,固定针以顺行方式进行。尽可能避免固定针跨越远侧指骨间关节。

挤压伤常使远节粉碎的小块骨折附着于损伤的甲床上。这种情况下,骨折块可通过甲床的修复完成复位,并可利用甲板作为夹板制动固定。如果甲板缺失,可以采用输液管剪成甲板状起压迫固定作用。

儿童 Salter I 型远节骨骺骨折通常在甲床修复后获得复位。除非骨折不稳定,否则应尽量避免使用内固定针固定骨折。应该告知患儿及家属即使解剖复位,远节指骨生长发育仍可能受到影响。

B. 甲板回植:单纯/复杂撕裂伤、挤压伤或用移植物修复甲床后都应该予以保护。如果可能的话,最好是选用原来的甲板。甲板对于修复好的甲床塑形是最好的。甲板有助于防止甲襞腹侧和背侧的瘢痕形成。甲板的硬度有助于防止甲床外翻到甲襞外。

将甲板从消毒液中取出后用0.9%氯化钠溶液冲洗干净。使用3"0"丝线将甲板与甲襞进行褥式缝合或将甲板与甲床进行常规缝合来固定指甲(图9-47)。

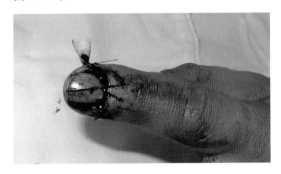

图 9-47　甲床修复后甲板回植

如果甲板破坏太严重或无法使用,国外有报道可以选用一块大小相称的指甲形状的强化硅树脂敷料进行替代。由于强化硅树脂敷料易弯曲,因此需要与甲襞进行缝合,从而将其固定在甲襞下。如果没有可用的指甲或强化硅树脂敷料,可以在甲襞下放置一块指甲大小的油纱布。

建议使用铝夹板制动保护,用以减少疼痛。通常夹板佩戴2~3周,若有骨折存在则需延长制动时间。如果远节指骨存在有临床意义的骨折,则需要固定远侧指骨间关节。告知患者保持手指及敷料的干燥,并抬高患肢。如果使用移植物,则供区同样需要进行甲板的回植和固定,或用保护性敷料覆盖。

(芮永军)

主要参考文献

[1] 王澍寰.手部创伤的修复[M].北京:北京出版社,1997:86.

[2] 王澍寰.手外科学[M].北京.人民卫生出版社,1991.

[3] 顾玉东,王澍寰,侍德.手外科学[M].上海:上海科技出版社,2002.

[4] 裴华德.负压封闭引流技术[M].2版.北京:人民卫生出版社,2008.

[5] 芮永军,徐建光,顾玉东.孪生趾腹皮瓣修复指掌侧软组织缺损的临床应用[M].中华手外科杂志,2001,17(4):204-205.

[6] 芮永军,寿奎水,张全荣.组合组织移植修复复杂性手外伤[J].中国修复重建外科杂志,2005,19(7):514-516.

[7] 芮永军.手部挤压后虎口挛缩的早期防治[J].中华显微外科杂志,2010,33(2):101-103.

[8] 张全荣,芮永军,施海峰.手指皮肤套状撕脱伤的治疗[J].中华显微外科杂志,2004,27(4):28.

[9] 张全荣,寿奎水,施海峰.踇及第2趾皮瓣瓦合修复拇指套脱伤[J].中华手外科杂志,2006,22(2):75-77.

[10] 张全荣,芮永军,施海峰.双足踇趾与第2趾甲皮瓣联合一期修复多手指脱套伤[J].中国矫形外科杂志,2009,17(18):1384-1386.

[11] 糜菁熠,芮永军,寿奎水.改良踇趾腓侧皮瓣修复拇手指指腹缺损[J].中华手外科杂志,2006,22(1):32-33.

[12] 施海峰,张全荣,寿奎水.残指岛状皮瓣移植在急诊手部创伤中的应用[J].中国实用手外科杂志,2000,14(1):49.

[13] 周晓,许亚军,芮永军.双蒂腹部真皮下血管网皮管修复2~5指双指脱套伤[J].中国修复重建外科杂志,2008,22(11):1402-1403.

[14] 周晓,芮永军,寿奎水.同指尺侧岛状皮瓣及甲床扩大术修复拇指指端软组织缺损[J].中华整形外科杂志,2009,25(1):61-62.

[15] 周晓,许亚军,芮永军.同指尺侧顺行岛状皮瓣覆盖回植指骨及甲床修复拇指指尖离断伤[J].中国修复重建外科杂志,2009,23(5):581-583.

[16] 张志海,寿奎水,张全荣.改良前臂骨间后动脉逆行岛状皮瓣修复手部皮肤缺损[J].交通医学,2007,21(5):564.

[17] 陈政,寿奎水,张全荣.邻指近节指动脉逆行岛状皮瓣修复手指指腹缺损[J].实用手外科杂志,2005,19(2):106-107.

[18] 姚群,芮永军,许亚军.第2趾胫侧趾腹皮瓣修复手指软组织缺损[J].中华手外科杂志,2005,21(5):297-298.

[19] 钱俊,张全荣,芮永军.指掌侧横行岛状皮瓣修复指腹缺损[J].中国修复重建外科杂志,2009,23(10):1164-1166.

[20] 张世民.远端蒂指背皮神经营养血管皮瓣修复指腹创伤缺损[J].中华显微外科杂志,2006,29(5):331-334.

[21] 路来金.上肢软组织缺损的皮瓣修复[J].中国修复重建外科杂志,2005,19(7):511-513.

[22] Atroshi I, Rosberg HE. Epidemiology of amputations and severe injuries of the hand[J]. Hand Clin, 2001,17(3):343-350.

[23] Lindfors N, Raatikainen T. Incidence, epidemiology, and operative outcome of replantation or revascularisation of

injury to the upper extremity[J]. Scand J Plast Reconstr Surg Hand Surg, 2010, 44(1):44-49.

[24] Larsen CF, Mulder S, Johansen AM, et al. The epidemiology of hand injuries in the Netherlands and Denmark[J]. Eur J Epidemiol, 2004,19(4):323-327.

[25] Rosberg HE, Dahlin LB. Epidemiology of hand injuries in a middle-sized city in southern Sweden: a retrospective comparison of 1989～1997[J]. Scand J Plast Reconstr Surg Hand Surg, 2004,38(6):347-355.

9

手部烧伤

10.1　概述

　　手是人类在日常生活、工作、学习、运动、搏击等项活动中最活跃、最外露的部位,除极易遭受各种外伤外,还常遭受各种原因的烧伤(如火焰、热液、电、化学腐蚀剂、辐射等烧伤)及热和机械的复合伤(如热压伤等)。据统计,在一般医院烧伤门、急诊及住院治疗的烧伤患者中,有手部烧伤者占到全部烧伤病例的40%～80%。大面积烧伤患者手部烧伤几乎难以幸免。手部结构精细、功能灵巧,烧伤后处理不当或错失早期手术的时机,轻者外观丑陋、功能受损;重者可严重致残,甚至发生坏死、截肢。手部Ⅰ度、浅Ⅱ度烧伤只伤及表皮及真皮浅层(图10-1),无需手术治疗,经过10～14 d的换药治疗,创面可愈合,且不遗留外观异常及功能障碍。深Ⅱ度、Ⅲ度及Ⅳ度的烧伤临床统称深度烧伤。深Ⅱ度及Ⅲ度烧伤伤及真皮深层或皮肤全层,单纯依靠换药而不进行适当的手术治疗,不仅愈合迟缓,还可因愈合后瘢痕增生及挛缩畸形,遗留难以接受的外观和严重的功能障碍。手烧伤也可深达皮下的肌腱、神经、血管、骨、关节等深部组织,临床上称深Ⅲ度或Ⅳ度烧伤,可造成手严重残缺及功能丧失。

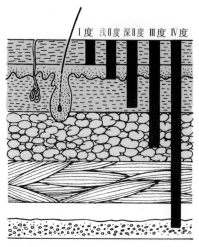

图 10-1　烧伤深度示意图

手呈扁平铲状,可分手掌部和手指两大部分。手背皮肤薄、软、有弹性,皮下组织松软、滑动度大,利于握拳;手掌皮肤粗糙、角质层厚,皮下有较厚的脂肪垫,并有很多垂直的纤维间隔连接皮肤和深部的掌腱膜、腱鞘、指骨,可避免抓握后因皮肤滑动而持物不稳。手掌前端分开连接的 5 个手指又可在多达 16 个关节的不同平面和矢量上灵活运动,加上腕关节和尺、桡骨的旋转活动,使得手的各部位活动非常灵巧、有力而又协调一致。手的各个部位活动又互相关联,即使只伤及个别部位,可因疼痛和保护性反射抑制其他部位的活动。局部处理不当即可引起全手的继发性改变和全手功能障碍。手烧伤后长期的组织水肿、炎症、感染、肌腱粘连、关节囊挛缩、失用性骨质疏松等均和烧伤坏死组织持续存在、创面长期未愈合有关。因此,手部深度烧伤早期去除烧伤坏死组织,修复创面,是争取尽早、尽快和最大限度恢复手功能的前提。传统的非手术疗法大多采用各种药物外敷,任其自然脱痂,直至创面自行愈合。这种方式疗程长、畸形多、遗留功能障碍重,不适合手部深Ⅱ度、Ⅲ度及深Ⅲ度或Ⅳ度烧伤的治疗。

20 世纪 70 年代后,国内外学者开展并逐步推广手部深度烧伤的早期手术治疗,即尽快手部减张,用削痂或切痂等办法早期去除坏死组织,用皮片或皮瓣等复合组织移植修复创面,配合术后积极的功能锻炼及职业训练,取得了良好效果,是手部烧伤治疗观念及技术的重大进展。手部深度烧伤手术治疗可以急诊进行(伤后 1~2 d)或早期进行(伤后 7~

10 d)。即使错过早期手术机会,创面已经腐烂、感染,也应尽早积极采取手术扩创去除坏死组织修复创面。现代外科清创、植皮、抗感染、组织移植、显微外科技术等方面的进展及推广应用,特别是先进烧伤治疗观念、技术的推广和对专科医师的培养,已使我国对各种原因引起的手部深度烧伤治疗取得了良好效果,达到国际先进水平。

(沈祖尧)

10.2　手部深度烧伤的手术治疗

10.2.1　焦痂切开减张术

(1) 适应证

焦痂切开减张术适用于手及前臂环状或近于环状的Ⅲ～Ⅳ度及混合深度烧伤的急诊处理。由于皮肤软组织烧伤后血管通透性增高,血浆渗漏于皮下组织间,数小时内手及前臂即可严重肿胀,尤其是环状深度烧伤皮肤肿胀余地小,水肿向内压迫可产生肌室高压综合征,引起肌肉缺血,手部血液循环窘迫,如不及时做焦痂切开减张手术,会造成成群肌肉,特别是手内在肌这些小肌肉的缺血性坏死及皮肤坏死加深。烧伤渗出高峰一般为伤后 2～8 h,组织肿胀常在伤后 24 h 左右达到顶点,3～5 d 后才能逐渐消退。在此期间肢体肿胀明显者,均应做焦痂切开减张手术,原则上是越早越好。

(2) 禁忌证

特大面积深度烧伤全身情况危重者,未经充分输液或有潜在休克者,应先处理全身紧急情况;手和前臂已经焦焦或发生缺血坏死,切开焦痂于事无补,反可诱发侵袭性感染,故不应再做焦痂切开。

(3) 麻醉与体位

Ⅲ度烧伤皮肤感觉消失或减退,切开焦痂时不会引起严重疼痛,仅需在切口及皮下用少量局部麻醉药,如 0.5% 利多卡因浸润麻醉即可;也可用臂丛或短暂静脉麻醉。患者取平卧位。

(4) 手术步骤

焦痂切开减张手术可在抢救室或手术室进行。先用碘酊、碘附或其他消毒液消毒焦痂。不必用止血带。用手术刀在手背、前臂掌侧及背侧正中做纵行切开,深达皮下;结扎大的出血点,再用剪刀、止血钳等分开皮下组织及深筋膜。肌肉组织有烧伤时,应切开深筋膜和肌膜,此时减张切口明显裂开,肌肉绽出,手的血液循环明显改善。手背及手指环状Ⅲ度烧伤者,应在手背做纵行减张切口,并在每个指背做减张切口,在指骨间关节处做减张切口应绕行到指侧,避免暴露伸肌腱(图10-2)。焦痂切开减张切口不应做在大的血管神经束表面。减张切口用碘附纱布填塞,在切口两侧焦痂上用多组缝线留置结扎固定敷料。

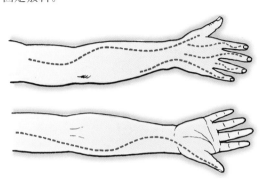

图 10-2 手及前臂烧伤焦痂切开减张切口(示意图)

(5) 术后处理

创面暴露或包扎,焦痂上外涂磺胺嘧啶银可减轻感染,待全身情况稳定后,尽早进一步处理手部深度烧伤创面,进行切削痂及植皮手术。

10.2.2 焦痂切(削)除植皮术

用手术刀在皮下深筋膜层将皮肤Ⅲ度烧伤焦痂切除,或用滚轴刀逐层将深Ⅱ度、浅Ⅲ度焦痂削除,直至显露健康的真皮及皮下组织,分别称切痂或削痂术(图10-3),都是用于手部皮肤深度烧伤后去除坏死组织的常用方式。

(1) 适应证

手背Ⅲ度烧伤皮肤全层坏死,适用切痂植皮术;深Ⅱ度烧伤或深Ⅱ度与Ⅲ度混合烧伤,以及鱼际、小鱼际肌及指侧较深的烧伤,适用削痂植皮术;已经开始感染脱痂的创面也可用类似切、削或用手术刀、剪刀等进行扩创(有人称为"剥痂")后植皮。

(2) 禁忌证

手部Ⅳ度烧伤有深部肌腱、神经、血管损伤,单纯将焦痂去除基底仍有坏死组织存留,植皮不能存活或仅部分存活,即使最后勉强瘢痕愈合,手功能也要受很大影响,对此应在彻底扩创后用皮瓣移植修复创面。手掌皮肤汗腺等多而深在,自愈能力强,加上手掌皮肤结构特殊,除非肯定是Ⅲ度或更深的全层皮肤烧伤,轻易不要切痂。

(3) 麻醉与体位

采用臂丛神经阻滞、全身麻醉或颈部硬膜外阻滞麻醉。小块烧伤也可用指根神经阻滞或局部浸润麻醉。患者取平卧位。

(4) 手术步骤

为减少术中出血及手术视野清楚,应在臂气囊止血带下手术。用手术刀在皮下深筋膜层水平剥离,将烧伤坏死皮肤组织焦痂完全切除,尽量保留手背静脉网,电凝或结扎大出血点,清洗创面后用生理氯化钠溶液湿纱布压迫,松一次止血带,电凝或结扎出血点,如仍有较多弥漫小渗血,可再次上气囊止血带并清洗创面,力争在 40 min 内完成植皮。术毕将手置于功能位,用厚敷料加压包扎并抬高患肢,然后再松止血带。削痂手术系用滚轴刀水平削除烧伤坏死组织,至健康真皮深层或皮下组织外露。这种方式可保留较多仍有活力的真皮及皮下组织,植皮后皮肤较丰满,功能恢复较快。无论切痂还是削痂手术,均应注意将指蹼处烧伤坏死组织去除干净,并适当开大指蹼;植皮时要将皮片插入到指蹼中去,以免术后指蹼挛缩,影响分指活动。近侧指骨间关节背侧伸肌腱有烧伤时,不要勉强植皮,以免皮片不成活,使肌腱暴露坏死,甚至使指骨间关节开放造成不良后果。可在指侧做顺行或逆行指侧局部皮瓣覆盖指骨间关节背侧。移植用的自体皮片,要用鼓式取皮机切取完整大块厚断层皮片;削痂手术创面保留有较多真皮深层和皮下组织,所用植皮皮片可稍薄一点。为减少手部植皮区皮片之间接合的瘢痕,如创面大小超过取皮鼓 200 cm² 面积,可采取连鼓切取皮片的方法取整块大皮片移植。皮片要细致缝合于手背、指背或手掌侧的创面上,注意皮片结合的缝合线应放在指侧或横行越过手背,并尽量呈曲折或锯齿状。

切(削)痂术后可立即植皮,如遇出血多,坏死组织界限不清楚,对受皮创面组织是否完全健康存有疑虑时,也可采用切(削)痂后将创面暂时包扎,隔2d左右再植皮的手术方式。这种延期植皮术可简化第1次切(削)痂手术的止血措施以缩短手术时间,避免植皮皮片下血肿及坏死组织去除不干净,从而提高植皮成活率,但要增加一次手术,为其缺点。

(5) 术后处理

手切(削)痂植皮术后双手包扎于功能位,患肢抬高,全身应用抗生素。术后1周左右打开手部敷料,检查皮片存活情况;如遇部分皮片未成活,应检查是皮片下有血肿还是坏死组织未去除干净,然后采取相应的补救措施,如补植皮片。创面基本愈合后即应做早期的主动与被动功能锻炼,并配合康复治疗和支具牵引,争取恢复最佳功能。

10

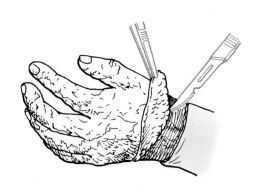

A.手烧伤切痂术示意图

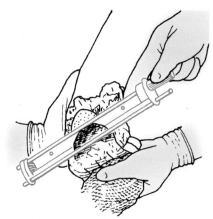

B.手烧伤削痂术示意图

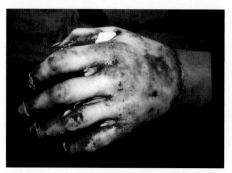

C.手背深Ⅱ度烧伤

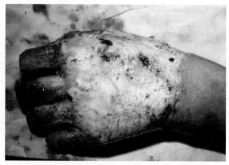

D.手背切削痂术中

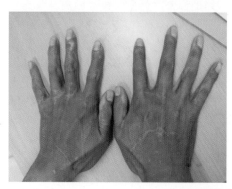

E.切削痂植皮术后远期效果

图 10-3　手烧伤切削痂术

(6) 并发症

止血不彻底或坏死组织去除不干净常造成部分皮片坏死,补救措施不力可致瘢痕愈合,瘢痕增生、挛缩及功能障碍;也有因手术时止血带压力太大或超过允许时间发生上肢止血带麻痹性神经损伤,但一般均可恢复。

(7) 结果随访

手部深度烧伤早期手术去除坏死组织,或已经感染生长肉芽的创面扩创,移植大块自体皮片,均可得到很好的结果,恢复良好的外观及功能,可完全避免保守治疗常常遗留的严重畸形与功能障碍。手部植皮,特别是指蹼和手掌植皮部位因自然体位关系常有难以避免的继发性挛缩,有时需要再次手术矫正。

大面积烧伤患者健康的供皮区有限,应有计划地使用,尽量为手部创面移植大块皮片。小块皮片移植后外观不佳且瘢痕挛缩严重、功能恢复差,需要更多次整形及功能重建手术。

近年来有报道用脱细胞异体真皮(acellular dermal matrix,ADM)联合自体薄皮片移植用于手烧伤后切削痂创面的修复,复合皮片成活后外观较平整,皮片挛缩及瘢痕增生较轻,适于自体皮源受限,取皮区易长瘢痕者。由于两层皮片重叠移植获得血管化较慢,要注意清创彻底,预防感染和防止皮片移动。

（沈祖尧）

10.2.3 手烧伤磨痂术

皮肤烧、烫伤引起皮肤细胞损伤的程度是由外向里、由重到轻逐渐变化的过程,但在水平及垂直两个矢量上细胞组织坏死程度并非均匀一致。切削痂手术难免去除了一些仍有活力可自行愈合的上皮细胞成分和有重要功能的真皮及皮下组织。植皮手术也并非没有缺点,如植皮颜色发黑,柔软程度和弹性较差,皮脂腺、汗腺恢复慢及取皮区易长瘢痕等。尤其是儿童烫伤中常见较浅的深Ⅱ度创面,或Ⅱ度、深Ⅱ度混有散在Ⅲ度的混合度烧伤创面,是否行切削痂植皮手术常使医师进退两难。近年来国内烧伤界报告采用磨痂术处理此种病例的创面取得良好效果(图 10-4)。

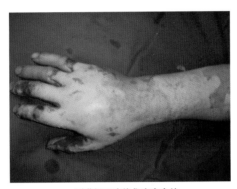

A. 手背深Ⅱ度烧伤磨痂术前

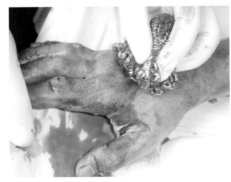

B. 磨痂术中

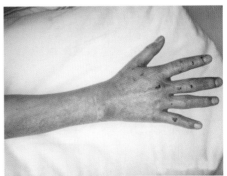

C. 磨痂术后15 d手创面愈合

图 10-4　**手部烧伤磨痂术**

（1）适应证

磨痂术适用于Ⅱ度混有散在深Ⅲ度或较浅的Ⅲ度烧伤创面,特别是已经有浸渍和糜烂,坏死层开始溶解分离的烧伤创面。有些烧伤创面当时发白,像是深Ⅱ度,甚至Ⅲ度,可先包扎1～2 d后再检查,发现创面不是很深而适于磨痂手术,这在婴幼儿病例中较为多见。

（2）禁忌证

明确的Ⅲ度烧伤用切削痂手术才能有效彻底去除坏死组织,一般不宜磨痂。已经干燥结成硬痂皮的混合度烧伤创面,有时需先薄薄削去表层硬痂皮后再磨痂。

10

（3）麻醉与体位

采用臂丛神经阻滞或静脉全身麻醉。由于手术时间短，婴幼儿病例可肌内注射氯胺酮。患者取平卧位。

（4）手术步骤

不驱血即给予止血带，烧伤创面用金属丝球、砂纸摩擦或刀片利刃等搔刮，或配合使用电动砂轮将创面不同部位厚薄不一致的坏死组织逐层地去除，直至有渗血的健康真皮浅层裸露。创面用稀释的过氧化氢（双氧水）、消毒杀菌药液、0.9%氯化钠溶液等冲洗后喷洒表皮或碱性成纤维细胞生长因子，油性敷料和纱布包扎于手功能位。手术过程很快，创面无需植皮。

（5）术后处理

全身使用抗菌药物4～5 d，1周左右打开外敷料换药，如内层纱布敷料无明显脓性分泌物，且干燥粘贴紧密无需更换，12～14 d内层敷料脱落创面即可愈合。儿童手部新愈合创面比较娇嫩，宜涂油脂保护或多包扎数天。

（6）并发症

磨痂创面坏死组织去除不净，坏死组织难免液化、感染，不能一期愈合，需继续换药才能愈合；如磨痂过度加深创面形成肉芽，则延缓愈合，导致瘢痕增生，甚至需要植皮才能愈合。

（7）结果随访

手烧伤磨痂疗法避免了保守治疗坏死表皮和真皮浅层结痂和感染脱落过程，愈合快，瘢痕轻，功能恢复快。国内已有多篇报道，笔者也积累数百例经验，证明其优越性。

（朱敬民）

10.3　手部电烧伤

手部电烧伤常由高压交流电（＞1 000 V）或低压交流电（如110 V、220 V）等引起。国内统计两者发生率比例为（3～5）：1。由于国家现代化建设事业日新月异，电力工业迅猛发展，城乡工农业及家庭用电增多，手部电烧伤时有发生，且常为＞10 000 V的高压电引起。伤者意外触电时手部多为最先接触电源的部位，临床称为电烧伤"入口"，不但损伤重，而且还常伤及腕部、肘部等处，临床上统称为上肢高压电烧伤。其特点是组织损伤严重，范围广泛，修复困难，手术次数多，且伤残畸形严重，手部外观和功能

往往受到很大损害。

手腕部皮下组织薄，腕屈侧紧贴皮肤下面有桡、尺动脉，正中、尺神经和指屈肌腱等重要组织通过。腕部电烧伤除了可造成手部感觉、运动严重受损外，还可能因供应手部的桡、尺、骨间动脉栓塞、断裂，血供停止而导致手部缺血坏死。国内外报道上肢电烧伤截肢率多在20%～60%。

1972年，北京积水潭医院首先报道用大隐静脉血管移植的方法重建栓塞断裂的桡、尺动脉，治疗腕部电烧伤伴有桡、尺动脉等主要动脉损伤的病例，使手部恢复血液循环免遭坏死截肢获得成功。笔者曾在总结大量临床病例的基础上，根据病程演变过程、手术探查所见、修复的难易程度，特别是手部发生缺血坏死可能性的大小，提出将腕部电烧伤按烧伤损毁程度及预后由轻到重分为Ⅰ、Ⅱ、Ⅲ、Ⅳ4种类型。简言之，创面局限在腕掌侧的为Ⅰ型；整个屈侧烧伤并波及腕背侧为Ⅱ型；腕部环状深度烧伤为Ⅲ型；手部已中断血液循环或大部坏死为Ⅳ型。在治疗手部电烧伤的治疗效果大大提高，截由消极保守发展为早期积极运用现代烧伤、整形、手外科、显微外科各种先进的组织移植修复与功能重建技术，使手腕部电烧伤的治疗效果大大提高，截肢率明显降低，手部功能得到最大限度保存与恢复，并为后期进一步的功能重建手术创造了良好的局部条件。

10.3.1　手腕部电烧伤桡、尺动脉重建术

（1）适应证

手腕部环状或近于环状深度电烧伤，桡、尺动脉损伤；手部血液循环窘迫或血液循环停止一般＜3 h；手部组织无烧伤或基本完好，前臂近端组织烧伤不重，近端桡、尺动脉通血良好，有条件做血管吻合者。

（2）禁忌证

手部已经烧焦或缺血时间＞8 h，或手部仅剩极少部分组织尚有血液循环，其余部分已坏死，无保留价值。前臂近端软组织损伤重，血管高位损伤或有多节段损伤难以修复和吻接，大面积电烧伤伴有呼吸道烧伤或因坠落有颅内出血或脏器损伤病情未稳定者。

（3）麻醉与体位

采用全身麻醉或臂丛神经阻滞联合硬膜外阻滞麻醉。患者取仰卧位。

（4）手术步骤

臂气囊止血带下手术。先将腕部焦痂切除，切

开腕横韧带,向掌心和前臂掌侧近端延长切口,探查屈肌腱、正中神经、尺神经和桡、尺动脉损伤程度与范围。将坏死的指浅屈肌腱、掌长肌腱、旋前方肌切除。指深屈肌腱、正中神经及尺神经即使有烧伤一般应予保留。切除烧伤坏死的旋前方肌是为了改善前臂旋后活动,并避免大块坏死肌肉感染影响创面愈合。切除旋前方肌时应避免损害在其上缘通过的前臂骨间背侧动脉及其与前臂骨间掌侧动脉的交通支。

如术前判断桡、尺动脉供血已经终止,可打开桡、尺动脉鞘,直视下观察动脉损伤情况,明确有无动脉管壁烧伤塌陷或已有血栓形成,并判断其损伤范围。再松1次止血带,观察确无血流通过并且手部血液循环缓慢或停止,即可在患者下肢切取相应长度与口径的大隐静脉进行血管移植于桡动脉或尺动脉损伤处,以恢复手部血液循环。通常在距小腿关节(踝关节)以上小腿内侧纵行切口,取自体大隐静脉一段倒置后嵌植于已截去堵塞的桡动脉或尺动脉缺损中,用8"0"或9"0"尼龙单丝做血管端-端吻合。注意血管吻合必须在完全正常的动脉部位进行,在有损伤的血管部位做血管吻合极易形成血栓。笔者曾研究电烧伤后知名动脉内膜损伤的表现和范围,一般不超过肉眼可见动脉外层血管壁,损伤部位的3～5 cm以外即可视为正常血管,此点可供手术中参考。术者应在手术显微镜下仔细观看切断准备做吻合的血管断端的动脉内膜有无分离,或有无剥脱的内皮絮状漂浮物。若存在这两种情况则表明此处不适于做血管吻合,还需继续向受伤部位血管的近端或远端剥离动脉,寻找血管内膜完全正常适于吻合的部位。

手腕远部血管吻合可选择第1、2掌骨底桡动脉进入掌深弓的部位,或在手掌动脉弓上。移植的血管必须在其走行的全程用有血液循环的组织覆盖,避免暴露于坏死组织中。血管移植桡、尺动脉重建手术可结合下述各种修复腕部创面的皮瓣移植、大网膜移植等手术进行。

手腕部电烧伤一般只需重建桡动脉或尺动脉两者之一即可。另一根受伤动脉可作为有血液循环复合组织移植的受伤区动脉。重建动脉手部恢复血液循环后,如手部略有充血,静脉回流一般可通过残留正常组织的血管网迂回进行。如手部静脉极度怒张,表明静脉回流严重障碍,应再重建一根较大的静脉回流通道。通常可用静脉移植于手背和前臂静脉

之间,并用有血液循环的组织覆盖,或将静脉移植段通过残留健康组织的皮下隧道。有学者报道,采用节段动脉带游离皮瓣(如小腿内侧胫后动脉游离皮瓣或前臂桡动脉游离皮瓣)进行修复。利用节段动脉一方面重建桡、尺动脉,同时供养游离皮瓣修复腕部创面。但这种手术设计受诸多因素制约,只能在局部条件合适的病例中应用。

(5) 术后处理

每日静脉滴注500 ml右旋糖酐40,持续约1周。根据情况选用血管扩张药及抗凝剂,全身应用抗生素预防和控制感染。

(6) 并发症

吻合口血栓形成、移植静脉栓塞均可造成手术失败,手部血液循环中止,手缺血坏死,不得不截肢。也可因继发感染,吻合口破裂继发大出血。一般要等创面基本愈合,上述危险才逐步消除。

(7) 结果随访

病例选择适当、技术操作及术后处理正确者,重建的桡动脉或尺动脉可以长期保持通畅。笔者随访病例中,小部分移植重建的动脉逐渐产生内膜肥厚,管腔狭窄,甚至管腔闭塞,但大部分移植的血管可保持长期通畅。血管移植重建桡动脉或尺动脉度过早期危险阶段后,即使移植的血管逐渐闭塞,但因腕部创面修复后手和前臂之间逐步建立起良好的侧支循环,残留的骨间动脉等较小血管可以代偿性增粗,手部仍然可保留适当血液循环而不致发生坏死。

10.3.2　手腕部电烧伤腹部皮瓣移植术

(1) 适应证

手腕掌侧、背侧片状或环状深度电烧伤,有深部肌腱、神经、血管、骨组织烧伤;手部血液循环良好,或已经做血管移植恢复了手部血液循环,创面不能接受游离片移植,必须要用皮瓣移植修复创面,并保护深部组织。

因腹部皮瓣供区丰富,腹部带蒂皮瓣移植术简单易行,术后容易保持体位,供区无明显后遗症,故腹部带蒂皮瓣最常被选用修复手腕部电烧伤扩创后的创面,以及手部其他部位创面。

(2) 禁忌证

腹部皮肤有广泛烧伤;精神狂躁或不合作,难以保持制动体位。

(3) 麻醉与体位

采用全身麻醉或臂丛神经联合硬膜外阻滞麻

醉。患者取平卧位。

（4）手术步骤

手腕部深度电烧伤在扩创后撤去臂部的气囊止血带，将手腕部置于选定在腹部做带蒂皮瓣的部位，前臂及手应处于舒适的旋前或中立位。按照要修复创面的大小和形状，以及腹部不同部位皮瓣血液循环供应的特点（图10-5），在腹部做单蒂、双蒂、"H"形或其他形状的皮瓣。一般体态不肥胖者可在深筋膜层掀起皮瓣。如腹壁肥厚，可将皮瓣适当修薄，或在掀皮瓣时即从贴近真皮下血管网的皮下脂肪层锐性剥离成薄皮瓣，但皮瓣的蒂部要适当厚一些以保证皮瓣远端的血供。随意型皮瓣长、宽比例为（1～1.5）：1。蒂部含有轴形动脉或靠近知名动脉的筋膜皮瓣，长、宽比例可达（2～3）：1，甚至更长。髂腰腹股沟皮瓣蒂部较长时可卷成管状，供区多可直接缝合。其他部位皮瓣的供区根据缺损大小和腹壁皮肤松紧度可用游离植皮、直接缝合或做局部转移推进皮瓣的方法闭合。皮瓣下放置负压吸引管或橡皮条引流。

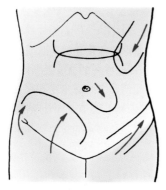

图 10-5　腹部常用带蒂皮瓣移植供区示意图
（箭头示血供方向）

双侧手腕部电烧伤需同时用腹部皮瓣修复时，两个供皮瓣区位置要适当错开，使双手在腹部互不干扰，且双上肢均能舒适地置于体侧。

手部电烧伤常有多处创面需要同时修复，可根据各个创面大小、位置设计多个带蒂皮瓣一次性手术同时修复。也可将分开的小创面整合成一个创面，创面之间的健康皮肤翻转缝合到皮瓣供区，用一个较大的皮瓣修复。第2次手术断蒂时再将手部原来的正常皮肤缝回原处，特别是手掌皮肤结构特殊，不要轻易切除废弃。

前臂屈肌肌腹处深度电烧伤最好用皮瓣修复，不要简单地扩创后在肌腹上用游离植皮覆盖创面，

因为即使植皮成活创面愈合，也会形成明显的粘连影响肌肉收缩滑动，导致屈指功能受限。在前臂设计切取逆行带深筋膜的皮瓣时，如果供区不能直接闭合而需植皮，也有此影响，需加考虑。

（5）术后处理

腹部带蒂皮瓣移植术后要将双上肢制动，保持皮瓣于无张力、无扭曲，以及蒂部不受压的位置，尤其婴幼儿要加强护理，防止哭闹挣扎将皮瓣撕脱。全身应用抗生素预防和控制感染。一般在第1次术后3周时断蒂。如皮瓣愈合较差，可适当延长断蒂时间或在断蒂前钳夹蒂部进行训练，以保证断蒂后皮瓣完全存活。

（6）并发症

腹部皮瓣带蒂移植，由于电烧伤创面坏死组织常难以彻底清除，加上蒂部闭合不严，供皮瓣区植皮不成活或缝合伤口裂开等因素，即使皮瓣本身血液循环良好，或仅偶尔有远端局部血液循环障碍，皮瓣下也常有感染发生。笔者1组57例68个腕部电烧伤，其中腹部带蒂皮瓣组和游离皮瓣组创面一期愈合率分别为21.8%和72.7%。腹部带蒂皮瓣移植组各种并发症发生率为67.3%，其中包括皮瓣下感染、深部组织感染液化、大动脉出血及手缺血坏死而截肢；而游离皮瓣组的并发症发生率仅为18%，前者总手术数平均为4.1次，后者仅为1.5次。

（7）结果随访

手腕部电烧伤创面用腹部皮瓣修复愈合后需二期再做神经、肌腱等手术以恢复和改进手的功能。最终功能恢复取决于原始损伤严重程度和治疗早晚，创面是否一期愈合，以及功能重建手术的有效性。在目前条件下，手腕部电烧伤治疗后功能恢复多数尚不够满意，存在如肌腱粘连、前臂肌肉损伤后手外在肌肉动力差、大段正中神经与尺神经缺损、手内在肌麻痹、手部多关节继发强直僵硬等，这主要和电烧伤损伤程度重、范围广，难以避免继发感染等因素有关。术后缺少系统有效的康复与职业训练也常常是手功能恢复不满意的重要原因。

10.3.3　游离皮瓣移植术

自20世纪70年代末，国内外开始有零散报道用吻合血管的游离皮瓣、肌皮瓣、筋膜瓣、大网膜等复合组织移植修复手腕部深度电烧伤创面。由于电烧伤创面坏死组织广泛深在，不容易彻底清创，继发感染重，特别是电烧伤后血管损伤范围常超出创面

范围,延伸一段距离,如果对血管损伤认识不清造成术中判断失误,在有内膜损伤的血管部位做血管吻合,极易造成吻合口血栓形成,游离移植组织坏死。因此,电烧伤游离皮瓣移植手术难度较一般游离皮瓣移植术大,失败率也较高。目前,临床上对手术适应证,以及供区选择、手术设计及功能恢复等方面积累了许多经验,认识日渐成熟,并在显微外科技术应用于新鲜电烧伤创面修复、肢体的挽救与功能恢复等方面做了许多有益的探索。笔者从 20 世纪 70 年代末开始做上述手术,新鲜电烧伤游离皮瓣移植成活率已从最初阶段的 80% 左右提高到现在的 98% 以上。

如前所述,用游离皮瓣移植术修复手腕部新鲜电烧伤创面与用腹部带蒂皮瓣移植术比较,虽然手术难度大,但前者优点比较明显,即总的手术次数少,并发症发生率低,创面一期愈合率高,功能恢复较好。手腕部电烧伤游离皮瓣供区要求皮瓣的血管蒂较长、口径较粗,以便吻合口能远离创面区域,并且血管口径与桡动脉、尺动脉、前臂静脉等血管径一致,以利于吻合。早期选用足背游离皮瓣较多,近年来则多以股前外侧、侧胸、肩胛背等处为主要供区。

(1) 适应证

手腕部深度电烧伤皮肤坏死伴深部肌腱、神经、血管、骨组织损伤不能接受游离皮片手术,必须用皮瓣移植修复创面者。原则上只要全身状况允许,可在伤后任何时间手术,创面已经脱痂感染者不影响手术的施行。

腕部电烧伤常有动脉损伤,可在至少保证一根主要动脉向手部供血时,选用已损伤的另一根动脉作为受区动脉进行端-端血管吻合;也可在动脉有损伤但仍然能向手部供血的动脉近端做端-侧吻合。或如前所述,用节段动脉游离皮瓣移植既作为桡动脉或尺动脉重建,又用游离皮瓣修复创面,有人称为"两端吻合血管的游离皮瓣"或"通血皮瓣"修复手腕部电烧伤伴有桡动脉或尺动脉损伤手血液循环障碍。

(2) 禁忌证

手部血液循环障碍未采取可靠措施有效重建手部血液循环前,或前臂近端肌肉广泛损伤,受区动脉有广泛或多重损伤,创面太大难以有效闭合者,均不宜做吻合血管的游离皮瓣移植。有出凝血功能异常者,应先予以纠正。

(3) 麻醉与体位

采用全身麻醉或臂丛神经联合硬膜外阻滞麻

醉。有时为了术后止疼及扩张血管,可在术毕选用长效麻醉药一次性注射,或术后保留硬膜外麻醉导管 1~2 d。

患者取平卧位或根据切取游离皮瓣供区需要采取侧卧、俯卧位,也可术中变换体位,如先平卧扩创准备受区血管,再侧卧解剖皮瓣,最后平卧吻合血管移植皮瓣。

(4) 手术步骤

先将手腕部电烧伤创面焦痂切除,扩创后探查可供血管吻合的受区血管。常选用桡动脉或尺动脉近端,前臂皮下头静脉、贵要静脉及桡、尺动脉的伴行静脉作为受区血管。注意选择受区血管做吻合处要远离创面,且为无血管内膜损伤区。扩创完毕后要松开上臂止血带,观察受区动脉搏动及喷血情况良好。血管吻合时无需绑止血带。按游离皮瓣移植手术常规,一般先吻合 1~2 根静脉,再吻合 1 根动脉。开始血管吻合时即应静脉滴入 500 ml 右旋糖酐 40,以减轻血液黏滞性及凝固性,减少吻合口血栓形成的可能。在松开供血动脉上的血管夹,皮瓣恢复血运后,要尽快闭合创面,减少各项操作的骚扰,避免发生血管痉挛。皮瓣下放置负压引流管。注意引流管口应远离血管吻合口。

(5) 术后处理

除了按一般吻合血管游离皮瓣移植术后的常规观察、治疗、护理措施以外,由于电烧伤创面坏死组织多,不易被彻底清除干净或有意保留一些烧伤的肌腱、神经及半死半活的所谓"间生态"组织,术后发生感染的可能性大,故应持续静脉滴注强效抗生素 1 周以上,然后根据情况再做调整。笔者实验研究和临床经验表明,常用的全身及局部应用的抗生素不会引起血管痉挛及吻合口血栓形成。负压引流管应保持 48~72 h,对防止皮瓣下积血、积液,控制继发感染有重要作用。

(6) 并发症

除了可能因吻合口血栓形成等原因造成游离皮瓣移植手术失败外,最常发生的是游离皮瓣下感染。此种感染经换药或扩创后多能逐渐愈合,但可能造成皮瓣覆盖的有烧伤的肌腱、神经等组织完全坏死,甚至腐烂缺失,导致相应功能丧失。偶尔可因感染腐蚀血管吻合口或结扎的血管分支造成动脉破裂出血,需紧急手术重新掀起皮瓣止血,甚至重新做血管吻合。如出血较早,移植的皮瓣尚未和创面愈合建立起充分的侧支循环,则可造成皮瓣坏死,进而影响到手部血供,使其缺血坏死,或深部组织发生严重感染,使骨外露坏死,关节开放。有的病例因创面修复困难,手部残缺畸形严重,最终不得不截肢。

吻合血管的游离皮瓣移植修复电烧伤手术复杂,技术要求高,应根据病情、技术力量及手术条件慎重选择病例施行。烧创面积大、全身情况不稳定,或年纪大、原有内脏疾病的患者,过长的麻醉及手术时间可诱发肺部感染、呼吸衰竭、肾衰竭等严重的内脏并发症,甚至发生全身侵袭性感染。

(7)结果随访

文献报道及笔者的经验表明,新鲜电烧伤游离皮瓣移植成功率已达到或接近创伤修复、整形外科游离皮瓣移植的成功率,一般可超过95%。特别是创面一期愈合率明显高于带蒂皮瓣移植,有利于最大限度地保留手腕部重要组织结构,并为后期手功能重建准备良好条件。

手腕部电烧伤创面愈合后多有肌腱缺损和粘连、神经麻痹、关节僵直、手部肌肉萎缩等严重畸形与功能障碍,应尽早开始功能锻炼与康复治疗,保持前臂肌肉有较好的收缩功能,手部诸关节柔软且有充分的活动度,这样才有可能于后期做有效的功能重建手术。应该指出,手部高压电烧伤损伤范围大而不规整,组织毁损程度重且界限不清,是手部各种损伤中最严重的一种,所以手术治疗效果和功能最终恢复的程度还远不够理想,需要进一步研究改进。

10.3.4 游离大网膜移植术

腹腔内的大网膜组织面积大、柔软、易塑型,有丰富的血管和淋巴网。可供血管吻合的血管蒂有胃网膜右动、静脉和胃网膜左动、静脉。胃网膜动、静脉不仅长,而且口径较大(一般为3~5 mm),非常适合做吻合血管移植和重建手腕部的血液循环通道。对手腕部电烧伤创面大而不规整,坏死组织多,屈、伸肌腱损伤重并常有主要动脉损伤的病例,大网膜移植有其特殊价值。

吻合血管的大网膜移植术,其手术原则和步骤与通常的复合组织游离移植术相同,即开腹将大网膜解剖分离取出,将胃网膜动、静脉分别吻合到前臂的受区血管上。血管吻合完成后将大网膜包绕创面,并利用分叶状有血运的网膜组织填塞肌腱和尺、桡骨之间的空隙,并包绕肌腱以促进其愈合和减少肌腱粘连。最后确认大网膜恢复了血液循环,在有血运的网膜上移植游离皮片。如果前臂因烧伤重或有明显感染,难于找到适于做游离移植的吻合血管,也可以将大网膜带血管蒂引出腹腔修复手腕和前臂创面。如果手部有血液循环障碍,还可将大网膜的血管吻接到手部重建血运;或在移植大网膜的同时另外移植血管和结合腹部带蒂皮瓣移植术(图10-6)。笔者的经验表明,大网膜移植对某些用其他方法难以修复或效果很差的病例常可获得良好效果。

(1)适应证

腕、手与前臂深度电烧伤,创面大而不规整,或分散有多处创面,或伴有尺、桡动脉主要血管损伤,难以用常规皮瓣移植修复。

(2)禁忌证

腹部皮肤有烧伤,或有过开腹手术病史;年龄小、身材矮小、瘦弱,估计大网膜太小者。

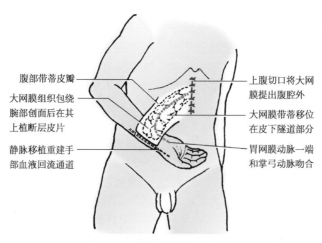

腹部带蒂皮瓣

大网膜组织包绕腕部创面后在其上植断层皮片

静脉移植重建手部血液回流通道

上腹切口将大网膜提出腹腔外

大网膜带蒂移位在皮下隧道部分

胃网膜动脉一端和掌弓动脉吻合

图10-6 大网膜带血管蒂移植术(示意图)

开腹切取大网膜手术创伤较大,有可能造成腹腔内出血、粘连等严重并发症,术前应慎重选择病例,必要时可先用腹腔镜探明大网膜大小、血管蒂情况、有无粘连或其他异常情况。用一般皮瓣移植可以达到同样效果的病例不应盲目使用大网膜移植术。

（3）麻醉与体位

采用全身麻醉或臂丛神经联合硬膜外阻滞麻醉。患者取平卧位。

（4）手术步骤

电烧伤扩创是在污染或已经发生严重感染,并有大量坏死组织的创面上施行的有菌手术,如同时行开腹切取大网膜,必须严格遵循无菌操作,防止交叉感染,扩创和切取大网膜两组手术人员和器械应绝对分开,避免造成腹腔内感染。如主刀术者先做扩创手术及受区血管准备,再做切取大网膜手术时应重新更换口罩、衣帽并重新刷手。

手术取上腹正中切口,进入腹腔后提出大网膜下缘,适当牵拉胃大弯向外下方,探明大网膜的大小与血管类型,决定切取大网膜的范围和需解剖胃网膜动、静脉血管蒂的长度,逐组分离、切断、结扎胃网膜动、静脉到胃大弯的血管分支,以及大网膜后层网膜后动脉发出到横结肠的血管分支。此时大网膜基本游离,仅由胃网膜右动、静脉和肝动、静脉连接;由胃网膜左动、静脉和脾动、静脉连接。一般情况下,胃网膜右动、静脉血管较粗,蒂也较长,可结扎切断胃网膜左动、静脉,以胃网膜右动、静脉为蒂;反之也可用胃网膜左动、静脉为血管蒂。如果需要用两块大网膜组织移植修复左、右手腕创面,则可在胃网膜动、静脉中部结扎切断,再垂直向下在多根网膜动、静脉及血管弓之间剪裁,形成两块有独立血液循环系统的大网膜组织,分别以胃网膜右和左动、静脉为血管蒂做移植。

做吻合血管游离移植时,在将胃网膜动、静脉一端分别和前臂受区动、静脉吻合恢复大网膜血液循环后,可再将胃网膜动、静脉的另一端和手腕部损伤血管段以远的掌弓动脉及手部的回流静脉吻合,以便在修复手腕创面的同时建立通向手部的血液循环。如两者血管口径相差太大,也可将网膜动脉和掌弓动脉吻合。

如做大网膜带血管蒂移植时,应将大网膜通过腹部切口旁的皮下隧道引出体外;关闭腹部切口时在腹膜及腹壁切口上部保留一个通道容纳胃动、静脉血管蒂通过,并用针线将胃网膜动、静脉血管束旁的软组织和腹壁隧道内、外口的软组织缝合数针,使腹腔内、外不相通。注意缝合时避免绞窄血管蒂。经此处理后可防止感染由手腕创面逆行进入腹腔。笔者在做大网膜带蒂移植修复手腕深度电烧伤创面时,在大网膜走行于腹壁皮下隧道的稍下方同时设计一个带蒂腹部皮瓣,大网膜从皮瓣下穿出包绕修复手部创面,腹部皮瓣覆盖于大网膜蒂部之上,既可用于修复手腕前臂的部分创面,又可用皮瓣拉住肢体,防止意外活动撕裂大网膜的血管蒂造成大出血。

大网膜移植到创面时,利用其柔软易塑型并可分成多个独立小叶的特点,将其严密覆盖创面,填塞创口中的无效腔,隔开肌腱,然后在大网膜上移植自体断层皮片。在皮瓣下或腕部扩创后的创面间置负压引流管,包扎时不可过紧,以免压迫大网膜血管,影响血运。

（5）术后处理

开腹切取大网膜后患者应禁食2～3d,等胃肠恢复蠕动,开始排气后再进食。常规应用右旋糖酐40及抗生素,术后2～3d可拔出创面引流管,5～7d后可打开敷料检查大网膜上皮片存活情况。如发现局部皮片坏死,或有局灶性感染,应及时引流,在肉芽创面上补植皮片。

带蒂大网膜移植应在第1次术后4～5周断蒂。断蒂前可先试验性阻断血管蒂,如大网膜皮片及手部血液循环良好,表明大网膜和创面之间,以及前臂和手之间已有充分侧支血液循环建立。如前臂近端局部情况改善可以找到吻接的血管,也将大网膜的动、静脉血管断蒂后,即吻接到前臂近端的受区血管上,则更能增加手部及创面部位的血液供应,有利于创面愈合及以后的功能重建手术。

（6）并发症

大网膜移植术和游离皮瓣移植手术一样,也可因各种原因造成移植手术失败。创面若不能及时用有血运的组织瓣覆盖,感染加重则组织坏死范围和程度将扩大,甚至使手部血液循环中断,发生缺血坏死,最后只能截肢。大网膜组织抗感染能力强,根据笔者经验,即使创面感染严重,烧伤坏死组织不能清除干净,大网膜移植后也常能获得良好的愈合。其感染创面一期愈合率远远高于游离皮瓣移植及带蒂腹部皮瓣移植。

开腹切除大网膜可能并发腹腔内出血、感染、粘连等并发症。但如仔细操作,其发生率很低。笔者所施行的病例中尚未发生,其他学者也罕有报道。

（7）结果随访

手、腕、前臂部复杂深度烧伤,尤其是难以用常规方法修复的创面用大网膜移植修复成功率很高,愈合后创面平整柔软,肌腱粘连较轻,皮片挛缩也较轻,有利于手部功能恢复及后期的功能重建手术。

10.3.5 背阔肌肌皮瓣带蒂移位术

如前所述,典型的上肢高压电烧伤除手腕部有烧伤外,还在肘部有严重烧伤,可致肱二头肌、肱三头肌

坏死,肘关节开放。有的病例手腕部严重烧伤、坏死需经前臂截肢时,常可发现前臂肌肉广泛坏死,坏死组织向近端延伸,甚至和肘部创面连成一片,有的只在肘关节后部有部分健康皮肤组织残留,因此常常不得不牺牲肘关节而经臂部截肢;即使勉强保留肘关节,关节也都僵直,丧失屈、伸功能,难以佩戴义肢。

背阔肌皮瓣带血管神经蒂移位可转移大块皮瓣修复肘部及前臂创面,并可利用背阔肌做肘关节活动的动力,重建屈肘或伸肘功能(图10-7),因此在上肢电烧伤治疗中有重要用途。

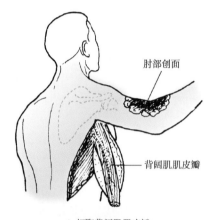

A. 切取背阔肌肌皮瓣

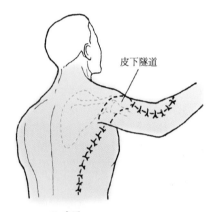

B. 术后

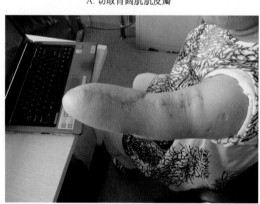

C. 背阔肌移位后伸肘

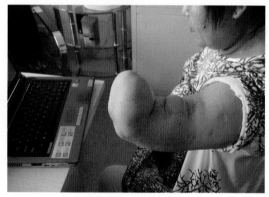

D. 背阔肌移位后屈肘

图 10-7　背阔肌肌皮瓣移位重建屈肘功能术

（1）适应证

手腕部电烧伤后坏死需经前臂截肢,但因前臂皮肤、肌肉坏死范围大,难以直接封闭创面,可用背阔肌-肌皮瓣带血管神经蒂移位,可保留前臂较长截肢残端。如坏死范围达臂部也可用此法修复创面,保留较长截肢残端。肱二头肌、肱三头肌坏死,肘关节开放的病例可在转移背阔肌肌皮瓣修复创面的同

时,用背阔肌重建屈肘或伸肘活动的动力。

（2）禁忌证

腋部严重烧伤,特别是腋部大血管有烧伤,胸背动、静脉已栓塞断裂者,或侧胸后背有广泛深度烧伤,均不宜做此手术。

（3）麻醉与体位

采用全身麻醉。患者先取平卧位进行上肢扩创

或截肢；术中翻身，切取背阔肌肌皮瓣的一侧在上的侧卧位。

（4）手术步骤

扩创后根据前臂、肘部要修复创面的形状、大小，在同侧背阔肌表面设计要切取的岛状肌皮瓣形状及大小。肌皮瓣位置多选择在背阔肌中、下部，可逆行切取足够长的长条背阔肌肌肉及包括在背阔肌中的胸背动、静脉及其分支，以便岛状肌皮瓣可以穿过臂部皮下隧道后到达肘部或前臂。手术时先自腋后沿背阔肌外缘斜行切口，在背阔肌和前锯肌间隙中分离。在肩胛骨下角水平距外缘约 2 cm 处，可见胸背动、静脉血管束，以及胸背神经自肌肉深面穿入肌内下行。妥善保护后辨认血管、神经在肌肉内走行部位，解剖肌肉束时应将其包括在内并避免损伤。采用顺行解剖由近及远或逆行解剖由远及近，形成扁长的带血管神经肌肉蒂、远端肌肉上带 1 块皮肤的岛状肌皮瓣。岛状肌皮瓣及肌肉蒂通过臂部皮下隧道后覆盖创面。背阔肌在肱骨结节嵴上的止点及胸背动、静脉血管蒂均不必解剖分离，但需注意肌皮瓣移位后不要使之扭曲，保持肌肉束合适的张力。根据重建屈肘或伸肘功能的要求，将背阔肌断端固定到肱二头肌腱止点或肱三头肌腱止点上。术后用石膏托固定于屈肘或伸肘位 6 周。

（5）术后处理

肌皮瓣下应保持负压吸引 2～3 d。全身应用抗生素，争取创面一期愈合。6 周后撤去固定肘部的石膏托，开始功能练习。

（6）并发症

背阔肌肌皮瓣移位手术难度不大，只要按步骤操作，不损伤腋下肌肉外走行的血管蒂，以及将胸背动脉在肌肉内走行的两大分支血管至少有一支包含在肌蒂内，肌皮瓣即能成活。且因肌皮瓣血液循环丰富，创面多能一期愈合。但偶有因操作不慎损伤血管蒂，或肌肉血管蒂扭曲受压而致肌皮瓣坏死，部分病例因扩创不彻底，有坏死组织残留而发生感染，特别是肘关节有残留死骨需再次手术扩创。肘关节开放感染的病例术后易发生肘关节强直，需再做肘关节成形等手术改善功能。

（7）结果随访

笔者 1 组 30 例 32 个背阔肌肌皮瓣移位修复肘部创面或截肢残端创面并重建屈肘或伸肘功能，其中 2 例手术中同时做了双侧背阔肌肌皮瓣移位修复双上肢创面，结果肌皮瓣全部存活，创面一期愈合率

达 91％；肘关节不仅保留下来，还恢复了较好的屈肘、伸肘功能。部分病例因关节开放感染及肌腱粘连挛缩，以后又做了肘关节松解、肱二头肌腱延长、肘关节成形等手术，进一步恢复了功能。

10.3.6 带蒂髂骨皮瓣移植术

手腕部电烧伤可造成大块皮肤及骨坏死缺损。临床常见腕部深度电烧伤，有肌腱、神经损伤，同时伴有桡骨远端骨坏死外露，腕关节开放的病例。儿童病例中常见腕关节开放，桡骨远端骨骺脱失，后期形成高尔夫球拍样畸形；也有的病例前臂中部电烧伤伴尺、桡骨缺损，骨不连接，或手掌桡、尺侧皮肤及掌骨坏死缺损失去正常宽度等，均可用带蒂髂骨皮瓣做联合移植修复，有良好的效果。这种创面修复，传统的办法是先切除死骨，用皮瓣修复创面，后期再植骨。这种二期手术治疗方法不仅手术次数多，而且无血运的大块骨移植存活率较低，容易发生骨吸收、骨不愈合或再骨折等并发症。而用吻合血管的有血运的活骨移植虽可克服以上缺点，但对电烧伤病例手术难度较一般病例更大，特别是难以找到合适的受区血管做吻合。本方法是切取旋髂深动脉供应的前部髂嵴骨块，以肌肉组织为蒂连同髂骨带蒂皮瓣一起移植。该手术设计简便，体位舒适，抗感染性好，不仅适合陈旧创面，也适合新鲜感染创面的修复。

（1）适应证

手、腕前臂深度电烧伤皮肤和骨同时有缺损。一般根据髂骨可切取的长度，成人骨缺损最长不超过 10 cm，儿童为 3～5 cm。可用此办法同时修复皮肤和骨缺损。

（2）禁忌证

患肢同侧髂部有烧伤不适于作供区者；患处烧伤坏死软组织感染重，死骨未清理干净，或坏死骨界限不清，死骨未分离者。

（3）麻醉与体位

采用全身麻醉或臂丛神经联合硬膜外阻滞麻醉。患者取平卧位。

（4）手术步骤

患侧上肢扩创后根据需要修复的创面皮肤和骨缺损的大小、部位，先在同侧髂嵴前部设计一带蒂皮瓣。为使前臂位于较舒适的位置，如需修复的创面位于桡侧和有桡骨缺损，皮瓣蒂部应在上方；如要修复的创面在尺侧，以及有尺骨或尺侧掌骨缺损，皮瓣

10

蒂部应在下方。皮瓣自深筋膜层掀起后自髂前上棘向后切开髂嵴软组织及骨膜,推开髂骨外侧附着的肌肉(蒂在上方时)或髂骨内侧附着的肌肉(蒂在下方时)及骨膜,凿出所需修复骨缺损长度的髂骨块,一般长为5~8cm,宽为1.5~2.0cm。髂骨全层凿开后骨块松动,注意保持髂内或髂外肌肉的附着,勿损伤沿髂嵴平行走行于肌肉内的旋髂深动、静脉。将凿开的骨块以附着的髂内或髂外肌肉、骨膜等软组织为蒂沿骨块长轴旋转180°,如髂骨内侧或外侧骨膜紧张影响骨块旋转及提起,可用刀尖划断部分紧张附着的骨膜即可明显增加髂骨块松动度,便于和骨缺损部位接合固定。此块三面游离、一面有髂肌肉附着的骨块可见到骨断面上有活跃渗血,表明血运良好,然后用克氏针贯穿骨块或加用钢丝将其固定于桡、尺骨或掌骨缺损部位,再将髂骨皮瓣覆盖创面(图10-8)。

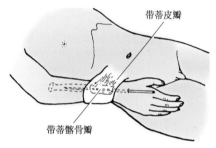

图10-8 带蒂髂骨皮瓣修复腕部电烧伤伴桡骨远端骨坏死

(5)术后处理

术后3~4周皮瓣及髂骨同时断蒂,此时骨块在骨缺损处只是纤维愈合。应保持克氏针固定8~10周,直至X线片上见有骨性愈合。如克氏针孔有感染,应提前拔除克氏针,改用石膏外固定。

(6)并发症

切取髂骨部皮瓣及髂骨块时,应注意勿损伤向下越过髂前上棘内侧,从腹股沟韧带下穿出后再皮下走行的股外侧皮神经,否则可引起大腿前外下侧皮肤感觉减退。

(7)结果随访

笔者对14例16处电烧伤后掌骨、桡骨远端、尺骨中段骨缺损伴局部皮肤软组织缺损的患者施行上述手术,其中包括4例新鲜感染创面,均获得满意效果。皮肤及骨缺损一期修复,愈合良好,外形及功能明显改善;与桡、尺骨接合的髂骨块愈合后逐渐塑形,X线片呈类似管状骨样表现。但移植到儿童病

例桡骨远端的髂骨块生长缓慢,患肢前臂较健侧短;桡腕关节呈假关节样表现,活动范围及稳定性比正常小。腕关节不稳的病例经过腕关节掌背侧肌腱移植修复后可得到改善。

10.3.7　手腕部电烧伤的后期功能重建术

手腕部电烧伤创面愈合后最常遗留的功能障碍是腕部屈肌腱缺损及正中神经、尺神经在腕部大段缺损。根据原始损伤的轻重程度不同造成手部轻则部分感觉运动障碍,重则全手感觉丧失,手内在肌及外在肌功能全面瘫痪,或仅有部分指伸肌功能残存。由于这些病例前臂肌肉容易受到广泛损伤和继发失用性萎缩,前臂肌肉动力性往往很差,加上腕掌部烧伤愈合后使正常的肌腱滑动床变为大片瘢痕组织,即使腕掌部肌腱移植修复后,也难免发生粘连;或再做肌腱松解手术,效果也往往不理想。大段正中神经和尺神经缺损修复取材较困难,而且效果欠佳,有时只能在手部恢复少许保护性感觉。即便如此,经过全面功能重建手术及艰苦的康复训练后,患手仍有可能恢复不少完成日常生活及某些工作的功能,比义肢仍有很多优越性,故不可轻易截肢。

这类患者应在创面完全愈合及康复训练3~6个月后逐步开始功能重建手术。此时手术部位的皮肤或移植的皮瓣变软,无肿胀及炎症,手部诸关节柔软,被动活动度良好。

一般先行指屈肌腱及正中神经修复。如残存的指深屈肌腱连续性存在,可做肌腱松解;如肌腱已因烧伤、感染而缺失,则应做肌腱移植重建指深屈肌腱的连续性。由于这类病例多数为多根大段肌腱缺损,供移植的肌腱来源可取自趾长伸肌腱,或可利用患手Ⅱ~Ⅳ区内残存的指浅屈肌腱作为修复材料。切取时在中节指侧方皮肤做纵行切口,在指神经血管束背侧和指骨之间进入打开鞘管,在指深屈肌腱下面切断指浅屈肌腱两个分叉止点,然后从腕掌部切口抽出完整的指浅屈肌腱远断端。如1根肌腱不够长,可将2根肌腱缝合接长使用。此法可减少或免去切取自体足部的趾长伸肌腱,有利于保护双足功能。也可用自体阔筋膜条卷缝成肌腱形状做移植。笔者曾对部分不愿切取自体肌腱的患者施行异体醛化肌腱组织,深低温冷冻保存或经真空干燥异体肌腱移植,均取得一定成果,最长观察5年,未见排异或吸收,但肌腱粘连较明显。对肌腱粘连者经过术后锻炼及必要时做肌腱粘连松解手术,移植的

屈肌腱都可恢复一定程度的滑动性,使屈指功能得到一定的恢复。笔者曾有前臂严重电烧伤病例,其神经、肌肉广泛缺损,难以局部寻找肌肉动力重建手部活动,在3个病例中用显微外科手术移植带运动神经的自体股薄肌于前臂屈侧,随访3～13年,移植肌肉肌力达4⁺,手指恢复了有用的屈曲功能。

对大段正中神经及尺神经缺损的修复,笔者通常切取自体腓肠神经移植修复正中神经缺损,可恢复患手部分感觉功能,而鱼际部肌肉运动功能均难以恢复。如尺神经缺损不长,移植材料够用,也应予以修复。笔者曾遇到难以切取自体神经供移植的病例,在断裂的尺神经或正中神经近断端纵行分离神经束组作为移植修复的材料,6例中有3例得到1年以上随访,取得一定效果。手腕部电烧伤部分病例腕部、掌心、手指有两处或多处神经损伤,这种多节段的神经损伤修复效果更差,尚待进一步研究有效的治疗方法。

手功能重建最后一步是用掌指关节掌板紧缩手术或其他手小肌肉功能重建手术纠正尺神经麻痹造成的爪状手畸形,以及重建拇外展功能。拇外展功能一般采用肌腱移植延长掌长肌腱或尺侧屈腕肌腱,将肌腱远端缝合于拇指掌指关节桡背侧。如原有拇收肌挛缩,虎口开大活动受限,则应先做拇内收肌横头切断开大虎口术,再做拇外展功能重建。

10.3.8　手指电烧伤创面修复及功能重建术

单纯手指电烧伤多为家庭低压交流电致伤。笔者统计一组125个单纯手指电烧伤病例,多发生在利手的拇、示、中指的桡掌侧,显然和这些部位接触电源机会多有关。手指电烧伤可伴有指动脉、指神经损伤,指骨坏死,指骨间关节开放,指屈肌腱或伸肌腱损伤,甚至手指坏死。对此应尽量早期手术,积极用局部、邻指或远隔皮瓣移植修复创面,争取创面一期愈合,后期再做指神经修复、指骨间关节融合手术,以改进患指功能。笔者的1组病例截指率为16%;4例手指中近节接近环状烧伤,指骨一段坏死,但一侧指神经及血管束完好,做了手指段截短缩手术,取得较好效果。有病例手指双侧指动脉损伤,血液循环窘迫,用邻指指动脉移位吻接患指动脉,恢复了手指血供,免遭截指。儿童手指电烧伤及骨骺、神经、肌腱等,即使创面修复以后还容易随着生长发育产生各种畸形,如短小、歪斜、关节僵直融合、指甲畸形等,需根据具体情况进行适当的整形和功

能重建手术治疗。

10.4　手部热压伤

手部热压伤是热和机械复合创伤,多见于印刷、塑料、造纸、包装、服装等行业的手工操作工人。由于其手被高温的轧辊或模具等卡压后一时不能挣脱所致,如温度较低、轧辊间距较宽、手及时脱离,则受伤较轻,可仅表现为皮肤Ⅲ度烧伤,或伴有手部软组织捻搓伤及骨折、脱位等。严重的手部热压伤可使手指、手掌,甚至全手掌背侧严重烧伤呈皮革样,伴有手部肌腱、神经、骨关节严重损伤,或手指,甚至手大部坏死。如手臂被卷进压轧机器内,还可伴有腕及前臂软组织、神经、血管、肌腱损伤及骨折、脱位等。

手部热压伤中常见的是手指与手掌远侧部分Ⅲ～Ⅳ度烧伤并伴有指骨烧伤、指骨间关节开放或指骨骨折、脱位等。手部热压伤创面修复原则和深度热烧伤及电烧伤等基本相同,前述各种修复手术均可在适当病例中选用。应该提出的是,部分烧伤坏死的指骨不一定要截除。为了保存手指适当长度,如指骨近端尚有血运,在皮瓣、皮管、大网膜、筋膜瓣等有血运组织覆盖下,只要不发生感染,创面一期愈合后死骨可以保留下来,依靠近端活骨的爬行替代逐渐修复。如果整节指骨已坏死无血运,则难以保留。即使勉强保留下来,骨的爬行替代难以跨越指骨间关节,不能使整节坏死指骨得到修复。后期死骨会被逐步吸收,患指常挛缩脱位、扭曲变形。在手部热压伤修复手术中,除了前面介绍过的多种手术方式外,还可选用以下手术。

10.4.1　带蒂真皮下血管网薄皮瓣移植术

此手术实际上是前述腹部皮瓣移植术的改进,主要是避免传统皮瓣皮下脂肪过厚所致的外观臃肿。实践证明,去除了过多的脂肪还有利于皮瓣的存活及愈合。

(1) 适应证

手指或手背、手掌Ⅲ～Ⅳ度热压伤创面需皮瓣修复者。

(2) 禁忌证

如皮瓣修复后还要做肌腱、神经移植修复手术,不宜使用过薄的皮瓣,要保留适当厚度的皮下脂肪,以利于肌腱移植手术后减轻肌腱粘连。

10

（3）麻醉与体位

采用全身麻醉或臂丛神经联合硬膜外阻滞麻醉，单个手指手术也可用指根阻滞或局部浸润麻醉。患者取平卧位。

（4）手术步骤

真皮下血管网薄皮瓣带蒂移植的手术步骤和一般带蒂皮瓣移植手术基本相同，要点是皮瓣不但要做得薄，而且要保证其血液循环良好。掀起皮瓣和修剪皮瓣的皮下脂肪时，除了勿损伤真皮下血管网外，与其他带蒂皮瓣一样，还应尽量将皮瓣蒂部放在或靠近有知名轴型动脉血管的部位，以增加皮瓣的血液灌流量。笔者称之为随意皮瓣蒂部的"轴型化"。皮瓣长宽比例是 1:1 左右，最多<2:1，尽量做成蒂宽、长度较小的"短宽"状皮瓣。修剪皮瓣脂肪时皮瓣远端多修，蒂部少修，自近向远逐渐变薄，以保证蒂部包含的血管较多，以利于维持皮瓣良好的血液供应。皮瓣断蒂时，中远部已经和创面愈着，建立血液循环，这时再适当修薄皮瓣的蒂部。

薄皮瓣移植后数天内远侧可能有血供应不足的表现，如血管淤血、颜色暗红，甚至起水泡等，应用多油敷料保护并适当予以加压，保持皮瓣和创面基底及创缘健康皮肤的紧密接触，数天后即可建立血液循环，上述皮瓣远端血液循环不足的现象得以改善。手部扩创后创面血液循环较好时，皮瓣移植断蒂时间可提前到术后 2 周左右或更早。断蒂前可先做皮瓣蒂部血液循环阻断试验，如阻断时间达到 20～30 min 而皮瓣血液循环良好，则表明可以安全断蒂了。

薄皮瓣修复手或手指不仅外观较好，不臃肿，而且感觉恢复也较快。

10.4.2　前臂逆行桡动脉皮瓣或筋膜瓣移位术

前臂桡动脉和尺动脉通过掌弓动脉及腕关节网血管互相交通；切断桡动脉近端，可以通过逆行供血营养前臂皮瓣。因此，可做成逆行桡动脉皮瓣向远侧手部移位修复各种创面；如仅切取桡动脉及其供血的前臂筋膜瓣，则可做成逆行筋膜瓣移位修复手部创面，然后在筋膜瓣上再移植断层皮片。筋膜瓣的优点是不臃肿，供区无需植皮，前臂皮肤外观损害较小；而且筋膜瓣柔软易塑型，还可适当剪裁成分叶状修复不规则形状的创面。按照同样原理，利用尺动脉逆行供血也可做成类似的尺动脉逆行皮瓣或筋膜瓣，但因为尺动脉和尺神经伴行距离长而且紧密，过长分离尺动脉对尺神经血液供应可能有影响，以

至影响其功能，且前臂尺侧皮瓣切取后的植皮，或直接缝合所致瘢痕经常和桌面接触摩擦易造成不适，因此临床应用较少。

（1）适应证

手部热压伤或其他深度烧伤创面需要皮瓣修复者，桡、尺动脉及掌弓动脉必须完好，术前用 Allen 试验检查，分别压迫桡、尺动脉，阻断其中 1 根动脉后手部血液循环应良好。另外，用 Dopple 检测仪可测得桡动脉或尺动脉逆行搏动。

（2）禁忌证

前臂皮肤有烧伤，桡动脉或尺动脉有损伤，通过掌弓动脉及腕关节动脉网逆行供血不良，用 Allen 试验阻断 1 根动脉后手部供血不足，用 Dopple 检测仪不能测得良好的桡、尺动脉逆行搏动者，则不适宜做此手术，以免术后皮瓣供血不足而坏死，甚至影响手部血液供应。创面限于手和手指远端且面积小者也不宜用此法。

（3）麻醉与体位

采用臂丛神经阻滞麻醉或全身麻醉。患者取平卧位。

（4）手术步骤

根据手部创面的大小和形状，在前臂以桡动脉走行路径为皮瓣轴心设计岛状皮瓣，皮瓣近端可达肘横纹，两侧可分别达前臂掌侧和背侧的中线，皮瓣远端一般在前臂中远界附近，以便留出足够长的逆行桡动、静脉血管蒂，便于皮瓣向手部移位。

手术操作在臂气囊止血带下进行。在皮瓣的两侧切开皮肤直达深筋膜，分别包括部分肱桡肌及指浅屈肌的肌筋膜，然后向皮瓣中轴分离，结扎桡动脉至附近肌肉的血管分支。游离到桡动、静脉血管束后，在其深面将血管束及其到前臂皮瓣的细小血管分支包括在一起，结扎切断皮瓣近端下面的桡动、静脉，即可提起岛状皮瓣，继续逆行分离桡动、静脉血管束直至腕部。放松止血带后可观察到桡动脉有逆行搏动，皮瓣血液循环良好。然后将皮瓣向手部移位修复创面。此时血管蒂旋转了 180°，注意防止血管蒂反折处不能形成扭曲。血管蒂走行在皮下隧道中不能受压及过紧，以免影响皮瓣血液循环。前臂皮肤较紧，除非切取的皮瓣较小，否则供区不能直接缝合，需要植皮（图 10-9）。切取筋膜瓣的手术步骤大致相同，但开始应沿桡动脉径路切开皮肤，到皮下层后即向两侧水平解剖，达到预定的筋膜瓣两侧边界后再向深层切开，然后自两侧向桡动、静脉血管束

深层汇合。筋膜瓣实际上包括部分皮下组织、深筋膜及肌筋膜。向手部逆行移位修复创面时，可以像皮瓣那样水平旋转180°覆盖创面。或者反过来深层朝上，然后在筋膜瓣上植皮。注意移植皮片后包扎压力要适中，不可过紧，以免影响筋膜瓣的血液循环。切取筋膜瓣时前臂供区无需植皮，直接缝合即可。做筋膜瓣移植时也可在筋膜瓣上留一窄条皮肤以观察血运，此时，筋膜瓣只能水平旋转移位不能反转过来移位。

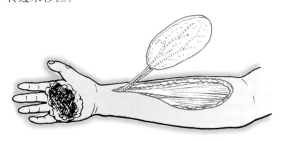

A. 切取前臂桡动脉逆行岛状皮瓣

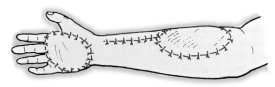

B. 创面修复，供区植皮

图 10-9　前臂桡动脉逆行岛状皮瓣修复手部创面

（5）术后处理

抬高患肢，给抗菌药物。1周后可打开敷料检查皮片存活情况。

（6）并发症

本手术主要缺点是必须结扎、切断桡动脉，如做尺动脉逆行皮瓣或筋膜瓣则需结扎、切断尺动脉，阻断了前臂1根主要动脉，可致手部供血量有所减少。多数病例患肢前臂术后常有短期水肿及麻木感，但可逐渐消退。个别患者主诉冬天患手有冷感，但绝大部分病例未发现有明显后遗症。

（7）结果随访

本手术解剖容易，无需做血管吻合，成功率很高，早期手术病例在修复创面的同时可利用同一个手术野切除掌长肌腱、桡神经浅支等修复手指的肌腱神经损失，一次手术即能完成手部深度创面的修复及功能重建，修复后外观不臃肿，效果良好；缺点是前臂留有切口及植皮瘢痕，影响美观。

为了避免切取前臂皮瓣牺牲前臂重要的桡动脉或尺动脉，修复手部深度创面可以用不带桡动脉或尺

动脉的蒂在桡骨或尺骨茎突处的前臂远端蒂逆行皮瓣，此种皮瓣利用肢体较大的皮神经和浅静脉的伴行血管网和深筋膜及皮肤穿支动脉之间丰富的血管吻合供应皮瓣血液循环。临床使用时要注意皮瓣一般只可修复中小面积的创面，蒂部要留有较宽的深筋膜和皮下组织，不可剥离皮神经和大静脉，避免神经与血管在旋转移位时受压影响皮瓣的血液循环。

10.4.3　手部逆行掌背动脉岛状筋膜蒂皮瓣移植术

掌背动脉走行于手背指伸肌腱下方相应骨间背侧肌表面的深筋膜内，同掌骨平行。第1掌背动脉多发自桡动脉腕背段，分出拇指尺侧和示指桡侧掌背动脉。第2～4掌背动脉多由掌深弓的近侧穿支和腕背动脉网远侧发出的交通支吻合形成，于掌骨头附近分为2条细小的指背动脉并和指固有动脉的指背穿支吻合，第5掌背动脉走行于小鱼际部肌表面的深筋膜内。拇指桡侧指背动脉在拇短伸肌深面发自桡动脉桡侧。小指尺侧指背动脉发自尺动脉腕背支。掌背动脉和掌深动脉在掌骨头和掌骨基底有多个交通支，掌背动脉的皮肤穿支也多在此。据此，可在掌背不同平面设计带掌背动脉的逆行岛状筋膜蒂瓣，修复从手指指骨间关节到掌指关节之间有深部组织外露的皮肤缺损，但因其宽度较小，不能修复手指的环状皮肤缺损。

（1）适应证

第1掌背动脉逆行岛状皮瓣适用于修复虎口、拇指近节皮肤损伤和局限性深度烧伤；第2掌背动脉逆行岛状皮瓣适用于修复示、中指近侧指骨间关节附近的创面；第3、4掌背动脉逆行岛状皮瓣分别适用于修复环、小指类似示、中指部位的创面；第5掌背动脉皮瓣使用较少，附近创面常可用尺动脉腕上皮支逆行岛状皮瓣修复。

（2）禁忌证

腕背有挤压伤或深度烧伤可能已损伤掌背动脉者不宜做此手术。儿童年龄太小，掌背动脉发育细小，解剖困难，容易误伤血管，影响术后皮瓣成活，最好不做此手术。手背皮瓣供区有瘢痕影响美观，对此介意的病例应事先考虑在内。

（3）麻醉与体位

采取臂丛神经阻滞麻醉或全身麻醉。患者取平卧位。

（4）手术步骤

抬高上肢稍驱血，在臂部气囊止血带下先将手部

烧伤创面彻底扩创。根据要修复创面的大小和部位选择适当的掌背动脉为血管蒂,在相应的掌骨基底间隙于腕背横纹以远的手背皮肤设计岛状皮瓣,一般皮瓣直径在2~5 cm不会发生血液循环障碍。掀起皮瓣后在掌骨间隙做纵行切口并在两侧略做分离,在深筋膜下骨间肌的深筋膜层寻找掌背动脉及其伴行静脉,不必分离血管,只需将含有血管束的深筋膜等软组织在两侧切开,并游离形成筋膜血管蒂,一直游离到掌骨颈水平,岛状皮瓣向远处移位,水平旋转180°覆盖创面,血管蒂走行在皮下隧道内。皮瓣面积小时供区多可直接缝合,不能缝合时则需植游离皮片。

(5)术后处理

包扎时注意血管蒂走行部位不能过紧,以免影响皮瓣血液循环。术后抬高患肢以减轻水肿,并有利于皮瓣通过掌背静脉等逆行回流血液。

(6)并发症

解剖皮瓣时如损伤了皮瓣和掌背动脉血管联系,可造成皮瓣缺血坏死,注意尽量勿损伤手背浅静脉网,以减少出血或血肿,不要损伤指伸肌腱腱周组织,以免造成肌腱粘住。

(7)结果随访

本手术仅在手部范围内解剖,一次性手术可完成小块深度创面修复。此皮瓣薄而质地相近,外观也较好;但手部供区会遗留瘢痕,有碍美观;皮瓣本身也无神经支配,需较长时间才能逐步恢复一些感觉。

10.4.4 其他修复方法

其他的手部热压伤修复方法还有:①掌指背皮神经营养血管皮瓣,以指神经背侧支为轴心设计小型局部皮瓣;②前臂桡(尺)侧头(贵要)静脉-皮神经远端蒂岛状筋膜皮瓣移位术。

以上皮瓣可以一次转移到手部修复创面,但皮瓣要带深筋膜,故较臃肿,而且常在前臂留下瘢痕(图10-10)。

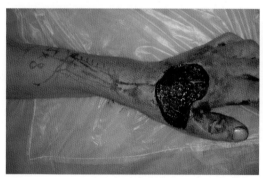
A.扩创后皮瓣设计

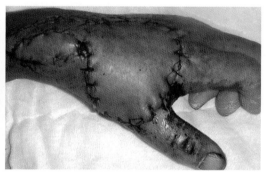
B.术后皮瓣成活良好

图10-10　前臂桡神经头静脉逆行皮瓣移位术

10.5　手部放射性烧伤

高能量的电磁波、X线、放射性元素产生的射线、加速器等装置产生的高能粒子流照射人体,均可引起组织烧伤。虽然照射当时人体感觉不到,但过度照射可导致细胞分子离子化,DNA代谢改变,酶活性破坏,细胞核皱缩,细胞内及组织间水肿,炎症细胞浸润,甚至使细胞死亡。

放射性烧伤常因意外事故或疏于日常防护造成,可为单次大剂量照射引起,也可由小剂量多次照射引起。手部放射性烧伤多由反复接受过量X线引起。

手部放射性烧伤可表现为急性损伤,如皮肤水肿、充血、痒痛、烧灼感及起水泡,甚至破溃,皮肤全层坏死并可波及皮下深部组织。急性放射性烧伤后常有一个"假愈期",即在上述急性症状消失后再重新出现慢性损伤表现,如皮肤萎缩角化破溃形成慢性溃疡;愈合部位色素脱失;皮肤附属器毛囊、汗腺等被破坏,甚至消失;结缔组织及肌肉纤维化,胶原增生沉着;小血管内膜炎,血管闭塞;骨坏死等。组织反复受到小剂量放射,可在照射后数月,甚至数年才出现放射性损伤症状,除了出现皮肤慢性损伤表现外,尚可有手内在肌萎缩及瘢痕化,骨质疏松脱钙,关节活动障碍,手指远端缺血,甚至发生干性坏死致手指脱落。

在手部放射性烧伤急性期,因为放射性损伤范围、深度尚未局限,故难以界定手术范围,宜采用非手术疗法治疗。如急性期过后皮肤软组织出现坏死溃疡，可采用扩创植皮；有深部骨组织坏死，常需做皮瓣移植；如手指缺血坏死或有难以治愈的骨外露，则可能需要截指。

放射性烧伤后皮肤软组织及骨组织等愈合能力低下，应彻底切除坏死组织及附近的瘢痕组织，最好用有血液循环的组织覆盖，可用带蒂移植或吻合血管移植的方法。在经过彻底扩创的瘢痕组织上有时也可以接受游离植皮，但要注意皮片不能过厚，固定要牢靠，并防止感染。血管吻合要远离受过照射的部位，应在完全正常和柔软无瘢痕的部位解剖选择受区血管。

10.6 手部烧伤畸形矫正术

手部深Ⅱ度和Ⅲ度烧伤如果未进行早期植皮封

闭创面而任其自然愈合，或在肉芽组织增生后再植皮，上皮愈合后早期皮肤可能表面平整，但真皮和肉芽组织内创伤愈合后期的组织再塑形过程一直要持续数以年计的相当长的时间。此期间内常发生瘢痕过度增生，并伴有挛缩而逐渐产生各种畸形和活动障碍，可以说是起始于皮肤损伤，继而波及深部的肌肉、肌腱、关节囊、韧带、骨与关节软骨，最后发生一系列继发性改变，导致严重畸形。对此即使进行多次手术，也常难以恢复正常。因此，对手部烧伤畸形应是预防重于治疗，要点是在烧伤早期消灭皮肤创面。如早期处理不当延误了治疗，导致畸形发生，甚至形成严重歪曲及"冻结手"畸形(图10-11)，则应尽早施行手术治疗，术后配合适当的物理治疗与支具牵引，并进行功能锻炼和职业训练，可以增进手术效果，恢复良好功能。

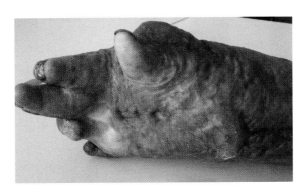
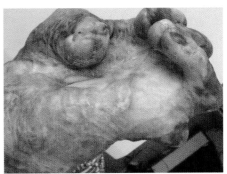

图10-11 烧伤后"冻结手"畸形

10.6.1 烧伤后爪形手畸形矫正术

手部深度烧伤后，瘢痕挛缩可造成所谓烧伤后爪形手畸形，临床上很常见。它与尺神经损伤后的爪形手畸形在形成机制和治疗上都不相同。烧伤后爪形手畸形主要起因于手背皮肤瘢痕挛缩，并引起许多继发改变。其典型表现为手掌指关节过伸，近侧指骨间关节屈曲，远侧指骨间关节过伸，拇内收，指蹼挛缩，腕关节屈曲及手掌横弓反向凸出(图10-12A)。当手指、手掌、指背伸肌腱或指骨间关节有烧伤，可出现相应的屈曲、偏斜、扭曲等畸形，即为不典型或复杂的爪形手畸形。

烧伤后手畸形矫正不应强调等待瘢痕稳定、软化后才治疗。如前所述，尽早手术可减轻深部组织继发畸形改变。

(1) 适应证

烧伤创面愈合后出现爪形手畸形，全身情况允

许手术治疗，并有适当的健康皮肤可作为游离皮片或皮瓣的供区。

(2) 禁忌证

爪形手畸形手术治疗除了松解皮肤瘢痕挛缩外，还需要处理肌腱、韧带、骨关节等深部组织，手部有创面者应尽量先植皮消灭创面或等创面愈合后再做手术，以免感染扩散。

(3) 麻醉与体位

采用全身麻醉或臂丛神经阻滞麻醉联合硬膜外阻滞麻醉。患者取平卧位。

(4) 手术步骤

臂部气囊止血带下手术。先松解手背、指蹼、腕掌侧挛缩的瘢痕，对增生、变厚、无弹性的瘢痕应予切除，如瘢痕已成熟柔软，外观及质地较好，也可适当保留。注意保护好手背皮下静脉网及伸肌腱腱周组织，缓慢牵引手指，屈曲掌指关节以纠正手指背屈畸形。对比较严重的病例，单纯手法不能使向背侧

半脱位的掌指关节复位,可能需要在掌指关节侧方通过腱帽组织做小切口,切除挛缩的掌指关节侧副韧带,并用神经剥离器伸入掌指关节内掌骨头下方推开粘连的掌板,才能使半脱位状态的掌指关节复位。对示、中、环、小指,视情况必要时可切除掌指关节的侧副韧带,但拇指的掌指关节侧副韧带不能切除,以免影响关节的稳定性,一般通过牵引手法即可复位。小指常有尺偏及旋后畸形,应给予复位,然后用克氏针穿过掌骨头钉入近节指骨,保持掌指关节于过度屈曲位(图10-12B、C)。

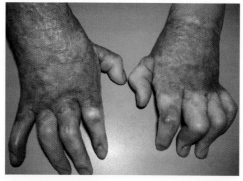
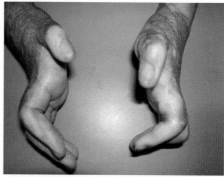

A. 烧伤后爪形手畸形

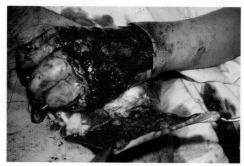

B. 手背腹部带蒂皮瓣移植术中

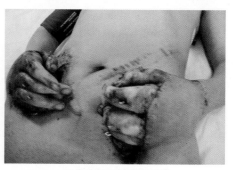

C. 腹部带蒂皮瓣断蒂术前

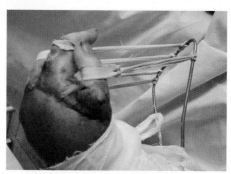

D. 皮瓣断蒂后用弹性支具牵引

图 10-12　用腹部带蒂皮瓣移植矫正烧伤后爪形手畸形

手背瘢痕切除后,如皮下软组织保留较多,伸肌腱帽及腱周组织完整,肌腱无明显粘连,掌指关节囊背侧未开放,无骨关节外露,则皮肤缺损区可植大张厚断层皮片。反之,则应该用腹部带蒂皮瓣移植或其他有血液循环的组织瓣(如游离皮瓣、筋膜瓣)移植来修复。为避免指蹼挛缩,无论游离植皮或皮瓣移植,均应适当剪裁后插入指蹼缺损中。第1指蹼挛缩严重,必要时可切断拇内收肌横头,用1根克氏针横行穿过第1、2掌骨,保持虎口开大位置。

皮瓣一般较厚,插入开大的第1指蹼修复虎口较易,而插入其他指蹼比较困难,可结合游离植皮或指侧皮瓣移位应用。

(5)术后处理

游离皮片存活,或皮瓣断蒂创面愈合后,一般在术后2~3周即应拔去制动的克氏针,逐步开始手部主动及被动锻炼,或配合支具牵引,以保证手术效果,防止畸形复发。

(6)并发症

爪形手畸形修复手术步骤多,操作时间长,手部血液循环非常丰富,止血步骤费时费力。一般要求在第1次上止血带后1h左右完成上述各手术步骤。受皮区创面止血完毕后应松1次气囊止血带,进一步彻底止血后再植皮或移植皮瓣。如创面渗血多,可再重新上气囊止血带进行游离植皮,以减少缝合皮片时皮片下创面不断渗血,等植皮完成加压包扎后再松止血带。如止血不彻底可造成皮片下积血、皮片坏死,影响手术效果。严重爪形手畸形应该用皮瓣移植修复手背创面,勉强用皮片移植有可能造成部分皮片不成活、创面感染、肌腱粘连、瘢痕挛缩畸形复发等后果。个别病例可因气囊止血带压力过大或使用时间过长,造成止血带麻痹,但一般经数月后可完全恢复。

(7)结果随访

轻度爪形手畸形经植皮治疗后可恢复正常外形及良好功能。重度爪形手畸形,由于深部组织一系列继发改变,术后手部功能仍有一定损失。笔者比较用游离植皮或皮瓣修复手背创面的病例,观察结果表明,皮瓣修复术后掌指关节活动范围明显大于游离植皮的病例。但皮瓣移植后外观较臃肿,一般还需做多次修整,如选用含真皮下血管网薄皮瓣,则外形较好。

脱细胞异体真皮(ADM)加自体薄皮片复合移植修复瘢痕松解后的创面也有良好效果。由于脱细胞异体真皮无明显排异过程,可作为真皮支架,自体薄皮片成活后,外观较平整,挛缩较轻,色素沉着也较轻。

10.6.2　手掌及手指屈曲畸形矫正术

患者在烧伤瞬间常有保护性握拳动作,所以多数情况下手背烧伤较重,手掌烧伤较轻;但当手掌接触或握持热源时间久,也可发生严重烧伤。平时因手部常处于半握拳的休息放松状态,创面愈合后容易产生手掌及手指屈曲挛缩畸形。手术治疗方法是彻底切除瘢痕,松解挛缩,纠正畸形(图10-13)。创面应该用厚断皮片移植修复,以减少术后挛缩。移植皮片时,应注意在手掌及手指侧方做成锯齿状,以避免术后形成直线瘢痕挛缩。如原来烧伤较深,有手掌肌腱及鱼际部肌肉损伤,游离植皮后容易发生粘连,影响手的活动,所以应选用含真皮下血管网的薄皮瓣移植,或选用足背游离皮瓣移植,效果较皮片移植好。

手指掌侧屈曲挛缩畸形严重的病例,松解挛缩后可能有屈肌腱及指掌侧血管神经束暴露,特别是一些在生长发育期受伤而又未能及时治疗的儿童病例。如受伤数年后再做手术矫正指屈曲畸形,常可发现神经血管束呈弓弦状短缩。此时不可强行将手指伸直,以免过度牵拉损伤神经血管束,甚至影响手指血液循环。应在指神经血管束走行途径向手指远方及掌心做延长切口,以便在更大的范围内做神经血管束的超长松解,可以充分伸直手指而又不致造成某一处指神经及指动脉的过度牵拉,甚至断裂。在指骨间关节掌侧松解瘢痕挛缩后,如有指屈肌腱暴露,应在指侧做顺行或逆行的指侧皮瓣向掌侧移位覆盖肌腱,创面仍可做游离植皮或皮瓣修复。为使植皮区保持最大受皮面积,可以在术中用克氏针穿过掌指和指骨间关节,以保持手掌及手指充分伸直,等皮片存活后再拔除克氏针。

手掌及手指屈曲畸形经松解植皮后容易复发,术后应配合夹板及支具牵引一段时间,直到皮片软化为止,有的病例可能需要再次手术松解挛缩、补充植皮。

10.6.3　指蹼挛缩畸形矫正术

正常手指指蹼呈斜坡状,皮肤柔软,延伸性好,可以依靠掌指关节侧方活动使手指并、分自如,这对保证手部小肌肉功能得以充分发挥起重要作用。烧伤后指蹼挛缩畸形是由于指蹼处的瘢痕挛缩引起,其轻重程度不同,第1、2指蹼挛缩畸形对手功能影响最大。对指蹼挛缩畸形,可根据挛缩的轻重和局部周围皮肤条件选用单个"Z"形成形术、联合"Z"形成形术、局部皮瓣移位,以及游离植皮等方法矫正。在大多数情况下,单纯依靠局部皮肤成形术不能充分纠正指蹼挛缩畸形,最好是结合游离植皮术,以彻底松解指蹼粘连挛缩。单纯局部皮肤改形手术如各种多瓣术,增加了很多短小切口及瘢痕,

效果往往不好。笔者常在充分松解指蹼挛缩后,在近节手指指侧做一逆行皮瓣移位修复指蹼,如该皮

瓣不够大,可补充游离植皮。此法常可恢复柔软有弹性的指蹼。

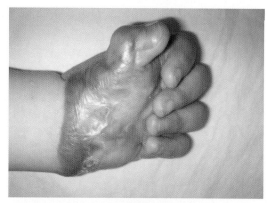

A. 手掌瘢痕挛缩

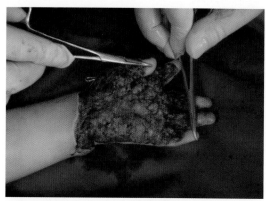

B. 手掌瘢痕切除

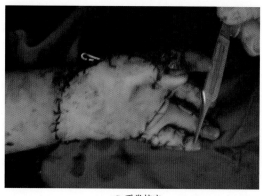

C. 手掌植皮

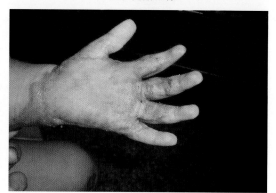

D. 手掌瘢痕挛缩游离植皮术后

图 10-13　手掌瘢痕松解植皮术

虎口挛缩轻且局部瘢痕皮肤柔软,可做"Z"形成形术矫正。严重的虎口挛缩,除松解皮肤瘢痕外,还需切断拇收肌横头,在充分开大虎口后游离植皮或用皮瓣修复。如用皮瓣修复,可在腹部皮肤做"Z"形切开,将两个三角形皮瓣分别向前方推移瓦合后,可缝合成鸭嘴状双皮瓣。再将此双皮瓣嵌入虎口分别修复第1指蹼掌、背侧皮肤缺损。2～3周后断蒂,可形成外形及功能良好的第1指蹼。

对重度虎口挛缩的病例,有条件时也可选用足部第1趾蹼游离皮瓣吻合血管移植术;术后其外形及功能都比较好,同时还可以将桡神经浅支和皮瓣的腓深神经缝合,以恢复良好的感觉。

10.6.4　烧伤后"冻结手"畸形矫正术

全手深度烧伤,特别是以手掌及手指掌侧深度烧伤早期未植皮,肉芽组织过度生长,瘢痕愈合后可

造成手部各个关节僵直,活动度极小,或处于握拳位,或手部扭曲成奇形怪状,称烧伤后"冻结手"或"歪扭手"复杂挛缩畸形(参见图 10-11)。治疗原则是切除增生的瘢痕组织,彻底松解挛缩畸形,将手部各个关节置于功能位,并用克氏针穿过关节保持位置,或做指骨间关节融合术,然后用皮片或皮瓣或两者结合应用修复创面,术后进行功能锻炼,配合支具牵引,"冻结手"畸形可能需经多次手术才能恢复较好的功能。

10.6.5　烧伤后手指鹅颈状畸形矫正术

手指鹅颈状畸形是以手指伸直活动时近侧指骨间关节过伸,远侧指骨间关节屈曲为突出表现的一种综合畸形,有时伴有掌指关节伸直功能障碍,或近侧指骨间关节不能在正常范围内活动,或远侧指骨间关节不能充分伸直。

烧伤后引起手指鹅颈状畸形的主要原因有：①指背烧伤后皮肤瘢痕挛缩，牵拉近侧指骨间关节过伸，由于屈肌腱被动牵拉紧张而造成远侧指骨间关节屈曲；②手部深度烧伤，水肿早期未及时做减张术或包扎过紧，造成小肌肉缺血挛缩；③电烧伤腕部扩创，指浅屈肌腱远端切除过多；④远侧指骨间关节背侧烧伤，伸肌腱止点断裂，形成锤状指畸形，继发近侧指骨间关节过伸。

鹅颈状畸形形成的基本机制是手指活动时屈、伸肌力失衡。正常情况下，指骨间关节囊掌侧，特别是掌板韧带，以及浅屈肌腱终止结构、短腱纽、制约韧带等均有协调近、远侧指骨间关节活动、制约近侧指骨间关节过伸的作用；当指背瘢痕挛缩，持续强力牵拉近侧指骨间关节，使之过伸，伸肌腱侧束向中央移位，还有侧方支持带向背侧移位和滑动幅度减小，同时，被掌侧结构约束在近节指骨前面的指深屈肌腱张力增加，造成远侧指骨间关节屈曲。当手部小肌肉缺血挛缩引起掌指关节屈曲畸形时，指伸肌腱侧束紧张并牵拉腱帽结构后退，造成伸肌腱中央束近节指背段紧张，从而造成近侧指骨间关节过伸。

烧伤后手指鹅颈状畸形一旦形成，失衡的手指屈、伸肌腱张力，以及掌指关节和指骨间关节协调活动的结构很难恢复正常，被牵拉过度松弛的掌板结构等也难以复原。对此，目前各种常用手术方法的效果欠佳且难以持久，因此针对其发生原因加以预防为上策。

笔者常用于矫正烧伤后手指鹅颈状畸形的方法为：松解指背瘢痕挛缩、植皮，并在近侧指骨间关节掌侧切取一块棱形皮瓣。后将此小皮瓣以指侧方为蒂，向手指背侧转移到指背挛缩处切开后形成的创面；缝合指掌侧切口后局部皮肤紧张，可起到制约近侧指骨间关节过伸的作用。其他纠正手指鹅颈状畸形手术方法有：伸指肌腱帽装置斜束部分切除、骨间肌起点剥离或腱延长纠正手内在肌挛缩、指屈肌腱缩短固定、指骨间关节融合等，可参考有关手术方法介绍。有的烧伤患者对不太严重、功能影响也不大的手指鹅颈状畸形并不介意，如无指骨间关节疼痛、无严重活动不便等，也可不予治疗。

10.6.6　烧伤后手指甲襞挛缩及甲畸形矫正术

指甲在正常情况下光滑平整，略显弧形。其正常生长和外观的维持取决于甲母质的完整，甲上皮、甲襞的保护和远节指骨及甲床的扶持与引导。手指末端及指背烧伤可破坏这些结构，造成指甲畸形。

手部烧伤造成指甲襞挛缩及甲畸形，可产生一系列症状，但常被手部其他更明显的畸形和功能障碍掩盖而不被重视，当其他畸形及功能障碍纠正后则可显现其矫治的必要性。

（1）甲襞挛缩矫正术

正常情况下，甲襞及甲上皮掩盖甲半月后部的甲母质，当指背瘢痕挛缩牵拉或甲襞本身有烧伤形成瘢痕，则失去对甲母质的保护作用，导致甲母质受损伤。此种患者在甲根局部常有刺激症状，或发生皲裂、感染，指甲生长亦不平整光泽，甚至长成各种奇形怪状。

对甲襞挛缩的矫正，文献介绍可在甲襞挛缩近端2mm左右横行切开瘢痕，用指背转移局部皮瓣前移覆盖甲母质。也可在甲母质近端做横行切口松解挛缩，并将切口远侧皮肤向远端翻转180°覆盖甲母质，形成新的甲襞及甲上皮。然后，在指甲侧方甲襞处做蒂在近端的小局部皮瓣，将该皮瓣旋转90°移位覆盖甲母质，形成新的甲襞及甲上皮。指甲侧方甲襞处的小皮瓣供区常可直接缝合无需植皮。畸形严重的指甲，在进行甲襞挛缩手术治疗时可能需要拔甲，以后重新生长的指甲外形较好。有的病例甲母质已被大部破坏，甲床处只有零散小块指甲覆盖，对其行甲襞挛缩纠正手术后，由于无正常甲母质存在，指甲生长也不能恢复正常。

（2）钩甲畸形矫正术

手指远节指端深度烧伤后，可造成远节指骨远侧部分缺失，而指甲近端甲母质及附近组织基本完好，此时指甲甲体生长失去正常远节指骨及甲床的支持与导引，越过指端后向掌侧包绕指端，形成"鹦鹉嘴"样的钩甲畸形。如甲襞甲母质有部分损失，生长的钩状指甲还可呈现不规则多棱形状，其外观既不好看，也影响指端正常触摸、敲打等功能。

手术治疗可在指根阻滞麻醉，上橡皮条止血带止血后进行。在指端横行切口，在甲床和指骨之间切开直到甲根水平，将整块甲床远侧部分抬高，指端形成鱼嘴样创口，用一根细克氏针从甲床下方插入远节指骨背面，以保持甲床抬高位置，然后将从足趾远节侧方切取相应大小呈楔形的全层皮肤带皮下组织的复合组织块嵌入鱼嘴样创口中，用5"0"细尼龙线缝合固定组织块,等复合组织块完全存活后拔去克氏针。复合组织块厚度一般<0.8 cm,其成活过程较皮片缓慢,术后复合组织块表层可能呈现暗褐色,不要误认为是组织块坏死。皮下组织、真皮及上皮生发层可完全存活。此手术方法文献上又称"插天线"技术,适用于钩甲畸形较轻、指端残留软组织较多的病例。

如果钩甲畸形严重,指端软组织很少,抬高甲床

形成鱼嘴样创口后局部难以接受游离复合组织块移植,可用局部、邻指或远处的小皮瓣嵌植到创口中以保持甲床抬高位置,恢复指端外形。如果远节指骨残留太少,无法采用上述手术方法时,也可将甲床抬高后以甲根部为蒂,使整块组织瓣向后退缩,再修整远节指骨残端后直接缝合指端切口(图 10-14)。此为甲床退缩技术,适用于严重钩甲畸形、远节指骨缺损太多的病例。

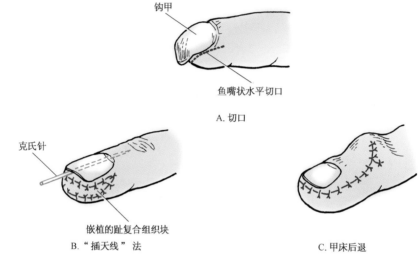

图 10-14 钩甲畸形矫正术

严重变形的指甲妨碍手术进行时应予拔除,等待重新生长,但要注意勿损伤甲母质及甲根部其他组织结构。

(沈祖尧)

主要参考文献

[1] 王帆,鲁新,韩春茂,等. 大网膜游离移植治疗手部电烧伤一例[J]. 中华整形烧伤外科杂志,1996,12:106.

[2] 王乃佐,沈祖尧. 带蒂髂骨皮瓣修复腕手部骨皮肤缺损[J]. 中国修复重建外科杂志,1996,10:234.

[3] 王乃佐,沈祖尧,宓惠如,等. 上肢特深度烧伤复合组织缺损一次性修复与功能重建[J]. 中国修复重建外科杂志,1998,12:23.

[4] 邓津菊,张茂其,杨桂香,等. 151 只深度烧伤的早期处理[J]. 中华整形烧伤外科杂志,1991,7:106.

[5] 方向京,罗和源,孟宏,等. 同种异体脱细胞真皮加自体刃厚皮片修复手部烧伤[J]. 临床和实验医学杂志,2006,5:484.

[6] 宁夏医学院解剖教研组. 大网膜动脉分布类型及其临床意义[J]. 中华医学杂志,1977,8:486.

[7] 朱敬民,王晓军,孙荣距,等. 磨削法改善二度烧伤创面修复的效果[J]. 中国康复医学杂志. 2002,17(3):138-139.

[8] 王明青,李学川,孙元华,等. 早期磨痂术治疗深二度烧伤的实验观察[J]. 山东医药,2002,42:5.

[9] 孙广慈,周孝麟,黄金井,等. 手部烧伤严重歪扭畸形的治疗[J]. 中华整形烧伤外科杂志,1985,1:34.

[10] 孙永华,沈祖尧,张仲明,等. 重度上肢热压伤的治疗[J]. 中华整形烧伤外科杂志,1985,1:211.

[11] 孙永华,王春元,李迟,等. 带蒂真皮下血管网薄皮瓣的血运观察和临床应用[J]. 中华整形烧伤外科杂志,1991,7:8.

[12] 谷斌,陈文元. 指蹼指背皮瓣修复严重手指屈曲挛缩畸形[J]. 中华整形烧伤外科杂志,1994,7:8.

[13] 汪良能,高学书. 整形外科学[M]. 北京:人民卫生出版社,1989:176-179.

[14] 沈祖尧. 常见电烧伤的治疗[M]//刘俊田. 烧伤创面修复与全身治疗. 北京:北京出版社,1993:136-141.

[15] 沈祖尧. 9 例无皮肤破损创面的腕部电烧伤[J]. 中华烧伤杂志,2005,21:140-145.

[16] 沈祖尧. 全手静脉动脉化处理一例腕掌部严重电烧伤的经验与教训[J]. 中华整形烧伤外科杂志,1993,9:388.

[17] 沈祖尧.管状骨烧伤坏死用血运丰富的组织覆盖后的转归[J].中华整形烧伤外科杂志,1988,4:264.

[18] 沈祖尧.腹部带蒂皮瓣移植技术的改进[J].手外科杂志,1987,3:3.

[19] 沈祖尧.显微外科技术在烧伤外科的应用[J].中华显微外科杂志,1987,10:41.

[20] 沈祖尧.烧伤后手指鹅颈畸形的原因和治疗[J].修复重建外科杂志,1991,5:203.

[21] 沈祖尧,王乃佐,马春旭,等.应用带蒂与游离皮瓣修复腕部电烧伤创面的比较[J].中华整形烧伤外科杂志,1996,12:250.

[22] 沈祖尧,孙永华,曹大鑫,等.吻合血管的游离组织瓣移植治疗深度烧伤49例分析[J].中华整形烧伤外科杂志,1987,3:247.

[23] 沈祖尧,李迟,陈伟乐,等.热烧伤后血管内膜损伤的实验研究[J].中华整形烧伤外科杂志,1987,3:51.

[24] 沈祖尧,常致德,王乃佐,等.腕部电烧伤90例临床分析[J].中华整形烧伤外科杂志,1991,7:71.

[25] 张占仲,邹鸣岚,秦新福,等.真皮下血管网薄皮瓣在手部的应用[J].中华整形烧伤外科杂志,1992,8:123.

[26] 张明卿,张会堂,张强,等.早期削痂全层皮片移植治疗小儿手部深度烧伤[J].中华整形烧伤外科杂志,1995,11:53.

[27] 陈壁,钟德才,陆玲娜.四肢严重电击伤截肢问题的探讨[J].中华整形烧伤外科杂志,1989,5:146.

[28] 陈绍宗,王青庭,陈辉,等.大网膜移植前的腹腔镜预测[J].中华整形烧伤外科杂志,1995,11:438.

[29] 周芳,包平former,于敬宗,等.腹部带蒂皮瓣在手部深度烧伤中的应用[J].中华整形烧伤外科杂志,1992,8:318.

[30] 庞建华,田开明.两端吻合血管的游离皮瓣在严重腕部电烧伤治疗中的应用[J].中华整形烧伤外科杂志,1990,6:259.

[31] 宓惠茹,沈祖尧,王乃佐,等.应用背阔肌肌皮瓣保留高压电烧伤后肘关节及功能[J].中华整形烧伤外科杂志,1998,14:433.

[32] 钟敏华,赵崇华.国内84家医院9 695例电烧伤患者流行病学资料分析[J].中华整形烧伤外科杂志,1993,4:417.

[33] 钟德才.全手Ⅲ度烧伤的早期治疗[J].中华整形烧伤外科杂志,1989,5:87.

[34] 钟德才,谷斌,艾玉峰.中远指背皮瓣[J].中华整形烧伤外科杂志,1985,1:213.

[35] 顾玉东,陈德松.带旋髂浅血管蒂的髂骨皮瓣的应用[J].中华医学杂志,1985,65:556.

[36] 钱云良,关文祥.前臂逆行背侧骨间血管蒂岛状皮瓣在手烧伤晚期修复中的应用[J].中华整形烧伤外科杂志,1990,6:81.

[37] 郭恩覃,季正伦,张明利,等.前臂电烧伤晚期整复治疗

探讨[J].中华整形烧伤外科杂志,1986,2:172.

[38] 高学书.手部晚期烧伤畸形的整复外科治疗[J].中华整形烧伤外科杂志,1985,1:56.

[39] 常致德,沈祖尧,王乃佐,等.四肢电烧伤皮瓣及肌皮瓣早期修复后肌腱和神经功能的恢复[J].中华整形烧伤外科杂志,1989,5:242.

[40] 鲁开化,罗锦辉,钟德才.手部热压伤的临床类型与治疗[J].中华外科杂志,1984,22:199.

[41] 付洪滨,王德昌,王明青,等.磨痂手术治疗早期非Ⅲ度深度烧伤的研究[J].中国医刊,2001,36:20.

[42] 王明青,李学川,孙元华,等.早期磨痂术治疗深Ⅱ度烧伤的实验观察[J].山东医药,2002,42:5.

[43] 赵民,田德虎,张美泽,等.前臂远端蒂复合血管网皮瓣修复腕、手部皮肤缺损[J].中国修复重建外科杂志,2005,19:1001.

[44] 沈祖尧.烧伤后畸形的修复和功能重建[J].中国修复重建外科杂志,2006,20(4):336-338.

[45] 郑和平,徐永清,张世民.皮神经营养血管皮瓣[M].天津:天津科学技术出版社,2006.

[46] 陈佳,龙兴敬,王国寿,等.皮神经营养血管皮瓣的临床运用[J].中国修复重建外科杂志,2007,21:553.

[47] 崔正军,岑瑛,姜宇禄.延期植皮在烧伤后重度瘢痕挛缩畸形修复中的应用[J].中国修复重建外科杂志,2007,21:216.

[48] 赵耀华,夏成德,牛希华,等.腹部小型皮瓣修复多个指骨外露创面[J].中华损伤与修复杂志(电子版),2007,1(4):240-241.

[49] 郑和平,徐永清,张世民.皮神经营养血管皮瓣[M].天津:天津科学技术出版社,2006:69-73,85-89,94-95,98-99.

[50] 蒋章佳,沈辉,涂红波,等.磨痂保留变性真皮自体皮片移植修复手深度烧伤的研究[J].组织工程与重建外科杂志 2008,4(16):327-330.

[51] 徐宝成,梁钢,陈福生.游离骨间后动脉桥接修复手指掌侧皮肤及动脉缺损[J].中华整形外科杂志,2012,28(3):190-192.

[52] 侯桥,张玲芝.静脉血营养的静脉皮瓣修复手指皮肤软组织缺损[J].中华整形外科杂志,2012,28:297-298.

[53] 李莉,赵宇辉,曹志红.系统护理干预对深度手烧伤治疗依从性和术后功能恢复的影响[J].护理研究,2013,27(3):624-626.

[54] Alsbiorm BF. Nailfold retraction due to the burn wound contracture, a surgical procedure [J]. Burns, 1985, 11:116.

[55] Brunelli G. Textbook of microsurgery [M]. Paris: Masson & Cie,1988.

[56] Costa H. One-staged coverage and revascularization of traumatized limbs by flow-through radial midforearm

free flap[J]. Br J Plast Surg,1991,44:533.

[57] Das SK. The size of the human omentum and methods of lengthening it for transplantation[J]. Br J Plast Surg, 1976,29:170.

[58] Maruyama Y. The reverse dorsal metacarpal flap[J]. Br J Plast Surg. 1990,43:24.

[59] Dautel G, Merle M. Dorsal metacarpal reverse flaps[J]. J Hand Surg, 1991,16:400.

[60] Grishkevich V. The basic types of contractures after burns and methods of eliminating them with trapeze plasty flaps[J]. Plast Reconstr Surg, 1991,88:1 044.

[61] Holliman CJ. Saffle JR. Kravitz M. et al. Early surgical decompression in the management of electrical injuries [J]. Am J Surg, 1982,144:733.

[62] Mahler D, Benmeir P, Ben YY, et al. Treatment of the burned hand: early surgical treatment (1975-1985) vs conservative treatment (1964～1974): a comparative study[J]. Burns,1987,13:45.

[63] Murray JF. Irradiation injuries[M]// McCarthy. Plastic surgery. Vol 8. Philadelphia: WB Saunders Company, 1990:5443-5449.

[64] Nigim RCK, Soin K. Postburn nailfold retraction, a reconstructive technique [J]. J Hand Surg. 1986, 11:385.

[65] Ranney DA. The Supperficial minus deformity and its operative treatment[J]. Hand, 1976,8:209.

[66] Shen ZY, Chang ZD, Wang NZ. Electrical injury of wrist: classification and treatment-clinical analysis of 90 cases[J]. Burns,1992,16:449.

[67] Wang XW, Surg YH, Zhang ZM, et al. Tangential excision of eschar for deep burns of the hand: analysis of 156 patients collected over 10 years[J]. Burns, 1984, 11:92.

[68] Wang XM, Wei JN, Sung YH, et al. Early vascular grafting to prevent upper extremity necrosis after electrical burns[J]. Burns,1982,8:303.

[69] Wisser D, Steffes J. Skin replacement with a collagen based dermal substitute autologous keratinocytes and fibroblasts in burn trauma [J]. Burns, 2003, 29: 375-380.

[70] Sudhakar G, Le Blanc M. Alternate splint for flexion contracture in children with burns[M]. J Hang Ther, 2011,24(3):277-279.

10

11 手部骨与关节损伤

11.1 概述

手和腕部的骨折和脱位是上肢最常见的损伤。手部复杂的解剖学结构和功能使骨与关节损伤后的功能满意恢复较为困难,同时医师对手部损伤及其治疗原则的完好认识也不容易。因此,要认识手部骨与关节损伤及其治疗原则、方法,需要掌握手部骨与关节结构的功能解剖、生物力学基础及其损伤后的基本治疗原则。

11.1.1 手部骨与关节的功能解剖学

手部骨结构由8块腕骨、5块掌骨和14块指骨组成。

（1）腕骨

腕骨共有8块,由韧带联系在一起,形成向前方凹进、向后方凸起的骨弓。

1）近侧列腕骨:由手舟骨、月骨和三角骨构成,近侧与桡骨构成桡腕关节,3块腕骨间构成舟月骨间关节和月三角骨间关节;近侧列腕骨和远侧列腕骨之间构成腕中关节。豌豆骨虽属于近侧列腕骨,但它不参与构成近侧列腕骨间的关节。豌豆骨是一个籽骨,有尺侧腕屈肌止于其上。手舟骨的重要特征是其具有独特的两极,呈花生样,其近侧极有凸起的关节面和桡骨远端关节面构成关节;其腰部相对比较细缩,有腕掌侧桡舟头骨韧带在其掌面的深沟中穿行,在腕伸屈时,手舟骨绕此韧带做翻转。月骨以其近侧列月牙形的凸起关节面而得名,其和桡骨远端关节面构成桡腕关节的中央部分。三角骨在腕部仅有较小部分参与腕部关节组成,和尺骨远端不直接接触,其间有三角纤维软骨相隔。

2）远侧列腕骨:由大多角骨、小多角骨、头状骨和钩骨构成。这些骨除依次相互构成关节外,其整体和掌骨底构成腕掌关节,和近侧列腕骨构成腕中关节。远侧列腕骨相互间紧贴,相对运动极小。大多角骨有马鞍形的远侧关节面和拇指的掌骨底形成关节,其前外侧面上的结节是腕屈肌腱支持带的附着处,结节内侧的骨沟为桡侧腕屈肌腱穿越的位置。小多角骨的大小在腕骨中仅次于豌豆骨。头状骨在腕部诸骨中最大,腕运动中心在头状骨的头部。钩骨的尺侧有一显著突起的钩,是腕屈肌腱支持带的附着处。

3) 桡腕关节:由手舟骨、月骨、三角骨与桡骨远端关节面、尺骨和三角骨之间的三角纤维软骨盘构成。桡腕关节整体上向掌侧倾斜 10°~20°,向尺侧倾斜 15°~30°。三角纤维软骨盘将桡腕关节和远端尺桡关节分隔。远端尺桡关节呈"L"形,由尺桡骨间的垂直部与尺骨头关节面和关节盘之间的水平部组成。腕间关节有两种类型,即位于近侧列或远侧列内腕骨间的关节和近、远侧列腕骨间的关节。手舟骨、月骨、三角骨之间的腕间关节由舟月骨韧带和月三角骨韧带连接(图 11-1),这两骨间韧带呈"C"形,将桡腕关节和腕中关节分隔开。

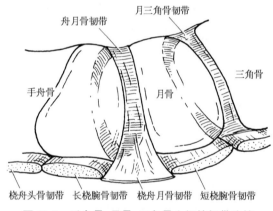

图 11-1　手舟骨、月骨、三角骨之间的韧带连接

(2) 掌骨

5 个掌骨形态上较相似。掌骨的背侧面平滑而向背侧凸起,在截面上掌骨干呈现半月状。掌骨的底部膨大,除第 1 掌骨,其余掌骨底有多个关节面和邻近掌骨及远侧列腕骨相关节。掌骨底的掌背侧面较粗糙,有韧带附着。第 3 掌骨的基底有向近侧突出的茎突。掌骨体向背侧凸起,截面呈三角形。较为平坦的掌骨掌侧面仅和皮肤隔以伸肌腱。掌骨体的内、外侧面上有骨间肌附着。掌骨头膨大和近节指骨底相关节,头下有骨性突起供侧副韧带附着。

掌骨头和指骨底关节面构成的关节属杵臼关节。掌骨头完全由软骨覆盖,掌侧的软骨覆盖面多于背侧。掌骨头的掌侧半较背侧宽大。稳定掌指关节的主要结构是侧副韧带、辅助侧副韧带、背侧关节囊、掌侧板、手内肌和手外肌。侧副韧带和掌侧板是掌指关节的主要稳定结构。掌指关节的侧方稳定性由侧副韧带提供。侧副韧带从掌骨头的背侧部起源,斜行向远侧下方,止于近节指骨底侧面的骨性结节。韧带起点在掌指关节屈伸轴的背侧,因此关节伸直时韧带松弛,关节屈曲时韧带紧张。除韧带起点因素外,掌骨头关节面形状也对关节屈曲时韧带紧张性起作用。掌骨头关节面在矢状面上呈多个同心弧形,掌侧关节面至旋转轴的距离大于背侧关节面至旋转轴距离;在冠状面上,掌侧关节头向外侧膨出(图 11-2)。侧副韧带这些解剖学特征对损伤后关节固定位置有重要的指导意义。

(3) 指骨

所有指骨均呈现一定程度的向掌侧弯曲状。近节指骨的近侧关节面比较浅平,但指骨头有滑车样的关节面,与中节指骨形成链式关节。

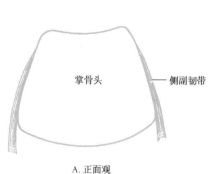

A. 正面观

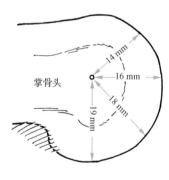

B. 侧面观

图 11-2　掌骨头的正、侧面观

指骨间关节为链式关节,背侧的关节囊较薄弱,有伸肌腱的扩张部保护其稳定性。指骨间关节掌侧稳定性由掌侧板提供。

11.1.2　手部骨与关节功能的生物力学基础

手的骨结构可被看做由数条纵向骨性节段组成的链,这些骨链又构成众多的拱形,这些拱形的凹面共同组成手掌。

手骨结构形成的拱形按其功能分组可画成3个弓,即2个横弓(掌指关节水平和腕骨水平)和1个纵弓(图11-3)。近侧横弓由腕骨组成,其关节较为固定,但由4个掌指关节组成的远侧横弓活动性较大,以允许手掌适应不同手动作要求张大或缩小。纵形弓纵贯整个手部。指骨、掌骨之间的关节由关节囊、韧带、肌腱、手内肌连接,肌肉张力和其他组织的弹性保持手的姿势,而手内肌、手外肌的收缩是手部关节活动的力源。手在工作时最常采取的姿势是功能位,在这一位置,手仅需很小的姿势变化即可完成握和抓动作。握和抓两动作是手功能中最常用的动作。

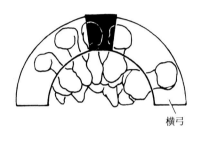

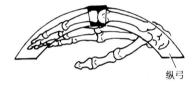

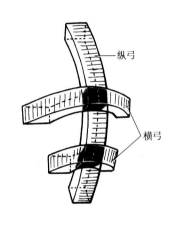

图11-3　手骨形成的拱形结构

手的抓握动作有赖于手部关节的平衡和协同。没有关节的平衡和协同便不能使手部3个功能弓统一完好地发挥作用。抓握动作的有效完成还依赖于手指和手掌诸骨合适的长度,以之作为用力抓握物品的杠杆。手指、手掌各骨的长度具有一定比例,此决定了抓握动作时手的形状。手指在屈曲时指尖的运动弧呈现等角螺旋形,此呈对数曲线的弧形由掌骨、指骨的长度比例决定,其比值与Fibonacci顺数(1∶1.618034)接近(图11-4),这一比值和希腊雅典的神庙、鹦鹉螺壳、向日葵,甚至太空中的星系构成的数学基础是一致的。手指的中节和远节指骨长度之和与近节指骨的长度相近,而手指近节和中节指骨长度之和与掌骨头至头状骨的腕关节运动中心点间距离相近。当然,这些掌、指骨长度是指两关节运动中轴点间的距离,并非沿指掌骨骨面量得的长度。

抓握物品的力量大小与许多因素有关,如手掌大小、手指长度、肌肉的粗壮程度、年龄及抓握动作时手的姿势等。手的动作由多块肌肉收缩多个关节运动综合效应而产生。当然手的各个组成部分各有特点,可以独立完成动作或被分解研究。

腕关节是维持手于发挥功能位置的最重要关节,腕部畸形或病变会影响手指功能的发挥。在手指发挥功能时,腕关节起稳定和协同作用。腕关节发挥功能的结构基础是8块相互构成关节的腕骨和腕掌、桡腕、腕间和桡尺远侧关节。腕关节的活动是由这些关节组合而成的。

腕关节在运动方式上基本是双轴关节,做屈伸和尺桡偏运动。这两个平面的运动中心位于头状骨的头部。腕关节自身仅有十分有限的旋转运动,主要由前臂来完成手的旋转。腕关节伸展时,约有66%的运动发生在桡腕关节,34%的运动发生在腕间关节;腕关节屈曲时有40%发生在桡腕关节,60%发生在腕间关节。腕关节尺桡偏时,60%的运动发生在腕间关节,40%发生在桡腕关节。手的旋转有90%由桡尺远侧关节完成,仅有10%的运动发生在桡腕和腕间关节。

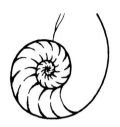

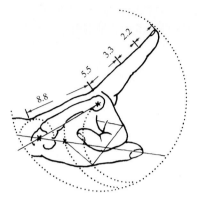

A. 指尖运动呈等角螺旋形　　　　　B. 相邻骨长度(单位：cm)与指尖运动曲线

图 11-4　指尖运动曲线与相邻骨长度

对腕关节稳定性及对手功能理解的关键点是Landsmeer 的镶嵌骨块概念。任何一组由多个关节联系成一链式的骨块都容易受外来纵向压力而发生扭曲、塌陷和弯曲。腕部的掌骨、头状骨、月骨是在受力后最易发生扭曲的骨链。形成腕关节骨链变形的方式常常是腕部病变导致腕内力量分布不均。在腕部受压力后，月骨发生向掌侧或背侧倾倒。腕部某一骨块的位置变化会进一步使腕内应力的传递方式和分布异常，导致多个腕间关节的病变及韧带松弛等。各种疾病导致的腕关节塌陷、扭曲程度均可采用腕高指数来表示。腕高指数是在 X 线正位片上第 3 掌骨底至桡骨远端关节面的距离与第 3 掌骨纵轴全长的比例（图 11-5A），这个比值的正常值为 0.54±0.03。腕关节疾病如腕不稳定、月骨无菌性坏死、月骨周围脱位、进行性腕关节塌陷均会表现为腕高指数的变小。同样，腕高指数也是判定上述疾病治疗方法合适程度和效果的重要指标。腕尺距离比是临床上的另一个重要指数。腕尺距离比是位于头状骨头部中点处的腕关节运动中心和尺骨纵轴延长线的距离与第 3 掌骨全长的比例（图 11-5B），正常值为 0.30±0.03。任何损伤或疾病使此距离比减少称为腕尺侧偏移。

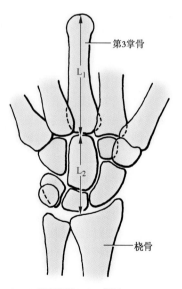

A. 腕高指数(L_2/L_1)测量

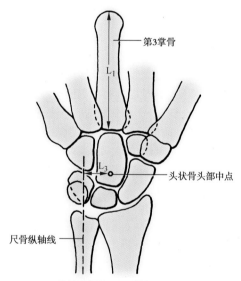

B. 腕尺距离比(L_3/L_1)测量

图 11-5　腕高指数和腕尺距离比例测量

拇指所在的第 1 指列功能占全手功能的 40%，拇指及其掌骨、拇指腕掌关节的功能和修复重建在手外科发展过程中占有相当比例。拇指发挥功能的骨结构基础是大多角骨、第 1 掌骨、拇指近节和远节指骨。第 1 指列的骨结构由拇指腕掌关节、掌指关节和指骨间关节联系。拇指的旋转功能主要靠拇指腕掌关节完成，掌指关节也有一定程度上的旋转幅度，有助于在拇指腕掌关节的合适位置上进一步调整拇指对指动作的位置。拇指指骨间关节只能屈伸不能旋转。拇指腕掌关节对拇指的功能有很大影响，其在拇指发挥功能时的作用大于拇指的掌指关节或指骨间关节。拇指腕掌关节虽有较大的活动度，但其相当稳定。拇指腕掌关节的稳定性不但和其相互对合的双凹形的关节面组成有关，而且与其周围侧副韧带及关节囊有关。在拇指腕掌关节掌侧、背侧和外侧有坚强的韧带附着。Eaton 和 Littler 认为维持此关节稳定性最重要的结构是止于拇指掌骨底掌侧的尺侧深部韧带。由于此韧带坚韧，才会产生 Bennett 骨折的撕裂骨片。Cooney 和 Chao 研究拇指运动时拇指腕掌关节承受压力情况时发现，在拇指做"捏"这一动作时，拇指上肌腱所产生的力量总和可达 30 kg 或更多。拇指腕掌关节在手的对指活动时以关节的桡背侧关节面承受主要力量。在临床上，拇指腕掌关节的活动性应尽可能保存，但若需做关节融合手术，应融合在拇指腕掌关节的握拳位，这样拇指的掌指和指骨间关节在此位置基础上仍可发挥较大作用。

拇指的掌指关节有较大自由度，可以允许拇指做伸屈和收展运动，但拇指的侧副韧带和掌侧板籽骨复合组织均较坚强，故其收展活动范围和旋转幅度均十分有限。这些稳定结构对拇指掌指关节功能很重要。侧副韧带（多为尺侧副韧带）的松弛将使拇指捏的动作变弱，故在侧副韧带损伤后需加以修复或重建。拇指指骨间关节的功能是进行伸屈。拇指抓和捏的动作主要由拇短屈肌腱和拇短伸肌腱完成。拇指是手对指功能的主要参与成分。对指功能的完成是在拇指腕掌关节处于一定位置上，通过拇指掌指关节的屈曲使拇指远节指腹和其他各指指腹对合进行的。

手指运动的结构基础是掌指关节、指骨间关节和指骨，其动力是手外在的伸、屈肌肉和手内肌。手指伸、屈肌力并非等同，故休息位的手指处于半屈位。掌指关节能允许 90°～100°的屈曲和较小幅度

的过伸，也有 60°左右的尺桡偏功能。掌指关节的运动为多中心式，其运动的瞬时运动轴随掌指关节的位置变化而不同（图 11-6）。手指同样是由多个关节、多个骨块组成的骨链，肌腱的损伤尤其是指伸肌腱损伤、关节的脱位会使手指发生扭曲畸形。手指的正常活动依赖正常的骨结构、关节结构完整性和手伸、屈肌腱正常而协调的功能。

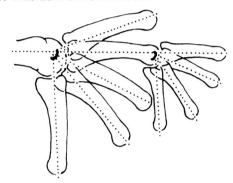

图 11-6　掌指关节运动的多中心式

11.1.3　手部骨与关节损伤基本处理原则和方法

手部骨与关节损伤在外科门诊中极为常见。在进行诊断时，首先需了解患者的受伤史，包括受伤部位、受伤时手和腕，乃至上肢、人体的位置和姿势。对损伤机制，如摔倒手撑地、手被扭曲、手被重物或机器压伤等需认真了解。不同的损伤机制往往提示不同类型的损伤，如为摔倒时手撑地损伤，常导致手舟骨骨折、桡骨远端骨折；而压榨性损伤常导致手部多发性骨折。在检查患者手时，需注意手部肿胀情况、压痛的部位和皮肤的状态，以了解骨性损伤的位置，同时不能忽略与骨损伤同时存在的软组织损伤。在较为复杂的骨折，可以伴有血管、神经或肌腱损伤，如手指远侧指骨间关节处的撕裂骨折常伴有伸、屈肌腱撕裂，腕部月骨周围脱位可以压迫正中神经，桡骨远端骨折同样可以压迫正中神经或引起拇长伸肌腱断裂，尺骨茎突骨折患者有不少伴腕三角纤维软骨盘损伤。

骨与关节损伤部位和类型的确切诊断依靠放射学诊断，其中最常用和主要的手段是摄手的 X 线正、侧位和斜位片。手部 X 线片需包括掌、指骨全长，腕部 X 线片需包括桡骨远端和整个第 3 掌骨。对某些特殊骨折必要时加摄特殊 X 线片，如怀疑手舟骨骨折时加摄 X 线手舟骨放大位，怀疑腕骨间不稳定时

可加摄健侧X线片以资对比。另外,对怀疑有腕骨骨折(尤其是手舟骨骨折),但伤后即时的X线片未见异常者,应在伤后2周时再摄X线片。

治疗手部骨与关节损伤的基本原则和方法如下。

(1)进行早期整复

手部发生骨折或脱位后,应尽最大可能进行早期整复。早期整复不但比后期治疗容易得多,更重要的是可防止周围软组织挛缩,为功能良好恢复打下基础。对于开放性创伤,应在伤后24 h内做彻底清创,并做整复。如果由于肿胀十分明显,或创口污染严重有发生感染可能者,可过3～5 d再做整复。

(2)良好的肢体固定位置

骨与关节损伤修复后肢体用石膏或支具固定。多数情况下固定位置应在肢体的功能位,其中尤其需注意腕关节呈轻度背曲。不同的损伤机制往往提示不同类型的损伤,如手被重物或机器压伤等情况需认真了解。骨折外固定架的应用,是一种常用的外固定方法。在X线透视下装着和调整外固定架,可使骨折有良好整复并起较可靠的固定作用,其优点是利于骨折附近关节的早期活动。

(3)合适的固定范围

骨折和脱位整复后,固定的范围以牢固固定骨折或脱位关节,同时又尽可能使较多邻近关节早期活动为原则。腕关节损伤的固定一般远端不超过掌指关节,允许掌指关节能活动(图11-7)。手指发生骨折时仅做患指固定,其他指仍然能自由活动。

图11-7　腕部损伤时石膏外固定位置

(4)合理选择固定方法

对无明显移位或整复后仍较稳定的骨折或易于手法下复位的关节脱位,基本上采取闭合复位石膏托或管型石膏做外固定。而对于闭合复位不能整复或整复后仍不稳定者则需切开复位做内固定处理。常用的内固定方法有经皮克氏针固定、骨干部单根或交叉克氏针固定、微型钢板或螺钉固定等。一般来讲,在手指和掌骨做这些内固定,由于肌肉牵拉力量不大,不需加用石膏托等外固定措施。而腕部骨折或脱位,包括桡骨远端骨折、桡尺远侧关节损伤后,即使做

内固定治疗,也需加用比较可靠的外固定措施。

(5)重视伴随损伤的处理

手部结构占有的体积虽不大,但十分精细,手部骨折或脱位后必然会伴有手部其他组织不同程度的损伤,这尤其表现在手部复合性关节脱位或关节骨折上。

手部复合性脱位是指伴有严重关节周围软组织损伤,或软组织卡压于关节之间,使关节不易在手法复位时被整复的损伤。这类损伤在掌指关节脱位、腕骨脱位时常见到,一般需做切开复位。在关节复位做韧带修复或重建是整复脱位、恢复关节稳定性的必要措施。又如月骨周围脱位或桡骨远端骨折,有部分病例导致腕骨处正中神经受压,出现手的麻木或鱼际部肌肉的运动障碍,对这些病例,正中神经受压表现的消失就成为完好处理这些损伤的一个重要指标。

(6)积极开展早期运动

指、掌骨的血供均很充分,指、掌骨骨折愈合常仅需4～5周,故一般外固定的时间不宜超过5周。腕部骨折愈合时间为5～6周,一般6周时可以去除外固定。当然,手舟骨骨折较特殊,一般需6～8周外固定才能愈合。一旦X线提示有可靠骨愈合表现,即应去除外固定,开始积极的早期活动。在去除外固定以前,对指、掌骨骨折,必需在外固定保护下进行部分幅度的指关节主动或被动活动。单纯关节脱位者需3周左右的外固定时间,去除外固定后即可开始主动关节活动锻炼。尤其值得指出的是,手部关节结构较全身其他任何部位均密集,外固定容易导致关节僵直的发生,因此提倡在过去认为闭合复位可以治疗的部分骨折,注意考虑和采用经皮克氏针贯穿固定或外固定架法治疗手指和掌部骨折,以期在有这些固定保护的基础上开展早期掌指、指骨间关节活动锻炼。术后1周即可在外固定保护下或暂时去除外固定活动手指关节,活动锻炼的间隙仍以外固定保护。

(7)关节强直的防治

手部关节强直的防治是骨与关节损伤处理中需确实注意的问题。预防关节强直的关键在于早期处理损伤、良好的固定位置和合适的时间,并开展早期功能锻炼。与腕关节相比,手的指骨间关节和掌指关节更容易发生强直。由于掌指关节的侧副韧带在伸直位时最短,故在伸直位固定掌指关节很容易引起关节囊和侧副韧带挛缩,导致关节强直。掌指关节发生挛缩后不容易纠正,故应避免在伸直位固定掌指关节。

一旦发生手部关节强直,需做积极的治疗。关

节强直的病理变化是关节囊及其周围韧带的弹力纤维在过长时间固定后失去拉伸性能。在伤后 2～4 个月，弹力纤维的伸展性还能在较大程度上恢复，故强调发现关节挛缩后要及时进行康复治疗，包括装着支具、使用系列矫正石膏、手的主动与被动活动及手术松解等。

11.1.4 手部骨折内固定的基本原则与方式

（1）基本原则

内固定治疗骨折技术是 20 世纪 50 年代后发展起来的，尤其在 20 世纪 90 年代和 21 世纪头十年的发展尤为迅速，主要是因多家内固定器材公司开发出了使用原则基本相似，但使用方法、内固定设计稍有差别的多种内固定器材。在内固定原则和基本方法方面近几十年来作出贡献最大的是国际内固定研究会（AO/ASIF）。AO 提出的骨折内固定遵循的几个指导性原则是：①解剖学复位；②内固定有足够和合适的稳定性；③保持血供和骨片的软组织附着；④早期安全地进行肢体活动。在进行内固定术前要对骨折的位置、骨折片的移位方向、是否有关节面累及、骨片成角情况通过 X 线平片或 CT 片（或基于 CT 片的三维影像重建）进行全面了解。对于手指和手掌的骨折复位，斜位片很重要，侧位片虽然必须，但在 X 线侧位片上，骨折的手指和手掌常常被遮挡。术前应该对术中使用何种内固定方法有较明确的倾向。

（2）固定方式

在选择内固定方式上，基本上应遵循从简单（可靠）到复杂的选择方法。骨折是横形的还是斜行的，有无粉碎及关节面累及是选择的主要考虑点。对于手指、手掌的骨折，单纯克氏针固定仍然适用广泛，其简单并可靠，对于手指、手掌的横形骨折、无粉碎但有移位用克氏针是很好的方法，并且常常经皮透视下 1 根克氏针即可稳定固定（不需皮肤切口）（图 11-8A）。大多数手指、手掌骨折都可以用经皮克氏针穿入固定。对于斜行骨折，也常用经皮穿入克氏针做固定，可以用 2～4 根克氏针穿入掌骨或指骨髓腔（图 11-8B、C），这样常常可以良好复位，并十分有利于骨愈合；也可以做微型钢板固定或单纯 1～2 枚螺钉固定（斜跨斜行骨折线），同样可以取得很好的固定效果。有学者认为用微型钢板固定或单纯 1～2 枚螺钉固定更好（图 11-8），但不少学者仍以经皮穿入克氏针做固定。微型钢板相比于克氏针，虽然有利于复位，但不及克氏针方便，然而微型钢板比克氏针的固定更可靠，早期活动可提前到术后 1～2 周，而克氏针固定后一般应有 2～3 周的固定制动时间。对于桡骨和尺骨的骨干部骨折，应采用钢板固定。用于骨干部骨折固定钢板的螺钉必须达到对侧皮质，且尖部稍过对侧皮质表面。克氏针和髓内钉在前臂的骨干部骨折使用相当少。桡骨远端骨折的固定比较复杂，根据情况使用钢板或克氏针，或两者结合。

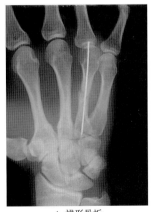
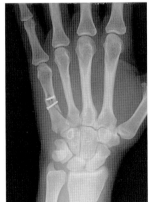
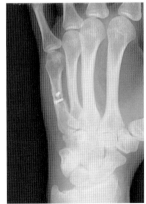

A.横形骨折　　　　B.斜形骨折正位片　　　　C.斜形骨折斜位片

图 11-8 掌骨骨折克氏针内固定

在手指骨或掌骨骨折处理时有时也用"8"字形钢丝或扎线固定（图 11-9A），但这样的使用场合不多，然而这种内固定方法有时可和克氏针固定组合使用，使骨折处的骨片对合良好，尤其在有较大的粉碎骨折骨片时采用。对于长斜形骨折处理时用 2 枚长的加压或非加压螺钉是十分有效的方法

（图11-9B），经暴露和骨膜剥离术都比较少，是一种较好的方法。术后可以在外固定或支具保护3～4周后开始手指活动锻炼，或在外固定保护下第1周起开始活动锻炼。

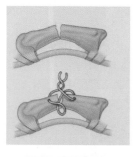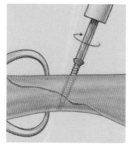
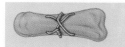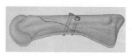

A. 骨折复位后用"8"字形钢丝固定   B. 长斜形骨折用2枚螺钉固定

图11-9　指骨或掌骨骨折用钢丝或螺钉固定

注：根据 Neligan 主编的 *Plastic Surgery*（3rd）插图修改

手舟骨骨折相当特殊，技术进展也十分快。有人主张做有限的切开、暴露骨折处，直视下复位，再在骨折近端插入一枚无头加压螺钉，加压螺钉的尾埋于软骨面下，这样有利于维持复位和对骨折处的加压。由于这一切口小、加压维持能力强的方法出现，过去常用的大切口暴露手舟骨骨折处及用 Herbert 钉这样创伤大的方法现已较少使用。对于有手舟骨骨不连的或有驼背畸形的，需要做植骨，有普通植骨和做带血管骨移植（供区为桡骨远端或股骨下端），尤以后者在近年来受到推崇，并有效果较

好的报道。任何植骨都要有坚强的内固定。但即使是有效的植骨，也不能保证手舟骨病损完全治愈，总有一部分病例植骨后仍不能愈合，尤其在近侧极骨折骨片相当小时更难愈合。

加压螺钉分有头和无头的（图11-10），有头的便于取出，无头的用于埋在关节软骨之下。用于手舟骨骨折的加压螺钉为无头的，这样可埋在关节面下。埋在关节面下也起进一步加压作用（图11-11），当然也无需拔除。无头或有头的螺钉都可以制成空心的，这样在骨折复位后，先打入克氏针固定，再沿克氏针置入空心螺钉，然后拔除克氏针，留下空心螺钉做固定用。

加压螺钉还分为松质骨部分螺纹和全长螺纹加压螺钉（图11-10）。部分螺纹的螺钉仅尖部的部分至一半处有螺纹，也有加压作用。全长加压螺钉完全有螺纹，但是纹间距离尖部较大、尾部越来越小，故在钻入骨组织后越向前越对骨组织加压，越向前越收紧。

钢板可分为加压钢板和普通钢板。加压钢板在设计时其中数个洞孔比螺钉大，并且有斜面，使螺钉加压后骨端向钢板中心滑移（图11-12）。这样在骨折解剖复位后随螺钉收紧，两骨端贴近，对骨折处不断加压。在打入螺钉时，一般先打入接近骨折线处的螺钉（如果为6孔或8孔钢板，可打和骨折线处次最近孔的螺钉），再打入骨折线另一侧最近或次最近孔的螺钉（图11-13）。打入时由打孔的引导器引导，这样可保持打入的在孔的远离骨折线一侧，便于螺钉收紧时加压于骨折处。如果发现紧邻骨折线处的螺钉有碍于骨折处加压，可稍松开一点，等远离孔加压后，再上紧稍中心处的螺钉。

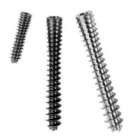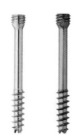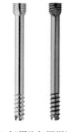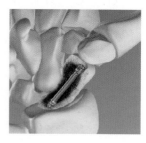

A. 全长螺纹加压螺钉   B. 长螺纹加压螺钉   C. 短螺纹加压螺钉   D. 加压固定举例（手舟骨骨折）

图11-10　不同公司生产的无头的加压螺钉

注：上述3种无头的加压螺钉均可用于骨折，包括手舟骨骨折的加压固定，不同医师可做选择，但无头的螺钉均需埋在关节软骨之下，骨折愈合后不需取出

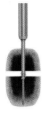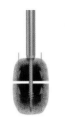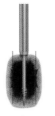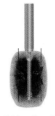

A. 打入加压钉（置钉）　　B. 加压钉的螺纹过骨折线加压（越线）　　C. 钉尾沉入软骨面进一步加压（埋钉）

图 11-11　无头加压螺钉的 3 步加压作用

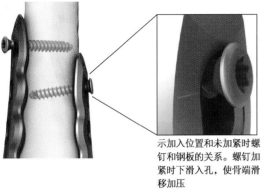

示加入位置和未加紧时螺钉和钢板的关系。螺钉加紧时下滑进孔，使骨端滑移加压

图 11-12　加压钢板的加压原理

注：加压钢板的洞孔有斜面，并比螺钉大，打入螺钉时贴洞孔远离骨折处打入，螺钉钻入后将骨拉向中心方向，骨折处被收紧

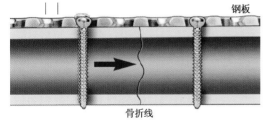

图 11-13　钢板孔中钻钉的顺序

注：打入螺钉时，一般先打接近骨折线处的螺钉（如果为 6 孔或 8 孔钢板，可打和骨折线处次最近孔的螺钉），再打骨折线另一侧最近或次最近孔的螺钉

锁式加压板是采用另一种概念制作的钢板，钢板的孔设计时采用"一孔两制"的方式，即可用普遍钉又可用锁式钉来固定（图 11-14）。锁式钉和普遍钉的不同在于和钢板交汇处有无螺纹。一个孔中有两个洞；一边为有螺纹的洞；另一边为无螺纹的洞。前者用于配锁式钉，在锁式钉上紧后，钉和板成为一体；后者的无螺纹的洞没有将钉和钢板锁成一体的作用，为无锁式加压固定。锁式钉和普通钉的差别在于头颈部有无螺纹，有者为锁式钉。

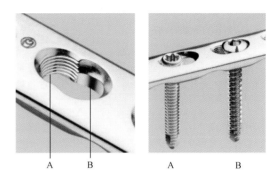

图 11-14　锁式加压钢板

注：孔设计时采用"一孔两制"的方式，既可用普通钉又可锁式钉来固定。A. 为有螺纹的洞，用于配锁式钉，在锁式钉上紧后，钉和钢板成为一体；B. 为无螺纹的洞，没有将钉和钢板锁成一体的作用，为无锁式加压固定

锁钉的尖部有斜形切割缘设计的称为自攻（self-taping）螺钉，有钻骨深入的作用（图 11-15）。

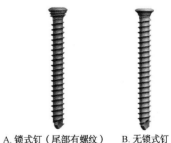

A. 锁式钉（尾部有螺纹）　B. 无锁式钉

图 11-15　自攻螺钉

各生产公司在制作钢板和螺钉时，又在其表面涂上不同颜色以示区别，如普遍螺钉、锁式螺钉、加压螺钉可以是不同颜色。

桡骨远端和肱骨远端的骨折常有数个骨片，利用打钉的方向引导器可引导螺钉置入方向，有利于骨片复位（图 11-16）。桡骨远端和肱骨远端骨折的复位、固定时，常可见螺钉的置入方向不一，目的是利用某些骨片的复位和收紧。

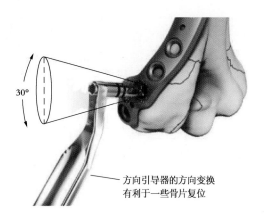

图 11-16 打钉引导器的作用

注：利用打钉的方向引导器变换方向可引导螺钉置入方向，有利于某些骨片复位，这方法尤其适用于桡骨远端和肱骨远端的骨片复位

11.1.5 手部骨折与脱位的常见并发症

手部骨折或脱位后常可以发生以下并发症。

（1）肌腱损伤

手指的屈、伸肌腱和指骨贴近，手指掌骨骨折时很容易发生肌腱损伤。桡骨远端骨折时有时也会引起腕伸肌腱断裂。

（2）神经损伤

手指骨关节损伤时引起神经损伤的机会极少，但发生腕骨脱位时有时可引起正中神经压迫。

（3）关节强直

如前所述，关节强直是手部骨折和脱位十分常见且对功能有很大影响的并发症，可以发生在手的任何关节，但以指骨间关节和掌指关节常见。

（4）骨延迟愈合、不愈合或骨坏死

手舟骨腰部骨折容易发生骨不连和骨坏死。月骨损伤后易发生无菌性坏死。

（5）骨性关节炎

手指经关节骨折，关节脱位固定较长时间后容易引起骨性关节炎。

11.1.6 手部骨与关节损伤治疗的展望

手部骨与关节损伤是手外科的主要工作内容和研究重点之一。手部骨与关节损伤占门诊和住院患者的很大比例，是影响整个手外科治疗质量和水平的重要因素。手部骨与关节功能是手功能的主要组成部分，努力提高手部骨与关节功能恢复质量是手外科医师工作的一大重点。满意的功能恢复建立在对手功能解剖和生物力学原理的深入了解和牢固掌握基础上。手是由多个关节和形态各异的骨块构成的复杂功能体，其解剖学结构独特而复杂。对各关节的功能解剖的了解，尤其是对这些骨或关节和周围韧带、肌腱作为功能整体的了解还要进一步深入，这是今后工作的一个方向。

手部骨关节生物力学是手功能发挥的基础，也是确定治疗原则、指导手术方法的理论来源。我们现在对手部骨与关节的生物力学了解尚很初步，在这一方面有大量工作可以开展，包括正常手部骨与关节的生物力学特征、病理状态下的生物力学变化，以及现行手术治疗方法的生物力学正确性等。今后临床上每设计或改进一个手术应考虑其生物力学的正确性和合理性。

手部骨与关节损伤后处理方法虽已有较大进步，但从使用的材料、器械到具体手术方法上还不完全适应手的特点，这一方面还有很多工作可做。怎样发展新的治疗措施和方法来解决现在尚未解决的问题，如手的关节挛缩、月骨无菌性坏死、手舟骨骨折后的骨不连、尺侧腕部软组织损伤引起的腕疼等，均需要在治疗方法上有突破性进展。

对腕关节各种疾病或损伤的手术方法虽然不少，但效果十分肯定的还不多，对某一手术方法的效果长期随访评价者很少。这些手术方法的评价或适应证的确立是需要积极地积累资料方能加以回答的问题。

（汤锦波）

11.2 骨折与关节损伤

11.2.1 手部骨折与关节损伤

（1）第 2～5 指骨骨折

指骨骨折临床常见，多为直接暴力所致。其类型多种多样，常见的有横型、短斜型、长斜型、螺旋型、单髁和双髁，粉碎性骨折，治疗方法因伤而定。手的功能非常重要，治疗手部骨关节损伤的处理原则是（近）解剖复位，适当的稳定性和尽早功能锻炼。复位要求（近）解剖复位，不能有旋转移位，有时成 10°角（冠状面和矢状面）仍可以接受；固定的稳定要允许早期手指主动活动，不影响骨折愈合；功能锻炼要尽可能早地开始，因为手制动超过 4 周，手指僵硬的程度就会明显增加。

指骨为小管状骨,共 14 根。拇指 2 节,其余 4 指均为 3 节。分为近节指骨、中节指骨和远节指骨,而拇指只有近节和远节指骨。每节指骨分为底、体和头(亦称滑车,远节指骨为指骨粗隆)3 个部分。底上面有凹陷的关节面,头较狭窄而呈滑车状,底与头之间为体。体的掌侧面略凹陷,背侧面凸隆,横断面呈半月形。末节指骨的基底部有肌腱止点附着。

1) 近节指骨骨折:临床表现为近节指骨疼痛、肿胀、畸形,手指活动受限。X 线片检查显示骨折及移位情形。远端受伸肌腱牵拉,近端受屈肌腱牵拉,成角畸形多为向掌侧。根据外伤史、临床表现及 X 线片检查结果一般容易诊断。由于近节指骨背侧有伸肌腱,侧方有侧腱束和蚓状肌腱,掌侧有屈肌腱经过,骨折后,容易出现肌腱粘连而导致手功能障碍。无移位的骨折可用短臂石膏固定于功能位,4～6 周后进行功能锻炼。有移位的骨折,可行手法复位,牵引后给予压力矫正成角畸形;复位后短臂石膏固定于握拳位或用夹板固定。不稳定的骨折需复位、内固定。横型骨折复位后一般较稳定,用石膏或夹板固定即可;为了避免手固定于非功能位过长时间,亦可行内固定手术,如小钢板、克氏针固定等。斜型和螺旋型骨折多不稳定,需切开复位,进行内固定手术,如小钢板、拉力螺钉、克氏针或张力钢丝加克氏针,加用外固定支架等方法固定。有移位的、不稳定的近节指骨基底部关节内骨折需切开复位、内固定,可采用小钢板、拉力螺钉、克氏针、张力钢丝、外固定支架等方法固定,骨缺损者需植骨。掌或背侧关节撕脱骨折移位者需复位、内固定,可采用克氏针、螺钉、支持克氏针等方法固定。

2) 中节指骨骨折:临床表现为中节指骨疼痛、肿胀、畸形,手指活动受限。X 线片检查显示骨折及移位情形。根据外伤史、临床表现及 X 线片检查结果一般容易诊断。无移位的骨折可用短臂石膏固定于功能位,4～6 周后进行功能锻炼。对于有移位的骨折,可行手法复位,牵引后予以压力矫正成角畸形;若为背侧成角畸形,复位后手背侧短臂石膏固定于握拳位或予夹板固定;若为掌侧成角畸形,则复位后手掌侧短臂石膏固定于指伸直位或予夹板固定。不稳定的骨折需复位、内固定。横型骨折复位后一般较稳定,用石膏或夹板固定即可;为了避免手固定于非功能位过长时间,亦可行内固定手术,如克氏针固定等。斜型和螺旋型骨折多不稳定,需切开复位,进行内固定手术,如采用拉力螺钉、克氏针或张力钢

丝加克氏针,加用外固定支架等方法固定。有移位的、不稳定的中节指骨基底部关节内骨折需复位、内固定,可采用拉力螺钉、克氏针、张力钢丝、外固定支架、动力牵引架等方法固定。掌或背侧关节撕脱骨折移位需复位、内固定,可采用克氏针、螺钉、支持克氏针等方法固定。毁损性的关节骨折可行关节融合。

3) 远节指骨骨折:临床表现为远节指骨疼痛、肿胀、畸形、皮肤有瘀斑或甲下有血肿,手指活动受限。X 线片检查显示骨折及移位情形。没有明显移位的纵行骨折及甲粗隆粉碎性骨折,无需特殊治疗,局部可稍加包扎以保护伤指减少疼痛,或用金属及塑料指托制动。远节指骨骨折伴有甲下血肿,指腹张力较大并疼痛剧烈时,则可用烧红的钝针在甲板上灼洞,引出积血,以此来降低张力缓解疼痛。横行成角骨折,闭合整复后制动 6～8 周;如不稳定可用适当内固定。远节指骨基底骨折伴甲床损伤,拔除指甲,将骨折复位后固定,同时修复裂伤的甲床。严重压砸的远节指骨骨折常常并发有广泛的软组织损伤;若出现不可逆的血液循环障碍,可予以截指治疗。

4) 指骨颈骨折:临床表现为指骨颈处疼痛、肿胀、畸形,手指活动受限。X 线片可检查显示骨折及移位情形。根据外伤史、临床表现及 X 线片检查结果一般容易诊断。无移位的骨折可用短臂石膏固定于功能位,4～6 周后功能锻炼。有移位的骨折,可行手法复位,牵引后给予压力矫正成角畸形;若为背侧成角畸形,复位后手背侧短臂石膏固定于握拳位或予夹板固定;若为掌侧成角畸形,则复位后手掌侧短臂石膏固定于指伸直位或予夹板固定。不稳定的骨折需复位、内固定。横型骨折复位后一般较稳定,用石膏或夹板固定即可;为了避免手固定于非功能位过长时间,亦可行内固定手术,如采用克氏针固定等。斜型和螺旋型骨折多不稳定,需切开复位,进行内固定手术,如采用拉力螺钉、克氏针、张力钢丝,加用外固定支架等方法固定。

5) 指骨髁骨折:为指骨的关节内骨折。常见的形态为:单髁骨折、双髁骨折、粉碎性骨折。临床表现为指骨髁处疼痛、肿胀、畸形,手指活动受限。X 线片检查显示骨折及移位情形。根据外伤史、临床表现及 X 线片检查结果一般容易诊断。无移位的骨折可用短臂石膏固定于功能位,4 周后进行功能锻炼。有移位的骨折需复位、内固定。单髁骨折可采

用克氏针、螺钉、张力带等方法固定,双髁骨折可采用小型髁钢板、多根克氏针、克氏针＋螺钉、克氏针＋微型外固定支架等方法固定。粉碎性骨折尽可能予复位内固定,毁损性的可行关节融合。

A. 手术步骤:如图 11-17 所示。术中经 C 臂机透视检查骨折复位及固定情况,若暴露骨折时切开了肌腱需予以修复。

B. 术后处理:

a. 术后摄 X 线片观察复位及固定情况,观察患指血供及伤口渗血情况。

b. 术后于功能位石膏固定 4～6 周,术后 14 d 伤口拆线。

c. 拆除石膏后即可开始功能锻炼,以防止肌腱粘连。

6) 远节指骨基底部撕脱性骨折:掌侧撕脱骨折很少见,主要为背侧撕脱骨折。多为间接暴力所致。手指远节受到暴力突然屈曲,而远节指骨基底背侧受伸肌腱的牵拉,从而形成撕脱骨折,伸肌腱不能伸直远节指骨,出现锤状指。临床表现为远侧指骨间关节背侧疼痛、肿胀,锤状指;侧位 X 线片检查显示骨折及移位情形。撕脱骨折小于关节面 1/3 者,可行石膏或支具固定手指于远节过伸、近节指骨间关节屈曲位,由 X 线片检查确认骨折复位。有时加以克氏针固定手指远节于过伸位,以确保固定牢靠。撕脱骨折大于关节面 1/3 者、伴关节脱位者、闭合整复失败者、伤后就诊晚者,可行切开复位、内固定手术,用克氏针、张力钢丝、螺钉等法固定。若骨折片过小不能固定时,可切除骨折片,用抽出钢丝法(图 11-18)、微型锚钉缝合伸肌腱于止点。

A. 手术步骤:如图 11-18 所示。术中经 C 臂机透视检查骨折复位及固定情况。

B. 术后处理:

a. 术后摄 X 线片检查观察复位及固定情况,以及患指血供及伤口渗血情况。

b. 术后 14 d 伤口拆线,石膏、克氏针及钢丝保留 6 周。

c. 拆除固定后即可开始功能锻炼,以防止肌腱粘连。

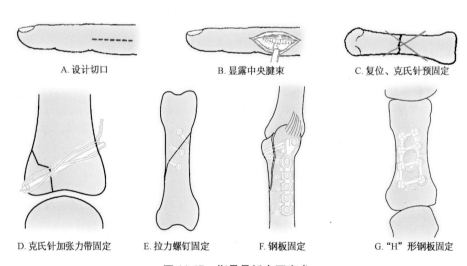

A. 设计切口　　　　　B. 显露中央腱束　　　　　C. 复位、克氏针预固定

D. 克氏针加张力带固定　　E. 拉力螺钉固定　　　F. 钢板固定　　　G. "H"形钢板固定

图 11-17　指骨骨折内固定术

注:A. 侧方偏背侧皮肤纵行切口。B. 中央腱束可以在中央纵行切开或牵拉至一边,并在中央腱束和侧腱束之间暴露骨折端。C. 复位:纵向牵引手指,进行复位,尽可能做到解剖复位,并防止周围附件嵌入骨折断端之间,必要时可用克氏针或持骨钳暂时稳定骨折。D. 固定:指骨骨干单一的横型、螺旋型、或斜型骨折可以选择克氏针内固定。直视下交叉打入 2 根或多根克氏针,尽可能垂直通过骨折线,同时可以用张力带加固。E. 骨折线大于骨横截面直径 3 倍以上骨干的螺旋形骨折、髁部骨折及关节内骨折,可以选择拉力螺钉固定。根据骨折线的走行,选择适合螺钉头剖面的部位用钻头打孔,用测深器测量深度,垂直于骨折线置入 2～3 枚拉力螺钉。F. 骨干不稳定的横形或短斜形骨折,可以选择加压钢板固定,方法同掌骨骨折。指骨基底部骨折可以选择"T"形钢板,方法同掌骨骨折。近髁部关节内骨折、指骨基底部骨折及关节内复合骨折可以选择髁钢板进行内固定。先用钻头为刀刃准备 1 个孔洞,插入预先塑形的刀刃和髁钢板,而后在远端第 2 个螺孔处置入 1 枚螺钉,再置入近端第 1 个螺钉,最后置入其余螺钉。G. 指骨骨干的多碎骨片骨折及指骨骨折后愈合畸形或骨不连者可以选择"H"形钢板固定。按骨骼形态弯曲钢板,置入"H"形钢板以使骨折的近端和远端各有两对孔洞(先固定近端孔洞),在钢板的最近端用两个自攻螺丝安装钢板。校正钢板的位置,使得螺钉的尖端在对侧皮质的地方不会靠得太紧。如有骨缺损则植骨

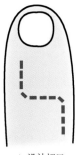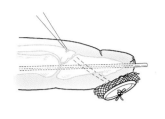

A. 设计切口　　　　B. 固定方法

图 11-18　末节指骨基底部撕脱性骨折

注：A. 以远侧指骨间关节背侧为中心，做"S"形切口。切开皮肤，分离皮下组织，显露骨折处，了解骨折情况。B. 若骨折片较小时，可选择钢丝固定法或锚钉固定。先以 1 枚克氏针将远侧指骨间关节固定于伸直位，用钢丝紧贴骨折块横行穿过伸肌腱，钢丝两端在注射器针头牵引下从指端穿出，再将钢丝拉紧，其两端以纽扣固定于指尖

（2）掌骨骨折

掌骨为短管状骨，共有 5 根。每根掌骨均分为底、体和头 3 部分。底上面的关节面与腕骨相关节。两侧与相邻的掌骨底相接（第 1 掌骨除外）。掌骨体呈棱柱形，微向背侧弯凸，其内、外侧面略凹陷，有骨间肌附着。掌骨头半球形的关节面与近节指骨底构成掌指关节。此关节面的大部分位于掌侧面，小部分位于背侧面。掌骨头的两侧各有 2 个小结节。掌侧结节之间的浅窝有掌侧副韧带附着，背侧结节之间平坦呈三角形，有指伸肌腱通过。

1）不同部位和类型的掌骨骨折及处理方法：

A. 掌骨干骨折：第 2～5 掌骨干骨折多由外伤引起，形态上可分为横型、短斜型、长斜型和螺旋型及粉碎性骨折。直接暴力常造成横型、粉碎性骨折，扭转或间接暴力可造成斜型和螺旋型骨折。临床表现为掌骨处疼痛、肿胀、畸形，手指活动受限，有时掌骨短缩。正位 X 线片检查显示掌骨干骨折，斜位及侧位 X 线片可显示骨折移位情形，向背侧移位较为多见。根据外伤史、临床表现，以及 X 线片检查结果一般容易诊断。无移位的骨折可用手背侧短臂石膏固定于手功能位或用夹板固定，远端至近侧指骨间关节，6 周后进行功能锻炼。有移位的骨折，可试行手法复位，牵引后予背侧压力矫正背侧成角畸形；复位后手背侧短臂石膏固定于手功能位或予夹板固定。在软组织肿胀消退时要复查 X 线片，若石膏松动或骨折有移位倾向，需重新复位、石膏固定。不稳定的骨折需切开复位，进行内固定手术。横型骨折复位后一般较稳定，用石膏或夹板固定即可；若需要

缩短固定时间、尽早开展手功能锻炼，亦可行内固定手术，如小钢板固定或髓内克氏针固定等。斜型和螺旋型骨折多不稳定，需切开复位，进行内固定手术，如采用小钢板、拉力螺钉、克氏针或张力钢丝加克氏针，加用外固定支架等方法固定。

多发性掌骨干骨折常为较大暴力引起，可伴有严重的软组织损伤。形态、临床表现、X 线片检查同单一掌骨干骨折。根据外伤史、临床表现，以及 X 线片检查结果一般容易诊断。无移位的骨折或复位后稳定的骨折，可用手背侧短臂石膏固定于手功能位或予夹板固定，远端至近侧指骨间关节。在软组织肿胀消退时要复查 X 线片，若石膏松动或骨折有移位倾向，需重新复位、石膏固定。随访 X 线片，见骨折愈合后去石膏固定进行功能锻炼。由于多发性掌骨干骨折失去了掌骨间相互的稳定支持作用，骨折复位后较不稳定，比单一掌骨骨折需要更长的固定时间，更可能导致手关节僵硬。故多倾向于切开复位内固定，这样可以缩短固定时间、尽早开展手功能锻炼。不稳定骨折需切开复位内固定。若伴有严重的软组织损伤，则需根据具体情形决定治疗方案，但在这种情形下，骨折的固定很棘手，因为一些内固定方法，如小钢板等，会受到限制。

B. 掌骨颈骨折：掌骨颈骨折多由外伤引起，以第 5 掌骨常见，第 2 掌骨其次。由于骨间肌的牵拉作用，掌骨头屈曲，骨折向背侧成角。临床表现为掌骨颈部疼痛、肿胀、畸形，手指活动受限。正位 X 线检查片显示掌骨颈骨折，斜位及侧位 X 线片检查显示骨折移位情形。根据外伤史、临床表现，以及 X 线片检查结果一般容易诊断。在掌指关节伸直位复位骨折很困难，故复位常在掌指关节屈曲位进行。先屈曲掌指关节，从掌侧向背侧推顶掌骨头，同时背侧按压掌骨，可复位骨折。复位后，用手背侧短臂石膏固定于掌指关节和近侧指骨间关节 90°屈曲位，远端至远侧指骨间关节，3～4 周后进行功能锻炼。软组织肿胀明显时复位较为困难，石膏固定亦不一定稳固。要复查 X 线片，若石膏松动或骨折有移位倾向，需重新复位、石膏固定。若需要缩短固定时间、尽早开展手功能锻炼，亦可行内固定手术。手法复位失败或不稳定的骨折需切开复位内固定手术，如小钢板、髓内克氏针、克氏针，加用外固定支架等法固定。

C. 掌骨头骨折：多由外伤引起。临床表现为掌骨头部疼痛、肿胀、畸形，手指活动受限。正位、斜位及侧位 X 线片检查显示骨折及移位情形。根据外伤

史、临床表现及 X 线片检查结果一般容易诊断。有时需要分层 X 线片或 CT 检查才能看清关节面情形。无移位的骨折,可用手背侧短臂石膏固定于手功能位,3~4 周后进行功能锻炼。有移位的骨折,需切开复位,进行内固定手术,如髁用小钢板、克氏针、张力带钢丝、螺钉等法固定。粉碎性骨折者复位和固定较为困难,需谨慎操作。

D. 掌骨基底部骨折:第 2~5 掌骨基底部关节外骨折多由外伤引起,以第 5 掌骨较为多见。临床表现为掌骨基底处疼痛、肿胀、畸形,手指活动受限。正位 X 线片检查显示掌骨基底骨折,斜位及侧位 X 线片检查显示骨折移位,且向背侧移位较为多见。根据外伤史、临床表现及 X 线片检查结果一般容易诊断。无移位的骨折可用手背侧短臂石膏固定于手功能位或予夹板固定,远端至近侧指骨间关节,3~4 周后进行功能锻炼。有移位的骨折,可试行手法复位,石膏夹板固定;在软组织肿胀消退时要复查 X 线片,若石膏松动或骨折有移位倾向,需重新复位、石膏固定。有时由于软组织肿胀导致石膏夹板固定不可靠。若复位困难、固定不稳,则需切开复位,进行内固定手术;若掌骨短缩,可行切开复位内固定手术,小钢板固定效果较好,必要时予以植骨。

第 2~5 腕掌关节骨折-脱位多由外伤引起。由于第 2~4 腕掌关节较为稳定,活动度小,较大的暴力才会导致脱位,而第 5 腕掌关节活动度较大,韧带较为松弛,关节内骨折伴脱位相对多见。腕掌关节骨折-脱位多为间接暴力引起。临床表现为腕掌处疼痛、肿胀、畸形,手指活动受限。正位 X 线片检查显示腕掌关节间隙宽窄不等,斜位及侧位 X 线片检查显示掌骨基底移位,并可见关节内骨折。根据外伤史、临床表现及 X 线片检查结果一般容易诊断。有时需要加摄旋前和旋后 30°X 线片检查,可发现腕掌关节骨折-脱位。无移位的关节骨折可用手背侧短臂石膏固定于手功能位或予夹板固定,远端至近侧指骨间关节,3~4 周后行功能锻炼。单纯性脱位,一般可闭合复位,石膏夹板固定,亦可经皮穿针固定。合并骨折的脱位,可试行手法复位,石膏夹板固定;有时由于软组织肿胀导致石膏夹板固定不可靠。若复位困难、固定不稳,则需切开复位,进行内固定手术。

2) 手术方法:

A. 掌骨骨折切开复位克氏针内固定术:手术步骤如图 11-19 所示。术中经 C 臂机透视检查骨折复位及固定情况,缝合切开的伸肌腱及腱鞘。

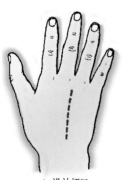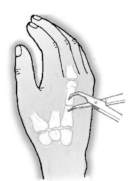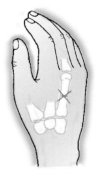

A. 设计切口   B. 复位后临时固定   C. 克氏针固定

图 11-19　掌骨骨折切开复位

注:A. 做手背侧纵行或弧形切口;B. 清除血肿后纵向牵拉手指,将骨折复位,并以持骨钳临时固定;C. 交叉打入 2 根克氏针,尽量垂直通过骨折线

术后处理:①术后摄 X 线片观察复位及固定情况,观察患指血供及伤口渗血情况;②术后于功能位石膏固定 4~6 周;③术后 14 d 伤口拆线拆除石膏后即可开始功能锻炼,以防止肌腱粘连。

B. 掌骨骨折切开复位微型钢板固定术:手术步骤如图 11-20 所示。术中经 C 臂机透视检查骨折复

位及固定情况,若暴露骨折时切开了肌腱需予以修复。

术后处理:①术后摄 X 线片观察复位及固定情况,观察患指血供及伤口渗血情况;②术后于功能位石膏固定 4~6 周;③术后 14 d 伤口拆线拆除石膏后即可开始功能锻炼,以防止肌腱及侧副韧带粘连。

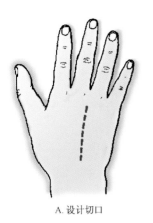
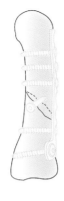
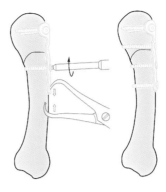
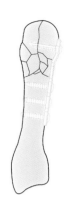

A. 设计切口　　　　　　　　　　　　　B. 各类骨折的固定方法

图 11-20　掌骨骨折切开复位微型钢板固定

注：A. 做手背侧纵行切口，切口最好位于骨折掌骨的侧面。B. 固定：根据不同部位的骨折可以选择不同的钢板固定。掌骨干折可选择加压钢板，掌骨头骨折可选用"T 形"钢板。使用"T"形钢板时首先拧入"T 形"孔部分的两枚螺钉，用持骨钳稳定骨折并纠正旋转畸形，然后在钢板尾部偏离孔心钻孔以获得一些向下的压力并偏离孔心拧入螺钉以压紧骨折面，最后拧入其余螺钉。使用加压钢板时预先轻微弯曲钢板以增加钢板反面的压力。首先在骨折近端打 1 个螺孔，然后在骨折远端用螺钉安装上钢板，置入近端的螺钉，拧紧螺钉给骨折加压，在中立位置入近端最后 1 枚螺钉

（3）第 2～5 指关节损伤

1）手指远侧指骨间关节骨折-脱位及韧带损伤：正常的远侧指骨间关节只有前后向的屈伸活动，无侧向活动。远侧指骨间关节的主要稳定结构包括侧方的侧副韧带，掌侧的掌板、屈肌，背侧的伸肌腱。暴力致这些稳定结构损伤或一些疾病导致这些稳定结构松弛后，可出现远侧指骨间关节脱位或半脱位。

A. 外伤性侧向脱位：手指受到侧向、扭转暴力可使侧方的侧副韧带损伤或远节指骨基底或中节指骨侧方撕脱骨折，导致远侧指骨间关节侧向脱位。远侧指骨间关节侧向脱位容易复位，就诊时可能因关节已复位而漏诊。仔细问询病史有助于诊断。临床表现为远侧指骨间关节肿胀、疼痛，检查可见远侧指骨间关节伤侧压痛，侧向应力后不稳、疼痛。麻醉下检查有助于明确侧向不稳的程度。X 线片检查可见应力后张力侧关节间隙增大，伴撕脱骨折时可见骨折片。远侧指骨间关节外伤性侧向脱位复位后，石膏固定远侧指骨间关节于伸直位 4 周。必要时手术行侧方韧带修复或重建术。伴撕脱骨折者可考虑手术。

B. 外伤性掌侧、背侧脱位：背侧脱位较常见。手指受到暴力后远侧指骨间关节极度背伸，掌板和关节囊破裂，或远节指骨基底或中节指骨掌侧撕脱骨折，导致远侧指骨间关节背侧脱位。远侧指骨间关节背侧脱位容易复位，但不稳定。临床表现为远

侧指骨间关节肿胀、疼痛，检查可见远侧指骨间关节掌侧压痛，应力后背侧向不稳、疼痛。麻醉下检查有助于明确背侧向不稳的程度。X 线片检查可见应力后张力侧关节间隙增大，伴撕脱骨折时可见骨折片。远侧指骨间关节外伤性背侧脱位复位后，石膏固定远侧指间关节微屈曲位 4 周。必要时行掌板重建术。伴撕脱骨折者可考虑手术。

2）手指近侧指骨间关节骨折脱位及韧带损伤：正常的近侧指骨间关节只有前后向的屈伸活动，无侧向活动。近侧指骨间关节的主要稳定结构包括侧方的侧副韧带，掌侧的掌板、屈肌，背侧的伸肌腱。暴力致这些稳定结构损伤或一些疾病导致这些稳定结构松弛后，可出现近侧指骨间关节脱位或半脱位。

A. 外伤性侧向脱位：手指受到侧向、扭转暴力可使侧方的侧副韧带损伤或中节指骨基底或近节指骨侧方撕脱骨折，导致近侧指骨间关节侧向脱位。近侧指骨间关节侧向脱位容易复位，就诊时可能因关节已复位而漏诊。仔细问询病史有助于诊断。临床表现为近侧指骨间关节肿胀、疼痛，检查可见近侧指骨间关节伤侧压痛，侧向应力后不稳、疼痛。麻醉下检查有助于明确侧向不稳的程度。X 线片检查可见应力后张力侧关节间隙增大，伴撕脱骨折时可见骨折片。近侧指骨间关节外伤性侧向脱位复位后，石膏固定近侧指骨间关节于伸直位 4 周。必要时手术行侧方韧带修复或重建术。伴撕脱骨折者可考虑

手术。

B. 外伤性掌侧、背侧脱位：背侧脱位较常见。手指受到暴力后近侧指骨间关节极度背伸，掌板和关节囊破裂，或中节指骨基底、近节指骨掌侧撕脱骨折，导致近侧指骨间关节背侧脱位。近侧指骨间关节背侧脱位容易复位，但不稳定。临床表现为近侧指骨间关节肿胀、疼痛，检查可见近侧指骨间关节掌侧压痛，应力后背侧向不稳、疼痛。麻醉下检查有助于明确背侧不稳的程度。X线片检查可见应力后张力侧关节间隙增大，伴撕脱骨折时可见骨折片。近侧指骨间关节外伤性背侧脱位复位后，石膏固定近侧指骨间关节于微屈曲位4周。必要时手术行掌板重建术。伴撕脱骨折者可考虑手术。

3）掌指关节脱位及韧带损伤：掌指关节是手功能活动中极为重要的关节。正常的掌指关节主要有前后向的屈伸活动，一定范围的侧向内收、外展活动，以及少量的轴向旋转活动。掌指关节的主要稳定结构包括侧方的侧副韧带、副侧副韧带、骨间肌和蚓状肌，掌侧的掌板、屈肌及腱鞘，背侧的伸肌腱及腱帽。第2～5掌指关节还有坚韧的掌骨深横韧带相互连接，提供了侧方的相互稳定作用。暴力致这些稳定结构损伤或一些疾病导致这些稳定结构松弛后，可出现掌指关节脱位或半脱位。

A. 外伤性掌侧、背侧脱位：示指和拇指掌指关节背侧脱位较常见。手指受到暴力后掌指关节极度背伸，掌板和关节囊破裂，近节指骨基底移位至掌骨头背侧，破裂的掌板和关节囊嵌入关节间隙，受到与掌板相连的屈肌腱鞘牵拉，屈肌腱滑向掌骨头侧方，并紧紧夹住掌骨头，阻碍关节复位。骨间肌和蚓状肌腱滑向掌骨头另一侧方夹住掌骨头。牵拉手指会使屈肌腱紧张，反而使复位困难。临床表现为掌指关节背伸畸形，屈曲受限。侧位X线片近节指骨基底移位至掌骨头背侧，有时甚至可见近节指骨与掌骨几乎成平行。治疗时可先试行手法复位，麻醉后屈腕，适度牵引后将近节指骨背伸，保持指骨基底与掌骨头相贴，推挤近节指骨基底，逐渐屈曲近节指骨以复位。复位成功后，石膏固定掌指关节于屈曲60°左右位2～3周。掌指关节背侧脱位者手法复位常不成功，需切开复位。可掌侧切口进入，术中要将嵌入关节的掌板、关节囊、籽骨等牵出，将掌骨头由掌板和关节囊裂口推回即可复位。复位成功后，石膏固定掌指关节于屈曲60°左右位3周。

B. 外伤性侧向脱位：手指受到暴力后掌指关节

极度侧向活动，侧方稳定结构损伤，可导致掌指关节侧向脱位。掌指关节侧向脱位容易复位，就诊时可能因关节已复位而漏诊。临床检查可见掌指关节侧向应力后不稳、疼痛，X线片检查可见应力后张力侧关节间隙增大，伴撕脱骨折时可见骨折片。第2～5指掌指关节外伤性侧向脱位复位后，石膏固定掌指关节于屈曲50°左右位4周；拇指掌指关节外伤性侧向脱位复位后，石膏固定掌指关节于功能位4周、伸直位4周。必要时手术行侧方韧带修复或重建术。伴撕脱骨折者可考虑手术。

4）腕掌关节脱位：第2～5腕掌关节脱位多为第2～5掌骨基底向背侧移位。X线片检查可见相应征象。新鲜的单纯第5腕掌关节脱位一般不稳定，若石膏固定不满意，可复位后选用合适的材料重将关节固定6周。第2～5腕掌关节脱位即使复位不满意，一般也不会引起严重的功能障碍。陈旧性第2～5腕掌关节脱位无症状者可不处理；若突出的掌骨基底影响手指屈伸活动，可凿平突出部分，一般症状可缓解。陈旧性第5腕掌关节脱位可行关节融合术。伴骨折的腕掌关节脱位处理参见掌骨基底骨折-脱位。

（4）拇指骨骨折、关节损伤

拇指骨骨折的解剖特点和处理原则与第2～5指骨骨折相似，具体内容参见本节前文。

1）第1掌骨骨折：

A. 分类：第1掌骨骨折的特殊性在于第1掌骨基底部骨折。第1腕掌关节是所有腕掌关节中活动度最大的关节，拇指功能的发挥很大程度上取决于第1腕掌关节的功能。第1掌骨骨折类型复杂，其处理方法也有所不同，现逐一介绍如下。

a. 基底部关节外骨折：骨折线不通关节面，常为短斜型。骨折受拇长屈肌和拇内收肌的牵拉，向尺侧和掌侧移位，近端受拇长展肌的牵拉向背侧、桡侧移位，骨折向背侧、桡侧成角。临床表现为第1掌骨基底处疼痛、肿胀、畸形，拇指位于内收位，拇外展、内收、对掌动作受限。正位X线及侧位X线片检查显示骨折及移位情形。根据外伤史、临床表现及X线片检查结果一般容易诊断。骨折大多可手法复位，置拇外展位牵引后在骨折处从桡背侧向尺掌侧予压力矫正成角畸形，复位后用短臂石膏固定拇指于外展位或用弓型夹板固定，远端至指骨间关节，骨折基本愈合后开始功能锻炼。若需要缩短固定时间、尽早开展手功能锻炼，亦可行内固定手术。不稳定的骨折需切开复位,进行内固定手术,如予小钢板固定、克氏针固定等。

b. Bennett 骨折:为常见的第 1 掌骨基底骨折类型。典型的 Bennett 骨折为第 1 掌骨斜型基底两骨块骨折,骨折线自内上向外下进入第 1 腕掌,通关节内,伴第 1 腕掌关节脱位或半脱位。第 1 掌骨尺侧基底的三角型骨块,受掌侧韧带的作用保持在原位,远端骨折块受拇长屈肌和拇内收肌的牵拉,向尺侧和掌侧移位,近端受拇长展肌的牵拉滑向背侧、桡侧,造成第 1 腕掌关节脱位。临床表现为第 1 掌骨基底处疼痛、肿胀、畸形,拇指位于内收位,拇外展、内收、对掌动作受限。正位及侧位 X 线片检查显示骨折及脱位情形。根据外伤史、临床表现及 X 线片检查结果一般容易诊断。这种骨折手法复位容易,复位时置外展位牵引后在骨折处从桡背侧向尺掌侧予以推压力矫正脱位,即可复位。但复位后固定困难。一般在第 1 掌骨基底部桡侧予以软垫保护,先上短臂石膏,石膏未变硬前整复骨折脱位,一直维持到石膏硬固;亦有采用弓型夹板固定的。固定拇指于外展位,骨折基本愈合后开始功能锻炼。由于石膏固定困难,多倾向于内固定。复位后经皮克氏针固定,操作较为简单。切开复位小钢板或螺钉固定较为复杂,但可缩短外固定时间,尽早开展手功能锻炼。

c. Rolando 骨折:此型骨折较少见。是第 1 掌骨基底关节内"T"形或"Y"形骨折,伴第 1 腕掌关节脱位或半脱位。预后较差。临床表现同 Bennett 骨折,正位及侧位 X 线片检查显示骨折及脱位情形。X 线平片检查 Rolando 骨折更像粉碎型的 Bennett 骨折,除了掌侧基底与骨干分离外,背侧基底也与掌骨干分离。基底骨折可碎成 3 块或多块。根据外伤史、临床表现及 X 线片检查结果一般容易诊断。这种骨折,一般不稳定,骨折块较大时多倾向于内固定,如采用克氏针、小钢板固定,加用外固定支架等方法固定。骨折块较多,无法使用内固定时,可闭合复位用石膏托外固定。也有用骨牵引或外固定支架维持骨折复位。在牵引一段时间后,待局部肿胀消退,可早期进行功能锻炼,使破损的关节面重新塑形。

d. 粉碎性骨折:第 1 掌骨基底关节内粉碎性骨折可伴第 1 掌骨短缩和基底关节面完整性破坏,预后较差。临床表现同 Bennett 骨折。正位及侧位 X 线片检查可显示骨折及脱位情形。根据外伤史、临床表现及 X 线片检查结果一般容易诊断。这种骨折

一般不稳定,条件适合时可行复位内固定,如采用克氏针、小钢板固定,加用外固定支架等方法固定,必要时植骨。无法使用内固定时,可闭合复位石膏托外固定。也可用骨牵引或外固定架维持骨折复位。在牵引一段时间后,待局部肿胀消退,可早期功能锻炼,使破损的关节面重新塑形。关节面毁损严重者,可考虑关节融合或其他关节重建术。

B. 手术方法:

a. 手术步骤:如图 11-21 所示。术中经 C 臂机透视检查骨折复位及固定情况。

b. 术后处理:①术后摄 X 线片观察复位及固定情况,观察患指血供及伤口渗血情况;②术后于功能位石膏固定 6 周;③术后 14 d 伤口拆线。

2)拇指关节脱位:

A. 拇指指骨间关节脱位:解剖特点和处理原则与第 2~5 指远侧指骨间关节骨折脱位相似,具体内容可参考前文"手指远侧指骨间关节骨折-脱位及韧带损伤"部分。

B. 拇指掌指关节脱位:拇指关节由掌骨头与近节指骨底构成。掌骨头并不呈圆形,为前后径大于左右径的关节面。两侧各有 1 个小结节。其掌侧面有一浅窝,为掌指关节侧副韧带的附着处。近节指骨底为凹面,其关节面较掌骨头小,与掌骨头形成多轴球窝关节。拇指掌指关节的掌骨头凸度较小,关节面宽阔,掌面有 2 个籽骨。掌指关节的骨结构由关节囊包绕,关节囊两侧有侧副韧带加强。当掌指关节处于伸直位时,侧副韧带松弛;当掌指关节屈曲时,侧副韧带紧张。在侧副韧带的掌侧有副侧副韧带。此外,在掌指关节的掌侧还有坚韧的掌板。

拇指掌指关节的尺侧副韧带较桡侧副韧带短,紧张度高,有利于拇指的对指活动。由此也使得尺侧副韧带更容易断裂。多为近节指骨底部附着部附近的断裂,部分可引起指骨底的撕脱骨折。

拇指掌指关节脱位以背侧脱位多见,掌侧脱位少见。保守治疗指征和保守治疗方法可以参考前文"掌指关节脱位及韧带损伤"内容。当发生掌指关节背侧脱位,手法复位失败时或者脱位伴有掌骨头骨折时考虑手术治疗。

拇指掌指关节切开复位术手术步骤如图 11-22 所示。

术后处理:①术后摄 X 线片检查观察关节复位及固定情况;②术后 14 d 拆线,掌指关节屈曲位石膏固定 3 周,克氏针保留 3 周。

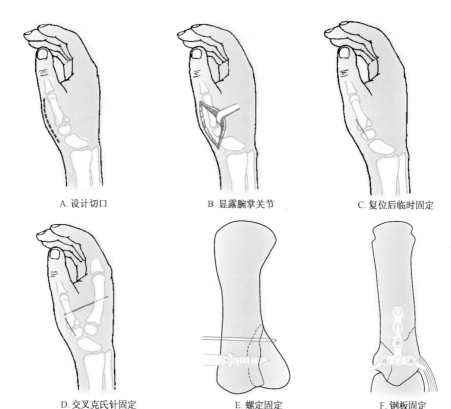

A. 设计切口　　　　　　　B. 显露腕掌关节　　　　　　C. 复位后临时固定

D. 交叉克氏针固定　　　　　E. 螺定固定　　　　　　　F. 钢板固定

图 11-21　第 1 掌骨骨折内固定术

注: A. 纵行的桡背侧切口方式或桡掌侧的弧形切口。B. 于掌骨近端剥离拇短展肌及拇对掌肌,切开关节囊,将掌骨旋后以充分暴露骨折端,检查腕掌关节内的情况。C. 纵向牵引拇指末端,将掌骨外展后旋前,使其复位,用带尖钩的复位钳把持或用一克氏针临时固定。D. 若为关节外骨折或移位不明显的 Bennett 骨折,可选择交叉克氏针固定。第 1 根克氏针经掌骨基底部,尽可能垂直通过骨折线固定于大多角骨,第 2 根克氏针交叉固定于第 2 掌骨近端(穿过或不穿过碎骨片)。E. 明显移位的 Bennett 骨折及 Rolando 骨折最好使用螺钉或钢板内固定。螺钉固定 Bennett 骨折时先用钻头钻取骨折中心孔,然后植入1~2 枚质皮质骨螺钉固定。F. 钢板固定 Rolando 骨折时先复位其中一处的关节骨断端,暂时用 1.25 mm 的克氏针固定,再复位另一处关节与骨干间的骨折断端。用另一枚 1.25 mm 的克氏针固定,将钢板塑型后放置于掌骨的一侧,植入螺钉

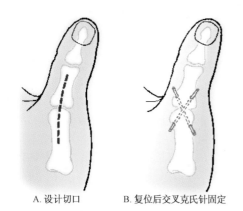

A. 设计切口　　　　　B. 复位后交叉克氏针固定

图 11-22　拇指掌指关节切开复位术内固定

注: A. 取背侧弧形切口。B. 纵向切开或牵开伸肌腱,切开关节囊,暴露关节;切除掌板,将腕关节屈曲以放松屈肌腱,按压近节指骨底将其复位;用 2 根交叉克氏针将关节固定

C. 第 1 腕掌关节脱位:第 1 腕掌关节由第 1 掌骨底与大多角骨构成。第 1 掌骨底为前后凹面的关节面,在桡、尺方向是一个凸面。与其相对应的大多角骨关节面为前后凸的关节面,而桡、尺方向为凹面,形成鞍状关节。第 1 腕掌关节囊肥厚,较松弛,包绕关节骨结构周围,关节周围有韧带附着,增加关节的稳定性。位于关节前、后方有掌、背侧韧带;位于桡侧方的有桡侧腕掌韧带;位于第 1~2 掌骨间的有骨间前、后韧带。松弛的关节囊及坚强的韧带保证了第 1 腕掌关节的灵活性及稳定性。

第 1 腕掌关节脱位为第 1 掌骨基底向桡背侧移位。单纯的关节脱位较少见,临床上见到的多为半脱位。临床表现为疼痛、第 1 掌骨基底压痛,第 1 掌骨基底向桡背侧隆起,腕掌关节不稳定,有异常活动。X 线片检查可见相应征象。新鲜的单纯第 1 腕

掌关节脱位一般不稳定,可先行闭合复位,若石膏固定不满意,可复位后选用合适的材料重将关节固定在充分旋前位,制动 6 周。陈旧的第 1 腕掌关节脱位可行第 1 腕掌关节切开复位和韧带重建;并发创伤性或退行性关节炎的脱位,可做关节成形术或融合术。合并骨折脱位治疗同 Bennett 骨折。

当出现陈旧的第 1 腕掌关节脱位、伴发骨折的脱位或者伴有创伤性关节炎的脱位时,可考虑行第 1 腕掌关节脱位切开复位韧带重建术。若第 1 腕掌关节已有关节炎表现,可考虑关节成形或关节融合术。

第 1 腕掌关节脱位切开复位韧带重建术手术步骤如图 11-23 所示。

术后处理:①术后摄 X 线片观察关节复位及固定情况;②术后 14 d 拆线,石膏固定 4 周,克氏针保留 4 周;③定期复片。

11.2.2　腕部骨折与关节损伤

（1）手舟骨骨折

手舟骨骨折在腕骨骨折中最为常见,在上肢骨折中发生率仅次于桡骨远端骨折。20～30 岁男性中较为多见。由于有时症状不明显往往会延误诊治。

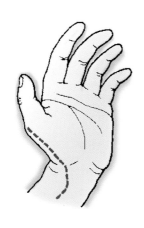

A. 沿第1掌骨桡侧边缘做弧形切口

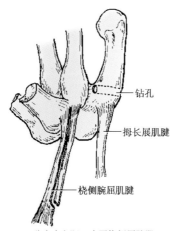

B. 分离大鱼际,牵开桡侧屈腕肌,充分暴露第1腕掌关节的桡、掌侧面;切取 1/2 桡侧屈腕肌肌腱,并在第1掌骨底钻孔

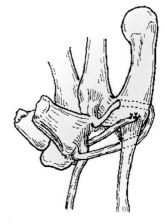

C. 将分离的桡侧屈腕肌肌腱经钻孔的掌侧穿过,由背侧引出,经拇长展肌腱止点下方绕过第1腕掌关节背侧,再绕过桡侧腕屈腕肌腱的止点反折到第1腕掌关节囊桡侧,缝在第1掌骨底骨膜上

图 11-23　第 1 腕掌关节脱位切开复位韧带重建术

1）发生机制:手舟骨骨折致伤机制通常为伸腕位跌倒时手着地导致手舟骨收到挤压。而跌倒时腕关节处于桡偏还是尺偏位决定了骨折部位位于手舟骨腰部还是其近端或远端。在所有的手舟骨骨折中,腰部骨折占 60%～80%,17% 的患者合并有其他腕骨和前臂骨折,如经手舟骨与月骨周围脱位、大多角骨骨折、Bennet 骨折、桡骨远端骨折等。

2）手舟骨的解剖及血供:手舟骨与桡骨、月骨、头状骨及大、小多角骨均有接触面,几乎涵盖了手舟骨全部的软骨面。其也是近排腕骨与远排腕骨之间的机械连接,屈腕时手舟骨承担了轴向的压力。手舟骨的血液供应不稳定,Obletz 及 Halbsein 证明只有 67% 的手舟骨在其全长分布有动脉滋养孔,其余 13% 的血液供应主要分布在远端 1/3,另 20% 在其腰部分布滋养孔,而近端 1/3 几乎没有动脉滋养孔。这说明近 33% 的近端 1/3 手舟骨骨折没有足够的血液供应,此处骨折缺血坏死的发生率可能高达 35%,近端骨折需要长时间的恢复并很有可能发生骨不连。Taleisnik 和 Kelly 证明,进入手舟骨的血供来源于桡动脉掌外侧支、背侧支及远侧支。掌外侧支及背侧支共同供应手舟骨近端 2/3 的血供。Gelberman 和 Menon 发现桡动脉的背侧支供应手舟骨的近极,以及 70%～80% 的骨间循环。桡动脉的掌侧支负责远端粗隆部 20%～30% 的血液供应。

3）诊断:手舟骨骨折的诊断可根据患者的年龄、受伤机制、初始症状及体征来进行判断,但影像学检查是必要的检查手段。对手舟骨结节及鼻烟窝的触诊,以及手舟骨轴向压力的物理检查是对手舟骨骨折初步诊断的有效手段,之后应该对腕关节做影像学的检查。尽管目前有多种不同体位的摄片,但最重要的是后前位片、侧卧位片及斜位投影摄片。

在拍摄后前位 X 线片时最好嘱患手握拳,这样可以使手舟骨轻微拉伸尺偏,并使手舟骨长轴与拍摄平面相平行。同时这种体位也可以增加舟月间隙,对舟月损伤的鉴别诊断很有帮助。尺偏同时可以减小骨折的读片难度。侧位片则可以为评估腕骨位置及稳定性提供帮助。

手舟骨骨折时初诊 X 线检查的假阴性率可达 2%~25%,对可疑手舟骨骨折诊断的患者可建议其固定腕关节 1~3 周后复查 X 线。固定期间骨质的吸收可能使骨折线清晰,使在复查 X 线检查时更容易明确诊断。当然这种方法也会带来诸如延误诊断、患者生活不便、诊疗成本增加,以及重复检查等问题。Terry 和 Ramin 提出拍摄前后位片,并观察手舟骨附近是否有小透亮影状舟状脂肪条纹。这一条纹通常位于腕桡侧副韧带与拇长展肌、拇短伸肌腱鞘之间,若腕部桡侧有骨折该条纹可能被骨折线掩盖或消失不见。但是,也有人反对这种观察指标,Banerjee 就曾指出这种方法的准确性相当低,Carver 和 Barrington 则建议腕背软组织肿胀比该条纹的改变这个观察指标更可靠。

除了 X 线外,尚有超声、放射性核素及 CT、MRI 等检查方法。放射性核素扫描阴性可以排除骨折,但若发现手舟骨局部放射性核素活动增强则并不能确诊骨折,此时可以进行其他检查来进一步明确。单纯采用 X 线平片检查来评估骨折移位、旋转及稳定性较困难。CT 在重建上具有很大的优势,若有条件可行三维重建,尤其在判断慢性骨不连骨质丢失情况中可发挥较大作用。Gaebler 等报道,采用 MRI 检查用于诊断隐匿性手舟骨骨折有 100% 的敏感度及特异度,在损伤后 2.8 d 即可有明显表现。

4) 手舟骨骨折的分类:1960 年,Russe 根据骨折线和手舟骨长轴的关系将其分成 3 型,分别为水平型、斜型及垂直斜型。水平斜型和水平型骨折较稳定,固定 6~12 周可能愈合。垂直斜型骨折剪力大,相对不稳定,需要固定时间更长。若手舟骨骨折有移位或成角,应怀疑是否伴有腕关节不稳。

1984 年,Herbert 提出了结合骨折解剖、稳定性和损伤时间的分类(图 11-24),这一分类对骨折预后情况的指导意义较为明确。

无移位的骨折是稳定的,通常愈合率较高,功能恢复效果好。如果骨折成角或移位,无论骨折线呈何方向,骨折都是不稳定的,通常需要手术治疗。

5) 治疗:对于不伴有其他骨或韧带损伤的急性无移位稳定性手舟骨骨折或小儿手舟骨骨折,非手术治疗通常能取得不错的效果。如能获得早期诊断,这种骨折的预后较好。但对于腕部石膏固定的位置、长度,以及是否固定肘关节及拇指仍然存在争议。Terkelson 和 Jepsen 发现使用可拆卸的短臂拇指管型石膏者手舟骨不愈合率不高于使用长臂拇指管型石膏者。而 Gellman 等发现,开始 6 周使用长臂拇指管型石膏者愈合时间提早了 3 个月。Keneshiro 等进行实验室研究表明,使用短臂拇指管型石膏者在进行旋前旋后动作时骨折碎片可发生超过 3 mm 的位移。

一般来说,手舟骨骨折需要 8~12 周的固定,待 X 线检查显示骨折愈合再去除外固定。外固定后的关节僵硬现象很大程度上能够恢复。但对某些患者可考虑特殊的非手术或手术治疗方法,包括经皮空心螺钉固定的手术技术应用越来越广泛。Bond 等和 Adolfsson 等在一项前瞻性随机研究中比较了螺钉固定组与石膏固定组的效果,发现螺钉固定组患者要比石膏固定组能更早地活动和进行大多数运动且未发现不良预后。Dias 等同样在一项前瞻性研究中发现采用 Herbert 螺钉固定的患者骨不连发生率要低于石膏固定的患者。

对于移位的不稳定性手舟骨骨折,如果在后前位或斜位 X 线片行骨折块移位>1 mm,或者月头角>15°,或在侧位片上舟月角>45°,则需要选择另外的治疗方案。判断移位的其他标准包括侧位手舟骨内角>45°、后前位手舟骨内角<35° 和高长比≥0.65。由于月头角和舟月角的角度范围可有变异,故健侧腕关节的 X 线片检查可作为参照。开始治疗时可尝试纵向牵引和轻微向桡侧压腕骨进行复位,如果复位成功,经皮空心螺钉或克氏针固定后应用长臂石膏进行固定即可,否则需要切开复位进行内固定。

对于新鲜的手舟骨移位或不稳定骨折,最佳的固定方法取决于手术医师的经验和可利用的设备。一些骨折使用克氏针即可达到满意效果。AO 空心螺钉、Herbert 螺钉等也具有各自不同特色。Trumble 等报道采用 AO 空心螺钉及 Herbert-Whipple 空心螺钉均能取得满意的效果。无论使用何种固定器械,关键在于认真注意操作细节,尽可能达到或接近解剖复位和准确置入固定器械。

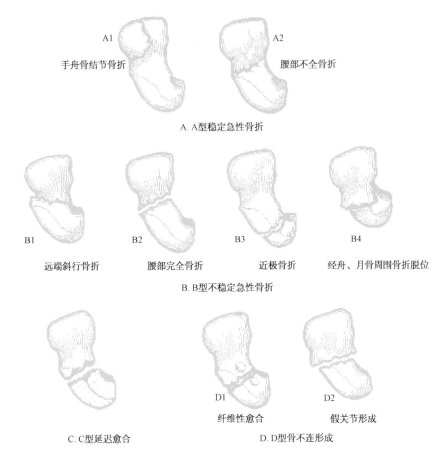

图 11-24　手舟骨骨折的 Hebert 分类

手舟骨骨折不愈合的影响因素主要包括损伤时间、移位情况、并发其他腕骨损伤和血液供应受损。40％的骨不连患者并未在受伤第一时间明确诊断并给予治疗，最常见于近端 1/3 骨折。骨折后未经治疗会发生手舟骨及邻近腕骨的囊性变，随后发生缺血性坏死，但这并不是手术的绝对指征。如果手舟骨骨折没有治疗达 4 周或更长时间，不愈合的概率会明显增加，延迟治疗可使不愈合率高达88％。手舟骨近端骨折骨不连的治疗方式主要取决于近端的血液供应和骨块的大小，如果近端骨折块的血供令人满意，可对近端 1/3 或更多一点的骨不连实行非血管化骨移植。当近端血供差时需要进行血管化的骨移植，对于小的无血管游离的骨折碎片可以从近端切除。

许多手舟骨骨折骨不连的患者临床症状不重，患者能够忍受，但应告知患者有发生腕关节退行性关节炎的可能，不过这可能需要较长时间，其发展速度取决于腕关节所受的慢性应力和活动量。手舟骨不连常见的关节炎 X 线表现包括桡舟间隙变窄、头月间隙变窄、囊性变和明显的背侧嵌入节段的不稳定。

通常有如下几种手术可用于治疗手舟骨骨不连。

A. 植骨术：松质骨植骨治疗手舟骨骨不连是一种可靠的方法，骨性愈合率达80％～97％。这种方法由 Matti 最先介绍并由 Russe 改良。最适用于没有短缩或成角的手舟骨骨不连。Stark 等报道的 27 例患者术后平均随访 12 年，24 例结果满意，除 1 例外其余患者全部恢复工作。

B. 带血管蒂的骨移植：是一种治疗手舟骨骨不连的有效方法，尤其是并发血供损伤的近端骨折和手术失败的骨不连。自 1983 年 Brauns 报道成功从桡骨远端截取旋前方肌带蒂进行移植后，Sheetz、Mathoulin、Brunelli、Fernandez 和 Eggli 等报道了可从桡、尺骨远端和掌骨处取骨。Kawai 和 Yamamoto 报道了使用旋前方肌带蒂骨移植治疗复杂手舟骨不连可达到令人满意的效果。Lutz 等报道了使用髂嵴游离微血管蒂植骨技术进行手术。Zaidemberg 等应用取自桡骨远端背外侧带血管蒂骨块治疗 11 例长期不愈合的手舟骨骨折患者,取得了很好的疗效。Steinmann、Bishop 和 Berger 报道 14 例手舟骨骨不连患者采用带蒂 1～2 骨间室浅表支持带动脉蒂骨移植,均完全愈合。

C. 桡骨茎突切除术:单纯的桡骨茎突切除术对于治疗手舟骨骨不连没有任何意义,但是若关节炎改变波及桡腕关节舟骨窝时,则有桡骨茎突切除术结合手舟骨植骨术或手舟骨尺侧块切除术的手术指征。老年患者如果以桡舟关节炎表现为主而近端骨折段没有松动,单纯性桡骨茎突切除术可以缓解疼痛。

D. 近侧骨折块切除术:该术式后即刻的效果可能很好,但是最终可能发生腕关节紊乱。如果考虑切除骨折块,最好附加其他一些稳定头月骨关节的手术如头月或头月三角钩骨关节融合术。在有适应证时,切除手舟骨近侧骨折块通常结果满意,丧失 1/4 或更少的手舟骨通常只引起轻微的腕部关节运动障碍。由于术后制动时间短,功能通常恢复很快,但腕部力量常有一定程度的减弱。

E. 近排腕骨切除术:通常是作为腕关节创伤后关节炎的一个重建性手术。近排腕骨切除被认为对有一定要求的患者,希望一些腕部活动,以及对于轻微的持续性疼痛的患者可达到令人满意的效果。如果近排腕骨切除术不能达到患者的要求,可以选择关节融合术。因退行性病变而行近排腕骨切除时,桡骨的月骨窝和头状骨近侧应当有健康的关节面。头月关节病变不是近排腕骨切除的禁忌证,因为可以切除头状骨的近侧极并用背侧关节囊覆盖而获得满意的功能。如果在 X 线片或术中直视下发现这些关节面的退行性变明显,应当考虑其他的治疗方法,如关节融合术等。对于严重的腕骨开放性骨折脱位并发有明显的骨结构性破坏、手舟骨和月骨的粉碎性骨折,以及月骨和手舟骨的血供破坏,初期行近排腕骨切除术可能有效。手术时通常建议切除三角骨、月骨和全部手舟骨,但是手舟骨远极在其与大多角骨成关节的部分可以保留,这样可以为拇指提供更稳定的基底。如果保留手舟骨远极,应行桡骨茎突切除,防止手舟骨远极和大多角骨撞击桡骨茎突。

(2)桡骨远端骨折

桡骨远端骨折指的是距离桡骨远端关节面 3 cm 内的骨折。由于该位置是松质骨和密质骨的交界处,横截面呈四边形且骨皮质较弱,因此其力学结构较弱,骨折后容易发生松质骨塌陷、皮质骨粉碎及桡骨缩短现象。

桡骨远端骨折主要发生在青少年和中老年两个年龄段。在青少年,男性发病率显著高于女性,与患者户外活动及骨骼发育有关,主要是高能量损伤引起;在中老年,女性患者明显多于男性,随着年龄增加,其发生率逐步上升,低能量跌伤远比高能量创伤多,其原因与高龄及女性绝经后的骨质疏松相关。

1)解剖:桡骨远端是前臂和腕部连接的主要结构。桡骨下端关节面呈由背侧向掌侧、由桡侧向尺侧的凹面,即手舟骨陷窝、月骨陷窝和尺切迹(乙状陷窝),分别形成掌倾角(10°～15°)和尺倾角(20°～25°)。这两角度对判断 X 线片上骨折复位程度十分重要。

桡骨的掌侧面较平整,有桡侧副韧带、桡头骨韧带、桡三角骨韧带的起始部,在手舟骨、月骨陷窝间嵴的掌侧起点处有桡舟月骨间韧带的起源。桡骨背侧缘上有桡舟韧带和桡三角韧带发起部,在尺骨茎突上有三角纤维软骨附着。

桡腕关节活动度较大,能屈伸 140°,尺桡偏 60°,桡尺远侧关节可旋转 150°,桡骨承担从前臂传递力量的 80%。

2)临床表现:腕部肿胀、疼痛、压痛、骨擦音,前臂旋转功能受限,腕部畸形(如 Colles 骨折时所见的餐叉样畸形)和活动度丧失;部分病例可出现神经受压症状;无移位骨折可以没有明显的畸形,但局部可有压痛。

3)诊断:桡骨远端骨折的诊断和分型依赖于 X 线正、侧位片。尺骨茎突骨折和桡尺远侧关节损伤是桡骨远端骨折损伤的常见并发损伤。有桡骨短缩移位者多伴远端尺桡关节损伤。

4)分类:桡骨远端骨折的分类方法很多,但几乎所有的分类都是以受伤机制和骨折形态为依据。临床最常用的分类方法有以人名命名的方法和 AO 分类方法。

A. 以人名命名的方法:

a. Colles 骨折:1814 年,Abraham Colles 首先详细描述此类骨折。患者向前跌倒,上肢伸直且手掌面着地,向背侧移位。

特点:远侧骨折端向背侧倾斜,前倾角减小(图 11-25)。

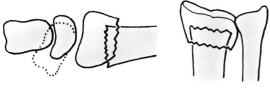

| A. 侧位片 | B. 正位片 |

图 11-25　Colles 骨折

b. Smith 骨折：1847 年，Smith RW 详细描述
了桡骨远端骨折的另一种类型，即反 Colles 骨折。
患者向后跌倒，上肢伸直且手掌面着地，向掌侧
移位。

特点：远侧骨折端向掌侧移位，合并远侧尺桡关
节脱位（掌倾角加大）（图 11-26）。

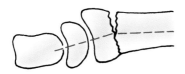

图 11-26　Smith 骨折

c. Barton 骨折：1838 年，Barton 描述一种桡骨
远端涉及关节面的骨折并且伴腕关节脱位
（图 11-27）。

d. Chauffeur 骨折：1910 年，Chauffeur 最早
提出。

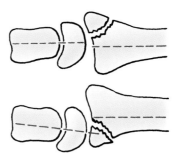

图 11-27　Barton 骨折

特点：桡骨茎突孤立性骨折，骨折不移位，但多
伴舟月韧带损伤。

e. Frykman 分类：1976 年，Frykman 根据桡腕
关节、桡尺关节的骨折线情况及与之并存的尺骨的
骨折情况分为 8 类（图 11-28）：① Ⅰ 型，关节外骨
折，无尺骨远端骨折；② Ⅱ 型，关节外骨折，合并尺
骨远端骨折；③ Ⅲ 型，关节内骨折波及桡腕关节但
无尺骨远端骨折；④ Ⅳ 型，关节内骨折波及桡腕关
节合并尺骨远端骨折；⑤ Ⅴ 型，关节内骨折波及远
侧尺桡关节但无尺骨远端骨折；⑥ Ⅵ 型，关节内骨
折波及远侧尺桡关节，合并尺骨远端骨折；⑦ Ⅶ 型，
关节内骨折波及桡腕关节及远侧尺桡关节，但无尺
骨远端骨折；⑧ Ⅷ 型，关节内骨折波及桡腕关节及
远侧尺桡关节，合并尺骨远端骨折。

11

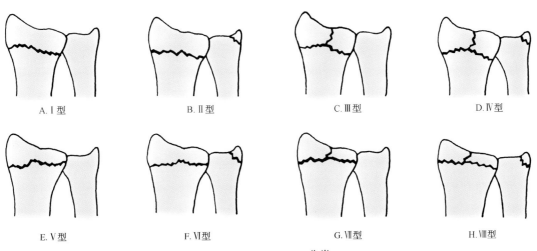

| A. Ⅰ型 | B. Ⅱ型 | C. Ⅲ型 | D. Ⅳ型 |
| E. Ⅴ型 | F. Ⅵ型 | G. Ⅶ型 | H. Ⅷ型 |

图 11-28　Frykman 分类

f. Gartland-Werley 分类：① Ⅰ 类，简单型
Colles 骨折，不波及桡骨关节面；② Ⅱ 类，粉碎型
Colles 骨折波及至关节，不伴有移位；③ Ⅲ 类，粉碎
型 Colles 骨折波及至关节，伴有移位；④ Ⅳ 类，关节
外骨折，无移位。

该分类能够评估损伤的 3 个基本方面：干骺端

粉碎骨折、关节面波及范围、骨折片移位程度。

g. Melone 分类：以骨折片作为指导，根据骨折片粉碎和分离程度将关节内骨折分为 5 种类型（图 11-29）：①Ⅰ型，稳定型骨折不伴有移位。此型特征是桡骨茎突和掌、背侧月骨关节面骨折。②Ⅱ型，不稳定，"强力撞击"伴有特征性骨折片移位和前、后侧皮质粉碎。Ⅱa 型可复位，Ⅱb 型不可复位（中央嵌入骨块）。③Ⅲ型，"刺状"骨折。不稳定，关节面及桡骨近端有尖锐的骨折块移位。④Ⅳ型，"劈裂"骨折。不稳定的中央复合体有严重粉碎，伴有远端和掌侧骨折片分离和（或）旋转。⑤Ⅴ型，爆裂伤。

B. AO 分类：AO/ASIF 将桡骨远端骨折分为 27 类。将桡骨远端骨折分为关节外骨折（A 型）、部分关节内骨折（B 型）及复杂关节内骨折（C 型）3 种基本类型。每型再分成 3 组：①A 型关节外骨折。A1 孤立的尺骨远端骨折；A2 桡骨远端骨折、无粉碎、嵌插；A3 桡骨远端骨折、粉碎、嵌插。②B 型简单关节内骨折。B1 桡骨远端矢状面骨折；B2 桡骨远端背侧缘骨折；B3 桡骨远端掌侧缘骨折。③C 型复杂关节内骨折。C1 关节内简单骨折（2 块），无干骺端粉碎；C2 关节内简单骨折（2 块），合并干骺端粉碎；C3 粉碎的关节内骨折。

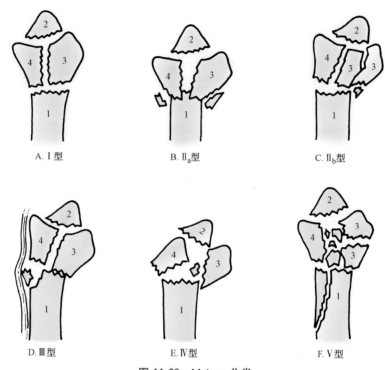

图 11-29 Melone 分类

A.Ⅰ型　　B.Ⅱa型　　C.Ⅱb型
D.Ⅲ型　　E.Ⅳ型　　F.Ⅴ型

附加尺骨损伤可产生多种桡骨远端骨折的组合形式。AO 分型是目前公认的较全面实用的分型方法，对选择手术入路和固定方式及判断预后具有重要指导意义。

5）治疗：治疗目的是使腕关节能获得充分的无痛运动及稳定性，可进行工作和业余活动，而且将来不会有退行性病变发生。治疗内容：关节面错位、掌倾角、桡骨长度、尺偏角、腕骨排列紊乱。

A. 闭合复位外固定：大多数的桡骨远端骨折通过手法复位、夹板或石膏外固定均可达到治疗目的，特别是对于关节外骨折及非粉碎性骨折，闭合复位

的效果较好。

桡骨远端骨折的复位：让患者坐位或平卧位，在局麻或臂丛麻醉下，行持续对抗牵引，左右摇摆、成角反折、提按等手法予以整复。保持尺偏掌屈位或尺偏背伸位夹板或石膏固定。在此过程中，骨折的牵引最为关键，牵引是否到位，直接影响整复的效果。首先通过牵引，使骨折间的嵌插分开。常用牵引方法为双手拔伸牵引。也有学者主张采用 3 指牵引手法，即牵拉拇、中、示指指骨的方式，认为此种牵引法能使桡骨茎突处受到来自拇指轴向的牵引力最大，因此能有效地纠正骨折的桡侧移位和倾斜，利于

骨折的整复。

对于骨折固定的位置现在亦有争议，一般而言，伸直型骨折腕关节固定位置为尺偏掌屈位，而屈曲型骨折固定位置为尺偏背伸位。但亦有学者主张桡骨远端骨折复位后腕关节均可固定于中立尺偏位，理由是中立位固定可松弛桡骨与近排腕骨之间的桡月韧带，减少头状骨向背侧产生的变形力，从而加强复位后骨折的稳定性。

B. 经皮穿针复位固定：是一种古老的手术方法，具有操作简单、对肌腱功能影响较小的优点，适用于关节外骨折、闭合复位后早期再移位的骨折，以及部分无法通过外固定保持位置的关节内闭合性骨折。在进行经皮穿针复位固定时，既可以配合外部石膏固定，也可以在外固定支架的治疗中配合使用。穿针部位包括桡骨茎突、尺骨茎突、远侧尺桡关节、骨折间隙，操作时切口应尽可能小，骨折复位后将针尾埋于皮外，固定 6～8 周后拔针。禁忌证：骨质疏松，严重移位粉碎的关节内骨折。

C. 外固定支架治疗：外固定器治疗方法治疗桡骨远端骨折在近年的文献报道中使用较多，主要用于治疗桡骨短缩畸形、桡骨远端不稳定骨折、开放性骨折、软组织损伤的患者，具有可调节性强的优点。其原理是牵引附着于骨折块上韧带，间接复位骨折，并能持续维持骨折端轴向牵引，有效地纠正骨折端短缩畸形，特别是用于严重的桡骨远端粉碎性骨折伴短缩时，更显出其优势。但对于严重关节内骨折，单纯外固定器难以获得理想复位效果，需配合采用经皮穿针固定骨折块，及撬拨复位等技术；对合并骨缺损的患者，还需做有限切口行骨移植，以避免晚期关节面塌陷。

目前，临床常用的外固定器主要是 Hoffmam、Orthofix、AO 等。当前外固定器有超关节和关节周围两种固定方式，并根据是否有旋转装置（球或转轴），可分为动力型和静力型。具体选择手术者应根据骨折类型来定：在关节外骨折和一些累及桡尺关节的骨折，可采用关节周围方式的外固定支架；伴有桡腕关节损伤的关节内骨折和一些桡尺关节损伤的关节内骨折，外固定需超关节应用。

外固定支架常见并发症：骨穿针松动、针道感染、针部骨折、晚期塌陷及反射性交感神经营养障碍。有研究显示，外固定支架过度牵引可引起骨不连和骨折延迟愈合。

D. 切开复位钢板内固定：是对创伤较大患者的一种治疗方法，可以帮助维持桡骨远端的正常解剖结构，适用于关节内粉碎性骨折的患者，可以有效地减少创伤性关节炎的发生，保持关节面的稳定性。

常用内固定有 AO 板钉、"T"形钢板及锁定加压钢板固定。如适应证选择得当，钢板能够保持关节面解剖复位和稳定性。Pi 型钢板呈网眼罩形，可根据需要进行裁剪和塑型，允许在粉碎性骨折区域放置多个螺钉和针，以适应骨碎块的解剖位固定。Pi 型钢板是治疗桡骨远端复杂关节内骨折（AO 骨折分型 C3 型）的一种很好的外科手段。锁定加压钢板（LCP）为钉板一体，可有效地防止内固定的松动，给桡骨远端松质骨以有力的支撑，减少了短缩、塌陷的风险。LCP 用于桡骨远端骨折正逐渐得到大家的公认。DVR 钢板的特点是其具有一个角度，与掌侧桡骨紧密吻合，通过远端软骨下支撑钉和近侧皮质骨螺钉固定。由于这种固定钢板置于掌侧，避免了伸肌腱刺激或断裂的发生。

桡骨远端是以松质骨为主，骨折后常易致骨质的压缩，术中关节面复位后，多数会留下骨缺损的腔隙。如果骨缺损较大，需取髂骨填充，以免日后发生关节面塌陷，影响腕关节功能恢复。

手术切口有 3 种，即掌侧切口、背侧切口、桡骨茎突切口。手术进路取决于损伤类型。当引起畸形的力量为掌侧时，则采用背侧进路；当畸形的力量为背侧时，则取掌侧进路；轴向载荷损伤用背侧进路，而复杂的损伤通常需采取掌、背侧联合入路。掌背侧切口放置内固定板钉后都存在引起伸肌腱磨损或断裂的可能性，以背侧入路表现得更为突出。目前，手术切口通常倾向于选择掌侧。通过临床实践证实，掌侧入路也同样适用于多数原始移位和粉碎部位在背侧的骨折。

E. 腕关节镜指引下切开复位：腕关节镜下对桡骨远端骨折行复位和固定是发展不久的一项微创手术，但需要有经验的腕关节镜技术的医师去操作。在腕关节镜下能直接评估关节面的分离和错位，在镜视辅助下将骨块复位，达到关节面平整。复位后用克氏针固定，如固定强度不够可加用石膏外定或外固定支架。同时还能检查腕关节韧带；通过关节镜还可在明亮放大的条件下进行关节面的重建，以及关节面清洗和腕内韧带损伤的处理。因其精确的修复及微小的创伤已成为桡骨远端关节内骨折的一种非常有价值的治疗手段。

6）并发症：桡骨远端骨折处理不当往往会发生

许多并发症,常见的有压迫性溃疡、骨折畸形、远侧尺桡关节脱位、关节僵硬、骨质疏松、腕管综合征、手部筋膜室综合征、创伤性腕关节炎等,临床上亦有桡骨远端骨折导致前臂筋膜室综合征的报道,这些都是在临床上需要注意解决的问题。

(3)其他腕骨骨折

1)三角骨骨折:居腕骨骨折发生率中的第2或第3位。常常和其他腕部损伤一起发生,常伴有韧带损伤、月骨周围及轴向的骨折伴脱位,单独发生在三角骨的骨折较少见。三角骨骨折损伤的机制是腕关节的旋转或扭曲运功,尤其在摔倒时手撑地,腕关节处于背屈和尺偏位置,三角骨被尺骨茎突或背侧腕骨撞击顶住,同时钩状骨撞击三角骨形成剪切力造成三角骨骨折。

三角骨骨折主要有3种类型:①为背侧皮质骨折,由撕裂、剪切或撞击力造成,撞击力可能是其中最重要的致伤原因。Garcia-Elias比较了76例三角骨骨折患者和100例正常人,发现骨折患者的尺骨茎突平均长度显著较长。斜位或侧位X线片能较明确显示三角骨撞击骨折。三角骨背侧皮质的骨折即使不能愈合,也常常无症状。在极少的情况下,如果骨折碎片造成持续疼痛,则需手术摘除。有时这种骨折类型会累及背侧腕骨间韧带和桡三角韧带的附着点,从而出现反向性月骨周围损伤。通常情况下,此类型骨折做石膏管型或支具固定6周即可愈合。②为三角骨体的骨折。此型骨折发生率次于第1种类型。如单独发生,通常骨折无移位,很少伴随月骨周围损伤。做CT或MRI检查能清楚显示骨折,仅根据X线片,有的可能延误诊断或漏诊。这种单纯的骨折可用石膏固定4~6周后治愈。三角骨体的骨折愈合比较容易,很少伴发生骨不愈合,至今也未有无菌性坏死的报道。③三角骨骨折为掌侧的撕裂骨折。这种类型不常出现,但往往累及掌侧尺三角韧带和腕骨间的月三角韧带,可以视作腕关节不稳定的征象。由于钩骨和三角骨体的阻挡,用X线平片检查往往容易漏诊,桡偏位的平片及体检发现,掌侧三角骨区域压痛可以帮助明确诊断,CT和MRI检查也可以协助诊断。目前,尚无理想的治疗方法,应重视重建腕关节的稳定。

2)豌豆骨骨折:豌豆骨很少发生骨折。豌豆骨骨折仅占腕部骨折的1%。豌豆骨骨折的机制是小鱼际处直接暴力撞击,但反复创伤也可以导致骨折。当手撞击到地面,尺侧腕屈肌强力收缩时,可产生豌豆骨的横向撕脱骨折。另外,矢状面和粉碎性的骨折也被报道过。大约半数的豌豆骨骨折伴发上肢其他损伤,他处损伤有时更为重要或明显,豌豆骨骨折常被遗漏;另一个被漏诊的原因是常规X线平片上豌豆骨骨折不易看清。较好显示豌豆骨的X线片是在前臂旋后斜位或腕管位的摄片,骨扫描或CT检查有助于诊断豌豆骨骨折。虽然豌豆骨的供血充足,但也可以发生无菌性坏死,此在文献上曾有过报道。豌豆骨骨折时,需同时进行尺神经的检查,以防豌豆骨邻近的Guyon管处的尺神经损伤的漏诊。

豌豆骨是最后骨化的腕骨,骨化年龄为8~12岁,在12岁前可有多个骨化中心,这需同小儿的豌豆骨骨折相鉴别。

豌豆骨骨折的治疗以管型石膏固定为主,骨折容易愈合。可以发生骨不连或者豆-三角骨关节创伤性关节炎,但常为无症状。如果腕功能受累及或症状明显,可以做豌豆骨切除术,方法是采用掌侧切口经豌豆骨的桡侧切断豆钩韧带,并打开Guyon管保护尺神经及避免其继发性卡压症,再在骨膜下切除豌豆骨。若尺侧腕屈肌未累及,术后可以活动无需做固定;若损伤累及尺侧腕屈肌,则需修复肌腱,术后手腕略屈曲尺偏固定3~4周后开始活动。临床报道提示,该手术对于腕屈曲的力量无明显影响,也无明显并发症,偶有肌腱和尺神经损伤的报道。

3)大多角骨骨折:单纯大多角骨骨折是很少见的,约占腕骨骨折的3%。此骨折常和它处骨折同时发生,尤其是第1掌骨及桡骨的骨折。损伤机制有直接暴力或间接暴力损伤。大多角骨嵴的骨折多继发于直接暴力或者腕横韧带撕脱。大多角骨体部骨折可能由第1掌骨的纵向直接撞击或者拇指外展,轴向或剪切伤力引起,或者是拇指过伸,大多角骨被撞压到手舟骨或桡骨茎突顶部的结果。自行车运动员或爱好者易发生大多角骨体部骨折。

大多角骨骨折主要有3种类型,即体部骨折、边缘性大多角骨掌骨骨折及大多角骨嵴骨折。可表现为局部压痛、肿胀。大多角骨嵴骨折可在手舟骨结节以远处直接触及压痛。此骨折可分为两种类型:①发生在基底部,外固定后即可愈合;②为尖部撕脱,很少能愈合,对有症状者需作尖部小骨片的切开复位。大多角骨嵴骨折诊断只能通过适当的X线检查获得。Bett投射位是一个常用位置,即拇指伸直并外展,小鱼际肌置于台面上,肘关节抬起,摄片投射中心在手舟骨-大多角骨-小多角骨关节（STT关节），同时应加摄腕管位片。偶尔大多角骨峭骨折引起正中神经压迫的症状。

大多角骨体部骨折的压痛更容易在拇长展肌前缘或后缘桡骨茎突顶部以远1 cm处查及。拇指运动时可以没有疼痛，但拇指与其他手指的捏持功能变弱。无移位的体部或边缘大多角骨掌骨骨折常用包含拇指在内的管型石膏固定4周，然后用保护性支具间隙性进行活动。有移位的体部骨折，其骨折线常从大多角骨与掌骨的关节，通过大多角骨的背侧及外侧延伸到达舟大多角骨关节，CT检查有助于显示其骨折线。具有特征性的大骨片和第1掌骨一起向背侧和近端移位。这样的骨折应做切开复位，在准确复位后用螺钉或克氏针做内固定，以避免长期疼痛及不稳定。术中应对因骨折肿胀而扭曲的桡动脉仔细辨认，以免造成医源性损伤。经关节骨折愈合后可能出现疼痛或力量减弱，而未复位和畸形愈合的骨折易进展成大多角骨与掌骨关节的退行性关节炎，对于失用的退行性关节炎，则行大多角骨掌骨关节固定术或软组织填充大多角骨切除关节成形术。

对于新鲜的大多角骨脱位，应当尝试闭合复位。如果闭合复位不能成功，则做切开复位，暂时以克氏针固定3～4周。

4）小多角骨骨折：单纯的小多角骨骨折非常少见。小多角骨被从大多角骨、头状骨、第2掌骨而来的坚韧的韧带结构和腕掌关节的骨性结构所保护，不易发生骨折。小多角骨骨折为直接暴力作用于第2掌骨的长轴所致，常伴有小多角骨和第2掌骨向背侧脱位或者轴向腕掌关节脱位。小多角骨向掌侧的脱位或骨折脱位可以发生。在有其他腕部损伤时，普通X线片检查常常不能显示小多角骨骨折，最容易显示骨折的是CT检查。

无移位的单纯小多角骨骨折常用非手术疗法来治疗。有移位的骨折应该做复位和固定。如果骨折片较小，做闭合复位和管型石膏固定就足够。较大骨片需要做切开复位和内固定。陈旧性损伤应该做切开复位、骨移植、腕掌关节融合术。因为小多角骨切除后有掌骨向近端移位和腕掌关节不稳定的可能，小多角骨不宜予以切除。目前，只有单例小多角骨切除术的病例报道，在3年的随访后，患者较为满意。

5）头状骨骨折：可以和其他腕骨骨折同时存在，也可单纯骨折；据报道，约占腕骨骨折的1%。Bizarro总结了6类不完全的头状骨骨折，其他5类发生在体部。Böhler综述了826例腕部损伤，仅有7例为头状骨骨折，发生率为腕部损伤的0.8%。Adler和Shaftan综述了91例头状骨骨折，48例为单纯头状骨体部骨折，11例为舟头骨综合征，32例为头状骨骨折伴有其他腕部损伤。Rand总结了13例头状骨骨折，3例为单发骨折，8例和手舟骨骨折伴发，2例伴有其他腕部损伤。

孤立性头状骨骨折常常无移位。然而，因为头状骨的近端完全在关节内，腰部骨折常引起缺血性坏死，骨不愈合较为常见，需做进一步处理，如腕中关节融合术、骨移植、切除头状骨后关节成形术。头状骨骨折后常有残留症状，但对腕功能无太大影响。

当出现手舟骨骨折时，应极度怀疑伴发头状骨骨折。诊断头状骨骨折常常依靠CT和MRI检查，骨扫描也有助于诊断。约有50%的头状骨骨折伴发韧带和其他骨损伤，因此应对患者进行全面的腕部检查。关节背侧缘骨折可伴发第3～4腕掌关节的骨折伴脱位。

对于无移位且血供良好的头状骨骨折，可用石膏固定。移位的骨折通常伴有更严重的其他损伤或舟头综合征，在进行手术治疗前应排除。对于移位或不稳定的骨折，需用克氏针或者加压螺钉进行内固定。如果需要切开复位，则背侧入路是最有效的。

头状骨发生缺血性坏死的可能性高，因此需从近端血管丛中引入血供。一般来说，背侧和掌侧的血管都会存在，但仍需考虑至头状骨近端的血供变异。除创伤外，头状骨缺血性坏死的病因还包括韧带松弛、震动、类固醇的使用及反复伸腕动作等。它的自然病程是从一个无特异性的症状逐渐发展到严重的过程。血供情况可以用MRI检查来确认。Milliez等将头状骨缺血性坏死分成3型：一型是近端累及；二型是远端或者体部累及；三型是全骨累及。一型最为常见，在超过2年的随访中，6例中有5例出现关节炎，在舟头关节最常见。用植骨的方法重建血运成功率较高；除此之外，还有其他治疗方法，包括非手术治疗腕中关节成形术、腕中关节融合术、头钩关节融合术等。在短期随访中，每种方法的效果都较满意，但无长期的随访报道。

6）舟头综合征：指头状骨颈骨折及近端骨片旋转，同时发生手舟骨腰部骨折。此为月骨周围损伤的一种类型。损伤机制为腕掌屈时在腕背侧受到撞击,或更为常见的是腕背伸位跌倒手撑地。Fenton 提出腕背伸和桡偏会使手舟骨腰部撞击到桡骨茎突上引起骨折。根据 Fenton 的理论,首先发生手舟骨骨折,暴力再由骨折的手舟骨传向头状骨颈,引起头状骨颈部骨折。头状骨近端骨折块的旋转是创伤时撞击力作用所致。Stein 和 Siegel 在尸体实验中发现头状骨骨折在手背伸位时能诱发;在发生手舟骨骨折时,桡骨背侧缘挤压在头状骨上,而使头状骨发生骨折。Destot 阐述了一个相似的机制,在手舟骨与头状骨同时发生骨折后腕中关节稳定性受到破坏,头状骨的头部和手舟骨近端骨折片一起发生旋转。在影像学上证明,多数为单纯的舟头骨折,有时也可发现伴有月骨周围背侧脱位。舟头骨综合征诊断完全基于仔细的影像学观察,但容易漏诊。损伤可以是单纯的手舟骨骨折,也可以是典型的跨舟月骨骨折并脱位,而头状骨骨折被遗漏。这种损伤模式在儿童中曾被报道。

在有舟头骨综合征的病例,虽然闭合复位能够恢复腕部排列,但是头状骨的移位会持续存在。曾有报道,手舟骨骨折处可能会愈合,但头状骨骨折持续移位且不愈合,患者可无症状,功能影响也较小。但更多情况下,症状会持续,因此需要进一步治疗。有人主张切除头状骨的头部,但是多数学者认为应做头状骨的解剖复位内固定。损伤后应即刻行复位,伤后 3～4 周也可以进行。舟头综合征即使处理得很好,并发症也十分常见,会出现不愈合、缺血性坏死,功能受限等。对于起初就有粉碎性骨折的病例,可在手术时作骨移植。有骨不连或延迟愈合的患者,应做二期骨移植。若头状骨的头部血供不足或周围关节面不平整,有时还需要做头状骨切除和手舟骨、月骨的关节固定手术或舟头月关节固定术。Fenton 等学者报道,将缺血的头状骨头部切除后,用筋膜填塞,随访 3～6 年,患者满意。

如果舟头综合征在伤后 3～4 周内被诊断,则可以进行背部入路的切开内固定,用克氏针固定骨折。Apergis 认为这种损伤通常是更大联合损伤的一部分,建议同时检查并修复月三角复合体。石膏固定直至两骨都愈合。对于陈旧性损伤,治疗要根据骨折的愈合情况而定。如果手舟骨愈合且愈合在一个满意的位置,可以随访其变化而不进行手术治疗,因为一些患者虽然有头状骨头部的明显骨折移位,但可能会持续多年无症状。如果骨块供血充足且无缺血的征象,可用克氏针或加压螺钉固定头状骨和手

舟骨。晚期有症状的患者并证实了有桡舟或腕中关节炎,最好用四角融合的手术进行治疗。

7) 钩骨骨折:主要有两种类型:即钩骨体骨折和钩部骨折。这两种位置的骨折具有相似的临床表现,如腕尺侧疼痛,局部肿胀、压痛。压痛常位于钩骨体的尺背侧突起部分。

对于怀疑钩骨体骨折者需进行全面 X 线片检查,包括各种斜位片;骨折线通常是倾斜的,从尺侧或桡侧向钩部放射。CT 检查也有助于诊断。此型骨折可以伴发其他更大的损伤,如第 3～4 掌骨头正常位置改变,间隙变宽,第 4～5 掌骨基底部骨折或骨折脱位,轴向腕不稳定,钩骨脱位,尺神经损伤和其他并发症。

孤立性钩骨体骨折常比较稳定,石膏外固定 4～6 周后症状可能会消失。如果骨折有移位,可以做切开复位、克氏针固定。骨体近端的骨折可能会发展成为关节内的缺血性坏死。

钩骨钩部的骨折极易漏诊。发现腕尺侧深在而边界不清的疼痛时应该怀疑,尤其患者为高尔夫球、网球、篮球等运动员时。这些运动员在击球时疼痛加剧,压痛在手掌钩尖部或钩骨尺背侧缘。小指抗阻力外展或屈曲时有明显不适感,特别是当腕关节尺偏时。这是因为钩骨钩部的屈肌在尺偏及抓握时起到了滑车的作用。有报道显示,此骨折造成的 Guyon 管内或周围的出血,可引起正中神经、尺神经症状,骨折也可以导致指屈肌腱断裂。其他还可致第 4～5 腕掌关节损伤及腕横韧带的撕裂。

钩骨骨折多数继发于高尔夫球、棒球、网球的撞击,或者摔倒时小鱼际部的撞击。X 线片、CT 等检查可以明确诊断;腕管位投射 X 线片尤其有助于诊断,做手旋后 45°位和腕桡偏背伸斜位 X 线片或腕桡偏拇外展侧位片投照也有助于诊断。在上述两种投照位手旋转不同角度时摄数张 X 线片,可以在其中找到显示较为清晰的 X 线片。立体成像 CT 检查更能有助于诊断。Andresen 等报道,CT 检查要比传统的正、侧斜位 X 线片和透视有更高敏感性、特异性和准确性。

钩部骨折易发展成骨不连,因此处血供比较差,从腕管穿过的指屈肌腱也容易使骨折片移位。Failla 等报道所有的钩骨都有 1 根营养血管从其桡侧基底部进入,但只有 71% 可以到达顶端。因此,钩骨在远离营养血管的远端发生骨折后,有 29% 的比例发生缺血性坏死。

新鲜骨折用石膏固定，易愈合，但如果已到陈旧骨折时才来就诊，则需做钩部切除术。该手术的临床效果较好，有时会残留疼痛和有手握力弱表现，但大多数患者可以恢复日常工作和生活。做骨内固定效果常良好，但也有失败的报道。

对于钩部切除术，Mizuseki 等提出了小指展肌背侧第 5 腕掌关节内侧切口，其他作者提出通过掌侧小切口暴露钩骨钩部，术中应保护尺神经运动支。有时完全复位骨折片有一定的难度，但术中需仔细在骨膜下分离钩骨，防止骨不连。切除骨折片后，钩骨基底部需被挫平并覆盖的骨膜修复。术后需固定，直至急性压痛消退，逐步恢复正常活动。

对于骨不连的患者行骨移植术，手术切口同上，供区通常取用桡骨远端。可用克氏针进行内固定，术后用长臂托固定环、小指 3 周，随后换用短臂托直至骨折愈合。3 个月内应避免剧烈活动。

(4) 腕骨脱位

1) 解剖：腕部是前臂和手之间的联系，它包括桡骨和尺骨的远端、2 排腕骨及 5 个掌骨的基底部。桡腕关节由桡骨远端与舟、月、三角骨构成，手舟骨、月骨与桡骨远侧关节面上相应的凹面形成关节，而三角骨与三角纤维软骨形成关节。近侧列腕骨远端的凹面与远侧列腕骨构成腕中关节。远侧列腕骨与掌骨之间的关节使拇指能灵活运动，使示指和中指的掌骨稳定，使环指和小指掌骨的活动度增加。

腕关节的韧带解剖是复杂的。腕部韧带除了腕横韧带等少数几个韧带外，大部分的韧带可分为囊内韧带和关节内韧带(如舟月韧带等)，而囊内韧带可分为两类：①连接近侧列和远侧列腕骨的骨间内在韧带；②起自桡骨和尺骨向远侧越过腕骨的外在韧带。骨间内在韧带包括舟月骨间韧带、月三角骨间韧带、大多角小多角骨间韧带、小多角头状骨间韧带和头状钩骨间韧带；外在韧带包括了桡腕掌侧韧带、尺腕掌侧韧带和桡腕背侧韧带。

在运动和相互运动过程中，腕关节的稳定取决于关节囊韧带的完整性和腕骨间相互接触的表面轮廓。腕关节的三柱组成概念已经被广泛接受。三柱包括中柱(承力柱)、桡侧柱和尺侧柱(控制柱)。中柱包括桡骨远侧关节面、月骨和头状骨，桡侧柱包括桡骨、手舟骨、大多角骨、小多角骨和拇指腕掌关节，尺侧柱包括三角纤维软骨关节盘、钩骨、三角骨及环指和小指的腕掌关节。而月骨位于承力柱的中间环节，受到来自两侧的暴力挤压，使其脱位成为最常见的腕骨脱位。

2) 机制：直接与非直接两种损失机制都可以导致腕部损伤。在直接损伤中，损伤的力是来自外伤后脱位的腕骨等；而在非直接损伤机制中，导致畸形的外力首先作用在距离受伤关节有一段距离的部位。在后者中，张力通常是通过韧带传递，而压力是通过相邻的关节面进行传递的。

大多数背侧的月骨周围脱位都是因为非直接损伤机制，通常是极度的腕关节背伸，伴有一定度数的尺偏和腕骨旋后，经常继发于创伤中的暴力，比如高处坠落或者摩托车摔伤。腕关节的过伸也常伴有其他损伤，如桡骨远端骨折或者手舟骨骨折。虽然桡骨骨折可以伴有月骨周围脱位，但并不常见。

Mayfield 和他的同事们通过尸体研究发现，大多数腕部的月骨周围脱位，小到舟月韧带扭伤，大到复杂的掌侧月骨周围脱位等一系列广泛的损伤中，都有着相似的病理机制，叫做渐进的月骨周围不稳定性。根据这个理论，腕关节不稳被分为了 4 个渐进的阶段：①舟月分离或者手舟骨骨折；②月头脱位；③月三角骨分离断裂或者三角骨骨折；④月骨脱位。

除了单纯的桡腕关节脱位之外，其他的所有腕部脱位都是复杂的，并被定性为复杂性腕关节不稳。腕部脱位通常被分为 5 个类别：①背侧月骨周围脱位(小弧)；②背侧月骨周围骨折脱位(大弧)；③掌侧月骨周围脱位(小弧或大弧)；④轴向脱位；⑤单独的腕骨脱位。前两类都是发生在月骨周围的脱位损伤。第 1 类是单纯的韧带断裂问题；第 2 类包括了 1 个或多个邻近的腕骨骨折；第 3 类虽然也是发生在月骨周围，但损伤机制却是完全不同的，是由于远排腕骨相对于月骨的掌侧移位；第 4、5 类代表了各种各样的和月骨无关的脱位，通常都是由于高能量创伤引起的。

3) 诊断：有腕部脱位的患者常有较为典型的手过伸或过屈外伤史，表现为腕部疼痛、不愿意活动，有肿胀、压痛，手腕部可表现为明显的畸形。体检时可发现腕部活动严重受限，手握力明显下降。正中神经受压时会出现桡侧 3 指麻木的神经压迫症状。

X 线检查可以明确脱位的类型，伴有腕骨骨折或不稳定情况。在 X 线片上有 3 个特征应在正位片上检查：腕弓、关节间隙的对称性和单个腕骨的形状，尤其是手舟骨和月骨。任何腕弓的平滑程度消失，关节间隙的增宽，骨影重叠或骨形态变化均有诊断提示意义。纵向持续牵引下X线摄片可以更清晰地显示骨性或关节损伤的情况。腕部的CT平扫及三维重建对腕骨脱位诊断意义较大,且能帮助手术方式的选择。

4) 治疗:

A. 背侧月骨周围脱位(小弧):在背侧月骨周围脱位的诊断中,被限制在月骨周围的相对易受损区域中的各种形式的腕部损伤都有可能,可以是单纯的韧带损伤或者月骨周围的韧带骨折复合伤。Johnson建议用小弧损伤来代表单纯的月骨周围脱位,大弧损伤代表伴有月骨周围1个或多个腕骨骨折的月骨脱位。小弧损伤主要有以下3种治疗方式:闭合复位石膏固定、闭合复位经皮克氏针固定、切开复位内固定和韧带修复。

a. 闭合复位石膏固定:从1920年开始有了月骨脱位的报道,很多种复位的方法被提了出来。其中,最有意义的是Böhler提出的强调复位前给予持续延长的牵引力的必要性。在腕骨脱位复位过程中完全的肌肉松弛是必要的。全身麻醉、腋路阻滞和静脉麻醉都可以提供满意的肌肉松弛,而局部麻醉往往效果不佳。开始在肘部弯曲90°的位置下给予10 min连续的牵引力将会非常有助于接下来的复位。如果有条件,在持续牵引的过程中,可以行后前位和侧位X线摄片。持续牵引10 min后放松,可按照Tavernier提出的复位方法进行复位:维持一个持续性纵向的牵引力,用一只手将患者的腕关节维持在背伸位,同时用另一只手的拇指按压并稳定住腕部掌侧的月骨;逐渐屈曲腕关节,使得头状骨咔哒一声回到月骨的凹面关节内。在这过程中,关键是要用拇指固定稳定住月骨。当月头状骨关节被复位后,不要放松纵向的牵引力,而应该在用拇指把月骨向背侧推压的同时,继续逐步背伸腕关节,然后就可以达到完全的复位了。伤后越早进行复位,越容易复位成功。

复位后要进行X线摄片检查。应该进行不同角度的X线摄片,并认真评估头状骨和月骨之间的关系,以及手舟骨的位置。如果发现舟月角>80°、舟月间隙>3 mm,常常需要进一步复位,否则预后较差。复位后给予腕部中立位的前臂背侧短臂石膏托固定。固定的时间较有争议,大多数学者建议固定需超过12周,在开始前3周内,每周复查1次X线摄片。如果有逐渐出现的再次移位,需考虑行开放性手术治疗。

b. 闭合复位经皮克氏针固定:闭合复位后由于近排腕骨本来的不稳定性,一些术者喜欢行经皮克氏针固定。但需注意,只有通过闭合性复位的方式使月骨周围关节达到完全的解剖复位,才能行经皮克氏针固定。否则,较小角度的手舟骨旋转不良可能阻止舟月韧带正常接触愈合,从而导致继发性舟月或月三角骨关节不稳。

当复位成功后,放松纵向的牵引力,患手按照常规术前准备进行消毒铺巾。首先从背侧插入两根克氏针,一根插入月骨;另一根插入手舟骨,作为操纵杆来维持腕骨的排列或者改善复位。当月骨的克氏针相对于桡骨被维持固定在复位的位置时,将1根直径为1.2 mm或1.5 mm的克氏针斜形从桡骨干骺端侧方钻入,并在X线透视下保证其通过桡月关节。用手舟骨克氏针操纵杆解剖复位舟月关节后,再将两个稍微分开的克氏针从解剖鼻烟窝横行插入通过舟月关节。腕关节稍稍桡倾,使三角骨相对于月骨达到复位,然后再用2根克氏针从腕关节正中插入并通过月三角关节。需要指出的是,要在X线透视下检查月头状骨关节的活动情况。如果存在屈曲位头状骨背侧半脱位情况,需要再用1根克氏针固定舟头状骨关节。在整个操作中,注意保护桡动脉、桡神经浅支及尺神经等。

克氏针复位固定满意后,立即行拇指"人"字管形石膏固定,并复查X线摄片。8周后拆除石膏和克氏针,予以背侧托板继续固定4周。

c. 切开复位内固定和韧带修复术:建议行双入路切开复位,背侧入路行舟月韧带修复,掌侧入路行月三角韧带修复、舟月骨及月三角骨克氏针固定。

背侧入路做1个以Lister结节为中心的纵向切口,在第2和第3间隔之间分开伸肌支持带,切开第3、4间隔的隔膜,从而暴露第4间隔。经常可以发现关节囊在近端进入桡骨部位破裂。沿着背侧桡腕韧带纤维切开并延长撕裂处,提起远端基底的关节囊组织瓣,进一步剥离暴露探查桡腕关节和腕骨间关节。

掌侧入路是将腕管切口向近端呈"Z"形延长切开,然后提起保护好屈肌腱和正中神经。这个入路可以直接探查腕管底部,沿着桡舟头韧带和桡月长韧带间沟可以发现一个"L"形的横行关节囊间隙。这个关节囊间隙向近端弯曲穿过掌侧月三角韧带。通过这个间隙,只要小心地使月骨重现脱位,就能够容易地观察到月骨的远端关节面情况。在复位前,所有不稳定的关节囊的残留部分均应该被去除,关节内不能嵌入任何软组织。在持续的纵向的牵引力下,在直视下将月骨推向背侧使其复位。在上述的关节囊间隙的尺侧角,可以看到破裂的掌侧月三角韧带,以不可吸收缝线进行缝合修复。掌侧的舟月韧带不能进行修复,因为其被完好无损的桡月长韧带所覆盖。

所有的月骨周围脱位都需要在急诊尽早行闭合复位。尽早复位的原因是减轻腕管内正中神经的压力,同时也可以使脱位的腕骨得到较好的血供。当脱位被纠正后,绷带包扎石膏固定,前臂抬高位,直至进行手术治疗。当然,如果复位效果较好,也可以考虑择期行切开复位手术治疗,但要注意复位后即开始给予必要的镇痛治疗。笔者认为即使闭合复位的位置较好,手术指征也是明确的。Green 等也认为任何腕骨脱位的开放手术治疗能够取得比闭合治疗更好的疗效。当然,对于有明显手术禁忌证的患者,或者不愿意行手术治疗的患者,可以考虑行闭合复位经皮克氏针固定。

B. 背侧月骨周围骨折脱位(大弧):大部分的月骨周围骨折脱位合并有韧带破裂、骨质撕脱和各种临床类型的骨折,最常见的是背侧经手舟骨月骨周围骨折脱位。

a. 经手舟骨、月骨周围骨折脱位:据统计将近60%的月骨周围脱位都伴有手舟骨骨折移位,通常在中间或 1/3 处;最常见近端的骨折片仍然与月骨相连,即使其已经向掌侧脱位。早期的处理方式,包括适当的麻醉,持续性纵向牵引,与背侧月骨周围脱位的病例处理方式一样。手舟骨骨折的坚固螺钉固定简化了治疗和恢复,因为手舟骨完全愈合前即可逐渐开始活动。其治疗方式也包括可闭合复位固定和切开复位内固定,后者是更为常见的治疗方式。切开手术治疗中,背侧入路同背侧月骨周围脱位的病例;掌侧入路可以考虑采用手术植骨修复手舟骨不连的 Russe 入路。

b. 经手舟骨、经头状骨月骨周围骨折脱位:从1956 年 Fenton 报道以来,报道了大量的被称为舟头状骨综合征的病例。该损伤包括一系列的大弧损伤,有手舟骨、头状骨骨折移位等。在手术治疗中,要首先复位并应用无头加压螺钉固定头状骨骨折,然后再复位固定手舟骨和复位月骨。虽然部分患者在头状骨近极存在有无营养血管的变异,但在术后通常可以愈合,相对于未行手术治疗的患者坏死率

明显降低。

c. 经三角骨月骨周围骨折脱位:三角骨是一个富于血供的腕骨,未见发生坏死或不连的病例。常需行手术切开治疗。在术中不要切除骨片,相反应该把骨折碎片小心地放回原位来保证月三角韧带的稳定性。

C. 掌侧月骨周围脱位、轴向脱位、单独的腕骨脱位:临床中较少见。

(5)月骨缺血坏死

1)定义:月骨无菌性坏死是一种因月骨发生缺血性坏死,继而出现月骨碎裂、进行性塌陷,以临床上引发腕关节疼痛、活动受限为主要表现的腕关节疾患。1843 年,Peste 在尸体解剖中发现了塌陷的月骨,并描述了这类疾病。放射学家 Robert Kienböck 将月骨软化与放射学表现进行关联,对此疾病做了系统性描述,故而又被称为 Kienböck 病。

2)病因:现在对于月骨骨折和月骨缺血坏死之间的关系还无定论。但月骨骨折后腕部长期疼痛的患者应考虑有月骨缺血坏死的可能,需行 MRI 检查。其实,患者有月骨骨折后,放射学检查对于缺血性坏死较难确定。判断缺血性坏死时,整个月骨均质性的信号减弱应比骨折后局部的信号降低更有意义。

虽有多年历史,作为一个独立存在的临床病症,此病的病因一直未能明确。月骨血供的缺失可以有多重原因:基础循环问题、创伤因素、脱位后的韧带损伤、单个或多个腕骨骨折后导致的继发性血供损伤。月骨无菌性坏死还可以与多种全身性临床症状有关,如硬皮病、镰状细胞贫血、系统性红斑狼疮、长期使用皮质醇类激素等。然而,它们与此病都无一个明确的疾病进程关联。

局部血供影响方面,Hulten 对 23 名月骨缺血坏死患者进行研究,发现 78% 的人有尺骨负变异。他认为较短的尺骨会增加作用于月骨的剪切力而引发疾病。Lee 与 Gelberman 等学者进行了月骨血管的解剖学研究,提出有一些特定的动脉血供类型易发生缺血性坏死。他们认为月骨缺血坏死的患者可能有特殊的血供类型,易受到外力后损伤,但是现在并没有确实的证据可以在患者身上证明这种血管的特异性。White 和 Omer 发现,在月骨骨折或脱位后很少发生无菌性坏死,提示单纯的创伤不太可能引发缺血性坏死。Schiltenwolf 等提出静脉回流的损害会增加骨间压力,导致月骨的无菌性坏死。长期

以来,对于此病的病因设想有众多假设,至今大家多认为月骨缺血坏死是一种多因素导致的疾病。

3) 临床表现与分期:疾病分期的意义是为了指导和规范化治疗。1947年,Stahl就对月骨缺血坏死提出了一套放射和病理学意义上的分级系统。Decoulx等1957年提出的分级也被使用。1977年,Lichtman改进了Stahl的分级,即目前较为常用的4级分期。使用分级系统可以为每一个患者寻找合适的治疗方案,并且这4个阶段也准确地反映了疾病的自然进程。

A. Ⅰ期:这期的临床表现类似于腕部扭伤的不适。患者主诉腕部的轻度疼痛,活动后加重;腕背伸位下负重时疼痛明显,为典型的表现。

月骨在X线平片上结构和密度正常或有时有月骨线性或轻度的压缩骨折。以往因为影像学检查的局限性主要依靠临床诊断。现在MRI检查可用于Ⅰ期疾病的检查,T1和T2加权像上均出现信号均匀的降低,提示缺血性坏死相关的骨髓质病变。T1加权像信号减弱而T2加权像加强提示月骨缺血坏死早期的水肿。T2加权像的信号增强也可能提示再血管化的表现。

B. Ⅱ期:这期的患者常由于滑膜炎而表现出腕部水肿。此期的疼痛为持续性,有时为夜间疼痛。

此期月骨在X线平片上开始出现明确的密度改变,如月骨内局部的溶骨或硬化表现。但月骨的形状、大小、与周围腕骨的解剖关系并未发生变化。由于这个特点,Ⅱ期的治疗主要着眼于再血管化和月骨减压。

C. Ⅲ期:此期又分为了ⅢA和ⅢB期。ⅢA期是指月骨硬化、塌陷而腕骨间排列尚无变化;ⅢB期则表现为手舟骨掌侧屈曲的腕骨塌陷,在后前位X线平片上可出现"环形征"。当腕关节发展至ⅢB期时,腕关节不稳使得临床处理更为复杂,往往需要更有力治疗措施。2003年时,桡舟(radioscaphoid,RS)角测量的提出对于Ⅲ期的分级有了一定的改动。一般认为,ⅢA期表现为腕骨或月骨塌陷而RS角<60°,而任何月骨缺血坏死的患者如果出现RS角>60°即可定义为ⅢB期。临床上,Ⅲ期的患者较Ⅱ期更长时间地主诉腕部疼痛。由于腕关节不稳定性的进展,腕关节活动受影响渐为明显。此时的临床表现更像早期的退行性关节炎。

D. Ⅳ期:此期患者主要表现为腕关节僵硬和晚期的退行性关节炎表现。

影像学表现为月骨塌陷伴桡腕、腕中关节的退行性关节炎。X线片检查显示桡舟和腕中关节的变化类似慢性舟月分离或手舟骨骨不连后激发的晚期塌陷。

4) 治疗:4个分期系统主要着眼于疾病进展过程中月骨和腕骨间的解剖和生物力学变化。根据腕骨的病变程度针对性地选择干预或治疗措施。

对于Ⅰ期患者,单纯的制动措施可以对月骨部分减压,促进再血管化。制动的方法可以包括石膏、外固定或临时的腕骨间克氏针固定,一般可制动3个月。儿童的自愈能力优于成人,故早期发现时应考虑制动一段时间后观察。可以通过MRI检查的变化来了解病程的恢复,小儿一般经数月即可看到变化。不论是小儿还是成人,当发现MRI T2加权像出现高密度信号时,提示水肿或血管的再生,常是一个较好的征兆。

Ⅱ期患者由于尚无腕关节塌陷或不稳,治疗仍可直接或间接地恢复月骨血供。其中,将月骨从高剪切力的压力下释放常是间接月骨减压,促进再血管化的方法。

对于尺骨负变异的患者,桡骨短缩是一种常用的Ⅱ期患者的治疗选择。从临床应用看,桡骨短缩对缓解疼痛、提高握力和关节活动度,防止月骨坏死发展均有明显效果。术后部分患者月骨硬化程度下降,骨折愈合,都间接地反映出压力和月骨坏死有某种联系。但它不能恢复月骨的正常形态、消除手舟骨旋转半脱位和头状骨的近侧移位。当尺骨正变异或尺桡骨中立时,头状骨短缩是一种可选择的月骨减压方法。

此外,从20世纪70年代开始,许多学者尝试将血管植入缺血的骨骼,凭借新生血管与骨内原有血管吻合重建血供。其中,有血管直接植入术、旋前方肌肌骨瓣植入术等。一般都限于无月骨塌陷的Ⅱ期患者。

当病程进展到ⅢA期,月骨发生轻微塌陷,但腕关节未见明显畸形时,治疗常同Ⅱ期时的选择。另外,月骨切除术也是一种可以选择的方法,它是最早用于治疗月骨缺血性坏死的方法。起初单纯的月骨切除可以缓解疼痛、增加关节活动度。但无法改善和阻止关节塌陷——腕舟骨掌屈、头状骨向近侧移位和三角骨向尺侧移位,继之发展出月骨切除肌腱球填塞术,效果较前有所好转。之后还发展出多种术式,如月骨切除豌豆骨移位术、月骨切除假体置换术等,但例数较少,效果尚不确定。

　　ⅢB期患者的治疗出现了转折。腕关节不稳定、桡舟角>60°,是此期的主要病理变化,月骨的再血管化往往已不能解决问题。此时,治疗的重点应转向腕关节不稳。局部的腕关节融合或近排腕骨切除常是此期的治疗选择。手舟骨及大、小多角骨融合(STT融合)或舟头融合可以将手舟骨重新复位于正常位,纠正腕关节的稳定,可以减缓或防止桡腕或腕骨间关节炎的进展。

　　对于Ⅳ期的患者,多选择补救的手术,如近排腕骨切除、全腕关节融合或腕关节成形术等。另外也有神经切断术的报道,即切断骨间背侧神经至腕关节的分支,可以缓解关节疼痛。但由于失去神经支配,骨性关节炎的进展较术前加快。

　　(6)腕关节不稳定

　　腕关节的解剖、功能和临床疾病很早前就引起了关注。腕关节在X线检查显示异常排列在20世纪前半期就被注意到,但直至1969年Fisk才首次提出腕关节不稳定的概念。1972年,Linscheid和Dobyns系统报道了腕关节不稳定的分类和临床表现,此后才引起人们的普遍重视。腕关节不稳定的诊断和治疗是近40年来手外科中一项重要而热门的课题。

　　1)腕关节功能解剖:腕关节包括4套关节结构,即桡尺远侧关节、桡腕关节、腕中关节和腕掌关节。腕部的骨结构视为两侧列:近侧列由手舟骨、月骨、三角骨组成,豆状骨为籽骨,不参与近排腕骨组成,但发挥重要的功能;远侧列由大多角骨、小多角骨、头状骨、钩骨组成。手舟骨连接近、远两侧列腕骨。

　　Taleisnik和Mayfield分别对腕部韧带的解剖进行了仔细研究。腕部韧带的特点为:①腕部主要韧带结构为关节囊内韧带。由于关节囊的覆盖,即使进入到关节腔内的手术也难以见到关节囊内韧带。②位于掌侧的韧带明显比背侧重要且复杂。③掌侧韧带的分布呈双“V”形,其间有一薄弱区,即Poirier间隙(图11-30)。Poirier间隙正处于头月关节处。④稳定月骨近极的韧带是舟月骨间韧带和桡舟骨韧带。⑤腕关节侧副韧带薄弱。

　　腕关节囊内韧带是关节囊增厚所形成的,分成掌侧和背侧关节囊韧带。掌侧关节囊韧带包括桡舟头骨韧带、长桡月骨韧带、短桡月骨韧带、尺月骨韧带、尺头骨韧带、尺三角骨韧带(图11-30)。背侧关

节囊韧带包括背侧腕骨间韧带和背侧桡腕骨韧带(图11-31)。桡舟头骨韧带和尺三角骨韧带跨越腕中关节,共同止于头骨,形成“V”形韧带。牵张应变试验表明桡舟头骨韧带的断裂强度为(151±30)N。关节囊韧带的应变小于骨间韧带,断裂前为原长的130%左右。与关节囊韧带相比,近侧列腕骨间韧带坚韧,弹性应变能力强,对近侧列腕骨的稳定性起决定作用。临床手术中,单个囊内韧带几乎不能辨别,故仅能修复一组解剖位置相近的韧带。

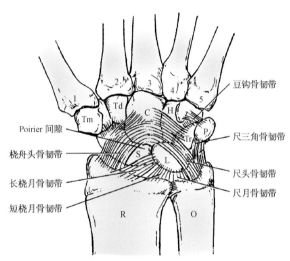

图11-30　腕关节掌侧的关节囊内韧带

S:手舟骨;L:月骨;Tr:三角骨;P:豌豆骨;Tm:大多角骨;Td:小多角骨;C:头状骨;H:钩状骨;R:桡骨;O:尺骨

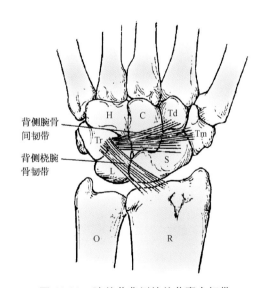

图11-31　腕关节背侧的关节囊内韧带

注:主要为2根,即背侧腕间韧带和背侧桡腕韧带。字母符号注释同图11-30

腕骨间韧带称为内源性韧带,近侧列腕骨间韧带包括舟月骨韧带、月三角骨韧带,远侧列腕骨间韧带和近远侧列腕骨间韧带包括舟头骨韧带、头三角骨韧带、三角钩骨韧带及远侧列三骨之间的韧带(图11-32)。舟月骨韧带和舟三角骨韧带均为"C"形,附着于近侧列腕骨的掌、背和近侧缘,远侧缘向

腕中关节开放。韧带附着于掌侧的部分较厚,而中央部较薄。中央部在力学性能上不如掌侧部坚韧,因而没有掌背侧对骨间连接的作用重要。舟月骨韧带的断裂强度为(232.6 ± 10.9)N,月三角骨韧带为(353.7 ± 69.2)N。测定这两韧带的变形表明两韧带在断裂之前可伸长到原长度的150%~200%。

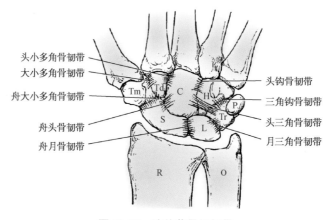

图 11-32 腕关节骨间韧带

注:字母符号注释同图 11-30

徐永清等研究了部分腕关节韧带生物力学特性,发现以尺月骨韧带的最大拉伸力和刚度最大,分别达(219.2 ± 55.4)N 和(65.5 ± 19.6)N/mm^2。尺三角骨韧带和尺侧囊结构的最大拉伸力和刚度最小,为(54.0 ± 25.5)N、(17.8 ± 6.0)N/mm^2 和(58.7 ± 17.6)N、(13.4 ± 4.7)N/mm^2。舟月骨韧带的最大拉伸力和刚度分别为(286.1 ± 90.8)N、(95.5 ± 40.0)N/mm^2,而月三角骨韧带则更大,为(375.3 ± 52.6)N、(179.0 ± 39.0)N/mm^2。他们认为近排腕骨间韧带的最大拉伸力和刚度较桡尺骨远端与腕骨连接的韧带大,其中月三角骨韧带的最大拉伸力和刚度较舟月骨间韧带大。桡尺骨远端与腕骨连接的韧带中,尺月韧带的最大拉伸力和刚度最大。

腕关节主要动力肌共有 5 根:①桡侧腕屈肌,为主要屈腕动力肌;②桡侧腕长、短伸肌,为主要伸腕动力肌;③拇长展肌,为主要腕桡偏动力肌;④尺侧腕伸肌,为主要腕尺偏动力肌。这些肌腱均止于掌骨。鉴于远侧列腕骨作为一整体运动,且腕掌关节活动很局限,这些结构特点增加了腱止点和腕活动中心的距离,利于这些动力肌功效的发挥。

2)腕关节运动学:解释腕运动有 3 个主要理论,即排理论、柱理论和卵圆环理论(图11-33)。排

理论将腕关节看成是两排腕骨组成。柱理论将腕关节看成 3 个纵形柱,最初由 Navarro 在 1919 年提出,后经 Taleisnik 改良,将腕关节看成桡侧柱(手舟骨,大、小多角骨)、中间柱(月骨和头状骨)、尺侧柱(三角骨和钩骨)。Taleisnik 将大、小多角骨归入中间柱,认为此两骨活动在整体上和头状骨一致。卵圆环理论将腕骨看作由近、远两侧列腕骨和尺桡骨间韧带组成的卵圆环。根据手的发生学和动物种类比较学研究,汤锦波认为手部腕骨可以一伞形理论来解释,即掌骨-头状骨-月骨-桡骨构成一承传力量、起支撑作用的手中心轴,而两边各有 3 块腕骨发挥手灵活运动的功能。这一理论强化了头月骨传递力量的作用,和双侧方腕骨对手功能的重要性。

正常腕关节屈伸弧度为80°,伸展70°。研究表明,屈伸运动的一半发生在腕关节;另一半发生在桡腕关节。从中立位至完全伸展位有66%活动发生在桡腕关节,34%发生在腕中关节;从中立位至完全屈曲位,60%的运动发生在腕中关节,40%发生在桡腕关节。腕尺桡偏活动为50°,其中20°桡偏、30°尺偏;60%发生在腕中关节,40%发生在桡腕关节。当腕关节从桡侧向尺侧运动时,近侧列腕骨从屈曲状态至伸展。Linscheid 和 Dobyns 认为腕桡偏时,大、小多角骨对手舟骨的压力使手舟骨屈曲,屈曲力量

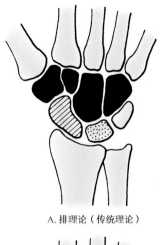
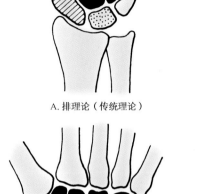

A. 排理论（传统理论）

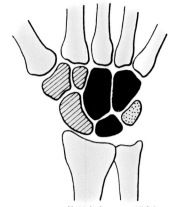

B. 柱理论（Navarro理论）

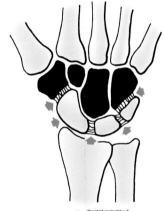

C. 柱理论（Taleisnik理论）

D. 卵圆环理论

图 11-33　解释腕运动的主要理论

从舟月骨间韧带传递到月骨，使月骨伸直。手舟骨在腕桡侧跨越腕中关节，起稳定和协调腕中关节运动的作用；而三角骨作为腕关节和手内、外旋的运动支点。

腕骨间的相对运动有限，但十分滑润、自然，远侧列腕骨间的相对运动<10°。在腕桡偏时，手舟骨和月骨间相对运动为 10°±3°，月骨与三角骨间相对运动为 14°±6°；在腕屈伸运动时，手舟骨和月骨间相对运动为 25°±15°，月骨、三角骨间相对运动为 18°±2°。

近年来，笔者采用活体腕关节运动不同位置做连续 CT 扫描后用计算机软件重建腕骨。研究表明，在腕背伸 0°～40°间的手舟骨、月骨运动幅度最大，占整个屈伸运动时手舟骨、月骨活动幅度的一半，而在尺桡偏时中立位至尺偏 20°位间的手舟骨、月骨运动幅度最大，体现在这两个腕关节发挥功能

时最常采用的姿势上，手舟骨、月骨的位置改变最为明显。从腕桡背伸向尺偏掌屈的运动称为"掷标枪运动（dart-throwing motion）"，见于很多腕部日常动作。腕运动主要发生腕中关节，近年来受到很大重视。

为了适应手部灵活发挥功能的需要，腕部需要有很大的运动灵活性，但是又不至于被压弯、扭曲。从结构和基本功能上看，腕部由一系列关节链组成。在近排腕骨的腕动力肌所产生的力矩是使腕产生旋转运动；近排腕骨的运动迟于远排腕骨，仅在跨越腕中关节韧带达到一定张力时才发生。研究表明，在腕屈伸运动时，手舟骨有很大幅度的屈伸轴上旋转发生，约为腕屈伸运动的 90%，而月骨约为 50%，三角骨为 65%。在腕桡尺偏至尺偏位运动时，3 块近排的腕骨从屈曲位向伸直位运动。这样的运动在个体间差异很大。一些人在腕尺桡偏时基本上是绕着

尺桡偏轴旋转。当然,更多的是在这两个极端情况之间,根据腕的松弛状态、头三角骨的形状及月骨类型而异。

腕部承担着传递力量的功能,在手握拳或握物,或支撑时,腕部承受很大压力。这些力量的来源不但是来自外部加力,也依赖于跨越腕部的肌肉产生的力量,以保持手的稳定。根据受力的大小、方向、受力点及腕部组织的弹、韧性情况,腕承受力量的分布是不一样。在腕中关节水平约有 60% 的力量是通过头-舟-月骨关节传递的;在桡腕关节水平,桡舟关节传递 50%～56%,桡月关节传递 29%～35%,尺三角关节传递 10%～21%。在腕关节的不同姿势,各腕骨传递的力量不一样,如腕功能位上月骨传递的力量要大得多。

腕部韧带损伤多在腕背伸时发生。近年来利用活体三维骨重建方法研究腕韧带程度变化时发现,在腕背伸时尺月、尺头和尺三角骨韧带都被拉长,处于紧张状态,容易受伤。另外,腕背伸时舟月骨韧带的掌侧和近侧部分都被拉长,处于紧张状态。当腕桡偏时,这些韧带拉长更多,尺月、尺头和尺三角骨韧带拉长也可能引起尺骨茎突骨折。活体三维骨重建方法还表明,手舟骨和月骨的活动在中立位和尺偏 10°位间最大,可能这一运动范围对腕关节最为重要,腕关节运动的精度最高。基于 CT 或 MRI 扫描的活体三维骨重建方法是近 10 年来腕关节研究的新方法。2007 年后,开发动态 CT 或 MRI 扫描可了解腕运动的动态变化。这一方法已普遍应用于临床诊断和腕运动基础研究。

对腕关节的稳定结构有明确作用的有如下 4 种解剖结构:

A. 远排腕骨的稳定机制:位于腕骨内的肌腱在行至手掌部时走行方向向两旁叉开,在肌肉收缩时,小指的指屈肌腱在钩状骨的钩上产生压迫力量,而拇长屈肌腱收缩在大多角骨上产生压力与之相对应。这两个力的作用后果是钩状骨向尺侧、大多角骨向桡侧产生移动趋向,而腕横韧带、远排腕骨的腕间韧带对维持远排腕骨的稳定性和腕弓形状起很大作用。

B. 腕中关节的稳定机制:在腕轴向受力远排腕骨施加于近排腕骨纵向压力。由于手舟骨轴相对于前臂纵轴呈前倾状态,在腕部受力时手舟骨倾向于向屈曲方向旋转,在腕骨间韧带完整的情况下,手舟骨的屈曲力量传递到月骨和三角骨,近排腕骨整体上会发生一定程度的屈曲,并有旋前。因此,如果没有跨越腕中关节的韧带存在的话,近排腕骨的运动趋势是屈曲和旋前。腕中关节的重要稳定韧带是头三角骨韧带、背侧腕横韧带及舟头骨韧带,这些结构的损坏会导致近排腕骨异常的屈曲,形成掌侧镶嵌不稳定(VISI)。

C. 近排腕骨的稳定机制:在腕部受力时,3 块位于近排的腕骨受力情况不相同,手舟骨屈曲、旋转的幅度要大于月骨,三角骨最小。在掌背侧的舟月骨韧带和月三角骨韧带完整的情况下,3 块腕骨不同步的运动产生这两个骨间韧带的扭曲拉伸。如果舟月骨韧带损伤,手舟骨的运动就脱离了其他 2 个腕骨的牵拉控制,手舟骨就呈现异常的过度屈曲、旋前,而月-三角骨整体上会呈现异常背伸,形成背侧镶嵌不稳定(DISI)。

如果是月三角骨韧带断裂,手舟骨、月骨会同时呈现异常屈曲状态,而三角骨和远排腕骨相连一起运动,此时表现为 VISI。

D. 桡腕关节的稳定机制:近排 3 块腕骨之间通过两个骨间韧带相连,其近端和向掌尺侧倾斜的桡骨和三角纤维韧带复合体相关节,因此,具有向掌侧和尺侧滑移的倾向。但这一倾向由于掌背侧的桡腕韧带的存在而被阻止。当这韧带断裂时,腕会发生掌向和尺向的移动。这是临床上产生腕掌向或尺向偏移的机制。

对于腕关节在病理状态下运动学的研究是近 20 年发展起来的,已积累了重要且较全面的资料。舟月骨韧带切断,手舟骨显著掌向倾倒,并相对于桡骨呈旋前状态;而月骨的位置改变相对较小,主要为背屈(图 11-34)。Ruby 和 Tokunaga 在关节镜下顺序切断手舟骨周围韧带的研究结果表明,舟月骨韧带是稳定手舟骨近极的主要结构,桡舟月韧带对舟月间隙、手舟骨半脱位的防止作用甚微。Smith 将手舟骨造成腰部横骨折,发现骨折后手舟骨近侧半在腕伸展时活动度从 29°增加到 49°,而远侧半由 29°减小到 23°,近、远骨折端间成角增大形成手舟骨屈曲畸形。这种运动方式有助于手舟骨不愈合和形成"驼背"畸形。Horri 对月三角骨韧带进行分期切断,首先切断掌侧、背侧月三角骨韧带和骨间韧带,结果近侧列腕骨的运动变化不显著;进而切断背侧桡三角骨韧带和舟三角骨韧带,结果手舟骨发生后、桡偏,月骨旋后屈曲,三角骨旋后约为 14°,月骨和三角骨间相对运动由 7°增加至 24°。Trumble 分

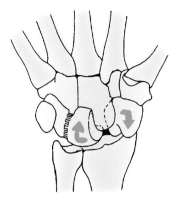

图 11-34　舟月骨韧带断裂后舟骨掌屈,月骨和三角骨发生背屈

别切断掌侧的三角尺骨韧带和背侧的桡三角骨韧带,发现在腕部负荷的情况下,这 2 根韧带中任何一个断裂都会引起月骨显著掌屈,如韧带同时损伤,则月骨掌屈更明显,而修复这 2 根断裂的韧带则能纠正月骨运动异常。

3) 腕关节动力学:关节运动的实现和关节运动变化的动力来源是关节运动肌所产生的旋转力矩,其又取决于肌肉的构造和力臂大小。对正常前臂肌肉的结构和腕动力肌力臂早就有研究。在正常腕关节运动时,桡侧的腕伸肌力臂大于尺侧腕伸肌,尺侧腕屈肌力臂又大于桡侧的腕屈肌,使腕部活动以伸腕时桡偏、屈腕时呈尺偏为特征。汤锦波等对腕部疾病,尤其是腕关节不稳定时腕动力变化的研究是从 20 世纪 90 年代开始的。汤锦波等对舟月骨韧带切断、舟月骨间隙持续增大、手舟骨骨折、进行性月骨周围不稳定的腕动力学进行了系列研究。

汤锦波等研究表明,在完全切断舟月骨韧带后,腕关节活动相同幅度,桡侧腕长伸肌、腕短伸肌的滑动距离和力臂有显著增加,桡侧腕屈肌的力臂在伸腕时也有显著增加。在舟月骨间隙持续增大后,桡侧腕屈肌力臂在腕屈伸和尺桡偏运动时均显著增加。但在尺桡偏运动时,桡侧腕长、短伸肌和尺侧腕屈、伸肌力臂减小。在仅有腕桡侧肌力臂增大的情况下,腕动力异常使桡侧腕部承受压力增大,关节面负荷增加,这可以促使桡侧腕骨发生塌陷,成为手舟骨、月骨分离后进行性腕塌陷(SLAC 腕)和桡腕关节发生骨性关节炎的原因。汤锦波等观察到手舟骨腰部骨折后,腕屈伸运动时桡侧腕屈肌和尺侧腕伸肌的力臂增大,而桡侧腕长、短伸肌的力臂减小。切除近侧手舟骨后导致腕运动中心向尺侧偏

移,桡侧腕动力腱力臂增大,而到 Ⅱ ～ Ⅲ期时尺侧动力腱力臂才有显著变化。在整个过程中,桡侧动力腱的动力学变化大于尺侧动力腱的变化。在月三角骨不稳定模型,顺序切断月三角骨韧带背侧部、掌侧部和腕背侧横韧带,发现尺侧腕屈肌力臂明显增大。这些腕动力学资料有助于阐明临床上腕不稳定的形成、发展和临床后果的产生,以及可望用于判定治疗方法的生物力学合理性。

4) 分类:腕关节不稳定是表现为腕部骨性结构排列异常的一系列临床异常的统称。因此,广义地讲腕部脱位属于不稳定,但在多数情况下,不稳定指腕部韧带损伤后在有外力或无外力作用下腕部骨性结构呈现明显的位置异常,并出现临床表现者。

Linscheid 将腕关节不稳定分成 DISI、VISI、腕背侧偏移和腕尺侧偏移。Taleisnik 根据不稳定在腕不同纵柱的出现分成外侧柱不稳定、中间柱不稳定和内侧柱不稳定。Dobyns 将腕关节不稳定按韧带是否完全断裂分成非分离型不稳定(CIND)和分离型不稳定(CID),即以上在不同解剖位置出现的不稳定均可能是韧带未完全断裂或韧带已完全断裂造成的。根据产生腕关节不稳定与加以外力的关系。腕关节不稳定可分成:在韧带仅有部分撕裂时,即使在施加压力情况下也不出现不稳定者称为动力性不稳定前期;完全撕裂,只有在施加压力情况下才出现腕骨排列异常的称为动力性不稳定;完全撕裂,并出现固定状态的腕骨排列异常称为固定性。

汤锦波在研究腕部骨折并存的腕关节不稳定时,将这些不稳定分成两类:①骨折的同时伴有韧带损伤者,纠正骨折后仍存不稳定者;②骨折不伴韧带严重损伤,在纠正骨折后腕不稳定能自然消失者。后者被称为内源动力性不稳定(IDCI)。

当然,以上分类之间存在必然联系,如不少有手舟骨、月骨分离的病例同时呈现腕关节背侧镶嵌不稳定;手舟骨、月骨分离病例属分离型不稳定,但单纯腕关节背侧镶嵌不稳定病例可仅是非分离型不稳定。手舟骨骨折伴有腕关节背侧镶嵌不稳定时常是非分离型不稳定,又属于内源动力性不稳定。

还有一些名称描述某些腕关节不稳定:分离型不稳定和非分离型不稳定同时存在称为复合型不稳定(CIC);韧带完整时腕骨适应性排列异常,称为适应型不稳定(CIA)。Larsen 和 Hordge 等提出描述腕不稳定从 6 个方面入手,即急慢性、动力性、病因、部位、畸形方向和类型(表 11-1)。

表 11-1　腕关节不稳定的具体情况分析

类别	分类
急慢性	<1周急性;1~6周亚急性;>6周慢性
动力性	动力前期;动力性;固定性可复原;固定性不可复原
病因	先天性;创伤性;炎症性;肿瘤性;医源性;其他
部位	桡腕关节;近排腕间关节;腕中关节;远排腕间关节;腕掌关节;某一腕骨
方向	VISI;DISI;尺侧偏移;背侧偏移;其他
类型	CID;CIND;CIC;CIA

5) 临床诊断:腕关节不稳定患者多有外伤史,也有的不能回忆起明确的外伤。在部分年龄较大的患者可由退变引起,无特别外伤经历。腕关节不稳定的症状包括疼痛、无力、持物障碍、关节弹响或关节交锁,体征有局部压痛、腕部运动度减小、持握力量下降。压痛为局部滑膜炎症引起。在急性期撕裂的韧带处可查及压痛,慢性不稳定患者也会有压痛,压痛可以大体提示损伤位置。但腕关节不稳定患者损伤区域常较局限,而压痛范围较损伤区域要广泛得多,因而不易根据压痛来确切定位。

常用如下手法来证实手舟骨、月骨分离:将手从尺偏向桡偏运动,检查者手按在手舟骨结节上,以阻止手舟骨屈曲和手舟骨从桡骨面上脱位。三角骨在

尺偏时从背侧向掌侧滑移。

X线摄片检查是诊断腕不稳的主要手段,常规检查包括正位片和腕中位片,以及桡偏、尺偏位的侧位片。X线片检查应包括掌骨全部和前臂远侧半。健侧的X线片检查可提供参考,但并非常规每个患者均需摄片。在患侧怀疑有腕关节不稳定,但在判定指标上处于交界水平上时,摄健侧X线片能提供参考信息。

A. X线平片:舟月骨不稳定的X线表现(图11-35)是指侧位片舟月骨间角>60°,月骨三角骨间角>15°,头月骨间角>15°;正位片上手舟骨、月骨间距离增大,常>3 mm才有明确诊断意义,称为Terry-Thomas征。由于手舟骨、月骨相对关节面的形态不规则,且正常人的手舟骨、月骨远侧板间距完全可以>3 mm,通常以测量手舟骨、月骨间关节中点处的间距来判定和记录手舟骨、月骨间距。手舟骨前倾使手舟骨远侧极在正位片上呈环形,称为环形征,这是由于手舟骨远极前倾后在X线片上和头状骨重叠所致;头状骨和月骨间重叠增加,腕高指数下降。临床上怀疑有手舟骨、月骨分离,但X线片上不能显示出上述典型的特征时,可摄握拳位X线片。由于腕承受压力,会使原来不够明显的手舟骨、月骨前倾和舟月骨间隙增大表现变得明显,以利于做出诊断。

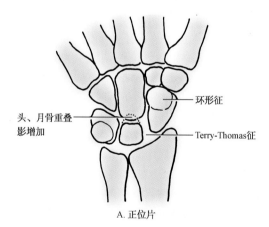

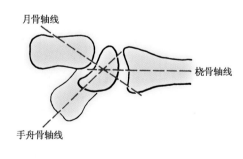

图 11-35　舟月骨不稳定的X线表现(示意图)

月三角骨不稳定的X线正位片表现为手舟骨可以前倾,呈现环形征,月骨屈曲前倾和头骨重叠,月三角骨近侧弧排列呈现阶梯形,三角骨在腕尺偏位时位于月骨的近侧,在腕桡偏位时位于月骨的远侧,近排腕骨的近侧弧线的破坏称为腕Shenton线

破坏;侧位片显现手舟骨、月骨重叠表现,但不出现手舟骨、月骨间隙增宽和月、三角骨的阶梯形排列,舟月骨间角正常或变小,月骨屈曲、头月骨间角减小,多数学者认为舟月骨间角<30°才具有诊断价值。

腕关节不稳定伴发于腕部骨折时,由于症状被掩盖或相互重叠易被忽视,骨折的存在也不能查及明确的体征。故在X线检查时应特别注意这些不稳定是否存在,同时比较和观察在骨折整复后腕关节不稳定表现的变化,对骨折整复后仍存不稳定者要做出明确的诊断。

B. 关节造影:在X线平片检查发现有明显异常后,做腕关节造影能显示出舟月骨韧带、月三角骨韧带或TFCC的撕裂情况。虽然关节造影有较好的敏感性,但现公认有不少假阳性,也不能准确显示腕内韧带的损伤部位、程度与关节软骨的侵害程度和滑膜情况,而这些情况只有通过腕关节镜检查才能发现。腕关节镜检查现在越来越多地用于临床,是今后一段时间内发展的重点之一。其他检查方法还有腕关节动态摄影(cineradiography)、加压下X线摄片、MRI、三维腕骨重建和动态CT(四维CT)。MRI检查可以显示骨坏死,但现在认为其对诊断腕内韧带部分撕裂无价值。与腕关节镜相比,MRI诊断的敏感性和特异性仅有63%和86%。三维腕骨重建和动态CT(四维CT)检查均是近年来发展的技术,其可显示骨的位置和运动学变化。四维CT检查可显示腕骨运动方式和轨迹的变化。

C. 关节镜检查:是最为直观而确切地诊断韧带损伤的手段,除可以直接了解关节软骨、病变性质和骨间韧带的完整以外,还可以在镜下操作修复损伤的骨间韧带。对怀疑有腕不稳定病例做关节镜检查时,桡腕关节和腕中关节间隙均需检查,舟月骨和月三角骨韧带的近端纤维软骨部分具有凹面形状,在腕中关节间隙上见到的舟月骨间隙应该是十分贴紧的,没有阶梯形。在月三角间隙,正常情况下也是很平滑的,偶尔可见1 mm左右的阶梯形改变;月骨和三角骨间也会有轻微相对运动,而在手舟骨、月骨间不会看到相对运动。在骨间韧带损伤时,正常的凹形腕骨排列方式会变成凸形,撕裂的韧带片挂下或遮挡镜下视线。关节镜下腕骨间韧带损伤的分级(Gessiler分级)如表11-2所示。

Gessiler分级已成为记录关节镜下腕骨间韧带损伤的标准方法,近年在报告和文献中常用到。不过近年发现,关节镜下发现的腕骨间韧带损伤比例很大,多为Ⅰ~Ⅱ级,只有少数需要临床处理。换言之,多数关节镜下发现的腕骨间韧带损伤为部分性,无需处理。笔者科室关节镜检查的临床资料也支持这一观点。

表11-2　关节镜下腕骨韧带损伤的分级

分级	表现
Ⅰ	从桡腕关节见到骨间韧带血肿、变细;从腕中关节见到腕骨排列不平整
Ⅱ	从桡腕关节见到骨间韧带血肿、变细;从腕中关节见到腕骨排列不平整或呈阶梯状,可能有轻度的间隙(比探头小的间隙)
Ⅲ	在桡腕和腕中关节都见到腕骨排列不平整或呈阶梯状,腕骨间有间隙,探头可插入
Ⅳ	在桡腕和腕中关节都见到腕骨排列有不平整或呈阶梯状,手法下可有明显不稳定,2.7 mm探头可插入腕骨间

6) 手舟骨、月骨分离的表现和治疗:对于腕手舟骨、月骨的稳定性,舟月骨韧带(SLIL)是公认的最主要的起稳定作用的结构。SLIL分为3个部分,即掌侧、近侧和背侧部分。背侧部分最粗并坚韧,在3个部分中最重要。桡舟月韧带过去曾被认为对手舟骨、月骨间稳定也起一定的作用或辅助作用,之后的研究逐渐发现这一韧带实是血管神经束通过之处,在生物力学上并不发挥作用。对手舟骨、月骨间稳定性起作用的还有背侧腕骨间韧带。这一韧带由手舟骨连到三角骨,对手舟骨稳定性也发挥了重建的作用。当然桡舟头及长、短桡月韧带也可能起一定的作用。这些韧带对手舟骨、月骨间稳定性,甚至不如背侧腕骨间韧带明了。由于手舟骨、月骨的主要稳定结构(SLIL)和其余起次要稳定作用的结构在功能上重迭,仅将主要或次要稳定结构的一部分损伤,往往不引起不稳定(或程度较轻的不稳定);即使完全SLIL断裂常常也不引起固定性的手舟骨、月骨分离或侧位片上舟月骨角的变化。但是,在SLIL完全损伤后腕部力量的传递和运动可发生一些改变,因而引起临床症状。通常还有1根主要或数根次要稳定韧带断裂才引起固定性手舟骨、月骨分离和侧位片上舟月骨角度变化。这些次要稳定韧带可以是背侧腕骨间韧带、掌侧韧带或舟大多角骨韧带。

月骨和形态可能和舟月骨韧带的发生及手舟骨、月骨分离相关,Ⅱ型月骨在SLIL撕裂后发生DISI的机会较小。

手舟骨、月骨分离的表现形式有动力性前期手舟骨、月骨分离,动力性手舟骨、月骨分离,固定性可复性手舟骨、月骨分离,固定性的可复性手舟骨、月骨分离,以及手舟骨、月骨进行性塌陷。现分述如下。

A. 手舟骨、月骨分离的临床表现：

a. 动力性前期手舟骨、月骨分离：在舟月骨韧带仅为牵拉伸长或仅有部分断裂时，其异常仅是极小程度，相当于Ⅰ级腕骨间韧带损伤，或近端的部分撕裂，而不表现为明显的不稳定，腕骨无排列异常；即使在加压状态下X线摄片也不能见到腕骨异常排列或舟月骨间隙增宽，腕部功能受到影响少。是由于手舟骨、月骨间的相对运动增加所致，导致剪切力增加，局部发生滑膜炎，有疼痛或出现不适表现。

b. 动力性手舟骨、月骨分离：在临床上动力性手舟骨、月骨间分离发生于完全舟月骨韧带断裂的基础上，但是此时韧带损伤仍然可以被修复，还没有回缩太多或坏死，二线的手舟骨近板稳定韧带（如桡舟头韧带）仍然完整或仅有较小创伤。在这一阶段，不会发生永久性的腕骨排列畸形，只是在特殊的外力加压下才会出现舟月骨间隙增大，但腕功能可能会受限，做某些动作时感到不力或不能做某些动作。关节镜下探针可使腕骨间产生相对移位。

c. 固定性可复性手舟骨、月骨分离：在损伤急性期未能得到治疗，损伤韧带残端会发生退变，以至不能直接修复。由于两成手舟骨稳定物被长期牵拉（或损伤同时发生断裂），手舟骨、月骨之间发生持久的固定性相对位置变化和不稳定，但仍然可以被复位。此时，自动复位或运动时常受到影响。

d. 固定性不可复手舟骨、月骨分离：舟月骨韧带和桡舟头韧带损伤经过较长时间后，舟月关节周围的腕关节囊有纤维化形成，关节间韧带也发生纤维化变，这时腕骨排列异常很难复原。如果此时关节软骨无明显的软骨退变，则属于此期手舟骨、月骨分离。

e. 腕进行性塌陷：长时间的腕骨排列异常并不可回复，导致腕部退行性关节炎，舟月骨间隙进行性增宽，并有头状骨下沉，称为腕进行性塌陷（SLAC腕）。

Ⅰ. 临床表现：很多损伤都可能导致舟月骨韧带损伤，最常见损伤姿势是腕背伸、尺偏、前臂旋后。临床上会有舟月骨间隙位置压痛，但位置不明确，疼痛的也可能不严重；肿胀可能不严重，也有时比较严重。到了损伤急性期后（1～6周后）才来就诊的患者常常有痛性腕运动弹响和不平整感，腕握力下降。

Ⅱ. 临床检查：Watson试验有助于了解手舟骨、月骨分离情况。检查者的拇指放在患者手舟骨结节上加压，这时将患者的腕从尺偏轻微伸的位置被动活动到桡偏带有轻微屈的位置。无损伤时手舟骨屈曲旋前。在手舟骨不稳定时，这一运动时腕部出现疼痛，同时可感到手舟骨近板向背侧滑移，从正常时应位于桡骨的手舟骨窝到桡骨背侧缘位置。如此时检查者将拇指加压撤去，则手舟骨近板又可回复到手舟骨窝处。回复的过程可伴有弹响。这一试验可能有1/3的假阳性出现，这可能和腕关节的韧带松弛有关。

在无压力的X线平片为不显示异常发现，而临床症状怀疑有手舟骨、月骨分离时，做加压状态下的X线平片检查，最常见的方法是握拳时的X线摄片。完全尺偏或完全桡偏位也会显示手舟骨、月骨间异常增宽。将拇指、示指在牵引状态下摄后前位片，则显示出舟月关节处有阶梯存在。

做高清晰的MRI检查可以显示SLSL的背侧、近侧和掌侧3个部分结构。做腕关节镜检查可以直接了解韧带的损伤程度，对损伤程度的分类现在采用Geissler 4级分类方法。

Ⅲ. 诊断：手舟骨、月骨分离经典诊断方法是在X线平片上见到手舟骨、月骨的相对排列异常。从定义上来说，手舟骨、月骨分离包括X线片上已有明确表现的和有症状在压力或承重情况下就出现腕活动异常的情形，即包括固定性和动力性及动力前期的一系列临床表现。

SLIL的损伤程度不等，临床表现也不一样，故SLIL是一组具有SLIL不等程度损伤的总称，其不同损伤程度和表现归纳如表11-3所示。

B. 手舟骨、月骨分离的治疗：治疗效果经常不能准确预料，完全满意者也很少见。这与很多因素有关。如果原始损伤仅为舟月骨韧带的部分断裂，X线表现为正常，在就诊时常被漏诊。即使早期就得到正确诊断，由于断裂韧带残端很短，修复很困难，再加上这些韧带在腕运动时承受很大拉力或扭曲力量，修复后容易再被拉伸导致不稳定。大多数情况下手舟骨、月骨分离是在X线平片上出现明显不稳定现象时才获得诊断，这时累及的韧带常为数根，有些韧带残端回缩明显或坏死，有的牵拉伸长，直接修复断裂不可能也不会有好效果，则需韧带重建手术。以下分述各种手术方法及适应证。

表 11-3 手舟骨、月骨不稳定的分期表现与治疗原则

项　　目	第Ⅰ期(隐匿性)	第Ⅱ期(动力性)	第Ⅲ期(可复性 手舟骨、月骨分离)	第Ⅳ期(DISI)	第Ⅴ期(SLAC 腕)
损伤韧带	部分 SLIL 损伤	不全或完全 SLIL 损伤,部分内源韧带	完全 SLIL 损伤,掌、背侧内源韧带	完全 SLIL 损伤,掌侧内源韧带 + RL、ST、DIC 变化	同第 Ⅳ 期的变化
X 线	正常	通常为正常	SL 间隙≥3 mm,RS 角≥60°	SL≥70°,SL 间隙≥3 mm, RL≥150°, CL≥150°	
压力下 X 线	正常,透视下可为异常	异常	明显异常	不需要	
治疗原则	克氏针或关节囊固定术	SLIL 修复	韧带重建及关节囊固定,韧带重建	可复性的:韧带重建;不可复性的:局限腕关节融合	近排腕骨切除、四角固定术、腕成形术

从Ⅰ期发展到Ⅳ期往往要有很长时间,数年到数十年不等。在 X 线片上除上述骨性关节炎变化外,由于手舟骨间隙增大,头状骨在正位上也见移位,有向近侧移位插入到舟月骨间隙的倾向,同时腕高明显减小,腕握力下降,同时腕活动度减少,并有运动痛。

Grarcia-Elias 主张在治疗手舟骨、月骨不稳定性时问如下 5 个问题:①舟月骨韧带背侧部分完整吗? ②背侧部分有足够的组织能作修复吗? ③手舟骨、月骨的位置正常吗? ④腕骨排列异常是可恢复性的吗? ⑤桡腕和腕中关节面正常吗?

根据以下分期进行治疗方法选择。

第Ⅰ期:隐匿性的不稳定,适合保守治疗,如石膏固定、支具固定、抗炎治疗及理疗等。关节镜下的清理手术也有效。关节镜下除清理外,还可做韧带热短缩处理,即以射频探头使 SLIL 掌侧部的远侧缘和桡舟头韧带短缩,加强其张力。再加以克氏针固定手舟骨、月骨关节和舟头关节。暂时克氏针固定手舟骨、月骨对这一期的损伤都有价值,因为这可以防止韧带进一步损伤。

第Ⅱ期:动力性不稳定,SLIL 可修复,此时可以做直接 SLIL 韧带修复。其先决条件如下:①手舟骨容易复位;②SLIL 韧带有残端可利用;③无关节退变表现。对于 SLIL 韧带残端情况,一般来说 SLIL 在损伤后较快发生退变,因而在亚急性期或慢性期直接修复都很困难,术前使用高清晰的 MRI 检查可以了解是否有足够的 SLIL 残端用于直接修复。

在做切开复位时,先将 1.6 mm 的克氏针在手舟骨背侧插入,作为操作杆来旋转手舟骨,在 X 线透视下复位可以帮助舟月骨间关节复位。SLIL 的修复可以用锚钉或穿骨隧道来修复。比较理想的情形是多数 SLIL,尤其是其背侧韧带做修复。如果用通过骨隧道方法修复,则骨隧道应做到手舟骨腰部,这样穿过隧道的缝线在腰部非关节处打结。在做舟月韧带修复时需做克氏针贯穿固定关节。背侧关节囊固定术的目的是纠正或限制手舟骨掌屈。

第Ⅲ期:可复性手舟骨、月骨分离,但 SLIL 不可修复。对于这种情况可采用:①骨-韧带-骨重建法;②肌腱移植修复;③局限腕融合手术;④用 Herbert 钉固定做假关节成形手术。

任何肌腱移植都可直接桥接手舟骨与月骨,以一定程度恢复关节的稳定性。也有学者使用肌腱移植,并不直接恢复 SLIL 的完整性,如 Brunelli 等用一片桡侧腕屈肌穿过手舟骨结节再缝合到手舟骨背侧 SLIL 的残端上,然后再将此肌腱固定到桡骨远端的背尺侧缘上。之后,这一技术改良成不止到桡骨,缝合至背侧桡三角韧带上,以通过此韧带固定舟月关节。

采用无头的加压钉来永久固定舟月关节是另一种方法,称为 RASL 方法,由 Rosenwasser 等于 1997 年报道。近年来,其他学者报道采用关节镜辅助下的 RASL 方法。

仅做舟月关节融合手术并不可靠,现在已被废弃。这一手术方法愈合率很低,为 1/7。

第Ⅳ期:形成 DISI,但无关节炎。这期有比较多的韧带损伤,或者次要稳定韧带过度伸长,月骨呈背伸状态。根据病理时间长短及患者手活动需要程度,这时采用非手术治疗效果常常不佳,手术治疗的目的是减轻疼痛,恢复功能,延缓关节退变的发生。如果舟月关节仍然可以复位,仍可以用桡侧腕屈肌腱做三韧带固定术(同第Ⅲ期方法)。同样,这期患者可以用数个腕间关节固定术进行治疗,而做腕间关节

融合术可能是更常见且有效的方法。但是,STT融合术现在多不主张采用,因为这一手术的并发症很多。采用手舟、头、月骨融合是现在比较广泛认为可以采用的方法。

第Ⅴ期:SLAC腕。基本方法有近排腕骨切除和四角固定手术。近排腕骨切除能保持腕有较大活动度和基本功能,只要腕中关节没有关节炎,即可采用。四角固定术植骨一般采用桡骨上取的新鲜骨。直接采用多根克氏针贯穿固定腕骨,现在不主张用环形中固定器,因其具有相当高的并发症。

做腕成形手术是另一种可考虑的方法,仅在对碗功能要求较低的患者使用,如对腕活动要求高,则不考虑腕成形术。半腕成形是一种新的手术方法,通过切除近排腕骨植入半腕假体,保留远排腕骨,这样头状骨和半腕假体形成关节,保持了腕的部分运动和腕高。但是,这一手术方法是否优于近排腕骨切除术,尚不明确。

a. 经皮穿针固定舟月关节:

Ⅰ. 适应证:舟月骨韧带损伤的急性期,无腕部排列异常,临床上属于手舟骨、月骨分离的动力前期。

Ⅱ. 手术方法:在臂丛神经阻滞麻醉下,将患腕置于X线透视机上,以明确克氏针进针点和方向。将2枚克氏针从腕桡侧桡骨茎突远处所做小切口穿入,穿针时注意勿损伤桡神经的感觉支。从手舟骨的腰部穿入,贯穿舟月关节后继续向前直至进入月骨的大部分。有些学者还将舟头关节穿1~2枚克氏针固定(图11-36)。

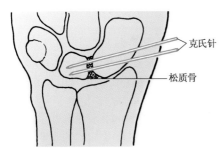

图11-36 舟月关节固定

Ⅲ. 术后处理:用肘下前臂管型石膏或支具固定2周后,以支具固定维持至8周,拔除克氏针,再以支具保护性固定4周。固定期间手指应保持活动或做经常性锻炼。

Ⅳ. 预后:此术可促进急性期的损伤韧带愈合。

b. 关节镜辅助的经皮克氏针固定:

Ⅰ. 适应证:同经皮穿针固定舟月关节,并具有良好的关节镜检查技术和设备。

Ⅱ. 手术步骤:在关节镜辅助下做经皮克氏针固定可以提高术中穿针位置的准确程度。关节镜的穿入点在3/4进点,在关节镜下可以见到穿入的克氏针进入手舟骨,并穿出手舟骨进入月骨。在穿入的克氏针进入到手舟骨后,关节镜也可更换位置到尺侧的腕中关节处,在腕中关节的桡侧可插入一探杆,以此杆来压或挑拨手舟骨近极有助于复位。在手舟骨近极的位置复位和间隙减小后镜下直视状况下,将克氏针穿越舟月关节间隙,在第1根克氏针完全穿入后,以后的克氏针在X线透视下穿入,一般需穿入2~4根克氏针。

Ⅲ. 术后处理:同经皮穿针固定舟月关节。

Ⅳ. 预后:Whipple随访了关节镜下穿针固定的功效,对他的40例患者经过1~3年的随访,有3个月以下的病程及舟月骨间隙<3 mm的患者中,83%能够保持复位并有症状缓解,而>3个月病程及舟月骨间隙>3 mm者只有53%有症状缓解。因此,早期诊断和治疗相当重要。

c. 切开复位内固定和背侧舟月骨韧带修复术:

Ⅰ. 适应证:动力性手舟骨、月骨间分离损伤急性期或部分慢性期患者。

Ⅱ. 手术步骤:在腕背侧拇长伸肌腱外侧缘做纵行切口,暴露背侧舟月关节。过去有人做掌侧切口暴露舟月关节,现已少用。由于腕部关节囊内韧带比较复杂,而舟月骨韧带的掌侧部分从生物力学上看远没有背侧部分重要,因此舟月骨韧带的背侧部分是修复的重点内容。如果在损伤后的急性期,有足够的韧带组织可做修复,也可见到有时韧带没有断裂而是在止点上撕下,这时在去除失活部分的韧带或撕裂组织后,用缝线将断裂韧带缝回到手舟骨或月骨上,缝线可穿入骨间但打结固定于骨表面(图11-37)。如果有撕脱骨片和韧带相连,可将骨片回复到原位并以小克氏针固定。在韧带修复后,舟月和舟头关节应以克氏针贯穿固定,以保护修复的韧带。

Ⅲ. 术后处理:术后在功能位以管型石膏或支具固定8周,克氏针在第8周时拔除,以后再以支具保护性固定4周。固定期手指和掌指关节应保护活动锻炼。

Ⅳ. 预后:曾有数个关于此术效果的临床报道,在随访平均37个月后,72%的患者疼痛消失或显著

11

缓解,与健侧相比握力恢复至 87%,腕活动度恢复至 78%,X 线平片显示仅在少于 1/3 的患者有轻度退行性变化。因此,一般认为此术有比较可靠的价值。当然,骨间韧带多数区域血供十分少,愈合能力差;术后腕固定时间较长,这些都是直接修复术的不足之处。

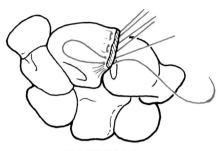

A. 缝合月骨缘上韧带

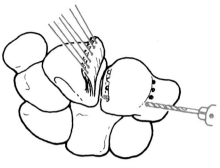

B. 在手舟骨上打洞

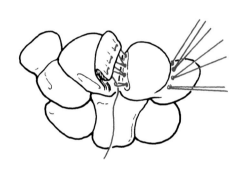

C. 引导缝线并拉紧、打结

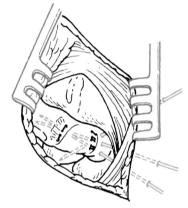

D. 克氏针固定

图 11-37　开放复位韧带完全撕裂修复术

d. 背侧桡舟骨关节囊固定术:

Ⅰ. 适应证:①动力性手舟骨、月骨间分离;②在上述韧带修复术后做此术,进一步保护直接修复的韧带。

Ⅱ. 手术步骤:这一手术方法自 Blatt 于 1987 年倡导以来,是手舟骨、月骨不稳定治疗时最常使用的方法。其基本方法是将桡骨和手舟骨之间的背侧关节囊紧缩,以防止手舟骨过度前倾旋转至屈曲位,在背侧关节囊上掀起 1 cm 宽的背侧关节囊瓣,其近端在桡骨上的附着不动,而远端在手舟骨远极半的背侧开槽,将关节囊瓣嵌入,用缝线缝合。Linscheid 和 Herbert 分别在 1992 和 1996 年采用了不同方式做背侧关节囊固定术。Linscheid 的方法是将背侧舟三角韧带半片在三角骨的止点上切下,翻转缝合至桡骨远端背侧,做关节囊瓣和骨组织缝合;Herbert 将关节囊的远侧部分完整性保留,但将其在桡骨关节边缘上的高点处切断,再将其缝合固定至 Lister 结节处(图 11-38);Slater 和 Szabo 等的方法是将腕背侧横韧带在手舟骨上的止点前移,附着到更远处的手舟骨颈部。

Ⅲ. 术后处理:同切开复位内固定和背侧舟月骨韧带修复。

Ⅳ. 预后:不少报道表明,此类手术方法有比较好的疗效。平均 2 年的临床随访表明,有 2/3 的患者在此术后症状消失,握力达到对侧的 75%。MRI 检查显示,这些患者的关节囊增厚,手舟骨屈曲程度得到纠正,平均纠正屈曲度数为 20°。

e. 背侧舟月骨韧带的软组织重建术:

Ⅰ. 适应证:动力性手舟骨、月骨间分离,舟月骨韧带不能直接修复者。

Ⅱ. 手术步骤:手术切口进路同前两术式,步骤是切取一段背侧腕间韧带,保留其在三角骨上的止点,而采用其桡侧部分在手舟骨和月骨背侧关节边缘上置孔,插入固定手舟骨、月骨,缝合韧带到骨上。

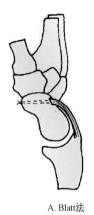

A. Blatt法

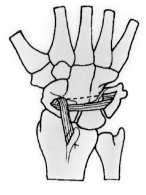

B. Linscheid法

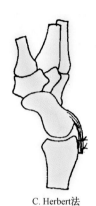

C. Herbert法

图 11-38　腕背侧关节囊固定术的几种方法

11

Ⅲ. 预后：这一方法比较新,用的人还不多,尚无长期随访资料。

f. 骨-韧带-骨移植术：

Ⅰ. 适应证：动力性或固定可复位手舟骨、月骨分离。

Ⅱ. 手术方法：方法是在 Lister 结节附近切取骨-伸肌腱支持韧带-骨复合,骨块为 2.0 cm×

0.8 cm×0.8 cm大小,骨膜和伸肌腱支持韧带连接两骨块(图 11-39B)。受区首先将舟月关节的移位整复,以克氏针固定,再在两骨上开出骨洞,将取来的骨-韧带-骨嵌入,以细螺钉或细钢针固定(图 11-39D),如果移植骨嵌入紧密,可不做其他固定。也可用远处(如足)的骨-韧带-骨移植修复手舟骨、月骨分离。

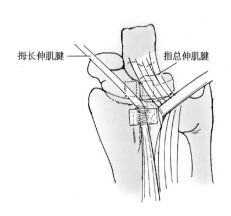

拇长伸肌腱　　　指总伸肌腱

A. 设计组织切口

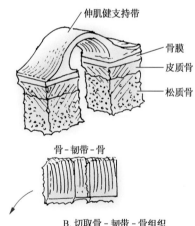

伸肌健支持带

骨膜

皮质骨

松质骨

骨-韧带-骨

B. 切取骨-韧带-骨组织

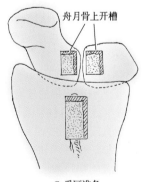

舟月骨上开槽

C. 受区准备

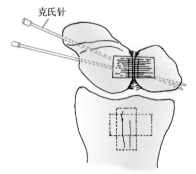

克氏针

D. 移植骨组织并固定

图 11-39　桡骨远端的骨-韧带-骨移植修复舟月骨韧带损伤

Ⅲ.术后处理:术后用管型石膏固定于腕伸30°位2周,再固定于腕伸10°位6周,以后可自由活动,或再换成支具固定4周。装着支具期间做腕功能锻炼。

Ⅳ.预后:临床报道显示,此术式有较为满意的早期效果,长期效果尚不明了。这一术式优点是可以用自体韧带来代替损伤韧带,其生物力学性能和原来韧带接近,缺点是手舟骨近侧极血供并不丰富,移植骨不容易愈合,同时术后需要牢固外固定的时间较长,对腕关节及移植的韧带不利。

g.肌腱重建术:

Ⅰ.适应证:固定性可复性手舟骨、月骨间分离。

Ⅱ.手术方法:肌腱重建手术有数种术式,包括:①Dobyns法。取一束游离肌腱段环绕在舟月关节周围,肌腱插入手舟骨、月骨上凿的孔中,将肌腱首尾缝合。此法在本来就血供较差的手舟骨、月骨上凿数个孔,有损血供,术后容易导致退行性变化,术后效果不佳,现已不用。②Almquist法。又称4骨韧带重建法。舟月骨关节经由掌侧和背侧切口暴露,在头状骨、手舟骨、月骨上各凿1个孔,将桡侧腕短伸肌腱(ECRB)的远侧在第3掌骨底的止点保留,但在桡骨远端水平的近端切断,再将此肌腱束贯穿入头、手舟、月骨的孔内,重建舟月骨韧带的功能(图11-40A)。③Linscheid法。做相当于手舟骨结节水平的横向掌侧小切口和背侧较大切口,采用一段桡侧腕短伸肌腱束,同样保留其远端止点,但在桡骨远1/3水平切断,在手舟骨的远侧极上凿孔,并同时在月和三角骨上凿孔,如图11-40B所示将此肌腱段穿入骨内固定整个近排腕骨的3块腕骨。④Brunelli法。做2个小的掌侧横切口,一个在腕部,另一个在前臂远端。切取一束桡侧腕屈肌(FCR)腱段,其远端止点仍然附着为旧,但是近端在前臂远端水平游离切断。做腕背侧切口,将舟月骨关节间及大、小角骨间隙中的瘢痕组织清除,将半脱位的手舟骨复位,将桡侧腕屈肌束穿过在手舟骨远侧半上的凿孔至背侧,再将此肌腱和背侧舟月骨韧带的残余部分缝合,然后再将肌腱束收紧,将肌腱固定到桡骨背侧近关节处的骨面上,以缝线穿越骨结构牢固固定(图11-40C)。之后Van den Abbeele将此法改进,不跨越桡腕关节固定肌腱,而在桡侧腕屈肌腱穿出手舟骨近极背侧后,横向三角骨的方向,将肌腱最终固定到背侧的桡三角骨韧带上(图11-41)。

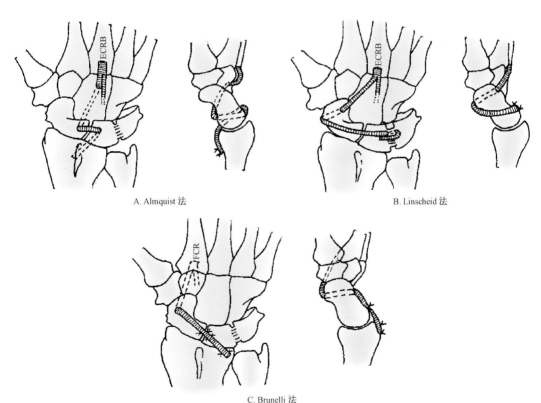

A. Almquist 法　　　　　　　　　　　　　B. Linscheid 法

C. Brunelli 法

图 11-40　治疗可复性手舟骨、月骨分离的几种韧带重建方法

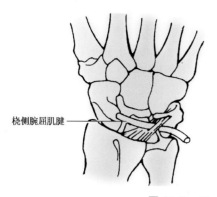
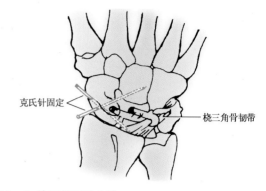

桡侧腕屈肌腱

克氏针固定

桡三角骨韧带

图 11-41 Van den Abbeele 的韧带重建方法

11

Ⅲ．术后处理：包括拇指的短臂管型石膏固定 6 周，然后使用保护性支具 4 周。去除管型石膏后开始活动锻炼。

Ⅳ．预后：Brunelli 手术的效果总体令人满意，大多数患者能完全缓解或消除疼痛、增加握力。早期和后来发展的肌腱重建手术在设计原理上有很大的不同。早期的方法是在舟月骨关节周围钻孔以肌腱穿入来固定，后来的方法是在远离舟月骨关节、血供较好的骨组织上钻孔，同时肌腱重建后有助于纠正手舟骨不稳定向掌侧的移位。这些改进使近年来的疗效较早期的疗效更显著。

h．舟月骨关节复位后 Herbert 钉固定融合术：

Ⅰ．适应证：固定性可复或不可复性手舟骨、月骨间分离。

Ⅱ．手术步骤：做背侧纵行切口暴露舟月骨关节，首先将舟月骨关节复位，残剩的骨间韧带相互缝合修复，再用 1 枚 Herbert 钉贯穿舟月骨关节，固定时间为 12 个月或更长。手术的目的是通过长时间牢固的固定，使手舟骨、月骨间形成广泛的纤维化，起到连接两骨的作用。

Ⅲ．术后处理：可仅用支具做保护性固定 3 个月或在前 2 个月用短臂石膏管型固定。

Ⅳ．预后：Herbert 和 Rosenwasser 等均报道了很好的治疗效果，Rosenwasser 对 20 例患者平均随访 4 年半，腕部活动度达到对侧的 91%，握力达到 87%，症状也得到明显缓解或消失。

i．手舟骨-大多角骨-小多角骨融合手术：

Ⅰ．适应证：固定性不可复性手舟骨、月骨间分离。

Ⅱ．手术步骤：这一手术的基本步骤是经腕背侧切口进入，暴露手舟骨远极及大、小多角骨，将这 3 块骨之间形成的关节面软骨切除，暴露松质骨，以

桡骨远端或髂骨上取移植松质骨填入，用克氏针分别穿这 3 个关节做固定，以形成这 3 个关节的融合。

Ⅲ．预后：此手术是比较早期即提出的治疗手舟骨、月骨分离，尤其是固定性的舟骨旋转半脱位的方法，在 20 世纪 80 年代开始有临床报道。原先 Watson 等报道的不融合率为 4%，后来多家报道显示不愈合率为 10%～40%，也有达到 50% 的报道，而且由于术后手握力下降和腕活动度下降，加上症状的改善并不可靠，现在对这一术式的看法与 10 年前的观点有很大的不同，现在临床上较少提倡使用这一手术。

j．手舟骨-月骨-头骨间融合术：

Ⅰ．适应证：固定性不可复性手舟骨、月骨分离。

Ⅱ．手术方法：基本步骤同前两术式，但融合的关节为手舟、月、头骨之间的多个相对关节面。

Ⅲ．预后：报道的疗效并不一致。Rotman 等报道 17 例做此术患者，随访 2 年半显示疼痛有明显缓解，术后能适应日常生活的需要。Siegal 和 Ruby 报道此术疗效十分有限，他们的 11 例患者中有 4 例由于持续疼痛而后做全腕融合手术。

k．桡骨茎突切除术：

Ⅰ．适应证：有 SLAC 腕，表现疼痛，尤其在腕桡侧的疼痛明显，桡腕关节有关节炎表现者。也可以在关节镜辅助下做茎突削除术。

Ⅱ．手术方法：做桡骨茎突表面的纵行切口，注意勿损伤桡神经感觉支，切除 1.5～2 cm 长的桡骨茎头。

Ⅲ．术后处理：可用支具保护性固定腕 3 周。

Ⅳ．预后：这一手术的基本目的是解除疼痛，而这是一个较古老手术，缓解疼痛的效果肯定。但并不对引起手舟骨半脱位和 SLAC 腕的基本原因起到纠正作用。

l.四角固定术,月骨、头状骨融合术等SLAC腕手术:

Ⅰ.适应证:SLAC腕,症状明显者。

Ⅱ.手术方法:是指做头状骨、月骨、三角骨和钩状骨的融合。常用蜘蛛形的圆形钢板(spider plate)放置到上述4块腕骨之间起到融合的目的,另外的方法是做手舟骨、头状骨融合手术,或首先切除手舟骨和三角骨,再将月骨和头状骨之间进行融合。

Ⅲ.预后:这是一个系列的手术方法,根据医师对腕的手术经验可以选用,但对于SLAC腕这样的进展期的腕关节病损,能部分缓解症状,腕功能的恢复是有限的。

m.近排腕骨切除术:

Ⅰ.适应证:SLAC腕症状明显者。

Ⅱ.手术方法:经腕背侧横行或纵行切口进入,将近排4个腕骨予以切除,牢固并重叠缝合腕关节囊。

Ⅲ.预后:这是SLAC腕的补救手术之一,有很久的历史,但在近年来治疗SLAC腕病例中得到不少学者的重视。这一术式的优点是缓解症状比较可靠,术后也无需长时间固定,没有植骨和关节融合等,故无骨不愈合的危险。如果后期出现疼痛或骨性关节炎,可以再做关节固定或关节成形术。所以这是治疗SLAC腕时应列入考虑范围的一个术式。

h.全腕关节置换术:是指手舟骨、月骨分离发展到后期,产生SLAC腕和普遍性骨性关节炎,并有明显症状者才采用的补救手术。全腕关节置换术的术式及全腕的设计有多样性(图11-42),但治疗的经验并不成熟,尤其是对年轻或重体力劳动者不太适宜。对于年龄较大、对手的功能要求较低的患者相对较为适合。

o.桡腕关节固定术:用于手舟骨、月骨分离伴有严重桡腕关节骨性关节炎者,尤其适用于年轻或重体力劳动者,也可用于曾做全腕置换术失败或桡腕关节成形术失败者。其缺点是明显降低腕关节活动幅度,但是其缓解症状的疗效是肯定的。目前,这种手术临床上仍在使用中。

利用腕背侧的腕关节囊不同部分形成关节囊韧带瓣或背侧肌腱(如ECRB)束加强背侧关节囊的紧张性,纠正DISI畸形是近10年来不断发展中的手术。关节术式在本章的图示中已做介绍。但是,这些手术的疗效,仍然在评价中,尚无一定结论。

舟头融合、舟月融合和大小多角舟融合,这些都是近年来明确效果不好的手术,现已不提倡使用。局限于1~2个关节的腕骨间融合术现已很少使用,由于这样的手术效果不稳定,而且发生不愈合的概率较大,相比较而言做四角固定或是做近排腕骨切除倒是有相当肯定的疗效。

近年来,四角关节固定术是比较常用的手术,但是其和近排腕骨切除到底疗效上有何差别,至今尚无定论,近排腕骨切除的疗效可能与采用四角固定术比较相似,两手术方式的选择仅由个人经验和偏好而决定。

7)月、三角骨分离的表现和手术治疗:月、三角骨分离是由于月、三角骨之间的韧带发生创伤性或退行性变化而引起的。机制可以是手部外伤使舟月骨韧带和月三角骨韧带同时受损,但是舟月骨韧带已愈合,而月三角骨韧带损伤仍持续存在,出现腕尺侧的症状。另外,单纯腕尺侧软组织损伤可以引起月三角骨韧带的损伤。如手桡偏和腕中关节旋前状态下撑地,使腕尺侧的韧带处于紧张状态,出现月三角韧带的断裂损伤。在有尺骨正变的患者,尺骨头对月骨、三角骨的撞压,也可能造成月三角骨韧带损伤。

A.月、三角骨分离的临床表现:表现为腕尺侧的疼痛,并有压痛。疼痛在腕尺偏或旋后时明显,可有腕运动时弹响,但腕关节运动幅度很少受限。浮球感试验是一项十分有助诊断的检查方法,是用拇指和示指将月骨稳定住,而以另一手将三角骨和豌豆骨向背侧和掌侧移位,诱发疼痛、弹响和关节的过度松弛移位为阳性。这一试验的改良方法是在桡骨

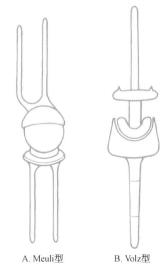

图11-42　用于全腕关节置换的假体

A.Meuli型　　B.Volz型

远端的内侧缘处将月骨的背侧稳定好,在豌豆骨上加以向背侧的力量,造成月三角骨间隙的剪切力,诱发疼痛为阳性。另一个方法是患者沿"掷标枪"运动平面旋转腕关节时在豌豆骨上加压,此使移位的月三角关节复位,此时只要在豌豆骨上继续施加压力,月、三角骨间不稳定就消失。这一试验也是月、三角骨分离时十分敏感的一个试验。

尺侧鼻烟窝试验是另一个有用的检查方法:在三角骨的内侧桡侧腕伸肌腱的掌侧加压,如果这一手法诱发症状,应怀疑月三角骨韧带损伤或尺骨茎突-三角骨之间有撞击。

仅有动力性的月、三角骨不稳定时普通 X 线片是正常的,在骨间韧带完全断裂或骨间其周围的关节囊韧带松弛、拉伸时才出现固定性 VISI 表现,在正位上常见到腕部 Sherton 线(又称 Gilula 线)不连续,即近排腕骨的桡腕关节部分的弧线不平滑,在月骨和三角骨之间出现阶梯状。正位片上的月骨可以呈三角形,远侧板和头状骨的中远部分重叠,表明手舟骨、月骨一起呈异常屈曲状态。在正位片上有时也可见到手舟骨的环形征及舟骨间隙稍增大,这时不要误认为是手舟骨、月骨间不稳定的表现,这是由于腕部承受力量时舟月骨韧带被拉长所致。在侧位 X 线片上,除具有 VISI 的异常排列外,有时可见到月三角骨间角减小。月三角骨间角的正常值为14°(图 11-43)。

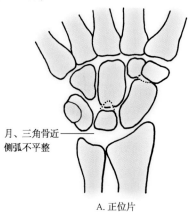

月、三角骨近侧弧不平整

A. 正位片

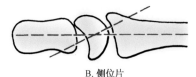

B. 侧位片

图 11-43　月、三角骨不稳定的 X 线表现(示意图)

除 X 线平片外,其他方法,如关节造影、动态摄影等也可用于诊断,不过近年来发展最快、用得最多的是关节镜检查。在关节镜下,月、三角骨间相对运动的增加,骨间韧带的膨起提示有不稳定;关节间隙增宽,更明确提示有不稳定的分离。

Viegas 将月、三角骨分离分成 3 个阶段:①第 1 阶段,部分完全月三角骨韧带(LTIL)断裂,没有动力性或固定性腕关节 VISI;②第 2 阶段,LTIL 完全断裂和掌侧月三角骨韧带断裂,临床上出现动力性腕关节 VISI 表现;③第 3 阶段,LTIL 完全断裂和掌侧月三角韧带断裂,腕背侧桡腕韧带的手舟骨、月骨部被牵拉伸长或断裂。

处于第 1 阶段的腕关节 VISI 在临床上仅表现为一般腕扭伤,做局部制动固定,用消炎止痛药物或做局部封闭就能恢复。第 2~3 阶段的腕关节 VISI 虽早期可试做保守治疗,但不少患者需做手术来纠正。腕关节 VISI 的早期治疗可用超肘关节石膏托固定腕关节于尺偏背屈位 6 周。

Garcia-Elias 和 Geissler 将月、三角骨不稳定分成如下 6 型:

a. Ⅰ型:急性动力性。是由于急性、孤立性的、部分或完全的月三角骨韧带断裂造成的,应具有如下特征才能符合:①必须是早期得到诊断,这时断裂韧带的愈合能力最佳;②必须有内源性韧带的完全断裂;③腕外活性韧带应该是完整的。过去认为急性期动力性月、三角骨不稳定仅需做保守治疗,但有不少病例做保守治疗效果并不好,故现在很少提倡做保守治疗。现在提倡的早期治疗方法是经皮多枚穿针内固定方法。而在关节镜下直视观察月、三角骨的复位再加以多针固定则更好。

b. Ⅱ型:慢性动力性。在急性期未处理的月三角骨韧带损伤会发生退变,成功修复的机会减小,此时需采取更积极的措施来治疗,如关节镜下的清理手术、电热烫使韧带紧张度提高,用一束尺侧腕伸肌腱来重建,或月三角骨间融合。

c. Ⅲ型:固定性。这一型是由于月三角骨韧带的完全断裂,加上腕关节囊内韧带,如掌背侧的桡腕韧带被拉伸所致。临床上形成 VISI。由于引起不稳定的起因是骨间韧带和关节囊内韧带两者,故仅做月、三角骨的融合效果不好,常常失败,而应该采用相对广泛的融合手术。为此,将桡月关节一起融合,或者做尺侧腕中关节一起融合。韧带重建手术对此类不稳定无效,不应进行。

d. Ⅳ型:急性月骨周围不稳定,Ⅲ期和Ⅳ期的月骨周围脱位涉及月骨周围,包括舟月骨韧带和月三角骨韧带的完全断裂,属此型。其预后比单纯的月三角骨韧带断裂要差。对此型损伤,主张在掌背侧做两切口,直视下了解剖复位近排腕骨,直接修复骨间韧带,尤其是掌侧月三角骨韧带,经皮穿针固定。在舟月骨韧带和月三角骨韧带同时损伤时,侧位 X 线片上常显示为 DISI 表现。

e. Ⅴ型:慢性月骨周围不稳定,如果急性期的月骨周围不稳定得不到及时治疗,形成固定性 VISI 或 DISI,手握力下降,活动度减小,进而发生关节退变。在月骨的两侧均有韧带损伤和不稳定是很难治疗的,单纯进行软组织重建手术很少凑效。多数学者提倡做近排腕骨切除术,也可以将手舟骨和三角骨切除,再做月、头骨融合术。

f. Ⅵ型:退行性尺腕撞击征。在有尺骨正变时,尺腕关节承受过大的压力,会使月三角骨韧带的近侧部分发生退变或形成缺损。注意这一表现(尤其在关节镜下见到时)避免和损伤直接引起的韧带撕裂混淆,在关节下做尺骨头的修整手术减低尺骨头的顶出,有利于减少压力和缓解症状。在手术中要保持远侧尺桡关节的稳定性。

B. 月、三角骨分离的手术方法:

a. 关节镜辅助下经皮穿针固定月三角关节:

Ⅰ. 适应证:Ⅰ型、Ⅱ型和月、三角骨间分离。

Ⅱ. 手术方法:在 3/4 进点处插入关节镜,此外在 6/R 或 4/5 进点处插入工作杆,用探头仔细探关节盘的张力,排除三角纤维软骨复合体的周围撕裂伤可能,然后将关节镜由 6-R 进点插入以更好地看到月三角骨韧带的近端膜性部分情况,月三角骨韧带处呈浅凹形。从腕中关节进入探入到月三角骨间隙中,可插入一探针或探头从腕中关节伸到月三角骨间隙,以发现有无韧带上的穿孔和不稳定情况,在月、三角骨之间存在轻微的相对运动是正常的。在穿克氏针固定时,可将手从牵引塔上放下在 X 线透视机下操作,此时应用牵拉器保护尺神经的背侧感觉支。在克氏针穿入到三角骨中后,将腕放回到牵引,以此克氏针作为调整三角骨的工具,在关节镜下直视使月三角关节恢复到正常。再穿入其余 2~3 根克氏针,最后将最初打入三角骨的克氏针打入贯穿过关节间隙。

Ⅲ. 术后处理:患肢用短臂支具或石膏固定 4 周,4 周时拔除克氏针,再装着支具 4 周。

b. 关节镜下的月三角关节清整术:

Ⅰ. 适应证:Ⅱ型月、三角骨间分离。

Ⅱ. 手术方法:将关节镜从 3/4 进点插入,关节清理削杆从 6/R 点插入,将不平整或挂下的组织清除。做清整手术后,仍然需要如上文所述做克氏针固定月三角关节。

Ⅲ. 术后处理:同关节镜辅助下经皮穿针固定月三角关节。

c. 月三角关节融合术:

Ⅰ. 适应证:①动力性月三角关节不稳定,无尺、三角骨撞击征表现;②月骨周围不稳定(即月三角骨、舟月骨间同时发生不稳定)。

Ⅱ. 手术方法:采用腕背侧"S"形或"Z"形切口,切口的位置在背侧第 4、5 指伸肌腱间隙之间,切除部分伸肌腱支持带,打开第 4、5 指伸肌腱间隙之间的结缔组织间隔,在腕背侧关节囊上做"Z"形切口,将两关节囊瓣掀起,暴露月三角关节,完全切除月三角骨韧带的残留部分,将月三角关节掀开,用修骨钳将相对关节面去除,暴露松质骨;从桡骨远端背侧伸肌腱第 4 间隙的骨面上开窗取松质骨;在三角骨的尺侧插入 2 枚 1.5mm 的克氏针,将松质骨紧密地填入到关节之间,两骨位置对好后将 2 枚克氏针向前钻入跨越关节,证实关节位置正确后切断克氏针尾部埋于皮下。缝合关闭关节囊和伸肌腱支持带。

Ⅲ. 术后处理:用短臂石膏管型固定 6 周,后 X 线摄片复查,如需要,再固定 2 周。6 个月后重体力劳动或从事运动正如前文所述。单纯做月三角骨间融合的效果往往不理想,需要同时加作周围其他一些关节融合手术,融合术的操作方法和月三角骨间融合相似,这里不重复叙述。

d. 肌腱固定术:

Ⅰ. 适应证:慢性期固定腕关节 VISI 做保守治疗效果不佳者。

Ⅱ. 手术步骤:①做腕掌尺侧切口,第 3、4 指伸肌腱间隙之间切开,牵拉开指总伸肌腱,切开关节囊后即暴露出月骨和月三角关节。②从月骨背侧面沿远侧月骨关节水平方向用枪式空气钻钻孔。③在尺侧腕屈肌腱的表面做"S"形切口,从尺侧腕屈肌腱近止点的腱段上取长 7~8 cm 的半片肌腱。④将切取的肌腱从月骨上所凿的孔掌侧穿入,穿过月骨后,拉紧尺侧腕屈肌腱片。⑤纵行切开桡骨远端背侧面骨膜,将肌腱片残端和骨膜缝合固定(图 11-44)。缝合前需确认肌腱片已被拉紧,月骨处于正常位置。

⑥如果发现腕背侧或掌侧的关节囊比较松弛,可加强缝合腕关节囊。⑦彻底止血,关闭切口。

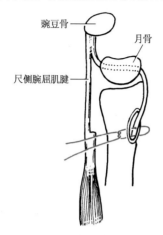

豌豆骨

月骨

尺侧腕屈肌腱

图 11-44　月、三角骨分离的肌腱固定术

Ⅲ．术后处理:①将手术肢用石膏管型固定在手功能位 8 周,管型石膏固定近端应在肘上。②8周后去除石膏,开始功能锻炼。

对于Ⅵ型月、三角骨分离时远端尺骨的处理方法为 Wafer 手术,详见"远侧桡尺关节损伤"章节。

e. 锚钉辅助重叠缝合加强背侧月三角骨韧带,并克氏针贯穿月三角关节:对于月、三角骨不稳定,2009 年,Omokawa 等报道用锚钉来辅助重叠缝合加强背侧月三角骨韧带,再加用克氏针贯穿月三角关节 10 周,随访表明疼痛减轻,Mayo 腕关节功能评分的改善。

f. 关节镜辅助下月三角骨韧带清理加克氏针关节固定术:在关节镜辅助下,可做月三角骨韧带清理手术,加做克氏针关节固定手术。1995 年,Osterman 和 Seidman 报道 85% 的患者疼痛缓解。

8) 桡腕关节不稳定:包括腕尺侧偏移、腕桡侧偏移和桡腕关节脱位。

腕尺侧偏移有两种类型:①Ⅰ型。整个腕,包括手舟骨完全移位,桡骨茎突和手舟骨之间距离增宽。②Ⅱ型。远排腕骨,手舟骨和桡骨之间关系正常,但舟骨间隙增大,月、三角骨一起向尺侧移位。

Ⅰ型的腕尺偏移是非分离性不稳定,而Ⅱ型腕尺侧偏移兼有分离性(手舟、月骨间分离)和非分离性(月、三角骨整体向尺侧移位)的不稳定。这两种类型的损伤涉及的韧带完全不同。Ⅰ型损伤是所有桡腕韧带断裂后才发生的,而Ⅱ型损伤时桡舟头韧带和桡舟骨韧带并不发生断裂,而舟月韧带断裂。所有见到手舟骨、月骨间隙增大时要注意有可

能是月、三角骨整体尺侧移位,而不单纯是舟手舟骨、月骨分离。在前一种情况下,要处理桡腕关节稳定性的问题,而非单纯腕骨间关节稳定问题。

腕尺侧偏移并不容易处理。Rayhack 等报道了 7 例这样的不稳定病例,采用韧带修复后疗效并不好,他们建议采用桡月骨融合手术。Penny 和 Greene 报道 1 例这样的患者,采用切开复位,韧带广泛性修复取得较好的效果。

9) 腕桡侧偏移:这种不稳定常出现在严重的畸形愈合的桡骨远端骨折病例,关节面向桡侧异常地倾斜(或尺倾明显减少),此时短桡月韧带和尺头骨韧带拉伸、断裂或撕裂,腕关节呈向桡侧半脱位,腕有明显不适,握力减低,不能提重物。这种情况也可见于过多切除桡骨茎突者。很少的情况下,即使桡骨远端关节面尺倾正常,尺侧的韧带结构松弛,可形成动力性的腕桡侧偏移不稳定,此时侧方的桡腕关节的半脱位仅在给腕向桡侧施加压力的情况下出现。

10) 桡腕关节脱位:有两种类型的桡腕关节脱位。Ⅰ型是单纯桡腕关节脱位,不伴有桡骨远端骨折;Ⅱ型是桡腕关节脱位伴有桡骨茎突(包括手掌侧桡舟骨、桡舟头骨韧带)的撕脱骨折。Ⅰ型脱位十分常见,通常是由于严重的剪切力和旋转力造成,容易复位,但总是复位不太稳固;Ⅱ型脱位的治疗比较容易,预后也好,主要是做桡骨茎突的复位和固定。

11) 腕中关节不稳定:这是指一系列的涉及腕中关节韧带损伤的病损。Wright 等认为,可能称为近排腕骨列不稳定更为妥当,因为这一系列病损在腕中关节和桡腕关节两者均有异常。

1993 年,Lichtman 等将腕中关节不稳定(MCI)分成 4 种情形。

A. 掌侧 MCI:这组病变是由于患者有急性或慢性 VISI 的异常排列,主诉腕部有弹响,这是继发于掌侧跨越腕中关节的韧带拉伸或断裂造成。这种不稳定根据是掌侧的桡侧半还是尺侧半的韧带首先受累而分成两小型。如果三角钩头骨韧带受损造成三角骨、钩状骨功能受损,常称为尺侧的 MCI;如果是舟大小多角骨韧带和舟头骨韧带受损造成桡侧舟大小多角关节功能受损,则称为桡侧 MCI。

B. 背侧 MCI:常见于年轻患者,腕关节活动度过大,在过度受力或创伤后,出现单侧的慢性腕痛,腕中关节背移试验阳性。腕部在这种情形下并不出现固定性的畸形。

C. 掌背侧 MCI:腕中关节和桡腕关节都存在松弛现象,并常伴有尺骨突变的现象和桡骨远端的坡度增加,会导致背侧和掌侧均发生 MCI。

D. 外源性 MCI:桡骨远端骨折后,背向畸形愈合使桡舟头骨和尺头骨韧带慢性牵拉伸长,产生典型的背侧 MCI 的表现。在掌侧向畸形愈合的有桡骨远端骨折,会出现 VISI,这是由于腕部韧带损伤以外因素作为起因,故称为外源性 MCI。对这样的不稳定应该首先做一段时间的保守治疗,如固定制动,装用支具,给予抗生素或理疗。在不太严重的 MCI 者,练习手部肌肉的力量可以对腕部力量的失衡起到一定的纠正作用。

保守治疗失败后可考虑以下方法:关节外手术,如远端尺桡关节的手术、软组织重建和局限性腕融合术。

在有尺骨负变异的患者,做桡骨缩短术或尺骨延长术,这样尺骨通过三角纤维软骨复合体对三角骨有一定的支撑顶起作用,能起到防止近排腕骨旋转和活动度过大的作用。对于掌侧的 MCI,Garcia-Elias 采用韧带重建方法(图 11-45),方法是做腕掌背侧纵行切口,分别在头状骨的背侧远端和三角骨的掌侧向背侧嵴方向钻孔,取一束桡侧腕短伸肌腱穿过头状骨的孔中,由背侧引出,将肌腱束拉紧,和在掌侧的头三角骨韧带重叠缝合;在穿过三角骨到达腕背侧时,再在拉紧的状态下和桡三角骨韧带重叠缝合,最后肌腱束固定到桡骨远端背侧皮质骨上。术后用短臂石膏管型固定 8 周。对于背侧和掌侧复合性 MCI,Garcia-Elias 和 Geissler 认为很少有手术的指征,首先进行保守治疗。如保守治疗失败,则采用桡月骨融合手术,这样握力能恢复,疼痛也会缓解,腕活动度的丧失也很小。对于外源性 MCI,其治疗的主要目的是纠正桡骨的畸形愈合,这里尤其要注意的是有部分患者桡骨远端骨折合并有腕部韧带的损伤,这时即使桡骨愈合(或畸形愈合),腕部韧带损伤也会形成各种不稳定,单纯纠正桡骨的畸形不能完全解决不稳定问题,腕部韧带损伤要一并处理。

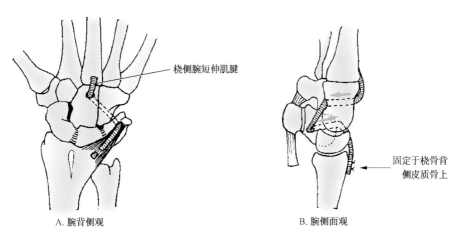

A. 腕背侧观   B. 腕侧面观

桡侧腕短伸肌腱

固定于桡骨背侧皮质骨上

图 11-45 Garcia-Elias 的韧带重建方法固定腕中关节不稳定

(7)腕三角纤维软骨复合体损伤

腕部疼痛和活动受限是创伤外科中一种常见损伤表现,腕尺侧软组织损伤是其常见病因。近年,三角纤维软骨(triangular fibrocartilage,TFC)连同其周围诸韧带结构被合并命名为三角纤维软骨复合体(triangular fibrocartilage complex,TFCC),围绕其病损和手术治疗方法开展了活跃的临床工作。

1) TFCC 的解剖学和生物力学:TFCC 是腕部一个解剖学和生物力学意义上的多种坚韧组织复合体,结构上包括 TFC、掌侧和背侧桡尺韧带、尺侧副韧带、月尺韧带、三角尺韧带、尺侧腕伸肌腱及其腱鞘。TFC 是 TFCC 的水平部分,是 TFCC 的功能主体,其周围围绕着坚韧韧带。研究表明,TFCC 的血供来源于尺动脉的背侧、掌侧腕掌支和骨间前动脉掌背支,其周边 10%~40% 宽度的区域有从外周来源的血管网结构(图 11-46)。血管从掌背侧尺桡韧带和尺骨茎突进入,而从 TFCC 的桡骨附着缘上无血管进入 TFCC。TFCC 中心部无血管,由滑液供给营养。从损伤修复的角度看,TFCC 周边营养充分,自行修复潜力较大,而中心部损伤后自行修复的可能性则很小。

TFCC 的生物力学作用是承受和传递压力,维持尺侧腕关节稳定。TFCC 通过各组成部分实现其

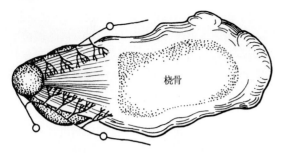

图 11-46　TFCC 的血管分布

具体功能：①TFCC 水平部充当尺侧腕关节的衬垫，承受腕轴向力整体的 20% 左右；②掌侧和背侧桡尺韧带为桡尺远侧关节的主要稳定结构；③尺侧腕伸肌腱、尺侧副韧带为尺侧腕关节的稳定结构。前臂旋转时 TFCC 承受不同压力，旋后导致尺骨相对负变而旋前导致尺骨相对正变。在完全旋前和旋后位 TFCC 的掌侧部分或背侧部分变得紧张，因而起着

限制和稳定桡尺远侧关节的作用。

2）TFCC 损伤的病因和分类：TFCC 损伤的基本病因是外伤和退行性变化。1989 年，Palmer 将 TFCC 损伤分成两大类（图 11-47、11-48）。

A. 第 1 类损伤：为外伤性 TFCC 损伤。常由于上肢外伸位或从高处跌落手撑地、前臂猛烈旋转，以及腕关节尺侧轴向过度负重或腕尺侧牵张损伤造成。

1A 型损伤：TFCC 周边部撕裂或穿孔。

1B 型损伤：TFCC 从尺骨茎突的止点上撕裂，可伴或不伴尺骨茎突骨折。

1C 型损伤：TFCC 周边部撕裂。

1D 型损伤：TFCC 从桡骨附着缘上撕脱。

B. 第 2 类损伤：是退行性变化所致。此类损伤为腕尺侧反复负重所致，属于腕尺侧撞击综合征的变型。反复腕关节受压旋转致 TFCC 水平部近、远侧面发生进行性退变。

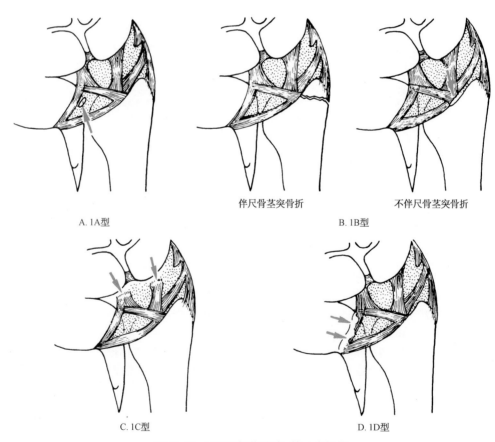

A. 1A型

伴尺骨茎突骨折　　B. 1B型　　不伴尺骨茎突骨折

C. 1C型

D. 1D型

图 11-47　TFCC 损伤分类：第 1 类损伤

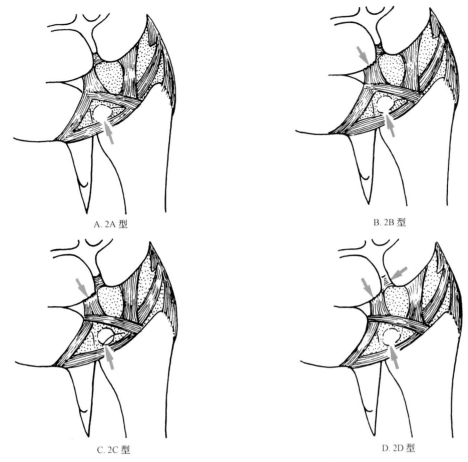

A. 2A 型   B. 2B 型

C. 2C 型   D. 2D 型

图 11-48 TFCC 损伤分类:第 2 类损伤

2A 型损伤:TFCC 水平部在近侧面和(或)远侧面磨损,但未发生穿孔。

2B 型损伤:除水平部磨损外,还有月骨的尺侧面和(或)尺骨头桡侧面软骨破坏。

2C 型损伤:TFCC 的水平部发生穿孔。

2D 型损伤:退变进展期,月骨和尺骨头的关节面出现退行性变化,TFCC 水平部穿孔,月三角骨韧带断裂。

2E 型损伤:尺腕撞击综合征的终末期,发生创伤性关节炎,TFCC 水平部通常完全消失,月三角骨韧带完全断裂。

3) TFCC 损伤的临床表现和诊断:TFCC 损伤发生以中年或老年为主,在腕部过度使用或有外伤史者多见。常有明确外伤史,但部分患者无外伤史可追溯。TFCC 损伤的基本症状是尺侧腕痛。疼痛常为慢性,伴有腕部无力、酸胀、活动受限、活动疼痛等。体检可查及腕尺侧、桡尺远侧关节处压痛,腕部

旋前、旋后、尺偏、屈伸受限,运动弧欠圆滑,手握力下降,关节弹响,以及关节松弛或僵硬。TFCC 损伤可以伴有桡尺远侧关节半脱位及退行性关节炎、尺骨茎突骨折及其不愈合、月三角骨不稳定及尺侧腕伸肌腱脱位及肌腱炎。

TFCC 损伤多数在 X 线平片、断层摄影、骨扫描、CT 或 MRI 检查中有异常表现,但部分病例在 X 线平片等检查上无异常。腕关节造影和腕关节镜检查是确定 TFCC 损伤及了解损伤程度的重要依据。

腕关节造影对 TFCC 穿孔有重要诊断价值。在腕关节间隙注入造影剂,见到造影剂渗漏到桡尺远侧关节间隙提示 TFCC 水平部有穿孔。若发现造影剂进入腕尺侧软骨组织之中,则提示 TFCC 从远侧尺骨面上撕裂。向桡腕关节间隙注入造影剂,向尺侧渗漏则提示 TFCC 周边部,尤其是尺侧副韧带、尺侧腕伸肌腱及周围发生损伤。中腕关节的造影剂渗漏到桡月关节间隙提示月三角骨韧带断裂。但腕关

11

节造影有一定比例的假阳性,应予注意。

关节镜检查是诊断的最可靠方法。腕关节镜检查可以了解 TFCC 水平部穿孔的大小和形状、软骨面破损的存在与否及其程度、腕内韧带(主要是月三角骨韧带、舟月骨韧带)的完整性和强度,以及腕内滑膜炎症程度。腕关节镜检查的另一个优点是在明了损伤后作视镜下的修复或切除手术。

常规 X 线平片、断层摄影、CT 和 MRI 检查等对诊断亦具有一定价值。X 线平片虽不能明确提示损伤,但能显示尺骨变度、尺骨远端完整性和腕部轴向力线变化,为诊断提供必要参考依据,因而应作为常规检查。TFCC 损伤时的尺骨变度常见为正性或中性,在尺骨变度为负性时 TFCC 较少发生。

4) TFCC 损伤的治疗:关于 TFCC 损伤机制虽尚存许多争议,但在治疗原则和具体方法上已有一些共识。尽管损伤原因和类型不一,起初均应尝试保守治疗。不少 TFCC 损伤者在保守治疗后有效,无需手术治疗。保守治疗包括去除病因、限制活动、理疗和药物对症治疗等。决定是否手术应根据症状、体检、X 线平片、关节造影和关节镜检查结果。TFCC 水平损伤、尺骨附着部损伤、保守治疗无效的退变性 TFCC 损伤应考虑手术治疗。

本节中描述的 TFCC 损伤手术方法是对于 TFCC 损伤未伴桡尺远侧关节不稳定而言,对于桡尺远侧关节不稳定者将在下一小节中予以介绍。

A. 尺骨缩短术:

a. 适应证:TFCC 的水平部中央撕裂或磨损,或月三角骨不稳定,尺骨变度为明显正性时,可以考虑做尺骨缩短术。

b. 手术方法:①做前臂远端尺侧切口,从尺骨头水平至其近侧 10 cm 处,切口的远端应稍偏背侧,以避开尺神经的背侧感觉支。牵拉开行走在远端尺骨干周围的肌腱、肌肉和其他软组织,以利于下一步操作。②以尺骨头下方 4～5 cm 处为中心,向上、下各切开并剥离尺骨的尺侧缘骨膜 3～4 cm,用截骨刀或电锯做尺骨下端截骨。方式有如下 3 种(图 11-49):一是横形截骨,即在尺骨上做两横形截骨面,两截骨面之间距离为需要缩短的尺骨长度,去除截除的尺骨骨片;二是梯形截骨,即在远端尺骨干做阶梯形截面,去除两个小截骨块;三是斜形截骨,即在远端尺骨干上行斜行切骨,两侧切骨面间滑行缩短尺骨。③对于做横形截骨后的尺骨,采用 4 孔压缩钢板做内固定;做梯形截骨者或斜行切骨术者

采用 1～2 颗螺钉固定。④以上所有操作均在前臂 0°旋转位进行,以正确判断和测量截骨长度和内固定位置。⑤彻底止血,缝合深筋膜和皮肤。

c. 术后处理:①长臂管型石膏将前臂固定于中立位、腕关节功能位和肘关节的屈曲位。②术后每隔 3 周左右摄 X 线片,以了解愈合情况。③术后 6 周时去除管型石膏,开始功能锻炼。在锻炼的间歇期或夜间可装着前臂保护性支具。尺骨截骨或切骨处的愈合时间为 6 周至半年,平均需 3 个月。保护性支具的放置应直至尺骨在 X 线片上有可靠愈合。

d. 并发症:①尺骨截骨处延迟愈合或不愈合;②钢板拔除后发生再骨折。

B. 尺骨头半切除间位关节成形术(hemiresection interposition arthroplasty,HIA):本手术是在尺骨小头切除术(Darrach 手术)基础上发展起来的,是其改良手术,又称为最佳 Darrach 手术。这一手术能保持 TFCC 的附着和尺侧腕伸肌腱在尺骨上的附着。与 Darrach 手术比较,在去除撞击腕关节和形成桡尺远侧关节病变的同时,较好地保持了腕关节的稳定性。但是,切除部分尺骨后毕竟还是改变了腕部传递力量和负荷的生理分布,且远端桡、尺骨之间仅由间插的软组织来联系显然是不够的。术后较长时间后可能出现桡、尺骨干相互接近,使腕骨在前臂远端关节面上的运动弧发生改变。

临床上使用这一关节成形术对病例的基本要求是 TFCC 比较完整,能发挥功能。如果关节创伤、退变或类风湿性变化使 TFCC 的结构连续性有明显破坏,则不宜做关节成形术。术后有时患者前臂旋转功能仍较差,这是尺腕韧带和前臂骨间膜发生挛缩未能纠正所致。另外,本手术对消除疼痛症状有较确切疗效,但不能恢复桡尺远侧关节的稳定性。

a. 适应证:尺骨头半切除间位关节成形术是现在比较常用、设计比较合理的方法之一。其除适用于以上所提到的 TFCC 外伤、磨损,伴有尺骨正性或中性变者,还有以下几个适应证:①桡尺远侧关节骨性关节炎形成;②尺腕撞击综合征;③桡尺远侧关节的痛性不稳定;④桡尺远侧关节疾病引起的前臂旋转受限;⑤累及桡尺远侧关节的类风湿关节炎。

b. 禁忌证:①TFCC 水平部已有明显破坏或连续性中断;②伴有严重骨性关节炎(包括桡尺和腕间关节)。③有腕尺侧偏移。

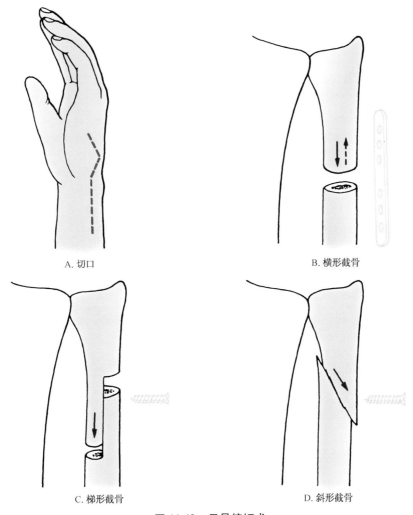

A. 切口   B. 横形截骨

C. 梯形截骨   D. 斜形截骨

图 11-49 尺骨缩短术

c. 手术方法：①切口。做腕背尺侧方切口（图 11-50A）。切口经尺骨小头水平时应斜向内侧方，以避开尺神经的手背感觉支。在尺骨头的背侧伸肌腱支持带上做"]"形切开，形成伸肌腱支持带瓣，其底边为桡骨附着缘。将伸肌腱支持带瓣向桡侧掀起后，将小指伸肌腱向桡侧牵拉，尺侧腕伸肌腱向尺侧牵拉，暴露出伸肌腱支持带底面，以尺侧为蒂切开并掀起伸肌腱支持带底面，即可到达 TFCC 处（图 11-50B）。②用空气骨锉或小截骨刀锉除或截除尺骨头内侧半。截除方法是从尺骨头的桡侧 2/3 关节面斜向下方，呈 60°～70°角（即截骨面和桡骨远端内侧面平行）截除或锉去一三角形骨块（图 11-50C）。尺骨头半切除面需修整成平滑的凹面，以适应尺骨和桡骨远端旋转的需要。准确截除掌侧部分尺骨有时存在一定难度，操作时应谨慎。

术中注意保持 TFCC 在尺骨茎突处附着的完整性，截除或锉除尺骨头时勿伤及 TFCC 水平部。③取同侧掌长肌腱或半片尺侧腕伸肌腱或尺侧腕屈肌腱，卷成团后加数针固定以防松开，再将其置入尺骨头半切除后的间隙中。也有学者将原位于伸肌腱支持带底面的支持带瓣翻转置入到尺骨头半切除后的间隙中（图 11-50D）。④彻底止血，按顺序缝合腕关节囊和腕伸肌腱支持带。尺侧腕伸肌腱仍恢复到原位，如不太稳定，可用一束伸肌腱瓣环绕之，以保持其和尺骨远端的正常解剖关系。最后缝合皮肤。

d. 术后处理：①术后用前臂石膏托将腕关节固定于功能位 2 周；②去除石膏托后即开始主动前臂旋转和腕屈伸、尺桡偏锻炼。

尺骨头半切除间位关节成形术始由 Bower 提出，另外还有一些与之相近的手术方法。有学者使用单纯尺骨头半切除,不间插软组织或做成形术;另有学者在尺骨头半切除同时,做尺骨茎突近侧截骨缩短,以克氏针或抽出钢丝固定截骨后的尺骨茎突。Watson 提倡做单纯尺骨头半切除修整术,强调修整一个适合于桡骨解剖学形态和前臂旋转活动的尺骨截除面,从而认为无需做软组织间位关节成形。

C. TFCC 部分切除术:

a. 适应证:TFCC 水平中央或桡骨附着部撕裂或穿孔时,可做 TFCC 部分切除术,又称为 TFCC 清创术。

b. 手术方法:①手术进路方法有两种。一是通过尺腕关节水平的腕尺侧背侧纵行切口进入 TFCC 水平部;二是做腕关节镜下切除手术。②将不整齐的 TFCC 水平部中央或桡骨附着部修整剪除,切除撕裂破碎的软骨或韧带组织,将 TFCC 水平部中央修整成较规则形状,注意勿伤及 TFCC 在周边的附着处。③冲洗尺腕关节,勿遗留任何切除后的碎片于关节内,充分止血,关闭切口。

c. 术后处理:术后用绷带包扎腕部,无需特殊制动措施。术后做早期腕关节主动活动。

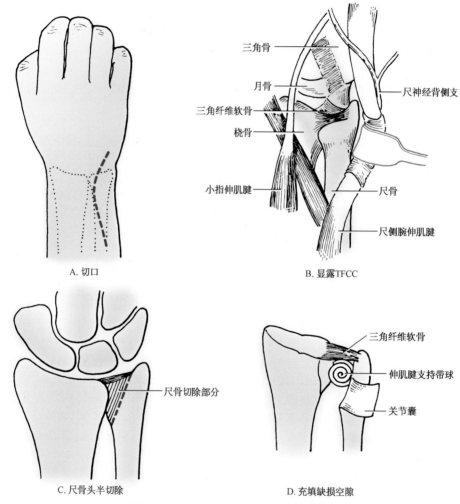

A. 切口

B. 显露TFCC

三角骨
月骨
三角纤维软骨
桡骨
小指伸肌腱

尺神经背侧支
尺骨
尺侧腕伸肌腱

C.尺骨头半切除

尺骨切除部分

D. 充填缺损空隙

三角纤维软骨
伸肌腱支持带球
关节囊

图 11-50　尺骨头半切除间位关节成形术

TFCC 部分切除术旨在修整切除撕裂的 TFCC 部分或穿孔的周边,因而被形象地称为"穿孔扩大术"。TFCC 水平部中央不具有韧带功能,血供较差,主要由关节液提供营养,损伤后愈合能力差,做局限切除利于缓解症状,同时对整体功能影响较小。研究提示,TFCC 水平部中央的切除不宜超过整体的 2/3,否则会导致腕生理负重线变化,尺骨远端发生不稳定。由于腕关节镜技术的开展,此手术现常在关节镜检查确定诊断和程度的同时作镜视下TFCC部分切除术。

D. 关节镜在TFCC疾病中的应用：自20世纪80年代后半期小关节镜开发以后，关节镜在腕关节病变中的应用在欧美和日本得到了迅速发展。现在在腕关节内不但能进行检查操作，而且能够进行腕关节内疾病的诊断和镜视下手术治疗。特别是对于外伤性TFCC损伤，镜视下部分切除术等很常用。

a. 适应证：①TFCC外伤性损伤，变性损伤的部分切除术。对于TFCC损伤具有卓越的诊断能力，损伤后经2个月保守治疗无效的病例为镜视下部分切除术的适应证。②TFCC损伤镜视下尺骨短缩术。③镜视下滑膜切除术。④腕关节背侧囊肿摘除术等。

b. 手术方法：①关节镜插入部位。拇长伸肌腱与指总伸肌腱之间为3/4插入点，指总伸肌腱与小指伸肌腱之间为4/5插入点（图11-51、11-52）。一般关节镜从3/4插入点进入，检查和手术用器械从4/5插入点进入。术中可根据情况两处插入部位可交替使用。②插入部位的选择方法。术者用左手拇指先触及桡骨背侧结节，向远位方向滑动触及腕关节的凹陷处即是3/4插入点，向尺侧约1.5横指处是4/5插入点。关节镜插入方法：使用20 ml注射器从3/4插入点注入0.9%氯化钠溶液，使关节腔充分膨胀。切开3 mm皮肤后用蚊式血管钳钝性分离至关节囊，刀刃向远位方向切开关节囊，避免损伤拇长伸肌腱。钝棒插入关节镜外筒后向关节腔插入，轻轻的抵抗感消失即进入腕关节腔，可向桡、尺方向活动。退出钝棒换插关节镜，然后用生理氯化钠溶液持续灌注。③镜视下观察法。关节镜从3~4插入点进入关节腔后，首先看到的是向下突出的球状关节面。从此向深处观察，向下凹陷的关节面是桡骨关节面，向桡侧观察即到达腕关节的桡侧关节囊。在此处观察到的腕骨是手舟骨。向手舟骨关节面的尺侧观察，已到达腕关节的中央位置，该处可见凸凹不平的部分，是舟月骨韧带。尺侧腕骨是月骨。沿月骨关节面向尺侧观察，与月骨关节面相对应，比桡骨关节面颜色稍淡无光泽的即是TFCC。从4/5插入点插入的探针触及桡骨关节面向尺侧滑动，可触到柔软感的TFCC在桡骨的附着部。镜视下找到TFCC位置后，对TFCC的观察比较容易。外伤性断裂时其形状不整，断裂的边缘厚，有时可向上翻起；变性性断裂者边缘很薄，呈磨损状，形状规则，与外伤性断裂能明显区别。

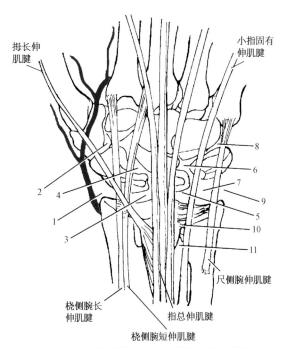

图11-51　腕背侧的伸肌腱分布和可插入关节镜的位点

注：1~11所指为插入位点；3~6为常用于检查TFCC损伤的插入点

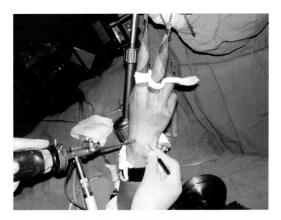

图11-52　关节镜的插入部位

E. TFCC损伤部分切除术：

a. 适应证：镜视下明确诊断后，可进行TFCC的部分切除术。因使用止血带可影响对滑膜的检查诊断，所以一般不使用，但当确诊后决定手术时可使用止血带。

b. 手术步骤：使用小关节手术用的小钳子咬除TFCC的断裂部分，切除边缘，修整光滑。切除范围只限于TFC盘部，注意不要损伤周围的韧带，同时应切除突向远侧桡尺关节内的滑膜。

c. 术后处理:手术时间平均 1 h 左右,出血量少。术后 3d 内伤口绷带压迫包扎,三角巾悬吊。3d后随着自觉症状的减轻,可恢复自由活动。

d. 手术操作注意事项:①TFCC 部分切除的同时,应将增生的滑膜一起切除。使用止血带时镜视下对滑膜的观察困难,所以检查时不使用止血带,手术时再使用止血带。②TFCC 损伤后经 2 个月保守治疗,自觉症状未见明显改善时应尽早施行 TFCC的部分切除术,因长期放置不处理,易发生变性性关节炎,此时再施行手术往往效果不佳。③对于腕关节不稳定的病例进行 TFCC 部分切除,术后效果不佳,可考虑行镜视下尺骨缩短术。

(8) 桡尺远侧关节(DRUJ)损伤

虽然桡尺远侧关节的疾病很早就引起人们重视,但这一关节仍是手外科中尚未彻底研究的部位,对这一关节的不少疾病尚没有可靠疗效的治疗方法。

1) 临床应用解剖:桡尺远侧关节是一个杵臼关节,圆形的尺骨头和桡骨内侧面上尺切迹构成关节。桡骨围绕尺骨旋转。桡尺远侧关节在发生旋转运动时有一定的桡、尺骨相对长度的变化。前臂旋后时尺骨稍偏掌侧,前臂旋前时尺骨相对位于桡骨的背侧。稳定桡尺远侧关节的韧带结构主要是 TFCC,其中掌背侧桡尺远侧关节韧带、TFC 是最重要的结构(图 11-53)。

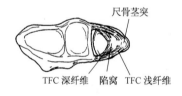

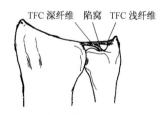

图 11-53 三角纤维软骨复合体的基本结构

桡尺远侧关节的正常旋前、旋后弧度为 $150°\sim180°$,另外还可以由于桡腕关节的参与有 $30°$ 的旋转。前臂的旋转轴中心在近侧通过桡骨头,远侧通过尺骨头横截面的中心。在桡尺远侧关节水平,旋转轴在旋前时稍偏背侧,旋后时稍偏掌侧。在前臂旋转运动

时,在尺骨头和桡骨的乙状切迹上发生滑移,兼有滑动和滚动。旋前时尺骨头向背侧滑动,旋后时尺骨头向掌侧滑动。乙状切迹的整个大小在横径上有 15 mm,在冠状面上只有 10 mm,整体的掌背侧移位仅有 $8\sim9$ mm,活体上可能更少。在前臂的中立位,关节面的接触最大,达到整个关节面的 60%;在极度旋前和旋后位,尺骨仅和乙状切迹的边缘接触,关节面接触仅为 2 mm^2——少于关节面整体的 10%。由于乙状切迹很浅,尺骨头容易发生移位。桡骨的纵面弧度比尺骨头的弧度大 $50\%\sim100\%$,乙状切迹的弧面直径为 $15\sim19$ mm,而尺骨头仅为 10 mm。乙状切迹除比较浅外,其背侧和掌侧边缘,对关节稳定性起很大作用,背侧的骨缘呈较大角度,而掌侧骨缘较平滑,但掌侧骨缘由一软骨唇附贴。创伤引起此软骨唇损伤,使桡尺远侧关节易于不稳定。

乙状切迹有 4 种形状:平形、“C”形、“S”形和斜坡形(图 11-54)。这些形状和不稳定的发生有一定的关系,平形的乙状切迹(约占 42%)容易发生不稳定。尺骨是前臂的稳定单元,和乙状切迹相关节的尺骨头的弧度为 $130°$,覆盖在此关节面的软骨覆盖 $50°\sim130°$骨面。尺骨关节面的形状大体上和乙状切迹相称,但正常情况下 X 线片所见到的关节面之间不相配情形也不少见。X 线片上,乙状切迹的倾斜约为 $8°(-24°\sim27°)$,而相对的尺骨头关节面的倾斜从 $-14°$到 $41°$。

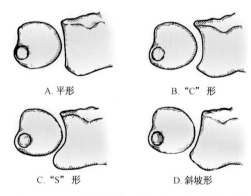

A. 平形	B. “C”形
C. “S”形	D. 斜坡形

图 11-54 尺骨头在桡骨上的乙状切迹的形态

尺骨的远端关节面的大部分由关节软骨覆盖,其和 TFCC 相关节;在尺骨茎突的基底有一陷窝,是 TFCC 的附着处,也是供应 TFCC 周围部分血供的来源之处,这也是桡尺远侧关节韧带和尺腕韧带的附着处。尺骨茎突向远端突起 $2\sim6$ mm,其提供给韧带广阔的附着点。

桡尺远侧关节韧带是关节的主要稳定结构,包括掌侧和背侧部分,具有较丰富的血供。韧带由乙状切迹的掌侧和背侧缘起,汇合附着到尺骨头关节偏外侧部分,呈三角形状。在向尺侧行径的过程中,其分成两个部分,深部附着到尺骨陷窝,浅部附着到尺骨茎突的基底和中份。在这两部分之间的近尺骨茎突处有富含血管的疏松结缔组织。关节盘从桡骨远端关节面上的月骨陷窝的尺侧缘起,位于桡尺远侧关节韧带之间,向尺侧止到尺骨茎头。关节盘由纤维软骨组成,并有交织和斜行纤维的承受力。腕部约有20%的力量由尺骨传递。关节盘虽然能传递压力,其本身对桡尺远侧关节的稳定并不起太大作用。在前臂旋转过程中,关节盘发生明显的变形,在关节盘的桡骨附着点上变形较为明显。这也是退变和创伤后关节盘容易发生撕裂之处。对尺侧腕伸肌腱带对桡尺远侧关节起稳定性的作用虽然有不同看法,但由于其和尺骨远端紧密的解剖学关系,一般认为其有助于此关节稳定。在腕尺侧关节囊、关节盘和三角骨的近侧面之间所填充着的软组织被称作关节盘同源物,其血供丰富,疏松,形态常有很大变化,但功能不明确,可能来源于滑膜,关节镜检查时可能遮挡视线。

另外,旋前方肌、尺侧腕伸肌和骨间膜也对桡尺远侧关节的稳定性起作用。由于骨间膜对前臂的稳定性起很大作用,在骨间膜无损伤时,桡尺远侧关节不会发生完全分离。

骨间膜的中央部分纤维最强韧,其对于桡尺远侧关节韧带的作用,曾有不少学者进行了研究。此韧带的张力在移位和旋转的极度位置最高。背侧的桡尺远侧关节韧带在前臂旋前时限制桡骨向掌侧移位,而掌侧的韧带在前臂旋后时限制尺骨向掌侧移位。对掌背侧韧带作用相对的观点也存在。这可能是由于每个掌背侧韧带都有两处止点,其有不同的作用。

2) 损伤分类:桡尺远侧关节损伤类型从单纯扭伤至显著的脱位不等,可表现仅为关节的损伤或伴发其他部位的损伤。桡尺远侧关节损伤可粗略地分类,如表11-4所示。

表11-4　桡尺远侧关节损伤分类

分　类	举　例
孤立性的	扭伤、半脱位、脱位、掌侧、背侧
常见复合损伤	桡骨远端骨折、桡骨茎突骨折、桡骨干端骨折

3) 临床表现:桡尺远侧关节损伤在临床上常可见到。患者有腕部损伤史,通常无明显腕部畸形出现,但桡尺远侧关节和尺骨头处有压痛。在前臂极度旋前和旋后位会诱发疼痛。腕关节的屈曲和伸展运动常自如,不会诱发疼痛。腕关节运动时会产生关节弹响。

孤立性桡尺远侧关节半脱位或脱位临床上不多见,文献中较大系列的报道不多,多数为个案报道。因此,临床上需对本病有较足够的认识,以防误诊。习惯上,桡尺远侧关节脱位方向是根据尺骨相对于桡骨的位置来命名的,即桡骨下端位于掌侧、尺骨位于背侧称为桡尺远侧关节背侧脱位;相反,桡骨下端位于背侧、尺骨位于掌侧为桡尺远侧关节掌侧脱位。

4) 临床症状和体征:桡尺远侧关节损伤后主要发生不稳定和退变,患者常主诉有急性损伤史,有时是慢性积累性疲劳损伤,部分患者无特殊外伤史;尺侧腕部疼痛和运动时疼痛不适,常前臂旋转无力并伴有运动疼痛。检查时发现腕尺侧有肿胀、压痛,在尺侧腕伸肌和腕屈肌腱上也有压痛。在怀疑有不稳定时将尺骨和桡骨手法被动错位可感觉到异常活动。尺腕压力试验有助于诊断:将前臂垂直于检查台上,检查者抓紧患手并加以轴向压力,腕关节被动地做桡偏和尺偏运动,同时伴有旋前和旋后,此时能诱发症状。

X线检查对了解远端尺、桡骨间关系有重要作用。对疑有桡尺远侧关节疾病的患者除需常规摄腕部正、侧位片外,关节造影和关节镜检查亦是十分重要的检查方法。关节造影检查有一定的假阳性。据报道,正常人群有13%～47%存在桡腕关节和桡尺远侧关节间的交通,故关节造影检查的阳性需结合临床表现才有较为确切的意义。

桡尺远侧关节脱位患者X线正位片上可见到远端尺、桡骨间距离增大,侧位片上可见到尺、桡骨相对位置变化。但临床上前臂在摄X线片时即使有10°～20°的旋转,也会使尺、桡骨在侧位片上的关系有明显不同。因此,在X线片上无明显桡尺远侧关节脱位者有时并不能排除诊断。做CT检查可以较清晰地显示桡尺远侧关节中尺、桡骨的相互关系。Mino在桡骨掌背侧皮质上利用4个参照点画两条线,根据尺骨和这两条参照线之间的关系来判定关节脱位情况(图11-55)。其他方法还有中心点位置法、关节弧法和桡尺骨比例(RUR)法(图11-56)。

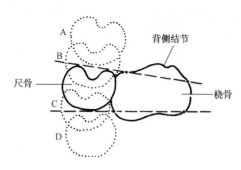

图 11-55　Mino 判定桡尺远侧关节脱位的方法

注：2 条直线分别是通过桡骨掌侧内、外边缘和背侧内、外边缘的连线；尺骨位置在 A 为背侧脱位，在 B 为背侧半脱位，在 C 为掌侧半脱位，在 D 为掌侧脱位

桡尺远侧关节背侧脱位比掌侧脱位容易诊断，这是由于尺骨头向背侧突起后易于被查知。尺骨头的活动度增大，但前臂旋转范围缩小，并有运动痛。在临床上有典型表现，而在 X 线片上判断桡尺远侧关节脱位有困难时，可以加摄健侧腕关节的 X 线片以资对比。

腕部多种骨折或软组织损伤可和桡尺远侧关节脱位同时存在。桡尺远侧关节的损伤是桡骨远端骨折（如 Colles、Smith、Barton 骨折）较为常见的并发症，故在诊断或治疗这一类骨折时注意诊断和及时处理这些损伤。桡尺远侧关节损伤在 Galleazi 和 Piedmont 骨折时可见到，故临床上对有桡骨茎突骨折者，需了解桡尺远侧关节的症状或体征。

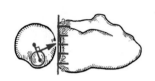
A.中心点位置法，以尺骨头中心和尺骨茎突连线垂线所指位置确定

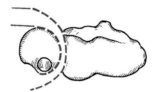
B.弧形法，以尺骨和乙状突相对关节面弧形的中心点相互叠程度确定

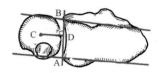
C.桡尺骨比例法，以测量桡、尺骨比（AD/AB）确定

图 11-56　桡尺远侧关节不稳定的测量方法

5）治疗：对于桡尺远侧关节损伤在急性期多采用保守治疗。尺骨掌侧脱位常是过度旋后位损伤所致，复位后常采用长臂管型石膏固定前臂于旋前位 4～6 周。尺骨背侧脱位常是过度旋前位损伤，复位后在旋后位复位并做管型石膏固定 4～6 周。对于复合性的桡尺远侧关节脱位，最重要的一点就是在处理那些桡骨骨折的同时对损伤的桡尺远侧关节进行治疗。纠正桡骨远端骨折后的桡骨缩短、成角或切开复位经关节的桡骨远端骨折，其本身就是复位桡尺远侧关节。根据情况可以同时切开复位桡尺远侧关节。对于晚期桡尺远侧关节损伤虽然可以试用一段时间的保守治疗，但治疗的方法以手术治疗为主。以下描述桡尺远侧关节脱位或不稳定的手术方法。

A. 晚期桡尺远侧关节韧带修复术（Lippmann 法）：

a. 适应证：①慢性期桡尺远侧关节脱位、半脱位；②慢性期桡尺远侧关节不稳定。

b. 手术步骤：①做长约 4 cm 的腕关节背侧弧形切口，在第 3～4 指伸肌腱间隔之间切开，暴露背侧尺桡韧带。②切除韧带的瘢痕组织，将桡尺远侧

关节间的肉芽组织清除。如果三角纤维软骨已有明显破损、纤维化，则将其切除。③在前臂的旋后位，将尺骨推压至桡骨尺骨缘的尺切迹，将残余的背侧尺桡韧带和关节囊缝合在一起。

c. 术后处理：Lippmann 主张术后不做任何特殊固定制动，从术后 1 周起逐渐开始运动锻炼。

B. Lowman 筋膜或肌腱襻固定术（Fulkerson-Watson 改良法）：

a. 适应证：桡尺远侧关节脱位、半脱位或不稳定，无法做韧带直接修复者。

b. 手术步骤：①在腕背侧的尺侧半做横行切口，暴露桡尺远侧关节，切开时注意避免损伤尺神经的腕背感觉支。②在与尺骨颈水平平齐的桡骨上从背侧向掌侧钻直径约为 5 mm 的孔，取一长＞10 cm 的游离移植掌长肌腱或深筋膜束，将其环绕尺骨，再从桡骨上钻孔处穿过环绕 2 次，形成肌腱或筋膜襻。调整此襻的松紧程度以复位桡尺远侧关节。肌腱筋膜襻的两端编织重叠缝合，起韧带重建作用，防止桡尺远侧关节掌背侧或外侧方的脱位（图 11-57A、B）。③在做肌腱或筋膜襻固定的近侧，用 1 根克氏针贯穿桡骨和尺骨于前臂中立旋转位。

c. 术后处理:术后保留克氏针固定6周。拔除克氏针后开始做轻微的腕关节活动。

临床上晚期桡尺远侧关节损伤患者多数丧失直接修复桡尺关节韧带的机会,需做韧带重建手术。从20世纪20年代开始,Milch就报道采用筋膜襻穿过桡骨远端上的隧道并做固定。1930年,Lowman将移植筋膜瓣或肌腱环绕尺骨后一端穿过桡骨远端,另一端从桡骨掌侧穿过,并行固定。Liebolt将筋膜或肌腱襻穿过桡、尺骨背侧的骨皮质,呈"8"字形交叉并首尾缝合固定。另外,Davidson-Horowitz(1938)和Regan-Bickel(1945)也报道了用筋膜或腱襻固定桡尺远侧关节的方法(图11-57C~E)。现在比较常用的是Fulkerson-Watson(1978)报道的改良Lowman方法。

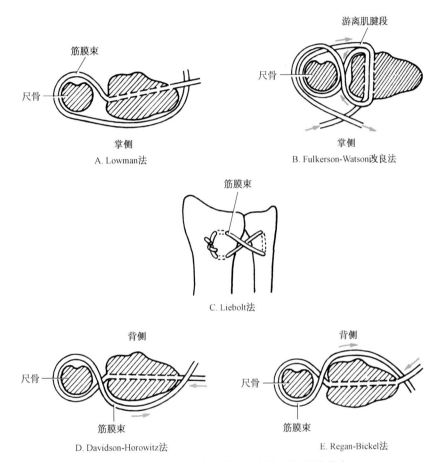

A. Lowman法

B. Fulkerson-Watson改良法

C. Liebolt法

D. Davidson-Horowitz法

E. Regan-Bickel法

图11-57　用游离肌腱或筋膜固定桡尺远侧关节术

C. 桡尺远侧关节的移植肌腱重建术:

a. 适应证:慢性期桡尺远侧关节不稳定或半脱位,TFCC不可修复性损伤。

b. 手术步骤:做腕背侧约5 cm长的切口,在指伸肌腱第5和第6间隙之间进入,切开第5间隙底,暴露桡尺远侧关节,将小指固有伸肌腱牵拉开,在桡尺远侧关节囊上做"C"形切口。"C"形的一侧臂在乙状切迹的边缘上;另一臂在背侧的桡尺远侧关节韧带水平。不打开尺侧腕伸肌腱鞘。清除尺骨陷窝内的瘢痕或失活组织,如果桡尺远侧关节韧带断裂,

TFCC撕裂不可修复,则取掌长肌腱或跖肌腱移植。从乙状切迹的边缘起将第4间隙下的骨膜掀起,在桡骨上乙状切迹桡侧5 mm处凿孔,制成一隧道,此隧道和乙状切迹的表面平行;然后再在尺骨远端上开一隧道,斜行从尺骨陷窝向近侧外表面。在腕掌侧再做一纵行切口,牵拉开屈肌暴露桡骨远端掌侧面上的孔,用一缝线引导杆从隧道的尺骨穿到掌侧,将移植肌腱拴在导杆上,从掌侧拉到背侧,再将此肌腱的首尾以同法拉到尺骨的尺侧表面,后将肌腱两端分开环绕到尺骨头的近侧,肌腱穿越在桡侧腕伸

肌腱深面,最后在前臂中立位上将肌腱首尾相互重
叠缝合(图 11-58)。注意穿越尺骨上的隧道后要拉
紧肌腱束,使肌腱保持张力。

c. 术后处理:用长臂管型石膏将前臂固定在中
立位 4 周,再用短臂管型石膏固定 2 周。以后可用

支具根据情况做保护性固定数周。4 个月后恢复正
常活动。

据报道这一手术的疗效比较理想,手握力可恢
复到健侧的 2/3 以上,绝大多数患者可恢复原来工
作。术后前臂旋前、旋后功能恢复接近正常。

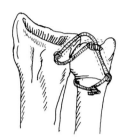
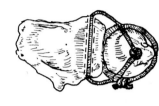
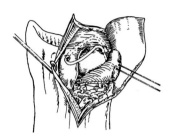

A. 采用掌长肌腱穿越桡、尺骨的骨隧道　　B. 在桡、尺骨头后将腱端首尾缝合　　C. 肌腱穿越骨后的重叠缝合

图 11-58　桡尺远侧关节移植肌腱重建术

D. 尺骨茎突骨折的内固定术:

a. 适应证:尺骨茎突基底骨折 TFCC 在止点处
撕裂损伤,桡尺远侧关节伴有不稳定。无移位尺骨
茎突骨折,或仅尖部撕裂骨折还需做此手术。

b. 手术步骤:在尺骨茎突尺侧做纵行切口暴露
皮下的尺骨茎突,注意保护尺神经背侧感觉支。术
者可以在茎突上 1 cm 处横行打孔穿入钢丝,环绕到
尺骨茎突尖部,形成张力带钢丝固定形式,折弯后剪
断克氏针(图 11-59)。也可以用加压螺钉无头空心
钉等固定。术中要避免损伤 TFCC 和 TFCC 在茎突
骨片上的止点。茎突骨片常不大,操作时要注意不
要使骨片碎裂,术中也无需打开尺侧腕伸肌腱鞘。

c. 术后处理:用长臂管型石膏固定 4 周,再用短
臂管型石膏固定 2 周,X 线摄片复查,以后可以用支
具保护性固定 2～4 周。

E. 尺侧腕伸肌腱稳定术:

a. 手术步骤:①在腕背侧做"J"形切口,从桡骨
背侧结节开始,横向内侧至尺骨茎突,再折向近侧沿
尺骨干背外侧延伸 6～8 cm。切开时同样需特别注意
保护尺神经腕背感觉支。②在腕伸肌腱支持带上向
尺侧掀起一组织瓣,其蒂在小指伸肌腱鞘的尺侧缘。
③将此伸肌腱支持带瓣环绕在尺侧腕伸肌腱周围,自
身缝合,并以数针将尺侧腕伸肌腱鞘周围组织缝合固
定,将尺侧腕伸肌腱固定在尺骨远端的背侧中央位置
(图 11-60)。术中需确认腕关节做各个方向活动时尺
侧腕伸肌腱均能较稳定地位于尺骨背侧正常位置。

b. 术后处理:采用长臂石膏托将前臂固定于旋
后位 8 周。

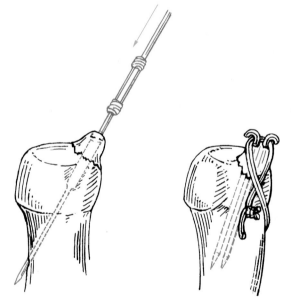

A. 松质骨螺钉法　　　　B. 克氏针加张力带钢丝法

图 11-59　尺骨茎突骨折的内固定方法

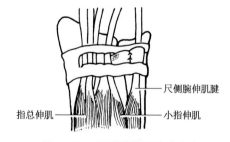

指总伸肌　　　　　尺侧腕伸肌腱

小指伸肌

图 11-60　尺侧腕伸肌腱稳定术

F. 尺腕撞击综合征的治疗:尺腕撞击综合征又称尺骨撞击综合征,是 20 世纪 80 年代后才被较广泛注意的腕部病变。正常的桡尺远侧关节处尺、桡骨基本上处于同一水平面,如果尺骨相对于桡骨长于 2 mm,通常认为是异常增长,在此基础上有腕尺侧症状者则为尺腕撞击综合征。由于尺骨异常增长,使尺骨和腕内的软组织受压力增大,易于磨损和发生退变,成为发生尺侧腕痛和运动受限的原因。Palmer 认为,TFC 的厚度和尺骨变异有关,而尺骨变异不等使腕部沿尺骨传递的力量明显不同。Darrow 等对尺腕撞击综合征的临床表现做过临床研究总结。尺腕撞击综合征在临床上表现为明显的腕尺侧运动疼痛和在一定程度上的运动受限。检查时可查知桡尺远侧关节处有局限性压痛;摄 X线平片除发现尺骨异常增长外,常只能发现相当轻微的异常变化,开始可以表现为月骨的近侧角上关节面下囊性改变,以后发展成尺骨关节面明显退变和关节骨性关节炎。做关节造影或关节镜检查可显示 TFC穿孔。骨扫描时可显示关节面下变化。引起尺腕撞击综合征的尺、桡骨长度差异更多见于创伤后,如桡骨远端骨折畸形愈合,桡骨有缩短畸形存在,或损伤使桡骨远端的骨髓闭合过早,桡骨生长较为迟缓。如果桡尺远侧关节的退变和症状主要是由于尺骨过长所致,而无明显尺骨掌背侧脱位,则首先考虑尺骨缩短术,此已在前文"TFCC 损伤的治疗"中介绍。

桡尺远侧关节不稳定,桡、尺骨长度不相称和骨性关节炎存在时,在临床上常是桡尺远侧关节损伤的最终表现。当这三者均出现时,单纯做韧带修复或重建手术,或是做尺骨缩短术或 TFCC 手术,不能有较好疗效。对这类病损应采用尺骨假关节形成术(如 Sauve-Kapandji 手术)、尺骨头切除术或尺骨头半切除关节成形术。尺骨头半切除关节成形术已在"TFCC 损伤治疗"中介绍,现着重描述尺骨假关节形成术和尺骨头切除术。

a. 尺骨假关节形成术(Sauve-Kapandji 手术):

Ⅰ. 适应证:①桡尺远侧关节不稳定,或桡、尺骨长度不相称,已发生骨性关节炎者;②创伤性尺腕撞击综合征伴有桡尺远侧关节炎;③年轻的类风湿关节炎患者,在桡尺远侧关节病变的基础上伴有腕尺侧偏移;④腕关节类风湿关节炎需要有较稳定的桡尺远侧关节面来支撑腕关节假体者。

Ⅱ. 手术步骤:①做腕尺侧腕伸、屈肌腱之间纵行切口,从尺骨头突起的近 3 cm 处起至刚好越过尺骨头为止。尺神经腕背支一般在此切口的背侧,不

会伤及。②暴露尺侧腕伸肌腱间隔,将其近侧部分腱鞘切除,并将尺骨头从骨膜下暴露,切除预计做尺骨切除、形成假关节处的骨膜。一般尺骨切除处紧邻尺骨头近侧。③用电锯在尺骨头下行截骨术,截除约 1.5 cm 长的骨块。截骨平面和桡尺远侧关节面应较为贴近,一般不宜相距 >2.0 mm。④如果有桡、尺骨长度差异(多数情况下是尺骨过长),将尺骨头拉向近侧,直至贴紧桡骨尺切迹。⑤将桡尺远侧关节相对关节面切除或锉除,暴露松质骨。将尺骨头与桡骨下端贴紧,用 2 根克氏针横穿固定(图 11-61)。克氏针穿过桡骨至外侧方皮下以触摸到针尖为止。从截除的尺骨块上取松质骨,填至融合的桡尺远侧关节间隙处。检查做尺骨截骨处无残留尺骨干上的骨膜组织。⑥将旋前方肌填充入尺骨截骨术后形成的空间,并与尺侧腕伸肌腱鞘缝合固定。⑦彻底止血,关闭切口。

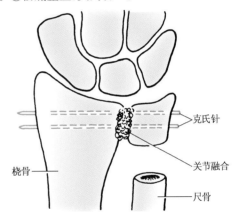

图 11-61　Sauve-Kapandji 手术(示意图)

图中标注:克氏针、关节融合、桡骨、尺骨

Ⅲ. 术后处理:①用长臂管型石膏固定腕关节于功能位 3 周,然后可用保护性支具固定 3~4 周;②术后 3~4 周时可以拔除其中 1 根克氏针。第 2根克氏针在术后 6~8 周摄 X 线片提示融合的关节已可靠愈合时拔除。

另外,还有一种远端尺骨假关节形成方法,即 Baldwin 手术。这一术式是在尺骨干远端尺骨茎突的近 3~4 cm 处截除一长 2~3 cm 的尺骨。远端尺骨不做特殊处理,术后不做固定,鼓励早期活动。

b. 尺骨头切除术(Darrach 手术):

Ⅰ. 适应证:①桡尺远侧关节的骨性关节炎引起明显疼痛者;②桡尺远侧关节的骨性关节炎引起前臂运动尤其是旋转受限者;③TFCC 的慢性磨损退变,有尺骨正变时;④桡骨远端骨折发生畸形愈

合,尺骨头撞击腕骨,形成尺骨撞击综合征者。

Ⅱ. 手术步骤:①腕背尺侧方切口暴露桡尺远侧关节和尺骨远端。②用线锯或枪式空气锯在尺骨茎突近侧3～9 cm处做横行截骨。③尺骨茎突切除与否可根据患者情况而有所不同。可以做截骨面以远部尺骨、尺骨小头和尺骨茎突整块切除;也可以保留尺骨茎突,以保留TFCC的止点(图11-62)。④去除桡尺远侧关节的掌背侧韧带,尤其是发生病变的韧带等软组织。如果TFCC损伤严重,可一起切除。⑤部分学者使用尺侧腕屈肌腱贯穿尺骨远侧截骨面附近骨干,以稳定尺骨干(图11-63)。

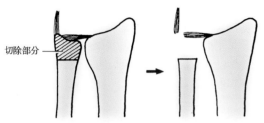

A. 切除远端尺骨、尺骨小头和尺骨茎突

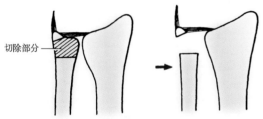

B. 保留尺骨茎突

图 11-62　Darrach 手术(示意图)

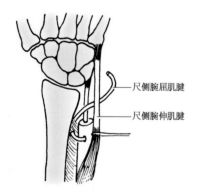

图 11-63　用尺侧腕屈肌腱稳定尺骨干

Ⅲ. 术后处理:术后不需特殊外固定,早期活动腕关节,做功能锻炼。

c. 部分尺骨头切除术(Wafer 手术):

Ⅰ. 适应证:①TFCC的慢性磨损退变,有尺骨正变时;②桡骨远端骨折发生畸形愈合,尺骨头撞击腕骨,形成尺骨撞击综合征者。

Ⅱ. 手术步骤:于腕背尺侧方做“S”形皮肤切口(图11-64A),注意腕背侧的尺神经背支。纵行切开关节囊和部分TFCC的背侧止点,在TFC深面切除2～4 mm的尺骨顶,TFCC的止点等不受影响(图11-64B),结束时用3“0”Ethibon缝线加强缝合TFCC的背侧止点(图11-64C)。

Ⅲ. 术后处理:术后不需特殊外固定,早期活动腕关节,做功能锻炼。

部分尺骨头切除术是现在比较常用的手术,在尺骨撞击症通过手术消除尺骨正变;该手术可以和尺骨茎突基底骨折复位固定同时进行(图11-65)。桡骨远端骨折复位石膏固定的患者,在桡骨远端骨折愈合后可处理腕尺侧的病变。

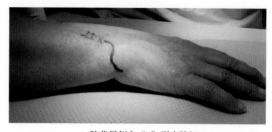

A. 腕背尺侧方“S”形皮肤切口

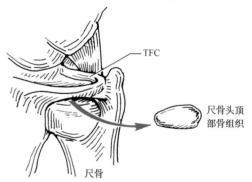

B. Wafer 手术(示意图)

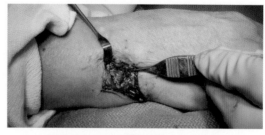

C. 用3“0”Ethibon缝线加强缝合TFCC的止点

图 11-64　尺骨头部分切除的切口和方法及TFCC周边缝合修复

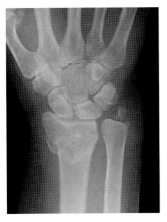 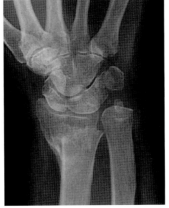 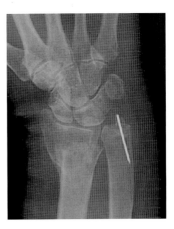

图 11-65　尺骨茎突基底的骨折及手术修复克氏针固定

注：桡骨远端骨折时尺骨茎突基底骨折并移位（左）；复位石膏固定后，桡骨骨折愈合尺骨撞击症表现（中）；部分尺骨头切除术后尺骨正变消失，手术同时以克氏针固定尺骨茎突基底骨折（右）

尺骨头切除术最早由 Darrach 于 1912 年提出，故又称为 Darrach 手术，在过去较长时间内一直被沿用，现在仍然在部分患者手术时使用。但本手术也有明显的缺点或难点：①本手术使腕尺侧偏移加重；②使手握力下降；③使桡腕关节旋转运动弧异常且关节稳定性受破坏；④尺骨头切除后的骨干端有时对软组织有撞击损伤作用，引起疼痛和肌肉、肌腱滑移。Bill、Hill、McMurtry 和 Minami 认为，Darrach 手术不适用于年轻的非类风湿关节炎患者。Hartz、Beckenbaugh、Mckee、Richard 和 Eaton 报道此术对于创伤后桡尺远侧关节病损疗效不错。Bowers 认为 Darrach 手术时需对患者有一定的选择性，他认为在无法施行 Milch 尺骨缩短术伴有尺腕撞击综合征者适合采用此手术，对晚期类风湿关节炎患者，应在做 Darrach 手术同时做桡月骨融合术或其他桡腕关节稳定手术。近年，Wafer 手术倍受关注，对 TFCC 的慢性退变又有尺骨正变及桡骨远端骨折畸形愈合、尺骨头撞击腕骨或形成尺骨撞击综合征者为常用方法。

d. 尺骨头置换手术和桡骨乙状茎突与尺骨头组合置换手术：为近 5 年才发展起来的手术方法，所用假体如图 11-66 所示。尺骨头的重建有利于桡尺远侧关节功能的恢复，但这一手术是相当新的手术，疗效还在随访和观察之中。

11.2.3　前臂骨折

前臂起到传递力量和增加手的运动和功能延伸范围的作用，又是对腕和手发挥功能起稳定和调节

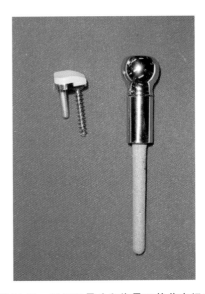

图 11-66　用于尺骨头和桡骨乙状茎突组合置换的假体

作用的基础。因其主司旋转，有学者将整个前臂整体上比作一个关节，其实很有道理。因为手的活动都有手臂的旋转运动存在，从日常生活中的写字、翻书、提物、做家务到户外劳动，臂常可不活动，而前臂的旋转是不可少的。如将前臂桡尺近、远侧关节比成膝关节的内、外髁的话，前臂骨间膜则相当于前交叉韧带。桡骨正常曲率弧线对前臂旋转十分重要，曲率弧度减小会使前臂旋转范围和手握力下降。

（1）前臂骨折分类

前臂骨折通常根据骨折的位置、类型、移位程

度、粉碎程度、桡尺关节累及程度及是否开放等分类。通常不但需有前臂正、侧位X线片,还要有腕和肘的X线片。比较综合的分类是AO小组1990年提出的分类(图11-67),内容如下。

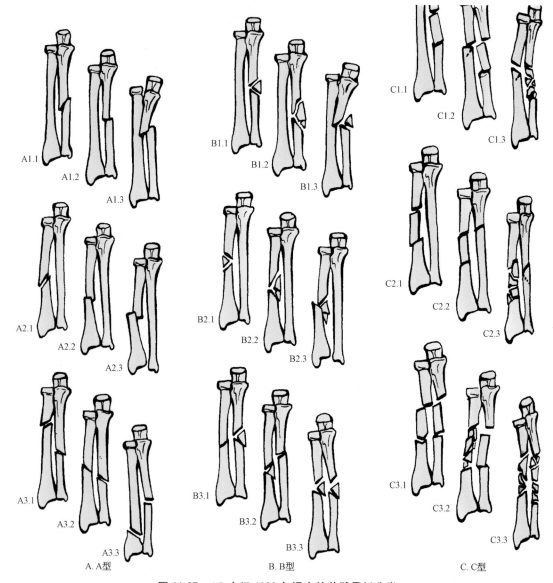

图11-67 AO小组1990年提出的前臂骨折分类

1) A型:A1型为尺骨单纯骨折,桡骨完整。A2型为桡骨单纯骨折,尺骨完整。在上两类中,加后缀:1为斜骨折;2为横形骨折;3为骨折合并有脱位。例如,A1.3骨折则为孟氏骨折;A2.3为盖氏骨折。在A3型中,1为近1/3的桡骨骨折,2为中1/3的桡骨骨折,3为远1/3的桡骨骨折。

2) B型:B型骨折为尺骨(B1),或桡骨(B2),或两骨(B3)的楔形骨折。加后缀:1为楔形骨完整;2

为楔形骨粉碎;3为伴有脱位。例如,B1.3、B2.3均为孟氏骨折脱位;B2.3为盖氏骨折脱位。在B3型中,B3.1为尺骨有楔形骨片,桡骨为单纯骨折;B3.3为桡尺骨都有楔形骨片。

3) C型:C型骨折为复杂骨折,C1骨折为尺骨复杂骨折,C2为桡骨骨折,C3为桡尺骨均有骨折。例如,C1.1为尺骨有双段骨折,桡骨完整;C1.2为尺骨双段骨折,桡骨也有一处骨折;C1.3为尺骨骨折不规则。C2.1 为桡骨有双段骨折，尺骨完整；C2.2 为桡骨骨折为双段骨折，尺骨也有一处骨折；C2.3 为桡骨骨折不规则。C3.1 为尺、桡骨都为双段骨折；C3.2 为一根骨为双骨骨折，另一根为不规则骨折；C3.3 为两根骨均为不规则或粉碎骨折。

虽然桡、尺骨在前臂上作为一整体发挥功能，仅在前臂远和近处才接触，远侧构成桡尺远侧关节（尺骨小头和桡骨远端构成），近侧构成桡尺近侧关节（尺骨头和桡骨小头构成）。肘关节囊参与桡尺近侧关节的稳定。骨间膜位于桡、尺骨之间，形成斜形纤维从尺骨远端到桡骨近端，最宽处宽度可以达到 3.5 cm 左右，有一些部分增厚。骨间膜起到 70% 的前臂骨稳定作用。

尺骨比较直，以利于桡骨绕其旋转。桡骨的解剖结构比较复杂，前臂的旋转会在桡骨有畸形时受到很大影响。1982 年，Matthews 等在尸体上研究表明，前臂两骨之一有 10° 成角时前臂旋前会丧失 20°，有 20° 成角时前臂旋转会有很大程度受限。Tarr 等发现，畸形的位置对前臂旋转影响很大，在前臂中段骨畸形造成的影响最大，对旋后的影响又大于旋前。1992 年，Schemitsh 和 Richard 临床研究发现桡骨曲率和前臂功能的关系，他们采用如图 11-68 所示的计算桡骨曲率的方法。正常人桡骨曲率为 15 mm，位于距远端 60% 处。在有对侧 80% 以上前臂旋转者，其桡骨曲率仅有 1.5 mm 差别，位置也仅有 9% 的差别，在患者功能不佳时，此两指数和正常时相比相差增大。

在临床上，由于传统分类提法的长期影响，前臂骨折通常在病例记载时用单纯桡骨骨折、单纯尺骨折、Essex-Lopresi 损伤、桡骨头骨折、盖氏骨折和孟氏骨折。这虽不全面和仔细，但覆盖大多数病例，本节仍以此方法进行讨论。

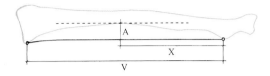

图 11-68　桡骨曲率的计算方法

注：A 为最大桡骨弯度；X/V（%）为最大桡骨弯的位置

（2）单纯桡骨干骨折

过去在书中较多提到盖氏骨折，即桡骨干处骨折合并桡尺远侧关节脱位。桡骨干骨折可不合并桡尺远侧关节损伤而单纯发生。桡骨干骨折常见在桡腕关节 7.5 cm 以近处发生。临床上经常见到没有桡尺远侧关节的韧带损伤，桡骨干可以单独发生骨折。2006 年，Ring 等报道了 36 例桡骨骨折，结果仅有 9 例合并有桡尺远侧关节脱位表现，提示单纯桡骨骨折比盖氏骨折多得多。

1）手术切开复位内固定适应证：①有移位的骨折，不能闭合复位的病例；②开放性前臂损伤。

2）手术切口和固定方法：采用的是 Henry 切口，即沿前臂桡侧暴露桡骨中端，注意不损伤桡动脉和桡神经浅支、前臂外侧皮神经，在深部解剖时要注意不损伤骨间前和骨间背神经。进入后要向外侧方牵开肱桡肌，桡动脉就在肱桡肌的尺侧方，要注意保护。也将桡神经浅支牵向外侧方，在前臂中段，旋前圆肌需要牵拉开或部分切断（图 11-69）。一般来说，应在骨膜下剥离，以避免过多地切断或损伤肌肉。

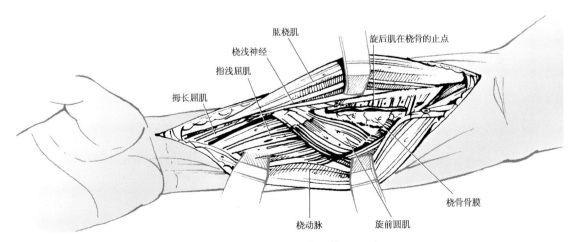

图 11-69　桡骨干骨折手术用的 Henry 切口

在前臂近段,旋后肌常常需要部分或完全从骨上剥离,此时要尤其注意保护桡神经浅支、骨间背神经。由于骨间背神经穿过旋后肌到前臂背侧,将前臂放置到旋后位有利于暴露旋后肌和保护神经。这一前臂位置很重要。这一位置时桡神经深支也会位于外侧方或背侧方,而不在手术野的正中,从而免受损伤。近端的入路应在肱二头肌外侧方,并十分注意不损伤正中神经。远端2/3桡骨掌面主要是拇长伸肌和旋前方肌,其解剖相对比较清晰。复位常常并不困难(图11-70),但要求解剖复位并且对骨膜及附着肌肉损伤尽量小。桡骨干骨折多用6~8孔钢板固定,一般应采用加压钢板,但不主张一期手术时预防性植骨。

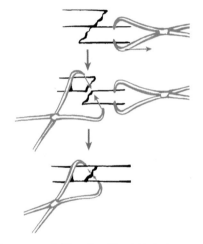

图11-70 桡骨干或尺骨干骨折的复位方法

3)术后处理:钢板固定后仍然用支具保护性固定6~8周。不少医师用石膏托固定5~6周,再支具保护性固定3~4周,也完全正确。术后5~6周要开始活动腕关节。

(3)单纯尺骨干骨折

单纯尺骨骨折和其与桡尺远侧关节同时损伤比较,单纯骨折为常见损伤,而尺骨骨折合并桡尺远侧关节损伤少见。而孟氏骨折在成人更常见。

1)手术切开复位内固定适应证:①有移位的骨折,不能闭合复位的病例;②开发性前臂损伤。

2)手术切口:暴露远端和中段尺骨常用内侧或背内侧切口入路。由于尺骨在皮下可打到,远侧或中份覆盖肌肉也较少,以骨折处为中心向远近延伸切口即可暴露尺骨(图11-71)。远端尺骨暴露时要保护尺神经的背侧支,其位于尺侧腕伸肌表面。手术入路时通常在尺侧腕伸肌和尺侧腕屈肌腱之间进入,达到尺骨骨膜。暴露近端尺骨要注意牵开尺侧腕屈肌和指深肌,并保护神经、血管结构。

3)手术固定方法:钢板固定为主要方法。钢板固定有利于完全解剖学复位,多用6孔加压钢板固定(图11-72)。

4)术后处理:钢板固定后仍然用支具保护性固定6~8周。不少医师用石膏托固定4~5周,再支具保护性固定3~4周,也完全可以。术后5~6周后要开始活动腕关节。

5)桡骨或尺骨骨折的加压钢板治疗疗效:1975年,Andeson报道258例用AO加压钢板治疗的桡

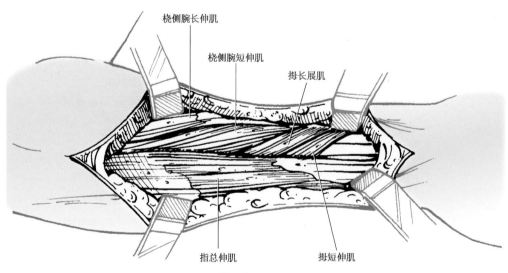

桡侧腕长伸肌
桡侧腕短伸肌
拇长展肌
指总伸肌
拇短伸肌

图11-71 尺骨干骨折时采用的内侧切口

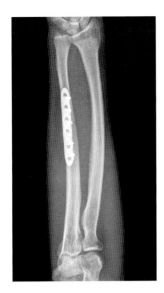

图 11-72　尺骨干骨折时 6 孔加压钢板固定

注：注意螺钉滑行向中心方向，以帮助骨折处紧贴加压

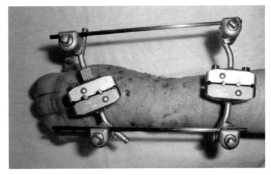

图 11-73　桡骨远 1/3 有大块骨缺损的患者使用外固定支架

注：外固定支架对于前臂骨折有骨缺损，需保持前臂长度，或多发性损伤，前臂骨折不能立即处理，有时十分有效

11

骨或尺骨骨折，244 例获得随访，193 例桡骨骨折，137 例尺骨骨折。愈合率桡骨为 97.9%、尺骨为 96.3%。63 例（25.9%）采用了髂骨移植，采用和不采用骨移植的骨折愈合率相同。近年来的研究也表明，常规情况下无需做骨移植。近年来报道的骨愈合率和 Andeson 的报道相似。例如，Hertel 等 1996 年报道 132 例骨折，127 例骨折（96.2%）在 6 个月前即完全愈合，只有 2 例骨折后来不愈合，2 例延迟愈合。各种钢板都可用于固定，如 LC-DCP 钢板、LC-DCP 钢板和 DCP 钢板比较，和骨接触面减少了 50%，这样也有利于血供和减少骨坏死发生的机会。

在骨折复位时，注意术前要对骨片移位和粉碎程度有清晰了解，术中复位要达到解剖复位。另外，前臂肿胀时手术切口是否能一期闭合也是一个问题。如果肿胀明显，不能闭合，肌肉要完全覆盖到内固定钢板上，不可暴露，可用植皮等缝合到切口之间，以免肌肉外露。再骨折的主要原因是：固定不可靠钢板、取出钢板在手术后不满 1 年，或延迟愈合。内固定钢板可以不取出，如取出应在手术 1 年后。

其他的固定方法有：①髓内钉，其疗效总体不满意，即使采用三角形状的髓内钉，疗效也不太满意。②外固定支架，指征为开放性骨折有创面，不能做内固定；有骨缺损，需保持前臂长度；有多发性损伤，前臂骨折不能立即处理（图 11-73）。使用外固定支架只是暂时处理方法，后期再做手术内固定才能治疗骨折。

（4）Essex-Lopresti 损伤

传统概念的 Essex-Lopresti 损伤是桡骨头骨折加上前臂骨间膜破裂，之后这一损伤扩展至桡、尺骨分离。临床上常常很难知道前臂骨间膜是否破损，只有在手术中将桡骨头切除后能将桡骨向外侧方向提，明显稳定者，可视为有此损伤。前臂骨间膜破损时，应做肌腱移植贯穿桡、尺骨固定重建稳定性。

（5）桡骨头骨折

多数的桡骨头骨折为孤立性损伤，并不伴有另一骨折或韧带损伤，多数情况下很稳定，无需做手术治疗，只是在不稳定或相当不稳定时需手术处理。有移位的骨折常常伴有韧带损伤，手术切开复位骨片较大，又能够复位的患者，可手术固定。如将细小骨折片清除，导致关节面缺损，据报道术后效果差，应该避免。

对于桡骨头已完全破损或骨折复位后仍然不平整或形成骨关节炎者，可以用硅橡胶或金属桡骨头置换手术。

临床上即使桡骨头很小的骨折，有时疼痛十分明显，这是由于损伤使肘关节内积血。此时需要检查桡尺远侧关节、骨间隙处和肘内侧，以了解有无同时损伤。对于桡骨头骨折有很大的移位或骨折累及整个桡骨头，则合并有韧带损伤的机会增大。尤其要注意如下损伤合并症的发生：①桡骨头骨折合并内侧副韧带损伤；②桡骨头骨折和肱骨小头合并损伤；③桡骨头骨折合并肘关节后脱位；④桡骨头骨折、冠状突骨折、肘关节后脱位同时发生（又称肘关节三联症）；⑤发生后倒向孟氏骨折，包括鹰嘴骨折脱位；⑥发生 Essex-Lopresi 损伤。

手术方法：在尺侧腕伸肌止点和肱二头肌腱膜

之间进路(又称为 Kocher 进路),这一进路容易暴露向后方移位的桡骨头的骨片,并可保护骨间背侧神经。当然,进路时要注意保护肘外侧副韧带。避免将肱二头肌腱膜掀起。肘关节囊和环状韧带应该沿对角线切开,沿尺侧腕伸肌的后侧缘切开。

暴露桡骨头的骨折后,根据骨大小和位置,用无头加压钉、克氏针或普通螺钉固定。

(6)盖氏骨折

盖氏骨折是指桡尺远侧关节脱位或半脱位和桡骨中远 1/3 交界处的骨折合并存在的病例(图 11-74)。由 Galeazzi 在 1934 年报道,后被称为盖氏骨折。Galeazzi 在当时的报道中指出,在损伤初期桡尺远侧关节的损伤并不一定表现出来,在后来治疗过程中此关节损伤的临床表现显著。1957年,Hughston 报道了 41 例这样损伤,其中 38 例起初用闭合复位、管型石膏固定,仅有 3 例获得满意结果。

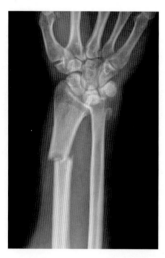

图 11-74　桡尺远侧关节脱位或半脱位和桡骨中远 1/3 交界处的骨折(盖氏骨折)

近年来,对盖氏骨折的处理目标在于早期处理骨折和桡尺远侧关节损伤,以避免形成慢性桡尺远侧关节的不稳定。桡尺远侧关节的损伤分为稳定、部分不稳定(半脱位)和不稳定(脱位)。如果不能复位,或复位后仍然不稳定,需要做切开复位韧带修复或重建。

(7)孟氏骨折

孟氏骨折是指尺骨近 1/3 至鹰嘴水平的骨折合并桡骨小头的前脱位(图 11-75),由 Monteggie 在

1814 年描述。1967 年,Bado 称其为孟氏骨折。Bado 还描述了孟氏骨折 4 种类型(图 11-76),将孟氏骨折延伸到包括任何尺骨骨折合并桡尺近侧关节脱位的病例。

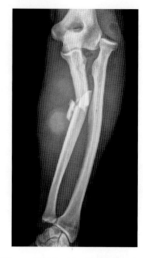

图 11-75　尺骨近 1/3 到鹰嘴骨折合并近侧桡尺关节前脱位(孟氏骨折)

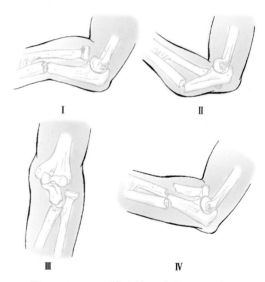

图 11-76　Bado 描述的孟氏骨折 4 种类型

Bado 的分型中,Ⅰ型损伤为桡骨小头脱位到远端肱骨前方;Ⅱ型损伤为硗骨小头脱位到后方;Ⅲ型损伤为桡骨小头脱位到内侧方;Ⅳ型损伤为脱位同时有桡尺骨双骨折(图 11-77)。大概 60% 的孟氏骨折为Ⅰ型,15% 为Ⅱ型,10% 为Ⅲ型,10% 为Ⅳ型,Ⅲ型基本上只见于儿童。

孟氏骨折时桡骨头和冠状突可发生骨折,及外

侧副韧带损伤。向后侧方向成角上的孟氏骨折更难处理,这是由于:①近端尺骨片很难获得可靠固定;②冠状突的骨折可为粉碎性的,因而很难修复;③桡骨头的骨折可减少前臂旋转;④肱尺关节可发生不稳定。

对于儿童的孟氏骨折,主要采用非手术治疗,无需做手术治疗,此时需要做长臂管型石膏固定,固定时间需5～6周。即使少数儿童需手术治疗,固定尺骨的钢板要短小,或用克氏针固定,因为儿童的骨折愈合较快。

对于盖氏骨折和孟氏骨折,骨折处仍以加压钢板固定为主要方法(11-77),但孟氏骨折中的尺骨骨折可用交叉克氏针加(或不加)张力带钢丝固定。桡尺近、远侧关节脱位的处理详见本章相应内容。

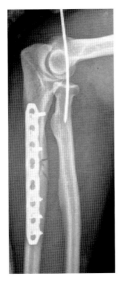

图 11-77　尺骨加压钢板固定和桡骨小头复位后

前臂骨折引起的神经、血管损伤并不多见,肘正中神经、尺神经和桡神经损伤机会相对较大。多数神经损伤为神经牵拉或压迫,很少有神经在骨折断端被卡或骨折造成神经横断。神经损伤也能自行纠正和恢复,无需特殊处理。前臂骨折很少引起前臂和手循环障碍。

前臂骨折后有的病例会形成前臂骨筋膜室综合征,尤其在创伤是前臂挤压伤时可见到。肿胀、疼痛、张力升高、神经功能减退提示前臂骨筋膜室综合征。前臂间隔压力达30～45 mmHg,提示可以做深筋膜切开减压术。

手术并发症:①前臂骨筋膜室综合征。防止方法是不缝合深筋膜,或切口处用 Allodrom 缝合或植皮,而不直接关闭切口。②畸形愈合。预防主要是手术矫正要达到解剖复位。③不愈合。注意骨膜剥离不要过大,非钢板侧骨膜最好不要剥离。④感染。开放性损伤时可见到,有 0～3% 开放性前臂损伤开放复位内固定后会发生感染。注意清创处理和抗生素的使用。⑤神经、血管损伤。术中操作应十分谨慎。

钢板的取出:对于没有症状的患者,钢板可以不取出,如果要取出宜在术后 2 年左右进行,因为骨重塑形在术后 1 年半或 2 年还可进行,不宜过早(<1 年)取出钢板。

(8) 前臂尺、桡骨双骨折

前臂双骨折是指尺、桡骨骨干同时骨折,不包括涉及桡骨小头或尺骨小头的骨折。这类骨折临床上并不少见,多见于复合伤或前臂强暴力损伤,或直接打击造成的损伤。两个骨折可在同一水平面或者略有上下,即为 AO 分类中的 A3、B3、C3 类型,不是单个桡骨或尺骨的多段性骨折。

治疗方法和桡骨、尺骨的骨折相似,手术进路多选择前臂掌侧或背侧正中切口,或分做两个切口分别暴露尺、桡骨。骨折固定方法以两骨都做钢板固定最多见,两骨均以 6 孔加压钢板做固定较好。也有医师将一个骨折做钢板,另一个做髓内钉固定。但是,两骨均做髓内钉(针)固定的方法不可取,因为固定效果差。如果为开放性损伤,可先外固定支架后等创口愈合再做内固定,如污染不严重则行一期固定。前臂双骨折尤其要注意矫正畸形,并保持尺、桡中段之间的距离,这样才能恢复前臂的旋转功能。

前臂双骨折如为开放损伤,不愈合发生的机会增加,有学者认为不愈合率>10%。因此,部分学者在钢板固定的同时做植骨。如果发现有前臂双骨折不愈合,后期也可以做植骨以促进骨愈合。

前臂双骨折做内固定后,同时要以石膏托固定前臂5～6周,待有骨痂形成后,开始前臂旋转和腕、肘关节的活动。肘关节的活动可以提前到术后3～4周,主要是肘关节僵直比腕关节活动受限更可怕。超肘石膏托在术后 4 周可换成肘下石膏托。

(9) 尺桡近侧关节脱位

尺桡近侧关节脱位是指桡骨小头半脱位或脱位。在儿童桡骨小头半脱位常见。成人的孤立性桡骨小头脱位少见。在肘关节复合脱位或肘部骨折时常见。另外,桡骨小头脱位见于孟氏骨折,此时尺骨近端有骨折,桡骨小头才可以发生脱位。桡骨小头脱位起初未能诊断出,有时持续很长时间的慢性疼痛,延迟了相当时间后,才得以复位治疗。

发生桡骨小头脱位(半脱位)时损伤能量较大。损伤后局部肿胀明显,常发生于肘关节屈曲90°左右时;脱位后肘关节活动受限,在肘前或后外侧可扪及桡骨小头,常有前臂短缩和成角畸形。在X线检查时,桡骨小头脱位有时会漏诊,这时需要医师注意观察X线上桡骨小头和尺骨及肱骨的关系。X线平片和CT检查及三维重建CT检查均有利于了解损伤情况。做石膏型固定在儿童患者常用,于前臂旋后位固定。

手术指征和方法:指征是手法复位后不稳定。对于复位后较稳定者不一定需要手术。当有孟氏骨折时,手术机会增加,这是由于同时保持尺骨复位和桡骨头脱位的复位常不容易。以往,孟氏骨折未施行手术者成功的案例也不在少数。但一般认为,有明显闭合复位后不稳定、骨折对位不理想者接受手术治疗,有利于早期肘关节活动锻炼及减少肘内翻畸形的发生。常常在手术中将尺骨内固定后,桡骨小头自动复位。在切开复位时,有时发现环状韧带在肱桡关节之间嵌入,这时要注意将韧带复原到解剖学位置。手术中注意保护骨间背侧神经,有报道10%的患者有骨间背侧神经损伤。

术后处理:将肘关节在90°位固定,采用背侧石膏托或支具均可。前臂位于轻度旋后位。保护性固定5～6周。

肘部损伤,包括孟氏骨折时,尤其要注意神经损伤。最常见的是骨间背侧神经损伤,可以是复位造成的,后果是伸指功能受损,但很少引起感觉障碍。如果没有神经切断伤,术后的伸指功能受损可能是一过性的,以后数周自动恢复,无需手术处理。部分患者术后肘关节的活动度会丧失一部分,故康复锻炼十分重要。在术后固定3～4周起康复活动即可开始,以减少肘关节僵硬。

陈旧性桡骨小头脱位:延迟发现或诊断出桡骨小头脱位并不少见,有时经数月或数年后才得到明确诊断。对于陈旧性损伤,常常需要做环状韧带重建手术(早期手术案例很少做韧带重建)。可取移植肌腱来重建环状韧带。对于难复位的桡骨小头陈旧性损伤,切除桡骨小头也是一个常用方法。一般来说,随着诊断延迟,功能恢复变差,并发症的出现可能增加。

(汤锦波)

11.2.4 肘部骨折与关节损伤

(1) 肘关节的组成和运动概述

肘关节由肱骨下端和桡、尺骨上端构成(图11-78、11-79),肱骨滑车与尺骨滑车切迹构成肱尺关节,肱骨小头与桡骨关节凹构成肱桡关节,桡骨头环状关节面与尺骨桡切迹构成桡尺近侧关节,3个关节共同包在1个关节囊内。关节囊上端分别附着于冠突窝、桡窝和鹰嘴窝的上缘,以及肱骨滑车内侧缘和肱骨小头外侧缘;下端附着于尺骨滑车切迹关节面的边缘、鹰嘴和冠突的边缘,以及桡骨环状韧带。关节囊的前、后壁薄而松弛,两侧有韧带加强,维持肘关节的稳定性。

内侧副韧带复合体是由前束、后束和横束组成的(图11-80),主要起自肱骨内上髁的前下缘。前束起始于肱骨内上髁之前,止于冠状突内侧缘;后束起始于内上髁之下,止于鹰嘴内侧缘;横束介于两者之间,变异较大。大体观察发现,当肘关节屈曲和伸直位时,前束较为重要,是由紧密交织的两个部分组成的,两部分纤维随肘关节的屈曲而紧张;后束较薄,当肘关节屈曲时,后束紧张并形成有锐利边缘的扇状;后束形成了尺管的底部,尺神经横过前束在尺骨的止点处。

外侧副韧带复合体包括外侧副韧带和桡骨环状韧带,源自肱骨外上髁,和肱桡关节的屈伸轴相一致。外侧副韧带起自肱骨外上髁,由尺侧束和桡侧束两部分组成,尺侧束止于尺骨的旋后肌嵴,桡侧束呈扇形止于桡骨环状韧带(图11-81)。桡骨环状韧带附着于尺骨桡切迹的前后缘,和外侧副韧带的桡侧束一起维持桡骨头的稳定,防止桡骨头向后外侧半脱位。

肘关节是腕、手和肩关节的中间连接结构,通过其屈伸和旋转,扩大了腕、手的运动范围。肱骨远端关节面与肱骨干的长轴呈30°的前倾夹角,尺骨的滑车切迹后倾约30°,与之相匹配。肱骨内髁滑车的内侧缘比外侧缘大,关节面呈轻度外翻,与肱骨干长轴的夹角约为6°,肘关节伸直时形成外翻携物角。桡骨颈与桡骨干长轴呈15°。桡骨小头的关节凹与肱骨外科的肱骨小头形成肱桡关节。肘关节的活动具有屈伸和旋转两种方式,属于铰链关节。肘关节的屈伸过程主要为尺骨鹰嘴和肱骨滑车之间螺纹式的运动,完全屈曲时,肱骨小头和冠状窝分别与桡骨小头凹和冠状突相咬合,前臂内收;完全伸直时,鹰嘴突和鹰嘴窝相咬合,前臂外翻。桡骨小头呈椭圆形,是前臂旋转的近端轴心,旋转时,桡骨小头始终与尺　　骨的桡切迹相接触。

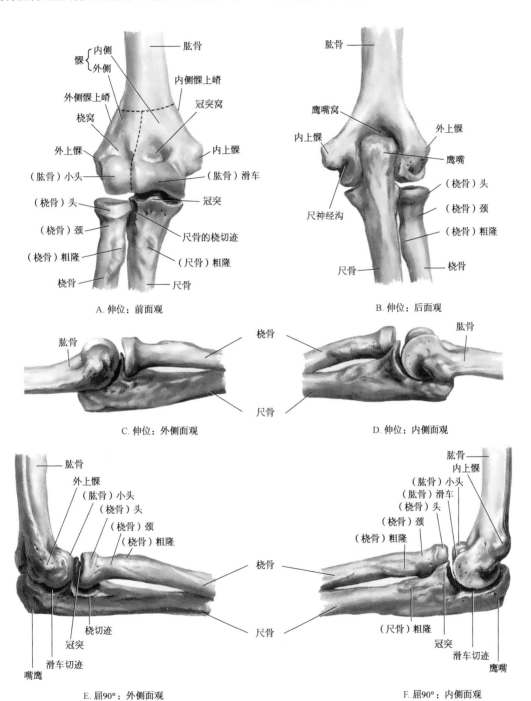

图 11-78　右侧肘关节各个组成部分及相互关系示意图

引自:《奈特人体解剖学图谱》第 3 版,王怀经主译,北京:人民卫生出版社,2005 年 10 月

11

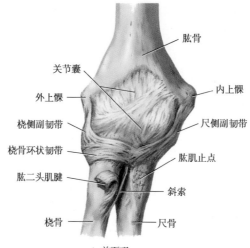

A. 前面观

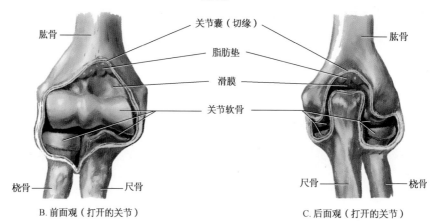

B. 前面观（打开的关节）

C. 后面观（打开的关节）

图 11-79　右侧肘关节的组成

引自：《奈特人体解剖学图谱》第3版，王怀经主译，北京：人民卫生出版社，2005年10月；《肘关节创伤治疗进展》，周智勇、陈旭、张树栋等译，天津市技术翻译出版公司，2012年1月

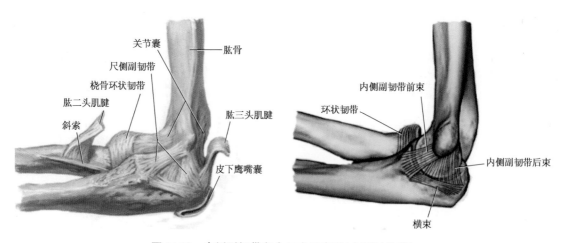

图 11-80　内侧副韧带各个组成示意图(右侧肘关节)

引自：《奈特人体解剖学图谱》第3版，王怀经主译，北京：人民卫生出版社，2005年10月；《肘关节创伤治疗进展》，周智勇、陈旭、张树栋等译，天津市技术翻译出版公司，2012年1月

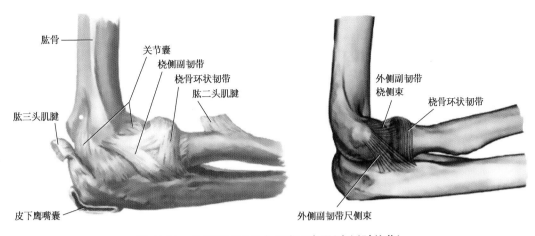

图 11-81　外侧副韧带各个组成示意图(右侧肘关节)

引自:《奈特人体解剖学图谱》第3版,王怀经主译,北京:人民卫生出版社,2005年10月;《肘关节创伤治疗进展》,周智勇、陈旭、张树栋等译,天津市技术翻译出版公司,2012年1月

(2) 尺骨鹰嘴骨折

鹰嘴紧贴皮下,容易受伤。单纯鹰嘴骨折约占肘部骨折的10%,是肘关节损伤中最常见的损伤,多为低能量损伤。摔倒时肘关节处于关节伸直位,间接外力传达至肘,肱三头肌牵拉而造成撕脱骨折,骨折线可能为横断或斜行,两骨折端有分离。肘关节屈曲90°,直接外力直接撞击肘后,容易造成鹰嘴骨折,骨折端多无分离。无移位骨折后,局部肿胀、压痛。有移位的骨折及合并脱位的骨折,肿胀范围较广泛,肘后方可触到凹陷部、骨折块及骨擦音,肘关节伸直或者抗张伸直功能丧失。正位X线片由于鹰嘴骨折与肱骨滑车重叠,往往无法显示清楚;侧位X线片很重要,可以显示骨折的形态、位置和移位程度。三维CT扫描重建可以清楚了解骨折块的位置、大小和移位情况。Morrey根据骨折稳定情况、粉碎程度和移位多少将鹰嘴骨折分为3型,即大家所熟悉的Mayo分型。Ⅰ型,骨折无移位或者骨折移位<2 mm,屈肘90°或者抗重力伸肘时骨折移位仍<2 mm,患者可以主动抗重力伸肘。分为2个亚型:①ⅠA,非粉碎性骨折;②ⅠB,粉碎性骨折。Ⅱ型,骨折移位>3 mm的稳定性骨折,分为2个亚型:①ⅡA,非粉碎性骨折;②ⅡB,粉碎性骨折。Ⅲ型,不稳定骨折,表现为骨折脱位。分为2个亚型:①ⅢA,非粉碎性骨折;②ⅢB,粉碎性骨折。不稳定的移位骨折需要手术治疗。手术的目的是恢复滑车切迹关节面的平整,通过可靠的内固定方式,满足早期康复活动的需要。常用的手术方式有克氏针钢丝张力带固定、松质骨螺丝钉髓内固定、钢板螺钉

固定、可吸收钉固定和骨折块切除等。

1) 切开复位克氏针张力带钢丝或者松质骨螺丝钉髓内内固定术:

A. 适应证:对于非粉碎的移位骨折,采用克氏针钢丝张力带固定或者松质骨螺丝钉髓内固定。有时为了获得可靠的固定效果,可以在松质骨螺丝钉髓内固定上加钢丝张力带固定。

B. 麻醉和体位:通常采用臂丛神经阻滞麻醉或者全身麻醉,臂上1/3处上气压止血带。一般采用仰卧位,患肢前臂置于胸前,屈肘90°。采用俯卧位或侧卧位,将肘关节屈曲,前臂置于托架上,容易显露,方便手术操作。

C. 手术步骤:采用后方切口,切口从鹰嘴突近侧2 cm处开始,沿着它的桡侧向远侧延伸至骨折线以远4~5 cm。切开皮肤、浅筋膜,即可扪及发现骨折处,清除血肿和微小游离的碎骨片,剥离部分骨折处的骨膜,以利观察骨折的复位情况。将肘关节伸直,复位骨折,用骨折复位钳维持骨折对合,平行打入直径为1.6 mm的克氏针2根,克氏针以刚穿透对侧皮质为好。也可选择3.5 mm的松质骨螺钉行髓内固定。然后,在骨折线的远侧钻孔,穿过1.0 mm的钢丝,绕过克氏针的进针处,做"8"字缝合固定(图11-82)。

2) 切开复位钢板螺钉内固定术:

A. 适应证:对于粉碎性、有移位的骨折(ⅡB、ⅢA和ⅢB),为了获得骨折块可靠的对位和支撑,采用可塑形的钢板内固定。目前,AO鹰嘴LCP接骨板(图11-83),多方向锁定设计,具有优越性,可以可靠

维持粉碎骨折块的解剖复位,利于术后早期康复活动。

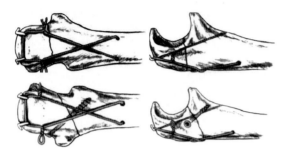

图 11-82　尺骨鹰嘴骨折克氏针和(或)螺钉、钢丝张力带内固定

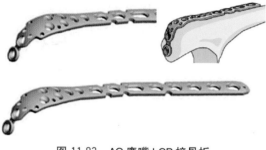

图 11-83　AO 鹰嘴 LCP 接骨板

B. 麻醉和体位:同尺骨鹰嘴骨折切开复位克氏针张力带钢丝内固定术。

C. 手术步骤:采用后方入路。为了显示骨折的近端和内侧,术中游离保护尺神经,清除血肿和微小游离的碎骨片,了解粉碎骨折块的来源;以关节软骨面为基准,将小骨折块解剖复位到远、近两侧的大骨折块上,由外向内用克氏针临时固定,使复杂的骨折转化为两部分骨折。纵行劈开肱三头肌腱,清除血肿和微小游离的碎骨片附着点,有时可将钢板稍做塑形,使钢板紧贴骨面,在导向器指引下打入锁定螺钉固定骨折块,对于钢板螺钉不能固定的小骨折块,可以在主体钢板螺钉固定之前先用 2.4 mm 螺钉固定。最后仔细修复肱三头肌腱和皮肤(图 11-84)。

3) 骨折块切除术:

A. 适应证:功能要求低的老年患者、严重粉碎骨折和骨不连。

B. 麻醉和体位:同尺骨鹰嘴骨折切开复位克氏针张力带钢丝内固定术。

C. 手术步骤:手术切口为肘关节后侧正中切口,弧形绕过鹰嘴的内侧或者外侧。将骨折块从肱三头肌腱上切除,再在尺骨的近端穿孔,重新固定肱三头肌腱止点。

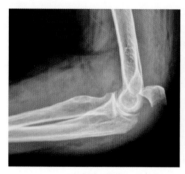 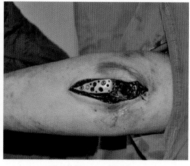 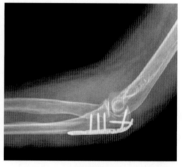

A. 术前X线片　　　　　　　　　　B. 术中放入钢板　　　　　　　　　　C. 术后X线片

图 11-84　尺骨鹰嘴骨折 AO 锁定钢板螺钉内固定术

D. 注意事项:对于固定可靠的骨折,术后 1～3d 即可进行主、被动活动;如果内固定不可靠,可以采用石膏或者夹板固定 3～4 周,然后进行功能康复训练。在 X 线平片显示骨折愈合前或者术后 6 周内,注意保护患肢,不能持重,不进行抗阻力和抗重力训练,肘关节屈曲<90°。

鹰嘴骨折时,肘后皮肤常有挫伤,手术切口应该避开挫伤部位。在采用钢板螺钉内固定的病例,要注意内固定物对切口和皮肤的压迫,有时会造成皮肤的坏死和缺损,形成内固定和骨外露(图 11-85)。对于这样的病例,应及时采用皮瓣修复,防止骨坏死和骨髓炎的发生。

(3) 桡骨头骨折和桡骨颈骨折

摔倒时,若手掌撑地,前臂旋前、肘关节轻度屈曲,暴力经桡骨干传递至桡骨头,撞击肱骨小头,常造成桡骨头和桡骨颈骨折。由于暴力的强度和作用的方式不同,可形成简单的无移位骨折、粉碎性骨折、粉碎压缩性骨折,以及周围软组织损伤、前臂骨

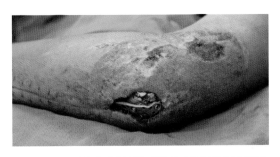

图 11-85　尺骨鹰嘴骨折钢板螺钉固定后皮肤坏死

注：图示内固定和骨质外露

间膜撕裂、桡骨远端骨折和肘关节脱位等合并伤，儿童常常造成桡骨颈骨折。临床上广泛使用的是 Mason 分型：Ⅰ型，骨折块较小或边缘骨折，无移位或轻度移位；Ⅱ型，边缘骨折，有移位，骨折范围＞30％；Ⅲ型，粉碎骨折；Ⅳ型，上述任何一种类型合并肘脱位及复杂性骨折。Hotchkiss 提出的改良 Mason 分型（图 11-86）对于临床治疗有指导作用：①Ⅰ型。桡骨头或颈的轻度移位，骨折关节内骨折块移位＜2 mm。②Ⅱ型。桡骨头或颈的移位骨折，骨折粉碎不严重，移位＞2 mm。③Ⅲ型。桡骨头或颈的严重粉碎骨折。④Ⅳ型。粉碎性骨折，伴有肘关节脱位、韧带损伤、冠突骨折或孟氏骨折。

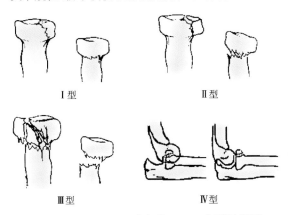

图 11-86　Hotchkiss 改良的 Mason 分型示意图

　　桡骨小头参与肱桡关节和桡尺近侧关节，骨折将妨碍肘关节的屈伸和前臂的旋转。临床主要表现为肘关节桡侧疼痛，前臂旋转和伸直困难。X线平片球管应垂直于前臂，有时需要 CT 三维重建才能对骨折进行精确评估。不稳定性骨折包括骨折块较大、移位，合并肱骨小头骨或者肘关节其他损伤，通常需要手术治疗，采用内固定或者桡骨小头置换。

　　1）切开复位内固定术：

　　A. 适应证：Ⅱ型桡骨小头骨折，由于骨折块移位机械性阻挡或关节面对合不良，导致前臂旋转障碍。

　　B. 麻醉和体位：通常采用臂丛神经阻滞麻醉或全身麻醉，臂上 1/3 处上气压止血带。通常采用仰卧位，患侧肩胛骨下垫一沙袋，患肢屈肘 90°，前臂旋前置于胸前。

　　C. 手术步骤：采用肘关节外侧切口（图 11-87），从肱骨外上髁开始经桡骨小头和颈向远侧延伸。切开皮肤和脂肪层后，在深筋膜表面适当游离皮瓣，辨认肘肌和尺侧腕伸肌之间的 Kocher 间隙，分离进入此间隙。自肱骨外上髁外侧关节囊的前方切开，直至桡骨小头；切开环状韧带，显露桡骨小头和颈不骨折处。如果骨折部位较远，则要仔细解剖、分离、显露和保护骨间背侧神经。碎小、无法固定的骨折片可以切除，切除不能累及桡尺近侧关节且不超过周径的 1/3，要防止骨折块切除引起的桡骨小头半脱位。通常采用螺钉和钢板内固定。目前，桡骨近端锁定钢板使用比较广泛。可靠的内固定以便术后早期功能康复训练。对于压陷性骨折，复位后如果缺损较大，应植骨支撑。钢板放置的位置应该在不参与桡尺近侧关节的区域，手术时可以通过旋前和旋后来确定。内固定成功后，注意修复环状韧带和关节囊韧带。

　　2）桡骨小头置换术：

　　A. 适应证：Ⅲ型骨折，骨折严重粉碎，不能提供可靠的内固定。合并周围广泛损伤，如骨间膜 Essex-Lopresti 损伤、Monteggia 损伤和复杂的肘关节脱位等。

　　B. 麻醉和体位：同切开复位内固定术。

　　C. 手术步骤：采用肘关节外侧切口，切开环状韧带，显露桡骨小头。将肘关节内翻，按照桡骨小头假体手术操作要求，进行截骨、试模和安装。

　　3）桡骨小头切除术：

　　A. 适应证：严重粉碎骨折的老年患者，肘关节稳定且对肘关节的功能要求不高。

　　B. 麻醉和体位：同切开复位内固定术。

　　C. 手术步骤：采用肘关节外侧切口。如果仅为桡骨小头骨折，在环状韧带上缘水平切除；如果骨折涉及桡骨颈位置，则在桡骨结节上缘切除桡骨小头和颈。仔细冲洗，清除游离的骨片。将周围的软组织缝合包附于骨的残端。

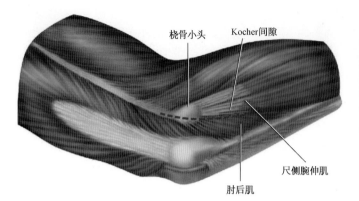

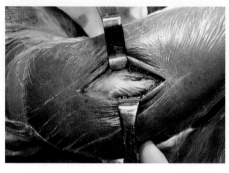

图 11-87　肘关节外侧切口

11

4) 注意事项:桡骨小头和颈骨折的手术切口一般选择外侧。过去曾使用经肱桡肌和旋前圆肌间隙的前方入路(Henry 入路),由于神经、血管的并发症发生率很高,目前已较少使用。术中要注意肘关节外侧韧带的保护和修复,尤其是外侧尺副韧带。螺钉,尤其是埋头螺钉对桡骨小头的旋转影响较小,因此在选择内固定方式时,在满足固定可靠性的前提下,尽量使用螺钉内固定。术后为了利于韧带的愈合,一般 6 周内应避免较大幅度的肘关节屈伸,1～3d 后可做前臂的旋转运动。

(4) 肱骨外上髁骨折和肱骨小头骨折

1) 肱骨外上髁骨折:肱骨外上髁是伸肌的止点,强力牵拉可导致撕脱性骨折,这是关节外骨折,发病率不高。临床表现为前臂抗阻伸直疼痛或困难,肱骨外上髁处肿胀、压痛。X 线平片检查多可见小骨折片分离。一般采用支具保护位固定 4～6 周,然后逐步康复活动,对肘关节的功能影响不大。对于骨折块较大、移位明显者,手术切开复位螺钉内固定可以获得良好的疗效。陈旧性损伤有时会出现疼痛、伸直之乏力。手术复位骨折块比较困难,可行骨折块切除,仔细修复伸肌止点,通常结果良好。

2) 肱骨小头骨折:又称肱骨外髁骨折,多由间接暴力所致。跌倒时手掌撑地,桡骨头与肱骨外髁(肱骨小头)相互撞击,前臂伸展肌的猛烈收缩及牵拉造成肱骨外髁骨折和移位。成人多发生单纯肱骨小头骨折,儿童则可发生合并部分外髁骨折的肱骨小头骨折。有时,尺骨冠状突也参加撞击,造成肱骨外髁连同半个滑车骨折。由于肘关节在致伤瞬间所处的位置不同,骨块移位的方向及大小有明显不同。移位的严重程度与外力和肌肉牵拉作用关系密切。在前臂指总伸肌腱起点及覆盖骨折端上方的骨膜未全断

裂时,骨折块仅向外侧移位,无旋转。当关节处于内收位时,骨折块可能完全分离并向前下方移位,伸肌收缩可使骨折块进一步移位及旋转移位,可向外翻 90°,向后方翻 90°。骨折线由内下向外上、后延伸,骨折块可包括肱骨外上髁骨骺、肱骨小头骨骺、滑车外侧部及属于肱骨小头之上的一部分干骺端。根据骨折块移位的情况,可分为 3 种(图 11-88):①无移位骨折。暴力的作用较小,仅发生骨折,如裂缝骨折或移位很小的肱骨外髁骨折。②轻度移位骨折。骨折块向外移位,或有 45°以内的旋转移位,骨折块仍位于肱骨小头和肱骨近段骨折面之间。③翻转移位骨折。又可分为后移翻转型和前移翻转型。后移翻转型又称伸直翻转移位型,此型相对多见;前移翻转型又称屈曲翻转移位型,此型少见。

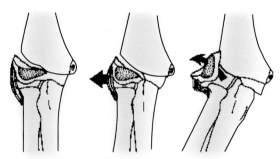

A. 无移位骨折　　B. 轻度移位骨折　　C. 翻转移位骨折

图 11-88　肱骨外髁骨折移位情况

治疗以切开复位内固定术为主要方法。

A. 适应证:骨折块移位,关节面形成明显台阶,保守治疗不能复位者。

B. 麻醉和体位:通常采用臂丛神经阻滞麻醉或者全身麻醉,臂上 1/3 处上气压止血带。通常采用仰卧位,患侧肩胛骨下垫一沙袋,患肢屈肘 90°,前臂

旋前置于胸前。也可将患肢置于臂支架上,要保证肘关节手术过程中可以自由屈伸。

C. 手术步骤:采用肘关节外侧切口,自外上髁上 5 cm 向远端延长至肱桡关节。从肘肌和尺侧腕伸肌间隙(Kocher 间隙)进入,打开关节囊,近端沿肱桡肌和桡侧腕长、短伸肌外侧,显露肱桡关节和肱骨外侧柱。清除血肿,注意细小的骨折块,直视下复位,先用 2～3 根克氏针临时固定,要求关节面完全复位,无明显台阶和间隙。通常采用钢板螺钉内固定(图 11-89),固定稳定、可靠,可以安全地进行早期主动活动。对于骨骼发育不成熟的患者,采用螺钉固定,术后需加用石膏辅助外固定 3～4 周。术中应注意修复关节囊和韧带,防止肘关节不稳定。

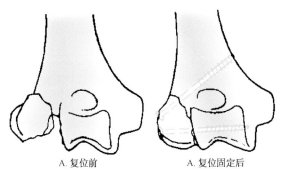

A. 复位前　　　　A. 复位固定后

图 11-89　肱骨外髁骨折复位固定

D. 注意事项:肱骨外科骨折,有时仅凭 X 线平片很难判断,CT 扫描三维重建可以准确了解骨折的位置和移位情况。术后负重或抗阻锻炼,应该在骨折基本愈合之后,一般至少术后 6～8 周,可以通过 X 线检查明确骨折的愈合情况,指导康复活动。

(5)肱骨内髁骨折

肱骨内髁骨折,指累及肱骨内髁,包括肱骨滑车及内上髁的一种较为少见的损伤,好发生于儿童。多由间接外力所致。摔倒时手掌撑地,外力沿前臂传导到肘部,尺骨鹰嘴关节面与滑车相撞击可导致骨折。也可发生于屈肘位着地时,肱骨下端内翻的应力导致尺骨鹰嘴与滑车相撞而骨折。骨折分为 3 度:Ⅰ°,骨折无移位,骨折线由内上髁上方斜向外下达滑车关节。Ⅱ°,骨折线与 Ⅰ°相似。骨折块有侧方或伴有轻度向上移位,但无旋转。Ⅲ°,骨折块有明显的旋转移位。最常见的是在冠状面上的旋转,有时可达 180°,致使骨折面完全对向内侧;也可在矢状面上旋转,导致骨折面向后,而滑车关节向前。有时尺骨可随骨折块向内移位而导致肘关节半脱位。临床表现为肘关节剧烈疼痛、肿胀,伸、屈受限。肘关节呈半屈状,肘部压痛,内侧最明显,有时可触及骨折块活动的摩擦感。正位 X 线平片可显示骨折线方向,骨折块大小和移位的程度;侧位 X 线平片能提示骨折块向前、后方向移位状况。X 线检查诊断时必须注意,小儿肱骨内髁骨化中心未出现前,在该部骨折应根据其他解剖标志加以判断,如肱骨小头肱骨内上髁及桡骨小头骨化中心的位置变化。必要时以相同条件拍摄对侧肘关节正、侧位 X 线平片,以便对比观察。治疗要求骨折达解剖复位,复位不满意不仅妨碍关节功能恢复,而且还会引起生长发育障碍,继发肢体畸形及创伤性关节炎。

治疗以切开复位内固定术为主要方法。

1)适应证:旋转移位的 Ⅲ 型骨折;肘部肿胀严重,手法复位有困难的 Ⅱ 型骨折;手法复位失败的有移位骨折。

2)麻醉和体位:通常采用臂丛神经阻滞麻醉或者全身麻醉,臂上 1/3 处上气压止血带。通常采用仰卧位,患侧外旋,置于床旁手术台上。也可采用侧卧位和俯卧位,将患肢置于臂支架上。

3)手术步骤:采用肘关节内侧切口(图 11-90)。皮肤切开后,注意保护皮神经,进而打开尺神经管,显露并游离、牵开、保护尺神经;清除骨折部血肿或肉芽组织,确认骨折块移位方向,剥离骨折部位的部分骨膜和屈肌止点,以利观察复位。然后将骨折块复位,通常以关节外复位为基准。关节内骨折的复位情况,可以采用 X 线监控辅助,要求达到关节面没有台阶和明显的间隙;如果复位实在困难,可以切开关节囊。复位后,用直径＞1.5 mm 的克氏针固定,通常要用 2 根以上才能维持复位。对于骨骺已闭合或者接近闭合者,使用螺钉、可塑形钢板或者 AO 肱骨内髁钢板螺钉,固定效果更为可靠。注意修复关节囊和韧带,尺神经可以前置,最好在尺神经和内固定之间采用软组织瓣(脂肪、筋膜或者肌肉)隔开。

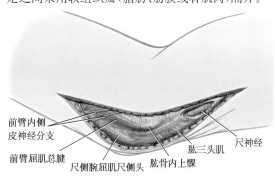

前臂内侧
皮神经分支　　　　　　　　　　　　尺神经
前臂屈肌总腱　　　　　　　　　　肱三头肌
尺侧腕屈肌尺侧头　　肱骨内上髁

图 11-90　肘关节内侧切口

4) 注意事项：对于克氏针固定者，术后要加用石膏托保护4～6周。骨折块上的屈肌止点不能完全剥离，损伤的要仔细修复腱骨附着。切口内，注意不要切断皮神经，缝合皮下组织时亦要注意保护，否则容易形成神经瘤或神经激惹，影响肘部夹持和接触。

（6）肱骨髁间骨折

肱骨髁间骨折为关节内骨折，多见于成年人，发生率较高。摔伤时，肘关节屈曲，肘后着地，尺骨鹰嘴楔入肱骨髁间，造成"V"形、"Y"形或"T"形骨折。暴力的大小不同、受伤时肘关节的位置及骨质强度的不同，常常产生肱骨干骺端及髁间不同程度的粉碎和移位。临床表现为局部肿胀、疼痛。因髁间移位、分离致肱骨髁变宽，尺骨向近端移位使前臂变短。可出现骨擦音，肘后三角关系改变。明显移位者，肘部在所有方向均呈现不稳定。X线正位和侧位平片检查可帮助评估骨折移位和粉碎程度，但骨折真实情况常比X线平片检查的表现还要严重。因大多数骨折呈明显粉碎，术前很难判断小骨块的原始位置。肱骨髁间骨折分型方法较多，临床常用且对骨折治疗有指导意义的为Mehne分型（图11-91）。

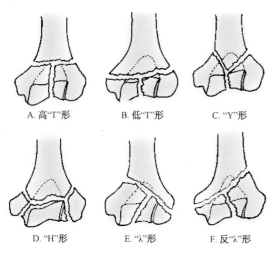

A. 高"T"形　　B. 低"T"形　　C. "Y"形

D. "H"形　　E. "λ"形　　F. 反"λ"形

图 11-91　肱骨髁间骨折 Mehne 分型

治疗以切开复位内固定术为主要方法。

A. 适应证：大部分肱骨髁间骨折有移位、不稳定，需要手术治疗。

B. 麻醉和体位：通常采用臂丛神经阻滞麻醉或者全身麻醉，臂上1/3处上气压止血带。取俯卧位或侧卧位，将肘关节屈曲90°，上臂置于可透X线的支撑托架上。

C. 手术步骤：一般采用肘关节后正中切口。Van Gorder提出了将肱三头肌筋膜舌形劈开，形成远端蒂（尺骨鹰嘴腱止点）翻转，与后正中纵行肱三头肌筋膜一样，不能充分显露肱骨滑车远端，而且切断了肱三头肌伸肘装置，对伸肘功能有一定影响。目前，通常使用尺骨鹰嘴截骨以增加显露。Chevron（"V"形）截骨能直接显露关节后方，对整个肱骨远端的显露也较好。但是，人为形成鹰嘴骨折，有可能发生截骨的内固定物失效或不愈合。因此，有些学者认为，不要轻易进行尺骨鹰嘴截骨。Bryan和Morrey提出了一种保护肱三头肌的后方入路（图11-92），将肱三头肌内侧缘和前臂筋膜内侧缘作为一个整体进行骨膜下剥离，保持其连续性，不进行鹰嘴截骨或横断肱三头肌伸肘装置也能获得良好的关节内显露，可以将伸肌腱连接一小骨片，保证完整连续性。骨折复位后，有两个部位需要固定：一是髁间骨折；二是髁上骨折。以往重点放在髁间骨折，但随着手术技术的进展和患者对肘部功能要求的提高，对髁上部位的固定也越来越重视，否则髁上骨折不稳定，术后外固定时间延长，将导致关节僵硬。术中将髁间骨折复位后，应根据骨折块大小及对应关系选择适宜的螺钉固定，可用多枚克氏针临时固定，但不能将其作为永久的固定物，因为没有螺纹的加压内固定物容易失效，也容易移位，继而造成骨折端的错位。应使内固定物位于滑车的中心，不能穿出

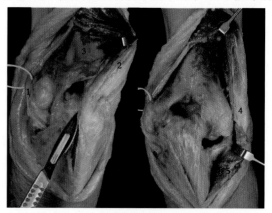

图 11-92　肘关节后方 Bryan-Morrey 切口

注：尺神经显露保护后，将肱三头肌腱和肘肌一同从尺骨鹰嘴和尺骨膜下锐性切开，向前外侧牵开，充分显露肘关节后方。1. 尺神经；2. 肱三头肌；3. 肱骨远端；4. 肱三头肌肌腱；5. 肘肌。引自：Sales JM, Llusá M, Forcada P, et al. Orozco. Atlas de osteosíntesis. 2nd eds. Fracturas de los huesos largos. Vías de acceso quirúrgico. Barcelona: Elsevier-Masson, 2009.

关节面或进入鹰嘴窝,否则可影响关节活动。小范围的关节软骨缺损可以接受,但一定要恢复肱尺关节的正常对合关系。髁间有缺损或属严重粉碎骨折时,不能使用拉力螺丝钉固定,以防滑车关节面变窄。每个螺钉都要有良好的把持力,并且注意螺钉之间不要发生冲突。固定髁间骨折块时,AO空心拉力螺钉系统特别有用。完成髁间骨折的固定后,就应考虑髁上骨折的稳定。因肱骨远端类似一个圆桶,坐落在叉状棒的末端,不影响关节活动的同时使髁上骨折获得稳定固定比较困难。过去常用螺钉分别将内、外髁与骨干连接在一起,但此结构的刚度和抗疲劳强度较低,易致髁上骨折再移位或不愈合。若有充分的骨质允许对髁上骨折及髁间进行加压,偶可用多枚拉力螺钉将髁上与髁间固定在一起,但这些拉力螺钉的固定位置非常重要,一定要位于髁

上柱的中央,并且牢固把持对侧皮质。现在一般用钢板固定肱骨髁与肱骨干。虽然特制的后方"Y"形钢板取得了较好疗效,但其缺点是单平面固定。双钢板固定能够提供更为牢固的稳定,AO组织建议内侧柱用半管状5~7孔钢板固定,后外侧用3.5mm系列5~7孔重建钢板固定(图11-93)。若髁间与髁上骨折连接处有较大间隙或有骨缺损,应予松质骨植骨;若骨折更靠近端,可用长钢板固定;骨折较靠远端时,可将内侧钢板围绕内上髁进行塑形固定,对内侧柱骨折粉碎者,此方法可增强稳定性。一定要注意恢复肱骨远端的正常前倾,否则将影响关节活动。当骨折粉碎不能获得骨块间加压时,放置第3块钢板可增加钢板与骨骼之间的接触面积,可获得更为理想的稳定结构。仔细冲洗、清理,注意不要将碎小的骨折片遗留在关节腔内。

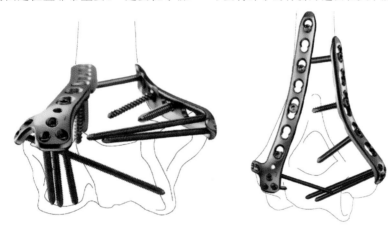

图 11-93 AO双柱锁定钢板系统立体固定
注:可靠稳定髁上和髁间骨折,利于早期功能锻炼

D. 肱骨远端置换与全肘关节置换:对老年患者原有严重骨性关节炎,又发生肱骨髁间严重粉碎骨折时,可以考虑进行肱骨远端或全肘关节置换。

E. 注意事项:对年轻的粉碎骨折患者,还是尽可能恢复肱骨远端的正常解剖关系,根据骨折形态选用内固定物,有骨缺损者给予植骨。与下肢关节不同,尽管有时正常解剖关系的恢复并不理想,但最终的功能疗效却可以接受。内固定完成后,要充分活动肘关节,了解有无阻碍、活动轨迹有无异常和骨折固定是否稳定可靠等,术后石膏托固定1周,2周即开始主动练习活动。

(7) 肱骨内上髁骨折

肱骨内上髁是前臂屈肌和旋前圆肌的起点,肘关节受到直接或间接外翻暴力时发生撕脱骨折,骨骺未

闭合者可发生骨骺分离。暴力的大小导致骨折移位、骨折块大小及周围软组织(关节囊、伸肌止点和骨膜等)损伤程度的不同。临床表现为肘关节内侧肿胀、疼痛,屈肘明显,局部压痛;X线片检查可以明确骨折的大小和移位程度,骨折的移位程度间接反映软组织的损伤范围。由于屈肌和旋前肌群的牵拉,即使小的骨折移位也可能导致骨不连,以及上述肌肉的力量减退,而且周围软组织的损伤可导致肘关节不稳定、瘢痕增生及尺神经的压迫。因此,除了无移位的骨折无需手术外,为了早期康复活动和减少并发症,其他的肱骨内上髁骨折应尽早切开复位内固定。

治疗以切开复位内固定为主要方法。

1) 麻醉和体位:通常采用臂丛神经阻滞麻醉或者全身麻醉,臂上1/3处上气压止血带。通常采用

仰卧位,患肢外旋,置于床旁手术台上。

2)手术步骤:采用内上髁表面的肘关节内侧切口。切开皮肤后注意保护皮下脂肪组织内斜行的皮神经;打开肘管,显露和保护尺神经。清除血肿,了解骨折块移位及软组织的损伤情况。如果骨折移位至肘关节内,可将肘关节外翻,将骨折块连同附着的肌肉止点牵出;注意检查和清除遗留于关节内的碎骨组织。满意复位后,先用2根直径>1.5 mm的克氏针固定骨折,一根平行于肘关节滑车关节面固定到滑车;另一根斜向上外固定到外侧柱。X线监控后,选择合适长度的空心螺钉(一般选用直径3.5 mm的螺钉)内固定,对于骨质疏松者可加用垫片。活动肘关节,防止关节腔内遗留碎骨;观察尺神经是否与内固定相摩擦,可以将尺神经前置固定或者用软组织瓣隔开。

3)注意事项:术后注意早期活动,防止肘关节僵硬。一般于术后6周,X线证实骨折有愈合后逐步负重锻炼。尽可能使用螺钉内固定,克氏针没有握持和加压作用,有退出可能,不利于早期活动。

(8)肱骨髁上骨折

肱骨髁上骨折发生于肱骨干与肱骨髁交界处,此处有冠状窝和鹰嘴窝,骨质薄弱;肱骨远端向前倾30°,形成了肱骨髁上骨折容易发生的解剖学基础。多发于年龄<10岁的儿童。暴力大小及受伤时肘关节位置的不同,形成了各型肱骨髁上骨折方向,通常分为伸直、屈曲和粉碎3种类型。临床表现为肘部广泛肿胀,肘关节活动疼痛。X线平片检查可以明确骨折的位置和移位情况。对于儿童肱骨髁上骨折,由于骨塑形能力强,大多数经手法复位都能恢复良好的功能。对于保守治疗失败的不稳定性骨折,或者合并血管、神经损伤者,需要手术复位内固定。

治疗以切开复位内固定术为主要方法。

A. 麻醉和体位:儿童多采用全身麻醉,成人可采用臂丛神经阻滞麻醉或全身麻醉,臂上1/3处上气压止血带。通常采用俯卧位或侧卧位,患侧上肢置于短的上臂支架上,肘部悬垂;也可以采用仰卧位,患侧肩胛下垫高,患肢置于胸前。术中要求助手维持臂和前臂不同位置,以利手术的显露和复位固定。

B. 手术步骤:一般采用后正中切口,从髁上5 cm开始向远端延伸至尺骨鹰嘴以远2 cm左右。切开皮肤和皮下组织后,将皮瓣从肱三头肌前面向两侧游离;内侧牵开皮瓣,探及尺神经后,打开肘管显露尺神经;将肱三头肌腱膜正中劈开,注意避免超过

腱膜和肌肉的交接处,如果需要再向近端延伸;要注意桡神经的显露和保护。切开肘关节后方关节囊,清除淤血、碎骨和软组织,剥离内、外侧柱的关节囊连接,显露骨折处。牵拉、撬拨复位骨折断端,分别从内、外上髁斜向打入直径1.2 mm以上的克氏针固定骨折(图11-94),注意克氏针不要打入鹰嘴窝,打入过程中注意保护尺神经。儿童一般采用2~3根克氏针固定,成人骨折应该使用AO的外侧柱和内侧髁钢板螺钉固定,才能保证固定的效果,利于术后早期活动。固定后,屈、伸肘关节,观察固定的可靠程度和肘关节的活动情况。由于此切口不能观察到肱骨的远端和前方,术中要采用X线监控了解肱骨远端前倾角的恢复及骨折的复位情况。仔细修复肱三头肌腱膜切开处,克氏针可以弯曲留在皮肤外以利拔除。

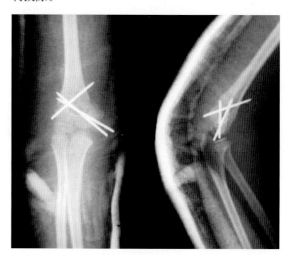

图11-94 儿童髁上骨折多采用克氏针内固定

对于术前诊断有神经、血管损伤的患者,要进行探查手术。切口的选择应该根据损伤的结构来决定,采用前方、内外侧切口或者组合使用。早期、及时探查修复可以避免严重的前臂骨间膜室综合征,减少神经损伤功能障碍的程度。

C. 注意事项:儿童肱骨髁上骨折,一般都能愈合;关节屈伸方向的畸形有较强的矫正能力,对功能影响不大,但是内、外翻畸形矫正能力较差,容易导致尺神经的迟发性损伤,治疗过程中应予注意。一部分儿童体查时不能合作,术前体征不能明确的血管、神经损伤要引起重视。某些手法复位也可能导致神经和血管积压到骨折断端之间,造成后期的修复困难。术中仅需打开尺神经管,不要将尺神经游

离牵拉保护,否则在打入克氏针时可能会由于组织的缠绕造成损伤。术后采用克氏针固定者,一般要使用外固定辅助4~6周;X线片证实骨折有愈合征象后,拔除克氏针,活动肘关节。对于固定可靠者,术后1~3d即可活动。

(9)肘关节脱位

肘关节的骨性构造、关节囊韧带和周围的肌肉,对维持其运动过程中的稳定,起着重要的作用。肱骨远端的肱骨滑车和肱骨小头与肱骨干的长轴成30°的前倾夹角,增加了冠状突的深度;尺骨近端的鹰嘴突和冠状突形成滑车切迹,切迹中分有嵴,增加了匹配度。肱骨小头的球形关节面与桡骨小头的凹状关节面相匹配。生理状态下,肘关节内、外侧副韧带和环状韧带在肘关节屈伸过程中均保持一定的张力,使整个关节匹配良好,发挥骨结构的稳定作用,而关节前侧的肱二头肌和肱肌,以及后侧的肱三头肌的拉力加强了这种稳定的作用。关节囊的前后松弛利于肘关节的屈伸活动。外来暴力对上述稳定结构的破坏,就会导致肘关节的脱位。跌倒时手撑地,暴力使尺骨和桡骨的近端向上后移动,即可发生肘关节后脱位。临床上肘关节后脱位比较常见,有时可合并冠状突骨折。伸肘位、肘后暴力造成鹰嘴骨折后,肘关节向前脱位,这种情况比较少见。临床的特殊表现为肘部明显畸形,肘窝部饱满,尺骨鹰嘴后突,肘后部空虚和凹陷,关节弹性固定,肘后三角关系破坏。肘关节正、侧和斜位X线平片可显示脱位类型、合并骨折情况,CT扫描可以清楚显示骨折的部位及严重程度,对手术的决定有一定的帮助。一般肘关节脱位可出现以下几种情形:①单纯脱位,无骨折;②脱位伴肱骨远端骨折,内上髁或者外侧髁、鹰嘴骨折,近侧桡尺关节完整向前或者向后脱位;③伴有桡骨小头的肘关节后脱位;④伴有桡骨小头和冠状突骨折的肘关节后脱位,通称"肘关节恐怖三联征"(图11-95)。对于单纯脱位,手法治疗常可获得良好的效果;伴有骨折的脱位称为复杂脱位,通常还伴有韧带的损伤,应给予手术修复。

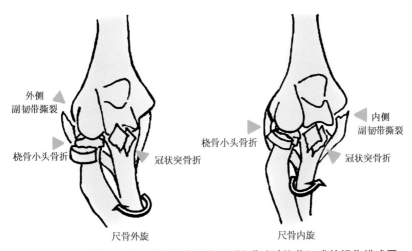

图11-95 不同情况下发生"肘关节恐怖三联征"时肘关节组成的损伤模式图

治疗以切开复位骨折内固定和关节囊韧带修复重建术为主要方法。

1)适应证:对于肘关节不稳定的脱位均需手术治疗。超过冠状突高度10%~20%的骨折,骨折移位程度较大,复位后肘关节活动异常都提示肘关节不稳定。

2)麻醉和体位:通常采用臂丛神经阻滞麻醉或者全身麻醉,臂上1/3处上气压止血带。根据损伤类型的不同,通常可以采取仰卧位、侧卧位或者俯卧位,上肢置于胸前或置于前臂托架或者使用臂支架。

3)手术步骤:尺骨冠状突是前方关节囊的止点,同时又是骨性稳定的重要组成。移位的骨折,无论骨折块的大小,都表明肘关节的不稳定,需要手术干预。尺骨冠状突骨折使手术的复杂性大大增加,通常选择肘关节后侧入路。切开皮肤、浅筋膜后,向两侧游离皮瓣,显露肘关节的内、外侧,将尺管打开,从尺管中游离牵开保护尺神经连同周边的组织(伴行血管),显露尺骨冠状突的内侧部分。如果骨折块较为完整,可以采用塑形钢板螺钉内固定;如果骨折粉碎,无法修复和内固定,可以从尺骨鹰嘴突取骨修复重建冠状突。其他部位的骨折处理,参见相应的章节。

骨折处理完善后,修复损伤的内、外侧韧带复合体,对于新鲜的、损伤不严重的可以直接缝合。如果不能修复,则应该重建,选择自体、异体或者人工材料。修复后活动肘关节,了解重建的效果。

4) 注意事项:肘关节脱位,组织结构损伤较多,对肘关节稳定装置的平衡破坏较大,注意早期修复可以早期锻炼,恢复肘关节的功能,防止关节活动丧失和创伤性关节炎的发生。肘关节的康复活动,一般于术后1~3d开始,使用保护性支具,以利修复韧带愈合。

(10) 肘关节不稳定

肘关节的高度适配性骨结构和关节囊内、外侧韧带复合体构成了稳定的静态因素,而经过肘关节周围的肌肉,如肱三头肌、肘肌、肱二头肌和肱肌等则构成了肘关节稳定的动态因素,各种原因造成这些稳定、平衡结构的破坏,将导致肘关节不稳定。根据病程,其可分为急性不稳定和慢性不稳定。急性肘关节不稳定多为创伤引起的,早期准确地诊断、选择正确的治疗方法和术后循序渐进的康复训练,是非常重要的。慢性肘关节不稳定,主要的治疗目的是尽可能恢复部分功能性活动和缓解疼痛不适症状。

1) 内侧韧带复合体修复重建术:

A. 适应证:各种原因引起的肘关节外翻不稳定,有疼痛、关节退变、增生、游离体形成和尺神经损伤症状等。

B. 麻醉和体位:通常采用臂丛神经阻滞麻醉或者全身麻醉,臂上1/3处上气压止血带。采用仰卧位,患肢外展,置于床旁手术台。

C. 手术步骤:采用肘关节内侧切口,以肱骨内上髁为中心,长约10cm。切开皮肤后,仔细分离、辨认前臂内侧皮神经及其分支,加以保护。将皮瓣和皮神经向两侧牵开,显露深层的臂内侧肌间隔、前臂旋前屈肌腱膜和肘管,扪及尺神经后打开肘管,将尺神经连同其伴行的血管游离牵开保护。于内上髁屈肌总止点稍前下方分开屈肌,向两侧牵开显露关节囊的前方。纵行切开关节囊,肘关节屈曲20°左右,外翻,剥离瘢痕,清理关节内的骨赘和游离体。

D. 固定方式:大多数情况下,由于瘢痕回缩,韧带不能直接缝合,需要重建修复。通常切取15~20cm掌长肌腱,重叠双束修复,以保证术后的生物

力学需要。韧带重建为尺侧副韧带的前部,固定方式的不同产生了不同的重建方法。

a. 骨桥骨隧道固定法:在尺骨冠状突结节处间隔1cm以上钻直径3.2mm两孔,将屈肌止点从肱骨内上髁上剥离或切断,于内上髁三角状钻入直径3.2mm的3个孔,间隔均大于1cm,将编好的肌腱通过这些骨孔后行"8"字缝合固定。

b. 入坞法:尺骨部的方法同上,肱骨内上髁的远侧,通过同一进口向近侧钻两隧道,孔径4mm,深度15mm,出口间距>1cm,肌腱通过止血隧道缝合固定。

c. 介面挤压螺钉法:于尺骨或肱骨的韧带前束附着处钻孔,并将肌腱塞入,使用介面挤压螺钉固定。

d. 组合固定法:由以上固定的相互组合形成。操作过程中,要注意保护尺神经;对于切开或剥离的屈肌止点要修复;固定时,中立位拉紧肌腱固定,固定好后检查效果,活动肘关节没有阻碍,肘关节屈曲30°~70°时重建的韧带能够阻止内侧间隙张开。

D. 注意事项:术后4个月内避免肘内翻动作。可以采用支具固定2周,然后进行康复活动。

2) 外侧韧带复合体修复重建术:

A. 适应证:肘关节后外侧旋转不稳定,反复出现疼痛、弹响、交锁和撞击。

B. 麻醉和体位:通常采用臂丛神经阻滞麻醉或者全身麻醉,臂上1/3处上气压止血带。采用仰卧位,患肢置于胸前。

C. 手术步骤:采用肘关节外侧切口,长约10cm,切开皮肤和皮下组织,沿肱骨外髁上嵴和肘肌与尺侧腕伸肌之间的间隙进入,适当剥离桡侧腕长伸肌、肘肌和尺侧腕伸肌,显露肱骨外髁上嵴和外侧关节囊。主要重建外侧副韧带的尺骨部分,通常采用等长重建原则。沿韧带方向纵行切开关节囊,将尺骨旋后,在环状韧带尺骨附着处的远端扪及旋后肌结节,在此处钻一直径3.2mm的孔,再在此孔的近侧超过1cm处钻一直径相似的孔,用弯锥使两孔相连形成隧道。用缝线穿过两孔并打结,缝线的另一端拉向肱骨外上髁的前方,在肘关节旋转的大致等长中心用血管钳夹住缝线。屈伸活动肘关节,观察缝线是否移动来确定等长点。在等长点处钻一直径4.0mm的孔,在此孔以近超过1cm的髁上嵴两侧间隔1cm以上各钻一直径3.2mm的孔,用弯锥在孔间形成隧道。取掌长肌腱15cm以上,通过

以上的隧道和孔,在肘关节屈曲40°和前臂极度旋前的情况下拉紧肌腱,重叠缝合,打结固定。可用1个2号可吸收缝线顺移植肌腱加强重建,缝线弓形越过关节囊,以免与肱骨小头和桡骨小头相摩擦。关节囊的缝合应在移植肌腱缝合固定之前,可将移植物缝于关节囊上,阻止移植物滑向桡骨小头的后方。注意在闭合切口和包扎过程中要保持旋前位,不能内翻。

D. 注意事项:术后用长臂石膏固定前臂旋前位制动3周,之后9周采用铰链式支具,前臂旋前位康复活动。

(谢仁国)

11.3　手部和上肢骨与关节损伤晚期并发症的处理

手部和上肢骨与关节损伤时由于急性期损伤严重或早期处理不当及其他原因,可能会给晚期遗留一些问题,或出现某些并发症,如骨折不愈合、骨折畸形愈合、关节僵直、关节缺损、创伤性关节炎等。对于这些问题如不给予进一步处理,则会严重影响手的形态与功能。因此,必须积极治疗,以最大限度地恢复手的形态与功能。

11.3.1　骨折不愈合

(1) 产生原因

骨折不愈合是指骨折在愈合过程中未形成连接骨折断端的骨痂或新生骨。该并发症一般易发生于胫骨、尺骨、桡骨、肱骨和股骨干,但手部骨折不愈合也并非少见。其原因与以下几方面有关。

1) 全身性因素:如同时患有骨质软化症、甲状旁腺功能亢进症、维生素C缺乏等,均可降低骨与胶原纤维的形成;维生素D的不足,可使新骨矿物化降低。尽管全身性因素的影响较小,但仍应值得注意。

2) 药物影响:抗凝药物及抗风湿类药物应用较多,可影响骨折愈合;类固醇激素的使用更应注意,此类药物使骨折愈合减慢。

3) 局部因素:其中有血液循环障碍,骨折周围软组织与血管损伤,可影响骨折端的血液循环,造成骨折不愈合。此外,各骨本身的血供也不尽相同,有的往往只有单一的血管,血供较差,如腕部手舟骨,骨折后不愈合的发生率很高。创口的感染常使骨折端坏死及营养血管闭塞,导致不愈合。

4) 治疗不当:是造成骨折不愈合的重要原因,如严重外伤所致手部开放性多发粉碎性骨折,清创时过多地去除碎骨片,导致骨缺损;或骨折移位较大未予复位,或早期未予适当制动,骨折断端有软组织嵌入。固定不完善常可造成骨折不愈合。骨折固定的目的不仅是要维持骨折端良好的接触,更重要的是消除不利于骨折愈合的应力,即肌肉收缩力、肢体重力、肢体活动时产生的剪力及旋转应力等,若固定不能制止骨折端这些不利的活动,必将影响骨折修复过程。首先是骨折延迟愈合,若骨折端不利的活动继续增加,骨折修复停止即产生不愈合。过度牵引可使骨折端分离,造成骨缺损,进而不愈合,这在指骨骨折行牵引疗法时极易发生。

应该强调的是,早期误诊、漏诊是造成手部骨折不愈合的最主要原因。与身体其他部位相比,手部血供丰富,除手舟骨以外,只要治疗方法正确,一般不易出现骨折不愈合。但手部骨折往往不局限于一处,常常是多处骨折,同时合并有皮肤、肌腱、神经、血管等其他组织的损伤。由于多种组织损伤的存在,早期处理时多把注意力放在其他组织上,常常疏忽、忘记处理骨折,以致临床上手部骨折不愈合的发生率仍较高。另外,临床医师对手部骨折认识上的轻视、处理上的马虎,也会直接导致手部骨折不愈合。

(2) 病理表现

Coch认为骨折不愈合的病理表现有下列几种。

1) 骨折端有活力的不愈合:包括增生反应性不愈合、轻度增生反应性不愈合及营养不足性不愈合。增生反应性不愈合是因血液循环丰富,骨膜下骨痂形成较多,骨折端粗大,形如象脚,出现骨折端间隙且无钙化所致。这种情况多由于固定不完善、负重过早所致。第2种情况与前者只是程度上的差异。营养不足性不愈合则是因血液循环较差,未能形成骨痂所致。

2) 骨折端无活性不愈合:包括缺血无反应性、坏死无反应性、骨间缺损无反应性不愈合3种情况。缺血无反应性不愈合为骨折一端血液循环较好,另一端血液循环较差,骨折难以愈合。坏死无反应性不愈合是由于骨折后骨片与周围血管分离,骨片逐渐死亡,骨痂不易形成。严重开放性手外伤可使多块骨折片缺失,或骨折感染后清创取出多块游离骨片,可致骨间缺损无反应性不愈合。

(3) 诊断

对骨折不愈合的诊断可以通过临床表现、X线检查及骨髓腔造影等方法综合得出。

临床表现主要为骨折断端有异常活动。这是指超过骨性愈合或骨折牢固愈合所需时间,在做骨折断端活动检查时仍有异常活动。四肢长管骨骨折超过8个月仍出现异常活动,即可提示骨折不愈合。手部骨折血液循环相对丰富,愈合时间应比四肢长骨短,即使是手舟骨血供较差,骨愈合较慢,如超过8个月仍无明显愈合征象,可考虑为骨折不愈合。

疼痛是骨折不愈合的一个重要症状。这种疼痛出现于骨端移动或试行负重时。

骨折不愈合的患者常出现畸形与肌萎缩,因为不愈合的骨折可有成角、缩短与旋转畸形。负重功能的丧失和骨传导音的降低是骨折不愈合通常所具有的临床表现。

骨折不愈合的X线检查主要表现为:①骨折端有间隙;②骨折端硬化,骨折面光滑清晰;③骨髓腔封闭;④骨质疏松;⑤骨痂间无骨小梁形成及假关节的形成。

骨髓腔造影实际是骨髓腔内静脉造影。Puranen用此法检查骨折愈合情况,以决定是否尽早放弃保守治疗,而改用植骨等其他方法来促进骨折愈合。一般>10周仍未见造影剂通过静脉,就有骨折不愈合的可能性,从而得出早期诊断,不至于等待8个月后才做出诊断。该法虽多用于胫骨骨折不愈合的诊断,但手部骨折不愈合诊断也可供参考。

(4)治疗

手部骨折不愈合往往合并其他软组织的问题,如皮肤瘢痕挛缩、肌腱粘连、神经损伤等,治疗时应全面考虑,分清主、次制订治疗计划。

治疗骨折不愈合可有多种方法,如传统的植骨术;骨折端加压治疗,即骨外穿针固定支架及加压钉、加压钢板的应用;直流电刺激与脉冲电磁场疗法;近20年研究有所突破的骨形态生成蛋白(BMP)诱导成骨;羟磷酸石灰与磷酸三钙多孔状人造骨移植法等。

手部骨骼虽与身体其他部位骨骼有相似之处,但也有其特殊性。因此,手部骨折不愈合的治疗方法也不尽相同。

1)掌骨骨折不愈合:手术治疗的要点在于将骨断端间的瘢痕组织彻底切除,并咬除硬化骨,使两端形成新鲜骨面,然后选用可靠的内固定,使骨断端能牢固接触,并取松质骨移植以利骨折愈合。

发生在掌骨干部的骨折不愈合,常常合并有骨缺损。如合并骨缺损,则应用Little手术治疗;如无骨缺损,则可采用治疗畸形愈合的术式进行治疗(参见11.3.2)。

A. 适应证:掌骨干骨折不愈合合并骨缺损者。

B. 麻醉与体位:臂丛神经阻滞麻醉。患者取仰卧位。

C. 手术步骤:于手背做一纵行或长弧形切口(图11-96A)。皮肤切开后,首先将指伸肌腱周围及两骨端间瘢痕彻底切除,但应保留腱旁系膜。用微型电锯或线锯截除骨折两断端硬化骨(图11-96B),并适当清理髓腔,以备植骨块置入。牵引掌骨使其恢复原来骨的长度,并测量实际缺损长度。自髂骨或尺骨近端或胫骨处切取带皮质骨的植骨块,长度应比缺损距离长3~4 cm。植骨块的近端用微型电锯或咬骨钳修成具30°的斜面,远端修成销钉状(图11-96C)。然后将植骨块置入缺损的掌骨间,近端30°斜面插入掌骨近端髓腔,远端销钉状插入掌骨远端髓腔(图11-96D),其长度至少应有2 cm。如植骨稳定,可不用内固定;如经检查植骨不稳定,则可用螺钉或克氏针做内固定。如掌骨缺损包括底部,则可将植骨块近端30°斜面与腕骨相嵌;为了增加植骨块的稳定性,可用1根或数根克氏针与邻近掌骨或腕骨做内固定。如骨膜存在,应尽量缝合,或用软组织加以覆盖。最后,缝合皮肤。

D. 手术操作注意事项:①掌骨骨折不愈合合并骨缺损的病例多伴有手背皮肤瘢痕,因此在行植骨术前,往往需要先行手背瘢痕切除及皮瓣覆盖创面,在手背软组织条件改善后再行植骨手术。如技术条件许可,植骨可以与皮瓣移植同时进行,即将瘢痕切除,在创面内植骨,随后再行局部转移皮瓣、远位皮瓣或游离皮瓣移植覆盖创面,这样,手术野暴露充分,便于植骨的操作。②关于植骨块内固定的问题,原则上根据局部条件,尽量利用骨端相互嵌插的方法取得稳定植骨块的效果。如有可能,最好不用克氏针或螺钉内固定,以利于骨愈合。③如掌骨骨折不愈合伴骨缺损但掌骨头尚存,且掌骨干缺损又较多时,为了减少手术暴露范围,简化固定方法,减少取骨量,可以采用架桥式横形骨块移植。该方法利用第2~4掌骨作为桥柱较为适宜,因在正常情况下第2~4掌骨无明显活动,植骨固定后不影响功能。而第5掌骨正常时有一定的活动功能,如做植骨固定,小指对掌功能会有一定影响。因此,如必须利用第5掌骨做架桥式植骨时,应将其固定在掌屈

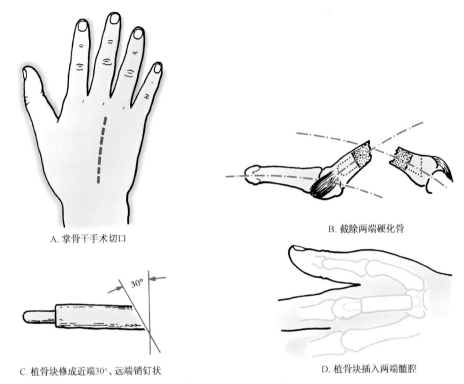

A. 掌骨干手术切口

B. 截除两端硬化骨

C. 植骨块修成近端30°、远端销钉状

D. 植骨块插入两端髓腔

图 11-96 Little 手术

位。④若为多发性掌骨缺损,需要植骨的部位相邻近,同时骨间肌又已不存在,则可采用大块髂骨移植。此法操作简便,植骨稳定,容易愈合。⑤如掌骨干部骨折不愈合、骨缺损不多时,也可取髂骨修成骨栓状插入两骨断端髓腔内(图 11-97),骨栓既可起到植骨的作用,促进骨折愈合,又能起到固定的作用,而无需其他内固定或严格的外固定。

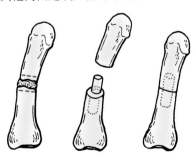

图 11-97 掌骨干部骨折不愈合用
骨栓做髓腔内固定

E. 术后处理:①抗生素的应用。术前、术后均需预防性应用抗生素 1 周左右,因为骨折不愈合特别是合并骨缺损的患者常为开放性骨折,这些区域

有潜在性感染。②拆线。一般于术后 10～12 d 拆线。③石膏外固定。由于术后常产生反应性手部肿胀,所以拆线前笔者偏爱用石膏托固定,拆线后改前臂管型石膏,将手置于功能位,石膏远端固定范围应包括近侧指骨间关节。至于石膏外固定时间,Cambell 认为应维持 2 个月,直至完全骨愈合为止。

2) 指骨骨折不愈合:常由过度牵引、局部感染、缺少固定,或有骨缺损所致。如合并神经、肌腱损伤,同时局限于单一手指且为无功能的手指,有时可考虑做截指术。如单一手指的骨折不愈合影响全手功能时,应考虑进行重建。远节指骨横型骨折造成的骨折不愈合,当侧向弯曲应力加在不愈合处产生疼痛时,则应考虑做手术治疗。术式主要有两种,即切开复位内固定加植骨术与骨移植术。

A. 切开复位内固定植骨术:

a. 适应证:指骨骨折不愈合存在明显功能障碍,且无明显骨缺损者。

b. 麻醉与体位:臂丛神经阻滞麻醉或指神经阻滞麻醉。患者取仰卧位。

c. 手术步骤:做患指侧方切口(图 11-98A)。皮肤切开后略向两侧游离,显露骨折不愈合部位。咬除两断端硬化骨,将断面修齐(图11-98B)。用2根直径为0.8mm的克氏针行交叉固定,进针以逆行法简便(图11-98C),也可采用微型钢板内固定。然后取少量松质骨置放于断端周围(图11-98D),最后缝合皮肤。

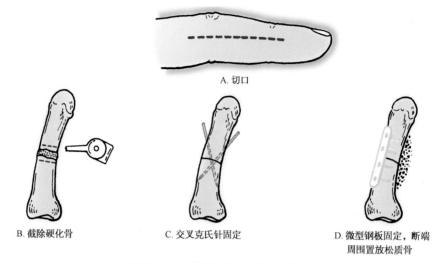

A. 切口

B. 截除硬化骨　　　　　　C. 交叉克氏针固定　　　　　　D. 微型钢板固定,断端
　　　　　　　　　　　　　　　　　　　　　　　　　　周围置放松质骨

图 11-98　指骨骨折不愈合内固定植骨术

d. 手术操作注意事项:切开复位时需注意矫正成角及旋转畸形。正常情况下当手指屈曲时,各指均轻度向桡侧旋转,这有利于与拇指对指,在复位固定时应考虑到此点。断端进行修整时,骨质咬除不可过多,否则在咬除过多骨质后勉强做复位、内固定,只会带来指骨缩短,使形态与功能均不佳。如治疗需要非咬除很多硬化骨不可,造成较长骨缺损,则不适用该术式,而需采用骨移植术。

B. 植骨术:

a. 适应证:指骨骨折不愈合伴有明显骨缺损者。

b. 麻醉与体位:臂丛神经阻滞麻醉或指神经阻滞麻醉。患者取仰卧位,患肢外展置于手术台上。

c. 手术步骤:采用指背"S"形切口(图11-99A)。皮肤切开后略做游离,切开指伸肌腱,显露骨缺损处。切除两骨断端间的瘢痕组织,咬除硬化骨,并打通髓腔。然后取髂骨块,根据指骨残端形态进行修剪(图11-99B),进而将植骨块插入髓腔,并用克氏针固定(图11-99C)。最后缝合指伸肌腱及皮肤。

d. 手术操作注意事项:由于指骨残端较短,植骨块插入髓腔后容易松动,术中一定要采取可靠方式将植骨块固定牢固,以防移位或脱出。

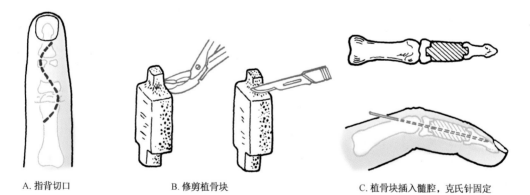

A. 指背切口　　　　　　B. 修剪植骨块　　　　　　C. 植骨块插入髓腔,克氏针固定

图 11-99　指骨骨折不愈合植骨术

e. 术后处理:用金属支具或石膏带条将患指指骨间关节固定于功能位6~8周,使植骨块与指骨残端较牢固地愈合。在做切开复位、内固定加植骨手术时,由于术中采用了交叉克氏针、微型钢板或张力

带钢丝等可靠、有效的内固定方法,术后可以不用外固定。

3) 手舟骨骨折不愈合:腕骨骨折中以手舟骨骨折最为多见,且骨折不愈合的发生率也较高。手舟骨骨折易产生不愈合的最主要原因与其解剖结构有关,表现在 3 个方面:①血液供应差。关于手舟骨的血供,国内资料报道其来源于桡动脉和尺动脉的分支,形成 2 条主要血管:一条自结节部进入;另一条自手舟骨腰部的韧带进入骨内。手舟骨近侧 1/3 因被关节软骨覆盖而无血管进入。Taleisnik 及 Kelly 对手舟骨的血供进行了研究,发现其血供均来自桡动脉,其分支发出掌外侧支、背侧支和远侧支供应手舟骨,其中掌外侧支与背侧支分别供应手舟骨的近侧 2/3。更多的资料显示,手舟骨的血液供应并非固定统一的模式,而有各种各样的类型。Qblez 与 Halbstein 发现手舟骨远、中、近 1/3 部皆有骨滋养孔的占 67%,在远侧 1/3 有滋养孔的占 13%,腰部有滋养孔的占 20%,近侧 1/3 未发现滋养孔。由于以上血供特点,手舟骨结节骨折,其近、远侧骨折断端均有丰富的血供,愈合较快。而手舟骨腰部骨折,虽远侧断端血供良好,但近侧断端血供可能部分或大部分被破坏,从而造成骨不愈合,甚至缺血性坏死。手舟骨近端骨折因近侧骨片血供大部分丧失,多数发生缺血性坏死。②生物力学的变化。手舟骨细长,其远端超过近侧列腕骨,平头状骨的中部,其腰部相当于近、远两侧列腕骨间平面。正常腕关节的活动主要通过桡腕关节,但也有一部分通过两侧列腕骨间关节,以及第 1、2 掌骨之间。手舟骨腰部骨折后,两侧列腕骨间关节的活动就变为通过手舟骨骨折线的活动,这样手舟骨骨折线所受的剪力很大,容易造成骨折不愈合。③手舟骨远端与月骨、头状骨、小多角骨,以及大多角骨形成关节,因此腕部活动时即造成手舟骨的活动,尤其在腕关节掌屈时特别明显。因此,一旦手舟骨发生骨折、脱位、半脱位或韧带断裂时,均可造成腕骨间的继发性改变。

手舟骨骨折不愈合发生率较高的原因除主要与其解剖结构有关外,还与制动不牢固或骨折未愈合即中断制动有关。因此,在治疗过程中应特别重视固定的范围、石膏的质量和制动的时间,防止出现骨折不愈合。

另外,与临床医师治疗有关或因治疗不当所致手舟骨骨折不愈合,除上述石膏固定不牢固、骨折未愈合,即中断外固定等因素外,更重要的直接因素是早期漏诊或误诊。Campbell 的资料表明,因早期误诊而造成手舟骨骨折不愈合的约占其总数的 40%。因此,这方面应引起临床医师的高度重视。

手舟骨骨折不愈合的诊断一旦成立,首选的治疗方法并非手术,而是应采用石膏外固定,并给予足够长的时间,因为手舟骨骨折不愈合经长期石膏固定后,愈合者比手舟骨内植骨手术后愈合的腕关节活动范围大,有时可能达到近乎正常的活动度。如果骨不愈合的患者只有轻微症状,仍可胜任轻工作时,可不予以治疗。对于漏诊的无移位手舟骨骨折在数周后才被发现的,首先采用石膏固定 16～20 周。如经 20 周石膏固定仍不能愈合者,则应做手术治疗。如被误诊并有移位的手舟骨近侧 1/3 骨折有不愈合倾向时,应尽早施行手术治疗。对于手舟骨骨折不愈合经过适当和充分的外固定治疗仍不愈合时,可考虑手术治疗。

手舟骨骨折不愈合,持物时疼痛,腕关节活动受限,影响生活、工作,经适当、充分的外固定仍无愈合征象时应采用手术治疗。

A. 植骨术:

a. 适应证:适用于 X 线片检查显示骨折两端硬化或囊性变,但腕关节桡偏活动好,桡骨茎突未触及骨折部者。

b. 麻醉与体位:臂丛神经阻滞麻醉。患者取仰卧位,上肢外展置于侧台上,驱血后于止血带下进行操作。

c. 手术步骤:植骨的方法和手术进路较多,有掌侧嵌入植骨法(Matti-Russe 法)、背侧钻孔插入 1～2 根植骨条法(Soto-Hall 与 Haldeman 法)、尺骨皮质骨植骨法(Murray 法)、桡骨皮质骨植骨及带筋膜蒂桡骨条植骨法(改良 Murray 法),以及植骨合并加压螺纹钉内固定法(Herbert's screw 法)。

Ⅰ. Matti-Russe 手术:①切口。于腕掌侧起自手舟骨结节向近侧做长约 4 cm 的纵行切口。切口位于桡侧腕屈肌腱桡侧(图 11-100A)。②显露。切开皮肤、皮下组织及深筋膜,小心保护桡动脉及其分支,特别是不要损伤手舟骨背侧的血供。将桡侧腕屈肌向尺侧牵开,在桡腕关节的远端纵行切开关节囊,手舟骨及其骨折部即可显露(图 11-100B)。如显露不满意,可将腕关节极度背屈。同时,活动腕关节可发现手舟骨有假关节异常活动,故可确认骨折不愈合部位。③骨槽的准备。将腕关节高度背屈,清除骨折线两端的硬化骨,然后用微型电钻或气钻,以骨折线为中心磨出长方形骨槽(图 11-100C)。骨槽的各个面不能凹凸不平。然后测量骨槽的体积。另外,也可术中摄片,以测量骨槽的大小及确定硬化骨的清除是否彻底。④修整植骨块。切取髂骨,其大小应根据制作骨槽的体积决定,并比实际尺寸略为放大,以利修整。然后用咬骨钳、手术刀或电钻、气钻将植骨块修整成骨槽的形状,并将其表面磨平(图 11-100D)。⑤植骨。将修整好的植骨块嵌入手舟骨骨槽,并适当捶打敲实。然后用电钻或气钻打磨植骨块表面以与手舟骨表面相平。如植骨块比骨槽小,植入后不稳定,有松动时,可在植骨块周围填以松质骨小碎块,将整个空腔填满(图 11-100E),并再次摄片加以证实。如经植骨,手舟骨骨折端仍不稳定,有假关节活动,则可用直径 0.8 mm 克氏针自

手舟骨结节处向近端做内固定,克氏针尾可留在皮外。⑥缝合。放松止血带,彻底止血后缝合关节囊及皮下组织与皮肤。⑦手术操作注意事项。手舟骨骨槽的体积与植骨块的大小应尽量做到完全匹配,因为植骨块过小将增加术后的骨不愈合率;过大,强行嵌入时会使断端间距增大。⑧术后处理。为防止前臂旋转,先可用腕关节中立位长臂石膏托固定。10～12 d 拆线后,改用前臂管型石膏固定,远端至拇指指骨间关节水平。如此固定 12～16 周,其间每隔1～2 周随访 1 次,发现石膏松动时应及时更换。Russe 建议采用塑料高分子聚乙烯石膏,其优点对延长固定时间更为合适。如术中使用克氏针固定,可于术后 6 周拔除克氏针。⑨疗效。术后疗效较为满意,骨折愈合率可达85%～90%。Russe 报道术后骨折愈合率高达 97%。

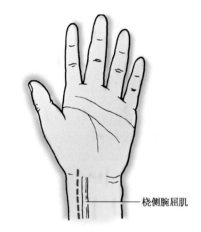

A. 切口

桡侧腕屈肌

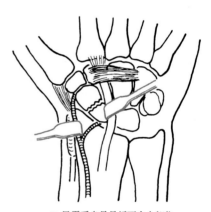

B. 显露手舟骨骨折不愈合部位

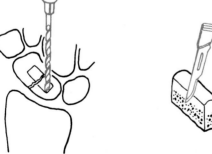

C. 制备骨槽

D. 修整植骨块

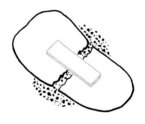

E. 植骨块嵌入骨槽,周围填塞松质骨

图 11-100　Matti-Russe 手术

Ⅱ. Murray 植骨术:①切口。于鼻烟窝处做长4～5 cm的纵行切口(图 11-101A)。②显露。切开皮肤、皮下组织,注意勿损伤桡神经浅支与桡动脉腕背

支。牵开拇短伸肌腱,暴露关节囊。切开部分关节囊并剥离桡骨骨膜,然后将腕关节尺偏即可显露手舟骨及骨折线。③钻孔。将骨折断端满意复位后,

首先从手舟骨远端向近端打入 1 枚克氏针临时固定,然后用手摇钻从手舟骨结节处沿手舟骨纵轴由远至近钻孔,需避免穿透近侧端的关节面(图 11-101B)。④植骨。自尺骨中上部切取长 3 cm、宽 3 mm 左右的骨条,将其四周略为修圆后塞入手舟骨所钻孔道内,并用锤轻轻打入,使其牢固地固定骨折两端(图 11-101C)。露出孔外多余的骨片截除

之,然后拔除固定用的克氏针。⑤缝合。松开止血带后严密止血,逐层缝合关节囊、皮下组织及皮肤。⑥手术操作注意事项。骨折断端的肉芽组织和硬化骨可不予以切除。手舟骨内钻孔时选用钻头直径以 2.5~3.0 mm 为宜,钻孔的方向和深度要恰当。特别在打入植骨条时,避免将其折断而起不到固定的作用。⑦术后处理。同 Matti-Russe 手术。

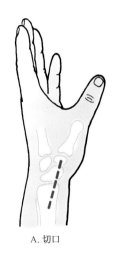
A. 切口

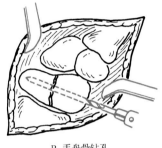
B. 手舟骨钻孔

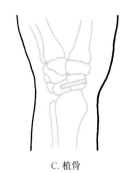
C. 植骨

图 11-101　Murray 植骨术

Ⅲ. 改良 Murray 手术:①切口。于鼻烟窝处做"S"形切口,长为 4~5 cm(图 11-102A)。②显露。切开皮肤、皮下组织,注意保护桡神经皮支及桡动脉腕背支。将拇长伸肌腱牵向尺侧,拇长展肌腱及拇短伸肌腱牵向掌侧,暴露腕关节囊的桡侧,并于此处纵行切开关节囊、腕背侧韧带和桡骨远端骨膜。再于骨膜下剥离,腕关节尺偏后即可显露手舟骨及其骨折部位、桡骨茎突与桡骨远端(图 11-102B)。③钻孔。用手摇钻自手舟骨结节处沿手舟骨纵轴贯穿骨折线钻一孔道(图 11-102C)。④植骨。由于切口内可同时显露桡骨远端,故植骨块均可取自桡骨,这样可避免另做切口。切取植骨块的方法有两种,第 1 种方法是传统的游离植骨条,即从桡骨茎突近端切取长 3 cm、宽 0.5 cm 的骨条(图 11-102D)。根据钻孔直径将植骨条四周修圆,然后插入手舟骨上所钻孔道内并嵌紧,咬除孔外多余骨条。第 2 种方法为切取带筋膜蒂桡骨块,以保证植骨条有一定血供。与第 1 种术式不同的是手舟骨上不钻孔,而是类似 Russe 式在手舟骨上制成骨槽,然后根据其大小在桡骨远端切取带筋膜蒂的桡骨块,逆行转位做嵌入植骨(图 11-102E),植骨块大小以嵌入后略紧为

宜,不能松动。⑤缝合。松开止血带彻底止血后逐层缝合。⑥手术操作注意事项。切口内局部解剖结构较复杂,不能损伤桡神经浅支和桡动脉腕背支。沿手舟骨纵轴方向钻孔时,必须掌握其深度,同时注意方向,不能损伤毗邻腕骨。有条件者可在 C 臂 X 线机电视透视下操作。⑦术后处理。同 Matti-Russe 手术。

Ⅳ. Herbert 加压螺钉术:此手术国内开展较少,国外应用较多。对于手舟骨骨折,起初是针对不稳定型设计了 Herbert 螺钉,其最大优点是内固定效果可靠,可以去除外固定。之后有学者在治疗手舟骨骨折不愈合做植骨术的同时,用 Herbert 螺钉固定,取得了较满意的效果。但是实际操作时,究竟螺钉打在手舟骨的什么位置比较合适,尚存一些问题,有一定困难。具体方法为:①切口。以鼻烟窝中点向两侧切开,做长 5~6 cm 纵行切口(图 11-103A)。②显露。切开皮肤、皮下组织,游离桡神经浅支并加以保护,将拇长伸肌腱向背侧牵开,拇长展肌腱和拇短伸肌腱向掌侧牵开,暴露腕关节囊桡侧,并切开关节囊,显露出手舟骨、桡骨远端(图 11-103B)。③打钉。先用微型电锯将骨折两断

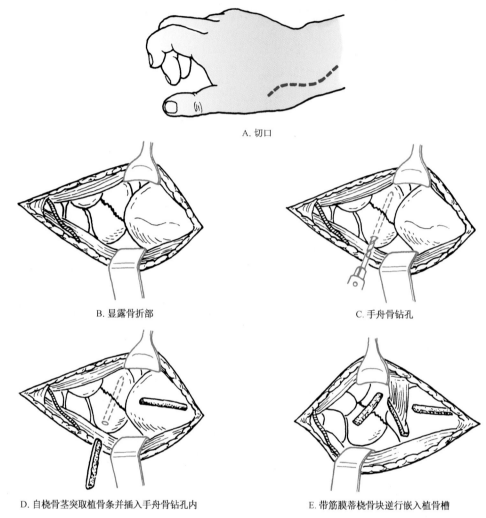

A. 切口

B. 显露骨折部

C. 手舟骨钻孔

D. 自桡骨茎突取植骨条并插入手舟骨钻孔内

E. 带筋膜蒂桡骨块逆行嵌入植骨槽

图 11-102 改良 Murray 手术

端硬化骨锯除,然后用手摇钻在手舟骨远端钻孔(图 11-103C),只要打通皮质,无需太深。该孔即为螺钉的进针点,在矢状面上应位于中点偏下。然后用巾钳或特制固定钩夹住骨折远、近两端,将 Herbert 螺钉徐徐拧入。当螺钉超过骨折线后会越收越紧,直至两端紧密接触(图 11-103D)。④植骨。如 Herbert 螺钉打入后,骨折断端接触尚不够紧密,还有间隙时,可取少量松质骨填塞于间隙内。也可在手舟骨表面做一骨槽,就近从桡骨远端切取相同大小骨条嵌入植骨(图 11-103E)。⑤缝合。松开止血带,严密止血,缝合关节囊及皮下组织、皮肤。⑥手术操作注意事项。Herbert 螺钉进针点选

择时,如无需植骨,可在手舟骨中点打入;如同时需要植骨,特别是骨槽嵌入植骨,螺钉进针点则应位于中点以下,否则螺钉与植骨块过分靠近,效果不好。由于手舟骨内是松质骨,手摇钻钻孔时不必太深,否则螺钉容易松动,起不到加压收紧的作用。如同时做骨槽嵌入植骨时,骨槽与植骨块不必过大。另外,打钉时最好在"C"臂 X 线机透视下进行。⑦术后处理。由于 Herbert 加压螺钉内固定效果可靠,术后可不用石膏固定。术后 10~12 d 拆线。如同时植骨,植骨块嵌入尚不够牢固时,拆线后可用前臂管型石膏固定 1 个月左右,然后开始功能锻炼,其间定期复查。

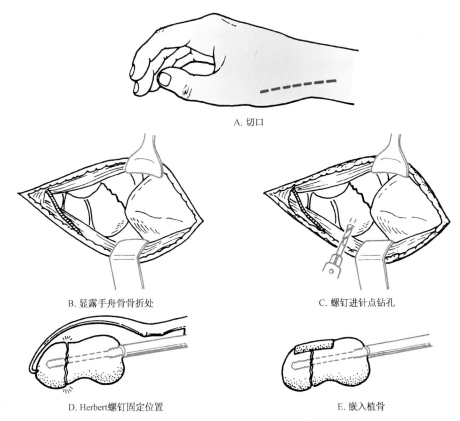

A. 切口

B. 显露手舟骨骨折处

C. 螺钉进针点钻孔

D. Herbert螺钉固定位置

E. 嵌入植骨

图 11-103　Herbert 加压螺钉术

11

B. 桡骨茎突切除术：

a. 适应证：该手术对手舟骨骨折不愈合本身的治疗并无明显疗效，只有腕关节桡侧出现关节炎变化或防止出现腕关节创伤性关节炎时才考虑本手术，用于手舟骨腰部骨折较多。临床上 X 线片也显示骨折两端硬化，且腕关节桡偏时桡骨茎突碰触骨折部，使疼痛加剧，日久有可能发生创伤性关节炎。为了减少腕关节桡偏时桡骨茎突压迫近侧骨折块的剪力，可行桡骨茎突切除术。

b. 麻醉与体位：同植骨术。

c. 切口：以桡骨茎突为中点向两侧做长约 5 cm纵行切口（图 11-104A）。

d. 手术步骤：①显露。游离桡神经浅支及头静脉，保护桡动脉腕背支，将拇长伸肌腱、拇长展肌腱和拇短伸肌腱分别向两侧牵开，腕关节极度尺偏，暴露关节囊后切开腕桡侧韧带和关节囊，并将桡骨远端骨膜向两侧剥离，显露出手舟骨骨折部位及桡骨茎突。②切除桡骨茎突。在手舟骨骨折线近侧0.2 cm处，用骨凿切除桡骨茎突（图 11-104B）。继而用骨锉锉圆切除断面棱角，用骨膜缝合覆盖断面。

目前临床上单独采用桡骨茎突切除术不多，大多采用同时植骨，即把切除的桡骨茎突修整后嵌入手舟骨背侧骨槽，如此可加快骨折愈合。③缝合。止血、冲洗后缝合关节囊、韧带、皮下组织与皮肤。

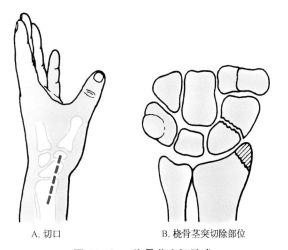

A. 切口

B. 桡骨茎突切除部位

图 11-104　桡骨茎突切除术

e. 手术操作注意事项：桡骨茎突切除平面必须

超过手舟骨骨折线,否则手术达不到目的。但切除也不可过多,一般以超过 0.2 cm 为宜。此外,切除桡骨茎突,将使腕关节桡侧不稳定因素增加,远期易产生腕关节不稳定。所以,选择时要慎重。

f. 术后处理:单纯桡骨茎突切除术后 10～12 d 拆线,术后可用石膏托固定 2～3 周,然后进行功能锻炼。如同时做植骨术,拆线前用石膏托固定,拆线后改管型石膏,维持 2～3 个月。

C. 手舟骨近侧部分切除术:

a. 适应证:手舟骨骨折不愈合,近侧骨片仅为手舟骨体积的 1/4 或更小,不适应做植骨术者;手舟骨近侧 1/4 的骨质已有硬化或粉碎,或有明显移位者;手舟骨近侧 1/4 骨折或更小骨折片经植骨失败后的患者。对于手舟骨骨折不愈合近侧骨片<1/4 者做近侧骨片切除术,疗效恢复较满意,因为对腕关节活动的影响较小,但握力的恢复仍比健侧差。如桡骨茎突部已有腕关节创伤性关节炎时,可在切除手舟骨近侧骨片的同时做桡骨茎突切除。

b. 麻醉与体位:同植骨术。

c. 切口:同 Herbert 加压螺纹钉内固定手术,取腕关节桡侧纵行切口。

d. 手术步骤:①显露。切开关节囊后将腕关节极度尺偏,充分暴露手舟骨及骨折部位。②切除。将拇指向远端略做牵拉,用巾钳夹住手舟骨近端,然后用尖刀在骨折线部位切开分离,将近侧手舟骨切除,周围瘢痕组织同时一并切除(图 11-105)。③缝合。止血、冲洗后逐层缝合。

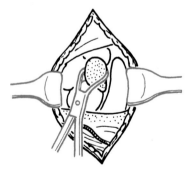

图 11-105　切除手舟骨近侧部分

e. 手术操作注意事项:①定位必须准确。腕骨解剖复杂,常有因经验不足或疏忽大意误摘其他腕骨的报道。所以,切除前为防止误将其他腕骨切除,可用金属标志插入手舟骨,术中拍摄 X 线片定位检查证实后再做切除。②术中应注意避免损伤桡骨远端和周围腕骨的软骨面。③如背侧切口难以将近侧

部分完整取出时,必要情况下可于掌侧手舟骨结节处加一横行切口,以将骨片完整切除。

f. 术后处理:前臂功能位石膏托固定 2 周,然后开始主、被动功能锻炼。

D. 人工手舟骨置换术:如临床需要,必须将手舟骨全部切除时,应考虑替代物。但迄今,手舟骨全部切除后尚无十分理想的替代物。国外一度采用较多的是人工硅橡胶手舟骨置换术。人工手舟骨的设计有 5 种型号,左右有别,其远端有一突出短杆,用于插入大多角骨内(图 11-106A)。应该注意的是,桡骨茎突已切除者,禁忌采用该术式。

a. 适应证:适用于腕关节疼痛,活动受限,影响生活与工作,行植骨术失败,但尚未出现创伤性关节炎者。手舟骨全部切除后,应采用合适的替代物来置换,否则,虽然近期效果较好,但最终会造成腕骨紊乱。Soto-Hall 曾报道,凡手舟骨全部切除,头状骨则移至原手舟骨空隙处,术后 5～7 年可出现腕关节不稳定。关于替代物,国外较多采用人工硅橡胶腕舟骨进行填塞,此外还有用软骨膜包裹肌腱团填塞等方法,但长期疗效不肯定。

b. 麻醉与体位:同植骨术。

c. 切口:同手舟骨部分切除术,但该切口较前略长,起自第 1 掌骨底部,目的是为了较充分地显露大多角骨,再止于桡骨茎突近侧(图 11-106B)。

d. 手术步骤:①显露。切开皮肤、皮下组织,游离、保护桡神经浅支、头静脉及桡动脉腕背支,将拇长伸肌腱、拇短伸肌腱及拇长展肌腱分别向两侧牵开,纵行切开腕关节囊,显露手舟骨、大多角骨及桡骨茎突。②手舟骨切除,置放人工手舟骨。用尖刀沿手舟骨做锐性分离,然后用巾钳夹住,争取完整地取出手舟骨。根据取出手舟骨的大小,选择合适型号人工硅橡胶手舟骨备用。挑选与人工手舟骨上的短杆直径相等或略小的钻头,于大多角骨关节面钻一孔洞,深度与短杆长度相等。继而置入人工手舟骨,其短杆塞入大多角骨孔洞内并嵌紧(图 11-106C)。被动活动腕关节,检查人工手舟骨的稳定性。③缝合。彻底止血、冲洗后缝合关节囊、皮下组织及皮肤。

e. 手术操作注意事项:①手舟骨切除时尽量完整取出,以便选用相同大小硅橡胶手舟骨。实在无法完整取出时,则可参照 X 线片手舟骨大小,减去投照放大倍率即可。②在大多角骨上钻孔时不宜过大,钻头宜细勿粗,宁浅勿深,即使孔道略细、稍浅,

也可再修整;孔道太大则置入假体易松动,固定不牢固,效果不好。

f. 术后处理:拆线前先用前臂石膏托固定,拆线后改前臂功能位管型石膏固定6周。拆除石膏后渐进腕关节功能锻炼,但活动幅度不宜过大,一般术后12周左右才能正常活动腕关节。

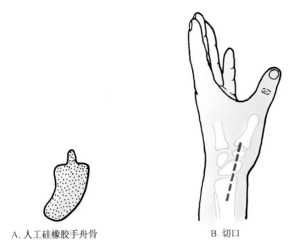
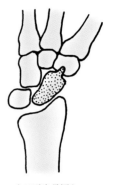

A. 人工硅橡胶手舟骨   B. 切口   C. 人工手舟骨置入

图 11-106　人工手舟骨置换术

E. 近侧列腕骨切除术:对于单纯手舟骨病变,本术式并不适用。对于陈旧性手舟骨骨折合并月骨骨折或脱位,因腕关节不稳定而造成严重腕痛、活动受限,但无明显桡腕关节骨性关节炎表现者,尤其是从事重体力劳动者,为了获得一个不痛、能活动的关节,可采用近侧列腕骨切除术。1983年,Naviaser报道了1组近侧列腕骨切除术后3～10年随访情况,全组24例,其中男性23例、女性1例。病种中经手舟骨、月骨周围脱位伴有关节炎变化者10例,手舟骨骨折不愈合伴关节炎者10例,手舟骨、月骨分离伴关节炎者3例,急性腕骨脱位1例。随访时发现,病腕握力与健侧相等,约70%的患者腕关节活动度达到正常,95%的患者已无腕痛。疗效最好者为头状骨进入月骨的月骨凹,仅出现极小的关节炎变化。因此,术后长期疗效满意。特别是年龄＜40岁的患者效果更佳。下面主要介绍Naviaser手术。

a. 适应证:对于手舟骨骨折不愈合,同时合并月骨损伤,从事重体力劳动者,其腕痛、关节活动受限明显,严重影响生活、工作者,可以考虑该术式。

b. 麻醉与体位:同植骨术。

c. 切口:取腕关节背侧入路,由第2掌骨底部向尺侧做"S"形或纵行、斜行切口(图11-107A),也可做横行切口。

d. 手术步骤:①显露。切开皮肤、皮下组织、皮瓣向两侧略做游离,切断结扎腕背侧静脉分支,主干游离后向侧方拉开,切开深筋膜后适当分离,显露出腕背侧韧带。然后将腕背侧韧带三边切开,并向桡侧翻转(图11-107B)。继而于拇长伸肌腱与指总伸肌腱筋膜管之间做锐性分离,并向两侧牵开,显露腕关节背侧关节囊。然后做"T"形切开(图11-107C),暴露出手舟骨、月骨、三角骨及头状骨。②切除。先用尖刀沿手舟骨、月骨、三角骨之间做锐性切开,然后用巾钳夹住月骨,并将其取出(图11-107D),继而将腕关节向远端牵引并屈曲,切除手舟骨、三角骨。手舟骨可做全切除,也可于头状骨近端平面做半切除(图11-107E)。③内固定。将腕关节轻度背伸,用克氏针贯穿桡骨远端、头状骨及第4掌骨做斜形固定(图11-107F)。④缝合。严密止血、冲洗后缝合关节囊、腕背侧韧带、皮下组织与皮肤。

e. 手术操作注意事项:①切除手舟骨、月骨、三角骨时,如有必要可以保留它们的掌面皮质骨。②手术时应避免损伤头状骨的近侧关节面,以利术后头状骨进入月骨凹有光滑的关节面。③如近侧列腕骨切除后大多角骨毗邻桡骨茎突,阻止腕关节桡偏,可横行切除桡骨茎突。④解剖拇长伸肌腱及指总伸肌腱时尽量保持筋膜管的完整性,避免肌腱直接显露于切口内,从而减少术后的粘连。也可在缝合切口时将腕背侧韧带做横行切开,将其分为远、近两半,远侧半韧带在拇长伸肌腱、指总伸肌腱下通过,近侧半覆盖于

上述肌腱表面,然后分别缝合。⑤近侧列腕骨切除是

指切除手舟骨、月骨和三角骨,豌豆骨应保留。

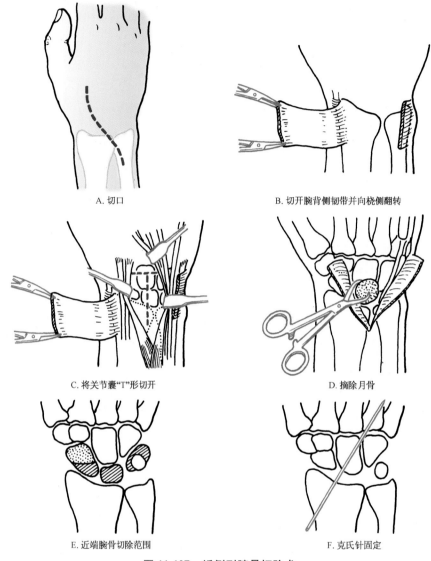

图 11-107　近侧列腕骨切除术

f. 术后处理:前臂石膏托固定 3 周。术后立即鼓励患者做主动手指屈、伸活动。3 周后拔除克氏针,去除外固定,渐进腕关节功能锻炼。

F. 腕关节融合术:因多种疾患造成腕关节严重病损可考虑做腕关节融合术。

a. 适应证:适用于手舟骨骨折不愈合已出现严重的创伤性关节炎,腕痛明显,关节活动受限,严重影响生活、工作者。

该手术根据融合范围的不同可分全腕关节融合与部分腕关节即桡腕关节融合术,各自均有一定的适应范围。

Ⅰ. 全腕关节融合适用于:①晚期全关节型腕关节结核,关节软骨面破坏>2/3,在做结核病灶清除术的同时可行全腕关节融合;②腕骨无菌性坏死或腕骨骨性关节炎;③晚期类风湿关节炎,腕关节处于非功能位强直或有剧烈疼痛者;④陈旧性腕关节脱位合并创伤性关节炎;⑤因神经损伤或缺血性肌挛缩,行肌腱转位替代改善手部功能需行腕关节融合者。Campbell 指出,临床上很少将该术式用于治疗 Volkmann 缺血性肌挛缩。

Ⅱ. 桡腕关节融合适用于:桡骨远端关节内粉碎性骨折或手舟骨、月骨等腕骨骨折不愈合、有明显

腕痛并致创伤性关节炎者。

b. 麻醉与体位：同植骨术。

c. 全腕关节融合术有以下几种方法。

Ⅰ. Smith-Peterson 腕关节融合术：①切口。于腕关节背侧起自第 5 掌骨底部，沿尺骨向近端做纵行切开，可略带弯曲，止于尺骨小头近端 4 cm 处（图 11-108A）。②显露。切开皮肤、皮下组织和深筋膜，将皮瓣向两侧游离，切开腕背侧韧带，可见尺侧腕伸肌腱和尺侧腕屈肌腱，于两者间做尺骨尺侧骨膜纵行切开，并行骨膜下剥离，将尺侧腕伸肌腱与尺侧腕屈肌腱连同剥离的骨膜向两侧牵开，充分显露尺骨小头。③切除尺骨远端。用切骨刀在尺骨茎突上方 2.5 cm 处行尺骨远端切除并留备用

（图 11-108B）。尺骨远端切除后，桡腕关节囊的尺侧得以显露。于桡腕关节囊的尺侧做纵行切开，向两侧牵开关节囊后，桡骨远端与桡腕关节间隙、腕骨得到充分显露。④植骨融合。切除桡骨远端及腕骨软骨面（图 11-108C），并于桡骨远端及腕骨间凿一骨槽（图 11-108D）。将切除的尺骨远端修整后作为植骨块塞入骨槽内（图 11-108E），腕关节间隙用植骨片嵌入填塞。⑤缝合。松开止血带后严密止血、冲洗，缝合关节囊、皮下组织与皮肤。⑥术后处理。术后 3 周内用长臂石膏固定，固定范围以臂至手指远节，肘关节屈曲 90°，前臂中立位，腕关节背伸 10°～15°，各指置于轻度屈曲位。3 周后改前臂功能位石膏固定。术后石膏固定时间至少 10 周。

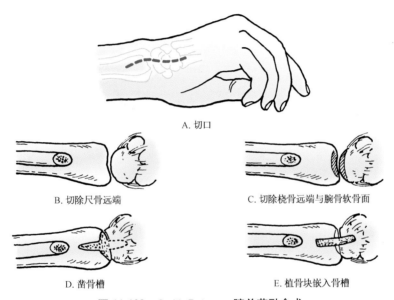

A. 切口

B. 切除尺骨远端

C. 切除桡骨远端与腕骨软骨面

D. 凿骨槽

E. 植骨块嵌入骨槽

图 11-108　Smith-Peterson 腕关节融合术

Ⅱ. Gill-Stein 腕关节融合术：①切口。在腕背侧以 Lister 结节为中心，向远、近两侧做纵行切口，长约7cm（图 11-109A）。②显露。切开皮肤、皮下组织，向两侧游离皮瓣，结扎处理腕背静脉分支，于拇长伸肌腱与指总伸肌腱筋膜管之间纵行切开腕背侧韧带，并进一步纵形切开腕关节囊，显露出桡骨远端、手舟骨、月骨和头状骨。③切除软骨面。将桡骨远端与手舟骨、月骨、三角骨关节面软骨及上述腕骨表面的软骨凿除，并将头状骨髓腔掏空备用（图 11-109B）。④植骨。在桡骨远端背侧取一三角形骨片（图 11-109C），并将其倒转 180°，使三角形骨片的尖端插入头状骨髓腔中（图 11-109D）。然后轻

度背伸腕关节，使植骨块紧紧嵌于头状骨与桡骨之间，再覆盖桡骨取骨处近端留下的粗糙面。三角形骨片底边如过宽，超过桡骨近端横径太多则可略做修整。⑤缝合。将腕关节囊、腕背侧韧带、皮下组织与皮肤逐层缝合。⑥术后处理。同 Smith-Peterson 腕关节融合术。

Ⅲ. Abbot 腕关节融合术：该手术是全腕关节融合术中最常用的一种术式。具体方法为：①切口。腕关节背侧"S"形切口。②显露。同近侧列腕骨切除的 Naviaser 术式。切开腕背侧韧带，牵开指伸肌腱，打开腕关节囊，显露桡骨远端、手舟骨、月骨及第 2、3 掌骨底部。③切除软骨面。将桡腕关节面

11

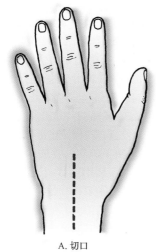

A. 切口

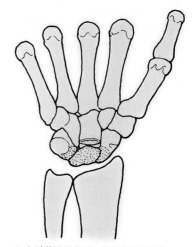

B. 切除桡腕关节面，掏空头状骨髓腔

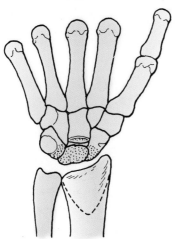

C. 切取桡骨远端三角形范围

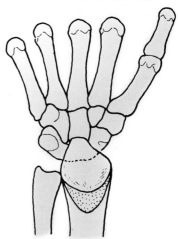

D. 植骨块尖端插入头状骨髓腔

图 11-109　Gill-Stein 腕关节融合术

软骨及腕骨间的关节软骨全部切除。如桡尺远侧关节也有损伤，则同时切除尺骨远端2.5 cm。④制备骨槽。从第3掌骨底部，经腕骨到桡骨远端4～5 cm处，用电锯制备一骨槽（图11-110A），其长度约为7 cm，宽度约为1.5 cm，深度约为0.5 cm。为了使融合面更大，骨槽的宽度可放大，必要时可凿除部分第2掌骨底部。骨槽远端并非截成垂直槽壁，而是将第2、3掌骨底部进一步修成尖端向前下的潜行凹槽（图11-110B），以便于植骨块固定。⑤植骨固定。自髂嵴切取大小与骨槽相仿的植骨块，并仔细修整，使其与骨槽完全匹配。然后将腕关节背伸20°～25°，置入植骨块（图11-110C），视稳定情况打入2～4枚松质骨螺钉（图11-110D）。也可经植骨块做交叉克氏针固定（图11-110E）。也有学者提出，切除桡腕关节

及腕骨软骨面后不取植骨块，而用4孔钢板固定的方法。即将腕关节背伸20°～30°后，选一4孔钢板，使其折弯成符合腕关节背伸要求的角度，用螺钉固定于桡骨远端、腕骨及第3掌骨上（图11-110F）。植骨块嵌入或钢板固定后，桡腕关节及腕骨的间隙内应采用松质骨填充，以使移植骨紧密结合，使融合固定牢靠。⑥缝合。严密止血、冲洗后置放引流，再逐层缝合切口。⑦手术操作注意事项。术中应将欲固定的关节软骨面切除干净，但又不可切除过多，以免骨质缺损太多，影响骨愈合。由于制备的骨槽不深，植骨块应为皮质骨与松质骨兼而有之，既要达到松质骨促进融合的目的，又有皮质骨较坚硬的优点。但应注意不能将植骨块凿断。另外，主要植骨块固定或钢板内固定后，腕关节各骨间隙内均应填充松

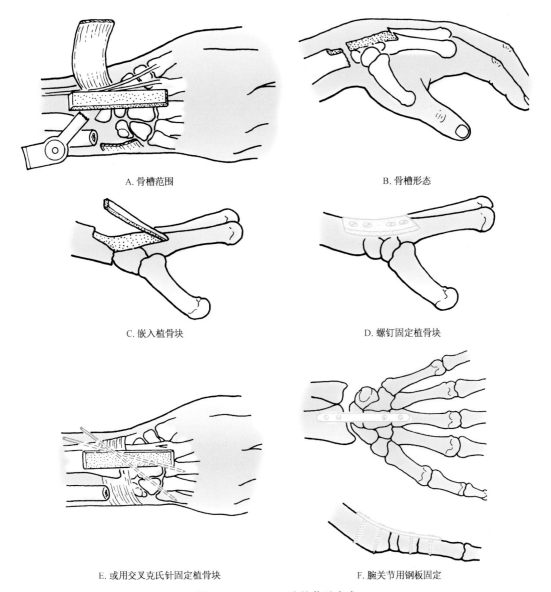

A. 骨槽范围   B. 骨槽形态

C. 嵌入植骨块   D. 螺钉固定植骨块

E. 或用交叉克氏针固定植骨块   F. 腕关节用钢板固定

图 11-110　Abbot 腕关节融合术

质骨,以加强融合的可靠性。⑧术后处理:患肢抬高,加强换药。拆线前用前臂石膏托固定,拆线后改前臂管型石膏,固定时间至少 2 个月,以后视 X 线片所见决定拆除石膏的时间。

d. 部分腕关节融合术——桡腕关节融合术:①切口。同全腕关节融合术。也可在腕背正中偏桡侧做一切口。②显露。同全腕关节融合术。切开关节囊后显露桡骨远端、手舟骨和月骨。③切除软骨面。切除桡骨远端及手舟骨、月骨的软骨面(图 11-111A)。④植骨。在桡骨相对应的手舟骨、

月骨之间凿成 1.0 cm×1.0 cm×0.5 cm 的骨槽,然后于桡骨远端截取 3.0 cm×1.0 cm×0.5 cm 的骨片,将其向远端推移并紧密嵌入手舟骨和月骨的骨槽内,用 3 枚松质骨螺钉固定(图 11-111B)。也可类似全腕关节融合术,用 4 孔钢板固定。⑤缝合。止血、冲洗后逐层缝合切口。⑥术后处理同全腕关节融合术。

4) 尺骨、桡骨骨折不愈合:手术治疗的要点在于将骨断端间的瘢痕组织彻底切除,并咬除硬骨,使两端形成新鲜骨面,然后选用可靠的内固定,使骨断

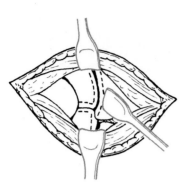

A. 切除桡腕关节间的软骨

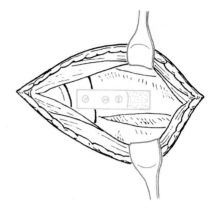

B. 植骨片向远端推移并固定

图 11-111　桡腕关节融合术

端能牢固接触,并取松质骨移植以利骨折愈合;如有骨缺损,则作骨移植。

　　发生在尺骨、桡骨的骨折不愈合常常合并有骨缺损。如合并骨缺损,则应用骨移植手术;如无骨缺损,则可采用畸形愈合的术式进行治疗(见11.3.2)。

　　A. 骨移植手术:

　　a. 手术指征:骨拆治疗不当造成的骨缺损。

　　b. 术前准备:如为开放性骨折治疗不当造成的骨缺损,常伴有局部瘢痕,必须先用皮瓣或肌皮瓣修复。

　　c. 麻醉与体位:气管插管全身麻醉。患者取仰卧位。

　　d. 手术步骤:该手术主要有两类,一类为传统骨移植;另一类为用血管吻合做带有血供的骨瓣移植。

　　Ⅰ. 尺骨骨折不愈合:

　　i. 于前臂掌面外侧骨缺损为中心做纵行切口,沿以上切口小心分开皮肤、筋膜,显露尺侧腕屈肌和指浅屈肌,再以尺侧腕屈肌桡侧缘为切口小心分开尺侧腕屈肌膜,将尺侧腕屈肌向尺侧牵开,显露出尺神经及其深面的指深屈肌(图11-112A)。

　　ii. 将尺神经与伴行的尺动脉充分显露,并加保护,以免在切开骨膜时损伤尺神经和尺动脉。对准备做吻合血管骨瓣移植者,在显露肱骨干近侧残端前,先显露骨间动、静脉。于指深屈肌的尺侧缘将尺骨近侧残端骨膜切开,在近侧端切开骨膜时要注意保护尺神经,以免损伤。于骨膜下剥离,使尺骨近侧残端得以充分显露,再将尺骨远侧残端骨膜切开,于骨膜下剥离,使尺骨远侧残端得以充分显露

(图11-112B)。

　　iii. 植骨固定:

　　传统骨移植:①于尺骨骨干上下残端切除硬化骨,并修成阶梯状(图7-112C)。②将准备好的骨瓣置于尺骨阶梯上,用螺钉将上下端固定,再于残端间植入松质骨(图11-112D)。

　　吻合血管骨瓣移植:于尺骨骨干上、下残端切除硬化骨,并修成阶梯状(图11-112C)。将切取好的带血管蒂腓骨(参见第4章)上、下端置于尺骨阶梯上,用镙钉将上、下端固定(图11-112E),再于残端间植入松质骨,最后进行腓骨血管蒂的动、静脉和骨间前动、静脉动脉吻合。

　　Ⅱ. 桡骨骨折不愈合:

　　i. 于前臂掌面外侧桡骨骨干骨缺损为中心做纵行切口,切开皮肤、皮下组织和深筋膜,并将皮瓣适当向两侧游离,再沿肱桡肌与桡侧腕屈肌之间切开肌膜,小心分开肌间隙,将肱桡肌向桡侧牵开,解剖出该肌深面的桡神经浅支,用橡皮条向桡侧牵开。在分离桡侧腕屈肌时注意勿损伤间隙内的桡动脉,并将桡动脉连同桡侧腕屈肌向尺侧牵开,显露出旋后肌与旋前圆肌(图11-113A)。

　　ii. 沿旋后肌与旋前圆肌交界切开骨膜,于骨膜下将其向桡侧与背侧剥离。为了不损伤穿过旋后肌的桡神经深支,在近侧端切开骨膜;必须严格执行骨膜下剥离,使桡骨近侧残端得以充分显露。对准备做吻合血管骨瓣瓣移植者,在显露桡骨干近侧残端前,先显露骨间动、静脉,然后再将桡骨远侧残端骨膜切开,于骨膜下剥离,使桡骨远侧残端得以充分显露(图11-113B)。

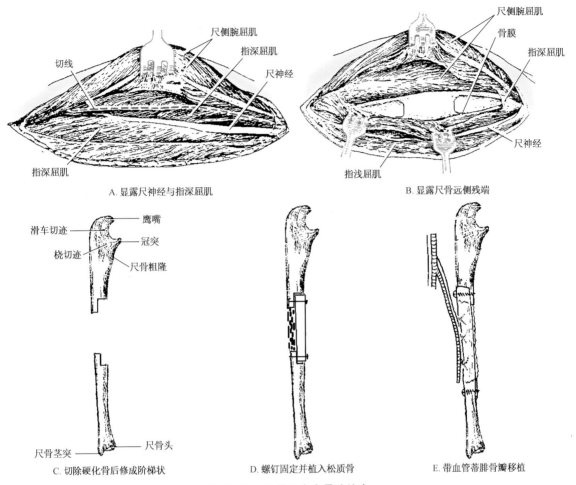

A. 显露尺神经与指深屈肌

切线 尺侧腕屈肌 指深屈肌 尺神经 指深屈肌

B. 显露尺骨远侧残端

尺侧腕屈肌 骨膜 指深屈肌 尺神经 指浅屈肌

滑车切迹 鹰嘴 冠突 桡切迹 尺骨粗隆 尺骨茎突 尺骨头

C. 切除硬化骨后修成阶梯状

D. 螺钉固定并植入松质骨

E. 带血管蒂腓骨瓣移植

图 11-112　尺骨不愈合骨移植术

11

iii. 植骨固定：

传统骨移植：①于桡骨骨干上、下残端切除硬化骨，并修成阶梯状（图 11-113C）。②将准备好的骨瓣置于尺骨阶梯上，用螺钉将上下端固定，再于残端间植入松质骨（11-113D）。

吻合血管腓骨移植：①于桡骨骨干上、下残端切除硬化骨，并修成阶梯状（图 11-113C）；②将切取好的带血管蒂腓骨（参见第 4 章）上、下端置于尺骨阶梯上，用螺钉将上、下端固定（图 11-113E），再于残端间植入松质骨。最后进行腓骨血管蒂的动、静脉和骨间前动、静脉动脉吻合。

iv. 止血，冲洗伤口后，逐层缝合伤口，加压包扎，做上肢功能位筒形石膏固定（图 11-114）。

c. 术后处理：①观察切口有无渗血和末稍循环；②使用抗生素、抗凝（吻合血管骨瓣移植）和镇痛药物

4～5 d；③术后 12～14 d 切口拆线，继续石膏固定；④非固定关节和肌肉加强功能训练；⑤2～3 个月后拆除石膏，X 线摄片复查，植骨成功，加强康复训练。

f. 手术注意：①手术中切口上段应避免损伤贵要静脉和前臂侧皮神经。②手术前要熟悉该部位的局部解剖。切开深筋膜后，游离出尺侧腕屈肌与指深屈肌的间隙，方可显露尺神经和伴行血管，并加以保护，以免损伤。其尺骨骨膜切线必须在指深屈肌的尺测缘。切开时必须保护好尺神经和尺动脉，以免损伤。对准备做吻合血管骨瓣移植者，在显露肱骨干近侧残端前，首先显露骨间动、静脉并加以保护，以免损伤。③用螺钉上下端固定要有效、可靠，做腓骨血管蒂的动、静脉和骨间前动、静脉吻合者，要保证质量。④术后可靠外固定是保证植骨愈合、防止植骨断裂的关键。

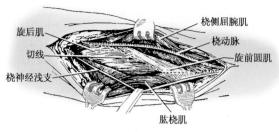

A. 显露旋前圆肌与旋后肌

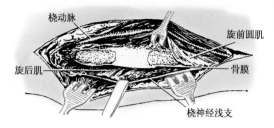

B. 显露桡骨远侧残端

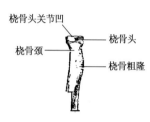

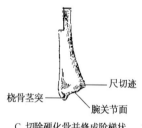

C. 切除硬化骨并修成阶梯状

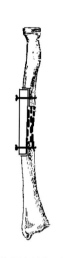

D. 螺钉固定并植入松质骨

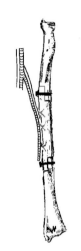

E. 带血管蒂腓骨瓣移植

图 11-113　桡骨不愈合骨移植术

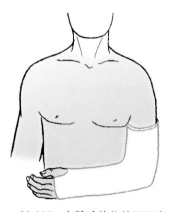

11-114　上肢功能位筒形石膏

11.3.2　骨折畸形愈合

骨折经过治疗未达到解剖复位者,可能存在美观与功能两个方面的问题。临床上处理时,首先应该考虑功能,其次才考虑美观。从功能意义上讲,骨折在非正常解剖位置上愈合并影响或潜在影响

功能者,称为骨折畸形愈合。但骨折没有恢复原正常解剖位置的愈合并不都称为畸形愈合,例如四肢长管骨中股骨干骨折,虽然在错位 1/2 状态下愈合,但其长短正常,无成角畸形,对功能无影响,则不属于畸形愈合范畴。四肢长管骨骨折即使是畸形愈合,如成角、缩短、旋转等,只要在允许范围,仍对功能无影响,因此也无需手术矫正。但是,手的掌、指骨骨折,其复位要求与四肢长管骨相比,则要求更高、更严。

(1) 掌、指骨骨折畸形愈合

除单纯缩短畸形愈合对功能影响不大,多不需要再行手术矫正以外,绝大多数畸形愈合均可明显影响手的功能。因为掌、指骨骨折的畸形愈合可造成掌指关节及指骨间关节活动轴心的改变,指屈、伸肌腱通过畸形愈合处的骨粗糙面容易产生粘连,指屈、伸肌腱在成角畸形处可使肌腱张力增加或减小,变得松弛,这些均使手指功能受限。指骨骨折旋转畸形愈合虽然与正常仅相差几度,但也可影响拇指与其他指对指的正常位置。成角畸形使手指伸直时

向桡侧或尺侧偏斜,同时,其突出的骨尖易与肌腱粘连或妨碍肌腱滑动。掌、指骨骨折畸形愈合还因造成手部肌力不平衡,使手的握力、捏力减弱,从而影响手功能。例如掌骨骨折,由于其明显移位,破坏了手内肌与手外肌之间的平衡,会产生运动功能受限。掌骨骨折易产生背侧成角,特别是掌骨头明显移位时,则造成掌指关节过伸畸形合并掌指关节侧副韧带挛缩,进而导致掌指关节屈曲受限,产生爪形手畸形,严重影响手功能。对于以上情况,均需进行手术矫正。

1) 适应证:①掌、指骨骨折成角畸形造成手指桡偏或尺偏;或因掌骨突向手掌,导致手握硬物时即产生疼痛,严重影响手功能者。②掌、指骨骨折旋转畸形,造成对指功能障碍者。③近节指骨、掌骨骨折畸形愈合导致掌指关节过伸、侧副韧带挛缩、掌指关节屈曲受限者,可行侧副韧带切除、关节囊切开,然后再行截骨矫形手术。

2) 禁忌证:对年龄较大、手功能无明显障碍者一般不考虑做截骨矫形手术。而对掌、指骨骨折畸形愈合患者,既要考虑到截骨矫形术可不同程度地改善手功能,也要注意截骨术有可能产生骨不愈合,还有可能造成掌指关节、指骨间关节活动受限。所以,应严格掌握手术适应证,且要多考虑是否有禁忌证,是否有可能带来其他严重后果。

3) 麻醉与体位:采用臂丛神经阻滞麻醉。患者取仰卧位,患肢外展置于手术侧台,并用止血带止血。

4) 掌骨骨折畸形愈合截骨矫正术:

A. 切口:于手背畸形愈合的掌骨表面做纵行或弧形切口,长为 5 cm 左右(图 11-115A)。

B. 显露:切开皮肤、皮下组织和深筋膜,将皮瓣向两侧适当游离,沿指伸肌腱间隙锐性分离并向两侧牵开,然后纵行切开掌骨骨膜,行骨膜下剥离,暴露出畸形愈合部位。

C. 截骨、固定:如系成角畸形,可用微型电锯行楔形截骨(图 11-115B),然后用交叉克氏针固定(图 11-115C),或用微型钢板固定(图 11-115D)。如断端仍有较大间隙,可填充松质骨。也可在楔形截骨后,将骨折远、近两端开一骨槽,取尺骨近端或胫骨上 1/3,或髂嵴植骨块,修整后行嵌入植骨(图 11-115E)。

如系旋转畸形,首先应测量旋转角度,并设计好预定矫正角度,在骨折远、近两端做好标记。然后用微型电锯横行截断掌骨,将骨折远端旋转至设计位置,再用交叉克氏针(图 11-115F)或微型钢板固定。为了防止掌骨横行截断断端易发生位移的倾向,在设计好矫正角度并于骨折远、近两端做好标记后,可在预定截断平面做锯齿状截断。先画好锯齿线,然后在各顶点位置用细钻头钻洞,两点之间用微型电锯或线锯截断,继而旋转对合(图 11-115G)。必要时可加用克氏针或微型钢板固定。

D. 缝合:松开止血带,止血、冲洗后逐层缝合切口。

5) 指骨骨折畸形愈合截骨矫正术:

A. 切口:于指背做"S"形切口(图 11-116A)。

B. 显露:切开皮肤后略做游离,纵行切开指伸肌腱,并向两侧牵开,指骨骨折畸形愈合处即可得到暴露。

C. 截骨、固定:首先测量成角畸形角度(图 11-116B),然后根据该角度在中节指骨画出楔形截骨线。沿截骨线用微型钻头间隔一定距离钻洞,继而用线锯或微型切骨刀做楔形截骨(图 11-116C)。然后用交叉克氏针固定(图 11-116D),或行微型钢板固定。

D. 缝合:用 5"0"涤纶编织缝线缝合指伸肌腱,"0"号线缝合皮肤。

6) 手术操作注意事项:

A. 掌背、指背皮肤切口与掌、指骨背侧骨膜切口尽量不要在一条线上,以免术后发生粘连,影响手指功能。

B. 掌、指骨本身较小,截骨时为防止偏差,最好根据设计线用微型钻头定点钻孔后再行截骨。

C. 原骨折断端凿断后髓腔应打通。截骨后固定应牢靠。截骨面如间隙较大,可用松质骨填充。成角畸形矫正后应检查,不能让手指旋转,同时应检查手指关节被动屈曲是否正常。

D. 凡发现同时有掌指关节挛缩者,可行侧副韧带切除、关节囊切开术。

7) 术后处理:患肢抬高,前臂功能位石膏固定。远端固定范围至指尖。定期 X 线摄片随访。待骨性愈合后去除外固定,开始主、被动功能锻炼。

(2) 前臂尺骨、桡骨骨折畸形愈合

前臂尺骨、桡骨畸形愈合,特别是尺骨上 1/3 骨折畸形愈合伴有桡骨小头脱位引起的前臂旋转和肘关节屈伸功能障碍均明显,故凡全身无禁忌证者,都应行手术治疗。

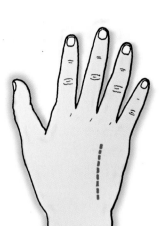

A. 切口

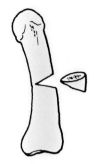

B. 楔形截骨

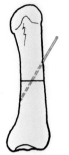

C. 交叉克氏针固定

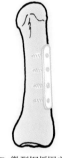

D. 微型钢板固定

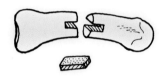

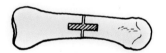

E. 制成骨槽，嵌入植骨

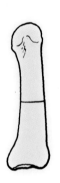
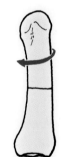
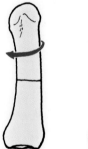
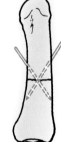

F. 旋转截骨内固定

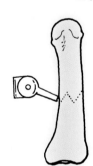
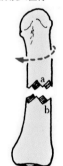
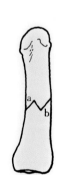

G. 锯齿状截骨

图 11-115　掌骨骨折畸形愈合截骨矫正术

1) 适应证：对前臂尺、桡骨畸形愈合和肱骨髁上骨折畸形愈合且全身情况良好，全身无禁忌证者，都应行手术矫正。

2) 麻醉与体位：臂丛神经阻滞麻醉。患者取仰卧位。

3) 手术步骤：

以尺骨上 1/3 骨折畸形愈合伴有桡骨小头脱位手术为例。

A. 术前准备：本症系 Monteggia 骨折治疗不当所致，因伤后时间和年龄不同，治疗方法有区别。在 1 年以内者，儿童和成人都采用显露骨折段，去骨痂，复位桡骨小头，整复骨折，内固定加植骨。对 1 年以上者，儿童采用桡骨小头脱位，环状韧带成形术，显露畸形段，斜形切断，矫正畸形，用坚固钢板固定，植骨；成人都采用桡骨小头切除，显露畸形段，斜形切断，矫正畸形，用坚固钢板固定，植骨。

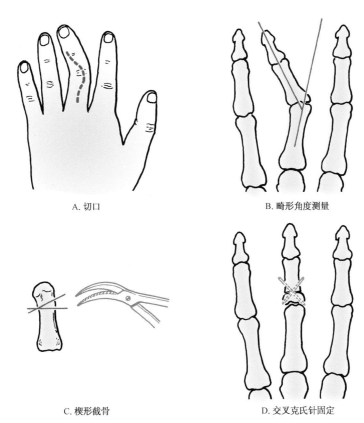

A. 切口　　　　　　　　　　　　　　　B. 畸形角度测量

C. 楔形截骨　　　　　　　　　　　　D. 交叉克氏针固定

图 11-116　指骨骨折畸形愈合截骨矫正术

11

B. 切口:做前臂背侧上段切口,自肘关节上方 3 cm,沿尺骨鹰嘴外侧斜向远侧,至尺骨中上 1/3 交界处(图 11-117A)。

C. 显露:沿切口切开皮肤及皮下组织,将皮瓣适当游离,并向两侧牵开,再沿切口方向,做筋膜切口。因需用前臂背侧深筋膜条做环状韧带重建术,所以尺骨背侧的深筋膜切口线需距离尺骨背侧缘 0.6~0.8 cm,以便取深筋膜条(图 11-117A)。沿上述切口线切开深筋膜,并备好深筋膜条。再显露出尺骨鹰嘴外侧缘、肘后肌、尺侧腕伸肌的尺侧腕屈肌等。再纵行切开尺骨背侧缘的骨膜,于骨膜下剥离其外侧缘,则肘后肌与尺侧腕伸肌被分开,并牵向桡侧,即可显出附着于尺骨上 1/3 处的旋后肌和肘关节囊(图 11-117B)。为了保护桡神经,应靠近尺骨(即旋后肌附着处)切断旋后肌,并将其与肘后肌、尺侧腕伸肌一起牵向桡侧,这时断裂的环状韧带亦被牵向桡侧。后于旋后肌深面切开骨膜,于桡骨近端骨膜下剥离,以免损伤桡神经深支。

D. 截骨、固定:显露尺骨畸形愈合处及脱位的桡骨头。清除肱桡关节内瘢痕组织,将成角畸形愈合的尺骨做基底向桡侧的楔形截骨,尺骨复位后用髓内针或钢板固定(图 11-117C),使其恢复正常形态。清除环状韧带瘢痕组织,将脱位的桡骨头牵引复位,屈肘 90°角,再用预制的深筋膜条重建环状韧带。逐层缝合,功能位石膏托固定(图 11-117D)。

4) 手术注意:

A. 该切口系 Boyd 切口,临床应用不多。仅适用于尺骨上端骨折合并桡骨头脱位,完成尺骨上端骨折和桡骨头脱位的复位、环状韧带成形或桡骨头切开的手术。手术中必须注意在切开尺骨背侧骨膜后,沿尺骨骨膜下剥离桡侧缘的肘后肌与尺侧腕伸肌,显露出旋后肌,并紧靠尺骨切断旋后肌;后将肘后肌和尺侧腕伸肌一同牵向桡侧,并于旋后肌深面切开桡骨近端的骨膜,做骨膜下剥离,这样可避免损伤桡神经深支。

B. 手术完成后在"C"臂 X 线机透视下,适当旋转前臂,观察桡骨小头是否复位、稳定。如不稳定,采用克氏针在肘关节功能位通过肱骨小头中点穿进桡骨小头到髓腔,2 周后拔除。

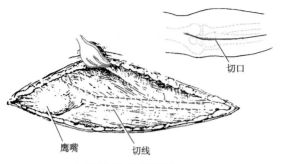

A. 皮肤切口与深筋膜切线

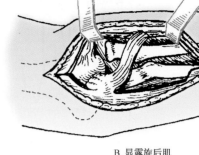

B. 显露旋后肌

11

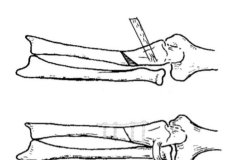

C. 尺骨楔形截骨与钢板固定

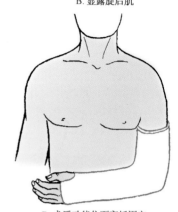

D. 术后功能位石膏托固定

图 11-117 尺骨骨折畸形愈合截骨矫正术

5）术后处理：

A. 观察切口有无出血和末梢循环。

B. 使用抗生素、抗凝和镇痛药物 4～5 d。

C. 术后 12～14 d 切口拆线，继续石膏固定。

D. 非固定关节和肌肉加强功能训练。

E. 2～3 个月后拆石膏，X 线摄片复查，植骨成功，加强康复训练。

（3）肱骨髁上骨折畸形愈合

肱骨髁上骨折发生肘内翻畸形为儿童病例常见畸形，一般发生率为 20%～40%，其次为尺偏畸型。尺偏畸型＞70%、肘内翻严重或内翻角＞15°者，即使是儿童，也不可能自行矫正畸形，必须手术治疗。

1）适应证：肱骨髁上骨折发生尺偏型可＞70%，肘内翻严重或内翻角＞15°者。

2）术前准备：对肱骨髁上骨折畸形愈合矫形术，功能往往不满意。可能与瘢痕的过度增生，或大量骨痂形成有关。因此，手术应在骨折完全愈合，关节伸、屈、旋转功能尚可情况下进行，除非肘内翻严重或功能严重不良。术前摄患侧肘关节伸直标准正位 X 线平片，测量出肘内翻畸形的角度。其法为沿肱骨干纵轴画一直线，另沿尺、桡骨骨干之间画一直线，此两线在肱骨髁上部相交处所形成的角度即为肘内翻角。截骨矫正此角度时需加上正常肘提携角，它一般为 10°角。必要时拍摄对侧正常肘关节 X 线片作为参考。在鹰嘴窝以上 1.5～2 cm 处划一与肱骨干垂直的横线，而后在该横线的尺侧起点做与内翻畸形角相等的底角，其底边在桡侧。此三角（楔）形即为矫正肘内翻应切除的骨块（图 11-118A）。必要时可用胶片制成需切除模形。

3）麻醉与体位：臂丛神经阻滞麻醉，仰卧位。

4）手术步骤：

A. 切口：臂后方正中做纵行切口，以肘关节尺骨鹰嘴为标志，自鹰嘴沿臂后方正中直线向上 10～12 cm。

B. 显露：沿切口切开皮肤、皮下组织和深筋膜，并将皮瓣适当向两侧游离，小心解剖。于肱三头肌内侧尺神经沟内解剖出尺神经，适当向下游离，用橡皮条将其牵向尺侧（图 11-118B）。

C. 截骨准备：再沿肱三头肌腱正中切口切开肱三头肌肌腱深达骨膜，用骨膜剥离器，将肱骨下段充分剥离,特别注意勿损伤内侧尺神经。将肱三头肌腱向两侧分开,显露出肱骨远端的后方。根据术前X线平片,在肱骨鹰嘴窝上2cm处,设计出截骨线和刻度,用窄骨刀刻出三角(楔)形骨块的轮廓,用骨钻沿刻出的三角轮廓钻一连串骨洞(图11-118C)。

D. 截骨:用骨刀将骨洞切成连线,切除预计的三角形骨块。注意不可横断肱骨膜,特别是尺侧骨膜。

E. 矫正肘内翻:术者一手握肱骨下段,另一手握着髁部和肘关节,使截骨端对合。如有内旋畸形,则应修正截骨面,以利矫正。为了使截骨上、下端稳定,可自内、外髁各斜行钻入1枚克氏针至截骨上段的尺侧和桡侧,以达到交叉固定(图11-118D),针尾用皮肤遮盖。另外,也可从截骨线上、下缘各拧入1枚螺丝钉,2枚螺丝钉与上下截骨线距5mm并平行,近端偏后,远端偏前,相距约3mm。(图11-118E)。

F. 固定:伸肘外展,使内侧骨皮质呈青枝型骨折,截骨面合拢,用"AO""Y"形钢板作可靠内固定

(图11-118F),拔除临时固定的克氏针或螺丝钉,屈肘90°角。冲洗伤口,止血,逐层缝合切口,用长臂管型石膏固定肘关节于90°角位。

5) 手术注意事项:①术前准备中要摄患侧肘关节伸直标准正位X线片,测量出肘内翻畸形的角度,决定矫正肘内翻应切除的骨块。必要时可用胶片制成需切除模形。②手术时先在尺神经沟内解剖出尺神经,并适当加以游离,用橡皮条牵引和盐水纱布保护,以免损伤。最后尺神经放回尺神经沟,并用脂肪覆盖,加以保护。如尺神经有张力,可将尺神经移位于肘关节前方,并用脂肪覆盖。③切骨前先用窄骨刀刻出三角(楔)形骨块的轮廓,用骨钻沿刻出的三角轮廓钻一连串骨洞,然后用骨刀将骨洞切成连线,切除预计的三角形骨块。注意不可横断肱骨膜,特别是尺侧骨膜。④矫正肘内翻的同时,如有内旋畸形,则应修正截骨面,同时给予矫正。⑤选择可靠内固定,有利骨愈合和早期功能练习。

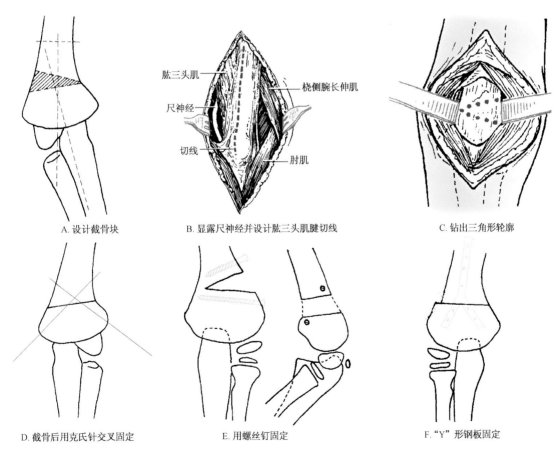

A. 设计截骨块 B. 显露尺神经并设计肱三头肌腱切线 C. 钻出三角形轮廓

肱三头肌
尺神经
切线
桡侧腕长伸肌
肘肌

D. 截骨后用克氏针交叉固定 E. 用螺丝钉固定 F. "Y"形钢板固定

图 11-118　肱骨髁上骨折畸形愈合截骨矫正术

6)术后处理：①观察切口有无渗、出血和末稍循环。②使用抗生素和镇痛药4～5 d。③术后12～14 d切口拆线，用"AO""Y"形钢板做可靠内固定，可去石膏固定。早期功能训练。④非固定关节和肌肉加强功能训练。⑤2个月后 X 线摄片复查，植骨成功，加强康复训练。

（侍　德）

11.3.3　关节僵直

手部关节的僵硬和强直是临床上的常见疾病，由于可严重影响手部功能，所以，必须引起手外科医师的高度重视。

造成手部关节僵直的原因很多。Curtis 将引起手部关节僵直的原发性因素归纳为以下几种类型：①水肿；②纤维化；③胶原纤维的变化；④解剖结构的改变；⑤局部及全身疾患。前三者实际侧重于病理状态，因为创伤、炎症及许多疾患均可引起关节内水肿、血肿，关节囊组织中充满纤维蛋白性渗出物，同时胶原纤维出现变化，此后产生关节粘连、纤维化与挛缩。因解剖结构的改变所致手部关节僵直分关节内和关节外原因。关节外原因如皮肤瘢痕挛缩、肌腱粘连；关节内原因主要是多种因素造成的关节面破坏，关节发生骨性连接或纤维性连接，或是侧副韧带、关节囊挛缩。引起手部关节僵直的局部及全身疾患有手部软组织损伤、骨折、关节扭伤、烧伤、化脓性感染及结核、类风湿关节炎等。关节外原因将在其他章节中叙述。

从临床治疗角度，因关节本身的原因造成手部关节僵直可分两大类，即骨性关节强直与纤维性关节僵直。

骨性关节强直主要是由于关节内骨折、感染、类风湿等其他疾患破坏了关节面，造成关节面不平、关节纤维性粘连，甚至骨质增生，两侧关节面产生骨性连接，致使患者出现关节疼痛、活动丧失或几乎丧失。对于关节骨性强直可选用关节融合术、关节成形术、人工关节置换术及关节移植术等方法治疗。纤维性关节僵直主要是由于侧副韧带挛缩、关节囊挛缩或粘连等原因所致。当手指关节长时间制动于伸直位，则会出现侧副韧带挛缩而使关节屈曲受限。当关节扭伤、关节内骨折或感染时，可造成关节囊的挛缩和粘连，引起关节运动障碍。如掌侧关节囊挛缩或背侧关节囊粘连，则使关节伸直受限，相反则使关节屈曲受限。至于关节囊是挛缩还是粘连，可通过以下方法加以鉴别，即被动活动关节时，屈伸到一定范围关节内有阻挡感则为粘连；而被动屈伸关节时，感觉到关节内似有一弹性组织逐渐被拉紧，使得活动受限，则关节囊挛缩的可能性较大。掌侧关节囊挛缩严重时，因关节囊掌侧纤维软骨肥厚、硬且无弹性，被动伸直关节时可有类似骨阻挡的感觉。纤维性关节僵直可选用侧副韧带切除术、关节囊松解术、掌侧副韧带延长术、关节囊切除术等方法治疗。

手部关节僵直的治疗目的是最大限度地恢复或改善手的功能。在较多的手术方法中，如选择得当，则可不同程度地改善或恢复手功能；选择不当，不仅不能获得满意结果，而且有可能加重手功能的障碍。

在设计手术方案时，除了应该明确是骨性关节强直还是纤维性关节僵直，还应明确关节是屈曲受限还是伸直受限，并对产生屈曲或伸直受限的原因有较全面的认识，这样才能选择最佳术式，制订出最好的治疗方案。例如，近侧指骨间关节屈曲受限的原因有：①指背皮肤瘢痕挛缩；②前臂伸肌挛缩或指伸肌腱粘连；③骨间肌挛缩或骨间肌腱粘连；④支持韧带与关节囊粘连；⑤关节囊，特别是侧副韧带挛缩；⑥掌板粘连；⑦手指屈肌腱粘连；⑧骨性结构异常。近侧指骨间关节伸直受限的原因有：①手指掌侧皮肤瘢痕挛缩；②同掌腱膜挛缩一样，手指浅腱膜挛缩；③前臂屈肌及指屈肌腱挛缩；④手指屈肌腱鞘挛缩；⑤掌板粘连挛缩；⑥Checkrein 韧带挛缩；⑦支持韧带与侧副韧带粘连；⑧侧副韧带于屈曲位粘连；⑨骨性结构异常。掌指关节屈曲受限的原因有：①手指指伸肌腱粘连或掌指关节部指伸肌腱腱帽粘连；②掌指关节背侧关节囊肥厚；③侧副韧带（索状部）挛缩；④手背皮肤瘢痕挛缩；⑤掌指关节内骨性结构异常。

本节将就关节本身原因所致骨性关节强直与纤维性关节僵直的手术方法做一简要介绍。

（1）手部关节僵直

1）适应证：

A. 手部关节骨性强直可选用术式：

a. 关节融合术：该式适用于各种原因造成的关节破坏；陈旧性关节脱位、关节内骨折后关节面不平；骨性关节炎、化脓性炎症等疾患所致两关节面骨性愈合；关节动力肌麻痹又无法修复的关节不稳；烧伤后关节极度屈曲非功能位畸形等。为了解除疼痛、矫正畸形、稳定关节、改善功能，可将上述有严重功能障碍的关节行功能位融合术。关节功能位融合术常用于手指近、远侧指骨间关节和拇指腕掌强直时,如掌指关节、指骨间关节功能尚好,也可考虑行功能位融合术。

b. 关节成形术:适用于掌指关节骨性强直,但屈、伸肌腱,骨间肌和皮肤筋膜正常者。

c. 人工关节置换术:适用于掌指关节、近侧指骨间关节骨性强直或陈旧性脱位,以及不能用软组织手术矫正的关节偏斜,但上述关节的动力腱尚正常者。国外开展该手术较早,多应用于类风湿关节炎,对矫正部分畸形和恢复部分关节活动功能有一定疗效,近期效果较好,但远期效果似不够满意。同时由于人工指骨间关节的制作材料为硅橡胶,其造型和材料老化等存在一定问题。近来,该手术开展已不多,因此,应该严格掌握适应证。

d. 关节移植术:适用于掌指关节、近侧指骨间关节内粉碎性骨折、陈旧性脱位、类风湿等原因所致关节骨性强直、严重关节挛缩畸形者。关节移植可分为半关节移植和全关节移植;供体可来源于身体或异体足趾关节,以及废弃的自体手部关节。自体关节移植较异体关节移植为好。以往传统的关节移植由于不携带血管、神经,使得移植关节因缺乏足够的血液供应和神经支配,可发生吸收、变性、关节软骨破坏、关节间隙狭窄,甚至关节囊坏死等变化。因此,传统的关节移植是近期效果较好,远期效果较差。随着显微外科的迅速发展,吻合血管、神经的足趾关节游离移植问世,克服了传统关节移植的缺点,扩大了传统关节移植的适应证。因为传统关节移植与人工指骨间关节移植一样,其前提是无皮肤瘢痕、无肌腱损伤、软组织条件必须良好才能适应手术。而吻合血管的游离关节移植可不受此限制,并且可以设计携带皮瓣、肌腱等组织的复合关节移植,达到一期修复的目的。该术式不仅近期效果良好,而且,根据笔者随访10年的资料,尚未出现Charcot关节病样的变化。

B. 手部关节纤维性僵直可选用术式:

a. 侧副韧带切除术:适用于掌指关节、近侧指骨间关节长时间固定于伸直位,或烧伤后手指皮肤瘢痕挛缩等原因造成侧副韧带挛缩、关节屈曲受限,但骨关节及关节动力腱尚正常者。该手术可使关节恢复屈曲达60°~70°,如配合正规的康复训练,屈曲角度可恢复更大。相比而言,该术式对掌指关节效果更为理想。有学者提出,由于指骨间关节周围只有屈、伸肌腱,侧方无骨间肌,术后会使关节侧向运动不稳,反而加重功能障碍,故指骨间关节侧副韧带挛缩不宜切除。但根据国外许多学者经验,手术时

只要注意保留支持韧带,可以克服侧向不稳的缺点,而且,术后效果也较满意。

b. 掌侧副韧带延长术:适用于近侧指骨间关节掌侧副韧带挛缩,而关节和动力腱正常者。

c. 关节囊切除术:适用于掌指关节囊严重挛缩,而骨关节正常、无指伸肌腱粘连、手内肌功能良好者。

2) 禁忌证:

A. 关节融合术仅适用于近、远侧指骨间关节,掌指关节因对手功能影响较大,原则上不做融合术,尤其当指骨间关节功能受限时,更不能做掌指关节融合术。但拇指的掌指关节如有必要时可行融合,因为对拇指功能影响较小。

B. 关节成形术不适用于指骨间关节,因为术后关节活动范围不够理想,仍有酸痛感觉。在行掌指关节成形术时,年龄<15岁的患者应禁忌采用,因为术中如损伤骨骺将造成永久性畸形;老年患者由于术后难以坚持锻炼,使效果不佳,也应禁忌。

C. 如掌指关节、近侧指骨间关节骨性强直,合并皮肤瘢痕挛缩,或有肌腱等其他软组织损伤时,禁忌选用人工关节置换术。

3) 麻醉与体位:臂丛神经阻滞麻醉。患者取仰卧位,患肢外展于手术侧台,止血带下手术。

4) 远侧指骨间关节融合术:

A. 切口:于指背远侧指骨间关节平面行"Y"形或"V"形切口,也可做"L"形或"S"形切口(图11-119A)。

B. 显露:切开皮肤后,横断指伸肌腱,并切开关节囊,显露关节面。

C. 截除关节面:用微型电锯按一定角度截除两关节面(图11-119B)。应掌握好截骨后远侧指骨间关节屈曲角度在20°~30°。

D. 固定:将两骨断面紧密接触,用交叉克氏针固定(图11-119C)。

E. 缝合:关节囊如过分松弛,可适当修剪或重叠缝合,用涤纶编织缝线缝合指伸肌腱,然后缝合皮肤。

F. 手术操作注意事项:①截除关节面时,必须按事先设计的截骨线,使其截除后关节面接触达到屈曲20°~30°;②截骨面对合要紧密,不留间隙,如克氏针固定后仍有间隙,则应填塞松质骨,加强融合效果。

G. 术后处理:用石膏托或支具固定8~10周,定期X线摄片。如X线片已示骨性愈合,即可去除固定。

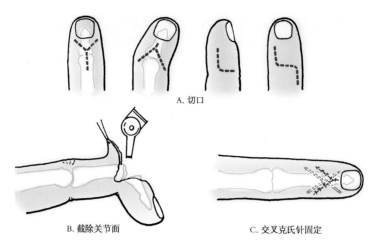

A. 切口

B. 截除关节面   C. 交叉克氏针固定

图 11-119 远侧指骨间关节融合术

11

5) 近侧指骨间关节融合术：

A. 切口：于近侧指骨间关节背面做纵行（图 11-120A）或"S"形切口。

B. 显露：切开皮肤，并向两侧略做游离。在关节间隙平面横断指伸肌腱中央束，如有必要，也可切断两侧的侧束，或不切断中央束，游离后向一侧拉开，但后者显露不够充分。继而横行切开关节囊，并向两端剥离，注意保护掌侧副韧带；被动屈曲关节，显露两侧关节面。

C. 截骨：用微型电锯或切骨刀按一定角度截除两端关节面（图 11-120B），使其对合后近侧指骨间关节呈屈曲 30°～45°位。为了使断端接触面更大，也可将两关节面截成凹凸"Λ"形（图 11-120C），或用咬骨钳分别将两关节面咬成圆形凹凸面（图 11-120D）。

D. 固定：用交叉克氏针固定（图 11-120E），或用张力带钢丝（Zuggürtung 法）固定（图 11-120F）。Moberg 法植骨加内固定，近来应用不多。

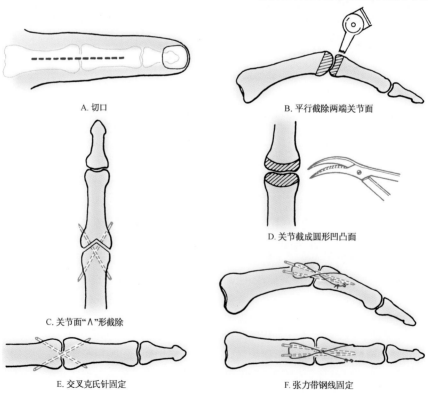

A. 切口   B. 平行截除两端关节面

D. 关节截成圆形凹凸面

C. 关节面"Λ"形截除

E. 交叉克氏针固定   F. 张力带钢线固定

图 11-120 近侧指骨间关节融合术

E. 缝合:将关节囊缝合,调整其张力,多余部分可剪除。缝合切断的中央束及侧束,最后缝合皮肤。

F. 手术操作注意事项:关节面不管截成哪种形状,均须保证近侧指骨间关节融合于屈曲30°～45°位。

G. 术后处理:石膏托或支具固定8～10周。张力带钢丝内固定者可不用外固定,待X线片显示已骨性愈合,即可去除固定。

6) 拇指掌指关节融合术:

A. 切口:于拇指掌指关节背侧做纵行切口(图11-121A),长4～5 cm。

B. 显露:切开皮肤、皮下组织,将皮瓣向两侧适当游离,于拇短展肌和伸肌腱扩张部外侧纵行切开关节囊,并切断两侧侧副韧带,被动屈曲关节,显露掌指关节两侧关节面。

C. 截骨:用微型电锯或咬骨钳切除两侧关节面(图11-121B)。切除时注意向掌侧做一斜面,使融合后的掌指关节呈屈曲25°～30°位。

D. 固定:用交叉克氏针固定(图11-121C),或用张力带钢丝法固定。

E. 缝合:将关节囊及伸肌腱扩张部缝合,然后缝合皮肤。

F. 手术操作注意事项:术中勿损伤拇长伸肌腱、拇短伸肌腱、拇长展肌腱、拇短展肌腱,以免影响各自功能。术前如有损伤,术中应同时修复。

G. 术后处理:石膏或支具固定6～8周。X线片显示骨性愈合即可去除固定。

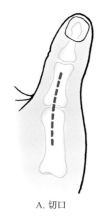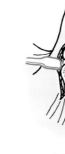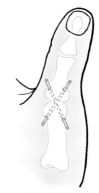

A.切口　　　　　　　B.截除两侧关节面　　　　　　　C.交叉克氏针固定

图 11-121　拇指掌指关节融合术

7) 拇指腕掌关节融合术:

A. Howard法拇指腕掌关节融合术:

a. 切口:自第1掌骨桡侧中远1/3交界处起,沿第1掌骨桡侧纵行切至腕掌关节,然后于大多角骨表面弯向内侧(图11-122A)。

b. 显露:沿切口切开皮肤、皮下组织和深筋膜,将拇长展肌腱、拇短伸肌腱拉向背侧,于拇短展肌与拇短屈肌外缘纵行切开。继而切开骨膜做骨膜下剥离,并切开关节囊,显露第1掌骨与大多角骨。

c. 截骨:用微型电锯或骨凿切除关节两侧关节面(图11-122B),由此形成的骨缺损间隙取髂骨块植入。

d. 固定:打入交叉克氏针(图11-122C),或用微型钢板固定。

e. 缝合:将关节囊与皮肤逐层缝合。

f. 手术操作注意事项:切除两侧关节面置入植骨块后,应使腕掌关节屈曲30°位,第1掌骨呈外展对掌位。

g. 术后处理:前臂管型石膏固定远端至拇指骨间关节,维持拇指于外展对掌位。固定时间一般为8～10周,骨性愈合后去除固定。

B. Leach和Bolfon法拇指腕掌关节融合术:

a. 切口:同Howard法。

b. 显露:同Howard法。

c. 制备骨槽:切除两侧关节软骨,并于第1掌骨及大多角骨背面用气钻或微型骨凿修成长方形骨槽。

d. 植骨与固定:取髂骨块,修剪成骨槽大小后植入骨槽内(图11-123)。关节间隙内填塞松质骨。如植骨块稳定,可不用内固定;如欠稳定,可将克氏针贯穿植骨块做内固定,针尾留在皮外,以利拔除。

e. 缝合:缝合关节囊及皮肤。

f. 手术操作注意事项:术中应防止损伤桡神经浅支、头静脉及桡动脉。植骨块应修剪合适,置入骨槽后无松动。

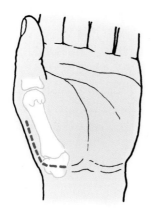

A. 切口

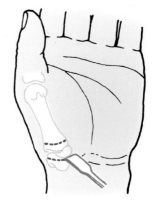

B. 切除两侧关节面

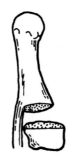

C. 截骨后植骨块填充间隙,交叉克氏针固定

图 11-122　Howard 法拇指腕掌关节融合术

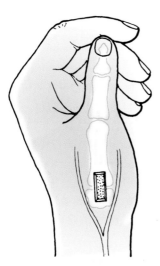

图 11-123　Leach 和 Bolfon 法拇指腕掌
关节融合术

g. 术后处理:前臂管型石膏固定 6～8 周。骨性愈合后拔除克氏针。

8) 其他指掌指关节成形术:

A. 切口:于掌指关节背面指伸肌腱桡侧做纵行切口(图 11-124A),长约为 4 cm,也可做弧形切口。

B. 显露:切开皮肤、皮下组织后,在骨间肌与指伸肌腱之间纵行切开筋膜,游离指伸肌腱和骨间肌,保存指伸肌腱在近节指骨底部背侧的附着点,然后切除关节囊和侧副韧带,显露僵直的关节。

C. 截骨成形:凿开骨性融合或纤维性连接的关节,近节指骨底部的关节软骨面尽量保留。用微型电锯或线锯截除掌骨头 1 cm 左右。截除后的掌骨远端修成楔形(图 11-124B)或圆锥形,并使其向掌侧倾斜。牵引状态下,关节应有 1.0～1.5 cm 的间隙。

D. 筋膜覆盖:取股阔筋膜表面的旁腱膜或股深筋膜,也可取肋软骨膜,将筋膜的光滑面朝外覆盖于掌骨残端,并用涤纶线做荷包缝合,将其固定于掌骨颈部。如指伸肌腱与掌骨粘连,则应将筋膜向掌骨近侧延长覆盖衬垫(图 11-124C),以防再粘连。然后于近节指骨或中节指骨内横行穿过 1.0 mm 克氏针,以备术后骨牵引,从而防止因软组织挛缩造成新成型的关节间隙再度变窄或发生骨性融合。

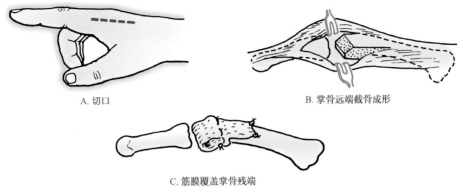

A. 切口　　　　　　　　B. 掌骨远端截骨成形

C. 筋膜覆盖掌骨残端

图 11-124　其他指掌指关节成形术

11

E.　缝合:止血、冲洗后缝合筋膜、伸肌腱扩张部。如有伸肌腱损伤,则需同时修复,最后缝合皮肤。

F.　手术操作注意事项:切除 1 cm 掌骨头是本手术的关键。成形后的关节间隙应有 1.0~1.5 cm,如间隙太小,则影响关节屈伸功能,太大会导致关节不稳。

G.　术后处理:前臂背侧石膏托将掌指关节固定于 90°位,并行指骨牵引。牵引重量不宜过大,牵引时间一般为 2~3 周,然后改用动力支具,并进行功能训练,一般训练需 2~3 个月。

9) 人工掌指、指骨间关节置换术:1968 年,

Swanson 首先将人工掌指关节移植用于治疗类风湿关节炎的患者,此后,也逐渐用于因外伤、关节退变等原因所致的关节畸形。最初的人工关节材料为硅橡胶(图 11-125A)。1968 年及 1971 年,Niebauer 对 Swanson 人工关节进行了设计上的改进,使用的材料为涤纶硅橡胶,关节为铰链型。随着人工假体材料研制的不断深入,后者演变为钛柄和超高分子聚乙烯柄的铰链关节(图 11-125B)。相对来说,人工掌指关节用得较多,人工指骨间关节用得极少,几乎不用。通过一段时间的临床应用,由于人工掌指、指骨间关节置换术存在设计、材料等诸多问题,目前,各国学者对其适应证掌握得很严,报道已很少。

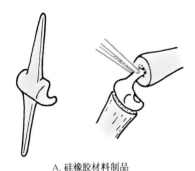

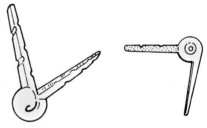

A. 硅橡胶材料制品　　　　　　　B. 钛柄、超高分子聚乙烯柄制品

图 11-125　人工掌指、指骨间关节制品

A.　人工掌指关节置换术:

a.　切口:于掌指关节背侧指伸肌腱桡侧做纵行切口(图 11-126A),长为 4~5 cm。

b.　显露:切开皮肤、皮下组织,将皮瓣略做游离。切开一侧指伸肌腱扩张部,可见关节囊。沿关节囊及掌骨远端分开指伸肌腱与骨间肌,保留伸肌腱在近节指骨底部的附着点。继而从掌骨头剥离关节囊,使其保留附着于近节指骨底部。切开掌骨远

端骨膜,做骨膜下剥离。

c.　截除关节面:用微型电锯或线锯切除两侧关节面(图 11-126B)。然后选用适当型号的髓腔扩大器扩大两侧髓腔,修成适合于容纳人工关节柄的形状。为了防止置换的人工关节旋转,髓腔一般扩成长方形(图 11-126C)。

d.　置入人工关节:选择与髓腔扩大器同样型号的人工掌指关节,使掌指关节和人工关节均处于屈

曲位,分别将人工关节柄插入髓腔后边牵引边伸直手指,同时将人工关节柄逐渐完全插入(图 11-126D)。被动屈、伸关节,应该是屈伸自如,置入的人工关节不滑脱。

e. 缝合:将保留于近节指骨的关节囊覆盖于人工关节表面,并与周围软组织缝合,但不应限制掌指关节充分屈伸。然后将游离的指伸肌腱复位,缝合伸肌腱扩张部及皮肤。

f. 手术操作注意事项:①术前应严格检查人工关节质量,如硅橡胶关节的体与柄存在裂隙时则不宜使用;②一般硅橡胶人工关节不用高压消毒,而用肥皂水刷洗、煮沸消毒;③髓腔扩大应与人工关节柄的型号一致,宁可略紧,不宜过分扩大,否则置入的人工关节容易松动,产生并发症。

g. 术后处理:Swanson 建议术后 3~4 d 开始进行功能锻炼,而且必须在医师指导下使用动力支具训练。国内学者较为保守,一般采用掌指关节伸直位石膏托固定 3 周,而后循序渐进地进行功能锻炼。

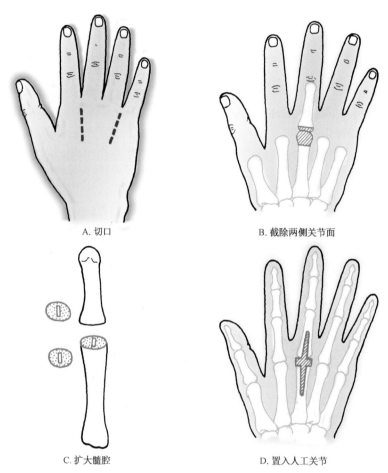

A. 切口　　　　　　　　　B. 截除两侧关节面

C. 扩大髓腔　　　　　　　　D. 置入人工关节

图 11-126　人工掌指关节置换术

B. 人工近侧指骨间关节置换术:人工指骨间关节置换术应用很少。个别情况下,中指、环指近侧指骨间关节可考虑进行人工关节置换。在这方面,渡边(1981)、Tsai(1982)、嘉阳(1983)均有报道,但他们指出,手术操作困难,骨固定困难,容易产生伸展受限,因而以不采用本术式为宜。示指、小指的近侧指骨间关节不应考虑人工关节置换术。

a. 切口:于近侧指骨间关节背面做纵行切口(图 11-127A),长 3~4 cm。

b. 显露:切开皮肤、皮下组织,将皮瓣向两侧游离。切开指伸肌腱中央束,向两侧拉开,然后切开关节囊,显露僵直的关节。

c. 切除关节:将关节囊剥离,凿开骨性融合的关节,并向两侧做骨膜下剥离,然后被动屈曲近侧指骨间关节,用微型电锯或线锯切除近节指骨远端1 cm及中节指骨近端关节面(图11-127B)。然后选用适当型号的髓腔扩大器分别扩大两侧髓腔。

d. 置入人工关节:选用与髓腔扩大器相同型号的人工指骨间关节,使近侧指骨间关节处于屈曲位。先将人工关节近侧柄插入近节指骨髓腔,然后屈曲人工关节,将远侧柄插入中节指骨髓腔,继而边牵引

边伸直手指,逐渐将人工关节柄完全插入(图11-127C)。检查关节活动度,应屈伸自如,无假体松动现象。

e. 缝合:缝合关节囊及伸肌腱中央束,最后缝合皮肤。

f. 手术操作注意事项与术后处理:均同人工掌指关节置换术。

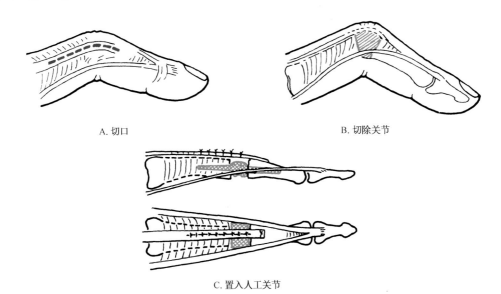

A. 切口

B. 切除关节

C. 置入人工关节

图11-127　人工近侧指骨间关节置换术

10) 关节移植术:参见11.3.4。

11) 侧副韧带切除术:

A. 掌指关节侧副韧带切除术:对于因侧副韧带挛缩所致关节纤维性僵直,可行侧副韧带切除术。该术式对掌指关节效果满意,而对近侧指骨间关节应慎用。

a. 切口:于手背掌指关节处做纵行切口(图11-128A),长为4～5 cm。

b. 显露:切开皮肤、皮下组织后,纵行切开指伸肌腱,并向两侧游离、牵开,即可显露关节囊及侧副韧带(图11-128B)。

c. 切除侧副韧带:用尖刀将挛缩的侧副韧带切断并切除,包括其起、止点。若侧副韧带切除完全,掌指关节应能屈曲至60°左右,否则提示有韧带残存,应再行切除。如被动屈曲手指,能松弛自如地伸、屈掌指关节,则已达目的。如屈曲时仍有弹性阻挡感,则提示关节腔内有粘连,可用探针或剥离器进行剥离,特别应分离掌骨头掌侧关节囊腔内的粘连(图11-128C)。进行该步骤后如仍不满意,需剥离

关节背侧的指伸肌腱,关节囊做骨膜下剥离,使背侧关节囊松弛。

d. 缝合:如关节囊打开,则需先缝合关节囊。用涤纶编织缝线缝合切开的指伸肌腱(图11-129D),最后缝合皮肤。

e. 手术操作注意事项:①一般不宜切除示指掌指关节桡侧与小指掌指关节尺侧侧副韧带,以保持上述关节的稳定性,并防止指伸肌腱半脱位。②术中应避免损伤掌侧副韧带。③若因骨间肌、蚓状肌麻痹而使掌指关节处于过伸位,可缩短掌侧副韧带,切除一块椭圆形纤维软骨板后再将其缝合。④若关节周围伸肌腱腱帽、骨间肌等动力结构缺如,而掌侧副韧带正常,术后可能会发生关节侧脱位和指伸肌腱脱位。因此,需修复腱帽或骨间肌。⑤剥离关节囊时尽量不要切开关节囊,以防掌指关节脱位。⑥一般单纯行侧副韧带切除,效果不太明显。

f. 术后处理:用石膏托制动掌指关节于屈曲90°、腕关节背伸20°位,维持固定3周。然后改用动力支具,进行功能锻炼。

B. 近侧指骨间关节侧副韧带切除术：

a. 切口：于指背近侧指骨间关节表面做"S"形切口（图 11-129A）。

b. 显露：切开皮肤、皮下组织，将皮瓣向两侧游离，显露位于侧副韧带表面的支持韧带。将支持韧带游离并向近端牵开，即可显露深层的侧副韧带。

c. 切除侧副韧带：牵开支持韧带后，用小尖刀切除一侧侧副韧带（图 11-129B）。同法切除另一侧侧副韧带。此时，应被动屈曲近侧指骨间关节，如屈曲仍不满意，则需用探针检查关节囊是否因病变长久而闭塞，或关节囊背侧的指伸肌腱是否有粘连。如骨间肌挛缩，则需将其延长。

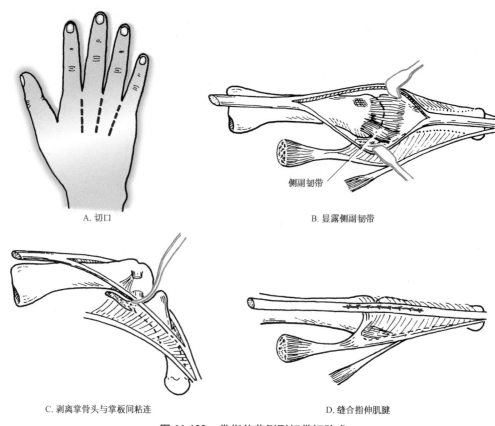

A. 切口

B. 显露侧副韧带

侧副韧带

C. 剥离掌骨头与掌板间粘连

D. 缝合指伸肌腱

图 11-128　掌指关节侧副韧带切除术

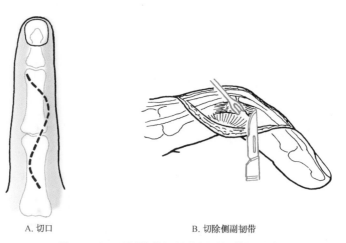

A. 切口

B. 切除侧副韧带

图 11-129　近侧指骨间关节侧副韧带切除术

d. 缝合:冲洗后缝合皮肤。

e. 手术操作注意事项:术中应避免损伤支持韧带,因为在近侧指骨间关节侧副韧带切除后,该韧带是稳定近侧指骨间关节的关键结构。

f. 术后处理:可用石膏托或支具固定近侧指骨间关节于屈曲位。也可用克氏针固定3周。3周后拔除克氏针,进行功能锻炼。有条件者可使用动力支具,早期开展训练,直至恢复术中被动屈伸角度为止。

12) 近侧指骨间关节掌侧副韧带延长术:

a. 切口:沿指骨间关节侧正中做纵行切口,长为2~3 cm。

b. 显露:切开皮肤、皮下组织及筋膜,将指神经血管束向掌侧牵开,可见指屈肌腱鞘。沿指骨切开腱鞘,将指屈肌腱鞘牵向掌侧,显露掌侧副韧带(图11-130A)。

c. 延长掌侧副韧带:于掌侧副韧带起点近端1 cm处切开骨膜,形成舌状,并沿韧带两侧边缘切断韧带,远端以刚过关节间隙为限;用骨膜剥离器剥离骨膜,但必须保持其与掌侧副韧带的连续性(图11-130B)。然后被动伸直近侧指骨间关节,如仍有阻力可再游离掌侧副韧带,直至关节被动伸直无阻力为止。在此位置将骨膜与附近软组织缝合数针。如此,掀起的骨膜即成为掌侧副韧带的一部分。

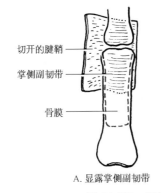

A. 显露掌侧副韧带

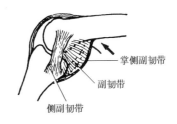

B. 剥离骨膜

图11-130 近侧指骨间关节掌侧副韧带延长术

d. 缝合:修复屈肌腱鞘,缝合皮下组织及皮肤。

e. 术后处理:石膏托或支具固定近侧指骨间关节于伸直位7~10 d,然后用动力支具进行功能锻炼。

13) 关节囊切除术:

a. 切口:于手背掌指关节表面做纵行切口(图11-131A),长4~5 cm。

b. 显露:切开皮肤、皮下组织,纵行切开指伸肌腱,并向两侧游离,牵开,显露掌指关节囊(图11-131B)。

c. 切除关节囊:如术中见背侧关节囊肥厚、挛缩,即可切除之(图11-131C),因为这往往是掌指关节屈曲受限的原因。此时,被动屈曲掌指关节,检查活动度是否满意。如不满意,则可行侧副韧带切除、掌骨头与掌板间粘连分离等步骤,直至掌指关节被动屈伸正常为止。

d. 缝合:止血、冲洗后缝合指伸肌腱,缝合线以较牢固为宜,可用2"0"、3"0"涤纶编织缝线,或4"0"钢丝缝合,然后缝合皮下组织和皮肤。

e. 手术操作注意事项:单纯行关节囊切除术效果不佳,往往与侧副韧带切除、粘连松解等术式同时进行,才能取得满意效果。

f. 术后处理:术后72 h内用弹力绷带将掌指关节固定于屈曲45°位。72 h后去除弹力绷带,使用动力支具4~6周,渐进功能锻炼。

(2) 肘关节僵直

肘关节是协调肩关节、前臂关节和腕关节活动的关节,由肱尺关节、肱桡关节和尺桡近侧关节3个关节组成,被肘关节囊包绕。关节囊在前、后分别附着于冠突窝上缘和鹰嘴窝上缘,两侧附着于内、外上髁下方和半月切迹的两侧,外侧还附着于环状韧带。肘关节的前、后关节囊薄弱,但分别由肱二头肌腱和肱三头肌腱加强。肘关节的韧带结构包括尺侧副韧带、桡侧副韧带、环状韧带及方形韧带,加强了关节的稳定性。

肘关节正常的屈伸范围是0°~145°,而100°的活动范围(30°~130°)即可满足绝大多数日常生活的需要,如果在此基础上活动范围再丢失50°,那么肘关节将丧失80%的功能。因此,如何预防和治疗肘关节僵直,使患者获得一个有良好活动范围、稳定有力且无痛的肘关节是临床医师追求的目标。

Sojbjerg JO 将肘关节僵直的病因归纳为关节内因素和关节外因素。关节内因素主要有创伤后关节炎、关节面不平整、关节脱位或半脱位、骨性关节炎的骨赘或游离体、肱二头肌腱或肱三头肌腱粘连、炎症性关节炎、增生性滑膜炎、慢性感染等。关节外因素主要有异位骨化、关节囊挛缩和肌腱挛缩、烧伤、患者依从性差、手术后、颅脑损伤等。

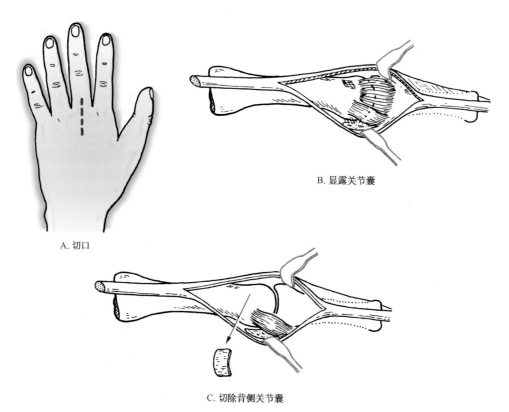

A. 切口

B. 显露关节囊

C. 切除背侧关节囊

图 11-131　掌指关节关节囊切除术

常用的肘关节僵直的分类系统有两种,即 Kay 分类系统和 Morrey 分类系统。Kay 基于阻碍肘部运动的结构将肘关节僵直分为 5 种类型:①软组织挛缩;②伴骨化的软组织挛缩;③伴软组织挛缩的非移位性关节内骨折;④伴软组织挛缩的移位性关节内骨折;⑤创伤后碎骨块。Morrey 在病因和解剖因素的基础上将肘关节僵直分为外在因素、内在因素及混合因素 3 个部分。外在因素,即关节外因素,包括:关节囊挛缩、侧副韧带挛缩、肌肉挛缩、异位骨化和关节外畸形愈合;内在因素,即关节内粘连、游离体、骨赘形成和关节面不平整;关节内的病理改变进展为关节外挛缩属于混合因素。

总体而言,肘关节僵硬又可分为创伤后肘关节僵硬和非创伤性肘关节僵硬两大类,而前者又占了绝大多数。本章将着重介绍创伤后肘关节僵硬的发病机制、临床评估及治疗方法。

肘关节僵硬通常发生在较严重的肘关节创伤后,但一些看起来并不严重的肘关节创伤同样会导致肘关节僵硬。

1) 病理:软组织(皮肤、关节囊、韧带、肌肉和肌腱)挛缩或者是骨性结构的破坏是造成创伤后肘关节僵硬的主要原因。有时即便在骨折复位良好的情况下仍然出现严重的肘关节僵硬,这说明软组织挛缩是造成肘关节僵直的主要原因。有研究表明,制动小鼠膝关节造成的挛缩主要发生在关节囊而非肌源性,在肘关节也可能同样如此。而对兔膝关节骨折后制动的模型中发现,后关节囊破裂会导致更严重、更顽固的僵硬。

挛缩关节囊的细胞基质和细胞外基质成分较正常关节囊有很大的变化。挛缩的关节囊更厚,胶原含量(Ⅰ型、Ⅲ型和Ⅴ型)也更高,胶原纤维排列无序,表现出更多的交联,蛋白多糖和水分减少,基质中金属蛋白酶(MMP-1,2,9,13,15)增加,组织中金属蛋白酶抑制剂减少。挛缩的关节囊中,成肌纤维细胞的绝对数量和比例均增高。

2) 发病机制:

A. 成肌纤维细胞的作用:成肌纤维细胞在创伤后肘关节僵硬的发病过程中起着重要的作用。成肌纤维细胞比正常的成纤维细胞更容易引起胶原收缩。Hildebrand等发现与对照组相比,需要行肘关节松解术的关节囊中成肌纤维细胞的实际数量和比例都有增加,而且前关节囊增加的幅度比后关节囊更大,这可以解释临床所见的肘关节僵硬患者更多的是肘关节伸直的丢失,而非屈曲的丢失。

成肌纤维细胞的数量与创伤后僵硬的肘关节活动范围成反比。间充质干细胞和成纤维细胞分化为成肌纤维细胞及成肌纤维细胞的活性被一套复杂的化学及力学信号所调控。

B. 雌性激素的作用:雌性激素可能通过作用于细胞外基质和成肌纤维细胞而影响关节松弛度和纤维化。女性通常具有更大的关节活动度,孕期妇女关节更加松弛。前交叉韧带上有雌激素、孕激素及松弛素受体,前交叉韧带松弛度的增加与月经周期的雌激素和孕激素峰值呈正相关。雌激素可减少胶原合成,而松弛素可降低胶原形成并增加金属蛋白酶的表达。通过小鼠膝关节僵直的动物模型可以发现,在2周的制动后,孕鼠膝关节僵硬有缓解的趋势。外伤可能会影响结缔组织对雌性激素的敏感性,如果没有损伤,怀孕会增加兔膝关节内侧副韧带的松弛度,如果有膝关节损伤,松弛度不会增加。无论是正常的还是病理组织的成肌纤维细胞上都有性激素受体,雌激素通过激活成肌纤维细胞上的雌激素β受体防止心脏纤维化的发生。在细胞培养皿中可以发现,松弛素能减少成肌纤维细胞的增生并下调α平滑肌肌动蛋白(α-SMA)的表达。运动系统损伤后,松弛素治疗可以增强肌肉再生,减少纤维化形成。

C. 力学因素的作用:成纤维细胞需要在力学上较硬的基质上才能分化为成肌纤维细胞,只有成纤维细胞生长在坚硬的胶原上转化生长因子β(TGF-β)才能上调α-SMA,胶原柔软则会抑制成肌纤维细胞的分化。

3) 基因易感性:损伤程度相近的肘关节损伤导

致的僵硬程度却不相同,这说明肘关节僵硬可能存在基因的易感性。Nesterenko等分析了116例创伤后肘关节僵硬的患者,发现其中有4例患者的损伤程度很轻,但都有严重的肘关节僵硬,而且经过多次手术和非手术治疗均无改善。动物实验也支持这种基因易感性。

理解了创伤后肘关节僵硬的分子发病机制,可以使分子靶向治疗成为可能,用于预防伤后关节僵硬的发生及僵硬关节松解术后的复发。了解了基因易感性,不但对探明分子发病机制有帮助,而且可以找出肘关节僵硬的易感人群,早期进行靶向治疗。

4) 分类:根据僵硬发生的时间可分为早期和晚期肘关节僵硬。伤后6个月内发生的肘关节僵硬为早期僵硬,这些患者的手术效果可能比晚期僵硬者更好一些。

按照受累的结构可将创伤后肘关节僵硬分为关节内因素、关节外因素和混合因素3类,这种分类能为治疗提供合理的依据。绝大多数肘关节僵硬都是混合性因素所造成。

5) 临床表现:了解肘关节僵硬患者准确的损伤机制及其后的治疗是很重要的。僵硬肘关节活动范围的检查必不可少,这包含主动和被动的屈、伸和旋前、旋后活动。典型的创伤后肘关节僵硬并无疼痛,屈伸过程中出现疼痛提示关节内因素是导致僵硬的原因,最大屈、伸肘关节时出现疼痛常提示肱骨远端与鹰嘴或冠状突有撞击,常常是骨赘所引起。对于此前接受过内固定手术的患者还需考虑感染的可能性,神经功能也必须进行检查。

6) 临床评估:对于创伤后肘关节僵硬,通常普通X线平片就能满足临床的需要。CT三维重建能精确定位游离体或是引起撞击的骨赘,有助于关节镜清理手术方案的制订。检查炎症指标(C反应蛋白和红细胞沉降率)有助于排除感染。麻醉下检查肘关节活动度有助于鉴别僵硬的病因,排除疼痛引起的僵硬。

7) 治疗:治疗方法包括非手术治疗(系列的支具调节、麻醉下检查、夹板等)与手术治疗。手术治疗包括开放或是关节镜下肘关节松解、间置式关节成形术、部分置换(桡骨头置换、肱骨小头表面置换)或全肘关节置换术。治疗方案的选择取决与僵硬出现的时间、患者的症状、患者的期望值、肘关节的功能水平及导致僵硬的原因。

伤后6个月内出现僵硬的宜采用支具或麻醉下

推拿的非手术治疗方法。

A. 支具：可以采用动力或静力渐进型支具改善肘关节活动度。动力型支具是一种可调的弹性支具，它能产生一个恒定的牵张力，其实质就是在一个恒定载荷下，随着时间的推移逐步增加活动范围。静力渐进型支具通常是使用患者可以很好耐受的最大载荷，随着组织被牵开，维持牵张状态所需的载荷逐渐减少，这时重新调节支具至新的最大载荷，由此达到增加活动度的目的。

无论是动力型还是静力型支具都有成功病例的报道，但缺乏两者的对比研究。静力渐进型支具使用时间相对较短，患者耐受性好，更易于接受。总体而言，支具的选择还是要取决于挛缩的程度、患者的耐受程度、患者的顺应性及畸形矫正的幅度。

B. 麻醉下检查：适用于早期僵硬的患者。麻醉下检查包括：评估被动活动范围；检查有无骨擦音；感觉关节面是否不规则；检查关节的稳定性及麻醉下推拿改善活动度。有骨擦感和关节面不规则提示关节内因素导致的僵硬。麻醉下推拿必须要有影像学证据表明骨折愈合后才能进行。

C. 手术治疗：手术的方法取决与挛缩的类型。关节外因素引起的僵硬可采用开放或是关节镜下松解术。严重的关节内改变导致的僵硬常需要关节置换术或间置式关节成形术。混合因素导致的僵硬可能需要联合使用上述两种术式。

a. 开放松解：一直是外源性僵硬标准的手术方法。手术入路有几种，根据不同的病因、解剖位置及手术目标而定。

Ⅰ. 经外侧松解术（手术入路参见 6.5.6）：该术式包含关节切开、关节囊松解和骨赘切除，可同时对前、后关节囊进行松解。切口的中心位于肱骨外上髁，将肱桡肌自肱骨上掀起、伸肌总腱的起点自外侧副韧带上掀起、肱肌自前关节囊上掀起，在肱桡关节处进入关节囊。切除外侧关节囊，切开内侧关节囊，松解关节内的粘连，去除骨赘。自肱骨远端和鹰嘴近端分别掀起肱三头肌和肘肌，进行后关节囊的松解和鹰嘴窝的清理。注意保护外侧副韧带，如果外侧副韧带也被松解，必须通过钻孔或是铆钉将其重新附着。外侧入路对关节最内侧部分的暴露不够充分。

Ⅱ. 经内侧松解术（手术入路参见 6.7.9）：沿着肱骨内上髁做切口，注意勿损伤尺神经，从屈肌群上掀起旋前圆肌，暴露并松解前关节囊，肱三头肌自肱

骨及鹰嘴上掀起，这样可以松解内侧副韧带后束及后关节囊并清理鹰嘴的骨赘。保留内侧副韧带前束，以维持肘关节的稳定性。内侧入路的局限性在于不能充分暴露关节的外侧部分。

Ⅲ. 经前方松解术（手术入路参见 6.5.1）：该术式最适用于屈曲挛缩的病例。切口呈枪刺刀样跨过肘部皮肤横纹，注意保护前臂内、外侧皮神经，肱动脉，正中神经，桡神经和肌皮神经。内侧，经屈肌起点和肱二头肌的间隙进入；外侧，经二头肌和肱桡肌间隙进入。肱肌由内向外自前关节囊上掀起，松解并切除关节囊。

Ⅳ. 经后方松解术（手术入路参见 6.5.2）：该术式最适用于伸展型挛缩的病例。后方入路便于内、外侧结构的广泛松解和三头肌腱舌状延长，可用于关节成形术。切口在后方正中，三头肌及肘肌自尺骨上牵开，伸展起点自前关节囊上掀起，松解前关节囊，游离尺神经并松解内侧副韧带后束。如果需要更广泛的显露，可从内、外侧将三头肌和肘肌自鹰嘴上剥离，手术步骤完成后再在鹰嘴上钻孔将三头肌重新附着。

其他松解方法还包括单纯的经内侧副韧带松解和鹰嘴截骨松解。总之，经外侧柱松解适用于绝大多数需行开放松解的病例，当内侧结构需要广泛松解或是尺神经必须减压时可选择后方入路，单纯内侧入路指征有限，前方入路主要用于单纯的前方异位骨化骨切除。

尺神经的处理：无论何种术式，充分了解尺神经的状态至关重要。如果有明显的屈曲受限或是术前就有尺神经症状，术中必须对尺神经进行减压，因为活动恢复后尺神经症状会进一步加重。

持续被动活动：关节僵硬分为 4 个阶段，即出血、水肿、肉芽形成及纤维化。前 2 个阶段很早就出现，在此阶段持续被动活动非常有效，一旦进入肉芽形成期，效果就很有限。

b. 关节镜下松解（术式步骤参见 3.3）：包含骨赘、异位骨等骨性结构的去除和关节囊的松解。由于距离神经、血管太近，肘关节僵硬的关节镜下松解具有一定的风险。尽管最复杂的肘关节僵直也能通过镜下松解来解决，但这项技术需要艰苦的学习曲线，常伴发严重的并发症。

据文献报道，无论是开放松解还是镜下松解，不论开放松解采取的何种术式，也不论术后采取的何种功能锻炼方式，术后肘关节活动范围均有改善。

其中开放松解的效果更确切、更持久。Sharama 和 Rymaszewski 回顾分析了 22 例开放松解的病例,在术后 1 年的随访中,肘关节的活动范围由术前的 55°恢复至 105°,而且在 7.8 年的随访中活动范围并无丢失。

c. 内源性僵硬的手术治疗:内源性僵硬常出现在年轻患者,功能需求高,因此手术治疗具有挑战性。治疗方法包括全肘关节置换、部分肘关节置换及间置式关节成形等。切除式关节成形和关节融合不能为患者所接受,应避免选择。

全肘关节置换或部分肘关节置换常因磨损和松动需行翻修手术,间置式关节成形提供了更好的选择。Larson 和 Morrey 使用新鲜冰冻异体跟腱作为嵌入材料,治疗了 45 例肘关节僵硬患者(包括创伤和炎症引起的),平均年龄为 39 岁。所有患者至少 50%滑车和肱骨小头关节面受累,平均随访时间 6 年,7 例需行翻修手术。其他病例肘关节屈伸范围自术前的 51°恢复至术后的 97°。Mayo 肘关节功能评分从术前的 41 分增加至术后 65 分,其中 13 例优良,14 例一般,7 例较差。患者的主观满意度很高,19 例认为有显著改善,12 例认为有一定程度的改善。

间置式关节成形失败的患者需行全肘关节置换,置换效果与因其他原因进行全肘关节置换的相当。Blaine 等报道了 12 例间置式关节成形后全肘关节置换的病例,行全肘关节置换时患者平均年龄 50 岁,从嵌入式关节成形至全肘关节置换平均 9.9 年,未发现术中或术后并发症,疼痛轻微,10 例结果满意。这一研究支持了间置式关节成形可以延缓全肘关节置换时间这一观点。

全肘关节置换术:Peden 和 Morrey 报道了 13 例全肘关节置换,10 例为创伤后肘关节僵硬,3 例为关节炎导致的僵硬。手术难度较大,平均手术时间 182 min,并发症发生率很高,包括假体位置不正、骨折、皮肤坏死、尺侧假体松动、皮肤裂开各 1 例,深部感染 3 例,异位骨化 5 例。尽管如此,术后肘关节平均活动范围为伸 37°、屈 118°。随访 10 年时,有 7 例结果优良。

当关节软骨的破坏仅限于肱骨小头-桡骨头关节时,可选择部分关节置换。这种术式对年轻人很有吸引力,因为它不但能保留骨量,而且可以避免全肘关节置换的并发症。

d. 肘关节不稳导致的僵硬:因为对肘关节不稳进行制动而导致的肘关节僵硬处理起来非常棘手。一种方法是不稳定和僵硬同时解决:切开复位,关节松解,韧带重建,术后在外固定支架保护下早期活动;另一种方法是分期手术,首先重建关节和侧副韧带,二期开放或镜下关节松解。

e. 肘关节置换术:

Ⅰ. 适应证:①明显影响患者日常生活的肘关节疼痛。典型的情况见于类风湿性关节炎和一些创伤性关节炎。②引起功能障碍的肘关节不稳。见于非常严重的肘部类风湿关节炎和由于肱骨远端不愈合或切除后的肘关节创伤性关节炎。③ 肘关节强直。可能见于类风湿关节炎、创伤后关节炎和其他感染引起的肘关节破坏。

Ⅱ. 体位:患者仰卧位,上肢用手术单包裹,置于胸前,以利自由移动。

Ⅲ. 麻醉:全身麻醉。

Ⅳ. 手术步骤:

i. 取肘关节背侧切口,切口起自鹰嘴近侧 7 cm 处,在鹰嘴和肱骨内上髁间向远端延伸 5 cm。

ii. 松解肱三头肌内侧面的皮下组织,在肱三头肌内侧找到尺神经,并向远端游离达肘管筋膜,切开此筋膜,进一步向远端分离,直至尺神经向尺侧腕屈肌发出的第 1 运动支。找到肌间隔并将其松解,远侧在屈肌、旋前肌筋膜表面,近侧在肱三头肌前方形成一皮下组织袋。

iii. 从尺骨嵴的内侧面剥离前臂筋膜和尺骨骨膜,从肱骨后方和后关节囊上剥离肱三头肌的内侧部分。肱三头肌借助于 Sharpey 纤维止于鹰嘴尖上,找出肱三头肌在鹰嘴上的止点并锐性分离之。将包括肱三头肌、前臂筋膜和尺骨骨膜的软组织瓣一起向外掀起。进一步掀起伸肘装置时,可见尺骨近端外侧面的肘肌,从其附着部开始剥离,以便完全显露肘关节的背面。从肱骨止点松解内、外侧副韧带,完全屈曲肘关节,显露肱骨远端和尺骨近端。术中注意保护尺神经。

iv. 为进一步显露肱骨,切除鹰嘴尖,外旋肱骨,完全屈曲肘关节,用咬骨钳去除肱骨滑车中部。找到肱骨髓腔,将导向柄插入髓腔后去除手柄,安装截骨模具,模具的水平部要定位于内外侧柱的后面,以保证旋转对位。

v. 用摆锯截除滑车,用一个小锉插入髓腔,要保证锉位于已完成截骨的肱骨中心,然后根据髓腔大小选择合适的假体。

vi. 彻底剥离尺骨近端,在冠突基底部进入尺骨髓腔,同样根据髓腔大小选择合适的假体。

vii. 从截下的滑车上准备一 2 cm×2 cm,厚 2～4 mm 的骨块备用。肱骨及尺骨髓腔准备完毕后,用脉冲盥洗系统冲洗、擦干肱、尺骨髓腔。将骨块置于肱骨远端前方,尺骨髓腔中注入骨水泥,安装尺骨假体(手术参见 19.1.1)提起骨块,置入肱骨假体,使骨块被假体翼包围,这样使两个假体靠近,形成关节。

viii. 逐层关闭切口,尤其要注意将尺神经移入皮下袋。放置引流。

V. 术后处理:上肢完全伸直位包扎,术后 2 d 内抬高患肢,第 3 天拔除引流管。然后允许患者在可以忍受的范围内活动肘关节。术后避免重复提 0.5～1 kg 的重物,也不要提超过 2.5 kg 的重物。有时,到术后 5 d 如果屈曲挛缩＞40°,可用 turnbuckle 夹板解决这一问题,这一夹板要用 8～12 周。

11.3.4 关节缺损——掌指、指骨间关节移植术

(1) 关节移植的发展史

临床上,各种外伤常可造成手部掌指或指骨间关节缺损。此外,对手指关节肿瘤行病段切除后也可残留手指关节缺损等问题。对于关节缺损,可以选用人工掌指、指骨间关节置换术,而更多采用的是自体掌指、指骨间关节移植术。

关节移植术可分异体关节移植与自体关节移植两种。早在 1908 年,Lexer 就用新鲜截肢后的足趾关节行异体全关及半关节移植修复手部掌指、指骨间关节缺损。此后,许多学者对异体关节移植进行了实验与临床研究。但观察结果表明,效果不如自体关节移植,故现在已很少使用。自体关节移植修复掌指、指骨间关节缺损,其供区主要为足部跖趾及趾骨间关节。该术式的发展经历了两个阶段,即传统的非吻合血管的游离跖趾、趾骨间关节移植与吻合血管的游离关节移植。

非吻合血管的自体游离足趾关节移植可追溯到 1913 年,Goebell 在动物实验的基础上,首次报道自体游离跖趾、趾骨间关节移植治疗创伤性手部掌指、指骨间关节强直,部分恢复了功能。此后,Herndon 与 Chase(1952、1954)、Entin(1962)、Endelyi(1963)等用犬作为观察对象进行了实验研究。Graham (1954)、Barsky(1958)、Entin(1960、1962)等则报道了临床应用情况,其中对于手部先天性畸形、拇指浮

游指的患者进行了自体小趾跖趾关节游离移植修复关节缺损的手术。对于因外伤造成破坏的拇指掌指关节和腕掌关节,采用了自体离断拇指的掌指关节及足部跖趾关节游离移植手术。但是,由于传统的游离足趾关节移植不携带营养血管,无神经支配,无论是动物实验资料还是临床随访结果,均显示移植关节早期就出现退行性改变,关节软骨面明显破坏,代之以增生的纤维结缔组织,出现关节间隙狭窄、半脱位等,最终关节活动度严重受限,疗效不佳。因此,目前临床上传统的非吻合血管游离足趾关节移植已很少应用。

随着显微外科的问世,自体游离足趾关节移植修复手部掌指、指骨间关节缺损的手术进入了第 2 相发展阶段。作为标志,Buncke(1967)首先报道为 1 位 19 岁的患者进行了吻合血管的示指掌指关节移植重建中指掌指关节的手术;2 年随访显示,其功能良好,未出现关节的吸收变性。关节移植发展史中该例吻合血管小关节移植手术的成功,引起了众多学者的注意,并相继开展了动物实验与临床研究。Haw 和 O'Brien(1976)用 8 只猴进行了吻合血管的跖趾关节移植的实验研究,4 例获得成功,4 例失败于猴子自伤。术后 X 线片检查显示,吻合血管与非吻合血管的游离关节移植相比,前者可有效地预防关节退行性改变,而且术后 18 周组织学检查提示吻合血管的移植关节结构正常。Buncke(1976)与渡边 (1978)所做的动物实验则侧重于观察移植关节局部血液循环重建过程。Hurwitz(1979)用 Sprague-Dawley 鼠做了大腿中部截断后吻合血管再植手术,通过血管造影、荧光显影等指标对关节进行观察,结果显示,关节活动范围正常,荧光显影成骨细胞保持活性,血管造影通畅。此后,Foucher(1980)、Buncke (1981)、渡边(1981)和 Wray(1981)均报道了吻合血管的游离跖趾、趾骨间关节移植重建手部掌指、指骨间关节功能的临床经验。1982 年,Tsai 则介绍了恒河猴吻合血管游离趾骨间关节移植随访 2 年的情况,移植关节屈曲功能正常,伸直活动范围减少 10°。组织学检查,9 例中 7 例有正常透明软骨、关节囊及囊下软骨。X 线片检查显示骨与关节正常。同年,Tsai 又报道了临床应用获得成功的情况。中国郭思覃等(1983)报道成功地完成了吻合血管的游离跖趾关节移植修复掌指关节手术;田奉宸等(1989)用于重建颞颌关节。刘璠等(1993)对原术式进行了改进,设计了吻合血管的游离趾骨间、跖趾关节复合组

织移植治疗示、中指近侧指骨间关节创伤性强直及拇指掌指关节外伤性缺损,获得了满意疗效。裴国献等(1995)报道了1组吻合血管的足趾关节移植重建手指关节的病例,11例中有3例为单一血管蒂携带2个关节移植,手术疗效满意。

(2)关节移植的应用解剖

1)掌指关节:由掌骨头和近节指骨底构成,近似于椭圆关节,一般可做屈、伸及内收、外展运动。根据全国抽样调查,中国人手部掌指关节最大屈曲角度,男性为100°~102°,女性为97°~102°,可以有过伸。其关节囊背侧薄,掌侧厚,两侧分别有桡侧副韧带及尺侧副韧带加强,副侧副韧带连接籽骨及掌板。掌板与籽骨,关节囊形成一个整体,紧密附着在近节指骨底的掌面。

2)跖趾关节:由跖骨头与近节趾骨底构成,也近似于椭圆关节,可做轻微的屈、伸、内收和外展运动,背伸角度大于跖屈角度。跖骨是小型长骨,成人的跖骨比掌骨长而宽。其关节囊及侧副韧带等结构与掌指关节相似。

3)指骨间关节:由近节指骨头和远节指骨底构成,属于典型的滑车关节。关节两侧有桡侧副韧带及尺侧副韧带加强关节囊。两侧副韧带及扩张部与掌侧纤维软骨板相连。滑车关节是单轴向关节,只能进行屈伸运动。中国人近侧指骨间关节最大屈曲角度,男性为103°~122°,女性为103°~123°;远侧指骨间关节最大屈曲角度,男性为103°~105°,女性为100°~104°。

4)趾骨间关节:由近侧趾骨滑车与远侧趾骨底组成,也是典型的滑车关节,只能做屈、伸运动。成人趾骨比指骨短,但正常成人从跖骨底到趾骨头的长度与掌骨底到指骨头的长度几乎相等。所以,足趾关节移植重建手指关节,能满足正常手指长度。趾骨间关节侧副韧带及关节囊等结构与指骨间关节相似。

5)跖趾关节的血供:主要来源于第1跖背动脉,少数发自趾足底总动脉。

郭思崐等解剖9只新鲜尸体足后发现,第2趾跖趾关节的血供均由第1跖背动脉关节支供给,到达关节囊后即成网状分支,其血供可分为3种类型。

A. I型:9只中有7只第1跖背动脉于跖骨中远1/3交界处(成人相当于跖趾关节近侧1.5cm处)发生关节支(图11-132A),第1跖背动脉行走于骨间肌浅层肌纤维中。有3例足背动脉的足底深动脉

发生一小分支至跖趾关节,与跖背动脉的关节支形成侧支循环。

B. II型:关节支在第1跖背动脉起始部发出(图11-132B)。此型只有1只。

C. III型:第1跖背动脉沿骨间肌深层行走,在靠近跖趾关节处发出(图11-132C)。同时,趾足底总动脉也发出一关节支,两侧关节支在跖趾关节部吻合交通。此型也仅有1只。

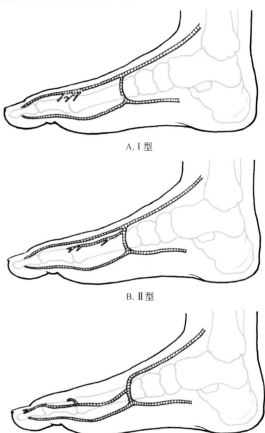

A. I型

B. II型

C. III型

图11-132 第2趾跖趾关节血供分型

第2跖趾关节周围有丰富的静脉网,汇入深、浅两组静脉,深静脉系统沿足底走向汇入足底外侧静脉、胫后静脉;浅静脉系统沿趾背静脉、足背静脉弓汇入大隐静脉内。

6)支配神经:足背大部分皮肤及趾背、关节背侧皮肤(踇趾、第2趾的相对面除外)由腓浅神经内、外侧支支配。踇趾、第2趾相对面皮肤由腓深神经内侧支支配。第2跖趾关节的神经分布主要来源于腓深神经终末支,该神经与足背动脉伴行,行走于第

1、2跖骨间皮下及背侧骨间肌筋膜的浅层,该神经有部分纤维分布至关节囊附近软组织内。腓深神经外侧支向外行于踇短伸肌深面,形成一个膨大的结节,发出分支至跗跖关节、跖趾关节及趾骨间关节。

(3) 吻合血管关节移植的优点

吻合血管的游离跖趾、趾骨间关节移植治疗手部掌指、指骨间关节缺损具有以下优点。

1) 符合解剖生理特点。因为手部掌指关节与跖趾关节、指骨间关节与足趾趾骨间关节无论在解剖结构还是在生理功能上均十分相似,所以足部关节是最理想的供区。

2) 无异物反应,不必考虑排斥反应问题。

3) 移植关节有良好的血供,供、受骨间的愈合类似一般的骨折愈合,而非爬行替代过程,且有正常的神经支配。随访结果未显示出关节早期退行性变化与 Charcot 关节病的表现,克服了传统非吻合血管游离关节移植的缺点。

4) 可携带肌腱、皮瓣等复合组织同时移植,一期修复手指掌指关节、近侧指骨间关节缺损合并肌腱、皮肤缺损,或掌指关节、近侧指骨间关节强直合并肌腱损伤、皮肤瘢痕。而这些情况的存在恰是人工掌指、指骨间关节置换术的禁忌证。

5) 供体关节中因含骨骺,故对儿童患指的生长发育影响较小。

6) 对供足功能影响较小。因为供体关节切取后残留创面经妥善处理后不影响足趾的外形、长度与负重功能。因此,吻合血管的游离跖趾、趾骨间关节移植修复掌指、指骨间关节缺损是目前较为理想的方法。

当然,由于手术相对复杂,难度大,技术要求高,血管吻合存在一定失败率,关节固定与术后康复锻炼处理不好会影响功能等问题的存在,认真掌握好手术适应证显得十分重要。

(4) 关节移植术

1) 适应证:①外伤性手部掌指关节、指骨间关节缺损,或合并肌腱、皮肤缺损者为最佳适应证。②先天性手指关节疾患,如先天性手指关节缺如、关节粘连、关节弯曲、短指畸形等。但对 Poland 综合征应慎重,Ellis 等报道的一组病例疗效不佳。③手指关节肿瘤行病段切除后关节缺损的重建术。④各种原因造成的创伤性掌指关节、指骨间关节强直。对这类患者采用本手术最多,如合并肌腱损伤、皮肤瘢痕挛缩则更为适应。⑤儿童的手指关节损伤。处

在生长发育期的儿童手指关节损伤往往伴有骺板损伤,治疗的重点不仅要恢复关节功能,还要恢复其正常或接近正常的生长发育能力。吻合血管的自体足趾关节游离移植由于带有骨骼及干骺端,能满足上述要求,在建立良好的血供后,可不影响手指的发育。伴有骨骼损伤的拇指掌指关节、指骨间关节为首选,其次为另外 4 个手指的掌指关节、近侧指骨间关节。⑥化脓性炎症所致指骨间关节强直。但需在炎症得到有效控制,病灶稳定后进行。⑦关节成形、关节融合、人工关节置换术失败者。

具体设计时,做全关节移植还是做半关节移植,可根据以下情况决定:①因外伤、肿瘤、先天性畸形所致的全关节缺损,应做全关节移植。②因创伤、炎症等原因造成的手指关节强直,其病变不仅累及关节面,而且累及关节囊及韧带者,可做包括韧带在内的全关节移植。③创伤等因素造成手指关节破坏伴神经、肌腱损伤和皮肤瘢痕挛缩者,可做含全关节、神经、肌腱、皮瓣等组织的复合组织移植。④对于相邻两个掌指关节损伤病例,可采用同一血管蒂双跖趾关节移植。方法有两种,即切取第 2 趾足底总动脉携带第 2、3 趾近侧指骨间关节移植,或以第 1 跖背动脉携带第 2 趾跖趾关节、趾足底固有动脉携带第 2 趾近侧指骨间关节,于近节趾骨中部截断,形成两组带血管的关节,供两个掌指关节修复。⑤对于各种原因造成的破坏仅局限于一个关节面,并未累及另一关节面及关节囊、韧带者,可采用半关节移植。⑥如手指关节病损伴有掌骨缺损时,可携带跖骨做半关节或全关节移植。

2) 禁忌证:①高龄、婴幼儿患者一般不考虑本术式;②供、受区血管严重受损,无良好血管可供吻合;③全身血管病变者;④远侧指骨间关节病变、缺损,一般不考虑本手术。

3) 麻醉与体位:连续硬膜外阻滞与臂丛神经阻滞麻醉。患者取仰卧位,患肢外展于手术侧台。

4) 受区手术步骤:①切口。如单纯做掌指关节移植,则于掌指关节背面伸肌腱桡侧做纵行切口(图 11-133A),长 4～5 cm。如做单纯近侧指骨间关节移植,则于近侧指骨间关节背面做弧形切口(图 11-133B)。如因关节损伤合并皮肤瘢痕挛缩、肌腱损伤者,则根据皮肤瘢痕形状做切口。另外,在鼻烟窝处略做"S"形切口(图 11-133C),用以解剖桡动脉、头静脉及桡神经腕背支。②显露。沿掌指关节设计切口切开皮肤、皮下组织,在骨间肌与

指伸肌腱之间纵行切开筋膜,沿关节囊及掌骨远段分开伸肌腱及骨间肌,保留指伸肌腱在近节指骨底部的附着点。然后于关节囊中部横断关节囊,被动屈曲掌指关节,检查关节面情况。若仅破坏一侧关节面,则行半关节移植,若两侧关节面均被破坏,则做全关节移植。在切开皮肤、皮下组织后,可纵行切开指伸肌腱,向两侧牵开后横断关节囊,其余步骤同掌指关节显露。③切除关节。沿掌骨头与近节指骨底部做骨膜下剥离。如做半关节移植时,保

留关节囊,用微型电锯或线锯切除病变侧关节面1.0～1.5 cm。如做全关节移植,则分别锯断两侧关节面各1.0～1.5 cm,切除全关节。如为陈旧性外伤性关节缺损,则应将两残端间的肉芽、纤维结缔组织去除,残端如有硬化骨则应切除,打通髓腔。④解剖血管、神经。沿鼻烟窝处切口切开皮肤、皮下组织,将皮瓣向两侧游离,仔细辨认桡神经浅支、头静脉,锐性解剖分离后牵开,显露桡动脉腕背支,并略做游离。

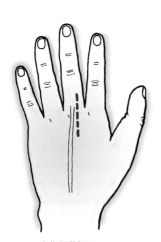

A. 掌指关节切口

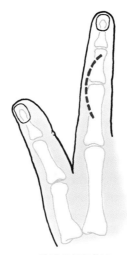

B. 近侧指骨间关节切口

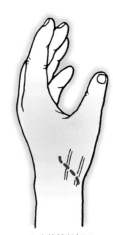

C. 血管神经切口

图 11-133　受区切口

5) 供区手术步骤:

A. 切口:以第 2 跖趾关节为例,沿第 1、2 跖骨间背侧做"S"形切口(图 11-134A),如切取第 2 趾近侧趾骨间关节,切口则弯向第 2 趾背。

B. 显露血管、神经:如何选用供区血管,可根据情况而定。具体如下:①如做跖趾关节移植,以足背动、静脉-第 1 跖背动、静脉系统为宜。②近侧趾骨间关节移植,营养血管的切取可因术者的经验而定,或以足背动、静脉-第 2 跖背动、静脉系统,或以趾足底总动、静脉,或采用趾足底固有动脉、趾背静脉。这些方法均各有利弊。足背动脉系统的血管口径粗,手术成功率高,但解剖相对复杂,创伤大,并易受第 1 跖背血管变异的影响;趾足底固有动脉系统具有创伤小、解剖恒定等优点,但血管吻合技术要求高,有一定的失败率。具体选择时应视病灶、血管解剖、术者经验与技术设备等因素综合而定。③含足趾关节、神经、肌腱、皮瓣等复合组织移植时,根据笔者经验,仍以足背动、静脉系统为营养血管蒂为佳。④做第 2、3 趾双

关节移植时,以第 2 趾足底总动脉携带第 2、3 趾跖趾关节(近侧趾)骨间关节;或以第 1 跖背动脉携带第 2 跖趾关节,趾足底固有动脉携带近侧趾骨间关节为宜。⑤有学者主张做单纯关节移植时,仅游离、吻合动脉,理由是关节体积小,软组织少,其血供可能是一种动脉潮汐样方式,并通过动脉-关节-髓腔-静脉的通道重建回流,术后 1 个月后即可通过供、受体逐步建立的侧支循环来完成。但这种解释是否正确尚有待证实。笔者认为,如有条件,仍应尽量争取吻合静脉以建立正常的血液循环途径。

C. 跖趾关节移植:以足背动、静脉-第 1 跖背动、静脉系统为例。切开皮肤、皮下组织后,将皮瓣向两侧游离,由远向近游离趾背静脉、足背静脉弓及大隐静脉(图 11-134B)。沿足背动脉走行解剖游离第 1 跖背动脉及腓深神经,结扎切断第 1 跖背动脉胫侧分支及至𝟐趾的分支,保留该动脉腓侧所有分支及第 2 趾胫侧跖底动脉(图 11-134C)。尽量保留关节周围软组织及所有血管、神经分支,切断两侧跖横

韧带。根据受区需要,在距跖趾关节远、近各 1.5～2.0 cm 处用线锯或微型电锯锯断跖骨与趾骨并游离之(图 11-134D)。此时,除足背动脉、大隐静脉、腓深神经外,第 2 跖趾关节游离已完毕(图 11-134E),

并可见关节周围、骨断面有渗血。如切取含肌腱、皮瓣等复合组织的关节移植,则根据设计,游离相应组织,但应注意保持肌腱、皮瓣与关节、营养血管、神经的连续性,切忌互相分离。

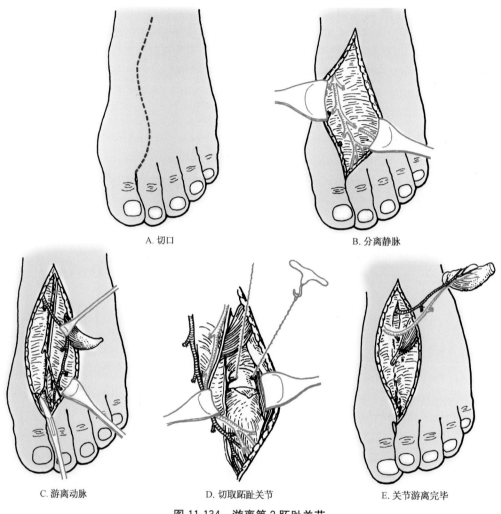

A. 切口　　　　　　　　　　B. 分离静脉

C. 游离动脉　　　　D. 切取跖趾关节　　　　E. 关节游离完毕

图 11-134　游离第 2 跖趾关节

如以趾足底固有动脉为蒂切取近侧趾骨间关节,则在趾背弧形切开皮肤、皮下组织后,解剖第 2 趾胫侧趾足底固有动脉至远侧趾骨间关节平面以远,保留所有关节支及骨骺支,结扎腓侧趾足底固有动脉的关节支与骨骺支,然后根据受区需要,切断近节、中节趾骨。根据笔者体会,近、中节趾骨的长度应尽量取长,因为趾骨的长度比指骨短,且长可修短,所以宁长勿短。

6) 关节固定:待受区准备就绪,检查供区关节血液循环良好后,切断血管神经蒂。如用跖趾关节

修复掌指关节,可将跖趾关节以长径为轴旋转 180°,两端修成阶梯状插入掌、指骨髓腔,并用克氏针固定(图 11-135A)。

趾骨间关节移植,两端也可修成阶梯状,用上述同样方法固定(图 11-135B)。或与受区掌骨、指骨做端-端对合,髓腔内可加用骨栓,然后用交叉克氏针固定(图 11-135C)。或用钢丝环扎,或用微型钢板固定。笔者认为,如有条件,应力争用张力带钢丝法固定,其优点是固定牢靠,不需外固定,术后可早期进行功能锻炼,最终获得满意疗效。

半关节移植时,一端修成阶梯状插入髓腔。克氏针固定后,需缝合关节囊(图 11-135D)。

7) 吻合血管、神经:待关节固定牢靠后,将供体血管、神经通过皮下隧道送到鼻烟窝处切口内,足背动脉与桡动脉腕背支、大隐静脉与头静脉、腓深神经与桡神经浅支分别吻合,并确认血管吻合通畅。然后置皮片引流,缝合皮肤。如做复合组织移植,则应分别缝合肌腱及皮瓣。

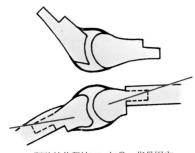

A.跖趾关节翻转180°与掌、指骨固定

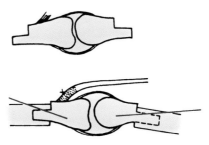

B.趾骨间关节移植作阶梯状固定

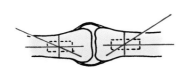

C.趾骨间关节端端对合固定

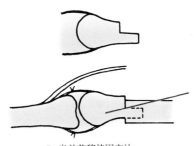

D.半关节移植固定法

图 11-135　移植关节的固定方法

8) 供区继发创面的处理:切取足趾关节移植后遗留的继发性缺损,可用切除的病废关节填充固定,或另取髂骨块植骨填充。如做含皮瓣及其他结构的复合关节移植时,继发皮肤缺损可用局部皮瓣转位加植皮方法修复。

9) 手术操作注意事项:①切取跖趾、趾骨间关节时,跖骨、趾骨尽量取长,然后根据受区需要进行修整。若太短,则又形成骨缺损,不得不采用其他方法补救,效果不佳。②移植关节固定要牢靠,否则靠外固定维持至骨愈合易形成关节纤维性僵直。③小儿做关节移植时,应注意克氏针不能损伤骨骺,钢丝不能从骨骺部穿过,以免骨骺受损后影响生长。

10) 术后处理:①同显微外科血管吻合术后处理,可酌情使用解痉、扩血管、抗凝药物,并抬高患肢,注意保暖。②如做含皮瓣的复合关节移植,术后可通过观察皮瓣的色泽、肤温、毛细血管充盈时间等指标判断吻合血管是否通畅,是否出现血管危象,并酌情处理。③如内固定可靠,术后应早期鼓励并指导患者进行功能锻炼。有条件者术后 3 d 可开始功能锻炼,并辅以弹力支具帮助渐进训练。如内固定不可靠,必须使用外固定时,固定时间<3 周,否则将产生继发性关节软组织挛缩畸形,影响屈伸功能。④定期 X 线摄片、复查,根据 X 线片骨性愈合情况及关节活动范围调整治疗方案,制订康复训练计划,并辅以理疗、职业疗法的训练。

11) 并发症:应重视足部供区继发性创面的处理,因为稍不注意,局部皮瓣可能发生坏死,骨质表面植皮则可能失败,由此带来创面迁延不愈,甚至可能不得不行截趾术来闭合创面。

只要严格掌握适应证,术中仔细操作,术后正规、有效地进行康复训练,掌指关节、指骨间关节功能可得到满意的恢复。但如术后固定时间过长,功能锻炼不够,则可能出现移植关节渐进屈曲挛缩,必要时需行侧副韧带切除、掌板粘连松解。

目前,该手术尚有两个问题有待进一步研究与观察。

第 1 个问题是跖趾关节移植重建掌指关节后屈曲角度不够。由于足部主要功能是负重,虽然跖趾关节也属椭圆关节,可做屈伸运动,但屈曲角度不大,过伸只可达 20°~30°。至于正常跖趾关节可屈曲多大角度,目前没有可靠资料。鉴于这个解剖特点,移植后的关节屈曲角度达不到手部掌指关节的屈曲角度及功能要求。虽然可将跖趾关节翻转180°,让其过伸代替屈曲功能,但做含皮瓣、肌腱等组织的复合关节移植时,跖趾关节的翻转将影响皮瓣、肌腱修复的方向,故不能采用。所以如何从根本上解决该问题,还有待进一步研究。

第2个问题是吻合血管、神经的关节移植长期疗效如何,特别是会不会产生类 Charcot 关节病,也有待长期随访观察。

尽管如此,吻合血管的游离跖趾、趾骨间关节移植仍不失为目前修复手部掌指关节、指骨间关节缺损,重建掌指关节、指骨间关节功能的较理想的方法。

(刘　璠)

主要参考文献

[1] 丁白海,裴国献. 手外科解剖与临床[M].济南:山东科学技术出版社,1993:111-125.

[2] 田光磊,王澍寰,胡溱,等. 腕三角纤维软骨先天性穿孔[J].中华外科杂志,1992,29:528.

[3] 曲智勇,程国良,郝铸仁. 实用手外科手术学[M]. 2版.北京:人民军医出版社,1994:118-135.

[4] 汤锦波. 桡骨远端骨折伴腕不稳定[J].中华外科杂志,1994,32:82.

[5] 汤锦波. 腕关节不稳定的诊断和治疗[J]. 中华手外科杂志,1997,13:147.

[6] 汤锦波,徐燕,侍德. 腕关节盘的解剖学研究及临床意义[J]. 中国临床解剖学杂志,2000,18:18.

[7] 徐永清,钟世镇,赵卫东,等. 部分腕关节韧带生物力学特性的研究[J].中华手外科杂志,2003,19:33.

[8] 侍德.矫形外科手术进路图解[M].2版.上海:上海科学技术出版社,1996:125-136.

[9] 陈靖,谭军,汤锦波. 腕关节极度过伸位时韧带长度变化的活体研究[J].中华创伤骨科杂志,2012,4:313.

[10] 潘骏,易先宏,苏嘉,等. Essex-Lopresti 损伤的生物力学研究[J].中华骨科杂志,2010,30:1202.

[11] 李恒超,杨明,付中国,等. 切开复位内固定术与桡骨头切除治疗桡骨头骨折的疗效比较[J]. 中华创伤杂志,2011,27:905.

[12] 李武,赵友明,陶正刚,等. 桡骨小头骨折与前臂骨间膜损伤的相关性研究[J].中华骨科杂志,2012,32:664.

[13] 李庭,蒋协远,张健,等. 成人尺骨近端向后孟氏损伤的诊断与治疗[J].中华外科杂志,2009,47:899.

[14] 荣国威,王承武. 骨折[M].北京:人民卫生出版社,2004:1,445.

[15] Baumeister S, Germann G, Dragu A, et al. Functional results after proximal row carpectomy (PRC) in patients with SNAC-/SLAC-wrist stage Ⅱ[J]. Handchir Mikrochir Plast Chir,2005,37:106.

[16] Bultmann C, Meier M, Krimmer H. Mid-term results after proximal row carpectomy and review of the literature[J]. Handchir Mikrochir Plast Chir,2005,37:113.

[17] Burton RI, Bealsleg RN, Littler JW. Anatomy of the hand[M]// Evarts CM. Surgery of the musculoskeletal system. Vol 1. New York:Churchill Livingston Inc,1983:21-38.

[18] Bowers WH. Instability of the distal radioulnar articulation[J]. Hand Clin,1991,7:311.

[19] Crenshaw A H. Campbell's operative orthopaedics[M]. 8th ed. St Louis:CV Mosby,1992:1249-1348.

[20] Geissler WB, Freeland AE, Savoie FH, et al. Intracarpal soft tissue lesions associated with an intra-articular fracture of the distal end of the radius[J]. J Bone Joint Surg,1996,78A:357.

[21] Crisco JJ, Heard WM, Rich RR, et al. The mechanical axes of the wrist are oriented obliquely to the anatomical axes[J]. J Bone Joint Surg,2011,93A:169.

[22] Forward DP, Lindau TR, Melsom DS. Intercarpal ligament injuries associated with fractures of the distal part of the radius[J]. J Bone Joint Surg,2007,89A:2334.

[23] Green DP, Hotchkiss RN, Pederson WC, et al. Green's operative hand surgery[M]. 5th ed. Philadelphia:Elsevier,2005.

[24] Kleinman WB. Stability of the distal radioulna joint:biomechanics, pathophysiology, physical diagnosis, and restoration of function what we have learned in 25 years[J]. J Hand Surg,2007,32A:1086.

[25] Kitay A, Wolfe SW. Scapholunate instability:current concepts in diagnosis and management[J]. J Hand Surg,2012,37A:2175.

[26] Linscheid RL, Dobyns JH, Beabout JW, et al. Traumatic instability of the wrist:diagnosis, classification and pathomechanics[J]. J Bone Joint Surg,1972,54A:1612.

[27] Markiewitz AD, Stern PJ. Current perspectives in the management of scaphoid nonunions[J]. Instr Course Lect,2005,54:99.

[28] Moojen TM, Snel JG, Ritt MJPF, et al. In vivo analysis of carpal kinematics and comparative review of the literature[J]. J Hand Surg,2003,28A:81.

[29] Mccarthy JG. Plastic surgery[M]. Vol 7. Philadelphia:Saunders,1990:4655-4670.

[30] Omokawa S, Fujitani R, Inada Y. Dorsal radiocarpal ligament capsulodesis for chronic dynamic lunotriquetral instability[J]. J Hand Surg, 2009,34A:237.

[31] Osterman AL. Arthroscopic debridement of triangular fibrocartilage complex tears[J]. Arthroscopy, 1990, 6:120.

[32] Palmar AK. Triangular fibrocartilage complex lesions: a classification[J]. J Hand Surg, 1988,13A:391.

[33] Palmar AK, Werner FW. The triaugular fihrocartilage complex of the wrist: anatomy and function[J]. J Hand Surg, 1981,6:153.

[34] Prommersberger KJ, Fernandez DL. Nonunion of distal radius fractures[J]. Clin Orthop, 2004,419:51.

[35] Rein S, Schikore H, Schneiders W, et al. Results of dorsal or volar plate fixation of AO type C3 distal radius fractures: a retrospective study[J]. J Hand Surg, 2007, 32A:954.

[36] Ring D, Prommersberger K, Jupiter JB. Combined dorsal and volar plate fixation of complex fractures of the distal part of the radius[J]. J Bone Joint Surg, 2005, 87A Suppl 1(Pt 2):195.

[37] Sachar K. Ulnar-sided wrist pain: evaluation and treatment of triangular fibrocartilage complex tears, ulnocarpal impaction syndrome, and lunotriquetral ligament tears[J]. J Hand Surg, 2012,37A:1489.

[38] Sammer DM, Rizzo M. Ulnar impaction[J]. Hand Clin, 2010, 26:549.

[39] Schnall SB, Kim BJ, Abramo A, et al. Fixation of distal radius fractures using a fragment-specific system[J]. Clin Orthop, 2006, 445:51.

[40] Sennwald GR, Fischer M, Benedtti R. X-ray analysis after repair of scaphoid non-union through a dorsal approach[J]. J Hand Surg, 1995, 20B:543.

[41] Shea K, Fernandez DL, Jupiter JB, et al. Corrective osteotomy for malunited, volarly displaced fractures of the distal end of the radius[J]. J Bone Joint Surg, 1997, 79:1816.

[42] Slade JF, Gutow AP, Geissler WB. Percutaneous internal fixation of scaphoid fractures via an arthroscopically assisted dorsal approach[J]. J Bone Joint Surg, 2002,84(suppl 2):21.

[43] Szabo RM. Distal radioulnar joint instability[J]. J Bone Joint Surg, 2006,88A: 884.

[44] Taleisnik J. Post-traumatic carpal instability[J]. Clin Orthop, 1980,149:73.

[45] Tang JB, Gu XK, Xu J, et al. In vivo length changes of carpal ligaments of the wrist during dart-throwing motion[J]. J Hand Surg, 2011, 36A:284.

[46] Tang JB, Xu J, Xie RG. Scaphoid and lunate movement in different ranges of carpal radioulnar deviation[J]. J Hand Surg, 2011,36A:25.

[47] Weiss A-PC. Scapholunate ligament reconstruction using a bone-retinaculum-bone autograft[J]. J Hand Surg, 1998,23A:205.

[48] Werther JR, Guelmi K, Mazodier F, et al. Use of the extensor retinaculum as a donor site for bone-ligament-bone grafts[J]. Surg Radiol Anat, 2001,23:295.

[49] Wolfe SW, Swigart CR, Grauer J, et al. Augmented external fixation of distal radius. J Hand Surg, 1998, 23:127.

[50] Viegas SF. Limited arthrodesis for scaphoid nonunion [J]. J Hand Surg, 1994,19A:127.

[51] Viegas SF, Dasilva MF. Surgical repair for scapholunate dissociation[J]. Tech Hand Up Extrem Surg, 2000,4:148.

[52] Zarkadas PC, Gropper PT, White NJ, et al. A survey of the surgical management of acute and chronic scapholunate instability [J]. J Hand Surg, 2004, 29A:848.

[53] Nicoloaidis SC, Hildreth DH, Lichtman DM. Acute injuries of the distal radioulnar joint[J]. Hand Clin, 2000, 16:449.

[54] Whitesides TE, Haney TC, Morimoto K, et al. Tissue pressure measurements as a determinant for the need of fasciotomy[J]. Clin Orthop, 1975, 113: 43.

[55] Matthews LS, Kaufer H, Garver DF, et al. The effect on supination-pronation of angular malalignment of fractures of both bones of the forearm[J]. J Bone Ioint Surg, 1982,64A:14.

[56] Tarr RR, Garfinkel AL, Sarmiento A. The effect of angular and rotational deformities of both bones of the forearm. An in vitro study[J]. J Bone Joint Surg, 1984, 66A:65.

[57] Hertel R, Pisan M, Lambert S, et al. Plate osteosynthesis of diaphyseal fractures of the radius and ulna[J]. Injury, 1996,27:545.

[58] Tepic S, Perren SM. The biomechanics of the PC-Fix internal fixator[J]. Injury, 1995, 26(suppl 2):5.

[59] Hertel R, Eijer H, Meisser A, et al. Biomechanical and biological considerations relating to the clinical use of the point contact-fixator-evaluation of the device handling test in the treatment of diaphyseal fratures of the radius and/or ulna[J]. Injury, 2001, 32(suppl 2): B10.

[60] Ruchelsman DE, Christoforou D, Jupiter JB. Fractures of the radial head and neck[J]. J Bone Joint Surg Am, 2013,95:469.

[61] Edwards SG, Weber JP, Baecher NB. Proximal forearm

fractures[J]. Orthop Clin North Am, 2013,44:67.

[62] Ring D. Monteggia fractures[J]. Orthop Clin North Am, 2013,44:59.

[63] Morrey BF, Askew LJ, Chao EY. A biomechanical study of normal functional elbow motion[J]. J Bone Joint Surg Am, 1981, 63(6):87-87.

[64] Sojbjerg JO. The stiff elbow[J]. Acta Orthop Scand, 1996,67(6):626-631.

[65] Jupiter JB, O'Driscoll SW, Cohen MS. The assessment and management of the stiff elbow[J]. Instr Course Lect, 2003,52:93-111.

[66] Morrey BF. Post-traumatic contracture of the elbow. Operative treatment, including distraction arthroplasty [J]. J Bone Joint Surg Am, 1990,72(4):601-618.

[67] Hildebrand KA, Zhang M, van Snellenberg W, et al. Myofibroblast numbers are elevated in human elbow capsule after trauma[J]. Clin Ortho Relat Res, 2004, 419:189-197.

[68] Nesterenko S, Sanchez-Sotelo J, Morrey BF. Refractory elbow arthrofibrosis. A report of four cases[J]. J Bone Joint Surg Am, 2009, 91(11):2693-2695.

[69] Charalambous CP, Morrey BF. Current concepts review: posttraumatic elbow stiffness[J]. J Bone Joint Surg Am, 2012,94:1428-1437.

[70] Sharama S, Rymaszewski LA. Open arthrolysis for post-traumatic stiffness of the elbow: results are durable over the medium term[J]. J Bone Joint Surg Br, 2007, 89(6):778-781.

[71] Larson AN, Morrey BF. Interposition arthroplasty with an Achilles tendon allograft as a salvage procedure for the elbow[J]. J Bone Joint Surg Am, 2008,90(12): 2714-2723.

[72] Blaine TA, Adams R, Morrey BF. Total elbow arthroplasty after interposition arthroplasty for elbow arthritis[J]. J Bone Joint Surg Am, 2005, 87 (2): 286-292.

[73] Peden JP, Morrey BF. Total elbow arthroplasty for the management of the ankylosed or fused elbow[J]. J Bone Joint Surg Br, 2008, 90(9):1198-1204.

11

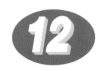 手部肌肉、筋膜挛缩和僵硬手

12.1 前臂筋膜间室综合征

12.1.1 病因与发病机制

前臂筋膜间室综合征是指桡、尺骨骨间膜、肌间隔和深筋膜所构成的筋膜间室内的肌肉、神经和血管受致病因素的影响,血供减少,最终导致功能紊乱,出现一系列的症状和体征。它是前臂和肘部骨折或软组织损伤后的一种严重并发症,若不及时予以处理,将严重影响其功能。

Volkmann(1881)首先报道了因绷带包扎过紧而发生麻痹性肌肉挛缩,继而出现神经损伤。他认为这是由于外力压迫作用使动脉供血不足所引起的,故而称此种肌肉挛缩为 Volkmann 前臂肌肉缺血挛缩。100多年来,对其发病原因及机制有过种种不同的意见。如 Littlewood(1900)认为,导致前臂屈肌挛缩有两种原因:①外固定过紧;②前臂筋膜下出血,肌肉肿胀后造成压迫性缺血。Jones(1922)总结经验后指出,内在和(或)外来压力是致病原因。Brooks(1922)认为,血流受阻首先发生在

静脉,而非动脉。Griffiths(1940)指出,组织缺血是因为动脉损伤后侧支循环发生反射性痉挛所致。Murphy 报道,筋膜间室内压过高是引起血运障碍的原因,做筋膜切开减压可防止肌肉缺血和挛缩的发生。Severin(1943)、Kaufman(1972)和 Reid(1973)先后报道了小腿肌肉、臀肌和手部骨间肌缺血挛缩,发现肢体上发病部位的共同解剖结构是筋膜间室,逐渐认识到它在发病中的重要作用。

总之,大量实验研究和临床观察证实,筋膜间室的存在是发生筋膜间室综合征的解剖结构基础,筋膜间室内压增高是发病的病理基础。这就基本揭示了本征的病因和病理生理变化过程,涉及血流动力学、体液平衡、微循环和组织代谢等诸多方面的问题,是一个极其复杂的过程。

本综合征的致病原因很多。Mubarak 将缺血性肌挛缩的缺血因素分为血管直接受损缺血和损伤后继发性缺血两类。

(1)血管性血运受阻

如肱动、静脉损伤和血栓形成;或肱骨髁上骨折时,手法复位不当或多次复位造成肱血管受压或血管受刺激而引发血管反射性痉挛。上肢断肢再植

时,除主要血管遭受损伤外,淋巴回流也受阻。

(2)非血管性血流受阻

多为局部因素。

1)筋膜间室容积缩小:①绷带、石膏,特别是小夹板包扎过紧,并发本征者多见,且多较严重。国内这类报道甚多。②肢体严重受压,如房屋倒塌、煤气中毒、服用过量安眠药物或酒醉,使肢体长时间被压于躯干下,使筋膜间室缩小,室内压增高。③筋膜间室闭合过紧,如筋膜有缺损时勉强缝合,使筋膜间室明显缩小。

2)筋膜间室内容物体积骤增:①筋膜间室内出血。如骨折后局部形成较大血肿,使肌肉体积骤然增大;有时虽无骨折,但有严重软组织损伤,肌肉内有不断渗血,使其体积增大,造成室内压不断增高。又如抗凝治疗时的肱动脉穿刺部位的血液外漏及凝血机制障碍者,引起前臂肌肉和神经缺血性损害,有较高的发生率。②毛细血管通透性增加。肌肉缺血性肿胀、过度锻炼、Ⅱ度和Ⅲ度灼伤、毒蛇咬伤、前臂严重软组织感染等,可使毛细血管通透性增加,从而使组织水肿,筋膜间室内压增高,同时使组织缺血;而缺血又加剧了组织水肿,形成了恶性循环。Matsen对其发病过程做了归纳,基本体现了本综合征的病理生理过程(图12-1)。

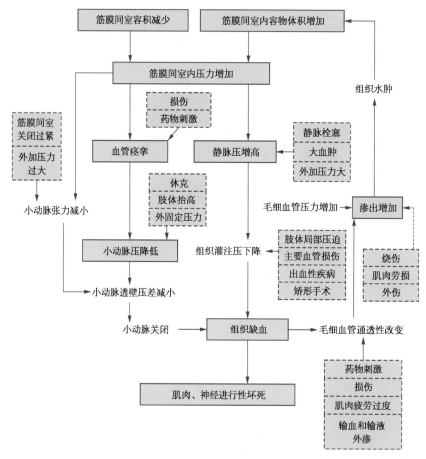

图 12-1 筋膜间室综合征的病理生理过程

注:虚线框内为影响因素

在缺血与水肿的恶性循环过程中,下列几点是发病的决定性因素:①血管和组织液之间的平衡失调。缺氧和损伤致毛细血管受损,以及组织代谢产物的毒性作用,使毛细血管渗透性增加,渗出增多,回流减少,从而产生组织水肿,筋膜间室内压增高,组织血供减少,继而加剧了毛细血管壁的损伤,使其通透性更进一步增加。这种恶性循环使筋膜间室内压越来越高。所以说毛细血管通透性增加是本综合征的基本病理过程之一。②筋膜间室内压增高到一定程度将使其内组织的血流量减少,甚至停滞。肌性小动脉具有一定的弹性和张力,一般维持在30～40 mmHg(4.0～5.3 kPa)。如降至20 mmHg(2.7 kPa),小动脉就会主动闭合,使血流停止。因而这一压力值被称为"临界闭合压"。这一压力值的改变是形成本综合征极其重要的原因。前臂的筋膜间室内压一般为9 mmHg(1.2 kPa),如升高至30 mmHg,小动脉即主动闭合,筋膜间室内血流量下降,甚至降至0,这是造成组织缺血的直接原因。临床上将筋膜间室内压增高至30 mmHg作为诊断本综合征的客观依据和进行手术切开减压的指征。休克患者血压下降,小动脉也随之降低,临界闭合压也下降,即使筋膜间室内压稍有增加,亦极易诱发本综合征。休克时筋膜间室内压升高到与舒张压相差10～20 mmHg(1.3～2.7 kPa)时,则有紧急筋膜切开减压的指征。

肌肉和神经依靠微循环和组织液不断地进行物质交换,以维持细胞内环境的稳定。损伤可刺激交感神经,使儿茶酚胺分泌增多,微动脉括约肌痉挛,从而使血流量减少。损伤后组织中释放出来的血管活性物质使毛细血管内皮受损,使其通透性增加,组织水肿加剧,最终发生微循环障碍,导致肌肉和神经失营养而变性坏死和功能障碍。

近年来,通过实验和临床研究观察发现,对缺血敏感的骨骼肌,在恢复血流后,不仅细胞功能没有得到恢复,反而会出现更为严重的损伤,即缺血后再灌注损伤。研究发现,这种现象与细胞的毒性代谢产物有关。肌肉缺血时细胞内ATP分解产生的次黄嘌呤增多。当血运恢复后,氧分子重新进入缺氧组织,在黄嘌呤氧化酶的作用下,氧与黄嘌呤反应,产生大量超氧化物阴离子自由基。后者是有高度活性的毒性物质,可使细胞膜脂质过氧化,造成细胞膜破裂,通透性增加;累及溶酶体膜时,会使其释放出多种水解酶,从而造成肌肉的更广泛损伤。

骨骼肌需要的血流量大,不耐受缺血,缺血2～4 h即出现功能障碍。若能及时恢复血供,则很少或不影响功能。缺血8～12 h,则会发生不可逆的功能障碍。如缺血不太严重,仅是整根肌纤维中某一节段或部分细胞受损,只要肌纤维管和基板保持完整,多核的肌细胞依靠残存的细胞核分裂,产生新的肌纤维。这种现象在缺血区的边缘最明显,中心区仅为部分再生。儿童的肌肉再生能力较青年和成年人

强。临床上常见到发病后数月肌肉功能有所恢复。有的学者主张挛缩发生后观察6～12个月,再视恢复情况设计手术方案。缺血坏死严重者,肌肉坏死后成果酱样物质,丧失再生能力,吸收后为纤维结缔组织所替代,表现为瘢痕挛缩。Seddon(1956)观察到缺血区的形态是与前臂长轴方向相一致的椭圆形区,并称之为椭圆形梗死区。此区中心与骨间前动脉一致,可能是该动脉紧贴骨间膜,易于受压之故。肌细胞缺血24 h后坏死最明显,所以切开减压术要争取在肌细胞变性坏死前施行。若超过此时限,即使进行手术,肌肉功能恢复的可能性也甚小。

神经病变主要是受压和缺血引起。轻者表现为神经失用,只是神经功能障碍而无解剖学上改变。实验证实,这是一种节段性脱髓鞘变,解除压迫后神经功能常可恢复,髓鞘可以再生,但很难恢复到正常厚度,其传导速度将减慢。如压迫严重,重度脱髓鞘变性也可引起轴索不完全损害。解除压迫后,可部分恢复功能。神经受瘢痕化肌肉的绞窄,血供严重受影响,其轴索变性,或神经束,甚至神经干大段瘢痕化。此损伤范围常与肌肉瘢痕化一致。坏死肌肉再生,神经血供改善,神经功能也会有一定程度的恢复。若能及早减压或松解神经,改善神经的微循环,则有利于其功能的恢复。正中神经位于缺血严重区,而尺神经离此较远,所以正中神经损害重而尺神经损害轻,但重症者两者均可受累。

12.1.2 诊断

若能在发病早期做出诊断,及时给予治疗,就有可能中止濒临缺血或已缺血肌肉的病程发展,从而减轻伤残,或有可能完全恢复其功能。

(1)急性筋膜间室综合征

包括:①疼痛是本征的常见症状和重要主诉,也是最早的发病信号,缺血早期即出现。疼痛深在、广泛而剧烈,呈进行性,甚至用止痛剂也无法缓解。②受累神经分布区感觉异常。这也是本征早期的重要表现之一。常为过敏、感觉减退或消失,其中两点辨别觉消失最早。③手指被动牵伸痛。因肌肉缺血挛缩,手指呈半屈曲位,被动伸直手指则引起剧痛。上述3点是早期诊断本征的最重要症状和体征。此外,受累筋膜间室肿胀、压痛、质硬,肢体苍白或发绀,桡动脉搏动消失或减弱,可作为参考。

筋膜间室压力测定是诊断本征的客观标准,也是筋膜切开减压术的依据。如筋膜间室内压超过

30 mmHg,诊断即成立;或是筋膜间室内压到达患者舒张压以下 10～20 mmHg 时,表示组织已濒临缺血。测压方法很多,各有优缺点。其中 Whiteside (1975)针头血压计测定法安全方便,不需特殊设备,基层医疗单位都可施行,常被临床采用;作为一种监护手段,对可疑病例反复检测,观察病情发展,以决定治疗方案。国产微型传感液压测定仪(YH-IB 型)由针头、液压传感仪和记录仪组成,可持续测压,作为一种监护手段。

近年来,一些无创的测压方法正成为实验室研究的热点。Forget 等利用止血带技术在人体上模拟可逆性的骨筋膜室综合征模型,并应用体内光学分析谱技术对缺血肢体局部的氧饱和度进行测定。他们发现此项技术与传统的测压方式相比同样可以很准确地早期诊断筋膜间室综合征,并且具有无创的特点。Rominger 等阐述了磁共振在受累的筋膜间室中的表现——组织水肿,T1 加权像失去正常的肌肉信号,T2 加权像信号增高,增强以后可以显示出片状增强的高信号。他们通过随访发现,减压后的筋膜间室在磁共振信号中表现出不同程度的纤维化、囊性变或脂肪变,这从另一方面证实若筋膜间室内的压力持续增高,间室内的组织将面临缺血、水肿最终纤维瘢痕化的结局。Katz 等利用红外图像技术测量 164 位急性创伤患者的大腿和足部温差,结果发现被诊断为急性筋膜间室综合征患者的大腿和足部温差显著高于未被诊断者,这项技术将来可能作为急性筋膜间室综合征的辅助诊断工具。其他一些技术,如超声、功能性磁共振、镭射多普勒、近红外线光学分析谱等,多应用于慢性筋膜间室综合征的诊断。

(2) 已形成的筋膜间室综合征

晚期病例患肢功能部分或完全丧失,诊断较易。

掌侧筋膜间室综合征的典型畸形是腕及指骨间关节屈曲畸形,被动活动也不能伸直,但腕掌屈时指可被动伸直。轻、中度挛缩者,手部各关节尚有部分伸、屈活动;重症者,腕及指骨间关节极度屈曲,掌指关节过伸,只有掌指关节轻微的过伸活动,甚至手功能完全丧失。患者前臂旋前,肌肉萎缩,肌腹质硬。

背侧筋膜间室综合征的典型畸形是前臂旋后,腕背伸,掌指关节过伸,指骨间关节半屈曲,拇指略呈外旋。

掌、背侧筋膜间室综合征可同时存在,兼有两间室肌肉挛缩的特征,畸形严重。

前臂肌肉缺血挛缩可同时合并手内在肌麻痹和挛缩,其畸形表现更为复杂。

轻、中度挛缩者以正中神经损害表现为主,尺神经损害较轻;重症者,正中神经和尺神经可同时受累。

12.1.3 手术治疗

(1) 概述

前臂筋膜间室综合征的正确处理应该是根据不同的病程和病理变化,采用不同的治疗方法。由于肌肉、神经的缺血、变性、坏死和再生是一个渐变过程,缺血的程度和范围不同,演变过程也不完全一样,个体间也存在差异。总的说来是从急性、亚急性演变成慢性的过程,即急性期、亚急性期(早期)和晚期。因而把握病理演变的全过程,采取相应的治疗措施是极其重要的。

1) 急性期(发病 24～48 h):以筋膜切开减压为主,解除筋膜间室内高压。如能在发病后 6～8 h 内恢复血运,则预后良好;若超过此时限,将发生不可逆变化,故应作为一种急诊手术。手术仅需彻底切开深筋膜,因肌肉正处于变性过程中,不宜做复杂操作,否则会促使病变发展,使可逆变化成为不可逆改变。如患肢有血运障碍,应在切开筋膜的同时探查血管,并采取相应治疗措施。

Sheridan(1976)报道 44 例切开减压术结果,发病 12 h 内手术者,68% 的肢体恢复了正常功能;>12 h 手术者,仅 8% 的肢体恢复了正常功能,其中 92% 遗有不同程度的功能障碍,术后并发症也远高于前者。临床实践充分证明,切开减压术可防止肌肉、神经的变性坏死,不使其产生永久性损害,是减低伤残率和术后并发症的唯一可靠方法。只要具备手术指征,越早手术越好,切不可采取等待观望态度。

2) 亚急性期或早期(发病数周至 3～6 个月):所谓早期是指对 Seddon 提出的发病后 6～12 个月的晚期而言。此期是否应对神经、肌肉减压,或早期做坏死肌肉切除,尚存在不同意见。发病数周内(1～3 个月),肌肉变性、坏死和再生的界限不清,早期切除坏死肌肉,可能有将坏死肌肉和有再生能力的肌肉同时切除的危险。另外,手术本身有碍侧支循环的建立,从而不利于肌肉的再生。故在亚急性期的早期,仍应以神经、肌肉的减压为主,以改善肌肉、神经的血供,以利其再生。随着病程的演变,变性坏死的肌肉逐渐为纤维化瘢痕组织所替代,神经受到瘢痕的压迫和绞窄,此时重点应做神经松解。有报道称,6个月内做神经松解者其临床疗效明显优于6个月后松解者。Eichler(1967)主张在急性期和晚期之间的早期(3～6个月)做坏死肌肉切除和神经、肌肉减压手术,收到了较好的效果。津下健哉主张,对于轻、中等程度病例,神经麻痹程度不太严重者,可用运动支具消除挛缩,无需急于做手术。对于重症病例麻痹明显者,手术过晚,有可能使神经急剧向完全变性坏死方向发展,故应积极切除坏死肌肉,改善神经血运,力求使感觉和内在肌功能恢复。

3)晚期(发病6～12个月):此期以功能重建为主,切除坏死纤维化组织,同时松解神经,然后根据动力肌腱情况进行肌腱移位。

(2)筋膜间室切开减压术

1)前臂筋膜间室解剖要点:前臂深筋膜向深部发出肌间隔,介于前臂屈、伸肌群之间,分别附着于桡、尺骨骨膜。两侧肌间隔连同桡、尺骨和骨间膜共同构成掌侧和背侧骨筋膜间室(图12-2)。前者包裹旋前和屈肌群,后者包裹旋后和伸肌群。掌侧筋膜间室在肘窝部得到肱二头肌腱膜的加强,形成斜方形筋膜板块,覆盖在肱动脉和正中神经上。此处为Volkmann缺血挛缩的好发部位。旋前肌群和屈肌群分浅、中、深3层排列。桡、尺和骨间掌侧动脉,正中、尺和桡神经浅支在此间室内通过。背侧筋膜间室得到肱三头肌腱膜加强,形成其后壁;前壁为骨间膜;两侧为桡、尺骨。旋后及伸肌群分浅、深两层排列。骨间背侧血管和神经在此室内通过。

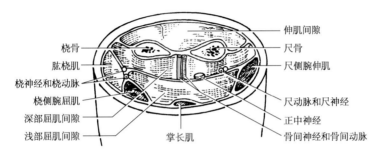

图12-2　前臂筋膜间室模式图

2)适应证:①具有典型早期症状和体征,发病24 h内;②筋膜间室内压＞30 mmHg或室内压升高至低于舒张压20 mmHg;③室内压达10～20 mmHg时,组织已濒临缺血。Mastsen认为,虽未确诊而有怀疑本征存在者,也应做预防性筋膜切开,因延误早期切开,将给患者带来终身残疾。

麻醉与体位:臂丛神经阻滞麻醉或全身麻醉。患者取仰卧位,患肢外展置于手术台上。掌侧筋膜切开减压时,前臂放在旋后位;背侧筋膜切开减压时,前臂放在旋前位。不用止血带。

3)手术步骤:以前臂掌、背侧筋膜切开减压术为例。

4)切口:从肱二头肌腱内侧起横跨肘窝,经前臂掌侧正中,至肌腱肌腹连接部做长"S"形切口,必要时还可延长,成前臂全长切口(图12-3A)。Gelberman等通过尸体解剖学研究发现,应用前臂偏尺侧切口同样可以达到前臂筋膜间室彻底减压的目的(图12-3B)。切开皮下组织达深筋膜,在桡侧腕屈肌和肱桡肌之间进入,全长切开深筋膜。最好切

断旋前圆肌,以防术后瘢痕挛缩压迫正中神经。手术深达指深屈肌和拇长屈肌肌腹全程(图12-4)。

5)对肱动、静脉和正中神经的处理:术前有明显的神经和循环障碍,桡动脉搏动缺如或经筋膜切开未见肌肉血液灌注改善等情况,都要怀疑肱动、静脉有损伤的可能,必须做血管探查。切开肱二头肌腱膜和肘部深筋膜,清除血肿,暴露肱动脉,观察其搏动及血流情况。如有血管痉挛,可先用1%利多卡因湿敷;如无效,可用其做局部浸润;如仍不能解除痉挛,则改用0.9%氯化钠溶液或稀释的罂粟碱溶液在血管痉挛处近侧注入,做加压扩张。有人认为,肱动脉及其分支痉挛与血管壁的交感神经有关,剥离血管外膜有可能消除其痉挛。若有血管内膜损伤、血栓形成,或血管刺伤、捻挫或断裂,可根据不同情况做血栓取出、血管吻合或血管移植,以重建血运。探查肱血的管同时,应暴露正中神经,如有因骨折端刺伤产生部分或完全断裂,则应予修复。

6)对肱骨髁上骨折的处理:靠近肱二头肌肌腱处切断肱二头肌腱膜,将肱二头肌腱牵向桡侧。注

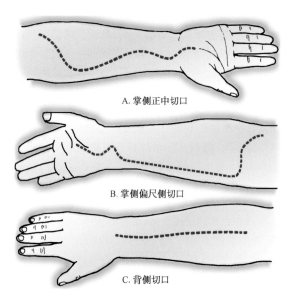

A. 掌侧正中切口

B. 掌侧偏尺侧切口

C. 背侧切口

图 12-3　前臂掌、背侧筋膜切开减压术切口

摘自：Gelberman R，Zakaib GS，Mubarak SJ，et al. Decompression of forearm compartment syndromes. Clin Orthop Rel Research，1978，134：225-229.

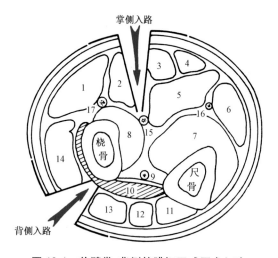

掌侧入路

背侧入路

图 12-4　前臂掌、背侧筋膜切开减压术入路

1. 肱桡肌；2. 旋前圆肌；3. 桡侧腕屈肌；4. 掌长肌；5. 指浅屈肌；6. 尺侧腕屈肌；7. 指深屈肌；8. 拇长屈肌；9. 骨间掌侧神经；10. 旋后肌；11. 尺侧腕伸肌；12. 小指伸肌；13. 桡侧腕伸肌；14. 桡侧腕长、短伸肌；15. 正中神经；16. 尺神经；17. 桡神经

意勿伤及腱膜下的肱动脉。先暴露出肱动脉和肱静脉。正中神经位于肱动脉内侧。辨明血管神经束与骨折端之间的关系，自尖锐的骨折端上掀起血管神经束，在直视下做骨折的手法复位，克氏针内固定，保持骨折端的稳定性。清除深部血肿和渗血。

7）对肌肉和创口的处理：只有全程深达屈肌，筋膜切开才算彻底。由于深层屈肌缺血较浅层严重，还需将深层屈肌做肌膜切开减压。此时观察肌肉颜色，可由暗灰或暗紫色转变为鲜红色，则预后较好；如为灰色不变，则预后不佳。肌肉颜色经减压后无改变，提示有血供障碍可能，要探查血管，视情况予以恰当处理。血供不佳的肌肉是否应该切除，一种意见认为，肌肉切断无出血，刺激无收缩，显示肌肉已坏死，应做切除，若姑息听其液化，定将招致感染，后果严重；另一种意见认为，只需全程打开筋膜间室，可切断旋前圆肌浅头，防止将来穿过旋前圆肌深、浅两头之间的正中神经受压。不应在肌肉上做复杂的操作，因缺血肌肉正处在变性过程中，复杂操作反而使变性向坏的方向发展。另外，肌肉切除很难做到恰如其分，有可能在切除坏死肌肉的同时将有再生能力的变性肌肉一并切除。应在术后换药时继续观察，如有坏死，做分期切除为宜。切口内置引流条。实际工作中，因肌肉肿胀，可直接缝合的机会不多，切口应予开放。如创口基底条件较好，可做一期游离植皮闭合创口，这样可减少感染机会。不宜做游离植皮时，开放创口用高渗氯化钠溶液湿敷，敷料包扎不宜加压。也可用负压封闭引流（VSD）技术覆盖创面，待1周左右肿胀消退时做二期创口缝合，或游离植皮消灭肉芽创面。换药时要严格无菌操作，避免外源性污染。术毕，做长臂背侧石膏托固定，屈肘＜90°；卧位时肢体比身体抬高5°～10°。

近年来，VSD负压引流材料的出现为筋膜间室切开减压术后创面早期覆盖提供了良好方式。它具有减少辅料更换次数，减轻患者痛苦；促进局部新生血管的增加，改善局部循环和氧供状态；及时引流创面过多渗液，减轻组织水肿；减轻创面感染等优势。

前臂背侧筋膜间室切开减压术基本原则同掌侧筋膜间室切开减压术。在前臂背侧中上段鹰嘴下，沿指总伸肌桡侧缘做纵行切口（图12-3C）。切开深筋膜，由桡侧腕长、短伸肌和指总伸肌之间进入，分离指伸肌和腕伸肌达旋后肌肌腹，完全打开前臂背侧筋膜间室（图12-4）。肌肉和创口处理同前臂掌侧筋膜间室切开减压术。

一些学者利用新鲜的尸体模拟骨筋膜间室综合征的模型，应用针头血压计对掌侧、背侧及可动肌腹筋膜间室进行测压发现，接近半数的病例通过掌侧筋膜间室减压后可以使背侧和可动肌腹筋膜间室的压力降低至正常范围之内。但是，仍有半数以上的病例

12

需要背侧筋膜间室切开减压术。所以这些学者建议，术中和术后对背侧筋膜间室压力的监测十分必要。

（3）延期切开减压和神经松解术

发病超过 24～48 h，肌肉变性坏死已成定局，筋膜间室部肿胀，多发性张力性水泡形成，或皮肤压疮、浆液性渗出，浅表皮肤有感染。此时手术可导致继发性感染。如有骨折，应用石膏托外固定，待骨折愈合。同时用支具弹性牵引手指，防止进一步挛缩。经过 2～4 周，张力性水泡愈合，无并发症危险时即可进行手术。

1）适应证：①缺血挛缩严重，神经麻痹症状明显，并呈进行性加重者；②皮肤张力性水泡或压疮已愈合，手术无继发感染危险时。

2）麻醉与体位：臂丛神经阻滞麻醉或全身麻醉。患者取仰卧位，患肢外展，前臂旋前置于手术台上。用气性止血带止血。

3）手术步骤：延期筋膜间室切开减压术术式同前述的筋膜间室切开减压术。

4）正中神经松解术：臂前内侧入路，从肘上5 cm 肱二头肌腱内侧起，弯向前臂中部，做长"S"形切口。切断肱二头肌腱膜，于肱血管内侧找到正中神经，再向下松解。肘部正中神经穿过旋前圆肌浅、深两头之间进入前臂，此处扩张的余地非常小，肿胀或瘢痕化的肌肉可直接或间接压迫神经，故需予以切断，以充分减压。向下松解到肌肉、肌腱连接部，找出它的运动支。是否要打开腕管，需视神经外观而定。如前臂下部纤维化程度较重，则宜切开腕横韧带，避免将来受压。

上述的手术方式是神经外膜松解术。有的学者主张在手术显微镜或放大镜下做神经内松解术，即神经束间松解，切除神经束间瘢痕。手术过程中用电神经刺激仪记录神经束的功能情况，以获得更多的神经损伤信息，供治疗参考。这种以最小的手术创伤进行的神经或肌肉减压松解，不损伤或少损伤肌肉和神经或干扰它们的再生过程，将有助于疗效的提高。术中看清进入肌肉的血管并保护好，以免影响肌腹的血供。

尺神经是否要松解，要根据术前检查，有无受损的症状和体征而定。如有或是在术中发现尺侧腕屈肌有缺血挛缩，则应在同一切口内，在尺侧腕屈肌下找出尺神经，并予以松解，必要时做前置术。

松解后的神经，应置于血运良好的组织或皮下。放置止血带止血。一期缝合切口。

（4）晚期患者的手术治疗

晚期（发病 6～12 个月）患者的挛缩已较稳定，可根据受累肌肉和神经的恢复程度，以及骨关节畸形情况决定其治疗的方法，制订手术方案。手术可分一期或二期进行。应结合手术探查所见，对原手术方案做必要的调整。由于受累的程度和范围不同，畸形矫正和功能重建的效果也有很大差别。

为了便于治疗，Tsuge 将缺血性肌肉挛缩分成轻度、中度和重度 3 种类型。

1）轻度挛缩（Ⅰ度挛缩）：轻度挛缩者病变程度较轻，是一种局限性病变，有时仅涉及1～2个手指有屈曲挛缩。神经很少受累或不受累，因而内在肌和感觉功能良好。只要解决少数肌腹挛缩，即可恢复良好的手功能。早期病例应用功能支具、物理治疗和功能锻炼即可获得良好疗效。晚期病例常需手术治疗。因病变仅局限于少数手指，故可将挛缩的纤维化肌肉切除。如瘢痕化位于肌肉的一侧而其余部分正常时，只需切断或切除瘢痕即可解除挛缩，改善和恢复功能；或做肌腱延长术。

屈肌起点前移术（Scaglietti 手术）的具体方法如下。

A. 适应证：①多数手指或全手手指挛缩，挛缩范围较广泛者；②虽全手手指挛缩，但仍有有效的主动屈曲功能，仅表现为握力减弱者。

B. 麻醉与体位：臂丛神经阻滞麻醉或全身麻醉。患者取仰卧位，患肢外展，前臂旋前置于手术台上，在气性止血带下手术。

C. 手术步骤：①切口。同正中神经松解和掌侧筋膜间室切开减压术（参见图 12-3A）。切开皮肤、皮下组织，向两侧游离皮瓣，尽量保留皮神经和静脉。②松解并切断旋前圆肌和腕屈肌起点（图 12-5A）。从肘窝开始，切开覆盖在肌肉上的筋膜。在臂内侧肌间隔下部找出尺神经，切开尺侧腕屈肌的肱头和尺头，游离尺神经。注意勿伤及尺神经的尺侧腕屈肌和指深屈肌的肌支。分离附着于肱骨内上髁的旋前圆肌、腕屈肌和肱肌，插入剥离器后予以切断，渐向远侧松解。③松解指屈肌起点（图 12-5B）。要保护好正中神经。做指深屈肌肌起点的骨膜下剥离，同时将旋前圆肌远侧肌起点、掌长肌和桡侧腕屈肌的肌起点一并松解。暴露肘关节囊。反复屈、伸各手指，如仍有挛缩，还需更进一步剥离肌起点。直至腕、指伸直至 0°和拇指能外展伸直。④切除瘢痕化肌肉（图 12-5C）。肌肉内已成熟的纤维化肌肉块应予切除。在剥离过程中要注意保护好未受累的骨间掌侧血管和神经。⑤屈肌起点已完全松解(图 12-5D)。当上述挛缩肌肉已完全松解后,前臂屈肌可向远侧滑移 2～3 cm。如对个别手指松解不够满意时,可在腕关节近侧做肌腱延长。如果拇长屈肌松解困难或完全瘢痕化时,应予以切断,做一期或二期肌腱移位。⑥尺神经前移(图 12-5E)。充分切开内侧肌间隔,使尺神经有足够的游离度,使其在前移后不致受压。松解后的肌起点与周围组织缝合。⑦松止血带,观察手指血运。创口加压棉垫包扎,屈肘 90°,伸指(包括拇指),前臂略旋后位石膏托固定。4 周后拆除石膏,开始主动活动。晚间可用石膏托固定,防止畸形复发。

2) 中度挛缩(Ⅱ度挛缩):此型以深层屈肌,如拇长屈肌、指深屈肌及旋前方肌挛缩最重,中层和浅层屈肌也有不同程度受累。以正中神经损害为主,尺神经损害较轻,或两者同时受累。患者呈爪形手或铲形手,表现为典型的缺血挛缩畸形。

在发病后的数周内,麻痹会持续很久,功能重建要在合适的时间进行。也就是说要在保守观察或神经松解术后,感觉和运动功能有一定程度的恢复后,早则 3～6 个月,迟则 6～12 个月才能考虑功能重建。在此等待期间应用功能支具,以期改进腕、指关节屈曲挛缩,并通过牵引加宽虎口,防止第 1 指蹼挛缩。坚持主、被动活动,防止手部关节僵直十分重要,为后期功能重建创造必要条件。

此型的手术治疗主要有肌腱移位或坏死肌肉广泛切除加肌腱移位。典型的有 Parkes 手术和 Seddon 手术。

A. Parkes 手术(肌腱移位手术):本手术的目的是矫正屈腕、屈拇及屈指畸形,缺点是对受累肌肉和神经未予处理。

a. 适应证:①具有典型畸形,保守观察后,手部感觉和手部内在肌功能有一定程度恢复者;②腕伸肌功能良好者。

b. 麻醉与体位:同前述各手术。

c. 手术步骤:①前臂中下部正中做"S"形皮肤切口。切断腕屈肌、指屈肌和拇长屈肌。②腕背侧皮肤切口内靠近桡侧腕长伸肌和尺侧腕伸肌止点处切断诸肌,但必须保留一条腕伸肌。③通过皮下隧道,将桡侧腕长伸肌腱移位到拇长屈肌腱处,尺侧腕伸肌腱移位到示、中、环、小指指深屈肌腱处。移位肌腱要保持一定张力。④术后前臂掌侧石膏托固定

4 周。拆石膏后即开始主动锻炼。

B. Seddon 手术:即坏死肌肉切除、神经松解、肌腱移位手术。

a. 适应证:①Ⅱ度挛缩;②中、浅层屈肌肌力尚好或腕伸肌功能良好者;③腕和手指关节被动活动度较好者。

b. 麻醉与体位:同前述各手术。

c. 手术步骤:①从肱二头肌腱内侧起,斜跨肘窝,经前臂中央直达腕部做"S"形切口。②首先从肱二头肌腱内侧找到正中神经。用电刺激仪刺激正中神经,观察前臂肌肉收缩情况。③切除深层已完全坏死的拇长屈肌和指深屈肌。浅、中层无收缩力的屈肌也予切除,但保留尚有收缩力的肌肉。此时挛缩已松解,手指可以完全伸直。尺神经也应予以松解。在切除坏死肌肉和神经松解过程中,要注意保护好骨间掌侧血管和神经。④根据保留下来的尚有功能的肌肉情况,设计肌腱移位方案,以期最大限度地恢复手的最基本功能。浅、中层屈肌理想时,可将掌长肌腱移位到拇长屈肌腱处,指浅屈肌腱移位到指深屈肌腱处。指深屈肌腱靠近侧切断,指浅屈肌腱靠远侧切断,在不同平面做相应肌腱的编织缝合。这是一种腱间交叉延长手术(图 12-6)。腕屈肌肌力理想时将掌长肌腱移位到拇长屈肌腱处,桡或尺侧腕屈肌腱移位到指深屈肌腱处。屈肌已完全无功能时可将肱桡肌移位到拇长屈肌腱处,桡侧腕长伸肌腱移位到指深屈肌腱处(图 12-7)。⑤肌腱移位时要保持一定张力。术毕,保持掌指关节、指间关节屈曲 45°,腕关节屈曲 20°,做肘达手背的石膏托固定。4 周后拆石膏,开始主动锻炼。

本手术从理论上说是合理的,但操作比较广泛而且复杂,易损伤血管、神经。手术可分两期进行:一期先切除坏死肌肉,松解挛缩肌肉和神经;二期待感觉和内在肌功能有所恢复后再做肌腱移位。有的学者认为,两次手术增加了粘连机会,也增加了手术难度,主张一、二期手术一次性完成。

中度挛缩者已有不同程度的神经损害,虽经神经松解,内在肌功能仍未见恢复,则需在外在肌功能重建后,二期做内在肌功能重建。重建方法取决于有无动力肌腱可以利用和拇指的畸形情况。爪形手有动力肌腱可利用时考虑做 Lasso 手术,可将用游离肌腱延长了的肱桡肌或指浅屈肌腱缝合到鞘管起始部的鞘韧带上;无动力肌腱利用时,可做掌指关节囊紧缩术,用以矫正掌指关节过伸,改进屈指功能。

拇指的内在肌麻痹,可做对掌成形术。此有多种方法,如有示、小指伸肌可利用,可将其中之一绕过手的尺侧缘,移位到拇短伸肌处,使拇指处于对掌位,矫正拇指内收旋后畸形。

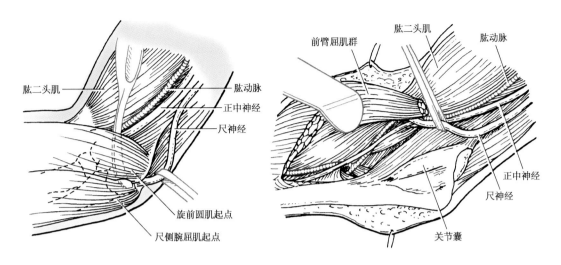

A. 松解旋前圆肌和腕屈肌起点

B. 松解指屈肌起点

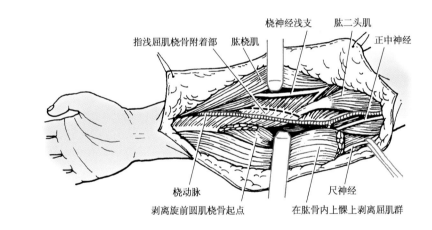

C. 切除瘢痕化肌肉

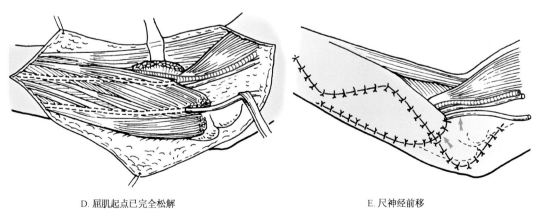

D. 屈肌起点已完全松解

E. 尺神经前移

图 12-5　屈肌起点前移术

12

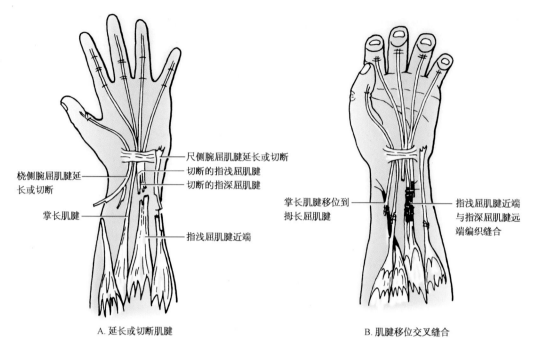

桡侧腕屈肌腱延长或切断

掌长肌腱

尺侧腕屈肌腱延长或切断
切断的指浅屈肌腱
切断的指深屈肌腱

指浅屈肌腱近端

A. 延长或切断肌腱

掌长肌腱移位到
拇长屈肌腱

指浅屈肌腱近端
与指深屈肌腱远
端编织缝合

B. 肌腱移位交叉缝合

图 12-6　腱间交叉延长术

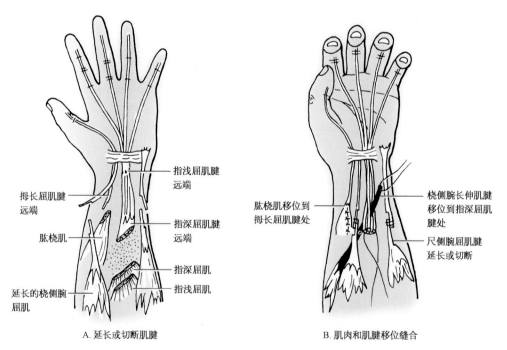

拇长屈肌腱
远端

肱桡肌

延长的桡侧腕
屈肌

指浅屈肌腱
远端

指深屈肌腱
远端

指深屈肌

指浅屈肌

A. 延长或切断肌腱

肱桡肌移位到
拇长屈肌腱处

桡侧腕长伸肌腱
移位到指深屈肌
腱处

尺侧腕屈肌腱
延长或切断

B. 肌肉和肌腱移位缝合

图 12-7　肱桡肌与腕长伸肌肌腱移位术

　　3) 重度挛缩(Ⅲ度挛缩)：此时肌肉严重变性,屈肌几乎全部坏死挛缩,伸肌也有部分或全部受累。正中神经和尺神经同时严重变性。前臂部可能有瘢痕存在。一般来说,肌肉挛缩和神经损害越严重,越应

分别情况予以早期手术。晚期病例,经坏死肌肉切除、神经松解后,有动力肌腱可利用时,则可做肌腱移位。方法同中度挛缩的手术治疗,但必须保留一根腕伸肌腱。无动力肌腱可利用时,早期做游离肌肉移

植,这有助于改善严重受损的神经营养供给,以期恢复患肢的保护性感觉。Ercetin(1994)报道28例前臂肌肉缺血挛缩用游离肌肉移植的经验,伤后6个月内移植者感觉恢复比伤后6个月后手术者早且好,而运动恢复两组无差异;移植后的肌力可恢复至3～4级。

可供游离肌肉移植的肌肉有胸大肌、背阔肌、阔筋膜张肌、腓肠肌(内侧头)和股薄肌等。肌肉移植后,受区体积增大,尚需做游离植皮才能闭合创面。肌皮瓣游离移植可同时解决皮肤缺损。在诸多方法中,以股薄肌肌皮瓣游离移植较为理想。其优点有:①肌肉营养血管口径较粗,蒂较长,易于吻合;②有可利用的相应神经;③可切取的范围较大而薄,移植后外观较好;④供区隐蔽,切取后不影响功能,可直接缝合创口。故该方法为临床工作者所乐于应用。Oishi等认为,股薄肌肌皮瓣游离移植治疗前臂缺血性肌挛缩能够达到较好的临床效果,同时主张手术应该分期进行。

肌皮瓣游离移植术的具体方法如下。

A. 适应证:①重度挛缩的晚期病例;②无动力肌腱可利用者。

B. 麻醉与体位:臂丛神经阻滞麻醉(受区)与硬膜外麻醉(供区)或全身麻醉。患肢外展旋后位置于手术台上;供区体位视需要而定。

C. 手术步骤:为缩短手术时间,视需要手术可分两组进行。具体为:①做前臂全长"S"形切口。②受区准备。切除全部坏死肌肉,分离出相应的动、静脉和骨间前神经(图12-8A)。正中神经和尺神经常为瘢痕组织压迫和绞窄,失去正常外观,变细,表面营养血管消失,触之发硬。变性神经干内常有一定数量的再生神经纤维,松解后置于血运较好的组织床内,神经功能可能会有所恢复。游离移植的肌肉就是血运良好的组织床。术中探查神经病变严重而临床检查确有一定功能者,不可轻易切断,因用其他手术方法修复的手术效果往往还不及神经松解。Goldner报道,60例前臂缺血挛缩病例治疗中,未做1例神经移植,大多数只做神经松解即已足够恢复保护性感觉,少数病例甚至可恢复得比较理想。如正中神经和尺神经确已大段纤维化,恢复无望时,可考虑做电缆式神经移植、神经束间移植、吻合血管的游离神经移植或Strange神经襻手术,即用一段正常的尺神经干做带蒂移植,修复正中神经缺损,以期恢复正中神经的保护性感觉。③供区准备。根据受区需要的大小切取肌皮瓣。仔细分离出该肌的营养血管和神经。神

经血管蒂要尽可能留得长。切取肌肉的长度以屈肘位手指屈曲所需要的肌肉长度为标准。④切除指浅屈肌腱。充分松解肌腱,使手指有良好的活动度后移植肌肉。将供肌的近端缝合到肱骨内上髁上,远端包裹在拇长屈肌腱和4条指深屈肌腱上缝合。⑤在手术显微镜下吻合相应的动、静脉。供肌的支配神经与骨间前神经相吻合(图12-8B)。⑥缝合皮肤,屈指位石膏托固定。4周后拆石膏,开始锻炼。Zuker和他的同事发现,大多数患者术后拇指的对掌运动和其余4指的屈曲活动不能完全独立,这导致术后手的精细运动能力减弱。他们对这种术式进行了改良:①供区准备。常规游离出股薄肌肌束,将其分成两束并且游离出分别支配两束的神经束(一束占总直径30%,另一束占总直径的70%)。②受区准备。切除坏死肌肉,分离出相应的动、静脉和支配拇长伸肌与指深屈肌的神经束。③在手术显微镜下吻合相应的动、静脉。支配股薄肌两束的神经束分别和支配拇长伸肌及指深屈肌的神经束进行吻合(其中占股薄肌总直径30%的束支与支配拇长伸肌的神经束进行吻合,另一束和支配指深屈肌的神经束进行吻合)(图12-8B)。他们通过3例患者的观察发现,术后手的精细活动及各手指的独立屈曲活动均有明显改善。

对发病时间过久,关节畸形严重,关节囊挛缩,全手僵硬或腕骨变形者,可通过骨关节手术,使挛缩肌肉得到相应延长,使畸形改善。缺点是肌力并无改变。可供选择应用的有:①近侧列腕骨切除术或腕关节融合术。腕和手指关节主动屈、伸受限,切除近侧列腕骨可改善腕关节活动度和手指的屈、伸,改进手的捏、握、钩功能。②大多角骨切除术。重症病例,手内在肌广泛纤维化,指蹼又有挛缩。对此,切除纤维化的骨间肌,松解拇收肌,切除大多角骨,增加拇指的活动度,这一点很重要。另外,也可做人工大多角骨置换,其疗效比关节融合术好。③指骨间关节融合术。近侧指骨间关节僵直于屈曲位时,可将指骨间关节融合于功能位。结合松解指蹼挛缩、切除大多角骨,加上近侧列腕骨切除,腕关节和拇指功能可得到改善。如前臂又有适当的动力,能提供少许手指活动,这对严重晚期病例来说,即使感觉不好,但患者能在直视下使用患手,这比用义肢要好。④Adam Domanasiewicz和他的同事采用改良的Colzi术式为15名中、重度前臂缺血性肌挛缩的患者进行手术,术后通过观察发现腕关节及手指的活动度、肌力,以及挛缩程度均有很大程度的改善。该术式的主要步骤是在桡骨中、近1/3交界处及尺骨中、远

1/3 交界处进行短缩截骨,截骨端采用髓内固定,以及　植骨(图 12-8C)。

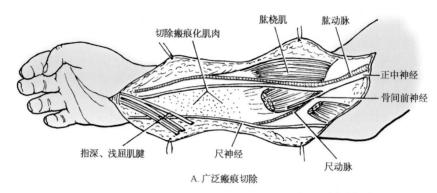

A. 广泛瘢痕切除

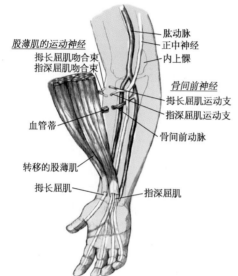

B. 转移的肌皮瓣移植于受区

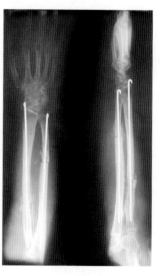

C. 桡、尺骨短缩截骨术后X线片

图 12-8　肌皮瓣游离移植术

图 12-8B 摘自：Zuker RM，Bezuhly M，Manktelow RT. Selective fascicular coaptation of free functioning gracilis transfer for restoration of independent thumb and finger flexion following Volkmann ischemic contracture. J Reconstr Microsurg，2011，27(7)：439-444；图 12-8C 摘自：Domanasiewicz A，Jablecki J，Kocieba R，et al. Modified Colzi method in the management of established Volkmann contracture — the experience of Trzebnica Limb Replantation Center (preliminary report). Ortop Traumatol Rehabil，2008，10(1)：12-25.

（董吟林）

12.2　手部筋膜间室综合征

Finochiotto(1920)最先报道了手内在肌缺血挛缩的病理生理、临床表现和治疗。他认为,手掌深部血肿压迫是缺血挛缩的主要原因;内在肌阳性征(内在肌挛缩)者,做受累骨间肌和拇内收肌切断能获得良好疗效。Bunnell(1948)提出在近侧指骨间关节平面松解骨间肌止点,或切断内在肌侧腱束上的止点可解除挛缩。Littler(1949)对上述方法做了改良,提出在伸肌腱帽上切除斜纤维的方法治疗内在肌挛缩。

12.2.1　临床应用解剖

手部筋膜间室的构成是分成内、外、中 3 个鞘。外侧鞘为鱼际肌鞘;内侧鞘为小鱼际肌鞘;中间鞘为骨间掌侧筋膜、手背固有筋膜和相邻两掌骨构成间室,内含骨间肌。外侧鞘和中间鞘之间的间隙称为拇收肌后间隙。

掌深弓和尺神经深支伴行,行走于骨间掌侧筋膜的浅面,供应和支配骨间肌和鱼际部深层肌肉。掌深弓是以桡动脉的终支为主构成。桡动脉在第1、2掌骨间穿过第1骨间背侧肌两头构成的腱性环后,行走于第2、3掌骨底部,出现于拇收肌后间隙,又穿过由拇收肌肌束构成的腱性环;出环后由桡侧向尺侧的行程中发出腕升支或返支、骨间背侧支及骨间掌侧支,供血给手部内在肌(图12-9)。

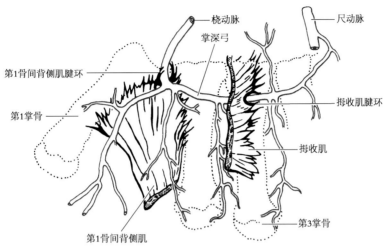

第1骨间背侧肌腱环

第1掌骨

桡动脉

掌深弓

尺动脉

拇收肌腱环

拇收肌

第3掌骨

第1骨间背侧肌

图 12-9　掌深弓的行径

拇收肌后间隙是循环危险区。Zancolli(1979)认为,手部深部血肿或严重水肿压迫拇收肌后间隙中的掌深弓,常常会影响到桡侧的骨间肌和拇收肌及拇短屈肌而发生缺血挛缩。这说明了防止手部严重水肿的重要性。

12.2.2　诊断和分型

急性期有局部肿胀、疼痛与压痛,被动伸指时疼痛加剧。手背皮肤潮红,张力性水泡形成,有时指端发绀或苍白,毛细血管充盈不良,指动脉搏动消失。有时手指无血运和感觉障碍,早期诊断较困难。诊断的主要根据是疼痛、被动牵伸痛,特别是骨间肌缺血挛缩时,掌指关节处于屈曲位,若被动伸直掌指关节产生剧痛是本征的最敏感体征。筋膜间室测压,对确立早期诊断具有重要意义。

晚期诊断较易。由于受累肌肉不同,所表现的畸形也各不相同。骨间肌挛缩主要表现为手指畸形,掌指关节屈曲,指骨间关节过伸,掌横弓变大。鱼际部肌挛缩表现为拇指畸形,如鱼际部深肌(拇短屈肌和拇收肌)和第1骨间背侧肌挛缩,表现为拇指后倾,处于手的桡侧缘;如拇对掌肌和拇短展肌也受累,则拇指呈前倾内收位,处于示指、中指掌面,拇指

的掌指关节屈曲、指骨间关节伸直的拇指内在肌征阳性(图12-10)。

(1) 轻度挛缩

挛缩轻微,手指能完全屈、伸,易漏诊,但手指不能自主作钩状。正常的手指做钩状是掌指关节伸直,指骨间关节屈曲,要求伸肌装置向远侧滑动6 mm才能完成这一动作。一旦内在肌发生挛缩,就不能在伸直掌指关节时屈曲手指。正常握拳时,先屈曲指骨间关节,后屈曲掌指关节。内在肌挛缩时正好相反,先屈曲掌指关节,后屈曲指骨间关节,称内在肌阳性征性屈曲。

(2) 中度挛缩

多个手指受累。掌指关节的屈曲程度视挛缩程度而定。近侧指骨间关节伸直或过伸,远侧指骨间关节轻度屈曲,呈鹅颈畸形。此型不能充分伸开手指完成捏握动作。严重时指骨间关节被动屈曲也受限,即使屈曲掌指关节,也不能完全屈曲手指,这是由于侧副韧带挛缩所致。

(3) 重度挛缩

除内在肌挛缩外,伴有不同程度的指关节并发症,主要有掌指关节部位的掌板和侧副韧带粘连和挛缩。

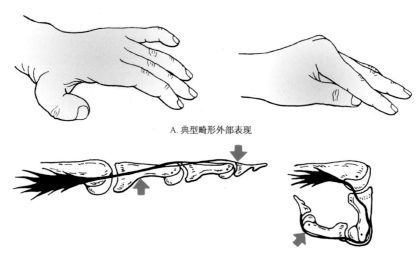

A.典型畸形外部表现

B.内部结构变化

图 12-10　拇指内在肌征阳性表现

12.2.3　手术治疗

对急性期患者用筋膜间室切开减压术,对晚期患者可用侧束和腱帽斜纤维切除术、侧腱束延长术、骨间肌起点前移术、骨间肌和侧副韧带及掌板松解术等。

(1)筋膜间室切开减压术

1)适应证:①具有典型早期症状和体征;②筋膜间室压力测定超过 30 mmHg(4 kPa)者;③争取在发病 6～8 h 作为急诊手术处理者。

2)麻醉与体位:臂丛神经阻滞麻醉或全身麻醉。患者臂外展,手背向上,不用气性止血带。

3)手术步骤:①在手背第 2 和第 4 掌骨背侧做纵行切口,暴露 4 个骨间肌间隙。切开皮肤及伸肌腱膜,注意勿暴露伸肌腱,以免其裸露在创口内

日后引起粘连或发生感染。切开手背固有筋膜,充分打开每个筋膜间室。对肿胀的骨间肌可切开其肌膜进行彻底减压。如有掌骨骨折,则做骨折内固定。②鱼际和小鱼际间隙减压切口分别做于第 1 掌骨桡侧和第 5 掌骨尺侧。如需进行掌深弓及其分支血肿压迫的减压,有两种手术入路:一是由第 1 骨间背侧肌尺侧进入达拇收肌后间隙;二是由掌侧进入,由示、中指屈肌腱间到达掌深弓(图 12-11)。③手指严重肿胀时,除上述切口外,还要附加手指侧正中切口切开减压。拇、小指做桡侧切口;示、中、环指做尺侧切口。切开皮肤、皮下组织和骨皮韧带,到达腱鞘表面并达对侧。④橡皮片引流。术后严格无菌操作下更换敷料,肿胀消退后二期缝合皮肤创口。⑤术后应用功能支具,进行主、被动锻炼,防止畸形发生。

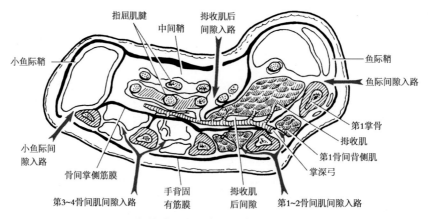

图 12-11　手部筋膜间室与掌深弓的关系及其减压术入路

（2）侧束和腱帽斜纤维切除术（Littler 手术）

骨间肌的肌腱止点有两处：短腱止于近节指骨底的侧方，其功能是内收和外展掌指关节；另一部分是和桡侧的蚓状肌肌腱一起止于腱帽桡侧。腱帽由侧腱束、斜纤维和横纤维组成。侧束和斜纤维的主要功能是屈曲掌指关节和伸指骨间关节；横纤维的功能是稳定掌指关节，不使其过伸，并防止伸肌腱滑脱。出现掌指关节伸直和指骨间关节屈曲受限时，与骨间肌短腱无关，主要是侧束过于紧张所致。手术切断或延长侧束，就能解除手指的活动限制。本法和下述的侧腱束延长术及骨间肌起点前移术就适用于治疗晚期轻、中度的骨间肌挛缩。

1）适应证：轻、中度手内在肌挛缩。

2）麻醉与体位：同前述的筋膜间室切开减压术，于气性止血带下进行手术操作。

3）手术步骤：①在近节指骨背侧，自掌指关节至指骨间关节做一中线纵行切口（图 12-12A），并暴露至腱帽两侧。②认清腱帽的侧束、斜纤维和横纤维，切除侧束和腱帽斜纤维（图 12-12B）。然后测试手术效果，如松解充分，在掌指关节伸直位下手指很容易屈曲；如内在肌征仍阳性，说明松解仍不够充分，需向近侧继续进行分离，直至内在肌征阴性为止。术中注意保护好腱帽的横纤维。此横纤维一旦被切断，掌指关节会过伸，伸肌腱会发生脱位，故必须将其缝回原位。③缝合切口。前臂背侧石膏托固定，腕及掌指关节固定于伸直位，指骨间关节不固定。术后立即开始手指主、被动活动。10～14 d 后拆线、拆石膏，改用功能支具，以防止畸形复发。

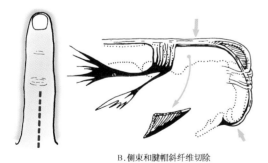

B. 侧束和腱帽斜纤维切除

图 12-12　侧束和腱帽斜纤维切除术

（3）侧腱束延长术

本手术的原理是延长紧张的侧腱束，在正常张力下重新缝合，使残留的骨间肌功能继续得到发挥。

1）适应证：轻、中度挛缩。

2）麻醉与体位：同前述筋膜间室切开减压术，于气性止血带下进行手术操作。

3）手术步骤：①于近节指骨做正中全长切口。②游离出双侧侧腱束，做"Z"形切断。保持掌指关节伸直位，被动屈曲指骨间关节。如腱帽纤维紧张，切断其紧张部分，直至指骨间关节能屈曲至正常。保持手指屈曲位，拉紧已切断的侧腱束，以 5"0"无损伤针线做重叠缝合（图 12-13）或端-端缝合。③缝合切口。背侧石膏托固定掌指关节伸直位、指骨间关节屈曲位 3 周。拆石膏后开始功能锻炼。

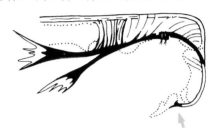

图 12-13　侧腱束延长术

（4）骨间肌起点前移术

1）适应证：中度骨间肌挛缩，观察手指外展、内收和远、近侧指骨间关节尚有一定活动度，证明骨间肌尚有一定功能存在者。

2）麻醉与体位：同前述筋膜间室切开减压术，于气性止血带下进行手术操作。

3）手术步骤：①手背中部横切口，向两侧游离皮瓣，尽可能保留手背静脉及皮神经。②拉开伸肌腱，暴露第 2～5 掌骨间的骨间肌。在相邻两掌骨上剥离骨间肌肌起点，直至掌指关节能伸直、指骨间关节能屈曲。骨间肌的血管、神经由其掌侧进入肌肉，要注意保护。③术后石膏托固定 3 周。固定体位同前述侧腱束延长术。拆石膏后开始功能锻炼。

上述 3 种手术均适用于骨间肌轻、中度挛缩但仍有一定功能存在的病例。侧束和腱帽斜纤维切除术使内在肌残留功能丧失；骨间肌肌起点前移术虽能保存内在肌残留功能，但肌起点剥离范围较大，加重了挛缩肌肉的缺血和创伤。相比之下，侧腱束延长术由于切断后重新修复了侧腱束，使其恢复了正常张力，不但保存了骨间肌残留功能，而且手术范围小、创伤小，对正常解剖结构影响也小。因此，其优于其他两种传统手术。

（5）骨间肌、侧副韧带和掌板松解术（Smith 手术）

对重度骨间肌挛缩，一定要在内在肌的近侧做松解，这样才能恢复手指屈曲的正常活动。矫正掌指关节屈曲畸形极为重要,只有在畸形矫正后才能伸开手指,完成捏握动作。

1) 适应证:骨间肌重度挛缩且掌指关节侧副韧带亦挛缩和掌板粘连者。多用于陈旧性病例。

2) 麻醉与体位:同前述筋膜间室切开减压术,于气性止血带下手术。

3) 手术步骤:①做手背掌骨间隙纵行切口。在切口内找到骨间肌肌肉、肌腱连接部,并予以完全切断(图12-14A)。小指展肌侧束也予以切断。②如切断侧腱束后掌指关节仍不能伸直,则意味着侧副韧带和掌板有挛缩和粘连,也需做松解术(图12-14B)。做掌横纹平面的横行切口,切开皮肤和掌腱膜;拉开蚓状肌和血管神经束,切开腱鞘入口部;向侧方牵开屈肌腱,暴露关节囊;将侧副韧带在它的止点至掌板处切断,再将掌板从它的近节指骨底部附着处分离,然后分离掌板与掌骨头之间的粘连。或在掌指关节囊的近侧掌侧,包括部分掌骨骨膜做"U"形切开,形成一关节囊骨膜瓣,其远侧与骨膜相连。松解伸直后的掌指关节囊缺损即用这一关节囊骨膜瓣修复(图12-15)。③如经上述松解后掌指关节仍不能完全伸直,则在掌指关节最大伸直位下用克氏针固定。④术后1d即可开始主、被动活动近侧指骨间关节,3周后拔针。

(6) 鱼际部肌挛缩松解术

拇指腕掌关节呈马鞍形,高度灵活,可使拇指能在捏握动作中做环行运动。拇短展肌在捏的动作中对稳定第1掌骨起重要作用;拇收肌在捏物和对掌动作中对稳定拇指近节手指起重要作用。拇收肌和拇短屈肌挛缩时,表现为拇指后倾,即拇指位于内收旋后位;鱼际部肌全部挛缩则表现为拇指前倾,即拇指屈曲、内收旋前,位于掌中位。上述畸形可造成拇指第1指蹼的不同程度挛缩,使对掌受到限制,其中包括皮肤、皮下组织、筋膜和肌肉挛缩,严重者拇指腕掌关节囊也发生挛缩。

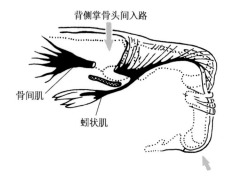

A. 骨间肌近侧松解术

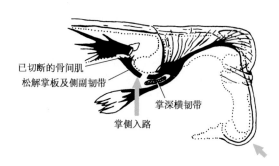

B. 骨间肌、侧副韧带和掌板松解术

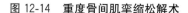

图 12-14 重度骨间肌挛缩松解术

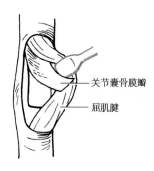

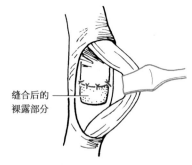

图 12-15 关节囊骨膜瓣的切取与缝合

1) 适应证:拇指内在肌挛缩时所表现的畸形,可做相应挛缩肌肉的松解。若伴有其他组织挛缩,也应作相应的手术处理。

2) 麻醉与体位:臂丛神经阻滞麻醉或全身麻醉。患者上肢取外展位。

3) 手术步骤:①若第1指蹼挛缩不严重,可在虎口做"Z"形切口,其两臂向第1掌骨筋膜间室的掌侧和背侧延长,使易于进行肌肉松解;若挛缩严重,可在第1、2掌骨间背侧做纵行切口,打开第1掌骨间隙。②牵开第1骨间背侧肌,即可暴露拇收肌和其在拇指掌指关节囊尺侧的止点。与肌纤维垂直方向切断或切除瘢痕化挛缩肌肉(图12-16A)。如第1骨间背侧肌挛缩,则需将其从第1、2掌骨上剥离下来。注意在切断拇收肌起始部时勿伤及指神经,剥离第1骨间背侧肌时勿伤及桡动脉。因拇指长期处于内收位,经松解后仍不能充分外展,则要考虑到拇

指腕掌关节囊有挛缩,应切开其尺侧关节囊,矫正畸形。③若有拇指掌指关节屈曲畸形,则要做拇短屈肌松解术。若松解后仍不能完全伸直拇指,则需松解掌指关节囊,用关节囊骨膜瓣予以修复伸直后遗留的关节囊缺损。④如鱼际部肌群全部挛缩,拇指掌内位畸形,则需做鱼际部肌起始部松解术。做鱼际纹切口,将鱼际部肌从腕骨附着点切断(图12-16B)。注意勿伤及正中神经返支。⑤指蹼挛缩松解后,用克氏针贯穿第1、2掌骨,保持拇指处于外展对掌位。

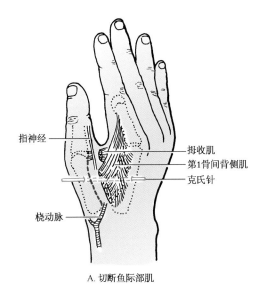

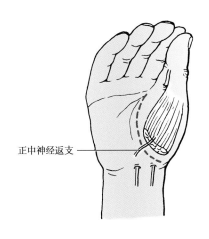

A. 切断鱼际部肌　　　　　　　　　　　B. 切断鱼际部肌起始部

图 12-16　鱼际部肌挛缩松解术

　　鱼际部肌挛缩者指蹼亦常存在不同程度的皮肤缺损,要根据具体情况做不同的处理。虎口挛缩轻微,呈浅条状者,可做"Z"形成形术(图12-17)。松解后,尚有较健康的软组织覆盖虎口者,可做中厚层皮片植皮。松解后虎口创口基底为瘢痕组织或骨质外露者,应首先考虑用手部局部皮瓣修复缺损;如手背

皮肤条件较好,可设计虎口桡侧或尺侧的手背旋转皮瓣移位修复缺损,供区用游离皮片覆盖(图12-18)。手背皮肤条件差,手部血管条件又不好,宜采用带蒂皮瓣或血管移植治疗;手部血管条件好,可采用吻合血管的游离皮瓣移植。

　　经上述处理,拇指腕掌关节位置仍不理想时,有

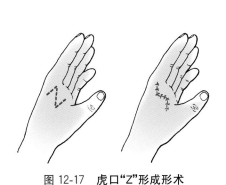

图 12-17　虎口"Z"形成形术

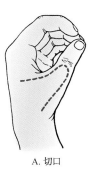

A. 切口

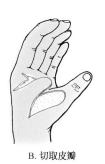

B. 切取皮瓣

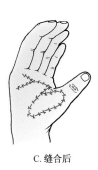

C. 缝合后

图 12-18　手背旋转皮瓣移位修复虎口皮肤缺损

的学者主张切除大多角骨,或用人工关节置换,以增加拇指的活动度。某些病例可考虑做腕掌关节融合,或于第1、2掌骨间植骨。

(董吟林)

12.3 掌腱膜挛缩症

掌腱膜挛缩症是掌腱膜及手指筋膜因增殖性纤维变性形成许多结节和条索状结构,从而导致以手指关节继发性屈曲挛缩为特征的一种进行性疾病。早在1610年,Plater就描述过这种现象。1777年,Cline在尸体解剖时发现并描述该疾病。1923年,Cooper指出该病不同于屈肌腱和腱鞘挛缩,称其为掌腱膜挛缩,并提出运用小刀片做浅筋膜切断来进行治疗,故有人将此疾病称为Cooper挛缩。1832年,Dupuytren报道了该疾病的病理解剖,并提出了详细的治疗方法,故一般将该病命名为Dupuytren挛缩症。

该疾病在欧美国家多见,全球白种人的发病率为3%~6%,其中斯堪的纳维亚人发病率最高。亚洲人少见,日本相对高发。我国相对较少,但时常有患者就诊,并非罕见,患者以中年以上男性多见。津下25年间治疗过85例,其中女性仅2例。多数学者报道男女发病之比为7:1~8:1。男性多见于45~50岁,女性多见于55~60岁。然而,实际起病年龄可能推前,因为早期症状常常隐匿。Foucher曾报道,发病年龄最小者为10个月。常双侧受累,如单侧发病,右侧略高于左侧。好发手指为环、小指。据Skoog的资料显示,双侧发病者占55%,仅右手发病者占29%,仅左手发病者占16%。掌腱膜挛缩常伴有异位损害:约5%的患者在单足或双足跖腱膜内侧有类似的病变,称为Ledderhose病;3%的患者出现阴茎硬结,称为Peyronie病;15%的患者在近侧指骨间关节背侧出现无痛硬结,称指节垫;其他部位,如耳甲、牙龈、阔筋膜张肌、跟腱等处也可出现结节样病损。Hueston指出,掌腱膜挛缩的易感体质为阳性家族史、双侧发病、伴有异位损害(跖部病变、指节垫)。

12.3.1 临床应用解剖

掌腱膜是由手部深筋膜浅层增厚而成的,位于手掌中部,呈倒三角形。三角形的顶在近端,与掌长肌腱和尺侧腕屈肌腱相连,并通过尺侧腕屈肌腱与

桡侧的深部纤维及屈侧支持带相连。当先天性掌长肌腱缺如时,掌腱膜仍可存在,但其形态有所变异,可从腕横韧带起始,有时有指浅屈肌腱的副束参加,尺侧腕屈肌则可能是纵形束的唯一来源。

掌腱膜的两侧部分别覆盖于鱼际部肌和小鱼际部肌上,形成鱼际筋膜和小鱼际筋膜。中央部掌腱膜大部分为纵形纤维。在远侧掌横纹水平,有宽1.5 cm的近侧横行纤维连接,该横行纤维带位于神经血管束浅面,因此在远侧掌横纹以近切断纵形纤维是安全的。近侧横行纤维向手掌桡侧(虎口)延续为近侧连接韧带。纵行纤维向远端延伸至指蹼处,与远侧横行纤维相连。这部分横行纤维横跨近节指骨基底部的浅面,形成游泳韧带。游泳韧带起自示指桡侧止于小指尺侧,在小指基底部包裹小指展肌和神经血管束,在手掌桡侧(虎口)延续为远侧连接韧带。掌腱膜挛缩时常常受累,使手指外展受限。在手掌远端1/3处,掌腱膜有纤维垂直走向手掌深层,与骨间肌筋膜相连,形成8个纵形隧道。其中4个对着掌骨,包绕指屈肌腱;另4个对着掌骨间隙及示指桡侧,呈膜状,称为蚓状肌管,其中有指血管神经束及蚓状肌通过。掌腱膜浅面有许多垂直的纤维小梁与皮肤相连,特别在手掌及手指的皮肤横纹处更为明显。掌腱膜在中央及两侧向深层发出纤维间隔,从鱼际肌尺侧及小鱼际肌桡侧向背侧延伸,分别止于第1及第5掌骨,如此将手掌分为3个骨筋膜间隙。

掌腱膜向远侧延伸分为3层(图12-19):①第1层,大部分浅层纤维向远端走行,止于远侧掌横纹及

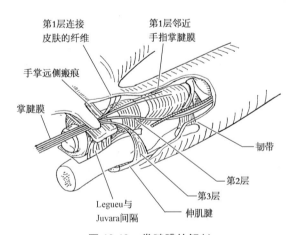

图12-19 掌腱膜的解剖

近侧指横纹。到达皮肤止点前纤维呈尺侧向桡侧走行,这可能与挛缩在手指尺侧高发有关。②第2

层,螺旋纤维走行于屈肌腱两侧,血管神经束深部,到达指侧薄膜。③第3层,深部纤维止于屈肌腱鞘和掌指关节两侧。在手指的近、中节,屈肌腱鞘中线有一层薄薄的横行纤维在神经血管束的浅层到达皮肤,称为 Grayson 韧带。从指骨侧方有短斜形纤维经过血管神经束的深层到达皮肤,称为 Cleland 韧带。此两韧带的纤维与指侧薄膜的纤维混合。围绕手指伸肌腱至神经血管束的纤维称为 Landsmeer 韧带。

Mafarlane 根据以上解剖层次,总结出病理情况下形成的不同索带类型(图 12-20):①中央索。来源于第1层纤维,沿中线向远侧止于中节指骨,它可以引起严重的关节挛缩。②侧索。来源于游泳韧带,走行于神经血管束的前方,止于指侧薄膜。它通常不引起近侧指骨间关节的挛缩。但在小指例外,由于与小指展肌相连,可以引起近侧指骨间关节的严重屈曲挛缩。③螺旋索。起自纵行的肌腱周围纤维,沿第2层螺旋带走行,止于指侧薄膜,与 Grayson 韧带相连。螺旋索是引起血管神经束移位的主要原因。随着近侧指骨间关节挛缩的加重,该索将血管神经束向中线、浅层、近侧移位。这一特点对于术中血管神经束的保护尤为重要。

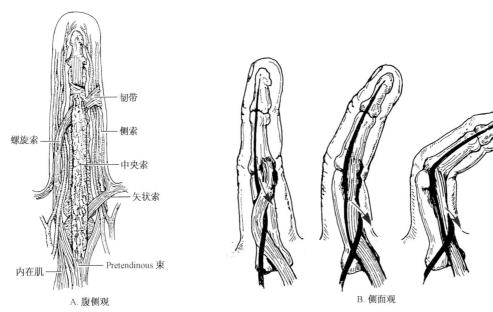

韧带
螺旋索
侧索
中央索
矢状索
内在肌
Pretendinous 束

A. 腹侧观   B. 侧面观

图 12-20　不同索带类型

12.3.2　病因与发病机制

(1) 病因

掌腱膜挛缩症的确切病因尚不清楚,但与以下因素有关。

1) 种族因素:该病最多发生于白色人种,亚洲人少见,黑色人种更少见。

2) 遗传:在一些家族中,该病出现较早且发病率较高,报道显示该病的阳性家族史占 10%～30%。James 认为是一种常染色体显性遗传。

3) 创伤:Dupuytren 最早提出创伤是本病病因的学说。此后,有不少学者支持该学说,并认为与手掌的创伤和体力劳动有关。然而大样本的人群调查并未发现体力劳动与脑力劳动者之间存在差异。目前认为,创伤可能促使易感体质的人群发病。

4) 疾病影响:Skoog 发现 207 例掌腱膜挛缩症患者中有 42% 发生癫痫。Lund 发现癫痫患者中男性有 50%,女性有 25% 患有该病。有研究表明,癫痫的常用药苯巴比妥与掌腱膜挛缩症的发生也相关。糖尿病患者掌腱膜挛缩症的发病率为 17%～32%,症状通常较轻,非进展性,局限于掌侧结节,但掌侧结节多发,与皮下组织广泛粘连,术后反射性交感神经营养不良的发生率高。1938 年,Schaumann 指出,乙醇中毒与掌腱膜挛缩症有关,并为 Attali 和 Bradlow 等所证实。其他疾病,如痛风、风湿病、冠心病、结核等偶有报道与掌腱膜挛缩症有关,但关系并不密切。

5) 先天性尺动脉畸形:Davis 为 40 例掌腱膜挛

缩症患者进行了血管造影检查,结果所有病例均显示尺动脉分支迂回弯曲,血流速度明显减慢;同时发现,封闭尺神经后停止发汗区域与掌腱膜挛缩的病变部位完全一致。故推测掌腱膜挛缩症是在尺动脉分支先天性畸形的基础上,血流速度减慢,尺神经营养纤维受到某种刺激,通过掌腱膜的微小动脉发生血管收缩,并在该部位形成血栓,逐渐引发掌腱膜挛缩。但该学说尚未得到进一步证实。

(2)发病机制

早期医学界常见挛缩的掌腱膜有大量胶原组织增生,患者的筋膜内有过量的Ⅲ型胶原表达,遂认为伤口中新生的胶原是掌腱膜挛缩的原动力。Gabbianni在1971做肉芽组织收缩实验时描述一种纤维母细胞表型的变体——肌纤维母细胞。次年,他详细描述了肌纤维母细胞的电镜观察结果。其他作者证实了这种细胞的存在,它在掌腱膜挛缩症患者病灶里的作用是使组织收缩。前列腺素 E₂ 可以促使该细胞松弛,前列腺素 FL 促使该细胞收缩。肌纤维母细胞与平滑肌细胞和纤维母细胞都有相似的方面,即细胞质内都有微纤维系统,称为 α-平滑肌肌动蛋白。肌纤维母细胞彼此间有间隙连接点连结,与细胞外基质由细胞外纤维连结蛋白连接。在掌腱膜挛缩症的纤维母细胞内,含有纤维连结蛋白的细胞外纤维与细胞内肌动蛋白通过纤维连结使肌纤维母细胞推动基质收缩。自从第 1 次描述肌纤维母细胞后,很多研究对其组织学表现有了深入的了解。肌纤维母细胞支配掌腱膜挛缩症发展,并与复发关联。有趣的是肌纤维母细胞为何在正常愈合的伤口中会自行消失,而在纤维增生和纤维增殖性疾病中却长期存在下去。解释之一在于肌纤维母细胞凋亡即程序性细胞死亡。凋亡的具体诱导者不清楚,有人提出某些基因,如 ccd-3、c-myc,其他还有一些控制凋亡的生成因子,如转化生长因子(TGF-β)、血小板源性生长因子(PDGF)、肿瘤坏死因子(TNF-α)等在其中发挥着重要作用。细胞产生与分泌多肽生长因子,随后与自身的受体结合的生物学反应被称为自分泌生长控制。这些生长因子可以单独发生作用,或者联合发生作用。如果体内环境平衡受到干扰,如外伤,生长因子及其受体表达的调整作为修复机制的一部分重新恢复平衡。正常生长或修复机制的标志是一旦适当的体内环境平衡恢复后,自分泌及旁分泌环就调整到正常情况,如创伤愈合。肿瘤形成的过程就像歪曲的愈合过程,表现为

某种生长因子及其受体合成过度。掌腱膜挛缩症可以列为良性纤维增殖性新生物。从它培养出来的纤维母细胞表现出一种介于正常人类纤维母细胞和新生物纤维母细胞的特性。可以推测掌腱膜挛缩症有个别生长因子在自分泌与旁分泌机制中起主导作用,对于肌纤维母细胞或纤维母细胞起生长刺激作用,刺激细胞外基质合成。在这些前提下,最可能的物质是纤维源性细胞因子,如 PDGF、TGF-β、碱性纤维母细胞生长因子(bFGF)、白细胞介素 1(IL-1)和 TNF-α。研究表明,TGF-β 对结缔组织细胞诱导有丝分裂作用是通过一个复杂的 PDGF 自分泌作用圈,增高的 PDGF 表达可能是对异常 TGF-β 表达的正常反应。为了探索组织挛缩的原因,Johnston 分析了掌腱膜挛缩症患者索带和结节中基质金属蛋白酶(MMP)、胶原合成酶(ADAMTS)及组织金属蛋白酶抑制因子(TIMP)的基因表达水平,发现收缩和纤维化主要是由于 ADAMTS14 的升高增加了胶原合成,TIMP-1 阻断了 MMP-1 和 MMP-13 介导的胶原溶解。

12.3.3 病理表现

掌腱膜挛缩时,部分或全部掌腱膜由于瘢痕组织增殖而增厚、缩短,致使掌指关节、近侧指骨间关节发生屈曲挛缩,手掌皮肤出现硬结皱褶。增殖性变化最明显的部位多在远侧掌横纹处。由于掌腱膜至皮肤的短纤维增殖、挛缩,皮下脂肪、汗腺、血管、淋巴管等被挤压以致消失,在表皮与掌腱膜之间形成一硬韧的团块或索条,使皮肤明显突出。

镜下所见病变处皮肤角化层显著增厚,棘状细胞层变薄,定皮乳突消失。早期掌腱膜有成纤维细胞增殖与圆形细胞浸润,可见直径 1mm 至数厘米的增殖性有血管的幼稚纤维组织结节。此结节的主要成分为圆形的成纤维细胞及少量的胶原,并有含铁血黄素,类似纤维瘤病变,易误诊为纤维肉瘤。Skoog 发现,掌腱膜有微小断裂,并推测掌腱膜的断裂是该病发生的诱因。在增厚的纤维结缔组织周围处可见血管增多、血管壁肥厚,以及血栓形成。晚期只有致密的瘢痕结缔组织。

由于掌腱膜至皮肤的短纤维增生,将皮下脂肪甚至汗腺、皮脂腺、血管、淋巴管排挤在外,而与皮肤紧密接触;皮肤的乳突被拉向深层,形成临床上的月牙状凹陷。有些部位的细胞很丰富,但逐渐地,细胞数目减少而胶原成分增加。当纤维组织成熟时,血

管减少,最后被致密的瘢痕组织代替;大量细胞间质呈纵形排列并发生挛缩,结节与腱鞘、关节囊紧密地固定在一起。由于手指长时间反复屈伸牵拉,深部像瘢痕疙瘩一样的瘢痕组织越来越厚,挛缩越来越重。掌腱膜挛缩时手指长期处于屈曲状态,挛缩范围内的皮肤、神经、血管、关节囊等组织也可发生继发性挛缩。单纯切除结节和挛缩束,患指有时也不能完全得到松解伸直。

12.3.4　临床表现

掌腱膜挛缩症通常影响手的掌侧。早期表现为手掌部结节、皮肤凹陷、掌横纹变形,尺侧多见。结节为无痛、质硬的肿块,沿手指纵轴分布,多位于远侧掌横纹附近,常常被误认为老茧而被忽略。结节也可以位于手指的掌侧,通常位于近节手指及近侧指横纹,偶见于腕横纹。皮肤凹陷比结节少见,通常是早期表现,晚期可以消失。它由筋膜的纵行和垂直纤维粘连而引起。掌横纹变形表现为横纹的加深和横纹与索带粘连。在掌指关节水平圆形和柔软的隆起常常提示血管神经束被索带向中央、浅层推起。

随着病程发展,可以扪及隆起的索带。索带可以止于远侧掌横纹和掌指关节的两侧。向手指中央或斜向侧方走行。多数情况下,索带止于近侧指骨间关节的中央或侧方。少数情况下,索带可以到达中节指骨以远,止于远侧指骨间关节的侧方。有时,结节和索带仅限于手指,并不波及手掌。

手掌和手指的索带会导致进行性的关节屈曲挛缩。最初波及的关节常是掌指关节,但是影响很少>60°,而且仅有很小的功能影响。疾病的晚期常出现近侧指骨间关节的屈曲挛缩,造成握手、戴手套等功能障碍。当掌指关节及近侧指骨间关节均受影响时,功能障碍会非常明显,如穿衣时手指被襻住、洗衣服时皮肤被碰伤、抓握大物品时不便等。然而无论关节挛缩发展到什么程度,主动完全屈曲功能都存在。远侧指骨间关节很少波及,一旦影响,最常见的是远侧指骨间关节过伸,伴有进行性的关节僵硬。

好发手指为环指,其次为小指,拇指、示指较少发生。多个手指可能同时受累,环小指多于中环指,多于中环小指。挛缩病变的进展速度因人而异,有的在出现结节1年内即发生挛缩,有的则长达10年、20年才发生。结节和皮肤凹陷有时会自行消失。

12.3.5　诊断

根据临床表现和易感体质,诊断并不困难。当出现孤立性的结节,应与表皮样囊肿、异物存留、脓肿、纤维瘤、纤维肉瘤进行鉴别;手指的屈曲挛缩应与先天性挛缩、肌腱关节损伤后挛缩等鉴别。

评价掌腱膜挛缩症的方法很多,有的在手指纵线上标明索带和结节,有的根据挛缩的总角度建立了细致的评分系统。然而这些系统都不能提供关于非挛缩性病变(结节)、病损所处位置(手掌和手指)、复发的信息。1961年,Tubiana 和 Michon 建立的评分系统经过改进,克服这些缺点。首先将手分成5个纵列。对于每个纵列,计算掌指关节＋近侧指骨间关节＋远侧指骨间关节的总屈曲挛缩角度,每45°为一级。

0:正常。

N:手掌和手指的结节,不伴有屈曲畸形。

1:总屈曲挛缩角度在 0°～45°。

2:总屈曲挛缩角度在 45°～90°。

3:总屈曲挛缩角度在 90°～135°。

4:总屈曲挛缩角度超过 135°。

对于每个纵列,手掌的病损记录为 P,手指的病损记录为 D。对于拇指,P 代表虎口区的病损;H 代表远侧指骨间关节的过伸;R 代表术后复发;E 代表未手术的手指纵列病损广泛;A 代表截指;N 计为0.5 分(图 12-21)。

此外,Meyerding 曾将掌腱膜挛缩症进行分期,以供临床诊断时参考。

0 期:仅出现小结节,无手指屈曲挛缩。

第 1 期:屈曲挛缩仅限于 1 个手指。

第 2 期:屈曲挛缩越过 1 个手指,但挛缩手指曲角度的总和＜60°。

第 3 期:挛缩手指中,至少有 1 个手指屈曲角度>60°。

第 4 期:5 个手指均出现屈曲挛缩。

12.3.6　治疗

(1)治疗原则

1)如掌腱膜挛缩病变轻微,仅远侧掌横纹处有少许皮下结节,但无明显功能障碍,或发病时间较长,症状无明显进展者,可不需特殊治疗,但应定期复查,或采用非手术疗法。

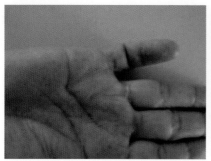
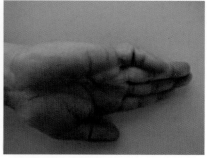

图 12-21　环、小指挛缩

注：环指系列表现为手掌部结节、皮肤凹陷；小指系列可见手掌部结节、皮肤凹陷、掌横纹变形，掌指关节及近侧指骨间关节受累。根据 Tubiana 评分系统评价为：0,0,0,NP,2PDH；总分：0+0+0+0.5+2＝2.5

2）对于屈曲挛缩已较明显并已造成功能障碍，而且病变仍在继续发展者，应尽早做手术治疗。

（2）非手术疗法

方法较多，但效果均不确切。早期放射治疗、局部注射氢化可的松和维生素 E 可使病变处软化，暂时缓解，但很快会复发。

作为严重屈曲畸形术的术前准备，Bassat 曾于 1965 和 1969 年两次介绍用胰蛋白酶、透明质酸酶和普鲁卡因沿增厚的纤维束和结节在不同点上注射，15 min 后强力伸直屈曲手指，使增厚的纤维束断裂；每隔数天重复 1 次，直至畸形得到最大限度矫正。Hueston 于 1971 年也曾报道使用这种方法获得了一定效果。目前的研究报道，使用胶原酶局部注射具有良好的效果，常用计量为 10 000 u。Badalamente 的双盲调查中，4 年的复发率＜5％。

对于掌腱膜挛缩局限于浅层、仅 1 个手指受累、屈曲畸形＜45°者。Parry 报道，在早期用油按摩和支架治疗可使屈曲的近侧指骨间关节完全伸直。

（3）手术治疗

手术治疗仍是解决掌腱膜挛缩症的最好方法。一般在病变早期，皮肤尚较正常时进行手术效果较好。术式有如下 4 种。

1）皮下掌腱膜切断术：该术式具有手术创伤小、挛缩能立刻解除、手术简单等优点；但也有一些缺点，如不能去除病变的掌腱膜，容易损伤血管、神经，术后复发率较高，效果不肯定等。所以目前很少单独用来治疗掌腱膜挛缩症。

A. 适应证：①手掌部线条状挛缩所致掌指关节屈曲；②高龄患者；③拒绝采用较复杂术式者。

B. 禁忌证：合并有手指或指蹼挛缩时一般不采用该术式。

C. 麻醉与体位：臂丛神经阻滞麻醉。患者仰卧位，患肢外展平放于手术侧台，并用止血带。

D. 手术步骤(Luck 法)：①在以下 3 个部位分别做 4 mm 左右长的皮肤小切口，即鱼际和小鱼际隆起部之间，掌腱膜的顶端处；近侧掌横纹附近；远侧掌横纹处(图 12-22)。②皮肤切开后，将肌腱刀或 Luck 筋刀或 15 号刀片依次插入各个皮肤切口内，使刀片与皮面相平行进入皮肤与挛缩的腱膜索条之间，再小心做皮下剥离，分开皮肤与挛缩腱膜间的粘连。然后旋转刀片使刀刃朝向挛缩腱膜，用力被动伸直患指，并加压于刀片，此时被拉紧的挛缩腱膜即可被切断。至此，坚韧的阻抗感即可消失。如此，直至患指能够被动伸直为止。然后用"0"号线缝合皮肤。McCash 曾在 1964 年提出手掌切口开放技术，即对于手掌部这种小横切口术毕可以不做缝合，让切口自然愈合。

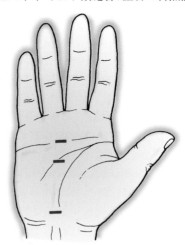

图 12-22　皮下掌腱膜切断术切口

E. 手术操作注意事项：①切口尽量选在线状

挛缩腱膜旁边的正常皮肤上；②切断挛缩腱膜时，一般略加压力即可，至多做些轻柔的摆动，切勿用刀片在腱膜上做拉锯动作，以免损伤血管与神经。也不可将刀片伸入腱膜背侧，然后向掌侧用刀切断。

F. 术后处理：厚层敷料加压包扎 24 h，然后改换薄层敷料覆盖创口，鼓励早期活动。

2) 部分掌腱膜切除术：这是一种常用的术式。与掌腱膜全切除术相比，其发病率低，并发症少。虽有学者报道该术式术后复发率为 50%，仍需再次手术者仅占 15%。

A. 适应证：适用于病变范围较小，掌腱膜索条状挛缩累及手指，同时有近侧指骨间关节挛缩者。优点：病变组织切除较干净，复发率低，关节松解彻底，畸形改善明显，手指功能恢复较好。缺点：掌腱膜没有完全切除还有复发可能。

B. 麻醉与体位：同皮下掌腱膜切断术。

C. 手术步骤：①切口有多种，可根据挛缩腱膜部位、范围、形态、大小、与皮肤粘连等具体情况加以选择。对于皮肤月牙状凹陷，可做单个"Z"形切口（图 12-23A）。对于皮下结节，除做"Z"形切口外，还可加辅助切口（图 12-23B）。索条状挛缩，以多个"Z"形切开为主（图 12-23C），也可做"Y-V"法切口（图 12-23D）。当病变仅累及掌面时，仅需做一横切口（图 12-23E）。Skoog 则设计于远侧掌横纹处做一横行切口，长度以足以切除该部分掌腱膜为宜，然后沿索条状结构向远侧延伸达指根部；指腹处做"Z"形切口（图 12-23F）。②切开皮肤后，小心将皮瓣向两侧锐性分离，直视下显露挛缩腱膜，仔细辨认掌指关节平面每一脂肪垫内移位的指神经、血管，不得损伤之（图 12-24）。然后被动伸直患指，使挛缩腱膜在紧张状态下用锐刀切断，并切除之。③所有病变腱膜被切除后，患指各关节应能被动伸直至正常。松开止血带，用双极电凝严密止血，冲洗切口，放置皮片引流，用 5"0"尼龙单丝缝合皮肤（图 12-25）。

12

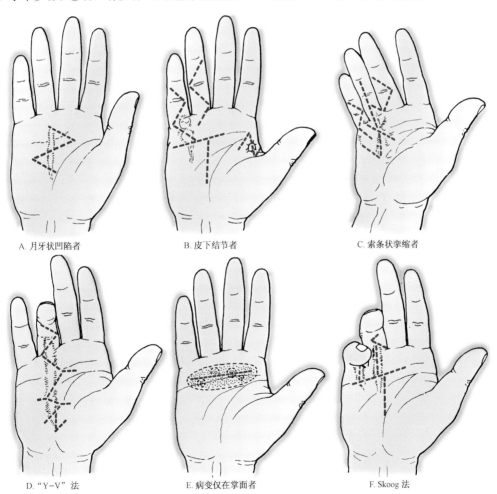

A. 月牙状凹陷者   B. 皮下结节者   C. 索条状挛缩者

D. "Y-V"法   E. 病变仅在掌面者   F. Skoog 法

图 12-23　部分掌腱膜切除术切口设计

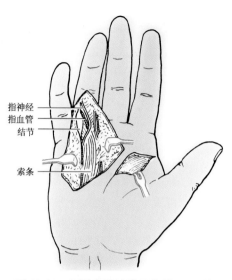

图 12-24　显露挛缩腱膜及指神经、血管

指神经
指血管
结节
索条

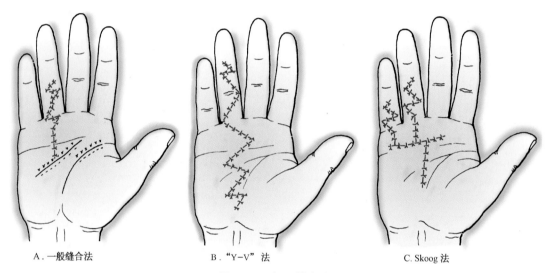

A．一般缝合法　　　　　　　B．"Y-V"法　　　　　　　C. Skoog 法

图 12-25　切口缝合法

　　D. 手术操作注意事项：①切开皮肤游离皮瓣时，应尽量用锐性解剖。术前准备好多种手术刀片。术时手术刀的角度、力度应掌握得当，并正确选用有齿与无齿镊，尽量不要损伤皮肤。②必须在止血带下无血时进行操作，但要尽量缩短用止血带时间，能在 25～45 min 完成手术则效果良好。因为术中延长用止血带时间将增加术后肿胀的发生率，从而增加了感染和纤维化的可能性。③掌腱膜挛缩后，指神经、血管，尤其是指神经的行走方向会发生改变，常常与挛缩腱膜交叉行走，故术中稍不注意就有可能损伤神经、血管。因此，游离皮瓣、显露掌腱膜时，应仔细辨认指神经与血管，要在确认挛缩腱膜内无指

神经、血管后行切断术。所以，术者要有丰富的经验。④切断病变腱膜时不要做拉锯状移动切割。多次变换刀锋方向是有益而无害的。⑤如彻底切除挛缩腱膜后患指仍不能完全伸直，则需进一步检查近侧指骨间关节的掌板，将 Checkrien 韧带和侧副韧带的掌侧纤维切断。

　　E. 术后处理：切口用厚层敷料加压包扎，掌侧可用石膏托固定，但要不妨碍手指活动。48 h 内拔除引流条。鼓励早期活动近侧指骨间关节与掌指关节，防止发生粘连。并注意患指抬高。术后 2 周拆除缝线，去除所有敷料。可在温水中主动锻炼，但不做被动牵伸。术后 3 周可中度使用患手。手部康复

训练需持续数月，其间可辅以硅油外用。如术后48h出现手部剧痛、发热，应立即检查伤口，观察是否有血肿形成。若有血肿存在，皮肤被掀起，必要时应立即手术清除血肿，让伤口敞开。

3）掌腱膜全切除术：

A. 适应证：本法适用于病变范围大、功能障碍明显的较年轻患者。优点：病变组织切除干净，复发率低。缺点：术后伤口愈合较困难，术后不能早期锻炼，极易发生粘连，虽关节畸形有所改善，但手指屈伸功能较术前下降。

B. 麻醉与体位：同皮下腱膜切断术。

C. 手术步骤：①沿远侧掌横纹并弯向小鱼际桡侧缘做倒"L"形或"Z"形或"S"形切口（图12-26A）。②按设计切开皮肤后在皮下锐性游离，近端至腕横韧带远侧缘，远侧达指根部，两侧达示指桡侧及小指尺侧指神经处，显露整个三角形的掌腱膜（图12-26B）。自腕横韧带远侧缘切断掌腱膜，并在其深面向远端做锐性剥离（图12-26C），直至指根部。切除所有挛缩的掌腱膜和正常的掌腱膜，包括手掌部的腱膜和延伸至手指部的腱膜及向手掌深面发出的纤维筋膜间隔。鱼际部肌、小鱼际部肌和蚓状肌的筋膜如增厚，也应一并予以切除，但支配诸肌的神经应注意保护。③另外，手指上做倒"L"形或"Z"形切口。于切口内游离皮瓣，显露挛缩腱膜。此时应仔细辨认并加以保护扭曲变位的指神经与指血管。彻底切除与皮肤、腱鞘及关节囊相连的挛缩腱膜（图12-26D）。④对于皮肤受累较轻、血液循环尚好者，可将切口直接缝合（图12-26E），或做单个、多个"Z"形切口，三角皮瓣转移闭合伤口。对于少数皮肤受累严重或术中发现皮肤血液循环不良者，可切除受累的皮肤，行全厚皮片游离植皮。

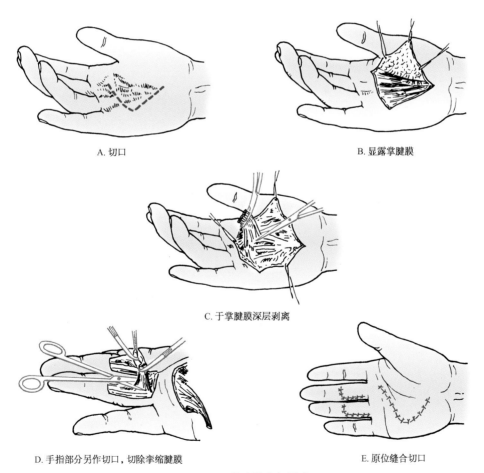

A. 切口

B. 显露掌腱膜

C. 于掌腱膜深层剥离

D. 手指部分另作切口，切除挛缩腱膜

E. 原位缝合切口

图12-26　掌腱膜全切除术

12

D. 手术操作注意事项：①广泛游离皮肤时，必须密切注意皮肤血液循环，必要时可分两期手术。②对于某些挛缩严重的患者，手掌可能有皮肤的糜烂，术前应外用抗生素，待皮肤条件好转后先做皮下腱膜切断术。如皮肤发硬，皱褶明显，术前可用热氯化钠溶液浸泡，促使皮肤软化，并清洁皮肤。③在手掌、手指部切口内游离皮肤显露掌腱膜时，必须时刻注意辨认扭曲变位的指神经、血管，不能损伤。

E. 术后处理：术后伤口加压包扎，并使用手指伸直位弹簧支架固定。24～48 h 后拔除引流条，加压包扎维持至伤口愈合。术后 1 周开始功能锻炼，夜间继续使用支架保护 3～6 个月。

F. 并发症：掌腱膜全切除术出现并发症者很常见，主要有以下几种：①血肿。术后如早期就出现持续性疼痛和低热，则应视为术后血肿的先兆症状，一旦明确诊断则须及时做引流。预防的最好办法是采用 McCash 提出的手掌创口开放技术。其次是谨慎操作，如放松止血带后严密止血、术后置放引流条、创口加压包扎等。注意到这些要点，血肿一般是可以预防的。②皮肤坏死。由于皮肤与挛缩掌腱膜长期粘连，术中游离皮瓣时致使皮肤太薄，血液循环受破坏，加之血肿形成，故易造成皮肤坏死。③切口延迟愈合。可伴有或不伴皮肤坏死。其原因可能与以下因素有关，即切口设计欠佳、皮瓣基底太窄、指血管受损、一期闭合创面时游离植皮或皮瓣坏死，或存在张力下强行缝合切口等。一旦发生切口延迟愈合，将明显增加瘢痕形成机会，并导致肿胀、手指强直和瘢痕挛缩的发生。因此应以预防为主。④指神经损伤。指神经因围绕螺旋束而扭转和夹杂在病变纤维束之间，稍不注意即可误伤。一旦发生应立即做缝合或行神经移植术。

G. 复发：除患者的体质及其他伴随病症未能彻底治愈是造成复发的重要因素之外，手术切除不彻底也是其主要原因。

4）皮肤掌腱膜切除术：适应证为病变皮肤条件差，关节挛缩严重，患者年轻，病重，复发可能性大者；切除术后再次复发者。1882 年，Busch 就主张对掌腱膜挛缩患者进行皮肤移植。Hueston 认为移植皮肤可以补充挛缩松解后的皮肤不足，造成"放火效应"，移除受肌纤维母细胞浸润的皮肤。他不仅主张用于复发的病例，而且建议用于年轻患者。该术式不仅切除受累腱膜，而且切除其表面的皮肤，进行皮肤移植。皮肤供区常选择臂内侧及腹股沟区的皮

肤。供区直接缝合，受区打包加压。

5）截指术：

A. 适应证：高龄患者，近侧指骨间关节严重屈曲挛缩已无法矫正，尤其是小指近侧指骨间关节严重屈曲挛缩，手术已不能恢复其功能时，可考虑行截指术。

B. 麻醉与体位：同皮下腱膜切断术。

C. 手术步骤：①沿手掌及指腹皮肤、掌腱膜挛缩处做切口（图 12-27A）。②沿切口切除皮肤及与之粘连的挛缩腱膜，注意不能损伤指神经及血管。然后切开小指掌指关节囊，保留小指指背皮肤，将小指截除。咬除第 5 掌骨头，用骨锉锉平残端后缝合关节囊。用保留的小指指背皮肤覆盖手掌部，消灭创面（图 12-27B）。

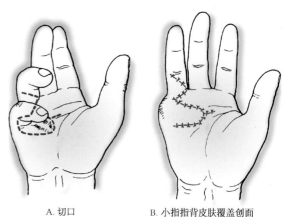

A. 切口　　　　B. 小指指背皮肤覆盖创面

图 12-27　截指术

D. 术后处理：术后加压包扎，24～48 h 拔除引流条。鼓励早期功能锻炼。

（刘　璠　王　斌）

12.4　僵硬手

手部的功能依赖手灵活的运动，但在手部损伤后，由于损伤累及关节或软组织，或者由于伤后的固定，使手的活动能力严重丧失，形成一类临床上十分常见的活动丧失状态，即僵硬手。僵硬手形成的病理基础是手骨关节损伤，或韧带弹性丧失使手部关节主动和被动活动度明显减小或不能活动，功能严重丧失。

僵硬手在手外科临床上很常见，但过去并未做专门章节讨论，临床治疗也常被忽视或放弃，往往被视作不能够恢复的手后期功能丧失，加上过去对康复训

练的重视和运用有限,这类病变没有得到充分治疗。总体来说,僵硬手是手活动丧失后的一个状态,是一系列原因形成的后果的总称,根据病因和引起活动丧失的关节名称和僵硬后关节所处的位置可给予不同诊断名称。僵硬手在手损伤(尤其是严重损伤、多发损伤)后常见,也可见于关节固定姿势不当或外固定过紧造成手压迫等之后。病理基础是手部韧带结构比较细小,手内肌是肌腹极小的肌肉组织,手部水肿后很容易压迫肌腹,肌纤维水肿纤维化后容易缩短,拉伸关节使关节处于特定的弯曲状态;加上手部蚓状肌、骨间肌和指伸、屈肌腱的解剖学和功能上的关联性,使手指形成伸或屈的畸形。手部关节在某一位置固定时间较长后,韧带的弹性就丧失关节活动度,处于较固定屈或伸状态。普遍地讲,手损伤在固定后都有一定程度的僵硬,在不少情况下,去除外固定锻炼一段时间后就能恢复正常,这不能称作僵硬手。僵硬手特指手部损伤,在固定去除后,常规的短期功能锻炼不能治疗的明显的手关节功能丧失。广义来说,关节骨性损伤导致关节强直或活动受限也是僵硬手的范围,但是目前多数手外科医师讨论的僵硬手是软组织原因为原发或主因导致的。因此,治疗僵硬手主要是针对手部软组织(主要是韧带、肌肉、肌腱)进行的康复和手术治疗。

由于僵硬手的发生涉及手指关节的细致韧带结构,在下面讨论引起僵硬手各种原因时,将复习相关解剖结构。对这些解剖学结构的确切掌握对于准确判断僵硬手的起因、决定手术松解的结构选择和范围十分重要,而这些解剖学知识在普遍的解剖学章节中也很少详细述及。僵硬手的手术治疗方法正在不断探索完善过程中,因此,在熟悉这些解剖学知识和致病原理的基础上,术者可以不断探索改进和创新。引起僵硬手的软组织病理变化的范围、程度因病例不同也可以不同,术时应根据具体情况做出判断,并灵活使用。但是,在术中松解后应及时检查被动(或主动)活动的恢复程度,以及术前和术后均考虑做系统康复锻炼是应遵从的基本原则。

僵硬手的形成主要与以下因素相关:①手部软组织长期固定于某一位置,软组织(主要是韧带)的弹性丧失,使手的关节活动受限。②手部损伤,修复后瘢痕形成,丧失弹性。③手部严重损伤,导致手部水肿明显,水肿形成是血管通透性增加所致,这些富含蛋白的组织液在水分吸收后成为胶状

使组织的滑动性和弹性受到影响,关节的活动由于周围组织的弹性丧失而受阻。这种损伤如果单独出现,一般不称为僵硬手,在伴有软组织损伤时才成为僵硬手原因之一。僵硬手一般指由于韧带、关节囊或皮肤瘢痕或缺失引起的手部多个关节僵硬,单纯1~2个关节的活动受限仅为某关节僵硬,不能称为僵硬手。

由于外固定时间长,或使用外固定支架时间过长,或者由于软组织大面积缺损后移植修复,都可能成为僵硬手形成的原因。

12.4.1 临床常见类型和病理

(1)屈曲挛缩

屈曲挛缩是由于关节掌侧1个或多个组织,如皮肤、掌腱膜、屈肌腱鞘、关节囊、侧副韧带的弹性丧失,长度缩短而形成。其中,尤其在手部损伤,关节固定一段时间后,由于关节囊或侧副韧带挛缩,导致关节活动丧失。

掌侧板挛缩是造成关节屈曲挛缩的另外一个重要原因,常见于近、远侧指骨间关节。指伸肌腱装置中的位于指骨间关节轴心掌侧的部分挛缩也可以导致关节屈曲挛缩。在较少情况下,关节屈曲挛缩也可以是由于关节背侧的结构异常所造成,如背侧关节囊和伸肌腱之间的粘连,伸肌腱和指骨之间的粘连,使关节不能伸直。当然,骨性畸形和关节面不平整也可以使关节固定于屈曲姿势。

(2)伸展挛缩

常由于关节背侧的皮肤、伸肌腱、手内肌、关节囊、侧副韧带挛缩形成,掌侧板挛缩有时也可以使关节不能屈曲,形成伸展挛缩。

位于关节背侧的伸肌腱短缩或粘连,使关节处于伸直状态。指伸肌腱粘连最常发生于近节指骨部位。骨折或指压榨伤后,由于肌腱和指骨粘连,使手指骨间关节不能屈曲。手内肌挛缩可发生于肌肉缺血、纤维化后,如果比较严重,可发生手内肌阳性征,表现为掌指关节伸展时,指骨间关节屈曲小;掌指关节屈曲时,指间关节屈曲增大(图12-28)。关节囊在长时间关节固定于伸直位时会发生肥厚,弹性丧失,使关节不能屈曲。由于侧副韧带引起的关节屈曲挛缩,易发生在指骨间关节,而侧副韧带挛缩在掌指关节则容易引起伸展挛缩,常见于掌指关节不恰当地固定于伸直位置。

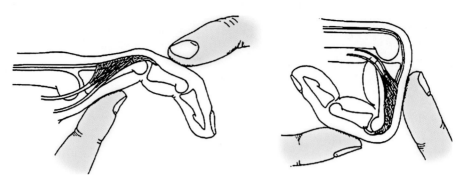

图 12-28　手内肌阳性征

正确的掌指关节固定应在掌指关节屈曲 70°位，这时侧副韧带伸长，在除去固定后，不至于发生伸展挛缩。这是由于掌指关节在伸直时侧副韧带最短，而掌指关节屈曲时侧副韧带最长，掌骨头的韧带起点至近节掌骨底长度发生变化所致（图 12-29B）。

掌侧板的粘连、损伤同样也可以引起关节伸展挛缩，被动屈曲近侧指骨间关节时出现疼痛并有阻力，可能提示掌侧板有损伤。疼痛可以为掌侧板撕裂并有一小骨块从中节指骨基底处撕下造成，这样掌侧板起不到限制关节伸展的作用。

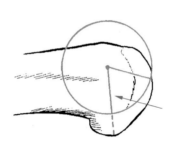

A. 侧副韧带在掌骨头起点至关节面弧的距离不等

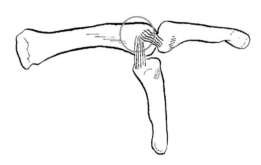

B. 掌指关节伸、屈时侧副韧带长度的变化

图 12-29　掌骨头的解剖学特点

在掌指关节，则要区分是掌侧板粘连还是侧副韧带挛缩引起。如果是侧副韧带挛缩，手指在伸直位时的内收和外展会受到限制；如果掌侧板是唯一的原因，则手指内收、外展不受限制，但被动屈曲掌指关节时背侧关节间隙会增大，在关节背侧可以摸

到关节间隙增宽。掌指关节掌侧板由交叉的纤维组成，掌指关节屈、伸时长度变化很大（图 12-30）。在指骨间关节，掌侧板犹如盔甲，在关节屈、伸时滑动，保护关节，其近侧有缰绳韧带（Checkrien ligament）（图 12-31），而掌指关节的掌侧板近侧无缰绳韧带。

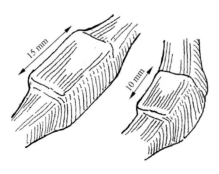

A. 掌指关节

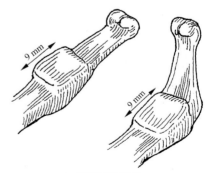

B. 近侧指骨间关节

图 12-30　在掌指关节和近侧指骨间关节伸屈时掌侧板发生长度变化

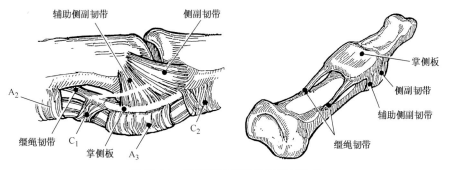

图 12-31　近侧指骨间关节的解剖结构

在手术松解关节周围的软组织时,应该使掌指关节被动屈曲以了解在挛缩的侧副韧带松解后是否还有掌侧板挛缩存在。

跷跷板效应:当挛缩的软组织结构跨越两个关节时,则会形成跷跷板效应,表现为一个关节伸展挛缩,而另一个关节发生屈曲挛缩;伸展挛缩的关节发生在远侧,而屈曲挛缩发生在近侧关节。内收肌和蚓状肌挛缩时会引起近侧指骨间关节伸展挛缩和掌指关节屈曲挛缩表现。在手指纽扣畸形时,由于止于中节指骨底部的中央伸肌腱束断裂,近侧指骨间关节屈曲,而两侧束移到关节活动轴心的掌侧,牵拉远侧指骨间关节形成过伸畸形。

手部严重损伤后常累及多个关节,致手部出现僵硬表现。严重创伤、感染、长时间固定都可以成为病因。形成僵硬手的最初都是组织水肿(图12-32),后来由于软组织结构不做活动而使弹性丧失,进而形成纤维化,使关节活动丧失。手部严重损伤后的僵硬最有损手功能的位置是腕关节屈曲、拇指内收、掌指关节伸展、指骨间关节屈曲,这些位置使手丧失基本的功能。因此,对于严重损伤的手而言,牢固的内固定,减少外固定的范围和缩短时间,正确的固定姿势,防止感染和正确处理相关软组织损伤都十分重要。当然,即使在上述处理均十分妥当的情况下,僵硬仍可能发生,但程度和以后的治疗难度会显著下降。

12.4.2　非手术治疗

治疗首先以做理疗等非手术临床治疗为主,然后采用手术治疗。非手术治疗包括支具固定矫正、减少水肿的物理学疗法等。水肿是僵硬手出现时常见和重要的伴随表现。临床常见支具固定一段时间或短时间物理学治疗(包括运动锻炼)后,关节畸形状态又回复到原始状态,这不奇怪。这是因为这些锻炼或支具使用后水肿组织的组织液重新分布,而

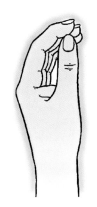
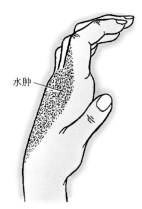

A. 无损伤的手放　　B. 损伤后水肿形成,导致腕屈
松时的姿势　　　　曲掌指关节过伸的手姿势

图 12-32　手背部肿胀对手指位置的影响

去除支具后或不活动后,组织液又回复到原来的胶原组织中。在长时间坚持支具矫正或锻炼后,胶原纤维可以恢复到接近正常状态,而使关节活动度增加。胶原纤维的纤维化后则伸长可能小,关节活动度恢复有限。

在考虑做手术治疗前,一般应有2~3个月的物理治疗,多数患者的临床症状会有一定程度的改善。如对指骨间关节屈曲挛缩者使用Joint Jack治疗或弹性伸展支架治疗等(图12-33)。

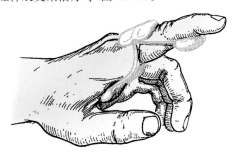

图 12-33　弹性伸展支架治疗近侧指骨
间关节屈曲挛缩

12.4.3　手术治疗

由于近年来康复措施的运用,使僵硬手的发生机会下降,但在外固定手部小关节时尤其要注意防止僵硬手的发生。

对于僵硬手的治疗,现在强调重在预防。如果有形成僵硬手的倾向时,加强康复锻炼,即使是外固定需要时间很长的患者,也要灵活地在更换外固定(全石膏或外固定支架)的间隙做被动关节活动。即使每周做1组数十次被动活动,关节僵硬都可有很大程度的减缓,比等到形成僵硬后再矫治有效得多。

手术治疗主要是进行挛缩的松解。下面分述不同关节做松解手术的指征和方法。

(1) 掌指关节松解术

1) 适应证:①掌指关节掌侧板挛缩;②侧副韧带挛缩;③内收肌和蚓状肌引起的挛缩;④关节囊挛缩。

2) 手术步骤:对于伸展挛缩,做掌指关节背侧正中切口(图12-34A),将伸指肌腱牵拉到一侧暴露背侧关节囊,在掌指关节背侧关节囊上做"T"形切口(图12-34B),切断背侧部分关节囊(图12-34C),

避免损伤关节软骨面,可将背侧关节囊和背侧半侧副韧带切除(图12-34D),然后将关节被动屈曲,如果残留的侧副韧带仍然紧张,阻碍关节完全屈曲,可将其在掌骨头上的止点处切断。常常仅将尺侧副韧带止点处切断即可使掌指关节完全屈曲。经常需要在尺、桡侧将止点处切断,以防止关节在屈曲时旋转。然后,在掌侧板和掌侧关节囊之间游离,去除之间的粘连,再将掌指关节被动屈曲。如果仍有阻力,可考虑将辅助侧副韧带切断。最后,检查伸肌腱有否粘连及滑动度,必要时松解和游离指伸肌腱,关闭切口。

3) 术后处理:将掌指关节用支具固定于屈曲70°位,患肢抬高,3~4 d后去除敷料。此时可将掌指关节用支具固定到最大屈曲位,并持续3~4周;用支具间断维持关节一定的屈曲度,可延续2~3个月。

(2) 近侧指骨间关节屈曲挛缩松解术

1) 适应证:①近侧指骨间关节发生屈曲挛缩,经过2~3个月理疗后仍无明显改善;②关节面无关节炎表现;③排除屈肌腱或掌侧皮肤病变形成的挛缩者,适合于做指骨间关节屈曲挛缩松解手术。

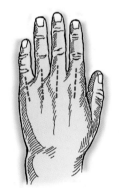

A. 掌指关节背侧正中切口

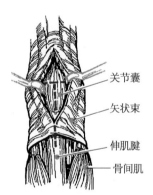

关节囊
矢状束
伸肌腱
骨间肌

B. 关节囊"T"形切开

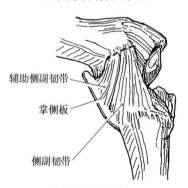

辅助侧副韧带
掌侧板
侧副韧带

C. 切断背侧关节囊

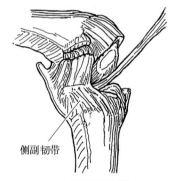

侧副韧带

D. 切断侧副韧带

图 12-34　背侧正中切口做关节囊松解术

2）手术步骤：可采用掌侧 Bruner 切口进路，或做侧方切口进入（图 12-35A），后者较为方便和常用。笔者有时用背侧的"S"形切口，可以兼顾松解或切断两侧的部分侧副韧带，十分方便。侧方进路方法是做近侧指骨间关节侧方正中切开皮肤，注意勿损伤指侧前方的血管神经束，将神经血管束向掌侧牵拉，暴露侧副韧带和掌侧板。首先，将掌板上的缰绳韧带松解（图 12-35B，C），如果不能明显改善关节伸展，则将关节囊及掌侧板在骨膜下做松解，再切断辅助侧副韧带（图 12-35D）。如果此时关节伸展已

接近正常，则无需切断固有侧副韧带；如果没有明显改善，则切断固有侧副韧带。

3）术后处理：术后敷料包扎固定于指骨间关节伸直位，3 d 后开始做功能活动锻炼。不做活动时用支具将手指固定于伸直位，支具固定应持续 2 个月以上。

（3）近侧指骨间关节伸展挛缩松解术

1）适应证：①做 2～3 个月的理疗后仍然有明显伸展挛缩；②无菌性关节炎；③无伸肌腱粘连，手背皮肤挛缩者。

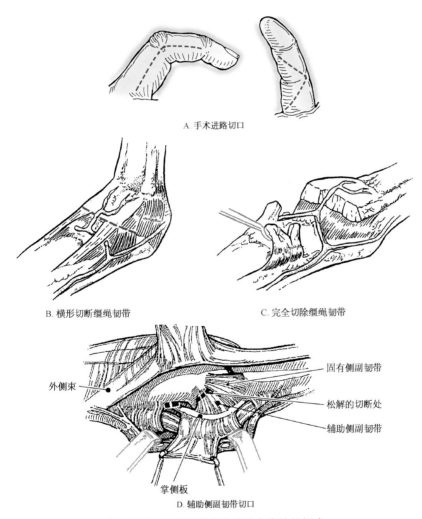

A. 手术进路切口

B. 横形切断缰绳韧带　　　　　　　　C. 完全切除缰绳韧带

外侧束

掌侧板

固有侧副韧带

松解的切断处

辅助侧副韧带

D. 辅助侧副韧带切口

图 12-35　近侧指骨间关节屈曲挛缩松解术

2）手术步骤：可经过背侧正中"Z"形切口或侧方切口进入（图 12-36A），暴露伸肌腱装置，将伸肌腱在关节侧方的斜行纤维做纵行切开后将伸肌腱中央束牵拉向一边，注意勿损伤伸肌腱中央束。切除

背侧的关节囊后被动活动关节，了解关节活动度。如果不能完全屈曲，则将背侧部分侧副韧带切断松解；如果仍然不能使关节满意屈曲，则切断松解整个侧副韧带（图 12-36B）。有文献记载，即使双侧的侧

副韧带在松解时都切断,对近侧指骨间关节的稳定性也没有太大影响。在做上述松解后仍然存在关节不能满意屈曲时,要考虑是否是因手内肌挛缩引起的近侧指骨间关节不能屈曲。此时,检查是否存在手内肌紧张征,如需要则做手内肌松解。也有学者提倡做双侧的指伸肌腱侧束松解,再被动屈曲关节

以打断伸肌腱或关节内及关节囊的粘连。

(4)远侧指骨间关节挛缩松解术

发生在远侧指骨间关节的挛缩相对影响较小,因为这一关节的活动要求远低于近侧指骨间关节或掌指关节。主要引起的原因是鹅颈畸形或纽扣畸形,这些畸形存在时间较长后导致远侧指骨间关节僵

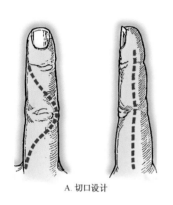

A. 切口设计

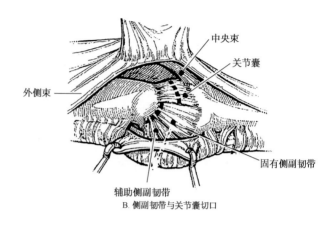

中央束

关节囊

外侧束

固有侧副韧带

辅助侧副韧带

B. 侧副韧带与关节囊切口

图 12-36　近侧指骨间关节伸展挛缩松解术

硬。对于固定性的伸展挛缩可做伸肌腱的背侧和外侧束的松解;对于固定性的屈曲挛缩,可以做关节固定术。手内肌挛缩做近侧指骨间关节伸展的松解。

引起手内肌挛缩的原因包括创伤后水肿、长时间固定或肌肉缺血。在严重手部创伤后,血肿或水肿使手内肌间隔内压力增加,毛细血管受压或静脉回流受障使压力进一步上升。手指活动时产生的疼痛使手活动减少,如果外部再加上包扎或外固定的压迫,手内肌容易发生缺血、纤维化。受伤几个月后,不少患者将出现近侧指骨间关节屈曲受限。此时常被误认为是关节周围组织粘连或损伤所致,但经常是手内肌挛缩造成。

由于水肿可后期纤维化,手内肌牵拉侧副韧带,

使掌指关节不易屈曲,近侧指骨间关节处于伸展位,此时需做手内肌松解术。

1)适应证:严重手部创伤,尤其有严重水肿、感染或压榨伤后,检查手内肌紧张征阳性,经过4～6周理疗无明显改善者;或严重的手内肌紧张,判断非手术治疗不可能明显改善者。

2)手术步骤:可做局部麻醉,做近侧指节远侧半的背侧中线纵行切口,暴露伸肌腱外侧束、斜纤维、中央束和侧束,切除近节指骨远端 1/3 水平的外侧束和斜纤维(图 12-37),注意不要切除伸肌腱的中央束和侧束。

3)术后处理:术后用支具固定 3 周,可做早期掌指关节和指骨间关节功能锻炼。

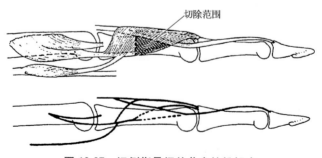

切除范围

图 12-37　远侧指骨间关节挛缩松解术

（5）骨间肌挛缩导致掌指关节和近侧指骨间关节活动受限的松解术

严重的深部间隙水肿可引起骨间肌的坏死和纤维化,会导致掌指关节和近侧指骨间关节畸形。在严重水肿时,掌指关节的侧副韧带也有肿胀,弹性丧失,使掌指关节难以屈曲,而近侧指骨间关节由于骨间肌斜纤维的牵拉而处于伸直位。关节周围的继发性变化包括掌指关节的掌侧板和辅助侧副韧带的挛缩和近侧指骨间关节侧副韧带挛缩。此时畸形会相当严重且顽固,非手术治疗效果不理想,几乎都需要手术治疗。

1）适应证:骨间肌纤维化引起的掌指关节屈曲,同时有近侧指骨间关节伸展畸形。

2）手术步骤:做掌指关节背侧横行切口,将掌指关节水平的骨间肌肌腱、小指内收肌肌腱切断或切除,或做骨间肌肌腹前移(图12-38)。如果掌指关节仍然屈曲,则将矢状束向远侧牵拉开,在掌板止点处切断辅助侧副韧带,也可继续将掌板在近节指骨止点处游离。如果软组织松解后仍然不能保持近节指骨于伸直位,可在掌指关节最大伸直位下用一克氏针斜穿固定关节。如果掌指关节伸直时近侧指骨间关节仍然不能完全屈曲,则将外侧束在近节指骨远侧半上的部分切除。

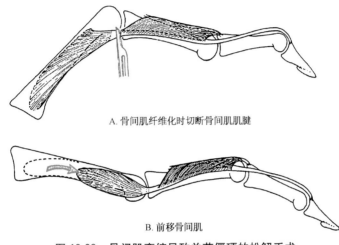

A. 骨间肌纤维化时切断骨间肌肌腱

B. 前移骨间肌

图 12-38　骨间肌挛缩导致关节僵硬的松解手术

3）术后处理:术后做近侧指骨间关节的主、被动活动锻炼,用于固定掌指关节的克氏针在术后 3 周拔除。

（汤锦波）

主要参考文献

［1］朱修军,潘达德,吴鸿昌,等. 侧腱束延长术治疗手内在肌掌缩的解剖基础与临床应用［J］. 中华骨科杂志,1995,9:604.

［2］张振伟,张咸中. 前臂缺血性肌挛缩的早期手术治疗和临床分期［J］. 中华手外科杂志,1992,1:4.

［3］张铺福. 筋膜间室综合征［M］. 北京:人民卫生出版社,1986:1-249.

［4］陆裕朴,胥少汀,葛宝丰,等. 实用骨科学［M］. 北京:人民军医出版社,1991:1374-1417.

［5］赵敦炎,侍德. 筋膜间室综合征［J］. 天津医药·骨科附刊,1979,2:88.

［6］津下健哉. 私の手の外科［M］. 2 版. 东京:南江堂,1988:245-249.

［7］顾玉东,王澍寰,侍德. 手外科学［M］. 上海:上海科学技术出版社,2002.

［8］郭巨灵. 临床骨科学［M］. 北京:人民卫生出版社,1991:354-520.

［9］Berndt A, Kosmell H, Katenkamp D, et al. Appearance of the myofibroblastic phenotype in dupuytren's disease is associated with a fibronectin, laminin, collagen type Ⅳ and tenascin extracellular matrix［J］. Pathobiology, 1994,62:55.

［10］Chammas M, Bonsquet P, Renard E, et al. Dupuytren's disease, carpal tunnel syndrome, trigger finger and diabetes mellitus［J］. J Hand Surg, 1995,20:109.

［11］Denkler K. Dupuytren's fasciectomies in 60 consecutive digits using lidocaine with epinephrine and no tourniquet［J］. Plast Reconstr Surg, 2005,115:802-810

［12］Foucher G, Cornil CH, Lenoble E. "Open palm" technique in Dupuytren's disease: postoperative complications and results after more than 5 years［J］. Chirurgie, 1992,118:189-194.

［13］Foucher G，Medina J，Navarro R. Percutaneous needle aponeurotomy. Complications and results［J］. J Hand Surg，2003，28B：427-431.

［14］Hunsaker FG，Cioffi DA，Amadio PC，et al. The American Academy of Orthopaedic Surgeons outcomes instruments：normative values from the general population［J］. J Bone Joint Surg，2002，84A：208-215.

［15］Johnston P，Chojnowski AJ，Davidson RK，et al. A complete expression profile of matrix-degrading metalloproteinases in Dupuytren's disease［J］. J Hand Surg，2007，32(3)：343-351.

［16］Kloen P，Jennings CL，Gebhardt MC，et al. Transforming growth factor-beta：possible roles in Dupuytren's contracture［J］. J Hand Surg，1995，20：101.

［17］Matsen FA Ⅲ. Diagnosis and management of compartmental syndrome［J］. J Bone Joint Surg，1980，62(A)：185.

［18］Pasquali RI，Guerra D，Baccarani CM，et al. A clinical，ultrastructural and immunochemical study of Dupuytren's disease［J］. J Hand Surg［Br］，1993，18：262.

［19］Robins RH，Scott TD，Griffiths DP. Day care surgery for Dupuytren's contracture［J］. J Hand Surg［Br］，1993，18：494.

［20］Shurn DT，McFarlane RM. Histogenesis of Dupuytren's disease：an immunohistochemical study of 30 cases［J］. J Hand Surg，1998，13：61.

［21］Terek RM，Jiranek WA，Goldberg MJ，et al. The expression of platelet-derived growth factor gene in Dupuytren's contracture［J］. J Bone Joint Surg，1995，77：1.

［22］Weinzweig N，Culver JE，Fleegler EJ. Severe contractures of the proximal interphalangeal joint in Dupuytren's disease：combined fasciectomy with capsuloligamentous release versus fasciectomy alone［J］. Plast Reconstr Surg，1996，97：560-566.

［23］Rominger MB，Lukosch CJ，Bachmann GF. MR imaging of compartment syndrome of the lower leg：a case control study［J］. Eur Radiol，2004，14(8)：1432-1439.

［24］Katz LM，Nauriyal V，Nagaraj S，et al. Infrared imaging of trauma patients for detection of acute compartment syndrome of the leg［J］. Crit Care Med，2008，36(6)：1756-1761.

［25］Gelberman R，Zakaib GS，Mubarak SJ，et al. Decompression of forearm compartment syndromes［J］. Clin Orthop Rel Res，1978，134：225-229.

［26］Zhou YP. Current situation of negative-pressure wound therapy［J］. Zhonghua ShaoShang Za Zhi，2011，27(4)：253-254.

［27］Frober R，Linss W. Anatomic bases of the forearm compartment syndrome［J］. Surg Radiol Anat，1994，16(4)：341-347.

［28］Gelberman RH，Garfin SR，Hergenroeder PT，et al. Compartment syndromes of the forearm：diagnosis and treatment［J］. Clin Orthop Relat Res，1981，161：252-261.

［29］Gelberman RH，Zakaib GS，Mubarak SJ，et al. Decompression of forearm compartment syndromes［J］. Clin Orthop Relat Res，1978，134，225-229.

［30］Oishi SN，Ezaki M. Free gracilis transfer to restore finger flexion in Volkmann ischemic contracture［J］. Tech Hand Up Extrem Surg，2010，14(2)：104-107.

［31］Zuker RM，Bezuhly M，Manktelow RT. Selective fascicular coaptation of free functioning gracilis transfer for restoration of independent thumb and finger flexion following Volkmann ischemic contracture［J］. J Reconstr Microsurg，2011，27(7)：439-444.

［32］Domanasiewicz A，Jabłecki J，Kocieba R，et al. Modified Colzi method in the management of established Volkmann contracture — the experience of Trzebnica Limb Replantation Center（preliminary report）［J］. Ortop Traumatol Rehabil，2008，10(1)：12-25.

12

13 手部肌腱损伤

13.1　概述

肌腱损伤在手外伤中十分常见,其修复要求高。肌腱修复是一项复杂、细致的外科手术,其手术效果不但取决于损伤的程度,而且与手术方法的选择和术中的无创操作技术有密切关系。在手部肌腱损伤中,手指腱鞘区屈肌腱修复是最为困难的。

对指屈肌腱修复方法的探索,在手外科刚成为独立分支学科时即成为主要研究课题。手外科的无创修复原则即是在 20 世纪初的手部肌腱修复时提出的。1944 年,Bunnell 在《手外科学》中称手部腱鞘区屈肌腱修复是手外科中最棘手的问题之一,认为肌腱损伤后手指难以恢复正常功能,对鞘内屈肌腱主张一期闭合伤口,二期做肌腱移植术。20 世纪 60 年代,以 Verdan 和 Kleinert 为代表主张早期直接修复,并做术后早期活动。目前主张只要条件允许,即不存在严重感染、严重或广泛的挤压伤和撕脱伤时,应尽量给予早期修复。1983 年,Kessler 又提出在修复时间上不应墨守一期修复需在 6～8 h 进行,伤后 1 个月内均可做延迟一期修复。只有失去上述两种修复时机,才采用后阶段二期肌腱移植术。

Savage 在 1985 年发表多束强中心缝合方法,对后来几十年的工作都产生推动作用。20 世纪 90年代后,英国 Elliot 的单位多次报道临床结果,成为20 年来国际上报道系列最大的单位。他们在 1999年和 2006 年还总结报道了早期修复断裂的临床资料和再端-端缝合的结果。在 Amadio 领导下的Mayo Clinic 和 Gelberman 领导的华盛顿大学等研究团队近 20 年做了大量生物力学研究。笔者在1990 年后也进行了大量的研究和临床实践。

国际上近年(2005 年以来)的主要发展有:①普遍使用较强的中心方法,如 4、6、8 束缝合方法;②滑车合理切开;③不一定强调指浅屈肌腱的修复;④腱鞘完全关闭并非必须;⑤术后有控制的主动活动;⑥术后 4～6 d 才开始活动锻炼;⑦强调完全幅度的被动活动,部分幅度的主动活动;⑧远端指深屈肌腱和指骨的连接采用不影响指甲的新方法。

13.1.1　肌腱解剖特点

肌腱起于肌肉,止于骨结构,其起着传递力量、拉动关节的作用。肌腹是原动力,肌腱依靠肌腱周围的肌旁系膜、滑膜鞘、纤维鞘管或肌腱支持带等组织保证其活动。

(1) 腱旁组织

腱旁组织是一种位于肌腱与筋膜隔之间的疏松网状组织(图 13-1)。其纤维较长,盘曲于肌腱周围,形似松弛的弹簧,便于肌腱能在其周围较固定的组织上来回大幅度滑动。腱旁组织中有血管存在,以营养肌腱。肌腱除被滑膜鞘或纤维鞘管包裹外,都有腱旁组织存在。

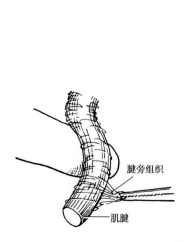
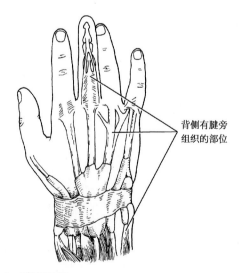

图 13-1　腱旁组织

（2）滑膜鞘

肌腱滑膜鞘含有两层滑膜。包裹肌腱者为脏层，又称腱外膜，并有分出纤维进入肌腱，将肌腱分成束，形成间隙，称腱内膜(图13-2)。被覆于纤维鞘管内壁者为壁层。脏层与壁层滑膜沿其纵轴相连，形成半透明膜即腱系膜，在肌腱的凸侧是纵轴相连。两层滑膜在鞘的远、近端反褶呈盲囊状，内有滑液，使肌腱在其间滑动。这一结构和腹膜脏壁两层的肠系膜结构相似。腱系膜中亦含血管和淋巴管，以营养肌腱。

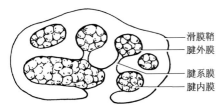

图13-2　腕管内肌腱的滑膜鞘

在手指部屈肌腱腱系膜很局限，称为腱纽(图13-3)，内含营养血管较少。位于指深屈肌腱和指浅屈肌腱止点处的两侧短腱纽呈三角形，较厚，其背侧缘附着于腱鞘内指骨掌侧面正中矢状位上，掌侧缘分别与指深、浅屈肌的背侧面附着，近侧缘游离。其长腱纽是细长的滑膜索状结构，数目不定。指深和指浅屈肌腱一般各有2个，为长、短腱纽。长、短腱纽有一定长度及弹性，可随肌腱的屈伸而伸缩，不妨碍肌腱滑动。

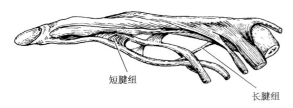

图13-3　腱纽

（3）肌腱支持带或纤维鞘管

肌腱支持带或纤维鞘管的作用是防止在关节屈曲活动时肌腱向前方移位和作为肌腱活动的支点及滑车，位于关节周围。腱滑膜鞘壁层有斜形交叉纤维将肌腱限制在关节周围，为肌腱支持带。在腕部掌侧称腕横韧带。手指的肌腱滑膜鞘外包绕一层坚韧的纤维管，附着于指骨上，称骨纤维鞘管。其厚薄不一致，位于关节部较薄软，便于关节活动；位于近中节指骨体部较厚，形成滑车。

根据1988年Doyle观察，手指的滑车系统由掌腱膜滑车(PA)、5个环形滑车(A1～A5)组成(图13-4)。排列顺序由近而远，依次为PA、A1、C0、A2、C1、A3、C2、A4、C3、A5。为了有利于在屈肌腱鞘内（无人区）做屈肌腱损伤手术方法的选择，汤锦波、侍德等在1991年根据"无人区"各节段上浅、深腱相对位置不同，以及鞘管内滑动空间的变化，将"无人区"分成4个亚区：Ⅱa，从指浅屈肌腱止点终末处到止点最近缘；Ⅱb，从指浅屈肌腱止点近侧缘至A2滑车的远侧缘；Ⅱc，A2滑车覆盖的区域；Ⅱd，从A2滑车近侧缘至滑膜鞘近端反折处。

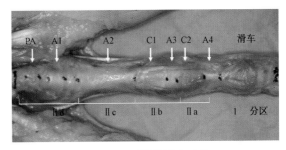

图13-4　手指的滑车系统

在指关节前方的滑车(A1、A3)较窄，而位于相邻关节之间的滑车(A2、A4)较宽，并呈节段性排列，其间存在间隔。这样的排列有利于肌腱在腱鞘内的有限空间内屈曲运动，其功能为肌腱运动的支点，同时防止肌腱收缩牵拉手指各关节时形成"弓弦畸形"。

13.1.2　肌腱的营养

腱鞘外肌腱的营养主要由血液供给，血供通过腱系膜中血管组织到达肌腱(图13-5)。而腱鞘内的肌腱主要由滑液供给营养，血供不起主要作用。短腱纽和长腱纽的微血管可到达肌腱，但肌腱段由血管供给的节段很短，血管经腱纽到肌腱纵行走行于肌腱的背侧很局限的部分。而肌腱的掌侧，即近腱鞘1/3的部位无微血管存在，故此区为无血管区，其营养来自腱鞘的滑液。肌腱的营养与肌腱损伤的修复、肌腱移植的选择有关系。一般来说，血供丰富的部位发生粘连的机会少，愈合好；腱鞘区肌腱由于是靠滑液供应，自身愈合能力差。

13.1.3　肌腱愈合过程

肌腱修复后，起初的1周内先发生肌腱周围的滑膜鞘、腱旁系膜、腱外膜和腱内膜细胞增生，在肌腱吻合端周围形成一胶样梭形块，与周围增生的结

13

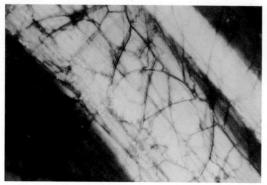

A. 腱系膜表面血管网（×10）

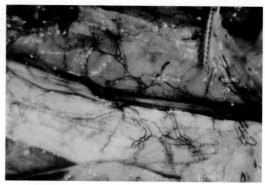

B. 腱旁组织血管与肌腱内血管交通（×10）

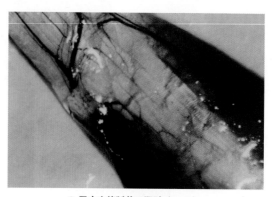

C. 肌内血管延伸至肌腱（×10）

图 13-5　肌腱的血供

缔组织相连，富有炎症细胞后渐有纤维细胞长入，此为肌腱断端的初步连接，又称为纤维支架形成期。

1 周后，肌腱断端肿胀、充血更为严重，成纤维细胞逐渐形成结缔组织，肌腱断端开始有肌腱细胞长入到胶样结缔组织团块内，8～9 d 时生长最显著。第 2 周末，肌腱断端为肌腱细胞所连接。此期又称为结缔组织增生期，这一阶段虽有胶原纤维桥接，但断端的肌腱间仍易断裂。

3 周后，肌腱细胞分裂增殖，肌腱断端胶样团块为结缔组织和肌腱纤维所代替，愈合比较牢固，同时与周围的粘连开始分离，并逐渐有活动功能。此阶段称为肌腱胶原纤维形成期。

6～8 周后，局部肿胀完全消退，充血减退，肌腱与周围的关系松弛，肌腱滑动功能进一步改善，肌腱断端愈合也较牢固，可以开始康复训练，强度增加，肌腱外形变得较平整。此期称为再塑形期。

20 世纪初、中期，多数人认为肌腱愈合不是由腱细胞的增生来完成的，而是由腱周围的成纤维细胞侵入肌腱完成愈合。Potenza 于 1962、1963 年根据实验认为肌腱本身没有修复能力，肌腱的愈合完全依赖于周围组织的成纤维细胞来进行。但 1960、1961 年，Lindsay 等提出腱外膜、腱内膜等具有肌腱本身的固有修复能力，这一观点后来被很多学者验证，即腱鞘内肌腱缝合后可以愈合。尤其以 Lundborg 和 Manske 等在 20 世纪 70～80 年代的实验为代表，提出肌腱的内源性愈合理论。这一观点为近来腱鞘内的肌腱一期修复提供理论依据。根据实验，汤锦波在 20 世纪 90 年代初提出肌腱愈合过程中内、外源性愈合总是并存，依据肌腱损伤情况不同，参与的比例不相同。

13.2　肌腱缝合术

肌腱缝合是一项细致的外科技术。修复肌腱的医师必须具有细致和熟练的操作技术。对肌腱损伤，尤其在手指部位，如早期处理不当，会为二期手术带来困难，影响功能的恢复。肌腱主要由纵行纤维组成，缝合时断端容易被缝线拉豁，所以缝合方法选择很重要。其次缝合线的选择也必须重视,以组织反应小、抗张能力强的缝线为好。以往以3"0"或Ⅰ号丝线为主,近来以尼龙线代之。手术器械应采用眼科所用的尖细镊子和血管钳,或用手外科器械。

13.2.1　肌腱缝合原则

Bunnell提出了一个好的肌腱缝合技术所必须的条件:①无分离的正确对合;②不是绞勒缝合;③肌腱表面无结;④对肌腱产生极小的创伤。Bunnell还介绍了他的"十"字交叉缝合术。他所提出的这些观点至今还有价值。下面介绍肌腱缝合的原则。

1) 肌腱的缝合必须是在创面能一期愈合的条件下才能进行。因为必须是新鲜损伤经彻底清创后才能一期消灭创面或择期进行手术。

2) 肌腱须在损伤新鲜、张力较小的情况下进行缝合,因此外伤断裂的肌腱必须是新鲜、无长段缺损者。

3) 缝合材料必须具备抗拉力强,对肌腱损伤小,反应少,在肌腱愈合前不能吸收。目前以尼龙线为主。

4) 严格注意无创操作,做到耐心、细致、轻巧和熟练,并充分保护肌腱周围组织,使肌腱始终保持湿润,并采用锐利刀或剪做切割或剪裁。

5) 缝合时要做到无分离、不绞勒、不破坏肌腱的血供,使之光滑、整齐,并尽量减少缝合线头或线结暴露于肌腱表面。

6) 术后要做到良好的制动和早期功能训练的统一,保持肌腱在张力较小的位置下做有效的、不导致肌腱断端分离的康复训练,防止肌腱在愈合期产生粘连。

13.2.2　肌腱修复时机

在技术条件和创口条件允许的情况下,对于肌腱损伤都应做一期修复。但技术条件不够,或创伤严重污染可能性大时,或因局部的因素不能一期消灭创面,合并有全身情况不佳而不能对局部损伤做复杂精巧的处理时,应彻底清创,转送到他院或请有经验医师做延迟早期修复。也有不少因首诊医院技术条件的限制不能做一期肌腱修复术。此时,明智的做法是早期先彻底清创,争取消灭创面,而肌腱的损伤可做延迟处理。如果早期处理不当,一旦失败,后期处理相当困难。因此,不要在技术不充分的情况下做勉强的修复。

（1）早期肌腱修复术

早期肌腱修复是指在受伤后清创和创面闭合同期做的修复,一般在伤后24 h内易于修复,局部系单

纯的玻璃或利刀切割致外伤常属此类。由于创口新鲜,修复比较方便。

（2）延期肌腱修复术

延期肌腱修复是指受伤后24 h至3周的肌腱修复。主要是由于早期因技术原因或在屈肌腱腱鞘内,考虑到早期缝合不能保证效果,可仅缝合创口后转院处理;也可能因创面有一定污染,虽经清创可早期缝合创口,但如果不能保证避免感染,则需延期修复创面。

（3）二期肌腱移植术

二期肌腱移植术是指伤后3周后根据条件选择适当时期进行肌腱断裂的修复术。主要是由于早期创面污染严重,或创面缺损较大,不能直接缝合,须经皮瓣移植修复者;也可因全身情况不佳等其他原因,失去一期或延期肌腱修复的时机,都可采取二期手术。但必须是创面愈合良好,局部皮肤条件良好,关节功能尚佳,方可做二期手术。否则应创造条件,满足手术的需要,使术后达到良好的效果。

13.2.3　肌腱损伤修复的注意事项

（1）杜绝感染

肌腱损伤的一期修复必须做到杜绝感染的发生,必须做好新鲜创面的彻底清创,一期消灭创面,以免发生感染,但需对暴露于创面的肌腱在清创后原位固定,以防肌腱回缩,增加延迟期或二期修复的困难。即使对延期或二期修复的病例也应在手术中严格进行无菌操作,以防术后感染。

（2）麻醉与止血

肌腱修复必须在无痛、无血、无创的条件下进行,故麻醉要可靠,而且一定要在手术完成,做好适当的包扎固定后才能结束麻醉。任何术中疼痛都能使手术难以进行,即使手术结束,在未做好固定前患者的躁动都能使缝合的肌腱再次断裂。为保证手术中视野清晰,便于准确的操作,必须扎好止血带,在无血的视野下进行手术。在上述条件的基础上,术者的耐心、细致、轻巧和熟练的无创操作也是保证手术成功的关键。在必要时借助放大镜进行操作。

（3）肌腱修复手术的顺序

在手外伤发生肌腱损伤时常合并有皮肤损伤,以及骨、关节、神经的断裂等,因此在处理顺序时,首先做好骨折的固定和关节的复位,然后才能处理血管、神经和肌腱的损伤。特别应提出的是,如果骨折与关节的处理需要术后较长时间的固定,肌腱则不一定做一期修复,因长时间的骨关节固定,修复的肌

腱即使愈合了,但因未能进行及时的康复训练而产生粘连,导致修复失败。

（4）理想的创面修复

理想的创面修复是保证肌腱修复成功的关键。上面提到一期消灭创面才能施行肌腱的修复,因此,消灭创面的方法也很重要。如果修复后的肌腱缺乏一个供血满意的局部环境,则术后肌腱愈合欠佳,而且易发生粘连。故肌腱修复后的局部软组织缺损不应做游离皮片移植,而应采用血供满意的皮瓣覆盖。对二期修复肌腱的病例,如局部有瘢痕,应先切除瘢痕用皮瓣修复,然后再做肌腱修复。

13.2.4　肌腱端-端缝合法

端-端缝合法适用于粗细相等的肌腱,而且两断端挛缩较少,缝合后无明显张力者。

（1）Bunnell缝合法（"十"字交叉缝合法）

1）用1根30 cm的3"0"尼龙线两端穿直针,将肌腱的一端用直血管钳夹紧,用一直针横穿肌腱（图13-6A）。

2）大约在肌腱进针处以上1 mm处将两直针斜行交叉在6 mm处穿出（图13-6B）。

3）约在肌腱出针处上5 mm处用直剪刀剪去肌腱断端（图13-6C）。

4）约在肌腱出针处上1 mm处将两直针斜行进针,由肌腱断端穿出（图13-6D）。

5）于另一断端用剪刀剪平后将两直针由断端斜行在离断端5 mm处两侧穿出（图13-6E）。在出针处1 mm处将两直针斜行交叉在6 mm处穿出,再将一直针在穿出处上1 mm横行穿出（图13-6F）。

6）将未做横行穿出的直针拉紧,使两断端紧密靠拢（图13-6G）,再将两直针的缝合线打结,则缝合完成（图13-6H）。

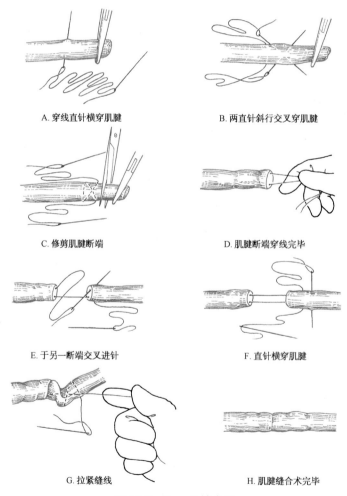

A. 穿线直针横穿肌腱　　　　B. 两直针斜行交叉穿肌腱

C. 修剪肌腱断端　　　　D. 肌腱断端穿线完毕

E. 于另一断端交叉进针　　　　F. 直针横穿肌腱

G. 拉紧缝线　　　　H. 肌腱缝合术完毕

图13-6　Bunnell缝合法

（2）Kessler 缝合法

1）用 1 根 20 cm 的 3"0"或 4"0"尼龙线两端穿直针，将肌腱的一端用直血管钳夹紧，用一直针横穿肌腱；在肌腱出针处上 8～10 mm 处用直剪刀将肌腱断端剪去，在肌腱出针处上 2～3 mm 处将双直针稍斜穿入肌腱，平行肌腱后由肌腱断面穿出（图 13-7A）。

2）按上述同样步骤再于肌腱的另一断端做同样操作（图 13-7B）。

3）将肌腱两断端靠拢并将线拉紧打结（图 13-7C）。

本方法也可用 1 根 30 cm 的 3"0"或 4"0"尼龙线一端穿弯针做单线缝合：①针自修剪后的肌腱断端一侧与肌腱平行穿入，距断端 8～10 mm 斜行在同侧穿出；②在肌腱出针处 2～3 mm 将针横穿过肌腱。再将针于肌腱出针处下 2～3 mm 处将针稍斜行进针，后平行肌腱由肌腱断面穿出；③将针于另一断端修整后的断面偏一侧与肌腱平行进针，距断面 8～10 mm 斜行在同侧穿出，然后拉紧缝线，使肌腱两断端靠拢；④距出针处上 2～3 mm 处将针横行穿过肌腱，再将针于肌腱出针处下 2～3 mm 将针稍斜行进针，后平行肌腱，由肌腱的断面穿出；⑤再次拉拢缝线，使两断端紧密靠拢打结（图 13-7D）。

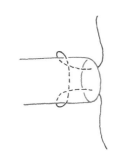

A. 一侧断端处理

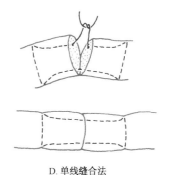

B. 两断端处理完毕

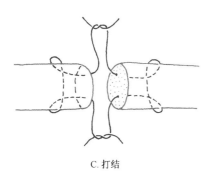

C. 打结

D. 单线缝合法

图 13-7　Kessler 缝合法

（3）Kleinert 缝合法

1）用长 20 cm 的 3"0"尼龙线在两端穿针，将肌腱一端用直血管钳夹紧，用一针横行穿过肌腱。在肌腱出针处上 5～6 mm 处用直剪刀剪去肌腱断端，再将两针在出针处上 1 mm 交叉由肌腱断端穿出（图 13-8A）。

2）按上述同样步骤于肌腱的另一断端做同样操作（图 13-8B）。

3）将两断端靠拢，并将线拉紧打结（图 13-8C）。

4）再用 7"0"带圆针的尼龙线做圆周连续缝合，使断端边缘光滑（图 13-8D）。

（4）津下（Tsuge）缝合法（套圈缝合法）

1）用特制的 3"0"或 4"0"带针圈形尼龙线（图 13-9A）将肌腱断端修整后，于距端 1 cm 处横行进针约 2 mm 即出针，再将针由线圈处套入（图 13-9B）后抽紧。

2）于进出针上 2 mm 稍斜进针，由肌腱断面中点穿出，并再经另一端肌腱修整后的断面中点穿入，稍斜形在肌腱断端下 1 cm 穿出。再将两肌腱断端靠拢并将尼龙线抽紧，将缝针于出针处下 2 mm 横行穿出（图 13-9C）。

3）将圈线剪断一条线后，将带针线经横行穿出与断端的一条线打结。

4）最后再用 7"0"尼龙线做圆周连续缝合（图 13-9D）。

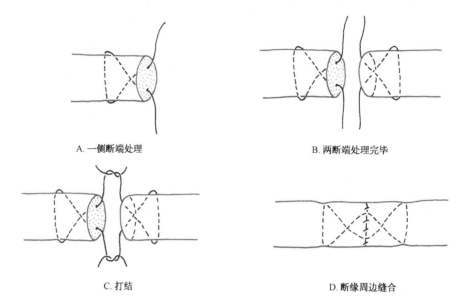

A. 一侧断端处理　　　　　　　　B. 两断端处理完毕

C. 打结　　　　　　　　　D. 断缘周边缝合

图 13-8　Kleinert 缝合法仿 Kesskr 缝合法

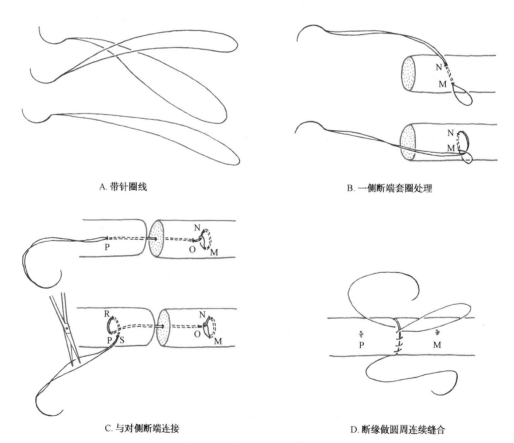

A. 带针圈线　　　　　　　　B. 一侧断端套圈处理

C. 与对侧断端连接　　　　　　　　D. 断缘做圆周连续缝合

图 13-9　津下(Tsuge)缝合法

津下为了提高缝合的效果,对上述方法又做了适当改进,常用的有:津下套圈缝合法(图 13-10)、津下双套圈缝合法(图 13-11),以及津下"8"字结节套圈缝合法(图 13-12)等。为保证缝合的效果,缝合时须注意进针在肌腱的无血管区(屈腱在掌侧面),而套圈结的大小以肌腱宽度和厚度的各 1/3 为佳,过小易发生撕裂。该缝合法的优点是对血供影响小,肌腱愈合快,操作简单,可在小切口内进行缝合,甚至可在不切开腱鞘的情况下进行缝合。另外肌腱断端对合好且可靠,术后不易发生粘连,即使发生粘连也较局限,易二期松解。

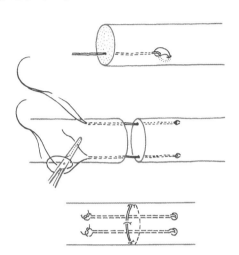

图 13-11　津下双套圈缝合法

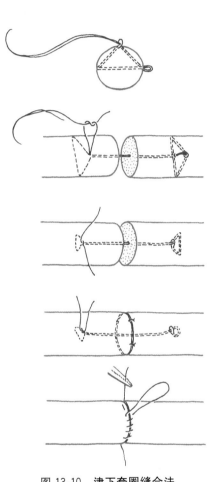

图 13-10　津下套圈缝合法

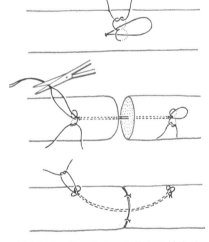

图 13-12　津下"8"字结节套圈缝合法

(5) 端-端缝合法的比较

通过对缝合方法的简便性、抗断端裂隙作用、干扰肌腱内血运的作用,以及牢固程度等方面进行比较,以上 4 种类型端-端缝合法中 Bunnell 法虽较牢固,但抗断端裂隙作用差,对肌腱内血供影响大且对肌腱的异物反应大,故不利于肌腱的愈合;Kessler 缝合法的抗断端裂隙作用虽小,对肌腱内血供影响较 Bunnell 少,但牢固程度较 Bunnell 缝合法稍差;Kleinert 缝合法由于其周围连续缝合增加

了抗断端裂隙作用,但仍在肌腱内有交叉缝合,因此有时会影响肌腱内血供;津下套圈缝合法因其具有 Bunnell 缝合法相同的牢固强度,抗断端裂隙作用最好,缝合线没有横向和交叉穿过肌腱内,只是平行通过肌腱,故对肌腱的血供影响最少,而且没有对肌腱断端的"卡勒"作用,故公认为是目前缝合肌腱较好的方法。

除以上 4 种类型缝合法外,尚有 Verdan 缝合法(图 13-13A)、田岛缝合法(图 13-13B)、Pennington

缝合法(图 13-13C)及 Becker 缝合法(图 13-13D)等，　在此不详述。

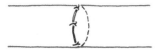

A. Verdan 缝合法

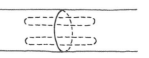

B. 田岛缝合法

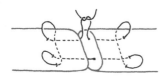

C. Pennington 缝合法

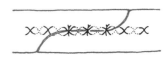

D. Becker 缝合法

图 13-13　其他的肌腱缝合法

13.2.5　肌腱编织缝合法

（1）Pulvertaft 编织缝合（鱼嘴形缝合）

Pulvertaft 编织缝合适用于缝合粗细、厚薄不等的两条肌腱。

1）于粗肌腱近侧 2~3 cm 处用尖刀刺一小孔，用蚊式直血管钳将细的肌腱经此孔拉出，保持适当

的张力，并缝合固定 2 针（图 13-14A）。

2）在距小孔近端约 5 mm 处再用尖刀刺一小孔，用蚊式血管钳将细的肌腱经此孔拉出并缝合固定 2 针（图 13-14B）。

3）用直剪刀剪去露出的细肌腱并缝合数针，使肌腱残端埋入粗肌腱内（图 13-14C）。

4）将粗肌腱断端修剪成鱼口状，包裹在细肌腱上，并缝合固定数针（图 13-14D）。

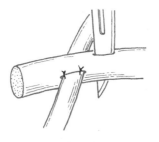

A. 用尖刀刺第 2 孔

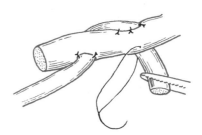

B. 固定缝合

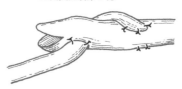

C. 断端修成鱼口状

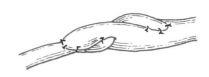

D. 缝合完毕

图 13-14　Pulvertaft 编织缝合法

（2）肌腱侧-侧缝合法

侧-侧缝合法适用于缝合粗细稍有不等或相等的两肌腱。这种缝合法牢固，并可避免肌腱断端外露。

1）于近侧肌腱断端 3 mm 左右处用尖刀刺一小孔，再用直血管钳将远侧肌腱断端经此孔拉出，保持

适当的张力并缝合固定（图 13-15A）。

2）于近侧肌腱第 1 小孔的近侧 5 mm 处用尖刀再刺一孔，用直血管钳将远侧肌腱断端经此孔拉出并缝合固定；剪去远侧的残端并缝合包埋于近侧肌腱内（图 13-15B）。

3）于距第 1 近侧肌腱小孔 5 mm 处将远侧肌腱

用尖刀刺一孔,用直血管钳将近侧肌腱断端经此孔拉出并缝合固定(图 13-15C)。

4) 剪去近侧肌腱的残端,并缝合包埋于远侧肌腱内(图 13-15D)。

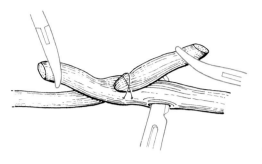

A. 于近侧肌腱刺第 2 孔

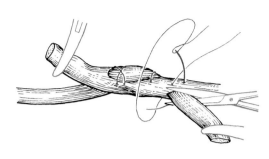

B. 剪去远侧肌腱残端

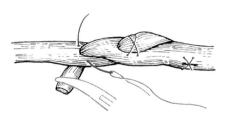

C. 于远侧肌腱上缝合近侧肌腱

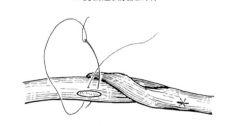

D. 缝合包埋近侧肌腱

图 13-15　肌腱侧-侧缝合法

(3) 螺旋形侧-侧缝合法

近年来,Kulikov 等提出可采用鱼嘴形切开,用螺旋形编织来修复肌腱(图 13-16),其抗张力与 Pulvertaft 法相似。

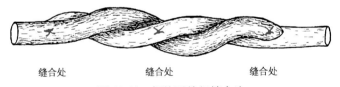

缝合处　　　　缝合处　　　　缝合处

图 13-16　螺旋形编织缝合法

(4) 肌腱端-侧缝合法

端-侧缝合法适用于肌腱移植缝合术,如需要将一条肌腱移植到另一条肌腱上。其方法为在被移植肌腱上在肌腱并列处用尖刀刺一小孔,用直血管钳将移植肌腱断端拉出并保持适当的张力缝合固定。再于小孔远侧 5 mm 处用尖刀刺一小孔,用直血管钳将移植肌腱断端拉出缝合固定,剪去残端并缝合包埋于被移植肌腱内(图 13-17A)。

如需将 1 条肌腱移植到多条肌腱上,其方法在被移植的多条并列肌腱上各穿一小孔,将移植肌腱断端劈开交叉地穿出多条并列肌腱小孔并缝合固定,而且将多余的残端剪去,包埋在被移植肌腱内(图 13-17B)。

13.2.6　肌腱可抽出式不锈钢丝缝合法

肌腱可抽出式不锈钢丝缝合法适用于肌腱的减张缝合或肌腱止于骨止点的缝合。近年来,这一传统方法越来越多地被不穿过指甲、不需拔去不锈钢丝的方法替代。

(1) 肌腱减张缝合法

取 36～38 号的细不锈钢丝,用 9 号注射针头做贯穿引导钢丝。

1) 在肌腱的近侧距断端 1 cm 做横向贯穿,其一端钢丝处放置 1 个可抽出钢丝环,然后将钢丝两端在穿出上方 2 mm 处交叉穿出,再在穿出处上方 2 mm 处将两端穿入肌腱,断面穿出,并经远侧肌腱断面穿入肌腱,约 1.5 cm 处穿出(图 13-18A)。

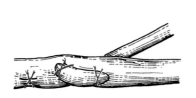

A. 一条与一条肌腱缝合

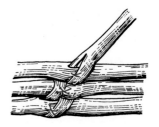

B. 一条与多条肌腱缝合

图 13-17　肌腱端-侧缝合法

2)将钢丝两端经皮下于指蹼间穿出,拉紧钢丝,使肌腱断端紧密相嵌。然后将钢丝穿过纽扣眼,在皮肤与纽扣之间垫以纱布后结扎固定,后再将抽出钢丝通过由近侧皮肤穿入的 9 号针头引出皮肤

(图 13-18B)。注意抽出钢丝不要影响缝合肌腱钢丝的拉紧。

3)3 周后可剪断纽扣处缝合的钢丝,把可抽出式钢丝抽出(图 13-18C、D)。

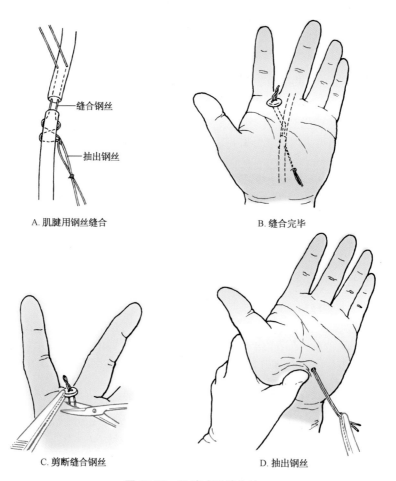

A. 肌腱用钢丝缝合

缝合钢丝

抽出钢丝

B. 缝合完毕

C. 剪断缝合钢丝

D. 抽出钢丝

图 13-18　肌腱减张缝合法

（2）肌腱止于骨止点的缝合法

适用于肌腱移位术或肌腱移植术止点缝合。

1）用9号注射针头贯穿引导36～38号细钢丝，距肌腱断端1.5 cm处横行贯穿肌腱，在其一端钢丝处放置一抽出钢丝后做"十"字交叉缝合，并由肌腱断端穿出。

2）于骨的止点处用骨凿掀起一骨瓣。

3）将2个9号针头由指甲两侧穿入远节指骨，在骨瓣处露出两针头，钢丝两端由9号针头引出，然后将钢丝穿过纽扣眼并在纽扣与指甲间垫以纱布，拉紧钢丝打结（图13-19A）。再将抽出钢丝通过由近侧皮肤穿入的9号针头引出皮肤。也可在其他骨止点部做肌腱固定（图13-19B）。

骨和肌腱止点的重建方式，近年来不少学者采用微锚钉作固定（图13-19C、D），其修复效果和穿骨钢丝纽扣固定方法相似。如果远端止点有1 cm或接近1 cm的屈趾深肌腱残留，做重叠牢固缝合也是一个可靠方法。目前，这两个方法在一些单位已完全替代传统方法。传统方法的缺点是穿越指甲，又要在指甲背上打结，外形可能有影响，并且有感染的危险。笔者个人也在能使用上述两种方法时，尽量不采用传统方法。另外，一些学者还开发和使用了不同的缝线穿骨但不累及指甲的方法，报道效果良好。Elliot采用的是他自己的方法。

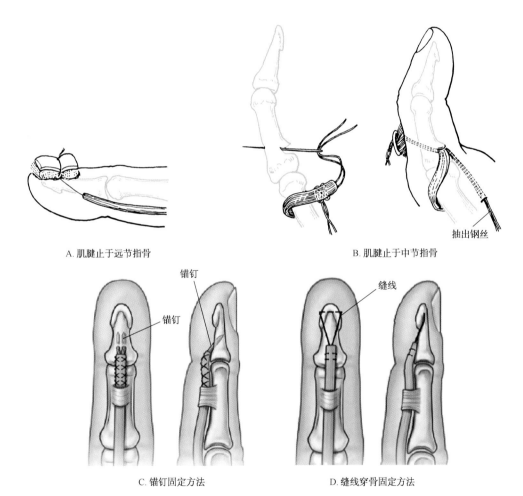

A. 肌腱止于远节指骨　　　　　　　　　　　　B. 肌腱止于中节指骨

抽出钢丝

锚钉　　锚钉　　　　　　　　缝线

C. 锚钉固定方法　　　　　　　　D. 缝线穿骨固定方法

图 13-19　肌腱止于骨点的缝合法

13.3 肌腱移植术

肌腱移植术至今仍然十分常用,主要用于肌腱缺损。在手及前臂大面积软组织损伤或缺损时,常伴有不同程度的肌腱缺损且常为多根肌腱缺损,必须做肌腱移植或肌腱移位给予修复以恢复功能。这里主要介绍肌腱移植术。过去提倡Ⅱ区指屈肌腱损伤均需用肌腱移植,现已被早期直接修复代替。

13.3.1 肌腱移植适应证

1) 晚期手及前臂外伤后肌腱缺损,局部创面获得皮瓣的修复,骨折得到愈合,畸形得到矫正,关节被动活动良好。

2) 手指,尤其是Ⅱ区指屈肌腱断裂,早期未能及时处理,丧失早期或延迟早期直接修复时机,肌腱断端明显回缩,无法直接缝合者。

如局部皮肤有瘢痕,则必须在肌腱手术前先将瘢痕切除,采用局部皮瓣或远位皮瓣修复。有骨关节畸形或功能障碍者,亦必须先进行矫正和功能重建,使畸形矫正,关节被动活动良好,才能做肌腱移植手术。合并手部神经损伤者,应在肌腱手术同时作神经修复手术。

13.3.2 移植肌腱的来源与切取方法

(1) 掌长肌腱切取法

掌长肌腱周径较小,横断面呈扁平状,富有腱周组织,长度较适中,切取也很方便,且切取后不影响功能,是游离移植肌腱中较理想的肌腱。但有10%～15%的人没有掌长肌,此外尚有该肌腱长度不够或较细,不宜做移植肌腱者。因此,术前应做详细检查。方法为并指屈腕时见掌长肌腱在皮下突起(图13-20),为此肌腱存在。

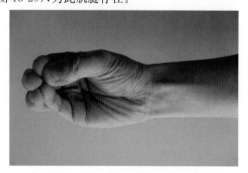

图 13-20 掌长肌腱的检查方法

切取方法:于前臂掌侧腕横纹处做 1.5 cm 的横切口,切开皮肤与皮下组织,找出掌长肌腱并用蚊式血管钳挑起。确定无疑后用血管钳夹紧切断,提起并沿肌腱向近侧做皮下锐性游离。游离 6～8 cm 后再横切开皮肤,将游离肌腱的远侧从该切口抽出。再以同样方法在皮下向近侧锐性游离,直达掌长肌肌腹处,再横行切开皮肤,将游离肌腱的远侧从该切口抽出,并于肌腹处切断(图 13-21),用 0.9% 氯化钠溶液纱布保护备用。

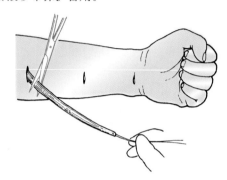

图 13-21 掌长肌腱切取法

另外,也可在腕横纹切口处将切断肌腱的近端套入掌长肌腱剥离器内,用该剥离器沿肌腱走向向肘部推进,直达掌长肌肌腹处。此时做一皮肤横切口,将肌腱在该切口抽出切断。操作时注意保护腱周围组织,以免损伤影响移植效果。

(2) 跖肌腱切取法

跖肌腱系细而长且肌腹很小的肌腱,位于腓肠肌内侧头与比目鱼肌之间,内侧和跟腱的内侧缘止于跟骨结节。由于其较长,1 根可代替 2 条屈肌腱移植,因此在指屈肌腱缺损时常切取该肌腱,而且切取后不影响功能。但因解剖上的变异,约有 10% 的人没有跖肌腱,因此术前需详细检查。如该肌腱过细,亦不宜作为肌腱移植用。

切取方法:于跟腱内侧做 3～4 cm 的纵行切口(图 13-22A),切开皮肤和皮下组织,找出跖肌腱,然后根据所需长度向近侧延长切口,将其取下。如需全长,可于小腿近端内侧胫骨的内后做 5 cm 纵行切口,在腓肠肌与比目鱼肌之间分离出跖肌腱,经上下适当游离后,先切断远端即可抽出(图 13-22B),再切断近端。

另外,也可用腱剥离器切取:将肌腱套入剥离器,沿肌腱走向向腘窝部推进,直达所需长度或全长,再用该剥离器锐头部将肌腹切断取出(图 13-22C),而无需另做切口。在剥离时需注意保护腱周围组织,以免损伤。

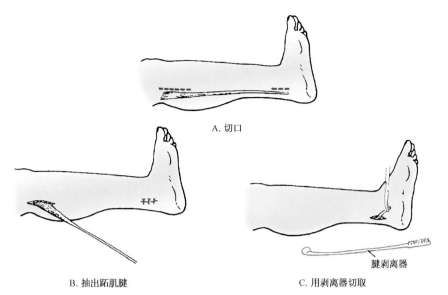

A. 切口

B. 抽出跖肌腱

C. 用剥离器切取

腱剥离器

图 13-22　跖肌腱切取法

13

（3）趾长伸肌腱切取法

趾长伸肌位于胫骨外侧面下行,其肌腱穿过伸肌上、下支持带深面进入足背,止于第 2～5 趾趾背腱膜。该肌腱较长而扁平,但腱周组织较少。切取后需将趾长伸肌腱的远端缝在趾短伸肌腱上,即使这样也不能充分防止趾下垂。因小趾无趾短伸肌,姆趾功能又非常重要,因此该两趾的趾长伸肌腱不能做肌腱移植。由于趾长伸肌腱的结构与周围组织连接紧密,从小切口中切取容易破坏腱周组织及肌腱本身的完整

性,所以切口长度需与所取肌腱长度基本相等,但皮瓣剥离避免过宽,以免术后皮瓣边缘坏死。

切取方法:于足背第 2 趾到伸肌下支持带做"S"形切口(图 13-23A),切开皮肤与皮下组织,紧贴浅筋膜深面做适当剥离,露出趾长伸肌腱。如取 1 条常选第 3 趾长伸肌腱,若取多条可选第 2～4 趾长伸肌腱。切取时先将趾长伸肌腱远端缝在趾短伸肌腱上(图 13-23B),以防术后趾下垂,然后切取所需长度的肌腱(图 13-23C)。

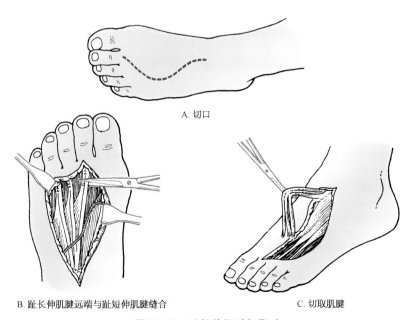

A. 切口

B. 趾长伸肌腱远端与趾短伸肌腱缝合

C. 切取肌腱

图 13-23　趾长伸肌腱切取法

13.3.3 游离肌腱移植术

肌腱移植术最常用于手指腱鞘内的指浅、深屈肌腱断裂的修复术。该项手术必须在手指关节被动活动较好、整洁伤口愈合后1个月、感染伤口或指骨骨折的伤口愈合3～6个月后才能进行。对指骨间关节被动活动受限者，必须做关节活动练习，等被动活动恢复后才能做游离肌腱移植术。手术必须在无痛、无血状况下进行。

（1）切口

切口的选择视修复的肌腱而定。在手指的左侧方中线上做掌侧"Z"形切口（图13-24A）。其手掌切口，示指切口由指根部连至鱼际部斜纹，中指与环指采用掌横纹，小指采用小鱼际斜纹。

（2）瘢痕的切除、腱鞘的修整

切除残存的肌腱、瘢痕，避免与游离肌腱接触，以免产生肌腱粘连影响滑动。在指腱鞘区，保留A2、A4滑车或其他环形滑车，"十"字形滑车可予切除。

（3）游离肌腱的切取

如一个手指做肌腱移植术，都采用同侧掌长肌腱；如多个手指做肌腱移植术，则采用跖肌腱，其切取方法同13.3.2所述。

（4）游离肌腱的缝合技术

当游离肌腱取出后，在0.9％氯化钠溶液湿纱布的保护下，先将游离肌腱按骨上的缝合法固定在远节指骨掌面（图13-24B），并做指深屈肌腱残端加固缝合，后将肌腱穿过腱鞘做成的滑车送到手掌的切口内，与找出的指深屈肌腱断端做端-端或侧-侧缝合，后用蚓状肌包绕吻合口（图13-24C）。缝合时注意张力要适当，过松或过紧都会影响功能。最后缝合皮肤。

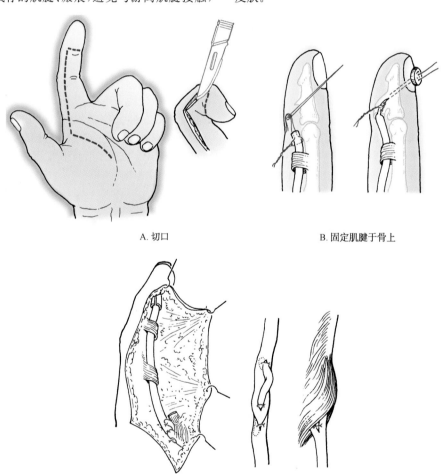

A. 切口　　　　　　　　　　　　　B. 固定肌腱于骨上

C. 肌腱缝合

图 13-24　游离肌腱移植术

术后将手固定在掌屈位,腕关节呈120°屈曲,掌指关节和指骨间关节呈半屈曲。一般2周拆线,4～5周时去除固定练习功能,并抽出止端的不锈钢丝。在固定期间如移植肌腱两断端缝合方法可靠,在保持肌腱无张力的位置下做有效的且不产生肌腱吻合口分离的康复训练。拆除固定后必须加强有效的康复训练。

采用异体肌腱来替代自体肌腱的缺损,是近10年来治疗肌腱缺损方面的重要进展。方法是将异体肌腱取得后进行低温冷藏,建立异体肌腱库,在临床上需要用肌腱移植时,采用这些肌腱库中的肌腱来做供体。目前,已有生物制品公司专业处理和出售异体肌腱,其在临床上的使用效果也在初步临床应用的研究系列中得到肯定。这一方面的探索以张友乐等的工作为代表,他们的临床实践表明,异体肌腱移植的近中期疗效良好,无明显排异反应,移植肌腱周围发生粘连的机会并不比自体肌腱大。2006年,张友乐等报道了比较手指鞘管区异体滑膜肌腱与自体非滑膜肌腱移植结果,并对异体滑膜肌腱在鞘管区的移植结果随访,评定关节活动范围(TAM法)、力量及二期肌腱松解率。术后3个月以上的随访结果显示,异体滑膜肌腱移植280例,优良率达57.0%,较差或差为11.0%;松解率为32.0%,松解后总优良率达93.0%。自体非滑膜肌腱移植98例,优良率达43.0%,较差或差为9.0%;松解率为49.0%,松解后总优良率达94.2%。两者的最终结果无明显差异。他们认为,肌腱表面结构影响肌腱的营养途径及肌腱愈合质量,滑膜肌腱表面结构有益于肌腱营养与较快建立血液循环及组织液的渗透,因而减少肌腱术后发生粘连需再次松解的机会。

(汤锦波　侍　德)

13.4　腱鞘和滑车修复重建术

13.4.1　临床应用解剖

手指腱鞘由手指腱滑膜鞘和腱纤维鞘组成。手指腱滑膜鞘是包绕肌腱的双层管状的盲囊样结构,分成脏、壁两层。在指深、浅屈肌腱周围的脏层滑膜和壁层滑膜之间有位于腱背侧的膜系带或腱系膜相连。膜系带(又称腱纽)中有营养肌腱的血管通过。示、中、环指的腱滑膜鞘从掌骨颈水平向远端延伸,跨越掌指与近、远侧指骨间关节,止于远节指骨底;

拇指和小指的腱滑膜鞘在不少手上分别与桡、尺侧囊相连。

对于腱滑膜鞘表面结构及滑膜内血管丛的显微解剖观察是近20年来才进行的。Lundborg用染料灌注新鲜人体上肢动脉,在手术显微镜下观察滑膜表面形态和血管丛分布,发现滑膜中血管网丰富,多数区域内滑膜表面平坦,但接近滑车结构时滑膜有许多皱襞,此有利于手指在伸展和屈曲时滑膜发生相应长度变化。在组织学切片上,血管网在接近滑车时,在滑膜浅面消失,而转向滑车摩擦面的外侧。腱鞘滑车摩擦面上无血管网存在。手指活动时,肌腱和腱鞘间的主要摩擦是在两个无血管区(即肌腱的掌侧面和滑车的内表面)间进行的。

关于指屈肌腱滑车结构,虽从19世纪后期和20世纪初期就有记载,但直至20世纪70年代中期,此认识也仅限于滑车系统由3个滑车组成,即掌指关节水平的近侧滑车、近侧指骨间关节水平的中间滑车和中节指骨水平的远侧滑车。Doyle和Blythe于1975年提出了手指滑车的类型,即韧带性腱鞘由坚韧的环形滑车(A)和菲薄的交叉型"十"字滑车(C)所组成,根据其位置由近而远分为A1、A2、C1、A3、C2、C3、A4、A5。在功能上A2和A4最为重要。韧带性腱鞘是由致密胶原纤维所组成的隧道样结构。Manske和Lesker研究了位于掌骨颈水平的手掌腱膜横纤维的功能。此横向纤维束宽约为1.0cm,覆于屈肌腱腱鞘的近端,两侧通过厚纤维束附着于掌侧骨间深筋膜。他们将此命名为掌腱膜滑车(PA)。Schneider描述在远侧指骨间关节掌侧板水平存在A5滑车。手指滑车分布示意参见图13-4。

拇指的滑车系统由3个较为恒定的滑车系统组成(图13-25):①A1,位于掌指关节水平,宽约为0.9cm,起源于掌侧板和近节指骨。②斜行滑车,位于近节指骨的中份,宽约为1.1cm,其纤维斜行,从近端尺侧至远端桡侧;拇长展肌腱止点的纤维和滑车的近侧端交错在一起。③A2,位于拇指指骨间关节近侧,附着于指骨间关节掌侧板,宽约为1.0cm,较为菲薄。

13.4.2　腱鞘和滑车的功能

腱滑膜鞘富含血管结构,起着透析膜的作用,血浆通过此膜过滤后产生血浆滤液,与滑膜中的分泌成分一起成为滑液,滑液对关节的活动起润滑作用。屈肌腱系统在功能上与关节有相似之处,屈肌腱掌

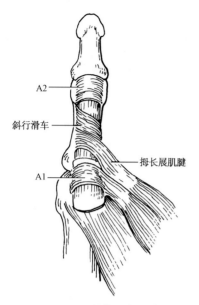

图 13-25 拇指滑车系统

侧无血管滑动面和腱鞘滑车的表面存在的软骨样细胞好比关节软骨,滑液如关节液营养软骨一样营养滑车和肌腱的表面。指屈肌腱鞘系统可看作是一特化了的关节。

在形态学上,滑车起支持和保护腱滑膜鞘的功能。从生物力学的观点看,滑车的作用是:①提供改变肌腱滑动力方向的支点;②充当发挥肌腱滑动功效的杠杆。前者有利于肌腱沿不同方向滑动使手指屈曲;后者保证肌腱能在有限的空间、一定的拉力下发挥最大功效。手指在屈曲时,滑车承受着压力,但其不会发生弯曲变形,以及与肌腱发生撞击,这是由于:①跨越指关节前方的滑车(A1、A3)较窄,而位于关节之间的滑车(A2、A4)较宽;②滑车呈节段性排列;③较薄而狭窄的"十"字滑车均位于关节附近,有利于有限空间内的肌腱屈曲。

由于滑车在手指所处的位置不同,其发挥的作用也不一样。多年来手外科医师都认识到位于近节指骨底水平的滑车及中节指骨中部的滑车对屈肌腱的作用最大,在肌腱移植时一定要保留或重建这两个滑车,可以顺序切除 A2、A1 和 PA 滑车。Manske 和 Lesker 认为,单个 A2、A1 或 PA 滑车切除后对手指功能影响不大,此 3 个滑车一并损伤时才引起较明显的功能丧失。手指活动度在 A1 滑车切除后仅丧失 1.6%,在 A2 滑车切除后丧失 1.0%,在 PA 滑车切除后丧失 0.8%;若 3 个滑车均切除,则丧失 12.6%。汤锦波对 A2 滑车完整性对手指屈曲功能的

作用做了研究,结果表明,手指其他滑车均完整时,A2 滑车部分切开,甚至完全切开对手指功能无显著影响。提出在早期修复时可以考虑主动部分切开 A2 滑车,以防止坚韧的 A2 滑车卡压修复的肌腱。Manske 和 Lesker 测量人体屈肌腱鞘 PA、A1、A2 滑膜断裂强度分别为 16.5 kg,31.6 kg 和 13.0 kg。

13.4.3 指屈肌腱滑膜鞘和滑车结构修复重建的原则

(1) 腱鞘修复原则

由于过去长时间内对滑液营养作用的认识不足,以及当时认为肌腱的愈合需要外周组织长入、粘连来帮助,在肌腱修复后主张切除或敞开损伤腱鞘,不做修复。近 10 多年前,随着对滑液营养作用和肌腱自身愈合能力的认识,有不少学者提出在屈肌腱修复时应尽量做腱鞘修复手术。当时虽有些实验研究支持损伤的腱鞘直接闭合可以提高患指功能,但较多的实验和临床观察表明,单纯闭合损伤的腱鞘对腱滑动功能的改善并无显著作用。Peterson 测定了鸡趾深屈肌腱在腱鞘直接缝合和腱鞘切除后修复腱的生物力学和组织学变化,发现两种方式对修复腱的滑动功能无统计学差异。Saldana 报道了 90 例腱鞘关闭或切除的患指,发现两种腱鞘处理方法也无明显差异。汤锦波等对腱鞘在不同损伤下修复方法做的系列研究表明,腱鞘修复应以能保持相对于滑动内容较为充裕的腱鞘内空间为原则。腱鞘狭窄压迫修复肌腱,则会引起腱鞘滑动功能下降,修复的肌腱发生溶化、坏死、粘连增多,这一系列现象被称为"腱鞘综合征"。以合适的方法扩大腱鞘,则可避免腱鞘综合征的发生,有利于腱滑动。因此,损伤腱鞘修复在于恢复与修复腱(尤其是创伤、炎症后发生肿胀的肌腱)相适应的腱鞘滑动管腔,避免压迫修复腱而影响愈合为原则。

(2) 滑车重建原则

与滑膜腱鞘的重建不同,滑车结构的重建是在二期肌腱移植时常碰到的问题。重建滑车有如下几个原则。

1) 一定的数目:至少在单个手指重建 2 个位于重要功能位置的滑车。首先考虑重建对手指功能有较大影响的 A2 和 A4 滑车。如可能则重建 3 个,甚至 4 个滑车,使屈肌腱滑动时获得满意屈指功能。

2) 恰当的位置:由于滑车重建时可能影响到指关节的掌侧板和侧副韧带的功能,重建的滑车应稍

图中标注:A2、斜行滑车、拇长展肌腱、A1

远于掌指关节和近侧指骨间关节,位于近节指骨和中节指骨底部。

3) 合适的直径:滑车的直径应以滑车将肌腱贴近背侧的指骨,同时又不限制其滑动功能为准。

4) 足够的强度:选用的材料及其固定方法需有足够的力学强度。

13.4.4　腱鞘和滑车修复重建术

(1) 腱鞘直接闭合术

1) 适应证:①早期指屈肌腱修复时腱鞘创伤整齐,无腱鞘缺损,腱鞘内面无挫伤,预计直接闭合肌腱不会使腱鞘管腔直径缩小者;②肌腱不全断裂修复术后,腱鞘无缺损者。

2) 禁忌证:①腱鞘有明显缺损;②腱鞘内表面有挫伤,不光滑者;③肌腱损伤累及较长节段,腱外膜破坏明显,伴有腱鞘长段破坏者;④延迟早期肌腱修复,腱鞘已有部分瘢痕化者。

3) 手术步骤:①按指屈肌腱的常规方法做肌腱断端修复后再进行腱鞘修复。②用 6"0"或 7"0"无创尼龙单丝对损伤的腱鞘做间断缝合。缝合时不宜将腱鞘重叠,可增加缝合的针距达到创口处良好对合。针距以 3～4 mm 为宜。③彻底止血,缝合切口,放置引流皮片。

(2) 腱鞘缺损修复重建术

1) 适应证:①早期指屈肌腱修复后腱鞘创伤性缺损或切除挫伤腱鞘所致的缺损;②延迟早期肌腱修复,修整切除瘢痕化腱鞘后形成的缺损。

2) 手术步骤:①完成肌腱修复后,修整损伤腱鞘。有明显内面挫伤或瘢痕化者予以切除,将腱鞘缺损处修整成规则大小。②在桡骨茎突处的伸肌腱第 1 内隔上做"S"形切口,暴露覆于拇长展肌和拇短伸肌腱表面的伸肌腱腱鞘,根据指屈肌腱鞘缺损的大小和形状决定切取腱鞘的大小,注意将切取的腱鞘应大于实际缺损区大小。桡神经至手背的感觉支恰在切口附近通过,勿损伤之。修复腱鞘的供区也可采用前臂掌侧或背侧的深筋膜。此供区选择余地大,但内面的光滑程度不如移植的腱鞘。③把从供区切取的腱鞘片或筋膜片置于腱鞘缺损处,用 6"0"或 7"0"(成人)、8"0"(儿童)无创尼龙单丝间断缝合。无论长方形还是椭圆形缺损可先固定 4 个顶点,再隔 3 mm 左右距离追加若干间断缝合。缝合完成后切除创缘附近手指掌侧一半厚度皮下组织。最后止血、缝合创口。

(3) 腱鞘扩大成形术

1) 适应证:①Ⅱ区指深、浅屈肌腱同时修复后的腱鞘闭合;②A2 滑车处(Ⅱc 区内)的腱鞘闭合;③Ⅱ区内延迟早期肌腱修复术后肌腱组织反应较为严重者。

2) 手术步骤:①完成指屈肌腱修复;②按前节"腱鞘缺损修复重建"中同样方法切取椭圆形的腱鞘移植片或筋膜片,切取长度和腱鞘切口的纵向长度一致;③将游离腱鞘或筋膜片移植于切口处扩大腱鞘直径(图 13-26),用 6"0"、7"0"无创尼龙单丝缝合移植片于原位腱鞘;④切除扩大腱鞘附近掌侧一半厚度的皮下组织,缝合切口。

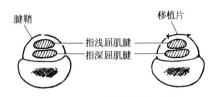

图 13-26　腱鞘扩大成形术

(4) 骨面侧腱鞘重建术

1) 适应证:早期、延迟早期或二期指屈肌腱修复时有骨面侧腱鞘破坏、挫伤,伴或不伴有骨面挫伤者。

2) 手术步骤:①在行指屈肌腱缝合和移植前做骨面侧腱鞘重建术;②用与"腱鞘缺损修复重建术"中相应方法切取自体腱鞘或筋膜片做移植;③用自体腱鞘或筋膜片覆盖于损伤骨面之上,用 6"0"无创尼龙单丝将移植片和原位背侧腱鞘和骨膜缝合;④做肌腱修复术并关闭切口。

(5) 滑车修复重建术

手指屈肌腱损伤必然会导致腱鞘的损伤。在不少创口,重要的滑车也会有损伤,但多数能做早期修复。在手部切割伤或范围局限的压轧伤时,重要滑车的破坏常只限于 1 个。对于跨越长度较长的滑车,如 A2 滑车,也常只损伤其中一部分。在早期或延迟早期腱修复时,这些损伤在临床上不需特殊处理,依照滑膜腱鞘的处理原则和方法处理即可。如果功能比较重要的滑车,如 PA、A1、A2、A4 滑车中多个完全破裂,应视不同情况做直接缝合或重建。

移植肌腱或伸肌腱支持带重建滑车一般在二期肌腱修复时才需要。临床上可用浅肌腱段和自体游离肌腱等重建滑车,常用于二期肌腱移植修复或硅橡胶棒植入形成假鞘的手术中。

13

1) 指浅屈肌腱束重建滑车的方法:将指浅屈肌腱的一束替代损伤指屈肌腱的移植腱,或用硅橡胶棒绕到对侧的 A2 滑车残留缘处,用 4"0"无创尼龙单丝、涤纶线或 I 号丝线将两者缝合(图 13-27)。此重建的滑车位于 A2 滑车的位置。

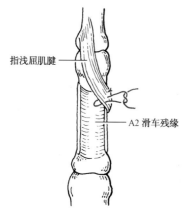

图 13-27　指浅屈肌腱束重建 A2 滑车

2) 游离肌腱重建滑车的方法:硅橡胶棒植入术中,采用自体掌长肌或做硅橡胶棒植入分期肌腱重建时,将游离肌腱束环绕于近节指骨的中份,移植肌腱段与 A2 或 A4 滑车的残留缘做缝合固定(图 13-28A、B)。用单束肌腱重建的滑车在长度上比原 A2 滑车要小得多,常用两束移植肌腱重建,两束间隔 0.5 cm。重建 A4 滑车时仅以单束游离肌腱移植即可。游离肌腱在环绕近节指骨时从伸肌腱装置深面穿过,但在环绕中节指骨时从伸肌腱装置的浅面通过(图 13-28C)。由于环绕指骨 1 周需肌腱段长为 5～6 cm,如需同时重建 A2 和 A4 滑车,需切取足够长度的腱段。有条件的病例,应同时用一束游离肌腱重建 A1 滑车。

Riordan 报道使用在指骨上钻孔将游离肌腱段穿入的方法,但这种方法有引起指骨骨折的危险。还有学者报道,用伸肌腱支持带重建滑车(图 13-29),或用阔筋膜、涤纶等人工材料作为重建材料。

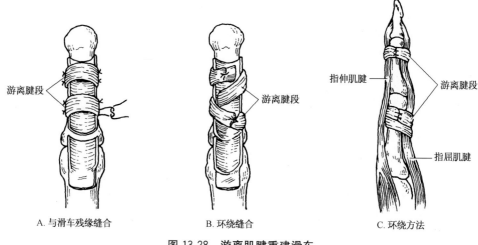

A. 与滑车残缘缝合　　　　B. 环绕缝合　　　　C. 环绕方法

图 13-28　游离肌腱重建滑车

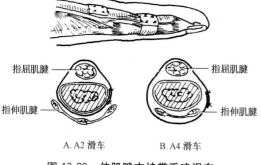

A. A2 滑车　　　　B. A4 滑车

图 13-29　伸肌腱支持带重建滑车

13.5　屈肌腱损伤

屈肌腱损伤是手外科临床中的常见外伤。手部屈肌腱损伤后功能恢复的关键在于早期修复。屈肌腱损伤后精确、合理的修复需要手术者对屈肌腱系统的解剖功能、手术的无创操作及术后治疗措施等有良好的掌握。但即使十分有经验的手外科医师,屈肌腱损伤后修复效果有时也不理想。而对手外科知识和操作没有充分掌握、经验较少的医师做手部指屈肌腱早期修复时,效果往往较差。故强调不可在没有手外科技术和器械条件的医院做不正规的早期修复。因为这样会破坏屈肌腱系统正常解剖结构,给再次手术带来困难。无技术和设备做早期修复的医院,应早期清创缝合皮肤创口,并及时转送到有技术条件的医院作延迟早期修复。

屈肌腱损伤后的修复是手外科创始以来一直广为研究和关注的问题,至今仍是手外科研究中的一个重要课题。

对于屈肌腱修复争议最多的是在 Bunnell"无人区"(现为屈肌腱分区的Ⅱ区)。对这一区域内损伤的指屈肌腱的修复曾有相当争议,例如,修复时机在早期还是延迟早期为好?修复时做深、浅屈肌腱同时修复,还是仅修复深肌腱?肌腱的缝合方法以何种较好?损伤腱鞘如何处理?哪些方法在临床上能确切有效地防治粘连?术后功能锻炼方法应该如何等。近年来有不少问题得到了统一的认识。近 10 年来肌腱修复方法、腱鞘滑车的处理和术后锻炼方法均有很多新进展。本节中笔者根据自己的研究资料、临床实践经验,结合当今屈肌腱损伤治疗的进展,叙述指屈肌腱修复的手术方法及相关知识。

13.5.1　临床应用解剖

屈肌腱系统的分类现在通常采用改良 Verdan 分区系统(图 13-30)。

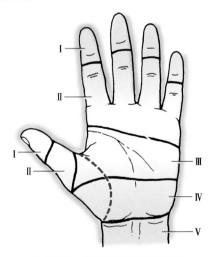

图 13-30　手部屈肌腱系统分区

手部屈肌腱系统起始于前臂约中下 1/3 处的肌肉肌腱联合处。从肌腱起点至腕深横韧带的近侧为屈肌腱Ⅴ区。指深、浅屈肌腱进入位于腕管内及手掌近侧半的尺侧滑囊;拇长屈肌腱进入桡侧滑囊,9

根屈肌腱和正中神经位于腕管内,此为屈肌腱Ⅳ区。屈肌腱Ⅲ区位于手掌部,从腕管远侧至指骨纤维鞘的近侧。蚓状肌在Ⅲ区内起自指深屈肌腱。从指屈肌腱骨纤维鞘的起点到指浅屈肌腱的止点为屈肌腱Ⅱ区,手指骨纤维鞘管约起于掌骨深横韧带以近6～8 mm 处的掌骨颈水平。在指浅屈肌腱止点以远的指屈肌腱系统为屈肌腱Ⅰ区,指深屈肌腱向指末端延伸呈扇形止于远节指骨的掌侧面。

在Ⅱ区韧带性腱鞘系统横跨鞘管,形成环形滑车和"十"字滑车。环形滑车十分坚韧,具有防止肌腱发生弓弦畸形的功能。Doyle 和 Manske、Lesker 研究证实环形滑车有 6 个,即 PA、A1、A2、A3、A4 和 A5,此滑车命名现为手外科界广泛采用。A2 和 A4 所处的解剖学位置最重要,A2 滑车位于近节指骨近端 2/3 水平,长度为 1.5～2.2 cm,其远侧半口径较近侧狭小,是手指最为坚韧、长度最长的滑车。A4 滑车位于中节指骨的中份,长度约为 1.0 cm。屈肌腱损伤如有多个滑车破坏时,应注意保留或修复 A2 和 A4 滑车。掌腱膜滑车位于掌骨颈水平,由掌筋膜的横纤维及与深横韧带相连的垂直致密韧带性间隔相连。

拇指的腱鞘系统与桡侧滑囊相连,其有 3 个较为恒定的滑车系统,即 A1、斜行滑车、A2。屈肌腱Ⅱ区的骨纤维鞘的骨面侧由指骨膜、掌指关节和指骨间关节的掌侧板及其内衬的壁层滑膜腱鞘构成,指浅屈肌腱在近侧指骨和近侧指骨间关节水平形成 Camper 腱交叉。

屈肌腱Ⅱ区的解剖学特点:有指深、浅屈肌腱同时存在于骨纤维鞘管之中,且此区中有功能最为重要的 A2、A4 和 PA 滑车。

屈肌腱Ⅱ区亚分区是Ⅱ区解剖和功能的功分系统。汤锦波等根据Ⅱ区屈肌腱系统的解剖学和功能特点将此区分成 4 个亚区(参见图 13-4):①Ⅱa,从指浅屈肌腱止点终末处到止点最近缘;②Ⅱb,从指浅屈肌腱止点近侧缘到 A2 滑车的远侧缘;③Ⅱc,A2 滑车覆盖的区域;④Ⅱd,从 A2 滑车近侧缘至滑膜鞘反折处。指浅屈肌腱在Ⅱb 亚区内位于深屈肌的深面,在Ⅱc 亚区内浅腱分叉并包绕深腱两侧方,Ⅱd 亚区内浅腱位于深腱之深面。屈肌腱Ⅱ亚分区和腱鞘滑车分布有密切关系。PA 和 A1 滑车存在于Ⅱd 亚区。A2 滑车最为宽大、坚韧,覆盖整个Ⅱc 亚区。Ⅱc 亚区内浅腱分叉,深腱的滑动是同时以浅腱分叉和轧滑车为支点的,相对于深腱,其周围犹如有两重腱鞘存在,此被称为Ⅱc亚区内的双鞘系统。对于Ⅱa亚区内浅腱止点和A4滑车的关系,Kwai和Elliot发现人手上存在一定变化。汤锦波等Ⅱ区亚区和Moiemen、Elliot Ⅰ区亚区系统如图13-31所示。

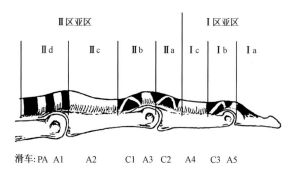

图13-31　**汤锦波等Ⅱ区亚区和Moiemen、Elliot Ⅰ区亚区系统**

拇指屈肌腱系统分区不如其余4指明显,有学者以斜行滑车为界,以远为Ⅰ区,斜行滑车至A2滑车为Ⅱ区。

13.5.2　屈肌腱的营养和愈合

现已较为一致认为,滑液是腱鞘区屈肌腱的主要营养来源。从腱系带有血供进入腱内,但只供应到距系带止点不远的部分背侧肌腱组织,且由于在手指运动或握物时,肌腱受压,血液灌流由于压力影响,亦难发挥作用,因而进入到腱鞘内肌腱的血液供应不起决定性营养作用。在和A2及A4滑车相对的深腱掌侧面有明显的无血管区,在此腱段表面和滑车的内面上有类软骨细胞存在。这些区域的肌腱营养几乎完全依赖于滑液。

滑液营养肌腱的方式有主动扩散和滑液在手指运动时被动挤入组织两种方式。

从前臂至手掌区的屈肌腱周围存在腱周膜,通过腱周膜接受周围组织节段性血液供应,肌腱内血管沿腱束之间纵向走行。这些部位的肌腱通过血液供应获得营养。

从20世纪50～60年代起有大量实验研究肌腱的愈合过程,尤以Potenza的研究为代表。当时,腱鞘内肌腱被认为不具有内在的愈合潜能,即肌腱细胞本身不具有较为旺盛的分裂增殖能力,需要通过从周围组织而来的外源细胞帮助,形成一定程度的粘连,肌腱才能完成愈合。近20余年来的大量实验研究,特别是Matthews的活体鸡足趾肌腱在无粘连时进行愈

合、Ishii的鸡胚内腱细胞培养、Becker和Manske的离体肌腱培养、Lundborg的原位组织培养,逐步证实了肌腱细胞具有增殖修复能力,在无任何与周围组织形成粘连的情况下,肌腱可以自行愈合。但至今单纯肌腱内源性愈合的强度如何,仍不明确。

汤锦波等的实验研究发现,外源性愈合在任何活体肌腱愈合过程中不可避免地参与,提出内、外源性愈合在肌腱愈合时总是并存的理论。提倡从形成粘连与否和影响肌腱愈合的因素入手认识和研究肌腱愈合。

现在绝大多数学者认为,在临床屈肌腱损伤修复后肌腱的内源性和外源性愈合过程同时存在。根据临床上屈肌腱损伤的程度及修复的质量,参与内、外源性细胞的比例有异。肌腱愈合有外源性细胞的参与,但不形成对腱滑动功能明显有害的致密粘连,对肌腱损伤尤其是严重损伤后的肌腱愈合仍有一定积极作用。

术后早期功能锻炼有利于肌腱愈合,不少研究表明,做术后被动锻炼比术后制动更利于腱细胞的增殖,以及增加腱愈合强度和减少术后粘连。最近有不少研究提倡屈肌腱修复后采用主动活动锻炼。有研究表明,术后主动活动更利于肌腱内源性愈合能力的发挥,从而有益于术后腱愈合强度和速度。

13.5.3　屈肌腱损伤的诊断和治疗原则

(1)屈肌腱损伤的诊断

指深、浅屈肌腱和拇长屈肌腱损伤的诊断主要根据手指主动活动能力来判断:①指深、浅屈肌腱均完全断裂时,近、远侧指骨间关节均无主动活动能力;②仅有指深屈肌腱损伤,远侧指骨间关节失去主动活动能力;③指浅屈肌腱断裂而无深腱断裂时无指骨间关节活动异常;④拇长屈肌腱损伤后拇指指骨间关节不能主动屈曲。

临床上也有如下较为例外的情况:即使指深、浅屈肌腱同时断裂,但有指深、浅屈肌腱的腱系带将近侧断端和指骨相连,近侧指骨间关节仍可能屈曲,但屈曲力量会明显变弱。因此,关节屈曲的力度也应在检查时注意。能主动屈曲近侧指骨间关节,但力度相当弱时应注意有无肌腱损伤而腱系带仍相连的情形存在。

指深屈肌腱在止点处断裂,在诊断时有时被忽略。指屈肌腱不完全损伤时,手指主动活动常常正常,但活动时有疼痛,主动屈曲力量减弱。在怀疑有

指屈肌腱不完全损伤时,应及时检查伤口,以免不完全断裂者由于手指活动中的摩擦和卡压发生完全断裂。

（2）屈肌腱损伤的治疗原则

屈肌腱修复应在外科条件比较成熟的手术室进行,应具备完好的手外科器械、手术放大镜和训练良好的助手。检查和修复手术应在止血带下进行。通常在臂丛神经阻滞麻醉下手术。屈肌腱损伤后的最佳处理时机是在伤后即刻进行,伤后24 h内的修复效果最好,此时间内进行的修复称为早期修复。如伤后未能及时处理,或由于创口有污染或缺乏有经验医师而不能行早期修复者,应在伤后24 h至3~4周进行延迟早期修复。在延迟早期修复可以进行的这段时间中,以伤后1周左右,伤口炎症已有控制但伤口尚未完全愈合时为佳。伤后1个月内还未能及时处理的病例应留待伤后3个月后做二期肌腱移植手术,因为多数病例此时腱鞘已塌陷、瘢痕化,回缩较远,不易拉拢直接缝合。

修复手术的切口应精心设计,充分考虑到切口所形成的皮瓣不致坏死。屈肌腱的早期修复常采用Bruner的"Zig-Zag"切口（图13-32）。应绝对避免切口垂直跨超手指关节,因切口瘢痕会使关节僵硬和活动受限。

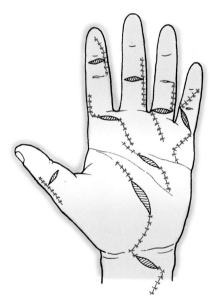

图 13-32　屈肌腱修复的皮肤切口

新鲜整齐刀割伤、污染轻微的伤口可以仅清洗伤口不做修整;对于挫压伤有一段肌腱、腱鞘损伤者,应修除不可能存活的组织,修整肌腱断端。在清创中,尤其注意保留重要的滑车结构。修整断端时,应避免太多切除整段肌腱组织。

13.5.4　屈肌腱修复术

（1）Ⅰ区屈肌腱损伤修复术——肌腱前移术

1）适应证:Ⅰ区指深屈肌腱损伤,断裂处距止点在1 cm或以内者。

2）麻醉:臂丛神经阻滞麻醉。

3）手术步骤:①延长位于手指掌侧的伤口,暴露回缩的指深屈肌腱,首先用粗丝线或不锈钢丝缝合近侧切断端,并将回缩的断端向远侧牵拉。②上侧掀起一骨片。沿此骨槽在远节指骨上用粗针尖向指甲方向斜行穿洞。③将粗丝线或钢丝缝线贯穿过远节指骨,将缝线在纽扣上打结（图13-33）。纽扣和指甲间用纱布夹于其中,以防纽扣压迫指甲。

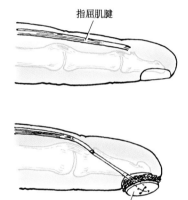

图 13-33　肌腱前移术

4）术后处理:①妥善包扎手指,可用石膏条固定伤指于功能位。现在不少学者主张做术后被动活动,用橡皮条牵引患指,术后第2天起每天做主动伸指、被动屈指活动（早、中、晚各半小时,锻炼3周）。②术后口服或注射抗生素1周。③术后3~4周拆除纽扣,拔除钢丝缝线。

5）并发症:①如果肌腱前移过多,可能会发生手指屈曲挛缩;②肌腱可能在止点处发生断裂,需再手术重新修复;③肌腱可能和周围产生瘢痕粘连,滑动受阻,使远侧指骨间关节成为固定关节,对这种情况一般不必进一步处理。

近2年来,笔者已不采用纽扣方法。修复方法为在回缩肌腱前移后,用4"0"缝线做8~12束缝合,将肌腱和远侧组织做十分牢固的缝合后外固定2周,再做活动锻炼。没有发生断裂,肌腱愈合良好。

若为Ⅰ区指深屈肌腱损伤,远侧断端的长度足以进行缝合操作(约为1cm以上)时,可做肌腱端-端缝合术,其操作方法和Ⅱ区内肌腱端-端缝合术相同。

(2) Ⅱ区屈肌腱损伤修复术——肌腱端-端缝合术

Ⅱ区内指屈肌腱端-端缝合术近30年来十分普及。Ⅱ区内屈肌腱缝合方法很多,许多手外科医师采用不同的修复方法。这些方法的结果总结如图13-34所示。其中,Kessler、津下缝合法等的操作已在本章13.2.4中做了介绍。但近年来不少研究表明,这两种方法仍有较明显不足之处,现趋向采用多组的、抗张力强度较强的方法,如Kessler法、Cruciate法、双津下法和多组腱内缝合法(Tang法)等。

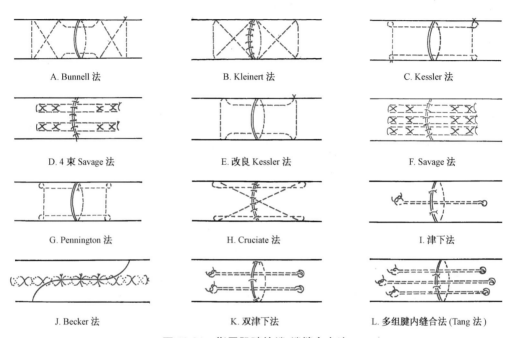

图 13-34　指屈肌腱的端-端缝合方法

现在两束中心缝合方法已越来越少应用,抗张力强的多束缝合方法是在经典方法上的优化组合与改进而成的。Tang法是采用3组襻状尼龙线缝合肌腱,一组缝合置于肌腱掌侧半的中央位置,另两组缝合分别置于肌腱的背外侧和背内侧。采用3组缝合增加了肌腱的缝合强度,但不会破坏走行于肌腱背侧的血液循环。肌腱横截面上,3组缝线的位置呈三角形。由于肌腱缝线方向和肌腱纤维平行,在肌腱受到纵向拉力时,不会绞窄肌腱的循环。Silfverskiold在完成Kessler缝合后,在跨越肌腱的断端上加上较强的交叉编织腱外膜缝合,大大增加了缝合牢度。交叉编织缝合的宽度约为Kessler核心缝合宽度的一半。但由于暴露的周边缝合缝线很多,现在已较少采用。Cruciate法是4束缝合,为2束"十"字交叉缝合和2束纵行缝合的组合,Tang法和Cruciate法在临床上修复Ⅱ区指屈肌腱损伤均取得了较好的功能恢复,尤其适用于术后主动和被动结合的康复活动。

生物力学测试表示多组缝合的生物力学特性明显优于常规方法,潘丞中等的测定显示Tang法最大负荷和抗间隙形成能力优于双Kessler和Kessler合并的Tsuge法缝合。实验表明,Silfverskiold法抗张力也为Kessler法的2.5倍。谢仁国的实验研究表明,Tang法最大负荷和抗间隙形成能力、抗张力与Savage法相同,稍优于Lim-Tsai方法。

对于Ⅱ区指屈肌腱修复时到底是传统的2束,还是近来提倡的多束好,曾有较长时间争议,并不统一。近年来较普遍认为传统的2束缝合抗张能力较低,多数学者接受并认为缝合方法以4束中心缝线较为妥当。当然6束缝合可以提供更大抗张能力,但是不少医师认为多数情况下4束的张力就已够大,使用6束缝合会更安全。近年来临床上有不少背后的4束或6束缝合出现,比较有代表性的是Cruciate法,这一方法在美国常用,而4束襻状缝线缝合的方法在亚洲国家常用。笔者在临床上除使用原来提出和倡导的6束缝合方法外,近年又做了改良并提出新的操作较为简便的 4 束缝合法(图 13-35～13-38)。在这几个改良方法中,笔者尽量采用 1 根缝线来做 4 束缝合,图 13-35 显示 1 根双缝线来做 4 束双 Kessler 缝合方法,图 13-36 显示 1 根缝线来做 4 束双 Kessler 缝合,但线结置于两处,图 13-37、13-38 显示 1 根缝线做 4 束改良的 Tang 法。

王斌、曹怡的实验研究表明,6 束或 4 束缝合的抗张力和原来使用较多缝线相同,但操作简单,尤其是缝线结数目减少。近 3 年来,南通大学附属医院手外科最常用的为 M-Tang 法,用 2 根缝线来做 6 束缝合,缝合方法如图 13-37 所示。另外,一些目前比较著名的学者用于屈肌腱缝合的方法总结如图 13-38 所示。

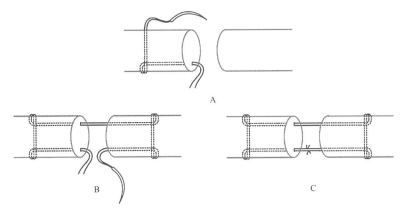

图 13-35　1 根双缝线做 4 束双 Kessler 缝合方法

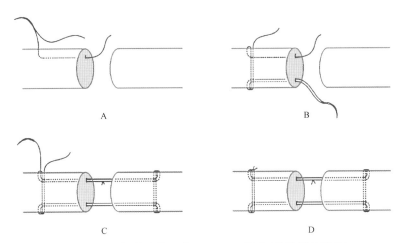

图 13-36　1 根缝线做 4 束双 Kessler 缝合(线结置于两处)

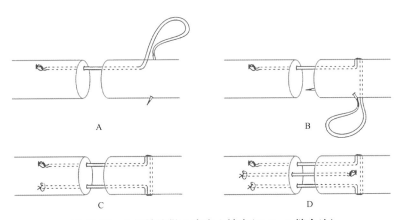

图 13-37　2 根缝线做 6 束中心缝合(M-Tang 缝合法)

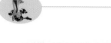

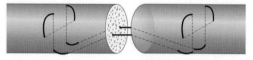

A. 改良Pennington法（Mayo Clinic应用）

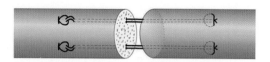

B. Double Tsuge法（Mayo Clinic应用）

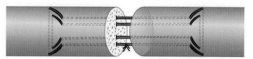

C. 8束Gelberman-Winters法（华盛顿大学医院应用）

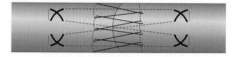

D. Cruciate法+交叉周边缝合（纽约HHS应用）

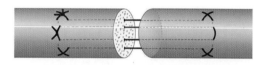

E. 改良Strickland法（斯坦福大学医院应用）

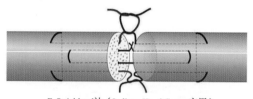

F. Strickland法（Indiana Hand Center应用）

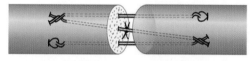

G. Lim/Tsai法（University of Bern应用）

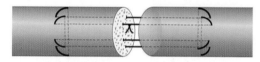

H. 连续缝线做4束缝合法（University of Bern应用）

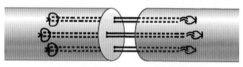

I. 6束Tang缝合法（Broomfield医院应用）

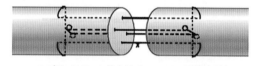

J. 4束Smith-Evans缝合法（Broomfield医院应用）

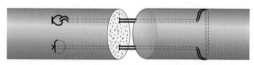

K. 4束"U"形缝合法（笔者医院应用）

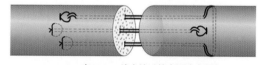

L. 6束M-Tang缝合法（笔者医院应用）

图 13-38　2012 年国际数家著名机构使用的手指屈肌腱缝合方法，均为 4～8 束的中心缝合法

1) 适应证：①Ⅱ区指深、浅屈肌腱损伤，在伤后 24 h 内进行修复者。②指深、浅屈肌腱损伤，伤后清创后闭合创口，在伤后 2～4 周进行延迟早期修复者。③Ⅱb 亚区内的屈肌腱损伤，伤后已有 3～4 周以上时间，如果探查见由于腱系带联系近端，近侧断端回缩不多者，可尝试进行直接端-端缝合。

2) 禁忌证：①肌腱损伤后>1～2 个月，断端明显回缩者；②肌腱损伤伴有广泛腱周组织挫压、污染，腱周组织的解剖学结构难以修复，或肌腱有较长段（>2 cm）缺损者。

3) 麻醉：采用臂丛神经阻滞麻醉。

4) 手术步骤：①清洗创口后做手指掌侧 Bruner 切口，在切口时可利用创口的其中一部分。②将皮肤和皮下组织牵拉向两侧，根据腱鞘创口和肌腱损伤水平的关系决定腱鞘切开暴露方式。腱切断水平和腱鞘创口的关系可根据远侧断端从腱鞘创口处露出所需手指指骨间关节屈曲程度来判定。如果腱切断水平在腱鞘创口以远较长距离（1.5 cm 以上），尤其是在腱鞘创口以远有重要滑车（如 A2、A4 滑车）或其中一部分，则在远侧完整腱鞘上做"L"形切口，暴露远侧端，先在远侧端置入缝合。③对于近侧端回缩者，屈曲掌指关节或腕关节，将回缩的近侧肌腱暴露后，可以在距腱切断面约 1 cm 处做暂时穿针尖固定，以利于和远端缝合时的对合和减小张力

（图 13-39A）。有时,尤其在延迟早期修复时,肌腱近侧断端回缩至手掌,通过屈曲关节仍然不能暴露,则需在手掌中部做一切口以暴露回缩肌腱。寻找到肌腱近侧断端后,可以通过腱鞘插入一细胶管,将肌腱近侧端暂时固定于胶管,将肌腱断端向远侧牵拉以行缝合（图 13-39B）。拇指Ⅱ区肌腱损伤只有 1 根拇长屈肌腱,有时回缩较远,至鱼际部深面或腕管处。寻找回缩的拇长屈肌腱常需要在腕横纹处做切口。④指浅屈肌腱的修复,可根据在不同位置的浅腱结构特点、浅腱损伤情形和损伤水平来决定。Ⅱb亚区内浅肌腱损伤应争取同时修复,Ⅱc亚区内可以不缝合浅肌腱或做Ⅱc亚区内浅肌腱切除。Ⅱd亚区内浅肌腱在清洁损伤时完全应该做缝合。但损伤节段较长,或腱周组织损伤明显,预计术后会发生一定粘连时,可以不缝合浅肌腱,以免深、浅肌腱之间发生粘连。在Ⅱb或Ⅱc亚区的远侧半,浅肌腱完全分成 2 束,采用垂直褥式缝合或单股津下式腱内缝合修复各束。在Ⅱd亚区内,指浅屈肌腱可以采用双津下式腱内缝合 Cruciate 法或双 Kessler 缝合。指浅屈肌腱做部分切除时,应避免累及到有腱系带和浅、深肌腱相连的Ⅱb亚区,这样可以保护深肌腱血供,以及防止近侧指骨间关节发生过伸畸形。⑤腱鞘的处理方法应根据损伤程度、修复时机和深、浅腱修复情况 3 个方面综合考虑。早期修复者,腱鞘创口较清洁、无缺损时,可用 6"0"尼龙单丝直接缝合,关闭腱鞘。对于延迟早期修复的病例,腱鞘多存在挛缩、瘢痕化。在伤后 3～4d 后的延迟早期修复病例一般不主张直接缝合修复;Ⅱc 和Ⅱd 亚区内

做深、浅腱同时修复后可以主动切开部分滑车以利于腱的滑动。有较长段损伤或腱鞘挫伤时,不宜做直接腱鞘闭合。腱鞘、滑车的修复和重建原则和方法详见 13.4。⑥仔细止血。如出血较多,则放置引流皮片。最后缝合皮肤。

Ⅱ区指屈肌腱修复后的功能恢复是长期困扰手外科医师的难题,自手外科成为外科学分支以来的 1 个世纪一直是人们研究的重点之一。近 10 年来,随着对肌腱、腱鞘(尤其是滑车)功能的认识和缝合方法的研究,寻找到一系列可靠而有效的手术方法,其中最为关键的是采取抗张能力强的(如 4 束或 6 束)中心缝合和对重要滑车(A2 和 A4)的部分或全部切开。在腱鞘其他部分完整的情况下,切开 A2 滑车的 1/2～2/3 长度或切开 A4 滑车的全长不会导致肌腱发生弓弦畸形,切开重要滑车有利于扩大肌腱滑动的空间,减少肌腱滑动(尤其是早期活动锻炼时)的阻力,这是早期肌腱修复,减少或消除功能锻炼时再断裂,提高肌腱愈合后滑动幅度的关键所在。

对于重要滑车部分切开,近 10 年来国际上已取得相当明确的共识。2011 年,英国手外科学会调查,其 82％的会员同意并进行 A2 滑车或 A4 滑车部分切开,90％的会员采用 4 束或以上的中心缝合者,2/3 的会员进行有保护的术后主动活动。这表明这几方面的观念改变非常明显。

手指可做滑车腱鞘部分切开的范围如图 13-40所示,这是 2007 年后提出的,近年在国际上已较广泛采用。

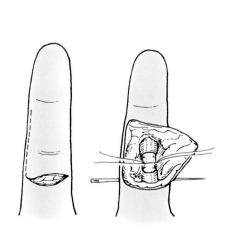

A. 穿针尖固定近侧肌腱

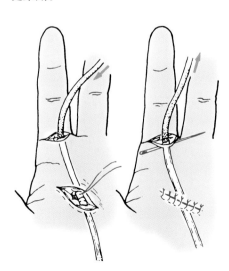

B. 用胶管牵拉回缩肌腱

图 13-39　肌腱端-端缝合

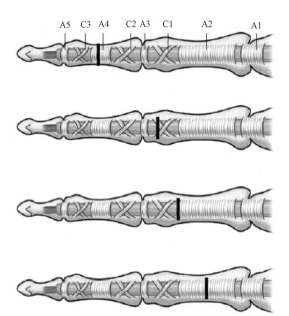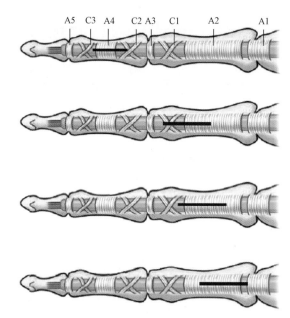

4条竖红线代表肌腱损伤水平　　　　　　　4条横红线代表滑车-腱鞘可安全切开范围

图 13-40　手指肌腱损伤的位置(左边)和相应损伤后可切开的滑车腱鞘长度和范围(同排右边)

对肌腱修复手术影响因素的深入研究也为理想缝合肌腱提供了确切的依据。做肌腱缝合时边距以多少最好? 这是肌腱缝合的基本问题。笔者的研究表明,肌腱中心缝合应保持 0.7~1.0 cm 的边距,<0.7 cm 时抗张能力很弱。曹怡等 2005 年的研究表明,即使 4 束中心缝合,边距也要保持 0.7~1.0 cm。另外一个问题是做锁式缝合时锁圈的大小多少为最佳? 谢仁国的实验研究表明,直径为 2 mm 最佳,直径为 1 mm 时抗张力低,而直径从 2 mm 增至 3 mm 并不增加抗张力。另外,有缝合肌腱时适当在张力状态下,做肌腱中心缝合有利于抗间隙形成。保持中心缝合后缝线所跨越的肌腱段有 10%左右的缩短能有效对抗断端间在张力下形成间隙。目前,肌腱中心缝合的边距要>0.7 cm,已成为国际上公认的屈肌腱缝合的基本要求和原则。

谭军等对肌腱斜行切割伤和部分切割伤进行研究,表明在斜行切割伤时,保持最小的边距>0.7 cm 更为重要,由于斜行切割伤常导致肌腱在距中心缝合和肌腱的把握点较近的部分发生拉裂,延长中心缝合的边距有益于保持缝合张力。对于不完全损伤,在损伤为肌腱直径>75%时做和完全损伤相似的中心缝合,损伤仅为 50%~70%时可做 2 束中心缝合修复损伤的部分;损伤<50%时,可不做中心缝合,但要做周边缝合以避免肌腱和腱周组织发生卡压和增加肌腱滑动的摩擦力。

吴亚芳等 2010 年的研究表明,肌腱中心缝合时,要适当拉紧,中心缝合缝线内的肌腱段大约短缩 10%为宜,这样肌腱在术后主动锻炼时间隙才不容易形成。如果中心缝合一点无张力,术后主动锻炼很容易造成断端间的间隙。手术时,中心缝合缝线内的肌腱段大约短缩也不宜>20%,因为过大张力,肌腱臃肿,增加活动阻力,也不利肌腱功能。

在完成肌腱缝合后,笔者常将患指作完全被动伸直和被动屈曲,完全被动伸直时观察缝合处有无间隙形成,有无缝线松的现象发生。而完全屈曲时观察缝合处是否能滑动无阻碍,是否有腱鞘或滑车阻挡肌腱滑动。只有在伸直无松弛和间隙形成、屈曲又不会有滑车或腱鞘阻碍时,才能关闭手术切口。这一术中试验十分重要! 如果术中这一试验都不能通过,出现间隙或滑车阻碍肌腱滑动,术后怎么能做主动活动保持肌腱不折裂呢? 如果术中通过这一试验,一般在术后告诉康复师和患者可以进行主动手指活动锻炼。

因此,笔者和一些对本专题长期关注的医师认为,对于早期直接做端-端修复后,要做一简单而十分有价值的试验(即手指伸屈试验),以了解修复的肌腱是否适合作早期主动活动锻炼。这一试验在完成肌腱修复之后,关闭皮肤切口之前做,包括如下 3 个部分(图 13-41):①首先完全被动伸指,此时观察在肌腱缝合处有无间隙形成。如果有间隙则为未通过。②再将手指被动屈曲到中等屈曲程度,此时观察肌腱修复处有无滑动,有无被近侧方的腱鞘或滑车阻挡。如无滑动或被近侧阻挡,为未通过。③将手指再进一步屈曲到大部分甚至完全屈曲,这时观察缝合处是否撞到滑车或近侧腱鞘,手指屈曲十分困难。如果有撞击及手指很难屈曲为未通过。如果第1步未通过,则肌腱要么需要重新加强缝合,要么

需要再次缝合,这样可以消灭修复处的间隙形成。如果第2、第3区前未通过,主要由于近侧滑车的敞开不充分或肌腱缝合处过于膨大。这两种情况都需要做处理,这样术后主动锻炼阻力较小。如果试验难通过,在手术记录上要写明,这样术后康复师才可以比较放心地开始主动锻炼。如果术中都没有能通过这一试验,术后做主动活动致肌腱断裂或因断端间间隙形成而愈合不良,产生粘连的机会增加。

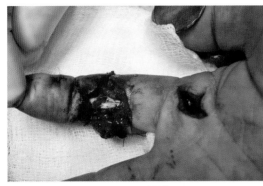

A.完全被动伸指

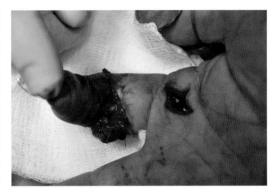

B.被动屈曲至中等屈曲度

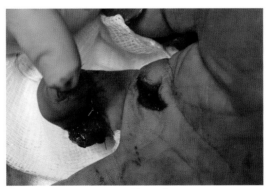

C.完全被动屈曲

图 13-41 缝合结束后的手指伸屈试验

5) 术后处理:术后常规用手背侧石膏托固定手和腕关节于屈曲位,后进行功能锻炼。术后早期活动对指屈肌腱的功能恢复十分重要。

Kleinert 提倡的用橡皮筋牵引患指已基本被淘汰,Chow 等在 Kleinert 的橡皮筋牵引法基础上放置掌侧滑车的方法也已没有人采用,故不再介绍。

主动活动开始时间:在近 10 年来不少学者进行过研究,过去认为肌腱修复后第 1～2 天就需开始活动锻炼,其实缺乏依据。手术后 1～2 d 疼痛很明显,3～4 d 时肿胀又达到高峰,根据现在比较一致的看法和相关实验数据,术后 4～5 d 开始活动锻炼较宜。

对于肿胀明显或操作比较复杂的患指,到术后 1 周再开始活动也恰当。肌腱形成粘连一般在 10～14 d 时才开始,术后 1 周左右开始活动对预防粘连和术后 1～2 d 开始锻炼的效果相似。

现主张在术后 4～5 d 才开始术后活动锻炼,即使在手指肿胀十分明显的病例到术后 7～8 d 开始也无妨。因为粘连在术后第 2 周才开始形成,到术后 7～8 d 才开始活动不会由于粘连已形成而无法使肌腱滑动。当然在术后 4～5 d 时开始活动,手指的僵硬程度会小很多,比到 7～8 d 时活动阻力要小。

在活动时可每天做 3～4 组或每 1～2 h 做 1 组

活动,各单位或医师所使用的方案不一。但每 1 组活动时先要全幅被动伸和屈,主动屈曲要仅到中等屈曲手指即停止,完全主动屈曲手指在后 1/3 屈曲弧度的阻力会增加数倍到十数倍,故后 1/3 屈曲弧中断裂机会大增,在术后 1～3 周内不主张完全主动屈曲手指锻炼,4～6 周内渐渐增加幅度到完全屈曲手指。被动手指活动时都强调完全伸到完全屈,并且先于手指主动活动,这样才可以减少关节僵硬带来的手指屈曲阻力。

上述方法在国际上近年来已成为较为普遍的方法,尤其在英国和加拿大较多采用,也是肌腱康复方面新发展的方法。术后患手固定位置和活动方式有如下几种。

Duran 和 Houser 提倡 Ⅱ 区指屈肌腱缝合术后采用有控制的术后被动活动。他们证实肌腱缝合处 3～5 mm 的活动幅度就能有效地防止粘连形成。屈肌腱修复后,将腕关节置于 20°～30° 屈曲,掌指关节和指骨间关节于正常张力平衡位置(图 13-42)。被动活动从术后第 2 天即开始,持续 4 周,早、中、晚各进行 6～8 次手指活动,后去除固定做主动手指活动。

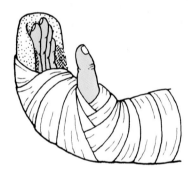

图 13-42　肌腱端-端缝合术后患手固定方式(Duran 和 Houser 法)

Strickland 改良了原来 Duran 的被动活动方法。术后将腕关节固定于 20°～30°,掌指关节固定于屈曲 50° 位,近、远侧指骨间关节固定于伸直位。对于拇长屈肌腱损伤,则将拇指掌指关节置于屈曲 15°～20° 位,术后 72 h 开始活动锻炼。增加每日被动活动的次数,保持每日有超过 1 h 的时间做被动活动。如深、浅肌腱同时修复,则近侧指骨间关节和远侧指骨间关节分开进行被动活动。术后 5 周才去除保护性固定,后开始主动活动患指。

南通大学附属医院手外科的康复方法:在大量的实验研究和临床观察的基础上,笔者近几年来设计和采用了新的康复方法。这一方法在近 4 年来成为南通大学附属医院手外科的屈指肌腱修复(尤其是 Ⅱ 区屈肌腱修复)后的主要康复方法,也在欧美数个手外科中心使用,被称为"南通方案"。其具体方法是:术后的前 2.5 周内用支具将腕关节固定于屈曲 20°～30° 位,掌指关节稍屈曲,而指骨间关节于可以完全伸直的位置(图 13-43A),术后 4～5 d 开始活动,而不强调在术后当天或前几天即开始活动。术后延迟期(3～7 d)时做活动可以避开水肿最为明显和对肌腱滑动阻力增大期间。每天做 4 组活动,即早、中、晚和临睡前,每次手指活动 30 次左右。前 10 多次可仅做被动活动,后 20～30 次做有控制的主动活动。被动活动时要活动到手指运动范围的全幅,而主动活动的重点在于伸指运动,此时可用一压舌板置于手指背侧以保持手指完全贴到压舌板上,即手指完全伸直。在这 2.5 周内,虽然提倡进行主动屈指锻炼,但不主张抗阻力勉强地进行,主动屈指仅在手指不需较大主动屈曲力量的状态下进行。一般来说,主动屈曲手指至中度屈曲位较为容易,而完全屈曲位时后半部的阻力较大,此时避免做后半部分的主动屈曲,仅主动屈指至中度屈曲位,从中度屈曲位至完全屈曲位改由健侧手协助做被动屈指,这样可以有效避免屈指时阻力过大,但保持手指有良好的活动范围,尤其是全幅被动活动范围和防止手指伸直缺失的发生。在术后的 2.5 周内,康复活动的重点是保持手指全幅被动活动,防止伸直缺失,和进行一定幅度的主动活动以保证肌腱滑动,防止粘连形成。在这段时间内,肌腱愈合强度尚弱,进行手指主动全幅屈曲并非重点。在术后 2.5 周时改变手的固定姿势为功能位,从此时开始进行全幅主动屈曲活动(图 13-43B)。由于腕关节已改为伸腕 20°～30°,在此伸腕状态下,做主动屈指活动较屈腕状态下的屈指容易,且所需前臂屈肌的肌力较少。这是由腕关节和手指关节的协同运动所决定的,即伸腕时屈指容易,而屈腕时伸指容易,阻力小。仍然每天做 4 组左右活动,每组 30～40 次,以主动屈指活动为主要活动锻炼内容,在每组活动的起初 10 次手指活动可做被动活动,以减少手指关节僵硬和伸肌腱紧张所产生的阻力。经过起初的手指被动活动,一般主动屈指比较容易,因为手指肿胀大多已消失,达到手指完全屈曲。每天锻炼 4 次即已满足基本要求,可根据情况做适当增减,但并无必要每个小时均做练习;每回的活动次数也不需太多,≤40 次即可。

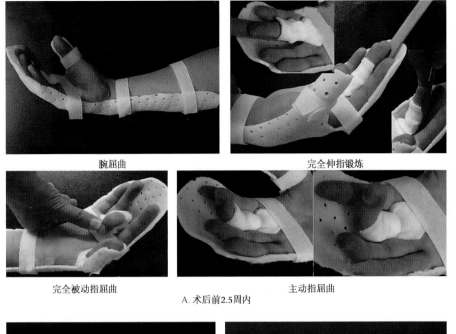

腕屈曲 　　　　　　　　　　完全伸指锻炼

完全被动指屈曲 　　　　　　　　　主动指屈曲

A. 术后前2.5周内

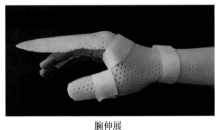

腕伸展 　　　　　　　　　　主被动指屈曲

B. 术后前2.5周后

图 13-43　南通大学附属医院手外科的康复方法

这样可以减少不必要的练习负担和利于患者休息，并减少断裂机会，而防止粘连和关节僵硬的目的已能达到。在这一期间主动屈指是康复的重点，当然仍要保持患者能主动伸指至完全伸直。在整个活动过程中，也要因患者不同做适当调整，对手肿胀明显，原来损伤较严重的，肌腱修复时张力明显较大者，要减少主动屈曲幅度，增加被动活动的比例。术后5周后可继续做功能位固定1～2周，尤其是夜间可带支具睡觉，白天做功能锻炼。术后7～8周恢复正常使用患指。

在进行术后手指锻炼时，无论是主动活动还是被动活动，需保证较大的手指关节活动度（即较大的鞘内肌腱滑动幅度），而不强调活动频率和强度，较快频率和较大强度的手指活动易引起缝合腱断端间分离，甚至使缝合断裂，应予避免。

近年来，用橡皮筋牵引的方法已基本上没有人采用。美国常用的是改良 Doran 方法，即被动活动2～3周后开始主动被-动活动。然而，英国多数学者采用主动-被动活动，从术后数天即开始，活动的组数各单位有不同，从数组到每小时1组活动；对于每天几组锻炼目前没有定论，但一般来说不宜少于3～4组；是否每小时都做，并不一定。锻炼时，首先必须做被动活动以减少关节僵硬，减少后续主动活动的阻力。近2年来，英国学者在笔者提出的部分主动活动基础上进一步建议第1周主动活动至1/3，第2周至1/3～2/3，第3周从2/3至完全的渐进性主动锻炼。笔者近年来也经常在2.5周或3周不更换成功能位支具，继续有腕20°～30°位屈支具至第4～5周时才换，取得同样效果。在锻炼时，患者可以将手完全脱离支具，这样有利于腕部合适的位置，减少手屈曲的阻力。完成主动活动后，再将手放回到支具中保护，以防再损伤。

6) 并发症：

A. 肌腱愈合不良、肌腱缝合欠牢固、术后功能活动不当会引起肌腱断裂。此易发生在术后数日至2周内。此阶段肌腱断端有软化吸收，对缝线的把持能力下降，易引起缝合断裂。可立即再予端-端缝合，需用强缝合方法。Elliot 等 2006 年报道其效果也基本可以。

B. 粘连形成是Ⅱ区肌腱修复的常见并发症。临床上Ⅱ区屈肌腱修复后，多数患指均形成程度不等的粘连。其对功能的影响可分为 3 种类型：①粘连十分疏松且量少，对手指活动不造成明显危害；②粘连有一定的致密度，但并非致密粘连，通过术后功能锻炼或辅以其他康复措施，能恢复到较好手指功能；③粘连致密且较广泛，术后锻炼和康复不能促进功能。3～6 个月后手指主动活动功能仍然受限，需做肌腱粘连松解手术。

C. 指骨间关节屈曲挛缩在术后使用橡皮筋牵引的患者有时会发生。主要是因为橡皮筋张力太大，或放用时间过长。远侧指骨间关节发生挛缩的机会又多于近侧指骨间关节。故强调不宜牵引超过应有的指骨间或掌指关节屈曲度数，夜间应放松或去除橡皮筋牵引。

D. 近侧指骨间关节过伸畸形发生于指浅屈肌腱近止点处切除者。切除止点处浅肌腱减弱了近侧指骨间关节的掌面牵拉力量，引起近侧指骨间关节过伸。

E. 创口感染。

7) 预后：评估指屈肌腱修复效果以 Strickland 提出的方法最为常用。根据近侧和远侧指骨间关节屈曲程度分成优、良、中、差 4 级，这在近 20 年来的文献报道中最常用。另外常用到的方法有美国手外科学会的 TAM 法和 Buck-Gramcko 法，以前的 White 法和 Tip-to-palm 距离法已较少采用。针对 Strickland 法中优的标准相对较松，没有单独将失败病例划为一个等级及仅将运动幅度做为评判依据的欠缺，南通大学附属医院手外科在近年来开始采用一种新的标准来评判手指屈肌腱修复效果，其中包括检查手指运动速度、协调性和手指运动弧形。Strickland 标准和笔者提出的标准分别如表 13-1 和表 13-2 所示。

表 13-1　手指屈肌腱修复的标准(Strickland)

分　级	主动活动度*	功能恢复(%)
优	>150°	85～100
良	125°～149°	70～84
中	90°～124°	50～69
差	<90°	0～49

＊：近侧和远侧指骨间关节主动活动度之和

表 13-2　手指屈肌腱修复的标准(南通大学附属医院手外科)

分　级	主动活动恢复(%)*	握　力	活动质量**
优＋	90～100	＋	＋＋＋,＋＋
优－		－	＋
良	70～89	＋	＋＋＋,＋＋
良－		－	＋
中	50～69		
差	30～49		
失败	0～29		

　＊：近侧和远侧指骨间关节主动活动度之和与对侧比较；＊＊：包括手指运动速度、协调性和运动弧形，正常时各以 1 个"＋"表示。在主动活动恢复>90%或 70%～89%的基础上，握力为"－"或活动质量为"＋"时，分别为"优－"或"良－"

Ⅱ区指屈肌腱损伤的修复是近百年来手外科领域最为关注的话题,曾是手外科中最为困难的问题之一。在前50年间,由于Bunnell倡导的二期肌腱移植修复占主导地位,其损伤基本上都不进行一期修复,而做二期肌腱移植。二期移植虽恢复了部分屈指功能,总体说来达不到满意疗效,并且再次做粘连松解的患者也不少。自20世纪60年代初至今的50年间,由于Verdan和Kleinert两位学者的推动,一期肌腱修复从不为人们认识和接受,到80年代后成为广为接受的治疗方法。但是,20世纪80年代至21世纪初的20年间一致的认识是一期修复虽然可行,并且疗效比二期移植要佳,但疗效不可预料。这段时间内修复优良率多为55%～85%,疗效达到满意或接近满意者很少,肌腱术后的断裂、粘连形成和关节僵硬成为三大难题。

近30年来,手外科医师进行了大量的基础研究和临床研究,在国际杂志的文献中屈肌腱损伤成为论文数量最多、讨论最为广泛的议题。近10年来,对这一区域的损伤修复取得重要进展,以使用多束中心缝合,提倡有选择地完全或部分松解关键性滑车和优化术后活动方案为标志,Ⅱ区指屈肌腱的疗效有了很大提高。近几年的报道显示,其疗效已接近满意,多束缝合也有效地防止了术后断裂。随着关键滑车(如A2或A4)松解概念的提出,Ⅱ区有别于其他区的重要解剖学差异不再存在,修复后的肌腱在一个去除压迫的环境下滑动,这一区域的修复在解剖上和其他区域并无本质性差异。这一区域现在不再被视为修复比其他区域差、比其他区域更困难的区域,该区域修复特有难点已消除。

关键滑车(A2滑车)部分切除、6束M-Tang法缝合及愈合后的功能恢复如图13-44所示。

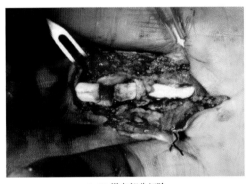

A. A2滑车部分切除

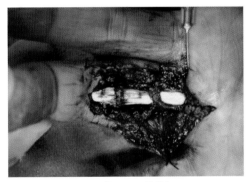

B. 6束M-Tang法缝合

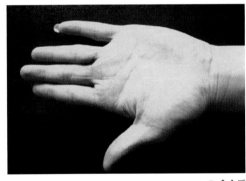

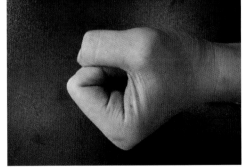

C. 愈合后的功能恢复

图13-44　M-Tang法修复A2滑车部分切除术及其功能恢复

(3)Ⅲ区屈肌腱损伤修复术——肌腱端-端缝合术

1)适应证:①早期、延迟早期肌腱修复;②晚期修复。由于指深屈肌腱周围有蚓状肌附着,一般回缩不至于超出本区,故即使晚期也能做断端直接缝合。

2)手术步骤:①沿原创口进路。如需较大切口才能暴露肌腱断端,则做"Z"形切口,此时原创口应包括在切口之内。②牵拉开皮肤、皮下组织和骨间肌、蚓状肌,暴露出肌腱断端。③用4"0"尼龙线作改良 Kessler 法、Cruciate 法、双津下法或多组腱内缝合法修复肌腱,用 6"0"尼龙线做环周外膜缝合。④完好止血,如需要则放置皮片引流。

3) 术后处理:对于Ⅲ区屈肌腱修复后的固定,多数学者仍做术后石膏托固定;也有部分学者采用术后支具固定,做早期被动和主动相结合的术后功能锻炼。术后石膏固定者用短臂石膏托将患手固定于功能位 3 周,之后去除石膏托,开始功能锻炼。采用术后患指功能锻炼者,采用背侧动力性支具将腕关节固定于 10°伸直位,用牵引吊带悬吊患指远侧部,保持指骨间关节伸展。术后用支具做手指活动 3~4 周。

4) 并发症:①肌腱断裂。通常发生于术后数日至6~7 周,术后 3~7 d 最易发生断裂。②肌腱粘连。手掌部的肌腱修复会与蚓状肌发生粘连,但粘连一般不太致密。③创口感染。手掌部肌腱由于腱周组织不易清创清洁,使创口污染机会比手指部多。

(4) Ⅳ区屈肌腱损伤修复术——肌腱端-端缝合术

1) 适应证:Ⅳ区内的屈肌腱损伤均采用端-端缝合术。

2) 麻醉:臂丛神经阻滞麻醉。

3) 手术步骤:①做腕掌侧弧形或"S"形切口,牵拉皮肤和皮下组织,观察通过屈曲手指和腕关节能否使肌腱断端错开腕管,至可以缝合操作的程度。笔者测量得指屈肌腱在腕管区有 3~4 cm 的滑移幅度,多数Ⅳ区肌腱损伤者可以错至Ⅴ区内行直接端-端缝合术。②为暴露需要,可做部分腕横韧带切开术,完全切开腕管会降低手指屈肌腱的生物力学功效,应予避免。精良的屈肌腱修复加上术后活动锻炼,即使在腕管区,也不致使肌腱间形成太严重粘连。笔者不主张轻易切开腕管修复肌腱。③正中神经损伤是Ⅳ区屈肌腱损伤常见并发症,在修复肌腱时必须一并做早期修复。④深、浅肌腱切断平面有明显错开的情形下,则可同时修复深、浅肌腱;如果深、浅肌腱切断水平相近,则考虑切除部分或全部浅肌腱。在切除浅肌腱时应首先考虑切除环指、小指的浅肌腱,在可能的情况下,保留示指和中指的浅肌腱。⑤Ⅳ区屈肌腱修复首选改良 Kessler 法和双津下法缝合。

4) 术后处理:原则上同Ⅲ区屈肌腱修复术。

5) 并发症:同Ⅲ区屈肌腱修复术。

(5) Ⅴ区屈肌腱损伤修复术——肌腱端-端缝合术

1) 适应证:Ⅴ区内肌腱损伤常为多种组织的复合性损伤,肌腱损伤均应早期做直接端-端缝合。

2) 麻醉:臂丛神经阻滞麻醉、高位持续硬膜外麻醉或静脉复合麻醉。

3) 手术步骤:①彻底清创,去除污染严重或失活的组织;②用 4"0"尼龙线做改良 Kessler 缝合、Bunnell 或改良 Bunnell 缝合、单组或双津下式缝合;③同时修复神经、血管损伤。

4) 术后处理:用长臂石膏托固定患肢 3 周,腕关节于掌屈 20°半屈位。3 周时拆除石膏托,开始主动活动功能锻炼。有学者使用支具固定,同时做被动活动。需特别注意伴有神经、血管修复时,腕关节伸展幅度不宜大。

5) 并发症:同Ⅲ区肌腱修复术。

13.5.5 指深屈肌腱止点撕裂伤修复术

指深屈肌腱止点撕裂伤并不少见,尤见于运动员。自 1891 年 Von Zander 首次报道后有不少系列报道。中、环、小指屈肌腱的肌腹在前臂合并在一起,损伤常发生在中、小指已屈曲,环指被迫伸展时。环指的屈肌腱被牵张,故环指最易受伤。然而损伤的诊断常被延误,因运动员伤后仍可以活动,直到疼痛出现或被别人发现手指远节不能屈曲时才就医。检查时可查知伤指远侧指骨间关节不能主动屈曲,而 X 线片正常。

Leddy 和 Packer 将指深屈肌腱止点撕裂伤分成 3 种类型(图 13-45)。

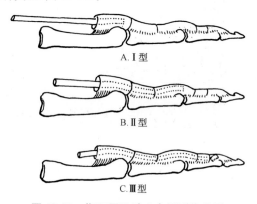

图 13-45 指深屈肌腱止点撕裂伤分型

Ⅰ型:撕裂的指深屈肌腱回缩到掌部,位于 A1 滑车之下。此类损伤后深肌腱的系带断裂,加上又回缩到手掌部,肌腱营养受障。在手掌部可以触摸到一软组织块,有压痛。

Ⅱ型:指深屈肌腱退缩到近侧指骨间关节水平,深肌腱长系带仍完整,肌腱仍位于腱鞘之内。此型损伤后指深屈肌腱仍保留有较好营养。临床检查发现在远侧指骨间关节水平有肿胀、压痛,有时也伴有近侧指骨间关节屈曲幅度下降。

Ⅲ型:指深屈肌腱伴大块骨片一并撕裂,深肌腱的长、短系带常完整。由于 A4 滑车阻止骨片向近侧退缩,肌腱回缩不明显,腱营养良好。在中节和远节指骨水平可查到肿胀与压痛。撕裂的骨片有时可以在远侧指骨间关节掌侧触及,侧位 X 线片可显示撕脱的骨片。

上述 3 种类型损伤中,Ⅱ型损伤最为常见,Ⅲ型损伤次之,Ⅰ型损伤少见。Ⅲ型损伤在伤后数日至数月修仍可获得较好效果。Ⅰ型损伤需在伤后 1 周内修复,以防止肌肉萎缩后使肌腱不能拉回到原位。

(1) 指深屈肌腱止点重建术

1) 适应证:Ⅰ、Ⅱ型指深屈肌腱止点撕裂伤。

2) 麻醉:臂丛神经阻滞麻醉或指神经阻滞麻醉。

3) 手术步骤:①做掌侧"Z"形切口,暴露从近侧指骨间关节至指深屈肌腱止点的屈肌腱鞘。首先在 A2 滑车远侧的滑膜鞘上做横切口探查指深屈肌腱的回缩程度,在此切口下就可见到指深屈肌腱为Ⅰ型损伤。②如果确知指深屈肌腱退缩至更近侧,则在 A1 滑车的近侧水平(相当于掌指关节水平)横行切开腱鞘,寻找到深肌腱的末端后,将深肌腱末端暂时缝于细胶管上,在 A1 和 A2 滑车之下将深肌腱向前引导过鞘管和指浅屈肌腱的交叉,至腱鞘先前所做的远侧横切口。③用胶皮管将指深屈肌腱经腱鞘引导到指末端。贯穿深肌腱时应保持 A4 滑车的完整,也应避免损伤远侧指骨间关节掌侧板。为了能使呈扇形的指深屈肌腱末端通过 A4 滑车,可以先将末端自相缝合包扎,以减少肌腱横径。④采用和Ⅰ区屈肌腱损伤后做腱前移骨内固定术相似的技术,在远节指骨腱止点深面向指甲斜行凿洞,用抽出式钢丝的方法固定肌腱。

4) 术后处理:①采用前臂短石膏托将腕关节微屈曲,掌指关节屈曲 60°～70°,近、远侧指骨间关节伸直。②3 周后去除固定,开始主动功能锻炼。③术后 4 周时去除纽扣和腱固定钢丝。

(2) 指深屈肌腱止点重建、撕脱骨片复位固定术

1) 适应证:Ⅲ型指深屈肌腱断裂,伴有较大块骨片撕脱者。

2) 麻醉:臂丛神经阻滞麻醉。

3) 手术步骤:①在手指远节和中节远侧半水平做掌侧"Z"形切口,暴露掌侧腱鞘。在 A4 滑车以远横行切开腱鞘,寻找到撕裂骨片后,做直视下复位。对经远侧指骨间关节的撕裂骨片尤其需注意关节面的良好对合,应做解剖学复位。手术固定的操作在"C"臂 X 线透视下为好。②用克氏针、小螺钉(图 13-46)或"冂"形微小内固定钉将骨片固定。③如果指深屈肌腱原来与撕裂的骨片也分离,则需再采取与Ⅰ型损伤相同方法寻找到指深屈肌腱的末端做肌腱止点重建术。④固定骨片完毕后,需摄 X 线片确认位置完全对合。

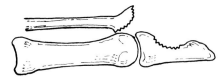

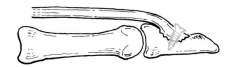

图 13-46　撕脱骨片复位螺钉固定术

4) 术后处理:①术后固定方法和位置同Ⅰ型损伤修复术后;②术后 3 周、6 周分别摄 X 线片了解骨折愈合情况;③术后根据骨折愈合情况在 3～4 周内去除外固定,开始被动手指屈、伸活动;④骨折愈合后才能开始主动屈曲手指锻炼。

潘勇卫等对 1990 年 1 月至 2001 年 6 月收集的 14 例患者的病史进行回顾性分析。其中Ⅰ型损伤 5 例、Ⅲ型损伤 5 例,不完全符合 Leddy 和 Smith 4 种类型分型的 4 例。除 2 例未做手术外,余 12 例均采用手术治疗。术后随访 6 个月至 10 年,远侧指骨间关节主动活动范围平均为 60°,其中 4 例有平均 12°伸直缺欠。他们认为,指深屈肌腱撕脱性损伤早期诊断及手术的疗效较好。4 例不完全符合 Leddy 和 Smith 4 种类型分类者,其指深屈肌腱止点处撕脱骨折伴远节指骨基底横行或螺旋状骨折,建议将这类损伤定为Ⅴ型损伤。

13.5.6 屈肌腱损伤的晚期修复术

指屈肌腱鞘内的肌腱损伤在较长时间内一直被认为是早期治疗效果不佳,应在伤后3个月做晚期肌腱移植修复。此肌腱移植手术经 Mayer、Bunnell、Boyes、Verdan 和 Pulvertaft 等学者的探索,在方法上早已定型,在20世纪30～60年代成为腱鞘区屈肌腱损伤的主要处理方法。但70年代后在屈肌腱的愈合理论、修复重建临床研究中取得了很大进展,对腱鞘区屈肌腱损伤有了重新认识。现在几乎所有的手外科医师均认为或能接受早期或延迟早期修复,因为早期或延迟早期断端直接缝合的效果优于晚期做肌腱移植。现在普遍认为,只要时机和创口条件允许,早期肌腱断端直接缝合是肌腱损伤修复的首选方法。但是,对于肌腱系统破坏严重,肌腱有明显缺损,合并有严重手部骨折,感染可能性大者,现在仍认为需留待二期修复。

对于肌腱损伤后是否可以做晚期直接缝合过去讨论不多,但笔者近年来总结发现,很少部分肌腱伤后两断端可以在手指屈曲、张力不至过大的状态下直接缝合。符合这样条件的病例比例不大,但如果符合可以做晚期直接修复,修复时需采用4～6束以上强缝合方法。如果手指伸直困难,可考虑在前臂日后做肌腱延长术,以改善手指背伸。

自体肌腱移植术已在13.3中叙述。对于手部肌腱供区的来源,张友乐等20世纪90年代使用异体肌腱移植,报道有良好效果。近5年来笔者也采用了相似方法,随访4～5年未发现排异反应,功能恢复和自体肌腱移植相似。

分期指屈肌腱系统重建术于20世纪60年代初期开始使用。1965年,Hunter 首先发表了他采用肌腱植入体做分期肌腱重建术的经验。1971年,Salisburg 发表了在这方面的工作成果,奠定了这一技术的基础。

肌腱分期重建术的核心是用一硅橡胶涤纶肌腱替代物(人工肌腱)植入条件不理想的肌腱床之上,替代已瘢痕化的原位肌腱;术后早期活动,使植入的人工肌腱刺激周围组织形成光滑的腱活动床(假鞘),3个月后做二期手术,用长段自体肌腱移植替代人工肌腱。

(1) 适应证

1) 肌腱系统损伤严重,肌腱床有瘢痕存在,预计做肌腱移植会发生严重影响功能的粘连者,如手

指压榨伤伴有指骨骨折或皮肤损伤,先前肌腱手术失败已发生严重粘连,患手在创伤后发生严重局部感染等。

2) 替代穿过有瘢痕组织的指浅屈肌腱的指深屈肌腱。

3) 硅橡胶肌腱植入物还可以作为严重肌腱缺损的暂时替代物。

(2) 禁忌证

1) 创口尚未愈合或有感染存在。

2) 手指关节僵硬,活动完全丧失。

3) 手指或掌部皮肤瘢痕挛缩。

以上3种情况应在术前先行纠正,否则手术不能达到预期效果。

(3) 麻醉

采用臂丛神经阻滞麻醉。

(4) 手术步骤

1) 第1阶段——人工肌腱植入:

A. 做患指掌侧 Bruner 切口,从指尖至手掌近侧蚓状肌起点水平。先前若做过指屈肌腱修复手术,可以利用部分先前手术切口进入,以避免手部手术切口瘢痕过多。做橡胶棒植入手术时,应避免经手指外侧入路。

B. 切除损伤或已瘢痕化的指深屈肌腱,保留其附着于远节指骨处1cm长的一段;妥善保留完整滑车,同时保护滑车损伤后残剩的部分,以利于重建滑车时使用这些残余部分。指浅屈肌腱已损伤时,应注意保留止点处一段腱段,以备做滑车重建用;切除的腱段用湿纱布包好以备术中可能用于重建滑车。

C. 如在损伤后发生粘连的肌腱切除后关节仍有明显屈曲挛缩,应同时做掌侧板或侧副韧带松解术。

D. 在前臂远端掌侧至腕关节上方做弧形切口,暴露前臂屈肌腱。自腱和肌肉交界处切断肌腱,去除屈肌腱。

E. 在切除屈肌腱及周围瘢痕时,需至少保留分别位于中节和近节指骨中份的 A2 和 A4 滑车,当然能保留更多滑车则更好。如不能保留足够滑车,则要重建这些滑车。

F. 将不同长度、粗细的 Hunter 人工肌腱植入体尝试从保留的滑车系统之下穿过,植入手部。成人常用直径4～5mm的肌腱植入体。植入的人工肌腱大小选择以植入人工肌腱后此人工肌腱有移动性,且阻力较小为准。

G. 人工肌腱的远端固定方法有两种：其一是将人工肌腱和指深屈肌腱在近节指骨上的残留部分缝合，将人工肌腱远端包埋于肌腱残端深面，用钢丝线做"8"字缝合，再用丝线或尼龙线将肌腱残端和骨膜、硅橡胶人工腱加强重叠缝合（图 13-47A）；其二是以细克氏针在远节指骨近侧 1/3 的掌侧面垂直方向穿孔，至指骨背侧皮质，将人工肌腱的特制金属终端和人工肌腱连接，再用螺钉穿入到达指骨背侧皮质，但不穿过背侧皮质骨（图 13-47B）。螺钉放置在指骨近侧 1/3 部，以免破坏甲床。

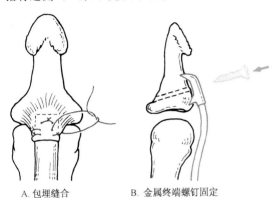

A. 包埋缝合　　　B. 金属终端螺钉固定

图 13-47　人工肌腱远端与指骨的固定方法

H. 远端固定后牵拉人工肌腱近侧，以证实其在滑车下活动无阻。如果肌腱有弓弦畸形发生，则需重建更多滑车。

I. 被动活动患指，证实人工肌腱活动良好。最后缝合皮肤。

J. 术后处理：①以手背侧石膏托将腕固定于 35°屈曲位。石膏托需超过指尖，使掌指关节在60°～70°屈曲位，指骨间关节松弛于伸直位。②被动活动通常在术后 7 d 开始。如果在手术时做神经修复，则等到术后 3 周开始活动患指。③至少 3 个月后才行二期肌腱移植替代人工肌腱手术。

2）第 2 阶段——自体肌腱移植替代人工肌腱：

A. 将手指远端的原切口切开，从中节指骨中份至远节指骨水平切开皮下组织至人工肌腱远端，注意勿损伤位于中节指骨中份的 A4 滑车。

B. 在前臂部切开原做人工肌腱近侧与肌肉缝合的切口，切开前臂筋膜暴露在人工肌腱周围形成的假鞘。

C. 选择动力腱，方法是：拇长屈肌腱的重建动力一般采用拇长屈肌，也可用 1 根指浅屈肌；示指深屈肌腱的动力选择常用示指指深屈肌或指浅屈肌；中指、环指、小指的动力选择宜以指深屈肌为主。

D. 以 13.3 中描述的方法采取肌腱移植供腱。

E. 将移植肌腱缝合固定在人工肌腱近端，并向远侧方牵拉通过形成的指屈肌腱鞘。单根移植肌腱和前臂屈肌做编织缝合，用 Pulvertaft 缝合法（参见图 13-14）。如果是多根肌腱和前臂屈肌做缝合，则做多根编织缝合。

F. 放松止血带，止血，闭合创口。

G. 术后处理：①将腕关节用石膏托固定在 30°屈曲位，掌指关节 70°屈曲位，指骨间关节处于伸直位。②用橡皮筋将患指指尖和前臂相连。术后采用与Ⅲ～Ⅴ区屈肌腱损伤修复术相似的方法活动锻炼。术后采用早期保护性活动锻炼，活动中需严格管理和指导，以免发生缝合处断裂。③从术后 3 周起开始轻微主动活动，第 4 周去除指尖固定肌腱的抽出式缝线。

改良 Paneva-Holevich 手术方法：这是分期指屈肌腱重建的另一种方法，其手术方法原来是 Paneva-Holevich 于 1968 年提出的，即使用指屈肌作为移植肌腱修复手指腱鞘区陈旧性指深屈肌腱损伤，后来这一手术方法和 Holevich 的硅胶棒技术结合，即一期选植硅胶棒加指浅、深屈肌腱端-端缝合，二期才做移植。这一方法称为改良 Paneva-Holevich 方法，即现在比较定形用到的方法（图 13-48）。

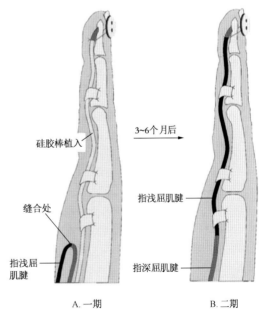

硅胶棒植入

3~6个月后

缝合处

指浅屈肌腱

指浅屈肌腱

指深屈肌腱

A. 一期　　　　　B. 二期

图 13-48　改良 Panava-Holevich 的两期手术示意图

适应证：和 Hunter 分期肌腱重建方法基本相

同,不同的是用指浅屈肌腱而不用如掌长肌腱等其他肌腱做移植。

一期手术:仅在手掌处做切口,将损伤处以近同一手指的指深、浅屈肌腱的断端以端-端缝合方法做缝合,形成"U"形肌腱襻,同时将硅橡胶棒置入手指,以利于形成完好的肌腱滑动床。第1期的切口需延伸到手指全长,这样才能有利于切除瘢痕,置入硅胶棒。3~6个月后才做二期手术。

二期手术:仅需在手指尖做切口和在手掌的"U"形襻顶的部位做切口。暴露"U"形襻后,在前臂做切口,将指浅屈肌腱切断,从手掌切口处抽出。将指浅屈肌腱的近侧切断处和硅胶棒的近侧相连临时缝合,从手指尖切口将硅胶棒向远端抽出,这样移植的指浅屈肌腱位于新形成的腱鞘之中。这时调整移植肌腱的张力,将肌腱和骨的止点做缝合重建,关闭切口完成手术。

术后康复:术后可做和早期缝合相似的早期主被动结合的运动锻炼方法,持续6~8周。

改良Paneva-Holevich方法和Hunter分期重建方法比较:优点是不需取一根正常肌腱;另外在一期浅、深肌腱已做对接缝合,二期手术后在近侧肌腱缝合处已牢固,仅有手指尖一个远侧骨和肌腱结合处未牢固交接,比Hunter分期重建更有利于早期主动活动锻炼。这一手术方法在欧洲和美国近十几年内均有比较大的病例报道,其效果和Hunter分期手术方法相似。

近年来,对于肌腱移植或分期肌腱重建后借鉴肌腱早期修复后的做法,也开始早期活动锻炼,只是活动的幅度和力量比早期修复后要保守些。笔者认为,肌腱移植后可做某种程度的早期主动活动,不必要完全固定3~4周不作任何活动。

对于单纯指深屈肌腱损伤,而指浅屈肌腱功能完好的患者,是否需要手术(尤其是二期重建手术),这是不同医师有不同判断和决定的话题。远侧指骨间关节屈曲只占手指屈曲15%的功能,对于二期重建,只有对于少数要求较高、局部条件很好的患者可考虑做肌腱移植重建指深屈肌腱,多数患者并不一定要做二期单纯指深屈肌腱功能重建。当然,对于早期修复病例,指深屈肌腱损伤,即使指浅屈肌腱功能良好,也应该积极早期直接修复。

13.6 伸肌腱损伤

指伸肌腱在结构和功能上有其独特之处。虽然伸肌腱损伤发生机会并不如屈肌腱多,但肌腱的功能和结构复杂性不亚于屈肌腱。然而,与屈肌腱损伤修复相比,手外科医师给予伸肌腱损伤修复的重视程度较小,这点值得我们注意。伸肌腱装置的解剖组成比屈肌腱更复杂,生物力学上的相互依赖性比屈肌腱更为明显,损伤后修复同样需要扎实的手外科知识和操作技能。

指伸肌腱的损伤常为暴露或浅表的损伤。手背侧皮肤和皮下组织薄弱,指伸肌腱在多处紧贴于手背皮下,因而手背侧的切割、捻挫、压挤或撕裂等损伤均会累及指伸肌腱。

与指屈肌腱修复相比,指伸肌腱损伤有如下几点相对复杂之处,在处理时应予以注意:①伸肌腱较屈肌腱扁平、菲薄,断端直接缝合比屈肌腱更困难,有时需将断端稍加重叠后才能缝合;②指伸肌腱在手指中节及近节指骨间、掌指关节背侧并不是单独1根肌腱,而是各组成部分功能上相互依赖的伸指装置,蚓状肌和骨间肌腱与伸肌腱装置也有密切联系;③手背部软组织较少,伸肌腱与骨关节同时挫伤的机会比屈肌腱多。

处理指伸肌腱又有较处理指屈肌腱为简单的方面:①手指区域的伸肌腱无腱鞘存在,因而没有像"无人区"这样十分复杂难以处理的区域;②伸肌腱的正常滑动范围较屈肌腱小,同等程度粘连影响手的功能较屈肌腱小;③伸肌腱在手部无滑车结构,无需做复杂的滑车重建。

13.6.1 临床应用解剖

手部伸肌腱系统由12根肌腱和腕伸肌腱支持带组成,从桡侧至尺侧的12根肌腱为:拇长展肌腱、拇短伸肌腱、桡侧腕长伸肌腱、桡侧腕短伸肌腱、拇长伸肌腱、4根指总伸肌腱、示指伸肌腱、小指伸肌腱和尺侧腕伸肌腱。示指和小指的伸肌腱均位于各自指总伸肌腱的尺侧。指总伸肌腱之间有腱间联合存在,因而指总伸肌腱的独立活动不如单个指伸肌腱。小指的总伸肌腱在不小比例的患者缺如,而从环指而来的腱间联合至小指。有部分学者认为,示指伸肌腱损伤或做转移手术后,会影响伸示指功能。但Moore等学者观察到,他们做示指伸肌腱转位的27例患者均能独立主动伸指。示指伸肌腱亦存在解剖学变异,如示指伸肌腱呈双腱束型、至中指的副腱束型及至拇指的副腱束型。

伸肌腱支持带又名腕背侧韧带,两侧附于桡、尺骨茎突和腕骨,由腕背深筋膜增厚所形成,其深面发出5个间隔附着于桡、尺骨远端背侧,形成6个骨纤维管道,前臂9根伸肌腱及腱鞘通过这些管道。各滑膜鞘均超过韧带上、下缘各1～2cm。腱间联合位于掌指关节近侧的总伸肌腱之间。伸肌腱支持带保护通过腕背侧的伸肌腱,防止肌腱产生弓弦畸形。

伸肌腱间联合常由环指的指伸肌腱发出走行向远端至小指或中指的指伸肌腱,中指的指伸肌腱也常发出腱间联合,止于示指伸肌腱。由于指伸肌腱间存在腱联合,中指的指伸肌腱损伤后不会发生伸指功能完全丧失。

指伸肌腱最为暴露的部分在掌指关节背侧,其紧贴于皮下,由手内肌肌腱和指伸肌腱腱膜横纤维紧拉贴在掌指关节背侧中央部。横纤维的损伤会引起指伸肌腱创伤性脱位。指伸肌腱在掌指关节水平开始向两侧扩展,包绕掌骨头和近节指骨的背面,称为指背腱膜,又称伸肌腱帽。

指伸肌腱装置在手指部主要由3束组成:1根中央束止于中节指骨底;2根外侧束在中节指骨背侧合并后,止于远节指骨底(图13-49)。侧束的近侧部有骨间肌肌腱参与,远侧部有蚓状肌肌腱参与。指伸肌腱在骨间肌和蚓状肌协同时,可屈曲掌指关节,伸指骨间关节。当中央束断裂时,不能伸近侧指骨间关节;两侧束断裂时,远侧指骨间关节不能伸直,呈现"锤状指"畸形;中央束和两侧束均发生断裂时,手指呈屈曲位畸形。

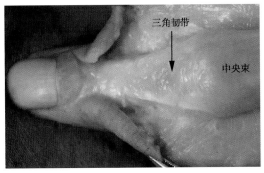
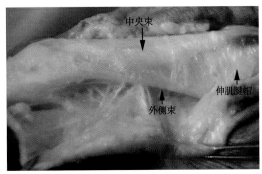

图 13-49　指伸肌腱装置的结构

13.6.2　指伸肌腱的分区

指伸肌腱损伤可以发生在任何部位。在不同的部位指伸肌腱解剖学结构、功能特点和损伤后的临床表现不一样。Kleinert 和 Verdan 将指伸肌腱分成8个区(图13-50)。

以下根据各解剖学分区介绍损伤的病因、病理表现和手术治疗方法。

13.6.3　Ⅰ区指伸肌腱损伤(锤状指)修复术

指伸肌腱在远节指骨背侧的部分由两侧束汇集而成,为Ⅰ区指伸肌腱。此区域的指伸肌腱断裂可导致远节手指不能伸直,呈现屈曲畸形,称为锤状指。患者虽不能主动伸指,但被动伸指活动正常。在损伤的急性期可以检查到手指远节背侧肿胀和压痛。

锤状指发生后未得到及时治疗,会发生腱断裂部分分离、瘢痕形成,关节面有时也发生变性。经过较长时间后,由于伸肌腱中央束的牵拉,引起近侧指骨间关节过伸畸形。

（1）病因

锤状指最常见原因是患手在伸直位时突然被动过屈,引起指伸肌腱的断裂或止点处撕裂。此损伤在运动员中可见到,如发生在伸手接空中飞来的篮球、排球或手球时。手指远节的旋转扭曲伤可以造成伸肌腱的一侧束损伤,是锤状指较罕见的病因。值得注意的是,文献报道有不少比例的锤状指患者并无十分明确而严重的手指损伤,而是发生于较为轻度的手指外伤后。指伸肌腱止点处撕裂常伴有小骨折片,故在X线片发现手指远节指骨背侧撕裂骨折,则要警惕有无指伸肌腱损伤。

（2）分型

临床上将锤状指分成4种类型。

第1型:闭合型或钝性损伤,肌腱连续性丧失,伴或不伴有撕脱骨折,是最常见的类型。

第2型:伸肌腱断裂处位于远侧指骨间关节水平以近,肌腱连续性丧失。

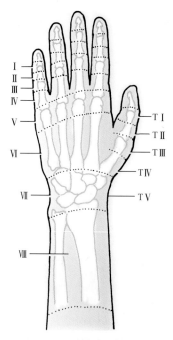

图 13-50　指伸肌腱的分区

第 3 型:挫压伤造成皮肤、皮下组织和肌腱实质的缺损。

第 4 型:伸肌腱断裂伴有撕脱骨折。

（3）治疗

锤状指的治疗目的是恢复指伸肌腱的连续性,纠正指骨间关节畸形,最大限度地恢复功能。治疗方法包括非手术治疗和手术治疗。非手术治疗可以采用多种弹性或塑型支具将手指远侧指骨间关节固定在伸直位 4～6 周。国内学者多采用手指石膏管型固定,铝条支具固定远侧指骨间关节于过伸位 6

周,这两种方法用于新近发生的锤状指畸形,无骨片撕裂,即第 1 型锤状指。

锤状指的手术治疗方法有以下几种。

1）克氏针固定术:将远侧指骨间关节置于过伸位,在 C 臂 X 线机监视下,从指尖将克氏针穿入,经过远节指骨的远端穿入,超过远侧指骨间关节,至中节指骨中部水平。有的学者从手指尖的侧方穿入 2 根交叉克氏针,经远侧指骨间关节固定到中节指骨。这种治疗方法虽有学者采用,但一般认为对锤状指不需复杂的固定,因内固定损伤手指关节面,加上可能穿到指屈肌腱鞘或指伸肌腱装置而影响手指功能。

2）伸肌腱断端缝合术治疗闭合性锤状指:1930 年,Mason 推荐对闭合性锤状指采取切开患指,做指伸肌腱断端缝合术。后来,Rosenzwerg 注意到手术修复的效果并不理想,因为指伸肌腱在止点部相当薄弱,缝合易被撕裂。Robb、Stark、Boyes 和 Wilson 等认为闭合性锤状指常无需做手术切断端缝合;而 Nichols、Stark 和 Boyes 等又认为指伸肌腱在远侧指骨间关节水平损伤后,还是可以对急性期损伤例行直接缝合修复,再加外部支具固定。缝合肌腱的方法可以是 4"0"或 5"0"丝线或尼龙线间断褥式缝合,也可采用连续缝合。

3）伸展阻滞钢针法治疗有骨片撕脱的锤状指:

A. 适应证:带有撕脱骨片的锤状指。

B. 麻醉:局部麻醉或臂丛神经阻滞麻醉。

C. 手术步骤:将远节指节放置于最大屈曲位,用细克氏针以 45°角打入中节指骨头部。克氏针阻止撕裂骨片向近侧移位。在骨片复位后用另一克氏针纵行贯穿远节和中节指骨(图 13-51)。

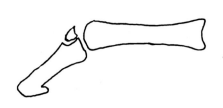
A. 锤状指远节指骨基底有骨片撕脱

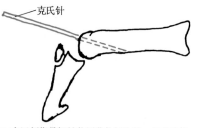
B. 在远侧指骨间关节屈曲位插入第 1 根克氏针

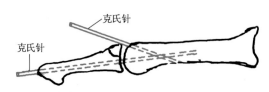
C. 伸远侧指骨间关节后插入第 2 根克氏针至指骨间关节背侧

图 13-51　伸展阻滞钢针法治疗有骨片撕脱的锤状指

D. 术后处理：术后4周时拔除克氏针，开始功能锻炼。

4）伸肌腱缝合术治疗开放性锤状指：

A. 适应证：开放性指伸肌腱损伤无明显肌腱缺损者适应做肌腱直接缝合术。

B. 麻醉：局部浸润麻醉或指神经阻滞麻醉。

C. 手术步骤：①将创口清创。由于手指背侧皮肤较菲薄且有移动性，一般原来创口即可满足手术修复的需要。如果肌腱暴露不够充分，则可以将创口稍做扩大。②修整肌腱损伤缘时，不宜造成肌腱明显缺损。肌腱断缘不很整齐时，只要有充分血供能良好存活者，无需做过多修整。③用4"0"丝线或尼龙线做"8"字或连续缝合（图13-52）。④有肌腱组织和皮肤组织缺损不能直接缝合者，应同时做复合组织移植覆盖创面，以后再做肌腱移植修复。⑤止血，关闭切口。

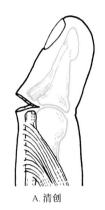
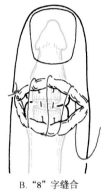
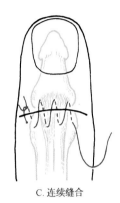

A. 清创　　　　　B. "8"字缝合　　　　　C. 连续缝合

图 13-52　伸肌腱缝合术治疗开放性锤状指

D. 术后处理：①用支具（如铝片）固定患指，近侧指骨间关节屈曲，远侧指骨间关节过伸。②术后第6周后去除外固定，开始功能锻炼。

5）撕脱骨片切开复位伸肌腱修复术：儿童的锤状指有撕裂骨折时不需手术处理，只需伸直位或过伸位固定即可以满意愈合。但成人的锤状指伴有骨折时则需手术治疗才能较满意愈合并恢复功能。

A. 适应证：急性或陈旧性锤状指畸形，伴有撕脱骨折超过关节面1/3，且伴有远节指骨掌向半脱位者。

B. 麻醉：采用指神经阻滞麻醉或臂丛神经阻滞麻醉。

C. 手术步骤：①采用背侧"Z"形切口，暴露远节指骨和远侧指骨间关节。②由远节指骨的远侧指骨间关节面贯穿入克氏针。在完全复位远侧指骨间关节后，在关节伸直位用克氏针贯穿过关节。③将背侧撕裂的骨片做拉出式缝合，用纽扣固定于掌侧指腹处（图13-53）。

D. 术后处理：①用保护性支具固定患指于近侧指骨间关节半屈位6周；②6周后去除支具，拔除克氏针，开始主动功能锻炼。

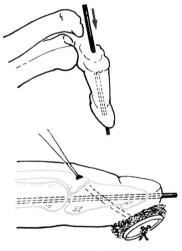

图 13-53　撕脱骨片切开复位固定

13.6.4　Ⅱ区指伸肌腱损伤修复术

Ⅱ区指伸肌腱（包括拇指伸肌腱）损伤与Ⅰ区的不同，多是由于切割或压榨伤引起。多数患者可以用Ⅰ区损伤类似的方式治疗。对不全性损伤，仅做肌腱直接缝合，加上术后固定，此时术后可做主动或被动功能锻炼。如完全断裂，则可做间断或连续端端缝合术,术后将远侧指骨间关节固定于微屈或伸直位,近侧指骨间关节固定于半屈位6周;6周后拆除固定,进行积极的功能锻炼。

13.6.5　Ⅲ区指伸肌腱损伤(纽扣畸形)修复术

（1）病因

指伸肌腱的中央束在近侧指骨间关节水平断裂（图13-54A），伸肌腱外侧束由于张力增大发生掌向滑移,引起近侧指骨间关节屈曲、远侧指骨间关节代偿性过伸,形成纽扣畸形（图13-54B）。纽扣畸形多由于受强外力损伤使近侧指骨间关节突然屈曲,造成钝性闭合损伤。掌指关节掌侧脱位时也会引起中央束的撕裂,发生纽扣畸形。手指是由多个指骨间关节连接而成,且具有多处肌腱附着点,肌腱损伤使正常力学平衡丧失,形成代偿性畸形。

（2）临床表现与诊断

临床上不少病例的手指纽扣畸形（图13-54C）在闭合损伤后1～3周才出现。损伤当时不出现纽扣畸形者并不能排除指伸肌腱损伤。近侧指骨间关节背侧疼痛、压痛、肿胀和主动伸指能力减弱时应注意考虑Ⅲ区伸肌腱损伤。手指近侧指骨间关节抗阻力伸展能力减弱是诊断中央束断裂比较可靠的方法。中央束损伤后,远侧指骨间关节的主动或被动屈曲能力也下降。

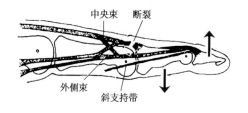

A. 指伸肌腱的中央束在近侧指骨间关节水平断裂

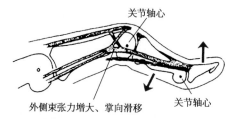

B. 近侧指骨间关节屈曲、远侧指骨间关节代偿性过伸

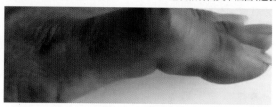

C. 临床所见手指纽扣畸形

图 13-54　纽扣畸形

（3）治疗

纽扣畸形的治疗目的是修复损伤的指伸肌腱结构,恢复肌腱各束之间合理的力量传递比例,保持指伸肌腱装置的力学平衡。在损伤的急性期患者,损伤肌腱及关节发生挛缩之前,通过将近侧指骨间关节用支具固定于伸直位,远侧指骨间关节仍做主动或被动活动,可以恢复指伸肌腱的结构,使断裂的中央束愈合。在固定近侧指骨间关节同时,做远侧指骨间关节活动3～4周,会使滑移至前方的两侧束回复到原位,分离的中央束能被对合,同时能起到纠正关节挛缩作用。目前,另一种常用方法是用管型石膏固定近侧指骨间关节于伸直位、远侧指骨间关节于屈曲位3～4周。也有部分学者采用外固定同时用克氏针贯穿近侧指骨间关节做固定,以期近侧指骨间关节制动更好,不过克氏针在3周内应予以拔除。

1）急性期闭合性Ⅲ区指伸肌腱损伤的手术治疗:

A. 适应证:中央束撕脱伴有撕脱骨片已完全脱出到关节背侧,不能闭合复位者。

B. 麻醉:指神经阻滞麻醉或局部浸润麻醉。

C. 手术步骤:①做手指近侧指骨间关节背侧"Z"形或弧形切口,向两侧拉开皮肤后即可暴露位于薄层皮下组织下的指伸肌腱中央束。②根据骨片复位的可能性,做骨片复位或切除;如骨片较少,固定后难以固定,或骨片已有粉碎或不平整,则可做切除。③用抽出式肌腱缝合术修复断裂的中央束。④止血,缝合皮肤。

D. 术后处理:①用铝条固定近侧指骨间关节于伸直位,远侧指骨间关节于屈曲位;②3周后去除外固定,开始主动活动患手,做功能锻炼。

2) 开放性Ⅲ区指伸肌腱损伤的手术治疗:

A. 适应证:开放性Ⅲ区指伸肌腱损伤伴或不伴有肌腱实质的缺失。

B. 麻醉:局部浸润麻醉、指神经阻滞麻醉或臂丛神经阻滞麻醉。

C. 手术步骤:①此类损伤有污染近侧指骨间关节的危险,修复肌腱前需做充分冲洗,彻底清创。②如果中央束无明显缺损,则可用尼龙线做间断或连续缝合。近年来有不少新的方法可用于缝合,如Silfverskiold法、双Cruciate法等(图13-55)。如果缺损不多(<0.5 cm),则做中央束前移,肌腱直接缝合,或者肌腱和中节指骨做抽出式缝合,克氏针固定近侧指骨间关节。

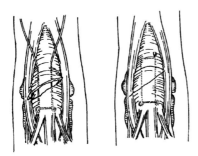

双Cruciate法

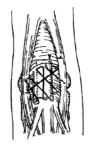

Silfverskiold法

A. 中央束斜损伤

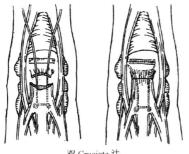

双Cruciate法　　　　　　　　　　Silfverskiold法

B. 中央束横损伤

图 13-55　中央束损伤缝合法

D. 术后处理:①用铝条支具将掌指关节固定于屈曲20°,近侧指骨间关节伸直位3周;②3周后去除外固定进行手指主动功能锻炼。

3) 指伸肌腱中央束翻转肌腱瓣修复中央束术(图13-56):

A. 适应证:急性期Ⅲ区指伸肌腱中央束损伤,伸肌腱缺损>0.5 cm者。

B. 手术步骤:①做损伤处创口延长切口或"Z"形切口,暴露创口近、远端各1.0~1.5 cm的中央束;②在近侧断端的中央束上做一翻转肌腱瓣,其远端仍和伸肌腱中央束的侧方组织相连,伸肌腱瓣长度一般需2.0~2.5 cm,和侧方组织相连的中央束部分约有0.5 cm以上;③伸肌腱组织瓣翻转后和远侧的中央束断端重叠缝合;④切取肌腱瓣处做直接

缝合以消灭中央束上的空隙;⑤直接缝合侧束,止血,缝合皮肤。

C. 术后处理:同急性期闭合性Ⅲ区指伸肌腱损伤。

4) 指伸肌腱侧束中央移位替代中央束术:

A. 适应证:急性期Ⅲ区指伸肌腱中央束损伤伴有中央束缺损>0.5 cm者。

B. 手术步骤:①做手指近侧指骨间关节背侧"Z"形切口,暴露伤处的中央束。如为开放创口,则需彻底清创。②在近侧指骨间关节两旁的侧束中线上切开,使每根侧束变成两束,将位于内侧的两束合并于中央束的位置,用1"0"丝线或4"0"尼龙线相互缝合(图13-57)。侧束的外侧半仍留在原位以利于蚓状肌附着。③局麻下手术时,可让患者主

动伸指,以了解缝合张力是否合适和手指关节活动 情况。

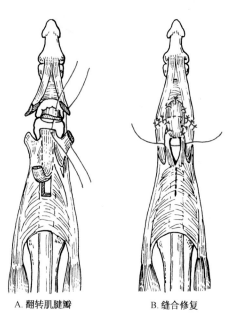

A. 翻转肌腱瓣　　　　B. 缝合修复

图 13-56　指伸肌腱中央束翻转肌腱瓣
修复中央束术

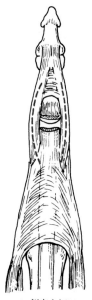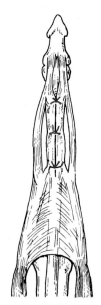

A. 侧束上切口　　　　B. 缝合修复

图 13-57　指伸肌腱侧束中央移位替代
中央束术

C. 术后处理:同急性期闭合性Ⅲ区指伸肌腱损伤的手术治疗。

（4）拇指Ⅲ区指伸肌腱损伤修复术

拇指伸肌腱Ⅲ区为位于拇指掌指关节水平的肌腱段,此水平的伸肌腱损伤会累及拇长、短伸肌腱。仅拇短伸肌腱损伤在急性期手指可活动正常,而到中、晚期才表现出拇指掌指关节伸展丧失或伸指力度下降。

拇指Ⅲ区指伸肌腱损伤多为开放性损伤。闭合性伸肌腱损伤多发生在类风湿关节炎患者。

Ⅲ区拇长、短肌腱损伤采用直接断端缝合法可行治疗。拇指的长、短伸肌腱没有像示指至小指背侧那样复杂的伸肌腱装置,即使拇长、短伸肌腱有缺损,将断端前移后仍可行端-端缝合术。术后用石膏托将腕关节固定在 40° 伸直位,拇指掌指关节轻度桡偏位 3～4 周。

13.6.6　Ⅳ区指伸肌腱损伤修复术

Ⅳ区指伸肌腱位于近节指骨水平。由于此区内伸肌腱呈扁平腱形状覆于指骨背侧,不易造成完全横断,临床上常见到的是不完全断裂。

此区的损伤常为开放性的,在清创后即可做肌腱断端缝合术。手术中应保持中央束和侧束的合适比例和平衡,中央束或侧束均应以细丝线或尼龙线直接断端缝合。术后用铝条或其他支具将近侧指骨间关节固定于伸直位 6 周,远侧指骨间关节不做固定。

Ⅳ区内拇长、短伸肌腱位置已经分离,外伤常仅造成拇长、短伸肌腱中 1 根断裂,治疗方法是直接做断端缝合术,术后处理方法和Ⅲ区拇指指伸肌腱损伤修复相同。

13.6.7　Ⅲ、Ⅳ区拇长伸肌腱损伤修复术

Ⅲ、Ⅳ区的拇长伸肌腱行径比较独立,单纯损伤的机会较多,多为切割伤。损伤后拇指指骨间关节不能伸展,拇指远节呈屈曲畸形,掌指关节屈、伸功能也受影响。早期可做肌腱直接端-端缝合术。拇指Ⅳ区内拇长伸肌损伤后近端回缩不多者,即使是晚期也常能直接缝合;若近侧断端回缩较多,则晚期修复不能直接缝合,一般用示指伸肌腱转位修复。

以下对示指伸肌腱转位修复拇长伸肌腱术进行介绍。

（1）适应证

伸肌腱断裂二期修复,断腱近端明显回缩不能拉拢直接缝合者。

（2）麻醉

采用臂丛神经阻滞麻醉。

（3）手术步骤

包括：①在示指掌指关节背侧做一横切口。示指伸肌腱完全位于示指指总伸肌腱的尺侧偏深面。找到示指伸肌腱止点后在其近止点处切断。②在腕背侧偏桡侧做一横切口，将示指伸肌腱近侧断端用血管钳夹起，轻轻牵拉，确认为示指伸肌腱后，将其从腕部切口中抽出（图13-58A）。③在原拇长伸肌腱损伤的创口附近做一"S"形纵切口，切除瘢痕组织，将断端修剪至正常腱组织。④在暴露拇长伸肌腱的切口和腕背侧切口内做一皮下隧道，将示指伸肌腱通过皮下隧道从拇指伸肌腱切口中拉出。⑤在腕背伸、拇指外展、指骨间关节伸直位情况下，将示指伸肌腱近端与拇长伸肌腱断端做编织缝合（图13-58B）。⑥放松止血带，彻底止血。

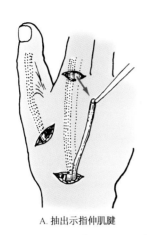
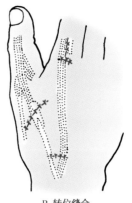

A. 抽出示指伸肌腱　　　　　　　　　　　B. 转位缝合

图 13-58　示指伸肌腱转位修复拇长伸肌腱

（4）术后处理

包括：①用前臂掌侧石膏托将患肢固定于腕背伸、拇指外展伸直位。②术后3～4周拆除外固定，进行拇指功能锻炼。

13.6.8　V区指伸肌腱损伤修复术

V区指伸肌腱是手指掌指关节水平的肌腱，其损伤可为开放性或闭合性。开放性损伤为切割或捻挫伤。此区中的指伸肌腱损伤后由于伸肌腱帽的存在使断端回缩不多，做肌腱加强缝合修复后固定掌指关节于半屈位，并间歇进行保护性掌指关节伸、屈功能锻炼。如果挫伤累及伸肌腱帽，则需修复伸肌腱帽，使指伸肌腱能保持在掌指关节背侧中央位置。如果伸肌腱帽损伤后未及时治疗，则会导致伸肌腱脱位及掌指关节伸展幅度丧失，故需一并修复伸肌腱帽。

伸肌腱帽损伤在手伸肌腱损伤中属较为常见的损伤。指伸肌腱在掌指关节背侧向远端延续时，分出横行和斜行两种纤维向两侧扩展，形成指伸肌腱周围的较薄弱的致密结缔组织层，成为指背腱膜的扩张部，即为伸肌腱帽。其与两侧的骨间肌、蚓状肌连接，协同完成手指伸展动作。腱帽近端与掌指关节囊及侧副韧带相连，将指伸肌腱保持在掌指关节背侧中央，保证掌指关节能正常屈伸。若腱帽近端一侧横行纤维损伤，则指伸肌腱向对侧发生滑移，导致掌指关节不能伸直；即使手法复位伸肌腱，在掌指关节屈曲时又会使伸肌腱再次滑至损伤对侧，严重影响掌指关节及整个患指的功能。

伸肌腱帽损伤常发生于掌指关节受外力猛力被动屈曲或掌指关节直接猛力撞击时。伸肌腱帽的损伤发生于掌指关节桡侧者多于尺侧，因而多数病例指伸肌腱向尺侧脱位，并有患指的尺偏畸形。中指伸肌腱帽损伤的发生率高于其他手指。尽管报道认为对新鲜损伤仅做关节制动固定能使损伤的腱帽愈合，纠正伸肌腱脱位，但多数手外科医师认为对撕裂的伸肌腱帽，急诊病例需做切开腱帽修补术。方法是将撕裂的横行束或斜行束纤维良好对合后行加强缝合，复位指伸肌腱，术后用铝条或石膏条将掌指关节固定于15°～20°屈曲位4周。

对于病程较长的病例，估计断裂的伸肌腱帽已发生瘢痕化，不能直接缝合者，可采取一腱间联合，或翻转的伸肌腱瓣缝合固定指伸肌腱，纠正指伸肌腱脱位。

（1）掌指关节背侧脱位指伸肌腱复位固定术

A. 适应证：指伸肌腱帽破裂；指伸肌腱脱位，有腱帽瘢痕化，不能直接缝合修复者。

13

B. 手术步骤：

a. Carroll法：①在掌指关节背侧偏患侧半做弧形切口。皮瓣向一侧翻起，即可暴露损伤的伸肌腱帽及脱位的指伸肌腱。②从伸肌腱的腱帽损伤侧切取半片伸肌腱，长约3cm；肌腱片的蒂部位于指伸肌腱帽组织的近侧起始部。为防止肌腱片沿腱纤维方向向远侧裂开，将肌腱片的蒂部和原位肌腱缝合固定。③暴露及分离出掌指关节腱帽损伤侧的侧副韧带，将伸肌腱片向远端翻折，从侧副韧带深面穿过，环绕侧副韧带，再将伸肌腱拉回到掌指关节背侧正常位置。调整伸肌腱片至较合适张力后，缝合固定肌腱片（图13-59A）。应检查患者此时的掌指关节能否主动或被动正常屈伸，掌指关节活动时伸肌腱不发生滑脱，及手指能在腕关节充分伸展或屈曲时被动活动达到满意幅度。如在局麻下手术，可嘱患者主动活动手指检查掌指关节活动度。

b. McCoy法：①采用如Carroll法相同切口；②从指伸肌腱的掌指关节以远部分切取半片指伸肌腱，长度约3cm，肌腱片的蒂位于掌指关节水平；③将肌腱帽损伤侧的蚓状肌腱游离，游离肌腱片从蚓状肌深面穿过；指伸肌腱片将滑脱的指伸肌腱拉回到原位，环绕蚓状肌腱后自身缝合固定（图13-59B）。缝合时注意确认肌腱片能满足掌指关节的正常活动要求。

c. Wheeldon法：①采用Carroll法相同切口暴露损伤伸肌腱帽。②切取损伤指伸肌腱帽对侧的伸肌腱间结合，将腱间结合翻转向对侧与撕裂的指伸肌腱帽及掌指关节囊缝合（图13-59C）。同样在缝合时注意检查缝合张力无妨掌指关节主动屈伸。③缝合关闭切口。

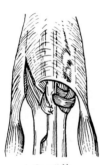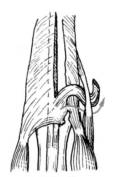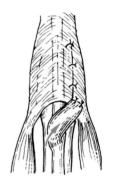

A. Carroll法　　　　B. McCoy法　　　　C. Wheeldon法

图13-59　掌指关节背侧脱位指伸肌腱复位固定术

C. 术后处理：①用石膏托将掌指关节固定于中度屈曲位；②3～4周时去除外固定，进行掌指关节主动功能锻炼。

(2) V区拇指伸肌腱损伤修复术

V区拇指伸肌腱是位于拇指腕掌关节部位的拇短伸肌腱和拇长展肌腱。此区内拇长展肌腱有2～4束。此两肌腱损伤常伴有位于解剖学鼻烟窝的桡神经感觉支和桡动脉的损伤。新鲜拇短伸肌腱损伤采用断端直接缝合术即可治疗。

对于拇长展肌腱接近拇指掌骨底部位的损伤，需将拇长展肌腱和掌骨牢固接合，注意修复时避免使拇长展肌明显缩短。可以采取拇长展肌腱和拇指腕掌关节囊或其周围韧带，加上拇长展肌腱残端一起加强缝合。术后用石膏托或支具将腕关节固定于伸展49°～50°位，5°左右的桡偏位，石膏托固定2～3周。如仅为拇长展肌腱损伤，石膏托或支具固定不应超越拇指掌指关节，拇指掌指关节和指间关节仍可活动；如有拇短伸肌腱损伤，则固定超过拇指掌指关节。现国外有不少学者采用动力性支具固定拇指掌指关节，以利于掌指关节主动功能锻炼。

13.6.9　Ⅵ区指伸肌腱损伤修复术

Ⅵ区指伸肌腱是位于掌骨部位的指伸肌腱。Ⅵ区指伸肌腱损伤有如下特点：①此区伸肌腱行径中绝大部分无关节，肌腱损伤伴有关节损伤的机会大大减少；②肌腱周围的软组织相对较多，形成致密粘连机会减少；③伸肌腱的腱束数目减少，结构较单纯，无中央束、侧束这样复杂的指伸肌腱装置结构；④此区内肌腱滑动距离较大；⑤肌腱的生物力学平衡要求较低。因此，Ⅵ区指伸肌腱损伤后功能恢复较其远侧部损伤明显为好。

此区内伸肌腱损伤修复方法较为单纯,通常均采用断端直接缝合术治疗。即使有 1～2 cm 的肌腱缺损,也可直接拉拢缝合,无需移植修复,肌腱断端修整的余地较大。术中发现肌腱比正常情况下短缩 1～2 cm 时,缝合后不致引起力学平衡的失调。术后用石膏托或支具将腕关节固定在伸展 40°～50°位,掌指关节屈曲 30°～40°位 3～4 周。

13.6.10　Ⅶ区指伸肌腱损伤修复术

Ⅶ区指伸肌腱是指位于腕关节背侧的拇指和其他手指的运动肌腱。此区的伸肌腱损伤除外伤外,闭合性骨折(如 Colles 骨折)也可引起。拇长伸肌腱、指总伸肌腱断裂可发生在 Colles 骨折后,尺侧伸肌腱可在前臂旋后掌屈尺偏时向尺侧脱位。亦有报道 Smith 骨折或 Galeazzi 骨折会引起伸肌腱断裂。

Ⅶ区为伸肌腱支持带覆盖,过去认为此区损伤易形成粘连,主张做部分伸肌腱支持带切除。近 20 年,临床报道表明,此区中伸肌腱损伤的修复效果和Ⅵ、Ⅷ区并无统计学差别。Brown 和 Ribik、Evans 等报道Ⅶ伸肌腱损伤后用动力性支具做早期功能锻炼,获得良好的功能恢复。他们认为,做指伸肌腱支持带切除并非重要。笔者在临床工作中,根据损伤程度和指伸肌腱的损伤水平决定伸肌腱支持带的处理方式:对伴有一定程度伸肌腱及其支持带挫压伤的患者做部分伸肌腱支持带切除术,而对于整齐切割伤,尤其是在Ⅶ区近前臂处的损伤,肌腱向近侧滑动不会因为伸肌腱支持带而影响滑动者,不做腕伸肌腱支持带切除。术中需做伸肌腱支持带切除,亦不宜超过原长度的 1/2,切勿完全切开伸肌腱支持带,因为切开支持带会严重影响伸肌腱功能的发挥。部分指伸肌腱支持带切开,在术中有助于暴露断腱和修复手术操作,亦能避免缝合的肌腱被伸肌腱支持带卡压。是切除近侧半还是远侧半的指伸肌腱支持带,应根据肌腱切口的水平决定,以肌腱在手和腕关节活动时不和伸肌腱支持带过多重叠或被卡压为原则。此区内伸肌腱的形状比较规整,截面为椭圆形,采用 Kessler 法、Tsuge 法或双 Tsuge 法缝合均可,对缝合方法有较大选择余地。此区也适合使用 Tang 法修复,将 3 组圈套缝线分别缝于肌腱的浅面中央和深面的两个外侧份,再加外膜缝合,有利于术后保持较大抗张强度。肌腱近侧断端有时回缩较多,需延长切口至手臂背侧寻找。

Ⅶ区伸肌腱损伤后采用的术后处理方法和Ⅵ区伸肌腱损伤修复相似,腕桡侧腕长、短伸肌腱和尺侧腕伸肌腱修复后,一般用掌侧石膏托将腕关节固定于伸直 40°～50°位 3～4 周。采用 Tang 法缝合后,可以在石膏固定时,间隔以轻柔的被动指和腕关节活动,减少肌腱和伸肌腱支持带之间发生粘连的机会。去除外固定后开始主动和被动腕关节活动锻炼。Ⅶ区内拇伸肌腱修复术后处理与Ⅴ区拇长伸肌腱修复相同。

13.6.11　Ⅷ区指伸肌腱损伤修复术

Ⅷ区指伸肌腱是位于前臂远侧端的伸肌腱,与掌面前臂远端肌腱损伤相似,见于急性开放性损伤,污染机会较多,造成开放性骨折的机会相对较多。但背侧伸肌腱的解剖学排列较掌侧简单,合并血管损伤的机会较少。治疗这类损伤时,首先需彻底清创,注意勿错接肌腱。损伤的肌腱应尽可能均做修复。肌腱的修复方法和Ⅶ区相似。对于断端不整齐者,可以做重叠缝合或编织缝合修复。如术中发现示指或小指伸肌腱较细小,可不予缝合。

13.6.12　手背侧指伸肌腱缺损修复术

临床上手指伸肌腱的缺损多发生于手背部,多见于皮肤撕脱伤和挫压伤,形成皮肤连同其深面的多根指伸肌腱缺损。早期处理可以用带血管蒂的复合组织瓣,如足背皮瓣连带趾伸肌腱移植修复。另一种处理方法是早期做带蒂或游离皮瓣覆盖皮肤创面,再于晚期做肌腱重建手术。

常用的肌腱转位方式如下:①示指伸肌腱或掌长肌腱转位到拇长伸肌腱;②肱桡肌腱转位到拇长展肌腱;③示指伸肌腱转位到指总伸肌腱,或将损伤的指总伸肌腱和正常指总伸肌腱侧-侧缝合(图 13-60)。

对于仅有指伸肌腱较短段缺损,损伤伸肌的收缩和滑动功能仍较正常,无明显肌肉萎缩者,可采用短段自体肌腱移植填充伸肌腱缺损处。

13.6.13　手外在伸肌腱紧张症

手指伸肌腱位于掌指关节和近侧指间关节的背侧,止于中节指骨近端的背侧底处骨性结节。指伸肌腱在腕部或手掌骨水平损伤后,肌腱在腕部形成粘连或与掌骨形成粘连,因此伸肌腱滑动幅度减少,不能同时主动或被动屈曲掌指关节和近侧指间关节。患者在屈曲掌指关节时被动伸直近侧指骨

间关节,如果屈曲近侧指骨间关节则被动屈曲掌指

关节。此即称为手外在伸肌腱紧张症。

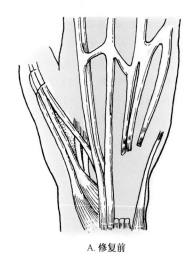

A. 修复前

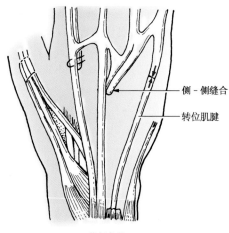

侧－侧缝合

转位肌腱

B. 修复方法

图 13-60　手背侧指总伸肌腱缺损修复术

（1）病因

手外在伸肌腱紧张症可以发生于以下几种情形：①手背部或腕部广泛软组织损伤,尤其在需移植软组织及肌腱做修复者；②掌骨骨折,尤其在开放性损伤或需开放复位内固定者；③手伸肌腱修复、移植、转位后和深筋膜或骨面发生瘢痕粘连；④发生于伸肌腱修复或转位后缝合张力过大者。

（2）非手术治疗

手外在伸肌腱紧张症的多数患者通过非手术治疗有显著改善,尤其在诊断较早,手背侧瘢痕和粘连尚未成熟,有较大重塑余地时。术后早期正规的功能锻炼可以防止或纠正相当比例患者发生此病。如在肌腱或骨组织已有较良好愈合（术后 1.5～2 个月）后,亦应进行积极的锻炼。锻炼的方法是同时主动或被动屈曲掌指关节和近侧指骨间关节。锻炼时注意确认关节活动幅度的增加是肌腱移动度增加的结果,而非锻炼中使肌腱缝合处伸长所致。

（3）手术治疗

对于非手术疗效不显著的患者可采用如下手术方法治疗。

1）伸肌腱粘连松解术：

A. 适应证：外在伸肌腱紧张症有明显手部功能障碍做保守治疗无效者；病因为局限肌腱粘连,伸肌腱长度并无明显缩短者。

B. 麻醉：采用臂丛神经阻滞麻醉。

C. 手术步骤：①在手背侧肌腱发生粘连处做纵行或弧形切口,暴露伸肌腱粘连处；②用剪刀将

伸肌腱周围的粘连分离,将伸肌腱与骨面或瘢痕化筋膜组织分离；③被动活动手指,确认伸肌腱紧张现象已消失；④如肌腱修复处正和骨面相贴近,可从前臂取一游离脂肪组织置于暴露的掌骨面之上；⑤彻底止血,关闭切口。

D. 术后处理：术后第 2 天开始手指掌指关节和指骨间关节早期主动功能锻炼。

2）Littler 伸肌腱松解术：

A. 适应证：①由于伸肌腱修复后,伸肌腱长度明显较正常缩短者；②在手背的腱间结合近侧有较大范围瘢痕者。

B. 禁忌证：手内肌及其肌腱功能丧失或不全者。

C. 麻醉：采用指神经阻滞麻醉或臂丛神经阻滞麻醉。

D. 手术步骤：①沿手指近节指骨背侧的近端 2/3 做弧形切口,长 2～3 cm。②暴露伸肌腱及其斜行纤维,将近节指骨干近 2/3 部分背侧的伸肌腱予以切除,同时此部分肌腱两旁的斜行纤维也一并切除。注意保护伸肌腱在中节指底止点及其近侧 1～2 cm 长的肌腱组织,掌指关节背侧的伸肌腱及其横行纤维也需妥善保留。切除伸肌腱及其斜行纤维不可超过到蚓状肌和骨间肌腱,这样才能在手术后达到以手外在伸肌腱伸掌指关节、手内在伸肌腱伸近侧指骨间关节的目的。③如在指神经阻滞麻醉下手术,可嘱患者主动伸掌指和近侧指骨间关节,以检查手术效果。④彻底止血,关闭切口。

E. 术后处理：术后不做特殊外固定。术后第 2 天起开始手指主动伸展和屈曲功能锻炼，每天进行数次，每次 20～30 次。术后功能锻炼需继续 3～4 周，甚至 1～2 个月，以防粘连发生。

13.7　肌腱粘连的防止和粘连松解术

肌腱粘连是导致肌腱修复疗效不佳的原因，因而防止粘连就成了手部肌腱外科的一个中心问题。肌腱的粘连受到患者年龄、损伤类型、腱周组织和手术方法及术后处理等因素的影响。

13.7.1　肌腱粘连的形成及其性状

临床上，无论在屈肌腱还是伸肌腱修复后，多数病例都会形成不同程度的粘连。粘连产生是由于参与肌腱愈合的细胞和腱周组织来源的外源细胞生长连接成一整体的现象。其细胞来源主要是从腱周组织来的成纤维细胞，在接近肌腱表面的粘连部分有腱外膜细胞或腱内成纤维细胞参与。

腱外膜细胞表面损伤程度越重，损创面积越大，肌腱表面与外界组织形成粘连的机会就越大，形成粘连的面积也就越大。研究表明，肌腱整齐切割伤后的粘连程度远较伴有明显肌腱外膜挫伤者要轻，因为腱外膜是一层肌腱表面的保护膜，其损伤增加了肌腱与外部组织的接触面积，腱外膜和暴露出的肌腱内组织在愈合过程中与周围组织易形成粘连。因此术中无创操作，减少腱外膜损伤十分重要。实验研究表明，仅有腱鞘创口或肌腱置于修复后的皮下组织之中，而无肌腱创伤，不会形成粘连。如果仅

是肌腱创伤，但置于一个完整的腱鞘管腔之中也不会形成粘连。肌腱周围形成粘连的条件是肌腱和腱周组织同时发生创伤，而且这两者的创伤在同一水平或相互接近的水平上。这被称为"one wound, one scar"现象。将肌腱创口与腱周组织创口错开一定距离，或将损伤肌腱放置在一个较为完整的腱鞘腔内愈合，是防止粘连的一个重要方法。

肌腱周围的粘连性状与粘连的来源组织有密切关系，因为腱周粘连一般和来源组织有较大相似性，腱周组织的基质成分决定了粘连中基质成分的组成比例，因而决定粘连的致密度。

汤锦波等根据粘连的性状和来源组织将粘连分成 3 类（图 13-61）：①疏松粘连。来源于皮下组织，粘连疏松，有较大移动性。粘连一般仅侵犯到肌腱外膜，腱内胶原纤维束排列整齐，肌腱愈合良好。②中等致密粘连。来源于腱鞘、骨膜、掌侧板或肌腱本身，粘连呈中等致密度，有移动性，但较局限。粘连侵犯到肌腱实质浅层，肌腱可以愈合，但欠满意。③致密粘连。来源于骨组织，为致密组织，移动性十分轻微或无移动性。粘连侵犯到肌腱的实质之中，使愈合受到较大影响。

发生于手指肌腱掌侧的粘连为疏松粘连或中等致密粘连，而发生于手指屈肌腱背侧的粘连为中等致密粘连或致密粘连。指伸肌腱周围的粘连多为中等致密粘连，手掌区指屈肌腱或前臂指屈肌腱发生的粘连多为疏松粘连。发生于腕管内的粘连产生于肌腱与肌腱之间或肌腱与腕横韧带之间，多为中等致密粘连，而发生于腕背侧指伸肌腱支持带之下，桡骨下端背侧表面的为中等致密或致密粘连。儿童患者形成的粘连明显比成人疏松。

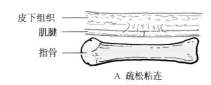

A. 疏松粘连

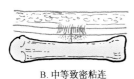

B. 中等致密粘连

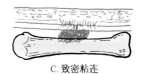

C. 致密粘连

图 13-61　肌腱粘连分类

不同性状粘连形成与腱鞘损伤程度、骨床破坏以及有无术后活动锻炼有密切关系。即使肌腱腱鞘

损伤，伴有骨床破坏，但术后能活动锻炼者，较多数情况下不会形成致密粘连，而肌腱、腱鞘损伤，术后

制动手术指(肢),则形成对肌腱功能有害的致密粘连。术后的手指活动对于中等致密粘连或疏松粘连能起到打断部分粘连纤维连续性,增加粘连纤维长度和增加其移动性的作用。因此,术后功能锻炼对粘连的形成与转化有十分重要的意义。

13.7.2 肌腱粘连防止方法

怎样防止肌腱粘连产生一直是手外科中的一个热门话题,这一方面已有很多研究。防止肌腱粘连的方法有以下几个方面。

(1) 无创操作技术

在肌腱创伤的清创、把持和缝合过程中,准确地修整肌腱组织,保护肌腱的内源性愈合能力是防止粘连产生的首要手段。强调无创操作技术,就是减少肌腱外膜的损伤,防止由于腱外膜损伤导致肌腱胶原纤维束损伤而增加与腱周损伤组织接触产生粘连的机会,同时无创操作可保护肌腱营养途径,保存肌腱内源性愈合潜能。只有肌腱具有较为完好的内源性愈合能力,对外源性愈合的依赖性才较小,粘连形成才能合理地控制。

(2) 合理的肌腱缝合方法

肌腱缝合方法以尽量较少地破坏肌腱营养途径,且以缝合牢固可靠为原则。抗张力强度不足的缝合方法在术后早期活动时易在断端间形成间隙甚至部分或完全撕裂,这些均会增加粘连产生的机会。现趋向使用抗张力强的方法缝合,以适应手指被动活动甚至主动屈曲的术后早期锻炼需要。Tang、Smith 和 Evans、Cruciate、双 Kessler 和 Savage 法均具有比较大的强度,在 5 种方法中,前 4 种方法临床使用比较多,但 Savage 法临床操作较难,采用者较少。

(3) 腱周组织的修复和重建

恢复腱周正常的解剖学结构完整性,有利于肌腱在良好的周围组织环境中愈合。临床上修复或重建腱鞘旨在提供肌腱光滑的滑动床,防止粘连尤其是致密粘连的侵入,阻止肌腱和皮下组织及骨组织产生粘连。

(4) 使用粘连侵入的屏障物

临床上采用过的阻止粘连侵入到修复肌腱的屏障物有自体静脉、筋膜、脂肪、腱鞘、腕伸肌腱支持带或合成的可吸收的肠衣膜等,将它们置于修复肌腱周围,可阻止粘连和修复肌腱。试验研究表明,胶原管、透明质酸胶管或硅橡胶管等用于防止粘连,也显

示有一定效果。但临床上还没有十分可靠的屏障物,笔者也不使用这些屏障物。早期主动活动是最重要、有效的防止粘连的方法。

(5) 使用药物

有研究表明,口服布洛芬可以防止粘连产生,但临床上疗效不确切,较少使用。局部用药防止粘连已引起不少学者关注。临床上有学者使用透明质酸于修复肌腱周围防止粘连。局部用三甲基硅油和几丁糖等也显示有防止粘连作用。使用对肌腱愈合有明显促进作用的组织生长因子,发现和采用肌腱特异性生长因子促进肌腱愈合以减少粘连是正在进行的研究。但这一方法仅在研究阶段,临时上不能依赖一种药物来减少粘连。

(6) 术后早期功能锻炼

术后早期功能锻炼是防止肌腱粘连十分重要而有效的手段。腱鞘内屈肌腱早期修复效果的提高很大程度上归功于早期功能锻炼的采用。而早期活动锻炼方式的改良往往使屈肌腱修复效果明显提高。近 10 年来,在橡皮带牵引患指被动屈曲时,装置滑车改良橡皮带牵引方向,有效地提高了疗效。尝试进行早期主动屈指锻炼或做主、被动结合的锻炼,以减少肌腱粘连、增加愈合强度,也是近年来进行的努力方向。临床上已有部分学者在使用抗张强度大的缝合后让患者做主动或主、被动结合术后锻炼。

现在手部肌腱外科,无论是屈肌腱还是伸肌腱,无论是腱鞘内还是腱鞘区外损伤,均强调早期功能锻炼。当然损伤区域不同、伤情不同和损伤修复时机不同,采用的术后锻炼方法都有所不同。这方面的工作仍在不断改进完善之中。

13.7.3 肌腱粘连松解术

肌腱粘连松解手术是针对手部肌腱修复后产生对手功能有明显影响的粘连而进行的补救手术,其基本方法是手术切除或切开肌腱周围的粘连组织,松解肌腱,使肌腱重新获得较大范围的活动度。因此,施行这一手术有两个基本前提:①肌腱必须已经良好愈合;②肌腱周围粘连已较稳定和成熟。另外,一般肌腱粘连松解术在肌腱修复后 3~6 个月时才能进行。

(1) 适应证

1) 手部肌腱损伤做修复后,功能恢复不佳,有明显手指活动受限,但被动活动良好者。

2) 肌腱损伤的初始修复后 3~6 个月者。

3）手指皮肤及其他软组织覆盖良好者。

（2）禁忌证

1）手指关节僵直的病例不适合进行粘连松解术，应首先纠正关节僵直。

2）局部感染。

3）损伤局部皮肤有广泛瘢痕或皮下组织缺乏者。

（3）屈肌腱粘连松解术

1）采用手指侧方中线切口或掌侧 Bruner 切口；对掌部、腕部或前臂的肌腱粘连松解，采用弧形或"S"形切口。

肌腱发生粘连的范围一般与原损伤范围或原修复手术的范围一样或稍大。做肌腱断端缝合修复的病例，粘连范围一般不大，以肌腱缝合处附近最为严重；采用游离肌腱移植修复者，粘连多累及到移植肌腱全长，近、远端的接合部位也有粘连，故切口需有足够长度，以暴露整段需松解的肌腱。

2）切开后即探查肌腱粘连的部位和范围。用牵引拉钩或皮片将肌腱牵拉起，在肌腱的掌背侧做松解手术。松解时需注意保留较为重要的滑车结构。由于 A2、A1、A4、PA 滑车深面常是发生较为致密粘连的部位，松解时需将肌腱和这些滑车间的粘连剪开或切除，但同时需十分小心地保护这些重要滑车结构。

肌腱骨床侧粘连对肌腱滑动功能影响明显，是粘连松解的重点所在。对于手掌、腕管内或前臂部的肌腱松解，需特别注意肌腱与肌腱之间的粘连，以锐性分离为主，勿造成肌腱新的创伤。

3）牵拉肌腱使关节屈曲，以检查粘连松解是否彻底。一般在肌腱粘连松解范围靠近侧牵拉肌腱。如果手指屈曲程度与被动屈曲手指关节幅度相同，说明牵拉点至肌腱止点的肌腱已充分松解。然后再从此处牵拉近端的肌腱和肌腹，如果肌腹可伸长，弹性良好，说明近侧粘连也已松解或无粘连存在。在手术时用 1% 利多卡因加肾上腺素（1：100 000 单位）做局麻，并不上止血带的手术方法可以让患者术中主动屈伸手指，以证实和了解粘连松解程度，这是一个十分有效的方法。这一局麻下手术，又不用止血带的方法称为 wide awake 手术方法，近年来越来越多被使用。

4）术中如果发现在切除或分离粘连后，有指、掌骨骨面和松解后的肌腱紧密贴近时，可以从前臂取游离脂肪组织、筋膜、指伸肌腱支持带或自体游离

腱鞘，覆于肌腱和裸露骨面之间。这些组织需和骨膜或原位背侧腱鞘做缝合固定。也可将一段指屈肌腱鞘从一侧切开，翻向肌腱的背侧，衬垫在肌腱和骨面之间，并做缝合固定（图 13-62）。

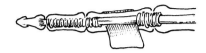

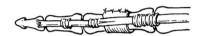

图 13-62　在肌腱与骨面之间衬垫肌腱鞘

5）术中需注意勿误伤手部血管和神经，因为手部创伤伴有粘连形成，往往破坏了正常手部神经、血管的走行方向，且粘连会累及、包绕在这些重要组织周围。

6）在闭合切口前，应放松止血带，做彻底止血，并在切口处放皮片引流，最后关闭切口。

（4）伸肌腱粘连松解术

1）指部伸肌腱松解可做指背弧形切口或侧方切口，手背、腕背和前臂背侧的松解术可做"S"形切口。

2）手指伸肌腱中央束发生的粘连，常发生在中央束与其深面的近节指骨之间，可从伸肌腱扩张部的一侧做一小切口，用手术刀或小骨膜起子做分离。

3）在松解腕伸肌腱在手背的粘连时，重点仍然是位于肌腱和掌骨背侧面之间的粘连。手背侧伸肌腱结构简单，无腱鞘存在，在这部位发生的粘连通常只在掌骨背侧面。

4）在松解腕背伸肌腱支持带深面或附近的粘连时，应注意在彻底松解粘连时保留腕背侧伸肌腱支持带的完整性。对于有瘢痕化或明显狭窄的部分伸肌腱支持带可以做切除，但位于腕背侧的 6 个伸肌腱间隔，原则上均不宜打开，否则会引起相应伸肌腱的弓弦畸形。如果发现伸肌腱支持带在原损伤时已完全毁损或松解时不得已作大部或全部切除，应劈开一段尺侧腕伸肌腱重建腕背侧伸肌腱支持带。

5）彻底止血，闭合创口。

（5）术后处理

1）术后仅以纱布敷料包扎手术切口，不做石膏或支具外固定。

2）术后 24～48 h 开始手指或腕部屈伸主动功能锻炼。手部活动时，先将手部敷料拆开，仅留薄层

敷料覆盖伤口。至创口基本愈合时,去除敷料做手指主动活动。术后 3～5 d,手部功能锻炼次数为每天 3～4 次,每次保持 10～20 下即可,且活动需达到足够的关节活动幅度,但活动速度和频率不宜太快,因为过快过多的活动在早期可加剧局部肿胀或出血。术后 4～5 d 可以逐渐增加活动次数。

3) 早期功能锻炼时由于伤口剧烈疼痛而影响效果者,可适当使用镇痛药。拆线后进行手部功能锻炼时,可同时使用物理康复治疗。

(汤锦波)

主要参考文献

［1］王澍寰. 手外科学[M]. 北京:人民卫生出版社,1990.

［2］韦加宁. 提高手部肌腱粘连松解手术疗效的若干问题[J]. 中华手外科杂志,1996,12:65.

［3］汤锦波,侍德. 手部无人区的亚分区及其损伤的不同处理方法[J]. 中华外科杂志,1991,29:608.

［4］汤锦波,侍德,顾永强,等. 腱鞘修复时机及腱鞘处理的实验研究[J]. 中华外科杂志,1995,53:532.

［5］津下健哉. 实用手外科学[M]. 李炳万,译. 长春:吉林人民出版社,1990.

［6］李炳万. 腱缝合后鞘内置入法在Ⅱ区屈肌腱修复中的临床应用[J]. 中华手外科杂志,1998,14:85.

［7］张友乐,朱伟,孙燕琨,等. 手指鞘管区异体滑膜肌腱与非滑膜肌腱移植的比较学研究[J]. 中华手外科杂志,2006,22:131.

［8］唐林俊,雷军,方光荣,等. 超深低温处理的异体肌腱移植[J]. 中华手外科杂志,2001,17(suppl):1.

［9］汤锦波. 手屈指肌腱损伤的临床修复效果[J]. 中华创伤骨科杂志,2006,8:8.

［10］Beris AE, Darlis NA, Korompilias AV, et al. Two-stage flexor tendon reconstruction in zone Ⅱ using a silicone rod and a pedicled intrasynovial graft[J]. J Hand Surg, 2003,28A:652.

［11］Boyes JH, Stark HH. Flexor tendon grafts in the fingers and thumb. A study of factors influencing results in 1000 cases[J]. J Bone Joint Surg, 1971,53A:1332.

［12］Doyle JR. Anatomy of the finger flexor tendon sheath and pulley system[J]. J Hand Surg, 1988, 13A:473.

［13］Cao Y, Tang JB. Biomechanical evaluation of a four-strand modification of the Tang method of tendon repair[J]. J Hand Surg, 2005,30B:374.

［14］Cao Y, Zhu B, Xie RG, et al. Influence of core suture purchase length on strength of 4-strand tendon repairs[J]. J Hand Surg, 2006,31A:107.

［15］Elhassan B, Moran SL, Bravo C, et al. Factors that influence the outcome of zone Ⅰ and zone Ⅱ flexor tendon repairs in children[J]. J Hand Surg, 2006,31A:1661.

［16］Elliot D. Primary flexor tendon repair-operative repair, pulley management and rehabilitation[J]. J Hand Surg, 2002,27B:507.

［17］Elliot D. Primary flexor tendon repair: search for a perfect result[J]. Hand Clin, 2013,29:167.

［18］Green DP, Hotchkiss RN, Pederson WC, et al. Green's operative hand surgery [M]. 5th ed. Philadelphia: Elsevier, 2005.

［19］Hunter JM. Staged flexor tendon reconstruction[J]. J Hand Surg, 1983,8:789.

［20］Kleinert HE, Kutz JE, Atasoy E, et al. Primary repair of flexor tendons[J]. Orthop Clin North Am, 1973, 4:865.

［21］Kwai IB, Elliot D. "Venting" or partial lateral release of the A2 and A4 pulleys after repair of zone 2 flexor tendon injaries[J]. J Hand Surg, 1998,23B:649.

［22］Lister GD. Reconstruction of pulleys employing extensor retinaculum[J]. J Hand Surg, 1979,4:461.

［23］Littler JW. The finger extensor mechanism[J]. Surg Clin North Am, 1967,47:415.

［24］Lundborg G, Rank F. Experimental intrinsic healing of flexor tendons based upon synovial fluid nutrition[J]. J Hand Surg, 1978,3:21.

［25］Manske PR, Gelberman RH, Vende Berg JS, et al. Intrinsic tendon repair: a morphological study in vitro [J]. J Bone Joint Surg, 1984,66A:385.

［26］McFarlane RM, Hampole MK. Treatment of extensor tendon injuries of the hand[J]. Can J Surg, 1973, 16:366.

［27］Moiemen NS, Elliot D. Primary flexor tendon repair in zone 1[J]. J Hand Surg, 2000,25B:78.

［28］Pulvertaft RG. The treatment of profundus division by free tendon graft [J]. J Bone Joint Surg, 1960, 42A:1363.

［29］Sirotakova M, Elliot D. Early active mobilization of primary repairs of the flexor pollicis longus tendon with two Kessler two-strand core sutures and a strengthened circumferential suture [J]. J Hand Surg, 2004, 29B:531.

［30］Small JO, Brennen MD, Colville J. Early active mobilisation following flexor tendon repair in zone 2[J]. J Hand Surg, 1989,14B:383.

［31］Stack HG. Bottonhole deformity [J]. Hand, 1971, 3:152.

［32］Strickland JW. Flexor tendon repair[J]. Hand Clin, 1985,1:55.

［33］ Tang JB，Amadio P C，Boyer M I，et al. Current practice of primary flexor tendon repair：a global view ［J］. Hand Clin，2013，29：159.

［34］ Tang JB. Flexor tendon repair in zone 2C［J］. J Hand Surg，1994，19B：72.

［35］ Tang JB. The double sheath system and tendon gliding in zone 2C［J］. J Hand Surg，1995，20B：281.

［36］ Tang JB，Shi D，Zhang QG. Biomechanical and histological evaluation of tendon sheath management［J］. J Hand Surg，1996，21A：900.

［37］ Tang JB，Shi D，Gu YQ，et al. Double and multiple looped suture tendon repair［J］. J Hand Surg，1994，19B：699.

［38］ Tang JB. Tendon injuries across the world：treatment ［J］. Injury，2006，37：1036.

［39］ Tang JB. Indications，methods，postoperative motion and outcome evaluation of primary flexor tendon repairs in zone 2［J］. J Hand Surg，2007，32E：118.

［40］ Tang JB，Zhang Y，Cao Y，et al. Core suture purchase affects strength of tendon repairs［J］. J Hand Surg，2005，30A：1262.

［41］ Tang JB. Clinical outcomes associated with flexor tendon repair［J］. Hand Clin，2005，21：199.

［42］ Tang JB，Cao Y，Wu YF，et al. Effect of A2 pulley release on repaired tendon gliding resistance and rupture in a chicken model［J］. J Hand Surg，2009，34A：1080.

［43］ Tomaino M，Mitsionis G，Basitidas J，et al. The effect of partial excision of the A2 and A4 pulleys on the biomechanics of finger flexion［J］. J Hand Surg，1998，23B：50.

［44］ Tsuge K，Ikuta Y，Matsuishi Y. Intratendinous tendon suture in the hand，a new technique［J］. Hand，1975，7：250.

［45］ Tubiana R. Surgical repair of the extensor apparatus of the fingers［J］. Surg Clin North Am，1968，48：1015.

［46］ Verdan CE. Primary repair of flexor tendons［J］. J Bone Joint Surg，1960，42A：647.

［47］ Wang B，Xie RG，Tang JB. Biomechanical analysis of a modification of Tang method of tendon repair［J］. J Hand Surg，2003，28B：347.

［48］ Wu YF，Tang JB. Effects of tension across the tendon repair site on tendon gap and ultimate strength［J］. J Hand Surg，2012，37A：906.

［49］ Wu YF，Zhou YL，Tang JB. Relative contribution of tissue oedema and the presence of an A2 pulley to resistance to flexor tendon movement：an in vitro and in vivo study［J］. J Hand Surg，2012，37E：310.

［50］ Xie RG，Xue HG，Gu JH，et al. Effects of locking area on strength of 2- and 4-strand locking tendon repairs［J］. J Hand Surg，2005，30A：455.

［51］ Xie RG，Cao Y，Xu XF，et al. The gliding force and work of flexion in the early days after primary repair of lacerated flexor tendons：an experimental study［J］. J Hand Surg，2008，33E：192.

13

14 上肢神经损伤

14.1 概述

14.1.1 周围神经损伤治疗历史概述

自 1873 年 Hueter 最先应用缝合方法治疗周围神经断伤以来,周围神经损伤的治疗已经有100 多年的历史,从治疗角度大致可分为 3 个时期。

(1) 神经外膜缝合期

神经断伤后进行传统的神经外膜缝合。由于早期缝合器械的粗笨,缝合材料的低劣,使神经再生受阻、缓慢。20 世纪 50 年代,Seddon 报道周围神经干吻接后,神经再生优良率仅达 50% 左右。

（2）显微外科缝合期

20世纪60年代，显微外科的出现促进了周围神经治疗的发展。1964年，Smith首次应用显微外科技术缝合神经束膜，成为这个时期的先驱。在这个时期中比较突出的工作有以下几点。

1）Sunderland对神经干进行了显微解剖学研究，强调了神经束的性质、结构、形态及行径规律，为束膜缝合提供了理论基础。继而为解决不同神经束搭配而进行了神经束定性的研究，如解剖图形法、组织染色法、神经电刺激法等。

2）Millesi首次提出神经断端间张力是影响周围神经再生的关键因素，强调在有张力情况下应进行神经移植的重要性。继而为解决神经移植材料进行了神经代用品研究，如骨骼肌、静脉、筋膜、羊膜管及人工神经管等。

3）Taylor设计了带桡动、静脉的桡浅神经移植，为长段神经缺损的治疗提供了新方法。继而为克服牺牲桡神经及桡动、静脉的缺点，又设计了带血管的腓肠神经、腓浅神经移植及静脉蒂动脉化游离腓肠神经移植。

（3）周围神经的分子水平修复期

20世纪80年代，随着分子生物学的发展，周围神经损伤后修复也进入了细胞分子水平，比较突出的工作有以下几点。

1）神经再生室的研究：Lundborg在神经断端建立神经再生室，详细观察神经断端间细胞与分子水平的变化。在此基础上，开展了神经趋化性的研究，提出了神经再生具有趋向性的概念。因此，如何缝合神经断端又引起争论，是显微镜下"紧密配对"，还是留有间隙"自由选择"，目前尚未得出结论。

2）"细胞外科"概念的引入：Demedinaceli提出应用"细胞外科"进行周围神经修复，其主要内容包括：①应用冷冻外科处理神经残端，减少神经断端物理性损伤；②应用钙阻滞剂，减轻神经断端的化学性损伤；③对神经断端进行无创伤性减压缝合。动物实验已证实"细胞外科"的安全性、有效性，并已在临床上取得初步结果。

3）神经生长因子的研究：与神经再生有关的因子不断发现，至今已达20余种。其中发现最早的是神经生长因子。神经生长因子由Schwann细胞及神经末梢分泌，并逆行运输到神经元，对其合成轴质流及轴突再生起促进作用。目前神经生长因子的化学结构、相对分子质量已明确，并从动物神经组织中提

纯，个别单位已合成生物粗制品，进行了不少的实验研究，但它们的有效性在临床上尚未得到肯定结论。

4）Schwann细胞的培养与应用：Schwann细胞在周围神经再生中的功能已被公认，其主要作用为：①加速变性髓鞘的清除；②分泌神经生长因子，诱导神经再生；③加速再生轴突髓鞘的形成与成熟。在神经断端再生室、神经代用品（肌肉、静脉或人工神经管）中应用Schwann细胞植入，或注入Schwann细胞的提取液，都取得了明显的效果。但应用于临床尚需进行大量工作。

14.1.2 手外科神经损伤的治疗原则

（1）早期正确诊断，掌握"黄金时机"

上肢外伤后皮肤裂伤、血管与肌腱断伤及骨折脱位均易被发现，而神经损伤常被忽视而延误诊断。神经损伤，其再生能力与修复时机关系十分密切，伤后1～3个月是神经修复的"黄金时机"。延误诊断，即丧失了神经修复的最佳时机，使预后较差。故对上肢任何部位、性质的损伤均应密切注意有无合并神经损伤。

（2）明确神经损伤的性质，决定治疗方案

一旦明确诊断神经损伤存在，即应尽早确定神经损伤性质。一般将神经损伤分为三大类，即神经震荡、神经轴索断裂、神经断裂。对于第1类损伤，通常用保守治疗即可痊愈；第2类损伤有自行恢复的可能，但在轴索断裂之间若出现血肿压迫或纤维组织长入则难以自行恢复；对第3类损伤则必须进行手术修复。

（3）正确掌握手术适应证

在一般情况下，周围神经损伤后先行保守治疗3个月（包括药物、功能锻炼、物理治疗等），但在下述情况应考虑手术探查。

1）开放性损伤，如切割伤、弹道伤、手术损伤，估计神经已断裂，不可能自行恢复者，应尽早行神经探查术。

2）对于闭合性神经损伤，观察一定时间后（一般3个月）仍无神经再生的表现，应行手术探查。

3）经过保守治疗，虽恢复部分功能，但停留在一个水平上，经3个月间隔不再好转，主要功能无恢复者，应行手术探查。

4）臂丛的神经节前损伤一旦诊断确立，应早期进行神经移位术。

5）神经手术后，按神经生长速度计算（1mm/d），

功能未恢复者应重新探查神经缝合口。

6)神经手术后,神经再生在骨纤维管道有受阻表现者。

(4)手术操作注意事项

1)无损伤技术:最大限度地减少手术创伤是周围神经损伤手术的最基本原则。为达到此目的的具体方法如下:①止血带的应用。②手术放大镜或手术显微镜的应用。必须在放大条件下进行周围神经手术的任何操作,包括解剖、分离、止血、缝合、结扎等。③显微器械及缝线的应用。④创面持续保持湿润。⑤应用双极电凝器进行充分止血。

2)从正常向病变方向游离神经的手术步骤:在病变部游离神经因解剖不清、粘连严重,常会加重病变。为了避免这种危险,应从神经病变两端正常处开始解剖。根据神经干走向,最后在病变处“会师”。

3)神经缝合断端的基本要求:①神经缝合断端要彻底切除病变组织,直达正常神经束。任何病变的残留均会造成吻合口瘢痕增生而影响再生纤维的通过。②神经缝合断端应无张力。缝合口存在张力,必然影响断端的血液循环。断端血供不足又必然造成断端处结缔组织增生,影响再生轴索通过缝合口。减少缝合张力的措施有:适当游离两端神经干;改变邻近断端的肢体关节位置;将两断端改道由曲线变为直线;神经缺损过大(神经干直径的4倍及以上时)应以移植神经为佳。③束型与功能的配对。缝合口处断端神经束在大小、形态上力求一致,对形态大小不一致的两断面,应鉴别其功能进行配对。

4)鉴别神经功能束的方法:①Sunderland神经束图定性法。钟世镇对四肢周围神经束进行自然束组解剖,给神经束定性提供了可靠的解剖学依据。②神经束电刺激法。此法首先由Hakstian(1968)提出。1976年,我国朱家恺介绍了一种自行设计的神经刺激器。此法对病程长、神经变性严重者效果较差。③神经束松解分辨法。原上海医科大学附属华山医院自1977年利用神经束松解分辨法逆行解剖肌皮神经束,直达臂丛的上干与膈神经缝接,取得满意疗效。④组织染色法。应用神经束乙酰胆碱酯酶染色法来区分运动与感觉束,但费时长,实用价值不大。目前,国内临床很少开展此项工作。⑤神经束外形定位法。根据神经束外形、大小、部位,在神经断端间进行配对缝合。此法对神经近端损伤因混合束较多时较实用,也是目前最常用方法,但可靠性较上述方法略差。

根据现有条件,笔者提出如下原则进行神经束定性:①在神经干近端因大多为混合束,应采用神经束外形定位法。②在神经干中段采用电刺激法为妥。③在神经干远端可采用神经束图定性法及松解定位法。

近年来,对神经断端“再生室”的形态与组化研究表明,神经在断伤后其远端能释放出促进神经生长的许多因子,这些因子逆行运输到神经元不仅能促进近端神经的生长,而且能使神经断端间有选择性生长,即近端运动纤维在远端的趋化因子作用下只能进入远端的运动纤维内,而不可能进入感觉纤维内。根据趋化因子学说,神经断端间无需鉴别束的特性,只要在断端缝接时留有一定的间隙,允许各自趋化作用而生长。目前,临床上应用的静脉桥接在神经断端的方法,即是依据此原理,关键是断端间多少间隙是最佳距离,目前尚无定论,但一般而言应以<5 mm为妥。

14.1.3 周围神经损伤修复术

(1)神经松解减压术

1)手术指征:①临床检查神经损伤呈部分性,神经功能部分存在或以受压为主因的神经损害;②在肌电检查中以神经传导速度减慢为主要表现;③手术时发现神经连续性存在,无明显神经瘤;④术中刺激病变神经的近端,远端肌肉有收缩反应。

2)神经外松解减压术:此术是将神经干从周围的瘢痕或骨痂中游离出来,并将附着于神经表面的瘢痕组织予以清除,直至健康的组织。手术时,应从受伤部位两端的正常神经部分向受伤部位解剖和游离,然后在手术显微镜下用锐利的剪刀剪去所有的瘢痕。手术时沿神经纵轴方向进行。紧贴神经表面切割,用锐利的尖头刀纵行切开神经外膜,直至神经束外露为止。注意勿损伤神经表面的营养血管和神经纤维。在神经周围软组织中的瘢痕亦予以切除,以使松解后的神经位于比较健康的软组织中。

3)神经内松解减压术:此术在手术显微镜或手术放大镜下进行,用锐器切除神经束之间的瘢痕组织。先纵行切开外膜,从受伤部位两端的正常神经部分向受伤部位解剖和游离每条神经束,并清除束面的瘢痕。此术极为细致,切勿操之过急。遇有神经束有神经瘤、纤维化或伤断时,需做神经束膜缝接或束间神经移植。

(2)神经缝合术

1)手术指征:①临床检查神经损伤呈完全性,

神经支配的主要功能丧失；②肌电检查显示神经传导完全消失；③术中发现神经连续性中断或虽存在但病变部呈神经瘤样改变；④术中电刺激病变近端的神经，远端无任何反应；⑤病变神经切除后两断端可在无张力条件下缝合，或神经缺损是神经干直径的4倍以内。

2）神经外膜缝合术：显微外科技术虽已问世多年，此法仍被经常采用，这与此法操作简单，不用特殊设备和效果尚好有关，至今不失为缝合神经的重要方法之一。主要适用于急诊神经修复和神经断面以束为主的神经修复。其步骤和方法如下：①解剖和游离伤断的神经，从两侧的正常组织中开始，直至断端游离为止。②在神经瘤近端的神经干内注入1%～2%普鲁卡因1～3 ml。③用保安刀片整切神经断端或切除神经瘤，直至断面出现正常神经束为止（图14-1A）。正常的神经束在肉眼下呈明亮而突出的灰白色乳头状，密布在神经断面，束间为较致密的结缔组织；神经外膜可前后移动。在手术显微镜下，正常的神经束呈淡黄色，神经束膜清楚可见，束间为疏松的结缔组织，其内可见有出血的微细血管。

神经束容易被拉出。④神经断面的出血点在手术显微镜下用10"0"～11"0"尼龙线结扎，或用微型电凝器凝固止血。⑤在神经断端两侧各缝1针牵引固定线，以使神经两断端准确对接，避免扭曲（图14-1B）。为了做到这点，可根据神经外形及其分支、神经表面上的营养血管，以及神经断面上神经束的分布和粗细作为标志进行相配缝合。⑥在两牵引固定线之间，间断缝合神经外膜（图14-1C、D），避免缝上神经纤维。使神经束不外露，外膜不内翻。对外膜不做连续缝合，因易使断端间积血形成血肿，机化后阻碍再生的神经纤维通过吻合口；或因缩窄压迫Schwann细胞管，阻碍再生的神经纤维在管内前进。术后神经断端立即水肿，连续环行缝接外膜后，使肿胀膨大受限，进而使其中的神经纤维损害。⑦前侧缝合完成后，对调牵引固定线，将神经翻转180°，依上法缝合后侧（图14-1E、F）。⑧如在伤断的神经周围有动脉损伤，如腕部尺神经损伤伴尺动脉损伤时应争取同时缝接动脉，以保证局部血液供应。⑨将缝合后的神经置于健康组织中，最好是放在肌肉表面，避免使其处于瘢痕中或骨骼表面。

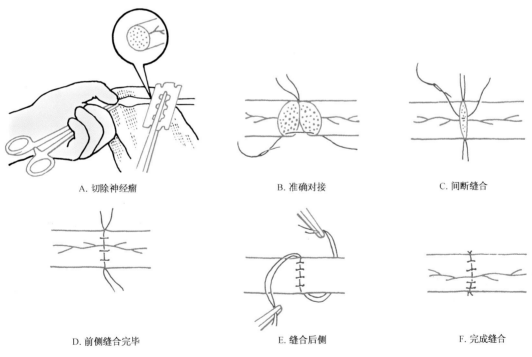

A. 切除神经瘤　　　　B. 准确对接　　　　C. 间断缝合

D. 前侧缝合完毕　　　　E. 缝合后侧　　　　F. 完成缝合

图 14-1　神经外膜缝合术

神经外膜缝合法的主要缺点是难以准确对接相应的神经束，在各束断端之间会发生分离、错位、扭曲、叉开，或有个别神经束从缝合口穿到外膜外（图14-2），以及结缔组织或血液进入吻接处的间隙，致神经再生不满意。

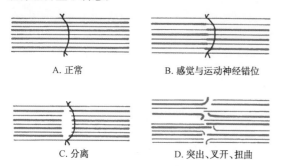

A. 正常   B. 感觉与运动神经错位

C. 分离   D. 突出、叉开、扭曲

图 14-2　神经外膜缝合术后神经束断端结果

3) 神经束膜缝合术:主要适用于神经移位或神经移植时的神经缝合或神经断面以结缔组织为主的神经修复。此法均应在手术显微镜或手术放大镜下缝合。

神经束膜缝合术的具体操作又分为两种,即神经外膜与束膜联合缝合术和神经束膜缝合术。

A. 神经外膜与束膜联合缝合术:①游离伤断的神经断端,切除神经瘤,直至断端的神经束正常为止。②在手术显微镜下检查神经束的状态和分布。③用电刺激仪刺激各神经束或束组,分辨运动和感觉神经纤维:在远侧断端刺激神经束时,若出现肌肉收缩为运动神经,否则为感觉神经;在近侧断端刺激神经束时,若患者感觉疼痛为感觉神经,否则为运动神经。④将两断端的神经束或束组进行组合与搭配,以备缝合。为了组合与搭配的准确,需考虑下述几点:神经干的外形与分支方向;神经表面的营养血管分布;参考神经束在正常神经干内于不同水平部位的分布图。在上述几项基本符合条件的前提下,将两个断面上的运动与感觉神经束做相应组合与搭配。⑤在神经断端相对侧各缝 1 针牵引固定线(7"0"尼龙线),以使两断端对接准确,避免扭曲。首针先缝靠近外膜最粗、最大的神经束或束组,穿过外膜后再穿过束膜,勿穿过神经纤维。将此两膜缝合在一起,以免神经束缩回。缝接束组时只缝其周围的束组织,并非必须穿过束膜。⑥在两牵引固定线之间,分别缝接靠近外膜的神经束或束组(图 14-3A)。⑦前侧缝合完成后,对调牵引固定线,将神经翻转 180°,同法缝合后侧的各神经束膜(图 14-3B),小的和深部的神经束无需缝合。⑧检查有无露出外膜的神经束,或内翻的外膜。⑨其余同神经外膜缝合法。

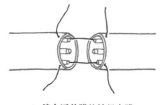 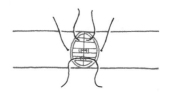

A. 缝合近外膜的神经束膜   B. 缝合后侧神经束膜

图 14-3　神经束膜与外膜联合缝合术

B. 神经束膜缝合术:①从正常组织内开始,沿神经纵轴向病变部位解剖伤断的神经,使两断端游离。②在神经瘤近侧纵行切开神经外膜,并环行将其切除,以显露神经束或束组。③在手术显微镜或手术放大镜下,自正常部分的神经束或束组间隙开始向断端游离粗大的神经束或束组,其余不游离。注意勿损伤这些神经束。当神经束或束组游离至外形不正常时,即在神经瘤近端的正常部分用锐利的剪刀分别剪断各神经束或束组。④遇血管出血时,需在镜下用 11"0"尼龙线结扎,或用微型电凝器止血。⑤在手术显微镜下仔细检查神经束的状态和分布。⑥用电刺激仪刺激各神经束或束组,分辨运动和感觉神经纤维(图 14-4A)。分辨方法详见神经外膜与束膜联合缝合法。⑦将两断端的神经束或束组进行组合与搭配,以备缝合。具体方法详见神经外膜与束膜联合缝合法。⑧在神经断端两侧各缝 1 针牵引固定线(7"0"尼龙线)。进针部位在距断端 1.0～1.5 cm 处,针穿过外膜后抽出。⑨用 9"0"～11"0"无损伤尼龙线分别缝合各神经束膜或束组(图 14-4B)。针勿穿过神经纤维。束组可缝接其周围的软组织。先缝位于中心的神经束,继之向周边逐一缝合。每根神经束一般缝合 1～4 针。手术显微镜应放大 6 倍;若神经束直径 <1 mm,可放大 10～30 倍。⑩前侧的神经束膜缝合完成后,对调牵引固定线,将神经翻转 180°,同上法缝合后侧的各神经束膜或束组。⑪检查各神经束或束组对接满意后,用 7"0"～8"0"尼龙线间断法缝合外膜数针。

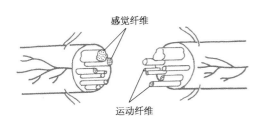

感觉纤维

运动纤维

牵引固定线

A. 分辨运动和感觉神经纤维　　　　　　　B. 神经束膜缝合

图 14-4　神经束膜缝合术

神经束膜缝合的步骤也可以是将神经两断端后面的外膜做数针间断缝,然后将缝线提起,两神经断面将被清楚地显露,即可由深至浅分层缝合各神经束或束组。

神经束膜缝合法的主要优点是能精确地缝合相应的神经束。由于其精确度高、密接性好,在很大程度上可以防止结缔组织从周围侵入或血液侵入缝合间隙,有利于再生的神经纤维生长。特别是近来对周围神经干的显微解剖研究取得了进展,对神经束或束组的定向及对接提供了颇有价值的基础知识。缺点是技术难度较大,手术较费时。为此,近来不少学者应用黏合剂以代替缝线,或采用能被吸收的合成缝线,并已取得可喜的结果。

神经缝合术的新进展包括:①神经端侧缝合术。已有 100 年的历史,适用于神经损伤后,其近端已严重损毁,可将其远侧断端缝到临近的神经干上,在神经干的神经外膜上开一个窗。再生轴突可从神经干的郎飞结长出轴芽,伸进损毁的神经远端去,恢复其功能,同时不影响原神经干的功能。至今尚缺乏大量的证据来肯定或否定神经端侧缝合术,有待进一步观察。②小间隙缝合术。根据神经再生室研究的结果,提示神经生长锥再生时有束性的选择性,为此提出小间隙缝合术。间隙距离应根据缝合神经的口径而变化,一般以 2～5 mm 为佳。间隙处应用有活性可吸收的生物膜,防止周围组织的侵入影响神经轴突的生长。

（3）神经移植术

1）手术指征:①神经损伤呈完全性,临床肌电表现及术中发现均呈完全性神经损伤表现;②神经病变切除后神经缺损是神经干直径的 4 倍及以上。

2）游离神经束间移植术:移植技术与神经束膜缝合术类同。不同者分述如下:①如果神经已伤断,按上述的神经束膜缝合术做准备。②如果受伤

的神经未断,其间有神经瘤,或是修复失败的神经,则需先从两侧的正常组织内开始,沿神经纵轴向病变处解剖,以使这段神经游离,然后纵行切开神经外膜,并向两侧翻开,于正常神经束部位沿束组或束间隙向远端解剖和游离这些神经束,切除已纤维化的或有神经瘤的神经束或束组段,最后将翻开的外膜切除,仅留后面的一片,以防残端缩回。③用电刺激仪刺激神经束或束组的断端,以分辨运动和感觉纤维,然后进行组合与搭配,以备缝合。④根据需要,取适当长度的移植神经,并将其分成若干段,每段比缺失段略长。注意勿使结缔组织突出于断端,以免阻碍神经再生。⑤将移植的神经分别置于相应的神经束组或神经束之间,然后在手术显微镜或手术放大镜下,用 9"0"尼龙线进行束膜缝合。每根移植的神经缝 3～4 针。移植材料的来源常用且效果较好者是腓肠神经、前臂内侧皮神经、隐神经、股外侧皮神经和桡神经浅支。较粗的神经干,因游离移植后中心部分神经组织血供不足而致神经纤维坏死,影响神经再生,故不宜选用。

3）吻合血管的神经移植术:神经干的长段缺损,不带血管的神经移植效果常令人失望。失败的主要原因是神经移植段的缺血性坏死,尤其当神经移植段处于血供差的受纳床时,其缺血坏死更为明显。对此,1976 年 Taylor 将一患者的左前臂长 24 cm 的桡神经浅支及其伴行桡动、静脉主干移植于右前臂,同时缝接了神经和血管,以代替 22 cm 缺损的正中神经,术后恢复了部分感觉功能。此为解决神经干的长段缺损和瘢痕受纳床的神经移植提供了有效的处理方法。

但是,Taylor 的方法有供区有限、要牺牲肢体主要血管和技术操作复杂等缺点,使其应用受到限制。1980 年,顾玉东采用带小隐静脉腓肠神经移植治疗上肢重要神经和动脉均有大段缺损的病例获得成

功。经过大量动物的对照性实验证实,静脉蒂动脉化的神经再生和功能效果与 Taylor 法一致,且显著优于不带血管法,为长段神经缺损提供了临床实用、效果肯定的新方法。

A. 手术指征：①神经缺损在 10 cm 以上；②神经受纳床为瘢痕组织,同时伴有肢体主要血管损伤。

B. 受区准备：受区暴露及游离神经缺损两断端,按常规处理两断端,并将肢体邻近损伤神经的主要动脉暴露,以便接纳小隐静脉两断端。

C. 带小隐静脉腓肠神经的切取：供区选用腓肠神经及伴行的小隐静脉。沿腓肠神经行径全长切开皮肤,注意保护腓肠神经与小隐静脉之间的脂肪血管联系；按神经及血管缺损的长度多取 1～2 cm 小隐静脉与腓肠神经(图 14-5A～C)。取下的神经血管蒂做普鲁卡因肝素钠溶液及 2％利多卡因溶液灌洗。

D. 神经移植：将神经血管蒂倒置于受区神经缺损处,先缝血管,即小隐静脉近端做端-端(主要肢体动脉同时断伤时)或端-侧(肢体血管完整时)缝合,再缝神经,均做束膜法缝合(图 14-5D～F)。

其他带血管神经移植有腓肠神经、腓浅神经、腓深神经,但均因血管口径过细或牺牲主要血管而限制其在临床应用。

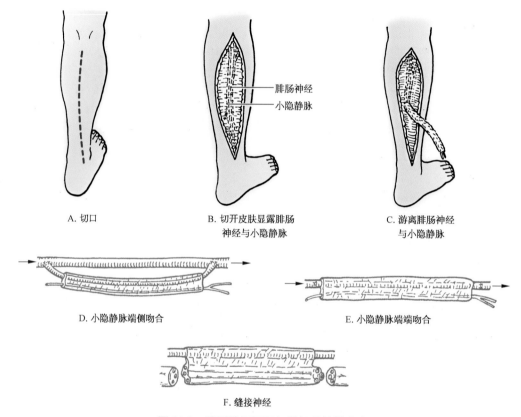

A. 切口   B. 切开皮肤显露腓肠神经与小隐静脉   C. 游离腓肠神经与小隐静脉

腓肠神经
小隐静脉

D. 小隐静脉端侧吻合   E. 小隐静脉端端吻合

F. 缝接神经

图 14-5　腓肠神经切取与神经移植缝合术

4) 神经带蒂移植术：是指将一根已伤断而又无法缝接的较次要的神经干近侧段分期地与另一伤断的重要神经缝接,以修复它的缺失段。如正中神经与尺神经同时伤断并有大段的缺失,用尺神经的近侧段修复正中神经的缺失。手术分两次进行：①将受、供两神经的近侧断端按前述的显微神经外科技术处理后,在手术显微镜或手术放大镜下,用神经束膜缝合法做对端缝合。然后从缝合处起,按所需移植的长度再加 3 cm 切断供神经。切取方法是：在镜下纵行切开神经外膜 2～3 cm,向两侧翻开,沿膜下游离神经干,并将其切除 1 cm；所遗空隙用附近的软组织填充,以防近端的神经纤维再长入远端。注意勿损伤位于外膜中的营养血管。这样,供神经中的移植段便发生 Waller 变性,受区神经中的神经纤维便长入其内。②待受区神经中的再生纤维通过吻合口长至供神经的切断部位时,一般在第 1 次手术后 4～6 周,此时可将供区神经完全切断,并将其游离转下,与受区神经的远断端缝接。在镜下采用神经束膜缝合术。

(4)神经干支劈开术

将神经自损伤部位向远、近两端做长距离解剖游离,以增加神经的延伸性,从而克服伤断神经的某些缺失。若近段神经干中途有分支发出,后者将限制其延伸性。此时,可在手术显微镜或手术放大镜下,在支干之间纵行切开外膜,将支内的神经束与神经干劈开,再用剪刀渐次向近端分离所需要的一段。这样可减少分支的牵制作用。

此术常用于下述情况:①神经血管蒂皮瓣移位时;②神经束定性时沿肌支或皮支的解剖;③神经部分损伤时。

(5)神经移位术

在断肢再植或多根神经损伤时,发生不可修复的臂丛根性撕脱伤,或神经损伤修复后功能未恢复者,可利用功能次要的神经进行移位,以修复功能重要的神经,重建肢体的主要功能。如断肢再植时,不能同时修复上肢 3 根主要神经,则应根据神经断伤的程度、平面做神经交叉缝合。对臂丛根性撕脱伤,常选用膈神经、肋间神经、副神经移位于肌皮神经,恢复屈肘功能;将肋间神经外侧皮支移位于正中神经,恢复手部感觉。对正中神经无法修复或修复后未恢复功能的病例,可做桡神经浅支或尺神经手背支移位于正中神经腕掌部感觉支或神经束,以恢复手的重要区感觉。神经移位术中一般采用神经束膜缝合法。

(顾玉东)

14.2　臂丛损伤

14.2.1　临床应用解剖

(1)臂丛的组成

臂丛由 $C_5 \sim C_8$ 神经前支及 T_1 神经前支所组成(图 14-6)。由 $C_5 \sim C_6$ 组成上干,C_7 独立形成中干,C_8 和 T_1 组成下干,其位于第 1 肋骨表面。每干平均长度为 1.0 cm,分前、后股;各股均位于锁骨平面,每股平均长度为 1.0 cm。由上干与中干前股组成外侧束,下干前股组成内侧束,3 个干的后股组成后束,束的长度平均为 3.0 cm。各束在喙突平面分成上肢的主要神经支,外侧束分为肌皮神经与正中神经外侧根,后束分为桡神经与腋神经,内侧束分为尺

神经与正中神经内侧根。正中神经内、外侧两个根分别走行在腋动脉内、外侧 2.0～3.0 cm 后,在腋动脉前方组成正中神经主干。

(2)臂丛的分支

1)根的分支:

A. C_5 神经根分支:①肩胛背神经支。分支部位较高,支配提肩胛肌。由于提肩胛肌尚受 C_3、C_4 神经根分支分配,因此 C_5 神经根自椎孔处断伤也不影响提肩胛肌功能。②膈神经支。膈神经主要由颈丛($C_2 \sim C_4$)发出,C_5 神经根常发出细支参加膈神经组成。

B. $C_5 \sim C_7$ 神经根分支:此 3 个根距椎孔 1 cm 附近均发出细支行走在斜角肌深面,组成胸长神经,沿胸廓表面下行支配前锯肌。一般认为,$C_5 \sim C_7$ 神经根自椎孔断裂,会产生胸长神经损伤,前锯肌麻痹。由于肩胛骨下角失去支持稳定力量,出现翼状肩胛。因而不少学者提出以翼状肩胛的出现作为神经根椎孔断裂的诊断依据。复旦大学附属华山医院 284 例 $C_5 \sim C_7$ 神经根性撕脱伤(椎孔内断伤)中无 1 例发生翼状肩胛。对于这个情况韩震做了解剖学研究。其结论为:①前锯肌除主要接受胸长神经支配外,有 90% 的前锯肌同时还受部分肋间神经支配。这些肋间神经的前锯肌支多出现在第 3～7 肋间。②臂丛 $C_5 \sim C_7$ 损伤时,不但损伤了胸长神经,同时伴有胸、上肢肌瘫痪,减轻了肩胛骨脊柱缘向后翘起的力量。因而在臂丛根性损伤中不出现翼状肩胛。

C. $C_5 \sim C_8$ 神经根分支:斜角肌肌支及颈长肌肌支,由 $C_5 \sim C_8$ 神经根出椎间孔后 1.0～2.0 cm 处发出,支配邻近的肌肉。由于颈椎间盘突出压迫或刺激这些肌支可引起斜角肌痉挛,致斜角肌间隙狭窄及第 1 肋骨抬高,故颈椎病患者临床上可同时出现臂丛血管受压的症状。

2)干的分支:肩胛上神经是上干的分支,其纤维主要来自 C_5,支配冈上、下肌。有无萎缩可作为鉴别 C_5、C_6 根与上干损伤的重要定位依据,即冈上、下肌正常者为干以下损伤,有肌萎缩者为根性损伤。锁骨下肌支常由上干的前股发出。臂丛血管受压(胸廓出口综合征)手术时,应将此神经切断,使该肌萎缩,有利于肋锁间隙的增宽。

3)束的分支:

A. 外侧束:在其起始部(相当于锁骨中点底面)发出胸前外侧神经,主要由 $C_5 \sim C_7$ 纤维组成。在锁骨中点处,该神经与胸前动、静脉一起进入胸大肌,支配胸大肌锁骨部。

14

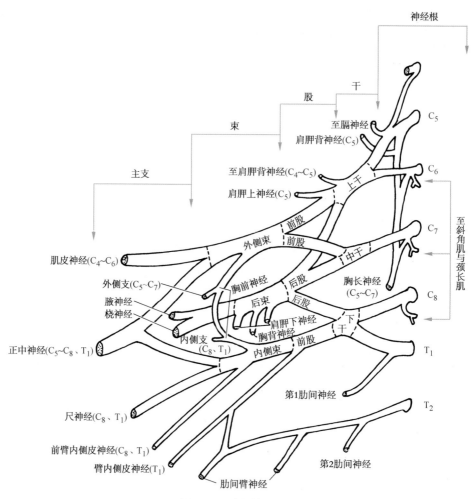

图 14-6　臂丛的组成

B. 内侧束：在其起始部及中点发出 2～3 支胸前内侧神经，主要由 C_8 和 T_1 纤维组成，前行于腋动、静脉之间，经胸小肌进入胸大肌胸肋部，常发出 1～2 细支与胸前外侧神经交通。临床检查胸大肌时应注意区分两部：①锁骨部。臂前屈位后再做内收动作，反映 C_5～C_7 神经根及上干状况。②胸肋部。臂外展位再做内收动作，反映 C_7、C_8 神经根及下干状况。胸大肌萎缩与否是鉴别锁骨上、下臂丛损伤的重要依据。一旦胸大肌出现萎缩，即表示臂丛损伤平面在束以上。若锁骨部胸大肌萎缩，表示上干或 C_5、C_6 神经根损伤；胸肋部胸大肌萎缩，表示下干或 C_8、T_1 神经根损伤，应在锁骨上探查臂丛的神经；胸大肌正常者表示臂丛的神经损伤部位在束支部，应在锁骨下探查。

C. 后束：在其近端及中点分别依次发出上肩胛下神经支配肩胛下肌，胸背神经支配背阔肌，下肩胛下神经支配肩胛下肌和大圆肌。背阔肌有无萎缩是鉴别臂丛锁骨上、下损伤的又一重要依据，当背阔肌健存则提示臂丛在锁骨下损伤。检查者应注意分别检查大圆肌与背阔肌，前者在肩胛骨下角上扪及肩内收动作，该肌受 C_5、C_6 神经根纤维支配；后者在肩胛骨下角下扪及肩内收动作，该肌受 C_6～C_8 神经根纤维支配，其中以 C_7 纤维为主。当背阔肌健存而大圆肌萎缩时，说明损伤部分在上干；当背阔肌萎缩而大圆肌存在时，说明损伤在中干；当背阔肌与大圆肌同时萎缩时，说明上、中干同时损伤或后束损伤。

临床臂丛损伤类型中常表现为 C_5、C_6 或上干损伤，C_8、T_1 或下干损伤，以及全臂丛的神经损伤 3 种类型，很少表现为单独中干型或 C_7 损伤，往往中干合并于上干或下干损伤。在各类损伤中是否合并中干损伤，主要依据是检查背阔肌有无萎缩，有背阔肌萎缩者表示合并有中干损伤。

14.2.2 病因与损伤机制

根据原上海医科大学附属华山医院手外科 1963~1990 年 1 500 例臂丛损伤的临床统计,臂丛损伤的主要病因如表 14-1 所示。

臂丛损伤由直接暴力所致者,如压砸、切割、枪

表 14-1　臂丛损伤的病因统计

病　因	比例(%)*	病　因	比例(%)*
牵拉伤	86.5	产伤	3.4
压砸伤	74.1	药物性损伤	1.1
切割伤	14.6	手术伤(颈部肿块切除等误伤)	1.1
枪弹伤	5.2	其他伤(放射性损伤等)	2.3

＊:病因往往为复合性损伤,因此总计＞100％

弹、手术误伤等,其发病机制易于理解。臂丛损伤由间接暴力所致者,常有两种损伤机制。一类为对撞性损伤,如车祸时,高速运动中的头或肩部被撞击;石块爆炸后的重物从高处落下而撞击头或肩部;塌方时,重物压伤颈肩部;胎儿难产分娩时,暴力使婴儿头与肩部分离。此类损伤中,头部固定撞击肩部,或肩部固定撞击头部而造成头肩之间的颈部筋膜、斜角肌、骨结构的分离,以及脑脊髓膜受到牵拉。当这些组织的抗张强度被超越,则臂丛失去保护,从而受到牵拉造成自椎管内丝状结构至椎孔外神经根撕脱、神经断裂或神经轴束断裂。这种暴力最常引起臂丛上干损伤。若暴力较重或持续时间较长则尚累及中干,严重时可累及整个臂丛。另一类为水平位或向上的肢体持续性牵拉伤,如肢体被皮带或运输带卷入,由于 C_5~C_7 神经根在椎孔处被纤维组织及筋膜加固,而 C_8、T_1 缺乏这种加固,故常造成臂丛下干根性撕脱性损伤;若暴力严重或持续存在,则造成中干或全臂丛根性撕脱伤。当臂在身体侧方,暴力持续向下牵引时,肢体又同时内旋致使腋神经和桡神经张力增加,则易发生撕裂。当臂外展90°,再外旋时,肌皮神经受到牵拉易发生撕裂。总之,随着肢体位置、暴力方向和持续时间的不同,会造成不同部位(包括节前、节后)的神经撕脱、断裂或挫压伤。虽然 C_5、C_6 神经根在椎孔处被纤维组织及筋膜加固,引起撕脱的机会减少,但如暴力严重,不仅可将椎孔处加固的纤维组织拉断,而且最终还将节前丝状结构拉断,造成节后合并节前的双重损伤。

除了上述直接暴力与间接暴力外,临床较常见为混合暴力所致,如在关节脱位或骨折中,臂丛不仅受到牵拉,而且受到脱位的肱骨头或骨折片的直接压迫或损伤。

14.2.3 临床症状与体征

(1) 臂丛根损伤

从理论上分析单一神经根损伤乃至断裂可不发生临床症状及体征,这是因为臂丛的每一神经根都非独立地组成上肢的周围神经。因此,只有相邻两神经根同时损伤时才可见临床症状与体征,我们把这种现象称为单根代偿现象与双根组合现象。

为了叙述方便,将臂丛根分为上臂丛与下臂丛。上臂丛包括 C_5~C_7 神经根;下臂丛包括 C_8 神经根与 T_1 神经根。

1) 上臂丛根损伤:上臂丛受伤时,腋神经、肌皮神经、肩胛上神经、肩胛下神经及肩胛背神经发生麻痹,桡神经与正中神经发生部分麻痹,使三角肌、肱二头肌、肱肌、肩胛下肌、大圆肌、冈上肌、冈下肌、胸大肌锁骨头、桡侧腕屈肌、旋前圆肌、肱桡肌、旋后肌出现瘫痪,以及上述神经支配的某些肌肉,如背阔肌、指总伸肌有部分瘫痪现象。

在临床上主要表现为肩关节不能外展与上举,肘关节不能屈曲而能伸,腕关节虽能屈伸但肌力减弱。上肢伸面感觉大部缺失,拇指感觉减退,其他指全部、手部及前臂内侧感觉完全正常。检查时可发现肩部肌肉萎缩以三角肌为著,臂部肌肉萎缩以肱二头肌为著。另外,前臂旋转亦有障碍,而手指活动尚属正常。

上述症状与臂丛上干(C_5、C_6)损伤表现类同。是否合并 C_7 损伤,主要检查背阔肌及指总伸肌有无麻痹现象。如有斜方肌萎缩、耸肩活动受限,以及肩胛提肌与菱形肌出现麻痹,即表示上臂丛根在近椎间孔处断伤或为节前撕脱伤。

2) 下臂丛根损伤:下臂丛受伤时,尺神经、前

臂及臂内侧皮神经、正中神经内侧根出现麻痹,正中神经外侧根与桡神经出现部分麻痹,使尺侧腕屈肌、全部指屈肌、鱼际部肌、小鱼际部肌、全部蚓状肌与骨间肌出现瘫痪,而肱三头肌与指伸肌出现部分麻痹现象。

临床上的主要表现为手的功能丧失或发生严重障碍,肩、肘、腕关节活动尚好,患侧常出现 Horner 征。检查时可发现手内部肌全部萎缩,其中以骨间肌为著;有爪形手及扁平手畸形,手指不能屈伸或有严重障碍,但掌指关节存在伸直动作(指总伸肌的功能);拇指不能掌侧外展;前臂及手部尺侧皮肤感觉缺失,臂内侧皮肤感觉亦可能缺失。

上述症状与臂丛下干及内侧束损伤类同。如果有 Horner 征出现,证明 T_1 交感神经已断伤,此常提示 C_8 和 T_1 近椎间孔处断伤,或为节前损伤。临床上除 C_8、T_1 神经联合断伤外,有时也可合并 C_7 神经根同时断伤,这时的临床症状及体征与单纯 C_8、T_1 神经根断伤相类似,但仔细检查可发现背阔肌麻痹,或肌力减退,指总伸肌也有肌力减退的表现,感觉障碍平面可向桡侧扩大。

(2)臂丛干损伤

1)臂丛上干损伤:C_5、C_6 神经联合构成臂丛上干。当上干受伤时,腋神经、肌皮神经与肩胛上神经即出现麻痹,桡神经与正中神经再出现部分麻痹。其临床症状与体征和上臂丛损伤相似。

2)臂丛中干损伤:臂丛中干由 C_7 神经单独构成,其独立损伤临床上极少见。单独损伤除短时期内(一般为 2 周)伸肌群肌力有影响外,无明显临床症状与体征。

3)臂丛下干损伤:C_8 与 T_1 神经联合构成下干,当其受伤时,尺神经、正中神经内侧根、臂内侧皮神经与前臂内侧皮神经发生麻痹,正中神经外侧根与桡神经发生部分麻痹。其临床症状及体征和下臂丛损伤类同。手的功能(屈伸与内收外展)全部丧失,不能持捏任何物体。

(3)臂丛束损伤

臂丛束受损伤后所产生的体征十分规则,根据臂丛结构,即可明确诊断。

1)臂丛外侧束损伤:臂丛外侧束受伤后,肌皮神经、正中神经外侧根与胸前(外侧)神经发生麻痹,肱二头肌、桡侧腕屈肌、旋前圆肌与胸大肌(锁骨部)出现瘫痪。

临床主要表现为肘关节不能屈,或能屈(肱桡肌代偿),但肱二头肌麻痹;前臂能旋转(旋前方肌的功能),但旋前圆肌麻痹;腕关节能屈(尺侧屈腕肌及掌长肌功能),但桡侧腕屈肌麻痹。前臂桡侧缘感觉缺失。肩关节与手部诸关节的活动尚属正常。

2)臂丛内侧束损伤:臂丛内侧束受损伤后,尺神经、正中神经内侧根与胸前(内侧)神经发生麻痹,它们所支配的肌肉除正中神经支配的桡侧屈腕肌与旋前圆肌外均出现瘫痪。

临床主要表现为由于手内部肌与指屈肌全部麻痹,致手指不能屈伸(掌指关节能伸直),拇指不能掌侧外展,不能对掌、对指,故手无功能。感觉缺失主要限于上肢内侧及手部尺侧。检查时可发现手内部肌与前臂屈肌群明显萎缩,手呈扁平手和爪形手畸形;肩、肘关节功能正常。

内侧束损伤需与 C_8、T_1 神经根或下干损伤鉴别,后者有 Horner 征,胸大肌(胸肋部)、肱三头肌、腕伸肌及指总伸肌部分瘫痪,前者则无此现象。

3)臂丛后束损伤:臂丛后束受伤后,下述神经及其支配的主要肌肉发生瘫痪,如肩胛下神经支配的肩胛下肌和大圆肌,胸背神经支配的背阔肌,腋神经支配的三角肌和小圆肌,桡神经支配的臂与前臂背面的伸肌群。

临床主要表现为肩关节不能外展,臂不能旋内,肘与腕关节不能背伸,掌指关节不能伸直,拇指不能伸直和桡侧外展,肩外侧、前臂背面和手背桡侧半的感觉障碍或丧失。检查时可发现三角肌、背阔肌、肱三头肌与前臂伸肌群萎缩,无收缩功能,其他的关节活动正常。

(4)全臂丛损伤

全臂丛损伤早期时,整个上肢呈缓慢性麻痹,各关节不能主动运动,但被动运动正常。由于斜方肌功能存在,耸肩运动依然存在。上肢感觉除臂内侧尚有部分区域存在外,其余全部丧失。臂内侧皮肤感觉由臂内侧皮神经与肋间臂神经共同分布,后者来自第 2 肋间神经,故在全臂丛损伤时臂内侧皮肤感觉依然存在。上肢腱反射全部消失,温度略低,肢体远端肿胀,并出现 Horner 征。

在晚期,上肢肌肉显著萎缩,各关节常因关节囊挛缩而致被动运动受限,尤以肩关节与指关节严重。

14.2.4 诊断

临床诊断时,要对患肢每个关节、每根神经、每块肌肉进行全面检查,在得出正确判断后再进行下述综合分析。

(1) 有无臂丛损伤

有下列情况之一，应考虑臂丛损伤的存在：①上肢五大神经（腋神经、肌皮神经、正中神经、桡神经、尺神经）中任何两组的联合损伤（非同一平面的切割伤）；②手部三大神经（正中神经、桡神经、尺神经）中任何一根合并肩关节或肘关节功能障碍（被动活动正常）；③手部三大神经（正中神经、桡神经、尺神经）中任何一根合并前臂内侧皮神经损伤（非切割伤）。

(2) 确定臂丛损伤的部位

1) 目的：便于手术切口及进路的选择。

2) 方法：临床应检查胸大肌锁骨部，代表 C_5、C_6 神经根；检查胸肋部，代表 C_8、T_1 神经根；检查背阔肌，代表 C_7 神经根的功能。

若胸大肌锁骨部功能存在（检查方法为肩关节处前屈 45°位，臂部做抗阻力内收，则表示臂丛外侧束起始部发出的胸前外侧神经功能良好，臂丛损伤的部位应在外侧束以下（即锁骨下部）。若胸大肌锁骨部发生萎缩，则提示上干或 C_5、C_6 根性损伤。

若胸大肌胸肋部功能存在（检查方法为肩关节处外展位，臂部做抗阻力内收，则表示臂丛内侧束起始部发出的胸前内侧神经功能良好，臂丛损伤的部位应在内侧束以下（即锁骨下部）。

若背阔肌功能存在（检查方法为肩关节处外展位，臂部做抗阻力内收，检查者用手扪及肩胛骨下角以下部位看有无肌肉收缩活动。肩胛骨下角以上的肌肉收缩常被大圆肌内收功能所干扰），则表示后侧束中段发出的胸背神经功能良好。若有臂丛损伤，则损伤部位应在后侧束以下（即锁骨下部）。背阔肌萎缩，提示中干损伤或 C_7 神经根损伤。

(3) 臂丛根、干、束、支的定位诊断

在术前对臂丛除了区分锁骨上、下损伤外，应进一步明确锁骨上的根或干损伤，以及锁骨下的束或支损伤。具体方法应将临床检查所得的阳性体征，按上肢五大神经分类后进行组合诊断。具体方法如下。

1) 腋神经损伤：临床表现为三角肌萎缩，肩关节外展受限。单纯腋神经损伤平面在支以下；腋神经合并桡神经损伤，其损伤平面在后侧束；腋神经合并肌皮神经损伤，其损伤平面在上干；腋神经合并正中神经损伤，其损伤平面在 C_5 神经根部。

2) 肌皮神经损伤：临床表现为肱二头肌萎缩，肘关节屈曲受限。单纯肌皮神经损伤，其损伤平面在支以下；肌皮神经合并腋神经损伤，其损伤平面在上干；肌皮神经合并正中神经损伤，其损伤平面在外侧束；肌皮神经合并桡神经损伤，其损伤平面在 C_6 神经根。

3) 桡神经损伤：临床表现为肱三头肌、肱桡肌及腕伸肌、拇伸肌、指伸肌萎缩及功能受限。单纯桡神经损伤的损伤平面在支以下；桡神经合并腋神经损伤，其损伤平面在后侧束；桡神经合并肌皮神经损伤，其损伤平面在 C_6 神经根；桡神经合并正中神经损伤，其损伤平面在 C_8 神经根。

4) 正中神经损伤：临床表现为腕屈肌、指屈肌、鱼际部肌萎缩，拇指及手指屈曲及拇指对掌功能受限，拇指、示指、中指感觉障碍。单纯正中神经损伤，损伤平面在支以下；正中神经合并肌皮神经损伤，损伤平面在外侧束；正中神经合并桡神经损伤，损伤平面在 C_8 神经根；正中神经合并尺神经损伤，损伤平面在下干或内侧束。

5) 尺神经损伤：临床表现为尺侧腕屈肌、小鱼际部肌、手内部肌（包括骨间肌及蚓状肌）及拇内收肌萎缩，手指内收、外展受限，指骨间关节伸直受限，手的精细功能受限，环指、小指感觉障碍。单纯尺神经损伤，损伤平面在支以下；尺神经合并正中神经损伤，损伤平面在下干或内侧束；尺神经合并桡神经损伤，损伤平面在 T_1 神经根。

(4) 臂丛根部损伤时节前与节后损伤的鉴别诊断

臂丛根性损伤主要分两大类：一类为椎孔内的节前损伤；另一类为椎孔外的节后损伤。节后损伤的性质与一般周围神经损伤相同，应区分为神经震荡、神经受压、神经部分断伤与完全断伤。区分方法依据受伤性质、时间、主要功能丧失程度，以及肌电、神经传导速度的不同而确定。治疗方法依据不同的病理状态而定，可做保守观察治疗，或进行手术治疗（包括减压缝接及移植）。节前损伤均在椎管内前后根丝状结构处断裂。此种损伤不仅没有自行愈合的能力，也未通过外科手术修复的可能。因此，一旦确定诊断，应争取及早进行神经移位术。故在临床上，节前、节后损伤的鉴别诊断有较大的意义。根据复旦大学附属华山医院千余例患者的病史分析，笔者提出如下鉴别要点供参考。

1) 病史特征：节前损伤者引起损伤的暴力程度均较严重，常合并有昏迷史，颈、肩及上肢多发性骨折，术后常出现持续性剧痛。复旦大学附属华山医院 214 例臂丛节后损伤及 108 例臂丛节前损伤者的　　病史特征如表 14-2 所示。

表 14-2　臂丛根节前、节后损伤者的病史与并发症统计

损伤类型	昏　迷		颈肩部骨折		剧　痛	
	例数	比例(%)	例数	比例(%)	例数	比例(%)
节前(108 例)	84	77.8	36	33.3	28	25.9
节后(214 例)	23	10.7	12	5.6	3	1.4

2) 体征特征：C_5、C_6 根性撕脱伤，斜方肌萎缩明显，耸肩受限严重。C_8、T_1 根性撕脱伤，通常出现 Horner 征(瞳孔缩小、眼球内陷、眼睑下垂、半侧面部无汗)。复旦大学附属华山医院 214 例臂丛节后损伤及 108 例节前损伤者的体征与特殊检查情况如表 14-3 所示。

表 14-3　臂丛根节前、节后损伤者的体征与特殊检查结果

损伤类型	斜方肌萎缩(＋＋以上)		耸肩受限		Horner 征		锁骨上叩击试验阳性	
	例数	比例(%)	例数	比例(%)	例数	比例(%)	例数	比例(%)
节前(108 例)	78	72.2	69	63.9	91	84.3	68	63.0
节后(214 例)	14	6.5	7	3.3	4	1.9	42	19.6

3) 特殊检查：①组胺反应。用 1‰磷酸组胺刺入正常皮肤即出现三联反应：局部血管扩张，形成水肿斑，以及其四周皮肤充血潮红。节前损伤呈阳性反应，节后损伤则为阴性。②神经轴突反射。将患手浸入 50 ℃的冷水中，5～10 min 局部血管扩张，皮温升高。此反射在感觉神经轴突完整时出现，故节前损伤呈阳性反应，节后损伤呈阴性反应。

上述两个检查由于皮肤部位神经节段的相互交错，神经支配的变异一般很难定位。

除以上的诊断方法外，尚可借助于电生理(肌电图、诱发电位)(表 14-4)及影像学(脊髓造影、CT、MRI)检查等进行诊断。

表 14-4　臂丛节前、节后损伤的鉴别要点

鉴别要点	节后损伤	节前损伤
病史	一般损伤较轻，合并昏迷及骨折者少见，灼性痛少见	一般损伤较重，合并昏迷及骨折者多见，伤后有灼性痛
体征	斜方肌萎缩不明显，耸肩功能正常，Horner 征阴性	斜方肌萎缩严重，耸肩功能受限，Horner 征阳性
肌电变化		
SNAP	消失	存在
SEP	消失	消失

14.2.5　手术治疗

(1) 适应证

1) 闭合性臂丛节后损伤，经保守治疗 3 个月后无任何功能恢复者。

2) 闭合性臂丛节后损伤，在保守治疗过程中虽有恢复，但肢体主要功能(如肩关节的外展、肘关节的屈曲、腕关节的背伸、拇指的对掌与屈伸、其他指的屈伸)未恢复等。

3) 闭合性臂丛节后损伤，在保守治疗过程中虽有恢复，但恢复次序呈跳跃性者，如肘关节已恢复而肩关节仍未恢复，或腕关节已恢复而肩、肘功能未恢复者。

4) 闭合性臂丛节后损伤，在保守治疗过程中虽有恢复，但恢复有中断，持续＞3 个月者。

5) 闭合性臂丛节后损伤，合并有锁骨骨折、第 1

肋骨骨折或伴腋部大血管损伤者。

6）对闭合性臂丛节前损伤，一旦诊断确定，应尽早进行手术。

7）开放性臂丛损伤。

8）臂丛损伤经各类手术后经1～3年随访（根据损伤部位而定）无任何功能恢复者。

（2）麻醉与体位

全身麻醉。患者取平卧位，肩下垫枕，颈过伸，头转向健侧。切取肋间神经时可在胸背处垫枕。

（3）手术切口

颈、锁、胸、臂皮肤切口（图14-7A）。从胸锁乳突肌后缘中点开始，沿该肌后缘向下，再在锁骨上缘横行向外达锁骨中点；向下越过锁骨中点后，沿胸大肌与三角肌间隙下行，过腋前皱襞后横行向内，至臂内侧后再沿肱二头肌内侧沟向下。在此皮肤切口设计线上选定长度。对青年及儿童锁骨上臂丛探查，可选用锁骨上1cm横行切口，自胸锁乳突肌内缘至斜方肌前缘。

（4）手术显露

1）臂丛根和干探查（锁骨上臂丛探查）：这部分臂丛位于锁骨上区。可采用颈、锁骨皮肤切口，或锁骨上横行切口。切开皮肤及颈阔肌即遇颈外静脉（图14-7B），将其切断或牵开。在术野下方（锁骨上方）可找到肩胛舌骨肌（图14-7C），将其切断后肌肉断端各缝一牵引线，有利于切口暴露，并防肌肉缩回。再沿皮肤切口方向用电刀剖开软组织和脂肪层，在这些软组织中有颈横动、静脉需做细致分离（图14-7D），待分离足够长度后结扎并缝合处理。

臂丛根和干位于上述软组织和脂肪层的深部，此时可先找到前斜角肌，并将其向内上牵开或切断，臂丛根即能全部充分显露（图14-7E）。膈神经在前斜角肌表面由外向内经过，在切断斜角肌前应先将其保护。沿各神经根向远端解剖，即能找到各神经干。锁骨下动脉在术野下内方，常被下干遮盖。

2）臂丛的神经束和上肢神经起端的探查术（锁骨下臂丛探查）：这部分神经位于锁骨下窝和腋窝内，可采用胸、臂皮肤切口，其长度上至锁骨中点，下至臂上端。切开皮肤及皮下组织，将胸大肌和胸小肌切断或牵开。沿胸大肌外侧缘向外解剖分离覆于其上的脂肪组织，即可将胸大肌与三角肌分界线找到而不损伤位于其间的头静脉（图14-7F）。将头静脉和三角肌之间的分支结扎后即可将头静脉和胸大肌一起牵向内侧。再沿胸大肌下缘横行剪开腋筋

膜，用手指沿胸大肌深面进行分离。此时术野深部所见即为锁胸筋膜和胸小肌及覆盖于臂丛神经表面的脂肪层（图14-7G）。需要时可将胸小肌切断。此时臂丛神经的支、束和上肢神经的近端及锁骨下和腋部血管均充分显露（图14-7H）。

3）臂丛的神经股探查术（锁骨后臂丛探查）：这部分神经主要位于锁骨后面。可采用锁、胸皮肤切口，其长度以锁骨为中心，上、下各长约7cm。切开皮肤及皮下组织，沿锁骨方向向两侧分离。将锁骨周围软组织分离后，沿锁骨切开骨膜，做骨膜下分离。用线锯将锁骨锯断或截除一段。切断骨膜和锁骨下肌，此时可在锁骨下肌内遇到一小静脉和小动脉，需先将其切断和结扎。在锁骨内侧断段的下方有锁骨下动脉和颈静脉，将动、静脉向内牵开，又可见臂丛的下干。这些组织必须严防损伤。锁骨锯断或截除后，臂丛各股即能充分显露，此时可沿臂丛干向下解剖或臂丛束向上解剖。手术结束时锯断的锁骨可用钢丝固定。截除的锁骨是否复回无重要意义，一般不予复回，直接将两锁骨断端拉拢，用钢丝固定即可。

（5）臂丛节后损伤的处理

一旦术中探查发现臂丛节后损伤，即损伤在椎孔外，尚残留正常的神经根，其手术方法应根据臂丛损伤的性质与程度选用神经减压术、神经缝合术或神经移植术，其相应的手术指征与具体方法见前述。

（6）臂丛根性撕脱伤的处理

术时若发现臂丛自椎孔发生断裂，可用下述方法进行治疗。

1）膈神经移位术（经锁骨上切取）：

A. 适应证：①肱二头肌萎缩不严重，临床检查时尚可扪及萎缩肌腹；②膈神经功能健全（术前可做胸部透视观察膈肌活动情况及膈神经肌电检查，术时观察膈神经有无瘢痕粘连及变性，并可用神经刺激仪进行刺激观察膈肌活动情况）；③3岁以下婴幼儿应禁忌，3～5岁幼儿及老年应谨慎应用。

B. 手术步骤

a. 分离膈神经：在锁骨上切口内于前斜角肌表面分离出膈神经，在胸廓口附近直视下切断膈神经，切断前先用普鲁卡因做神经内封闭。

b. 寻找肌皮神经：在锁骨下切口内分离出肌皮神经的残端以便与膈神经吻合。有时在锁骨上切口内找到上干前股，其外前方最粗一束即为肌皮神经运动束。对肌皮神经残端有如下要求：①残端待缝

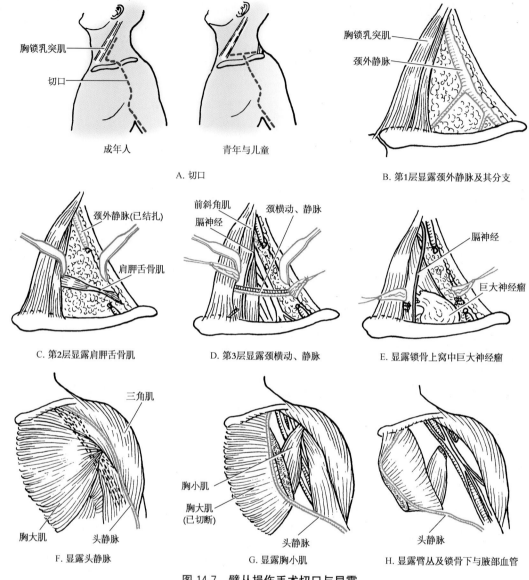

图 14-7　臂丛损伤手术切口与显露

接处应有正常的神经束断面,避免在瘢痕断面进行神经缝合;②残端段有足够的长度,以便能直接接与膈神经做缝合,否则应进行神经移植。为了达到以上两点要求,其寻找方法有:在锁骨上切口内,损伤神经团缩在锁骨上窝的神经瘤中,细致解剖、寻找上干的前支。一般由 C_6 神经根参与到上干前支的神经束为肌皮神经的主要神经束。若锁骨上切口神经瘤巨大或位置较深使解剖有困难时,可做锁骨下切口,自肌皮神经发出处逆行向上从外侧束内进行束间分离,游离出肌皮神经,直达神经瘤处。

c. 缝接神经:将膈神经与肌皮神经断端移位于锁骨上软组织内,进行束膜缝合(图 14-8)。缝合要无张力,否则应做神经移植。在手术显微镜下或手术放大镜下应用9"0"或11"0"尼龙单丝进行吻合。

C. 术后固定:神经缝合时无明显张力者,术后做肩内收及屈肘贴胸固定,尚应将头部做前屈及斜向患侧的带头支架固定。固定时间为 6 周。

2)膈神经移位术(经胸腔镜膈神经切取):

A. 适应证:①膈神经功能存在者。②臂丛损伤伴锁骨部有病变者。③受区神经支配的肌肉萎缩

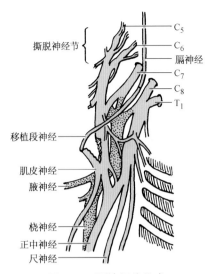

图 14-8　膈神经移位术

不严重,但病程较长者。

B. 手术步骤:①单肺通气,患侧肺通气阻断,并使患侧肺萎缩。②于腋前线第 6 肋间沿腋前线方向做 1 cm 小切口,插入直径为 10 mm 胸腔镜,如肺萎缩良好可以清晰地看到走行于纵隔侧方的膈神经及其伴行的心包膈血管。③于第 2 肋间胸骨旁线外侧 2 cm 处做小切口,在胸腔镜镜视下插入胸腔镜操作器械。首先用分离钳在覆盖膈神经表面的胸膜薄弱处寻找一突破口,通常选择在心包、膈肌夹角处,将膈神经挑起。④在第 3 肋间锁骨中线处做 1 cm 小切口,在胸腔镜镜视下插入另一操作器械。用两器械配合,锐性结合钝性分离并打开覆盖膈神经的胸膜,无创地游离膈神经,带或不带其伴行血管,直至上腔静脉上段(右侧)或主动脉弓上段(左侧)。⑤带血管者于锁骨下臂丛暴露切口内第 2 肋间将膈神经引出;不带血管者于锁骨上切口内游离膈神经,直至胸腔内膈神经部分已游离,将膈神经从锁骨上引出。在胸腔镜直视下,将创面用电凝或钛夹止血。吸引器吸去胸腔内的积血,改为双肺通气,吹肺。于第 6 肋间切口内放胸腔闭式引流管。关闭胸壁的小切口。⑥引出的膈神经一般较长,为 15～25 cm,可在臂部解剖相应的受区神经(如肌皮、正中、桡神经),缝接方法按常规进行。⑦彻底止血,可放置引流条,关闭切口。头、颈、胸支架固定 6 周。⑧术后 24～48 h,拔去胸腔引流管。出院前常规进行胸部 X 线片及肺功能检查。

3) 肋间神经移位术:

A. 适应证:①被移位神经所支配的肌肉萎缩

程度不严重,临床检查尚可扪及肌腹;②肋骨无骨折史,肋间神经正常者;③儿童肋间神经移位应与膈神经移位分期进行。

B. 手术步骤:①切口。切口Ⅰ:锁骨下臂丛探查,直达腋部;切口Ⅱ:沿胸侧壁腋中线切口,上至腋部,下达第 7～8 肋骨间。上述两切口可相连也可间断。②于切口Ⅰ内暴露出受区神经的运动端,一般选用肌皮神经、腋神经、正中神经内侧头。于切口Ⅱ处切开皮肤、皮下及深筋膜及前锯肌,显露肋骨及肋间隙。在肋间肌的浅表可识别肋间神经外侧皮支,沿外侧皮支向后游离到肋缘下,并继续劈开肋间肌分离皮支直到与肋间神经主干汇合处,再沿肋间神经向胸骨方向分离。分离长度根据腋窝部被移接的神经缝合所需而定。一般需肋间神经分离到腋前线。根据需要游离第 2～6 共 5 根肋间神经。也可在腋中线附近沿肋骨下缘切开肋间外肌与内肌后,用神经拉钩在肋间神经沟内拉出神经主干。将分离好的肋间神经在近端做 1％普鲁卡因封闭。根据所需长度切断后,送到腋部,用 9"0"～11"0"尼龙单丝,在手术显微镜下做肋间神经与相应受区神经的神经束膜缝合。肋间神经的皮支一般移位于正中神经外侧头,以期恢复正中神经支配区感觉(图 14-9)。肋间神经主干移位于肌皮神经,以恢复屈肘功能。也可将肋间神经移位于正中神经、桡神经或尺神经,以期恢复相应的功能。因肋间神经纤维多为单束,故多利用肋间神经 3～5 束移位于单根神经干,否则疗效甚微。

4) 副神经移位术:

A. 适应证:①臂丛根性撕脱伤病程在 2 年以内;②受区神经首选为肩胛上神经所支配的肌肉萎缩不严重;③副神经无损伤征象(临床检查斜方肌无明显萎缩,耸肩活动受限不严重,电生理检测提示副神经功能正常,术时以电刺激副神经有斜方肌收缩活动)。

B. 手术步骤:①在锁骨上切口(图 14-10A)内可用两种方法找到副神经。一是在胸锁乳突肌中点后缘处先找到耳大与枕小神经,在其下方 1～2 cm 肌肉后缘深层即可找到副神经近端。沿副神经主干向远端游离达锁骨上,在其进入斜方肌肌腹处切断备用。二是在斜方肌锁骨止点上方 2 cm 处,于肌肉深层用电刺激器寻找有引起斜方肌收缩的刺激点,在该处仔细分离,即可找到副神经进入肌腹段。②副神经作为动力神经常与肩胛上神经直接吻合,对肩关节外展功能恢复较缝合腋神经更有价值(图 14-10B)。

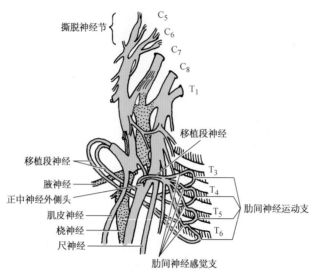

图 14-9　肋间神经移位术

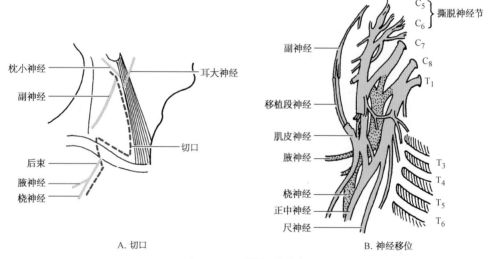

A. 切口

B. 神经移位

图 14-10　副神经移位术

5) 颈丛神经运动支移位术：

A. 适应证：①受区神经支配的肌肉萎缩不严重；②颈丛神经运动支无损伤征象，术中探查电刺激运动支均有相应肌肉的收缩反应。

B. 手术步骤：①在胸锁乳突肌中点后缘先找到颈浅丛神经，识别感觉支。牵开感觉支后，在其深层的斜角肌表面及前、后斜角肌间隙内即可找到运动支(图 14-11A)，用电刺激做鉴定。一般可找到2～3支。②颈丛神经运动支游离长度为 2～3 cm，常需做神经移植，以与相应受区神经缝合。③神经移位方式与副神经移位相同，在臂丛 C₅、C₆ 根性撕

脱伤时，常与腋神经或肩胛上神经缝合(图 14-11B)；在 C₈、T₁ 根性撕脱伤时，常与胸背神经缝合。

6) 健侧 C₇ 神经移位术(图 14-12)：

A. 适应证：①臂丛根性撕脱伤患者的患侧颈部、胸部外伤严重，膈神经、副神经、颈丛神经运动支及肋间神经无法利用者。②臂丛根性撕脱伤患者已进行多组神经移位(膈神经、副神经、颈丛神经运动支)，术后经 2 年以上的随访无任何功能恢复者。③臂丛根性撕脱伤患者，在进行患侧的多组神经移位同时，加做患侧尺神经带蒂与健侧 C₇ 的神经根缝接。一旦上述多组神经移位任何一组失败，则可利

用已有神经再生的尺神经进行重新移位,重建患肢功能。④脑卒中、脑瘫、脑外伤等中枢神经损伤造成一侧上肢痉挛性偏瘫的平台期患者,可通过健侧 C_7 神经移位术恢复瘫痪上肢功能,即经双侧胸锁乳突肌下通路或椎体前食管后通路将健侧 C_7 神经与患侧 C_7 神经直接桥接或通过移植神经桥接。

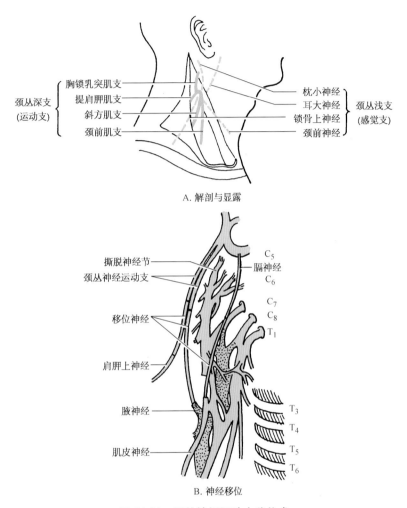

A. 解剖与显露

颈丛深支(运动支)
胸锁乳突肌支
提肩胛肌支
斜方肌支
颈前肌支

枕小神经
耳大神经
锁骨上神经
颈前神经
颈丛浅支(感觉支)

撕脱神经节
颈丛神经运动支
移位神经
肩胛上神经
腋神经
肌皮神经

C_5
膈神经
C_6
C_7
C_8
T_1
T_3
T_4
T_5
T_6

B. 神经移位

图 14-11　颈丛神经运动支移位术

B. 手术方法:

a. 健侧 C_7 神经根的切取方法:做健侧颈部锁骨上臂丛探查切口(自胸锁乳突肌中点起,沿其后缘达锁骨上一横指,平行锁骨达中点),在切口中保留颈外静脉 1.5~2.5cm 的小分支以备用,充分游离颈横动、静脉以备用,充分暴露臂丛的神经根。切断神经根的部位有 C_7 神经根总干处、中干发出后股部、中干发出前股部。具体切断部位应根据尺神经粗细及受区神经性质而定,若缝合肌皮神经以运动为主应选用后股为主,若缝合正中神经则可选用前股。

b. 健侧 C_7 神经根移位的桥接:将健侧 C_7 神经根桥接到患侧臂丛处的方法有 4 种,包括:①在健侧 C_7 神经根与患侧受区神经间做游离腓肠神经移植。②健侧 C_7 神经根与患侧受区神经间做带小隐静脉动脉化游离腓肠神经移植。③将患侧尺神经由腕部平面切断(包括主干及手背支),连同尺动脉及伴行静脉一起游离,在肘部切断尺动脉近端并结扎,继续向腋部游离尺神经,直达尺侧上副动脉进入尺神经主干的远端处,一般在腋下 5~7cm 处。带尺动、静脉的尺神经通过胸前皮下隧道到达健侧颈部切口,尺神经与 C_7 神经断端缝合,尺动脉与颈横动脉缝合,尺静脉与颈横静脉或颈外静脉分支缝合(图 14-12)。④与③相似,只是不带尺动、静脉。尺神经长段移位后的血供主要依靠尺侧上副动脉。

14

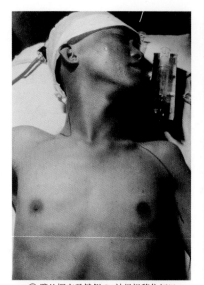

① 臂丛探查及健侧 C₇ 神经根移位切口

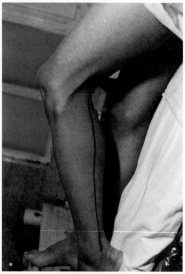

② 切取腓肠神经的切口

A. 切口

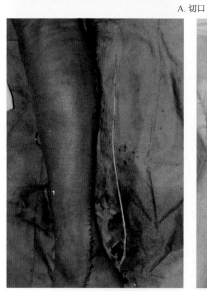

① 切取长段腓肠神经

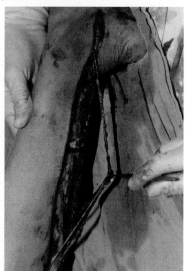

② 游离带大隐静脉的腓肠神经

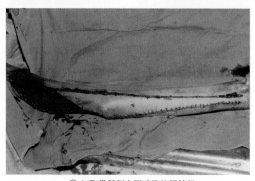

③ 切取带尺侧上副动脉的尺神经

B. 切取、移植（位）神经的方法

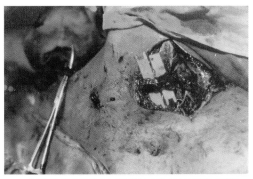

C. 患侧尺神经血管蒂（血管钳挑出者）经皮下隧道至健侧
颈部与C₇神经根及相关血管缝合

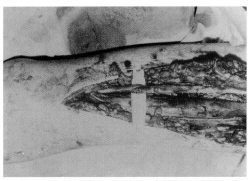

D. 第2期手术（平均为第1期手术后10个月时），尺神经近端
与患侧正中神经远端缝合

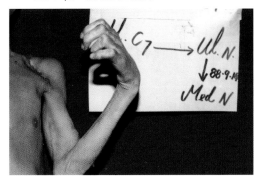

① 患肢功能恢复情况（正中神经支配区感觉恢复S₃，
屈腕、屈指肌力恢复M₃）

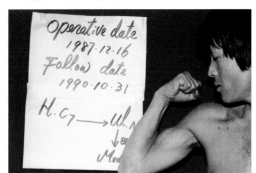

② 健肢功能恢复情况（完全正常）

E. 术后2年随访健、患肢功能情况

图 14-12　健侧 C₇ 神经根移位桥接术

c. 尺神经第 2 期移位方法：健侧 C₇ 神经与患侧尺神经缝合后，健侧再生神经沿患侧尺神经向患侧方向生长。待临床与肌电证实神经再生达到患侧腋部时，则应考虑第 2 期移位。神经再生的判断方法有：①沿尺神经移位行径进行 Tinel 叩击。②在尺神经行径中做 SEP 测定。一般第 2 期手术在第 1 期术后 8~12 个月进行，与神经生长速度每天 1 mm 一致。第 2 期尺神经移位的部位有桡神经、肌皮神经、正中神经、胸背神经和腋神经。

7）患侧 C₇ 神经移位术：近年来，随着对 C₇ 神经根断面的解剖、组织化学研究的深入，C₇ 神经根移位也不断地改进。1996 年，原上海医科大学附属华山医院手外科应用患侧 C₇ 神经根移位获得成功，为臂丛根性撕脱伤的修复又提供了一种新方法。

A. 适应证：①单纯臂丛上干（C₅、C₆）神经根性撕脱伤，膈神经无法利用，或老年及婴幼儿肺功能发育不全。②单纯臂丛下干（C₈、T₁）神经根性撕脱伤，膈神经无法利用或利用有顾虑者。③臂丛 C₇ 神经根健全者或功能已基本恢复者。

B. 手术步骤：全麻下，按臂丛锁骨下探查体位与切口，暴露臂丛上干，证实为神经根性撕脱伤，在斜角肌间隙中找到正常或质地健康的 C₇ 神经根，并以电刺激证实为 C₇ 神经根（患肢有肩内收、伸肘、伸腕功能）。

a. 切取部位：①C₇ 神经根干部切断。当上干或下干根性撕脱伤，在锁骨上切口能分离出完整的上干或下干时，可做中干至上干或下干的移位术。②C₇ 神经根后股切断。当上干根性撕脱伤，在锁骨上切口内能完整地分离出上干前股，副神经可利用移位于肩胛上神经，颈丛神经肌支可利用移位于腋神经时，做患侧 C₇ 神经后股移位于上干前股，或当中干有部分损伤时可利用未损伤后股进行移位。③C₇ 神经根前股切断。当下干根撕脱伤，在锁骨与切口内能完整分离出下干，当中干部分损伤时，可利用未损伤前股进行移位。

b. 缝接方法：①先用 2% 利多卡因在拟行 C₇ 神经根切断部位的近端做封闭。②将 C₇ 神经根主干或前后股的近侧断端在无张力情况下与上干或下干的断面做鞘束联合缝合。③分离干束及缝合操作均应在4～10倍放大镜下进行。

C. 术后处理：①伤口内置负压引流，48 h后拔除；②术后头、胸固定在神经松弛位，固定时间4～6周；③解除固定后，肢体进行功能训练；④每1～3个月进行肌电生理检测，了解神经再生情况；⑤长期服用神经营养药物，直至神经再生完成。

D. 手术疗效：1996年3月至1999年3月共进行10例，其中获得2年以上随访6例中，移位至上干前股4例，肱二头肌肌力恢复为4级者3例，3级者1例；2例移位至上干后股，三角肌肌力恢复3级者1例，2级者1例。移位后，原C_7神经支配的背阔肌、肱三头肌、伸腕肌及指总伸肌肌力在术后1～2周内均降低1级，即由原5级降低为4级，原4级降低为3级，但2～4周后均恢复至原水平。

E. 讨论：①单纯上干根性撕脱，如何选择移位神经。就理论而言，对成年人膈神经健全者，应选用膈神经移位于肌皮神经或上干前股外侧束（肌皮神经肌束）为最佳搭配。一旦膈神经同时损伤，则选用患侧C_7神经移位较为简便与理想。若膈神经与患侧C_7神经均有损伤，则应利用肋间神经移位重建屈肘功能，病程较长者则应首选Obenlin手术。②C_7神经移位后对肢体影响。就理论而言，健侧C_7神经移位后，由于上、下干的双重代偿，不会产生任何运动与感觉功能障碍，即使有也是暂时的，一般在2～4周消失。

患侧C_7神经移位，由于上干已根性撕脱，缺少了"双重代偿"。因此，C_7神经主干切断，对肢体的影响较大。部分切断，仅切断前股或后股，神经纤维量达1.2万～1.5万根，同时术后不造成肢体功能损伤或仅有暂时功能降低，但很快会恢复，进一步证实C_7神经根无独立的神经支配肌群及感觉平面。因此，无论患侧或健侧，C_7神经移位术都是安全有效的手术。

8）尺、正中神经部分神经束移接于肌皮神经肌支术：1994年，法国的Obenlin等报道，利用患侧尺神经10%的神经束移接于肌皮神经的肱二头肌支的手术方法，治疗臂丛上干根性撕脱伤4例。术后经2年随访，4例的肱二头肌肌力均恢复至3～4级，供区尺神经支配区无明显感觉和运动障碍。

1996年后，原上海医科大学附属华山医院相继应用尺神经及正中神经部分神经束移位于肌皮神经肌支，也取得较为满意的效果。

A. 适应证：①臂丛上（中）干根性撕脱伤，屈肘功能丧失者；②膈神经功能同时丧失，老年及婴幼儿不能利用膈神经移位者；③臂丛下干正常，尺神经支配肌群肌力在4级以上者。

B. 手术步骤：①切口。取臂上段内侧正中切口。在内侧肌间沟内先显露肱二头肌。②在肱二头肌长头与短头两个肌腹间找到肌皮神经主干。③沿主干向近段或远侧游离，找到进入肌腹的肌支。④在内侧肌间沟内，肱动脉的内侧，相当于肌皮神经、肱二头肌支主干水平处找到尺神经主干或正中神经主干。⑤神经主干处部位神经束的分离。⑥在正中或尺神经主干内分离出相应2～3根神经束约占主干1/6径后，以电刺激测定远端主要为腕屈肌或指屈肌的功能，而非手内肌的功能。⑦用2%利多卡因在拟切断神经束的近端、神经外膜下作封闭后，以锐利的保安刀片切断移位的神经束。⑧在4～10倍手术放大镜或显微镜下用9"0"～11"0"尼龙单线将尺神经或正中神经的部分神经束与肌皮神经的肱二头肌支主干作鞘束联合缝合，缝合后神经缝合处无张力并置于健康组织内。⑨闭合切口，患肢肩内收，肘关节屈曲位，固定4～6周。

9）肌皮神经肱支及皮支移位术：

A. 适应证：①臂丛下（中）干根性撕脱伤、屈指功能或手指感觉功能丧失者；②指屈肌萎缩未达不可逆改变者；③臂丛上干功能健全者。

B. 手术步骤：①在肱二头肌肌腹内找到肌皮神经的肱肌支与前臂外侧皮神经汇合处（通常在上臂中点附近）；②在肱二头肌间沟内找到正中神经，于主干后侧分离1/4～1/2束组；③对肌皮神经肱肌支、前臂外侧皮神经及正中神经后侧束进行肌电检测，确认其性质与功能状态；④对神经主干切断部位的近端进行药物封闭后，切断肌皮神经肱肌支及前臂外侧皮神经（修复正中神经感觉时）与正中神经后1/3束组（指屈肌）及尺神经的感觉束组在无张力下缝合；⑤彻底止血可放置引流条，关闭切口，屈肘位固定4～6周。

C. 手术操作注意事项：单纯臂丛下干损伤，C_5～C_7神经功能健全时，正中神经尚能支配腕屈肌及第1～3指感觉，术中应注意对其保护，但当神经分布变异时，可能造成术后屈腕及第1～3指感觉的损害。臂丛下干损伤并C_7神经损伤时，正中神经的感觉（第1～3指）功能也受损，此时应将前臂外侧皮神经移位至正中神经中1/3束组。

14

10）旋后肌支移位术：

A. 适应证：①臂丛下（中）干根性撕脱伤伸指功能丧失者；②伸指肌萎缩未达不可逆改变者；③臂丛上干功能健全者。

B. 手术步骤：①切口。取前臂近端桡背侧切口，在肱桡肌与桡侧伸腕肌间隙内显露旋后肌。②在旋后肌近侧缘上方显露骨间后神经主干。③沿骨间后神经主干向近端游离至旋后肌支发出处作神经干支分离。④劈开旋后肌沿骨间后神经主干向远端游离，寻找指总伸肌支。⑤沿指总伸肌支逆行向近端作骨间后神经干内干束分离。⑥在同一平面分别切断旋后肌支（来源于 C_5、C_6）及指总伸肌支（来源与 C_8、T_1）。⑦将旋后肌支近断端与指总伸肌支远断端做端-端缝合。⑧彻底止血，必要时放置引流条。关闭伤口，屈肘及腕背伸位固定 6 周。

11）桡神经肱桡肌支移位术：

A. 适应证：①臂丛下（中）干根性撕脱伤伸指功能丧失者。②指伸肌萎缩未达不可逆改变者。③臂丛上干功能健全者。④旋后肌疑有损害者。

B. 手术步骤：①切口。肘部桡侧切口，在肱桡肌及肱二头肌间隙内显露桡神经主干。②沿桡神经主干向近端游离，寻找肱桡肌支。③桡神经主干寻找桡侧腕伸肌支或指总伸肌支，必要时劈开旋后肌寻找。④在同一平面切断肱桡肌支与桡侧腕伸肌支或指总伸肌支。⑤将肱桡肌支近断端与伸腕或伸指肌支远端做端-端缝合。⑥彻底止血，必要时放置引流条，闭合伤口。屈肘及腕背伸位固定 6 周。注：旋后肌支与肱桡肌支移位术有条件者应同时进行，前者重建伸指功能，后者重建伸腕功能。

12）神经移位方式的选择：①C_5～C_7 根性撕脱伤时，膈神经接肌皮神经，副神经接肩胛上神经，颈丛神经接腋神经（图 14-13A）。由于颈丛神经运动支移位效果欠佳，目前推荐采用桡神经、三头肌长肌支移位于腋神经前支。②C_8、T_1 根性撕脱伤时，肋间神经主干接正中神经内侧头，肋间神经感觉支、颈丛神经运动支或副神经接正中神经外侧头（图 14-13B）。或选择肌皮神经肱肌支移位前骨间神经。③全臂丛根性撕脱伤时，膈神经接肌皮神经，颈丛神经运动支接腋神经，副神经接肩胛上神经，3 支肋间神经接正中神经内侧头，2 支肋间神经接胸背神经，2 支肋间神经接前臂内侧皮神经（图 14-13C），第 2 期再移位于桡神经或同上做健侧 C_7 神经根移位于患侧尺神经。第 2 期移位于正中

神经或多组神经移位中功能未恢复的神经，当患侧无可供移位神经时，健侧 C_7 神经根移位是唯一的选择，可将健侧 C_7 前根移位至肌皮神经或正中神经，健侧 C_7 后根移位至桡神经或腋神经。

（7）术后处理

1）头、胸石膏或支架固定：臂丛损伤手术后除粘连松解外均应将头部与胸部固定，使颈部向患侧及前方倾斜，以减低神经吻合处张力。固定时间为 6 周。

2）神经营养药物的应用：应长期服用直到神经康复。常用的神经营养药物有维生素 B_1、维生素 B_6、维生素 B_{12} 及地巴唑、促进神经生长的中药等。

3）应用促进神经再生的措施：应用电刺激仪（以肌电刺激为主）可促进神经再生，已经获得实验及临床证实。

4）定期做肌电图检查，以了解神经再生的情况。该检查本身尚有促进神经再生的作用，一般应争取每月进行 1 次。

5）防治肌肉萎缩及关节挛缩：目前最有效的防治方法是对患肢进行主动与被动的关节功能训练。

6）移位神经功能训练：除上述关节功能训练外，尚应进行移位神经的功能训练。如膈神经移位及肋间神经移位后，应每天进行深呼吸的功能训练，每天 3 次，每次深呼吸 100～300 次。副神经及颈丛神经移位后，应每天进行耸肩及颈部屈伸的活动训练。健侧 C_7 神经损伤后，应每天进行健侧肩内收（背阔肌功能）及伸肘、伸腕功能训练。这种训练可加速移位神经的再生。

（8）手术并发症及其防治

1）神经损伤加重：对完全性臂丛损伤手术后不存在此类并发症。对不完全性损伤，手术后由于创伤反应或手术误伤，可出现原有功能进一步损害。因此，对不完全臂丛损伤，尤其肌肉功能处于 2～3 度的病例，手术应十分谨慎。术中应注意对有恢复的神经束进行保护，术后应即时应用激素以降低创伤反应。

2）喉返神经损伤：锁骨上臂丛手术中极少发生喉返神经损伤。笔者所做 1 000 例手术中仅发生 2 例，而且为暂时性的。其可能与手术中牵拉时压迫有关，故术中应时常变换牵拉部位。

3）淋巴漏：常在左侧锁骨上臂丛手术时发生。在复旦大学附属华山医院所做的 3 000 例手术中仅发生 10 例。手术对静脉角的软组织分离时应注意

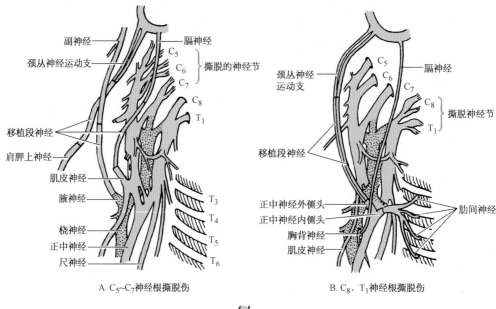

A. C₅~C₇神经根撕脱伤   B. C₈、T₁神经根撕脱伤

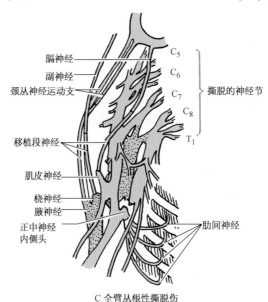

C. 全臂丛根性撕脱伤

图 14-13　臂丛损伤神经移位方式

14

淋巴导管的存在。对软组织切断后不断出现的淋巴漏应注意结扎断端。术后一旦出现淋巴漏应即时拔除引流条,并进行局部加压。

4) 气胸:在臂丛下干手术时,或切取肋间神经时,可发生此类并发症。但只要手术操作细致,均可避免发生。一旦发生气胸要及时处理,可做抽气吸出或做胸腔引流排气。手术结束时应与麻醉医师合作常规观察有无气胸发生。

对气胸只要及时处理,均可防止发展。若不能

及时发现,待回到病房后患者出现呼吸困难时才发现,处理就比较棘手。

5) 血管并发症:臂丛损伤手术后发生伴行动、静脉破裂。小的血管可以电凝或结扎,大的血管破裂后应争取进行修补。修补的先决条件是需控制血管近、远两端。一旦血管近、远两端不易控制,血管壁又较薄弱时,不宜进行直接修补,若强行直接修补,可能造成越补越大的结果。对这类血管"破口",最佳的修补方法是利用周围神经软组织或肌肉组织

进行填塞"堵口"。

（9）臂丛损伤手术评价

臂丛节后损伤若病变以粘连压迫为主，手术后疗效极佳。对节后完全性损伤因离神经元近、离效应器远，早期修复对上、中干损伤可取得较满意的疗效，而对下干损伤疗效满意者较少。

对节前损伤，由于移位神经的神经纤维数量和质量与原有神经数量和质量无法相配，因此疗效十分满意者很少。根据复旦大学附属华山医院 3 000 例手术疗效随访，膈神经移位手术后有效率为 80%，副神经及肋间神经移位手术后有效率为 60%～70%，颈丛神经运动支及健侧 C_7 神经移位术后有效率为 50%～60%。同侧 C_7 移位可以全方位恢复肩、肘功能；尺神经部分束移位，手术简单、疗效肯定，更适合病程较长患者。影响疗效的关键因素是患者年龄、术前间隔时间、术时臂丛及肌肉变性程度等。

（顾玉东）

14.3　分娩性臂丛麻痹

分娩性臂丛麻痹（obstetric brachial plexus palsy，OBPP）又称产瘫，是指在分娩过程中胎儿的一侧或双侧臂丛因受到头肩分离暴力作用而发生的牵拉性损伤。临床上曾长期盛行保守治疗的观点。近 20 年来，广泛开展的显微神经修复技术使产瘫的预后得到了很大的改善，从而确立了早期手术在产瘫治疗中的价值。目前认为有 20%～25% 的患者需要手术治疗。

14.3.1　病因与损伤机制

复旦大学附属华山医院的流行病学资料（2003）显示，上海市的患者发生产瘫有 3 个主要的危险因素，即产钳助产、新生儿出生体重＞4 000 g，以及孕前体质指数≥21［体质指数＝体重（kg）/身高²（m²）］。巨大儿由于胎头及双肩周径较大，常易引起头位或肩难产。在用产钳助产牵拉胎头使其娩出后，紧接着旋转及牵拉产生的头肩分离暴力很易导致新生儿臂丛损伤。Ouzounian 等（1997）的研究提示，子宫强烈收缩也可使胎儿在宫内或胎头娩出前发生臂丛损伤。以往报道，臀位分娩是较大的危险因素，但由于近年来产科医师对其较多采用剖宫产术，故其比例已明显下降。此外，极少数上肢麻痹可由臂丛发育不全引起，此时常表现为臂丛下干麻痹的症状。

14.3.2　分型与临床表现

临床上长期沿用的上干型、下干型和全臂丛型的分类法由于不能反映产瘫的发生和发展规律，现已被基本否定。Tassin、Gilbert 和 Narakas 根据产瘫的病理特点提出了 4 型分类法。该分类强调随着暴力的增加，神经根的损伤范围从上神经根（C_5、C_6）向下神经根（C_8、T_1）蔓延。各型的表现及转归如下。

1）Narakas 1 型：C_5、C_6 损伤。表现为肩外展、屈肘不能等典型的 ERB 麻痹。通常第 1 个月内开始恢复，4～6 个月可达正常，但约 10% 患儿遗有不同程度的肩关节功能障碍。

2）Narakas 2 型：C_5～C_7 损伤。表现为肩外展、屈肘、伸腕不能。大多数病例从 1 个月后开始恢复，约 65% 可达正常，剩余病例遗有不同程度的肩关节等功能障碍。

3）Narakas 3 型：C_5～T_1 损伤。表现为全上肢瘫痪，仅不到一半患者可自行完全恢复，多数遗有肩、肘或前臂旋转障碍，约 25% 患者的伸腕、伸指功能不恢复。

4）Narakas 4 型：C_5～T_1 损伤伴 Horner 征。除全上肢瘫痪外，还有上睑下垂、瞳孔缩小、眼球内陷、半脸无汗等头面部交感神经受损表现（此征多提示下干根性撕脱光）。此型无自行完全恢复可能，且至少 2% 患者由于脊髓受累而出现行走发育延迟、步态不稳及患足变小。

虽然该分类仍存在不足，如我们在手术探查 2 型产瘫时发现 C_8 有累及，但由于其基本反映了产瘫的发生和发展规律，故目前已得到多数临床医师的认可。

14.3.3　诊断

根据新生儿出生时是巨大儿（体重＞4 000 g）和（或）有产钳助产史等，生后一侧上肢呈部分（或全部）软瘫，以及神经-肌电图的检查结果，产瘫的诊断一般不难。但是，尚需与脑瘫及骨关节损伤等鉴别：前者可表现为四肢瘫、偏瘫、截瘫等，其麻痹肌群常呈肌张力增高、腱反射亢进等上运动神经元受损表现，神经-肌电图大多正常；后者除主动活动受限外，被动活动也有明显障碍，X 线片可明确诊断。

14.3.4　继发性畸形

（1）肩关节

在产瘫的自然病程中，有相当数量的患儿可遗

14

有不同程度的肩关节功能障碍,其中最常见的是内旋、内收畸形。即使在神经修复手术后,少数患儿仍难以避免。顾玉东根据肩外展及外旋受限的机制与程度将其分为3型。

1) 动力型:主动肌萎缩。表现为三角肌、冈上肌、冈下肌等收缩无力。此型少见,治疗原则为神经修复(如晚期可神经移位)或功能重建。

2) 阻力型:主动肌恢复较好,但由于拮抗肌的病变而形成阻力,导致肩外展及外旋障碍。又分为下述3亚型。

A. 肩胛下肌挛缩型:表现为肩关节内旋为主的畸形。患肢处于肩内旋与内收、肘关节屈曲、前臂旋前、腕关节及各指屈曲位,呈典型的"索小费"动作。肩内收位被动外旋小于正常侧一半。挛缩产生的主要机制是肩胛下肌在接受上干支配的同时,还接受中干(甚至下干)等的神经支配。因此,在中、下干仍保留一定功能时,肩胛下肌的恢复通常先于仅受C_5、C_6支配的外旋、外展肌。这种肌力恢复的不平衡对发育中的儿童尤易导致肌肉挛缩。

B. 骨关节病变型:肩关节内旋挛缩的进展将导致肩关节向后半(全)脱位,并产生一系列继发性骨畸形。检查发现肩关节被动外旋进一步受限(≤0°),肩后方可触及脱位的肱骨头。肩关节标准正位及腋窝轴位X线片,必要时辅以关节造影、CT或MRI检查,可明确脱位的类型及关节的继发性改变。

C. 大圆肌、背阔肌同步收缩型:表现为大圆肌、背阔肌在主动肩外展时的同步收缩,从而抵消了肩外展与外旋的力量。同步收缩的诊断需依靠体检结合肌电图检查。其产生的机制在于婴儿的Schwann细胞发育不成熟,从而使Schwann细胞对再生神经的趋化性减弱,进而产生再生神经的交叉支配(cross-innervation)。这类患儿中的相当部分可伴有大圆肌及背阔肌的挛缩,此时发现肩关节呈内收为主的畸形,被动外展患肢时可发现肩关节下部有牵制感伴下盂肱角的明显缩小(正常外展时该角度至少为150°)。

阻力型的治疗原则是去除阻力,如肩胛下肌起点剥离或大圆肌切断结合背阔肌腱自身延长等。

3) 混合型:既有动力肌力量不足又有同步收缩或拮抗肌挛缩,此型最常见。治疗原则为去除阻力,同时(或二期)恢复动力神经的功能或行功能重建术(如背阔肌移位术)。

Birch将肩关节内旋挛缩分为单纯性挛缩、单纯性半脱位、单纯性全脱位、复杂性半(全)脱位,后三者常呈固定性内旋畸形。所谓"复杂性"是指脱位合并骨的继发性畸形,如喙突肩峰过长、真假关节盂形成(在复杂性半脱位,肱骨头与位于后下的假盂形成"关节"等);在复杂性全脱位,肱骨小结节与假盂构成"关节"。该分型对复位手术方案的选择具有重要意义(参见14.3.5)。

原发性肩关节外旋挛缩少见。Zancolli(1993)认为,分娩时的暴力既可使冈下肌、小圆肌等外旋肌及相应关节囊发生创伤后挛缩,也可直接造成肱骨头向前脱位,而前者可加重脱位。继发性挛缩可发生于复杂性后脱位的复位手术后(参见14.3.5),以及为预防肩内旋挛缩而长期进行外旋位制动,故后者已被摒弃。检查发现患肢自然下垂时有外展倾向,主动肩外展及外旋功能通常较佳,但肩内旋明显受限——患手不能主动碰及腹部、健侧肩部和背部。若将患肩被动内旋,则出现明显的翼状肩胛,其程度可以后盂肱角表示:将患手置于对侧肩部,肱骨纵轴与地面平行,测量肱骨延长线与肩胛骨额状面的夹角。正常时此角至少为70°。在某些挛缩病例,此角甚至可减至0°。X线检查可发现肩关节前脱位等表现。

(2) 肘关节

肘关节屈、伸肌完全瘫痪很少见,其最常见的后遗症是由于肱二头肌与肱三头肌肌力恢复不平衡而导致的屈曲畸形。前臂旋转障碍有两种:上臂丛的神经根($C_5 \sim C_7$)损伤后常由于旋后恢复不佳而出现旋前位畸形;全臂丛根损伤时常表现为旋后固定畸形,且同时出现桡骨小头前脱位。

(3) 手部

手部后遗症通常分为两类:第1类,继发于$C_5 \sim C_7$为主的损伤,主要表现为垂腕、垂指畸形,而屈指、屈腕基本正常;第2类,继发于全臂丛根性损伤,其中$C_5 \sim C_7$功能不同程度恢复,但C_8、T_1呈明显障碍,表现为指屈肌及手内肌肌力减退,也可表现为腕以下的功能全部受损。

14.3.5 治疗

从产瘫诊断后即教会患儿父母做患肢各关节的被动活动,有助于预防各种挛缩的发生。操作者双手握住患儿肘部做肩关节内收位被动外旋及上举,可预防或减轻肩关节内旋挛缩。一手将患手上举;

另一手将翘起的肩胛骨下角向下压,可预防或减轻大圆肌及背阔肌挛缩。一手将患手置于对侧肩部;另一手将翘起的肩胛骨脊柱缘向肋骨方向推压,可预防或减轻肩关节外旋挛缩。据文献报道,电刺激有促进神经再生的作用,可酌情,但无需超过1年使用。

(1) 臂丛探查手术

A. 适应证:Gilbert和Tassin对44例采用保守治疗的病例从出生起连续观察5年。结果发现,所有完全康复的患儿,其肱二头肌和三角肌在1个月内开始收缩,到2个月时收缩已达正常;若肱二头肌和三角肌不能在3个月时开始收缩,5个月时达M_3级,则最后肩关节功能达不到Mallet IV级(良好)。考虑到三角肌功能的检查易受胸大肌等影响,故他们将"3个月时无肱二头肌收缩"作为探查臂丛的手术指征。虽然对此仍有争议,但目前许多产瘫中心均倾向于采用Gilbert标准,这是由于早期手术不仅疗效较确切,且可避免已恢复动作的不可逆丧失。由于产瘫时神经-肌电图的检查结果常较实际恢复乐观,故不以其作为手术治疗的指征。

B. 麻醉与体位:采用气管内麻醉。患儿头、肩部抬高,头偏向健侧。

C. 手术步骤:锁骨上横切口为5cm,分离脂肪组织后切断并牵开肩胛舌骨肌,结扎颈横动、静脉,找到位于前中斜角肌之间的臂丛根。切断前斜角肌,在锁骨水平可发现上干创伤性神经瘤位于C_5、C_6及上干的前后股之间,其形状常为梭形,也可呈双峰状(表示完全断裂)。对于有传导的创伤性神经瘤,由于神经松解术疗效很不确定,目前已主张切除重建。继续探查C_7、C_8、T_1根部。若C_8、T_1撕脱,则另行锁骨下切口,于三角肌胸大肌间隙暴露臂丛束支部。术中感觉神经诱发电位(SSEP)检查可协助判断残留神经根的功能状况,以决定其是否可用作神经移植的动力神经。探查发现背根神经节或椎间孔处明显瘢痕,或神经外观虽完整,但无明显的电生理传导(此现象常见臀位分娩),均提示神经根撕脱(包括原位撕脱)。神经修复采用电缆式神经移植结合神经移位,缝接到束支部的移植神经由锁骨下通过而无需切断锁骨。常用修复方式如下:①C_5、C_6断裂。C_5移植到上干后股、C_6移植到上干前股和肩胛上神经。②C_5、C_6断裂,C_7撕脱。C_5移植到上干前股和肩胛上神经、C_6移植中干和上干后股。③C_5、C_6、C_7断裂,C_8、T_1撕脱,C_5移植到外侧束、C_6

移植到内侧束、C_7移植到后束、副神经移位至肩胛上神经。④若仅剩2个神经根,则分别修复内侧束和后束,外侧束用肋间神经移位修复,同时将副神经移位至肩胛上神经。⑤若仅剩1个神经根,将其移位到内侧束,再做肋间神经和副神经移位。⑥若全臂丛根性撕脱伤(产瘫罕见),则将肋间神经移位至外侧束、副神经移位至肩胛上神经、健侧C_7通过游离神经桥接移位至下干。上述原则可根据具体情况加以调整。移植神经可取(臂)前臂内侧皮神经、腓肠神经及桡浅神经等。通常每1神经根需5~6股移植神经。术后作头正中、肩内收及屈肘位石膏制动,4~6周后拆除石膏开始康复训练。

对于年龄>1岁的患儿,若行神经瘤切除可能会造成已恢复动作的不可逆丧失,此时可选择创伤较小的神经移位术,如肋间神经→肌皮神经、副神经→肩胛上神经等。

D. 手术操作注意事项:年龄<12岁的儿童不宜行膈神经移位术,更不能一次同时切取膈神经和肋间神经用于移位,以免发生呼吸衰竭。

(2) 肩关节前路松解术

本术原由Fairbank(1913)提出。由于许多肩关节后脱位经松解复位后出现肩内旋功能丧失,长期以来该手术的应用受到很大限制。Birch(2000)指出术后主动肩内旋丧失的根本原因在于肱骨头后倾。他发现约一半以上的复杂性脱位存在肱骨头后倾(正常肱骨头后倾<30°),此时若实施成功的关节复位,后倾的肱骨头将阻挡肱骨内旋,从而出现继发性肩关节外旋挛缩,而此障碍的致残性较肩内旋挛缩更强。因此,他强调应在复位的同时(或二期)行肱骨内旋截骨以纠正肱骨头后倾,从而不仅增加复位的稳定性,还保留了重要的内旋功能。目前,此经改良的前路松解术已得到学术界的广泛认同。

A. 适应证:6个月以上非手术治疗无效的单纯性肩胛下肌挛缩及各阶段的肩关节后脱位。

B. 麻醉与体位:采用气管内麻醉。患儿仰卧,头、肩部抬高。

C. 手术步骤:于三角肌、胸大肌间隙做纵行切口6cm,保护头静脉,于其外侧分离进入,切断部分喙肱韧带。对于1岁以内的单纯性挛缩患儿,切断肩胛下肌止点上1/3肌腱,肩关节被动外旋即可明显改善(达60°表示松解到位)。对年龄较大的单纯性挛缩或脱位患儿,则切断胸小肌止点,将其向内侧牵开,保护臂丛,将喙突咬除至基底部,被动外旋肩关节,暴露肩胛下肌止点。若为单纯性挛缩或单纯性脱位,切断上1/3肌腱使被动外旋改善并复位;若存在复杂性半(全)脱位,则肩胛下肌的止点肌腱做"Z"形切断并尽可能保留关节囊完整,此时,被动外旋可有明显的复位感,即肱骨头从假关节盂滑入真关节盂并由关节囊及关节盂缘维持复位。当肱骨头存在明显后倾,则表现为复位的不稳定,即复位后内旋肩关节至(甚至不到)中立位时肱骨头又重新脱位。

D. 肱骨头后倾程度的估计:复位后,检查者一手握着肱骨头的冠状面,另一手的拇指及4指置于患肢的肱骨内外上髁,估算肱骨头与肱骨干额状面所形成的夹角。若肱骨头后倾>30°,则需同时(或二期)行肱骨内旋截骨。

E. 肱骨内旋截骨方法:切口延伸至腋窝并沿臂内侧继续向下至臂中段,切断胸大肌止点处肌腱的远侧部分以充分暴露肱骨干近段。截骨平面位于胸大肌止点以远、三角肌止点以近。剥离骨膜,放置4孔(或6孔)钢板,先钻上2孔并插入螺钉1枚(不旋紧),再于远端第1孔平面外侧钻一骨洞(根据估算的旋转角度),将钢板移开,锯断肱骨,将远段肱骨内旋适当角度(即将预制的骨洞旋入钢板孔),重新放置钢板并做固定。术后需保持肩关节内旋80°至外旋40°的活动弧。术中理想矫正位置的判定:肩外展90°后能充分外旋,肩内旋时在不引起肩胛骨上角翘起的前提下患手能容易地触及腹壁。将肩关节重新复位,肩胛下肌腱做自身延长缝合,胸小肌止点重新缝至喙突基底。在此期间助手始终保持其上肢内收外旋位直至完成石膏固定。术后上肢固定位置同肩胛下肌剥离术。固定时间:单纯内旋挛缩同肩胛下肌剥离术,关节复位6周,同时做截骨则固定至肱骨临床愈合。解除固定后开始2周以改善外展及外旋为主,以后则加强内旋动作的锻炼。

F. 手术操作注意事项:截骨术可在原始手术6个月后进行。肱骨内旋截骨角度应准确估计以免过度。对年龄>5岁的全脱位,患儿还需做后路骨移植以改善关节盂包容,背阔肌、大圆肌止点移位于肩袖以增加肱骨头的支持和肩峰楔状切除成形术以消除肱骨头对肩峰的撞击。

(3)肱骨外旋截骨矫形术

该术式由 Vulpius 和 Stoffet(1913)报道。Zancolli主张对3~4岁后,伴有后脱位的肩关节内旋挛缩患儿直接行肱骨外旋截骨矫形。虽然该手术并不改变肩关节的病理结构,但仍能使肩外旋与外展同时得到改善,后者主要得益于肱二头肌力线方向的改变。手术方法同肩关节前路松解术。鉴于产瘫的骨关节畸形常随肢体发育而加重,且不少脱位患儿进入成年期后将出现疼痛,故目前认为该手术仅适用于那些年龄大(>7岁)、关节畸形明显(如关节盂扁平,甚至凸起)的肩关节后脱位患者。

(4)背阔肌移位术

L'Episcopo(1934)首先报道,将背阔肌和大圆肌的止点从肱骨的前内侧移到后外侧以改善肩外旋功能。Hoffer(1978)将动力肌止点上移到肩袖以同时改善外展与外旋。

1)适应证:主动肩外展及外旋障碍,但被动活动基本不受限、胸大肌和肩胛下肌功能基本正常者,手术最佳年龄为2~5岁。对伴肩内旋挛缩者宜先解除挛缩,再行功能重建。

2)手术步骤:沿肩胛骨腋缘做锯齿状切口,近端沿肩关节后缘向上至肩峰附近。将背阔肌做止点切断后充分游离于大圆肌及肩胛骨,大圆肌做止点切断。于三角肌中后1/3交界部纵行劈开,找到肩袖止点,将背阔肌的腱性部分通过肌下隧道以最大张力缝于冈下肌止点。对较小患儿因肱骨头软骨成分较多,可将背阔肌直接固定于肱骨头上。术后石膏制动肩关节于外展90°,充分外旋,前屈20°位。6周后拆除石膏进行功能锻炼,开始时以主动外展及外旋为主,术后9周后加强被动肩内旋训练。

3)手术操作注意事项:若背阔肌力量不足,可将切断大圆肌缝入背阔肌肌腹以加强动力肌的力量。该术对成人疗效不确定。

(5)肩关节外旋挛缩的矫治

Zancolli主张对1岁以内保守治疗无效或存在肩关节后脱位(但无肱骨头畸形)的原发性肩外旋挛缩患儿,行切开松解复位,即将挛缩的冈下肌与小圆肌的腱性部分在不同平面切断,做交叉延长修复以松解挛缩并使关节复位;对脱位合并肱骨头畸形(常在4岁以后),行肱骨内旋截骨术(具体方法参见前文"肩关节前路松解术")。

(6)胸小肌移位术

1)适应证:2岁以上屈肘力量较弱患儿(M$_{2\sim3}$级)。

2)手术步骤:沿胸大肌下缘做胸壁弧形切口,牵开胸大肌外侧缘,暴露胸小肌,从第3~5肋骨表面剥离其起点,保护从胸小肌上缘进入的血管神经

14

蒂。由臂前面切口暴露肱二头肌,将与喙突相连的胸小肌通过腋部皮下隧道引入臂切口,缝合于肱二头肌腱的止点。

3) 手术操作注意事项:该法可提高屈肘肌力1级。对于屈肘完全丧失者,应行背阔肌移位术。

(7) 桡骨旋转截骨术

1) 适应证与禁忌证:年龄>5岁的前臂旋后位畸形患儿。垂腕畸形是手术绝对禁忌证。

2) 手术步骤:采用前臂中下段的前外侧切口,切开骨间膜,暴露远端1/3桡骨,电锯锯断后将远端桡骨旋前至所需位置,做钢板内固定(具体方法参见前文"肩关节前路松解术"中的"肱骨内旋截骨方法")。矫正的位置需与家长及患儿商定,通常为旋前30°。术后石膏固定至骨折临床愈合,行功能锻炼。

3) 手术操作注意事项:随着年龄的增长,旋后畸形可能复发而需再次截骨矫正。对于不伴桡骨小头脱位的前臂旋后位畸形,宜行肱二头肌止点改道(或同时松解前臂骨间膜)术,以改善前臂旋前功能。

(8) 指浅屈肌为动力重建伸腕与伸指

1) 适应证:年龄>5岁的垂腕垂指畸形患儿,而2~5指浅、深屈肌力达 M_4 级以上。

2) 手术步骤:采用前臂屈侧中、下段纵行切口,显露指浅、深屈肌腱和正中神经,将指浅屈肌腱提起后于远端切断。于前臂背侧中、下段做弧形切口,显露桡侧腕伸肌腱、指总伸肌腱及拇长伸肌腱,将拇长伸肌腱于腱、腹交界处切断。于拇指掌指关节背侧近端做小切口,将已切断的拇长伸肌腱抽出,再通过

背侧皮下(腕背韧带浅层)引入前臂背侧切口。将已切断的指屈肌腱分别于桡侧和尺侧皮下隧道引入前臂背侧切口:示指的指浅屈肌腱与桡侧腕短伸肌腱端侧缝合;中指的指浅屈肌腱与改道的拇长伸肌腱端-端缝合(力线与第1掌骨平行,此法能同时改善桡侧外展与伸拇);环、小指的指浅屈肌腱与指总伸肌腱端-侧缝合。缝合后的适宜张力:在手术台上能维持腕关节背屈约10°、掌指关节伸直。术后上肢石膏制动于前臂中立、腕背屈30°~45°和掌指关节伸直位,5周行功能锻炼。

3) 手术操作注意事项:本手术可产生轻度鹅颈畸形,其预防方法是将远端指浅屈肌腱的一半切断,向近端跨过近侧指骨间关节行腱固定。尺侧腕屈肌或掌长肌如收缩有力(M_4级),也可作为伸腕(前者)或伸拇(后者)重建的动力肌,但需保留一块有功能的屈腕肌。

(陈　亮　顾玉东)

14

14.4　肌皮神经损伤

14.4.1　临床应用解剖

(1) 肌皮神经的组成与走行

肌皮神经由 C_5、C_6 神经纤维组成,于胸小肌下缘起自臂丛外侧束,发出后斜穿喙肱肌,在肱二头肌和肱肌间下降,沿途分支分布于喙肱肌、肱二头肌和肱肌,终末支延续为前臂外侧皮神经(图14-14)。

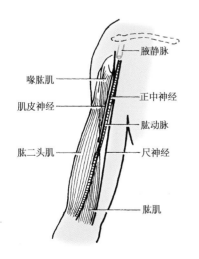

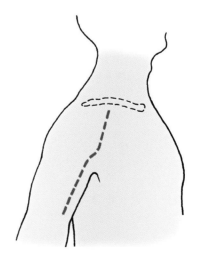

A. 起始与走行　　　　　　　　　　B. 探查切口

图 14-14　肌皮神经的行径与手术探查切口

（2）肌皮神经的分支

1）喙肱肌支：肌皮神经在穿经喙肱肌之前发出。

2）肱二头肌支：由肌皮神经在臂中下 1/3 交界处，行经肱二头肌与肱肌之间发出，共有 2～5 支，大多于肱二头肌的中、下部入肌门。

3）肱肌支：经该肌的中部入肌门，共有 2～5 支。

4）前臂外侧皮神经：肌皮神经在肘部经肱二头肌与肱桡肌之间穿出深筋膜，在前臂的桡侧下行，分布于桡侧前后面狭窄的皮区。

（3）肌皮神经的变异

肌皮神经起始部的变异率为 14.5%，其中以 2～3 支发自臂丛外侧束的占 10.5%，外侧束与正中神经共同发出分支的占 2.7%，起自正中神经的占 1.3%。

14.4.2　病因与损伤机制

肌皮神经部位隐蔽，不易受损伤。其直接损伤常为刺伤、枪击伤或手术误伤。由交通事故或皮带牵拉等强暴力所致的间接损伤常合并臂丛其余分支的损伤。

14.4.3　临床表现与诊断

肱二头肌麻痹后，肘关节不能屈曲，前臂外侧皮肤麻木。在桡神经和正中神经功能正常的患者，肱桡肌和旋前圆肌可成为代偿肌，但屈肘功能明显受限。

肌电图检查显示，肱二头肌出现失神经肌电，肌皮神经的动作电位不能测出。B超检查则显示肌皮神经连续性中断，近端可以检测到膨大的创伤性神经瘤。

14.4.4　肌皮神经损伤修复术

（1）适应证

1）开放性损伤：受伤时间在 8 h 以内、污染轻的肌皮神经损伤，可以在清创的同时探查肌皮神经。对严重污染的开放性损伤，禁忌在伤口愈合前做神经修复手术。待伤口愈合 3～4 周后，如肌皮神经仍无恢复征象，则应争取尽早探查手术。

2）闭合性损伤：在闭合性损伤中，肌皮神经很少单独受损伤，是否手术常需结合观察同时受损伤的其他臂丛分支的功能恢复情况而定，但神经恢复的观察时间最好<3 个月。若在最初 3 个月内神经功能无恢复，或神经功能恢复过程中最近 1 个月无

进展，即应考虑行神经探查手术。目前，可以通过 B 超检查从形态学上早期判断肌皮神经的损伤程度与类型，以避免盲目的等待与观察。

（2）麻醉与体位

采用全身静脉麻醉。

（3）手术步骤

1）切口和显露方法：采用胸臂皮肤切口，自锁骨中点下方，沿胸大肌与三角肌间隙下行，过腋前皱襞后横行向内，至臂内侧后再沿肱二头肌内侧向下达臂中下部，可暴露肌皮神经全程（图 14-14B）。手术时，按上述设计的切口入路，经胸大肌与三角肌间隙深入，分别向上、下牵开胸小、大肌，显露臂丛束支部。外侧束位于腋动脉的外侧浅面。于胸小肌的下缘、外侧束的外缘找到肌皮神经，必要时可切断胸小肌的止点或胸大肌腱。在胸大肌下方肌皮神经位于肱二头肌与肱肌之间。如果损伤在臂部，则切口只需做在臂内侧肌间沟。

2）手术方法：

A. 神经松解术：神经连续性存在，局部神经瘤形成或神经周围有瘢痕卡压。术中肌电检查发现，刺激神经近端，能记录到肱二头肌的动作电位，在神经远端能引出标准电极电位（SEP），则行神经松解术。一旦发现神经瘤巨大或卡压段无神经束通过，且术中肌电检查在神经远端未能引出 SEP，则宜切除病变的神经段，按神经断裂伤处理。

B. 神经缝合术：适用于神经断裂，远、近两断端经清创或瘢痕切除后无张力者。

C. 神经移植术：神经缺损较大，不能直接缝合，取腓肠神经移植。如神经缺损>10 cm，则需行带血管的神经移植术。

D. 神经移位术：适用于肌皮神经起始部毁损伤，常用于移位的动力神经有尺神经、正中神经、肋间神经、膈神经、副神经、胸前神经等。其中首选尺神经部分束支移位肌皮神经肱二头肌支术，该术式由 Oberlin 等首先报道，又称 Oberlin 术。方法是取臂中下部内侧肌间沟直切口，于肱二头肌与肱肌间找到肌皮神经与肱二头肌支起始部，于起始部（必要时可以通过干支分离向近端延长肌支）切断肌支，备用。在相应水平找到尺神经，切开神经外膜，放大镜下仔细分离神经后内侧部一束（主要成分支配前臂屈肌群）并切断，其近端与肌皮神经肱二头肌支远端缝合，切断的那部分神经占尺神经的 1/10～1/6。由于 Oberlin 术术后需要神经再生的时间短，甚至可以

替代长段神经移植术与晚期(伤后1年以上)高位损伤的肌皮神经直接缝合术。

E. 神经肌内种植术:适用于肌皮神经在入肌部毁损伤,无法进行常规神经修复术者。

F. 肌肉移位屈肘功能重建术:适用于陈旧性肌皮神经损伤,病程＞2年,或肌皮神经在入肌部毁损伤的患者。手术方法主要有:①带蒂肌肉移位术(主要方法),如背阔肌移位术、胸大肌移位术、前臂屈肌群上移术、尺侧腕屈肌移位术等;②游离肌肉移植术(不常用),如股薄肌移植术、背阔肌移植术等。

3) 手术操作注意事项:由于肌皮神经的起始和走行常有变异,因而在肌皮神经修复术中应认真探查,正确判断其解剖变异,既要避免误伤正中神经,又要恢复肌皮神经的功能。

(4) 术后处理

肌皮神经松解术后患肢固定3d,神经移植术后固定3周,神经直接缝合术后视缝合口的张力大小固定3～6周。拆除石膏或支架后,患肢应进行功能锻炼,防止关节挛缩,同时辅以神经营养药和神经电刺激疗法以促进神经再生。

(王　涛)

14.5　腋神经损伤

14.5.1　临床应用解剖

腋神经由颈C_5、C_6神经纤维组成,于胸小肌下缘起自臂丛后束。在后束上部相当于喙突平面与桡神经分离,与旋肱后动脉伴行并一起通过肩四边孔区,后至肱背三角肌后缘中点处,相当于肱骨外科颈平面,分出肌支进入三角肌,皮支通过皮下进入三角肌表面皮肤。腋神经通过四边孔时,发出肌支支配小圆肌(图14-15)。

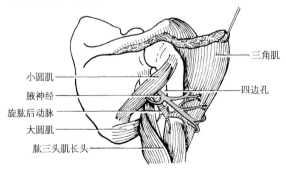

小圆肌
腋神经
旋肱后动脉
大圆肌
肱三头肌长头
三角肌
四边孔

图 14-15　肩背部腋神经行径

14.5.2　病因与损伤机制

由于腋神经与肱骨外科颈部十分靠近,肩关节的骨折、脱位,特别是肱骨上端骨折可造成腋神经损伤。肩后部的撞击伤或四边孔处肌肉强烈收缩也易造成腋神经损伤。腋神经损伤也可能发生于枪弹伤、手术误伤或使用腋杖不当。

14.5.3　临床表现与诊断

三角肌萎缩、麻痹后,呈方肩畸形,肩外展受限,三角肌表面皮肤感觉减退或消失。肌电图检查显示,三角肌出现失神经肌电,腋神经的动作电位测不出或减小。B超检查显示腋神经连续性中断,近端可以检测到膨大的创伤性神经瘤。

14.5.4　腋神经损伤修复术

(1) 适应证

1) 开放性损伤:受伤时间在8h以内、污染轻的腋神经损伤,可以在清创的同时探查腋神经。对严重污染的开放性损伤,禁忌在伤口愈合前做神经修复手术。待伤口愈合3～4周后,如腋神经仍无恢复征象,应争取尽早行探查手术。

2) 闭合性损伤:在闭合性损伤中,腋神经损伤常合并肩关节脱位和肱骨上段骨折,或合并其他神经损伤。如果需要做骨关节手术,应同时探查腋神经。其他情况以往常需3个月,若神经功能无恢复,或神经功能恢复过程中最近1个月无进展,即应考虑行神经探查手术。目前,可以通过B超检查从形态学早期判断腋神经的损伤程度与类型,以避免盲目的等待与观察。

(2) 麻醉与体位

全身麻醉。患者取平卧位或侧卧位(患侧朝上)。

(3) 操作步骤

1) 切口和显露方法:根据腋神经的损伤平面,决定手术切口。包括:①前方切口显露腋神经。从锁骨中点下缘开始,沿胸大肌与三角肌前间隙下行至腋前皱襞(图14-16A)。切开皮肤,在三角肌和胸大肌之间暴露头静脉(图14-16C)。将胸大肌向内侧牵开,头静脉和三角肌牵向外侧,暴露胸小肌(图14-16D)。切断胸小肌在喙突上的起点。分开脂肪层,在臂丛外侧束从锁骨下动脉血管后方可找到腋神经(图14-16E)。②后方切口显露腋神经。在腋后皱襞上5cm处做平行于三角肌后缘到肱骨的斜行切口（图14-16B）。切开皮肤，显露三角肌后缘及小圆肌外下缘，将三角肌及小圆肌牵开，在深面可见肱三头肌长头与大圆肌组成的四边孔的内下边，腋神经与旋肱后动脉穿出四边孔（图14-16F）。绕肱骨外科颈至三角肌，在其深面可找到桡神经肱三头肌支。

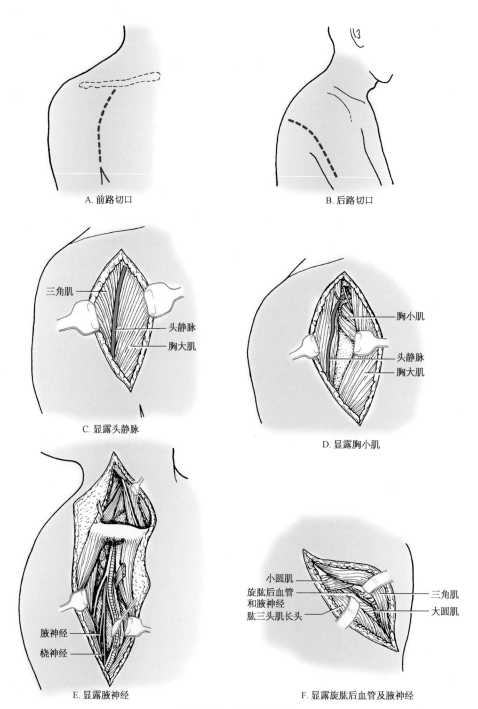

A. 前路切口

B. 后路切口

三角肌
头静脉
胸大肌

C. 显露头静脉

胸小肌
头静脉
胸大肌

D. 显露胸小肌

腋神经
桡神经

E. 显露腋神经

小圆肌
旋肱后血管和腋神经
肱三头肌长头
三角肌
大圆肌

F. 显露旋肱后血管及腋神经

图 14-16 显露腋神经

2）修复方法：

A. 神经松解术：神经连续性存在，局部神经瘤形成或神经周围瘢痕卡压。术中肌电检查，刺激神经近端，能记录到三角肌的动作电位，或在损伤神经远端能引出 SEP，则行神经松解术。一旦发现神经瘤巨大或卡压段无神经束通过，且术中肌电检查在神经远端未能引出 SEP，则宜切除病变的神经段，按神经断裂伤处理。当前路手术发现腋神经病变不明显或远端病变仍较严重、深入切口操作有困难时，需同时再做后路切口探查神经。

B. 神经缝合术：适用于神经断裂、远、近两断端经清创或瘢痕切除后无张力者。

C. 神经移植术：神经缺损较大，不能直接缝合，取腓肠神经移植。如神经缺损＞10 cm，则最好行带血管的神经移植术。

D. 神经移位术：适用于腋神经起始部毁损，常用于移位的动力神经有桡神经肱三头肌支、尺神经、正中神经、肋间神经、副神经等。其中首选桡神经肱三头肌支移位腋神经或腋神经前支术。方法是取后路腋神经探查切口，同前述探查到腋神经与旋肱后动脉穿出四边孔，在其深面可找到桡神经肱三头肌的肌支，于远端切断 2 支肱三头肌的肌支与腋神经远侧断端缝合。由于桡神经肱三头肌支移位腋神经术术后需要神经再生的时间短，甚至可以替代长段神经移植术与晚期（伤后超过 1 年）高位损伤的腋神经直接缝合术。

E. 肌肉移位肩外展功能重建术：适用于陈旧性腋神经损伤，病程＞2 年的患者。手术方法主要是带蒂肌肉移位术，如斜方肌移位术、背阔肌移位术、肱三头肌移位术、胸大肌移位术等。

（4）手术操作注意事项

1）探查腋神经时前路切口中需小心保护腋动脉和腋静脉；后路切口中需小心保护旋肱后血管。

2）如前路手术发现腋神经病变不明显或远端病变仍较严重时，需同时做后路切口探查腋神经。

3）创面严格止血，清除神经床处的瘢痕组织，创造一个良好的“神经基床”。

（5）术后处理

1）单纯腋神经松解减压术后患侧肢体贴胸位绷带固定 3 d，术后 24～48 h 拔除引流条。应用神经营养药物。术后早期进行功能锻炼。

2）腋神经缝合或神经移位术后患侧肢体贴胸位石膏固定 4～6 周。应用神经营养药。拆除石膏后，患肢进行功能锻炼。伤口缝合处进行理疗，防治神经缝合处瘢痕粘连压迫，并应用神经电刺激疗法刺激神经再生。每 3 个月进行肌电图检查，以了解神经再生情况。

（6）并发症

肋间神经移位术时需提防气胸发生，一旦发生要及时做胸膜修补术。

（王　涛　蔡佩琴）

14.6　正中神经损伤

14.6.1　临床应用解剖

正中神经由臂丛 C_5～T_1 神经根的纤维组成。在大圆肌下缘处，由臂丛外侧束发出的正中神经外侧头和内侧束发出的正中神经内侧头合干而成。

在腋部，正中神经的外侧头和内侧头夹持着腋动脉，主干位于腋动脉的前方。

在臂部，正中神经与肱动脉伴行，先位于动脉的外侧，在臂中段处转至动脉的内侧。在臂部正中神经无分支。

在肘部和前臂部，正中神经与动脉在肱二头肌腱膜的深面进入前臂，穿过旋前圆肌的两头之间，再前行穿过指浅屈肌腱弓的深面，行于指浅屈肌桡侧的深面，沿中线下行至腕部。在该段，正中神经发出的主要分支有旋前圆肌、桡侧腕屈肌、掌长肌和指浅屈肌的肌支，以及骨间前神经、Martin-Gruber 交通支及掌皮支（图 14-17）。

旋前圆肌支是正中神经最早发出的肌支，通常存在多个肌支（2～4 支），近端的分支支配旋前圆肌肱骨头，而远端的分支支配尺骨头或同时支配肱骨头和尺骨头。

指浅屈肌支通常有 2 支，近端肌支常与掌长肌支合干，而远端肌支常在骨间前神经以远发出，为正中神经前臂段最远端肌支。

掌长肌支可自正中神经单独发出，也常与近端指浅屈肌支合干。

桡侧腕屈肌绝大多数仅由一只粗大的分支支配，通常起自近端指浅屈肌支及掌长肌支以远，但发出点离两支很近，有时可观察到 3 支合干情况。

骨间前神经是正中神经最大的分支，起于正中神经的背侧，经指浅屈肌腱弓深面行向远侧，先位于指深屈肌的浅面，再位于指深屈肌和拇长屈肌之间，

14

后行于骨间膜的表面,与骨间前动脉伴行,发出分支支配拇长屈肌、示指指深屈肌和部分中指指深屈肌（中指指深屈肌由正中神经与尺神经共同支配）。终末支进入旋前方肌,并支配该肌。

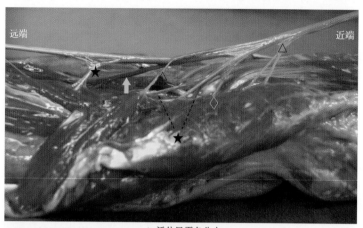

A. 活体显露各分支

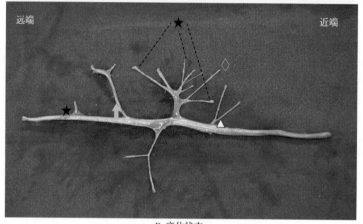

B. 离体状态

图 14-17　正中神经肘段分支解剖

△:旋前圆肌支;○:桡侧腕屈肌支;◇:掌长肌支;★:指浅屈肌支;⬆:骨间前神经

在前臂段正中神经与尺神经有一交通支,即Martin-Gruber 交通支,或称尺神经交通支。Gruber 在 125 具尸体解剖中发现,双侧有该交通支的有 10 具,单侧的有 18 具,出现率为 15.2%。Thomson 在 406 具肢体解剖中发现该交通支的有 63 例,占 15.5%。在这 63 例中,交通支起于骨间前神经的有 33 例,起于正中神经主干的有 14 例。交通支由骨间前神经或正中神经发出后汇入尺神经,没有发现由尺神经发出汇入正中神经的,因此,当正中神经损伤后,有时可出现手部由尺神经支配的内在肌肌力减退。

掌皮支起于正中神经桡侧,腕横纹近侧 5~7 cm 处,与主干平行,越过手舟骨结节,经鱼际基部行向手掌桡侧。支配鱼际及手掌中部区域的皮肤感觉。

在腕掌部,于腕上方,正中神经位于桡侧腕屈肌和掌长肌之间的深面,位置最浅表,继而穿过腕管到达手掌,在腕横韧带远侧依次发出:正中神经返支支配拇短展肌、拇对掌肌、拇短屈肌浅头;拇指桡侧固有神经分布于拇指桡侧皮肤;第 1 指总神经分布于拇指尺侧及示指桡侧皮肤,并有 1~2 小支至第 1 蚓状肌;第 2 指总神经分成示指尺侧和中指桡侧固有神经分布于相应皮肤,并有 1~2 小支至第 2 蚓状肌;第 3 指总神经分成中指尺侧和环指桡侧固有神经分布于相应皮肤。

14.6.2　病因与损伤机制

正中神经损伤是最常见的周围神经损伤之一。

其致病因素多种多样,如切割伤、牵拉伤、挤压伤、缺血性损伤等。常发生在腕部或前臂、臂部,而腋部的损伤较少见。不同部位损伤,其致病因素不尽相同,腕部或前臂的损伤多以切割伤为主,臂或腋部的损伤以牵拉伤最常见,大多数为上肢卷入机器所致。此外,随着生活水平的提高,近年来糖尿病性周围神经损伤亦呈日渐增多的趋势。

14.6.3 临床表现与诊断

（1）感觉障碍

主要表现为手掌桡侧半及桡侧3指半的感觉异常。

（2）运动障碍

1）拇对掌受限:表现为鱼际部肌萎缩,拇指处于手掌桡侧,不能完成掌侧外展。

2）拇、示指屈曲受限:由于正中神经支配的拇长屈肌、指浅屈肌及示指指深屈肌麻痹,表现为拇指、示指不能主动屈曲。

3）旋前障碍及屈腕力量下降:主要是由于旋前圆肌、旋前方肌及桡侧腕屈肌、掌长肌麻痹所致。

正中神经损伤分高位与低位损伤两种,表现各不相同。低位损伤是指正中神经在发出骨间前神经以远损伤,由于正中神经支配前臂屈肌的肌支已发出,其症状主要表现为拇对掌受限及手掌桡侧、桡侧3指半的感觉异常;高位损伤是指正中神经在发出骨间前神经以近损伤,除上述症状外,还表现为拇、示指屈曲受限和旋前障碍及屈腕力量下降。肌电图检查有助于了解神经损伤的部位及程度;B超可以较清晰地显示损伤部位神经的外形及创伤性神经瘤,对确定神经损伤部位及设计具体手术方案有一定帮助。

14.6.4 正中神经修复术

（1）适应证

1）各种原因引起的正中神经开放性断裂。

2）闭合性损伤经非手术治疗,观察3个月未见恢复迹象者。

（2）麻醉与体位

采用臂丛神经阻滞麻醉或全身麻醉。患者取平卧位,患肢外展置于上肢手术台上。

（3）手术步骤:

1）正中神经的显露:

A. 腋部显露:①切口。以胸大肌三角肌沟为标志做切口,上起锁骨中点外,下至臂上端。②切开皮肤、皮下组织至胸大肌、三角肌肌腹表面,在两肌交界处切开肌间膜,显露头静脉。③将头静脉留在三角肌侧,从头静脉的内侧进入胸大肌和三角肌间隙,这是因为头静脉接受来自三角肌的回流分支较多,因此从头静脉内侧分离较易。④显露胸小肌,分离该肌的上、下缘,以术者的左示指钩起整个胸小肌,用纱布钝性分离该肌至喙突的止点,并向头端牵开,亦可距止点1 cm处切断,缝扎胸小肌止点处断端,并将该肌向内侧牵开。⑤显露腋部臂丛及正中神经内、外侧头,在该处有的患者有一层脂肪垫覆盖在腋部臂丛表面,将这层脂肪垫由外向内全层掀起,即可清晰显露神经各分支。

B. 臂部显露:①切口。腋窝中点至肱骨内上髁连线上做切口。显露前臂段正中神经,则切口下端至肘上5 cm起向外侧延伸至肘窝中点,再折向前臂中线。②切开臂内侧皮肤后,沿切口方向切开臂部筋膜。③在肱二头肌内后缘显露由腋部延续而来的血管神经束。正中神经在臂上段位于肱动脉的外侧,在臂中段行至动脉的内侧,然后沿肱二头肌内缘下行至肘关节前方。切断肱二头肌腱膜,显露肘上段正中神经。

C. 前臂部显露:①切口。从肘窝中点至腕中点做"S"形切口。②切开皮肤、皮下组织,切开深筋膜,显露旋前圆肌。正中神经穿过旋前圆肌的两头之间到达前臂。在进入旋前圆肌前,先分出2个较粗的分支到旋前圆肌,然后再发到其他屈肌。③正中神经前臂近侧段的显露。将旋前圆肌在桡骨止点处切断后向近侧牵开,将桡侧腕屈肌向内侧牵开,即可显示正中神经进入指浅屈肌腱弓的深面,切开腱弓可见前臂上1/2的正中神经。由于此段正中神经分支较多,且大部分分支由主干的内侧发出,因此解剖正中神经应在其外侧面进行比较安全。④正中神经前臂远侧段的显露。正中神经在腕上段位置较浅,位于桡侧腕屈肌和掌长肌之间的深面,最易显露,因此常先显露该处正中神经,再向近侧解剖,将指浅屈肌向尺侧牵开,将桡侧腕屈肌向桡侧牵开即可显露前臂远侧1/2的正中神经。由于正中神经掌皮支在腕上5～7 cm处由主干的外侧发出,因此解剖此段正中神经应在其内侧面进行。

D. 腕掌部显露:①切口。在鱼际纹尺侧0.5 cm处做弧形切口,至腕掌纹时注意不要在手舟骨结节顶点越过,以免损伤皮下的正中神经掌皮支;越过腕掌纹后锐角向尺侧做弧形切口。②切开皮肤、皮下组织,切开掌腱膜,显露腕横韧带。③腕横韧带的切开应靠尺侧进行,目的是为了避免误伤正中神经返支。应在直视下进行,切开应彻底。

2)修复方法:根据显露所见,若神经粘连、瘢痕压迫则做松解术。若系神经断裂,缺损未超过神经直径4倍,可做直接缝合术;若缺损超过神经直径4倍,应做神经移植术。

(4)手术操作注意事项

1)切忌有张力缝合,尤其在腕部;不可在屈腕位缝合。若神经若缺损超过神经直径4倍,必须做神经移植。

2)避免过分游离正中神经远、近端;要保护缝合口血供。

3)在腕部附近的正中神经损伤,最好能同时切开腕横韧带,以避免术后发生腕部正中神经卡压。

4)在高位正中神经损伤时,因鱼际部功能无法恢复,在修复正中神经时,可同时行拇对掌功能重建术。

5)正中神经从腋部至肘部无分支,故该段神经在闭合性损伤时定位困难,术前可行B超检查,以确定损伤的具体部位。

(5)术后处理

1)术后常规皮片引流48 h,10~14 d拆线。

2)石膏托固定,保持神经松弛位4周。

3)给予维生素 B_1、维生素 B_6、维生素 B_{12} 和地巴唑等营养神经。

4)理疗、电刺激治疗。

5)在医师指导下行康复训练。

（董　震）

14.7　尺神经损伤

14.7.1　临床应用解剖

(1)腋部及臂部的解剖

尺神经主要由 C_8 及 T_1 神经根的神经纤维构成,有时也有 C_7 神经根的纤维参与。尺神经发自臂丛的内侧束,起点位于大圆肌上缘水平。在腋部,它位于腋动脉的内侧,后循肱动脉内侧下行,在臂中段穿臂内侧肌间隔至其后方,沿三头肌内侧头下降,至肱骨内上髁的后面。通常在臂中下段见尺神经远离肱动脉,并有尺侧上副动脉伴行。一般尺神经在臂部无分支。

(2)肘关节水平的解剖

尺神经经过鹰嘴后侧,下行于肱骨内上髁后方的尺神经沟内。出尺神经沟后向前臂下行,经指深屈肌与尺侧腕屈肌的两头之间进入前臂。肱骨内上髁尺神经沟是肘部尺神经易发生磨损而致迟发性创伤性尺神经炎即肘管综合征的部位。

(3)前臂及手部的解剖

尺神经在进入尺神经沟前即在肱骨内上髁上方2~3 cm处发出1~2个关节支,接受肘关节内侧部分感觉,在尺神经前移术中可切断此支。在肱骨内上髁下3 cm处,即在尺神经出尺神经沟、进入尺侧腕屈肌前分出2~3支配尺侧腕屈肌。继后尺神经再分出2~3支支配指深屈肌。此后尺神经与尺动、静脉一起沿尺侧腕屈肌内下方,在指浅、深屈肌间下行。在前臂中段尺神经发出掌皮支,沿前臂和腕掌尺侧下行(直接经皮下而不经 Guyon 管),支配掌尺侧近段的皮肤感觉。在腕上5~7 cm处,尺神经发出手背支向外下行走,接受手背尺侧及环、小指一指半背侧的皮肤感觉。尺神经主干继续垂直下行,至腕部紧贴豌豆骨外侧,经腕横韧带内缘及掌短肌深面、钩骨钩的外侧进入手掌。在豌豆骨及钩骨之间走行,出 Guyon 管后,尺神经分浅、深两支,浅支发出一小运动支支配掌短肌,再发出分支支配手掌尺侧半远段和环指、小指1指半的掌侧皮肤感觉;深支与尺动脉深支伴行,经小指展肌和小指屈肌之间贯穿小指对掌肌,分支支配小鱼际部的小指展肌、小指短屈肌和小指对掌肌,而后转向桡侧,分支支配全部骨间肌及第3、第4蚓状肌,最后分支支配拇收肌及拇短屈肌深头。

尺神经主干及深支在进入腕部时需通过由腕骨和致密纤维韧带构成的 Guyon 管、对掌管及豆钩管3个管道,此处是引起腕部尺神经卡压的常见部位。

14.7.2　病因与损伤机制

多种损伤机制均可造成尺神经损伤,如切割伤、撕裂伤、火器伤、挤压伤、牵拉伤、摩擦伤、缺血性损伤等。但根据尺神经的解剖特点,尺神经损伤多因前臂切割伤所致;肱骨内上髁骨折并发尺神经损伤也是常见的原因;肱骨尺神经沟处由于骨质增生、肘关节内翻畸形等原因造成的创伤性尺神经炎,即肘管综合征,也是常见的损伤原因。

14.7.3　临床表现与诊断

腋部和臂部的尺神经损伤比较少见,当其发生时常伴有正中神经和桡神经的损伤,可致尺侧腕屈肌及尺侧两指指深屈肌麻痹,环、小指屈曲受限,示、中、环、小指掌指关节与指骨间关节伸直受限,握物困难,拇内收功能障碍,拇、示指对指功能受限。在感觉障碍方面,范围大小不一,通常表现为尺侧1指半的感觉丧失。

在陈旧性尺神经损伤的病例,由于骨间肌及第3、4蚓状肌麻痹,还可见骨间肌萎缩;环指及小指掌指关节轻度背伸,指骨间关节半屈曲,中、示指指骨间关节可有不能完全伸直现象,即出现所谓的"爪形手"畸形,同时手指不能完成屈掌指关节、伸指骨间关节动作。

肘以下的尺神经损伤,根据损伤部位在尺神经发出尺侧腕屈肌及指深屈肌肌支的上、下,可分别表现为这两块肌肉的累及或不累及。由于尺神经在腕以上发出的皮支可支配手背及环、小指的背侧皮肤,故腕以下尺神经损伤时该部分感觉仍存在,而常表现为小指远节指腹的感觉丧失。

根据病史、损伤机制和以上临床表现和体征,诊断尺神经损伤多不困难。但有时在急诊手外伤,由于手部骨折或肌腱损伤所致的疼痛,患者常不能完成一些检查动作,这时可用针刺小指远节指腹,如感觉丧失,即可初步诊断为尺神经损伤。

14.7.4　尺神经损伤修复术

（1）适应证

各种原因引起的尺神经断裂、部分损伤或尺神经炎。

（2）麻醉与体位

腋部及臂近端内侧尺神经手术时,采用高位持续硬膜外麻醉或全身插管麻醉。尺神经臂后内侧手术时,用全身插管麻醉或高位持续硬膜外麻醉;若尺神经损伤位于臂内侧下份,可试用臂丛神经阻滞麻醉。尺神经肘部手术、前臂中下段及腕掌部尺神经手术时,用臂丛神经麻醉或高位持续硬膜外麻醉。

腋部及臂近端内侧尺神经手术时,患者平卧于手术台,患侧肩下以软枕适当垫高;患肢外展,置于上肢手术台上。尺神经肘部手术时,患者平卧位,患肢肩关节外展、外旋置于上肢手术台上,肘关节屈曲,前臂旋后。前臂中下段尺神经手术及腕掌部尺

神经手术时,患者平卧位,患肢置于上肢手术台上。

（3）手术步骤

1）腋部及臂近端内侧尺神经损伤修复术:

A．切口及显露方法:在臂近端臂内侧上中1/3交界处做一纵行切口,向上沿喙肱肌内侧缘上行,继沿胸大肌下缘至腋窝顶部内侧壁。如需延长切口,可将切口上下延长。循切口切开皮肤、皮下组织,并将皮瓣向两侧游离。沿喙肱肌内侧缘纵行剪开深筋膜,适当游离后,可见肌皮神经紧贴喙肱肌的远端。将喙肱肌与肌皮神经向前外侧牵开,仔细分离深面的疏松脂肪组织,剪开肱动脉、正中神经及尺神经周围的一层薄的鞘膜,即可显露位于正中神经后内侧的内侧束及尺神经(参见图6-40C、D)。

B．修复方法:小心将尺神经上、下充分游离,视尺神经损伤程度选择神经松解术、神经直接缝合术或神经移植术。

C．手术操作注意事项:手术前要熟悉腋窝的解剖,手术时操作要小心,对所显露的腋窝内神经、血管诸结构如肌皮神经、正中神经、尺神经、腋动脉、肱动脉等都需妥善保护,以免误伤。

2）臂后内侧尺神经损伤修复术:

A．切口及显露方法:以肱骨内上髁为标志,沿肱二、三头肌内侧缘交界连线直线向上至腋窝下缘做切口。循切口切开皮肤、皮下组织,并将皮瓣向两侧适当游离,再沿肱二、三头肌内侧缘内侧肌间隔做深筋膜切口。用蚊式血管钳紧贴筋膜切口下稍加分离后,用剪刀剪开筋膜。将臂内侧肌间隔向前外方牵开,则尺神经可得到充分显露(参见图6-40C、D)。

B．修复方法:用蚊式血管钳做尺神经上、下游离,根据损伤情况选择神经松解、神经缝合或神经移植术。

C．手术操作注意事项:该切口是显露臂部尺神经干的一个较理想的切口,完全符合尺神经干的体表投影,而且能在肌间隙内显露尺神经,故副损伤很少。但在切开深筋膜显露尺神经时,谨慎操作以防损伤深面的尺神经。在臂近段时,要防止血管尤其是肱静脉等的损伤。为防止损伤,常用蚊式血管钳做保护,分离一段,切开一段,这样可避免损伤。

3）肘部尺神经损伤修复术:

A．切口及显露方法:以肱骨内上髁上、下方各7 cm为切口两端的定点,以两点经过肘后尺神经沟的连线做切口(参见图6-44A)。循切口切开皮肤、皮下组织,并将皮瓣向两侧游离,前部皮瓣游离至前

臂屈肌群外侧缘后部,后部皮瓣游离至鹰嘴。在肱骨内上髁上方小心切开沿尺神经沟向上的深筋膜,在内侧肌间隔之后,肱二、三头肌的纵沟内解剖出尺神经,用橡皮条做悬吊,再于肱骨内上髁下方切开沿尺神经沟向下的深筋膜,显露尺神经,再于上、下两筋膜切口之间做尺神经沟的切口(参见图6-44B)。沿尺神经沟的切口,小心剪开筋膜,显露出位于尺神经沟内的尺神经,并向远侧游离至尺神经穿入尺侧腕屈肌的肱骨头与尺骨头之间(参见图6-44C)。此时应注意仔细分离并保护尺神经在肘部的分支,如尺侧腕屈肌和指深屈肌的肌支,必要时在手术显微镜或放大镜下做干、支分离。尺神经的肘部关节支可予以切断。

B. 修复方法:根据肘部尺神经损伤的情况选择行肘部尺神经缝合修复术或肘管松解尺神经前置术。一般而言,若尺神经断损接近肘管处,可在尺神经显微镜下缝合修复的同时,一并给予肘管切开尺神经前置术。

C. 手术操作注意事项:①切口要足够长,一般为14~15 cm,切忌做小切口,以防尺神经前置时上、下端折弯造成新的卡压损伤;②在肘部尺神经主干系膜上常有尺返动脉及伴行静脉附着,术时应尽可能将系膜血管连同主干一同游离,以确保尺神经的血供;③术中应注意避免误伤尺神经肘部的一些肌支,如尺侧腕屈肌支、指深屈肌的肌支等;④彻底止血,逐层缝合切口,皮下置橡皮片引流。

4) 前臂中下段尺神经损伤修复术:

A. 切口及显露方法:于前臂掌面尺侧做一纵行切口,自肘关节前横纹,沿尺侧腕屈肌外缘直线向下至腕上方。循切口切开皮肤、皮下组织,并将皮瓣适当向两侧游离,沿尺侧腕屈肌前外侧缘做深筋膜的切口。沿尺侧腕屈肌前缘深筋膜切口剪开筋膜,并做适当游离,显露出指浅屈肌。再沿指浅屈肌与尺侧腕屈肌的间隙,小心将两肌分开,并将指浅屈肌向外侧牵开,尺侧腕屈肌向内侧牵开,此时尺神经显露在指深屈肌的浅面(参见图6-49B、C)。剪开尺神经表面的一层筋膜,则尺神经得以充分游离。在游离尺神经时,勿损伤其向桡侧的肌支和在前臂尺骨茎突水平上5~7 cm处的手背支。

B. 修复方法:依据尺神经损伤情况及程度,选择做神经松解或尺神经显微缝合修复术。

C. 手术操作注意事项:①应熟悉尺神经前臂段的解剖。手术时分开尺侧腕屈肌与指浅屈肌时,

要注意保护深面的尺神经。特别是切开尺神经表面筋膜、游离尺神经时,不要损伤尺神经的肌支和手背支。②由于尺神经在前臂段上下游离的伸缩度有限,因此在有尺神经较长段缺损时(如缺损段大于神经直径4倍),若屈腕仍不能减缓神经两端的张力,则应考虑行神经移植术。

5) 腕掌部尺神经损伤修复术:

A. 切口及显露方法:在前臂掌面远端、腕部、手掌做一尺侧弯曲切口,自前臂掌面远端尺侧腕屈肌的外侧缘直线向下,于腕前横纹转向掌长肌,于掌长肌外侧缘转向手掌,沿小鱼际斜纹至近侧掌横纹(参见图6-51A)。循切口切开皮肤、皮下组织,并将皮瓣适当向两侧游离。前臂远段于尺侧腕屈肌的外侧缘切开深筋膜,即可见尺神经、尺动脉等。腕部在豌豆骨平面切断腕掌侧韧带及掌长肌,即可显露深面的尺动脉、尺神经,再沿尺侧腕屈肌腱的外侧缘做尺动脉和尺神经的鞘膜切口(参见图6-51B),将尺侧腕屈肌腱向内侧牵开,腕掌侧韧带向外侧牵开,沿尺动脉和尺神经小心剪开鞘膜,则尺神经及其远端的分支得以充分显露(参见图6-51C)。

B. 修复方法:视前臂远段、腕掌部尺神经损伤程度的病理状况,选择神经松解术或缝合术。

6) 前骨间神经旋前方肌支移位术:对于单纯高位尺神经损伤,1997年,Novack和Mackinnon提出前骨间神经旋后肌支移位至尺神经深支恢复手内肌运动功能,Haase和Chung及Battiston和Lanzetta相继报道该术式获得了较好的恢复效果。

A. 切口及显露方法:自前臂掌尺侧中下1/3交界处至近侧掌横纹切口同腕掌部尺神经修复术。打开Guyon管,显露尺神经分出浅、深支处,向近端游离尺神经深支(运动支)至旋前方肌近侧缘水平,术中肌电图检测确定尺神经深支无功能。将前臂屈肌腱向外侧牵开,显露前骨间神经及旋前方肌,可见骨间前神经沿骨间膜表面下行,其中旋前方肌支于旋前方肌深面正中与伴行血管一起进入该肌。

B. 修复方法:尽可能向近端干支分离游离尺神经深支,向远端游离旋前方肌支至入肌点,切断后行旋前方肌支近端与尺神经运动支远端直接无张力缝合。

C. 手术操作注意事项:①查体及术前、术中肌电图检查确认前骨间神经及旋前方肌支的完整性;②尺神经原高位损伤处仍应进行直接修复或移植修复,以恢复手尺侧保护性感觉。

（4）术后处理

1）术后 48 h 内拔除皮片引流条。臂部术后 7 d 拆线，前臂及腕部于术后 10~14 d 拆线。

2）给予维生素 B₁、维生素 B₆、地巴唑、甲钴胺等神经营养药物治疗。

3）神经缝合或神经移植修复后应予石膏托外固定 4~6 周。若是单纯松解前置术，则固定时间为 3 周。

4）肘部尺神经手术后，患肢给予石膏肘关节屈肘 110°、旋前及腕关节微屈位外固定。固定时间依神经修复及各种不同尺神经前置类型而定。

5）腕部尺神经手术后，患肢给予屈腕位石膏托外固定。若是单纯松解术，外固定 2 d；若做神经移植或直接缝合术，则固定时间为 4~6 周。

6）去除石膏后 2~3 周内，根据缝合口的张力情况，可采用可调整活动度的支具逐渐使肘、腕关节背伸。当肘、腕关节可完全伸直后，开始进行功能锻炼，充分恢复肘、腕关节的活动度。

（徐文东　徐建光）

14.8　桡神经损伤

14.8.1　临床应用解剖

桡神经是臂丛后侧束的最大终末支（图 14-18A），接受来自 C₅~C₈ 和 T₁ 的神经纤维。桡神经在起始段位于腋动脉的后方，经肩胛下肌、大圆肌和背阔肌表面斜向外下走行。其在背阔肌止点近端发出肱三头肌长头的肌支，在背阔肌止点远端发出臂后皮神经、前臂后皮神经，以及支配肱三头肌各个头的肌支。其中，这两支皮神经支配臂和前臂后侧的皮肤感觉。然后桡神经绕过桡神经沟，在肱骨外上髁上方约 10 cm 处穿出外侧肌间隔，此处桡神经被肱三头肌外侧头的纵横交叉的纤维包绕，且肱三头肌外侧头常常有一腱性缘斜跨桡神经，是这段桡神经受压的常见原因。桡神经出外侧肌间隔后在肱二头肌、肱肌和肱桡肌之间继续下行，至肱骨外上髁上方 3~5 cm 处发出支配肱桡肌和桡侧腕长伸肌支。在解剖研究中发现，尸体中有 20% 的桡神经在这个水平发出支配肱肌的肌支。接着桡神经便分成桡神经感觉支（浅支）和桡神经运动支（深支）即骨间后神经。支配桡侧腕短伸肌的肌支可从桡神经主干发出，亦可从桡神经浅支发出。桡侧腕短伸肌的肌支

一直位于骨间后神经的浅面与之伴行，直至骨间后神经进入旋后肌管。所谓旋后肌管即桡神经深支（骨间后神经）穿过旋后肌的一个肌性间隙，此处的旋后肌纤维从桡侧近端向尺侧远端排列，而神经周围的肌纤维呈半环状包绕神经。旋后肌在肱骨外上髁的外侧和内侧的起点形成一个弧形向远端的腱性弓（Frohse 弓），这个弓可能会造成骨间后神经在此处受到卡压。然而，桡侧腕短伸肌的起始处常有一镰状纤维腱性边缘，它可能在骨间后神经进入 Frohse 弓前压迫该神经，也可能在 Frohse 弓浅层加重该弓对骨间后神经的压迫。骨间后神经穿过旋后肌管后便像马尾一样分成多支，主要分为深、浅两部分，即浅层肌支支配尺侧腕伸肌、指总伸肌及小指固有伸肌；而深层的肌支先后发出拇长展肌、拇长伸肌、拇短伸肌及示指固有伸肌的肌支。骨间后神经在发出最后 1 支肌支后，即成为终末支，其紧贴骨间膜行走，在第 4 伸肌鞘管的最桡侧和最深层行走，跨过桡腕关节，在舟月关节囊背侧、头月关节囊处稍稍膨大，并向两侧、深层及远端发出多支细支进入这些纤维组织中。在第 4 伸肌鞘管中骨间后神经的终末支有 1 层筋膜组织覆盖，不加分离常常看不出该神经（图 14-18B）。骨间后神经终末支可能发出分支支配第 1 背侧骨间肌，这种变异可能造成诊断上的偏差。桡神经浅支起始后则循桡动脉的外缘下降，走在肱桡肌的深层，在前臂中下 1/3 由肱桡肌腱桡侧穿向浅层，转至背面降至手背桡侧半。桡神经在臂中段和下段的损伤最为常见，是肱骨骨折和肱骨髁上骨折常见的并发症，也是上肱骨钢板和拆除肱骨钢板最常见的医源性周围神经损伤，应该高度重视。

桡神经以运动神经纤维为主，其感觉单一神经支配区仅在虎口背侧或拇指背侧。在桡神经近段，感觉神经纤维占的比例较少，至肱骨中下段感觉神经束位于神经干的前方，常成为一大的束组。这些是桡神经修复后效果常常较佳的重要因素之一。

14.8.2　病因与损伤机制

由于桡神经与肱骨干的特殊解剖关系，桡神经损伤常与桡骨干骨折有直接关系，可能是骨折时暴力的牵拉、骨断端的刺割或神经嵌入两骨折断端之间造成压榨所致。此外，医源性损伤亦不少见，如医师在手法复位肱骨骨折时太过暴力，造成牵拉损伤；切开复位时误把桡神经切断；放置钢板时钢板将神

经压迫或顶压,以及取钢板时由于神经及钢板都在

瘢痕组织中,不小心将神经切断或牵拉、挤压等。

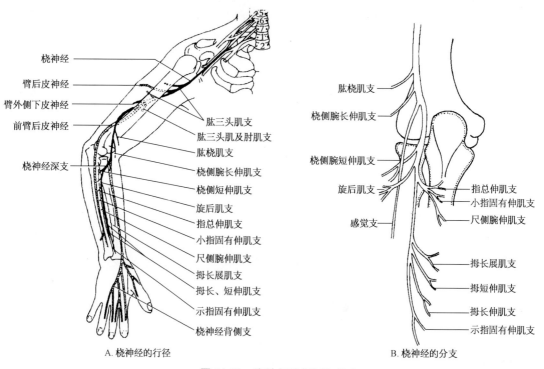

图 14-18　桡神经的起源与分支

桡神经在腋臂角处紧贴肱骨内侧,此处肌肉比较薄弱,特别容易被上肢的肩肱石膏或支具顶压而损伤。在臂中段,桡神经正好绕过桡神经沟至肱骨外侧,长时间的侧卧亦可能损伤桡神经。所谓的醉酒后的"周末综合征"就是因酒醉侧卧深睡而损伤了该段桡神经。

桡神经在前臂的损伤常与直接暴力有关,暴力直接作用于桡神经深支。在此处桡神经紧贴肱桡关节及桡骨颈外侧,走向旋后肌管,暴力与骨性组织挤压可损伤之。此外,桡骨小头脱位、骨折亦可能损伤桡神经深支,最多见于 Monteggia 骨折。

由于引起桡神经损伤的大多数是牵拉伤或挤压伤,所以损伤神经的连续性仍然存在。随着骨折的愈合,骨质的增生,损伤段神经内、外结缔组织的增生,也可能对神经产生新的压迫。这些压迫都可以阻断轴突的再生,甚至可压迫残留的正常神经纤维及已再生的神经纤维。

14.8.3　临床表现与诊断

桡神经在不同平面损伤的临床表现有一定差异,在腋部、肘上及肘下的损伤其功能的丧失均不同。

（1）腋部桡神经损伤

腋部桡神经损伤大多数是牵拉伤或刺伤。在腋部桡神经的三头肌支已形成单独的束,但是大多数还没有离开主干。所以在腋部桡神经损伤的患者常常是伸肘、伸腕、伸指及伸拇功能均受到影响,完全断伤者则伸肘、伸腕、伸指均不能。在腋部,神经与血管还在同一鞘管内,如系刀刺伤应注意是不是还伴有腋动、静脉的损伤和其他神经（如正中神经、尺神经及肌皮神经）的损伤。另外,腋部的桡神经完全断伤,远断端可能从肱骨内侧缩至肱骨后侧,甚至到肱骨外侧,单单从内侧切口或外侧切口很难将两断端解剖出,常常需要同时做腋下臂内侧切口和臂外侧切口,分别寻找桡神经的近、远断端。

（2）臂部桡神经损伤

桡神经发出支配肱三头肌各个头的肌支,进入桡神经沟,在肱骨外上髁上方约 10 cm 处穿出外侧肌间隔,此处桡神经被肱三头肌外侧头的纵横交叉的纤维包绕,相对比较固定。因此,肱骨骨折如有移位,很可能伤及桡神经。患者往往出现伸腕和伸指功能障碍。这种情况的桡神经损伤,在骨折复位2～

3个月后大多能够自行恢复;如伤后 2～3 个月仍无恢复迹象,看不到前臂伸肌群有收缩,无伸腕动作,甚至肱桡肌功能亦无恢复,电生理检查伸腕、伸指肌无新生电位,应考虑做手术探查。如术中见桡神经连续性存在,切开外膜松解后见神经束连续性及形态良好可仅做松解术;如见损伤处形成较大较硬的神经瘤,切开神经外膜后见神经束型紊乱,术中电生理检查不能测及有神经再生,则应切除神经瘤做桡神经的端-端缝接术。近年来,由于影像学的发展,超声影像已能够很清晰地看到神经干是否有连续性及连续性是否良好,看到神经干内神经束的形态如何,神经束的连续性是否良好,为手术提供了可靠的信息,使得在术前手术方式的选择成为可能。

（3）前臂部桡神经损伤

常见于孟氏骨折及前臂中上段刀砍伤。前臂桡神经在过肘关节后进入旋后肌管,该管近端是旋后肌起始的一部分。这些起始纤维在肱骨外上髁外侧和内侧的起点形成一个弧形向远端的腱性弓,称 Froshe 弓。这个弓限制了骨间后神经的活动。当发生孟氏骨折时脱位的桡骨小头将骨间后神经向前方牵拉,而 Froshe 弓拉住神经不让它跟着桡骨小头一起前移,造成骨间后神经损伤。孟氏骨折是尺骨近段骨折伴桡骨小头脱位,有时脱位的桡骨小头可能自行复位,X 线片未能显示存在桡骨小头脱位,仅见到有尺骨近段骨折,此时同样要仔细检查桡神经的功能,切不可漏诊和误诊。

前臂近段背侧的刀砍伤,伸肌群往往于肌腹处或肌腱肌腹交界处断裂,同时在其深层的骨间后神经亦可断裂,患者往往表现出伸指、伸拇功能障碍。在此处的神经、肌肉修复常常效果很差,有时并不是神经恢复不佳,而是由于这个平面断伤的肌肉修复后其弹性受到很大影响,很难完成伸指和伸拇功能。大多数患者以后还需做伸指、伸拇功能重建。有时损伤正好在出旋后肌管处,此处桡神经发出数根小分支,无法逐一找出,较难重接。遇到这种情况,如创面挫伤严重,创面愈合后可行功能重建;如果局部条件允许,在急诊清创后可同时做功能重建。

14.8.4 桡神经损伤修复术

（1）适应证

上肢有外伤史,有伸肘、腕下垂、指下垂等症状,观察 1 个月无电生理恢复迹象,或观察 2～3 个月无

临床进一步恢复迹象,局部皮肤条件许可,可行手术探查;开放性损伤,出现上述症状,创面条件许可,可在清创后做桡神经探查。

（2）麻醉与体位

全身麻醉或高位连续硬膜外麻醉。损伤如在束部以下,取平卧位;损伤在臂中段取侧 45°位;损伤在肘部、腋部或前臂近端,取平卧位,患肢外展 90°。

（3）手术步骤

1）近束部桡神经的暴露:做胸大肌三角肌沟切口,上自锁骨下,下达腋部。切开皮肤、皮下组织后找到头静脉,此处即胸大肌三角肌沟。小心游离头静脉并将其向外侧的分支逐一结扎,连同胸大肌向内侧牵拉。切开胸锁筋膜暴露胸小肌,可于胸小肌止点处切断胸小肌,亦可将胸小肌充分游离,向锁骨方向拉开。稍稍分离胸小肌深层的脂肪筋膜组织,首先看到的是臂丛外侧束,沿外侧束向深层分离即可见到后侧束。在喙突水平可见后侧束有一较大的分支向深层、外侧行走,此乃腋神经,后侧束发出腋神经后即为桡神经。应该注意,腋动脉紧贴在桡神经的前面。

2）腋臂角处的桡神经暴露:从腋窝顶点至臂内侧正中做 10～12 cm 长切口,切开皮肤、皮下组织及深筋膜后在二头肌和三头肌之间即见腋部神经血管束,在腋动脉的后方可见一粗大的且有分支的神经,即桡神经。小心分离可见这些分支进入肱三头肌长头肌腹,并见桡神经逐渐转向深层及肱骨后。

3）臂段桡神经的暴露:做臂外侧纵行切口,上段沿三角肌后缘向上延伸 10～12 cm,切开皮肤、皮下组织后在深筋膜浅层潜行分离,在肱二头肌和肱三头肌间找到外侧肌间隔,沿该肌间隔后缘小心切开,向下分离,即可见桡神经。如需向近段暴露,则可切开部分肱三头肌外侧头起始部分;如需向远段暴露,则可沿肱二头肌与肱桡肌间隙分离。

4）肘与前臂桡神经的暴露:做肘外侧切口,切开上段沿肱二头肌与肱桡肌间隙分离,暴露桡神经,肘关节以下则沿肱桡肌与桡侧腕长伸肌肌间隙分离,见到脂肪组织时,桡神经可能就在其下方,此处桡神经已分为深支和浅支,深支即为骨间后神经。如需完全显露骨间后神经,则应暴露旋后肌,沿骨间后神经浅层切开旋后肌,即旋后肌管的前壁。旋后肌管前壁的近端起始部为 Froshe 弓,管长 4～5 cm。骨间后神经出旋后肌管后,逐一发出支配前臂伸肌群的肌支。此处神经很快分为多支细小的分支,故

此处神经损伤常常很难修复。

5) 手术操作注意事项:桡神经近段,紧贴腋动脉和肱动脉后面行走,以动脉为标志寻找桡神经;在臂部,桡神经贴外侧肌间隔后行走,其浅层有臂后侧皮神经,有时该神经比较粗大,若同时断伤切勿将其误认为是桡神经主干而进行修复。如桡神经断伤的平面正好在进入桡神经沟时,两神经断端回缩,不可能在同一切口内完全暴露两断端,应分别做腋下切口和臂外侧切口,分别暴露断离的桡神经近端和远端。

臂部桡神经损伤修复后应考虑到前臂近端存在的旋后肌腱弓(Froshe 弓)对再生的桡神经纤维的影响,可考虑做前臂切口,切断旋后肌腱弓及部分旋后肌、桡侧腕短伸肌的部分起始腱性纤维,以免再生纤维在此处遭遇卡压而影响再生。

肱骨骨折合并桡神经损伤大多为牵拉伤,桡神经的连续性存在,常常仅需做桡神经松解术。如切除神经瘤,桡神经近、远端距离在 3~4 cm,则常能直接缝合;如神经缺损>4 cm,或屈曲肘关节 90°以上方能使桡神经两断端直接缝合,则应做神经移植术;如神经缺损>5 cm,可考虑做小隐静脉动脉化的游离腓肠神经移植术。

骨间后神经的缺损很难通过屈肘关节获得缩短距离的机会,一般缺损 1.5 cm 即需要做神经移植。因其邻近处有一根桡神经浅支且粗细相近,可切取做移植神经。亦可选择一段与骨间后神经缺损最近的桡神经浅支神经干,于缺损近、远端各长 1 cm 左右切断之,不游离中间一段神经床,分别与骨间后神经两断端缝合,即为带血供的神经移植。

(4) 术后处理

如做神经缝合或神经移植,术后应用石膏托固定神经于松弛位。如做神经移植,石膏固定 2~3周;如做神经直接缝合,固定应适当延长至 4~6 周。固定期间应充分主动和被动活动不需要固定的关节。术后早期可短期适当选用抗生素。术后即开始用神经营养药物,如甲钴胺、维生素 B₁、维生素 B₆、地巴唑等,亦可给予适当的活血化瘀、补中益气的中药,以利于神经的再生。还可用电刺激治疗,一般于术后 2~3 周开始,每天 3 次,每次 15~20 min,其强度开始时以电极下方的肌肉有微微收缩为度,以后可根据患者的耐受力而逐渐增强。

(5) 并发症

术后除可能发生伤口内积血、血肿形成和伤口感染等并发症外,一般无其他严重并发症。

(6) 结果

桡神经主要是运动神经,且是支配比较大的肌肉,只要神经修复不拖延太长时间,多数的疗效较为满意。即使神经损伤超过 1 年仍无功能恢复,只要所支配的肌肉色质、形态尚好,无明显纤维化,仍可考虑给予神经修复的机会。

(陈德松)

14.9 指神经损伤

14.9.1 临床应用解剖

正中神经在腕横韧带的远侧分为内、外侧股,外侧股在发出返神经后即分为两支:一支经拇收肌表面向桡侧越过拇长屈肌腱,与拇短屈肌平行,成为拇指掌侧(桡侧半)固有神经;另一支,即第 1 指掌侧总神经,经指屈肌腱的浅面达远侧掌横纹处发出拇指掌侧(尺侧半)固有神经和示指掌侧(桡侧半)固有神经。内侧股发出第 2、3 指掌侧总神经,沿指屈肌腱浅面达远侧掌横纹处各发出 2 个分支,即示指掌侧(尺侧半)固有神经、中指掌侧固有神经、环指掌侧(桡侧半)固有神经。

尺神经在豌豆骨桡侧发出浅支,在腕横韧带远侧缘的近侧,掌短肌的深面或远侧发出 2 支:一支于小指短屈肌的浅面成为小指掌侧(尺侧半)固有神经;另一支为第 4 指掌侧总神经,于掌筋膜深面达远侧掌横纹处发出示指掌侧(尺侧半)固有神经和小指掌侧(桡侧半)固有神经。

在近、中指节,指掌侧固有神经均位于指掌侧固有动脉的掌内侧,且有伞状分支分布于指的掌面和侧面。在指远节,指掌侧固有神经则经指掌侧固有动脉的浅面行于外侧,最后分成许多终末支进入指端。在指根部,指掌侧固有神经发出一背侧分支,斜行走向近侧指骨间关节背面,支配同侧中、远指节背侧皮肤。手指近节指背侧皮肤感觉在桡侧 3 指半主要由桡神经浅支发出的指背神经支配,而尺侧 1 指半则主要由尺神经手背支支配。

14.9.2 病因与损伤机制

指神经损伤的原因有切割伤、刺伤、挫伤、压砸伤及撕脱伤等。指神经断伤后,近端常形成神经瘤,部分神经瘤可引起明显的疼痛。

14.9.3　临床表现与诊断

指神经损伤后,相应区域的皮肤麻木,刺痛减退或消失,局部 Tinel 征阳性。根据上述症状和体征,诊断一般不难。B 超检查可以确定损伤部位与程度。

14.9.4　指神经损伤修复术

（1）适应证

1）开放性损伤:受伤时间在 8 h 以内、污染轻的指神经损伤,应在清创的同时探查指神经。对严重污染的开放性损伤,禁忌在伤口愈合前做神经修复手术,可将神经两断端靠近固定,以免回缩。待伤口愈合 1 个月后,再二期修复。

2）闭合性损伤:可先观察 3 个月,若神经功能无恢复,即应考虑行指神经探查术。如果有条件做 B 超检查,则可早期诊断、早期治疗。

3）陈旧性损伤:感觉神经损伤的晚期修复时限目前尚无定论。据文献报道,修复＞10 年的神经损伤仍能获得良好的感觉恢复。

4）残端痛性神经瘤:经理疗、局部封闭等保守治疗 3～6 个月无效,可考虑手术探查。如果神经瘤紧贴手指残端瘢痕,则应尽早手术。

（2）麻醉与体位

采用臂丛神经阻滞麻醉或局部麻醉。患者取仰卧位,患肢外展,手掌朝上。

（3）手术步骤

1）切口:指总神经的显露采用平行于掌横纹的横行切口、斜形切口或"Z"形切口。单侧指掌侧固有神经的显露采用指侧方切口,双侧则采用指掌侧"Z"形切口。

2）显露方法:切开皮肤及掌腱膜后,在指屈肌腱的两侧可找到指总神经。在手指两侧的皮下指屈肌腱的侧方可见指掌侧固有神经血管束。

3）修复方法:

A. 神经松解术:用于神经连续性存在,局部神经瘤形成或神经周围瘢痕卡压,术中神经电生理检查,在损伤远端能引出 SEP 者。一旦发现神经瘤较大或卡压段无神经束通过,且术中神经远端未能引出 SEP,则宜切除病变的神经段,按神经断裂伤处理。

B. 神经缝合术:用于指神经断裂,远、近两断端经清创或瘢痕切除后无张力者。

C. 神经移植术:用于神经缺损较大不能直接缝合者。移植材料可选用自体神经、异体神经或静脉。

D. 残端痛性神经瘤的处理:目前,处理痛性神经瘤的方法很多,但疗效均不甚满意。最简单的方法是用快刀在神经瘤的近端切断神经,让断端回缩到正常组织内,或用皮瓣覆盖神经残端。神经瘤指骨内置入法也是常用的方法之一。上述方法的目的均为避免神经残端受瘢痕卡压和触压痛。神经自身缝合术是近年来较受欢迎的方法。单侧指神经损伤,在切除神经瘤后,可以将神经远端与健侧指神经做端-侧缝合。而双侧指神经损伤者,只要切除两侧的神经瘤,两指神经做端-端缝合即可。

（4）手术操作注意事项

由于指总神经和指掌侧固有神经分别与指总动脉和指掌侧固有动脉伴行,走在指屈肌腱的侧方,其中任何一种结构的损伤常合并另外两种结构的损伤,因而术中应同时探查,避免遗漏。对于单纯指神经损伤者,操作宜在手术放大镜下进行,以免损伤血管。

（5）术后处理

术后用小夹板或石膏托于手指功能位固定 3 周。同时辅以神经营养药（B 族维生素、地巴唑、神经节苷脂及中草药等）、理疗及电刺激疗法。

（6）并发症

因解剖关系密切,术中可能会误伤指总动脉或指掌侧固有动脉。

（王　涛）

主要参考文献

［1］丁自海,裴国献. 手外科解剖与临床［M］. 济南:山东科学技术出版社,1993,202-211.

［2］王成琪,陈中伟,朱盛修. 实用显微外科学［M］. 北京:人民军医出版社,1991,428-431.

［3］韦加宁,王澍寰,刘漱芳. 上肢神经修复 87 例临床分析［J］. 中华外科杂志,1981,19:3.

［4］朱家恺,劳镇国,于国中,等. 115 次上肢神经损伤修复方法的分析(附 53 例随访报告)［J］. 中华医学杂志,1986,66:453.

［5］朱盛修. 现代显微外科学［M］. 长沙:湖南科学技术出版社,1994.

［6］朱盛修. 周围神经显微修复学［M］. 北京:科学出版社,1991.

［7］杨勇,陈亮,顾玉东,等. 膈神经移位术对小儿呼吸系统远期影响的临床研究［J］. 中华医学杂志,2006,86:1179-1182.

[8] 陆裕朴,褚晓朝,殷琦.晚期周围神经损伤的治疗[J].中华骨科杂志,1990,10:241.

[9] 陈亮,顾玉东,胡韶楠.旋转截骨矫形手术在分娩性臂丛损伤中的应用[J].中华手外科杂志,2001,17:3-5.

[10] 陈亮,顾玉东,徐建光,等.产瘫后肩关节内旋挛缩畸形的手术治疗[J].中华手外科杂志,1997,13(2):75.

[11] 侍德.矫形外科手术进路图解[M].2版.上海:上海科学技术出版社,1996.

[12] 顾玉东,王澍寰,侍德.手外科学[M].上海:上海科学技术出版社,2002:554-555.

[13] 顾玉东.臂丛神经损伤与疾病的诊治[M].上海:上海医科大学出版社,1992.

[14] 高仕长,孟炜,陈亮,等.分娩性臂丛神经损伤危险因素的病例对照研究[J].中华手外科杂志,2002,18:193-196.

[15] 常万绅,褚寅,周玲,等.部分正中及尺神经移位治疗 C_5、C_6 根性撕脱伤[J].中华手外科杂志,1996,12:137.

[16] 杨勇,陈亮,顾玉东,等.膈神经移位术对小儿呼吸系统远期影响的临床研究[J].中华医学杂志,2006,86:1179-1182.

[17] 丁自海,裴国献.手外科解剖与临床[M].济南:山东科学技术出版社,1993:229-230.

[18] 顾玉东.临床显微外科学[M].北京:科学技术文献出版社,2002:179-180.

[19] Birch R, Bonney G, Parry WCB. Surgical disorders of the peripheral nerves [M]. Edinburgh: Churchill Livistone, 1998:209-233.

[20] Birch R, Chen L. The medial rotation contracture of the shoulder in obstetric brachial plexus palsy[J]. J Bone Joint Surg (Br), 1996,78B (Suppl):68.

[21] Capek L, Clarke HM, Curtis CC. Neuroma-in-continuity resection: early outcome in obstetrical brachial plexus palsy[J]. Plast Reconstr Surg, 1998, 102:1555-1562.

[22] Chen L, Gu YD, Hu SN. Contralateral C_7 transfer for treatment of brachial plexus root avulsions in children-a report of 12 cases[J]. J Hand Surg, 2007,32A:96-103.

[23] Chuang DCC, Ma HS, Wei FC. A new strategy of muscle transplantation for treatment of shoulder deformity caused by obstetric brachial plexus palsy[J]. Plast Reconstr Surg, 1998,101:68.

[24] Gilbert A. Long-term evaluation of brachial plexus surgery in obstetrical palsy [J]. Hand Clin, 1995, 11(4):583.

[25] Gu YD, Chen L, Shen LY. Classification of impairment of shoulder abduction in obstetric brachial plexus palsy and its clinical significance[J]. J Hand Surg, 2000,25B:

[26] Leechavengvongs S, Witoonchart K, Uerpairojkit C, et al. Nerve transfer to biceps muscle using a part of the ulnar nerve in brachial plexus injury (upper arm type): a report of 32 cases [J]. J Hand Surg (Am), 1998, 23:711.

[27] Ordemvenne T, Langer M, Ochman S, et al. Long-term results after primary microsurgical repair of ulnar and median nerve injuries[J]. Clin Neurol Neurosurg, 2007, 109(3):263-271.

[28] Narakas AO. Obstetrical brachial plexus injuries// Lamb DW. The paralysed hand [M]. Edinburgh: Churchill Livingstone, 1987:116-135.

[29] Gilbert A. Obstetrical brachial plexus palsy// Tubiana R. The hand[M]. Philadelphia: WB Saunders, 1993: 576-601.

[30] Capek L, Clarke HM, Curtis CC. Neuroma-in-continuity resection: early outcome in obstetrical brachial plexus palsy[J]. Plast Recontr Surg, 1998, 102: 1555-1562.

[31] Gu YD, Chen L, Shen LY. Classification of impairment of shoulder abduction in obstetric brachial plexus palsy and its clinical significance[J]. J Hand Surg, 2000,25B: 46-48.

[32] Gilbert A, Pivato G, Kheiralla T. Long-term results of primary repair of brachial plexus lesions in children[J]. Microsurgery, 2006,26:334-342.

[33] Chen L, Gu YD, Hu SN. Contralateral C7 transfer for treatment of brachial plexus root avulsions in children-a report of 12 cases[J]. J Hand Surg, 2007,32A,96-103.

[34] Chen L, Gu YD, Wang H. Microsurgical reconstruction of obstetric brachial plexus palsy [J]. Microsurgery, 2008,28:108-112.

[35] Huang YG, Chen L, Gu YD, et al. Histopathological basis of Horner's syndrome in obstetric brachial plexuspalsy differs from that in adult plexopathy[J]. Muscle Nerve, 2008,37:632-637.

[36] Birch R. Surgical disorders of the peripheral nerves[M]. 2nd ed. London: Springer, 2011:429-481.

[37] Tung TH, Mackinnon SE: Flexor digitorum superficialis nerve transfer to restore pronation: two case reports and anatomic study[J]. J Hand Surg Am, 2001,26:1065-1072.

[38] Vordemvenne T, Langer M, Ochman S, et al. Long-term results after primary microsurgical repair of ulnar and median nerve injuries[J]. Clin Neurol Neurosurg, 2007, 109(3):263-271.

14

15 上肢神经卡压综合征

15

15.1　概述

　　周围神经卡压(entrapment)综合征是很常见的疾病。在上肢,其主要临床表现是手部麻痛、上肢无力,以后逐渐出现手部及上肢的肌肉萎缩,可能同时伴有颈肩部不适。随着对该疾病的深入研究,很多曾经被误认为是肌肉劳损、椎间盘突出、神经内科疾病和血管的病变,或原因不明的手麻、肌萎等得到了正确的诊断,获得了正确的治疗。

15.1.1　颈部神经卡压:胸廓出口综合征

　　胸廓出口综合征(thoracic outlet syndrome, TOS)又称臂丛与血管受压症,是颈肩部疼痛、手麻、上肢无力的常见疾病。当今,又被称为椎间孔外颈神经卡压症,没有标新立异的意思,主要是该病太容易被误认为是颈椎病,也可将之归纳为颈椎病的椎间孔外型,目的是引起从事脊柱外科和骨科专业同仁的重视,椎间孔外颈神经卡压症是常见的,并且可以和颈椎间盘后突症共存。

　　早在1860年,Wilshire就提出了颈肋是压迫臂丛的原因;1947年,Adson指出,引起胸廓出口综合征的因素之一是颈部结构的异常,包括颈段较长、锁骨下动脉升高等因素;1948年,Weber提出,小斜角肌是造成臂丛下干受压的因素。以后经过Wright、

Roos、Dellon、顾玉东等学者的深入研究,使大家对该病有了较全面、深刻的认识。1994年,笔者在研究颈肩疼痛的解剖基础上,提出了肩胛背神经卡压是不典型的胸廓出口综合征,也是颈肩疼痛的常见原因之一,得到国内外有关专家的重视和认可。1995年,笔者在研究前中斜角肌的起始时发现,前、中斜角肌在颈椎横突的前、后结节均有起始,而不是像国内、外解剖学教科书上所描述的前斜角肌起源于$C_3 \sim C_6$横突的前结节,中斜角肌起源于$C_2 \sim C_7$或全部颈椎横突的后结节,也就是说$C_5 \sim C_7$神经根穿过前、中斜角肌交叉起始的纤维腱性组织。同时,笔者还发现在临床上很多患者颈肩痛伴同侧肩外展肌力下降的病例可通过颈部痛点的封闭而即刻恢复肌力,改善上肢的感觉,并在术中证实胸廓出口综合征的上干受压型大多数是C_5、C_6神经根在穿过前、中斜角肌的起始处受压。同时,笔者在临床和解剖学上还看到小斜角肌对下干,特别是对T_1神经根的拱顶。目前,还有人认为,由于臂丛在颈部被限制在一个小小的间隙内,这个间隙内还有一根粗大的锁骨下动脉从下干的前方通过,如果再有坚韧的结缔组织,变异的肌肉、肌腱或骨性组织使这个间隙更小,只需一个小小的创伤,如跌倒手撑地,由于反应性保护头部,颈后肌肉群在强烈收缩的同时,前、中、小斜角肌也强烈收缩,就可能造成臂丛的轻微钳夹损伤,或者一个小小的局部水肿,就有可能造成患者的上肢疼痛不适,感觉异常。因此,很多患者发病,

创伤可能是最早的诱因，而患者本人并没有注意到。人的一生像这样的小创伤不知道有多少次，积累的损伤可能就是产生胸廓出口综合征的根本原因。如果锁骨下动脉抬高、颈肋的存在占据了斜角肌间隙更多的位置，而动脉本身也可能压迫臂丛的根、干部，就更容易使臂丛受到损伤。因此，可以看到胸廓出口综合征的主要原因是前、中、小斜角肌对臂丛根部的钳夹、压迫与拱顶。也可以解释为什么大多数胸廓出口综合征的患者没有骨性畸形。这些提示臂丛是比较容易受到损伤的，故在分析颈肩疼痛、手麻、肌萎患者的病原时，虽然患者的颈椎 X 线片没有颈肋或者显著的 C_7 横突过长，亦应考虑胸廓出口综合征。当今，随着计算机的普及和微信的广泛应用，人们一坐在计算机前或一打开微信就是数小时，使颈部肌肉处于僵直状态，久而久之就可能对颈部神经根产生压迫，出现颈肩疼痛、手麻的症状。这就是在影像学上看不到原因的颈肩疼痛、手麻的疾病——胸廓出口综合征。这是一种常见病、多发病，特别好发于年轻女性，一旦手麻、痛或颈部不适就应该想到该病，并做相应的影像学检查及电生理检查。

在临床和解剖深入研究的基础上，笔者又发现 $C_2 \sim C_4$ 神经根也同样被包裹在前、中斜角肌起点和颈部其他肌肉起点之中，同样也可引起卡压而产生症状。当累及交感神经时，在临床上常可见到从 C_1 直到 T_2 神经根受压的病例，甚至从头顶到脚趾的肢体、躯干、头面部的感觉异常，患侧肢体肌力下降，还伴有听力、嗅觉障碍，通过局封和手术，解除了从头皮、颈面部、胸腹部、背部直到整个上、下肢的感觉异常、肌力下降及听力、嗅觉障碍。目前将之归纳到交感神经受到刺激产生的结果，这方面的研究值得继续深入进行下去。

以后笔者在临床上又发现，一部分顽固性网球肘的患者，其病因可能主要也是在颈部神经根卡压；通过术中肌电检查还发现，肘外侧的深部感觉受到刺激在 $C_5 \sim T_1$ 神经根均可接受到感觉诱发电位，且 C_7 的诱发电位最高。在用大鼠作模型，在肘外侧注射辣根过氧化酶，在 $C_5 \sim T_1$ 脊神经节寻找辣根过氧化酶，发现在 C_7 的脊神经节内的辣根过氧化酶远远多于其他颈神经节。笔者在临床上通过做 C_7 神经根封闭治愈了较多久治不愈的网球肘患者，所以也许有相当一部分网球肘其实是尚未正式提过的中干型胸廓出口综合征。

在交感神经对臂丛功能影响的研究中，沙轲、陈德松等发现交感神经对臂丛功能的影响机制可能是和改变神经伴行血管功能状态密切相关。交感神经节发出的节后纤维分布于邻近的血管、神经、骨膜，许多分支还需穿过肌肉、筋膜、椎间孔等。这些组织在结构或功能上的紊乱都可激惹颈交感神经，或为直接刺激，或为反射性刺激。神经对缺血甚为敏感，任何导致神经干受刺激、压迫、牵拉等减少神经血供的因素，都会对神经造成伤害，产生广泛的交感神经症候群。由于这些导致颈交感神经纤维刺激的因素很少可能累及星状神经节，所以很少出现 Honer 征。笔者还注意到颈交感神经的兴奋和抑制都可能影响周围神经的再生和神经的传导速度。国内路新民曾报道 1 例合并 Honer 征（＋）的胸廓出口综合征。

除胸廓出口综合征外，在颈部的神经卡压还有肩胛背神经卡压症、胸长神经卡压、颈丛神经卡压及交感神经卡压。也可能这些神经卡压部分，甚至全部合并在胸廓出口综合征中。在临床中应仔细检查分析，在处理时亦应针对重点分别治疗。

15.1.2　肩背部神经卡压

(1) 肩胛上神经卡压症

由于肩胛上神经穿经由肩胛切迹与肩胛上横韧带组成的骨-纤维管，在此部位肩胛上神经比较固定，肩胛骨的旋转活动就可能牵拉肩胛上神经，也可能神经和骨-纤维管同时有摩擦，这就可能造成肩胛上神经损伤。1963 年，Kopll 和 Thompson 已认识到可用手术方法治疗肩胛上神经卡压症。1975 年，Clein 报道了该病，经背部肩胛冈上方横切口做肩胛上横韧带切断松解肩胛上神经的手术。1998 年及 2002 年，复旦大学附属华山医院（原上海医科大学附属华山医院）先后报道了该病。在临床上该病并不少见，如在诊治颈肩痛时能够考虑到肩胛上神经卡压并做相应的检查，如针对肩胛上神经和冈上、下肌的肌电图检查和体格检查，常可发现该病。以上肢运动为主的运动员易患该病，如排球运动员、标枪运动员等。当肩胛上神经和腋神经同时有损伤或卡压，那么损伤的部位应该在 C_5 神经根。C_5 神经根卡压也不少见，在诊断了肩胛上神经卡压时应注意与之鉴别。

(2) 四边孔综合征

1983 年，Cahill 首先报道了四边孔综合征。这是由于腋神经穿过大圆肌、小圆肌、肱三头肌长头及肱骨颈内侧缘组成的解剖间隙时受压而产生的一系列临床症状,并认为四边孔内的斜行纤维和小圆肌止点可能会对腋神经产生卡压。笔者等用新鲜尸体研究看到,肩外展时腋神经在肱三头肌长头的腱性表面滑动,当上肢提重物时肱三头肌紧张,如再有前后晃动,则对腋神经可能产生损伤,认为这也是造成腋神经损伤的主要原因之一,故主张在术中切断部分肱三头肌长头的肌起点以扩大四边孔。该病容易被误诊为胸廓出口综合征,或合并在其中,所以详细的体格检查十分重要。肩后四边孔压痛是很有用的阳性体征,肌电图检查具有诊断和与肩胛上神经卡压鉴别诊断的价值。

15.1.3　上肢神经卡压

(1)正中神经卡压症

自 1854 年 Sir James Paget 最早描述了正中神经卡压——腕管综合征以来,至今已有 160 余年的历史。在这漫长的岁月中,通过许多学者在临床和解剖等多方面的不懈探索,逐渐在其病因、解剖基础、临床表现、诊断以及治疗等方面取得了较一致的学术观点。其病因主要与手腕做反复、频繁的活动,或承受较高压力及被振动的工具频繁地刺激有关。其病理以滑膜的炎性改变、水肿、增生及纤维化为主,并可见到血管的硬化。腕管区域内的先天异常或损伤性变化,如异常肥大的蚓状肌、指浅屈肌的肌肉部分一直延伸到腕管内,或 Colles 骨折造成腕管变形狭窄,以及患者多种全身性疾病,也常常是导致正中神经卡压的原因,常见的如糖尿病、类风湿关节炎、妊娠或过早停经等。目前注意到长期做肾透析的患者容易发生正中神经卡压。该病以手麻、痛,特别是夜间麻痛加剧、有麻醒史,活动后手麻好转为主要临床特点。电生理检查为早期诊断腕管综合征提供了最好的客观数据。汤晓芙等利用环指感觉有正中神经和尺神经共同支配,测定并比较正中神经和尺神经的神经传导速度差值,来诊断腕管综合征,并认为这是早期诊断腕管综合征的敏感方法之一。腕管综合征是周围神经卡压疾病在临床上发病率最高的一种神经卡压,但是容易被误诊为颈椎病。该病多见于中老年女性。只要知道这种疾病的特点,诊断时就不大会漏诊或误诊。

关于腕管综合征的治疗,发病在 6 个月内,无鱼际部肌的萎缩,局部封闭再加用神经营养药物有较好的效果。如非手术治疗效果不明显,应及早手术治疗。一旦发现鱼际部肌有萎缩,应及早手术治疗。

手术仍以在直视下切断腕横韧带为主。有人将腕横韧带做"Z"形切开再修复,但意义不大,还可能对正中神经产生新的压迫,故大多数专家都认为没有必要修复重建腕横韧带。20 世纪 90 年代初就有人用内镜切断腕横韧带做腕管减压,但必须谨慎操作,避免损伤正中神经或其分支。国内已发生了多例内镜下切断腕横韧带时损伤正中神经或其分支,应引起高度重视。2005 年,顾玉东按随意双盲法对 91 例腕管综合征患者进行内镜松解术(Show 代法)及对 32 例患者进行传统的开放松解术,术后 1、6、12 周及 2 年进行主观的痛觉与满意度评分,客观的握力、捏力、感觉、恢复工作时间及再次手术的评价。结果显示,仅仅在术后早期 1、6 周时,握力与痛觉的评估中,内镜松解较切开松解有显著性差异;但内镜松解组 4 年内的随访中,有 5% 的患者需再手术。结论是腕管综合征的两种松解方法无本质差别。

糖尿病患者因高血糖对神经的损伤,加上腕横韧带的因素易发腕管综合征。有人认为这类患者在治疗糖尿病的同时切开腕横韧带做腕部正中神经松解,可以改善手部麻痛的症状。

正中神经在肘部行走于不同起始的肌腹之间,而且这些不同的起始还存在变异,在旋前圆肌和指浅屈肌处的正中神经途径上可能还存在有腱弓。Dellon 认为这些解剖结构造成了正中神经在肘部的卡压,称旋前圆肌综合征。1951 年,Seyffarth 对该病例做了详细描述。该病的主要临床表现是正中神经所支配的感觉和运动均可出现不同程度的障碍,诊断亦不难。1952 年,Kilon 描述了前骨间神经卡压症后,引起了临床上的重视。由于该症主要是造成屈拇长肌、示指的指深屈肌及旋前方肌的功能障碍,所以临床表现主要是拇指、示指无力,而感觉正常;主要体征是 Pinch-Grip 征阳性,即拇指与示指做对指动作时呈方形畸形,不能形成一个圆圈,此为本病的诊断依据。

(2)尺神经卡压症

年轻的解剖学家 Guyon 于 1861 年研究了腕部的尺神经管,并做了此段尺神经的详细观察,同时指出尺神经在腕部的尺神经管内存在被卡压的可能性。1908 年,Jay Remsey/Hunt 报道了尺神经在腕部卡压的病例,其主要临床表现是手尺侧 1 个半手指的感觉异常和手内在肌的萎缩。与肘管综合征的鉴别是该症的环小指背侧及掌背部尺侧感觉无异常,这是因为尺神经腕背支没有受到压迫。

1878年，Panas报道了尺神经在肘部受压的病例。1918年，Adson提出将尺神经松解后前置到肌肉内治疗尺神经在肘部的卡压，取得了良好的效果，此法一直沿用至今。该病有多种名称，曾被称为"自发性尺神经麻痹""肘部损伤性尺神经炎""特发性尺神经炎"，国内常用"肘管综合征"。1988年，Mackinnon和Dellon主张用"肘部尺神经卡压"命名，笔者认为此名最适当。目前认为，反复的伸屈肘关节使尺神经在肘后的骨-纤维管内受到反复的牵拉、摩擦和挤压是造成肘部尺神经卡压的主要病因。当肘部外伤后覆盖在肘管浅层的弓状韧带增厚、周围结缔组织增生，特别是肘关节附近的骨折造成的肘管畸形是日后逐渐产生肘管综合征的重要原因。1997年，彭峰等在临床上调查研究发现，肘部的尺神经滑脱并不一定是产生肘管综合征原因，正常人肘部的尺神经滑脱约有13%，而手术证实的肘管综合征存在肘部的尺神经滑脱仅占5%。并认为尺神经向前滑脱，避免了屈曲肘关节时对肘部尺神经的牵拉和压迫，可能有保护作用。所以他们认为肘管综合征的病因除了肘部骨折造成肘管畸形或骨痂压迫肘部尺神经外，最主要的原因是肘关节的活动，即反复屈肘对尺神经被反复牵拉的结果。这也是为什么肘管综合征在男性多见，为什么至今尺神经前置术仍然是治疗肘管综合征手术的关键部分。

1999年，沙轲、陈德松等通过解剖学的研究发现了尺神经腕背支受卡压的可能性，同时在临床上用局部封闭治疗尺神经腕背支卡压取得了良好的效果。还解释了少数尺桡远侧关节脱位的患者由于包绕尺骨小头的尺神经腕背支缺如，无疼痛的表现。

（3）桡神经卡压症

1932年，Wartenberg报道了前臂桡神经浅支卡压综合征，后人称之为Wartenberg病，以后不知何故逐渐被人遗忘。1986年，Dellon再次报道32例该病，又重新引起临床上的重视。该病是由于桡神经浅支从肱桡肌深面穿过肱桡肌和桡侧腕长伸肌的肌腱肌腹交界处受到卡压，而产生了手背桡侧的麻、痛和感觉的改变。1993年，笔者等报道了该病，发现临床上桡神经浅支卡压症并不罕见，用封闭治疗有良好效果。近几年，笔者等在临床上发现臂部桡神经卡压比较常见，可在臂外侧扪及增粗并有明显向手背放射的麻痛，B超检查发现臂部桡神经增粗水肿、神经束间隙模糊。同时还在临床上发现有相当

一部分颈肩背肘部的疼痛其病因之一是臂部桡神经卡压。在手术中笔者等曾看到多例桡神经呈腊肠样的病变，原因不详。2005年，顾玉东分析了国内外文献中出现的"非创伤性""自发性""不明原因"的周围神经卡压与扭转病变，局部形态呈"沙漏样"或"腊肠样"的损害，提出虽然命名多样，但形态基本相似，唯其病因依然不明。2010年，顾玉东在跨学科的文献复习后指出："该病是罕见的复发性遗传性周围神经病变。1974年，Dejong首先报道其为常染色体显性遗传。临床表现为肢体麻木和肌无力，肢体受到轻微挤压牵拉或外伤压迫周围神经而出现的急性麻痹，常累及浅表周围神经，如桡神经、尺神经、腓总神经及臂丛的神经，症状可在数日或数周内缓解和反复发生，多次发病后功能不易恢复而留有功能缺失。神经病理检查可见节段性脱髓鞘及腊肠样结构形成。可用基因分析，主要为17P11.2上1个1.5mb片段的PMP22基因缺失。"

1968年，Spinner在尸体解剖中发现后臂部骨间后神经（桡神经深支）在前臂的行径中经过一个纤维弓的下方，是后骨间神经卡压症的解剖原因。此弓是Frohse在1905年首先描述，故称Frohse弓。1995年，黄耀添等认为，从解剖学研究看，Frohse腱弓、桡侧腕短伸肌内侧的腱性缘和旋后肌管出口处远侧腱弓均可卡压骨间后侧神经。1990年，笔者等在临床上观察到，在桡返动脉发出的分支跨越骨间后神经的情况亦很常见，切断横跨神经的血管后可见其下方的神经有明显的压迹。

该症的主要临床表现是肘外侧不适、酸痛，伴伸拇、伸指无力，逐渐发展为伸拇、伸指不能。该病可能有很大一部分原因不明或原因不确切的患者也可能是复发性遗传性周围神经病变。1972年，Roles和Mendsley报道了桡管综合征，该病的特点是前臂近段疼痛而没有运动障碍，使肘外侧疼痛的病因解释更加全面了。1990年，Posner认为，桡管综合征和骨间背神经卡压症是两个不同的疾病，后者病变范围更加广泛。孔令震指出，桡管综合征是桡神经及其分支，主要是骨间后神经受压而产生的一系列症状的统称。因此，他将桡神经因异常血管和纤维束或神经变性所致的桡神经瘫痪（体征包括腕下垂）亦归纳到桡管综合征中。可见，桡管综合征是一种比较含糊的综合征。该病不同于骨间后神经卡压，不同于臂部桡神经卡压，也不同于网球肘。笔者已发现，多例和桡管综合征极相似的患者，经颈部封闭

15

而治愈,所以怀疑桡管综合征是否为臂丛上、中干轻度卡压的一种表现,需进一步研究。

1985年及1992年,Carr、Eaton分别提到骨间后神经终末支卡压可引起腕背的酸胀和钝痛,腕背的腱鞘囊肿可对该神经产生压迫,如制动、抗炎等保守治疗无效,则可切除一段骨间后神经终末支。1996年,笔者等在临床与解剖研究中看到骨间后神经终末段跨越腕关节,腕关节掌屈时该神经被拉紧,故可使腕痛加重,并认为该病是腕背痛的原因之一,且并不罕见。

须知,周围神经卡压造成的神经损伤是神经干受压迫渐进性损伤,并在早期还可能是一边损伤一边在代偿,也就是还没有累及的邻近神经纤维在功能上代偿了逐渐被损伤的神经纤维,所以,此时患者可能没有任何不适的感觉。一旦发生手部感觉丧失、手部肌肉萎缩,就能够说明慢性损伤的神经已发生失代偿,而且很难估计神经损伤的确切时间,一般要比患者自己发现肌肉萎缩开始的时间长得多。这也就是为什么周围神经卡压一旦发生肌肉萎缩,手术后萎缩的肌肉很少能够有明显的恢复。手术前手术医师必须将这种可能不太好的预后情况详细告知患者。

总之,周围神经卡压综合征的病例一旦诊断成立,应积极治疗、密切观察。对很早期的周围神经卡压病例,可予保守治疗一段时间,如制动、封闭、改变习惯体位、局封、服用甲钴胺、维生素 B_6、维生素 B_1、地巴唑等神经营养药物。其中,腕管综合征用类固醇药物做腕管内注射,对大多数患者可明显缓解症状。

另外,应强调电生理检查对诊断周围神经卡压性疾病的重要性。全面详细的电生理检查不仅可以判断是否存在周围神经卡压(还可以为卡压部位确切定位),是否存在多根神经都存在卡压,是椎间孔外卡压还是椎管内的压迫,更重要的作用是帮助临床医师了解是否同时存在神经内科疾病,或者为神经内科疾病,如运动神经元疾病,避免错误诊断、错误手术。当然,如果电生理检查是阴性,也就是说电生理检查没有发现异常,不能认为没有问题,这是因为在早期的神经卡压,由于神经支配的相互代偿,可能无异常表现。此外,B超检查对周围神经卡压亦有重要意义,可以判断是否存在一根神经上有两处或两处以上的部位有卡压及卡压处的神经干形态学的变化。所以,全面详细的体格检查和电生理检查

结合怀疑段神经的B超检查是十分重要的。但是,周围神经卡压任何时候都必须以临床症状与临床检查结果为主要的诊断和治疗依据。

由于手术是在神经周围进行,术后如神经周围的瘢痕增生,则又可能产生新的压迫,以致少数患者术后不久症状复发,甚至较术前严重,或者手术后早期感觉症状减轻,之后随着结缔组织的增生瘢痕化,症状又逐渐加重。因此,要求手术操作应轻柔,止血要彻底,在手术显微镜下做神经松解术,并在神经外膜下、束间及周围软组织内注入类固醇类药物,如复方倍他米松、曲安奈德等。曾有人报道,腕管综合征术后并发手部瘢痕痛达7%~12%。因此,医师在术前应考虑手部切口引起的疼痛和不适给患者带来的痛苦并不是很小。因此,对周围神经卡压综合征,应密切观察,积极地综合治疗,包括早期用支具保护卡压部位;减少关节活动,防止关节活动对神经的进一步损伤;神经卡压附近注入类固醇药物以软化卡压部位的纤维结缔组织;服用神经营养药物;局部的肢体的物理治疗等。一旦症状加重、肌力下降,或出现肌肉萎缩,应与患者良好沟通,达成共识,及早手术。

(陈德松)

15.2 臂丛、血管受压症

臂丛及锁骨下动、静脉在颈肩部胸廓出口处受到各种先天或后天继发因素的压迫,所致的手及上肢酸痛、麻木、乏力、肌肉萎缩及锁骨下动、静脉受压征象等一系列临床综合表现通称为臂丛、血管受压症,通常称胸廓出口综合征。

15.2.1 临床应用解剖

臂丛 C_5~C_8、T_1 神经根出椎间孔后即走行于前、中斜角肌间的斜角肌间隙内,位于臂丛最下份的下干横跨第1肋,各干再分出前、后股走行于肋锁间隙内,其内除臂丛外尚有锁骨下动、静脉和锁骨下肌通过。臂丛在通过肋锁间隙后即进入胸小肌间隙,再进入腋部。因此,臂丛在其行径中可有前斜角肌、中斜角肌、第1肋骨、锁骨、胸小肌间隙这些结构对其产生压迫。任何原因所致斜角肌挛缩(先天性、缺血性、损伤性及神经刺激性)均可造成斜角肌间隙的狭窄及第1肋骨的抬高,从而引起臂丛受压。第1肋骨的抬高或增生(如肿瘤、骨痂)可造成肋锁间隙

狭窄,压迫臂丛,尤以压迫下干为显著。锁骨增生(如肿瘤、骨痂形成等)或锁骨下肌肥大也可造成肋锁间隙狭窄而压迫臂丛。

15.2.2 病因

其常见病因为颈肋、斜角肌(肥厚、痉挛)、纤维束带、肋锁间隙(变窄)及胸小肌止点的病变等。这些病因常可直接或间接造成对臂丛及锁骨下血管的卡压而产生症状。上述病因中,以斜角肌病变为最常见,颈肋次之,胸小肌间隙狭窄及肋锁间隙狭窄均较少见。近来有人将胸廓出口综合征分为4种类型:神经型、动脉型、静脉型、非特异型。其中,神经型最多见。

15.2.3 临床表现与诊断

由于在臂丛、血管受压症中,以横跨第1肋骨的臂丛下干最易受压,因此,临床上绝大多数表现为臂丛下干受压的症状。主要临床表现是手麻,手内肌萎缩、乏力,手指尺侧半及前臂内侧皮肤感觉异常。另外,本病好发于20～40岁的女性,其原因可能与颈肋、斜角肌束带等先天性异常在女性中发病率较高及20岁后肌肉收缩力量减弱等因素有关。

诊断主要依靠病史和临床检查,包括:中青年女性;手及上肢酸痛、麻木、乏力及肌肉萎缩;前臂内侧皮神经支配的前臂皮肤有感觉障碍;Adson、Eden、Wright、Roos等特殊试验阳性;X线片可见颈肋或第7颈椎横突过长;血管造影、彩色多普勒超声等检查有助于了解狭窄和压迫的部位;磁共振、CT扫描有助于了解臂丛和血管受压迫变形情况,发现异常骨性、纤维束结构,并排除脊髓空洞、多发性硬化等神经系统病变;肌电图检查可见尺神经锁骨下传导速度及F反应异常等。偶有非典型症状与体征出现,如假性心绞痛型、椎动脉受压型、交感神经刺激型等。

15.2.4 手术适应证、麻醉与体位

(1) 适应证

1) 臂丛受压症状明显、体征严重者,如手麻、肌肉萎缩明显,感觉消失等。

2) 有锁骨下动、静脉压迫体征。

3) X线片检查显示有颈肋或第7颈椎横突过长等骨性异常。

4) Adson、Wright等特殊试验阳性。

5) 肌电图检查证实尺神经锁骨上、下传导速度

及F反应异常。

6) 轻至中度患者经保守治疗3个月症状无改善,且症状与体征严重者。

7) 远端(如肘管、腕管等)周围神经卡压征,经规范治疗无效者。

(2) 麻醉与体位

采用高位持续性硬膜外麻醉或全身麻醉。

经锁骨上前、中斜角肌及先天性纤维束带切断术,经锁骨上颈肋及第7颈椎过长横突切除术,以及经锁骨上、下联合切口进路第1肋骨切除术皆采用仰卧位,患侧肩下用软枕垫高,头转向健侧。经腋路第1肋骨切除术采用侧卧位,患侧向上,患侧肩背部用软枕垫高,使躯干与手术台成45°角。患侧上肢应全部消毒或手部用无菌巾包裹,以便于随意活动,利于手术操作。

15.2.5 手术方法

(1) 经锁骨上前、中斜角肌及先天性纤维束带切断术

较适用于前、中斜角肌肥厚或挛缩,先天性束带等所致臂丛及锁骨下血管受压者,以及症状较重、病程较长,经非手术治疗无效者。

1) 切口和显露方法:采用锁骨上横行切口或"L"形切口(图15-1A)。

A. 横行切口:于患侧锁骨上1.5～2.0 cm,平行锁骨做长7.0～10.0 cm的横行切口,切口中点恰在胸锁乳突肌锁骨头后缘。切口内侧缘至胸锁关节,外侧缘至锁骨中外1/3。

B. "L"形切口:自胸锁乳突肌后缘中点开始沿胸锁乳突肌后缘向下至距胸锁关节2.0 cm处转至外侧,再做平行于锁骨的横切口(锁骨上1.5～2.0 cm)至锁骨中外1/3止。

循切口切开皮肤、皮下组织及颈阔肌,显露胸锁乳突肌的下部,横行切断其锁骨部腱性纤维,将其上端牵向内侧,即可见肩胛舌骨肌腱及其下的脂肪垫,其后即为前斜角肌肌腹(图15-1B)。切断肩胛舌骨肌肌腱牵至两侧,在内侧显露肥厚和挛缩的前斜角肌。在显露前斜角肌时,如遇到颈横动脉及静脉,可结扎切断之。在前斜角肌表面应注意膈神经自前斜角肌的外缘斜行至其内缘,应加以保护。将前斜角肌与其周围组织分离时,应注意其后部的锁骨下动脉、内侧的胸膜。

2) 松解方法:充分显露肥厚和挛缩的前斜角肌后,将前斜角肌下端与其两侧及其后面仔细分离。

15

在左手示指引导下,沿第 1 肋骨上缘小心置一把长弯止血钳挑起前斜角肌,然后靠近止点将其切断并

切除 3.0～4.0 cm(图 15-1C),以提高疗效,此时注意保护周围的重要神经、血管,以免损伤。

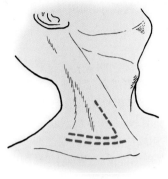

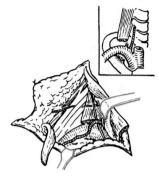

| | 肩胛舌骨肌　　前斜角肌腱 | |

A. 切口　　　　　　　　　B. 显露前斜角肌腱　　　　　　　　C. 切除部分前斜角肌

图 15-1　经锁骨上前、中斜角肌切除术

在前斜角肌外缘,轻轻分离疏松结缔组织即可探见臂丛,此时应注意有无横跨或穿插于臂丛根、干间或下方的纤维束带,若有则彻底切断之。

于前斜角外缘深面将臂丛同锁骨下血管牵向内下方后,即可显露挛缩的中斜角肌及表面的腱性组织。切除部分中斜角肌以防再粘连。

3) 手术操作注意事项:

A. 在显露和切断前斜角肌时,注意保护膈神经。膈神经位于前斜角肌浅筋膜下,由外上斜向内下走行。当辨认不清时,将前斜角肌筋膜做广泛切除后即能看到。为避免损伤膈神经,可在前斜角肌筋膜下游离,并连同膈神经一同牵向内侧,再于直视下切断前斜角肌。有时在膈神经内侧或外侧还有一条较细的副膈神经,亦应予以保护。

B. 在显露和切断中斜角肌时,注意保护中斜角肌表面或其中走行的胸长神经。

C. 避免使用长效肌松药以便术中进行肌电图检查或电刺激治疗。

D. 行臂丛松解术后,可于神经外膜下注射曲安奈德(确炎舒松 A)3 ml。

(2) 经锁骨上颈肋或第 7 颈椎过长横突切除术

较适用于颈肋(完全或不完全)或第 7 颈椎过长横突及其连接的坚硬束带所致臂丛、血管受压者。

1) 切口和显露方法:切口同经锁骨上前、中斜角肌切除术。循设计切口切开皮肤、皮下组织及颈阔肌,显露肩胛舌骨肌后可将其结扎并牵向两侧。仔细分离颈横动、静脉,可双道结扎之。显露和切断前斜角肌,方法同前斜角肌切除术,在分离切断并切

除部分前斜角肌时注意保护膈神经。

将臂丛牵向外侧,锁骨下血管牵拉至内下方,可显露颈肋或过长的第 7 颈椎横突,有时可见在不完全颈肋或过长横突上尚有坚硬的纤维束带与第 1 肋骨相连而拱抬臂丛的神经。

2) 松解方法:充分显露后首先切除各种形式的纤维束带,后纵向切开颈肋或过长横突上面的骨膜,然后用咬骨钳做骨膜下颈肋或过长横突切除。

3) 手术操作注意事项:

A. 术后彻底止血,冲洗伤口,并用术野灌水、麻醉师人工吹肺方法检查有无气胸发生。如有气胸发生,应及时处理。

B. 遇到有颈肋或第 7 颈椎横突过长等骨性异常病例,手术时应当考虑到伴随骨性异常的同时常有纤维束带发生的可能。因此,手术时应加以重视,有纤维束带者应予彻底切断并切除。

C. 颈肋或过长横突的切除应尽可能完全彻底,术中应以达到臂丛、锁骨下血管彻底松解为目的。术中可活动术肢肩关节,视有无继续造成臂丛、血管受压的病因存在。

D. 当颈肋或第 7 颈椎横突较短,在做与之相连的坚硬纤维束带切除后即可松解臂丛或锁骨下血管,解除压迫症状,此时就不一定再继续做颈肋或横突切除。反之,若颈肋很长且与第 1 肋骨相连,则必须将颈肋及第 1 肋骨的突出部分一并切除。

(3) 经锁骨上、下联合切口进路第 1 肋骨切除术

第 1 肋骨切除术是治疗胸廓出口综合征最有效

的方法,因此该手术适用于因前、中斜角肌肥厚、挛缩,先天性纤维束带形成,颈肋或第 7 颈椎横突过长,锁骨骨折后骨痂形成,第 1 肋抬高畸形等各种因素所致的臂丛、血管受压症。

1) 切口和显露方法:

A. 自胸锁乳突肌中点沿其后缘向下做切口,达锁骨上 1 横指(1.5~2.0 cm),转向外侧并平行于锁骨至锁骨中点,再转向第 2 肋骨间隙下缘胸骨柄处,呈倒"?"形(图 15-2)。循切口切开皮肤、皮下组织及颈阔肌。在锁骨上部切断肩胛舌骨肌并牵向两侧(术毕时再予缝接),结扎颈横动、静脉,以显露前斜角肌、中斜角肌、臂丛和异常骨性突出物,并通过切断前、中斜角肌显露第 1 肋骨后端。

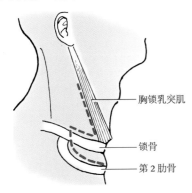

图 15-2　锁骨上、下联合切口

B. 寻找压迫因素:先仔细探查前、中斜角肌及间隙间有无先天性束带,斜角肌有无挛缩,颈部有无其他异常迷走肌肉及束带,并了解颈肋及第 7 颈椎横突与臂丛、血管之间的关系。

3) 在锁骨下部自锁骨及胸骨柄处切断胸大肌附着处,切断锁骨下肌。在锁骨近胸骨处将锁骨下静脉游离后,用静脉拉钩向近端牵拉并保护之,即显露第 1 肋软骨端。

2) 切除方法:先在锁骨下切口内,在肋软骨交界处做肋骨骨膜下剥离,用咬骨钳咬除第 1 肋骨0.3~0.5 cm 一段,使肋骨与胸骨柄分离;再用组织钳咬住游离肋骨端,在肋骨前后面做肋骨全长的骨膜下剥离,直达锁骨上切口内。在此操作过程中,前、中斜角肌止点即被切断。在锁骨上切口内暴露第 1 肋骨后半部并做骨膜下剥离,并与锁骨下切口剥离段相通。用咬骨钳在第 1 肋骨横突处咬断后,第 1 肋骨整段即可取出。

3) 手术操作注意事项:

A. 仔细止血,检查胸膜有无破口。通常用术野

内灌液吹肺法。若有气胸发生则修补之,必要时做胸腔负压引流。

B. 在整个手术过程中应注意臂丛及锁骨下血管(尤其是锁骨下静脉)的保护,免受误伤而造成严重的神经、血管并发症。

C. 注意臂丛及锁骨下动、静脉是否仍受到其他软组织因素的压迫,应特别注意前、中斜角肌在切除第 1 肋骨后是否松弛,必要时可在第 1 肋骨骨膜上切断前、中斜角肌,完全解除前、中斜角肌对臂丛的钳夹作用。术中可上抬术肢,使第 2 肋骨与锁骨间可容纳 1 指宽。视情况可做 C_8、T_1 神经根周围组织彻底松解术。

(4) 经腋路第 1 肋骨切除术

1) 切口和显露方法:采用腋下横弧形切口,即于腋窝部沿正常皮纹做 8~10 cm 长的弧形切口(图 15-3A),弧形向下与腋毛下缘一致。循切口逐层切开皮肤与皮下组织,显露胸大肌、背阔肌及前锯肌等,将其向前、后牵开。在胸廓与前锯肌之间有 1层疏松组织,仔细分离。在腋部筋膜下的胸廓顶端上可显露出第 1 肋骨(图 15-3B)。

助手将患侧上肢外展上举,从第 1 肋骨上钝性分离,显露出术野顶部后面的臂丛、中间的锁骨下静脉。胸膜顶则位于上述组织与肋骨之间。

2) 切除方法:

A. 直视下切断前、中斜角肌及锁骨下肌在肋骨止点的腱性组织(图 15-3C)。

B. 切开第 1 肋骨骨膜,并小心做骨膜下剥离,再于肋骨前端切断一些韧带及锁骨下止点,显露肋软骨,然后用 45°角肋骨剪刀在肋软骨处切断肋骨(图 15-3D)。后端在其与横突相近处切断,将肋骨整块切除,修整残端。然后进行指尖夹挤试验,如为阴性,则达到手术目的;如为阳性,可继续切除第 2肋骨的中后 1/3 部,彻底解除对臂丛和锁骨下血管的压迫。

3) 手术操作注意事项:

A. 经腋路切除第 1 肋骨较经锁骨上路切除第 1肋骨创伤小,出血少,时间短,患者负担轻,是一个比较简捷方便的手术进路。但手术欠安全,稍有不慎即可造成臂丛及锁骨下血管损伤。因此,需在直视下做第 1 肋骨骨膜下剥离,勿伤及血管、神经。

B. 有时第 2 肋骨位置较高,第 1 肋骨较小,此时切除第 1 肋骨较为困难,应先切除第 2 肋骨,再切除第 1 肋骨。

C. 做第1肋骨骨膜下剥离时,注意勿伤及骨膜 下与之粘连的胸膜,防止气胸等并发症的发生。

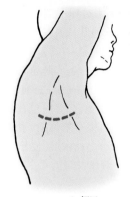

A. 切口

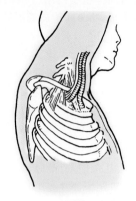

B. 显露第1肋骨

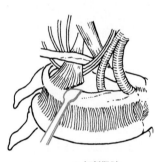

C. 切断肌腱

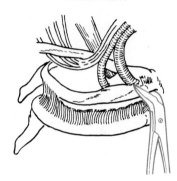

D. 切断肋骨

图 15-3 经腋路第 1 肋骨切除术

4) 术后处理:

A. 术后平卧位或斜坡位,鼓励患者尽早离床活动。术后24~48 h拔出橡皮引流条。

B. 给予适量的维生素 B_1、维生素 B_6、地巴唑等神经营养药物。

C. 术后患者继续进行颈肩带的功能锻炼,并辅以理疗。

（徐建光　徐文东）

15.3　肩胛上神经卡压综合征

Clein 于 1975 年报道了肩胛上神经卡压综合征。

15.3.1　临床应用解剖

肩胛上神经起源于臂丛上干,其纤维来自 C_4～C_6,是运动和感觉的混合神经。从上干发出后,沿斜方肌和肩胛舌骨肌深面向外侧走行,通过肩胛横韧带下的肩胛切迹进入冈上窝,而与其相伴行的肩胛上动、静脉则从该韧带浅层跨过,再进入冈上窝(图 15-4)。肩胛上神经在冈上窝发出 2 根肌支支配冈上肌,发出 2 根或更多的细感觉支支配肩关节和肩胛骨的感觉。然后,该神经与肩胛上动脉伴行由外侧绕过肩胛冈、肩盂下切迹弧形进入冈下窝。在冈下肌肌深层又发出两根支配冈下肌及 2～3 支到肩关节和肩胛骨的小细支。肩胛上神经的感觉神经纤维和肱骨后的皮肤感觉在相同的神经节段,且均是支配深部感觉的纤维,故患者常诉的肩周疼痛是钝痛,经常不能说清确切部位。Sunderland 认为,由于上肢的不断活动,肩胛骨的不断移位,而使切迹处神经反复受到牵拉和摩擦,导致神经损伤、炎性肿胀和卡压,这是肩胛上神经卡压症的解剖学基础。

15.3.2　病因

1) 解剖原因:肩胛切迹太小,经过的肩胛上神经相对固定,使该部位的神经段容易被牵拉致损伤。

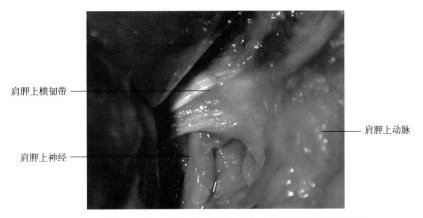

肩胛上横韧带

肩胛上动脉

肩胛上神经

图 15-4　肩胛上神经、肩胛上动脉、肩胛上横韧带的局部解剖

2) 运动不当:常常做过多的肩外展、外旋动作,如做叩排球的动作易损伤肩胛上神经,故该病常见于排球运动员。

3) 外伤,特别是反复外伤:跌倒手撑地,可能发现有 Colles 骨折而容易遗漏由上肢传至肩胛骨的暴力,导致肩胛骨的移位而损伤切迹段的肩胛上神经。

15.3.3　临床表现与诊断

(1) 病史及症状

男性多于女性,优势手多见,常有直接或间接的肩部外伤史,颈肩部不适,呈酸胀、钝痛。疼痛部位患者常不能明确指出。有夜间痛醒史。疼痛可沿肩胛后放射至手部,亦可向肩胛下部放射。疼痛和肩部主动活动有关,被动活动多不产生疼痛,颈部活动对疼痛无明显影响,逐渐出现肩外展无力、上举受限。

(2) 体征

1) 冈上肌、冈下肌萎缩。

2) 肩外展无力,特别是开始 30° 左右的肩外展肌力明显较健侧减弱。

3) 肩外旋肌力明显下降,甚至不能外旋。

4) 冈上窝、冈下窝处有压痛。

5) 肩部,相当于肩胛切迹处压痛明显。

(3) 特殊检查

1) 臂交叉试验阳性,即双臂前屈 90°,在胸前交叉,肩部疼痛加重。

2) 肌电图检查:肩胛上神经运动传导速度明显减慢,冈上肌、冈下肌均有纤颤电位,腋神经及三角肌正常。

(4) 诊断

颈肩部酸痛;冈上、下肌萎缩;肩胛切迹处有压

痛;肩外展,特别是开始 30° 外展无力;臂交叉试验阳性,即可诊断肩胛上神经卡压,肌电图常可协助确诊。

15.3.4　肩胛上神经松解术

(1) 手术适应证

肩胛上神经卡压一经确诊,应考虑手术治疗为主,因为只有手术治疗才能解除病因。局封、理疗可以减轻症状,但没有获得彻底减压,神经的卡压因素仍然存在,可能会加重肌萎缩和不可逆损伤的程度。

(2) 手术禁忌证

1) 严重心、肺、肝、肾功能不全,或其他严重全身性疾病,如糖尿病,若不能良好纠正,不应手术。

2) 患有抑郁症未有效控制者及严重瘢痕体质者慎重手术。

(3) 麻醉与体位

1) 麻醉:气管内插管,采用静脉麻醉。

2) 体位:患者取俯卧位,患侧上肢垂直下垂。

(4) 手术步骤

1) 后进路松解术(图 15-5):

A. 沿肩胛冈上缘做横行切口 8 ~ 10 cm(图 15-5A)。切开皮肤、皮下组织,暴露背部深筋膜。

B. 沿肩胛冈上切开深筋膜,再紧贴肩胛切断斜方肌在肩胛冈上的起点。

C. 将斜方肌向头的方向拉开,即可见冈上肌(图 15-5B)。

D. 将冈上肌上缘向足的方向牵拉,暴露肩胛骨上缘,在其外侧可发现肩胛上横韧带及肩胛骨切迹,还有从肩胛骨上横韧带表跨过的肩胛上动、静脉(图 15-5C)。

15

E. 保护肩胛上动、静脉,用蚊式钳轻轻紧贴肩胛上横韧带深面进入切迹内,然后用电刀切断肩胛上横韧带(图15-5D),此时可清楚看到肩胛上神经(图15-5E)。

F. 检查肩胛骨上神经的色泽、质地及病变范围,在手术显微镜下或在头戴式放大镜下做切开外膜的神经松解术。

G. 于肩胛上神经外膜下及周围组织注入复方倍他米松1 ml或曲安奈德2 ml和2%的利多卡因2 ml的混合液(图15-5F)。将切开的斜方肌止点于肩胛岗骨膜缝合,缝合皮下组织及皮肤,伤口内置橡皮引流。

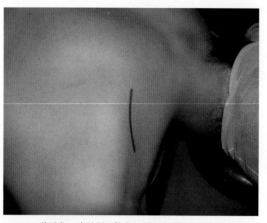
A. 俯卧位,肩前屈,做肩胛冈上缘切口(8~10 cm)

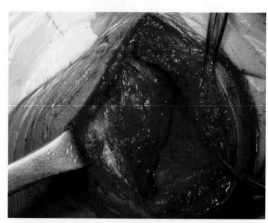
B. 显露冈上肌

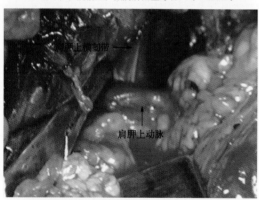
C. 显露肩胛上横韧带及跨过其浅层的肩胛上动脉肩胛切迹

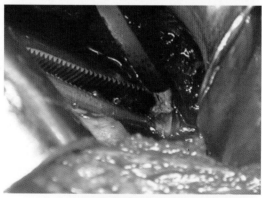
D. 切断肩胛上横韧带

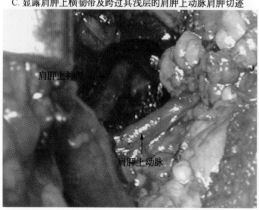
E. 显露肩胛上神经

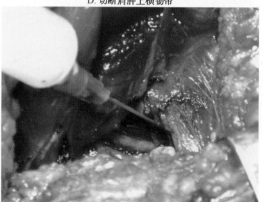
F. 松解肩胛上神经,在神经外膜下注入药液

图15-5 肩胛上神经松解术

2）前进路松解术：做颈根偏外侧横切口，切断颈阔肌，顺锁骨上皮神经切开颈部脂肪垫，结扎颈横动、静脉。在臂丛上干外侧找到肩胛上神经，切断中斜角肌，沿神经追踪，直至肩胛切迹、肩胛上横韧带。保护肩胛上动、静脉，完全切断坚韧的肩胛上横韧带，探查 C_5、臂丛上干从起始直至切迹的肩胛上神经。如神经有结缔组织包裹，质地变硬，则需行切开外膜作减压术。但是接近肩胛切迹处的肩胛上神经常常暴露困难，不能看清，切断肩胛上横韧带可能要盲切，会损伤肩胛上血管造成较大的出血，此时应借助内镜，看清解剖后再做肩胛上神经松解术及切断肩胛上横韧带。术后用复方倍他米松 1 ml 或曲安奈德 2 ml 加 2％利多卡因 2 ml 注入 C_5、臂丛上干、肩胛上神经及其周围组织，仔细止血后关闭伤口，伤口置负压引流或皮片引流条。

做前进路松解肩胛上神经时应注意：①颈部切口应层层仔细止血，并尽可能保护颈丛的感觉支；②从 C_5 神经根起做探查，直至肩胛切迹以远 3～4 cm，以防漏掉病变段神经。

（5）术后处理

1）颈前路术后颈部切口置沙袋每 24～48 h 1～1.5 kg。

2）应用神经电刺激疗法刺激神经再生。应用神经营养药物。

（6）术后并发症：肩胛上动、静脉损伤可能形成颈部或背部巨大的血肿。颈背部外径＞1 mm 的血管应予结扎，一旦发生血肿应及时手术清除，并止血。较小的血肿常常是止血不妥造成的，因为血肿就在松解的神经旁边，以免日后机化再压迫神经，仍以及早清除为好。关键在预防，关闭伤口前仔细止血，伤口引流必须通畅。

（陈德松）

15.4　肩胛背神经卡压

肩胛背神经卡压是研究颈肩痛时发现的一种病症，并将之归纳到胸廓出口综合征中。

15.4.1　临床应用解剖

肩胛背神经是一来自 C_5 神经根的与胸长神经合干的神经。

（1）肩胛背神经的起源

肩胛背神经在距椎间孔边缘 5～8 mm 外侧自 C_5 发出后即进入中斜角肌（图 15-6）。其来源有 3 种情况：①肩胛背神经与胸长神经起始段合干；②肩胛背神经与胸长神经分别从 C_5 发出；③肩胛背神经接收 C_3、C_4 发出的分支。

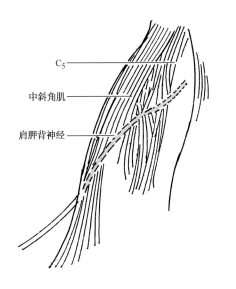

A.肩胛背神经常穿过中斜角肌

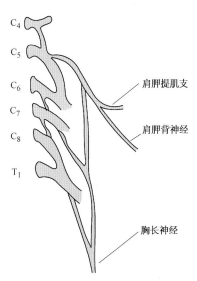

B.肩胛背神经、胸长神经和结节肌支

图 15-6　肩胛背神经临床应用解剖（示意图）

（2）肩胛背神经的行径

上述 3 种形式发出的肩胛背神经,其起始部均穿过中斜角肌,在中斜角肌内斜行行走 5～30 mm,亦可完全行走于中斜角肌的表面。距起点约 5 mm 处有2～3 束 2 mm 粗的中斜角肌腱性纤维横跨其表面。

（3）肩胛背神经的分支

与 C$_5$ 发出的胸长神经合干者,出中斜角肌 1～2 mm 肩胛背神经和胸长神经分开后,主干即发出一分支经肩胛提肌,然后在菱形肌深面下行。C$_5$ 发出的胸长神经下行至锁骨水平,先后与 C$_6$ 及 C$_7$ 发出的胸长神经支合干,然后沿前锯肌深面行走。

15.4.2 病因

1）与颈部过分疲劳有关。由于中斜角肌疲劳、痉挛压迫该神经。

2）与颈椎退行性变有关。随着颈椎退变,中斜角肌起始的骨化和硬化而压迫该神经。

15.4.3 临床表现与诊断

（1）病史及症状

1）常见于中青年女性,以工作时大部分时间使用计算机的工作人员为多见。主要症状是颈肩、背部不适、酸痛。颈部不适与天气有关,阴雨天、冬天加重,劳累后也可加重。臂后伸、上举时颈部有牵拉

感。颈肩、背部酸痛常使患者不能入睡,自觉患肢怎么放也不舒服,但又不能明确指出疼痛的部位。

2）可有肩部无力,偶有手麻,主要为前臂及手桡侧半发麻。

（2）体征和检查

部分患者可有前臂感觉减退,少数患者上肢肌力,特别是肩外展肌力下降。在胸锁乳突肌后缘中点及第 3～4 胸椎棘突旁 3 cm 有明显压痛点。在第 3～4 胸椎棘突旁压痛点处稍加按压（图 15-7）,同侧手臂内侧及手部尺侧不适、发麻。该压痛点封闭后,颈肩及手部有轻松舒适感。在胸锁乳突肌后缘中点向颈椎方向按压,患者酸痛感放射至前臂桡侧及手桡侧半。该点封闭后颈肩、背部及手部酸痛、不适可完全消失。

（3）特殊检查

1）肌电图检查:冈上肌、冈下肌、三角肌及菱形肌均无异常发现。第 1 背侧骨间肌及小指展肌有纤颤电位病例,菱形肌可能因位置深而未能查及。神经传导速度未见异常。

2）颈椎片:可能无异常发现,部分患者可见第 7 颈椎横突过长和颈椎示退行性变。

（4）诊断

颈肩部疼痛、不适,沿肩胛背神经行径有压痛,特别是按压第 3～4 胸椎棘突旁,可诱发同侧上肢麻痛,则该病诊断可确立。

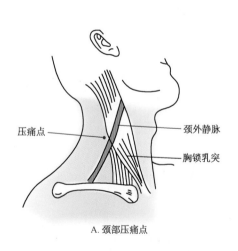

A. 颈部压痛点

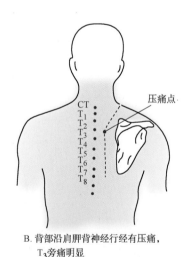

B. 背部沿肩胛背神经行经有压痛,
T$_3$ 旁痛明显

图 15-7　肩胛背神经卡压的压痛示意

15.4.4 肩胛背神经松解术

（1）手术适应证

1）非手术治疗无效,如局部封闭治疗,同时给

予肌松药及镇痛药效果不明显。或症状严重,影响患者的工作和生活,应考虑手术治疗。

2）如合并胸廓出口综合征或 C$_5$、C$_6$ 神经根卡压或合并胸长神经卡压,则可同时手术治疗。

（2）手术禁忌证

1）严重心、肺、肝、肾功能不全，或其他严重全身性疾病，如糖尿病，如不能良好纠正，不应手术。

2）患者过分敏感、多疑、多虑、抑郁症未有效控制者及严重瘢痕体质者不予手术。

（3）麻醉与体位

1）麻醉：气管内插管，静脉麻醉。

2）体位：仰卧位，肩下垫枕个，头偏转向健侧。

（4）手术步骤

1）于锁骨上 2～3 cm 沿颈横纹做横切口 6～8 cm。逐层切开皮肤、皮下组织、颈阔肌，沿颈阔肌

深层的疏松结缔组织充分分离。

2）平行胸锁乳突肌后缘切开颈脂肪垫，并在其中游离肩胛舌骨肌，向锁骨方向拉开，在脂肪垫中分离出颈横动、静脉，切断结扎之。此时可见前中斜角肌及部分臂丛上干。

3）逐层解剖、显露臂丛上干的根干部及 C_5、C_6 神经根两旁的前、中斜角肌起点，在近两肌起点处切断之，在 C_5 神经根外侧及中斜角肌内找到肩胛背神经，沿肩胛背神经浅层向神经远段分离，并切断其浅层的中斜角肌。此时起自神经根和颈段肩胛背神经已完全暴露（图 15-8）。

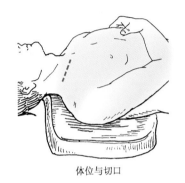

体位与切口

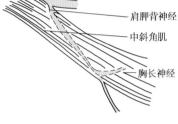

显露前、中斜角肌，找到从中斜角肌穿出的肩胛背神经

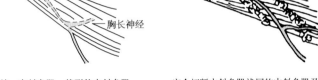

完全切断中斜角肌浅层的中斜角肌及 C_5 神经根旁的前、中斜角肌起始

A. 手术示意图

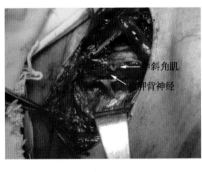

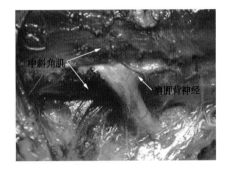

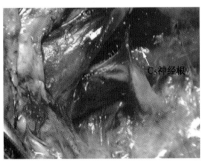

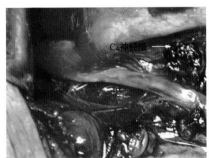

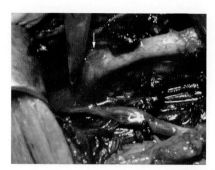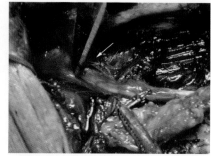

B.临床病例手术过程

图 15-8　肩胛背神经卡压松解术

4) 检查肩胛骨背神经和 C_5 神经根的色泽、质地及病变范围,在手术显微镜下或在头戴式放大镜下切断横跨在神经上的纤维组织,作切开神经外膜的神经松解术。

5) 如有手指麻木的患者亦可同时切断前斜角肌的止点及小斜角肌。

6) 于肩胛背神经及 C_5 神经根外膜下及周围组织注入复方倍他米松 1 ml,或曲安奈德 2 ml 和 2% 的利多卡因 2 ml 的混合液。如果 C_8、T_1 和中下干亦已暴露,可在暴露的神经根干部的外膜下也注入复方倍他米松或曲安奈德。

7) 仔细止血后,逐一缝合颈脂肪垫、颈阔肌、皮下组织及皮肤,伤口中置橡皮引流条 1 根。

(5) 手术操作注意事项

同肩胛上神经卡压手术。术中出现较大的血管出血,不要慌忙乱钳夹,这里的神经太多,容易损伤。应用纱布压迫,同时不断吸走积血,待看清楚出血点再夹住电凝或结扎。

(6) 术后处理

同肩胛上神经松解术的术后处理。

(7) 并发症

1) 同肩胛上神经卡压手术。

2) 乳糜漏:发生在左侧,一般是损伤胸导管所致。有时损伤了胸导管较大的分支,同样可以出现大量的乳糜液外漏,24 h 可超过 3 000 ml。关键是预防不要发生。颈部淋巴管及胸导管的分支均行走在颈部脂肪垫中,在切开脂肪垫时应该认真止血,外径 >1 mm 的动、静脉及几乎是透明的淋巴管应予结扎,如做电凝一定要做得彻底。关闭伤口前一定要再次检查有无出血,特别是有无无色透明的液体外渗,因为术前禁食,乳糜液像淋巴液一样无色透明。如漏量较大要找原因,在显微镜下仔细寻找,如是胸

导管破损应予修复,胸导管分支则应结扎。一旦术后发生乳糜漏,每天引流量 >500 ml,应及早手术探查并予处理。由于术后组织水肿,加上乳糜液的浸渍,颈部脂肪组织变得很脆,经不起钳夹,应小心找到胸导管远端,游离 2~3 cm,然后游离颈外静脉足够长,尽可能近头部结扎,远端倒转,将胸导管远端塞入头静脉中。笔者遇到过 3 例这样的病例,经处理后乳糜漏即完全停止。

(陈德松)

15.5　四边孔综合征

四边孔综合征即旋肱后动脉和腋神经或腋神经的一个主要分支在四边孔处受压所引起的一系列临床症候群。其主要表现是腋神经支配的肩外侧、臂外侧的感觉障碍和三角肌功能受限,肩外展不能或受限。本病是一少见的疾病,可能存于胸廓出口综合征中,亦可能继发于肩部外伤或上肢过分运动后。

1980 年,Cahill 首先描述了四边孔综合征。他复习了胸廓出口综合征手术后的随访结果,发现较差效果的病例占的比例较高,并在血管造影中见到有症状的上肢在外展、外旋时旋肱后动脉闭塞,而首次提出该病。1983 年,Cahill 又和 Palmer 报道了 18 例四边孔综合征的临床表现、诊断、手术方法及良好的手术效果,以后有关四边孔综合征的文献均引用之,并以该文为论证基础。

15.5.1　临床应用解剖

四边孔是由小圆肌、大圆肌、肱三头肌长头和肱骨颈内侧缘组成的解剖间隙(图 15-9)。大、小圆肌之间有 1 层筋膜组织,腋神经从后侧束发出后即斜向后行,贴四边孔上缘穿过该孔沿三角肌深层继续

向外、向前行走,支配肩背外侧皮肤感觉的皮支穿出肌肉,进入皮下。大圆肌起于肩胛骨下角的背面及冈下筋膜,止于肱骨小结节嵴,使肱骨内收、内旋,小圆肌起于肩胛骨腋缘背面,止于肱骨大结节下部和关节囊,使肱骨内收和外旋,肱三头肌长头起于肩胛骨盂下粗隆,与其他两头合并后止于尺骨鹰嘴。当肩关节外展、外旋时,这3块肌肉均受到牵拉,从上方、下方及内侧对四边孔产生压迫。Johnson认为,由于解剖学因素,腋神经在肩后受压的可能性较大。肱三头肌长头起始处纤维腱性组织面组成四边孔的一条边,动态解剖时可见肩外展活动时腋神经在肱三头肌长头的腱性起始表面滑动,从而认为腋神经和肱三头肌长头的腱性起始部的反复摩擦很可能也是造成腋神经损伤的原因。

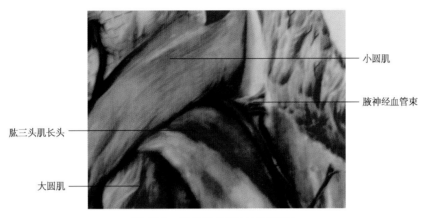

小圆肌

腋神经血管束

肱三头肌长头

大圆肌

图 15-9　四边孔的解剖(背面观)

15.5.2　病因

1) 解剖因素:四边孔内的增生纤维组织是压迫腋神经因素之一。

2) 肩外展时,腋神经在肱三头肌长头的腱性组织表面滑动是腋神经损伤的因素。

3) 外伤可能诱发、加重经过四边孔的腋神经段损伤。

15.5.3　临床表现与诊断

(1) 病史与症状

1) 青壮年多见。Cahill 报道的 18 例年龄在 22～35 岁,以优势手为主,可能有肩部外伤史。

2) 患肢呈间隙性疼痛或麻痛,可播散到臂、前臂和手部,部分患者感肩部沉重、肩部无力。症状在不知不觉中加重,在就诊时已有肩外展障碍。

(2) 体征

1) 肩关节前屈、外展、外旋时症状加重。

2) 肩外展肌力下降,或肩外展受限,被动活动正常,被动活动不痛。

3) 三角肌肌萎,其他肌肉正常。

4) 从后方按压四边孔有一明显而有限的压痛。

5) 将肩关节置外旋位1min可诱发疼痛。

(3) 辅助检查

1) 肌电图:三角肌可有纤颤电位;腋神经传导速度减慢,而肩胛上神经传导速度正常。

2) 血管造影:旋肱后动脉闭塞,常可提示腋神经受压,但无肯定价值。

(4) 诊断

肩部疼痛,肩外展肌力下降,三角肌萎缩,肩外侧皮肤感觉改变,肌电图提示腋神经损伤,三角肌有失神经电位而肩胛上神经功能正常即可确诊。

15.5.4　腋神经松解术

(1) 适应证

非手术治疗无效,如局部封闭、物理治疗、神经营养药物等治疗无效,可考虑手术治疗,但原则上一旦确诊,应手术治疗。如有三角肌萎缩则更应及早手术。

(2) 禁忌证

1) 严重心、肺、肝、肾功能不全,或其他严重全身性疾病,如糖尿病不能良好纠正,不应手术。

2) 局部皮肤有感染灶,存在尚未愈合的创面不予手术。

(3) 麻醉与体位

1) 麻醉:气管内插管,静脉麻醉。

2) 体位:患者取侧卧位,患侧上肢在上。

(4) 手术步骤(图 15-10)

1) 切口:以四边孔在体表投影点为中心做"S"形切口(8～10 cm)。切开皮肤、皮下组织,暴露背部深筋膜。

2) 切开深筋膜,沿其深层解剖,暴露萎缩的三角肌及其后缘。

3) 向肩峰方向拉开三角肌后缘即可见腋神经,用神经拉钩拉起腋神经。

4) 在放大镜下沿腋神经向深层解剖游离并做切开神经外膜的松解术。

5) 在腋神经的束间注入复方倍他米松。

6) 损伤口内置橡皮引流条 1 根,逐层关闭伤口。

7) 术后处理:同肩胛上神经卡压手术。

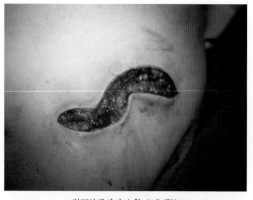

A. 以四边孔为中心做"S"形切口

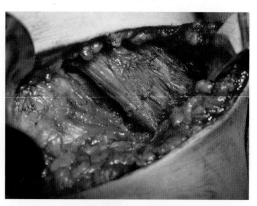

B. 暴露萎缩的三角肌及其后缘

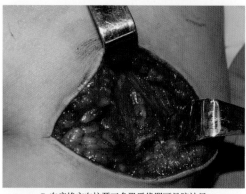

C. 向肩峰方向拉开三角肌后缘即可见腋神经

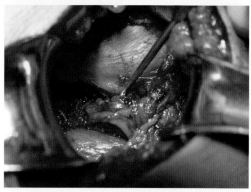

D. 用神经拉钩拉起腋神经

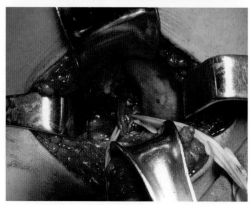

E. 套入橡皮条,在放大镜下做切开神经外膜的松解术

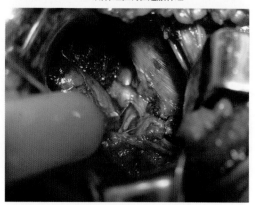

F. 在腋神经的束间注入复方倍他米松

图 15-10　经后路腋神经松解术

(陈德松)

15.6 臂部桡神经卡压症

15.6.1 临床应用解剖

(1) 常见的臂部桡神经卡压症的解剖

1) 腋臂角处。在该部位,桡神经正好位于肱骨颈和肱骨干上端的内侧。休息时将腋部置椅背上面容易发生;或不适当地应用拐杖行走,将体重全部经腋部压在拐杖的横杆上,容易发生该部位桡神经损伤。

2) 在臂的外侧桡神经沟部,桡神经从后转向外侧部位。在此段桡神经位于肱骨外侧紧贴肱骨,当侧卧时将同侧上肢压在身下即很容易损伤桡神经。笔者几乎每年都要诊断6~8位这样的患者。特别在周末醉酒后,侧身卧位,将手臂压在身下大睡,醒后就可能不能伸腕、伸指,故西方人将之称为“周末综合征”。幸好,这种综合征常在2~4周内自行恢复。

3) 桡神经在穿出外侧肌间隔的部位位于肱骨外上髁约10 cm处,在该处桡神经常常被交叉的腱性肌起点所包裹,也就是在此处桡神经相对固定,而且是处于一个腱性组织环中,容易遭受卡压,特别是在上肢剧烈活动后容易损伤该神经。该病有自行恢复的趋势。临床上观察2~3个月,如仍不恢复,可考虑手术治疗。

15.6.2 病因

1) 小动脉压迫。张言凤曾报道,横跨桡神经的小动脉造成臂部桡神经的卡压,该动脉是桡返动脉的分支。笔者在临床上也曾见过多例类似的病例,甚至有3~4根桡返动脉的分支横跨后骨间神经,并在跨越处留下压迹。实际上有时臂部桡神经卡压症的原因在术中也很难判断。有的病例在手术显微镜下逐层剥除外膜,才发现病变处桡神经变细,该处有扭转现象,最后越剥越细,发现病变处仅剩像发丝样相连,呈腊肠样扭转,或称沙漏样变伴扭转,这很难用1根跨越的小动脉来解释这样的病理变化。

2) 肱三头肌外侧头的腱性纤维压迫了桡神经。肱三头肌起始纤维是一片坚韧的腱性组织,在臂中段斜行跨过桡神经,在临床上可扪及卡压处桡神经有明显压痛,此处Tieal症阳性,B超检查可显示卡压处近段桡神经增粗。这类病例近几年临床上明显增多。

3) 复发性遗传性周围神经病变。笔者在临床上曾见到多例多处束带样病变,各处压迫的程度不同。最近又连续发现6例患者在1.5~5 cm的臂部桡神经段有2~4个卡压处,均切除病变段,做桡神经端-端缝合或神经移植。随访16个月后5例伸腕、伸指、伸拇功能恢复,其中1例仍不能伸拇、伸指的患者做了功能重建。这种病变的发病原因很多学者都认为可能是神经炎。顾玉东根据该种疾病的特征,查阅了跨科的相关文献资料发现,此类自发性桡神经多段缩窄病变极可能是复发性遗传性周围神经病变。1974年,Dejong就首先报道其为常染色体显性遗传。但需要进行基因检测方能确诊。目前,对这类患者做常规基因检测还存在困难。该病常累及浅表周围神经,如桡神经、尺神经、腓总神经及臂丛,如反复多次发病后功能不易恢复,可能留有功能缺失。

肌电图仅能够判断神经有没有损伤、损伤的程度和大致定位;MRI检查也能发现神经缩窄病变及周围结构,但做神经干连续检查十分困难,而横断面又常常不能切到病变处而无法确诊。B超对自发性桡神经多段缩窄病变有独到之处(图15-11)。最近还发现1例臂至前臂8 cm一段桡神经有3处缩窄,术前经B超检查做出明确诊断,顺利切除病变段神经,并做腓肠神经移植。

近4~5年来,由于对不明原因的颈肩疼痛不适的患者做了详尽检查,发现臂部桡神经可以很轻楚地扪及,神经变粗、质地变硬、压之麻痛显著。伸肘、伸腕、伸指肌力常常较对侧差,前臂及手背桡侧针刺痛觉亦较对侧减退,但是电生理常常不能发现异常表现,而B超大多可以发现臂部桡神经增粗,神经周围有水肿,明显较对侧不同。并可见到增粗的神经突然变细的形态。少数病例见到桡神经上有压迹,甚至存在多处环形狭窄。于压痛的臂部桡神经旁封闭,数分钟后颈肩疼痛消失。笔者先后对5例合并有TOS的患者,术中切断前、中小斜角肌,松解了臂丛后再做切口松解臂部桡神经,术后症状、体征均明显改善。

15.6.3 临床表现与诊断

(1) 病史及症状

男性多见,起病缓慢,或发病前有剧烈活动。

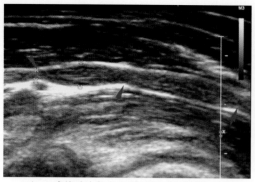
A. 术前B超扫描发现骨间后神经卡压部位

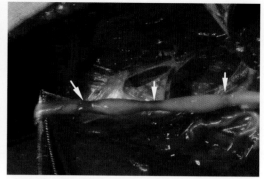
B. 术中所见的骨间后神经的卡压几乎与B超显示相同

图 15-11　骨间后神经多处卡压的B超所示与术中观察

1997年，Manske报道1例14岁男孩，发现伸腕、伸指无力，逐渐加重，2年后完全不能伸腕、伸指。1971年，Lotem报道3例患者，2例在搬运上举重物后，1例在做抗阻力伸肘活动后突然不能伸腕、伸指，可能是由于软组织的损伤、水肿，甚至局部的渗血，造成在外侧肌间隙肌纤维环内的桡神经受压而产生的。

（2）体征

1）早期仅能发现伸腕、伸指力量下降，以后可能会逐渐出现腕下垂、指下垂，即伸腕不能、伸指不能。检查时要注意，少数患者在用力握拳时，由于屈肌腱的缩短而产生了伸腕动作，甚至可达伸腕的功能位，所以应在手指放松的情况下令患者做伸腕动作。

2）感觉障碍。手掌背桡侧、拇指背侧及前臂中段桡侧，针刺痛觉消失或减退。少数患者可无感觉障碍，可能与神经受压的方向和程度有关。

3）在三角肌后缘近止点处常可扪及质地偏硬并增粗的条索样的桡神经，此段的桡神经常常压之酸痛明显，且有麻痛，并向手背放射。

（3）特殊检查

1）肌电图检查：早期可发现神经运动传导速度正常或稍减慢，常有自发电位或不能获得电静息电位。后期可能有桡神经运动传导速度显著减慢，甚至不能测及，并可获大量纤颤电位。

2）B超检查：常可见桡神经沟处桡神经明显增粗、水肿，在桡神经转行到臂中下1/3～1/2处桡神经沟内可见到桡神经突然变细。

（4）诊断

无明显诱因而逐渐出现的腕下垂、指下垂，或剧烈上肢运动后的腕下垂、指下垂，均应考虑该病的可能性。2～3个月前有"感冒，周身疼痛"的病史，疼痛逐渐局限于患肢臂部，继之出现手部无力而发生腕下垂、指下垂者，应考虑为该病，可能是病毒性感染引起。亦可能是基因病变而产生的一系列临床症状。

15.6.4　手术治疗

（1）适应证

1）伸腕、伸指无力，手背桡侧针刺痛觉减退，检查见伸肌群萎缩；肌电图提示桡神经有损伤，所支配的前臂肌肉有纤颤电位；B超检查显示臂部桡神经干上有明显压迹，应考虑及早手术。

2）如突然发生伸腕、伸指不能，可先做非手术治疗，临床密切观察1～2个月，如无恢复迹象，肌电图随访亦无桡神经再生，则应手术治疗。

3）1～2个月非手术治疗效果不明显，及早手术治疗。

（2）麻醉与体位

1）麻醉：气管内插管，静脉麻醉或臂丛神经阻滞麻醉。

2）体位：患者取45°侧卧位，患侧上肢放在胸壁上。

（3）手术步骤（图15-12）

1）以痛点为中心做臂外侧切口，长10～12 cm。切开皮肤、皮下组织，起于三角肌后缘，向远端外侧和前方延伸直至肱桡肌和肱肌之间，暴露臂深筋膜（图15-12A）。

2）纵行切开深筋膜并在深筋膜下分离，找到肱桡肌与肱肌间隙，沿此间隙向深部分离即可见到桡神经主干（图15-12B）。

3）拉开肱肌、肱二头肌与肱三头肌外侧头，沿桡神经表面分离，暴露桡神经（图15-12C、D）。

4) 仔细扪桡神经表面，注意神经质地的变化，往往神经质地变硬处即是神经病变处，结合 B 超描述的情况，探查神经。应在显微镜下切开神经外膜观察神经(图 15-12E)。

5) 将腊肠样改变段桡神经即明显变细段神经切除，在手术显微镜下用 9"0"单丝尼龙线做端-端缝接(此时桡神经常常松弛而长，大多都能在无张力下

缝接(图 15-12F、G)。

6) 如系多处卡压，则应完全切断有数个卡压的那段神经，取 3～4 段等长的腓肠神经移植，应在手术显微镜下用 9"0"单丝尼龙线做神经的端-端缝接。

7) 距神经缝接处 1～2 cm 的近远段神经干的外膜下方注入复方倍他米松或曲安奈德 2 ml 和 2%利多卡因 2 ml 的混合液。

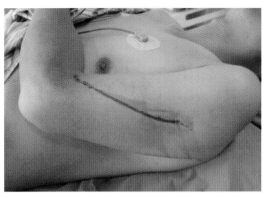

A. 手术的体位和切口

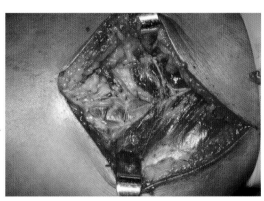

B. 从肱桡肌和肱二头肌间隙找到桡神经

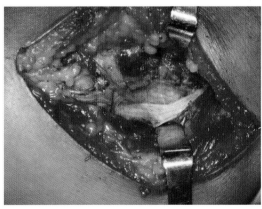

C. 桡神经在肱三头肌外侧头的腱性纤维下方受压

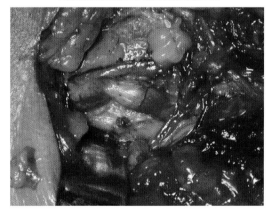

D. 受压的桡神经处有明显的压迹

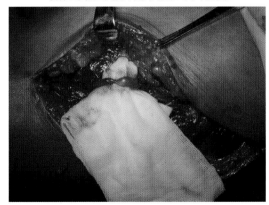

E. 在手术显微镜下分离压迹处增生的外膜见受压处神经像细丝（右图为局部放大）

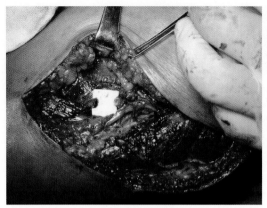 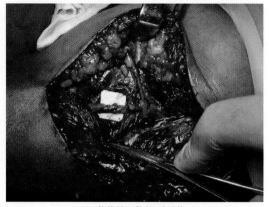

F. 将变细段桡神经切除　　　　　　　G. 将桡神经做端-端缝接

图 15-12　臂部桡神经卡压的手术治疗

8）缝合皮下及皮肤，伤口内置橡皮条引流。

（4）术后处理

给予地塞米松 10 mg 静脉滴注，预防松解后缝接的神经段水肿。

做桡神经松解手术的患者，应用伸腕支具纠正腕下垂，做桡神经缝接的患者术肢需做屈肘伸腕位石膏托固定 3 周。

（陈德松）

15.7　桡管综合征

1972 年，Rokes 和 Mandsley 首先描述了桡管综合征。桡管并不是一个真正的管道，实质上是桡神经穿过一个区域的组织所组成。引起桡管综合征的解剖原因和引起骨间后神经卡压综合征的解剖原因在 Frohse 弓和旋后肌管这一段是重叠的。但是，桡管综合征没有功能障碍，也就是说没有骨间后神经支配的肌肉麻痹。这是一个有争议的疾病，是否存在还有待于进一步研究。

15.7.1　临床应用解剖

桡管是桡神经在分出感觉支和深支处，或更高一些在发出肱桡肌支和桡侧腕长伸肌支后，一直到旋后肌管这一段桡神经深支所行经的组织间隙。骨间后神经经过 Frohse 弓和旋后肌管，这一段解剖将在 15.9 中描述。在 Frohse 弓近段，即桡管的入口处的结构如下：桡神经内侧接近肱肌和肱二头肌腱，外侧近肱桡肌起始处，后面为肱骨外上髁，在远段桡侧腕短伸肌和它交叉，将神经压向肱骨小头。在一些标本上可以见到桡侧腕短伸肌有一纤维弓，当桡

神经分成骨间后神经时，纤维弓在桡管的远侧将桡神经压向 Frohse 弓。我国张我华等 1984 年研究了 Frohse 弓和桡侧腕短伸肌腱弓，其发现如下：Frohse 弓完全为腱性的仅占 18%，较 Spinner 的 30% 为低；桡侧腕短伸肌弓则几乎全是腱性的，其外侧半更为锐利，且大多覆盖了旋后肌弓的外侧半，前臂旋转时首先接触到骨间后神经。

15.7.2　病因

在动态解剖研究中可见，前臂被动旋后时，骨间后神经移向外侧桡侧腕短伸肌弓可形成对其的压迫。而旋后肌在被动旋后中是松弛的，只是在旋前时才逐渐紧张。这是因为骨间后神经随旋前运动向内侧移位到了旋后肌弓内侧半的深方，而这半侧弓又大部分是肌性的。因而只是少数能制约骨间后神经活动构成压迫。张我华等认为，导致桡管综合征的主要解剖学因素是桡侧腕短伸肌弓。这是因为：①多数桡管综合征的患者工作时需要频繁地旋前和旋后运动，而桡侧腕短伸肌对骨间后神经的压迫多而且重。②人体前臂旋后的肌力大于旋前肌力。③桡侧腕短伸肌是握拳的主要协同肌之一，作用为伸腕以利握紧。桡管综合征病例临床表现的握持无力是患者避免使用该肌，以免除压迫神经造成的疼痛。旋后肌显然不具备这一协同作用。④抗阻力伸中指阳性。桡侧腕短伸肌止于第 3 掌骨底背侧面，做抗阻力伸中指运动时，此肌也将收缩，以增加伸中指的肌力。本症毫无例外地见于每一患者，说明桡侧腕短伸肌弓是压迫骨间后神经的重要因素。⑤Lister等在 20 例桡管综合征手术中，见 14 例存在着桡侧腕短伸肌弓的压迫。骨间后神经经过肱骨外

上髁及桡骨小头处,由于反复的肘关节活动、肱骨外上髁炎等因素,有一段纤维性粘连将神经和外上髁及桡骨小头粘连在一起。这些均可能是产生桡管综合征的主要因素。

15.7.3　临床表现与诊断

(1)病史和症状

以中年男性为多见,可能有一较长时期的"网球肘"的病史;肘外侧疼痛,常不能明确指出疼痛点,前臂及肘部活动后疼痛加剧。

(2)体征

1)压痛点:肘外侧沿桡神经的行径压之均不适、酸痛,肱骨外上髁亦有压痛,但压痛最显著点在肱骨外上髁下方,偏内侧2~3 cm。

2)中指试验:抗阻力伸中指均可诱发肘外侧疼痛。

3)感觉检查:手背桡侧、前臂外侧,可能有轻度的感觉减退。

(3)特殊检查

如电生理检查。细致的电生理检查可能会发现骨间后神经的传导速度较健侧为慢,所支配的肌肉可能有少量的纤颤电位和正尖波。

(4)诊断

肘外侧疼痛,肘外侧压痛广泛,压痛最显著点在肱骨外上髁下内方2~3 cm处,无功能障碍及感觉障碍,应考虑桡管综合征。

(5)鉴别诊断

1)骨间后神经卡压综合症(见15.9)。

2)臂部桡神经卡压症(见15.6)。

3)网球肘:即肱骨外上髁炎,最显著的压痛点应在肱骨外上髁。

4)C_5~C_6神经根卡压:亦常常有肘外侧放射性疼痛,但肘外侧可无明显压痛。

15.7.4　治疗

(1)非手术治疗

1)肘外侧理疗:氦氖激光照射,红外线照射。

2)局封:于肘外侧压痛最明显处注入醋酸曲安奈德,以后每次局封均在肘外侧最明显的压痛点进行。

(2)手术治疗

1)适应证:保守治疗无效者;电生理检查有异常表现者;B超检查显示肘及臂下段桡神经增粗、水肿或变细者,可考虑手术治疗。

2)麻醉:气管内插管,静脉麻醉或臂丛神经阻滞麻醉。

3)体位:患者取平卧位,患侧上肢外展,置侧台上。

(3)手术步骤

1)以痛点为中心做臂外侧切口10~12 cm。切开皮肤、皮下组织及深筋膜,肱桡肌和桡侧腕肌伸间隙向深层分离,充分暴露桡神经。近段可从肱桡肌和肱二头肌肌腱间隙暴露。

2)将Frohse弓及旋后肌管完全打开,像对骨间后神经手术一样,完全去除所有可能产生压迫桡神经的因素。

3)对神经外膜有增生、粘连较重,或神经段质地变硬的桡神经段,应在手术显微镜下做切开外膜的松解术。

4)术中在桡神经的外膜下及周围的软组织中注入曲安奈德2~3 ml或复方倍他米松1 ml和2%利多卡因2~3 ml混合液。

5)术后处理同臂部桡神经卡压症。

15.7.5　结果

桡管综合征保守治疗和手术治疗均有较好的效果。作者先后对16例桡管综合征患者做局封治疗,经4~6次局封后,10例症状完全消失,4例症状显著改善,2例症状亦有所改善。3例做手术松解术的患者,术后症状消失。Dellon总结了其他作者诊治的桡管综合征共73例,做神经减压术,除6例外其他均获得极好的效果,优良率达92%。

15.7.6　讨论

桡管综合征是一个比较含糊的综合征。该病不同于骨间后神经卡压,不同于网球肘,亦不同于臂部桡神经卡压。但如仔细检查询问,可以和这些不同的疾病相互鉴别。

笔者在临床上发现一些年龄>50岁的"网球肘"患者,肘外侧压痛明显、广泛,无明显的最压痛处。其中4例因反复注射局封药物,局部皮肤已发白,并变得细腻。在询问病史时患者诉颈部亦不适,检查发现同侧颈外侧明显压痛,肩外展肌力下降,屈肘肌力亦明显下降。于颈部局封后,颈肩部症状明显好转,肌力明显增加;肘外侧疼痛亦明显好转,甚至消失。以后有意识地对"网球肘"患者常规检查颈

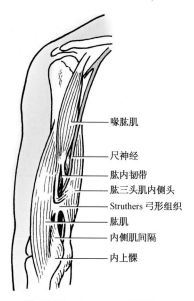

部有无压痛,对颈部局封后"网球肘"的症状均有不同程度的减轻。为此,笔者在 TOS 手术中,用肌电图检测肱骨外上髁深部组织电刺激在 $C_5 \sim T_1$ 均能接受到肱骨外上髁深部组织的电刺激信号,以 C_7 接受的波幅最大。因此,笔者怀疑一部分网球肘和桡管综合征的患者同时存在颈神经根卡压,所以作者支持 Dellon 提出的桡管综合征可能系"多重性卡压综合征"的一种情况。并认为一部分网球肘者、早期臂部桡神经卡压者,以及一部分胸廓出口综合征患者也可能表现为这种症状。

15.8 肘管综合征

肘管综合征即肘部尺神经卡压综合征。Parnas(1878)首先报道,Hunt(1916)称之为迟发性尺神经麻痹,Feindel 和 Stratford(1958)称之为肘管综合征。

15.8.1 临床应用解剖

尺神经从肘骨后面至前臂屈侧通过肘管,其底为肘内侧韧带,顶为尺侧腕屈肌。尺神经在此肌的两头之间通过。尺侧腕屈肌的两头之间为腱膜组织。在肱骨内上髁以远 4 cm 内,尺神经分出支配尺侧腕屈肌的运动支,一般有 2 支在肌肉的深面进入,支配环指、小指的指深屈肌的分支在尺侧腕屈肌支的稍远侧,在指深屈肌的前面进入。

15.8.2 病因

1) 尺侧腕屈肌两头之间的腱膜压迫:当屈肘时,肘管约狭窄 55%。屈肘 135° 时,腱弓拉长近 40%。

2) 滑车上肘后肌压迫:滑车上肘后肌起于鹰嘴的内侧缘和附近的肱三头肌腱,止于内上髁,是肌肉的变异,呈梭形或长方形,紧挨尺神经,组成肘管的一部分,当屈肘时紧张。Chalmers 在 50 例肘部尺神经探查中,有滑车上肘后肌者 8 例。

3) Struthers 弓形组织压迫:Struthers 弓形组织系臂远端深部周围的筋膜增厚形成。肱三头肌内侧头的浅层肌肉纤维和肱内韧带与其相连。肱内韧带从喙肱肌腱至 Struthers 弓形组织,其前缘是内侧肌间隔,外侧为被肱三头肌内侧头的深部肌肉纤维所覆盖的肱骨内侧部分(图 15-13)。Kane 在 20 个肢体解剖中发现有此弓形组织者占 70%。

喙肱肌
尺神经
肱内韧带
肱三头肌内侧头
Struthers 弓形组织
肱肌
内侧肌间隔
内上髁

图 15-13 Struthers 弓形组织

4) 尺神经反复性脱位或半脱位:Childress(1956)发现,当屈肘时尺神经就从尺神经沟中向前方呈脱位或半脱位。他在 2 000 条尺神经中发现半脱位发生率为 16%,其中 85% 为双侧性。笔者无选择地检查了男、女各 100 例我国成年人志愿者,400 个肢体,发现有尺神经半脱位者 12 例,其中 5 例为双侧,7 例为单侧。12 人中 3 人有轻度的临床症状。

5) 肘关节类风湿滑膜炎。

6) 陈旧性创伤:如内上髁骨折不愈合、肘外翻、增生性关节炎。

7) 腱鞘囊肿。

15.8.3 临床表现与诊断

患者可表现为尺侧 1 个半指的掌、背侧感觉异常,骨间肌、小指展肌肌力减弱,小鱼际肌及骨间肌萎缩,前臂上部尺侧肌萎缩,环、小指指深屈肌及尺侧腕屈肌肌力减弱等。另外,还有肘下 3 cm 尺神经 Tinel 征阳性。于肘关节半屈曲位,轻微伸屈肘关节时触摸肘管并与健侧相比,患侧肘管处饱满,尺神经沟内有尺神经压痛及尺神经增粗感。肌电图检查有助于明确诊断。

15.8.4 尺神经松解前移术

(1) 适应证

对早期单纯感觉异常的病例,可暂观察,如没有改善,甚或出现肌力减弱时,应及早手术治疗。

（2）麻醉与体位

采用臂丛神经阻滞麻醉。患者取仰卧位，患肢外展置于手术小台上。臂部气性止血带下手术。

（3）手术步骤

1）切口：以肱骨内上髁后缘尺神经沟为标志，沿尺神经走行做纵行切口，长约 12 cm，近端切口稍长些（图 15-14A）。

2）显露：切开皮肤、皮下组织，注意保护前臂内侧皮神经的分支，于内侧肌间隔内显露、分离尺神经，用橡皮条保护牵开（图 15-14B）。打开肱骨内上髁与尺骨鹰嘴间的深筋膜，显露位于尺神经沟内的尺神经。

3）检查病理变化并做相应处理：查有无滑车上肘肌的存在；伸屈肘关节时，是否有尺神经半脱位；探查肱三头肌内侧头与内侧肌间隔之间的筋膜并予以切开；必要时沿尺神经向近端探查，看有无 Struthers 弓形组织的压迫。再向远端剪开尺侧腕屈肌两头之间的腱膜。总之，要去除一切压迫因素，将尺神经自肘管分出（图 15-14C）。根据尺神经病变情况选用松解方法，一般先采用外松解，如外松解后见神经增粗变硬、外膜增厚，则应将该段神经外膜切

除，彻底减压。如切除外膜后神经质地仍发硬者，可在手术显微镜下进行束间松解，注意要避免损伤束间交叉纤维。束间松解要慎重。

4）尺神经前移：将尺神经移至肱骨内上髁前方。为了便于移位，将支配尺侧腕屈肌的近端神经分支在肌肉内向远端分离，或向近端自尺神经主干上做束间分离。移位满意后，将深筋膜切开呈一瓣状，向前翻转，尺神经置于瓣的下方，然后缝合固定（图 15-14D），以避免尺神经向后滑动。该筋膜的尺神经入口和出口要宽畅，否则会形成新的卡压。大多数的病例通过如此皮下前移术可获得良好疗效。有关肌肉下前移和深部前移术，应根据病情慎重选用。

5）彻底止血后，闭合伤口。

（4）术后处理

术后屈肘 90°位石膏托固定 3 周。

（5）注意事项

手术切口不可偏小，以免对尺神经显露不充分，使得前移的尺神经在内侧肌间隔处和肘前筋膜悬吊处形成新的卡压，尺神经没有松弛，反而增加了张力。

15

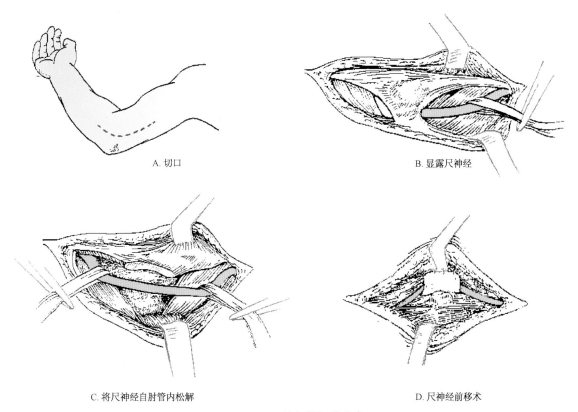

A. 切口

B. 显露尺神经

C. 将尺神经自肘管内松解

D. 尺神经前移术

图 15-14　尺神经松解前移术

15.9 骨间后神经卡压综合征

骨间后神经卡压综合征临床上比较常见,主要表现为伸指功能障碍,能伸腕但因尺侧伸腕肌麻痹,所以呈桡偏,无感觉障碍。

15.9.1 临床应用解剖

桡神经在肱桡关节上、下3cm范围内分成深、浅两支,深支即骨间后神经。骨间后神经进入旋后肌后即有一分支支配旋后肌。一般成人旋后肌宽5cm。相当于肱桡关节以远8cm处,骨间后神经穿出旋后肌并分成两组,一组支配浅层肌肉(指总伸肌、尺侧腕伸肌、小指伸肌),另一组支配深部肌肉(拇长展肌、拇长伸肌、拇短伸肌及示指伸肌)(图15-15)。

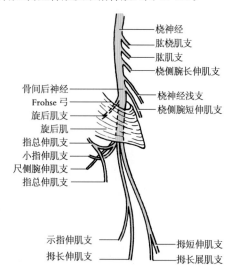

图 15-15 桡神经分支及其与旋后肌的关系

15.9.2 病因

1) Frohse弓压迫:成人此弓约有2/3纤维化,易造成对神经的压迫。

2) 桡返动脉压迫:桡返动脉及其分支呈丛状扩张压迫骨间后神经。

3) 纤维束带压迫:在桡骨头前面有横的纤维束带越过神经表面,有时其纤维束很细且数目很少,但很结实。

4) 桡侧腕短伸肌内侧腱样缘压迫:当前臂旋前屈肘时,此腱样缘可压迫骨间后神经。

5) 创伤:桡骨头骨折、孟氏骨折均可压迫骨间后神经。

6) 炎症:包括滑囊炎、类风湿关节炎、淀粉样沉积等。

7) 肿块:包括腱鞘囊肿、脂肪瘤、纤维瘤、血管瘤等。

15.9.3 临床表现与诊断

早期表现为前臂近端痛,随后出现肌无力和肌肉瘫痪。一旦出现肌肉瘫痪,其疼痛症状即消失。伸腕时桡偏,不能伸拇指及不能伸手指的掌指关节,但无虎口区感觉障碍。肌电图检查有助于确诊。

15.9.4 骨间后神经松解术

(1) 适应证

1) 骨间后神经卡压后,出现运动功能障碍,电生理检查有阳性发现者,应手术治疗。

2) 孟氏骨折桡骨小头脱位整复后观察3个月,如仍无神经恢复迹象者,可做手术探查。

3) 桡骨小头脱位未整复,且有骨间后神经瘫痪者,切开复位的同时探查骨间后神经。

(2) 麻醉与体位

采用臂丛神经阻滞麻醉,在臂部气性止血带下手术。患者取仰卧位,臂外展置于侧台上。

(3) 手术步骤

1) 切口:在肘关节外侧做"S"形切口。

2) 在肱桡肌与桡侧腕长伸肌之间的间隙做钝性分离,可见桡动脉返支及其伴行静脉,注意此血管有无扩张迂曲压迫神经,予以结扎切断。此时可清晰显露桡神经浅支及骨间后神经。如桡侧腕短伸肌内侧缘呈腱状,亦可压迫骨间后神经,应予以切断。骨间后神经向下延伸,进入旋后肌浅头的Frohse弓,将纤维弓全部切断。

3) 从桡侧腕长、短伸肌与指总伸肌之间进入,显露旋后肌及骨间后神经在旋后肌下缘穿出的部位(图15-16)。将旋后肌的浅层纵行切开,使整个骨间后神经及其终末分支得以松解。

4) 仔细检查骨间后神经的病理变化,根据情况分别行神经外松解、束间松解或病段切除,重新缝合。

5) 神经游离松解后,要探查神经深部有无占位性病变,如有则切除之。

(4) 术后处理

1) 单纯松解的病例,术后三角巾悬吊2周。对神经行切除重新缝合的病例,术后应给予屈肘90°石膏托固定4周。

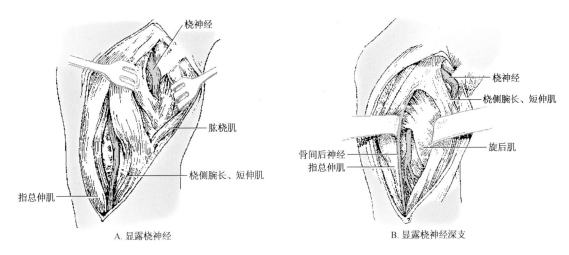

A. 显露桡神经   B. 显露桡神经深支

图 15-16　肘部桡神经显露

2）术后给予神经营养药物、康复治疗，可用支具间断维持腕、手指于背伸位，直至手指伸直功能恢复。

15.10　骨间前神经卡压综合征

骨间前神经卡压综合征是指正中神经的骨间掌侧支受压而引起所支配的肌肉发生瘫痪。1918 年，Tind 首先进行描述。Kiloh 和 Nevin 在 1952 年报道 2 例，故亦有人称之为 Kiloh-Nevin 综合征。

15.10.1　临床应用解剖

骨间前神经在肱骨外上髁以远 5～8 cm 处起自正中神经。一般支配 3 块肌肉，即拇长屈肌、指深屈肌的桡侧半和旋前方肌。其终末支有感觉纤维至桡腕、腕间、腕掌和桡尺远侧关节，它的交感纤维分布至骨间前动脉。

15.10.2　病因

1）腱性束压迫：①旋前圆肌深头的腱性组织压迫；②中指指浅屈肌的一个腱性组织压迫；③掌深肌或桡侧腕屈肌起点的腱性压迫。掌深肌起于骨间前神经起始部稍近侧的桡骨中上 1/3 处，止于掌腱膜的后部。桡侧腕屈肌亦起于桡骨中上 1/3 交界处，止于第 2、3 掌骨基底掌侧。

2）副肌肉压迫：①指浅屈肌至拇长屈肌的副肌肉和肌腱。②Gantzer 肌肉，是拇长屈肌的一个副头，约 2/3 肢体有此肌肉。一般起自肱骨内上髁，止于拇长屈肌腱的近侧部分；有时它还有一个起点，起于尺骨喙突。

3）血管异常：有尺副动脉栓塞、迷走的桡动脉等。

4）增大的肱二头肌滑囊造成压迫。

15.10.3　临床表现与诊断

早期主诉前臂近端掌侧疼痛。当拇长屈肌和示指、中指的指深屈肌部分或完全瘫痪后疼痛消失。旋前方肌瘫痪，但旋前圆肌正常。无感觉障碍，正中神经支配的内在肌功能正常。当拇长屈肌和示指指深屈肌瘫痪时出现 Pinch-Grip 征阳性，即当拇指、示指捏物时，拇指掌指关节稍屈曲，指骨间关节过伸，示指近侧指骨间关节高度屈曲，远侧指骨间关节过伸，指腹触及拇指指腹的近侧半。

测定旋前方肌功能时，必须屈肘以限制旋前圆肌的作用。当旋前方肌瘫痪时，屈肘抗前臂旋前力量明显减弱。

15.10.4　骨间前神经松解术

（1）适应证

确诊为骨间前神经卡压后经三角巾悬吊、休息并观察 6～8 周，临床和肌电图无恢复迹象，应手术探查。

（2）麻醉与体位

采用臂丛神经阻滞麻醉。患者取仰卧位，患肢外展置于手术小台上。在臂部气性止血带下手术。

（3）手术步骤

1）切口：起自肘窝内侧斜向下至肘窝正中，再沿前臂掌侧正中纵行至前臂中上段（图 15-17），长约 10 cm。

15

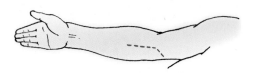

图 15-17　骨间前神经松解术切口

2）切开皮肤、皮下组织及深筋膜，注意保护前臂外侧皮神经的前臂支。切开肱二头肌腱膜（图 15-18A），即显露肱动脉及正中神经。正中神经发至旋前肌、屈肌群的分支都从尺侧发出，手术分离

要沿正中神经桡侧进入，再游离尺侧，便能清楚见到神经分支，予以保护。继续向远端分离，结扎切断越过神经上方的小血管，沿神经表面向远端掀起旋前圆肌，检查是否有纤维弓压迫正中神经。然后在旋前圆肌与桡侧腕屈肌之间进入，将旋前圆肌向桡侧牵开（图 15-18B），会发现部分浅屈肌起于旋前圆肌腱弓，观察有无指浅屈肌呈腱弓状压迫神经，予以切断。最后再继续探查有无其他异常肌肉的存在，压迫神经。如有应松解或切除之。必要时可将旋前圆肌远端做"Z"形切开延长术（图 15-18C～E）。

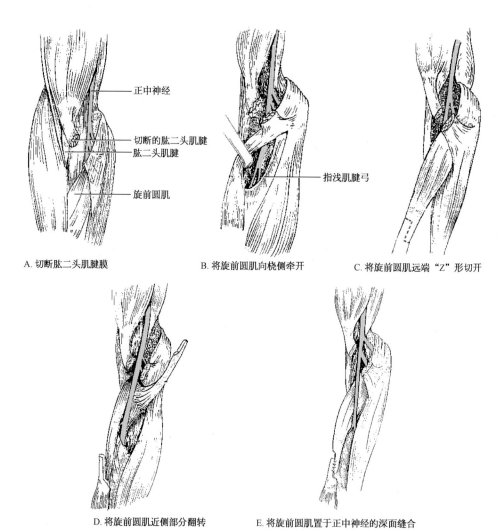

A. 切断肱二头肌腱膜　　B. 将旋前圆肌向桡侧牵开　　C. 将旋前圆肌远端"Z"形切开

D. 将旋前圆肌近侧部分翻转　　E. 将旋前圆肌置于正中神经的深面缝合

图 15-18　骨间前神经松解术

3）术中注意骨间前神经位于正中神经的背侧或桡侧方。当骨间前神经位于正中神经桡侧时，旋前圆肌深头的纤维边缘正好压在位于桡侧的骨间掌侧神经。手术时应根据骨间前神经的位置，并松解压迫因素。

4）彻底止血后，闭合伤口。

（4）术后处理

术后三角巾悬吊 2 周。给予神经营养药物,康复治疗。

15.11　旋前圆肌综合征

旋前圆肌综合征为正中神经近端压迫所致,压迫部位大部分位于旋前圆肌平面,不同于骨间前神经卡压综合征。由 Seyffarth 于 1951 年首先确认。易与腕管综合征混淆。一般发病率约为腕管综合征的 10%。

15.11.1　临床应用解剖

正中神经在肘部肱二头肌腱膜近侧位于最内侧。正中神经在前臂近 1/3 处支配旋前圆肌、桡侧腕屈肌、掌长肌,这些肌肉均起自肱骨内上髁。指浅屈肌的近侧部分起自肱骨内上髁和前臂近 1/3 增厚的骨间膜。正中神经从支配桡侧腕屈肌和掌长肌的运动支中再分出支配指浅屈肌的纤维。支配内侧屈曲旋前肌群的运动支,一般在其深面进入肌肉。支配旋前圆肌的神经,一般有一总干,再分至肱骨头和尺骨头。

15.11.2　病因

主要的致病因素有:①旋前圆肌肥大;②正中神经在旋前圆肌的两个头的背侧经过;③肱二头肌腱膜增厚;④指浅屈肌弓增厚;⑤起自尺骨的桡侧腕屈肌的一个副腱组织压迫;⑥旋前圆肌至指浅屈肌弓的异常纤维束带压迫;⑦生理因素,如妊娠。

15.11.3　临床表现与诊断

患者前臂近端掌侧痛,抗前臂旋前和屈腕使疼痛加重。桡侧 3 个半手指麻木,Tinel 征在前臂掌侧近 1/3 处。Phalen 试验阴性。正中神经支配的内在肌无力,而骨间前神经支配的外在肌功能基本正常。

15.11.4　前臂正中神经松解术

手术适应证及具体手术操作基本同骨间前神经松解术,但手术重点在肘部于旋前圆肌的区域。旋前圆肌综合征存在许多潜在卡压因素,由于临床定位往往比较困难,所以手术中应尽可能检查所有可能的卡压点并进行松解。偶尔可行旋前圆肌浅头"Z"形延长,以防瘢痕和缺血性肌挛缩的发生。

(阚世廉　费起礼)

15.12　骨间后神经终末支卡压综合征

1972 年,Swanson 用切断骨间后神经终末支的方法治疗腕背疼痛。1978 年,Dellon 报道了腕背腱鞘囊肿压迫该神经产生腕背部疼痛。Carr(1985年)、Eaton (1992 年)提到该神经受压可使腕背疼痛。

15.12.1　临床应用解剖

骨间后神经出旋后肌管分出尺侧腕伸肌支、小指固有伸肌支、指总伸肌支、拇长展肌支、拇短伸肌支、示指固有伸肌支及拇长伸肌支后,终末支直径仍有 0.8~1.0 mm,紧贴指总伸肌腱鞘的桡侧底部继续向远端走行,跨过桡月关节,紧贴月骨的浅面行向远端,至头月关节处,神经膨大,并有较致密的结缔组织将膨大的神经固定在关节囊上。在此处,神经分成 4~5 支细小分支,分别走向两侧远端和深层。在指总伸肌腱鞘内,骨间后神经终末支被一层薄薄的结缔组织覆盖,肉眼不易发现,仅可见腱鞘的底部桡侧缘有一条稍稍隆起的痕迹,用血管钳稍做分离即可游离出该神经。当被动掌屈腕关节时,该神经被拉紧;被动背伸腕关节时,该神经呈"S"形有明显松弛(图 15-19)。

15.12.2　病因

根据骨间后神经终末支的解剖,不难想象为什么腕部骨间后神经终末支会产生粘连、压迫,使之在屈腕时被牵拉,产生疼痛,即可能发生该病。如长期从事反复活动腕关节的工作,腕部有外伤史、骨折及脱位史,特别是常见的桡骨远端骨折与月骨脱位史、腕部退行性变等,还有一种疾病就是月骨无菌性坏死。

15.12.3　临床表现与诊断

（1）病史及症状

1)腕关节背侧胀痛、酸胀,早晨起身时腕部胀痛较重,活动后逐渐好转,阴天、天转凉时酸胀加重。

2)手部活动增多时疼痛加重,严重时不能提重物。部分患者诉肘外侧亦疼痛不适。

（2）检查和体征

1)腕关节掌屈时,于腕背横纹指总伸肌腱桡侧有明显的压痛,重按时局部酸胀难忍,压痛可能向上延伸至 8~9 cm 处。

15

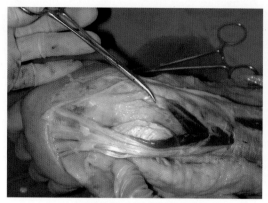

A. 屈腕时骨间后神经终末支被拉紧

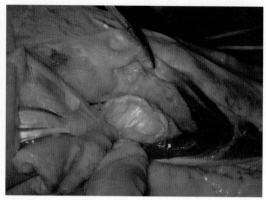

B. 伸腕时骨间后神经终末支松弛

图 15-19　骨间后神经终末支的解剖

2）少数患者肱骨外上髁下方 2～3 cm 处亦有压痛。

3）用力握拳、屈腕时腕背疼痛明显加重，伸腕手指放松可无任何不适。

4）腕侧方无挤压痛，腕部无纵轴叩击痛。

（3）特殊检查

1）放射科检查：腕关节正、侧轴位 X 线片，可无异常发现，并可见到腕关节退行性变、月骨变形或有坏死、桡骨远端有陈旧性骨折。

2）肘外侧局封：于肱骨外上髁内侧穿刺进针，针刺抵外上髁，注入 0.375% 啰哌卡因（0.25% 布比卡因）2～3 ml，封闭骨间后神经，2～3 min 后，腕痛症状消失，提示该患者的腕背痛和骨间后神经有关。

（4）诊断

腕背疼痛呈酸胀钝性痛，握拳屈腕时加重，要考虑该病的可能性。在腕背指总伸肌腱桡侧压痛显著，肘外侧局封疼痛消失。X 线片检查显示腕部无异常，尺桡远侧关节亦无异常。如见腕关节有增生性变、骨折后的异常表现及月骨无菌性坏死，则更应考虑到该病的可能性。

15.12.4　骨间后神经终末支切断术

（1）适应证

对非手术治疗，如封闭、理疗无效者，特别是有腕背手术史、外伤史、骨折史者，应考虑手术治疗。

（2）手术步骤

1）做腕背"S"形切口（图 15-20A），切开深筋膜及指总伸肌腱鞘。

2）将指总伸肌拉向尺侧，于指总伸肌腱鞘底部最桡侧，分离出骨间后神经终末支，剪断并切除 1 cm 以上（图 15-20B～D）。

3）止血后伤口内置橡皮条引流，逐层关闭伤口。

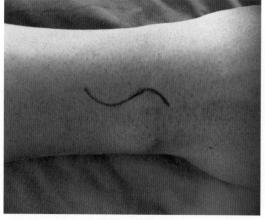

A. 腕背"S"形切口

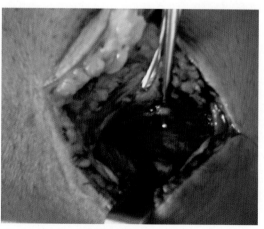

B. 暴露骨间后神经终末支

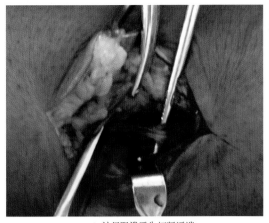

C. 神经阻滞后先切断近端

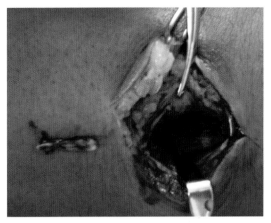

D. 再切断远端，切除一段长1.5 cm的神经

图 15-20　骨间后神经末支探查切口

（3）术后处理

用前臂石膏托固定腕关节，抬高患肢 48～72 h 后拆除石膏，活动腕关节。

（4）手术注意事项

不主张做骨间后神经终末支松解术，此处神经紧贴桡骨远端骨膜，松解后很可能再发生粘连，产生疼痛。

15.13　桡神经感觉支卡压综合征

早在 1932 年，Wartenberg 就描述了前臂桡神经感觉支卡压症，报道 5 例诉手背桡侧麻痛、感觉减退的患者。这些患者在桡神经浅支的行径中有触觉过敏，并有握力的降低，并发现腕关节尺偏时可出现刺痛，当前臂旋前时症状加重。1986 年，Dellon 发表了题为"桡神经感觉支在前臂的卡压"的文章，并发现该病在临床上并不少见，是腕部疼痛、无力的重要原因之一。

15.13.1　临床应用解剖

桡神经感觉支即桡神经浅支行走于肱桡肌的深面，在桡侧腕伸肌与肱桡肌的肌腱、肌腹交界处的间隙，由深层穿至浅层，在两肌腱的间隙处有较多的交叉纤维组织将桡神经浅支包绕，并与两腱及筋膜组织连接在一起，比较固定；而桡神经浅支在进入浅层的部分可有一定的伸缩活动，并随腕关节的屈曲而拉长变直，随关节的背伸而松弛弯曲。

笔者解剖了 30 具尸体 60 侧的桡神经浅支，发现该神经从桡侧腕长伸肌、肱桡肌肌腱肌腹交界处穿出者占 50%（30/60 侧），相当于前臂中下 1/3 交界处；在桡骨茎突于肱桡肌与桡侧腕长伸肌腱间穿出者占 6.67%（4/60 侧）；从桡骨茎突与肱桡肌、桡侧腕长伸肌肌腱肌腹交界处之间穿出占 20%（12/60 侧）；有 4 侧从呈重叠状的肱桡肌和伸腕长肌腱之间穿出，肱桡肌在深层；有 2 侧从肱桡肌桡侧直接到前臂浅层，而不经过肱桡肌和桡侧腕长伸肌之间；还有 2 侧从肱桡肌腱腱性部分中穿出，穿出处有一腱孔。桡神经浅支的穿出处不论是在哪个部位、哪种类型，当腕关节屈曲而前臂旋前和握拳时，桡神经浅支均被拉紧，而当腕背伸、前臂旋后伸指时神经均松弛（图 15-21）。由此可见，当腕关节长期反复活动，特别是职业的需要，桡神经浅支就可能长期反复受到牵拉、摩擦造成损伤；局部外伤、扭伤可能加重桡神经浅支和两旁的肌腱及深层筋膜的粘连，进一步减少活动度，而易诱发该病。

15.13.2　临床表现

（1）症状

1）大多数患者可被问及前臂是否有外伤、扭伤和反复腕关节活动史，包括需长期伸、屈腕关节和旋转前臂史。

2）疼痛：为灼性痛、麻痛和针刺样痛，有少数患者诉腕部反复痛和胀痛，疼痛随腕关节活动而加重，可放射至肘部，甚至肩部。

3）手部无力：握拳、抓、捏时大多数可能因手指活动诱发疼痛而不能用力。

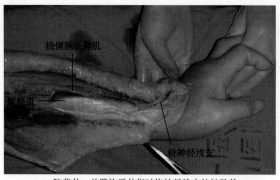
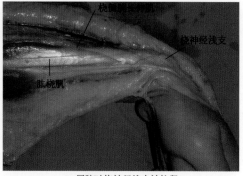

A. 腕背伸、前臂旋后伸指时桡神经浅支处松弛状　　　　B. 屈腕时桡神经浅支被拉紧

图 15-21　桡神经浅支解剖所见

（2）体征

1）Tinel 征阳性：大多于前臂中下 1/3 交界处，亦有于腕上 3～4 cm 处。Tinel 征最明显处往往是桡神经浅支卡压处。

2）手背及前臂桡侧感觉异常：包括针刺痛觉减退，甚至丧失，触觉、振荡觉的改变，以及两点辨别觉异常。Dellon 报道的 51 例病例全部有感觉改变。作者先后诊治了 20 余例桡神经浅支卡压的患者，也均有手背及前臂桡侧感觉的改变。

3）腕部压痛：作者发现 4 例患者腕背桡侧有深压痛，按之患者诉酸痛。

4）屈腕握拳、屈腕尺偏、前臂旋前均可诱发疼痛。

（3）特殊检查

1）电生理检查：严重病例可记录不到感觉电位。大多可发现传导速度变慢，诱发电位振幅降低。

2）诊断性神经阻滞：前臂桡侧 Tinel 征最显著部位用 0.375% 啰哌卡因（或布比卡因）3～5 ml 注射，2～3 min 后症状减轻，甚至完全消失，手指力量加强。由于该注射点和前臂外侧皮神经相距太近，可先于前臂近端头静脉旁注射 0.375% 啰哌卡因（或布比卡因），以排除前臂外侧皮神经引起的疼痛。

（4）诊断

手背疼痛、麻木，前臂桡侧 Tinel 征阳性，握拳、屈腕、前臂旋前时症状加重（图 15-22），即可诊断该病。电生理检查可协助诊断。

15.13.3　桡神经浅支的手术治疗

（1）适应证

经保守治疗，包括腕关节制动、理疗、温水浸泡，以及于 Tinel 征处注射复方倍他米松或曲安奈德无效时可选择手术治疗；或 TInel 征最显著处曾有外伤史，局部有瘢痕，亦可考虑手术治疗。

（2）麻醉与体位

1）采用臂丛神经阻滞麻醉或局部麻醉。

2）患者取平卧，患肢外展 90°。

（3）手术步骤

1）在前臂中段桡侧 Tinel 征最明显处为中心，做长 3～5 cm 的“S”形切口，逐层切开皮肤及皮下组织，如见到头静脉和前臂外侧皮神经应给予保护。

2）在桡侧腕长伸肌和肱桡肌之间找到桡神经浅支，并充分游离，完全切开桡侧腕长伸肌和肱桡肌之间的纤维联系。近端应达肱桡肌肌腹近端，至少距桡神经浅支穿出处 3 cm。切除包绕神经的瘢痕组织，对神经有钳夹的肱桡肌和桡侧腕长伸肌的腱性组织亦应切除部分。

3）在手术显微镜下切除桡神经浅支的外膜，做神经束间松解减压术。

4）神经干的外膜下方注入复方倍他米松或曲安奈德 2 ml 和 2% 利多卡因 2 ml 混合液。

5）缝合皮下及皮肤，伤口内置橡皮条引流。

（4）术后处理

同骨间后神经卡压术后。

（5）手术注意事项

松解桡神经浅支后应在手术台上被动完全伸屈腕关节，观察桡侧腕长伸肌腱和肱桡肌腱对桡神经浅支是否还有钳夹，如仍有应将这两腱钳夹神经处的肌腱做部分切除。

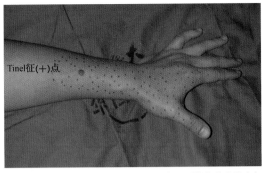
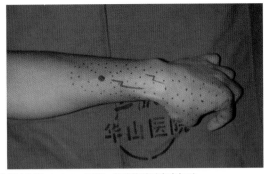

A. 前臂远段及手背桡侧拇、示指指背感觉改变，神经卡压处Tinel(+)，屈腕、前臂旋前时麻痛加重

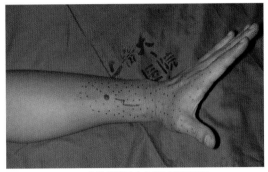

B. 伸腕前臂处中立位时麻痛减轻

图 15-22　桡神经浅支卡压综合征的临床表现

（陈德松）

15.14　腕部尺神经卡压综合征

1908 年，Hunt 首先描述腕部尺神经卡压综合征，系尺神经在腕部行经腕部尺神经管（Guyon 管）受到卡压后，引起运动或感觉障碍，或者运动、感觉同时障碍，称为腕尺管综合征，亦称为 Guyon 管综合征。

15.14.1　临床应用解剖

腕尺管为一骨性纤维鞘管。尺侧为豌豆骨及尺侧腕屈肌腱；桡侧为腕横韧带和钩骨沟；其底为豌钩韧带；浅层为掌短肌的背侧筋膜；近端为前臂远侧筋膜；远端为小指屈肌附着于豌豆骨和钩骨沟之间形成的一桥状的肌性腱弓（图 15-23）。尺神经和尺动脉通过腕尺管，且神经位于动脉的尺侧。尺神经在管内分成深、浅两支。深支为运动支，通过钩骨沟与尺动脉深支一起在小指展肌和小指短屈肌之间走行，并支配这些肌肉。一般将腕尺管分为 3 个区，第 1 区是尺神经分叉以上的部分，该区受压后运动和感觉同时障碍；第 2 区是深支在管内走行的部分，该区受压后仅表现为运动障碍；第 3 区是浅支走行的部分，该区受压后仅为感觉障碍。

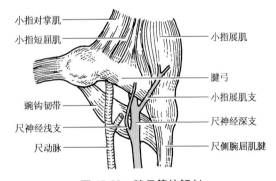

图 15-23　腕尺管的解剖

15.14.2　病因

1）创伤：反复轻度创伤或掌、腕部骨折脱位，如钩骨骨折，第 4、5 掌骨基底骨折、脱位，豌豆骨骨折等。

2）腱鞘囊肿。

3) 纤维束带、腱弓压迫。

4) 肿瘤,如脂肪瘤、血管瘤。

5) 解剖异常,如异位的肌腱或尺神经本身的变异。

15.14.3　临床表现与诊断

临床上本征根据尺神经的不同压迫平面而出现不同的症状和体征。因为尺神经手背支在腕上5~7 cm处分出支配尺侧1个半手指背侧的感觉,因此,在腕尺管综合征时,环指、小指背侧的感觉是正常的。若单纯压迫深支,则出现尺神经支配的手内在肌功能障碍,如深支的第1个分支支配的小指展肌。因此,可根据各肌肉受累的不同而确定受压的平面。

肌电图检查有助于明确诊断。如疑有钩骨骨折者,除摄正、侧位X线片外,还需拍摄腕管位X线片或CT检查确诊。疑有肿物压迫者,行MRI检查确定肿物的大小及位置。B超检查对诊断有很大帮助。

15.14.4　腕尺管松解、病变切除术

（1）适应证

对于骨折、脱位经复位后,观察3~4周仍无好

转者,以及明确诊断、疑有肿物者应及早手术,以免神经出现不可逆性改变。

（2）麻醉与体位

采用臂丛神经阻滞麻醉,并在臂部置气性止血带。患者取仰卧位,患臂外展置于侧台上。

（3）手术步骤

1) 切口:小鱼际桡侧缘弧形切口,经腕横纹在尺侧腕屈肌腱桡侧直切口(图15-24A)。

2) 切开皮肤、皮下组织。在前臂下端切开前臂远侧筋膜,显露尺神经及尺动脉,神经位于动脉的尺侧。再切断掌短肌及其背侧筋膜,即可显露尺神经的掌浅支及深支(图15-24B)。检查小指短屈肌的腱弓有无对尺神经深支的压迫,切断此腱弓及异常的纤维束带,直达尺神经深支的出口处。探查腕尺管的底部,有囊肿或异常骨突存在时,应予以切除。

3) 彻底止血后,不缝合腕尺管的前壁,单纯缝合皮下及皮肤。

（4）操作注意事项

1) 笔者发现该段显露偶有小的皮神经分支通过,如切断,会引起小鱼际区的术后疼痛,应引起注意。

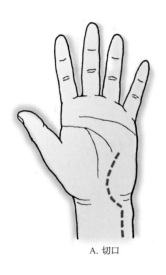

A. 切口

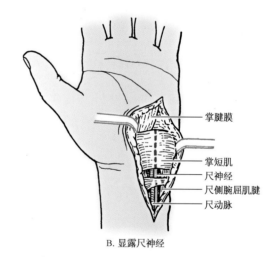

掌腱膜
掌短肌
尺神经
尺侧腕屈肌腱
尺动脉

B. 显露尺神经

图 15-24　腕尺管松解术

2) 腕尺管底部的探查尤为重要,根据报道,腕尺管综合征的最常见原因是腱鞘囊肿,其中一部分囊肿较深,只有在术中探查时方可发现,注意不要遗漏。

（5）术后处理

单纯松解的病例,术后不必使用外固定。给予神经营养药物,康复治疗。

（阚世廉　费起礼）

15.15　腕管综合征

腕管综合征是正中神经在腕管内被卡压而出现的一组症状和体征。早期临床表现为桡侧3个半手指掌侧麻痛;晚期出现鱼际部肌无力和萎缩。1853年,Paget首先描述腕管综合征。1913年,Marie 和

Foix通过尸体解剖进一步描述了神经的改变。1946年，Cannon和Love报道9例腕横韧带切除术。

15.15.1 临床应用解剖

腕管为一骨性纤维管，桡侧为手舟骨、月骨及大多角骨；尺侧为豌豆骨、钩骨；背侧为头状骨、手舟骨、月骨及小多角骨；掌侧为腕横韧带。在腕管内通过拇长屈肌腱、指浅屈肌腱、指深屈肌腱及正中神经。腕横韧带尺侧附着于豌豆骨及钩骨，桡侧附着于手舟骨结节和大多角骨顶。Tanzer测定腕横韧带近1/3段的平均厚度为2.0 mm，而其中及远1/3的平均厚度为3.6 mm。

在腕管的远1/3正中神经的感觉部分开始分为两支，而运动支的分支（返回支）一般在腕横韧带的远侧缘或远端分出，但有些返回支穿过腕横韧带的远1/3偏桡侧支配鱼际部肌(图15-25)。

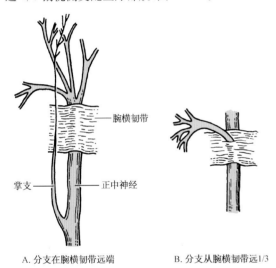

A. 分支在腕横韧带远端　　　　B. 分支从腕横韧带远1/3偏桡侧穿出

图 15-25　正中神经与腕横韧带的关系

15.15.2 病因

（1）腕管的容量减小

引起的因素有：①月骨前脱位；②腕部骨折，常见的有伸直型桡骨下端骨折、腕骨骨折脱位等；③腕和腕间关节增生性关节炎；④腕横韧带增厚。

（2）腕管内容物增加

引起的因素有：①肿瘤，如脂肪瘤、血管瘤、正中神经的纤维脂肪增生等；②腱鞘囊肿；③腱鞘滑膜炎，如结核性腱滑膜炎、淀粉样沉积、非特异性滑膜炎（最常见）、类风湿腱滑膜炎，以及急性感染造成

腕管内正中神经压迫性缺血；④解剖异常，包括指浅屈肌肌腹过低、蚓状肌肌腹过高、掌深肌肌腱通过腕管、正中神经本身的变异等；⑤正中动脉压迫或正中动脉栓塞；⑥外伤或血友病引起腕管内出血；⑦其他，如肢端肥大症、黏液性水肿、钙盐沉着、软骨石灰质沉着症等。

（3）生理改变

多见于绝经期妇女与妊娠者。

15.15.3 临床表现与诊断

拇指、示指、中指疼痛和麻木，以中指最显著。开始时往往表现为指端的感觉障碍，而手掌的感觉正常。手指的疼痛以夜间更明显。亦可出现拇短展肌及拇对掌肌的肌力减弱或麻痹，进一步造成鱼际部肌萎缩。轻叩腕部正中神经有Tinel征、屈腕试验(Phalen征)阳性。

肌电检查，特别是神经传导时间测定，对诊断有帮助。

15.15.4 腕管切开神经松解术

（1）适应证

早期和部分急性期病例，可采用保守治疗。包括腕部中立位制动1～2周，或腕管内注入氢化可的松及理疗等。下列情况应手术治疗。

1）经保守治疗无效者。

2）病程长，已有肌肉萎缩者。

3）临床疑有肿物压迫者。

4）肌电图检查提示正中神经腕段有显著损害者。

（2）麻醉与体位

采用臂丛神经阻滞麻醉。在臂部气性止血带下手术。患者取仰卧位，患臂外展置于侧台上。

（3）手术步骤

1）切口：腕掌侧的"S"形切口(图15-26A)，掌部切口宜在鱼际纹尺侧0.6～1 cm处，腕上不超过掌长肌腱的桡侧缘，以免损伤正中神经的掌皮支。

2）显露：切开皮肤、皮下组织，显露腕横韧带。在切口近端偏尺侧切开深筋膜，自桡侧腕屈肌和掌长肌之间显露正中神经。沿正中神经尺侧向远端游离，在正中神经的尺侧切断腕横韧带，以免损伤其返支和其他分支。此时正中神经腕管段充分显露。

3）仔细观察病理改变，腕横韧带增厚，可达3.5～4 mm(正常为2 mm)，正中神经在腕管入口处

可增粗(图 15-26B),受压部神经苍白,或表面充血,或外膜增厚。注意有无异位的肌腹进入腕管,如有应切除部分肌腹;屈肌腱滑膜若水肿、肥厚,应予以切除并送病理检查。牵开正中神经及指屈肌腱,检查腕管底部有无占位病变。

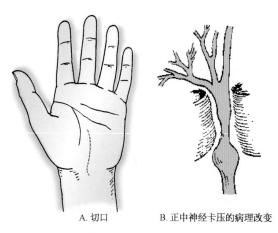

A. 切口　　　B. 正中神经卡压的病理改变

图 15-26　腕管松解术切口与术中所见病理改变

4) 对病程较长、症状明显、出现肌萎缩的病例,应在手术显微镜下行正中神经松解。一般只打开掌

侧外膜,背侧外膜不要打开和干扰,以免影响神经的血供。

5) 术中注意在切开腕管时,应注意正中神经可能黏附在腕横韧带深面,仔细将其分离出来。同时注意正中神经的返回支可在腕横韧带的远端 1/3 穿出,支配鱼际部肌,避免损伤该支。腕横韧带的切开要充分。

6) 彻底止血后,闭合伤口。

(4) 术后处理

术后腕中立位支具制动 2～3 周,其间允许手指伸、屈活动,以防止肌腱粘连。术后早期活动锻炼及体疗很重要,效果更显著。所以,应及早进行功能锻炼。

15.15.5　腕管综合征的内镜诊治

对于腕管综合征,常规手术的最终目的是切断腕横韧带,开放腕管,解除对正中神经的压迫。手术入路是将皮肤与腕横韧带之间的组织完全切断,到达腕横韧带。而内镜下手术是通过皮肤小切口,将内镜插入腕管内,从腕管内直接切断腕横韧带,开放腕管(图 15-27)。

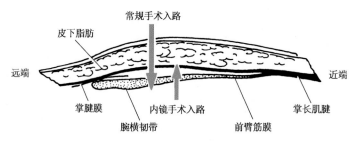

图 15-27　常规与内镜下腕横韧带切断手术入路比较

自从 1986 年日本奥津报道了内镜下诊治腕管综合征的手术以来,内镜下的手术在日本及欧美地区已得到广泛开展。因内镜下手术是通过很小的皮肤切口,在很小的组织侵袭下操作,从而减轻了术中患者创伤的痛苦,明显缩短了治疗时间,降低了医疗费用。下面重点介绍内镜诊治腕横韧带卡压的方法。

(1) 手术适应证

对出现腕管综合征的病例,先进行 3 个月的保守治疗,之后对主诉症状未能得到改善的病例可做手术治疗。长期进行血液透析的患者,一度出现腕管综合征,并呈进行性发展,属于手术适应证范围。

(2) 手术器械

此处介绍日本奥津开发的 USE 系统,其基本组成有内镜(外径 4 mm,30°斜视的关节镜)、外套管(内径 4 mm,外径 6 mm,透明闭锁性圆筒状外套管)、钩刀(前端呈钩状)、扩张器(大号、小号)、压力测定器(18 号穿刺针尖前端剪掉制成的探针)、推进刀(前端不带钩)、探针(使用膝关节镜用的探针,触诊腕管韧带用)和录像系统(图 15-28)。

(3) 麻醉与体位

采用局部麻醉。1%利多卡因皮内麻醉后,嘱患者手指屈曲,针尖随手指伸屈的同时进入腕管内(图 15-29A),注入 10 ml 局麻药。麻醉剂准确注入腕管内是麻醉成功的关键,如针尖刺到腱膜或其他组织

15

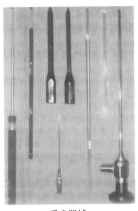

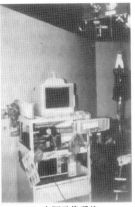

A. 手术器械   B. 光源录像系统

图 15-28   USE 系统组成

时,患者即可出现疼痛感。准确注入腕管内可立即看到手掌部出现膨隆。

患者取仰卧位,上肢无需特殊固定。如取得患者协助,术者一人就可以进行操作。

(4)止血措施

不使用空气止血带。切口皮下的小静脉用电凝止血。术中因腕横韧带切断时的出血影响内镜的视野,使腕横韧带切断的程度无法判断,此时从手掌的远端向切口处挤压,让腕管内的积存血液流出后再行内镜观察。

(5)操作步骤

1)皮肤切口:于腕掌侧,距远端腕横纹线近侧2~3 cm,掌长肌腱尺侧,做长约1 cm的皮肤横切口。

2)外套插入:切开皮肤后,蚊式止血钳钝性分离皮下组织至前臂筋膜层(图15-29B)。沿筋膜层向远端分开,确认筋膜层后从该处用扩张器从小号到大号按顺序插入。插入的方法是先让患者手指屈曲,在其伸展的同时使扩张器与屈肌腱一同进入腕管。检查确认插入的位置后,依照上述方法,换插外套管。

3)内镜观察:内镜插入外套管。从皮肤的切口依次可观察到皮下脂肪组织、前臂筋膜和屈肌腱。通常在外套管的尺侧可观察到环指的指浅屈肌腱,其确认方法是让环指伸屈,内镜观察到随屈、伸活动的肌腱即是。

进一步向远端进入观察,可见纵行的屈肌腱、垂直横行的腕横韧带纤维。如观察不到,则常常是外套管插入过深所致,可将其稍退出。在退出的同时,外套管的前端向上抬高,使之接近腕横韧带。如仍观察不清,可拔出外套管调整方向后重新插入。避免向远端插入过深,因这样容易损伤掌浅动脉弓。

4)腕管内压力测定:内镜下将压力测定器的头端配上18号穿刺针头插入腕管内,先测定插入的深度,然后分别于放松位、自动屈曲位、被动屈曲位、被动伸展位测定腕管内压力(图15-29C)。术后需在同一深度、同一部位再进行压力测定。

若腕管内压力不高,则腕管综合征的诊断不能成立。诊断指标是:放松位>2.0 kPa,自动屈曲位>18.0 kPa即可诊断该病。术后腕管是否完全开放的诊断指标是:放松位<0.7 kPa,自动屈曲位<2.0 kPa,可定为腕管完全开放。如果只切断腕横韧带而不切断前臂筋膜和掌腱膜,腕管内的压力不能降至要求的指标,则应同时切断前臂筋膜及掌腱膜。

5)腕横韧带的切断:钩刀沿外套管的尺侧进入。钩状的刀刃向上垂直沿外套管壁在镜视下向远方推进。如推进的方向偏离外套管时,钩刀则很容易进入筋膜或掌腱膜而受阻不能前进,并且会损伤进入途中的组织和血管。正中神经位于外套管壁的桡侧受到保护,所以不易损伤。

当钩刀行至腕横韧带的入口处时,前端可稍向一侧偏斜即能顺利地进入腕管内(图15-30)。通过腕管后,确认腕横韧带的远位缘,刀刃向上举起勾住腕横韧带的远位缘向近端牵拉,腕横韧带即被割断(图15-29D~F)。能清楚地观察到皮下脂肪组织是腕横韧带完全切断的依据。腕横韧带的远端较厚,完全切断需要重复数次。

6)腕管开放的指标:①内镜下能观察到腕横韧带切断的两端;②内镜下能观察到手掌部的脂肪组织;③从手掌部能观察到内镜在腕管内通过的均一透光;④钝头探针插入腕管内向手掌部顶起滑动,从手掌部能均一地触及;⑤术后腕管内压力测定,放松位<0.7 kPa,自动屈曲位<2.0 kPa。

可根据以上5项指标确认腕管是否完全开放。有时,残留的纤维组织是使腕管内压力上升的主要原因。内镜下,分别在腕管的入口前、入口后、管内、出口前、出口后进行压力测定,在压力升高处再行切割,直至降到正常标准。

(6)术后处理

伤口用4"0"可吸收线包埋缝合,无菌纱布覆盖后弹力绷带压迫包扎。翌日可让手腕自动活动,1~4 d后门诊去除弹力绷带,5~7 d伤口愈合,可恢复日常生活和工作。

(7)并发症

熟悉局部解剖,掌握操作技术,一般不会引起并发症。内镜下观察不清晰时继续操作，有时可引起　　神经、血管、屈肌腱损伤的可能性。

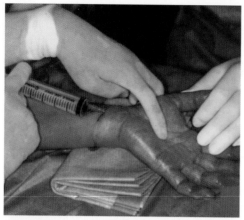

A. 腕管内麻醉

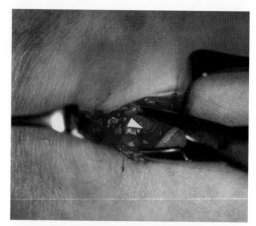

B. 插入部切开分离（箭头示前臂筋膜层）

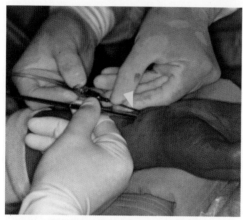

C. 腕管内压力测定（箭头示压力测定器）

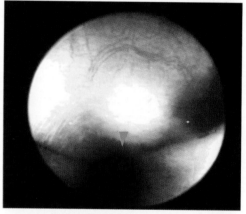

D. 内镜下术前腕横韧带远端（箭头示）

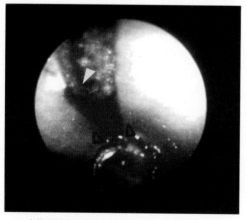

E. 内镜下开始切断腕管横韧带（箭头示钩刀切割；
△-△间为切断的腕横韧带远端）

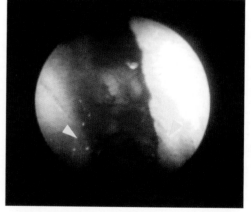

F. 内镜下腕横韧带完全切断后（箭头示被切断的腕横
韧带断端，O示手掌部的脂肪组织）

图 15-29　内镜下腕韧带切断术

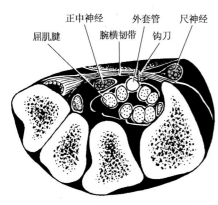

图 15-30　腕管内钩刀的位置

（8）结果

1）对于难以确诊的病例，根据腕管内压力测定，可进一步确定诊断。

2）皮肤切口小，组织创伤轻，几乎不留手术瘢痕。

3）不使用空气止血带，出血少，尤其对长期进行血液透析的患者具有重大的临床意义。

4）内镜下手术平均时间为 10 min，减少了术中创伤的痛苦。

5）缩短治疗时间，能早日恢复日常生活和工作，降低医疗费用。

6）内镜下发现系滑膜肥厚、占位性病变，以及肌腹位置异常等则立即作常规手术。

（阚世康　费起礼　史其林）

主要参考文献

[1] 尹望平,陈德松,方有生,等.切断小斜角肌后臂丛神经功能改变的临床观察[J].中国矫形外科杂志,2004,12:828-832.

[2] 陈琳,蔡佩琴,彭峰,等.经典与改良斜角肌切断术治疗胸廓出口综合征疗效[J].中华手外科杂志,2005,21(6):323-325.

[3] 陈德松,方有生.在内窥镜辅助下手术治疗胸廓出口综合征 10 例报告[J].中华手外科杂志,2003,19(3):153-155.

[4] 陈德松,方有生.腕背痛的一个并不罕见的原因——骨间后神经终末支卡压征[J].中华手外科杂志,1996,12:140.

[5] 陈德松,劳杰,顾玉东.桡神经浅支在前臂的卡压[J].中华手外科杂志,1993,9(1):12.

[6] 陈德松,顾玉东,劳杰,等.肩胛背神经卡压(不典型胸廓出口综合征)[J].中华手外科杂志,1994,10(1):28.

[7] 陈德松,顾玉东.肩胛上神经卡压综合征[J].中华手外科杂志,1992,8:237.

[8] 陈德松.关于 TOS 的病因和诊治[J].中华手外科杂志,2005,21(6):321-322.

[9] 林浩东,方有生,陈德松.肩胛上神经卡压综合征的后入路手术应用[J].中国修复重建外科杂志,2005,19:889-891.

[10] 林浩东,陈德松,方有生,等.内窥镜辅助下手术治疗上干型胸廓出口综合征[J].复旦学报·医学版,2005,32(4):486-487.

[11] 林浩东,陈德松,方有生,等.胸廓出口综合征合并上臂桡神经卡压的诊治[J].复旦学报·医学版,2005,32(6):736-737.

[12] 林浩东,彭峰,陈德松.不明原因的上臂桡神经卡压[J].复旦学报·医学版,2004,31(6):643-644.

[13] 林浩东,彭峰,陈德松.桡神经臂段卡压的解剖学基础[J].中华手外科杂志,2004,20(4):244-245.

[14] 周枫,张云庆,杨惠光,等.胸廓出口综合征非手术和手术治疗的长期随访[J].中华手外科杂志,2005,21(6):331-333.

[15] 津下健哉.实用手外科学[M].上册.李炳万,译.长春:吉林人民出版社,1990:351-367.

[16] 桥詰博行.内窥镜下腕管开放术[M].东京:全日本病院出版社,1996:27-34.

[17] 顾玉东.臂丛神经损伤与疾病的诊治[M].上海:上海医科大学出版社,1992.

[18] 章伟文,陈宏,王欣,等.切断前中小斜角肌治疗胸廓出口综合征的远期疗效[J].中华手外科杂志,2005,21(6):326-327.

[19] 蒋雪生,周国顺,管国华,等.胸廓出口综合征 26 例术后远期疗效分析[J].中华手外科杂志,2005,21(6):328-330.

[20] 奥津一郎.Universal Endoscope 的开发与内窥镜下手术[J].日本整形外科学会杂志,1987,61:491.

[21] 曾庆敏,尹望平,陈德松.小斜角肌及异常束带在胸廓出口综合征中的作用[J].中国矫形外科杂志,2004,11:863-864.

[22] 蓝文正,郭巨灵.实用骨科手术学[M].天津:天津科学技术出版社,1992:485-495.

[23] 路新民,杨毅群,李巧转.同期手术治疗胸廓出口综合征合并远端神经卡压的疗效[J].中华手外科杂志,2001,17:37-39.

[24] 张我华,安丽,胡克全,等.肘桡侧方与肘前区桡神经肌支的观察[J].解剖学报,1984,15(4):343-349.

[25] Atasoy E. Combined surgical treatment of thoracic outlet syndrome: transaxillary first rib resection and transcervical scalenectomy[J]. Hand Clin, 2004,20(1):71-82.

[26] Brantigan CO, Roos DB. Diagnosing thoracic outlet

syndrome[J]. Hand Clin, 2004,20(1):27-36.

[27] Sanders RJ, Hammond SL. Supraclavicular first rib resection and total scalenectomy: technique and results [J]. Hand Clin, 2004,20(1):61-70.

[28] Sheth RN, Belzberg AJ. Diagnosis and treatment of thoracic outlet syndrome[J]. Neurosurg Clin N Am,

2001,12(2):295-309.

[29] Vercellio G, Baraldini V, Gatti C. Thoracic outlet syndrome in paediatrics: clinical presentation, surgical treatment and outcome in a series of eight children[J]. J Pediatr Surg, 2003,38(1):58-61.

15

16 断肢(指)再植

16.1 概述

断肢(指)再植在临床上获得成功至今已有50多年,这是创伤领域的一大进展。现在断肢再植已成为比较普遍的技术,挽救了大量损伤严重或完全离断的肢体。断肢再植的动物实验早在20世纪初即有尝试。1903年,Höpfner对3条完全离断的犬腿进行再植,但均告失败。其中,1条是立即失败,1条是术后5d感染死亡,还有1条因伤口换药时麻醉中毒死亡。1953年,前苏联Папциский首先获得动物实验成功,并报道长期随访的再植犬腿功能恢复情况。1960 年,Lapchinsky 报道了一组犬大腿中段再植的 6 年随访结果,并首先阐述了冷冻在肢体保存中的作用。

1963 年,上海市第六人民医院陈中伟、钱允庆等为工人王存柏接活了完全离断的右前臂,且功能恢复良好。此被一致公认为世界上断肢再植成功的首次报道。1964 年,美国波士顿 Malt 报道了他在 1962 年为一位 12 岁男孩臂断离再植的情况。此后数年,断肢再植迅速发展,实验研究和临床应用经验的文章不断涌现,如对患有肿瘤的上肢进行段截与再植;对断离的肢体不能进行原位再植时,施行移位再植于另一个残端上,以达到较好的功能恢复。甚至有的学者将一段废弃的小腿移植再植于前臂之间,以代替缺损的前臂。还有先异位寄养,二期回植的报道。

1965 年 7 月 27 日,Komatsu、Tamai 对 1 例完全离断拇指进行再植,手术获得成功,然而他们在 3 年后才著文发表。1965 年 11 月 1 日,上海市中山医院为 1 名青年工人施行了拇指完全离断再植术取得了成功。1966 年,上海市第六人民医院和上海市第九人民医院的医务工作者合作,在 8 倍手术放大镜下进行断指再植取得成功。之后,国内北京积水潭医院、中山医科大学附属第一医院等相继发表了有关断指再植经验的报道,使再植外科有了新的进展。

20 世纪 60 年代,断指再植是在肉眼下进行的,成活率为 50.2%～75.0%。之后数年,显微外科技术突飞猛进,使直径为 0.5～1.0 mm 的小血管吻合长期通畅率大幅度提高;同时对于再植后病理生理过程规律的认识不断深化,促使断指再植的成活率不断提高,国内、外分别达到 73.5%～97.0% 及 46.0%～94.5%。

在临床上开展断肢(指)再植工作已有 50 多年历史,前 15 年断肢(指)再植的进步主要表现在成活率上。20 世纪 80 年代后断肢(指)再植的进步,主要在于对复杂、难度大的断肢(指)再植成功上。小儿手指离断、远节手指离断、撕脱性离断与脱套性离断、双手多指离断、同肢(指)多平面离断等病例,不但能够再植成活,而且能取得较高的成功率,显示再植技术已趋成熟。我国自 1983 年以来连续报道 7～10 指完全离断再植成功。如 1983 年 11 月,解放军 401 医院为 1 例双手 10 指被切纸机完全切断患者做 9 指再植(右拇指甲根部切断,丧失再植条件),均获得成活,首创双手多指再植成功的记录。1986 年 1

月第四军医大学附属一院和 1986 年 11 月解放军第 89 医院相继再植 10 指全部成功。以后沈阳医学院附属中心医院和大连医科大学附属一院等亦报道 10 指再植全部成活,并获得良好功能。双手 10 指离断全植全活,说明我国显微外科技术已经成熟,标志着再植外科已进入新纪元。

断指再植基础理论的研究、再植指重建血液循环方法及微血管吻合技术改进等研究在不断深入,如再植手指血流动力学观察,动、静脉转流再植的血流动力学研究,张力下血管吻合的研究,小静脉移植的研究,各种小血管吻合口修复的显微观察,中西药物对血管痉挛、血栓形成影响的研究,手指部血管解剖学研究等。

当前,断指再植成功病例的离断平面从指尖到指根,再植的数量从一手 5 指到双手 10 指,患者年龄从 5 个半月至 79 岁,断指温、凉缺血的时间最长达 96h,再植总成活率达 90% 以上。当前,提高成活率与提高功能效果的主要基础在于精细地修复血管、肌腱、神经和腱鞘,及时正确地处理血管危象和进行康复治疗。今后,改善再植后的功能是主要努力方向。在技术上要简化血管吻合方法,缩短手术时间;妥善修复伸、屈肌腱系统,防止粘连,重建肌腱,提供有效的动力;同时努力保存关节、预防僵凝、重建关节、提供支架与杠杆等。如果抗排斥技术有重大进展,异体关节移植、异体肌腱移植,甚至异体手指移植能取得长期存活,则断指再植将再上一个新水平。

(蔡林方　辛畅泰)

16.2　断指再植

16.2.1　手指的血管解剖

(1) 手指动脉

每个手指均有 4 条动脉,即 2 条指掌侧固有动脉和 2 条指背动脉,分别与同名神经伴行,形成指掌侧和背侧血管神经束。

1) 指掌侧固有动脉:指掌侧总动脉在掌骨头平面分为 2 条指掌侧固有动脉。后者沿指屈肌腱鞘两侧行向两端,与指固有神经走行在骨皮韧带一个狭长的血管神经束中(图 16-1)。指掌侧固有动脉位于指掌侧固有神经的外背侧,其外径比神经细,而指掌侧固有神经位于指掌侧固有动脉的内掌侧。断指再

植中根据这一解剖关系去寻找,便能顺利找到动脉
与神经。指掌侧固有动脉向掌侧发出分支与对侧的
相应分支吻合形成指掌侧弓,向背侧发出数支穿动
脉和关节支,分布于指背与各指骨间关节。在远节
指,指掌侧固有动脉主干逐渐走向内侧并与对侧动
脉吻合,形成指端血管网。在甲床与远侧指骨间关
节之间的中点恒定地发出一直径0.5 mm左右的横
行吻合支。此横行吻合支与对侧同名支吻合形成指
动脉弓(图16-2)。指动脉弓向远侧发出5个主要分
支,位于掌侧指屈肌腱表面;两侧各1条,外径为
0.1～0.2 mm;居中有3条,为指腹终末支,外径为
0.2～0.3 mm。5条主干相互交汇,任何1条均可供
吻合。

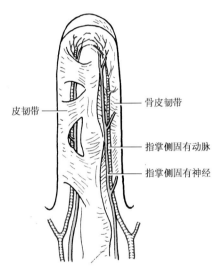

图16-1　手指骨皮韧带与血管神经束

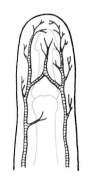

图16-2　指动脉和指动脉弓及分支

2)指背动脉:手指背侧的动脉变异较大。拇指
桡侧指背动脉来自桡动脉鼻烟窝段的分支,外径约
为0.5 mm;尺侧指背动脉来自第1掌背动脉,外径
约为0.8 mm。小指的指背动脉桡侧来自第4掌背

动脉,尺侧来自腕背动脉的分支,外径为0.3～
0.4 mm。示指、中指、环指的指背动脉来自相应的
掌背动脉。指背动脉大部分分布到近节指的近侧
半或达近侧指骨间关节背面,分布到远节指的
极少。

(2)手指静脉

手指的静脉分为浅静脉和深静脉。指掌侧浅
静脉紧贴皮下,管壁薄,起自指腹静脉网,互相吻合成
3～4条较大的静脉走向近侧,沿途互相吻合成网,
并有分支经两侧走向指背。在指蹼处相邻的浅静脉
汇合成小静脉,汇入指背静脉。

指背浅静脉较粗大,是指静脉血液回流的主要
途径。它有一定的走向规律,均走行在皮下与指伸
肌腱之间。指甲两侧的小静脉,在甲基至远侧指骨
间关节背侧正中汇合成1～2条小静脉,外径为
0.5～0.6 mm,向近端呈网状汇集。汇合的这些小
静脉在近侧指骨间关节背侧又形成数条外径为
0.8～1.0 mm的静脉,在近节指背趋于集中,呈网
状,继而形成1～3层静脉弓(图16-3)。在指根部,
相互毗邻手指的静脉弓脚汇合成掌背静脉或头间
静脉。指背浅静脉有以下分布规律:①集中在钟
面10～2点处。②偏离中线现象。以中指中线为
中心线,拇指、示指背浅静脉较偏向桡侧,而且口
径也较粗;环指、小指指背浅静脉较偏向尺侧,尺侧
静脉口径较粗。偏离中线现象以示、小指最为
明显。

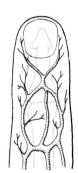

图16-3　指背静脉走行及静脉弓

手指深静脉一般与指掌侧固有动脉和指背动脉
伴行,但伴行静脉直径较细且位置不恒定,迂曲旋绕
动脉而行,离动脉时远时近。

指静脉内也有瓣膜分布。手背静脉每隔约2 cm
有一对静脉瓣。瓣膜由远端向近端开放,由掌侧向
背侧开放,以保证静脉血由远端流向近端,由掌侧流
向背侧。

16.2.2 断指分类

断离的手指可分为完全性断离和不完全性断离两类。

（1）完全性断离

断离的手指两段之间无任何组织相连，或仅有少许严重挫伤的组织相连，但在清创时必须切断，毫无连续性，称为完全性断离。

（2）不完全性断离

伤指的大部分组织断裂，仅有一小部分组织相连，其中不含有血管或血管已被严重挫伤，致使远侧指段无血液循环存在，不进行血管修复不能成活，并且相连组织的横断面面积不超过断指横断面的1/4，或残留皮肤不超过周径的1/8，称为不完全性断离。如果剩余的软组织横断面面积超过指横断面的1/4或皮肤超过周径的1/8，尽管必须修复血管以重建血液循环方能使之成活，也不能称为不完全性断离，应视为伴有血管损伤的开放性复合伤。如果剩余组织横断面面积虽小于指横断面的1/4，但其中尚有一对完好的血管维持远侧指段的血供，无需做血管修复也能成活，则亦不能称为不完全性断离。

16.2.3 断指保存

断指再植具有时限性。一般认为手指伤断后再植时限在夏季为6～8h，在冬季为10～12h。在某些情况下，由于伤后距医院较远或未能及时到达有再植条件的医院，必须将断指正确冷存后再转送。

（1）现场保存断指的方法

1）冰桶法：将断指装入干燥、密封的塑料袋中，再将此袋装入冰桶内，在袋周装填冰块（图16-4A），后盖好桶盖，随患者一同送至医院。

2）冰塑料袋法：将断指先装入可密闭的塑料袋中，然后将此袋再装入有冰块的塑料袋中，扎闭袋口（图16-4B），随患者一同送至医院。

3）包裹法：在冬季可不采用冷存措施，可用毛巾或纱布直接将断指包裹，随患者一同送至医院。

（2）术中需后续再植的断指保存方法

将已清创完毕待再植的断指，用0.9%氯化钠溶液湿纱布包裹，装入无菌手套内，再用数层无菌纱布包裹，置4℃冰箱内暂存。再按手术进程逐个从冰箱中取出予以再植。

对极少数多指离断患者，因前臂和手掌部有严重挤压撕脱性损伤，早期已无再植条件，但离断手指

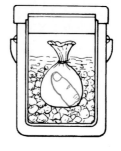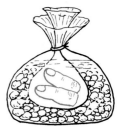

A.冰桶法　　　　　　　B.冰塑料袋法

图16-4　断指再植术前的保存方法

较完整，可做二期手再造术。具体做法为：将断指暂时移位再植于足背或其他部位，使其成活后，再根据伤肢和患者的具体情况进行二期手再造术。

16.2.4 断指再植术

（1）断指再植的适应证

随着显微外科技术的发展及临床经验的积累，对断指再植适应证的认识不断提高，使得断指再植适应证范围不断扩大。但由于断指致伤原因不同，损伤程度各异，要十分明确规定这一适应证有一定困难。1995年1月，在哈尔滨召开的全国断指再植讨论会上专家们认为，断指再植的目的是为了恢复一个完整的有功能的手，其适应证是为了达到上述目的而进行的选择。有的代表提出，手指远节底以近离断的完全性断指或不吻合血管不能成活的不完全性断指，只要指体比较完整，远、近指体无明显挫伤及多发性骨折，神经血管未从远端抽出，指体未经任何刺激性液体浸泡，能在24h内重建血液循环者，均可予以再植。在讨论中，为统一认识，根据我国断指再植的经验，并参考国际上一些观点，提出了断指再植的主要适应证为：①指体基本完整的各种类型的拇指离断；②指体完整的多指离断；③远节指底以近切割性断指；④拇、示、中指的远节断指；⑤指体完整的小儿断指；⑥清创后指体短缩＜2cm的压榨性断指；⑦热缺血＜12h的上述各类断指。

相对适应证为：①手指旋转撕脱性离断；②环、小指的远节断指；③指体有轻度挫伤的各种致伤断指；④年龄＞60岁的老年人断指；⑤经用各种刺激性液体短时浸泡的断指；⑥热缺血＞12h，保存欠妥的断指；⑦估计再植成活率低，术后外形功能不佳，但患者强烈要求再植的断指。

有些学者提出采用评分法进行选择：①伤情。切割伤1分，轻度挤压捻挫伤2分，牵拉撕脱伤3分，毁损伤4分。②年龄。青少年、中青年1分，55～64岁者2分，65～70岁者3分，70岁以上者4分。③指别。拇指、示指、中指及多指离断1分，环、小指离断2分。④损伤距手术时间。10 h以内者1分，10～19 h者2分，20～24 h者3分，指体干涸变性4分。⑤术者技术情况。有丰富经验1分，有一般经验2分，有少许经验3分，无经验4分。⑥指体运送情况。经合理冷藏1分，未经冷藏2分，经刺激性液体浸泡或已冰冻者3分。根据上述结果评定：总分<7分者为绝对适应证；8～14分者为相对适应证；总分>15分者不宜再植。其中有1项为4分者，应列为禁忌证或转送其他医院处理。

（2）断指再植的麻醉

断指再植的麻醉除儿童外可常规选择臂丛神经阻滞麻醉，它对患者全身状态无大的影响。幼儿和儿童只能选择全身麻醉。

遇有两手同时行再植手术时，需要做两侧臂丛神经阻滞麻醉，局部麻醉药的用量明显增加。为避免局部麻醉药中毒，可采取以下措施：①两侧手术尽量不同时开始，一侧臂丛神经阻滞麻醉后1 h再行另一侧臂丛神经阻滞麻醉；②适当减低用药浓度和剂量；③选择两种不同结构的局部麻醉药；④麻醉前适当应用地西泮或巴比妥类药物。

另外，断指再植麻醉中需注意以下几点：①止痛要完善，以保持手术术野的绝对不动，必要时可同时使用镇静药；②避免任何可引起血管痉挛的因素，如滥用血管收缩剂、室温过低、疼痛和输液反应等；③保证高水平的外周灌注，及时输血补液，防止低血压；为防止血液黏滞度增加，可输入右旋糖酐40。

（3）断指再植的顺序和方法

1）断面清创：清创需将断面上污染和挫伤的组织切除，将创面修成外科创面，减少可能的感染。这有利于组织愈合，减少术后瘢痕与肌腱粘连，有利于神经再生与感觉的恢复，是保证再植成功的基础。

A. 远断端处理：按常规刷洗消毒，用1:1 000的苯扎溴铵（新洁尔灭）或氯己定（洗必泰）清洗创面，浸泡消毒，然后在手术显微镜下清创。步骤如下：①标记血管和神经。在断端找出指掌侧固有动脉、神经及指背静脉。每找出1条，用7"0"或5"0"线结扎做标记。指掌侧固有神经位于屈肌腱鞘两侧

的皮肤韧带夹层内。指掌侧固有动脉在神经的外背侧，容易找到。指背静脉于指背皮下，深浅筋膜之间，钟面9～3点位置上。静脉腔内积血从断口溢出，使皮下疏松组织或脂肪组织内有淤血点，稍加解剖即可找到指背静脉的断口。指背静脉形成弓或网，因此循之向远端稍加游离即能发现第2、3条静脉。要求两侧指掌侧固有动脉及神经均要找到，指背静脉以3～4条为宜。如背侧静脉细而少，在掌侧中央皮下也可找到细小而壁薄的静脉。②创面的清创。距创缘1 mm左右环切1周皮肤。切开皮肤时用力适度，仅切开真皮层，至皮下时应仔细辨认皮下的小静脉。以选择一侧血管神经束为中心，于镜下用显微剪谨慎剪除血管神经束周围损伤及污染组织，对动脉外膜旁组织做简单剥离并向对侧扩展。在到达对侧血管神经束时，仍以该血管神经束为中心向周围扩展，使掌侧创面切除1层厚2～3 mm的组织。然后以同样方法对指背静脉及皮下组织清创，使血管、神经均高出创面。腱鞘、指屈肌腱、指背腱膜及指骨均做相应的清创。指骨的清创要与软组织的情况相称，指骨过长，则血管神经将在张力下吻合。一般断端每侧可短缩2～3 mm，软组织过长，可影响指骨对合。

B. 近断端处理：近断端清创是在臂丛神经阻滞麻醉后，在气性止血带下施行。其清创顺序和方法均与远断端清创相同。由于近断端指屈肌腱回缩于鞘管内，清创后可用微型钳伸入鞘管内轻轻将其夹出，然后用3"0"尼龙单丝做缝合，以做标记与牵引。有时断头回缩到滑车的近侧而卡住在该处，可采用屈腕、屈掌指关节，并在屈肌腱的掌侧做轻柔的按摩使其复位，然后由近而远地揉挤，可使断端从腱鞘断口自然地探出，或用微型血管钳夹出。

2）骨骼固定：骨骼清创时骨断端一般每侧需短缩2～3 mm。关节邻近的离断，如关节囊完整，可在骨干一端短缩，以保存关节的完整。对指骨间关节断离或拇指于掌指关节断离者，均可做关节融合术。对示指、中指、环指、小指掌指关节毁损者，可做关节成形术或人造关节置换。小儿断指时骨断端短缩每侧1～2 mm，以尽可能地保存骨骺，避免做关节融合。

指骨内固定方法可采用纵形克氏针、交叉克氏针、钢丝、接骨板、微型螺钉等不同形式（图16-5）。要求骨断端对合准确，接触紧密，固定牢靠，尽量避免贯穿关节。骨骼内固定后应随即将屈、伸肌腱和

靠骨面的腱鞘做牢固缝合,以增加稳定性,防止分离、旋转和成角。

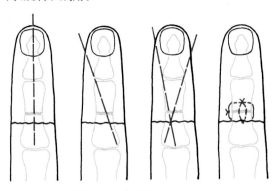

图 16-5　指骨内固定方法

3）肌腱修复:应以恢复原来的解剖结构为目的,要严格按照无创技术要求,仔细加以修复。肌腱修复顺序为先伸肌腱后屈肌腱。

伸肌腱没有腱鞘,周围有固有疏松的腱旁组织存在,用 3“0”丝线做间断缝合。在掌指关节和近节指近侧一半离断时,除缝合中央腱束外,侧方的蚓状肌、骨间肌肌腱及侧腱束均应同时修复。在中节离断时则缝合侧束的延伸部与支持韧带。伸肌腱缝合前必须调整其长度,使其缝合后的张力适中,将中节及远节手指处于伸直位。

指屈肌腱的修复应包括指浅、深屈肌腱与腱鞘,但通常只缝合指深屈肌腱,将浅肌腱予以切除。屈肌腱修复一般先用 3“0”丝线做“8”字缝合,然后用 9“0”尼龙单丝做间断缝合周边的腱旁膜,使肌腱对合平整光滑。为保证缝合时肌腱滑动顺畅,屈肌腱鞘远、近断端均应切开 0.5～1.0 cm。指屈肌腱的张力调整以手指自然落在休息位为宜。

4）血管修复:精细的血管修复是再植手术成败的关键。应集中精力,一丝不苟地做好每一步操作,求得高质量、一次性完成吻合。操作上的不谨慎,修修补补,不但浪费时间,延长缺血时间,还会增加术后血栓形成机会,甚至导致手术失败。

血管缝合前必须对血管的质量做进一步检查,发现或怀疑血管内膜有损伤时必须切除,必要时应沿血管走行切开检查。血管缝合顺序宜先缝合指背静脉,再缝合指动脉。关于吻合血管的数量,如血管质量可靠,可缝 1 条动脉、2 条或 3 条静脉即可。如果血管条件不太理想,则宜多缝合几条血管。缝合血管时应给予局部肝素化,用肝素、利多卡因氯化钠溶液间断冲洗。笔者通常采用二定点间断血管缝合

法,针数视血管周径而定,外径＜0.5 mm 者,用 11“0”无损伤尼龙单丝缝 4～6 针;外径＞0.5 mm 者,用 11“0”无损伤尼龙单丝缝 6～8 针。缝合时要求血管内膜外翻,针距、边距对称,以通血后不漏血为原则。

缝接静脉时,如血管长度不允许用血管夹,或血管壁菲薄使用血管夹容易损伤内膜时,可采用开放式缝合,即在两侧断端行清创后对管腔反复冲洗,去除凝血、积血或异物,再次检查内膜的完整性后边冲洗边缝合。少量的静脉血反流可使管腔充盈,形成红白对比,有利于血管缝合操作,避免缝上后侧血管壁。不做缝合的静脉断口,均应结扎,以防术后血肿形成及影响静脉血回流。

缝接动脉时,除常规进行血管清创外,要检查近侧端动脉喷血状态。若开放血管夹后,出现有力的喷血,则可进行缝合;如果近侧端动脉搏动无力或仅有少量涌血,则说明近端血管有痉挛,应寻找发生痉挛的原因。发生血管痉挛最常见原因为:①清创不彻底;②外界压迫;③麻醉不全,创口疼痛。一般原因被纠正后痉挛均能被解除。对顽固性血管痉挛,可采用剥离动脉外膜,管腔内外用解痉药或对血管壁行液压扩张等措施,常能奏效。

5）神经修复:良好的神经修复是再植手指感觉恢复的基础,必须认真细致地做一期修复。最好将指两侧 2 条神经都缝接,确有困难者,示指、中指、环指也需修复桡侧一支,拇指、小指修复尺侧一支。每条神经用 11“0”无损伤尼龙单丝间断缝合 3～4 针。

6）伤口缝合:断指再植手术应一期修复创面,用 3“0”丝线缝合皮肤。缝合皮肤前,用温氯化钠溶液反复清洗伤口内血凝块、线头或异物。缝合处应尽量避开已缝合的血管。缝合不宜过紧、过密,以防肿胀时压迫血管,影响血供。两侧手指周径相差过大时,可将周径小的一侧皮缘做多个三角瓣切开,以防狭窄及瘢痕挛缩。皮肤过长时,应给予切除,防止臃肿的皮瓣压迫其下的静脉,影响血液回流。皮肤缺损时,应做局部皮瓣转移覆盖在已修复的血管之上。

7）术后包扎和固定:术后对伤手清洗血污,进行消毒,用小块凡士林纱布覆盖,再用干纱布做交叉重叠包扎。包扎时应注意以下几点:①断指上的纱布均交叉重叠包扎,禁止作环行包扎;②手指指端外露,以便观察血液循环;③敷料不能过紧或过松;

④患手置功能位置,石膏托外固定。

8) 术中血管危象的处理:术中出现的血管危象以动脉危象为多,且多数发生在仅吻合 1 根指动脉者。其表现为已重建血液循环指的色泽由鲜红变为苍白,毛细血管反应消失,指体发凉、僵瘪、张力减小,指端侧方切开后无出血现象。如见远断端创面有暗紫色血液渗出,指腹张力大,指端肤色变为暗红,提示有静脉危象出现。

术中血管危象处理方法如下:①动脉痉挛。术中动脉痉挛为室温偏低或局部疼痛造成,可通过提高手术室室温,使室温保持在 25℃ 左右,或局部用 3% 罂粟碱或 2% 利多卡因湿热敷,以及及时追加麻醉药来解除。如遇顽固性痉挛,可对痉挛段血管的外膜做局部松解或切除或在血管外膜注入少量罂粟碱,并做持续湿热敷等综合处理,痉挛均可解除。②动脉栓塞。术中栓塞一般都发生在吻合口附近,常是由于对血管损伤段未做彻底清创或吻合质量欠佳造成。处理方法为切除栓塞段,用肝素氯化钠溶液冲洗血管,清理管腔内的血凝块、纤维条,见血管断口光滑,无漂浮物后重新缝接血管。如果血管缺损,可取同侧腕掌侧口径相似的小静脉移植予以修复。③静脉栓塞。常是由于清创不彻底或缝合质量差而引起。遇静脉栓塞时均需将栓塞段切除,重新缝合,或将静脉重新搭配后加以缝合。静脉如有缺损,也需做同口径的小静脉移植予以修复。

(4) 断指再植术后的处理

断指再植术后观察与护理非常重要,是断指再植成功的重要环节。虽然再植手术可能做得较为成功,但因观察和护理不当而导致失败者也不少见。

1) 一般要求和常规治疗:

A. 病房要求:术后患者应安置在安静、舒适和空气新鲜的病室中。室内最好有保温设备,使室温经常维持在 25℃ 左右。另外,在再植指的上方用 60 W 侧灯照射,以提高局部温度。灯的高度距手 30～40 cm 为宜,切勿放置过近引起烫伤。

B. 体位:术后患者要求卧床 7～10 d。患手抬高到略高于心脏水平,以利静脉及淋巴液回流。禁止侧卧,以防肢体受压,影响血供和血液回流。

C. 常规使用抗凝、解痉药物:抗凝、解痉药物的预防性应用,有助于避免或减少血管痉挛或血栓形成。常规用 500 ml 右旋糖酐 40,每日 2 次,连用 7 d 左右。罂粟碱 30 mg 或妥拉唑啉 25 mg,每 6 h 肌内注射 1 次,连用 5 d。术后出现血管危象时,可在 500 ml 液体中加入山莨菪碱 10～20 mg 或双嘧达莫(潘生丁)10～20 mg,静脉注射。大剂量肝素疗法已被弃用。对特殊病例如要使用肝素疗法,以应用小剂量肝素预防术后血栓形成为好。一般用 10 mg 肝素肌内注射,每 4～6 h 使用 1 次。使用肝素时要注意全身出血倾向的发生。

D. 抗菌药物的应用:选择应根据污染的轻重、组织损伤的严重程度等酌情使用,但要避免使用对血管刺激性较大的抗生素,同时应注意药物对肝、肾功能的损害。

E. 注重生活护理和心理护理:患者术后不能随意翻身,经常会出现腹胀、恶心、烦躁不安、便秘等,应及时给予处理。术后早期常因疼痛而诱发动脉痉挛,术后 3 d 常规使用镇痛药是十分必要的。有的患者术后思想负担重,担心手指能否成活,而患者的精神状态常会影响再植手指血液循环。所以,对这类病例要十分注意心理护理,帮助他们消除精神负担。

2) 术后血液循环观察的主要内容:①指体色泽。指甲、指体色泽红润为正常;指体由红润变为苍白或由红润变为浅灰色,或呈花斑状,说明断指缺血,系有动脉危象发生;指体由鲜红变为暗红,继而变为暗紫色,说明静脉回流受阻,系有静脉危象发生。②指体温度。再植指体皮肤温度的高低变化是反映毛细血管床内血液循环好坏的重要指标。术后指温常低于健指 1～2℃。如指温下降 3～4℃,则说明断指供血障碍。③毛细血管回流充盈试验。正常供血手指毛细血管回流充盈时间约为 1 s。如动脉供血不足,皮肤血色差,毛细血管回流充盈缓慢。如静脉回流不畅,毛细血管床淤血时,毛细血管回流充盈迅速。④指腹张力。正常手指指腹饱满而富有弹性。如再植指供血不足,指腹张力立即降低;如静脉回流不畅,则指腹张力增高。指腹张力增高到一定程度时皮肤会出现张力性水疱。⑤指端侧方切开出血试验。在指端侧方用小尖刀做一深 3 mm、长 5 mm 的皮肤切口,当即有鲜血流出,说明循环正常。如切开后不出血,挤压指腹可挤出少许血液,说明有动脉供血障碍。若切开后 3～5 s,在切口缓慢溢出暗红色液,说明有动脉堵塞。如切开后立即流出暗紫色血液,不久指体由暗紫变红润,说明有静脉回流障碍。如切开后流出少许暗红血液后不再有血液流出,仅有一些血浆液溢出,说明再植指已发生了静脉危象,继之又发生了动脉危象。

以上 5 项观察内容每小时观察 1 次,并记录在专用表格纸上做动态观察。当发现异常情况时,应综合以上观察内容来判断其病理变化的性质与程度,从而采用相应的治疗对策。关于血管危象的处理将在 16.7 中做详细叙述。

3) 康复治疗和功能练习:断指再植的目的是要恢复良好的功能。手术后的康复治疗对于功能恢复的重要性不亚于手术。康复治疗的主要手段是术后早期进行功能练习。具体方法是:术后 3 周,对于不固定的关节可以做被动屈、伸练习,活动范围在无痛幅度内由小到大,次数由少到多。待指骨连接,克氏针拔出后,在理疗配合下,每日练习 3～5 次,每次 10～20 min,活动幅度逐渐增加。要求患者用伤手做抓、握、捏活动,如捏皮球、握核桃、抓豆粒、拣火柴与钱币等。在锻炼的同时,尽量让患者用患手活动,如扣衣纽、写字、系腰带、系鞋带等。

理疗是康复治疗中必不可少的措施,在治疗的早期、中期和晚期,根据病情与恢复情况,可使用红外线、TDP 治疗机、微波、蜡疗等物理疗法,可起到消炎、消肿、促进血液循环、软化关节、软化瘢痕、松解粘连等作用。

康复治疗最大的障碍是患者怕痛、怕损伤。因此,术前、术后要向患者和家属全面介绍治疗过程中各阶段的具体要求,做好思想教育工作,取得患者积极主动配合。在出院前和随访期间应加以检查和具体指导。

多指离断再植及术后功能如图 16-6、16-7 所示。

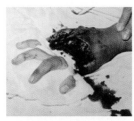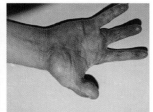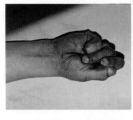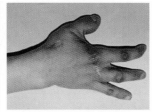

图 16-6　5 指离断再植术术前与术后功能情况

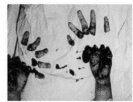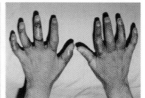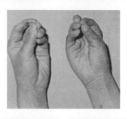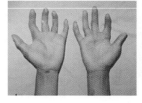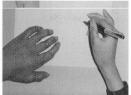

图 16-7　10 指离断再植及术后 1 年康复情况

（蔡林方　辛畅泰）

16.3　断掌再植

断掌再植系指腕关节以下、掌指关节以上区域的肢体离断再植。与断指再植相对而言,其属于肢体最远平面的一种断肢再植。通常所统称的“断肢再植与断指再植”中前者即包含了断掌再植的内容。

手掌结构复杂,创伤断离后损伤组织多,涉及多类组织,离断形态多变,再植手术操作亦有别于一般断肢再植,故近些年来临床已将其作为专题进行叙述。

16.3.1　临床应用解剖

掌部解剖结构复杂,系手部神经、肌腱、肌肉、骨和关节的重要分布区。熟悉掌部的解剖结构特点,有利于掌部断离再植的手术操作,提高再植成活率。

掌部不同平面的解剖结构有明显区别。为便于叙述与指导临床,大体可将其分为 3 个区域,即掌近区(腕掌区)、掌中区和掌远区(图 16-8)。

（1）掌近区

掌近区相当于腕骨段或掌深弓以近的区域。两侧为鱼际和小鱼际的起始点,中央为腕管远端。指浅、深屈肌腱,拇长屈肌腱和正中神经均集中于腕管

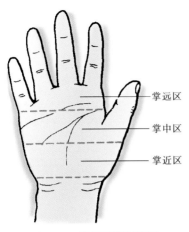

图 16-8 掌部区域示意图

内。此区内尺动脉和尺神经位于腕尺侧管内,指伸肌腱在腕背侧较集中,正中神经和尺神经为神经干,手背浅静脉已汇合成数条静脉干。此区断掌时尺、桡动脉均应修复。在修复腕背侧头静脉和贵要静脉的同时,亦应修复较粗大的静脉交通支。此区尺神经、正中神经必须全部修复,桡神经浅支亦应力争修复。

(2) 掌中区

掌中区相当于掌骨段或掌深弓与掌浅弓之间。两侧为鱼际和小鱼际,掌中部有手内在肌(骨间肌、蚓状肌)。此区内指浅、深屈肌及指伸肌腱渐呈散发状分开,正中神经、尺神经分出肌支、指掌侧总神经和皮神经支,掌浅弓发出 3 条指总动脉和小指尺侧固有动脉,拇主要动脉由桡动脉发出后位于此区桡侧;掌背侧有 1~4 条掌背动脉,手背浅静脉相互吻合成 6~10 支不等。此区断掌常涉及掌浅、深弓及其分支,且血管位置较深,修复有一定的困难。应力争修复掌浅弓或 3 条指掌侧总动脉,在手背吻合 4~6 条较粗大的浅静脉。力争全部修复正中神经、尺神经分出的各肌支,3 条指总神经和桡神经的皮支。

(3) 掌远区

掌远区相当于远侧掌横纹即掌指关节平面以远的区域。指浅、深屈肌腱位于骨纤维鞘管内,指伸肌腱扩张形成指背腱膜。该处 3 条指总动脉与 3 条指总神经已各自发出 2 条指掌侧固有动脉与固有神经,走向相邻的两手指侧。示指桡侧和小指尺侧指掌侧固有动脉和神经分别位于相应掌骨的桡侧和尺侧。近节指背静脉已在相应掌骨头间隙内汇合成头

间静脉,继而形成手背浅静脉。此区断掌时拇指常不易伤及。此区血管、神经多易修复,应力争修复 3 条指总动脉或 6 条指掌侧固有动脉的始段。指掌侧固有动脉难以全部修复时,可优先修复优势侧血管。必要时示指桡侧指掌侧固有动脉和小指尺侧指掌侧固有动脉亦应争取修复。静脉修复时吻合位于掌骨间隙内的头静脉 4~6 条即可。此区的神经应力争全部修复。

16.3.2 断掌的分型

掌部结构复杂,创伤离断的形态不一。为便于概念统一并能指导临床,已有多位学者相继提出断掌的分型方法。目前常用的临床分型方法有以下 3 种。

(1) 按掌部动脉解剖平面分型(图 16-9A)

1) 掌弓主干型(Ⅰ型):掌近区即掌深弓以近离断,相当于掌骨底到桡腕关节平面。此型为尺动脉浅弓动脉干损伤。

2) 掌弓动脉型(Ⅱ型):掌中区即掌深弓与掌浅弓之间离断,相当于掌骨中段至掌骨底部。此型为掌浅弓动脉损伤。

3) 掌指动脉型(Ⅲ型):掌远区即掌浅弓以远离断,相当于掌骨中段至掌指关节平面。此型为指掌侧总动脉损伤。

4) 掌部动脉混合型(Ⅳ型):为不规则损伤,动脉损伤涉及两型以上的动脉部位。

(2) 按掌部断离的形态分型(图 16-9B)

1) 横型断掌:掌部水平面离断。

2) 斜型断掌:掌部不同方位斜向离断。常涉及两型以上部位。

3) 纵型断掌:掌部呈矢状方向离断,多为电锯伤所致。常涉及胸部和前臂远端。

4) 圈型断掌:掌部中央呈圆圈状离断,周围组织可环状相连,但远端手指无血运。多为冲床冲压所致。

5) 毁损性断掌:掌部组织呈挫灭性断裂,多无原位再植条件。为沉重的钝性物压轧或挤压伤所致。

(3) 按掌部断离的平面分型

1) 掌远区离断:远侧掌横纹,即掌骨头平面以远的断掌(经掌骨头及掌指关节)。

2) 掌中区离断:相当于掌骨段(经掌骨底及掌骨干)离断。

16

3) 掌近区离断:相当于腕骨段(经腕骨、腕掌关 节)离断。

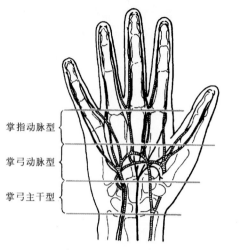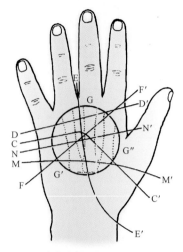

掌指动脉型

掌弓动脉型

掌弓主干型

A. 按掌部动脉损伤解剖平面分型　　　　B. 按断掌形态和平面分型

图 16-9　断掌分型

MM′:掌近区离断;NN′:掌中区离断,横型断掌;CC′:混合型断掌;DD′:掌远区离断;
EE′:纵型断掌;FF′:斜型断掌;GG′G″:圈型断掌;MM′-DD′:多平面断掌

4) 掌部多平面离断:掌部呈 2 个以上平面的多节段离断或掌心呈圆形离断。

5) 掌部混合平面离断:离断形状不规则或斜形离断,创伤不局限在单一区域内。

16.3.3　断掌的分类

(1) 完全性断掌

其定义同完全性断肢或完全性断指。

(2) 不完全性断掌

手掌平面有少许皮肤相连或有少许指蹼与健指相连,但远端无血运或指体严重缺血,不吻接血管远端难以成活。

另外,掌指部平面离断又可依据包含手指多少分为两种类型:①全手掌离断,包含全部手指或除拇指外其他指的手掌离断。②部分手掌离断,仅有部分手指的手掌斜型、纵型或不规则型离断。

16.3.4　断掌再植术

(1) 适应证

手掌部离断对手的功能影响甚大,可导致手的严重残废。因此,明确再植适应证与禁忌证是保证再植成活,最大限度降低手伤残的重要环节。通常应依据下列条件进行选择。

1) 离断手掌与指体组织结构完整,无明显挫伤或神经、血管撕拉伤。

2) 离断手掌虽有一定的挫伤,但经清创后断端相对完整,有可修复的神经、血管和肌腱,预计再植成活后能恢复一定的功能。

3) 伤者全身情况尚好,且伤后时间较短,常温下小于 8 h。

(2) 禁忌证

1) 伤者全身情况较差,不能耐受长时间手术。

2) 离断手掌软组织广泛碾挫伤,血管床破坏,粉碎性腕掌骨骨折或有严重神经、血管撕拉伤。

3) 手掌两离断面损伤严重,清创后缺损过大,预计再植后手的外形与功能不佳。

4) 离体段掌指缺血时间过长,组织已发生缺血变性。

(3) 麻醉与体位

采用臂丛神经阻滞麻醉或颈部硬膜外麻醉;小儿宜采用全身麻醉。患者取平卧位,术侧上肢外展80°置手术台上。

(4) 手术步骤

1) 清创:用无菌肥皂乳刷洗断离手掌及近端,再用 0.9% 氯化钠溶液冲洗,先后 3 遍。然后用1:2 000氯己定液泡洗伤肢及离断面 5～10 min。用无菌纱布擦干断离手掌及近端后,再常规消毒铺手术巾。清创的顺序、方法类同断肢再植。切除指浅屈肌腱及远端内在肌,用5"0"显微尼龙线分别标记两断面的血管和神经。近端清创后,指深屈肌腱用缝线牵引或以9号针头横穿固定以防回缩。

2)骨骼固定:掌骨内固定一般选用克氏针,亦可选用微型掌骨钢板内固定。腕掌部的骨折应在腕背伸25°～30°、拇指外展位固定。掌骨中、远段骨折采用克氏针纵形贯穿固定时,近端穿过腕掌关节,远端尽可能从掌骨头背侧穿出。

3)肌腱修复:伸肌腱修复采用间断"8"字缝合法,屈肌腱修复采用Kessler或Kleinert缝合法,使诸肌腱张力调节于休息位。在腕掌区应同时切除腕横韧带。在掌中区可采用蚓状肌包绕肌腱缝合断面,以减少粘连。在掌指需切除部分纤维鞘管。

4)血管修复:根据伤情及类型分别修复尺动脉、掌深弓、掌浅弓、拇主要动脉及3条指掌侧总动脉。手的静脉系由深静脉回流到浅静脉,故断掌再植时不必吻合深静脉,只要吻合手背3～4条浅静脉就能保证足够的手部静脉回流。血管吻合方法采用两定点或四定点端-端吻合法。

5)神经修复:掌部离断的神经均应做一期修复,以防止或减轻手内肌的萎缩和利于手指的感觉恢复。在腕掌区离断应修复正中神经、尺神经或其深、浅支;在掌中区需注意修复正中神经和尺神经的主要分支。神经缺损时应行神经游离移植修复。神经缝合采用神经外膜缝合法。

6)闭合创面:创面应一期闭合。缝合皮肤时应慎防伤及血管或神经;不宜缝合过紧、过密,以防肿胀时压迫血管,影响血供。为了预防手术环状瘢痕挛缩,有时可将皮肤形成数个"Z"字缝合。

术后用小片凡士林纱布覆盖,外面敷以多层纱布。包扎时应将指端外露,以便观察血液循环情况并利于测量指温,然后行前臂石膏托外固定。

(5)术后处理

断掌是严重的创伤,再植是复杂的手术,术后难免会出现全身和局部的多种变化。术后处理对于再植肢(指)体的成活,乃至伤者的生命都至关重要。术后必须根据患者的全身情况、断离伤情与再植情况制订出完善的治疗和护理方案。

1)设置专门监护室:为便于术后观察与护理,伤者应住入专门病房,并卧床休息1周,不能随意下地活动。伤肢抬高20°～30°,以利于静脉血回流,减轻手部肿胀。室内温度保持在23～25℃,避免寒冷刺激。患者、陪护及探视人员均应严禁吸烟。

2)严防伤口活跃出血:主干血管破裂出血是所有断肢再植术后最严重的并发症之一,如不能及时发现处理,可导致失血性休克。病室应常规备置橡皮止血带,一旦发生活跃出血即可迅速结扎、止血。抢救时在局部止血的基础上,应及早行血管探查修复术,必要时可行血管移植修复。

3)注意血液循环观察:血液循环观察是断肢(指)再植术后一项重要的护理内容。能否及早发现血液循环障碍并及时给予处理,直接关系到手术的成败。临床观察的主要指标为皮肤颜色、皮肤张力、皮肤温度、毛细血管充盈时间、指端小切口渗血状态等。

4)引起血液循环障碍的常见原因为血管受压、血管痉挛或血栓形成。若怀疑系血管受压所致,应明确系体外因素或体内因素。体外因素多系石膏、敷料、缝线压迫所致,应立即解除。体内因素多为隧道狭窄、血肿压迫、血管蒂扭曲所致,应行手术探查。动脉血管危象时,通常应立即静脉注射盐酸罂粟碱30 mg。30 min后若血液循环仍无改善,应立即行血管探查术。静脉回流障碍时,可先采用抬高伤肢,向心性按摩肢体,解除可能的外在压迫等措施。若无明显改善,应行血管探查术。

5)合理使用"三抗"药物:血液循环危象与感染的预防,关键在于良好的清创与高质量的血管吻合,而抗凝药物、抗血管痉挛药物与抗生素("三抗"药物)的使用,应视为术后的一种辅助措施。

6)常用的抗凝药有右旋糖酐40和小剂量肠溶阿司匹林等。右旋糖酐40的相对分子质量较小,为20 000～40 000,在血液中的分散性较大,能使红细胞分离,降低红细胞之间的凝集力和对血管壁的附着作用,增加血容量,降低血液黏稠度。它所带的负电荷能与损伤的血管内皮细胞的正电荷结合,避免了血小板与损伤的内皮细胞结合形成血栓。使用方法为成人每日500～1 000 ml,静脉滴注,一般用4～6 d停药,儿童酌减。少数患者可能出现变态反应。小剂量肠溶阿司匹林(每次50 mg,3次/日)能抑制血小板的黏附、凝聚及释放反应,常与右旋糖酐40合用。此外,尚可选用复方丹参、双嘧达莫等药物。若使用肝素类抗凝血药物时,可使用不良反应较小的低分子肝素钠注射液。

7) 常用的解痉药:有罂粟碱和妥拉唑啉等。罂粟碱属吗啡类药物,是一种非特异性解痉药,作用机制为解除血管平滑肌痉挛和控制心肌兴奋性,但无镇痛和抑制呼吸作用。用药后1~2h血药浓度可达高峰,作用时间持续2~6h。一般成人剂量为30~60mg(小儿酌减),每6h肌内注射1次,3d后逐渐减量,术后7~9d停药,不宜突然停药。妥拉唑啉属于咪唑啉衍生物,为α受体阻断剂,与α受体起烷化作用,直接松弛血管平滑肌,扩张周围血管。一般成人剂量为25mg,每6h肌内注射1次。常与罂粟碱合用,以增强疗效。此外,还可选用烟酸(成人每次50~100mg,3次/日)、普鲁卡因、烟酸肌醇酯及毛冬青等。对有溃疡病的患者,应用抗痉挛药时应注意酌情减量,以免造成消化道出血。

8) 抗生素仍应首选青霉素类或头孢类,过敏者可选用克林霉素类或氨基糖苷类。

9) 积极防治并发症:肢体离断再植术后可导致的并发症有血容量不足、急性肾衰竭、毒血症、再植肢体筋膜间隙综合征等。这些并发症的发生可直接影响再植肢体的成活,甚至危及生命,临床绝不可掉以轻心。应根据可能发生的原因,及早有效地加以预防。一旦发生,应采取相应措施积极处理,防止病情进一步发展。

10) 及早进行物理治疗与功能锻炼:断掌因创伤重、修复组织多,再植术后组织反应较重,可致组织纤维变、肌腱粘连与关节的挛缩僵直。术后一旦血液循环危象高峰期过后,即应开始物理治疗,如局部烤灯照射、红外线照射等,并开始在控制下被动轻度活动手指,包括掌指关节和指间关节。术后3周,肌腱的愈合已有一定的强度,主动和被动活动的力量及幅度可加大。可辅以手的弹簧夹板,以使腕、掌指和指骨间关节处于功能位。掌骨平面的克氏针可酌情在术后6周左右拔除,切不可待骨痂形成时才予拔除,否则将导致严重的手部关节挛缩僵直。克氏针拔除后,即可逐步加大手部关节的活动量,尤应加大主动活动运动量。有条件时可采用运动器具帮助训练,可大大提高关节功能训练的效果。

适时进行二期功能重建手术;对于损伤重,神经、肌腱、关节一期未能修复者,一般可在3~6个月后作移植、修复重建手术。影响功能的肌腱、神经粘连应予松解;若掌指关节僵直,可做关节囊粘连松解、侧副韧带切除或关节成形术。若晚期手内在肌功能未恢复、拇指不能对掌,可行拇指对掌功能重建术,以改善手的功能。

(裴国献)

16.4 断腕再植

断腕再植以往多归类于断肢再植中。但由于腕部解剖结构复杂、腕管内容物集中、常涉及多个关节(桡腕关节、腕中关节、桡尺远侧关节)等特点,其再植过程与方法亦有其特殊之处,故将其单独列题叙述。

16.4.1 临床应用解剖

腕部连接前臂和手掌。前臂远端与8块腕骨共同构成腕关节。腕部关节有桡骨远端关节面与舟骨和月骨构成的桡腕关节、桡骨远端尺侧面与尺骨头构成的桡尺远侧关节和近侧列腕骨与远侧列腕骨构成的腕中关节。

指浅、深屈肌腱,拇长屈肌腱和正中神经集中于腕管内。4条指浅屈肌腱在腕管内呈两层排列,中指及环指为浅层,示指及小指为深层。4条指深屈肌腱在腕管内示指为单独1条,而其他3条形成扁平的一条尚未完全分开,到掌部后才分成3条。尺神经和尺动脉位于腕尺侧管内。在腕部桡动脉位于桡骨茎突与桡侧腕屈肌腱间隙内,在腕部桡背侧亦有桡神经浅支穿过。

指伸肌腱在腕背侧亦较集中,桡、尺侧腕屈肌和腕伸肌腱分列于掌、背两侧。腕背浅静脉已汇集成头静脉、贵要静脉及数条交通支。

16.4.2 断腕再植术

(1) 适应证与禁忌证

腕部再植适应证相对较宽,即使两断面损伤较重,经前臂缩短再植后对手的外形与功能影响亦不大。故只要手部结构完整,无严重血管、神经、肌腱撕脱伤及前臂严重粉碎性骨折,同时缺血时间短、全身状况较好者均适宜再植,多可取得较满意的功能。

对于血管、神经、肌腱从近端完全性长距离撕脱,难以用协同肌移位替代,血管和神经无条件修复,尺、桡骨粉碎性骨折,温缺血时间过长者则不适宜再植。

(2)麻醉与体位

采用臂丛神经阻滞麻醉或颈部硬膜外麻醉;小儿宜采用全身麻醉。患者取平卧位,术侧上肢外展80°置于手术台上。

(3)手术步骤

1)清创:技术力量允许时应分两组同时进行清创。由浅入深彻底切除断面一层组织。远端清创时可将指浅屈肌腱抽出剪除一段,骨骼一般缩短2~3 cm。逐一解剖出两断面的桡动脉、尺动脉、尺神经、正中神经、头静脉、贵要静脉及腕背其他粗大静脉,并分别予以标记(图16-10)。

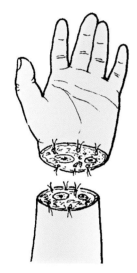

图 16-10　腕部清创,标记断面血管、神经

2)骨骼固定:尺、桡骨远端平面离断时,应尽量保留桡骨的关节面及桡尺远侧关节。骨干缩短后宜采用克氏针交叉固定或者钢板内固定。桡腕关节离断时可将桡腕关节于功能位融合,采用重建钢板或交叉克氏针内固定。

3)肌腱修复:分别修复背侧指总伸肌腱、拇长伸肌腱、拇短伸肌腱及拇长展肌腱,掌侧仅修复4条指深屈肌腱及拇长屈肌腱(图16-11),并使肌张力调节到手指休息位。腕关节未融合时,应同时修复尺侧腕屈肌腱及桡侧长伸肌腱。指浅屈肌腱不予修复。

4)神经修复:在显微镜下按尺神经及正中神经的解剖位置、神经营养血管走向及神经束的形态,用9"0"尼龙单线行神经外膜缝合,每根神经缝合3~4针即可。桡神经背支亦应予以修复,以恢复虎口区的皮肤感觉功能。

5)血管修复:修复头静脉、贵要静脉及腕背较粗大的浅静脉共3~4条,然后分别吻合桡动脉和尺动脉。尺动脉和桡动脉直径多在0.5~3.0 mm,较易缝合,但应注意防止吻合口漏血。皮肤闭合时可放置橡皮片引流。包扎后行前臂石膏托外固定。

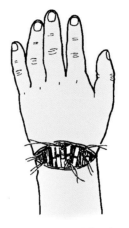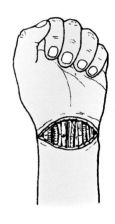

A. 背侧修复指总伸肌腱、拇长伸肌腱、拇短伸肌腱及拇长展肌腱,缝合腕背静脉及桡神经背支　B. 掌侧修复4条指深屈肌腱、拇长屈肌腱,缝合尺神经、正中神经、尺动脉及桡动脉

图 16-11　按顺序修复腕部神经、血管、肌腱

(4)术后处理

断腕再植术的术后处理基本上同断掌再植术。但腕部掌侧由于有数条肌腱集中在腕管内,修复手术导致多个肌腱吻合口过于集中在一小范围内,故术后极易发生严重的肌腱粘连并常累及神经。因此,断腕再植应特别强调术后的功能锻炼。

术后1周,创伤和手术反应已经开始减退,即可开始在控制下被动轻度活动手指,包括掌指关节和指间关节。术后3周,肌腱已基本愈合,应加大主动与被动活动的力量和幅度;有条件时应采用腕关节和手指关节CPM装置加强手的被动活动。术后3个月,经过严格、系统的功能锻炼,仍有较严重的肌腱、神经粘连,影响功能恢复时,可做肌腱、神经粘连松解术。

图16-12示单、双手腕离断再植术术前与术后情况。

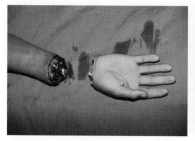

手腕离断伤情　　　　　　　　再植术后血液循环良好　　　　　　术后半年再植手腕外形及功能良好

A. 单手腕离断再植

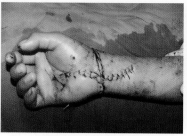

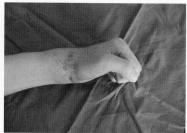

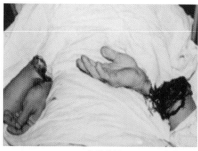

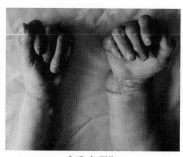

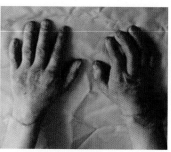

术前伤情　　　　　　　　　　　术后3年屈指　　　　　　　　　　术后3年伸指

B. 双腕离断再植

图 16-12　单、双腕离断再植术术前与术后情况

（裴国献）

16.5　断臂再植

16.5.1　臂部解剖

（1）前臂解剖(图 16-13)

前臂介于肘部与手部之间。上界即肘部下届，下界为尺、桡骨茎突近侧两横指的环行线。以尺、桡骨和前臂骨间膜为界分为前臂前区和前臂后区。前臂前区主要有两个血管神经束：①桡血管神经束。由桡动脉及其两条伴行静脉和桡神经浅支组成。走行于前臂桡侧屈、伸肌分界线上，此线是剖露桡骨的安全入路。桡动脉：有2条伴行静脉，行于肱桡肌尺侧缘，此缘是暴露桡动脉的标志。该动脉上1/3位于肱桡肌与旋前圆肌之间，下2/3位于肱桡肌与桡侧腕屈肌之间，其远1/3位置表浅，为触摸脉搏处。桡神经浅支是桡神经干的直接延续，沿肱桡肌深面，转至前臂后区，分布于腕及手背桡侧半皮肤，以及两个半指近节指骨背侧皮肤。②尺血管神经束。由尺

动脉及2条伴行静脉和尺神经组成。尺动脉经旋前圆肌深面穿指浅屈肌腱弓至前臂前区尺侧；在前臂近1/3位于指浅屈肌深面，在远侧2/3，位于尺侧腕屈肌与指浅屈肌之间。

在皮肤和浅筋膜内，桡侧有头静脉和前臂外侧皮神经；尺侧有贵要静脉和前臂内侧皮神经。深筋膜向深部发出肌间隔，介于屈、伸肌之间，分别连于尺、桡骨。它与两骨及前臂骨间膜共同围成前、后骨筋膜鞘。在前骨筋膜鞘内有浅层的肱桡肌、旋前圆肌、桡侧腕屈肌、掌长肌和尺侧腕屈肌；中层的指浅屈肌；深层的指深屈肌和拇长屈肌。桡神经浅支及桡血管位于肱桡肌与桡侧腕屈肌深面；尺神经血管束位于指浅、深屈肌之间，尺侧腕屈肌后外方；正中神经位于指浅屈肌与指深屈肌之间；骨间前血管神经束紧位于骨间膜前方。

后骨筋膜鞘内有桡侧腕长、短伸肌，指伸肌，小指伸肌，拇长伸肌，拇长展肌及尺侧腕伸肌。骨间后血管神经束位于浅、深层伸肌之间。

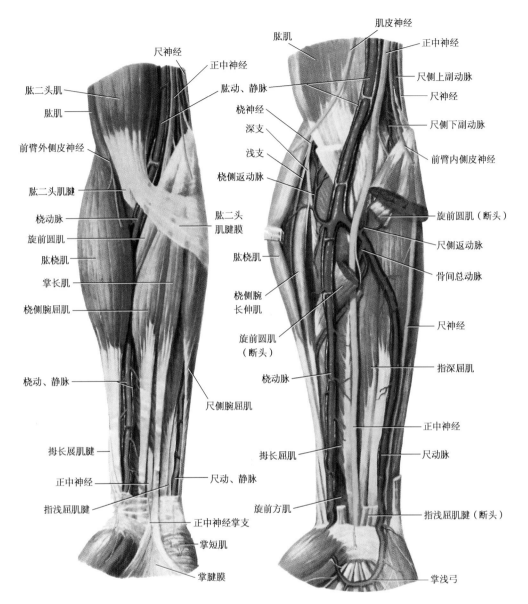

图 16-13　**前臂解剖**

16

（2）臂解剖（图 16-14、16-15）

臂部血管神经束包括肱动脉、肱静脉、正中神经、肌皮神经、桡神经、尺神经和前臂内侧皮神经等行于肱二头肌内侧沟中。肱动脉上段行于肱骨内侧，向下逐渐走向肱骨前方，全程浅在，切开筋膜即可显露。指压法止血时，须向后外压动脉于肱骨上。肱动脉常伴以两条肱静脉。浅静脉中，贵要静脉行至臂中部穿入深筋膜，头静脉位于肱二头肌外侧沟处的浅筋膜内，继续上行至锁骨下方注入腋静脉。深筋膜在臂部屈伸肌间形成臂内、外侧肌间隔，并附

于肱骨。肱骨前方为肱肌和肱二头肌的两个肌腹，两者之间有肌皮神经。肌皮神经向下行于前鞘中，穿过喙肱肌，行于肱二头肌和肱肌之间，支配此三肌，于肱二头肌腱外缘穿出深筋膜而成前臂外侧皮神经。正中神经伴随肱动脉行于肱二头肌内侧沟中，初在动脉外侧，于臂中部越动脉前方至其内侧。桡神经于腋动脉后、肱三头前入臂，在后鞘中向下外沿肱骨桡神经沟斜行并与肱深血管伴行，于臂中部稍下穿过臂外侧肌间隔入后鞘中，沿肱三头肌内侧头下降。

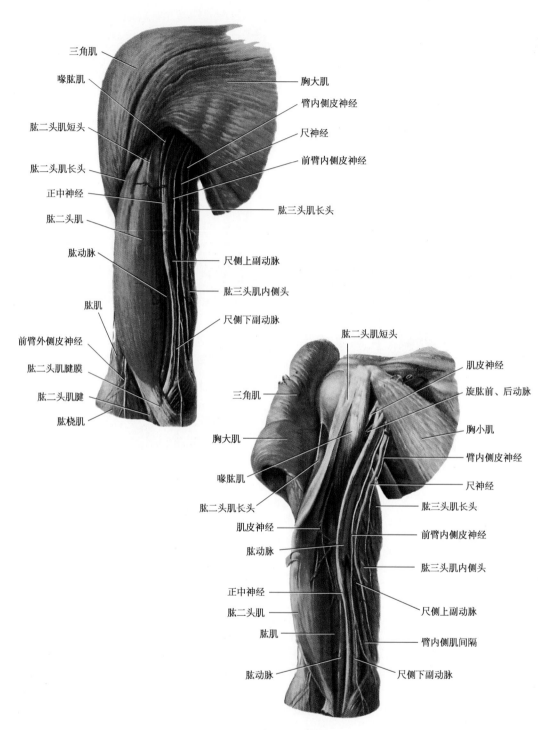

图 16-14　臂前、后面解剖

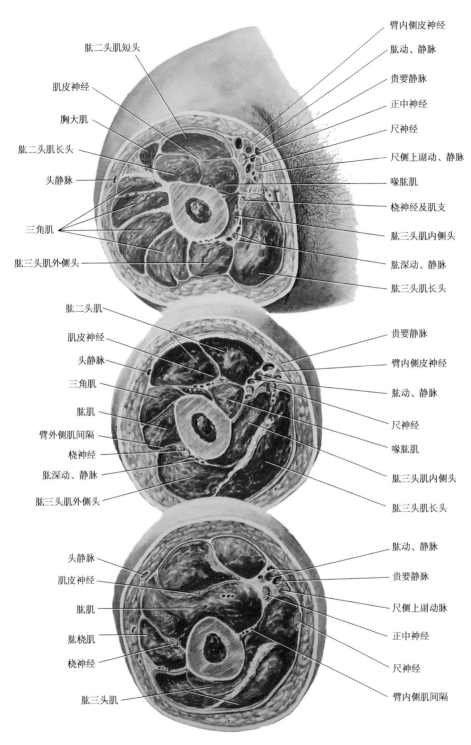

图 16-15　臂横断面解剖

16.5.2　断肢的分类

（1）按离断的程度

1）完全离断：外伤所致肢体断离，没有任何组织相连或虽有残存的损伤组织相连，但在清创时必须切除的称为完全性断肢。

2）不完全离断：肢体骨折或脱位伴 3/4 以上软组织断离、主要血管断裂，不修复血管远端肢体将发生坏死的称为不完全性断肢。

（2）按损伤的性质

1）整齐离断伤：离断肢体的创缘整齐，创面没有严重的组织碾挫和缺损。这类断肢再植时不仅成功率高，而且再植后肢体功能恢复也较好。

2）不整齐离断伤：这种损伤多为绞断、斯脱、碾轧、压砸性损伤。由于组织损伤范围广泛，断肢再植成活率较低，再植后肢体的功能恢复也多不理想。

16.5.3　断肢的急救

现场急救包括止血、包扎、保存断肢和迅速转送。断肢的近端如有活动出血，可采用加压包扎、止血带、钳扎止血等方法；不完全性断肢应将肢体用木板固定。如受伤地点距离医院较近，可将离断的肢体用无菌敷料或清洁布类包好，无需做任何处理，连同患者一起迅速送往医院即可。如需远距离运送，则应采用干燥冷藏法保存，即将断肢用无菌敷料或清洁布类包好，放入塑料袋中再放在加盖的容器内，外周加冰快以保存。但不能让断肢与冰快直接接触，以防冻伤，也不能用任何液体浸泡。到达医院后，立即检查断肢，用无菌敷料包好，放在无菌盘上，置入 4℃ 冰箱内。若为多个断肢，应分别予以标记，按手术程序逐个取出，以缩短热缺血时间。但不能放入冷冻层内，以免冻坏肢体。

16.5.4　断肢再植术

（1）断肢再植的适应证

断肢再植的目的不仅是再植肢体的成活，更重要的是恢复其有用的功能。随着显微外科技术的普及与临床经验的积累，不少以往认为不能再植的断肢，现在亦能成功再植。因此，断肢再植的适应证在不断扩大。

1）全身情况良好是断肢再植的必要条件，若有重要器官损伤应先抢救，可将断肢体置于 4℃ 冰箱内，待全身情况稳定后再植。

2）肢体的条件：

A．整齐离断伤：再植成活率高，效果较好适于再植。

B．不整齐离断伤：在肢体一定范围缩短后再植成功率仍可较高。如组织损伤广泛，再植成功率和功能恢复均较差。再植的肢体预计其功能应比义肢好，才有再植价值。否则，付出了很大代价，伤员耐受很大痛苦，神经损伤无法修复，最后只能得到一个完全无用的肢体。

3）再植时限：肢体离断后断肢完全缺血。组织缺血到一定时间，即使重建血液循环也难以成活，特别是肌肉组织，最不能耐受缺血。再植的时限原则上是越早越好，应分秒必争。一般以 6～8 h 为时限，如伤后早期开始冷藏保存可适当延长时间。臂和大腿离断，时限应严格控制；断指再植根据地区、季节等环境因素，可做适当延长。

4）离断平面：离断肢体的平面越高，术后对全身情况的影响亦越大，应予特别注意。远节断指再植的成功，使目前断指再植已无明显的平面限制，2～3 段的断指亦可再植，而且越是远端的断指，再植术后功能越好。

5）年龄：青年人出于生活和工作的需要，对断肢（指）再植要求强烈，应尽量设法再植。小儿修复能力和适应能力强，亦应争取再植。老年人断肢机会较少，但考虑到多伴有慢性器质性疾病，是否再植可酌情决定。

6）双上肢、下肢或多个手指离断再植时可组织两组人员同时进行。原则是先再植损伤较轻的肢体，如有必要可行异位再植。多个手指离断应先再植拇指，并按其手指的重要性依次再植。

（2）禁忌证

以下情况不宜再植：①患者全身慢性疾病，不允许长时间手术或有出血倾向者；②断肢多发性骨折及严重软组织挫伤，血管床严重破坏，血管、神经、肌腱高位撕脱者；③断肢经刺激性液体及其他消毒液长时间浸泡者；④在高温季节，离断时间过长，断肢未经冷藏保存者；⑤患者精神不正常，本人无再植要求且不能合作者。

（3）麻醉和体位

断臂再植的麻醉可常规选择臂丛神经阻滞麻醉，它对患者全身状态无大的影响。对合并其他部位损伤的患者，幼儿和儿童选择全身麻醉。体位为仰卧，臂外展 90°。

（4）手术步骤

断肢再植是创伤外科各种技术操作的综合,要求术者既有良好的技术基础,特别是微血管吻合的基础,又要求有较强的应变能力。其手术操作虽有一定顺序,又要根据具体情况加以适当调整。如离断时间较短,可先修复其他深部组织,再吻合动、静脉,恢复血液循环,减少修复其他组织对吻合血管的刺激。如离断时间较长,则应在骨支架修复后,尽快吻合血管,恢复血液循环,缩短组织缺血时间。基本原则和程序如下。

1）彻底清创:临床实践证明,如果清创彻底,再植术后局部及全身反应均小,感染机会明显减少,组织粘连也清,术后功能恢复好。一般应分两组对肢体的近、远端同时进行,要仔细寻找和修整需要修复的重要组织,如血管、神经、肌腱,分别予以标记。

2）重建骨的连续性,恢复其支架作用:修整和缩短骨骼,其所短的长度应以血管、神经在无张力下缝合,肌腱或肌肉在适当张力下缝合,皮肤及皮下组织能够覆盖为标准。对骨骼内固定的要求是,简便迅速,剥离较少,确定稳固,愈合较快。

3）缝合肌腱:重建骨支架后,先缝合肌腱再吻合血管。缝合的肌和肌腱应以满足手部和手指主要功能为准,不必将断离的所有肌腱全缝合。如前臂远端可缝合拇长屈肌腱、指深屈肌腱、腕屈肌腱和拇长伸肌腱、拇长展肌腱、指总伸肌腱和腕伸肌腱等,其他肌腱可不予缝合。

4）重建血液循环:将动、静脉彻底清创至正常部位,在无张力下吻合,如有血管缺损应行移位或移植。吻合血管的数目尽可能多,动静脉比例1:2为宜。一般先吻合静脉,后吻合动脉。血管吻合最好做手术显微镜下进行。

5）缝合神经:神经应尽可能一期缝合,并应保持在无张力状态,如有缺损应立即行神经移植修复。可采用神经外膜缝合或束膜缝合。

6）闭合创口:断肢再植的创口应完全闭合,不应遗留任何创面。皮肤直接缝合时,为了避免环形瘢痕,可采用“Z”形成形术,使直线创口变成曲线伤口。如还有皮肤缺损,应立即采用中厚或全厚皮片覆盖创面或采用局部皮瓣转移修复。

7）包扎:多层松软敷料包扎,指间分开,指端外露,便于观察血液循环。手、腕功能位石膏托固定。固定范围根据断肢部位,从手指至前臂近端,必要时超过肘关节或整个上肢。

（5）断肢再植术后处理

1）一般护理:病房应安静、舒适、空气新鲜,室温保持在20～25℃。局部用一落地灯照射,以利血液循环观察并可局部加温。抬高患肢,使之处于心脏水平面,卧床10～14 d。严防寒冷刺激,严禁吸烟,防止血管痉挛发生。

2）密切观察全身反应:高位断肢再植,特别是缺血时间较长的高位断肢再植,除了注意因血容量不足引起休克和再植肢体血液循环不良外,还可能因心、肾、脑中毒而出现持续高热、烦躁不安,甚至昏迷,心跳与脉搏加快,血压下降,尿量减少,甚至出现无尿,均应及时加以处理。如情况无好转,保留肢体可能危及患者的生命时,应及时截除再植的肢体。

3）定期观察再植肢体血液循环,及时发现和处理血管危象。再植肢体血液循环观察的指标有:皮肤颜色、皮温、毛细血管回流试验、指(趾)腹胀立即指(趾)端侧方切开出血等。以上指标应综合分析并进行正确判断。一般术后48 h内易发生血管危象,如未能及时发现,将威胁再植肢体的成活。因此应每1～2 h观察1次,与健侧对比,并做好记录。

血管危象由血管痉挛或栓塞所致,一旦发现应解开敷料,解除压迫因素,应用解痉挛药物,如罂粟碱、妥拉唑啉等。经短时间观察仍未好转者,多为血管栓塞,应立即行手术探查,去除血栓,切除吻合口,重新吻合,可以使再植肢体转危为安。

4）防止血管痉挛,预防血栓形成:除保温、止痛、禁止吸烟外,保留持续臂丛或硬膜外管,定期注入麻醉药品,即可止痛,亦可保持血管扩张,防止血管痉挛。同时适当应用抗凝解痉药物,如右旋糖酐40,成人500 ml静注,每日2次,用5～7 d;儿童用量灼减。还可适量应用罂粟碱等。

5）应用适当抗生素预防感染:如有高热,首先应打开伤口,观察是否有局部感染（图16-17）。

图16-16～16-18为前臂或臂部离断再植术术前与术后功能恢复情况。

（6）断肢再植术后的功能恢复

断肢再植的成功和发展,挽救了不少离断的和损伤严重的肢体。多数再植的肢体都恢复了一定的或相当理想的功能。可是,也有个别病例,虽然再植肢体成活,却成了一个无功能的赘生物。断肢再植的目的是为了恢复伤肢的功能。所以,如何使再植的肢体恢复更多的功能,是目前和今后一段时期内的主要课题之一。在断肢再植过程中的每一个步骤,

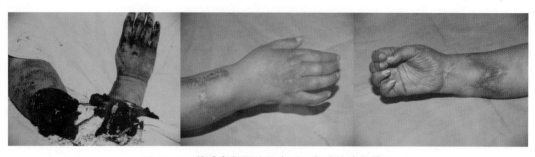

图 16-16　前臂离断再植及术后 3 年功能恢复情况

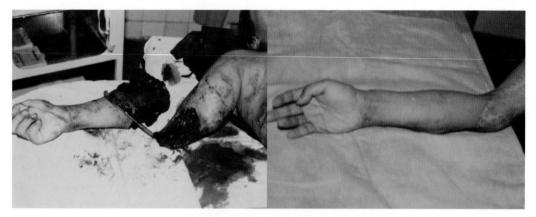

图 16-17　臂部完全离断再植及术后 5 年功能恢复情况

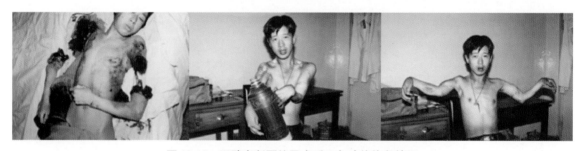

图 16-18　双臂离断再植及术后 2 年功能恢复情况

都影响着再植肢体功能的恢复。所以,对每个操作环节都必须高标准地要求,重视再植肢体的康复。离断的肢体一般损伤多较严重,再植后会有不同程度的肿胀,持续时间较长,易使关节囊、韧带或其他软组织纤维化、僵硬,瘢痕形成和组织粘连也较一般创伤手术后广泛。康复治疗可以促进血液循环、消退肿胀、软化瘢痕、减轻粘连,恢复关节的活动度,促进感觉功能的恢复。早期的功能锻炼在术后数日内即可开始;拆除外固定后,应积极进行主动和被动功能锻炼,并适当辅以物理治疗,促进功能恢复。

断肢功能的晚期修复:断肢再植后,由于原始创伤严重,神经功能恢复不全,肌腱粘连、关节僵硬、神经与肌腱缺损等情况影响功能时可根据具体情况和肢体可供修复的条件,进行肌腱松解,神经、肌腱游离移植,肌腱移位,肌腱固定和关节固定等手术,以进一步改善肢体的功能。

(辛畅泰)

16.6　特殊断指再植

所谓特殊类型的断指再植,系不同于条件较好及常规的一般断指再植。此类断指情况特殊,伤情复杂,再植难度大,技术要求高,有时需要一定的技术力量、特殊的技术手段方能顺利实施再植及保证手术的成功。再植时应根据其各自不同的特定情况，采取相应妥善、正确的处理方法予以再植。断指再植开展 40 年来，这项手术技术已被众多学者所掌握。随着再植技术的进步与发展，特殊类型断指再植取得了突破性进展：①突破了再植平面的界限，从指根到指尖任何部位都可以再植；②突破了年龄界限，从 10 个月的婴儿到年逾七旬的老人都取得了成功并恢复了较好的功能；③取得了 10 指完全离断再植成功；④突破了离断形态的界限，取得了多平面离断及环型、纵型等各种离断组织块的再植成功；⑤通过组织移植手段实现了合并多种组织缺损的断指再植成功。

根据特殊断指的概念和特点，其范围主要包括小儿断指、远节断指、指尖离断、多指断指、多平面断指、旋转撕脱性断指、指组织块离断、老年断指、妊娠晚期断指、哺乳期断指、液体浸泡断指等。特殊断指再植的手术步骤及再植操作技术基本同一般断指再植手术，在此不再赘述。本节就临床常见的特殊断指再植不同于一般断指再植的手术特点与再植要点加以叙述。

16.6.1 小儿断指再植

小儿断指再植首先由 Tamai 等（1974）报道再植成功，而后国内程国良（1982）、王成琪（1983）等相继报道。王成琪（1987）又先后获得 11 个半月和 10 个月男性婴儿示指完全离断再植成功，再植指外观与功能恢复较好，这是当时国际上报道的断指再植病例中年龄最小的 2 例。目前，小儿断指再植已达到与成人断指再植成活率（93%以上）相近的水平。

小儿断指再植是指从出生至 12 岁儿童手指离断所进行的再植手术。按其年龄分为：新生儿期（出生至 1 个月）、婴儿期（1～12 个月）、幼儿期（1～3 岁）、学龄前期（3～7 岁）、学龄期（7～12 岁）。小儿处在生长发育时期，不同的年龄阶段都各有不同的解剖生理特点，但生长发育是连续过程，各年龄段之间并没有严格的区分界限。小儿断指再植手术与成人相比有其特殊性及较高的技术难度。小儿正处于生长发育期，免疫机制尚不完善，组织娇嫩，血管、神经、肌腱纤细，组织辨认困难，再植难度大。且年龄越小指体血管越细，手术难度明显增加。因此，小儿断指再植术应根据其特点采取不同于成年人的一些特殊手术操作与再植技术。为确保再植成功，术中应做到细中再细，精中再精。

（1）适应证与禁忌证

小儿手指离断大多为玩耍锐器、铡刀等造成切割伤，故断面多较整齐，指体完整，多适宜再植。挤压伤、指体欠完整或神经、血管撕脱性离断的手指则不宜再植。

（2）麻醉与体位

小儿断指再植的麻醉选择，应根据年龄、断指数和小儿配合情况而定。可酌情选用臂丛神经阻滞麻醉加基础麻醉，或用全身麻醉。

由于小儿断指再植的手术时间较长，在麻醉时应注意以下几点：①小儿常不能合作，麻醉时应做好充分的准备工作和必要的基础麻醉，使其在术中始终能处于安静或睡眠状态；②臂丛神经阻滞麻醉时应选择长效、不良反应小的麻醉药物；③小儿对药量的安全幅度较窄，故应注意麻醉用药的剂量；④在长时间的再植术中，随时注意保持呼吸道通畅；⑤小儿循环血容量的绝对值小，注意血容量补充；⑥术中四肢与躯干适当予以保护性固定，防止麻醉变浅或疼痛时突然躁动及意外损伤。

患儿采取平卧位，上肢外展置于小手术台上。注意用软垫保护好背部及四肢，防止受压。四肢可在软垫垫妥的情况下予以固定，以防躁动影响手术操作、静脉液体输入及造成意外的损伤。

（3）手术特点与再植要点

1）清创：小儿手指离断，离体指段细小，组织细嫩，血管口径小而壁薄，尤其指尖离断更为细小，指骨骨骺应注意保护。因此，对清创术有极高的要求。小儿断指再植清创的每一动作必须在 4～6 倍显微镜下进行，对于小儿的神经、血管、肌腱、骨骼和皮肤的清创，应按毫米长度计算其去留，采用最小量清创术，这样既能做到清创彻底，又能最大限度地保留健康的组织。小儿组织娇嫩，操作时动作应轻柔，防止继发损伤。神经、血管标记时亦不应过多结扎正常组织。

2）骨骼固定：对切割性离断可不必缩短骨骼，用注射器液压冲洗即可。对挤压伤或其他损伤，骨骼短缩一般应<2 mm，术中应尽量保护骨骺，以免日后生长不均衡出现畸形。临床实践表明，只要骨骺完整无损，再植术后的手指纵向生长良好。具体方法是：①除关节部位严重破坏外，一般不宜行关节融合术，以免引起永久性关节活动障碍或骨关节发育障碍；②关节处离断，只要关节或骨骺尚完整，应予以保留；③关节附近离断，缩短骨骼时应远离

关节端,尽量保留近关节端;④采用健侧血管、神经移位或皮瓣转移修复,以保留断指骨骼的长度;⑤将骨骼完好的断指移位再植于骨骺损伤的断指上。一般采用直径为 0.8 mm 的克氏针纵行髓内固定。为防止指体旋转,可将屈指腱鞘两侧的软组织各缝合固定 1 针。术后 2 周即可拔除克氏针,绝不能等骨骼愈合后再予拔除,以便早期活动关节,避免发生肌腱粘连和关节强直。

3) 肌腱修复:小儿手指肌腱十分细嫩,修复过程中应特别注意无创操作技术,不能钳夹肌腱。伸肌腱可用 4"0"~5"0"尼龙单丝行双"8"字缝合;屈肌腱应采用 4"0"尼龙单丝行腱内缝合,于断端腱内打结。

4) 血管修复:小儿手指血管细小嫩薄,管腔狭小,弹性差、抗拉力小。因此,血管吻合时更应精细和严格无创操作,手术操作更强调稳、准、轻、巧,避免废动作,术者与助手配合默契。根据小儿手指血管的特点,应在 15~20 倍手术显微镜下进行吻合。血管吻合时宜在上肢气性止血带下进行,尽量不用血管夹,如需使用血管夹,应挑选压力适宜的,同时夹持时间尽量不要过长。小儿指血管直径一般为 0.2~0.4 mm,采用 12"0"尼龙单丝缝合 4~6 针即可。应尽可能吻合 2 条指动脉和尽可能多的指背静脉。

5) 神经修复:小儿指神经细小娇嫩,应在手术显微镜下用 11"0"尼龙单丝行外膜缝合 2 针。小儿手指正处于生长发育时期,有条件者两侧指神经均应修复,以使断指恢复良好的神经支配和营养。

6) 皮肤缝合与制动:皮肤缝合应采用细小皮针在手术显微镜下操作,以防伤及或压迫已吻合的指动脉、指神经和指背静脉。皮肤缝合时动作应轻柔,避免因过度牵拉皮肤将已吻合的血管撕裂。缝合不宜过紧、过密,术后敷料包扎与成人相同。

制动对小儿断指再植至关重要。由于小儿不能主动配合,手术后患指疼痛及实施各种治疗与护理措施均可引起小儿哭闹和躁动,易诱发血管痉挛或栓塞形成。目前,常用"飞机翼"式胸臂前后石膏夹制动(两侧上肢与躯干固定在一起),因患肢、健肢和躯干同时被固定,患儿哭闹时患肢仍能保持稳定。

(4) 术后处理

小儿断指再植能否取得成功主要取决于 3 个环节,即血管吻合、断指制动和术后观察与处理,三者同等重要,缺一不可。对小儿术后观察与处理的基本内容与成人相似。但因为小儿不能主诉感受和主动配合治疗,加上年小体弱,对创伤反应较重及精神紧张而哭闹躁动,故医护人员必须仔细观察和周密护理。其术后处理需注意以下几点。

1) 密切观察体温、脉搏、呼吸、血压的变化:断指再植尤其是多指离断再植对小儿是一种严重的创伤,而小儿抵抗力、适应能力与代偿能力均较差,故尤应加强对小儿生命体征及全身情况的观察。术后每 1~2 h 测量血压与脉搏 1 次,2 d 后改为每日 3~4 次,3 d 平稳后可改为每日 1~2 次,并详细记录。测量体温,呼吸每日 3 次,必要时需记录每小时尿量,以便及时根据全身情况进行相应处理。

2) 维持水和电解质平衡:术后 2~3 d,由于惊恐、创伤、麻醉、手术及对环境陌生不适应等影响,患儿食欲不佳,且消化能力降低。加之小儿对水和电解质的平衡调节能力差。因此,必须注意维持水和电解质的平衡,除按千克体重适当补液外,应尽量经口服补充,进食易消化且小儿乐于吃的食物,采取少量多次的进食方法。

3) "三抗"治疗:小儿由于遭受创伤及手术的惊吓,常常精神紧张而哭闹不安,尤其在打针、换药等治疗时,不能配合治疗。而精神紧张又易引起血管痉挛。因此,小儿断指再植术后除需常规按千克体重进行"三抗"治疗外,还应常规肌内注射冬眠 I 号进行镇静,不仅能使患儿安静入睡,同时也具有扩张血管的作用。对年龄太小或不配合的患儿,尽量不用口服药,以免引起恶心、呕吐,甚至窒息等不良后果。

4) 小儿断指再植后敷料的更换:小儿断指再植术后敷料的更换不宜过勤。对于精神紧张、不予配合的小儿,在换药前宜肌内注射 1 次镇静药物,如冬眠 I 号,使其安静或睡眠后再换药。若血痂粘贴伤口不能轻易揭下时,应采用温热 1:2 000 氯己定液泡洗 3~5 min,待其浸软后再慢慢揭下,以免引起疼痛,或诱发血管痉挛。

5) 功能康复:小儿正处于生长发育期,组织修复能力强,积极的康复训练效果较成人更佳。小儿好动,喜欢玩耍,但不能主动配合,故不宜进行常规的指体功能训练方法。只要患指不痛不肿,可于再植术后 3~4 周拔除内固定物,进行患指屈、伸功能锻炼,可给予橡皮球、橡皮筋、方木、小汽车等玩具让其玩耍,并逐渐增加活动幅度。这样小儿乐于接受,可在其游戏玩耍中达到锻炼手指伸、屈功能的目的。待骨折愈合后,医护人员及家长可协助主动或被动活动关节,但在指神经未恢复之前,需注意避免冷热致伤或碰伤。

图 16-19 示小儿示、中、环指离断再植术术前与术后功能恢复情况。

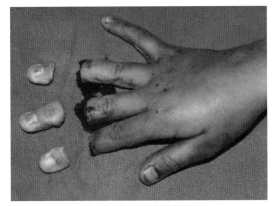

A. 示、中、环指末节离断

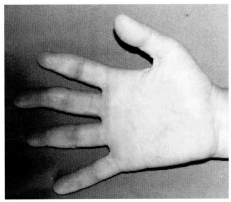

B. 再植后外形及血液循环良好

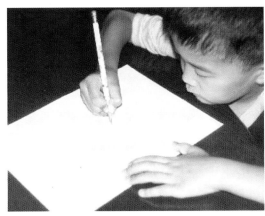

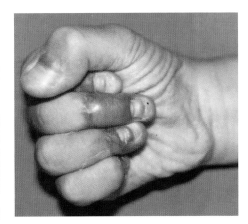

C. 示、中、环指末节离断再植后功能恢复情况

图 16-19　小儿右手示、中、环指离断再植功能恢复情况

16.6.2　远节断指再植

手指远节离断系拇指在近节指骨或其他手指在中节指骨远端以远平面的离断。对于远节指离断再植,20 世纪 70 年代以前多不主张再植,而采用原位缝合或清创闭合的方法处理。其原因在于:①认为远节手指离断对手的外观与功能影响不大;②小血管吻合技术不过关,操作难度大,失败率高。随着显微外科技术的发展及人们生活水平的不断提高,这一观念已经完全转变。近年来,临床上已经开展了大量远节断指再植手术,并取得了 95% 以上的再植成活率,目前手指再植的平面已经达到了指尖。

远节手指离断再植,由于不伤及指浅屈肌腱、指屈肌腱管、中央腱及主要神经,故再植后外形美观、指腹饱满,指腹精细感觉恢复良好,符合现代审美观点

的要求;即使远侧指骨间关节已融合,其运动功能受影响仍甚微,再植疗效远优于近、中节平面的手指离断再植。再植成功术后可改善和恢复手指外形,手指再植后可弥补患者暂时的心理创伤,增强自身生存信心。

(1) 远节断指的损伤特点与分类

手指远节离断因平面不同或损伤程度上的区别,吻合血管时相应增加了难度。为使再植手术顺利进行并获得再植成活,许多学者对远节离断做了相应的区域性划分。

1) 张成友将手指远节离断分为 4 个区:Ⅰ区,远节指骨以远部位;Ⅱ区,甲弧影以远部位;Ⅲ区,甲弧影部位;Ⅳ区,甲根至远侧指骨间关节部位。

动脉弓在Ⅲ区内,Ⅲ~Ⅳ区的动脉直径为 0.2～0.5 mm,而两区内的指背静脉直径为 0.3～0.6 mm,

只要能掌握 0.33 mm 血管吻合技术,则不难吻合,因此远节离断是可以再植的。

2) 孙雪良将手指远节离断分为 3 个平面:

A. 远侧指骨间关节至甲根平面处离断:其间宽度成人为 10~15 mm,拇指为 15~18 mm。越向近端,血管、神经越粗,寻找、吻合、移植均易获成功。其再植成活率与中节离断相似,此区为再植的主要部位,原位缝合难以成活。经远侧指骨间关节的远节离断,其血管外径为 0.6~0.8 mm,较易吻合,如欲保存关节使其有一定活动度,则需缝合关节囊及指屈、伸肌腱,不能缩短断指,常需做血管移植。在指屈、指肌腱止点以远的断指,既能保存关节的活动度,手术亦较简单。

B. 甲根至甲弧影缘处离断:相当于指腹中部,指端动脉弓附近,寻找动脉、神经后,吻合尚无困难,缺损时可做移植。断指如已无指背静脉,有时可找到供吻合的掌侧静脉,但不少患者仅能吻合动脉,指端做切口引流或将一侧指动脉与近端静脉吻合,此区尚能施行显微血管吻合的远节断指再植。

C. 甲弧影缘以远处离断:相当于指端动脉弓远的终支,其血管外径为 0.2~0.4 mm,有时尚能做吻合,但难以找到可供吻合的掌侧皮下静脉。此区多数仅能行原位缝合。

3) Yamano 将手指远节离断分为 3 个区:① Ⅰ区,指动脉弓以远处离断;② Ⅱ区,拇指近侧指骨间关节,其他手指为远侧指骨间关节至动脉弓处离断;③ Ⅲ区,拇指近节指骨,其他手指为中节指骨远端至远侧指骨间关节处离断。

(2) 适应证

一般而言,单纯手指远节或指尖离断者,受全身情况的制约因素较少(个人体弱或幼儿者除外),能否施行再植手术常以局部条件与缺血时限而定。当然,术者技术水平与经验也很关键。其再植的具体适应证如下。

1) 最佳再植适应证:①切割或挤切性离断,指端具有完整性;②拇指远节离断;③青年女性或小儿指端离断。

2) 下列情况应持慎重态度:①手指挤压撕脱性远节离断;②离体指段淤血严重或指腹结构不完整。

(3) 麻醉与体位

可选择臂丛神经阻滞麻醉、指掌侧总神经阻滞或两侧指掌侧固有神经阻滞麻醉。患者取平卧位,

上肢外展置于手术台上。

(4) 手术特点与再植要点

远节断指再植无论清创方法、手术过程、术中特殊情况的处理,均与手指其他平面的再植基本相似。其再植的操作要点如下。

1) 清创:手指端软组织较少,按解剖层次切除挫伤及污染层,创缘及皮下组织不可切除过多,可用手术刀片刮除创面污染物或用显微剪刀稍加修剪即可。既达到彻底清创要求,又不过多地切除组织,使其形成清洁的外科创面,有利于组织修复及防止感染的可能性。在显微镜下切除皮肤边缘并仔细寻找指背侧及掌侧静脉、指动脉、指神经并予以标记。骨端可不做缩短。

2) 骨关节与肌腱的处理:手指远节离断因骨关节与肌腱的离断部位不同,在处理方法上也应区别对待。

A. 远侧指骨间关节以近的中节指骨远端离断:有较完整的远端指骨髁与指骨间关节囊时,将中节指骨缩短,尽量保留远侧指骨间关节,修复手指伸、屈肌腱,以利术后恢复关节的活动功能。

B. 远侧指骨间关节处离断:关节为开放性损伤伴关节面或指骨髁部粉碎骨折时,则应做关节融合术,指伸、屈肌腱可不做缝合,但能行缝合时最好予以缝合,术后则有利于固定的关节稳定。对于儿童则尽量不做关节融合,最大限度地保留骨骺,以免影响手指的生长发育。在指骨间关节间隙处离断时,若损伤是切割离断者,应在最小量清创后保存关节并固定。必须修复手指伸、屈肌腱,直接做血管、神经吻合并不困难,对日后关节功能的恢复有利。

C. 指屈肌腱止点区离断:离断后远侧指骨间关节远侧关节面保存完整时,除仅用克氏针固定骨骼外,还应视情况做指伸、屈肌腱的修复;若离断后远侧指骨间关节面保留较多时,仅做指骨固定即可。若远侧指骨间关节面虽保留较多,但已存在纵行骨折或较大块状粉碎骨折时,为保留关节的完整性,应用 1 号丝线捆扎骨块,然后再行骨折固定。

D. 指尖区离断:手术仅做指骨固定,无需处理肌腱,最为困难的是吻合动、静脉(参见 16.6.3)。

3) 血管、神经修复:吻合血管与神经最好采用逆行再植法,这一方法对吻合单侧指背脉十分方便。由于指端血管外径细小,管壁较薄,吻合血管时一般不用血管夹,而采用在指根部扎橡皮筋止血带止血,

16

可避免造成血管尤其是静脉损伤。掌侧指静脉与背侧指静脉相比,具有位于皮下、壁薄、游离度小和回流血压力大等特点。因此,进行手指远节再植必须吻合掌侧指静脉,对防止术后静脉危象具有重要意义。大多数远节再植中通常可直接吻合动脉。如果不能直接吻合时,可采用动脉交叉吻合、动、静脉转流或血管移植等方法修复。两侧指掌侧固有神经尽量同时吻合。

A. 动脉交叉吻合:在撕脱离断时,由于一侧指动脉从近端抽出,而另一侧指动脉又从远端撕脱,可将两侧指动脉做交叉吻合,但其张力不可过大或过小。

B. 动、静脉转流:在离体指段缺乏回流静脉时,一侧指动脉做端-端吻合,而另一侧的远端动脉与近端静脉吻合,达到静脉回血的目的。还有一种情况,在远端动脉撕脱时,直接修复动脉已不可能,可用近端动脉与远端静脉做吻合,使静脉动脉化,以使断指获取血供。目前这种方法应用较少。

C. 血管移植:在撕脱性远节离断时,血管均从近端抽出,尤其是指动脉的抽出伤,有的动脉血管损伤较重,有的则损伤较轻。在修复时有两种情况:对

损伤重者均行静脉移植修复,移植静脉时可在指动脉离断处做纵行切口,其大小以暴露出动脉断端为宜,找出动脉并清创,然后将移植的静脉段倒置,经过皮下隧道引至伤指残端行血管吻合,完毕后再吻合其近端;对损伤轻者,同法显露动脉断端,然后将远端抽出的动脉端,经皮下隧道引至动脉断端切口内,将动脉血管做端-端吻合,但这一方式应在清创时判明动脉的损伤程度,在直接行吻合的长度适宜的情况下才可采用。

(5) 术后处理

1) 术后指端仅敷数片小凡士林纱布块,外包薄层纱布即可,但要指尖外露。手指稍加固定即可,不必行石膏托外固定。

2) 术后酌情使用 5~7 d 抗血管痉挛及抗凝药物。

3) 发生静脉危象时,只需在指端做一小侧切口渗血;或将指甲拔下,在甲床上用肝素棉片湿敷即可,以暂时维持静脉血流通畅,待 5~7 d 两断面毛细血管新生后即可代偿恢复。

其他处理同一般断指再植术的术后处理。

图 16-20 为拇指远节离断再植术前后情况。

16

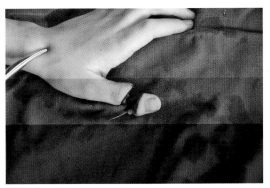

A. 拇指远节离断

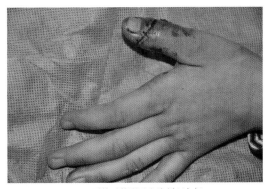

B. 再植后外形及血液循环良好

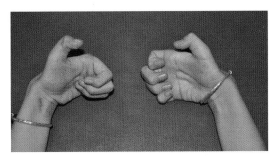

C. 半年后复查外形及功能良好

图 16-20　拇指远节离断再植及术后功能恢复情况

16.6.3 指尖断指再植

指尖是指甲根部以远的手指末梢部分,是手指的重要功能区和手指美学中极为重要的部分,是手指最特殊的区域。从功能上讲,细小物品的挟捏、翻掘、精细准确的感触觉都离不开指尖的完整。从美学上讲,完整的指尖是整个手静态美最耀眼的部分及动态美最富于表现力的部分。在日常生活与工作中指尖使用最多,损伤极为常见。指尖缺损后不仅使手指外形受到严重破坏,而且造成指尖灵敏的感觉功能丧失,并对患者的心理造成严重的创伤。

以往认为指尖再植难度大,残端缝合不影响手指的功能、长度而不主张再植,仅采用离断手指原位缝合法。但原位缝合不建立血液循环,只靠组织液营养生存,不仅成活率较低,而且也远非功能解剖及美学概念上的修复,指尖常脱壳,指甲多有畸形,指腹饱满程度和感觉恢复均较差。而吻合血管的指尖离断再植,因血供有保障,再植术后指尖红润、指腹饱满,成活后指尖外形较正常,指甲生长无畸形、功能良好。随着人们生活水平的提高和审美观念的变化,对手指的外形和功能均提出了更高的要求。不少指尖离断患者,特别是年轻、特殊行业患者要求再植的愿望往往十分强烈。随着显微外科技术的不断发展,指尖再植已在临床广泛开展。大量临床实践表明,指尖再植可获得较高的成功率及良好的功能效果,是减少手指伤残的最有效方法,同时手指离断

平面越远,再植成活后的外形与功能越好。

(1) 指尖的解剖特点与离断分型

不少学者对指尖进行解剖研究发现,指尖部两侧指固有动脉的终末支在指甲半月线处与对侧同名动脉汇合后形成指端动脉弓,再向远端发出5条主要分支,走行于掌侧指屈肌腱附着处表面,两侧的1条较细(外径为0.1~0.2 mm),居中3条较粗(外径为0.2~0.3 mm),各支相互交汇,任何一条均可供吻合。指尖动脉弓的体表投影位于指腹螺纹中心处。指尖的掌侧静脉紧贴于指腹两侧皮下,管壁菲薄,分布规律为拇小指桡侧,示指、中指、环指尺侧静脉的外径较粗大,静脉外径为0.1~0.4 mm,其对侧静脉相对细小。这一规律主要与手指的受压摩擦情况呈负相关。在指腹正中可找到一条恒定的动脉及静脉,并分别可在时钟8点及4点处再找到静脉,在指甲中段以近平面的静脉均可供吻合。指尖的神经自手指尺侧横纹处向远端延续中已呈树状分布,在指动脉弓处由动脉前内侧移行至动脉前外侧,外径为0.2~0.3 mm。根据以上特点,清创时有目的地寻找血管是保证手术顺利进行的关键。

指尖离断的分型,目前国内外尚无统一的标准。根据指尖显微解剖和指尖断离损伤程度,尤其在指尖再植中,有些病例可找到供吻合的静脉,少数病例则找不到供吻合的静脉,故田万成等依指尖的显微血管解剖和临床应用将指尖(Yamano Ⅰ区)损伤进一步分为6种类型(图16-21)。

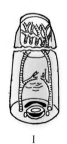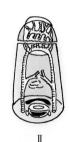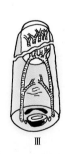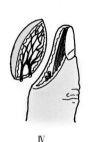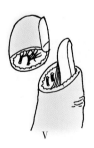

Ⅰ   Ⅱ   Ⅲ   Ⅳ   Ⅴ

图 16-21 指尖离断分型

引自:裴国献,王澍寰,钟世镇. 显微手外科学. 济南:山东科技出版社,1999,170-183.

1) Ⅰ型:甲弧至半月线处离断。正好伤及指动脉弓,可在指腹侧找到供吻合的静脉。

2) Ⅱ型:甲中段以远离断。5个指动脉终末支均受损,掌侧难以找到供吻合的静脉。

3) Ⅲ型:指甲区各种斜型离断。指动脉弓或5个指动脉终末支中的部分分支或指动脉弓部分受

损,掌侧可找到供吻合的静脉。

4) Ⅳ型:指腹撕脱离断。指动脉弓或动脉终末支部分受损,掌侧有可供吻合的静脉。

5) Ⅴ型:指尖脱套离断。指动脉弓损伤或在其近端撕脱损伤,掌侧亦有供吻合的静脉。

6) Ⅵ型:指尖任何一型离断伴有同一手指近端

不同平面的离断(一指两段)。手指损伤严重,再植难度增大,两段离断进行再植时必须吻合掌侧静脉。

指尖离断的分型对判断伤情和指导再植手术具有重要价值,从Ⅰ型至Ⅳ型手术难度也随之增加。通常示、中、环、小指,Ⅰ~Ⅱ型断指采用顺行法再植,而拇指、Ⅲ~Ⅵ型断指多采用逆行法再植。

（2）指尖再植手术适应证

不论什么原因导致的指尖离断,只要断指较完整,没有明显的软组织损伤,无粉碎骨折及血管、神经撕脱伤,至少有1条可供吻合的血管,患者有再植的愿望,在全身情况许可的情况下,均应尽一切可能积极争取再植。

（3）麻醉与体位

指尖再植时单指离断采用指根阻滞麻醉,多指离断采用臂丛神经阻滞麻醉,小儿采用基础麻醉加全身麻醉。患者取平卧位,上肢外展置于手术台上。

（4）手术特点与再植要点

指尖再植并不复杂,无需缝合肌腱,指骨不必短缩或仅短缩1.0~2.0 mm,采用注射器针头或细克氏针使远节指骨间关节微屈即可固定骨骼。但离体组织小,指尖血管外径细小,尤其小儿血管,其外径仅为0.1~0.2 mm,就血管吻合而言再植难度大,特别是进行静脉吻合更为困难。因此,妥善处理指尖的血管,运用精湛的小血管吻合技术进行高质量的显微血管吻合,重建指尖的生理性循环是手术成功的关键。在指尖再植手术时应注意以下事项。

1）清创:离断指尖的清创不同于其他部位断指,因离体组织小,尤其是小儿指尖则更细小,不允许把创缘切除过多,可用手术刀刮除创缘污染物或用显微剪刀在显微镜下仔细清创,在清创中找出并逐一标记可供吻合的指动、静脉及指神经。

2）动脉寻找方法:动脉位于远节指骨指屈肌腱止点区域的腹侧面,一般寻找并不困难,可找出2~3支。寻找困难时,术者可用拇、示指挤压指腹侧,将动脉支挤出并暴露至伤口内,这一方法极为奏效。

3）静脉寻找方法:指尖掌侧静脉紧贴皮下,呈网状分布。其主干支位于指腹两侧,应在手指非主要受力侧寻找(又称为掌侧静脉的优势侧),通常有以下方式:①按显微解剖部位,可在真皮深面仔细寻找,静脉壁极薄,管腔内无血液,若发现白色条状边缘整齐的组织结构,剪开部分残端,顺势用剪刀尖端一拨,即可发现管腔;②按静脉优势侧,小指主要在桡侧,其他手指主要在尺侧寻找,容易发现静脉;

③按皮下出血点,可挤压离体指尖,将其残存血液挤出,出血点处即是静脉;④按手指残端静脉暴露部位,有时近端残面有明显淤血的静脉显出,可在离体指尖相应的解剖部位找到静脉;⑤动脉供血后寻找法,吻合动脉后即给指尖少量供血,皮下出血点处即是静脉。在清创与手术过程中应综合运用这几种方法寻找静脉。一般情况下,除Ⅱ型难以找到静脉外,其他类型均可找到可供吻合的静脉。

4）指骨不做缩短对血管吻合无影响:离体指尖中指骨较少,甚至无骨骼损伤端,远节指骨底又有指屈肌腱附着,一般不宜缩短,尤其对切割或挤切性指尖离断更无需做缩短。在清创时只需将骨折端去除污染物,以注射器液压冲洗后再用氯己定棉球擦洗骨折端两遍即可。骨折端保持伤后原状,应用注射针头固定十分方便,骨端结合紧密,有利于骨折愈合。尽管在清创中或吻合时要剪除一段损伤血管,但血管张力并不加大,通常并不需要进行血管移植。

5）再植方法:再植手术时依据离断的指别及断指类型采用逆行或顺行的再植方法。顺行法再植（Ⅰ~Ⅱ型断指)时先固定骨骼→两侧甲襞近、远端各缝合1针→修复甲基质或甲床→吻合指动脉→指神经或分支→指腹皮下静脉→闭合伤口;逆行法再植(拇指、Ⅲ~Ⅵ型断指)时先缝合掌侧皮肤→吻合指腹皮下静脉→吻合指动脉→缝合指神经或分支→固定骨骼→闭合伤口。为了有效恢复指尖的感觉,应尽量修复指尖的神经。如果指神经缺损未能直接缝合,可采用近端指神经与远端指尖的指神经交叉吻合。指甲的外形关系到美观,也是指尖再植成活后品质评价的重要组成部分,术中应最大限度保护甲基质,仔细修复甲床,重建甲床的完整性。

6）手术操作技巧:

A. 术中不用血管夹:离断指尖血管极为细小,可供吻合的动、静脉外径为0.1~0.4 mm,管壁菲薄,吻合血管时,操作必须做到稳、准、轻、巧,不宜使用血管夹,以防对血管产生副损伤,最终影响血管通畅率。通常多采用指根橡皮筋止血法,一般一次止血带即可完成指尖再植手术。另外,按照指尖的解剖学特点,仔细寻找并标记可供吻合的血管也很重要,既便于吻合时寻找,又可减少以后操作的副损伤。

B. 血管吻合:血管残端仅被剪掉3/5,另2/5的管壁与血管相连,术者或助手用镊子夹持并靠拢牵拉,然后术者于时钟6点方位缝合第1针,打结后再

16

剪除与血管相连的 2/5 管壁,最后依次缝合血管。

重建动脉血液循环时通常只吻合优势侧动脉即可;如血供欠佳,则吻合两侧动脉;如一侧动脉近端、另一侧动脉远端损伤严重,可行动脉交叉吻合。当动脉缺损时,可将动脉弓一侧剪断使血管延长后再做吻合或取自体静脉移植修复;当动脉弓破坏或远端找不到可供吻合的动脉时,可采用远端静脉与近端动脉吻合的静脉动脉化的方法修复。但静脉动脉化属非生理循环,应尽量在指腹两侧各吻合 1 条血管才能保证指尖的供血,并可采用拔甲放血或吻合指背静脉来建立血液循环。吻合 1 条指动脉的指尖再植在术后 1～2 d 指腹的张力较高,色泽略紫,毛细血管反流较快。因指体较小,对缺血、缺氧耐受性较高,远段保持小量供血即可维持再植指尖成活。

良好的静脉吻合也是再植手术成功的重要因素。由于指尖静脉菲薄细小,因此应尽量多吻合静脉,无法吻合静脉或静脉回流欠佳时可采用抬高患指,将远端动脉与近端的静脉吻合的动静脉转流,短缩指骨使远端指体套入近端指体内直接增加指体间的接触面积,指端侧方切开,拔甲放血局部应用肝素钠,甚至全身抗凝等方法解决。未修复回流静脉或静脉回流不良采用抬高患指,拔甲放血及全身抗凝等方法解决。因再植的指尖体积小,若能一直维持良好的血液供应,即使未吻合静脉,通过上述处理,即可维持再植指尖的血流平衡,通常 3～5 d 后即可建立良好的侧支循环。

此外,笔者经临床观察发现,吻合双侧动脉可以代偿一定的静脉回流。其原因可能是由于指尖离断吻合双动脉后重建的指端动脉弓相当建立了一个连通器。根据拉普拉斯定律,在指尖部管径较小的动脉内压力较大,抵消一部分管径较大的动脉内压,就有可能造成经较粗动脉的血液逆流,类似动静脉转流,从而代偿一部分指端静脉回流,早期建立血液回流途径。

吻合血管中尽量避免用肝素氯化钠溶液冲洗血管腔,因为冲洗管腔后要用纱布将水擦除,这常使细小的血管腔闭缩,反而给吻合血管造成困难。术中应使血管吻合区存有少量血液,此时管腔内充有血液易于进行吻合,避免缝住血管对侧壁。同时,由于血液具有颜色,与血管有明显对比度,极利于保证血管吻合口高质量的吻合。

7) 血运观察:指尖通血后确定再植指尖血液循环情况主要有以下两种方式。

A. 离体指段创面出血情况:动脉供血后即可见到远端创面有明显出血,但在缺血时间较长或存有挤压损伤的指尖中,供血后远端断面出血少而慢,往往又会被近侧断面的出血所掩盖,则不利于观察。应用肝素盐水外洗远侧断面,确定有出血后即可关闭伤口。

B. 闭合创面后血运观察:术中创面已闭合时,一般因再植指尖较小不宜做小切口出血观察血运,可采用装有肝素盐水的注射器针头刺破皮肤,并稍推注肝素盐水。拔除针尖后即可观察到刺入点处有明显出血。这种方法应用较少,仅在特殊情况下使用,注意刺入点应选择在避开血管吻合部位。

(5) 术后处理

指尖再植后,尤其仅吻合动脉的再植术后,在 48 h 或 72 h 使用脲激酶或应用全身抗凝治疗,持续 3～5 d,对减少血管危象的发生具有重要作用。其他治疗按断指再植术后常规用药。

(6) 术后功能评价

指尖神经分布多,是一个特殊的感觉部位,要求神经功能的恢复与手指再植成活同等重要。指尖再植后达到了感觉功能的生理要求,是所有断指再植病例中恢复功能最好的一组。同时具有与原手指相等的尺度,手指伸屈功能正常。未损伤甲根及存在甲床者,指甲生长良好,外形美观。因此,在指端损伤病例中应提倡指尖再植。

典型病例介绍如图 16-22 所示。

16.6.4 旋转撕脱性断指再植

旋转撕脱性断指是指伤者戴手套的手指被高速旋转的机器(车床、钻床之类)缠绕而卷入机器滚轴上,伤者由于极度惊恐而猛力抽拉手臂,致使手指在掌指关节附近离断。此类损伤的血管、神经、肌腱、皮肤均有不同程度的从近端撕脱,尤其肌腱由于坚韧而结实,可抗很大拉力而不断裂,致使常在肌腱与肌腹交界处被抽断。此外,由于某种原因手指被挤压或卡压,虽然没有外力牵拉,但由于手指被撞压的突然性,患者迅猛抽手时也可导致该类损伤。撕脱性手指离断多见于拇指与环指,以拇指离断最为常见。

旋转撕脱性断指是手指离断中的另一特殊类型,离断后各组织结构可从近端或远端参差不齐抽出与撕脱损伤,抽出部分常难以利用,而清创后又遗有较长距离的缺损,指体远段并存有挤压损伤,致手

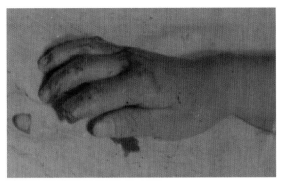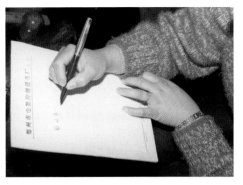

图 16-22　右示指指尖离断再植术前与术后功能恢复情况

术难度加大。此类创伤伸、屈肌腱因多系从肌腱与肌腹交界处抽断,故近端亦无相应的肌腱可供利用,因而早期被列为再植禁忌证。Pho 于 1979 年采用示指尺侧血管神经束、示指指背静脉移位及腱固定的方法为 5 例拇指撕脱性离断行再植术,结果成活了 3 例。程国良于 1982 年采用示指桡侧指动脉、尺侧指神经及背侧指静脉转位代拇指的血管和神经,示指伸肌腱移位代拇指伸肌腱,环指浅屈肌腱移位代拇长屈肌腱的方法施行旋转撕脱性断指再植,术后有较理想的感觉与运动功能恢复。

(1) 适应证

手指从关节平面(掌指关节或指骨间关节)断离,其肌腱从肌腹处、血管与神经从近端不同平面撕脱,而离体指段组织结构尚完整,有其他可供指浅屈肌腱、血管与神经或指伸肌腱取材移植的健指存在,均适宜再植。尤其拇指的旋转撕脱性断指为绝对再植适应证,因为再植成活后的拇指无论外形与功能均优于其他任何方法再造的拇指。一般认为,除非伤者再植欲望较强,通常环、小指的旋转撕脱性断指多可不考虑再植。

(2) 麻醉与体位

采用臂丛神经阻滞麻醉。患者取平卧位,上肢外展置于小手术台上。

(3) 手术特点与再植要点

此类手指离断在刷洗、清创过程中与常规断指再植一致,而再植手术技术要复杂得多。必须在术前术中仔细判断伤情,制订周密完善的手术计划。

1) 将与离断指体相连的指屈、伸肌腱各保留 5 cm,其余撕脱部分切除。抽出的血管、神经在显微镜下去除损伤部分直至健康处。指体近断端由于神经、血管、肌腱已被抽出,清创仅为断面处理。

2) 指动脉与神经移位:游离邻指非主要功能侧动脉和神经并切取适宜长度,通过皮下隧道引至断指近侧断面掌侧。若拇指尺侧缺损较少时,可采用掌部动脉弓转位法或在腕部取外径相似的静脉倒置移植修复;若动脉缺损较长,示指或掌部无条件做动脉转位时,亦可切取静脉移植桥接于桡动脉背侧支与拇指尺侧指动脉之间,这种方法手术难度较小。神经缺损长度通常较动脉缺损长度要多,除采用邻指非主要功能侧神经移位修复外,采用在第 2 掌指关节桡侧近端桡侧切口内显露的桡神经感觉支移位副损伤可明显减少,应提倡应用。

3) 指屈肌腱的处理:将环指浅屈肌腱切断抽出并穿过断指屈肌腱鞘管,从断指断面引出。对于拇指离断尚有条件者,采用拇长屈肌腱清创后原位修复,腱与肌肉做荷包缝合,术后亦可获得优良的功能,同时可减少切取环指屈肌腱的副损伤。

4) 指背静脉及指伸肌腱移位:该类损伤静脉缺损相对少见,个别存在缺损时,可在相邻指背侧找出可供吻合的静脉 2～3 条,或游离出一分叉形静脉并切取适宜长度。找出示指固有伸肌腱并在止点处切断。将静脉与示指固有指伸肌腱一起经皮下隧道引至待植手指断端背侧创口内。

5) 再植:根据术者的习惯,可采用顺行或逆行法进行再植。由于指血管、神经和肌腱均采用移位修复,故指骨可不必缩短,仅将骨断面挫平即可。关节面无明显损伤时,则不予以融合而直接固定并修复关节囊即可。指骨采用克氏针纵行髓内固定,将转位的示指伸肌腱与断指远端伸肌腱行"8"字缝合,转位的指浅屈肌腱与断指远端指深屈肌腱调节张力后行 Kessler 缝合。然后分别将转位的指背静脉、一侧指神经和一侧指动脉与断指远端指背静脉、主要功能侧指神经和指动脉相吻合。旋转撕脱性断指的指动脉通过邻指一侧指动脉的移位修复一侧指动脉即可,而断指未被移位

16

修复的另一侧指神经可通过神经移植修复。

（4）术后处理

旋转撕脱性断指再植的术后处理同一般断指再植的术后处理。但由于旋转撕脱性断指的神经是利用别指的神经移位修复的，故术后存在感觉定向再

转换的问题，即术后在一段时间内修复手指的感觉仍为供神经指的感觉，需要通过感觉功能训练促进感觉定向的转换。

图 16-23 为临床旋转撕脱性断指再植患者手术前后情况。

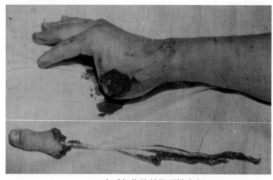
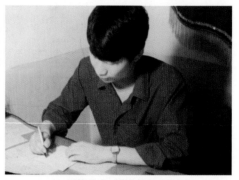

A. 右手拇指旋转撕脱性离断　　　B. 再植后1年手指外形与功能良好

图 16-23　旋转撕脱性断指再植及术后功能恢复情况

16.6.5　多指断指再植

手指多指离断系 2 个以上手指同时离断的手部严重性损伤，常系手部机械性卡压或挤压所致，少数系锐器损伤。此类手指离断创伤重、伤情复杂，对手的功能影响大，不同于单一手指的离断伤。其再植难度大，技术要求高，手术时间长，参与人员多。施行再植手术时要制订严密的手术方案，精确无误地对待每一个治疗环节，确保再植手术成功。对于多指离断再植，早期主张仅再植主要功能指的观念已经转变。尽可能恢复原有手指指数和外形，力争全植全活，最大限度地恢复手的功能已成为临床工作者的共识。

（1）适应证

1）离断各指断面整齐，组织结构完整。

2）离断手指远、近端虽有一定挫伤，但指体结构尚完整，预计再植后能够成活和恢复功能。

3）伤者全身情况尚好，能够耐受长时间的多指再植手术。

能够造成 10 指同时完全离断的伤因一般为机器切断伤。故此类手指离断的断面十分整齐，指体完整无损，均适宜再植，有较强的再植适应证。

对于主要功能指毁损无条件再植，而其他手指仍有再植条件时，可将其移位再植，以恢复主要手指的功能，如拇、示指的移位再植。

（2）禁忌证

1）离断各指断面损伤较重，清创后缩短过多，严重影响手的正常排列顺序与抓握功能。

2）离断各手指远、近端组织结构不完整。指断面有明显的血管、神经抽出及粉碎性骨折，预计再植后难以成活或严重影响手的功能。

3）全身情况较差，难以承受长时间手术。

（3）麻醉与体位

由于手术时间较长，常采用颈部硬膜外麻醉或全身麻醉，并使用长效麻醉剂。患者取平卧位，上肢外展置于小手术台上。

（4）手术特点与再植要点

多指离断者应尽可能予以全部再植，手术中应根据手指的主要功能确定断指再植的先后顺序。通常按拇指至小指序列进行再植。

1）多手指离断再植是一项极艰辛复杂的手术。为了争取全植全活，应精心组织手术人员，保证以最佳阵容来完成手术。技术力量允许时，应组织多组手术人员同时展开手术操作。手术人员多组清创，轮替上台，以保证手术人员的精力和体力。

2）术中由一位经验丰富、技术全面的上级医师做纵观全局的技术指导。统一协调各手术组之间的配合，充分发挥每一组手术人员的技术能力。

3）为减少断指缺血时间，断指应放入冰箱内冷藏。清创时手术台上仅留 1 个断指，做到清创 1 指、

取出1指、再植1指。若为多组清创,可将已清创的各离体指段用无菌纱布包裹后置于2~4℃冰箱内冷藏,再植时再逐一取出。

4)再植顺序可根据术者习惯由一侧向另一侧逐指进行。

5)技术操作熟练时,一侧离断的多手指各组织的修复可在同时一次性完成后一起通血,同步灌注,以避免术中放止血带所带来的不便。

(5)术后处理

多手指离断再植的术后处理同一般断指再植。但由于涉及多个手指、多条血管与多个血管吻合口,术后发生血液循环危象的概率增高。因此,更应注意再植指血液循环的观察。一旦发生血液循环危象,应按常规积极进行处理。在手术探查血管时,应避免影响血液循环正常的手指。

典型病例介绍如图16-24所示。

16.6.6 手部多平面离断再植

手部多平面离断是指腕部以下不同部位2个平面以上的肢(指)体离断。由于肢(指)体系2个以上平面离断,其创伤重、伤情复杂、手术部位多、再植难度大、技术要求高,不同于一般断肢(指)再植手术。肢(指)体多平面离断再植,是再植技术的进一步发展,标志着断肢(指)再植技术又跨上了一个新的台阶。

有关肢(指)体多平面离断再植病例,国内刘毅1989年首先报道。裴国献1995年首次对腕、掌及手指部此类严重创伤进行了综合系统报道,并首先提出了此类肢(指)体严重特殊创伤的命名、分类、再植指征与手术技术关键等。

(1)肢(指)体多平面离断的命名

肢(指)体在遭受外部多力界点创伤后,使肢(指)体的离断面沿其纵轴互相间分布,而并非局限于一个平面上,形成肢(指)体多个节段的断离体。临床上有"多段离断""多节离断"等称谓,但这些称谓有不尽恰当与不确切之处,易与一个致伤力界点所致的单一平面多手指离断的指段相混淆。因单一平面多个手指断离的离体手指体也可作为"指段"或"节段"来理解。

笔者认为,此类特殊致伤因素所致的特殊肢(指)体损伤的命名以"多平面肢(指)体离断"为宜,这样其受伤机制、性质与伤情的概念十分清晰。

(2)手部多平面离断的分类

手部多平面离断是指腕、掌、指3个部位中的2个以上平面的离断。临床根据单一或联合离断损伤的不同部位可分为以下5种类型。

1)断腕、断掌并断指:是最为严重的一种类型,包含腕、掌、指3个部位,离断平面在3个以上。此类伤情最为复杂,再植难度最大,技术要求最高。

2)断腕并断掌:创面位于腕和掌部,离断平面在2个以上。是仅次于上一类型的一种严重损伤。

3)断掌并断指:创面位于掌和指部,离断平面在2个以上。手指离断可为单指或多指,甚至是5个手指。

4)手掌多平面离断:损伤仅涉及手掌部,离断平面在2个以上。离断类型有横型、斜型、混合型。由于2个离断面相距较近,手术操作较为困难,且术后神经、肌腱粘连情况较重,影响疗效。

5)手指多平面离断:损伤仅涉及手指部,离断平面在2个以上。手指离断可为单指、多指,甚至5个手指。此类型离断节段与再植部位最多,操作费时。但若经过良好的功能康复锻炼或适时的晚期功能重建手术,术后功能多较满意。

(3)适应证与禁忌证

对多平面肢(指)体离断再植适应证目前看法不一。多平面肢(指)体离断再植与多指离断再植一样,其适应证很强。特别是手部多平面的离断伤,因涉及多个部位、多种组织和多个手指,致残率高,致残程度重,对于指的外形和功能影响甚大,甚至造成手的完全残废,必将给伤者造成严重的精神创伤,严重影响其日常生活与工作,并给其家庭和社会带来沉重负担。再则,从临床角度分析,手部多平面离断再植,出于创伤平面低,通常不会出现高位离断再植术后的严重并发症及低劣的术后效果。故只要伤者全身情况许可,肢(指)体缺血时间不长,离断的肢(指)体尚完整,无明显挫伤及血管、神经抽出缺损,预计再植后能够成活并可恢复一定功能者均应予以再植。

若肢(指)体结构已失完整,血管、神经及皮肤挫伤严重,离断平面过多,再植后于指长度顺序发生变化,预计再植后外形不佳、效果低劣时,则不宜行再植术。

对于手部多平面离断,其主要功能手指指体节段损伤较重、难以原位再植时,可将完整的次要功能手指离断节段移位至主要功能手指再植。若系单一手指离断节段血管、神经、皮肤挫伤严重或缺损较长,则可采用邻指相应组织移位修复;邻指难以取材时,则应行游离移植修复。

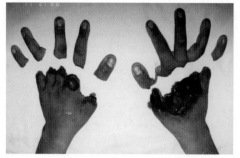

A. 10指完全离断

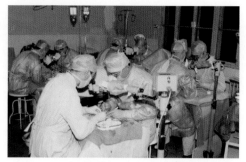

B. 8位医师组成4台手术同时行再植手术

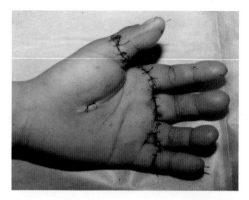

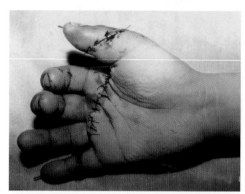

C. 再植术后，外形、血液循环良好

16

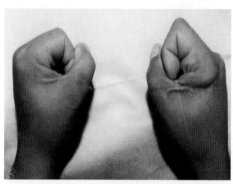

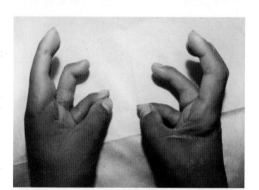

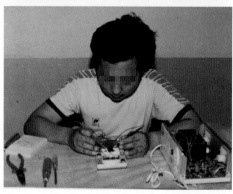

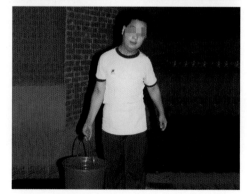

D. 再植术后1年随访，10指外形与功能良好

图 16-24　多指离断再植(解放军第 153 医院病例)

（4）麻醉与体位

常选用颈部硬膜外麻醉或全身麻醉,并使用长效麻醉药物。患者取平卧位,两上肢外展置于小手术台。

（5）手术特点与再植要点

1）手术人员要合理组织,分组清创,以缩短肢(指)体缺血时间,并保证手术人员精力旺盛、体力充沛。多平面离断创伤重,再植部位多,再植技术要求高,手术时间长,故手术人员要优化搭配,合理分组。技术力量允许时应分多组同时对离断的肢(指)体各节段进行清创,然后再根据单手损伤或两手损伤而分一组或左、右两组同时进行再植。若技术力量不足,应将暂不予清创与再植的肢(指)体节段置于冰箱内冷藏,做到清创一节段,取出一节段,再植一节段。各手术组应分别由经验丰富、显微血管吻合技术熟练的医师担任主刀,以提高再植质量,加快手术速度,缩短缺血时间。

2）再植顺序:单纯手指多平面离断时,应先对远端平面在"无血状态"下进行再植,然后依次再将已再植的远侧节段与近端再植。这样不但使术野清洁,而且各节段肢(指)体一齐通血,同步灌注,有利于防止吻合口的血栓形成。

若系腕部、掌部或同时合并指部多平面离断再植时,则可依次从近侧平面向远侧平面再植,通血一个平面,再植一个平面,以减少腕、掌部组织缺血时间。此时远侧平面再植应操作熟练,加快再植速度。防止已通血的近侧平面血管吻合口由于时间过长而增加栓塞的机会。若肢(指)体再植条件较好,术者操作熟练,估计术时不会过长,也可采取几个平面全部再植后一起通血,同步灌注。这样可使术野清晰,便于操作,同时有利于防止术中与术后血液循环危象的发生。

3）确保每条血管与每个吻合口的吻合质量。多平面肢(指)体再植时,手术难度大,技术要求高,要在同一条血管上同时做几个吻合口。故任一吻合口栓塞,均可导致远端肢(指)体的坏死。另外,血管吻合口数量与吻合口的增多,又增加了术后血液循环危象的发生率。所以,对于肢(指)体多平面离断再植,注意血管本身与血管吻合质量显得尤为重要。

4）对离断中间段组织的处理:离断中间段血管、神经、肌腱等组织再植时应注意无创操作,防止将其牵拉抽出。若中间段的血管、神经、肌腱、骨骼与皮肤较长无明显损伤者,应予保留行分段修复;若中间段的血管、神经、肌腱、骨骼、皮肤较短(<1.5 cm),可予舍弃,而将远、近端的血管、神经、肌腱、骨骼与皮肤直接予以对接修复,以减少血管、神经与肌腱的一个吻合口,有利于防止血管危象的发生和术后功能恢复,并缩短了手术时间。若中间段离断组织挫伤严重或缺损较长,则应采用邻指相应组织移位修复。邻指难以取材时,应行游离移植修复。对手部多平面离断的骨骼固定,若中间段掌指骨较长,可采用克氏针交叉内固定或钢板内固定,否则,宜采用克氏针纵形贯穿固定。

5）保护好已再植的肢(指)段。肢(指)体多平面离断时,尤其涉及多手指时,往往会有10多段离断的肢(指)体,再植时动作应轻柔。随时随处注意保护已再植的肢(指)体节段,防止由于碰撞、牵拉、压迫、旋转等机械刺激而导致血管痉挛、神经及肌腱的撕脱。

（6）术后处理

手部多平面离断再植术后处理同一般断指再植。但多平面离断再植时,由于创伤重、手术时间长,尤其涉及多条血管与多个吻合口(有时可达40多个),增加了术后血液循环危象发生的机会。因而对术后血液循环的观察要求更高,强调进行严密、连续的观察。

临床上除常规观察皮肤颜色、皮肤温度、皮肤张力、毛细血管充盈反应、指端侧切口渗血等客观指标,以及借助皮温计测量皮温、超声Doppler探测血流等外,近年来临床采用一些新的监测方法,如激光Doppler、光电体积描记和经皮氧分压监测等,均有一定的临床应用价值。

典型病例1、2如图16-25、16-26所示。

16.6.7 手指组织块离断再植

随着显微外科技术的不断发展,近年来对于肢(指)体组织块离断,这种过去难以手术的特除类型损伤同样可以进行再植,取得了良好的手术效果。肢(指)体组织块离断系指由于外伤致使肢(指)体一侧的组织块与肢(指)完全或大部分失去联系、不吻接血管难以成活,而肢(指)体的纵向连续性存在,肢(指)体远端血液循环正常。这种特殊类型的损伤需通过吻合离断组织块与肢(指)体间的血管、神经、肌腱(肉)及固定骨骼,重建离断组织块的血液循环及功能,这一过程称为组织块离断再植术。

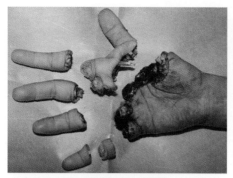

A. 一手5指2平面7节离断

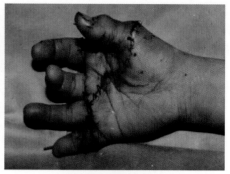

B. 各平面再植术后血液循环良好

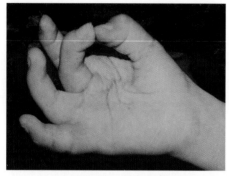

C. 1年后再植手抓握、伸屈、对指功能良好

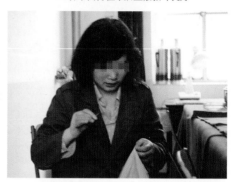

D. 1年半后再植手可完成夹花生米、做针丝活
等精细动作

图 16-25　一手 5 指 2 平面离断再植及术后功能恢复情况

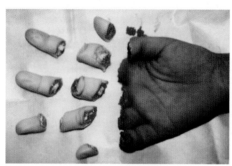

A. 一手5指2平面8节离断

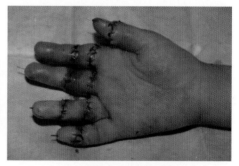

B. 再植术后血液循环良好

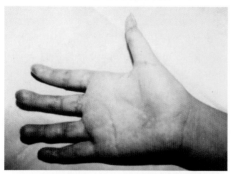

C. 术后3个月再植手指外形及伸指功能恢复情况

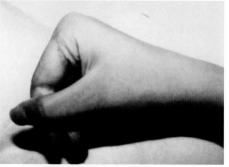

D. 术后3个月再植手指屈曲功能恢复情况

图 16-26　手部多平面离断再植及术后功能恢复情况

（1）离断组织块分型

1）按离断组织块所含组织类型分型：

A. 皮肤型：离断组织块仅含皮肤、皮下组织。

B. 肌(腱)皮型：离断组织块含有肌腱或肌肉。

C. 骨皮型：离断组织块含有皮肤和骨骼。

D. 骨皮肌(腱)型：离断组织块含有骨骼、肌腱(肌肉)、皮肤。

2）按离断组织块所含血管类型分型：

A. 主干动脉型：离断组织块含有 1 条知名动脉，可采用常规血管吻合方法予以再植。

B. 细小动脉型：离断组织块不含知名主干动脉，但含有可供吻合的细小动脉分支，血管直径＞0.2mm可供吻合。

C. 静脉型：离断组织块内不含有可供吻合的动脉，但含有 2 条以上可供吻合的静脉，手术可将一条静脉与肢(指)体动脉吻合(静脉动脉化)，另一条静脉与肢(指)体静脉吻合。

（2）离断组织块命名

可采用"解剖部位＋组织块所含组织类型"或"血管类型＋离断程度"的方式予以命名，根据肢(指)体的不用部位分别选用组织类型分类或血管类型分类。如拇指背侧骨皮肌(腱)型组织块离断，意指离断的组织块含有拇指指骨、指伸肌腱和皮肤，并为组织类型分类。

（3）离断组织块再植适应证与禁忌证

离断组织块是否能够再植主要取决于组织块的部位、大小、结构是否完整、有无可供吻合的血管(直径＞0.2mm)及有无再植价值。

A. 适应证：①重要的离断部位，如鱼际处、小鱼际处、指关节处及重要负重区(足跟和第 1、5 跖骨头)；②离断组织块可找到可供吻合的动脉或静脉血管(静脉动脉化)；③离断组织快结构完整；④离断组织块采用其他修复方式影响效果者。

B. 禁忌证：①离断组织块部位不重要，或采用植皮、局部皮瓣转移可以修复者；②离断组织块未伤及重要组织，采用其他修复方式不影响功能者；③离断组织快结构不完整，血管再通后难以有效灌注者；④离断组织块过小或未找到可供吻合的血管(动脉或静脉)。

（4）麻醉与体位

常选用颈部硬膜外麻醉或全身麻醉，并使用长效麻醉药物。患者取平卧位，两上肢外展置于小手术台。

（5）手术特点与再植要点

组织块离断再植不同于一般断指再植，具有血管部位不恒定、多不含知名血管、血管直径不一、动脉和静脉并非一定伴行等特点。因此，组织块再植时应首先确定有无再植适应证、详细检查离断组织块的伤情、精心设计手术方案、微创操作及防止组织块内血管、神经、肌腱抽出等。

1）寻找血管、神经：离断的组织块血管位置、血管类型、血管直径，因离断的部位、大小、伤情、类型不同而不像断指那样恒定，因此，应在显微镜下仔细寻找，并根据受区血管情况选择相适应的血管。对于离断组织块内重要的神经，特别是运动支必须予以全部找出，以备缝接。

2）组织块再植：组织块内通常含有多种组织，如皮肤、肌腱或肌肉、血管、神经、骨骼或关节等复合组织，根据损伤类型不同再植时应先从深部组织重建，再到浅部组织，如骨骼固定、肌腱或肌肉的修复、血管吻合、神经缝接及皮肤闭合。

组织块再植手术基本操作、步骤、程序同一般断指再植，但关键点在于：①组织块内若仅为动脉而无静脉时(多为小组织块)，只要组织块不大，仅吻合动脉即可，静脉的回流多可通过伤口渗血来解决。②组织块内若无动脉，仅为静脉时最好找到 2 条以上静脉，一条与受区静脉吻合，而另一条可与受区的动脉吻合，使其组织块内的静脉动脉化，以解决组织块的血供问题，只要组织块不大多可成活。③注重微创操作，严防组织块内组织的分离或血管、神经等重要组织的抽出。④注重血管的吻合质量，尽可能多地吻合血管。⑤离断组织块内的感觉神经应尽可能地予以缝接，对于运动神经，特别是与远端相连的主干、知名神经必须缝接，以恢复肢(指)体的功能。

（6）术后处理

离断组织再植的术后处理基本上同一般断指再植，但对于关节或关节附近的组织块再植应特别注意术后的制动，防止血管的牵拉。另外，由于离断组织块内的血管多较为细小，更容易发生血液循环危象。因此，应更加注重血液循环的观察与及时、有效的处理。

典型病例介绍如图 16-27 所示。

16.6.8 断指再植中几种特殊情况的处理

手指离断因各种重要组织结构缺损，既往均被视为断指再植的禁忌证。近年来，随着显微外科技术的发展与提高，国内外致力于断指再植专业的学者们提出了许多解决这些难题的新方法，明显扩大了断指再植适应证,挽救了不少伤者的手指。实践 证明,这些方法切实可行,便于临床应用。

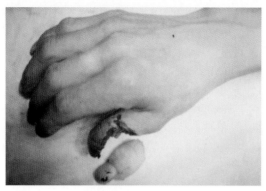

A. 拇指背侧组织块离断(背面)

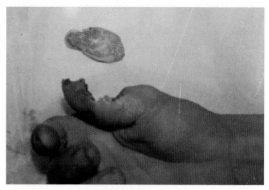

B. 拇指背侧组织块离断(侧面)

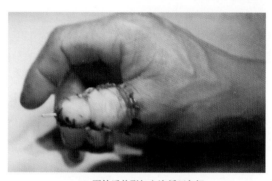

C. 再植后外形与血液循环良好

图 16-27　拇指远节背侧组织块离断再植

（1）指皮肤缺损

断指再植中皮肤缺损的病例并不少见,常用的处理方法有以下几种类型。

1）邻指皮瓣:适用于示、中、环或小指远节指骨间关节与指蹼间掌侧皮肤缺损者。根据需要将邻指背侧皮肤形成皮瓣转移至指掌侧皮肤缺损区,缝合后并做适当固定。

2）示指背侧岛状皮瓣:适用于拇指背侧皮肤缺损。按需要在示指背侧切取皮瓣,近端的血管神经蒂应仔细解剖,经皮下隧道转移至拇指背侧皮肤缺损区。

3）前臂静脉皮瓣:适用于手指既有皮肤缺损又有血管缺损者。按皮肤缺损大小,在前臂沿细小静脉走行方向设计皮瓣,切取后用于修复指背侧时,将皮瓣顺行嵌于受区,指背侧静脉的两断端分别与皮瓣中静脉吻合,至少要吻合其中2条静脉,皮瓣的营养靠静脉血提供;用于指掌侧时,将皮瓣倒置于受区,选用一条指动脉两断端与皮瓣中一条静脉吻合,皮瓣中另一条静脉与指掌侧静脉吻合,以利于皮瓣

成活;有时也将皮瓣中2条静脉分别与2条指动脉吻合,皮瓣尽管无静脉回流,也能顺利成活。

4）手指带血管神经岛状皮瓣:适用于拇指、示指、中指皮肤缺损或皮肤与动脉、神经同时缺损者。按皮肤或动脉与神经缺损范围,在中指尺侧或环指桡侧切取皮瓣,属单纯皮肤缺损时转移至受区缝合即可;需要修复指动脉与神经者,应将皮瓣中动脉与神经的远端与再植手指远端相应血管、神经吻合。

5）游离植皮:适用于多指同时离断无上述皮瓣转移条件者,以及再植手指掌侧静脉已吻合两条者。对指背侧皮肤缺损区可行游离植皮。手指游离植皮的前提是基底床应健康,软组织或腱膜完整。

6）腹股沟交叉皮瓣:适用于单一或2个相邻的手指离断皮肤环状或半环状缺损者。在手指再植后于腹股沟处切取带蒂交叉皮瓣予以修复皮肤缺损;也可选取锁骨下区皮瓣予以交叉带蒂修复。交叉皮瓣移植由于术后需强迫姿势固定及术后皮瓣臃肿、色素沉着、感觉差等缺点,故目前多不主张选用,只有在无带血管蒂皮瓣移植技术或手指缺损皮肤区难

以植皮、无其他技术方法可以选用时方可使用，以避免截指。

（2）指神经缺损

断指再植时必须保证缝合一侧神经，示指、中指修复桡侧，拇、环、小指修复尺侧，常用方法如下。

1）交叉吻合：适用于同侧指神经不能直接缝合，可利用手指的两侧指神经交叉缝合。

2）神经移植：适用于多指离断者，可利用废弃手指的指神经做移植修复，也可用再植手指的非主要侧指神经移植修复主要侧指神经。

3）神经移位：适用于撕脱性断指，神经已从近端抽出者，无法进行原位缝合时，可采用相邻较近的部分神经移位与断指神经缝合。供区神经为邻指神经和桡神经。

（3）指动脉缺损

再植手术中指动脉缺损较为多见，主要处理方法如下。

1）交叉吻合法：适用于某些斜型断指，术中将手指的两侧指动脉做相互交叉吻合。

2）邻指动脉转移法：适用于拇指撕脱离断，可将示指的尺侧指动脉、掌深动脉弓或桡动脉背侧支转位，分别游离足够长度，切断后转移至拇指，与尺侧指动脉吻合。

3）指动脉移植法：适用于多指离断，因某种原因不能将全部断指均再植者或个别病例受局部条件限制者。可将废弃手指的指动脉用于移植修复其他手指指动脉；也可在同一断指中牺牲一条指动脉，取其一段，移植于另一侧缺损的指动脉处，以保持一条动脉的通畅。

4）静脉移植法：掌侧腕横纹处有一条小静脉，较直而且分支少，可用作移植修复指动脉。其外径与指动脉相似，切取较为方便，临床上多用此静脉作移植材料。

（4）指静脉缺损

手指离断损伤时，因静脉位于皮下，易损伤并形成缺损，解决缺损的主要方法有以下几种。

1）邻指静脉移位修复：适用于拇指撕脱伤后静脉缺损，可将第2掌骨背侧"Y"形静脉移位，以修复拇指的静脉缺损。

2）静脉皮瓣移植修复：同皮肤缺损的处理。

3）邻指皮瓣移位修复：同皮肤缺损的处理。术中可将掌侧静脉与指背静脉两断端吻合，以恢复静脉回流血液的功能。

4）邻指静脉筋膜瓣移位修复：适用于指背静脉损伤者，将断指相邻于指背侧静脉筋膜瓣转移至再植于指背侧静脉缺损区，分别吻合其中静脉。供区以原皮肤缝合覆盖。受区为单纯静脉缺损时可将筋膜蒂切断形成游离移植，表面用断指皮肤覆盖；受区同时存在皮肤缺损时筋膜蒂不予切断，表面行游离植皮，术后不打包仅做加压包扎即可。

5）吻合掌侧静脉：适用于指背静脉缺损而掌侧静脉存在者。术中仅行掌侧静脉吻合即可保证断指血液回流功能。

6）静脉移植修复：单纯静脉缺损时，可采用移植静脉的方法修复静脉缺损，但静脉血压力低，流速慢亦导致静脉栓塞。如果个别病例必须采用此方法时，静脉的移植数一般不得超过2条，2条指动脉必须吻合，以增加静脉内回血压力和速度，防止血栓形成，利于手指成活。

（5）指肌腱缺损

断指中肌腱缺损者相对少见，仅在少数撕拉性断指中，因肌腱从近端肌腹与肌腹交界处抽出可导致此类缺损。也可因撕拉性损伤，致肌腱止点处撕裂，真正形成肌腱缺损者罕见，如一指多平面或多指多平面离断时，可使肌腱多段损伤而缺损。其主要修复措施有以下几种方式。

1）肌腱撕脱伤的修复：常采用肌腱移位方式替代。

A. 拇长伸腱缺损：采用示指固有伸肌腱或桡侧腕伸肌腱移位术。

B. 拇长屈肌腱缺损：首选指指浅屈肌腱移位术，其次再考虑选用中指指浅屈肌腱移位替代，个别情况下还可在清创后将拇长屈肌腱经原通道引至腕部，找出拇长屈肌断裂部，做原位缝接。术后均可获优良效果。

C. 其他手指屈肌腱缺损：以环指撕拉性离断伤最为多见。当指屈肌腱从近端撕脱时首选修复方法为：将肌腱清创后引至腕部与原肌肉缝接，还可分侧将浅、深肌腱与中指相应肌腱做编织缝接，以此替代环指的屈指功能；次选方法是将中指的指浅屈肌腱移位，用来修复环指深屈肌腱，但这种方式术后效果不如前者。

有时临床上也可遇到示、中、环指同时撕脱离断者，其修复肌腱的部位也应在腕部，能与肌肉缝接者尽量缝接，确因多块肌肉损伤严重而担心肌力不足者，可用腕屈肌腱或掌长肌腱移位替代。

16

2）肌腱止点处撕裂的修复：肌腱虽无缺损，但不能直接缝合，必须重建止点。

指伸肌腱止点重建：可用细克氏针在肌腱止点处做45°交叉钻孔，孔中引线与肌腱断端做褥式缝合固定。

3）多平面肌腱离断的修复：切割性离断者可在清创后做对端缝接；在挤压钝挫伤时，直接缝合有困难者，应以下方式修复。

A．肌腱移植法：适用于手指近侧指骨间关节以远处多平面离断者，可用掌长肌腱做一期移植修复。

B．肌腱移位法：适用于掌指关节至全近侧指骨间关节区域多平面离断者。可用其他手指的指浅屈肌腱移位修复。

（6）动、静脉转流再植

手指离断后血管条件不好，实行再植手术难度较大，学者们在这方面也做了新的尝试和深入的研究。Smith（1983）首先报道用动、静脉转流法进行断指再植获得成功。国内梁炳生（1993）首先报道，远期随访效果良好。

1）适应证：压砸撕脱性断指，远侧动脉、静脉缺损或条件不好；远节断指，远侧缺乏可供吻合的静脉；伤情复杂、皮肤与软组织挫伤严重的断指。

2）手术方法：修复血管时，不是将相应的血管行断端吻合，而是将动、静脉内的血液转流，又称为动、静脉交叉吻合。具体有两种方式。

A．断指动脉静脉化：断指远端静脉损伤严重，但动脉条件尚可，将远端一侧指动脉与近端一侧指静脉吻合，以此达到再植手指的静脉回流目的。

B．断指静脉动脉化：断指远端静脉条件好而动脉条件不好时，将近端的1条动脉与远端的1条静脉吻合，以解决动脉供血问题。

3）成活机制：蔡锦方（1982）对手指中、远节的血管显微解剖和动、静脉转流的血液流变学进行研究之后，提出：①手指耐受缺氧的能力较强，有少量的血液供应就能成活；②手指血管的侧支循环非常丰富，动、静脉在指端呈网状相互吻合交错；③小静脉没有瓣膜，且动、静脉之间有短路。当断指远端动脉缺损时，将近端1条动脉与远端1条静脉吻合，动脉血流可通过没有瓣膜的小静脉进入毛细血管床实现物质交换，然后通过其他小静脉回流。当断指远端静脉缺损时，将远端一条指动脉与近端一条指静脉吻合，血流从另一端的指动脉进入毛细血管床返回微静脉后，因远端指静脉损伤后闭塞，回路压力逐

步升高，势必通过开放的动、静脉短路向对侧压力低的动脉系统反流，再经过吻合口进入近端静脉，完成静脉血回流。由此可见，这两种非生理的循环途径既是保证动、静脉转流断指再植成活的基础，又为扩大断指再植适应证提供了一种行之有效的方法。

（7）经关节平面离断的断指再植

手指自关节平面离断常因撕脱断离或自残性切割伤引起，少数病例系冲压或电锯伤。临床表现为关节面部分损伤，甚至两端关节面保持完整无损，离体指段在切割性断指中亦无损伤，仅在撕脱或冲压断指中合并有挤压损伤。此类断指的修复着重点在于关节的修复与功能重建上。

1）关节面的保护：在清创与固定手术中应注意保护关节面的完整性。

A．显微镜下清创：辨认清楚损伤与污染组织，做到以"最小量"清创，既可保存每一毫米有生机的组织，又能使骨关节有良好的软组织覆盖。

B．保存部分损伤关节面：凡与关节囊相连的损伤关节面，不论游离块大小，都应在清创中予以保存，其断面的清创仅用刀刮除血迹及污物即可。相连的关节囊有可能供给损伤关节面血液，使其具有愈合能力。

C．断面固定：可选用纵向髓内克氏针固定，既要保证固定牢固，又要使损伤的关节面与断面间保持结合紧密。

2）掌板提升半关节重建：对于手指指骨间关节近侧关节面损伤缺如者，既往常实行假关节成形或关节融合手术，日后将导致患者手指活动受限。应用掌板提升进行半关节重建，可使关节活动恢复。

A．解剖学基础：掌板是软骨样平板，附于指骨底掌侧唇部，向近端形成一游离缘，并以两个外来束附于指骨头的侧嵴，其血来自掌侧固有动脉分支及其相连的骨膜，游离掌板的远近两侧缘血供不受影响。其次，掌板结构光滑坚硬，大小与近节指骨远端关节面相似，具有耐磨等特点。

B．手术方法：常规清创，骨折端稍做修整。将直径0.8 mm或1.0 mm的克氏针逆向钻入中节指骨内（出针点位于中节指骨背侧近中1/3交界处），针尾端与中节指骨近端关节面平齐。游离掌板切开其近侧缘，保留两侧软组织，并以此为蒂将掌板提升至近节指骨远端，靠关节面侧稍做修整，成为似原关节面形状，然后将克氏针顺行通过掌板钻入近节指骨固定。伤指术后行臂固定3周。

16

C. 适应证与优点：①主要适用于近侧指骨间关节近侧关节面损伤与缺损者；②掌板位于指骨间关节掌侧，提升代替指骨间半关节术中解剖容易，副损伤小，操作方便；③掌板呈软骨样结构，表面光滑坚硬，形成新关节面具有耐磨性，符合关节生理要求；④掌板提升时两侧方带有软组织蒂，本身存在血运，易于愈合；⑤作为急诊重建关节的方法，切实可行，便于推广应用。

3）血管修复：术中宜做最小量清创以防血管缺损。如果存在动脉缺损，术中应常规进行血管移植修复。

4）肌腱修复：再植手术中除了使关节保持完整并有良好皮肤覆盖外，如欲术后恢复关节良好功能，关键在于肌腱的修复。对于切割伤，断面较整齐，肌腱断端可直接缝合，修复术中如果肌腱断端位于近节指骨间关节处，在修复中央腱的同时还应修复侧腱束；修复指屈肌腱时，其浅、深肌腱均应缝合。对于撕脱或冲压损伤者，如果肌腱从止点处撕裂或损伤，应做腱止点重建术。

（裴国献）

16.7 血液循环危象的处理

血液循环危象亦称血管危象或血液循环障碍，是指吻合的血管发生血液通路受阻，从而危及再植肢(指)体及移植组织成活的一种病理现象。血液循环危象是显微血管术后最严重的并发症，亦是显微血管术后最重要的监护内容。一旦发生血液循环危象又得不到及时正确的处理，常可导致再植肢(指)体或移植组织手术的失败。因此，血液循环危象的处理是显微外科至关重要的一个环节和课题。

16.7.1 血液循环危象的发生原因

血液循环危象的发生机制与病理基础主要系血管痉挛或血管栓塞。血管痉挛若得不到及时纠正必然演变为血管栓塞，故血管栓塞是血液循环危象发生的主要病理基础。

引起血管痉挛和血管栓塞的常见因素有以下几类。

1）血管因素：血管壁损伤，血管内膜损伤，血管吻合质量不高，血管扭曲、受压，吻合口张力过大等。

2）血管外因素：血肿压迫、缝线压迫、局部感染、肢体位置不妥牵拉血管、石膏或敷料压迫等。

3）血流与血液因素：血容量不足、血流缓慢、血液浓缩、血黏度增高、红细胞或血小板过度增加等。

4）精神、环境因素：精神紧张、情绪波动、室温过低、寒冷刺激等。

5）其他因素：伤口疼痛、吸烟(主动或被动)等。

16.7.2 血液循环危象的术后预防

断指再植术后手术失败的最主要因素是血液循环危象，尤其是静脉危象导致失败者更为多见。采取积极措施进行预防，对提高再植成活能起到积极的作用。Thurston(1976)和 Schencck(1977)等对微小血管吻合后的愈合过程研究发现，微小血管吻合后内皮细胞有损伤、肿胀及脱落过程，于第3天开始出现新生内皮细胞。它来自邻近吻合口的正常内皮细胞增殖，并具有抗凝及解痉功能。术后5～7 d新生内皮细胞已越过吻合口表面并覆盖缝线。根据这一病理生理变化认为，断指再植术后3 d内是血液循环危象的高发期。影响血液循环危象发生的因素是多方面的，有时可能为综合因素。这就为血液循环危象的预防带来了一定的困难，同时亦决定了血液循环危象的预防应从多方面着手才能主动和有效。

（1）保持适宜室温

周围小血管对环境温度的变化非常敏感。室温过低或突然下降会引起血管痉挛。一般室温要求控制在 $23～25℃$，室内要有暖气或空调等保暖设备。

（2）局部复温和保温

过去临床常规采用 60 W 灯床旁照烤局部，旨在提高局部温度。但这种方法仅能提高局部组织表面温度，并有灼伤皮肤的可能，故目前主要将此作为观察移植组织、再植肢(指)体血液循环时一种临时的照明手段。在寒冷季节，局部复温和保温方法多采用热水袋或电热毯。近年来亦有专门用于组织移植、肢(指)体再植的多功能肢体恒温架，具有照明、自动调温、报警、紫外线消毒等多项功能，较为实用。

（3）伤肢位置妥当

组织移植、肢(指)体再植术后肢体的放置位置很重要。肢体位置过度抬高会影响移植组织或再植肢(指)体血供；过低则影响静脉回流，加重肢体的肿胀。位置不妥，可导致血管蒂扭曲或受压，影响血液循环。因此，伤肢一般应略高于心脏水平。也可以用支被架保护移植组织或再植肢(指)体，既可保暖，利于血液循环观察，又可防止被褥压迫，影响血液循环。

（4）维持有效循环血容量

伤者由于严重创伤，术前失血过多又未能及时有效地补充，长时间复杂手术及术中失血过多等均可导致血容量不足，血容量不足表现为血压下降、周围血管收缩、血流减慢。因此，血容量不足很容易导致血管痉挛和吻合口栓塞。所以术后应密切观察伤者的脉搏和血压情况，保持收缩压＞100 mmHg。如有血压下降，应及时采取输血、输液等措施。

（5）使用扩血管和抗凝药物

血管的通畅、再植肢（指）体的成活主要取决于血管质量及吻合质量。但显微血管吻合术后使用扩血管及抗凝药物的确具有降低血浆中纤维蛋白原、血液黏度、血小板聚集功能和黏附率，以及有溶栓、扩张血管、改善微循环的作用，为吻合血管的通畅、再植肢（指）体的成活起到了辅助及保障作用，已作为显微血管术后临床常规用药。常用的药物有罂粟碱、妥拉唑啉、右旋糖酐40、肠溶阿司匹林、双嘧达莫、丹参等。早期应用的肝素由于其不良反应明显，目前已被低分子肝素钠替代，其具有良好的抗凝效果，而无肝素不良反应。

（6）血液循环观察

血液循环观察是组织移植、断肢（指）再植术后处理的重点。为防止术后发生不可逆转的血液循环障碍，导致移植组织或再植肢（指）体的坏死，关键是要密切观察与及时有效地处理血液循环障碍。血液循环观察的临床客观指标为皮肤颜色与张力、毛细血管充盈反应、皮肤温度和指（趾）端侧切口渗血。前4项观察指标并无一个明确的"指数"可循，只是进行相互观察与对照分析。在术后24 h内应每30 min观察1次，3 d内应每2 h观察1次，然后可每6～12 h观察1次。若发现血液循环危象发生，应及时采取有效措施。一旦延误，就会发生不可逆转的血液循环障碍，即使再采取相应措施，也常难以避免移植组织或再植肢（指）体的坏死。

（7）避免或减轻伤肢疼痛

麻醉消失后的肢（指）疼痛和局部治疗护理时的疼痛等均可诱发血管痉挛，应采取措施尽量避免或减轻疼痛，酌情在治疗、换药前口服或注射止痛剂。特别在小儿，更应注意，可在治疗、护理前酌情使用冬眠Ⅰ号肌内注射。

（8）伤者严禁主动和被动吸烟

显微血管术后伤者应绝对禁止吸烟，同时亦应防止被动吸烟，即同病室患者、防护及探视人员等所有与伤者直接接触的人员均应禁止吸烟。烟雾中的尼古丁所致血管痉挛非常顽固，即使迅速采取相应措施、使用解痉药物亦极难缓解。故显微外科病区应积极创造条件成为无烟病区。因主动或被动吸烟而导致再植手指血管顽固性痉挛坏死的病例，临床已有不少报道，应引起医护人员的足够重视。

（9）做好心理护理，稳定伤者情绪

良好安静的治疗环境、周到细致的精神与生活护理对预防术后血液循环危象亦十分重要。伤者应绝对卧床5～7 d，并进食易消化食物。过早下床、室外活动、解大小便或大便干燥等情况诱发血管痉挛的现象临床时有发生，应力戒避免。伤者术后由于创伤的刺激及担心肢（指）体的残废而常恐惧、烦躁、焦虑不安，这些情绪的波动均可诱发血管痉挛。应积极做好伤者的心理护理工作，使伤者能够尽快安定下来。

16.7.3　血液循环的监测方法

显微外科术后临床监护最重要的一个环节是对移植组织、再植肢（指）体的血液循环观察。一种理想的监测技术应达到以下标准：①对患者及移植组织无损伤；②快速、准确、可靠；③定量连续测定；④操作简单、价廉；⑤多功能，适用于任何类型的组织移植；⑥可显示、记录和报警。然而，目前尚无任何一种监测技术能达到上述标准。目前已在实验研究与临床观察中应用的血液循环监测方法可分为两大类20多种。本节重点叙述已在临床普遍应用的临床观察法。

（1）临床观察法

1）皮肤颜色：皮肤颜色变化常能反映出皮下血液循环的状态，是最容易观察到的客观指标。完全性断指远端指段的血管已失去神经支配，术后全部处于扩张状态，其色泽略比正常手指更为红润。移植组织或再植肢（指）体血液循环正常时，其皮肤颜色红润，与健侧皮肤颜色一致；指甲粉红，指腹饱满。

2）皮肤张力（弹性）：再植手指恢复血运后，萎瘪、空虚的指腹立即变为饱满而富有弹性，其张力与健指相似或略高。供血不足时指腹张力会降低。血液回流受阻时则指腹张力增高。指腹张力高低变化与再植指温度、颜色及毛细血管充盈试验的改变是一致的。

3）毛细血管充盈试验：采用一小棒状物或手指轻压皮肤或甲床，肤色（甲床）即变苍白，移去压迫后肤色（甲床）应在1~2s转为红润。

4）皮肤温度：再植手指皮肤温度的高低变化是反映毛细血管床内血液循环好坏的重要指标。术后使用皮肤点温计定时测试再植指皮肤表面温度，在再植指腹上固定一个测试点，在健康邻指上亦取一个相应测温点同时测试作为对照。伤侧与健侧（或邻近正常部位）并没有一个绝对"温度"，而只是两者相互对照比较而言。只要两者相差<4℃，即多无异常。

5）皮瓣缘或指（趾）端小切口渗血观察：此为一种最可靠、最直接的血液循环观察指标。同时根据渗血颜色可鉴别出系动脉危象或静脉危象。若切开后1~2s有鲜红色量多的血液溢出，证明血液循环良好。

临床观察法最大的优点在于方法简单，无需特殊仪器，是目前临床最普遍、最基本的血液循环观察方法。但临床观察法由于大多系采用"手摸眼看"的方法，没有定量指标，仅凭主观经验而使误差较大。

（2）仪器监测法

随着现代新技术的应用与显微外科技术的发展，近年来在血液循环的监测方面已涌现出不少新的仪器设备，归纳起来仪器监测法主要有以下几种：①超声 Doppler 电流测定；②激光 Doppler 血流测定；③经皮氧分压测定；④光电容积描记测定；⑤反射光分光光度测定；⑥经皮下 pH 值测定；⑦荧光亲钠染色测定；⑧放射性核素测定；⑨电磁血流测定；⑩神经电生理测定；⑪组织化学测定；⑫组织间液压测定。上述监测设备比较精确，但多局限于实验研究中，未列为临床常规应用。

目前，有关用于血液循环监测的仪器，由于受到其各自的技术性能、创伤介入、实用意义等因素的制约，实际应用均有一定的局限性。无论何种监测仪器，均只能作为临床的一种辅助手段，而不能取代临床的一系列观察。理想的、能达到前述6项监测技术标准的血液循环监测仪器有待基础、临床和科技工作者的合作开发研制，以提高移植组织、再植肢（指）体术后的血液循环监测水平和再植成活率。

16.7.4 血液循环危象的判断

血液循环危象分为动脉危象和静脉危象（图16-28）。动脉危象根据病理特点又分为动脉痉挛和动脉栓塞。静脉血管平滑肌少，极少发生血管痉挛，即使发生痉挛，其痉挛程度亦不至于达到影响静脉血回流或导致静脉栓塞的病理程度，故静脉危象临床多单指静脉栓塞。

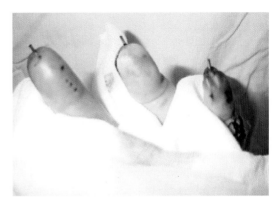

图 16-28　手指动脉危象和静脉危象

注：中指血液循环正常，环指发生静脉危象，小指发生动脉危象

（1）动脉危象

动脉危象表现为移植组织或再植肢（指）体皮肤颜色苍白，皮瓣边缘或指（趾）端皮肤小切口出血少或不出血，指（趾）腹张力降低，皮温较健处约低3℃以上，毛细血管充盈反应迟缓，Doppler 超声检查听不到血流声。

动脉痉挛和动脉栓塞的鉴别较为困难，至今尚无可靠的血液循环危象定性的监测方法。通常认为，移植组织或再植肢（指）体皮肤颜色突然苍白，皮肤温度急剧下降超过3℃，则多为动脉痉挛；而皮肤苍白和皮温下降缓慢发生，则多为动脉栓塞。

（2）静脉危象

静脉危象多指静脉栓塞，表现为移植组织或再植肢（指）体皮肤颜色暗红、发绀并起水泡。早期皮瓣边缘或指（趾）端小切口溢出暗紫色血液，毛细血管充盈反应由迅速至消失，皮肤张力增高，皮温逐渐下降，Doppler 超声检查时声音渐弱至消失。

16.7.5 血液循环危象的处理方法

血液循环危象发生时通常应分两步进行处理，即首先给予解痉与相应措施处理；若经短时间（30 min）观察仍无效，则应迅速行血管探查术。

（1）解痉与相应处理

1）仔细寻找可能引起血液循环危象的原因，积极解除诱发因素，如是否为石膏、敷料或缝线压迫，以及位置不妥牵拉、室温过低寒冷刺激、血容量下

16

降、疼痛和精神紧张等因素所致等。一旦确定或可疑,应积极采取相应措施予以消除。

2)臂丛神经阻滞麻醉扩张血管:肢体部位组织移植、再植肢(指)体发生血液循环危象后,若怀疑系血管痉挛,通过臂丛神经阻滞麻醉、硬脊膜外神经阻滞麻醉的方法,常可迅速解除血管痉挛,使血液循环恢复正常。

3)迅速静脉注射罂粟碱注射液 30～60 mg(小儿酌减),观察 30 min。

4)静脉危象时,除采用上述措施外,应迅速抬高伤肢,寻找并解除可能的外在压迫因素并行向心性按摩。若为手指远节或指尖离断再植时,则通过指端小切口放血或拔除指甲、肝素棉片湿敷等方法即可缓解。

(2)血管探查术

若经过上述积极处理,在 30 min 内血液循环危象仍未改善,则应果断行血管探查术。

血液循环危象发生后,短暂观察相应处理的效果,旨在解除有可能系血管外因素,如血流或血液因素、精神环境因素及其他因素引起的血管痉挛,促使其血管扩张,使病程逆转,避免盲目的手术探查。若系顽固性血管痉挛、血管本身因素或已逐渐形成血栓时,则解痉与相应处理措施显然是无法奏效的。此时,应立即果断行血管探查术。根据术中所发现的不同情况,采取相应的手术处理措施。

1)动脉栓塞:常系血管清创不彻底,血管吻合质量欠佳或吻合张力过大引起,也可因血肿压迫,指体过度肿胀卡压,局部感染或动脉长时间痉挛所致。再植手指动脉栓塞的多发时间与动脉痉挛大体一致,术后 3 d 内的动脉栓塞,大部分是由清创不彻底或吻合质量差所致。而 3 d 后的动脉栓塞,大都是局部血肿、指体过度肿胀压迫或感染刺激引起。

A. 动脉栓塞手术探查适应证:①术后动脉危象,经各种处理措施后,>30 min 仍无血液循环改善;②断指损伤较严重,术中仅吻合 1 条动脉;③小儿手指再植术后,对血管吻合无把握;④撕脱性断指,吻合的指动脉条件差;⑤术后局部出血引起血肿压迫。

B. 动脉栓塞后不宜做探查的几种情况:①伤指未经妥善保存,温缺血超过 24h;②断指被各种刺激性液体浸泡过;③术后伤口感染,继发动脉栓塞;④患者与家属不希望再次做探查;⑤静脉危象继发动脉栓塞。

手术探查同再植手术一样,需要良好的麻醉。拆除原缝线后,在手术显微镜下检查吻合口情况,查明动脉栓塞的范围。此时可见动脉吻合口表面呈节段性暗紫色,压之有一定硬度无弹性。切忌做勒血试验,以免将血栓挤向动脉远端。若血栓形成时间不长或在显微镜下检查血管内膜无异常,可取出血栓,以肝素氯化钠注射液冲洗干净后,重新吻合即可;否则应按血管清创要求剪除栓塞的动脉段,直到健康血管处再重新吻合。若动脉张力较大难以直接吻合,则应行血管移植修复。根据临床经验,绝大多数需做血管移植。为防止术后再度发生动脉危象,两侧指动脉均应尽量同时修复,以增加保险系数。

2)静脉栓塞:静脉管壁中层平滑肌稀少,而且口径相对更大,痉挛亦不足以引起严重回流障碍,因此,临床上发生的静脉危象均由静脉栓塞所致。静脉危象的原因以吻合质量差、静脉血管清创不彻底或缝合皮肤过紧与指体过度肿胀引起的压迫为主。

静脉栓塞应根据致伤原因、离断部位,采取不同处理方法。凡单纯性切割伤或电锯伤所致手指中节以近离断,术后 3 d 内发生静脉栓塞,局部无明显感染存在者应予以手术探查,切除栓塞段重新做吻合。凡绞轧性中节中段以远离断伤,局部已有感染或术后 5 d 以上发生栓塞者,可采用尿激酶静脉滴注和滴血法治疗,等待其侧支循环的建立。这是因为绞轧性损伤除断面静脉有直接损伤外,指体其他部位的静脉也可能有间接损伤。手术方法虽然可解决吻合口处的栓塞,但解决不了指体内其他静脉的血栓。同样,因感染造成的静脉栓塞范围较广,难以获得明确的清楚界限,即使手术重新吻合静脉也没把握保存断指。因此,一般情况下不宜做探查手术。

滴血方法:手指常规消毒后,在指端侧方与甲弧线交界处做一长 5 mm、宽 1 mm、深 3 mm 的梭形切口,表面敷以肝素 0.9%氯化钠溶液棉球,静脉滴注尿激酶,任其滴血。切口放血后首先流出紫红色血液,继之流出鲜红色血液,毛细血管充盈试验渐变为阳性,使再植手指暂时达到血液循环平衡状态。一般经过 5～7 d 滴血,待侧支循环建立,尽管此时伤口不再滴血,指端色泽仍能保持红色,随后即可停药。在这一治疗过程中每 2 d 应检查 1 次血红蛋白,必要时给予输血。同时每天至少要更换 1 次敷料,并保持伤口清洁,以防止继发性感染的发生。

(裴国献)

16.8 断指再植功能康复

断指再植发展到今天,已经达到了相当高的技术水平。目前,我国这一技术领域无论是再植数量还是再植技术水平,均已经处于国际领先水平。随着这一技术的不断发展与提高,人们已经从过去单纯追求再植的成活率发展到注重功能康复的重要价值,清楚认识到再植的最终目的旨在最大限度恢复再植指的功能。手指成活、外观美观而又有满意的感觉与运动功能,方能真正称为再植成功。功能康复并非单纯是术后的康复,而应该是贯串在围手术全程,包括术前(减少热缺血时间、避免液体浸泡等)、术中(微创操作、正确地修复组织、避免手指关节面的损伤、注意诸手关节序列等)及术后,笔者称之为断指再植康复链,意为断指再植的康复是一个完整的过程。

早期的功能康复是断指再植术后感觉与运动功能恢复的重要环节。断指再植的功能康复方法包括4个方面:①物理治疗。早期可采用红外线、TDP等照射,以促进局部血液循环及组织愈合。②职业训练。可采用沙袋、弹性橡皮筋、健身球、捏持物品、捡拾小圆球、模拟职业训练等方法,训练手指关节活动度,减轻肌腱、神经的粘连。③心理治疗。消除患者顾虑,积极配合康复训练,建立恢复功能和重返社会的信心。④晚期功能重建。经过6个月正规、系统的康复训练,再植指体功能恢复不佳或原有神经、肌腱未修复或缺损时,应酌情行晚期功能重建与修复手术,如神经移植或松解术、指屈肌腱粘连松解术、肌腱移位替代术、关节囊松解术、侧副韧带(掌指关节)切除术、关节成形术、关节融合术等,以最大限度地恢复再植手指的功能。

（裴国献）

16.9 断指再植的功能评价

断指再植技术经历了50多年的临床应用与发展,对再植术后制定一个统一的功能评价标准,不仅有利于正确评价手术治疗的效果与功能康复的优劣,而且也有利于临床有章可循、有据可依地进行分析与总结。手功能评价十分复杂,国内外许多学者都提出了有关这方面的评价标准,但迄今并没有一个国内,乃至国际上统一的断指再植功能评价标准。

本部分将中野-玉井提出的断指再植功能评定标准、我国推荐的断指再植功能评定标准(国际手外科联合会制定、世界卫生组织制定)、中华医学会外科学会断指再植功能评定试用标准予以介绍,供临床医生参考应用。

16.9.1 中野-玉井断指再植功能评定标准

(1) 运动功能(40分)

1) 活动幅度(ROM,20分):

A. 拇指:对指(10分)。

标准:可以对指,10分;对指较困难,5分;不能对指,0分。

B. 掌指关节与指间关节伸屈活动幅度: $ROM >$ 正常 50%,10分; $\leqslant$ 正常 50%,5分;强直,0分。

C. 手指(包括示指、中指、环指、小指):掌指关节与指间关节活动幅度总和(20分)。

标准:总 $ROM > 151°$,20分; $111° \sim 150°$,15分; $71° \sim 110°$,10分; $\leqslant 70°$,5分;强直,0分。

2) 日常生活活动(ADL,20分):共有20项内容:①推;②拍打;③钩或拉;④抓软物;⑤抓硬物;⑥强力握;⑦拣硬币;⑧捡针;⑨拧毛巾;⑩舀水;⑪洗脸;⑫打绳结;⑬扣纽扣;⑭写字;⑮用剪刀;⑯用锤子;⑰拧螺丝;⑱夹夹子;⑲插口袋;⑳猜拳。

标准:容易,1分;困难,0.5分;不能,0分。

(2) 感觉功能(20分)

共6项内容。

S_4(各种感觉均恢复正常):20分。

S_3^+(浅痛觉及触觉恢复外,两点分辨觉存在):16分。

S_3(浅痛觉及触觉完全恢复,没有过敏):12分。

S_2(浅痛觉及触觉有少许恢复):8分。

S_1(皮肤深痛觉恢复):4分。

S_0(无任何感觉恢复):0分。

(3) 主观感觉(20分)

内容包括:疼痛(休息/运动痛)、麻木、感觉异常、不耐冷、紧束感等。

标准:严重,3分;中等,2分;轻度,1分。

(4) 美观(10分)

内容包括:萎缩、瘢痕、变色、畸形(成角、旋转、槌状指、鹅颈、内在肌＋/－等)。

标准:严重,3分;中等,2分;轻度,1分。

（5）满意程度（20分）

标准：非常满意，20分；较满意，15分；满意，10分；不大满意，5分；不满意，0分。

（6）工作情况

标准：恢复原工作，0分；参加轻工作，−5分；不能工作，−10分。

（7）总评价

标准：优，80～100分；良，60～79分；中，40～59分；差，0～39分。

16.9.2　我国断指再植功能评定标准（1989）

（1）关节活动功能（国际手外科联合会制定）

手指总活动度（TAM）＝总屈曲度（掌指关节＋近指间关节＋远指间关节）−总伸直受限（掌指关节＋近指间关节＋远指间关节）

优：TAM 200°～260°（相当于正常指的75%～100%）。

良：TAM 130°～200°（相当于正常指的50%～70%）。

可：TAM 100°～130°（相当于正常指的40%～50%）。

差：TAM<100°（相当于正常指的40%以下）。

（2）感觉恢复程度（WTO采用）

优（S_5）：单一神经支配区两点分辨能力恢复正常（<10 mm）。

良（S_4）：单一神经支配区浅痛觉和触觉恢复，无过敏感。

可（S_3）：单一神经支配区浅痛觉和触觉恢复。

差（S_3^-或S_2）：单一神经支配区只有皮肤深痛觉或无感觉。

（3）血液循环情况

优：皮肤色泽、温度正常，不需要特殊保护。

良：色泽稍差，温度略低怕冷。

可：肤色苍白或发绀，温度明显凉，特别怕冷。

差：肤色灰暗或发绀，冷天不敢外露。

（4）再植指外观

优：再植指外形丰满，短缩<1 cm，无旋转或成角畸形。

良：轻度萎缩，短缩<1 cm，轻度旋转或轻度成角畸形，但无明显功能影响。

可：有萎缩，短缩<2 cm，有旋转或成角畸形，有某种程度的功能影响。

差：短缩>2 cm，有旋转或畸形，并严重影响功能和外观。

（5）再植指日常生活活动

根据10项检查内容情况进行评定：①捡针（指尖捏）；②捡分币（指腹捏）；③写字（常用3指捏）；④提箱子或桶、提包、水壶等重物（提）；⑤拿较大茶缸（握）；⑥锤钉子（强力握、持）；⑦拧螺丝（中央抓握）；⑧系鞋带（综合细动作）；⑨拧开广口瓶（综合强力握持和精细握持）；⑩扣纽扣（综合细动作）。

以上10项检查，每项能较容易完成得1分，完成较为困难得0.5分，不能完成得0分。

优：完成各项得分在3/4以上（75%～100%）。

良：完成各项得分在1/2以上（50%～74%）。

可：完成各项得分在1/4以上（25%～49%）。

差：完成各项得分在1/4以下（0～24%）。

（6）综合评定（100分）

1）关节活动功能占40%。

2）感觉恢复程度占20%。

3）血液循环状况占10%。

4）再植指外观占10%。

5）再植指日常生活活动占20%。

（7）等级分值

优：80～100分；良：60～80分；可：40～60分；差：<40分。

16.9.3　中华医学会手外科学会断指再植功能评定试用标准（2000）

（1）运动功能

运动功能用TAM系统评定标准（20分）评定。

1）拇指：

A. 拇指对指（10分）：可以，10分；困难，5分；不能，0分。

B. 拇指关节自主活动度（10分）：掌指关节ROM＋指间关节ROM＝总ROM

标准：总ROM>90°，10分；≤90°，5分；强直，0分。

2）手指关节自主活动度（20分）：

掌指关节＋近位指间关节＋远位指间关节总屈度−总欠伸度＝总TAM。

标准：总TAM 200°～260°，16～20分；130°～190°，11～15分；100°～130°，6～10分；<100°，0～5分。

（2）日常生活活动

日常生活活动用ADL（20分）评定，共10项内容：①捡针（指甲捏）；②捡分币（指腹捏）；③写字

16

（3 指捏）；④提箱、壶等重物（提）；⑤拿较大茶缸（握）；⑥锤钉子（强力握持）；⑦拧螺丝（中央握持）；⑧系鞋带（综合细动作）；⑨扣纽扣（综合细动作）；⑩拧开广口瓶（综合强力握持和精细握持）。

标准（每项评分）：完成良好，2分；可以完成，动作不太好，1分；不能完成，0分。

（3）感觉恢复（20分）

按照英国医学研究会评定标准（1954）评定。

S_4（感觉恢复正常，两点分辨觉<6 mm）：20分。

S_3^+（除 S_3 外，尚有部分两点分辨觉存在）：16分。

S_3（浅痛觉与触觉完全恢复，没有过敏）：12分。

S_2（浅感觉与触觉有少许恢复）：8分。

S_1（皮肤深痛觉恢复）：4分。

S_0（神经管辖区无任何感觉）：0分。

（4）血液循环状态（10分）

优（皮肤色泽、温度正常，不需特殊保护）：10分。

良（色泽稍差，温度略低，怕冷）：8分。

差（肤色苍白或发绀，温度明显发凉，特别怕冷）：4分。

劣（肤色灰暗或发绀，冷天不敢外露）：2分。

（5）外观（20分）

优（再植指没有旋转、非功能成角畸形，外形丰满，短缩<1.0 cm，无明显功能影响）：20分。

良（再植指轻度旋转、非功能成角畸形，轻度萎缩，短缩<1.5 cm，无明显功能影响）：16分。

差（旋转、成角畸形影响功能，有萎缩，短缩<2.0 cm）：8分。

劣（畸形明显，短缩>2.0 cm，严重影响功能及外观）：4分。

（6）恢复工作情况（10分）

优（恢复原工作）：10分。

良（参加轻工作）：7分。

差（不能工作，但能自理生活）：3分。

劣（不能工作，生活也不能自理）：0分。

根据以上6项评分，等级分值：优80～100分；良60～79分；差40～59分；劣<40分。

说明：①多指离断时，对于关节活动各指各个关节独立检查，然后相加，除以指数，取其平均值。②TAM(total active motion)为总主动活动度，ADL(activities of daily living)为日常生活活动。

（裴国献）

[1] 田万成，潘希贵，卢全中，等.指尖离断分型与再植[J].中华创伤骨科杂志，2000,2(3):197-198.

[2] 朱盛修.现代显微外科学[M].长沙:湖南科学技术出版社,1994.

[3] 李庆泰,张长清,杨克非,等.10指完全离断再植成功1例报告[J].中华外科杂志,1995,33:283.

[4] 范启申,王成琪.现代骨科显微手术学[M].北京:人民军医出版社,1995.

[5] 范启申,曹斌,魏长月,等.双手9指11段完全离断再植全部成活1例[J].中华显微外科杂志,1995,18:222.

[6] 谢昌平,赵尔升,张文,等.双手多指完全离断再植成功2例报告[J].中华外科杂志,1997,13:224.

[7] 蔡锦方,李秉盛,曹学诚,等.毁坏性断掌再植与功能重建[J].中华手外科杂志,1998,14:39.

[8] 蔡锦方,辛畅泰,田立杰,等.10指再植全部成活1例报告[J].中华显微外科杂志,1990,13:234.

[9] 裴国献,王澍寰,钟世镇.显微手外科学[M].济南:山东科学技术出版社,1999.

[10] 裴国献,李坤德,王松涛,等.手部多平面离断再植[J].中华显微外科杂志,1995,18:169.

[11] 潘达德,顾玉东,侍德,等.中华医学会手外科学会上肢部分功能评定试用标准[J].中华手外科杂志,2000,16(3):130-135.

[12] 潘昭勋,王成琪,范启申,等.指尖再植27指报告[J].中华手外科杂志,1998,14(4):209-210.

[13] Akyurek M, Safak T, Kecik A. Fingertip replantation at or distal to the nail base: use of the technique of artery-only anastomosis[J]. Ann Plast Surg, 2001,46(6):605-612.

[14] Azize W, Noojin F, Arakaki A, et al. Avulsion injuries of the thumb: survival factors and functional results of replantation[J]. Orthopedics, 1998,21:1113.

[15] Betancourt FM, Mah ET, McCabe SJ. Timing of critical thrombosis after replantation surgery of the digit[J]. J Reconstr Microsurg, 1998,14:313.

[16] Boulas HJ. Amputation of the fingers and hand: indication for replantation[J]. J Am Acad Orthop Surg, 1998,6:100.

[17] Cheng GL, Pan DD, Zhang NP, et al. Digitak replantation in children: a long term follow-up study[J]. J Hand Surg Am, 1998,23:635.

[18] Hattori Y, Doi K, Ikeda K, et al. A retrospective study of functional outcomes after successful replantation versus amputation closure for single fingertip amputations[J]. J Hand Surg (Am), 2006,31(5):811-818.

［19］Hattori Y，Doi K，Ikeda K，et al. Significance of venous anastomosis in fingertip replantation［J］. Plast Reconstr Surg, 2003,111(3):1151-1158.

［20］Matsuzaki H，Yoshizu T，Maki Y，et al. Functional and cosmetic results of fingertip replantation:anastomosing only the digital artery［J］. Ann Plast Surg, 2004,53(4):353-359.

［21］Merle M，Dautel G. Advances in digital replatation［J］. Clin Plast Surg, 1997,24:87.

［22］Pei GX，Kunde L，Chuwen C，et al. Replantation of four severed limbs in one patient［J］. Injury, 1997,28:73.

［23］Pei GX，Zhao DS，Xie CP，et al. Replantation of multi-level hand secerances［J］. Injury, 1998,29:357.

［24］Smith DO，Oura C，Kimura C，et al. Artery anatomy and tortuosity in the distal finger［J］. J Hand Surg (Am), 1991,16(2):297-302.

［25］Wei FC，Chuang CC，Chen HC，et al. Ten-digit replantation［J］. Plast Reconstr Surg, 1994,74:826.

16

17 手指再造

17.1 概述

17.1.1 发展史

拇指与其他指对捏是完成手握捏功能的基本条件。拇指完全缺失将丧失一手40%的功能。第2～5指完全缺失将丧失一手60%的功能。再造与修复缺失的拇指与其他指有着特殊的重要意义。

拇指再造在文献上最早记载为1852年法国Huguier将第1、第2掌骨间隙加深，以恢复手指一定的挟持功能。Verowdart于1884年将第2掌骨残存部分切除，以加深虎口，此为第1个有记载的拇指功能重建术。Guermonprez在Parise教授启发下对1例拇指、示指、中指3指损伤的患者先截除示指，然后把残存的中指移位到拇指上。此再造术经4次手术才完成。后由他的学生Hanctte写成论文，于1888年在里昂发表。因而，Guermonprez一直被认为是其他手指拇指化的祖师。

Nicoladoni在1898年采用分期手术的方法把右足第2趾以带蒂移植的方式移植在拇指残端上，将手与足连接在一起，待第2趾与拇指皮肤建立侧支循环后断蒂，以逐渐完成功能重建。所以他无疑是手外科、整形外科的一位伟大的先驱者。以后也有一些学者做了类似手术，但由于手术过程长，患者痛苦大，再造后拇指血供欠佳，易发生冻伤，感觉差，外形和功能也欠佳，使这一方法已成为历史。

Noesske于1908年为1例13岁男孩的拇指缺损采用分期皮管植骨成形术获得成功，但再造后拇指臃肿，持物不稳，缺乏感觉，怕冷为其主要缺点。之后，Moberg（1955）、Littler（1960）、Tubiana（1960）及Verdan（1964）先后采用邻指血管神经皮岛转移来重建拇指尺掌侧感觉而完善了这一手术。

用健全的示指或其他手指转位拇指化的方法再造拇指始于Noesske（1919）。Hülsmann（1919）采用环指转位拇指化，Hilgenfeldt主张用中指转位拇指化。由于示指活动度大且与拇指毗邻，带神经血管转位容易而被作为首选转位指。

对拇指部分缺损者，Millard（1967）采用拇指残端三角帽手术，即在拇指残端根部做一半环形切开，残端皮肤做帽状提升，在指骨或掌骨残端上植骨使之增长，同时加深虎口。Matev（1967）采用骨骼延长器来增长掌骨长度并加深虎口。

自带血管蒂岛状皮瓣问世后，很快就采用了植骨皮瓣包绕拇指再造术。关桂春（1983）、Stack（1983）等将带桡动脉前臂逆行岛状皮瓣及桡骨片移位再造拇指。之后发展到用示指背侧岛状皮瓣移位再造拇指，示指桡侧岛状皮瓣移位再造拇指，示指背侧和中指桡侧岛状皮瓣移位联合再造拇指，示指尺侧、中指桡侧双叶岛状皮瓣移位再造拇指等方法均于临床获得成功。

采用带血管蒂岛状皮瓣移位再造拇指有以下优点：①皮瓣取自前臂或同一手；②手术一次完成，操作简单、安全；③再造拇指血供、感觉良好，能恢复捏持功能。但从美容及功能角度来衡量，上述方法均不能达到较完美理想的程度。

20世纪60年代，由于显微外科技术的崛起，使拇指手指再造进入一个新纪元。Buncke、Schultz（1964）以吻合足背动脉与桡动脉、大隐静脉外侧终末支与头静脉吻合的方式为猴做踇趾移植再造拇指，共做再造术4次，3次获成功，为临床应用奠定了基础。Cobbett（1968）、Buncke（1973）及Tamai（1974）分别报道了趾-手移植再造拇指临床成功的个案，使拇指再造进入了一个崭新的时代。我国原上海第一医学院附属华山医院（现复旦大学附属华山医院）杨东岳等于1966年完成了第1例第2足趾游离移植再造拇指的手术，术后功能恢复甚佳，再造拇指抓握有力，捏持良好并恢复了精细感觉，供足并不因第2趾的切取而产生负重、行走功能的明显损害。因而该手术方法迅速得到了推广。Morrison（1980）报道，应用踇趾皮肤趾甲瓣游离移植再造拇指，具有供足不减少趾数，再造拇指外形好的优点。Foucher（1980），为使再造拇指外形接近正常拇指的长短粗细，纵行切取踇趾腓侧皮肤组织与第2趾胫侧的一半皮肤组织，再将两者相对卷起来，缝成指筒再造拇指，其外形美观，大小合适，称为双趾扭卷拇指再造法。

我国张涤生（1978）对于拇指掌指关节附近有严重瘢痕挛缩者采用带足背皮瓣的第2趾移植行再造与修复获得成功。程国良（1989）在此基础上采用带瓶样、舵样及菱形足背皮瓣的第2趾或踇甲皮瓣移植及应用复合组织移植，采用血管串联或并联吻合的方法使手指再造与修复手术一期获得成功。这使手指再造走向成熟和精细，并使手术成功率获得不断提高。原上海医科大学附属华山医院1992年报道采用此法再造325例，成功率为95.7%；中国人民解放军第 401 医院 1996 年报道采用此法再造 426 例 508 指,成功 501 指,成功率为 98.6%。

对于全手缺损的病例,Vilkki(1985)将第 2 趾趾列取下,移植于桡骨中段以完成挟持动作。于仲嘉(1979)、陈中伟(1981)在足-手移植的基础上,分别用人造不锈钢的掌骨及相延续的第 2 跖骨将双第 2 趾移植于桡骨远端。之后,于仲嘉又取踇甲皮瓣与髂骨条再造拇指,以第 2 或第 2、3 趾移植再造示指或示指、中指,使"再造手"更为完善。程国良、潘达德(1980)在断指再植与急诊足趾移植拇指、手指再造的基础上,对前臂下 1/3 及腕掌部组织缺损尚保留数个手指的病例,把本应废弃的断指移位再植于前臂桡、尺骨残端并形成虎口,同时修复伸、屈指肌腱及神经,并重建手指血液循环,急诊完成了手部分功能重建术(急诊手再造)。此法具有废指利用一期完成再造与修复,手指外形与功能比前臂分叉术及足趾游离移植"再造手"好的优点,已被国内外推广应用,并获得了广泛成功。

17.1.2　手指缺损分度

拇指功能占全手功能的 40%,缺失后将不同程度地影响手的功能。其他 4 指功能占全手功能的 60%,其中示、中指各占 20%,环、小指各占 10%。它们不同程度的缺失也将不同程度地影响手的功能。从理论上讲,任何手指的任何缺损都有再造的必要,但也不能忽视人类的代偿适应能力,故非所有手指的缺失均需要再造。术者需考虑残指的长度、患者年龄、职业、仪表与交际的需要及患者的经济能力和手术者的技术水平等。然而,手指缺损的程度(图 17-1)是决定是否需要再造的重要参考指标。

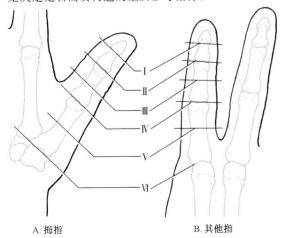

A. 拇指　　　　　B. 其他指

图 17-1　**手指缺损的分度**

（1）Ⅰ度缺损

Ⅰ度缺损指手指远节部分的缺损。拇指Ⅰ度缺损将丧失拇指功能的 20%～30%,丢失手功能的 8%～12%;单纯示、中指的Ⅰ度缺损将丧失每指功能的 20%～40%,丢失手功能的 4%～8%;单纯环、小指的Ⅰ度缺损将丧失每指功能的 20%～40%,丢失手功能的 2%～4%。

（2）Ⅱ度缺损

Ⅱ度缺损指拇指于指骨间关节,其他指于远侧指骨间关节部的缺损。拇指Ⅱ度缺损将丧失拇指功能的 50%,而丢失手功能的 20%;单纯示、中指的Ⅱ度缺损将丧失每指功能的 45%,丢失手功能的 9%;单纯环、小指的Ⅱ度缺损将丧失每指功能的 45%,丢失手功能的 4.5%。

（3）Ⅲ度缺损

Ⅲ度缺损指拇指于近节指骨,其他指于中节指骨部缺损。拇指Ⅲ度缺损将丧失拇指功能的 60%～90%,而丢失手功能的 24%～36%;单纯示、中指的Ⅲ度缺损将丧失每指功能的 50%～70%,丢失手功能的 10%～14%;单纯环、小指的Ⅲ度缺损将丧失每指功能的 50%～70%,丢失手功能的 5%～7%。

（4）Ⅳ度缺损

Ⅳ度缺损指拇指于掌指关节,其他指于近侧指间关节部缺损。拇指Ⅳ度缺损将丧失拇指功能近 100%,而丢失手功能的 40%;单纯示、中指的Ⅳ度缺损将丧失每指功能 80%,丢失手功能的 16%;单纯环、小指的Ⅳ度缺损将丧失每指功能的 80%,丢失手功能的 8%。

（5）Ⅴ度缺损

Ⅴ度缺损指拇指于第 1 掌骨,其他指于近节指骨部缺损。拇指Ⅴ度缺损已丧失全部拇指功能及丢失 40% 手的功能;单纯示、中指Ⅴ度缺损将丧失每指功能的 85%～95%,丢失手功能的 17%～19%;单纯环、小指Ⅴ度缺损将丢失每指功能的 85%～95%,丢失手功能 8%～9%。

（6）Ⅵ度缺损

Ⅵ度缺损指拇指于腕掌关节,其他指于掌指关节部缺损。拇指Ⅵ度缺损已丧失全部拇指功能及丢失 40% 手的功能;单纯示、中指Ⅵ度缺损将丧失每指功能的 100%,丢失手功能的 20%;单纯环、小指Ⅵ度缺损将丧失每指功能的 100%,丢失手功能的 10%。

17.1.3　手指再造的要求

手指再造的目的是为了恢复手的功能,改善手的外形。具体要求有以下几点。

(1) 要有足够的长度

拇指的再造长度应略短于正常的拇指,以不超过示、中指近节中段为限。其他手指应视手指缺损程度及供趾的长度而定,一般略短于正常手指长度。对于全手指缺损,再造长度应视供趾长度而定,以满足手的对捏功能即可。

(2) 要有良好的血供

应用吻合血管的足趾组织移植再造,其血供最为满意。用局部转移或带血管蒂皮瓣再造拇指,其血供尚属良好。凡用皮管植骨再造拇指者血供较差,因而在寒冷地区不宜选用。

(3) 要有良好的感觉

手指的感觉是人类的第2双眼睛,说明手指感觉具重要意义。所以再造的手指一定要有良好的感觉,以发挥手指的应有功能。如果再造的手指没有感觉,那么就失去了再造意义。在目前各种再造的方法中,感觉的恢复以手指或残指移位最理想,足趾组织移植也较理想,最差的是皮管移植。

(4) 需要有力的伸、屈功能

有力的伸、屈是手指运动功能的重要表现。对于拇指,若有伸、屈功能,使捏握有力,能充分发挥手应有的功能;若没有伸、屈功能,也基本保持拇指外展及捏的功能。但对其他手指,如果没有伸、屈功能,则无从发挥捏握功能,从而失去了手指再造的意义,反而会成为累赘。

(5) 要形成虎口、指蹼与指甲

虎口是发挥手指捏握功能的重要结构条件,没有虎口也就没有手的功能。指蹼是手指间重要的间隔结构,没有指蹼也就不能发挥每一再造指的功能。指甲的作用是加强指腹在抓、捏、压等动作的力量,也是手指外形的基本条件。所以,再造、修复与重建手指时要形成虎口、指蹼及指甲,以发挥手的应有功能,并保持手指的完美。

(6) 要求少而精且有成功的把握

对于一个全手缺损的患者,再造时要以恢复捏握功能为主要目的,而不求把全部缺损的手指予以再造,否则切取更多的足趾,形成足趾样的手而不一定能发挥每一再造指的应有功能。所以,要求少而精,不求多而全。对于医师来说,应选择功能、外形好,对供区损害小,确有成功把握的再造方法为出发点,决不能为了手指再造而增加患者新的痛苦和伤残。

17.2　虎口加深术

17.2.1　适应证

拇指Ⅱ～Ⅲ度缺损伴虎口轻度狭窄者、不愿做足趾移植再造或其他掌指骨延长手术者可选用虎口加深相对延长拇指长度的方法来增进拇指功能。这一手术创伤小,仅采用虎口皮肤"Z"形改形及邻近皮瓣转移来加深、扩大虎口。

17.2.2　麻醉与体位

臂丛神经阻滞麻醉或全身麻醉。患者取平卧位,患手外展于气性止血带下。

17.2.3　手术步骤

(1) 虎口"Z"形改形术

1) 切口:于虎口部做一"Z"形切口(图17-2A)。

2) 切开皮肤及皮下组织,掀起两三角皮瓣,显露拇收肌,于近止点处切断其横头;锐性分离、松解、加深扩大虎口,把两三角皮瓣做改向转位;松止血带,压迫及止血后缝合皮肤(图17-2B、C)。术后为防虎口狭窄,局部用石膏夹制动。

(2) 虎口多个"Z"形改形术

1) 切口:于虎口部设计顶角为120°的2个三角形皮瓣,然后再将每个三角形一分为二而形成4个三角形皮瓣,每个皮瓣的顶角为60°(图17-3A、B)。

2) 沿设计切口切开皮肤及皮下组织,掀起4个三角形皮瓣并做锐性分离。然后做双"Z"形改形并切断拇收肌横头,以加深、加大虎口。把4个三角形皮瓣做改向转位。松止血带,经压迫及止血后缝合皮肤(图17-3C)。

(3) 背侧皮瓣转位虎口成形术

1) 切口:于掌侧沿第1、2掌骨间做一直切口;于背侧设计蒂在近侧的矩形皮瓣,其长宽包括第2、3掌骨(图17-4A、B)。

2) 先在掌侧切开皮肤及皮下组织,切断拇收肌横头,使拇指充分游离。切开背侧切口并掀起皮瓣(图17-4C)。在充分松解加深、加大虎口的同时,把背侧皮瓣向虎口转位并覆盖于虎口创面以形成虎口,必要时用2根克氏针把第1、2掌骨撑开固定,以防狭窄(图17-4D)。背侧创面用中厚皮片移植加压包扎。

17.2.4 手术操作注意事项与术后处理

(1) 手术操作注意事项

1) "Z"形改形要按正规切口要求设计,以保证每个三角皮瓣有充分血供。

2) 为了加深虎口,必要时可切断拇收肌横头,但必须保留斜头以维持拇内收功能。

3) 为了加大虎口,必须充分松解虎口挛缩因素。必要时于第1、2掌骨间用克氏针支撑固定及术后石膏夹固定。

4) 防止损伤桡动脉腕背支及拇指尺侧指神经。创面止血要彻底,防止术后血肿形成或继发感染。

(2) 术后处理

1) 凡用克氏针支撑固定者,术后3周拔除克氏针开始行手功能练习。

2) 抬高患肢及给予必要的制动保护。

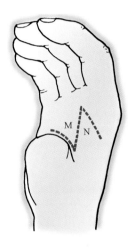

A. 皮肤切口

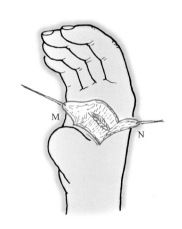

B. 掀起皮瓣

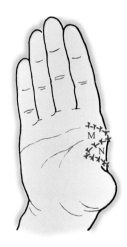

C. 皮瓣转位后缝合

图 17-2 虎口"Z"形改形术

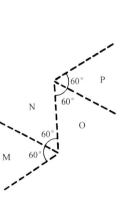

A. 设计顶角为60°的4个三角形皮瓣

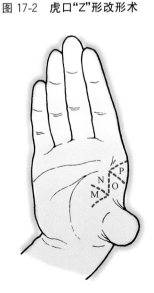

B. 虎口部切口设计

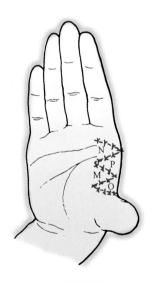

C. 转位缝合

图 17-3 虎口多个"Z"形改形术

17

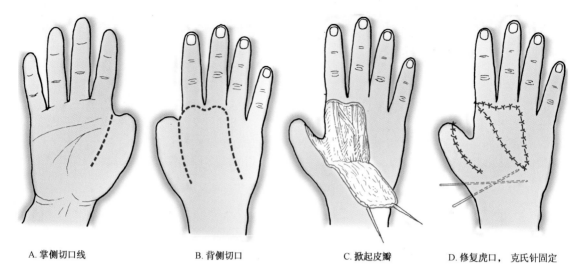

A. 掌侧切口线　　　　B. 背侧切口　　　　C. 掀起皮瓣　　　　D. 修复虎口，克氏针固定

图 17-4　手背侧皮瓣转位虎口成形术

17.3　拇指残端提升加长术

17.3.1　适应证与禁忌证

（1）适应证

拇指Ⅲ度缺损，要求保留近节指骨>1 cm，掌指关节伸、屈活动正常，拇指残端为松软的皮肤且虎口部皮肤正常，不愿选其他方法再造或加长者。

（2）禁忌证

拇指Ⅳ度缺损及Ⅳ度以上缺损者不宜施行本手术。

17.3.2　麻醉与体位

臂丛神经阻滞麻醉或全身麻醉。患者取平卧位，患肢外展于气性止血带下。

17.3.3　手术步骤

（1）拇指残端提升术

1）切口：距拇指残端2.5～3.0 cm桡侧做弧形切口。切口绕过第1掌骨中部至鱼际肌纹（图17-5A）。

2）切开皮肤及皮下组织，在伸肌腱及鱼际部肌表面向远端做潜行剥离，形成以虎口部掌背侧为蒂的皮瓣（图17-5B）。显露拇指残端指骨，切除残端瘢痕，咬除少许硬化骨端并扩大指骨残端髓腔。切取1.5～2.0 cm长髂骨块并修成指骨状，再将其凹面朝向掌侧插入拇指指骨残端髓腔，用细克氏针做交叉

内固定（图17-5C）。把提升皮瓣套在植骨条上并覆盖创面。皮瓣提升后所遗留创面用中厚皮片移植覆盖并加压包扎（图17-5D）。

（2）拇指残端帽状提升术

1）切口：相当于掌指关节稍近侧方到虎口部位，经鱼际部绕过第1掌骨尺侧做切口（图17-6A、B）。

2）切开皮肤，保留指背浅静脉并游离到腕背部。找到拇指两侧血管神经束及背侧桡神经皮支，小心分离之，并在深筋膜下做潜性分离，使拇指残端皮肤呈帽状提升，同时于近端也做类似分离（图17-6C）。松止血带观察帽状皮瓣血运。咬除拇指残端硬化骨，显露髓腔。取1.5～2.0 cm自体髂骨条修成指骨状，将远端修成圆面套入帽状皮瓣顶端并向远端提升。密切观察提升长度及皮瓣血液循环状况，以提升到相当长度又不影响皮瓣血液循环时为限；截断髂骨，用克氏针做内固定（图17-6D）。将邻近筋膜脂肪组织转移覆盖骨面，取中厚度片移植，环形加压包扎。术后用石膏托制动。

17.3.4　手术操作注意事项与术后处理

（1）手术操作注意事项

1）无论采用拇指残端提升术还是拇指残端帽状提升术，均应在指伸肌腱与鱼际部肌上做潜性剥离。

2）植骨长度以<2 cm为限，植入过长将影响皮瓣血液循环。做帽状提升后创面植皮加压包扎用力要适中，以不影响血液循环为原则。

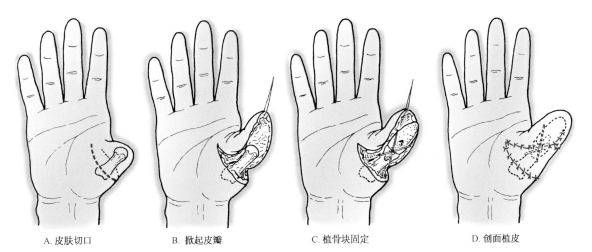

A. 皮肤切口　　　　B. 掀起皮瓣　　　　C. 植骨块固定　　　　D. 创面植皮

图 17-5　拇指残端提升术

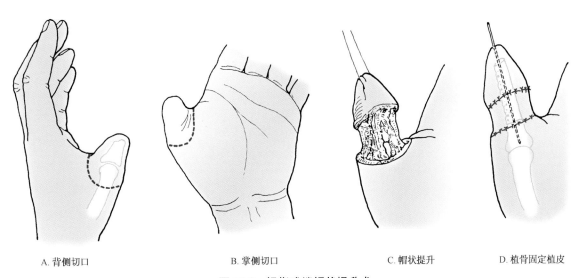

A. 背侧切口　　　　B. 掌侧切口　　　　C. 帽状提升　　　　D. 植骨固定植皮

图 17-6　拇指残端帽状提升术

3）采用拇指残端帽状提升时，若发现一侧血管过紧而影响提升时，以保留拇指尺侧血管神经束，结扎切断桡侧指动脉，使皮瓣提升松弛而又不影响皮瓣血供。

（2）术后处理

拇指呈外展对掌位与前臂用短石膏托制动。2周后拆线。术后 6 周拔除克氏针行功能锻炼。必要时于术后 3～6 个月做虎口"Z"形改形术，以加深虎口。

17.4　皮管植骨再造拇指术

采用皮管植骨再造拇指术具有操作简单、成功率高，并能恢复拇指一定外形与功能的优点，但再造后的拇指外形臃肿，血液循环及感觉差，缺乏关节活动，因而其功能较差，易受冻伤及烫伤等，故目前很少被临床应用。

17.4.1　适应证

拇指Ⅳ～Ⅴ度缺损，残端及虎口部皮肤瘢痕挛缩，年龄较大，不愿接受足趾组织移植及其他拇指延长术者。

17.4.2　麻醉与体位

采用臂丛神经阻滞麻醉、局部浸润麻醉或全身麻醉。患者取平卧位，患肢外展于气性止血带下。

17.4.3 手术步骤

（1）皮管形成植骨术

1）切口：拇指残端做环形瘢痕切除或冠状切口；于上腹部、锁骨下或臂内侧设计以健侧拇指周径加1cm长为皮管皮瓣的蒂宽，以健侧拇指为长度设计皮瓣（图17-7A、B）。

2）沿拇指残端设计的切口切除瘢痕或切开皮肤，向近端分离1.0～1.5 cm皮缘；沿皮管形成部位设计的皮瓣切口切开皮肤达深筋膜浅层并掀起皮

瓣，根据皮瓣厚薄情况修薄皮瓣。彻底止血后缝成皮管。最后采用对合式褥结缝合皮管下创面的折合处，至此皮管制备完毕（图17-7C）。

于髂骨弧形部凿取带骨膜的髂骨块，其长为拇指再造的长度。将修成直径近1.0 cm的髂骨条插入拇指残端髓腔中，并用克氏针固定（图17-7D）。将患肢屈肘上提，把固定于拇指的髂骨条套入皮管内。皮管边缘与拇指残端皮缘做间断外翻缝合，使肢体置舒适位置，用宽胶布与躯体固定（图17-7E）。

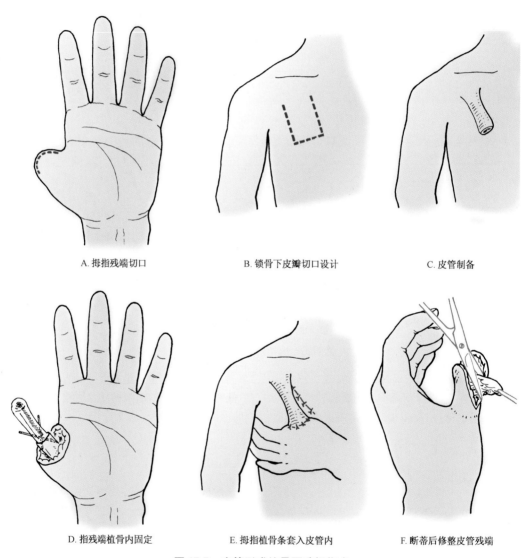

A. 拇指残端切口   B. 锁骨下皮瓣切口设计   C. 皮管制备

D. 指残端植骨内固定   E. 拇指植骨条套入皮管内   F. 断蒂后修整皮管残端

图 17-7　皮管形成植骨再造拇指术

（2）皮管断蒂术

局部浸润麻醉，将皮管断蒂。根据拇指长度修

整皮管残端，使皮肤缝合缘位于拇指背面，防止出现"猫耳"（图17-7F）。为了恢复皮管植骨再造拇指的

感觉,可于术后 3 个月做环指桡侧或中指尺侧血管神经岛状皮瓣移位术来弥补。

17.4.4　手术操作注意事项与术后处理

(1) 手术操作注意事项

1) 皮管宜设计于锁骨下。皮瓣修薄缝合后粗细类同对侧拇指。

2) 皮瓣内要彻底止血,以防术后出血导致手术失败。

3) 皮管根部创面折合处要缝合讲究,消灭无效腔。

4) 植骨条粗细适宜,套入皮管后松紧要合适。套入后若过紧,将影响皮管血运;套入后若过松,将使持物不稳。

5) 皮管皮缘与拇指残端皮缘缝合要保证外翻,以利愈合及侧支循环的建立。

(2) 术后处理

术后使肢体置舒适的体位并用宽胶布与躯体固定,防止套入的植骨条松动及皮管扭曲。术后 2 周拆线,术后 3 周开始于皮管根部用皮筋做常规断蒂训练,待皮筋阻断皮管根部血供超过 1 h,皮管血液循环仍正常时方可断蒂。

17.5　示指或残指移位拇指化术

示指或残指移位拇指化术是将正常或已有部分缺损的示指或其他残指转移到拇指残端,用来加长或代替拇指的方法。由于移位时连同关节、肌腱、血管、神经等组织一并转移,故移位后其功能活动、感觉、外形等方面比较理想,为不少医师及患者所欢迎。但采用本方法仍未能恢复手指的正常数目;另外,若将正常的手指转位,则必须切除一部分示指的掌骨或指骨,这又未免令人惋惜。因此,只有在示指或其他手指有残缺的情况下,才值得施行。

17.5.1　适应证

拇指Ⅳ度或Ⅴ度缺损,鱼际部肌功能正常,而示指或环指于近侧指骨间关节以远缺损,但指根部皮肤软组织正常,不愿接受足趾组织移植再造者。凡选用正常示指移位者应慎重考虑,尤其是显微外科技术发展至今,选用正常示指移位并非上策。

17.5.2　麻醉与体位

采用臂丛神经阻滞麻醉或全身麻醉。患者取平卧位,患肢外展于气性止血带下。

17.5.3　手术步骤

(1) 示指残指移位拇指化术

1) 切口:在示指及拇指根部背侧设计一个不规则的"Y"形切口,使示指背侧呈"V"形,拇指背侧略呈弧形并把虎口包括在内,示指掌侧根部做环形切口,拇指掌侧做矢状切口(图 17-8)。

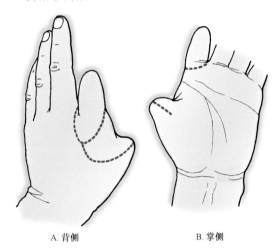

A. 背侧　　　　　　　　B. 掌侧

图 17-8　示指残指移位拇指化术切口

2) 沿设计切口切开皮肤,保留示指背侧"V"形皮瓣的指背静脉网并予以分离(图 17-9A),于掌侧保留示指桡侧血管神经束及尺侧拇指侧固有神经并予以分离。切断结扎第 1 指总动脉至中指桡侧指掌侧固有动脉,小心分离示指尺侧与中指桡侧的指总神经至第 2 掌骨中段(图 17-9B)。

切断示、中指的蹼韧带和第 2、3 掌骨头间横带,于近端切断示指伸肌腱,在示指根部桡侧切断第 1 背侧骨间肌及掌侧骨间肌在示指远端指骨的附着部(图 17-9C),同时切断与转位无关的其他软组织,用骨刀或电锯在适当部位截断示指近节或第 2 掌骨(图 17-9D),并在第 2 掌骨近端截取长约为 1.5 cm 的一段掌骨皮质骨以备做髓腔内固定的骨栓。

掀起拇指背侧皮瓣,显露第 1 掌骨,咬除残端硬化骨并扩大髓腔。然后将截断的示指转位到拇指位,再次检测再造拇指长度及必要的骨缩短,用截下的第 2 掌骨皮质骨栓做骨髓腔内固定(图 17-9E),使拇指调整于对掌位并缝合骨膜。将第 1 骨间背侧肌缝在示指尺侧原第 1 骨间掌侧肌的腱止处(图 17-9F),把拇短展肌腱止部与移位示指第 1 骨间背侧肌腱止处缝合(图 17-9G),最后将拇长伸肌腱残端与移位示指伸肌腱缝合,把 2 块皮瓣互换位置,形成新的虎口(图 17-9H、I)。手术完毕包扎后用石膏托制动。

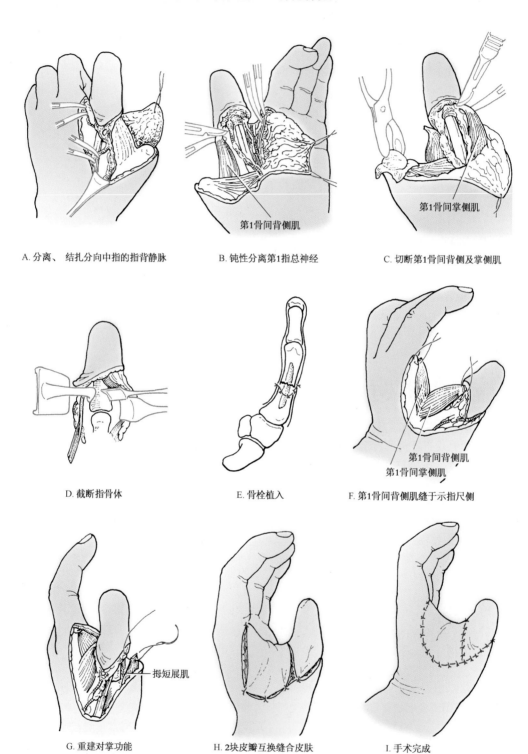

A. 分离、结扎分向中指的指背静脉

B. 钝性分离第1指总神经
第1骨间背侧肌

C. 切断第1骨间背侧及掌侧肌
第1骨间掌侧肌

D. 截断指骨体

E. 骨栓植入

F. 第1骨间背侧肌缝于示指尺侧
第1骨间背侧肌
第1骨间掌侧肌

G. 重建对掌功能
拇短展肌

H. 2块皮瓣互换缝合皮肤

I. 手术完成

图 17-9 示指残指移位拇指化术

3）手术操作注意事项：①手术分离时避免损伤示指桡侧血管神经束及尺侧指神经，分离长度以利于转位为宜。当血管神经束出现张力时，以缩短骨骼为主。②移位指体长短适中，不宜过长。除采用骨栓内固定外，也可采用其他内固定材料，并使拇指呈对掌位。③需注意移位后内在肌的重建，缝合张力要略偏高。④为了恢复移位示指为拇指感觉，可切断示指两侧指神经，移位后与相应拇指残端两指神经缝接。

（2）环指残指移位拇指化术

1）切口：按图 17-10A、B 设计环指残端背、掌侧切口。

2）先于背侧做切口，分离环指残端 2 条掌背静脉，切断结扎分向中指、小指的分支，使静脉周围保留一些疏松筋膜组织。分离环指两侧相应指总伸肌腱，切断第 2 骨间掌侧肌腱止处及第 4 骨间背侧肌腱止处。

经掌侧切口分离第 2、3 指总动脉和神经，切断、结扎分向中指尺侧及小指桡侧的指动脉，纵行劈开中、环指及环、小指间的指总神经达掌心，切断第 4 蚓状肌起自环指指深屈肌腱部分。

根据拇指缺损程度及再造拇指长度的需要，于第 4 掌骨适当部截断，切断第 3、5 掌骨头横韧带，腕背部切断背侧 2 条静脉及环指的指伸肌腱。此时，环指除掌侧 2 条动脉、神经及指深屈肌腱相连外，其他组织均已离断（图 17-10C）。

按切口切开拇指残端皮肤，显露第 1 掌骨残端并扩大髓腔。根据再造拇指长度需要对两骨断端做修整，再把环指移植到第 1 掌骨残端对掌位予以固定（图 17-10D），调节张力后将拇长伸肌腱与环指伸肌腱缝合。于手术显微镜下把环指背侧 2 条静脉与拇指近端掌背 2 条静脉缝合，以建立环指的静脉回流。缝合所有创面皮肤（图 17-10E）。若虎口处尚有少许创面，则取中厚皮片移植，术后加压包扎，石膏托制动。

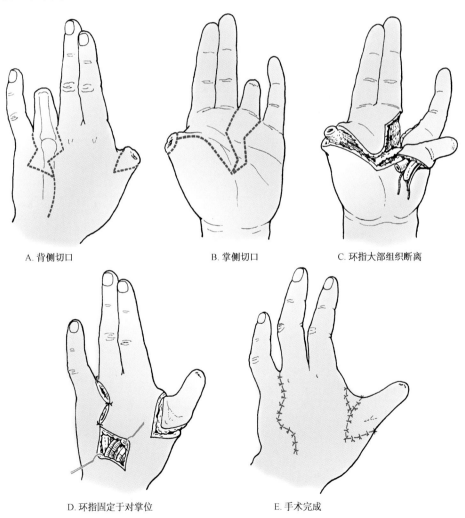

A. 背侧切口　　　　　　　B. 掌侧切口　　　　　　　C. 环指大部组织断离

D. 环指固定于对掌位　　　　　　　E. 手术完成

图 17-10　环指残指移位拇指化术

17.5.4　术后处理

用石膏托制动并扩大虎口。术后 2 周拆线,术后 6 周视骨愈合情况拔除克氏针开始做功能练习。

17.6　带血管神经蒂皮瓣移位加植骨拇指再造术

目前,再造拇指的方法较多,但均有不足之处。采用手指转位或足趾游离移植再造需牺牲 1 个手指或足趾;采用传统的皮管植骨再造拇指因外形臃肿,缺乏感觉,易被冻伤、烫伤与破溃;拇指残端提升长度不够;虎口加深,拇指实际长度不增加。若采用带血管神经蒂皮瓣转移代替以上诸多方法,使再造拇指获得血供和有良好感觉,手术一次完成,外形、功能也较满意,是一种可选择的方法。

17.6.1　适应证

拇指Ⅲ～Ⅳ度及部分Ⅴ度缺损,残端皮肤柔软正常,无皮肤瘢痕挛缩,不愿接受足趾移植、虎口加深及残端提升者。

17.6.2　麻醉与体位

采用臂丛神经阻滞麻醉或全身麻醉。患者取平卧位,患肢外展位于气性止血带下。

17.6.3　手术步骤

(1) 示指背侧岛状皮瓣加植骨再造拇指术

1) 切口:拇指残端背侧做"U"形切口设计,于示指近侧指骨间关节以近背侧,设计根据再造拇指长度及宽度所需的皮瓣(图 17-11A、B)。

2) 沿设计切口切开拇指残端皮肤,把背侧皮瓣掀起展开翻向掌侧,显露拇指近节或第 1 掌骨残端并开通扩大髓腔。从髂骨切取一骨块,修成直径为 1 cm,根据再造拇指长度的带骨膜的髂骨条。用克氏针将髂骨条与拇指残端做内固定(图 17-11C)。

沿示指侧设计的皮瓣切口切开皮肤,在第 1 骨间背侧肌与第 2 掌骨间切口内,在第 1 掌背动脉的投影线上保留宽为 1.5 cm 筋膜,并在第 1 骨间背侧肌肌膜下分离第 1 掌背动脉保护筋膜内的静脉,连同筋膜一并分离至皮瓣的近侧缘,然后掀起示指近节背侧皮瓣(图 17-11D),注意观察皮瓣血运。在

第 1、2 掌骨间隙与拇指创面间做一较宽松的皮下隧道,把示指背侧岛状皮瓣通过隧道引至拇指背侧创面(图 17-11E)。供区创面用中厚皮片移植加压包扎。

在观察移位示指背侧岛状皮瓣供血无问题时,将皮瓣覆盖拇指背侧创面,调整、修整后缝合皮肤(图 17-11F)。

3) 手术操作注意事项:①皮瓣掀起时在指伸肌腱上保留一些腱周组织,以利移植皮片成活;②当皮瓣通过皮下隧道受阻时不要勉强牵拉,可切开皮肤并向两侧分离,使血管筋膜蒂平顺置于皮下。

除采用示指背侧岛状皮瓣再造拇指外,也可采用示指桡侧岛状皮瓣转移再造拇指。方法为:拇指残端改为掌侧"U"形切口(图 17-12A)。皮瓣掀起与植骨方法同示指背侧岛状皮瓣再造拇指。根据拇指掌侧创面大小范围,在示指桡侧设计一以示指指掌侧固有动脉,以及掌侧固有神经背侧支和相伴静脉为蒂的示指桡侧岛状皮瓣。沿侧中线做切口,保留示指桡侧指掌侧固有动、静脉及一些筋膜蒂,分离示指桡侧指掌侧固有神经与背侧支后使示指桡侧指掌侧固有神经留在原位,然后按皮瓣设计范围切开皮肤并掀起皮瓣(图 17-12B)。皮瓣通过皮下隧道,覆盖于拇指掌侧创面(图 17-12C),缝合皮肤。供区创面用全厚皮片移植并加压包扎。

(2) 示指背侧皮瓣与虎口皮瓣联合再造拇指术

1) 切口:根据再造拇指长度,设计示指近节背侧皮瓣 M 和蒂部位于掌侧虎口皮瓣 N,并使皮瓣 N 边缘与拇指残端创面相连(图 17-13A)。

2) 沿切口线切开皮肤,于深筋膜下分别掀起 M、N 皮瓣(图 17-13B),将皮瓣 N 翻向掌侧用于再造拇指掌侧皮肤,皮瓣 M 转移覆盖再造拇指背侧创面。取髂骨块修成指骨状骨条至适当长度,并将其与拇指残端做骨固定,也可把原来无再植条件的拇指指骨连同肌腱做植入固定并修复肌腱。把 2 块瓣瓦合缝合,供区创面用中厚皮片移植(图 17-13C),并做加压包扎。

3) 手术操作注意事项:①本手术所形成的 N 皮瓣在转向掌侧时会出现虎口皮肤挛缩线,为此,应把创缘修成锯齿状;②M 皮瓣内可带第 1 掌背动脉,以保证皮瓣的血供。

(3) 第 1 掌骨背侧皮瓣与示指近节背侧皮瓣联合再造拇指术

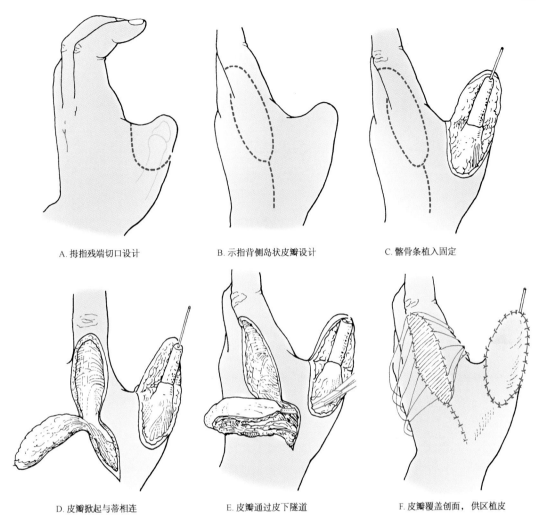

A. 拇指残端切口设计   B. 示指背侧岛状皮瓣设计   C. 髂骨条植入固定

D. 皮瓣掀起与蒂相连   E. 皮瓣通过皮下隧道   F. 皮瓣覆盖创面，供区植皮

图 17-11 示指背侧岛状皮瓣加植骨再造拇指术

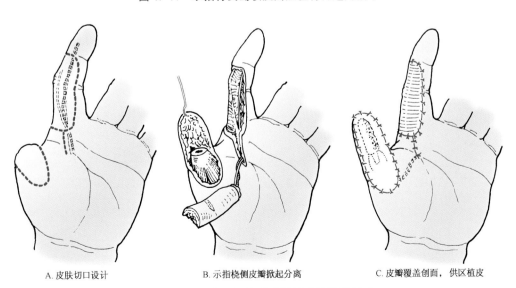

A. 皮肤切口设计   B. 示指桡侧皮瓣掀起分离   C. 皮瓣覆盖创面，供区植皮

图 17-12 示指桡侧岛状皮瓣转移再造拇指术

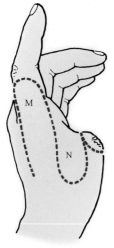

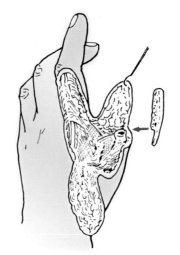

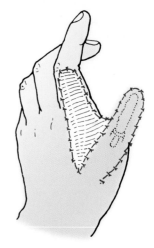

| A. 切口设计 | B. 分离两皮瓣并作植骨 | C. 两皮瓣瓦合缝合，供区创面植皮 |

图 17-13　示指背侧皮瓣与虎口皮瓣联合再造拇指术

1) 切口:根据再造拇指长度需要,在示指近节背侧及第 1 掌骨背侧,以桡动脉深支进入第 1 骨间背侧肌二头之间为轴心点设计两块岛状皮瓣。两皮瓣之间以纵行切口相连(图 17-14A)。

2) 示指背侧岛状皮瓣掀起参见图 17-11D。

沿第 1 掌骨背侧皮瓣近侧缘做切口,在拇短伸肌腱深面找到桡动脉背支,在桡动脉近端切断结扎,沿桡动脉背支下逆行分离该血管并掀起皮瓣,使头静脉于皮瓣内。此时于远端切断拇短伸肌腱并从近端抽出,以保护皮支血供的完整性。然后在第 1 掌指关节以近掀起皮瓣并分离至第 1 骨间背侧肌二头间,再缝合拇短伸肌腱。此时以桡动脉深支为蒂的2 块皮瓣即告形成(图 17-14B)。

取髂骨块并将其修成指骨条长度,或把无再植条件的离断拇指剔皮后,将指骨植入固定并缝合肌腱。然后将 2 块皮瓣做顺向转移呈瓦合状覆盖指骨(图 17-14C),使示指近节背侧皮瓣位于掌侧,第 1 掌骨背侧皮瓣位于背侧。两处供区用中厚皮片移植并加压包扎。

3) 手术操作注意事项:①为了使再造拇指有正常拇指感觉,可将转移示指背侧岛状皮瓣内的桡神经浅支的近端与拇指尺侧指掌侧固有神经做缝合;②在掀起 2 块皮瓣时要注意保留指伸肌腱的腱周组织,以利于伸指功能及皮片成活。

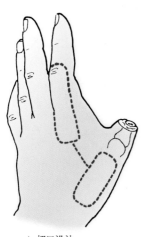

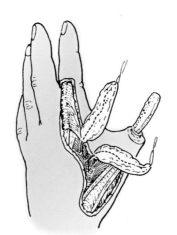

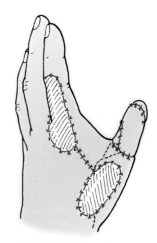

| A. 切口设计 | B. 两块皮瓣分离完毕 | C. 皮瓣瓦合覆盖创面,供区植皮 |

图 17-14　第 1 掌骨背侧皮瓣与示指近节背侧皮瓣联合再造拇指术

17.6.4　术后处理与评价

（1）术后处理

术后均用石膏托制动，2周后拆线。术后6周根据骨愈合情况拔除克氏针，开始行功能锻炼。

（2）评价

采用带血管蒂皮瓣转移再造拇指虽有不牺牲手指或足趾、就地取材、手术操作简单、成功率高的优点，但再造拇指的外形仍不甚满意，无指甲，无指骨间关节活动，缺乏握的功能，缺乏原拇指的感觉，并对患手造成一些不良的外形，尤其是当皮片成活不全时会导致线状瘢痕挛缩而影响手的外形与功能。这些缺点于术前应充分预计。

17.7　足趾游离移植手指再造术

采用吻合血管的足趾移植再造手指与其他传统的再造方法相比具有以下优点：①手术一次完成，疗程短，减轻患者的多次手术痛苦和经济负担。②再造的手指长度适中，具有指甲，外形较佳。③再造手指具有正常的血液循环，血供好，术后4～6周即可恢复功能练习，且再造指不畏寒。④采用第2、3趾移植再造手指能够伸、屈、捏、握，恢复了再造指应有的功能；用踇甲皮瓣再造拇指，其外形近似原拇指。⑤能恢复原来手指的感觉功能、两点分辨觉达5～8mm，且能出汗。⑥再造手指同时可一期完成虎口、指蹼的修复与重建，可重建拇指对掌功能及其他指的蚓状肌功能。⑦切取有限的足趾后对供足功能无明显影响。

17.7.1　临床应用解剖

本节着重介绍足部的血供系统，其他结构从略。

（1）动脉

足部血供主要来自胫前动脉和胫后动脉。

1）足背动脉：胫前动脉出"十"字韧带后行于足背称为足背动脉。该动脉贴近足骨及足韧带走向第1跖骨间隙，其内侧为踇长伸肌腱，外侧为踇短伸肌。在第1跖骨间隙的近侧端附近分为2个终支，即足底深动脉及第1跖背动脉（图17-15A）。

足背动脉大多为胫前动脉的直接延续，始于内外踝连线的中点，终于第1跖骨间隙近端。通常有2条伴行静脉。足背动脉主干偏向正常位置内侧占42%，偏向外侧占58%，后者常始于腓动脉。足背动脉极细或缺如者占3.8%～6.7%。成人正常足背动脉干长为6.5～8.0cm，外径为2.0～3.5mm。

足背动脉干的任何部位都可发出纤细的皮支，大的皮支以其近侧段较多。成人皮支外径近侧段为0.4～0.5mm，中间段为0.3～0.5mm，远侧段为0.3～0.4mm。然而，第1跖背动脉也发出较多纤细的皮支与附近动脉相互吻合，形成足背皮肤动脉网。

以上解剖特点为切取足背皮瓣及带足背皮瓣的第2趾或踇甲皮瓣移植提供了重要的解剖依据。

2）足底深动脉（图17-15B）：在第1骨间背侧肌两头之间走向足底，与第1趾足底总动脉汇合构成足背足底动脉的交通。于足底深动脉的不同部位向远端发出第1跖背动脉。这一解剖特点为切取踇趾、踇甲皮瓣及第2趾提供了两个重要的供血来源。

3）第1跖背动脉：位于第1背侧骨间肌与皮肤之间，与同名静脉伴行，其内侧为腓深神经的皮支。第1跖背动脉在第1跖骨间隙的位置按Gilbert的分型可分为3型（图17-16）。

A. Ⅰ型：第1跖背动脉走行在第1骨间背侧肌皮面或浅层肌纤维之间，达第1跖骨间隙远侧端跖横深韧带背侧面，移行为趾背动脉。Ⅰ型出现率为45%～66%。第1跖背动脉走行于足背皮肤下与第1骨间背侧肌表面之间者称为足背动脉延续型，或称Ⅰa型（图17-16A）；凡走行于第1骨间背侧肌浅层者称Ⅰb型（图17-16B）。

B. Ⅱ型：第1跖背动脉位置较深，起于足底深动脉上中部。该动脉常于第1跖骨间隙远侧1/3处跨越至骨间背侧肌表面，称为Ⅱa型（图17-16C）；若走行于骨间背侧肌深层，并由足底深动脉发出一细小支沿骨间背侧肌表面走行者称为Ⅱb型（图17-16D）。Ⅱ型出现率为22%～46%。当术中遇Ⅰ型或Ⅱ型情况，则均能顺利切取足趾组织行移植再造术。

C. Ⅲ型：第1跖背动脉极细或缺如（图17-16E）。若有细支但不足以提供足趾移植的血供，则不能以切取该动脉为供血的足趾。Ⅲ型出现率为8.4%～12.0%。当术中遇Ⅲ型时可采用足背动脉-足底深动脉-第1趾足底总动脉这一供血系统来切取足趾。

4）第1趾足底总动脉：胫后动脉于内踝下出分裂韧带后分足底内侧动脉及足底外侧动脉

17

（图 17-17）。足底内侧动脉在足底内侧沟内，其末端与第 1 趾足底总动脉汇合；足底外侧动脉在足底外侧沟内沿第 5 趾外侧发出一趾足底固有动脉，向内

与来自足背动脉的足底深动脉吻合，构成足底深弓，并发出 4 条趾足底总动脉。第 1 趾足底总动脉又发出 3 个趾足底固有动脉。

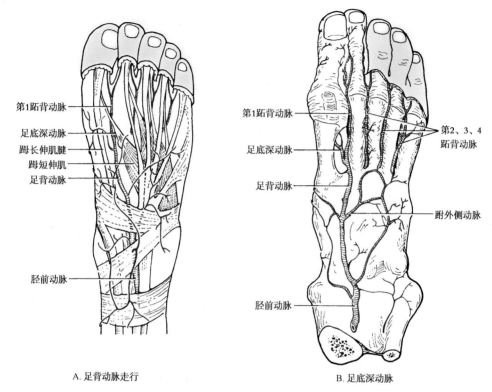

A. 足背动脉走行

B. 足底深动脉

图 17-15　足背动脉走行与分支

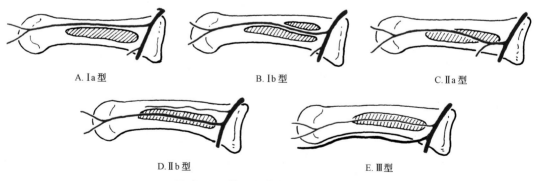

A. Ⅰa 型　　　　　B. Ⅰb 型　　　　　C. Ⅱa 型

D. Ⅱb 型　　　　　E. Ⅲ型

图 17-16　第 1 跖背动脉 Gilbert 分型

第 1 趾足底总动脉于第 1 跖骨中段向胫侧钻入第 1 跖骨的跖侧，向远端延行于第 1 跖骨远 1/3 的跖侧，与足底内侧动脉及姆趾胫侧趾足底固有动脉在第 1 跖骨远 1/3 跖侧构成"X"交叉（图 17-17）。该动脉绕过姆趾外侧籽骨，走行在跖横深韧带下，走向第 1 趾蹼，与第

1 跖背动脉汇合，向趾底发出姆趾外侧趾足底固有动脉及第 2 趾胫侧趾足底固有动脉。这一解剖关系为临床提供采用足背动脉-足底深动脉-第 1 趾足底总动脉这一供血系统来切取足趾的依据。尤其是遇跖背动脉呈Ⅲ型时就可采用这一供血系统来切取足趾。

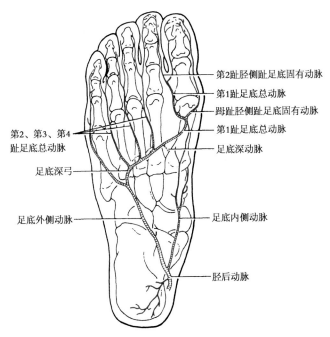

图 17-17　胫后动脉及其在足底的分支行径

17

笔者根据解剖所见和临床需要,对第 1 趾足底总动脉在足底的走向与位置提出分型(图 17-18)。于第 1 跖骨跖侧通过中线画一纵轴线,若"X"交叉位于纵轴线的腓侧则为 C_I 型,术中能看清"X"交叉,易解剖分离切取;若"X"交叉位于纵轴线上则为 C_{II} 型,术者可清楚看到"X"交叉,在充分暴露下可解剖游离切取;若"X"交叉位于纵轴线的胫侧则为 C_{III} 型,术中难以看到"X"交叉,在助手的充分暴露下才能看到第 1 趾足底总动脉走向,但看不到与足底内侧动脉及跗趾胫侧趾足底固有动脉的关系,所以术者必须掌握这一解剖关系,在牵拉第 1 趾足底总动脉的同时带有一定盲目性,将足底内侧动脉及跗趾胫侧趾足底固有动脉经钳夹破坏或切断,以保证第 1 趾足底总动脉的完整性。

(2)静脉

足部静脉(图 17-19)分为深静脉与浅静脉 2 组。深静脉与知名动脉伴行向近端回流;浅静脉是足部主要回流静脉,也是足趾移植时需切取的静脉。浅静脉主要有 2 条,即大隐静脉与小隐静脉。

1)大隐静脉:是足背和第 1～3 趾血液回流的

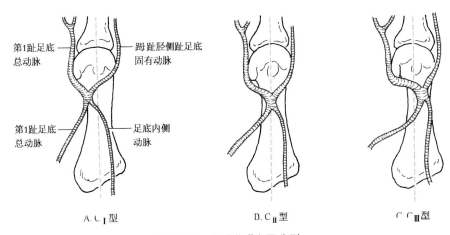

图 17-18　足底"X"交叉分型

17

主要血管。该静脉于内踝前方处的外径为 3～5 mm。

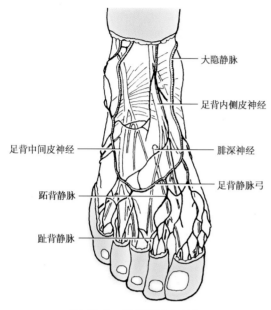

图 17-19　足背静脉与神经

2）小隐静脉：是足外侧及后侧血液回流的主要血管。位于外踝后方，向近端与腓肠神经相伴，其外径为 2.2～3.0 mm。

3）足背静脉弓：由趾背静脉汇合而成。静脉弓的内侧端连大隐静脉，外侧端连小隐静脉。该静脉弓典型者占 92.5%，不成弓者占 3.3%，弓不完整者占 4.2%。足背静脉弓的内侧端相当于足底深动脉处常有一个瓣膜存在，显示第 1 跖背间隙处静脉主要汇入大隐静脉。足背静脉弓的外侧端多无瓣膜。

17.7.2　手术适应证与设计原则

（1）适应证

对手指缺损者，为了恢复功能，改善外形，根据患者要求应予以再造。具体可根据以下指征选择。

1）单纯拇指Ⅱ度以上缺损；拇指Ⅰ度缺损，可根据患者性别、年龄、职业及要求施行再造。

2）手指全部缺损，残端无功能长度。

3）示、中、环、小指于近节中段以远全部缺损或其他残指尚有长度而不能与拇指完成对捏者。

4）凡示、中、环指近节中段以远缺损，小指虽完好，但无代偿功能，不能与拇指对捏者。

5）示、中、环、小指中有 1～2 或 1～3 指缺损及部分缺损，明显影响功能与外形者。

6）符合以上情况的先天性手指缺如者。

再造拇指或其他指除以上适应证外，还应根据患者再造要求与愿望，年龄为 5～50 岁，全身情况良好，无器质性疾病，肝、肾功能正常，踇趾及其他趾外形正常，足部无外伤、手术史，无活动性脚癣或甲癣。

（2）手术设计原则

根据手指缺损程度、受区皮肤情况，结合足趾长度及外形来设计手术方案。

1）拇指Ⅰ、Ⅱ度缺损及其他指Ⅰ～Ⅳ度缺损要求再造者可采用吻合趾-指动、静脉的方式重建血液循环。再造拇指可选用踇趾远节移植，设计时要注意保留踇趾胫侧舌状瓣，修小踇趾远节趾骨底部膨大骨嵴，使踇趾缩小，以接近正常拇指外形。凡选用第 2 趾移植再造时应保留手指的相应指间关节功能。

2）拇指Ⅲ度缺损，第 1 掌指关节关系正常，可选第 2 趾或踇甲皮瓣加植骨移植再造。凡选第 2 趾移植再造，应修复拇长伸、屈肌腱，以增进再造指功能。

3）拇指Ⅳ度缺损，可选带跖趾关节及带舵样足背皮瓣的对侧第 2 趾移植再造。术中应修复拇短展肌以恢复拇对掌功能。

4）拇指Ⅴ度缺损，可选带菱形足背皮瓣与跖趾关节的对侧第 2 趾移植再造。术中应修复或重建拇对掌功能。

5）拇指Ⅵ度缺损，可选扩大的带菱形足背皮瓣与跖趾关节的对侧第 2 趾移植再造。术中应重建拇对掌功能。跖骨与大多角骨之间如何固定应周密设计，要使再造拇指有良好的对掌及旋转功能。大多角骨缺损时，可与舟骨固定于骨性对掌位，也可与第 2 掌骨固定于对掌位。

6）遇第 1、2 掌骨紧贴并伴掌背侧皮肤缺损者，可选用带瓶样足背皮瓣与跖趾关节的对侧第 2 趾移植再造，同时再选用大小、厚薄适中的小型皮瓣移植，并采用血管串联或并联吻合法重建两移植组织的血液循环。

7）再造拇指长度应略短于正常拇指，以不超过示指近节中段为限，使拇指旋前，置于良好的对指位。

8）再造拇指以选同侧踇趾或踇甲皮瓣，对拇指Ⅳ度以上缺损选对侧第 2 趾；再造其他指以切取同侧或对侧第 2 趾为宜。

9）中、环指于近侧指骨间关节部的单指或双指缺损，选第 2 或第 3 趾移植，采用吻合趾-指动、静脉方式重建血液循环施行再造。

10）示、中、环、小指于近节基部缺损，可切取双侧第2趾或有趾蹼相连的第2、3趾一并移植再造示、中指或中、环指；凡掌指关节已缺损，以切取两侧带跖趾关节的第2趾移植再造示、中指或中、环指为宜，并同时重建蚓状肌功能。

11）全手指缺损时，应视伤情选对侧第2趾移植再造拇指，同侧第2或第2、3趾移植再造示、中指或中、环指。再造时以求保证功能需要的少而精为前提，不求多而全。

12）再造指的骨内固定以不影响关节功能及调节肌肉张力为原则。

13）受区要选择正常的动力肌来修复再造指的伸、屈指功能、对掌功能及蚓状肌功能。

14）切取足趾时对血管、神经及肌腱的切取以宁长勿短为原则，避免在修复过程中再用游离移植的方法作弥补。

15）再造指血管蒂行走处应有良好的皮肤覆盖，防止血管蒂在隧道内扭曲、嵌压。

16）切取足趾以不影响供足的功能为原则，凡切取足背皮瓣的第2趾或𧿹甲皮瓣者，应采取有效的方法保证皮片成活。

以上手术设计原则，要求术者在术前做周密精心的设计，既不破坏供足功能，又使再造指获得良好的外形与功能；当术中遇到血管解剖变异，因外伤或手术误伤及先天性结构缺如时，术者能采取种种应变措施施行再造、修复与重建，从而顺利完成再造手术。在这里需强调，术者不仅要遵循前人的方法与经验，同时还要善于创新和改进，只有这样才能获得再造手术的成功，以减少患者多次手术的痛苦，进一步提高手术效果。

17.7.3 术前准备、麻醉与体位

（1）术前准备

1）对患者做全面检查，了解其心、肺、肾、肝功能。进行其他血液检查及配血等。

2）对供足及伤手做X线摄片检查。

3）术前应检查足背动脉、第1跖背动脉的走向及搏动情况，有条件时可用超声Doppler血流仪探查。

4）根据以上检查，制订再造手术方案，并对术中可能发生的情况做应有的估计及采取相应措施。

5）手术显微镜及显微手术器械与缝合材料的

全面检查与准备。

6）术前留置导尿管。

7）根据再造指数与手术医师的技术情况进行手术分组，明确各级人员的职责，要在术中协同一致共同完成再造手术。

（2）麻醉

选足趾移植单纯再造1个拇指或1个其他指，通常分2个手术组同时施行。当切取双足第2趾或一手多指再造时，需分3个手术组同时施行。因此，麻醉应视再造方式及年龄不同选择不同的麻醉途径。

1）供足麻醉：通常选用连续硬膜外阻滞麻醉。如同时需要切取其他部位的组织时，应根据该部位神经分布平面进行不同平面穿刺以阻滞麻醉或另选其他麻醉方法。供区手术切取时间一般为2h左右，麻醉师可根据手术时间做合理计量。

2）伤肢麻醉：通常选用臂丛神经阻滞麻醉，手术时间为4～6h。麻醉师应根据患者情况及操作习惯进行合理选择，不要强求统一，以保证手术无痛、安全、并发症少为目的。

对于小儿手指施行再造时，若采用上述方法施行麻醉时应配合全身基础麻醉，使患儿安静入睡；若对上述麻醉方法无把握时，也可采用全身麻醉，以保证手术顺利进行。

为避免两处以上麻醉同时用药而带来用药过量及中毒反应，麻醉师应根据供区和受区不同需要，先后合理安排，间隔施行麻醉，不宜同时一次给药。

（3）体位

无论选单趾移植手指再造还是选复合组织移植的手指再造与修复，一般均从肢体切取组织，故均采用平卧位，一侧上肢或两侧上肢均外展于手术台上。均于气性止血带下施行手术。

17.7.4 拇指缺损再造术

（1）拇指Ⅰ度、Ⅱ度缺损再造术

以𧿹趾远节移植，采用吻合趾-指动、静脉的方式重建血液循环施行再造为例。

1）切口：拇指残端做环形或冠状切口，供𧿹于胫侧留一舌状瓣，按图17-20A"𧿹趾部切口"示意设计切口。

2）手术步骤：沿拇指残端冠状切口切开皮肤及皮下并向两侧延长，于掌侧先找到两侧指神经瘤并向近端分离；于拇指尺侧解剖、分离指掌侧固有动脉及相延续的拇指主要动脉达正常血管止；于拇指近

节指背做横切口,在皮下找到1~2条较粗的指背静脉并向近端做适当游离,再与拇指残端间贯通皮下隧道;拇指残端咬除部分硬化骨,开通髓腔。至此受区准备暂告段落,拇指洗清后加压包扎。

沿蹬趾切口设计切开皮肤,于趾背向近端切开并掀起皮肤,保护与蹬趾远节相连的趾背静脉,并向近端分离追踪,以保留1~2条较粗的趾背静脉。于蹬趾腓侧找到趾足底固有动脉及神经并向近端游离达足够长度(图17-20B),必要时解剖分离与趾足底固有动脉相延续的第1跖背动脉或第1趾足底总动脉即可。保留并掀起腹侧舌状瓣,根据再造拇指长

度需要,截断蹬趾远节趾骨或于趾骨间关节处离断;根据受指血管神经情况将蹬趾血管神经予以高位切断。蹬趾残端创面及骨端经修整清洗后用胫侧舌状皮瓣覆盖缝合。

将离断蹬趾移至受区,把远节趾骨底膨大骨嵴咬除修细缩短(图17-20C),切除部分跖侧皮下组织,缝合胫侧创面。凡拇指Ⅰ度缺损者行单枚斜向克氏针固定;凡拇指Ⅱ度缺损者关节融合行克氏针纵贯内固定(图17-20D)。于手术显微镜下缝合趾-指背侧静脉、趾-指神经及趾-指动脉,重建再造指血液循环,最后修整缝合皮肤(图17-20E)。

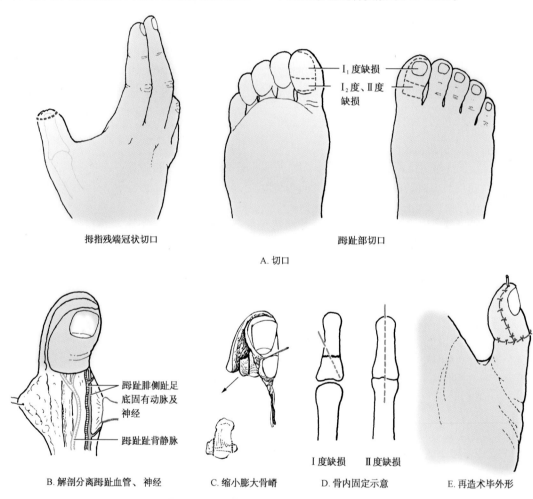

拇指残端冠状切口 蹬趾部切口

I_1度缺损
I_2度、Ⅱ度缺损

A. 切口

蹬趾腓侧趾足底固有动脉及神经

蹬趾趾背静脉

B. 解剖分离蹬趾血管、神经

C. 缩小膨大骨嵴

Ⅰ度缺损 Ⅱ度缺损

D. 骨内固定示意

E. 再造术毕外形

图 17-20　拇指Ⅰ度、Ⅱ度缺损再造术

3)手术操作注意事项:①选用蹬趾远节移植再造切口设计要周密,既要使长度合适,又要使胫侧舌状瓣留有宽度以覆盖创面,还要使趾-指间两端皮肤松软缝合。②拇指残端的静脉及动脉应为正常血管,使动脉

搏动有力;蹬趾趾背静脉、趾足底固有动脉或第1跖背(底)动脉游离达足够长度以利于在受区做无张力缝合。神经亦如此处理。③蹬趾远节趾骨底部骨嵴膨大,必须予以咬除修小(图17-20C),并根据再造长度做

缩短处理,同时切除部分踇趾跖侧较厚的皮下脂肪,缝合胫侧创面后使皮肤张力较低,又形成近似拇指外形的趾体。若骨处理不当,或脂肪修除较少,皮肤缝合后局部张力大会导致胫侧皮缘部分坏死。

4) 术后处理:按断指再植及拇指再造术后常规治疗。术后 6 周拔除克氏针行功能练习。

5) 手术优缺点:①优点为手术创伤小;不破坏

供、受区知名血管及血液循环;不受供区血管解剖变异的影响;再造指外形近似拇指,感觉恢复快,功能好(图 17-21);类似人为断指再植术,手术人员少,手术时间短。②缺点为拇指桡侧无本体感觉。若远节趾骨膨大骨嵴咬除不够,胫侧皮肤缝合时张力过大易导致胫侧皮缘部分坏死,需换药后才能愈合而影响外形。

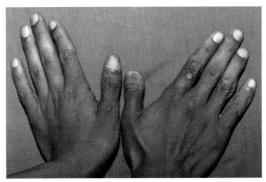

A. 右拇Ⅰ度缺损

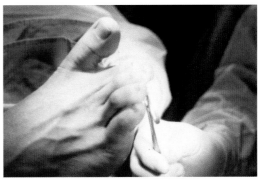

B. 取同侧踇趾远节移植

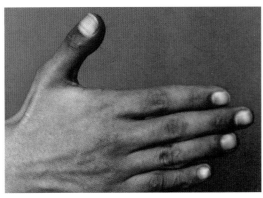

C. 术后2年外形

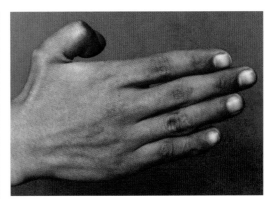

D. 术后2年功能

图 17-21　右手拇指Ⅰ度缺损再造术前后比较

(2) 拇指Ⅲ度缺损再造术

选第 2 趾移植,解剖足背动脉、足底深动脉、第 1 跖背(第 1 趾足底总)动脉、大隐静脉与受区桡动脉、头静脉缝合重建血液循环为例。

1) 切口:拇指残端做矢状切口或"V"形皮肤切除切口(图 17-22A)。于对侧或同侧第 2 趾背侧及跖侧做较小的"V"形切口,足背偏大隐静脉做"S"形切口(图 17-22B)。

2) 手术步骤:沿拇指残端按设计切口切开或切除"V"形皮肤,向两侧掀起,于掌侧首先找到两侧指神经瘤并予以分离至正常指神经,于近节指骨的掌侧找到拇长屈肌腱的残端并松解以恢复其正常弹性

(图 17-23A);于指背骨找到并松解拇长伸肌腱的残端。于鼻烟窝处做横切口,切开皮肤,分离头静脉,于拇短伸肌腱尺侧深层找到桡动脉及伴行静脉并予以分离(图 17-23B)。在鼻烟窝切口与拇指残端间贯通皮下隧道,至此受区解剖即告完成。

于同侧或对侧第 2 趾沿设计切口切开皮肤及浅筋膜。于第 2 趾根部找到 2～3 条皮下静脉及与其相连的足背静脉弓和大隐静脉,由远端向近端解剖分离,切断、结扎分向踇趾及第 3 趾的静脉支,使趾背静脉、足背静脉弓及大隐静脉游离(图 17-24A)。于"十"字韧带下切开足背动脉血管鞘,沿足背动脉及其伴行静脉向远端解剖分离,切断拇短伸肌腱

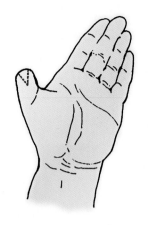

A.残指掌、背侧"V"形皮肤切除切口

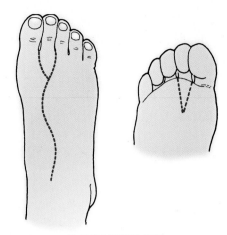

B.足背及跖侧切口设计

图 17-22　供、受区切口设计

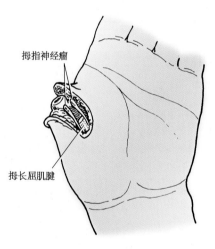

A.拇指残端解剖

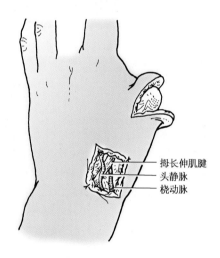

B.鼻烟窝处解剖

图 17-23　受区解剖

(图 17-24B),把足背动脉与其伴行静脉做分离,切断结扎跗外侧动脉、足背皮支及其他分支,游离足背动脉达第 1 跖骨间隙近端。此时要小心切断结扎与足底深动脉相伴的深静脉,以防手术野出血而影响手术操作。沿足背动脉走向第 1 跖骨间隙处找到足底深动脉,小心寻找并分离由足背动脉或足底深动脉发出的第 1 跖背动脉,于第 1 骨间背侧肌表面、肌层间或肌层下分离该动脉,直达第 1 趾蹼间隙。切断结扎沿途分支。凡第 1 跖背动脉属 Gilbert Ⅰ型或Ⅱ型者(参见图 17-16),解剖分离并不困难。最后该动脉于跖横韧带的背侧分出踇趾腓侧及第 2 趾胫侧趾背动脉。切断、结扎分向踇趾腓侧的趾背动脉。于第 2 趾跖侧做"V"形切口切开皮肤及皮下组织,切断、结扎两侧的静脉,掀起"V"形皮瓣,找到两侧趾足底固有神经并向近端分离加高位切断;于跖侧切开趾屈肌腱鞘管,挑出两屈趾肌腱,于高位切断;于背侧切断趾短伸肌腱,于适当部位切断趾长伸肌腱。最后于跖趾关节处离断足趾及其他附属组织(图 17-24C～E)。此时,第 2 跖趾除足背动脉及大隐静脉相连外其余组织均已离断。若受区已做好准备,高位切断、结扎足背动脉及大隐静脉,供趾创面直接缝合(图 17-24F)。

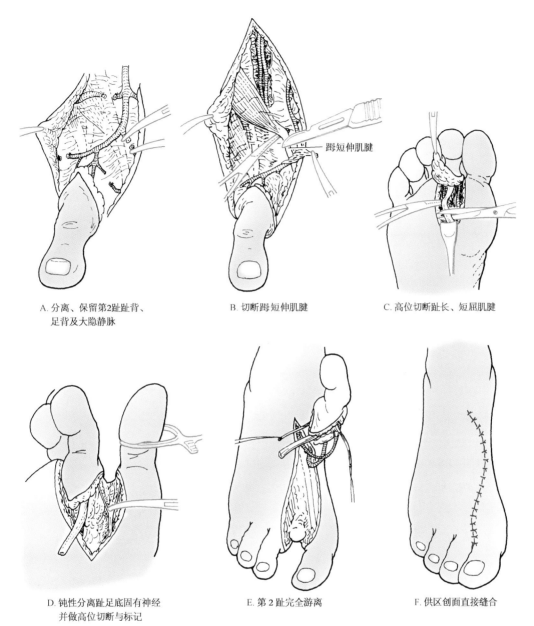

A. 分离、保留第2趾趾背、
足背及大隐静脉

B. 切断𧿹短伸肌腱

𧿹短伸肌腱

C. 高位切断趾长、短屈肌腱

D. 钝性分离趾足底固有神经
并做高位切断与标记

E. 第2趾完全游离

F. 供区创面直接缝合

图 17-24　游离第 2 趾术

　　把第 2 趾移至拇指残端,根据再造拇指长度的需要对拇指残端及第 2 趾近节趾骨做相应缩短,并使皮肤能在无张力下缝合。将近节趾骨与拇指近节指骨做单枚斜向、克氏针交叉或钢丝"十"字内固定(图 17-25A),使再造指处于旋前对掌位,缝合骨膜。用 3"0"尼龙单丝做"8"字缝合指伸肌腱,用 Kessler 缝合法缝合指屈肌腱,使伸、屈肌张力调节于休息位。镜下缝合两侧趾-指神经(图 17-25B)。将足背动脉及大隐静脉通过皮下隧道引至鼻烟窝处切口,

血管经修整后于镜下做大隐静脉-头静脉、足背动脉-桡动脉端-端缝合,开放血管夹重建再造指血液循环。最后修整皮肤,缝合创面(图 17-25C)。

　　3)手术操作注意事项:切取第 2 趾时先解剖游离静脉,静脉由远端向近端游离直达踝前;后解剖游离动脉,动脉由近端向远端游离。

　　在解剖分离足底深动脉时要特别小心,防止损伤附近深浅静脉的交通,应结扎,防止损伤。否则会造成创面出血,影响视野和耽误手术时间。

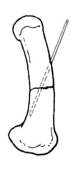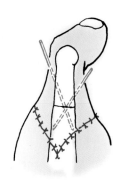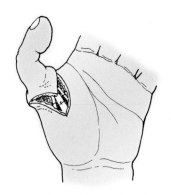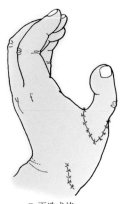

A. 指、趾骨内固定　　　　　　　　　　B. 修复指神经及拇长屈肌腱　　　　　　　C. 再造术毕

图 17-25　第 2 趾再植于拇指残端术

第 1 跖背动脉自离开足底深动脉走行于第 1 骨间背侧肌后,有的就紧贴第 1 跖骨腓侧向远端走行,最后又走行于跖横韧带的背侧。因此,解剖分离时要特别小心,要把该动脉从第 1 跖骨腓侧分离出来。

当切断结扎第 1 跖背动脉分向姆趾腓侧的趾背动脉后,为保证第 2 趾血供,应小心解剖第 1 趾蹼处该动脉与第 1 跖底动脉的交通,切断结扎分向姆趾腓侧的趾足底固有动脉,以保证第 1 跖背动脉分向第 2 趾胫侧趾背及趾足底固有动脉的连续性。

为了保证切取足够长的两侧趾足底固有神经,可沿两趾足底固有神经向近端分离,达趾足底总神经处可做钝性分离,于高位切断标记。

解剖鼻烟窝处寻分离头静脉较容易,但寻找桡动脉时要谨慎,切忌分离过猛,拇短伸肌腱尺侧深层即是桡动脉,要小心分离。与足背动脉吻合时,先将桡动脉用血管夹阻断,然后向远端分离切断结扎,使血管夹以远一段桡动脉有足够长度显露于视野下,以利于与足背动脉缝合。结扎桡动脉远端时使结扎线结牢固,防止脱落。

为保证皮肤缝合时无张力,除注意必要的骨缩短外,应将拇指残端两侧皮肤做充分松解,并将第 2 趾跖侧“V”形皮瓣于筋膜下做锐性松解。缝合皮肤时将多余皮肤予以切除。

术中遇第 1 跖背动脉属 Gilbert Ⅲ型时如何切取第 2 趾呢?根据笔者多年临床实践,可采用足背动脉-足底深动脉-第 1 趾足底总动脉这一供血来源顺次切取。方法是:沿足底深动脉向下分离,于第 1 跖骨间隙深层找到与足底深动脉相延续的第 1 趾足底总动脉,在充分显露下向远端解剖分离直至该动脉走向第 1 跖骨底看不见时为止。于第 1 趾蹼处做切口,切开皮肤,切断结扎无关静脉,于第 2 趾胫侧足底找到趾足底固有动脉,并逆行向近端分离,于跖横韧带远跖侧看到与该动脉相延续的第 1 趾足底总动脉远端及其分向姆趾腓侧的趾足底固有动脉(图 17-26A)。此时,切断跖横韧带并切断、结扎分向姆趾腓侧的趾足底固有动脉及姆横动脉,沿第 1 趾足底总动脉向近端分离。再切断姆收肌及姆短屈肌附着在姆趾外侧籽骨上的腱止部,同时于跖趾关节离断第 2 趾,把第 2 趾拉向腓侧,用拉钩充分暴露该处深部结构。沿第 1 趾足底总动脉走向绕到第 1 跖骨头跖底侧,见到该动脉向上爬行。此时术者可牵拉该动脉,沿该动脉做分离。若为 C$_Ⅰ$型(参见图 17-18),此时可看到第 1 趾足底总动脉与姆趾胫侧趾足底固有动脉、足底内侧动脉构成的“X”形交叉(图 17-26B),然后小心切断、结扎该两动脉。若为 C$_Ⅱ$型,此时可看到该两动脉的分向,但看不清“X”形交叉关系,在充分牵引第 1 趾足底总动脉时钳夹切断该两动脉,待第 1 趾足底总动脉游离出来后再结扎该两动脉断口。若为 C$_Ⅲ$型,在充分牵引第 1 趾足底总动脉下仅能看到该动脉的连续性,看不到其他分支及“X”交叉,此时术者用两把血管钳伸向第 1 跖骨胫侧,在离第 1 趾足底总动脉的胫侧一定距离处钳夹,用弯剪把第 1 趾足底总动脉解剖分离、切断,然后再结扎有关动脉断口。两把血管钳做多次钳夹破坏后退出,局部塞入干纱布填塞止血。待第 1 趾足底总动脉从跖底解剖分离出来后继续向近侧分离直至与近侧动脉汇合止。凡采用这一方法切取时,足背动脉-足底深动脉-第 1 趾足底总动脉的血管蒂长度较长,常有血管痉挛发生。

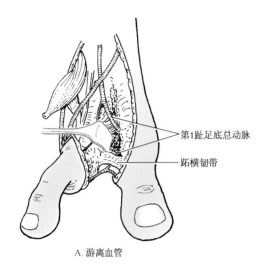

A. 游离血管

第1趾足底总动脉

跖横韧带

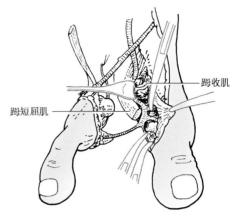

B. C I 型者手术所见

踇收肌

踇短屈肌

图 17-26　足背动脉-足底深动脉-第 1 趾足底总动脉解剖游离

17

当第 2 趾解剖分离，其他组织已离断，只有足背动脉及大隐静脉相连时，松止血带后若第 2 趾未恢复血液循环，可用罂粟碱注射液浸敷于动脉管壁，趾体及血管蒂用温热生理氯化钠溶液湿敷，5～10 min 后趾体即可恢复血液循环。

术中遇足背动脉缺如时如何切取第 2 趾呢？足背动脉缺如型的出现率为 3.7%～7.0%。既往不少学者术中遇到足背动脉缺如时即放弃手术。笔者遇足背动脉缺如出现率为 3.5%。对此笔者采用高位断蒂、低位缝合或吻合趾-指动、静脉的方法来重建血液循环，圆满地解决了这一难题。高位断蒂、低位缝合的概念是：当术中发现足背动脉缺如时，改为逆行解剖，沿第 2 趾及踇趾的趾背动脉与趾足底固有动脉向近端逆行解剖，顺此可以找到第 1 跖背及第 1 趾足底总脉，直达第 1 跖骨间隙的近端，即相当于足底深动脉处，将第 1 跖背或趾足底总动脉切断，称高位断蒂。吻合血管时如果该段血管蒂已足够长，与桡动脉做直接吻合；如果长度不够时，可于第 1 背侧骨间肌两头之间找到桡动脉深支予以缝合即可，称低位缝合。也可采用跖背静脉-指背静脉，第 1 趾足底动脉-拇主要动脉吻合重建血液循环。

4）术后处理：按显微外科组织移植术后常规处理。2 周拆线，6 周拔除克氏针，行自主及被动伸指、屈指功能锻炼及必要的康复与职业治疗，可恢复满意的外形与功能（图 17-27）。

（3）拇指Ⅳ度缺损再造术

选带舵样足背皮瓣及跖趾关节的对侧第 2 趾移植再造为例（图 17-28A）。

1）切口：拇指于掌指关节处缺损且残端皮肤柔软者选矢状切口；残端桡侧或尺侧有皮肤瘢痕挛缩者选对侧第 2 趾设计偏向胫侧或腓侧舵样皮瓣的手术切口（图 17-28B）。

2）手术步骤：第 2 足趾的手术切取步骤完全同拇指Ⅲ度缺损切取第 2 趾，故在此省略。现仅将不同点陈述如下。

A. 舵样皮瓣的掀起：沿设计切口切开皮肤，找到与皮瓣及第 2 趾相连的跖背静脉（图 17-28C），沿此向近端游离解剖，切断、结扎与皮瓣及第 2 趾无关的其他静脉分支，直达内踝处。然后将皮瓣于趾伸肌腱背侧掀起达第 2 跖趾关节腓侧止。其他，如足背动脉、趾神经、趾长伸肌腱、趾短伸肌腱和趾长屈肌腱的切取均与拇指Ⅲ度缺损再造切取一样。

B. 骨骼截断平面：于跖趾关节以近 2 cm 处用线锯锯断第 2 跖骨，并切断附近背侧骨间肌及跖侧骨间肌，保持第 2 跖趾关节的完整性。

C. 移植再造：沿拇指残端设计切口，切开皮肤并切除部分虎口处挛缩的瘢痕或坏死皮肤，使两侧皮肤充分松解，依次解剖、分离并找到两侧指神经，拇长、短伸肌腱及拇长屈肌腱残端并松解，使之恢复正常肌力弹性。于鼻烟窝切口内找到头静脉及桡动脉并标记之。将第 2 趾断蒂移至拇指残端。根据再造拇指长度需要，对第 1 掌骨残端及第 2 跖骨做必要的缩短并修整骨断面后，把第 2 趾试植于第 1 掌骨上，使桡尺侧两端皮肤能在无张力下缝合即可。采用钢丝"十"字内固定的方法固定跖掌骨，并使再造指处于旋前对掌位，缝合骨膜。切除部分过厚的

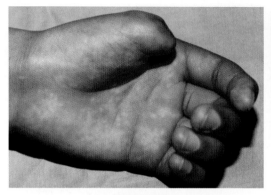

A. 左拇Ⅲ度缺损

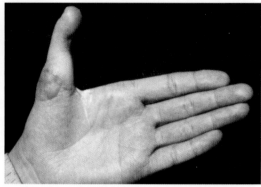

B. 第2趾移植术后2年伸拇功能

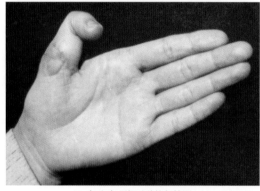

C. 术后2年屈拇功能恢复情况

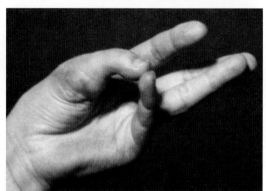

D. 术后2年对掌功能恢复情况

图 17-27　拇指Ⅲ度缺损再造术前后外形

跖板,并把跖板与拇短屈肌残端或"十"字内固定的钢丝做固定缝合,以消除跖趾关节过伸现象;分离拇短展肌的残头并松解之,将拇短展肌残头腱性组织与第2趾桡掌侧原蚓状肌腱止处缝合,以修复拇对掌功能。然后依次在拇指残端缝合拇长伸肌腱及拇短伸肌腱,修复拇长屈肌腱,使再造伸、屈肌张力调节于休息位。最后于显微镜下缝合两侧指神经,足背动脉、大隐静脉通过皮下隧道在鼻烟窝处与桡动脉及头静脉做端-端缝合,以重建再造指血液循环。

把舵样皮瓣绕向尺背侧或桡背侧,以覆盖尺背侧或桡背侧创面,最后修整皮肤后缝合创面,术毕(图 17-28D)。

3) 手术操作注意事项:同"拇指Ⅴ度缺损再造术"。

4) 术后处理:同"拇指Ⅲ度缺损再造术"。由于行钢丝"十"字交叉内固定,一般不需要再次手术取出。

(4) 拇指Ⅴ度缺损再造术

选带菱形足背皮瓣及跖趾关节的对侧第2趾移植再造为例。

1) 切口:于拇指残端及第2掌骨桡侧设计一杯形切口,杯底位于第2掌骨近1/3的桡侧,杯口位于第2掌骨中部的桡背缘及桡掌侧缘(图 17-29A)。以第2趾及第2跖骨为轴,向两侧呈等腰三角形展开,形成横向菱形的足背皮瓣,其边长为 3.0～3.5 cm,足背部的 120°钝角相当于第2跖骨近1/3处(图 17-29B)。

2) 手术步骤:沿拇指残端杯形切口设计切开皮肤并掀起舌状皮瓣。于切口内找到两侧指神经瘤并标记之,找到拇长、短伸肌腱及拇长屈肌腱残端并松解之。若拇长屈肌腱残头难以辨认,可于前臂掌侧远端做切口,找到并牵拉拇长屈肌腱,在残端看到牵动处即可解剖分离之。于环指掌横纹处做一横切口,显露并横形切开鞘管,找出环指指浅屈肌腱并尽量于远端切断,从前臂远端切口内抽出该肌腱,通过鱼际部皮下隧道,把该肌腱在拇指残端掌侧切口内引出,作为拇对掌功能重建的动力肌腱,并将两处切口缝合(图 17-30A)。在鼻烟窝或腕部桡动脉投影处做横切口,显露头静脉及桡动脉,此时受区准备暂　告一段落。

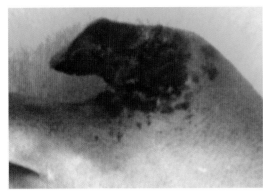

A. 左拇已干性坏死

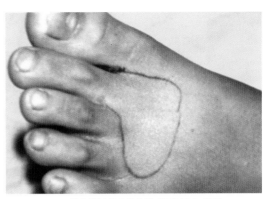

B. 带舵样足背皮瓣的第2趾手术切口设计

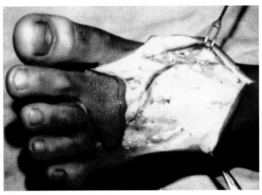

C. 显露足背动、静脉

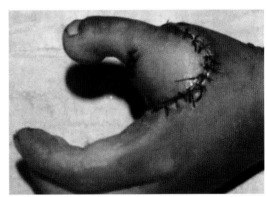

D. 术毕外观

图 17-28　拇指Ⅳ度缺损再造术前后情况

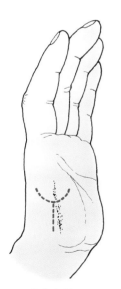

A. 拇指残端切口

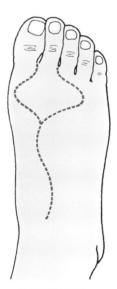

B. 足背菱形皮瓣切口

图 17-29　拇指Ⅴ度缺损再造术切口设计

沿菱形足背皮瓣设计切口切开皮肤,保留皮瓣内跖背静脉并保持这些静脉经足背静脉弓汇入大隐静脉的延续性,切断结扎皮瓣周围与足背静脉弓及大隐静脉无关的分支,按常规解剖游离大隐静脉达踝前(图 17-30B)。按常规于交叉韧带下切开足背动脉血管鞘,切断跛短伸肌,将足背动脉从两伴行静脉中分离出来,由近向远游离至皮瓣近侧缘(图 17-30C)。从皮瓣的两侧向第 2 跖骨两侧缘掀起皮瓣(图 17-30D、E),切忌从第 2 跖骨背或跖趾关节背侧游离掀起。再沿足背动脉走向向深层分离,按常规解剖游离足底深动脉、第 1 跖背动脉,小心切断、结扎与跛趾及第 3 趾的血管关系。从跖侧掀起“V”形皮瓣,分离两侧趾足底固有神经,切断两跖横韧带,于第 2 跖骨中段截断骨干,切断骨间肌的附着;分离两侧趾足底总神经后于高位切断两趾足底固有神经并标记之。切开趾屈肌腱鞘管并高位切断该肌腱(图 17-30F)。此时,第 1 趾除足背动脉及大隐静脉与足部相连外,其余组织均已离断(图 17-30G)。若受区已做好准备即可断蒂。供区创面取中厚皮片移植,采用褥式加压包扎以利于皮片成活(图 17-30H)。

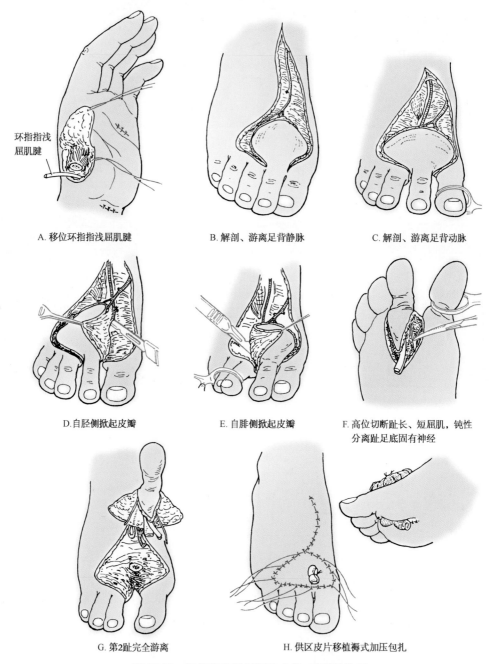

A. 移位环指指浅屈肌腱

B. 解剖、游离足背静脉

C. 解剖、游离足背动脉

D. 自胫侧掀起皮瓣

E. 自腓侧掀起皮瓣

F. 高位切断趾长、短屈肌,钝性分离趾足底固有神经

G. 第2趾完全游离

H. 供区皮片移植褥式加压包扎

图 17-30　拇指Ⅴ度缺损再造术供、受区的处理

将第2趾移至拇指受区,根据再造拇指长度需要与周围皮肤缝合的可能,缩短修整掌骨、跖骨。掌骨与跖骨间采用钢丝“十”字交叉内固定(图 17-31A)或克氏针交叉内固定,使再造拇指处于旋前对掌位,缝合骨膜。切除部分过厚的跖板并与“十”字内固定钢丝或拇短屈肌残端缝合固定以消除跖趾关节过伸现象(图 17-31B),调节张力后分别缝合拇长-趾长伸肌腱、拇短-趾短伸肌腱及拇长-趾长屈肌腱,使肌张力

调节于休息位。将移位的环指指浅屈肌腱与第2趾桡掌侧原蚓状肌腱止处缝合，以重建拇对掌功能(图17-32A)。最后于镜下缝合两侧指神经，缝合动、静脉以重建、再造指血液循环。创面清洗后，将菱形皮瓣、跖部"V"形皮瓣及虎口侧舌状皮瓣做调整后缝合，以重建虎口(图17-32B)，覆盖创面。此时，桡掌侧已形成类似鱼际部。

3) 手术操作注意事项：菱形皮瓣于两侧掀起达第2跖趾关节及第2跖骨内、外侧缘止，以保留足背动脉及第1跖背动脉分向皮肤的细小分支。

掌骨及跖骨的缩短以使移植足趾的皮肤与拇指残端两侧皮肤在无张力下缝合为原则，切忌再造指过长而造成皮肤缝合困难。

对掌功能重建的动力肌切取可根据手部手指情况而定，若示、中、环、小指正常可取环指指浅屈肌腱移位；若其中有1～2指为残指，可利用残指指浅或指深屈肌腱移位重建之。

因拇指旋转撕脱性损伤导致拇指Ⅴ度缺损时，由于拇长伸、屈肌腱已从近端抽出，为了重建伸拇、屈拇功能，可切取示指固有伸肌腱移位修复拇长伸肌腱，

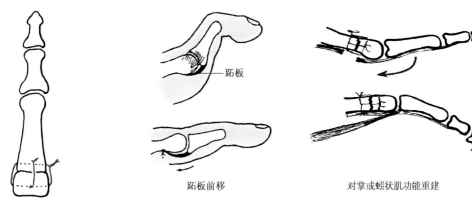

A. 第2跖骨与第1掌骨残端做钢丝　　　　　　　　B. 跖板前移固定及拇对掌或蚓状肌功能重建
　"十"字交叉固定

跖板

跖板前移　　　　　　　　　　　对掌或蚓状肌功能重建

图 17-31　将第2趾移至拇受区的处理

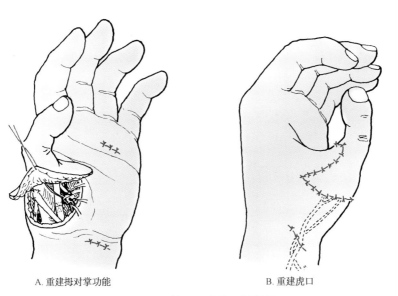

A. 重建拇对掌功能　　　　　　　　　B. 重建虎口

图 17-32　第2趾移植于拇指部

17

中指或其他残指指浅（深）屈肌腱移位修复拇长屈肌腱，示指尺侧指掌侧固有神经移位以重建拇指尺侧指掌侧固有神经。

菱形皮瓣可以做小范围移动，与舌状瓣（做修剪调整后）共同形成虎口并消灭创面。此设计十分合理，几乎无多余或不足的皮肤。术者应充分利用这些皮肤的有效面积进行重建与修复。

术中在残端创面内找不到拇长屈肌腱断头时，可于前臂远端掌侧做切口，在找到拇长屈肌后牵动该肌，即可在创面内顺利找到断头。

为消除移植指跖趾关节过伸现象，应特别注意跖板前移及拇对掌功能重建时张力的调节（图17-31B），

若忽视这些操作，则难以消除再造指跖趾关节的过伸现象，从而影响再造外形与功能。

4）术后处理：同前述拇指缺损的再造术。

（5）拇指Ⅵ度缺损再造术

拇指Ⅵ度缺损再造手术的切口设计、手术步骤、手术操作注意事项大多与"拇指Ⅴ度缺损再造术"相同，仅有两点不同：①第2跖骨切取要略长；②骨内固定有别，即把第2跖骨固定于大多角骨或手舟骨上，也可固定于第2掌骨近端的桡掌侧（图17-33），使再造拇指处于旋前骨性的对掌位，故可省略对掌功能重建术。

（6）𧿹甲皮瓣移植再造拇指术

Morrison于1980年首先报道了应用𧿹甲皮瓣

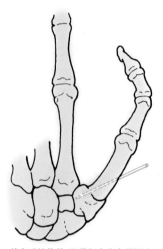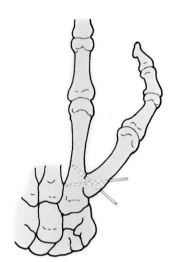

A. 单克氏针将第2跖骨与大多角骨固定　　B. 交叉克氏针将第2跖骨与第2掌骨固定

图17-33　拇指Ⅵ度缺损时的第2跖骨固定方式

移植再造拇指的方法。该方法是对拇指皮肤套状撕脱伤者，利用其完整的骨支架及伸、屈肌腱，采用吻合血管的游离𧿹甲皮瓣包裹完成再造。采用𧿹甲皮瓣移植再造拇指具有不减少足趾数，外形近似拇指的优点。

1）适应证：①拇指皮肤呈套状撕脱无再植条件者；②拇指Ⅲ度以内缺损；③拇指再植术后发生血管危象，无成活希望者。

2）切口：根据拇指缺损程度及皮肤撕脱情况，于同侧𧿹趾在保留胫侧舌状瓣的前提下按图17-34设计𧿹甲皮瓣皮肤切口。

3）手术步骤：拇指皮肤套状撕脱伤做常规清创，近端皮肤做必要修整。拇指Ⅲ度缺损者于拇指残端做环形切口，切除残端瘢痕及部分皮肤，锐性松解四周皮缘，"十"字切开拇指近节指骨残端骨膜，做骨膜下剥离后咬除残端部分硬化骨，开通髓腔。若掌指关节

外有瘢痕挛缩，则应予以切除松解。从髂骨切取一长为拇指再造长度的骨块，经修小后根据需要长度把髂骨插入拇指近节指骨残端髓腔内，并用克氏针做内固定。于解剖鼻烟窝处做横切口，显露头静脉、桡动脉。至此，受区准备即告完成（图17-35A）。

沿足背"S"形切口切开皮肤，自𧿹甲皮瓣近侧切开皮肤，显露并游离自𧿹甲皮瓣以近的皮下浅静脉、足背静脉弓及大隐静脉，切断结扎无关的静脉分支，以保持该静脉回流系统的连续性，直达踝前。按切取第2趾手术相同的方法游离足背动脉、足底深动脉及第1跖背动脉，于第1趾蹼处切断结扎由第1跖背动脉分向第2趾胫侧的趾背及趾足底固有动脉，保留第1跖背动脉分向𧿹趾腓侧的趾背及趾足底固有动脉的完整性（图17-35B）。于同一切口内分离𧿹趾腓侧趾足底固有神经并高位切断标记之。

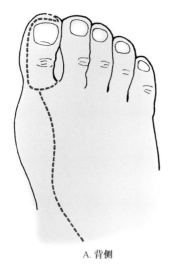

A.背侧

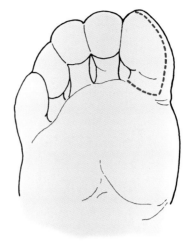

B.跖侧

图 17-34　踇甲皮瓣切口设计

沿踇甲皮瓣设计切口切开皮肤,保留由踇趾胫侧趾足底固有动脉、神经的胫侧舌状瓣,牵起趾背皮肤,在踇趾趾间关节背侧及远节趾骨骨膜上锐性掀起趾背皮肤及甲床(图 17-35C),待趾背皮肤及甲床完全掀起后再于跖侧掀起,此时除足背动脉及大隐静脉与足部相连外,其余组织均已离断(图 17-35D)。此时,若受区已做好准备,则可断蒂。供区创面取中厚皮片移植并加压包扎(图 17-35E)。

将离体踇甲皮瓣移至受区,并套入拇指或植骨条上,使踇甲皮瓣处旋前对掌位后先缝合胫侧皮肤,再缝合趾-指皮肤,使踇甲皮瓣固定。于镜下缝合拇指尺侧指神经。足背动脉、大隐静脉通过皮下隧道于鼻烟窝处分别与桡动脉、头静脉缝合,重建踇甲皮瓣血液循环(图 17-35F)。

4)手术操作注意事项:自体骨切取的选择,临床上常用髂骨。切取时要注意保留一侧骨膜、皮质骨及松质骨,以利于术后爬行替代。必要时也可取肋骨。

拇指Ⅳ度缺损者不宜选用本手术。本手术最佳的适应证是拇指皮肤套状撕脱无再植条件者,由于保留了完整骨与关节及拇指伸、屈肌腱,再造后功能优于植骨者。凡断拇再植术后因血管危象已丧失探查条件时,可剔除断拇皮肤,选踇甲皮瓣移植再造。

踇甲皮瓣宜从同侧切取,拇指胫侧创面缝合后置于桡侧,以保留拇尺侧皮肤的完整性并恢复感觉,以利拇指对捏功能的恢复。

特别要注意在掀起趾背甲床时,应在甲床与骨膜间隙处小心锐性剥离,既不能过多切取骨膜,导致皮片难以成活,也不能切除过多甲床而导致甲脱落或甲畸形。采用上述方法虽有不丧失足趾数的优点,但在操作剥离骨膜与甲床时往往难以把握分寸。为此,笔者以切取带踇趾远节趾骨的踇甲皮瓣移植再造,可获完整拇指甲外形,既利于供趾创面的覆盖,又不影响供足功能(图 17-36)。

踇甲皮瓣设计时要注意拇指周径及缺损长度,以便移植后与拇指残端周径皮肤相配易于缝合。为防踇趾胫侧切口缝合张力过大,可修细植骨条,或修细踇趾远节基部膨大的骨嵴,也可修剪、切除部分跖侧皮下脂肪,使踇趾胫侧皮肤缝合口张力适中,指体不臃肿,外形近似拇指。

要重视供区创面的处理,宜取中厚皮片移植,且加压包扎要严密,使皮片紧贴创面,以利成活。

5)优、缺点:①优点为外形近似拇指,指甲大,指腹饱满,血供丰富,且拇指尺侧感觉获得恢复。凡拇指皮肤套状撕脱用此法再造,术后功能、外形更佳(图 17-37),是最理想的再造适应证。②缺点为仅适应拇指Ⅲ度以内缺损。凡用植骨再造,术后拇指仅有捏的功能而无握的功能;若术中甲床切取不完整导致甲脱落、甲不完整或甲孪生,则影响其外形与功能。

(7)踇趾移植再造拇指术

Cobbett(1969)和 Buncke(1973)首先应用吻合

血管的踇趾移植再造拇指获得成功,为拇指再造提供了新途径。这一方法在西方较流行,因为再造后拇指比原拇指大而感到自慰,感觉功能也接近原拇指。但此法在我国应用较少。笔者仅选择对拇指 Ⅰ~Ⅱ度缺损者施行再造,曾为 1 例儿童拇指Ⅲ度缺损施行再造。踇趾移植再造拇指是一种可选择的方法,应根据患者伤情、意愿及术者的经验和习惯而定。

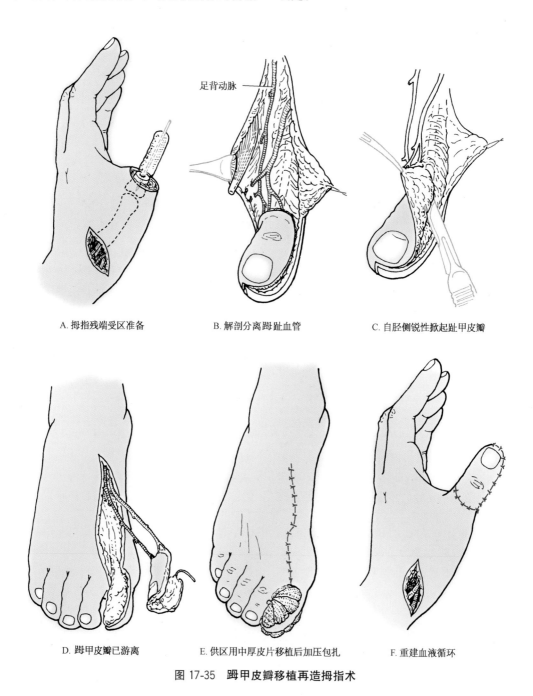

A. 拇指残端受区准备   B. 解剖分离踇趾血管   C. 自胫侧锐性掀起趾甲皮瓣

D. 踇甲皮瓣已游离   E. 供区用中厚皮片移植后加压包扎   F. 重建血液循环

图 17-35　踇甲皮瓣移植再造拇指术

17

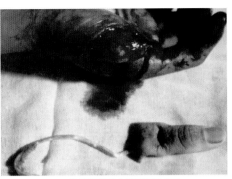
A.拇指撕脱性离断无再植条件

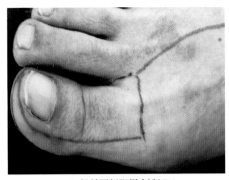
B.设计同侧踇甲皮瓣切口

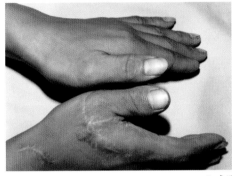
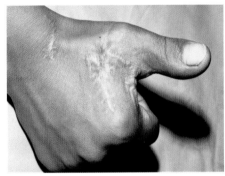
C.术后1年外形

图 17-36 带踇趾远节趾骨的踇甲皮瓣移植再造术前后情况

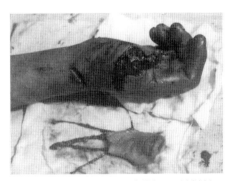
A.再造前情况 （图中下部为游离的踇甲皮瓣）

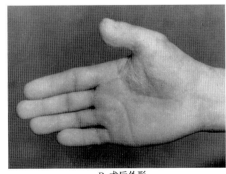
B.术后外形

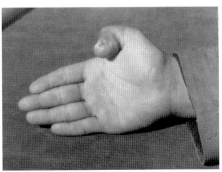
C.术后功能恢复情况

图 17-37 右拇皮肤套状撕脱离断用踇甲皮瓣再造术前后情况

17

1)适应证:拇指Ⅲ度以内的缺损。儿童拇指Ⅲ度缺损可选全踇趾移植再造;成人拇指Ⅰ~Ⅱ度缺损宜选踇趾远节部分移植再造。拇指Ⅰ~Ⅱ度缺损的再造已在前文详述,现以拇指Ⅲ度缺损选踇趾移植再造为例。

2)切口:根据拇指Ⅲ度缺损的部位于同侧踇趾近节背、跖侧各设计一"V"形切口,足背近端沿足背动脉投影设计"S"形切口(图17-38A)。拇指Ⅲ度缺损如伴虎口挛缩者于对侧踇趾第1趾蹼斜向胫侧设计切口(图17-38B)。拇指残端做矢状切口(图17-38C)。

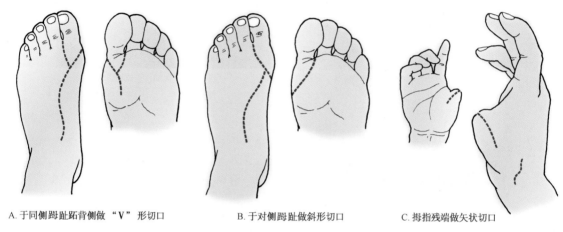

A.于同侧踇趾跖背侧做"V"形切口　　　　B.于对侧踇趾做斜形切口　　　　C.拇指残端做矢状切口

图 17-38　拇指Ⅲ度缺损踇趾移植再造术供、受区切口设计

3)手术步骤:沿拇指残端做矢状切口切开皮肤及皮下组织,向两侧掀起松解皮肤,于切口掌侧找到2条指神经瘤并予以标记;找到拇长屈肌腱断头予以松解以恢复其正常弹性;于背侧切口内找到拇长伸肌腱残端并予以松解以恢复其正常弹性;于鼻烟窝处做横切口,解剖分离头静脉、桡动脉。受区准备暂告段落。

按踇趾设计切口切开皮肤,解剖游离跖背静脉、足背静脉弓、大隐静脉及足背动脉、足底深动脉、第1跖背动脉等。此手术操作均同踇甲皮瓣的切取。解剖分离踇趾胫、腓侧足底固有神经于高位切断标记;根据拇长伸、屈肌腱残端情况,锐性分离并高位切断踇长伸、屈肌腱;根据拇指Ⅲ度缺损近节指骨残留情况于踇趾近节适当部位截断近节趾骨。此时若受区已做好准备,踇趾可断蒂(图17-39A)。供趾创面做适当骨修整后行直接缝合。

根据拇指再造长度的需要对拇指近节指骨及踇趾近节趾骨做必要的缩短,用单枚斜向克氏针做内固定,使再造拇指处于旋前对掌位并缝合骨膜。依次常规修复踇长伸、屈肌腱及两侧指神经(图17-39B),足背动脉及大隐静脉通过皮下隧道在鼻烟窝处与桡动脉及头静脉缝合以重建、再造拇指血液循环。创面清洗后修整皮肤并缝合之(图17-39C)。

4)手术操作注意事项:切取踇趾时离断的最高平面在跖趾关节。缝合创面时应把跖骨头软骨面予以切除,防止滑液渗出与疼痛。

踇趾趾体粗大,与拇指残端缝合时要注意创面皮肤覆盖与皮肤的去留。

拇指Ⅲ度缺损伴有虎口狭窄者应选对侧踇趾,按图17-38B设计切口,用胫侧"V"形皮瓣来扩大重建虎口。

成人踇趾趾体较大,移植后拇指指体较大是否受国人欢迎和接受,目前尚无明确报道。笔者认为,儿童拇指Ⅲ度缺损可考虑选踇趾移植再造,因移植踇趾成活后由于趾体略有萎缩,待成人后其外形粗大要比成人移植者为轻。

(8)急诊拇指再造术

拇指外伤性截指无再植条件时是否行急诊足趾移植拇指再造,还是先行清创缝合,6个月后再做择期再造,不同学者有不同看法。有的认为无再植条件的拇指应先予以清创缝合,等待6个月或更长一段时间,当患者感到拇指缺损的痛苦后再予以再造显得更为合适;也有人认为,急诊再造易发生感染,风险大,手术人员难以及时组成,还是做择期再造为妥。

笔者对上述观点不持反对意见。然而,当拇指外伤性截指在行清创缝合时,对残端的破坏确实令人可惜,尤其遇拇指于近节近端离断而掌指关节完整者,清创缝合时为使皮肤缝合无张力,术者会毫不

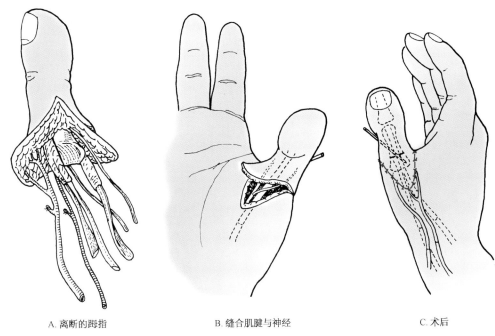

A. 离断的踇指　　　　　　　B. 缝合肌腱与神经　　　　　　C. 术后

图 17-39　踇趾移植再造拇指术

思索地切除近节基部,咬除部分掌骨头后缝合皮肤。这样的清创缝合破坏了残端两个极其重要的功能:①破坏了原来完好的掌指关节;②破坏了拇短伸肌、拇短展肌、拇长屈肌、拇收肌的附着而影响了拇指完整的功能。从清创角度上讲似乎理所当然,但从破坏拇指功能角度来说是十分可惜的。择期再造不能恢复这一完整的功能。如果在急诊时行第 2 趾移植再造,却能完整地保留以上功能,简化了手术步骤,并可获得满意的功能效果。所以,以上的破坏与保留,选择择期再造还是急诊再造,从专业角度上讲评,都会得出一个肯定的结论。一旦机会丧失,任何漂亮的再造手术也难以弥补。另外,急诊拇指再造还具有以下优点:①伤指残端皮肤正常,弹性好,多余皮肤可充分应用。②指伸、屈肌腱均为新鲜断离,近端肌肉弹性正常,避免因择期再造而出现肌肉萎缩、肌腱粘连,手术时又要造成一次创伤而影响功能。③新鲜创伤骨断端均为新鲜骨折断面,再造时按新鲜骨折愈合过程完成。若选择择期再造可出现骨质疏松、脱钙、关节挛缩或强直的改变,从而影响骨连接愈合过程。④手术一期成功,减轻患者多次手术痛苦和经济负担,使患者未经残缺痛苦而一次完成再造与功能重建。

基于以上原因,急诊再造功能比择期再造为优(图 17-40)。

1) 再造时限:在通常情况下,拇指外伤性截指及毁损伤,无再植条件要求再造者,医疗单位有技术力量并能及时组成手术组,应争取于 12 h 内施行再造术;若暂时有困难,也可于 24 h 内施行再造术。若本医疗单位无再造技术力量与条件,可转送到有条件的医院施行再造术。

笔者曾遇 1 例拇指因套状撕脱在外地医院做原位缝合坏死后 4 d 入院的青年患者,当时其手背创面已有脓性分泌物,而其单位及患者自己均坚决要求保留拇指。入院后给予清洁换药并应用抗生素,入院 7 d 后在严格扩创术下保留了掌指关节,并施行带足背皮瓣的踇甲皮瓣移植,手术获得成功,术后未发生任何感染现象(图 17-41)。这一尝试给我们以极大的启发。此后,笔者为拇指坏死或残端有感染者于伤后 7~10 d 者施行延期再造术。

2) 严格的清创及扩创术:凡决定施行急诊或延期再造拇指时,严格而彻底的清创或扩创术显得特别重要,这也是急诊或延期再造的基本条件。这里有一点应强调:在清创或扩创过程中既要严格彻底,也要为功能重建与修复做必要的保留,这两者是不矛盾的。凡挫灭污染的皮肤、皮下组织、神经、肌腱、血管及骨骼,该清创切除的绝不能保留,但遇掌指关节完好并有内在肌附着者应予以保留,操作既要彻底又要有些保守。只要严格清创程序,术后应用必要的抗生素,一般不会发生感染。

　　3)急诊或延期拇指再造方式的选择:拇指Ⅰ～Ⅳ度缺损的再造方式与择期类同,在此不再重述。若同时伴有皮肤缺损者,可选带足背皮瓣的第2趾或𧿹甲皮瓣移植再造;若遇拇指皮肤套状撕脱,应选𧿹甲皮瓣移植再造;若伴有桡背侧大面积皮肤撕脱,

也可选带足背皮瓣的𧿹甲皮瓣移植一期急诊再造(图17-42)。

　　急诊拇指再造的足趾组织切取,供区创面的处理,受区的准备,骨、关节、肌腱、神经的处理及修复,血液循环的重建,术中注意事项及术后处理等完全同择期再造术,在此不逐一重述。

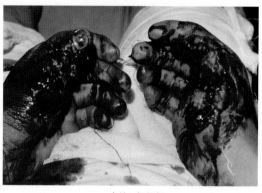

A. 术前双拇毁损

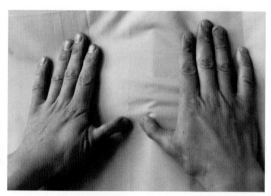

B. 双第2趾移植急诊再造术后5年外形

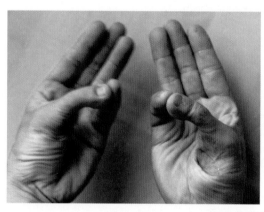

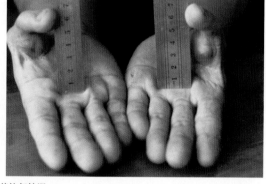

C. 术后5年功能恢复情况

图 17-40　双拇指毁损急诊双第 2 趾交叉移植再造拇指术前及术后 5 年情况

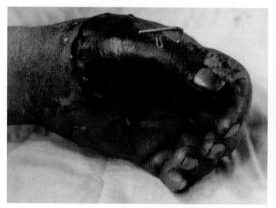

A. 左拇指旋转撕脱、离断,原位缝合术后5 d坏死并有脓性分泌

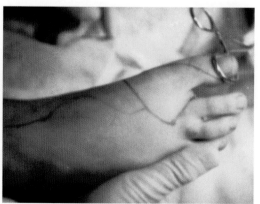

B. 切取同侧带足背皮瓣的𧿹甲皮瓣切口设计

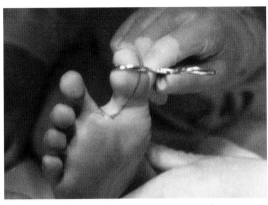

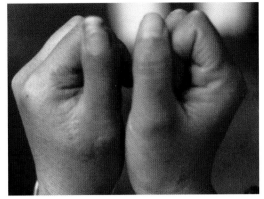

C. 带足背皮瓣的踇甲皮瓣跖侧切口设计

D. 术后1年左拇再造外形

图 17-41　拇指离断后延期再造术前后情况

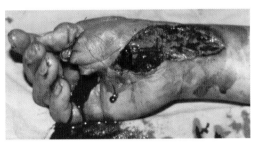

A. 右拇套状撕脱，无再造条件

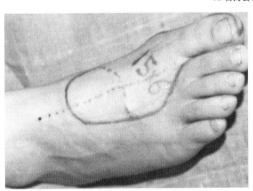

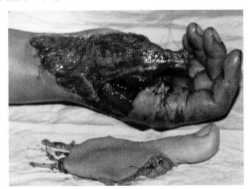

B. 取同侧带足背皮瓣踇甲皮瓣移植切口设计

C. 带足背皮瓣踇甲皮瓣移至受区

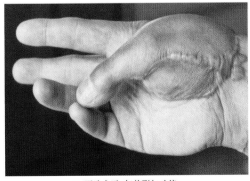

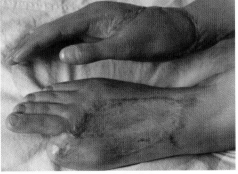

D. 再造术后1年外形与功能

E. 术后1年供区外形

图 17-42　急诊拇指再造术前后情况

733

17.7.5 其他指缺损再造术

（1）单指缺损的再造术

示、中指的全指缺损每指将丧失手的 20％ 功能，而环、小指缺损每指将丧失手的 10％ 功能。各指不同部位缺损将丧失不同程度的功能。故从功能丧失程度上来说有再造的理由；从美观、交际需要上也有再造的必要。但从实际出发，不同的职业、不同的年龄以及不同社交的需要，单指缺损不一定都需要再造。当然在这里也不能否认不同地区医疗单位的技术状况与手术成功的可信程度对人们的影响。

对于尚缺乏这一技术力量的地区，由于没有成功的先例及再造成功后外形与功能对人们的吸引，示、中、环、小指中单指全缺或部分缺损的患者，不可能提出再造要求。然而到已积累较丰富再造经验的医疗单位就诊的患者从需要与比较中获得了共识，为了增进功能、改善外形而提出再造要求。

1）单指全指缺损的再造术：以示指 V 度缺损再造术为例。

A. 切口：示指残端做"V"形皮肤切口；于对侧或同侧第 2 趾近节基部跖、背侧做"V"形切口（图 17-43）。

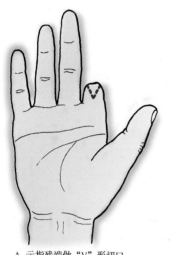

A.示指残端做"V"形切口

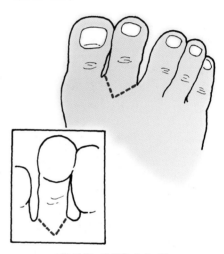

B.第2趾跖、背侧做"V"形切口

图 17-43　示指缺损再造术供、受区切口

B. 手术步骤：①沿示指残端做"V"形切口，切开并切除"V"形皮肤，并向两侧游离松解，于指背侧及掌侧分别解剖松解示指伸肌腱及指深屈肌腱，咬除指骨残端硬化骨开通髓腔。于第 2、3 掌指关节背侧做横切口，显露并分离一条头间静脉，于掌侧残端的切口内显露、分离两侧指神经瘤；于示、中指间掌横纹以远做横切口，显露并分离第 1 指掌侧总动脉。受区准备暂告段落（图 17-44A）。②沿第 2 趾背侧"V"形切口切开皮肤，显露并分离趾背及跖背静脉，向近端延伸约 3 cm，于相同平面分离、切断趾长、短伸肌腱（图 17-44B）。于跖侧切口内显露两侧趾足底固有神经并向近端分离，于高位切断标记之；切开趾屈肌腱鞘管，挑出趾长、短屈肌腱做高位切断（图 17-44C）；向背侧做延长切口，显露并分离第 2 趾胫侧趾足底固有动脉及相延续的第 1 跖背动脉或第 1 趾足底总动脉，于腓侧显露并分离第 2 趾腓侧趾足底固有动脉。于跖趾关节处或第 2 趾近节适当部

位离断第 2 趾。此时若受区已做好准备，即可断蒂。供区创面直接缝合。③第 2 趾移至受区，根据再造所需长度及两端皮肤缝合的可能性缩短第 2 趾近趾骨。采用钢丝"十"字交叉内固定方法固定指-趾骨并缝合骨膜（图 17-44D），修复中央腱-趾长伸肌腱及指深屈肌腱-趾长屈肌腱的连续性，使肌张力调节于休息位。跖背静脉通过皮下隧道与头间静脉做端-端吻合，修复两侧指-趾神经，通过皮下隧道把第 1 跖背动脉（或第 1 趾足底总动脉）与第 1 指掌侧总动脉做端-端吻合，以重建再造指血液循环（图 17-44E）。清洗创面后缝合皮肤，术毕。

C. 手术操作注意事项：①第 2 趾较短的患者于术前应向患者客观地说明，指出再造指长度有限，难以满足长度要求，以求得患者配合和理解，凡不愿意手术者不要勉强；②由于手指残端动、静脉均有外伤史，为保证再造指血液循环，采用吻合趾-指动脉吻合者，供趾为跖背静脉及第 1 跖背动脉（或第 1 趾足底

总动脉),受指为头间静脉及第 1 指掌侧总动脉为宜,不必再做过高切口,以免增加手术创伤;③骨架形成过程中注意近侧趾骨间关节部位的设置,以置于正常

近侧指骨间关节部为妥,不宜过远;④受指残端宜做"V"形皮肤切除,以防驼颈畸形形成,缝合皮肤过程中要注意切除多余皮肤,防止局部臃肿而影响外形。

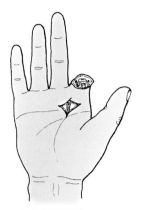

A. 示指受区准备

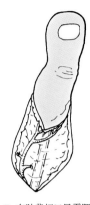

B. 在趾背切口显露跖背
静脉及趾长伸肌腱

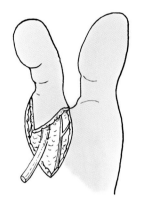

C. 在跖侧切口分离趾足底固有
神经,切断趾长屈肌腱

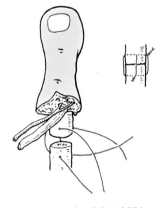

D. 钢丝"十"字交叉内固定

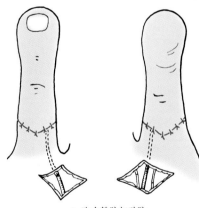

E. 吻合静脉与动脉

图 17-44 示指缺损第 2 趾移植再造术

D. 术后处理:同拇指缺损再造术。

2) 单指部分缺损的再造术:手指因Ⅱ～Ⅲ度缺损,为增进功能,改善外形,可选第 2、3 或第 4 趾移植,采用吻合趾-指动、静脉的方式施行再造。现以

中指Ⅲ度缺损再造为例。

A. 切口:受指残端做冠状切口,供足做弧形冠状切口(图 17-45)。

B. 手术步骤:沿受指残端做冠状切口,切开残

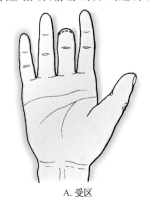

A. 受区

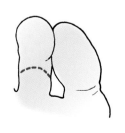

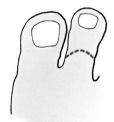

B. 供区

图 17-45 单指部分缺损再造术的切口

端皮肤并向掌背侧掀起皮肤,于指背显露、分离两侧束汇合的指伸肌腱;于掌侧显露、分离松解指深屈肌腱及两侧指神经,再向两侧做延长切口,显露并分离两侧指掌侧固有动脉达正常血管处;于近节远端指背做横切口显露并分离2条较粗的指背静脉。至此,受区准备暂告段落。

根据手指再造长度需要,于同侧或对侧第2、3或第4趾设计切口切开皮肤,于趾背向近端显露并分离2条趾背静脉(图17-46A)及趾长伸肌腱,高位切断趾长伸肌腱;于跖侧显露两侧趾足底固有神经及动脉(图17-46B),做必要的延长切口达近节趾骨中段,切开鞘管,显露并挑起趾长屈肌腱做高位切断;根据再造指长度需要截断中节趾骨或于近侧趾骨间关节离断,若受区已做好准备,将血管、神经做高位断蒂。供趾残端创面直接缝合。

咬除中指中节指骨残端硬化骨,并做必要骨缩短,待长度合适,又能在无张力下缝合皮肤的前提下将中节趾-指骨行钢丝"十"字交叉内固定,缝合骨膜。修复指伸、屈肌腱,使张力调节于休息位;于镜

下缝合静脉、神经、动脉,重建再造指血液循环,修整皮肤并缝合(图17-46C、D)。

C. 手术操作注意事项:①本手术是典型的采用吻合趾-指动、静脉的方式重建血液循环,类似人为的断指再植术,故要求手术医师有精细的手外科操作技巧和高质量的小血管吻合技术。②受区指背静脉及两侧指掌侧固有动脉一定要解剖分离达正常血管时方可缝合,尤其是动脉要求有有力的喷血。两侧指动脉均应同时修复。③中节趾骨较短,若采用钢丝"十"字交叉内固定有困难也可改用克氏针纵贯内固定,于术后6周拔针。④要注意皮肤切口设计,若供趾采用弧形冠状切口,受指残端要做冠状切口并做充分松解,必要时可切除部分皮肤,使皮肤缝合缘处外形较佳,无环形狭窄改变。⑤为了使再造指外形近似,可选对侧或同侧第2、3或第4趾切取移植再造。⑥为了使足趾趾腹修成近似手指指腹外形,可根据不同足趾腹外形于腓侧端、胫侧端及趾腹正中做相应梭形皮肤切除(图17-46E、F),以形成近似手指指腹外形。

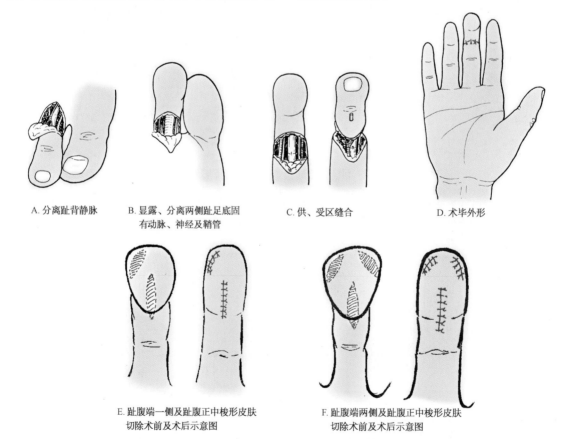

A. 分离趾背静脉

B. 显露、分离两侧趾足底固有动脉、神经及鞘管

C. 供、受区缝合

D. 术毕外形

E. 趾腹端一侧及趾腹正中梭形皮肤切除术前及术后示意图

F. 趾腹端两侧及趾腹正中梭形皮肤切除术前及术后示意图

图17-46 第2趾部分移植再造中指部分缺损术

D. 术后处理:同单指全指缺损再造。

（2）多指缺损的再造术

1）再造术适应证、原则与方案:示、中、环、小指的功能占全部手功能的60%,故该4指全指缺损无疑是手指再造的适应证。示、中、环指全指缺损,小指虽完好,但不能与拇指完成对捏功能者,也是手指再造的适应证,以再造中、环指为宜;若环、小指或示、中指全指缺损,因示、中指或环、小指正常,根据患者要求选择再造,但小指不宜再造;若示、中、环、小指Ⅲ度或Ⅳ度缺损及示、中、环指相同缺损,而小指正常者也不必再造,因残存指的长度已能代偿。

术者在选择适应证与制订手术方案时,必须全面衡量,实事求是地做出估计,若不能完全满足患者的要求,也要为患者功能及外形着想。如造成示、中、环、小指全指缺损,原则为再造示、中指已够,可与拇指对捏完成手的大部分功能。若行再造环、小指,在技术上困难不大,却要从足上切取多个足趾,必将影响行走功能;同时再造的4个手指全部是足趾,外形不一定美观,功能不像正常手指一样灵活,实质上只能发挥示、中指的功能,环、小指功能不明显。所以笔者认为,凡多指缺损者,行再造时应求少而精,不求多而全。若造成中、环指Ⅳ度、Ⅴ度缺损者(图17-47A),虽示、小指正常,由于明显影响该手的外形与功能,可选双足第2趾移植再造中、环指(图17-47B)。笔者曾遇到1例采用上述方法完成再造,获得较满意的外形与功能(图17-47C、D)。

2）近节中段以远缺损的手指再造术:

A. 切口:手指残端做"V"形皮肤切除切口;供趾跖、背侧做"V"形切口。

B. 手术步骤:操作同"单指全指缺损再造术"。凡保留指蹼者再造两指,原则上以切取双侧第2趾移植为首选。手术由两组手术组施行,一组于受区,另一组于双足供区。待一足第2趾切取结束并缝合创面后再行另一足的第2趾切取。均采用缝合趾-指动、静脉方式重建血液循环。

C. 手术操作注意事项及术后处理:同"单指全指缺损再造术"。

图17-48显示一26岁女性因脱粒机伤致左示、中、环、小指保留指蹼的Ⅴ度缺损,取双足第2趾移植再造示、中指的手术前后外形与功能。

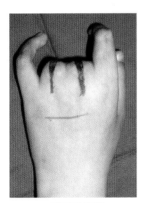

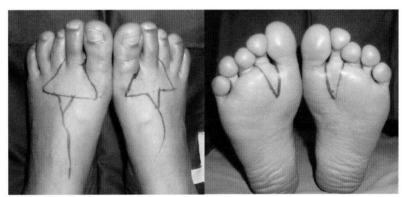

A. 受区切口设计　　　　　　　　　　B. 供区切口设计

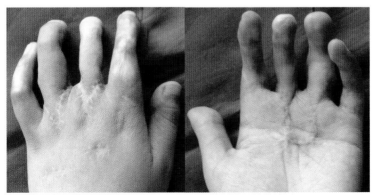

C. 术后手部外形

17

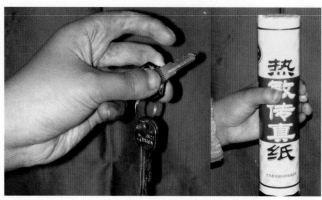

D. 术后功能恢复情况

图 17-47　中、环指Ⅴ度缺损双足第 2 趾移植再造术前后情况

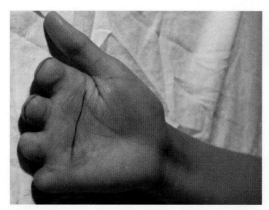

A. 术前外形与切口

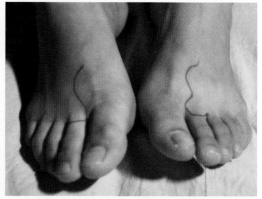

B. 双足供趾切口

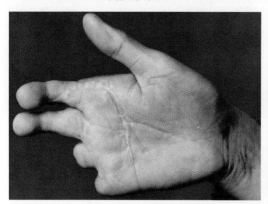

C. 术后2年外形

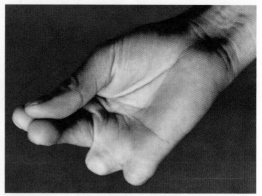

D. 术后2年功能恢复情况

图 17-48　示、中、环、小指Ⅴ度缺损再造示、中指术前后情况

3）保留近节基部的手指再造术：凡保留近节基部的第 2～5 指缺损因均保留完好的掌指关节，为简化手术，根据再造指部位，可于对侧一并切取第 2、3 趾行移植再造。

A. 切口：根据再造指所处部位于手残端做"）（"

形皮肤切口设计（图 17-49A），再于对侧第 2、3 趾按图 17-49B、C 设计切口。

B. 手术步骤：根据手残端皮肤切口设计切开皮肤，并向两侧及掌背侧掀起皮肤。于背侧显露两再造指指伸肌腱扩张部腱帽并松解之；于掌侧显露并

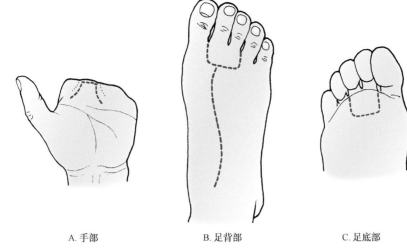

| A. 手部 | B. 足背部 | C. 足底部 |

图 17-49　第 2、3 趾移植再造手指术切口

17

分离、松解两指指神经及指深屈肌腱,使其恢复正常弹性。咬除两指骨残端硬化骨,开通髓腔。若采用吻合趾-指动、静脉方式重建血液循环者,于手背横侧切口内找到 1～2 条较粗的背侧头间静脉,在掌侧切口内显露并分离一指掌侧总动脉即可;若采用吻合足背动脉-桡动脉、大隐静脉-头静脉重建血液循环者,则于鼻烟窝部做横切口,显露并分离头静脉与桡动脉。

　　沿第 2、3 趾设计切口,切开皮肤,按切取第 2 趾的手术步骤,解剖、分离与第 2、3 趾相连的跖背静脉、足背静脉弓及大隐静脉;顺行解剖、分离足背动脉、足底深动脉及第 1 跖背动脉,或第 1 趾足底总动脉(图 17-50A);显露并高位切断两趾的趾长伸肌腱、趾长屈肌腱及趾足底总神经(图 17-50B、C),于两跖趾关节间离断。此时若受区已做好准备即将足背动脉及大隐静脉做高位断蒂,供区创面内咬除两跖骨头软骨面,清洗后直接缝合皮肤(图 17-50D)。

　　把第 2、3 趾一并移至受区,根据两再造指长度

需要及受区桡、尺侧两舌状皮瓣掀起后的皮肤情况决定缩短两近节趾骨的长度。待两指各端骨做缩短修整后做单枚斜向及交叉克氏针固定或"十"字内固定,再缝合骨膜。依次修复两指的伸、屈肌腱,趾-指神经。凡采用吻合趾-指动、静脉重建血液循环者,将跖背静脉-头间静脉、第 1 跖背动脉或第 1 趾足底总动脉-指掌侧总动脉做端-端缝合;凡采用足背动脉-桡动脉、大隐静脉-头静脉缝合者,将血管通过皮下隧道,在鼻烟窝处做端-端缝合(图 17-50E)。

　　C. 手术操作注意事项:本手术切取第 2、3 趾的方法及注意事项同第 2 趾移植再造拇指,但有以下不同点:①受指切口设计近似"X"形,应保证残端两侧舌状瓣的掀起与血供,两侧舌状瓣掀起以覆盖第 2、3 趾两侧创面,并要求无张力缝合。②切取中要保持两趾间趾蹼及所有组织结构的完整性,仅分离第 2 趾胫侧及第 3 趾腓侧足底总神经,第 2 趾足底总神经不必分离,并与受区相应神经缝合。

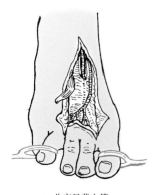

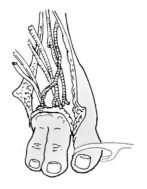

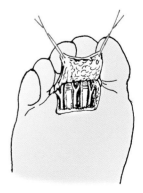

| A. 分离足背血管 | B. 切断趾长、短伸肌腱 | C. 显露趾足底总神经及趾屈肌腱 |

17

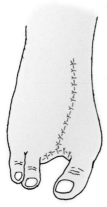

D. 供足创面直接缝合

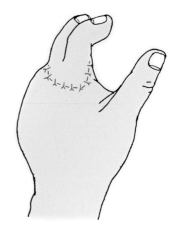

E. 两趾移植于手部

图 17-50　第 2、3 趾移植再造手指术

D. 术后处理:同"单指全指缺损的再造术",但要注意术后功能康复治疗。

图 17-51 为一 18 岁女性患者因热压伤使示、

中、环、小指 V 度缺损,取对侧第 2、3 趾移植再造中、环指术前与术后 2 年随访的情况。

4)示、中、环、小指 VI 度缺损再造术:根据前述

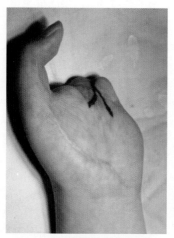

A. 术前切口设计

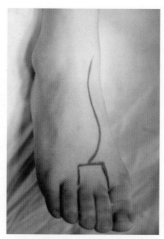

B. 供足第2、3趾切口设计

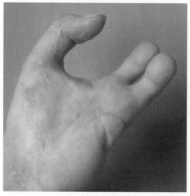

C. 术后2年外形

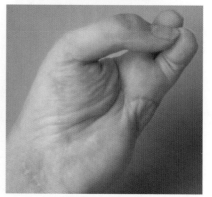

D. 术后2年功能恢复情况

图 17-51　第 2、3 趾移植再造中、环指术前及术后情况

手指再造手术设计原则,以再造示、中或中、环指为宜,以达到与拇指完成对捏及部分握的功能。再造时宜选双侧带跖趾关节移植,不宜选一侧切取带跖趾关节的第2、3趾移植再造。因为从双足切取带跖趾关节的第2趾移植,对供足功能影响不大;而从一侧切取带跖趾关节的第2、3趾移植,将明显破坏供足的足弓而影响功能。如果遇双侧示、中、环、小指Ⅵ度缺损,仅选带跖趾关节的第2趾移植再造每一侧的示指或中指,就足以发挥手的应有功能(图17-52),而不损害供足的功能。

A. 切口:于再造指残端做"V"形皮肤切除切口;第2趾于跖背侧按常规做"V"形切口,由于切取带跖趾关节移植,故"V"形切口要延伸至跖趾关节以近(图17-53A、B)。

B. 手术步骤:受区沿残端"V"形切口切开切除皮肤,并向两侧松解掀起;于掌侧显露并分离两侧指神经及指深、浅屈肌腱;于背侧显露并松解指总伸肌腱,使伸、屈肌腱恢复正常弹性;咬除残端掌骨头或部分硬化骨,开通髓腔。

按常规切取带跖趾关节的第2趾,并高位切断趾长伸、屈肌腱,足背动脉,大隐静脉及两侧趾足底固有神经,供区创面直接缝合。

把第2趾移至受区,根据再造长度需要对跖、掌骨做必要的缩短及修整,以达两侧皮肤能直接缝合即可。采用不贯穿关节的内固定材料和方法固定跖-掌骨并缝合骨膜;修复指总伸-趾长伸肌腱、指深屈-趾长屈肌腱,使张力调节在休息位,然后把指浅屈肌腱调节张力后缝合在再造指跖趾关节桡掌侧原蚓状肌腱性部,以重建再造指蚓状肌功能(图17-53C),并消除跖趾关节过伸畸形,必要时将跖板前移与掌骨骨膜缝合加强之,修复指神经、静脉与动脉,重建再造指血液循环。最后修整皮肤缝合(图17-53D)。

C. 手术操作注意事项:①受指残端切口要根据再造手指数做灵活设计。凡再造单指者,按图17-53A设计。若再造2指可按图17-54A设计切开掌背侧皮肤,把M、N皮瓣向两侧掀起以覆盖两再造指桡、尺侧创面,保留三角形P皮瓣。在切取双侧第2趾时多切取形成指蹼相应侧的趾蹼皮肤,以缝

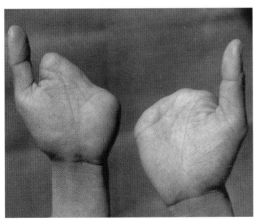

A. 术前

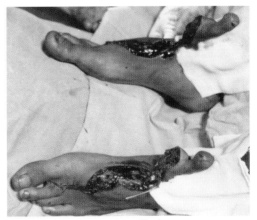

B. 切取双足第2趾

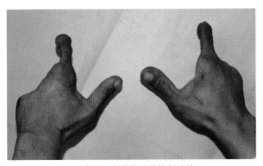

C. 术后10年伸指功能恢复功能

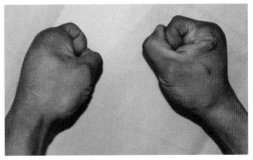

D. 术后10年握拳功能恢复功能

图 17-52　双侧第2趾移植再造示(右)指、中(左)指术

17

合趾蹼间皮肤时增大指蹼间隙,然后把三角形的 P 皮瓣直接嵌入缝合(图 17-54B)。②要注意蚓状肌功能重建,以消除跖趾关节过伸畸形,并将跖板前移与

掌骨骨膜缝合以加强之。蚓状肌功能重建应根据残端伤情灵活选用动力肌,缝合张力略偏大。

D. 术后处理:同其他手指再造术。

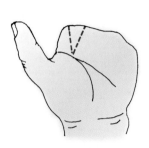

A. 再造指残端做"V"形切口

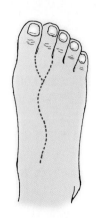

B. 带跖趾关节第2趾移植切口

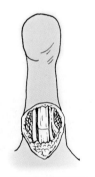

C. 重建蚓状肌功能

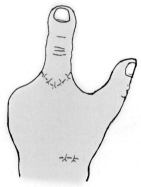

D. 再造后外形

图 17-53 第 2 趾移植再造示指术

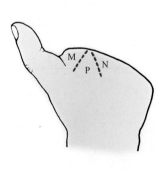

A. 背侧做三角形切形

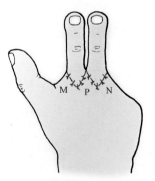

B. 创面缝合(示意图)

图 17-54 示、中、环、小指Ⅵ度缺损再造 2 指时的手术设计

17.7.6　拇指与其他指缺损同时再造术

手指全部缺损将丧失手功能的 95% 以上。既往对此采用掌骨拇化术使残肢恢复一些功能，但仍不能满足伤残者工作、学习及生活的需要。随着显微外科技术的发展，选用多个足趾组织移植一期完成拇指与其他指再造已成为现实。实践证明其功能优于各种义肢、掌骨拇化术及其他替代手术。所以，手指全部缺损是选用足趾移植拇指与其他手指再造的良好适应证。如果残手上尚保留无功能长度的手指，此虽非全手指缺损，但也列为适应证范围。

全手指缺损采用足趾移植拇指与其他指再造的目的是为了恢复部分手功能。对此，术者与患者都应有共识，而不能去做不现实、顾此失彼的手术。为了恢复再造拇指与其他指的一定功能，从双足切取有限的足趾移植而又不影响或破坏供足功能，只求少而精，不求多而全。

（1）足趾移植拇指与其他指再造术

1）手术设计方案：①一侧手指全缺损再造。应根据残存指情况灵活选择。一般以再造拇、示、中指或拇、中、环指 3 指为宜。以选对侧第 2 趾再造拇指，同侧第 2、3 趾再造示、中指为首选。也可选同侧姆甲皮瓣加植骨再造拇指，对侧第 2、3 趾移植再造示、中指。②双侧手指全缺损再造。亦应根据残存指情况灵活选择。一般以选同侧姆甲皮瓣加植骨连同第 2 趾一并移植再造拇指、示指。

以上仅为一般设计方案，不宜死搬硬套。术者应根据患者伤情、残存指长度及术者技术状态灵活选择制订，并力争一期完成手术。再造时血液循环重建方案也应根据上述情况灵活选择。

2）手术步骤：以一手全指缺损，一期同时选第 2 趾移植再造拇指，第 2、3 趾移植再造示、中指，采用血管并联吻合的方法重建血液循环为例。手术分 3 个手术组同时进行。

A. 切口：伤手拇指残端做矢状或"V"形皮肤切除切口，示、中指残端做"H"形切口（图 17-55A）。对侧第 2 趾移植再造拇指，同侧第 2、3 趾一并移植再造示、中指，按前述再造手术设计切口。

B. 受区准备：分别同拇指及其他指再造，并按常规解剖显露；供足第 2 趾及对侧第 2、3 趾的切取类同拇指Ⅲ度缺损的第 2 趾切取及示、中指Ⅴ度缺损的第 2、3 趾一并移植切取，在此不逐一重述。

C. 移植再造：根据再造指长度需要对再造指骨与关节的处理固定，指伸、屈肌腱及神经修复均同前述有关手术（图 17-55B），现就采用血管并联吻合的方法重建血液循环做一介绍。若选以再造拇指的第 2 趾跖背动脉、足背动脉及大隐静脉为宿主血管，那么在解剖分离切取过程中应有意地多保留一段与足背动脉相连的足底深动脉，保留大隐静脉一较粗的分支，并分别标记之。通过皮下隧道把再造拇指第 2 趾的足背动脉及大隐静脉引至鼻烟窝。然后把有趾蹼相连的第 2、3 趾大隐静脉及足背动脉通过皮下隧道于虎口背侧皮肤切口处引出，在此切口内无血条件下，与宿主血管足背动脉的足底深动脉及大隐静脉的较粗分支相汇合，然后在鼻烟窝切口内将宿主的大隐静脉及足背动脉分别与头静脉及桡动脉行端-端吻合（图 17-55C）。开放血管夹一次通血重建全部再造指的血液循环。最后分别缝合各皮肤切口及再造指皮缘。

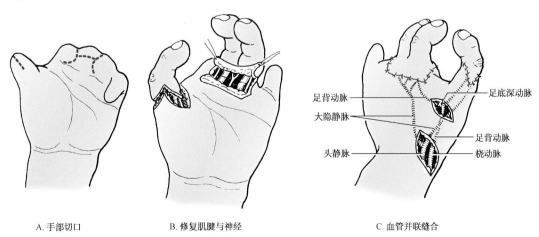

|　A.手部切口　|　B.修复肌腱与神经　|　C.血管并联缝合　|

图 17-55　全指缺损采用并联吻合重建血液循环一期再造拇、示、中指术

3) 手术操作注意事项：①拇指若为Ⅲ度缺损，其他各手指为Ⅴ度缺损也可采用吻合趾-指动、静脉重建血液循环的足趾移植方法切取再造方法，把再造拇指的第2趾第1跖背动脉及跖背静脉与拇主要动脉及头静脉吻合，第2、3趾再造手指的第1跖背动脉及跖背静脉与指掌侧总动脉及头间静脉吻合重建血液循环。②再造指血液循环方法很多，术者可根据伤肢情况及血管条件灵活选择，不强求一致。③再造指长度设计以完成对捏为主要前提，以松软地缝合两侧皮缘为原则。④示、中、环、小指为Ⅵ度缺损，拇指为Ⅳ度缺损，以对侧带跖趾关节的第2趾移植再造拇指，同侧带跖趾关节的第2趾移植再造示指为妥，不宜从同侧切取带跖趾关节的第2、3趾一并移植再造示、中指。⑤遇双侧全手指缺损，应根据伤情灵活设计，精心再造。必要时可选用同侧带姆甲皮瓣加植骨连同第2趾一并移植再造拇、示指。手术方法：切取以足背动脉-足底深动脉-第1跖背动脉（或趾足底总动脉）及大隐静脉为蒂的姆甲皮瓣连同第2趾一并切取、移植、再造之。条件允许时也可以吻合趾-指动、静脉，重建血液循环的方法切取、移植、再造。

4) 术后处理：同足趾移植拇指或其他指再造术。

（2）复合组织移植拇指与其他指再造术

复合组织移植拇指与其他指再造是指除多个足趾移植外，同时还需其他远隔组织移植，采用吻合血管的方法来重建血液循环的再造与修复。

1) 适应证：拇指缺损伴虎口及掌、背侧皮肤严重瘢痕挛缩，一经手术切除造成大面积皮肤缺损。难以采用带足背皮瓣的第2趾移植完成再造与修复者，需从其他部位切取游离皮瓣移植一期完成再造与修复。

2) 游离皮瓣的选择：拇指与其他指缺损同时伴虎口或掌、背侧皮肤缺损，皮肤缺损面积一般不大，故移植的皮瓣不宜太大、太厚。目前，临床上常选用以下几种皮瓣。

A. 前臂桡动脉皮瓣、前臂尺动脉皮瓣及小腿内侧皮瓣：这些皮瓣的特点是皮瓣薄，质地好，血供丰富，各种大小面积均可切取。因虎口及掌、背侧大面积皮肤缺损，若采用血管串联缝合法重建血液循环者可选用这类皮瓣。因为桡动脉、尺动脉及胫后动脉均有丰富的皮支分向皮瓣，这些动脉的近、远端均可与受区知名动脉缝接或桥接，又可接受足趾及其

他组织移植，为移植组织提供了供血条件。缺点是前臂桡、尺动脉皮瓣切取后需行皮片移植，有损前臂外形。

B. 足背皮瓣：此皮瓣薄，质地好，必要时还可携带趾长伸肌腱一并移植以一期修复掌、背侧皮肤缺损及指伸、屈肌腱缺损。缺点是当一足切取足趾后，另一足又切取足背皮瓣将在一定程度上影响双足血液循环，导致供足冬天畏寒。如果必须取多条游离肌腱移植修复指伸、屈肌腱功能时，本皮瓣应列为首选。

C. 第1趾蹼皮瓣：以第1跖背动脉或趾足底总动脉及静脉为血管蒂的第1趾蹼皮瓣仅适用于虎口重建，采用血管并联缝合或吻合趾-指血管重建血液循环。

D. 小腿内侧胫后动脉穿支皮瓣、小腿外侧腓动脉穿支皮瓣、臂内侧及外侧穿支皮瓣等：这些皮瓣的血管均来自四肢动脉干发出的肌间隔动脉，走行于肌间隔内，到达浅层时分支分布至皮肤的穿支皮瓣。这些皮瓣血管蒂较短，有静脉伴行，且易显露、解剖分离。若切取皮瓣的面积不大，供区创面可直接缝合。这些皮瓣适宜虎口重建及手桡背侧皮肤缺损的修复，可采用血管并联或与残指血管缝合法重建血液循环。

E. 足底内侧皮瓣、足外侧皮瓣（又称腓动脉终末支皮瓣）：此皮瓣的皮肤类似手掌皮肤，故适用于掌侧皮肤缺损的修复。采用血管并联吻合重建血液循环。缺点是皮瓣偏厚，移植后略显臃肿。

3) 手术步骤：

A. 切口：①根据拇指与其他指缺损程度及选用什么方式再造，按前述拇指及其他指不同程度的缺损采用不同的方法，对供、受区进行切口设计。②受区切除挛缩瘢痕，锐性分离第1、2掌骨挛缩间隙，使第1掌骨充分伸展。根据足趾组织切取的选择及皮肤缺损面积，并用布样裁取，把布样置皮瓣供区，画出布样的皮瓣轮廓及血管蒂走向。现以拇指Ⅳ度缺损伴虎口皮肤严重挛缩，选用第2趾移植再造拇指，足外侧皮瓣（图17-56）移植重建虎口，采用血管并联吻合法重建血液循环为例。

B. 受区准备及第2趾切取：手术操作同前所述，在此不再重述。

C. 足外侧皮瓣切取：沿设计切口先于外踝前上缘切开皮肤，找到腓动脉终末支及其伴行静脉并向上分离达足够长度。于皮瓣后缘切开皮肤，显露小

隐静脉并切断,结扎与皮瓣无关的分支,逆行分离达足够长度。沿设计切口从深层掀起皮瓣,保护腓动脉终末支进入皮瓣的皮支,切断、结扎腓动脉终末支与跟外侧动脉及跗外侧动脉的交通支,将皮瓣从跗骨窦掀起(图17-56C)。此时,除腓动脉终末支血管及小隐静脉外,其余组织均已离断。若受区已做好准备,即做高位断蒂。供区创面取中厚皮片移植,加压包扎。

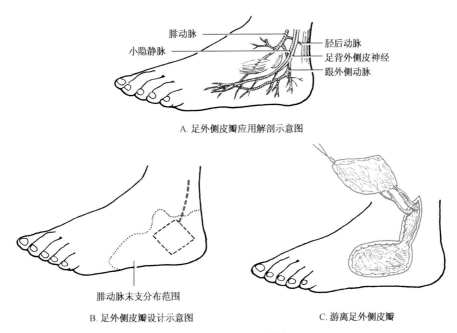

A. 足外侧皮瓣应用解剖示意图

B. 足外侧皮瓣设计示意图

C. 游离足外侧皮瓣

图 17-56　足外侧皮瓣的切取

D. 再造与重建:第2趾断蒂移于受区,按再造常规经骨修整行内固定缝合骨膜,修复指伸、屈肌腱与两侧指神经。足背动脉及大隐静脉通过皮下隧道引至鼻烟窝,将皮瓣移至受区,理顺血管蒂。先将皮瓣与创缘皮肤简单缝合数针,于虎口背侧相应处切开皮肤,把腓动脉终末支及小隐静脉通过皮下隧道引至该切口内,在无血条件下将腓动脉与足背动脉的足底深动脉、小隐静脉与大隐静脉较粗的分支行端-端缝合,缝合该切口皮肤。最后在鼻烟窝处将大隐静脉-头静脉、足背动脉-桡动脉做端-端缝合,一期重建上述两组织血液循环(图17-57A),缝合皮肤,术毕。

4) 手术操作注意事项:①本手术适用于拇指Ⅲ～Ⅳ度缺损同时伴虎口皮肤严重挛缩,第1、2掌骨紧贴,经手术分离切除瘢痕造成虎口皮肤缺损者。凡虎口皮肤轻度挛缩,经切除瘢痕,可以选用带不同形式足背皮瓣的第2趾移植者尽量不选用本手术方法。②游离皮瓣切取的选择应视受区皮肤缺损面积大小、形状及皮肤质地而灵活掌握,也可根据血液循环重建方式而定。凡采用血管串联缝合时,宜选前臂桡动脉或尺动脉皮瓣及小腿内侧皮瓣,因为这些皮瓣两端的动脉及静脉均可接受受区知名动、静脉血供后又可提供另一组织的血供(图17-57B);凡采用血管并联缝合时可选用第1趾蹼皮瓣、各种穿支皮瓣、足底内侧皮瓣、腓动脉终末支(足外侧)皮瓣等。③采用血管串联或并联缝接时,除常规于鼻烟窝做切口外,应于虎口背侧相应处再做切口。在此切口内先行无血条件血管吻合,然后再在鼻烟窝缝合血管以一期重建两组织血液循环。④缝合血管要绝对保证质量,否则将造成1个或2个移植组织失败。⑤除采用血管串联或并联缝合外,也可根据伤情灵活选择。因手背浅静脉较丰富,可任意选择之;如果不影响残手远端血供,一个组织与桡动脉缝合,另一组织可与尺动脉吻合。也可采用动脉两端吻合法(图17-57C)、端-端吻合法、端-侧吻合法(图17-57D)及手部指总动脉、掌浅深弓等吻合重建血液循环。

5) 术后处理:同"单指全指缺损再造术"。

图17-58为一14岁男孩因鞭炮炸伤致手指缺损与畸形,早期切取对侧前臂桡动脉皮瓣移植修复虎口,取同侧第2趾移植再造拇指,采用血管串联缝合重建血液循环获得成功。

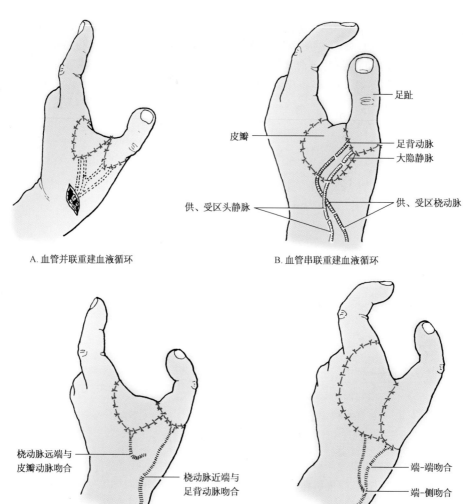

A. 血管并联重建血液循环 　　　　　　　　　B. 血管串联重建血液循环

足趾

皮瓣

足背动脉

大隐静脉

供、受区头静脉

供、受区桡动脉

桡动脉远端与皮瓣动脉吻合

桡动脉近端与足背动脉吻合

C. 动脉两端吻合法

端-端吻合

端-侧吻合

D. 桡动脉近端端-侧、远端端-端吻合

图 17-57　供、受区血管吻合方法

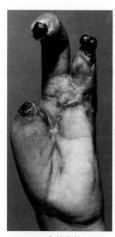

A. 术前伤情

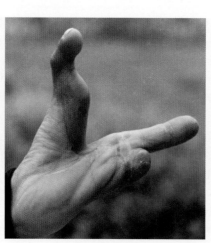

B. 术后3年伸指功能

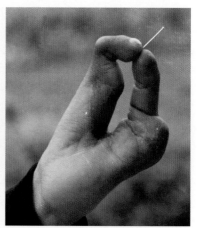

C. 术后3年屈指功能

图 17-58　第 2 趾移植再造拇指、前臂桡动脉皮瓣修复虎口手术前后情况

（3）带足背皮瓣的足趾移植拇指与其他指再造术

对拇指Ⅳ～Ⅵ度缺损伴虎口皮肤瘢痕挛缩，以及其他指缺损伴手背皮肤瘢痕挛缩者，为开大虎口并再造拇指与其他指，不少学者先采用下腹部皮管形成，经多次手术转移形成虎口后再行第2趾移植再造拇指。1979年，张涤生采用带足背皮瓣的第2趾移植一期完成虎口重建及拇指再造，从而显著缩短了手术疗程，减轻了患者多次手术的痛苦和经济负担。笔者自1979年起将此法用于临床以来共治疗了79例患者，均获得成功并恢复了满意的外形和功能。笔者根据拇指不同程度的缺损和伤情，采用不同形式带足背皮瓣的第2趾或𧿹甲皮瓣移植进行再造与修复，充分发挥了皮瓣的有效面积，收到了满意的临床效果。

1）适应证：拇指Ⅳ度缺损伴虎口挛缩及拇指Ⅴ～Ⅵ度缺损基部有一定软组织床，多个手指缺损伴手背皮肤瘢痕挛缩者，可根据虎口皮肤瘢痕挛缩程度及手背皮肤缺损面积，采用带不同形式足背皮瓣的第2趾（第3趾）或𧿹甲皮瓣移植施行再造与修复。如果受区有大面积皮肤缺损，难以采用带足背皮瓣覆盖时，则可选用复合组织移植拇指与其他指再造与修复。

带足背皮瓣的足趾移植再造与修复的设计形式：①瓶样足背皮瓣。以第2趾及第2跖骨为轴，自趾蹼处向两侧对称延伸至足背形成瓶样皮瓣（图17-59A）。适用于第1掌骨桡背侧大面积皮肤缺损及虎口轻度挛缩伴第2掌骨桡背侧大面积皮肤缺损的拇指与其他指再造者。②舵样足背皮瓣。以第2趾及第2跖骨为轴，向足背腓侧或胫侧设计呈一船舵样皮瓣（图17-59B）。适用于拇指Ⅳ度缺损伴虎口轻度皮肤瘢痕挛缩者。③菱形足背皮瓣。以第2趾及第2跖骨为轴，向两侧呈等边三角形展开而形成横向菱形皮瓣（图17-59C），适用于拇指Ⅴ度、Ⅵ度缺损及虎口缺损的再造与修复。④带不规则足背皮瓣的𧿹甲皮瓣（图17-59D）。拇指因皮肤套状撕脱伴第1掌骨桡背侧大面积皮肤撕脱缺损者可根据皮肤缺损的不同形状、不同面积设计不规则的足背皮瓣行再造与修复。

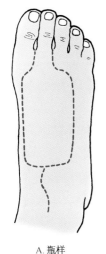

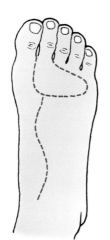
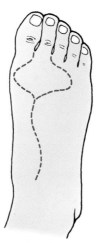
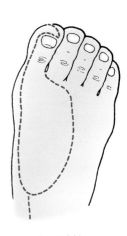

A. 瓶样　　　　B. 舵样　　　　C. 菱形　　　　D. 带𧿹甲皮瓣

图 17-59　足趾移植时所带足背皮瓣类型

2）手术步骤：带舵样及菱形足背皮瓣的第2趾移植，已在本章拇指Ⅳ～Ⅵ度缺损再造中做了详述；𧿹甲皮瓣的切取也做了陈述，故不再逐一重述。在此仅陈述如何切取带瓶样足背皮瓣的手术方法。

沿足背皮瓣近侧缘做切口显露足背静脉弓及大隐静脉并分离之，切断结扎与皮瓣静脉回流无关的静脉分支及交通支，使大隐静脉游离达踝前；于"十"字韧带下显露并向远端分离足背动脉，切断𧿹短伸肌腱达皮瓣近侧缘止；显露并分离第2趾趾长、短伸肌腱并高位切断之；沿设计切口切开皮肤直达足背筋膜，切断结扎皮瓣两侧及远侧缘皮下浅静脉支及交通支。从足背筋膜掀起两侧皮瓣并向第2趾及足背中心分离，使筋膜连同皮瓣一并掀起。待分离至足背血管附近时要特别小心，应将筋膜连同足背动脉及伴行静脉一并掀起，小心保护足背动脉分向足背的皮支，小心提起筋膜及足背血管，显露足底深动脉及第 1 跖背动脉或第 1 趾足底总动脉。以后按常规切开跖侧皮肤显露并高位切断第 2 趾趾长、短屈肌腱,切断跖骨头横韧带及第 1 背侧骨间肌与掌侧骨间肌的附着,按再造长度截断骨与关节。若受区已做好准备,则血管高位断蒂,把第 2 趾连同足背皮瓣移至受区。供区创面充分止血后取中厚皮片移植,采用褥式加压包扎(参见图 17-30H)。皮瓣连同足趾移植后完成再造与修复。

图 17-60 为一 17 岁女孩因外伤致示、中、环、小指及腕掌骨缺损,选用带瓶样足背皮瓣的第 2 趾移植再造手指的手术前后情况。

3) 手术注意事项:①除第 2 趾外,大面积足背皮瓣的掀起与切取完全同单纯足背皮瓣的切取;带舵样及菱形足背皮瓣的切取不需保护足背动脉的皮支,可按第 2 趾切取方法切取,其舵样及菱形皮瓣的血供完全依赖于第 2 趾的血供,故不宜向两侧大面积扩大。②掀起瓶样足背皮瓣的足背动脉及伴行静脉时,要小心保护足动脉中下 1/3 处的皮支,防止足背血管与皮肤分离。③在掀起筋膜时要注意保护姆长伸及趾长、短伸肌腱上的腱周组织,以利于移植皮片成活。若腱周组织已遭破坏,可从邻近掀起筋膜覆盖外露的肌腱。④带足背皮瓣的姆甲皮瓣移植切取手术方法大同小异,仅按皮肤缺损面积及形状来设计切取足背皮瓣。

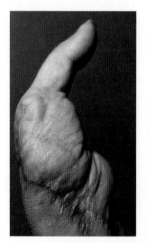
A. 术前外形

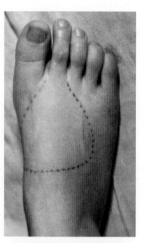
B. 切取带瓶样足背皮瓣的第 2 趾

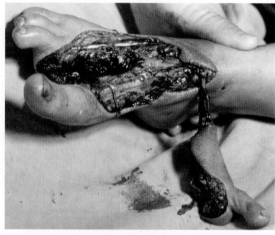
C. 游离带瓶样足背皮瓣的第 2 趾

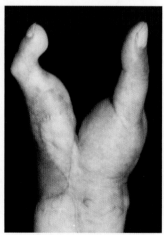
D. 术后1年伸指功能

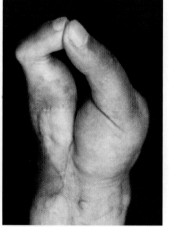
E. 术后1年屈指功能

图 17-60　第 2 趾带瓶样足背皮瓣移植再造手指术

17.8　拇指与其他指部分缺损的修饰性修复与重建

因外伤造成手指远节侧方、背侧、掌侧或指体某一部分复合组织缺损,若采用简单的截指或残端修整的外科治疗,必将造成手指部分缺损而影响外形与功能;若采用传统的邻指皮瓣、交臂皮瓣及腹部带蒂皮瓣,或采用的血管神经蒂岛状皮瓣修复,虽保留了指体长度,并维持一定的外形与功能,但修复后缺乏组织相同性与外形,既无指甲,也无螺纹,感觉恢复仍不令人满意。随着手与拇指及其他手指再造技术的发展和提高,不仅能对拇指与其他手指I度缺损者选用足趾组织移植施行再造,获得了满意的外形与功能,而且对拇指与其他手指远节半侧、掌侧、背侧缺损及手指任何部位的复合组织缺损,也可选用足趾相应部分的半侧甲瓣、背侧甲瓣、趾腹皮瓣及足趾部分复合组织移植进行修饰性修复与重建,保持了相似组织的完美外形,保持了指体长度,重建了指甲,保存了螺纹,恢复了良好的外形与功能,达到了以假乱真的效果,获得了理想的、精细的专科修复。上述的修复与重建,真正体现了美容与修饰的含义。

17.8.1　概念与适应证

手指部分缺损的修饰性修复与重建系指手指外伤后造成手指远节侧方、背侧、掌侧(指腹)及手指掌背侧任何部位的复合组织缺损,选用足趾相应部分组织移植,采用吻合趾-指动、静脉重建血液循环的方式进行修复与重建,以达到精细的专科修复的目的。所以,因外伤造成拇指与其他手指远节背侧、掌侧、侧方或手指任何部位的复合组织缺损,愿选用足趾相适部分的组织进行修复与重建,全身情况允许,无器质性疾病,要求手术者,可施行本手术。

17.8.2　缺损类型与修复方案

(1) 拇指与其他手指远节半侧缺损修复术

1) 拇指远节半侧缺损修复术:此类缺损常因电刨、冲压或铣床伤所致,以急诊伤多见,也可遇到择期缺损者,常伴指甲及远节指骨部分缺损。

A. 修复方案:拇指尺半侧缺损选同侧𧿹趾腓侧部分甲瓣移植修复;拇指桡半侧缺损,选对侧𧿹趾腓侧部分甲瓣移植修复。若造成拇指指甲部分缺损,可携带𧿹趾腓侧部分趾甲一并移植;若造成远节指骨大部分缺损,也可携带𧿹趾远节部分趾骨移植修复。

B. 修复方法:伤指经严格清创或切除陈旧贴骨瘢,修齐皮缘、甲缘及必要的骨处理,形成外科切口样创面。沿创面近侧缘尺侧掌、背侧做斜切口,显露拇指尺侧指固有动脉或拇主要动脉及较粗的指背静脉。量取拇指半侧缺损范围形状,供区创面敷抗生素包扎。根据拇指半侧缺损范围及形状于相应侧𧿹趾腓侧设计半侧甲瓣切口(图 17-61A、B),切取以𧿹趾腓侧趾背、趾底动脉与第 1 跖背(底)动脉,腓侧趾底神经及𧿹趾趾背静脉为血管、神经蒂的𧿹趾腓侧半甲瓣(图 17-61C),并根据指远节半侧指骨缺损情况决定是否携带趾远节趾骨。若拇指远节指骨纵型缺损<1/3,不必携带趾骨;若拇指远节指骨纵型缺损>1/2,可携带𧿹趾远节偏腓侧部分纵形趾骨一并切取移植,供区创面取真皮下带血管网皮片移植加压包扎。𧿹趾腓侧半甲瓣断蒂后移至受区,做骨内固定,对准爪皱襞及甲嵴,缝合指-趾甲床,修整皮肤后,尽量使两螺纹对齐,缝合大部分皮肤(图 17-61D),于镜下缝合趾-指神经,血管蒂通过开放或皮下隧道与指背静脉及拇主要动脉吻合重建血液循环。临床拇指半侧缺损的修复术前后情况如图 17-62 所示。

2) 其他手指远节半侧缺损修复术:此类缺损除常因电刨、冲压及铣床伤所致外,也可由断指再植术后造成半侧坏死所致。

A. 修复方案:手指桡侧半缺损选同侧第 2 趾胫侧部分甲瓣移植修复;手指尺侧半缺损选对侧第 2 趾胫侧部分甲瓣移植修复;若造成指甲缺损,可携带第 2 趾趾甲一并移植修复。

B. 修复方法:伤指经严格清创及扩创,切除污染、挫灭及坏死组织,保留桡侧或尺侧正常组织结构,于近节指背及掌侧做斜形切口显露较粗的指背静脉及一侧较粗的指固有动脉,量取手指半侧缺损的范围及形状,创面用抗生素外敷包扎。手指桡侧半缺损取同侧第 2 趾胫侧半甲瓣移植;手指尺侧半缺损取对侧第 2 趾胫侧半甲瓣移植。根据手指半侧缺损形状、范围于相应第 2 趾胫侧设计半甲瓣(图 17-63A、B)。切取以第 2 趾胫侧趾背、趾底动脉与第 1 跖背(底)动脉,胫侧趾底神经及第 2 趾趾背及跖背静脉为血管蒂的第 2 趾胫侧半甲瓣(图 17-63C),并根据远节骨及指甲缺损决定是否携带趾骨与趾甲。半侧甲瓣断蒂后供区创面取全厚皮片移植加压包扎,或剔除远节趾骨后直接缝合。第 2 趾胫侧半甲瓣移至受区,与受指

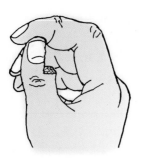

A.拇指远节尺侧半缺损

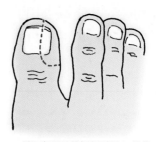

B.取同侧蹞趾腓侧半甲瓣切口设计

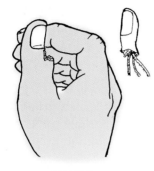

C.半侧甲瓣移至受区

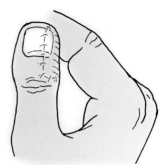

D.术后外形

图 17-61　拇指半侧缺损的修复示意图

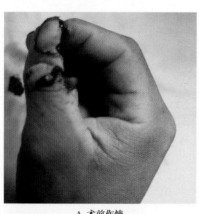

A.术前伤情

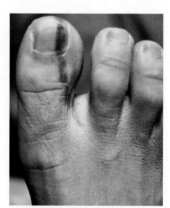

B.半侧甲瓣切口设计

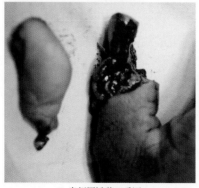

C.半侧甲瓣移至受区

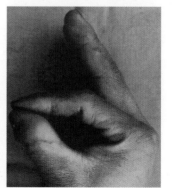

D.术后3年外形与功能

图 17-62　左拇指半侧缺损的修复术前后情况

甲皱襞对齐缝合趾-指甲床及皮肤(图 17-63D),镜下缝合趾-指神经,趾背静脉及动脉通过开放或皮下隧道与手指近节指背静脉及掌侧指固有动脉吻合,重建血液循环。

临床示指桡侧半缺损修复术前后情况如图 17-64 所示。

17

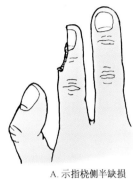

A. 示指桡侧半缺损

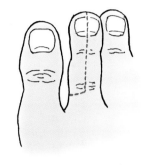

B. 取同侧第2趾胫侧半甲瓣切口设计

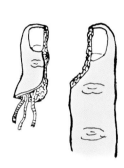

C. 第2趾半侧甲瓣移至受区

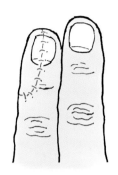

D. 重建血液循环,术毕

图 17-63　示指桡侧半缺损的修复示意图

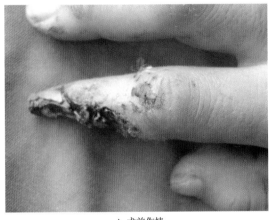

A. 术前伤情

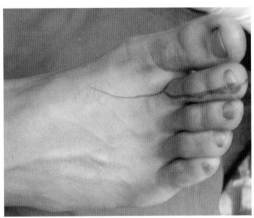

B. 第2趾胫侧半甲瓣切口设计

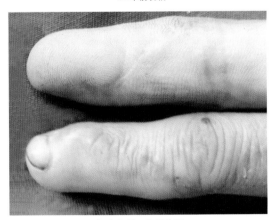

C. 术后3年掌、背侧外形

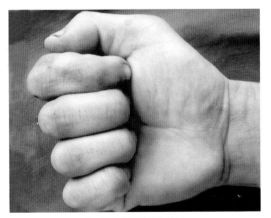

D. 术后3年功能恢复情况

图 17-64　示指桡侧半缺损修复术前后情况

（2）拇指与其他手指远节背侧缺损修复术

常因电刨伤及铣床伤所致，也可因热压伤或灼伤所致。拇指及手指指腹完整，血供正常，以急症创伤为主。

1）拇指远节背侧缺损修复术：

A. 修复方案：选用同侧或对侧踇趾背侧甲瓣移植修复。

B. 修复方法：伤指经严格清创，若指骨间关节已开放，拇长伸肌腱缺损者，行指骨间关节融合；若远节背侧指骨部分缺损，指骨间关节完整者，保留该关节的完整性。于拇指近节指背侧做切口显露指背静脉及皮神经，尺掌侧显露尺侧指动脉或拇主要动脉，量取拇指远节背侧缺损的形状（图 17-65A），受区创面用抗生素外敷包扎；于同侧踇趾背设计背侧甲瓣皮肤切口（图 17-65B）。注意：为保证背侧甲瓣血供，设计时应于踇趾腓侧甲下多切取一部分皮瓣。沿设计切口切开背侧皮肤，切取踇趾趾背及跖背静脉、踇趾背侧腓深神经背侧支，沿踇趾腓侧趾背动脉逆行分离达第 1 跖背动脉达足够长度，背侧甲瓣从甲床与骨膜间锐性掀起，必要时携带部分远节趾骨或全部远节趾骨，供区创面取全厚皮片移植加压包扎。若远节趾骨全部切取后，跖侧皮肤修薄覆盖创

面直接缝合。背侧甲瓣移至受区，行趾-指骨内固定。缝合部分趾-指皮肤，腓深神经背侧支与拇指指背皮神经缝合，趾背静脉及第 1 跖背动脉通过开放或皮下隧道与拇指近节指背静脉及尺侧指动脉或拇主要动脉吻合重建血液循环（图 17-65C、D）。临床拇指远节背侧缺损修复术前后情况如图 17-66 所示。

2）其他手指远节背侧缺损修复术：以示指远节背侧缺损修复为例。

A. 修复方案：选用同侧第 2 趾背侧或踇趾偏腓侧背侧甲瓣移植修复。

B. 修复方法：手指创面的清创及受区准备与拇指远节背侧缺损修复术类同，不再重述。根据手指远节背侧指骨及皮肤缺损范围、形状于对侧或同侧第 2 趾或踇趾偏腓侧设计背侧甲瓣皮肤切口（图 17-67A、B）。为保证甲瓣血供，设计甲瓣时应于第 2 趾胫侧或踇趾腓侧甲下多切取一部分皮瓣。第 2 趾背侧甲瓣的切取与踇趾背侧甲瓣切取类同，并切取第 2 趾背侧或踇趾背侧腓深神经背侧支。断蒂移至受区与相应的指背神经、静脉、动脉吻合重建背侧甲瓣血液循环（图 17-67C、D）。临床示指远节背侧缺损修复术前后情况如图 17-68 所示。

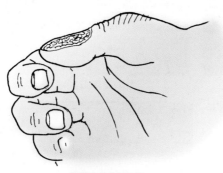

A. 拇指末节背侧缺损

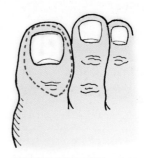

B. 取同侧踇趾背侧甲瓣切口设计

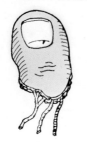

C. 踇趾背侧甲瓣已游离

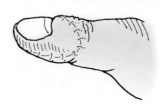

D. 吻合趾-指血管重建血液循环，术毕

图 17-65　拇指末节背侧缺损的修复示意图

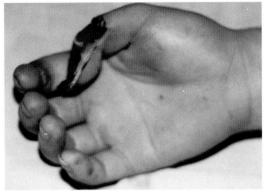

A. 术前伤情　　　　　　　　　　　B. 踇趾背侧甲瓣切口设计

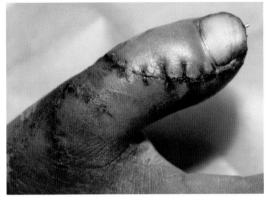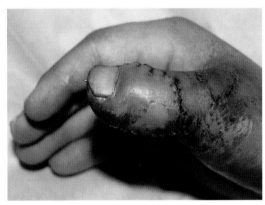

C. 术后出院前外形

图 17-66　拇指远节背侧缺损修复术前后情况

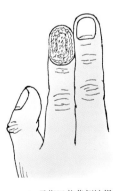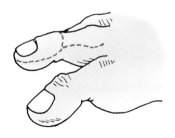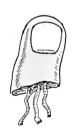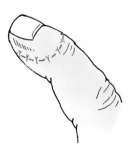

A. 示指远节背侧缺损　　B. 取第2趾背侧甲瓣切口设计　　C. 第2趾背侧甲瓣已游离　　D. 术毕外形

图 17-67　示指远节背侧缺损的修复示意图

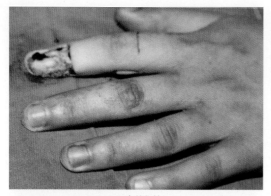

A. 术前伤情

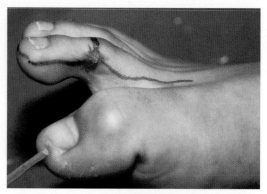

B. 第2趾背侧甲瓣切口设计

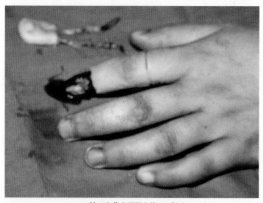

C. 第2趾背侧甲瓣移至受区

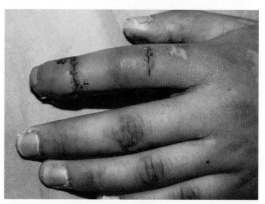

D. 术后出院前外形

图 17-68　示指末节背侧缺损修复术前后情况

C. 手术操作注意事项：①为了保证移植的背侧甲瓣的血供，当切取𧿹趾或第 2 趾背侧甲瓣时应有意识地多切取𧿹趾腓侧或第 2 趾胫侧甲下皮瓣；②为了使移植的趾甲正常生长，在切除𧿹趾或第 2 趾背侧甲瓣时，应同时切取腓深神经的𧿹趾或第 2 趾背侧支，与受区指背神经做束膜缝合，以利于甲正常生长；③凡背侧指伸肌腱与关节完整者，选用𧿹趾或第 2 趾背侧甲瓣移植修复；若造成骨、关节开放性损伤及肌腱缺损，可行指骨间关节融合；若造成骨大部分或全部缺损而指腹完整者，可切取携带远节趾骨的𧿹趾或第 2 趾背侧趾甲瓣移植修复。

(3) 拇指与其他指腹缺损修复术

挤压、电刨及灼伤等可导致指腹缺损，或因挫伤致坏死形成贴骨瘢痕及钩甲畸形，明显影响手的外形及指腹的感觉功能。拇指与其他指指腹缺损传统可采用邻指皮瓣、示指背侧岛状皮瓣及指动脉岛状皮瓣等修复。采用上述方法修复，手术风险少，但修复后的指腹萎瘪、欠饱满、无螺纹、感觉差为其不足。若选用缝合血管的趾腹皮瓣移植修复，手术虽有一定风险，但修复后指腹饱满，两点分辨觉可达 4～6 mm，为拇指实体感，可出汗，有螺纹，外形十分满意，而对供足外形及功能基本无妨，是值得施行的专科修复手术。

1) 修复方案：

A. 拇指指腹缺损修复：选同侧𧿹趾偏腓侧趾腹皮瓣移植，采用吻合趾-指动、静脉重建血液循环方式修复。

B. 其他指指腹缺损修复：选用同侧对侧第 2 趾趾腹或𧿹趾腓侧趾腹皮瓣移植，采用吻合趾-指动、静脉重建血液循环方式修复。

2) 修复方法：

A. 拇指指腹缺损的修复：

a. 受区：急诊病例对伤手拇指创面彻底清创，切除被污染及挫灭组织；择期病例，切除贴骨瘢痕或干性坏死组织，消除钩甲畸形，向周围皮缘分离，切除明显凹陷皮肤并修整皮缘。于拇指指腹近侧缘仔细寻找 2 条较粗的皮下静脉并予以标记，也可于拇指近节桡背侧做斜切口显露较粗的指背静脉。受区静脉要有两手准备。创缘尺侧向近端做延长切口，分离出正常的拇指尺侧指动脉或拇主要动脉（图17-69A）。量取指腹缺损布样。创面用0.1%苯扎溴铵（新洁尔灭）、3%过氧化氢及灭菌0.9%氯化钠溶液清洗，局部抗生素外敷包扎。

b. 供区：于同侧路趾偏腓侧按布样设计皮瓣（图17-69B），使布样近端尺侧位于皮瓣近端腓侧，将路趾腓侧趾底固有动脉、神经包含在皮瓣内。切开皮肤，先在跖侧近缘切口内小心寻找并分离跖侧真皮下较粗的静脉，然后向近端分离达足够长度。若跖侧未能找到合适的静脉，则沿该皮瓣近缘向腓背侧做延长切口，小心保护皮瓣内细小静脉向腓背侧汇集的交通直达趾背静脉。上述操作可以在肉眼下完成，若无把握也可在放大镜或手术显微镜下操作完成。皮瓣的静脉切取是本手术成败的关键操作，必须十分谨慎，防止损伤。待静脉分离后沿皮瓣近缘腓侧切口分离路趾腓侧趾底神经，以及趾底固有动脉与其相延续第1跖背（底）动脉达足够长度，随后沿切口掀起皮瓣，此时除皮瓣的血管、神经蒂相连外，其余组织均已离断。开放止血带，血管蒂敷以罂粟碱，待皮瓣恢复血液循环后可断蒂（图17-69C）。供区创面取全厚皮片移植加压包扎。

c. 移植修复：受区做好准备后，路趾趾腹皮瓣断蒂移至受区。根据血管、神经蒂位置调整皮瓣位置，用3"0"缝线与受区皮缘缝合，并注意将螺纹对齐。于镜下先修复尺侧指神经，缝合指-趾静脉及动脉，重建趾腹皮瓣血液循环（图17-69D）。临床拇指指腹缺损修复术前后情况如图17-70所示。

B. 其他手指指腹缺损的修复：

a. 受区：创面的准备基本同拇指指腹缺损的受区手术准备，并根据指腹缺损的指别，决定受区血管的准备。示指指腹缺损，指背静脉可选偏桡侧，而动脉应是尺侧指固有动脉；环指静脉偏尺侧，动脉选桡侧；而中指动、静脉选择无特殊。

b. 供区：手指指腹缺损供区可选用路趾腓侧趾腹皮瓣（图17-71），也可选用第2趾腹皮瓣，应根据缺损指别、受区血管的位置来决定切取皮瓣趾别。路趾趾腹皮瓣切取方法同前文。第2趾趾腹皮瓣切取也类同路趾趾腹皮瓣的切取，仅血管蒂位置的不同而改变切取方向。因指腹皮瓣面积较小，皮瓣掀起时更应注意静脉的切取，以确保移植成功。

c. 移植修复：同路趾趾腹缺损修复的皮瓣移植。

3）手术操作注意事项：①本手术采用吻合趾-指动、静脉重建血液循环方式修复拇指、手指指腹缺损，手术要求精心设计，认真操作。本手术有一定风险，术者掌握可靠微小血管吻合技术方可实施。②择期修复者，由于指腹近侧动脉均已萎缩，为了选择正常动脉，应向近端做延长切口，显露正常的动脉便于镜下吻合。③趾腹皮瓣移植的成败关键在于对供区静脉的切取，无论是切取跖侧静脉还是跖侧与背侧相延续的静脉，为保证延续性及质量，必要时可在镜下切取，以切取趾腹跖侧与趾背相延续的静脉蒂为上策，便于在指背进行吻合。④本手术优于传统皮瓣的最大区别在于感觉恢复较好，有螺纹及满意的外形。⑤受区应选择血管较粗的一侧指动脉，拇指选尺侧或拇主要动脉，示指选择尺侧指固有动脉，中、环指选桡侧指固有动脉为宜。过长的血管蒂通过指体皮下隧道，易导致血管危象发生。

（4）拇指与其他手指复合组织缺损的修复与重建术

常因冲压、铣床或局部灼伤致拇指或其他手指某一部位复合组织缺损或离断，组织块已挫灭、坏死而远端指体完整，远端指体有血供或无血供，为保留该指体外形、长度及功能，可选用足趾相应部位复合组织移植进行桥接移植修复。

本类以急诊创伤为主，可造成皮肤、肌腱、血管、神经及骨与关节缺损，甚至手指节段组织缺损。根据临床所见，拇指与其他手指复合组织缺损的修复大致可分以下3种类型。

1）皮肤、肌腱缺损的修复：

A. 修复方案：手指皮肤伴肌腱缺损可选用带路趾短伸肌腱的路趾背侧皮瓣或第2趾长伸肌腱为第2趾趾背皮瓣移植修复。

B. 修复方法：

a. 受区：手部创面经清创或扩创，量得皮肤缺损面积布样及指伸、屈肌腱缺损长度，于指背近侧缘找到较粗的指背静脉，于相应侧显露近侧指固有动脉及相应指背神经（图17-72A）。局部敷以抗生素包扎。

b. 供区：同侧或对侧路趾于跖趾关节以近背侧按布样设计皮瓣（图17-72B），并使该皮瓣略偏腓背侧，以保证该皮瓣血供。于趾蹼间向近端设计延长切口，切开皮肤保护并分离趾背静脉、跖背静脉及腓深神经的路趾背侧支，切断结扎无关分支；于趾蹼间近端找到第1跖背（底）动脉，并向远端分离，注意保护分向路趾腓侧的趾背动脉。然后根据肌腱缺损长度需要切断部分路长伸肌腱远、近端并连同肌腱从

17

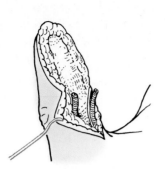

A. 拇指伤残处分离血管、神经

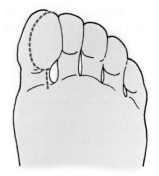

B. 踇趾腹腓侧设计趾腹皮瓣

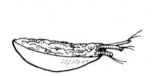

C. 离断踇趾趾腹皮瓣

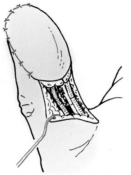

D. 缝合神经、血管

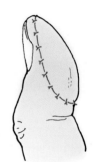

E. 术后外形

图 17-69　拇指指腹缺损修复示意图

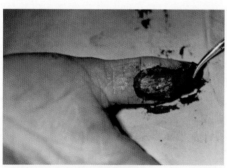

A. 术前伤情

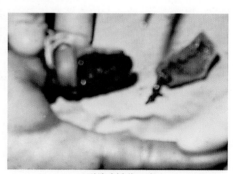

B. 趾腹皮瓣移至受区

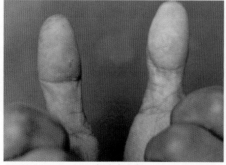

C. 术后2年外形

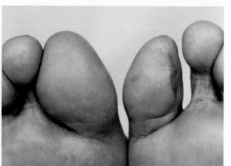

D. 术后2年供区情况

图 17-70　拇指指腹缺损修复术术前及术后情况

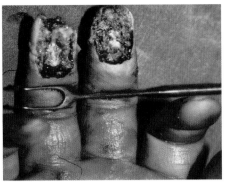

A. 术前伤情

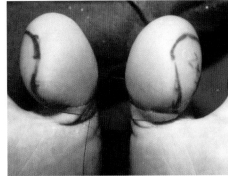

B. 双侧踇趾腹皮瓣设计

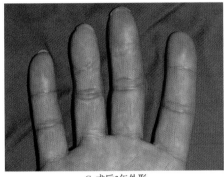

C. 术后3年外形

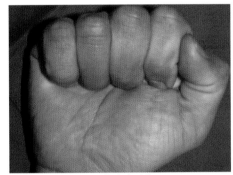

D. 术后3年功能

图 17-71 中、环指指腹缺损修复术前后情况

深层一并掀起皮瓣。根据受区血管情况分离所需血管长度后断蒂(图 17-72C),供区创面取中厚皮片移植加压包扎。

c. 移植:把踇趾背侧复合组织瓣移至受区,先修复缺损的肌腱,使张力调节于休息位,修整皮缘后缝合创面皮缘,踇趾背侧腓深神经背侧支与指背神经缝合,趾背或跖背静脉及第 1 跖背(底)动脉与受区指背静脉及指固有动脉吻合,重建血液循环,并做必要的制动。临床中,环指中节皮肤环形坏死伴伸指肌腱坏死修复术前后情况如图 17-73 所示。

C. 手术操作注意事项:①严格掌握适应证,若选用传统方法手术痛苦大,疗程长,功能、外形差时才考虑采用本手术;②切取踇趾背侧皮瓣要略偏踇趾腓侧,切取第 2 趾背侧皮瓣要略偏胫背侧,以保证背侧皮瓣的血供;③复合组织瓣移植可修复背侧或掌侧皮肤、肌腱及神经缺损;④注意供区创面皮片移植的技术操作,以保证皮片成活及供趾的完整性。

2) 手指远端有血供的复合组织缺损修复术:常因冲压伤致手指某一节段皮肤、肌腱、骨与关节等组织缺损,一侧尚有血供的皮蒂相连而远侧手指血供正常。本类损伤难以采用传统的方法修复,则可以选用第 2 趾相应节段组织移植修复。

A. 修复方案:根据手指复合组织缺损情况与部位,于同侧或对侧第 2 趾设计复合组织移植修复。

B. 修复方法:

a. 受区:伤指经彻底清创或扩创,量得手指节段组织缺损长度及组织结构,尤其要量得骨与关节缺损的部位(图 17-74A)。于远、近两端找到指伸、屈肌腱,指神经近端一侧指固有动脉及指背静脉,局部敷以抗生素包扎。

b. 供区:根据伤指节段缺损部位及组织结构,于相应侧第 2 趾设计切取部位(图 17-74B),按常规切取第 2 趾,并以趾底动脉及趾背静脉为血管蒂切除第 2 趾节段足趾组织,趾端废弃,供区创面直接缝合。

c. 移植:在正确裁取足趾节段组织后移至受区(图 17-74C),凡带关节者两端采用钢丝"十"字内固定,凡不带关节者采用交叉克氏针固定趾-指骨,修复指伸、屈肌腱,桥接趾-指神经,吻合趾背静脉与指背静脉,趾底固有动脉与指固有动脉,重建血液循环。缝合皮肤,制动,术毕(图 17-74D)。临床手指复合组织缺损、手指远端血供正常修复术前后情况如图 17-75所示。

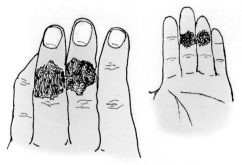

A. 中、环指中节皮肤环形坏死伴指伸肌腱坏死

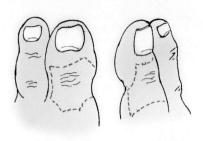

B. 取双𧿹趾带部分𧿹趾长伸肌腱的𧿹趾背侧皮瓣切口设计

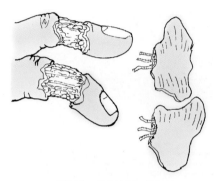

C. 经扩创，2块皮瓣移至受区

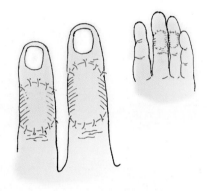

D. 吻合趾－指血管，重建血液循环，术毕

图 17-72　中、环指中节皮肤环形坏死伴指伸肌腱坏死的修复示意图

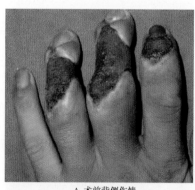

A. 术前背侧伤情

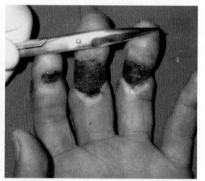

B. 术前掌侧伤情

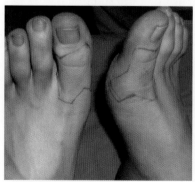

C. 双𧿹趾带部分𧿹趾长伸肌腱的皮瓣切口设计

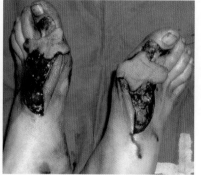

D. 皮瓣已游离

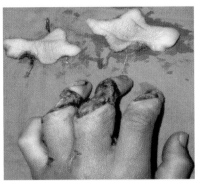

E. 2块皮瓣移至受区

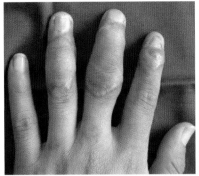

F. 术后1年指背侧外形

17

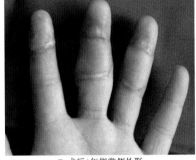

G. 术后1年指掌侧外形

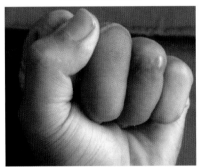

H. 术后1年功能恢复情况

图 17-73　中、环指中节皮肤环形坏死伴伸指肌腱坏死修复术前后情况

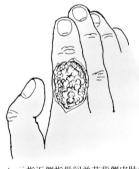

A. 示指近侧指骨间关节背侧皮肤坏死缺损伴指伸、
屈肌腱坏死，关节开放感染

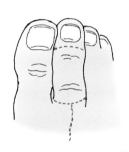

B. 取同侧带趾骨间关节及趾长伸、
屈肌腱与趾背皮肤的切口设计

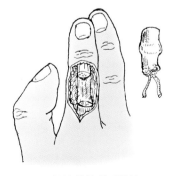

C. 受区经扩创，第2趾复合
组织移至受区

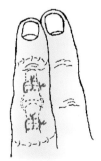

D. 采用钢丝"十"字交叉内固定，
修复肌腱、皮肤，重建血液循环

图 17-74　手指复合组织缺损(手指远端有血供)修复术

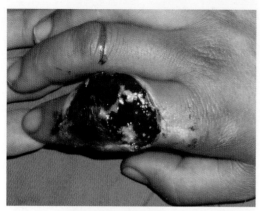

A. 术前伤情

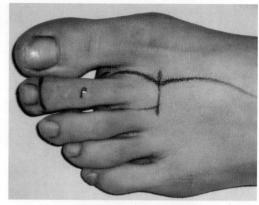

B. 第2趾复合组织移植切口设计

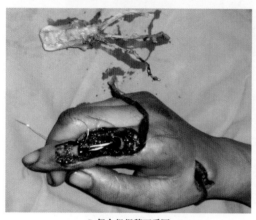

C. 复合组织移至受区

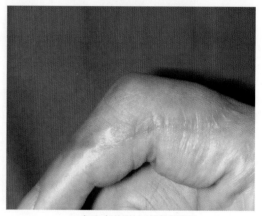

D. 术后2年外形与功能恢复情况

图 17-75　手指复合组织缺损(手指远端血供正常)修复术前后情况

3) 手指远端无血供的手指复合组织缺损修复术:损伤机制与手指远端有血供的复合组织缺损修复术基本相同,唯一的不同在于远端指体无血供,所以节段足趾组织切取嵌植于手指节段缺损区后,节段足趾组织两端肌腱、神经、血管均与伤指远、近两端的相应组织行桥接、缝接,重建组织结构的连续性及节段组织与手指远端血液循环。

A. 修复方案:取同侧或对侧第 2 趾节段复合组织,于手指节段缺损处,行骨、肌腱、神经、血管桥接再植。

B. 修复方法:

a. 受区:手部经彻底清创,并对远、近两端血管、肌腱、神经做充分了解,量得手指节段组织缺损的长度及其结构缺损情况(图 17-76A),局部敷以抗生素包扎。

b. 供区:根据伤指节段组织缺损部位及组织结构,于相应侧第 2 趾设计切取部位(图 17-76B),按常规切取第 2 趾,并把第 2 趾远端在解剖游离血管、神经、肌腱、骨与关节的前提下遗弃,供区残端直接缝合。

c. 移植桥接:在正确截取足趾趾关节复合组织后移植至受区(图 17-76C),采用钢丝"十"字内固定方法固定骨与关节,桥接修复指伸、屈肌腱及神经、血管。开放止血带,恢复指体血液循环,彻底止血,缝合皮肤,制动,术毕(图 17-76D)。临床手指节段组织缺损、手指远端无血供修复术前后情况如图 17-77所示。

C. 手术操作注意事项:①本手术应征得患者与家属同意方可实施,其目的是保留指体长度、外形与功能;②第 2 趾较细,可将足趾相应侧皮肤纵行切开,与指体相连皮蒂缘均匀缝合,以增粗指体。

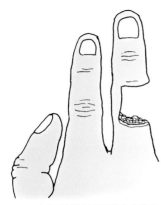

A. 中指近侧指骨间关节部节段组织缺损，远端指体无血供

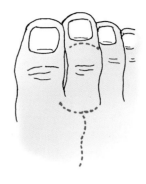

B. 切同侧第2趾节段组织移植切口设计

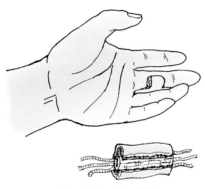

C. 第2趾末端已遗弃，中间节段组织移至受区

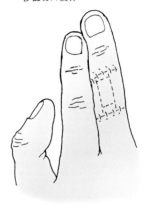

D. 第2趾节段组织经桥接移植重建血液循环

图 17-76 手指节段组织缺损、手指远端无血供的修复示意图

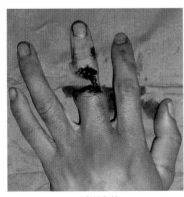

A. 术前伤情

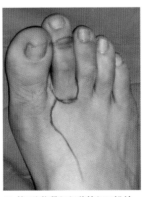

B. 第2趾节段组织移植切口设计

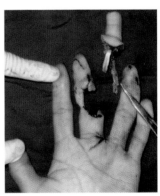

C. 节段组织移至受区

17

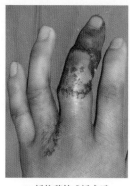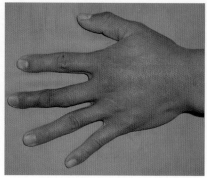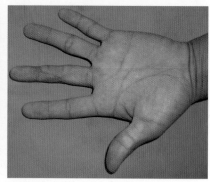

D. 桥接移植成活术后　　　　　　　　　　　　E. 术后3年外形

图 17-77　手指节段组织缺损、手指远端无血供修复术前后情况

17.9　小儿手指再造术

小儿因外伤造成手指缺损或先天性手指缺如不仅给生活、学习及日后工作带来较大影响，而且也将影响小儿的心理发育，给家长造成较大的心理压力。所以，家长要求再造的心情迫切。

小儿手指再造的适应证、手术设计原则及再造方法同成人。在此仅对小儿手指再造的特点做一陈述。

1）年龄：小儿处于生长发育阶段，有着极大的适应代偿能力，也有极好的修复塑型能力，这与成人是有区别的。笔者单位对小儿断指再植术病例进行了长期随访，结果发现，小儿断指再植及手指再造术后，手指均随着年龄的增长与身体的发育而增长，骨塑型能力强，指体较对侧虽有轻度萎缩，但感觉及运动功能恢复比成人优，再植或再造后的手指能完全适应生活、学习及劳动的需要，无痛苦和缺损的回忆。为此，选用足趾移植手指再造的最佳年龄为学龄前4～5岁及以后的任何年龄。因为年龄过小，各种组织结构细小，不利于手术操作，并增加了手术的风险。

2）伤情：小儿手指外伤性缺损常为生活中意外伤，可造成拇指及手指不同部位、不同程度的缺损。另外，小儿因鞭炮炸伤屡见不鲜，而鞭炮炸伤者常伴拇指Ⅳ度缺损及掌大关节脱位，虎口皮肤严重瘢痕挛缩，指蹼挛缩，手掌部多个线状瘢痕挛缩及指屈肌腱断裂、粘连等，均给再造与功能重建带来了一定的困难。

3）先天性缺如：因先天性手指缺如者常伴有血管、神经、肌腱的缺如或异常。为此，术前制订手术方案时一定要考虑到这一情况的可能。手外科专业医师应充分利用专业知识，根据小儿手部现有组织结构条件进行转移、调配以获得较理想的功能。然而，小儿手指先天性缺如或畸形，需行再造者为数不多，其主要原因为：①残存指代偿功能恢复较好；②过多的手指缺如难以逐一再造补齐，仅再造主要功能手指为原则；③常伴足趾畸形或缺如；④结构异常，影响再造指外形与功能。

4）足趾移植再造过程中注意骨骺的保护及神经的精确修复。

5）术中尽量多地缝接血管，并保证血管的缝合质量。

6）小儿手指再造术后易发生血管危象，应采取综合措施予以防治：①保证小血管缝合质量；②术后躁动、治疗不配合者，应给予镇静或冬眠；③发生血管危象时及时手术探查。

7）小儿手指再造术后功能恢复比成人优。因为小儿手指再造术后一旦拔除克氏针内固定，患儿就会毫无顾忌地使用伤手玩耍、持物。如果家长能有目的地鼓励小儿功能练习，则其功能恢复会更为满意。

图17-78为1例7岁患儿右拇毁损无再植条件，取对侧第2趾移植急症再造手术前后情况。

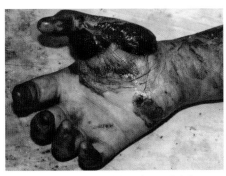

A. 术前伤情：拇指毁损无再植条件

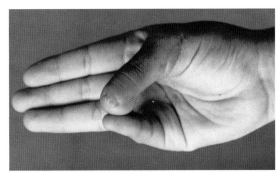

B. 第2趾移植急诊再造术后

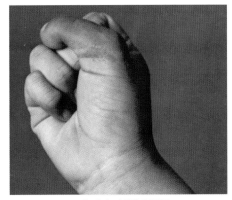

C. 术后3年功能恢复情况

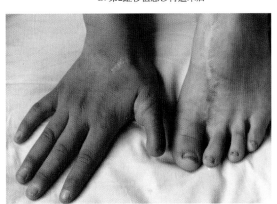

D. 术后3年供、受区情况

图 17-78　第 2 趾移植再造先天性缺损手指术前后情况

17.10　急诊手再造术

在日常手外伤中，有时能遇到前臂下 1/3 至腕掌部组织严重挫灭毁损，仅剩有虎口或指蹼相连的 2～3 个完好手指，既无再植条件，也无修复可能，外科医师只好以惋惜的心情按惯例予以截肢，致患者丧失全手。晚期可以佩戴义肢，以弥补外形并获得一些简单有限的功能。若采用前臂分叉术，可获得一些夹持功能。但上述有限的功能仍不能满足患者日常生活、学习及工作的需要，给患者带来较大痛苦。随着显微外科技术的应用和发展，于仲嘉（1979）和陈中伟（1981）先后应用人造掌骨或不用人造掌骨，从足上切取多个足趾移植到前臂残端，为单侧或双侧全手缺损者施行"再造手"手术，恢复了部分手功能。此再造后的功能决定于足趾的长短及术者的技能。"再造手"固定在桡骨残端，随桡骨旋转而同步旋转。笔者于 1980 年 1 月遇到 1 例类似病例，在急诊时，经过严格清创及周密的手术设计，将

一指植于桡骨，另一指植于尺骨，用骨栓做内固定，两指间形成一较宽的虎口，修复指伸、屈肌腱及神经，应用显微外科技术重建血液循环，在急诊一期完成手再造。术后经功能练习及必要的肌腱松解，获得了重建部分手功能的目的。

急诊手再造手术是急诊时施行的，是在断指再植及急诊手指再造的基础上发展起来的一种新型手术。主要意义是在急诊时利用本应遗弃的废指，把它异位再植于前臂残端，以恢复患者部分手功能。这一手术的优点是废指利用，急诊一期再造完成功能重建，避免了患者多次手术的痛苦。另外，这一手术还有以下特点：具有宽大虎口；为正常手指外形；具有正常手的旋转功能；手指能伸、能屈，具有捏、握功能；达到重建部分手功能的目的。故本手术又称前臂残端断指异位再植重建部分手功能。

17.10.1　适应证

青壮年因外伤造成前臂下 1/3 至腕掌部组织挫灭或缺失，近端桡、尺骨无多发骨折，前臂软组织无

广泛挫伤,血管、神经、肌腱无撕脱伤;远端有虎口或指蹼相连的 2～3 个较完好的手指及指根部有较多皮肤的 2 个单指,指体无明显挫伤及多发骨折;全身情况良好,经详细说明手术的意义、术后外形与功能,愿接受再造者可施行此手术。

选择适应证时具体要求如下。

（1）全身情况

该手外伤伤情较重,以青壮年为主。偶尔遇到复合伤且伴有其他器官及组织创伤而危及生命时,首先应积极采取有效措施,抢救危及生命的重要外伤,及时纠正休克,待全身情况好转后,即时施行急诊手再造术。若为老年患者及精神不正常者,则显然不宜施行这类手术。

（2）伤肢及指体条件

近端肢体软组织无严重挫伤,桡、尺骨无多发骨折,血管、神经无撕脱伤,损伤位于前臂下 1/3 以远段。远端有虎口或指蹼相连较完好的 2～3 个手指或指根部尚保留一些皮肤的 2 个单指。所有指体无明显挫伤及多发骨折,血管、神经无逆行撕脱伤,能争取于 24 h 内重建血液循环。凡远、近两端指、肢体有明显挫伤及多发骨折,血管、神经及肌腱均有明显撕脱,则不宜施行急诊手再造术。

必须向患者家属及陪伴人员说明这类手术后于前臂残端形成 2～3 个类似钳样手指的外形及有捏握功能的手指,以获得患者、家属的理解与配合。凡不愿施行手术者,不要勉强动员施行这类手术。

17.10.2　手术设计原则与手术方案

（1）手术设计原则

1）一指植于桡骨,另一指或另两指植于尺骨（图 17-79A、B）,使再植于桡骨上的手指随桡骨的旋转而旋转,并能与再植于尺骨上的手指完成对捏。

2）再造的 2 指或 3 指应处于良好的对指位,并使相对指间保持 20°～30°分离角（图 17-79A）。为了使再造的手指能充分发挥捏握功能,利于拿大、小物件,植于桡骨上的手指向桡背侧倾斜 10°～15°,植于尺骨上的手指向尺背侧倾斜 10°～15°,两倾斜角之和为 20°～30°。施行内固定时要使固定于桡、尺骨上两相对指的额状面延长线相交在 90°～120°（图 17-80）。

3）保留原有的虎口或新形成的虎口。

4）每指保留 2 个活动关节。保留拇指时可保留掌指关节,保留其他手指时可切除掌指关节。

（2）手术方案

1）再造 3 个手指的伤情：①一手 5 指完好,且有虎口及指蹼相连,经彻底清创,切除环指、小指,缝合尺侧缘皮肤,将拇指植于桡骨,示指、中指植于尺骨两侧（图 17-81A）。②拇、示、中指或拇、中、环指 3 指完好,且有虎口及指蹼相连,其他指损伤,经清创,将拇指植于桡骨,其他两指植于尺骨两侧。③有指蹼相连的示、中、环、小指完好,拇指被损,经清创,剔除中指,将指根部皮肤缝合形成虎口,将示指植于桡骨,环、小指植于尺骨两侧（图 17-81B）。

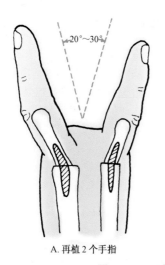 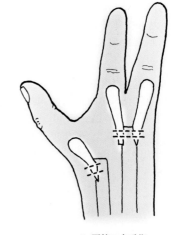

A. 再植 2 个手指　　　　　　　　　B. 再植 3 个手指

图 17-79　**手指再植于桡、尺骨的方法**

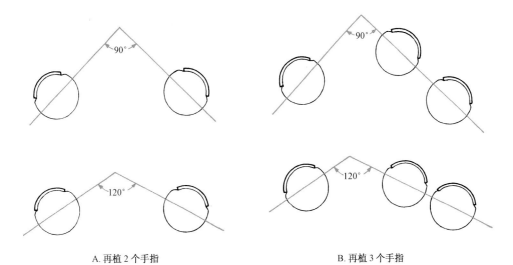

A. 再植 2 个手指　　　　　　　　　　　　B. 再植 3 个手指

图 17-80　再植相对指间的角度要求

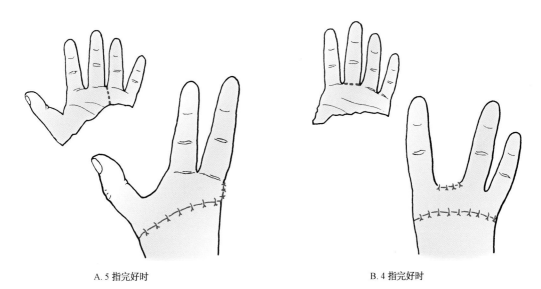

A. 5 指完好时　　　　　　　　　　　　B. 4 指完好时

图 17-81　再造 3 个手指的方法

2）再造 2 个手指的伤情：①拇、示指或拇、中指完好且有虎口相连，其他指损伤，清创后将拇指植于桡骨，另一指植于尺骨（图 17-82A）。②有指蹼相连的示、中、环、小指 4 指完好，拇指损伤，如果不选做 3 指再造，则可切除小指，剔除中指，将中指指根部皮肤缝合，形成虎口，将示指植于桡骨，环指植于尺骨（图 17-82B）。③拇、示指被损，中、环、小指 3 指完好且有指蹼相连，经清创，剔除环指并将指根部皮肤缝合形成虎口，将中指

植于桡骨，小指植于尺骨（图 17-82C）。④有指蹼相连的 2 个手指完好，其他指损伤，于指蹼处做纵行切开，一指植于桡骨，另一指植于尺骨，2 指间的皮肤缺损由前臂残端 2 个三角皮瓣转移形成虎口（图 17-82D）。⑤ 5 个手指均损伤，其中有 2 个手指结构完整，指根部有较多皮肤，经清创皮肤缝合可形成虎口者，将 2 指分别植于桡、尺骨上（图 17-82E）。如果指根部无皮肤，则可按上述伤情④处理。

17

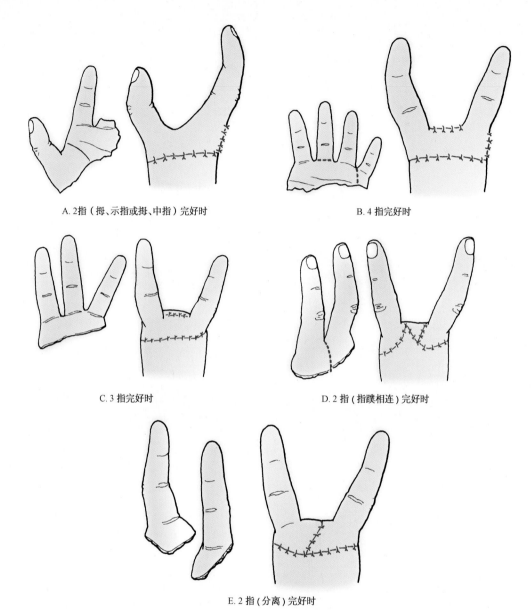

A. 2指（拇、示指或拇、中指）完好时

B. 4指完好时

C. 3指完好时

D. 2指（指蹼相连）完好时

E. 2指（分离）完好时

图 17-82　再造 2 个手指的方法

3）两手同时损伤：其伤情与上述两类相同，可按上述手术方案实施。如果其中一手全部毁损，而另一手尚有虎口及指蹼相连的 5 个手指完好，可根据两前臂残端伤情及患者意愿，将一手分切成两部分施行再造。方法：于第 1 指蹼处分切成两部分，使拇、示指侧保留拇主要动脉及第 1 指掌侧总动脉，使中、环、小指侧保留第 2、3 指掌侧总动脉，并将神经分别保留于各侧。将拇、示指分别植于同侧桡、尺

骨；剔除环指，指根部皮肤缝合，形成虎口，将小、中指分别植于对侧桡、尺骨，使一只废手再造成为两只手（图 17-83）。

17.10.3　麻醉与体位

采用臂丛神经阻滞麻醉、高位硬膜外阻滞麻醉或全身麻醉。患者取平卧位，患肢外展于手术台上，并用气性止血带。

17

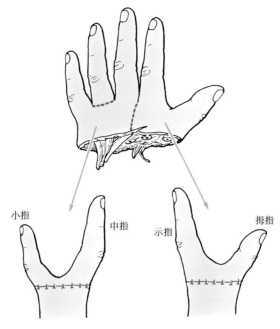

图 17-83　一手重塑两手的方法

17.10.4　手术步骤

（1）清创术

1）远端清创术：根据伤情及设计的手术方案，根据再造手指的指别及是切除还是保留掌指关节，有计划、有目的地施行清创，保留皮肤、血管、神经及肌腱足够长度后，其他多余组织均予以切除：①静脉：保留手背静脉网的完整性及长度；②动脉：保留掌深弓或掌浅弓，无条件时保留拇主要动脉，第 1～3 指掌侧总动脉及指掌侧固有动脉；③神经：尽量保留远断端神经的完整性，无条件时则保留指掌侧总神经或指掌侧固有神经；④肌腱：切除指浅屈肌腱，保留指深屈肌腱及指伸肌腱，其他无用的肌腱及手内在肌均一一切除；⑤骨与关节：保留拇指者可保留掌指关节，保留其他手指时可切除掌指关节，其余手指应切除或剔除（图 17-84）。

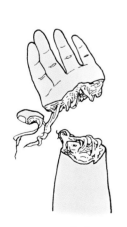
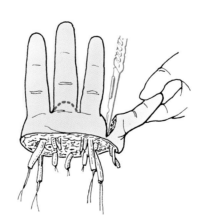
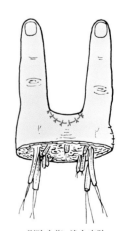

A. 伤手　　　　　B. 标记血管、神经、肌腱，切除小指　　　　　C. 剔除中指，缝合皮肤，形成虎口

图 17-84　远端清创术

2）近端清创术：于前臂残端找到桡动脉、尺动脉、头静脉、贵要静脉、前臂浅静脉、正中神经、尺神经后分别标记，然后按常规由浅入深、由表及里施行清创，并根据再造手指数目和位置决定保留近端指伸、屈肌腱的数目，对不选作动力的肌腱可以切除，以减轻局部臃肿（图 17-85）。

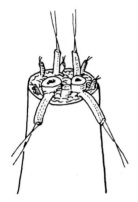

图 17-85　近端清创术

（2）骨架形成

1）再造 3 个手指的骨架形成：一般在桡骨上再植 1 指，在尺骨两侧再植 2 指。

将植于桡骨的拇指或其他指第 1 掌骨或近节指骨修成适当长度，将掌侧咬成粗糙斜面（图 17-86A）；将植于尺骨两侧的 2 个手指近节指骨两相对面咬成粗糙面（图 17-86B）。

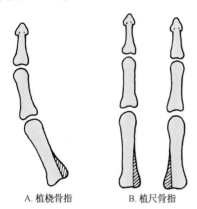

A. 植桡骨指　　　　B. 植尺骨指

图 17-86　再植指掌骨或近节指骨近端准备

根据皮肤、血管、神经及肌腱长度决定桡、尺骨截骨平面，于桡骨桡掌侧及尺骨的桡背侧及尺掌侧凿成粗糙面，形成桡骨远端呈斜面、尺骨远端呈平行椭圆形骨柱（图 17-87）。

将植于尺骨两侧两手指近节指骨平行地置于尺骨的两侧，并使两手指向背侧倾斜 10°～15°，然后用

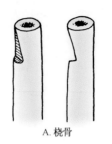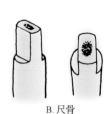

A. 桡骨　　　　　　　　　　B. 尺骨

图 17-87　桡、尺骨远端准备

2 枚克氏针横贯内固定（图 17-88A）。根据已固定于尺骨两手指的位置及倾斜角来设置固定于桡骨的手指位置。然后将第 1 掌骨或其他指近节指骨的掌侧形成向桡掌侧倾 10°～15°，使 3 相对指额状面延长线交叉成 90°～120°，用 2 枚克氏针将其固定于桡骨的桡掌侧（图 17-88B）。

通过以上的设计与固定，使两相对指处于良好的对指位，并形成 20°～30° 有分离角的骨架（图 17-88C）。

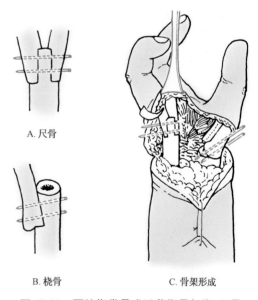

A. 尺骨

B. 桡骨　　　　　　　C. 骨架形成

图 17-88　再植指掌骨或近节指骨与桡、尺骨的固定方式

2）再造 2 个手指的骨架形成：因为仅一指植于桡骨，而另一指植于尺骨，所以骨架形成较简单。在骨内固定前将桡、尺骨及掌骨或近节指骨底部断面凿成向桡背侧及尺掌侧倾斜 10°～15°，使两手额状面延长线交叉 90°～120°，再用交叉克氏针固定即可（图 17-89）。

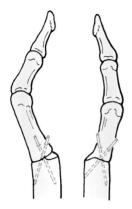

图 17-89　再造 2 个手指的骨固定方式

为就地取材,利用废骨修制骨栓内固定的方法来形成骨架。骨栓制作方法为:利用废弃骨骨体的自然弧度做成 2~3 条有 10°~15°弧度、两头尖、粗细不同的骨栓(图 17-90A),使骨栓两头紧塞于远、近两端骨髓腔内,以防旋转。行骨栓内固定时,先将两骨栓插入第 1 掌骨或近节指骨髓腔内,使骨栓凹面朝向指背,然后将两指同时向虎口相对方向旋转45°~60°,最后将两骨栓再插入桡、尺骨髓腔内,使其紧密接触固定,使两指处于良好的对指位并形成20°~30°分离角(图 17-90B)。

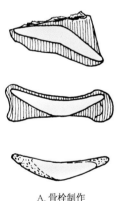

A. 骨栓制作　　　　　　　　　　B. 用骨栓固定

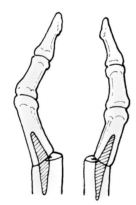

图 17-90　用骨栓做内固定方法

(3) 肌腱修复

为了使再造指有较好的伸、屈功能,于前臂残端选择有正常神经支配、腱性组织的同名肌为动力肌。

在修复肌腱时还应注意:①凡保留掌指关节的拇指,除修复拇长伸、屈肌腱外,应同时修复拇短伸、屈肌腱,以保持掌指关节的稳定性,消除掌指关节过伸畸形。②选示指、中指、环指、小指再造时,仅修复指总伸肌腱及指深屈肌腱,指浅屈肌腱一般不予修

复。并利用一指指浅屈肌腱为动力,将其一劈为二,重建再造指蚓状肌。所有肌腱缝接处应相互错开,以防术后发生粘连。③在近端应选择与再造指指伸、屈肌腱方向一致,肌肉弹性好,活动幅度大,有腱性组织的同名肌。缝合肌腱时应将诸指张力调节于休息位(图 17-91)。④再造 3 个手指时,由于手指均改变了原来的正常解剖位置和方向。因此,使肌腱力线方向发生改变,导致肌力传动乏力及肌腱粘连而影响功能。为此,以选择肌腱力线一致的伸、屈肌或协同肌为宜。

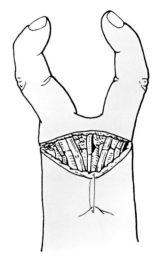

图 17-91　修复肌腱时将再造指张力调节于休息位

从笔者的经验看,于前臂残端再造 2 个手指的功能优于再造 3 个手指者。此主要原因是骨架形成后的特殊解剖关系及由此而导致肌腱力线方向的改变。所以,笔者主张以再造 2 个手指为首选。

(4) 神经修复

前臂残端的正中神经及尺神经都是混合神经。尺神经以运动神经纤维占多数,而正中神经是以感觉神经纤维占多数。所以于前臂残端再造 2~3 个手指时,仅以恢复手指感觉为主的正中神经为首选。若正中神经近端遭到严重损伤或长段缺损可考虑选用尺神经。

远端神经伤情大致有 3 种:①神经断于腕部,此段仍为正中神经干,经清创后可与近端正中神经缝合;②神经断于掌部,此段为指掌侧总神经,经清创后可与正中神经缝合;③神经断于指根部,此段为指掌侧固有神经,经清创后把指掌侧固有神经于近端自桡侧向尺侧排列与相应的正中神经做缝合。

（5）血液循环重建

重建血液循环是本手术的重要环节。凡造成前臂下1/3及腕掌部组织严重挫灭或缺失者,大部分是钝性压轧伤,血管损伤范围较广。但一般经清创,远、近两端均有正常的血管,再经充分的骨缩短,大部分血管均可在无张力下行端-端吻合。

1）静脉修复:有虎口或指蹼相连的指体静脉均呈网状相连,口径较粗,与前臂残端的知名静脉及皮下静脉均可做端-端吻合,可保证再造指有充分的静脉回流。

2）动脉修复:前臂残端桡、尺动脉解剖恒定,口径较粗。而远端动脉则根据不同的伤情及血管条件,做灵活选择搭配,但要保证每一手指有足够的血供。再造手指与近端桡、尺动脉吻合的搭配选择情况介绍如下:①植于桡骨上的手指有拇、示、中3指。因伤情不同,其远端可能有掌深弓、拇主要动脉及第1指掌侧总动脉存在。这些动脉经清创后可与近端桡动脉做缝合。拇主要动脉、第1指掌侧总动脉的管径略细,可做轻微机械扩张后再与桡动脉做端-端吻合。②植于尺骨上的手指有示、中、环、小4指。因伤情不同其,远端可能有掌浅弓、第1～3指掌侧总动脉,这些动脉可与尺动脉做端-端吻合。③因创伤严重,手指仅有指掌侧固有动脉时,因其与近端桡、尺动脉口径相差较大,为提高吻合口通畅率,可将指掌侧固有动脉断端剪成鱼嘴状,再与近端桡、尺动脉以4点褥式中间加间断吻合的方法吻合,可达到满意的效果(图17-92)。

   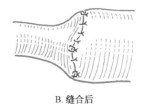

A. 缝合前   B. 缝合后

图 17-92　鱼嘴式血管吻合

（6）创面修复

这类创伤皮肤创面修复一般多无困难,但在缝合皮肤时仍要注意:①有挫伤的皮肤及多余皮肤应予切除,否则会造成臃肿;②深部组织外露时,用局部皮瓣转移覆盖创面;③带有指蹼相连的2指经分切成2个单指再造时,两指间皮肤缺损部分可用前臂残端设计的2个三角皮瓣提升做交叉缝合修复,以形成虎口(参见图17-82D)。

17.10.5　手术操作注意事项与术后处理

（1）手术操作注意事项

1）急诊手再造手术属腕掌部组织挫灭或缺失,将残存的手指异位再植于前臂残端的方法。若将手指再植于掌骨底部或腕骨处,则不属本手术范围。

2）凡属适应证者并决定施行手术时,应把再造后手指外形及功能如实向患者及家属说明,以求得患者的配合。

3）从笔者的病例随访中发现,再造2指者功能优于再造3指者,故以选择再造两指为首选。再造3指功能之所以欠佳,与骨架形成及肌腱力线方向的改变有关。

4）再造2指或3指形成骨架时,应使2指或3指额状面延长线相交于90°～120°,不宜将骨架形成处于180°相对位。因为再植于桡骨的手指可随桡骨的旋转来完成对指;另一方面从外形及插口袋方便需要看,处于额状面延长线相交于90°～120°比处于180°相对位要好。

5）缝合肌腱时应选近端无挫伤的同名肌,且有腱性组织、弹性好、肌力强的肌肉,缝合时要注意伸、屈肌腱的张力调节。注意拇短伸、屈肌的修复及手指蚓状肌功能重建的修复。

6）修复神经时,近端以选正中神经为妥,远端尽量保留做高位缝合,不得已时才选用尺神经与指掌侧固有神经修复。

7）远端清创时尽量保留掌深弓或掌浅弓及指掌侧总动脉。凡采用指掌侧固有动脉与近端桡、尺动脉吻合时,可用鱼嘴式吻合,保证血管吻合质量,以达重建血液循环目的。

8）本手术应保留原有虎口或新形成虎口。若有指蹼相连的2指,应从指蹼处纵劈为二,其间缺损用前臂残端两三角形皮瓣提升形成虎口。若直接将有指蹼相连的两指植于桡、尺骨,由于狭窄的指蹼难以缓冲手指的旋转而明显影响再造后的功能,故不属本手术的范围。

9）骨架形成及内固定时以不贯穿关节为原则。凡选用骨栓内固定时，术者操作时一定要稳而准。术者可握住再造指，用拳头间接轻击另一手的拳头以达紧密插入两端髓腔的目的。

10）本手术的目的在于恢复手部分功能，术者应慎重选择适应证，术中精心操作、术后及时行功能练习及必要的手术松解等，均应围绕着恢复功能的目的而采取相应措施，决不能以为完成手术而万事大吉，否则就失去了本手术的意义。

（2）术后处理

术后治疗同足趾移植手指再造术。术后 12 d 拆线。凡采用骨栓内固定者或内固定不稳定者，在拆线后于手指近侧指骨间关节连同前臂行管型石膏固定，使远侧指骨间关节外露（图 17-93）。于术后第 2 天开始行主动功能练习。石膏固定 6～8 周后拆除，开始做主、被动活动功能练习及职业治疗，以获得较理想的功能恢复（图 17-94、17-95）。必要时可施行肌腱松解术。

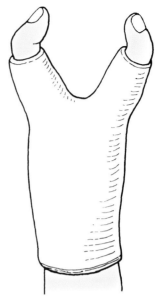

图 17-93　管型石膏固定

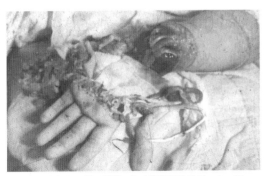

A. 左前臂下1/3挫灭毁损，仅有指蹼相连的示、中、环、小指完好

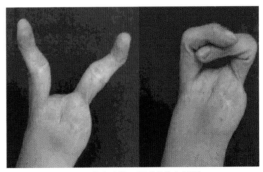

B. 再造术后伸、屈功能恢复情况

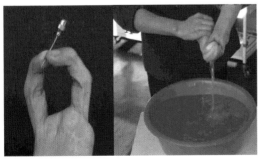

C. 再造术后捏及旋转功能恢复情况

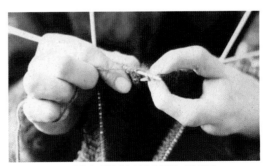

D. 再造术后能适应日常生活及工作需要

图 17-94　再造 2 个手指

17

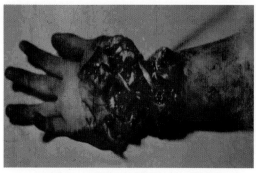

A. 前臂下1/3及腕掌部挫灭毁损，第1~5指完好

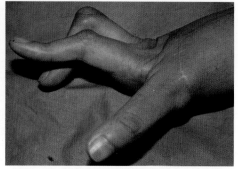

B. 再造术后伸指功能恢复情况

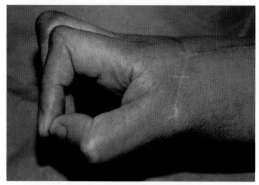

C. 再造术后握捏功能恢复情况

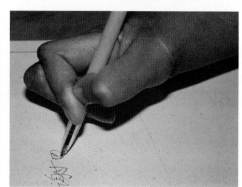

D. 再造术后能适应日常生活工作的需要

图 17-95　再造 3 个手指

（程国良）

主要参考文献

［1］于仲嘉.四肢显微血管外科学［M］.上海：上海科学技术出版社,1995.

［2］王澍寰.手外科学［M］.北京：人民卫生出版社,1990.

［3］徐达传,钟世镇,高崇敬,等.第一跖底动脉的外科解剖［J］.临床解剖学杂志,1986,4:65.

［4］曲智勇,程国良,郝铸仁.实用手外科手术学［M］.北京：人民军医出版社,1992.

［5］杨东岳,顾玉东.第二趾游离移植再造拇指40例报告［J］.中华外科杂志,1977,15:1.

［6］张涤生.整复外科学［M］.上海：上海科学技术出版社,1979.

［7］陈中伟,王琰.足趾移植"再造手"［J］.中华外科杂志,1981,19:1.

［8］陈中伟.显微外科的现状与展望［J］.中华显微外科杂志,1998,21(1):1.

［9］程国良,潘达德,曲智勇,等.前臂残端断指异位再植重建部分手功能［J］.中华外科杂志,1984,22(4):195.

［10］程国良,潘达德,杨志贤,等.吻合血管带足背皮瓣的足趾移植再造拇指［J］.中华显微外科杂志,1989,12(1):24.

［11］侯书健,程国良,潘达德,等.吻合血管的游离皮瓣与第二趾组合移植再造拇指［J］.中华显微外科杂志,1997,20(3):227.

［12］侯春林.带血管蒂组织瓣移位手术图谱［M］.上海：上海科学技术出版社,1992.

［13］顾玉东,陈德松,张高孟,等.足趾移植再造拇、手指400例报告［J］.中华手外科杂志,1995,11(4):195.

［14］顾玉东.手的修复与再造［M］.上海：上海医科大学出版社,1995.

［15］徐雷,寿奎水,芮永军,等.不同构制的足趾移植重建双拇指缺损［J］.中华手外科杂志,1998,14(4):204.

［16］程国良,方光荣,林彬,等.吻合指(趾)动静脉的拇(手)指再造与修复［J］.中华外科杂志,1994,32(2):79.

［17］程国良,方光荣,侯书健,等.拇(手)指部分缺损的修饰性修复与重建［J］.中华医学杂志,2005,85(38):2667.

［18］程国良,张宁埠,林宗礼,等.不同口径血管吻合通畅率与愈合过程的光镜及扫描电镜观察［J］.中华显微外科杂志,1993,16(4):275.

［19］程国良,张宁埠,潘达德,等.45个小儿断指再植的长期随访报告［J］.中华外科杂志,1996,34(4):205.

［20］程国良,方光荣,潘达德,等.不同程度的手指缺损采用不同形式的足趾组织移植再造与修复［J］.中华手外科

杂志,1995,11(4):200.

[21] 程国良.显微外科在手外科应用的进展[J].中华显微外科杂志,1997,20(3):175.

[22] 程国良.手指再植与再造[M].2版.北京:人民卫生出版社,2005.

[23] Dautel G, Corcella D, Merla M. Reconstruction of fingertip amputations by partial composite toe transfer with short vascular pedicle[J]. J Hand Surg, 1998, 23:457.

[24] Foucher G. Microsurgical free partial toe transfer in hand reconstruction: report of 12 cases [J]. Plast Reconstr Surg, 1980, 65:627.

[25] Cheng GL, Fang GR. Aesthetic reconstruction of thumb or finger partial defect with trimmad toe-flop transfor [J]. Microsurgery, 2007, 27(2):74.

[26] O'Brien BM. Microvascular reconstructive surgery[M]. Edinburgh: Churchill Livingstone, 1977.

[27] Poppen NK, Tom RN, Hany JB. Evaluation of sensibility and function with microsurgical free tissue transfer of the great toe to the hand for thumb reconstruction[J]. J Hand Surg, 1983, 8:516.

[28] Wei FC, El-Gammal TA, Lin CH, et al. Metacarper hand: classification and guidelines for microsurgical reconstruction with toe transters [J]. Plast Reconstr Surg, 1998, 99:122.

[29] Woo SH, Seul JH. Distal thumb reconstruction with a great toe partial-nail presering transfer technigre[J]. Plast Reconstr Surg, 1998, 101:114.

[30] Yoshimura M. Toe-to-hand transfer[J]. Plast Reconstr Surg, 1980, 66:74.

17

18.1　化脓性感染

18.1.1　概述

上肢骨关节及手部化脓性感染是骨科最常见的疾患之一。各种原因造成的开放性损伤、临近软组织感染或细菌血行播散，以及医源性手术污染是骨关节及手部化脓性感染的直接原因。但感染的进一步发展还必须具备其他致病因素，如自身的免疫功能不全、营养不良、糖尿病、血液病等慢性疾病导致的衰弱，以及感染局部组织的解剖生理特点，是否得到有效及时的治疗等。如果不能早期作出诊断，及时正确处理，将造成上肢及手功能不同程度的丧失，严重者将危及患者的生命。大的开放性损伤一般不易被忽视，由于患者及时求医，早期得到正确的治疗，可以预防感染的发生。而那些手指或手其他部位上一些小的创伤，如刺伤、戳伤、擦皮伤等，常因重视不够，放任不管，未及时治疗而酿成严重的手部化脓性感染，破坏手部重要的组织结构，导致手功能严重丧失。随着化学疗法的发展，尤其是抗生素的出现，大多数细菌感染应用抗生素治疗可以治愈。最近几十年来手部感染的发病率有所下降，并发症，尤其是严重并发症的发生也有所降低，然而由于耐药菌的出现，细菌对抗生素的敏感性下降，也给治疗带来一定的困难。

在诊治化脓性感染时，仔细采集病史，询问受伤机制，了解有无糖尿病、痛风、血液病，以及有无过度饮酒、药物滥用、药物过敏史及受伤时工作的环境是非常重要的。实验室检查需进行需氧菌和厌氧菌，以及分枝杆菌和真菌培养。

正确诊治化脓性感染，必须认识骨关节和手部的一些解剖学特征。要知道炎症经过何种途径向周围扩散。只有熟悉这些解剖学结构，才能做出正确的诊断和治疗，采取正确的措施预防感染，同时对确定外科手术切开引流的部位和方向，避免神经、血管、肌腱等重要组织的损伤是极其重要的。

（1）骨关节感染和扩散的解剖学特征

1）长骨干骺端有许多终末小动脉，循环丰富，血流缓慢，细菌易于停留、繁殖而引起感染。

2）儿童骨骼干骺端缺乏吞噬细胞，容易感染急性血源性骨髓炎。

3）干骺端骨骼脓肿局限在一个坚固的结构中，很难向周围扩展。感染发展时，脓液需通过哈佛系统和佛克曼管进入骨膜下形成骨膜下脓肿。

4）成人骨骺闭合，感染可由干骺端直接侵入骨骺，并波及关节。

5）年龄＜2岁的婴幼儿通常有血管穿过长骨骺板，供应干骺端和骨骺，细菌可经这些血管播散到骨骺，并侵入关节腔。

6）年龄＞2岁的年长儿童，骺板已形成，作为屏障,阻遏细菌侵入,抵抗感染能力较强,脓液不易穿破骺板进入关节腔。

7) 骨干骺端化脓性感染扩散途径:①干骺端病灶向骨髓腔发展,可进入关节腔;②穿破骨皮质,侵入骨膜下;③穿破骨膜至关节周围,可进入关节;④骨膜下与骨髓腔经骨小管相通;⑤穿破骨膜与软组织。

(2) 手部感染和扩散的解剖学特征

1) 手部掌心皮肤与背面皮肤结构差异较大。掌心皮肤质韧致密,角化层厚,弹性差;而手背皮肤薄而松软,弹性好,活动性大。手部淋巴引流从手掌到手背面,因此,手部感染虽大多数由掌侧引起,但临床症状往往背侧较掌侧重,手背常有明显肿胀。

2) 手部,尤其手指,组织结构致密,感染后组织内张力增高,压迫神经末梢,可引起剧烈疼痛。

3) 手部结构较精细、复杂。任何部位的感染都可累及周围的肌腱、神经、血管和骨关节,很容易导致肌腱粘连、僵硬、神经功能障碍。因此,应早期治疗以减轻损害。同时,在治疗中应注意脓肿四周有重要结构,以免加重损伤。

4) 手部有腱鞘、滑液囊和一些浅在间隙,这些组织对肌腱的滑动、手指运动有重要作用。一旦手部感染,炎症除了可经血管、淋巴管、浅筋膜扩散外,尚可沿上述这些特殊解剖结构扩散。

5) 手部化脓性感染沿手部的这些特殊解剖结构扩散途径:①鱼际间隙、掌中间隙的感染,可沿蚓状肌管向背侧扩散,形成指蹼间隙感染。②拇指化脓性腱鞘炎可致桡侧滑囊感染,小指化脓性腱鞘炎可致尺侧滑囊感染,而尺、桡侧滑囊又常常相通,其感染又可相互扩散。③示、中、环指的化脓性腱鞘炎可向近端溃破,进入鱼际间隙和掌中间隙,引起感染。④手掌部的间隙和滑囊的感染,可经腕管向近端扩散到前臂掌侧间隙,造成前臂深层的感染。

(3) 化脓性感染的治疗原则

一般而言,大多数骨关节、手部化脓性感染必须通过手术治疗,而不能单纯依赖抗生素药物疗法,因而需要切开、引流和清创。抗生素治疗只是作为手术前、后的一种辅助治疗。但是,如果感染能在发病后24~48h做出诊断,感染症状轻,全身应用大剂量抗生素,并辅以制动、休息,可以将感染完全控制。但如果超过这个时限或感染已化脓,单纯应用抗生素治愈几乎是不可能的。

化脓性感染的治疗原则可分为非手术治疗及手术治疗两种类型。非手术疗法也是术前、术后治疗不可分割的一部分,可增加患者的舒适,减少疼痛、肿胀,以及缓解全身反应。

1) 非手术治疗一般原则:

A. 固定、抬高患肢:这对减轻化脓性感染的症状、控制感染扩散和促进创面愈合都很重要。患肢或手可用夹板或石膏固定在功能位,患肢抬高30°~60°。

B. 热敷、超短波和激光等理疗:有助于炎症的吸收及脓肿局限。

C. 全身抗生素药物疗法:全身抗生素的应用在感染的早期是非常必要的。一旦脓肿形成,抗生素疗法不能替代切开引流术。但继续使用敏感抗生素对进一步控制感染,促进早日康复极为重要,尤其在慢性化脓性感染如骨髓炎的治疗中,这一点尤为重要。近40年来,由于新一代抗生素的不断出现,细菌对抗生素的敏感性亦发生了变化,一些细菌出现耐药性,骨关节和手部化脓性感染的常见致病菌是金黄色葡萄球菌,此外尚有溶血性链球菌、大肠埃希菌、铜绿假单胞菌,较少见的致病菌包括分枝杆菌、淋球菌、出血性巴斯德菌(猫、狗咬伤)和艾肯菌属(人咬伤)和各种厌氧菌(包括梭状芽孢杆菌)等。因此,在早期治疗时,应根据经验首选广谱抗生素,可选用新型青霉素或头孢菌类加氨基糖苷类药物联合应用。对切开引流的脓液常规进行涂片革兰染色检查、细菌培养及药物敏感试验,一旦获得细菌培养及药物敏感试验的报告,应及时调整,使用敏感抗生素。

D. 局部药物治疗:感染早期也可在炎症局部使用鱼石脂软膏、三圣散、金黄散等药物,以减轻症状,促进炎症吸收或使脓肿局限。

2) 手术治疗一般原则:手术治疗是骨关节、手部化脓性感染的重要治疗措施,一旦脓肿形成,应及时切开、充分引流,并去除坏死和缺血的骨质及有害的病菌产物。对脓腔内及脓肿壁上的一些坏死组织可用纱布轻轻擦拭,以去除坏死组织,但应避免粗暴操作。脓肿周围有明显浸润性炎症时,不宜搔刮或擦拭以防感染扩散,减少感染并发症。骨膜下或髓腔内脓肿应及时做骨皮质开窗引流。在手的腱鞘、滑囊和间隙感染时,如肿胀严重,局部渗出积液较多,虽未形成脓肿,也可早做切开引流,以避免感染向深部组织扩散。手术宜在臂丛神经阻滞麻醉或全身麻醉下进行。局部浸润麻醉可使感染扩散,并增加肢体的肿胀。手术时,常规抬高患肢3~6 min后

18

将止血带充气,在无血的手术野下进行操作,可清楚地辨认脓肿范围,使引流更彻底。避免使用弹性驱血带,以防感染向近端蔓延扩散或促使细菌及毒素进入血液,而引起菌血菌、毒血症或败血症。切口选择均应有利于操作时的进一步延长,同时又避免损伤重要的组织,如血管、神经,也不会造成术后的瘢痕挛缩及对疼痛敏感的瘢痕。一般来说,手指或手掌的切口应与屈纹平行,而不应与之垂直。垂直切口只可以在手指的两侧侧正中部位、手背、腕部桡侧或尺侧正中部位或前臂进行,而经过腕背和腕掌侧的长切口应做"S"形切口,靠近腕横纹处尽可能多地与腕横纹平行。

术后手部小脓肿引流可用橡皮片,脓腔较大时宜用浸有抗生素的纱布条填塞,48h后取出纱布,改用温0.9%氯化钠溶液浸泡。以每天2~4次,每次20min为宜。浸泡完毕,伤口周围涂氧化锌软膏。引流时切忌两面贯穿引流,因为过多地破坏血供可引起局部组织的坏死,并影响手的功能恢复。尺、桡骨骨髓炎,肘关节化脓性感染术后伤口可用含抗生素的0.9%氯化钠溶液持续冲洗,负压引流。

18.1.2 手部化脓性感染

(1)甲沟炎和甲下脓肿

指甲除游离缘外,其余3边均与皮肤皱褶相接,连接部形成沟状,称为甲沟。甲沟炎即在甲沟部位发生的感染,是甲周组织的一种常见感染。甲下脓肿即指甲与甲床间的感染,两者可相互转化或同时存在。

1)病因:甲沟炎多因甲沟及附近组织刺伤、擦伤、嵌甲、修甲过短,或拔"倒皮刺"后引起。甲下脓肿常由甲沟炎蔓延产生,或甲下刺伤、指端挤压伤引起甲下血肿继发感染所致。致病菌主要是金黄色葡萄球菌。

2)临床特点:甲沟炎临床上可分为3种类型。

A.浅型:初起时一侧甲沟红肿疼痛。不久在表皮内或表皮下出现小的灰白色脓肿,位于甲沟和甲后皱褶上皮连合处。

B.深型:感染扩散到更深的部位。感染可扩散至指甲根部和对侧甲沟,形成指甲周围炎,严重时可扩散至甲下,形成甲下脓肿。此时疼痛加剧,肿胀明显,在指甲下方可见到黄白色脓液,指甲与甲床分离,指甲可浮起。如不及时处理,可发展成脓性指头炎,甚至引起指骨骨髓炎,也可变为慢性甲沟炎。

C.慢性甲沟炎:又可区分为慢性化脓性甲沟炎

和慢性非化脓性甲沟炎两种类型。前者多为失活的指甲或残留的异物引起,也可由梭菌、螺旋体或其他被忽视的特异性感染引起。梭菌、螺旋体感染尽管少见,但若分泌物稀薄而奇臭时,必须考虑梭菌、螺旋体感染。特异性细菌感染可通过特殊涂片或培养做出诊断。也应考虑结核和其他肉芽肿性感染的可能。任何慢性甲沟炎应通过X线摄片排除指骨骨髓炎。若脓肿长期持续存在,应该做活组织检查,以排除癌肿。最常见的非化脓性慢性甲沟炎是由真菌感染引起,表现为低度的蜂窝织炎,在病损部位常常没有表皮。嵌甲型慢性非化脓性甲沟炎常表现为甲沟旁有压痛明显的肉芽组织,可发生于感染或创伤后,由于嵌入指甲刺激指甲侧缘引起肉芽组织增生引起。

3)手术治疗:

A.适应证:单纯甲沟炎或并发甲下脓肿。

B.麻醉:指总神经阻滞麻醉或臂丛神经阻滞麻醉。

C.手术方法:

a.无切口引流:用扁而圆钝的剥离器分离侧甲襞与后甲襞,使指甲的近端充分暴露(图18-1A)。同时用剥离器,在近端甲下与甲床间剪离近1/3指甲。排除脓液后塞入油纱条于甲襞下,保持脓腔开放,48h后拔除引流条,用温0.9%氯化钠溶液浸泡,每日2次,促使脓液排出和创口愈合。无切口引流法通常适用于一侧甲沟炎。

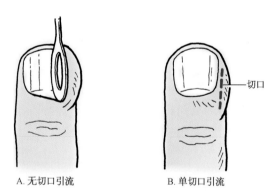

图18-1 甲沟炎的引流方法

b.单切口引流:自指侧甲襞中点做一切口,向近端延伸到甲体基部,应避开甲床和甲母质,轻轻提起甲根部的皮肤(图18-1B),钝性分离近1/3指甲,并切除之,后塞入油纱条引流,48h后拔除,开始用温0.9%氯化钠溶液浸泡。

c. 双切口引流：在指甲两侧做切口,切口自侧甲襞中点开始向近端延伸至甲体基部(图 18-2A),运用扁而圆钝的剥离器将甲根部皮肤与甲板分离。然后,将甲根背面皮肤像皮瓣样掀起,暴露甲体基部(图 18-2B)。用剥离器将指甲板与其下的甲床及甲母质分离,切除近端 1/3 指甲,在甲根皮瓣下塞入引流条(图 18-2C),48 h 后拔除引流条,并开始用温 0.9%氯化钠溶液浸泡。双切口引流适用于整个甲周组织受累时。

对于甲沟炎不同的病程阶段,应采取不同的手术方法。如在早期脓肿已局限在指甲近端,可不做切口,去除部分指甲即可充分引流,但应减少对甲床和甲母质的损伤。如脓肿扩大至甲周的 1/2,则应做一切口。如脓肿波及整个甲周组织,宜做双切口引流。如甲下脓肿已形成,则应视甲下脓肿的大小切除指甲。如甲下脓肿较大,可拔除整个指甲。拔除时需避免损伤甲床和甲母质,沿手指的纵轴方向将甲板拔出。拔出后应检查拔出指甲的完整性,如有缺损,应将遗留的指甲碎片取出,以免影响伤口愈合。

慢性甲沟炎比急性甲沟炎治疗困难,且难以根治。Keyser 和 Eaton 介绍做甲后上皮造袋术治疗慢性甲沟炎(图 18-2D)。在甲后皱襞远缘近端 1 mm 开始,做纵向宽度为 5 mm 的新月形切口,切口两端与两侧甲缘平行。切除切口内的增厚组织,保留生发基质,使感染和破坏的生发基质完全外露,得到引流。每 2～3 d 换药 1 次,2 周左右新上皮开始生长。

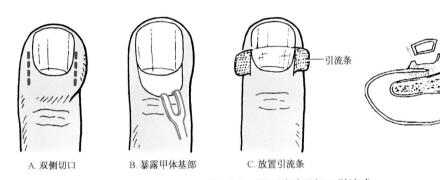

A. 双侧切口   B. 暴露甲体基部   C. 放置引流条 ——引流条   D. 造袋术

图 18-2   甲下脓肿双切口引流术

（2）脓性指头炎

脓性指头炎又名瘭疽,是手指远节掌侧指腹部深部的皮下感染。远侧指横纹皮下有纤维隔,使指腹部皮下形成闭合的间隙,指腹内又被垂直的纤维索条分隔成许多小腔,腔内含脂肪组织,纤维隔与皮肤紧密相连。指腹部皮肤硬韧,缺乏弹性,神经末梢感受器非常丰富,一旦发生感染,腔内脂肪组织抵抗力弱,极易坏死化脓,而致密的纤维隔又妨碍了脓液的扩散。随着炎症的发展,脓液增加,指腹腔内张力明显增高,并刺激指腹处感觉神经末梢,引起剧痛。皮下组织与远节指骨相接,因此,脓性指头炎如不及时处理,易发展成远节指骨化脓性骨髓炎。

1) 病因:脓性指头炎常为轻微损伤或刺伤引起,也可由甲沟炎或甲下脓肿扩展而来,偶因指腹严重挫伤所造成。致病菌多为金黄色葡萄球菌。革兰阴性菌感染也有报道,多见于免疫损害患者或糖尿病患者。

2) 临床特点:开始指尖疼痛较轻,呈针刺样,指腹局部肿胀饱满。随炎症进一步发展,因组织肿胀,间隙内压力升高,压迫末梢神经,引起手指远端指腹剧烈跳痛。手下垂时或轻击指端时疼痛加剧。夜间常疼痛难眠。指端皮肤红肿、发硬,状如蛇头,俗称"蛇头疔"。以后红肿并不加重,有时反而呈黄白色,这是由于压力升高,阻碍血供所致。数日后指腹表面皮肤坏死,脓肿破溃、减压而趋于愈合。有时因自行减压不充分,指腹有窦道形成。若脓肿破坏纤维隔,向下侵犯指骨,可引起化脓性骨髓炎或化脓性关节炎。脓肿向近端扩散侵犯屈肌腱鞘,引起化脓性腱鞘炎,继而导致指功能完全丧失,但此并发症相当少见。

患者可有不同程度的全身症状,如发热、寒战、头痛、食欲缺乏、乏力及血白细胞计数增高等。X 线片有时可发现远节指骨早期坏死或有死骨形成。

3) 治疗:早期及时应用抗生素,局部冷湿敷,患肢抬高,有时也可控制感染而治愈。但如果炎症发展,形成脓肿则应及时做切开引流。切开引流的目的是将炎症小腔切开，将脓液向外引流。切开时应准确切开受累的脓腔，横切纤维隔，不要累及无感染的小腔，否则易促使感染扩散。术后继续静脉给予敏感抗生素5～7d控制感染，若并发化脓性骨髓炎，延长抗生素的使用。由于多数瘭疽是由金黄色葡萄球菌引起的，早期抗生素治疗应选用对金黄色葡萄球菌敏感的药物，以后根据细菌培养和药敏试验的检查结果调整抗生素。每日用0.9％氯化钠溶液浸泡2～3次，每次20min，浸泡后伤口周围涂氧化锌软膏，并更换敷料。术后早期活动，有助于防止关节强硬。

A. 手术切开的原则：①避免指神经和血管损伤；②切口瘢痕不应影响手的精细触觉和捏持功能；③手术探查不要累及腱鞘，以免发生医源性腱鞘炎；④充分引流；⑤示、中、环指在指远节尺侧做切口，拇、小指在指远节桡侧做切口。

B. 适应证：脓性指头炎出现跳痛，触痛明显，或脓肿形成，即应切开引流。

C. 麻醉：一般采用指总神经阻滞麻醉，但如果发现炎症有蔓延的可能时，宜采用臂丛神经阻滞麻醉。

D. 手术方法：

a. 掌侧切口：脓肿局限在指腹中部时，在指腹张力最高、最痛的部位，即脓肿的中央做一4～5mm的横行切口（图18-3A）。指腹横切口的缺点是容易损伤指神经。如果在指腹已有窦道形成，应做椭圆形切口，切除窦道边缘坏死组织。用止血钳分离皮下组织，注意勿伤及指神经。掌侧切口的另一种方法是在指腹中线做纵行切口（图18-3B），自指骨间关节以远数毫米至指骨远端，彻底切开脓腔，充分引流。术后伤口内用小的无菌纱布条填塞或用橡皮片引流，使伤口开放。伤口周围用氧化锌软膏覆盖有助于使伤口开放和帮助引流。2d后取出纱条，用温0.9％氯化钠溶液浸泡。纵行切口亦适用于脓肿局限在指腹中部者。纵切口克服了横切口的缺点，显著减少了损伤指神经、指血管的危险，但它的一大缺点是造成指腹疼痛性瘢痕，捏物时诱发指腹疼痛。笔者将纵切口进行了改进，其切口的远端不超过指腹中点，使切口位于指腹偏后的部位，这样不仅得到了同样的引流效果，而且术后形成的纵行瘢痕又不在手指相捏的接触部位，因而避免了疼痛。

b. 指腹侧方切口：是脓性指头炎最佳切口。在指腹侧方做纵行切口，切口距甲缘2mm（图18-3C）。示、中、环指的切口应在尺侧，而拇指、小指的切口应

在桡侧，切口可大些，但不应跨过指尖，应远离远侧指骨间关节横纹5mm以上，以免损伤腱鞘及感染向腱鞘扩散。用尖刀刺入，接近骨骼切开小腔，尽量使整个炎症小腔开放，或用血管钳伸入切口内，将炎症的纤维隔从指骨骨膜上分开，以利于引流。如果切开部位超过掌侧有引起掌侧皮肤坏死的可能。尽量避免双侧做对口性的引流切口，以免损伤指腹两侧的血管和神经，影响伤口愈合并导致指腹感觉迟钝。鱼口状切口禁忌使用，虽然该切口引流极通畅，但切开的指腹皮肤远端因无附着点而致回缩，愈合后可形成阶梯状的畸形，或因上皮生长卷入伤口形成永久性的鱼口状畸形，或造成敏感的疼痛性瘢痕而使患者捏物困难。如脓肿已将指腹掌侧皮肤破坏，即将破溃或已破溃而引流不畅，则不必另在两侧做切口，可在即将破溃或已破溃处做切开或扩创，放置引流条，2d后拔除。

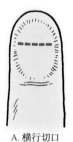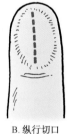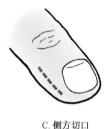

A. 横行切口　　B. 纵行切口　　C. 侧方切口

图18-3　脓性指头炎的引流切口

（3）化脓性腱鞘炎

化脓性腱鞘炎是手指或拇指腱鞘内的化脓性感染。虽然手部许多感染是由于治疗不及时而引起手部功能严重障碍的，但化脓性腱鞘炎的破坏性、严重性更可怕。腱鞘内的脓液若不能及时引流，将破坏肌腱的滑动装置，迅速引起鞘内肌腱粘连，使肌腱功能明显受限，并引起患指严重功能丧失。脓液也可破坏肌腱的血供，造成肌腱的坏死。由于早期诊断及合理抗生素的应用，当今化脓性腱鞘炎的发病率和严重的后遗症已不多见。

腱鞘由纤维鞘及其内的滑膜所构成。纤维鞘的后壁是掌骨头、近节指骨、中节指骨的掌侧面及指关节囊。纤维鞘即附于上述各骨的掌侧。鞘管在掌骨头处、近节指骨中段和中节指骨中段部位厚而坚韧，形成屈指肌腱的滑车，起到增加屈指力量的作用。腱鞘在手指关节部位较薄，以利于关节屈曲。鞘内有滑膜覆盖，并反折于肌腱上形成盲囊，内含少许滑

液。反折到肌腱上的滑膜形成腱外膜、腱系膜即腱钮,腱系膜中含有供应肌腱的血管。手指各指的腱鞘均起自掌骨头部,终止于远节指骨近端,与肌腱止点一致。手指屈肌腱鞘较长,中空无阻碍,感染容易波及整个腱鞘。如治疗或引流不及时,腱鞘内积脓,肌腱可因腱钮血管发生血栓而坏死,腱鞘内肉芽组织形成,继之纤维化、粘连,手指失去活动。拇指、小指的腱鞘各自移行为桡侧滑液囊和尺侧滑液囊,感染可破入滑囊致滑囊炎。因此,拇指和小指的腱鞘炎表现的症状更加严重。

1) 病因:化脓性腱鞘炎多由于腱鞘刺伤、腱鞘内注射时污染或其附近软组织感染引起,也可由血源性感染播散所致。示指、中指、环指最易受累。常见的致病菌为金黄色葡萄球菌和溶血性链球菌。但也可由革兰阴性菌和混合感染引起,尤其见于免疫损害患者或糖尿病患者。

2) 临床特点:化脓性腱鞘炎起病急,症状严重,且进展较快。患指跳痛,手指主动与被动活动时疼痛加剧。患指红、肿明显,多伴有高热、寒战、恶心、呕吐等全身症状。白细胞计数可明显增高,红细胞沉降率加快。X 线摄片有助于发现异物、关节积脓、骨髓炎或未注意的创伤,如骨折。

急性化脓性腱鞘炎有四大典型体征,即 Kanavel 征:①手指弥漫性均匀肿胀,似腊肠样;②手指处于轻度屈曲位,以缓解腱鞘张力,减轻疼痛;③沿腱鞘分布区有明显压痛;④被动伸直远侧指骨间关节时,可引起腱鞘区剧痛。一般认为沿腱鞘明显压痛及被动伸指时诱发的剧痛是最重要的临床体征,有助于与局部脓肿和关节积脓鉴别。由于肿胀严重,感染又处于腱鞘内,波动感常不明显。

3) 治疗原则:在化脓性腱鞘炎早期,发病最初 24 h 内,患指仅有轻度肿胀、轻度疼痛,查体可能只见 1～2 个 Kanavel 征,在严密观察下可以考虑非手术治疗,如静脉应用抗生素,患指制动,用夹板将患手置于休息位,患肢抬高。如果非手术治疗 12～24 h 后,临床症状未见改善,即应手术治疗。在进行积极的全身治疗同时,切开引流,否则,感染将破坏腱钮、腱膜或肌腱,导致肌腱粘连、坏死,严重影响手功能。

4) 手术治疗:

A. 适应证:腱鞘内化脓性感染。

B. 麻醉:采用臂丛神经阻滞麻醉。

C. 手术方法:

a. 敞开引流法:在手指侧方做纵向侧正中切口(示指、中指、环指在尺侧,拇指、小指在桡侧)。切口靠背侧,自远侧指骨间关节横纹以远向近端延伸至指蹼(图 18-4A),指掌侧固有动脉和神经留在切口掌侧皮瓣上。沿血管神经束的背侧向腱鞘解剖,充分显露腱鞘,在 A3 和 A4 滑车之间切开腱鞘,引流出脓液。在掌横纹与近节指纹之间做小的横切口,切开近侧腱鞘。需要时仅保留自手掌至远侧指间关节之间的环形滑车,切除其余腱鞘。伤口用 0.9%氯化钠溶液或抗生素溶液彻底冲洗,此后留置引流条开放引流,敷料加压包扎,石膏托固定。48 h 后观察伤口,拔除引流条,伤口用温 0.9%氯化钠溶液浸泡,并进行早期锻炼。敞开引流法有使肿胀的手指减压、降低腱鞘内的压力、引流充分的优点,但是由于广泛显露腱鞘,术后患指瘢痕明显,有时患指易出现僵硬影响手指功能。

b. 单切口滴注抗生素法:在手掌部,掌中纹以远做小的横切口(图 18-4B),经切口向腱鞘内自近而远置入聚乙烯导管,导管放置应尽可能远,防止术后滑脱,术后每 1～2 h 注入 0.2 ml 抗生素溶液。48～72 h 后,如感染已消除则拔除导管,早期开始功能锻炼以防肌腱功能的丧失。该法适用于早期屈肌腱鞘感染。

c. 近端滴注抗生素远端引流法:在远侧指骨间关节屈纹近端做一小的横行切口(图 18-4C),打开腱鞘,排出脓液。在手掌部腱鞘的近端,用注射器向腱鞘内注入抗生素溶液,由近向远灌洗腱鞘直至远端切口流出的冲洗液清澈为止。然后拔除注射器,关闭创口,手部制动几天后再开始主动功能锻炼。该法仅适用于早期屈肌腱鞘感染。

d. 反复抗生素灌注法:靠近远侧指骨间关节横纹做一横行切口,打开腱鞘引流。再在对应的掌横纹远端(腱鞘起始部)做一横行切口(图 18-4D),将剪有许多小孔的聚乙烯管插入腱鞘,管末端与注射器相连,用大量抗生素溶液由近向远冲洗腱鞘,直至流出液清澈为止。将聚乙烯管与皮肤缝合留置,这样每日可进行反复冲洗。在严重感染时聚乙烯导管与输液瓶连接,以每秒 1 滴的速度持续灌注抗生素溶液 24～48 h,然后拔除聚乙烯管,开始功能锻炼。该法适用于治疗严重化脓性腱鞘炎。

e. 闭合腱鞘灌注法:在掌横纹远端腱鞘起始部做"Z"形切口(图 18-4E),在 A1 滑车的近侧缘打开腱鞘,在手指中、远节尺侧侧正中做第 2 切口,在指掌侧固有动脉、神经背侧显露远端腱鞘,在 A4 滑车以远切开腱鞘。在手掌部切口,从 A1 滑车以下插入聚乙烯管 1.5～2.0 cm,将聚乙烯管缝至皮肤,关闭此切口。在手指远端切口处置 1 根引流条,通入腱鞘,并将之缝合至皮肤。用 50 ml 注射器连接聚乙烯管,用大量 0.9% 氯化钠溶液冲洗腱鞘或在每 100 ml 冲洗液内加 5 万单位的杆菌肽。在患者离开

手术室前,一定要确证引流系统通畅,术后用纱布包扎并予支架固定。术后每 2 h 注入 50 ml 单纯或含杆菌肽的 0.9% 氯化钠溶液,冲洗腱鞘。48 h 后观察手指,如感染消退,拔除聚乙烯管和引流条,疏松包扎创口(勿阻碍关节活动),开始功能锻炼。如感染仍未控制,再灌注 24 h,1 周后可恢复正常活动。该法适用于治疗严重化脓性腱鞘炎。

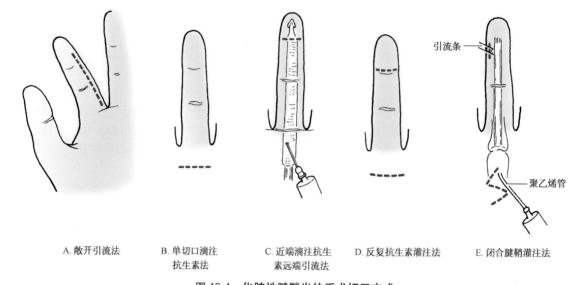

A. 敞开引流法   B. 单切口滴注抗生素法   C. 近端滴注抗生素远端引流法   D. 反复抗生素灌注法   E. 闭合腱鞘灌注法

图 18-4   化脓性腱鞘炎的手术切口方式

对于拇长屈肌腱鞘炎,可经鱼际纹近端切口,并切开腕横韧带的远侧部分,容易显露拇长屈肌腱鞘的近侧端,切开近端鞘管,置入聚乙烯管,进行闭合法腱鞘灌洗。

笔者喜欢采用闭合腱鞘灌注法,该手术方法有以下优点:①与敞开引流相比,创口可一期愈合;②能彻底地机械灌注,冲洗腱鞘;③准确置管,而不是用针头盲穿,因此术后可保留冲洗管,灌洗腱鞘;④无需二次手术,术后瘢痕小,手功能恢复快。

如果腱鞘内为稠厚脓液或已有肉芽组织形成,宜从手指掌侧做锯齿样切口,切除腱鞘,但保留部分腱鞘做滑车。如肌腱已变性坏死,则将坏死肌腱切除,待感染控制,伤口愈合后,行二期肌腱再造手术。

（4）化脓性滑囊炎

手掌部有 2 个滑液囊,即桡侧滑囊和尺侧滑囊。桡侧滑囊包裹拇长屈肌腱,常与拇指腱鞘相通,并可经腕管向前臂远端延伸。尺侧滑囊包裹所有指浅屈肌腱和指深屈肌腱,但仅与小指腱鞘相通。在腕部两个滑囊间常有小孔相通。正常滑囊为一囊壁紧贴

的腔隙,在化脓时才显示囊状膨起。

滑囊感染常为拇长屈肌腱鞘和小指屈肌腱鞘炎未能及时处理,感染扩散所致。在这种情况下,屈肌腱鞘炎的处理方法同前,而化脓性滑囊炎均需切开引流。

1）病因:化脓性滑囊炎常继发于拇指或小指腱鞘炎,亦可为滑囊刺伤所致。常见的致病菌为金黄色葡萄球菌和链球菌。

2）临床特点:滑囊感染的临床特点为发病迅猛,局部疼痛剧烈、红肿明显,多伴有高热、寒战、恶心、呕吐等全身症状。白细胞计数可明显增高。

拇指腱鞘感染可引起桡侧滑囊炎,鱼际部明显红肿、压痛。小指腱鞘炎可发生尺侧滑囊炎,小鱼际部和掌心处明显红肿、压痛。尺、桡侧滑囊炎可相互扩散,红肿、压痛常波及前臂下端。

3）治疗原则:化脓性滑囊炎一旦诊断明确,在进行积极的全身治疗同时,即应切开引流。

4）手术治疗:

A. 适应证:化脓性滑囊炎均应尽早做切开引流

手术。

B. 麻醉：采用臂丛神经阻滞麻醉。

C. 尺侧滑囊炎的手术方法：

a. 开放引流法：在小指屈肌腱鞘的近端做切口暴露尺侧滑囊的远端，切口沿小鱼际的桡侧向近端延长。在腕横纹近端腕尺侧，尺侧腕屈肌的背侧间隙做5 cm长的切口，暴露尺侧滑囊的近端。向掌侧牵开尺侧腕屈肌及尺动脉、尺神经及其手背支。在屈肌腱与旋前方肌之间可发现膨出的尺侧滑囊。在两端打开滑囊，并充分灌注。最后置引流条于滑囊，48 h后拔除，开始功能锻炼。

b. 反复灌注法：在手掌部小指屈肌腱鞘近端，做"Z"形切口暴露尺侧滑囊的远端（图18-5）。打开滑囊，向滑囊近端引入聚乙烯管。在腕部尺侧腕屈肌腱的桡侧做一切口（直切口或"Z"形切口均可），向内侧牵开尺侧腕屈肌及尺动脉、尺神经，向外侧牵开指浅、深屈肌腱暴露滑囊。切开滑囊，从远端向近端用0.9%氯化钠溶液冲洗。在近端切口内置入橡皮片引流，并闭合创口，开始进行反复灌注，具体方法同"化脓性腱鞘炎"的处理。

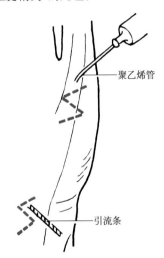

聚乙烯管

引流条

图18-5　尺侧滑囊炎反复灌注法手术切口与灌注示意图

D. 桡侧滑囊炎的手术方法：与治疗尺侧滑囊炎的方法相似，在近鱼际纹处做掌部切口，在桡侧腕屈肌的尺侧做近端切口。打开两端切口，充分灌洗。如为开放引流，应在两切口处均放置引流条48 h；如为闭合灌注，应在掌部切口置聚乙烯管，前臂切口置引流条，自远端向近端灌注48 h，然后再开始功能锻炼。有时化脓性的桡侧滑囊炎破溃可进入尺侧滑囊

或反之形成马蹄状脓肿，治疗时应分别切开桡、尺侧滑囊，彻底引流。

（5）手部间隙感染

手部间隙感染是指在手部筋膜、腱鞘、皮肤等组织之间存在着一些潜在间隙内发生的感染。可由小的刺伤引起，也可继发于腱鞘和滑囊等邻近组织的感染。病原菌以金黄色葡萄球菌和溶血性链球菌最为常见。

1）解剖特点：手部的主要间隙是鱼际间隙、掌中间隙和前臂掌侧间隙，在正常情况下均是潜在的间隙，仅在感染积脓时才显出。

A. 掌中间隙：位于手掌的中、环、小指指深屈肌腱的深层，第3、4掌骨和骨间肌肌膜的浅层，桡侧以附着在第3掌骨上的纤维隔与鱼际间隙相邻，尺侧则达附着在第5掌骨的筋膜和小鱼际部肌。间隙的远端经蚓状肌管达中、环、小指的掌指关节背侧，近端达腕掌关节，经腕管与前臂掌侧间隙相通。

B. 鱼际间隙：位于拇长屈肌腱与示指指深屈肌腱的深层，拇收肌的浅层。尺侧以第3掌骨的纤维隔与掌中间隙相邻，桡侧至第1掌骨。远端经蚓状肌管达示指掌指关节背侧，近端达腕掌关节水平。

C. 前臂掌侧间隙：位于前臂下端，在指深屈肌腱、拇长屈肌、尺侧腕屈肌的深层，在旋前方肌、骨间膜及桡、尺骨的浅层。这个四边形的间隙又称为Parona间隙。此间隙远端与掌中间隙相通，与鱼际间隙、尺侧滑囊相邻。

2）掌中间隙感染：

A. 病因：掌中间隙感染少见，多因手掌贯穿伤或中、环指腱鞘感染破溃蔓延所致，也可因尺侧滑囊炎、第3、4、5掌骨骨髓炎，掌指关节炎、鱼际间隙感染蔓延或手指皮下脓肿经蚓状肌管波及所致。致病菌多为金黄色葡萄球菌。

B. 临床特点：掌中间隙感染后掌心正常的凹陷消失、手掌肿胀、饱满坚实、压痛明显。中、环指呈半屈曲状态，被动伸指疼痛加剧，屈曲因疼痛而受限，常伴有指蹼处及手背部明显弥漫性肿胀和压痛，多有不同程度的全身症状，如高热、头痛、乏力和白细胞计数增高等。若不及时治疗，炎症可从远侧沿中、环、小指间隙向手背扩散，在近侧经腕管向前臂扩散。

C. 适应证：掌中间隙化脓性感染应尽早做切开引流。

D. 麻醉：采用臂丛神经阻滞麻醉。

18

E. 手术方法：

a. 在远侧掌横纹做切口：在远端掌横纹水平或与之相平行做一横行切口，横跨第 3、4 掌骨（图 18-6A）。保护好血管、神经，沿环指屈肌腱解剖至掌中间隙，在屈肌腱两侧进行解剖直至脓肿引流。排除脓液后，置引流条于掌中间隙。48～72 h 拔除引流条，用 0.9％氯化钠溶液浸泡，同时开始锻炼，手指应早期主动活动。

b. 通过蚓状肌管的远端掌侧切口：在第 3 指蹼（中、环指之间）的掌面做纵行切口，切口自指蹼以近延伸至掌中横纹远端，但不能超过掌中纹（图 18-6B）。在切口内用血管钳向第 3 蚓状肌管的近端，屈肌肌腱的背侧分离，暴露掌中间隙，排除脓液，放置引流条 48 h，其余同前一切口法。

c. 横向与纵向联合切口：在第 2、3 掌骨头之间平行于远侧掌横纹做切口，并向第 4 掌骨横向延伸，然后弯向近侧到小鱼际桡侧（图 18-6C）。切开掌筋膜，保护好指神经、指动脉及掌浅弓。沿环指屈肌腱腱鞘，在其一侧分离至掌中间隙。排除脓液后放置引流条 48 h，余同前述。

d. 纵行切口：在远侧掌横纹的近端以近，沿第 3 掌骨开始做轻度弧形切口，向近端尺侧延伸，与鱼际纹平行（图 18-6D）。切开掌筋膜后，保护好掌浅弓、指动脉与指神经，暴露环指屈肌腱，沿环指屈肌腱边缘分离进入掌中间隙，排脓后置引流条 48 h，余同前述。

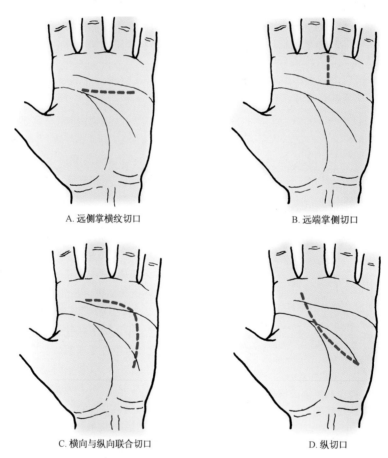

A. 远侧掌横纹切口　　　B. 远端掌侧切口

C. 横向与纵向联合切口　　　D. 纵切口

图 18-6　掌中间隙感染切开引流术切口

e. 闭合灌注法：用上法做纵行切口，从切口近端置入带孔的聚乙烯管至掌中间隙，远端置 Penrose 引流条，缝合切口，并用敷料加压包扎，腕背侧用石膏托固定。术后向聚乙烯管内滴注 0.9％氯化钠溶液，100 ml/h，持续滴注 48 h，此后拔除聚乙烯管和引流条，进行手指活动。

笔者主张使用闭合灌注法。本法的优点是能机械灌洗掌中间隙，且创口能一期愈合，而上述的其他方法则需二期愈合。单纯横切口暴露不够充分,而横向与纵向联合切口暴露过于广泛。远端纵行切口如垂直跨过远侧掌横纹则有可能引起瘢痕挛缩,影响手功能。

3) 鱼际间隙感染:

A. 病因:常为局部贯穿伤,拇、示指或中指腱鞘感染蔓延,桡侧滑囊炎、掌中间隙感染、掌指关节炎和第1、2掌骨骨髓炎蔓延所致,也可继发于手指皮下脓肿。鱼际间隙感染是最常见的掌深部间隙感染。

B. 临床特点:鱼际间隙感染后,拇、示指间指蹼、鱼际部明显肿胀、发红和压痛,但掌心凹陷仍存在。由于虎口处肿胀、张力增高,可迫使拇指呈外展半屈曲位,示指呈半屈曲位。拇指对掌不能。示指屈曲和拇指内收也因疼痛而受限。被动伸直拇、示指均可引起疼痛。常有不同程度的全身症状。

C. 适应证:鱼际间隙化脓性感染应尽早做切开引流手术。

D. 麻醉:采用臂丛神经阻滞麻醉。

E. 手术方法:

a. 掌面横切口:在鱼际部远1/3,拇指掌指关节横纹近2cm处做与之相平行的切口(图18-7A),切口对准指蹼,勿伤及指神经。在第1、2掌骨之间向手掌的近1/3钝性分离至间隙,在掌侧部减压后,用血管钳向拇收肌背侧分离,直至拇收肌与第1背侧骨间肌间隙。充分灌注两间隙后置两根Panrose引流条。48h后拔除引流条,开始用温0.9%氯化钠溶液浸泡,并做早期活动。

b. 鱼际纹切口:在手掌部紧靠鱼际纹做平行于鱼际纹的切口(图18-7B),切勿损伤正中神经掌皮支(该神经行走于切口近端皮下)和正中神经返支。向深层拇收肌方向钝性分离,直至脓液流出。充分引流该区域后继续向拇收肌远侧缘分离,减压第1背侧骨间肌间隙。如前所述置2根Penrose引流条,48h后拔除,其余处理同上述切口法。术中应注意避免损伤正中神经鱼际支。

c. 背侧横行切口:在第1、2掌骨远端之间,第1指蹼的背侧做切口(图18-7C),皮肤切开后即可引流,切口可向深部延伸至背侧的第1骨间背侧肌间隙和掌侧的拇收肌远侧缘,充分灌洗后放置1根Penrose引流条48h,其余处理同前。

d. 背侧纵行切口:在第1指蹼的背侧做一轻度弧形的纵切口。切口起自指蹼,向近端沿第1骨间背侧肌的桡侧延伸(图18-7D)。在第1骨间背侧肌和拇收肌间分离,直至引流出脓液。在充分灌注和脓肿清创后,置单根Penrose引流条48h,其余处理同前。

e. 掌侧与背侧联合切口:做2个切口,背侧切口如前所述,掌侧做与鱼际纹平行的切口。在2个切口内各放1根引流条,引流相应的间隙,不主张两切口内贯穿放1根引流条。

f. 掌侧与背侧切口灌注法:如前所述做掌侧与背侧切口。掌面切口放聚乙烯管,背侧切口放置Penrose引流条,加压包扎,支架固定,以100ml/h的速度滴注0.9%氯化钠溶液48h。2d后拆除敷料,如感染已消除,拔除聚乙烯管和引流条,早期进行活动。10~14d后拆线。这种方法可彻底机械性冲洗间隙,并且伤口可一期愈合。

4) 前臂掌侧间隙感染:

A. 病因:前臂掌侧间隙感染可由桡、尺侧滑囊炎波及而致,有时鱼际间隙和掌中间隙感染亦可向该部位蔓延。单纯的前臂掌侧间隙感染可由前臂掌侧皮肤深部刺伤所致。

B. 临床特点:由于该部位的炎症位置深,因此局部皮肤红肿不太明显,疼痛也以深部疼痛为主,偶尔可触及波动。腕关节呈轻度屈曲位,被动伸腕时疼痛加剧。如不及时给予治疗,后果非常严重。同Volkman挛缩一样,可引起全部屈肌坏死和正中神经明显变性。

C. 适应证:前臂掌侧间隙化脓性感染应尽早做切开引流手术。

D. 麻醉:采用臂丛神经阻滞麻醉。

E. 手术方法:在前臂远端桡侧或尺侧做一长为6~7cm的纵切口或"L"形切口,注意不要损伤前臂的血管和神经。将屈肌腱牵向侧方,抵达旋前方肌的前面,充分切开前臂掌侧间隙。伤口内放Penrose引流条,48h后拔除引流条,开始早期功能练习。或者用聚乙烯导管做灌洗疗法。

5) 小鱼际肌间隙感染:

A. 临床特点:小鱼际间隙为围绕小鱼际部的筋膜所形成,感染极为少见,文献中很少提及,可为穿刺伤或局部皮下脓肿诱发。主要表现为小鱼际部饱满、疼痛。

B. 手术方法:在手掌部尺侧做切口,切口自靠近掌中纹的内侧开始,向近端延伸至腕横纹远端3cm(图18-8)。切开皮肤至掌筋膜,脓肿即在掌筋膜下。切开掌筋膜,引流出脓液,放置引流条48h,其余处理同前。术中需注意避免损伤尺神经。

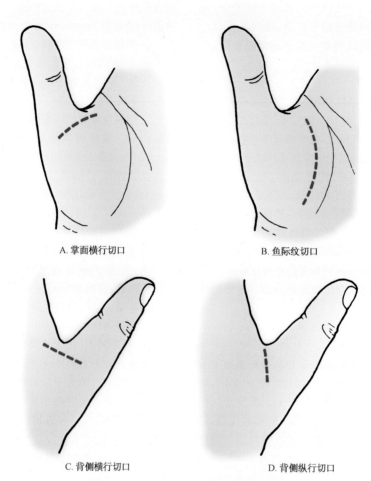

A.掌面横行切口

B.鱼际纹切口

C.背侧横行切口

D.背侧纵行切口

图 18-7　鱼际间隙感染切开引流术切口

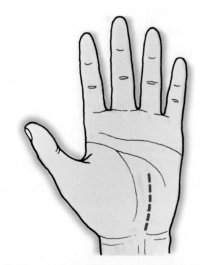

图 18-8　小鱼际间隙感染切开引流术切口

（6）指蹼感染

指蹼感染又称指蹼间隙感染，感染部位在指蹼掌侧皮下。指蹼位于相邻 2 个手指近侧指节的中近侧，指蹼间隙的远侧界为含有浅掌横韧带的指蹼边缘，近侧界为深部附着的掌筋膜，两侧界为相邻 2 指的腱鞘，底为深掌骨间横韧带。该间隙可绕深掌骨间横韧带的远侧缘，在相邻 2 指之间向指蹼背侧延伸。

1）病因：指蹼感染并非少见，往往发生于直接刺伤，掌指关节掌侧水泡和胼胝龟裂继发感染，也可由掌中间隙感染扩散而致。

2）临床特点：指蹼部手掌远端红、肿、热、痛为主要症状。沿指蹼掌、背两侧挤压时可诱发疼痛。虽然炎症主要在掌侧，但由于掌侧皮肤厚、坚韧，背侧皮肤松、薄，故手背侧红肿较掌侧明显。用点压法可测得剧痛点在掌侧而不在背侧，因此感染定位并不难。典型症状是邻近两指不能靠拢,活动障碍,但仍可屈曲而无剧烈疼痛,可与化脓性腱鞘炎鉴别。指蹼感染一般全身症状较轻。

3)手术治疗原则:指蹼感染的治疗必须坚持两个原则:①切口不能横跨指蹼,因为这将引起瘢痕挛缩,影响手指外展;②注意双脓肿的形成。

4)手术指征:指蹼间隙感染应及早手术,切开引流。

5)麻醉:采用臂丛神经阻滞麻醉。

6)手术方法:

A. 纵向弧形切口:指蹼感染在受累的相邻两指之间,在靠近桡侧指掌指关节横纹的尺侧做切口(图18-9A),向近端及尺侧延伸,跨过尺侧指的掌骨,止于掌中纹的远端。切开皮肤,用血管钳分离皮下组织,直至脓液流出。纵向扩大切口,在指蹼背侧加压,脓肿缩小,如从创口深部有更多脓液流出,提示深部有另一个脓肿,应在手背做第2个切口。手背切口自掌指关节水平掌骨之间切开皮肤,向远端做直切口到指蹼基底,切口长1.0~1.5cm(图18-9B)。向掌侧分离,扩大伤口。排脓和灌洗后,在双侧伤口放置纱条

引流。术后加压包扎,支架固定。48~72h后拔除引流条,用0.9%氯化钠溶液浸泡创口,每日数次。鼓励早期锻炼。本法亦可在掌面掌骨之间做纵行切口,此法对脓肿的掌面暴露有时不理想。

B. 掌面横切口:在尺侧指掌指关节横纹的近端做一横切口,切口亦可在两掌骨头之间纵向延长(图18-9C),分离方法同前,如需要亦可做背侧切口。本切口经过掌指关节横纹,如切口过长不慎切开指蹼,将可能引起指蹼挛缩。

C. 掌侧与背侧灌注引流:在手掌部做"Z"形切口(图18-9D),切口起自指蹼近端,止于掌中纹远端。掀起皮瓣,将指动脉、神经牵向两侧后进行分离,分离掌浅横韧带和掌筋膜的其他纤维,最大限度地暴露脓肿。在手背近节指骨底之间做1.5cm的纵行切口,使掌侧切口与背侧切口之间有连通。从掌侧切口放入聚乙烯管,并将其缝于皮肤以防滑脱。在背侧切口放置Penrose引流条,用0.9%氯化钠溶液自掌侧灌注背侧引流,之后加压包扎,支架固定,再以100ml/h的速度持续灌注48h。灌注结束后如感染已消除,则拔除聚乙烯管和引流条,开始锻炼。

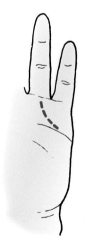
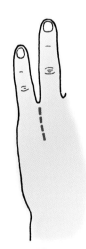
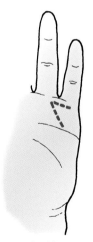
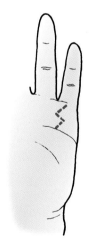

　A.纵向弧形切口　　　　　　B.手背切口　　　　　　C.掌面横切口　　　　　D.掌面"Z"形切口

图18-9　指蹼感染切开引流术切口

(7)化脓性骨髓炎

1)病因:掌骨和指骨骨髓炎通常由附近的软组织感染、关节感染、腱鞘感染或开放性骨折感染所致,有时骨的穿刺伤亦可引起骨髓炎。由于全身抗生素的应用,目前手部的血源性骨髓炎已很少见。化脓性骨髓炎最常见的致病菌为金黄色葡萄球菌。

2)临床特点:感染的指骨或掌骨表面皮肤红肿,局部疼痛,手指活动受限,叩击患骨有剧烈疼痛;X线检查依次可发现骨破坏、新骨形成、骨膜反应,在慢性病例尚可见死骨和硬化骨。

3)治疗:除全身连续应用抗生素4~6周外,应切开引流清创感染骨及死骨。

A. 手术方法:根据病变部位选择手术切口。在指骨骨髓炎时做指正中轴线切口,掌骨骨髓炎时做

掌骨背侧切口。显露病变部位,用小的骨刮匙做病灶清除,刮除感染灶,并在骨皮质上钻1个或数个小孔以引流病灶。所有死骨均应仔细清除。术后用碘仿纱条填塞创口,使创口开放。碘仿纱条可48 h更换1次。感染控制后去除碘仿纱条,伤口二期缝合。此外,也可选用病灶灌洗的方法。在创口的近端置入细的聚乙烯管,另一端放置引流条。从聚乙烯管持续滴注0.9%氯化钠溶液或稀释的抗生素溶液,1周后拔除滴注管及引流条,开始功能练习。

如果病变严重,或已形成慢性骨髓炎,虽辅以全身应用大剂量抗生素,但仍不能很快地控制感染,有时需要切除病变骨段。残留的骨缺损小时,可做松质骨移植或指骨间关节固定。若骨缺损较大,可能需分期再造手术。首先用小的外固定支架牵引避免骨短缩,或用混有抗生素的骨水泥暂时填塞缺损处,待感染控制后,再行骨段移植。若伴皮肤缺损,可用局部转移皮瓣、岛状皮瓣或游离皮瓣覆盖。若经多次手术,虽然骨髓炎已经治愈,但患指功能很差,或病变广泛,预计虽经多次再造手术,最终仍难以得到较好的功能,那么截指术可能是最为有效的方法。因为患指的功能不好,可造成继发性的邻近正常手指关节僵硬和功能丧失。

(8) 化脓性关节炎

1) 病因:关节化脓性感染常为关节刺伤及人或动物咬伤所致,也可源于附近骨及软组织感染扩散。

2) 临床特点:早期关节表面皮肤发红、明显肿胀、关节疼痛、活动受限,伸屈活动时可加剧疼痛。有时关节背侧有伤口,并可见浆液脓性分泌物,可伴不同程度的全身症状。较晚期由于关节侧副韧带受累,关节不稳定,活动时有时可闻及"咔嗒"声,并可见关节表面有窦道形成。X线早期可见关节周围软组织肿胀,起病2周后逐渐可见近关节骨脱钙,关节间隙狭窄,骨端有碎裂。

3) 治疗:本病一旦诊断明确即应切开引流,以防溶菌酶作用引起关节软骨广泛破坏。

A. 开放引流:指骨间关节和掌指关节化脓性关节炎可做关节背外侧纵行切口。切开一侧侧副韧带,清创关节,并用0.9%氯化钠溶液或含抗生素的0.9%氯化钠溶液灌洗关节,直至流出液清澈为止,然后关节内用碘仿纱条填塞。48~72 h后去除纱条,开始关节活动,并用0.9%氯化钠溶液浸泡,每日2次,每次20 min;关节周围涂氧化锌软膏,让伤口内逐渐长出肉芽,关闭伤口。

B. 关节闭合灌注冲洗:手术切口及关节清创同上所述。然后在切口的近端放置细的聚乙烯管至关节腔内,切口的另一端放置1根引流条,每天经聚乙烯管滴注0.9%氯化钠溶液或稀释的抗生素溶液,50 ml/h,持续滴注。1周后拔除聚乙烯管及引流条,并开始关节活动。

化脓性纽扣状畸形也是近侧指骨间关节化脓性关节炎的一种并发症。常常由于治疗延误,关节腔内积脓过多,脓液自关节背侧穿出,破坏近侧指骨间关节背侧的伸肌装置所致。本病的治疗较困难,首先必须彻底控制感染,然后才能治疗纽扣状畸形。若中央腱束破坏,侧腱束掌侧滑移,可行肌腱手术,侧腱束向背侧牵拉缝合,恢复其功能并不很困难。术后将近侧指骨间关节置于过伸位固定6~8周,掌指关节和远侧指骨间关节可以自由活动。如果整个伸肌装置严重破坏,在这种情况下,已没有其他组织可用来重建伸肌装置,不能选用人工关节置换,近侧指骨间关节融合是较好的选择。

(9) 咬伤

咬伤常为人或动物所致。大多数人的咬伤事实上不是咬伤,而是打架者一方用拳猛击对方的嘴部,掌骨头处与对方的牙齿相撞所致。损伤往往在第3、4指掌指关节处。牙齿常穿透皮肤并伤及深层组织,如肌腱、关节囊、骨组织。虽然可见到掌骨颈骨折,但6%~59%的患者发生软骨与骨软骨骨折。人的口腔内含多种细菌,金黄色葡萄球菌是最常见的感染细菌,其次是链球菌,其他病原菌包括啮蚀艾肯色菌、腐败杆菌、微球菌、梭形芽孢杆菌、螺旋体等。当患者掌指关节屈曲被撞击后伸指时,被牙齿撕裂的肌腱滑向近侧,损伤的关节被封闭(图18-10)。这为接种的细菌提供了一个厌氧的生长环境,常可引起伤口严重感染。感染引起的并发症包括化脓性关节炎、化脓性骨髓炎、骨折、永久性关节强直、截指、败血症,重者死亡。并发症的发生率为25%~50%。患糖尿病及用皮质激素的患者更易发生上述某些并发症。

1) 临床特点:人咬伤的患者常常就医较晚,且隐瞒病史,患者往往因骨折或伸肌腱损伤引起的掌指关节疼痛、感染、功能障碍而就医。就医时受损的掌指关节背侧往往有一个小的伤口,周围皮肤有红肿炎症表现,伤口内甚至可见混浊的或脓性分泌物,但发热、淋巴结肿大、淋巴管炎少见。若受损的掌指关节背侧有这样的小伤口,应首先怀疑是人咬伤。

X线摄片有助于发现异物,如断裂的牙齿碎片、关节 积脓、骨软骨破坏、骨折及骨髓炎等。

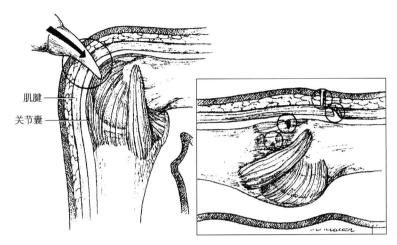

图 18-10 当掌指关节屈曲时,牙齿刺透皮肤、肌腱与关节囊
注:当关节伸直时,这些组织移动到其他部位,形成了细菌接种性的闭合性关节内损伤

人手被动物咬伤常由犬、猫所致,手部可见多处抓痕。手部犬咬伤常为刺伤或浅表及深在的撕裂伤;猫咬伤常为刺伤。犬口腔含有金黄色葡萄球菌、草绿色链球菌、出血性巴斯德菌等,猫咬伤伤口中能分离出出血性巴斯德菌。细菌毒性强,病情发展很快,常引起蜂窝组织炎和淋巴管炎。这些细菌大多数对青霉素敏感。

2) 治疗:多数人咬伤的患者伤后超过24 h才就诊,虽表面上看手部伤口小而表浅,但患者可能已有明确的脓毒症症状和体征,需要开放关节引流冲洗、及静脉输注抗生素,肌注破伤风抗毒血清。伤口渗出物应同时做需氧菌和厌氧菌培养,扩大伤口,清除坏死的软组织,刮出坏死骨组织,并反复应用含抗生素的0.9%氯化钠溶液冲洗,伤口敞开,内置碘仿纱条引流。术后用含抗生素的0.9%氯化钠溶液浸泡,每日2次,每次20 min;关节周围涂氧化锌软膏,待感染彻底消退,再给予关闭伤口。静脉使用抗生素,一般选用青霉素、氨苄西林或头孢类抗生素,根据细菌培养和药物敏感试验结果及时调整抗生素。动物咬伤伤口除轻微抓伤外,处理基本同人咬伤伤口处理。

感染控制后,若遗有组织缺损和功能受限,可行后期功能重建手术。若患者延误治疗或清创不彻底,骨髓炎是常见并发症。对远节指骨骨髓炎或单指骨骨髓炎,手指疼痛、怕冷、关节僵硬、强直,功能严重受限的单个手指,截指手术可能是最好的选择。

(10) 非典型分枝杆菌感染

手部慢性感染在临床上并不少见,主要由分枝 杆菌、真菌引起。其中结核分枝杆菌是手部慢性感染最常见的致病菌。结核分枝杆菌引起的手部慢性感染国内外文献报道很多。随着结核防治工作的加强,在我国由结核分枝杆菌引起的手部慢性感染已不多见,而由非典型分枝杆菌引起的慢性感染有逐渐增多的趋势。引起手部慢性感染最常见的非典型性或非结核性分枝杆菌是海分枝杆菌(*M. marinum*),其次为堪萨斯分枝杆菌(*M. kansasii*)、偶遇分枝杆菌(*M. fortuitum*)、鸟分枝杆菌(*M. avium*)等。非典型性分枝杆菌除可引起慢性肺病、淋巴结炎外,尚可引起手与上肢的慢性软组织感染。然而,遗憾的是,目前国内仍有不少医师尚不认识此病,对手部慢性感染盲目长期滥用抗生素,甚至错误地用激素局部封闭治疗非典型分枝杆菌引起的腱鞘炎,以致延误了正确的治疗,造成患者不同程度的手功能丧失,严重者需要截指。

1) 临床特点:与手的结核性感染相似,非典型分枝杆菌(非结核分枝杆菌)可以感染皮肤、皮下组织、滑膜与腱鞘、骨与关节组织,但腱鞘感染更常见,也可侵犯腕管。感染后的临床表现、手术所见与手部结核病相似,很难区分,也没有明显的全身中毒症状。患者往往在接触海洋生物或海上作业时有手部刺伤史,伤口很小,并未引起重视。平素他们身体健康。但数周后,手部逐渐出现无痛性肿胀。虽经长时间的抗感染治疗,但手部肿胀一直不见消退。也有的患者起病时表现为手指的急性炎症,经抗生素治疗后急性炎症缓解,而表现为慢性感染。

A. 皮肤损害：非典型分枝杆菌侵犯皮肤可引起手及前臂皮肤损害，表现为无痛结节、或局限性疣样肉芽肿及皮肤溃疡，也可表现为皮肤红斑、丘疹样皮肤损害及皮内软组织炎。引起此病的常见的非典型分枝杆菌有溃疡分枝杆菌（*M. ulcerans*）、海分枝杆菌、偶遇分枝杆菌、龟分枝杆菌及堪萨斯分枝杆菌等。

B. 腱鞘炎：非典型分枝杆菌引起手深部最常见的慢性感染是腱鞘炎。在临床上多数手的慢性感染属于此病，多由海分枝杆菌，其次为堪萨斯分枝杆菌、鸟-细胞内分枝杆菌等感染所致。该病多侵犯手指、手掌、腕及前臂。屈、伸肌腱均可累及，但屈肌肌腱受累更常见。手指屈肌腱鞘炎初起时由于滑膜炎性渗出表现为手指轻度肿胀。进而由于腱鞘肉芽组织增生，手指增粗，出现特征性的"香肠指"。除肿胀、关节活动受限外，通常无红、热、压痛等炎症现象。若侵犯肌腱组织可致肌腱断裂，晚期病变可波及邻近的骨与关节，继发骨髓炎，并可有窦道形成，甚至可并发化脓性细菌感染，甚者需要截指。腕管滑膜受累可致腕管综合征。

由于非典型分枝杆菌感染症状不典型、进展缓慢，往往不能及时做出正确诊断。本病的确诊主要取决于切除的滑膜活组织检查和细菌培养。但常规细菌培养往往是阴性结果。细菌培养需用罗氏（Lowenstein-Jensen）培养基，在3种温度下进行培养，即30℃培养找海分枝杆菌、溃疡分枝杆菌、嗜血分枝杆菌和孢子丝菌属，42℃培养找蟾蜍分枝杆菌，在37℃培养基找其他分枝杆菌。培养时间为7～70 d。组织学检查可见非干酪样坏死肉芽肿、多核巨细胞和耐酸杆菌。

2）治疗：由于细菌培养周期长，因此不能等细菌培养证实后才开始治疗。重要的是医师首先要考虑到此病的可能，并仔细进行鉴别诊断，排除结核、类风湿关节炎、痛风、类肉瘤病、真菌感染或肿瘤，及早治疗。有时单纯依靠临床症状与结核、真菌引起的手部慢性感染可能很难鉴别，而结核感染又是手部最常见的慢性感染，同时非结核分枝杆菌对抗结核药也敏感，因此，首先开始抗结核治疗是合理的。最近有研究报道，克拉霉素（大环内酯类）几乎对所有的非结核分枝杆菌有效。因此，在细菌培养结果出来前，可根据经验选用2～3种药物联合用药，如利福平、乙胺丁醇再加1种喹诺酮类药进行治疗，或选用克拉霉素加1种喹诺酮类药。细菌培养可能需要1～2周或更长

时间，取决于细菌的种类。一旦细菌确定，可根据药物敏感性修正药物治疗方案。在药物选择上建议寻求传染病专家的帮助。抗分枝杆菌药需坚持长期服用，至少6个月，或者在感染完全消退后至少再用2个月。目前，多数学者主张抗分枝杆菌药物治疗与腱鞘或关节滑膜切除手术相结合。

手术治疗取决于感染部位。如病变侵入关节，做背侧正中切口，从侧副韧带与伸肌腱之间进入，这在掌指关节水平较容易。但在指骨间关节水平要切开侧副韧带，暴露指骨间关节，广泛切除关节滑膜，术后再修补侧副韧带。用支架固定制动1周后，开始关节活动。如关节破坏严重，手指必须制动直至感染控制，然后再做手术。

如病变侵及手指屈肌腱腱鞘，在手掌面做"Z"形切口，切口自远侧指骨间关节横纹延伸至掌中纹（图18-11A）。向两侧掀起三角皮瓣，暴露腱鞘，可见暗棕色的增厚的滑膜组织。病变的滑膜包裹肌腱并侵蚀滑车，严重者可引起肌腱损坏或缺血。术中应切除所有病变滑膜，但应尽可能保护A1、A2、A4滑车，一期关闭切口。

如病变侵及腕部，做平行于鱼际的切口，在腕横纹处向尺侧延伸，暴露腕管（图18-11B）。如病变侵及腕部伸肌腱，做腕背"S"形或斜形切口暴露伸肌腱滑膜（图18-11C），应彻底切除病变的滑膜，但应尽可能保留或修复伸肌装置。滑膜切除后几天内即应鼓励早期主动活动，以减少肌腱粘连。对关节挛缩、僵硬或畸形，可做再造手术。

18.1.3　尺、桡骨化脓性骨髓炎

（1）病因

尺、桡骨化脓性骨髓炎是尺、桡骨的化脓性感染，导致炎症性骨破坏、骨坏死和新骨形成。尺、桡骨骨髓炎发病率低，但并不罕见。急性尺、桡骨化脓性骨髓炎以血源性感染为主，主要是儿童的疾病，但目前已很少见。致病菌以金黄色葡萄球菌、溶血性链球菌多见，偶有大肠埃希菌、铜绿假单胞菌和肺炎双球菌等感染。慢性尺、桡骨化脓性骨髓炎可能由急性骨髓炎治疗不当或未经治疗，前臂开放性骨折、内固定或矫形外科手术感染，以及临近软组织感染波及尺、桡骨所致。致病菌虽仍以金黄色葡萄球菌为主，但近来革兰阴性杆菌感染如大肠埃希菌、铜绿假单胞菌感染有明显上升趋势，并经常可见混合型感染。

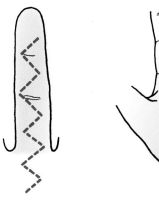
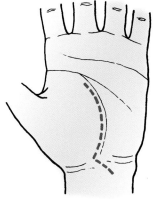
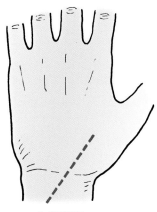

A. 手指掌面"Z"形切口　　　　　　　B. 平行鱼际纹切口　　　　　　　　C. 斜形切口

图 18-11　手部非典型分枝杆菌感染病灶切除术的切口形式

（2）临床特点

前臂开放性骨折，内固定或矫形外科手术感染及临近软组织感染尺、桡骨所致的外伤性或医源性骨髓炎，早期除非有严重并发症或大量软组织损伤及感染可见寒战、发热等全身症状外，一般全身症状较轻，感染多较局限而少发生败血症。通常早期前臂局部轻度红肿、疼痛，可伴有低热。切口感染流脓。若治疗不当转为慢性，窦道长期不愈，有脓性分泌物排出，有时还可排出小块死骨。常有前臂皮肤色素沉着，皮下组织增粗、变硬。化脓性腕、肘关节炎波及尺、桡骨致骨髓炎时前臂红肿、疼痛明显，腕或肘关节活动受限伴发热。急性血源性尺、桡骨骨髓炎全身症状较重，出现寒战、高热、呕吐，并呈败血病样发作。骨干骺部红肿、局部疼痛及压痛明显，若炎症波及腕、肘关节可引起关节感染肿胀，活动受限。发生于婴儿和成人的急性血源性骨髓炎要比年长儿童更容易累及关节。而年龄＞2 岁的年长儿童，由于骺板软骨对化脓性感染有一定阻隔，感染一般不会穿过骺板而侵入骺及关节。

1）X 线摄片检查：急性尺、桡骨骨髓炎 X 线片一般为阴性，但可显示软组织肿胀。通常在感染后 2～3 周才能在 X 线片上呈现改变，表现为骨质破坏吸收，骨膜反应增生、新骨形成。慢性者 X 线片可见骨骼变粗、密度不均，骨感染后形成无效腔、死骨形成，骨破坏区周边可有骨硬化带，界限较清晰，骨端硬化后可形成假关节，大块死骨摘除后可造成骨缺损，甚至出现骨畸形和假关节。CT 检查所见基本与 X 线片一致，但 CT 检查更易发现骨内小的侵蚀破坏、小的死骨和骨周软组织肿胀、脓肿。MRI 检查对急性血源性骨髓炎有早期诊断价值，可早期发现局限于骨内的炎性病灶和软组织病灶，区分软组织感染及骨髓炎。

2）骨扫描：骨髓炎在发病 24～48h 内即可借助锝-99^m 核素骨扫描作出诊断，较普通 X 线片早 10～14d，显示放射性核素吸附增加，部位与急性骨髓炎病变一致。

3）实验室检查：白细胞总数及中性分类增高，红细胞沉降率加快，C 反应蛋白阳性率高。急性血源性骨髓炎血培养致病菌呈阳性，但应用过抗生素者血培养阳性率低。在压痛明显的干骺端穿刺，抽出液做涂片检查和细菌培养有脓细胞和细菌生长即可明确诊断。

（3）治疗

急性尺、桡骨化脓性骨髓炎治疗主要是非手术治疗，手术指征只是排脓。凡疑有急性尺、桡骨化脓性骨髓炎，应及时早期静脉大剂量应用广谱抗生素，可选用新型青霉素或头孢菌类加氨基糖苷类药物，然后根据细菌培养及药物敏感试验结果重新调整抗生素，静脉用药 1～2 周，待临床症状改善，C 反应蛋白接近正常，继续口服抗生素 3～6 周，至红细胞沉降率恢复正常。全身给予支持疗法。对抗生素治疗 24～48 h 内症状无明显改善，需手术减压引流。若骨膜下或髓腔内脓肿形成时，应及时切开骨膜下脓肿，骨皮质钻一系列小孔开窗引流，要防止损伤骨骺和骺板，同时不宜广泛剥离骨膜。患肢用支具或石膏制动以减轻疼痛，防止炎症扩散和病理骨折。对矫形外科手术后感染尺、桡骨骨髓炎，内固定如果稳定有效，可保留，如松动无效，则应取出，或改用外固定。大量 0.9%氯化钠溶液冲洗伤口，髓腔内置 2 根硅胶管，一根接输液瓶滴入含有抗生素的 0.9%氯化钠溶液;另一根为引流管,术后持续封闭式冲洗、负压引流,1周左右拔除。

慢性尺、桡骨骨髓炎通常手术治疗是主要手段。术中充分清创,彻底清除病灶,刮出炎性肉芽组织,切除死骨,消除无效腔,根除慢性感染病灶,治疗因骨缺损和死骨切除后可能造成的骨不稳定,并重建皮肤及软组织缺损。感染骨清创后的无效腔,可用附近软组织或肌瓣填充,也可用制作的PMMA抗生素珠链填充,3周后取出,或将珠链的一端置于皮外,每日拉出一颗链珠使肉芽组织逐渐填充无效腔。若清创后骨缺损不明显,但有皮肤及软组织缺损,可用带蒂或吻合血管的皮瓣或肌皮瓣覆盖创面。对接触性假关节者,切除骨端硬化骨,打通髓腔,骨缺损处置入松质骨或髂骨块移植,钢板再次内固定,或用外固定支架。骨缺损>4 cm,可做吻合血管的腓骨移植。若合并皮肤缺损,则用吻合血管的腓骨皮瓣治疗。术后辅以抗生素治疗及闭合性持续抗生素灌注冲洗负压吸引。若用PMMA抗生素珠链,术后则不宜使用负压吸引,因为负压吸引可使局部抗生素浓度下降。在某些难治性尺桡骨骨髓炎者,也可用伊利扎诺夫外固定器,允许根治性切除感染骨和随后的骨搬运,以处理骨不稳定和骨缺损。

18.1.4 肘关节化脓性感染

（1）病因

肘关节化脓性感染多见于儿童和青少年。系化脓性细菌经血液循环或肘关节附近感染扩散,致肘关节内引起化脓性炎症,或肘关节的开放性损伤造成肘关节的污染而引起的感染;因肘关节封闭治疗引起的化脓性感染也是常见原因之一。血源性感染致病菌以金黄色葡萄球菌、溶血性链球菌、脑膜炎双球菌多见;外伤性感染则以大肠埃希菌、铜绿假单胞菌等多见。

（2）临床特点

起病可急骤亦可缓慢。可有寒战、高热、食欲减退等全身症状;肘部红肿、疼痛,皮温增高,肘后因皮下软组织薄肿胀较肘前明显。尤其在尺骨鹰嘴两侧特别饱满,肿胀严重时可有波动感,局部压痛明显。因肘关节活动加剧疼痛,肘关节常处于近伸直位。肘关节伸、屈活动及前臂旋转活动受限,若肘关节积液过多及肱二头肌痉挛,可引起肘关节脱位或关节不稳。病变后期可出现关节挛缩、纤维性或骨性强直。X线片检查,早期因关节积液,关节间隙增宽。周围

软组织呈反应性肿胀影。关节软骨破坏后,关节间隙狭窄。MRI检查能明确炎症侵犯的范围,还可显示关节囊、韧带、肌腱、软骨等结构破坏情况,显示滑膜炎和渗液比X线片和CT检查敏感。实验室检查,白细胞总数及中性分类增高,严重者出现核左移。早期关节穿刺液稍有混浊,中期混浊有脓细胞,脓液培养90%以上可培养出致病菌。关节液检查具有重要的诊断和鉴别诊断意义。血培养仅少数患者有致病菌生长。黏蛋白凝块试验阳性,易于和风湿性关节炎、类风湿关节炎、肘关节结核、创伤性关节炎等区别。

（3）治疗

一经确诊,初始治疗应及时,可根据以往治疗经验静脉滴注或肌注抗生素,然后依据关节穿刺液细菌培养和药物敏感试验结果及时调整选择有效抗生素联合应用。化脓性肘关节炎早期在肘关节后外侧,恰于尺骨鹰嘴的外侧用套管针穿刺(图18-12A),将硅橡胶管置入关节腔,抽出感染的关节液,用大量0.9%氯化钠溶液冲洗关节腔后,注入有效抗生素。待体温恢复正常,局部肿胀消失,关节积液不明显,继续全身应用抗生素1~2周。对肘关节穿刺有脓液者,应手术切开排脓。手术在臂丛神经阻滞麻醉或全身麻醉下进行。可采用肘关节内侧切口、外侧切口,或后侧切口引流。内侧切口跨越肱骨内上髁做5~8 cm切口,在肱三头肌前方和肱肌后方之间进入,显露切开关节囊,避免损伤尺神经。外侧切口跨越肱骨外上髁做5~8 cm切口,从前方的桡侧腕长伸肌和后方的肱三头肌之间分离,显露切开关节囊。后侧切口引流术(图18-12B),分别在尺骨鹰嘴内、外侧做与长轴平行的5~8 cm纵行切口,向深部切开肱三头肌内侧及外侧腱膜,进入关节后部间隙,注意勿伤及肱骨内髁后侧的尺神经。切开关节囊,充分显露肘关节,吸净脓液,清除关节内坏死组织、脓苔、纤维组织及无生机的滑膜组织,大量0.9%氯化钠溶液冲洗干净后,放置2根直径0.8~1.0 cm硅橡胶管,分别经鹰嘴两侧皮肤穿出,固定后逐层关闭切口。肘关节屈曲90°位,前臂中立位石膏夹板固定,减少关节活动,有助于炎症消退和水肿吸收。术后持续封闭冲洗、负压引流,一根硅胶管接输液瓶滴入含抗生素的0.9%氯化钠溶液,墨菲滴管滴数>10滴/分,24 h内维持1 500 ml左右即可。另一根为引流管,待体温下降,局部分泌物较少即可拔出,一般需7~10 d。2周后拆除石膏,开始肘关节功能锻炼。对急性血源性骨髓炎合并化脓性肘关节炎

时。可同时开窗减压、病灶清除。在感染的后期,感染已经完全消退,但受累的肘关节有时可能遗有屈曲挛缩、活动受限,可行理疗和体疗。若经一段时间的治疗仍无明显改善,可考虑关节松解手术。若炎症致骨关节侵蚀,最终造成肘关节非功能位强直或诱发病理性脱位未能复位者,可在化脓性肘关节炎愈复 6 个月后,考虑行肘关节成形术或人工肘关节置换。

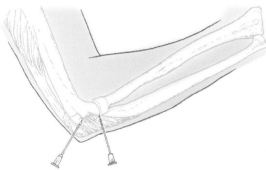

A. 在肘关节后外侧用针穿刺引流、注液

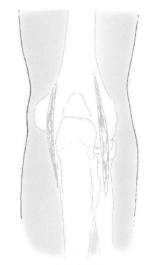

B. 手术切口

图 18-12　肘关节化脓性感染关节穿刺注液与后部引流切口

(张高孟)

18.2　结核

18.2.1　概述

中华人民共和国成立前,骨与关节结核是劳动人民的常见病、多发病。中华人民共和国成立后,特别是近 30 年来,由于人民的生活水平显著提高,医疗保健得到大力发展,结核病的发病率已明显下降。但我国人口众多,人民的生活水平和卫生水准不一,骨与关节结核仍时有发生,特别是在边远贫困地区还较常见。加之本病好发于儿童和青年,易破坏骨骼和关节,致残率高。因此,应对该病引起足够的重视。

(1) 病因与发病机制

目前,结核病患者中 10%～15% 为肺外结核,其中 10% 是骨与关节结核。骨与关节结核中几乎一半是脊柱结核,其次是髋关节和膝关节结核,手部骨与关节结核相对较少。

从发病年龄来看,手部骨与关节结核好发于 10 岁以下儿童和青年人,滑膜结核多发于中年人的手屈肌腱鞘和滑囊。

总体上来说,骨与关节结核男性多于女性,但性别差异不大。

骨与关节结核最常见的致病菌为结核分枝杆菌,牛型结核分枝杆菌已属罕见,异型分枝杆菌更是罕见。

手部骨与关节结核与全身其他骨、关节结核一样,均继发于体内其他系统的结核病灶,如呼吸系统、消化系统、淋巴结等部位的结核,其中约 95% 继发于肺结核。结核分枝杆菌侵入呼吸系统或消化系统形成病灶后,若患者抵抗力低下,结核分枝杆菌数量多且毒性大时,则可发生结核性菌血症。通过原发病灶进入血液的结核分枝杆菌形成大量的细菌栓子。这些菌栓可经血液循环播散到全身各组织包括骨与关节。当然,进入血液的菌栓绝大多数被机体的防御机制所消灭,只有少数未被消灭的结核分枝杆菌在有利的条件下开始繁殖,形成一些微小病灶。若机体抵抗力强,微小病灶中的结核分枝杆菌亦被消灭,破坏的组织不留痕迹,得到修复而痊愈;当机体抵抗力较弱时,微小病灶可迅速扩大,并出现全身毒血症及局部症状;当机体抵抗力与结核分枝杆菌处于相持状态时,病灶中残存有活力的结核分枝杆菌,但病灶被纤维组织包裹,病变呈静止状态,在某些诱因,如过度疲劳、营养不良或其他严重疾病侵袭等因素作用下,潜伏的结核分枝杆菌迅速繁殖,纤维结缔组织包膜被突破,原病灶得以扩大,或侵入其他部位,形成新病灶。

骨与关节结核病灶的形成,除与结核分枝杆

的数量、毒力及机体抵抗力有关外,还与局部的解剖生理特性有密切的关系。一般说来,病灶好发于血液循环差、劳损多、生长活跃的松质骨。

(2)病理改变

1)组织病理学变化:骨与关节结核根据组织病理学变化可分为3期,即渗出期、增殖期和干酪样变性期。

A. 渗出期:病灶内有大量巨噬细胞浸润,细胞内、外有中等量的结核分枝杆菌,细胞间有少量纤维蛋白凝集,有时可见大量多核细胞聚集。在多核细胞内、外可找到大量结核分枝杆菌,但纤维蛋白渗出不著,巨噬细胞也少见。某种情况下也可见以纤维蛋白渗出为主,只有少数单核细胞浸润,不易找到结核分枝杆菌。

B. 增殖期:主要可见 Langhans 巨细胞,它来源于吞噬结核分枝杆菌的巨噬细胞,后者变为上皮细胞,经过分裂或融合而成。一般 Langhans 巨细胞呈环状或马蹄样排列,位于巨噬细胞的边缘。除 Langhans 巨细胞以外,还可见异物巨细胞和淋巴细胞。

C. 干酪样变性期:可见大片组织失去原有细胞结构,呈现广泛坏死。坏死区周围无组织反应,也无浸润细胞进入坏死区。

病理演变的结果有以下几种:①比较理想的是病灶逐渐修复,干酪样物质被纤维组织替代,病灶纤维化、钙化或骨化而治愈;②转归是干酪样物质和多形核白细胞仍部分存在,但纤维结缔组织将其紧密包围,病灶处于静止状态;③结果则是病灶发展扩大,干酪样物质液化,多形核白细胞大量浸润,形成脓肿,破坏加重。

2)临床病理过程:可分为单纯骨结核、单纯滑膜结核和全关节结核3种类型。

A. 单纯骨结核:根据病灶发生的部位不同,可分为以下几种类型。

a. 如病灶位于松质骨中心部,称中心型骨松质结核:表现为局部有炎性浸润、肉芽肿、干酪样坏死组织、脓液和小死骨。死骨吸收后形成空洞,空洞周围有轻度骨质硬化。死骨较大则不易被吸收,可形成脓肿,病情反复发作。如病灶位于松质骨的边缘,称边缘型松质骨结核,由于此处血供丰富,死骨易被吸收,形成骨缺损和脓肿。脓肿多穿破进入关节。

b. 皮质骨结核:常见于四肢短管状骨。手的掌、指骨结核大多为该类型。其特征是以局限性溶骨性破坏为主,有脓液,但一般不形成死骨。当病灶内脓液增加、压力增大时,脓液经 Volkmann 管扩散

至骨膜下,形成骨膜下脓肿。脓肿刺激骨膜增生,形成新骨。如此反复发作,可出现葱皮样增殖的骨膜新骨。儿童由于骨膜较厚,血运丰富,增生的新骨较多;成年人新骨形成较少。老年人仅见溶骨性破坏,容易发生病理性骨折。

c. 干骺端结核的病理变化:则同时有松质骨结核的溶骨性破坏和皮质骨结核的骨膜增生特征。

B. 单纯滑膜结核:多发生在滑膜丰富的膝、髋、肘、踝、肩等大关节,少数发生在腱鞘和滑囊的滑膜组织。手部的腱鞘结核即属此类。滑膜受累后,早期表现为肿胀、充血、炎性细胞浸润和渗液增加,滑膜失去正常光泽,呈混浊或浅黄色,若用抗酸染色,可找到结核分枝杆菌。晚期滑膜肥厚呈暗红色,表面粗糙,有纤维素附着;凝固的纤维素经关节和肌腱的滑动作用可形成很多游离体。滑膜表面有时还可见乳头样增生和结核结节,深层有干酪样坏死和小的化脓灶,关节腔有混浊的脓性渗出液。

C. 全关节结核:可由单纯骨结核或单纯滑膜结核演变而来。由滑膜发展而来的全关节结核先侵犯滑膜,继而累及软骨和骨组织;结核性肉芽组织由软骨面的边缘潜行侵入软骨下方,破坏软骨下骨板。由单纯骨结核演变而来的全关节结核,病变先从骨组织开始,继而发展到软骨下、软骨和滑膜。上述病变最终使关节软骨面完全分离,浮游于脓液或肉芽组织中,丧失关节功能。

一般来说,单纯骨结核和单纯滑膜结核是骨与关节结核的较早期阶段,由于关节软骨面未受侵袭,治愈后关节功能恢复良好。全关节结核则为骨与关节结核的晚期阶段,骨与软骨及滑膜均受侵袭,即使治愈后关节功能也会遭受不同程度的损害,常遗留畸形或残废。

(3)诊断

对于骨与关节结核,应力求做出早期诊断。早期诊断的要点是详细、完整地采集病史,仔细、全面地进行体格检查,认真分析实验室检验结果;更重要的是仔细阅读和分析 X 线片。X 线检查是诊断骨与关节结核的重要手段之一,它不但能够确定病变的部位和性质,而且还能明确病变的性质和病理改变,对于早期诊断和指导治疗都有重要的价值。必要时还可同时摄对侧关节 X 线片或特殊位置的 X 线片。

(4)治疗原则

骨与关节结核的治疗原则是早期治疗,最大限度保持关节功能,预防畸形,减少残疾;全身治疗和

局部治疗相结合;酌情采用手术疗法。

全身治疗包括休息、营养和抗结核药物的应用等。结核患者应注意卧床休息。营养方面以高蛋白、高维生素饮食为主,辅以间断输血等一般支持。全身抗结核药物的问世,对治愈结核、降低结核的发病率起到了至关重要的作用,现在仍然是治疗骨与关节结核的最有效的手段之一。目前,常用的抗结核药物除传统的一线药物,如链霉素、异烟肼和对氨基水杨酸钠外,利福平、乙胺丁醇等药也逐渐普及。为提高药物效果,防止耐药菌株的产生,骨与关节结核一般采用二联抗结核药物,在全身多发性骨与关节结核时,可采用 3 种药物联合使用。在强调全身抗结核药物作用的同时,应注意防止另一种倾向,即过分依赖抗结核药物的使用,忽视手术的作用。在某种情况下,手术对于骨与关节结核的治疗,能起到不可替代的作用。

局部治疗包括局部制动、脓肿穿刺、局部注射抗结核药物等。

手术治疗的目的是清除病灶,使之愈合,防止复发,缩短疗程,恢复主要功能。目前,常用的方法是病灶清除术,同时或延期行植骨融合术、关节切除术和关节功能重建术。

病灶清除术的适应证是有明显的死骨、较大的脓肿、经久不愈的窦道;单纯滑膜结核或单纯骨结核经保守治疗无效;早期全关节结核为了抢救关节功能。病灶清除术的禁忌证:①患者有其他脏器活动性结核或严重疾病;②全身中毒症状严重,伴有贫血,不能耐受手术;③对抗结核药物产生耐药性;④高龄、幼儿,不能耐受手术者。术前准备包括:了解心、肺、肝、肾等重要脏器功能;改善全身营养状况,纠正贫血;为了保证手术成功,避免术后结核病复发或扩散,应适当增加抗结核药物的种类及剂量,至少应使用 2 周以上;术前数天可酌用维生素 K 等止血药物;如有混合感染或有窦道的患者,术前应使用广谱抗生素 1 周。

18.2.2　指骨与掌骨结核

(1) 临床特点

指骨与掌骨结核多见于年龄<10 岁的儿童,成年人和老年人少见。病灶常呈多发性。好发部位依次为掌骨、近节指骨和中节指骨,远节指骨少有病灶。掌骨结核中又以第 1、2、3 掌骨最多。相对来说,掌、指骨结核比长管骨干结核多见,其原因可能是掌、指骨周围肌肉较少,缺乏肌肉的保护作用。此外,掌、指骨位于肢体的远端,滋养血管较细,血流速度缓慢,结核分枝杆菌栓子易在局部滞留。

本病的病理变化与皮质骨结核相似,以增生型为主,新生骨较多,骨皮质增厚;溶骨性破坏型次之,表现为骨皮质膨胀变薄,骨髓腔扩大,骨干梭形肿大,呈现出掌、指骨结核特征性变化——骨气臌(spina ventosa)。接近掌、指骨两端的结核,多为松质骨结核,可有死骨形成。掌、指骨结核的寒性脓疡常可穿破皮肤,形成溃疡或窦道。除此之外,临床上还可见到掌、指骨多发性囊肿样变化及窦道孔,称为多发性囊肿性骨结核。

掌、指骨结核的临床表现一般无明显的全身症状。早期局部症状也较轻微。晚期病变部位肿胀,掌、指骨增粗,可有压痛;若脓肿溃破进入皮下,皮肤可发红、发暗,如皮肤破溃,则形成瘘管。

X 线片可见掌、指骨干有骨膜新骨形成,或呈典型的骨气臌状,也可见死骨。老年人新骨形成不明显,常可出现病理性骨折。

临床上,根据病史、临床症状、体征与 X 线所见,可做出掌、指骨结核的诊断,但应与化脓性骨髓炎、内生软骨瘤、纤维异样增殖症、指骨骨髓坏死等病相鉴别。

(2) 治疗

由于掌、指骨结核的自愈力很强,一般非手术疗法效果很好,包括全身抗结核药物的应用,高蛋白、高维生素饮食,局部注射,石膏制动等,病灶多能自愈。患儿因病变增厚的掌、指骨在发育过程中可逐渐塑形接近正常外形,因而一般不用手术治疗,只有极少数患者需要通过手术治疗。

指骨与掌骨结核病灶清除术的具体方法如下。

1) 适应证:掌、指骨结核经非手术治疗无效,有明显死骨者。

2) 麻醉与体位:采用臂丛神经阻滞麻醉。患者取仰卧位,上肢外展平放于手术侧台。

3) 切口:于病变指骨、掌骨部位做“S”形、弧形或纵行切口(图 18-13A)。

4) 显露:切开皮肤、皮下组织和深筋膜,将皮瓣略向两侧游离,或将指伸肌腱拉向一侧,或在伸肌腱中央做纵行切开,显露特征性的骨气臌(图 18-13B)。

5) 清除病灶:用骨膜剥离器行骨膜下剥离,然后尽可能用手术刀于鼓胀变薄的病变皮质表面做 3 边切开,并揭开皮质,取出死骨,彻底刮除结核病灶(图 18-13C)。病灶内可倒入适量异烟肼粉剂。

6）植骨：视病灶清除后掌、指骨的稳固性而定。如尚属稳固，可不做植骨；如稳固性欠佳，可取髂骨

植骨。如掌、指骨结核病灶范围较广，也可做病段骨切除，用髂骨块植骨（图18-13D）。

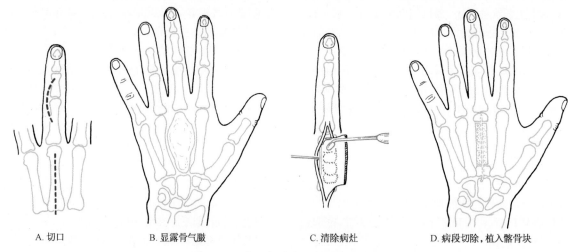

A. 切口　　　　　B. 显露骨气腋　　　　　C. 清除病灶　　　　　D. 病段切除，植入髂骨块

图 18-13　指骨与掌骨结核病灶清除术

7）缝合：松开止血带，彻底止血、冲洗后将揭开的皮质骨盖覆回，缝合切开的指伸肌腱，然后缝合皮下组织与皮肤。

8）术后处理：继续应用全身抗结核药物。前臂石膏托固定4周。如做植骨，则根据X线片显示的病灶修复、骨性融合情况决定外固定时间。

18.2.3　腕关节结核

腕关节结核占全身骨与关节结核的3%左右，在上肢三大关节结核中居第2位。患者以成年人为多。

腕关节的特点是关节面多，血运不佳，结核分枝杆菌感染后易形成死骨，且感染病灶不易吸收，单凭全身用抗结核药物难以奏效，往往需要通过手术治疗。此外，腕关节周围有许多肌腱、神经和血管通过、没有肌肉覆盖，故腕关节肿胀易被发现，且脓肿易破溃形成窦道，同时也可通过窦道使腕关节发生继发感染，加重病变，使治疗更加困难。

腕关节结核包括单纯桡、尺骨远端结核，单纯腕骨结核，单纯腕关节滑膜结核及全腕关节结核。由于腕关节滑膜较少，单纯滑膜结核的发生率很低，同时，由于腕骨和掌骨底部的体积很小，骨量不多，故单纯骨结核也不多见，一旦有结核分枝杆菌感染，很快就侵入邻近关节，变成全关节结核。单纯骨结核只是偶尔在尺、桡骨远端可见到。在腕关节诸骨中，桡骨远端、头状骨及钩骨发病率最高，大、小多角骨次之，三角骨和掌骨底部最少。

（1）临床表现与诊断

腕关节结核初起时疼痛较轻，后渐进加重。当由单纯骨结核发展为全关节结核时，疼痛就很明显。单纯骨结核的压痛仅限于病变部位，而单纯滑膜结核和全关节结核则围绕全关节周围均有压痛。

肿胀是腕关节结核的另一特点，因为腕关节周围软组织很少，肿胀很易被发现，尤其在腕背更明显。由于疼痛，患者不愿活动，腕关节废用，前臂和手的内在肌很快发生萎缩。腕部肿胀往往呈梭形。

全腕关节结核腕关节破坏严重者则会出现明显的功能障碍及畸形，如前臂旋前、腕下垂、尺偏和桡偏畸形等。脓肿和窦道也是腕关节结核较常见的临床表现之一。

X线片检查早期可显示骨质疏松，病灶处骨质有透亮区，可见死骨。病变累及关节时，间隙由狭窄到消失。病变严重者，骨与关节显示广泛破坏，死骨吸收则出现空洞。

根据上述临床表现及X线所见，诊断腕关节结核并不困难。

（2）治疗

腕关节结核的治疗可先用非手术疗法，包括全身抗结核药物的应用、石膏制动、加强营养等，尤其对于没有明显死骨的单纯骨结核与滑膜结核或不适合手术治疗的年老体弱、儿童患者可首选非手术治疗。对儿童患者非手术治疗疗效较好。对于用非手术疗法无效者，则必须行手术治疗。

1）腕关节结核病灶清除术：

A. 适应证：①单纯滑膜结核；②尺、桡骨远端单纯骨结核有明显死骨、冷脓肿或经久不愈窦道者；③早期全腕关节结核。

B. 麻醉与体位：采用臂丛神经阻滞麻醉。患者取仰卧位，上肢外展置放于手术侧台。

C. 切口：于腕关节背侧，以桡骨背侧结节为中心，起自第 2 掌骨底部向尺侧呈"S"形延长切口（图 18-14A）。如为尺、桡骨远端结核，尤其为后者，也可于尺、桡骨远端背侧做纵行切口，或以病灶为中心做纵行切口（图 18-14B）。

D. 显露：沿切口切开皮肤、皮下组织，结扎腕背静脉分支，将腕背静脉拉向侧方，切开深筋膜，适当分离。然后于拇长伸肌腱与指总伸肌腱之间纵行切开腕背侧韧带，显露腕关节囊。

E. 清除病灶：纵行切开关节囊并向两侧牵开，显露病灶后吸出脓液。如为单纯滑膜结核，除应自滑膜和关节囊附着处切除外，还应切除桡骨远端掌侧和尺骨茎突及尺骨桡侧的滑膜憩室。如腕骨结核已穿破软质骨或皮质骨，则可用小娥眉凿将骨瘘孔扩大，用刮匙刮除骨腔内结核病灶（图 18-14C）。如关节面软骨未穿破，但软骨表面有局限性失去光泽、变薄、变软等变化，常提示关节软骨下有潜在的骨内病灶。此时，可切除该处软骨，再用刮匙刮除结核病灶。如尺、桡骨远端结核病灶尚局限，可切开骨膜做骨膜下剥离，显露病变区域后用小娥眉凿凿除皮质骨，再将病灶刮除。刮除后的空腔如较大，可用松质骨填充。

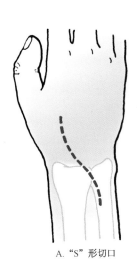
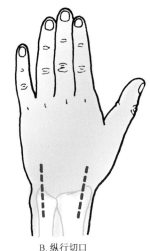
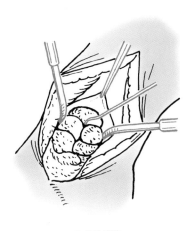

A. "S"形切口　　　　　　B. 纵行切口　　　　　　C. 病灶清除

图 18-14　腕关节结核病灶清除术

F. 缝合：冲洗、止血后，将 1.0 g 链霉素和 0.2 g 异烟肼放入关节腔内，再逐层缝合切口。

G. 术后处理：继续全身用抗结核药物治疗。前臂掌侧功能位石膏托固定，3～4 周后开始练习腕关节主动屈、伸活动。

2）腕关节融合术：

A. 适应证：成人全腕关节结核，病灶清除彻底，周围软组织条件较好，桡腕及腕中关节已基本破坏者。

B. 麻醉与体位：采用臂丛神经阻滞麻醉。患者取仰卧位，患肢外展置放于手术侧台。臂部用止血带。

C. 切口与显露：同腕关节结核病灶清除术。

D. 清除病灶：可将腕关节囊"T"形切开，显露腕骨和桡骨远端，吸净关节内脓液，刮除桡腕关节病灶及腕骨与第 3 掌骨底部病灶，尽可能地彻底切除滑膜和肉芽组织。破坏严重的腕骨应予切除。

E. 融合关节：切除桡骨远端及手舟骨、月骨、头状骨、第 3 掌骨近端所有关节面软骨，制备骨槽，植入髂骨块。具体融合方法可参见 11.3.1。

F. 缝合：松止血带，止血、冲洗后，关节内置放链霉素与异烟肼，再逐层缝合切口。

G. 术后处理：全身抗结核药物的治疗同前。前臂功能位石膏托固定，拆线后改管型石膏固定。术后 12 周左右 X 线片检查显示骨性愈合即可拆除石膏。

3）腕关节切除术：

A. 适应证：腕关节结核病灶广泛时，如病灶清除彻底,则尽可能做关节融合术,一般很少用关节切除术。只有在以下情况下才可考虑做腕关节切除术:①腕骨破坏广泛,而又不能做关节融合术者;②晚期全腕关节结核经全身和手术治疗后仍有复发者;③晚期全腕关节结核虽已治愈,但残留严重腕下垂和尺偏畸形者。

B. 麻醉与体位:同"腕关节融合术"。

C. 切口与显露:同腕关节结核病灶清除术。

D. 切除腕骨:纵行切开腕背侧关节囊,并向两侧剥离,显露桡骨远端,远、近两侧列腕骨及掌骨底部,然后用骨刀及咬骨钳切除远、近两侧列腕骨及桡、尺骨远端关节面(图18-15)。一般经此处理,可矫正腕部畸形。如仍不奏效,可于桡骨远端做楔形截骨,纠正腕下垂及尺偏畸形。该楔形截骨块底部向背、桡侧。如仍有前臂旋转障碍,则可切除尺骨远端2 cm左右,以改善旋转功能。

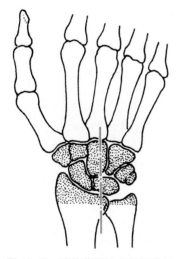

图18-15 腕关节切除术切除范围

E. 缝合:同"腕关节结核病灶清除术"。

F. 术后处理:继续使用全身抗结核药物。臂石膏托固定,拆线后改管型石膏,置肘关节于90°、前臂中立位、腕背伸25°位。石膏固定维持3个月。其间应鼓励患者手指及肩关节及早进行功能锻炼。拆除石膏后改用支架。支架可定期间断取下,以利腕关节功能训练。如有可能,支架应使用6个月后再去除。

18.2.4 腱鞘滑膜结核

(1) 病因

腱鞘滑膜结核多为继发性,其来源有3种情况:①继发于邻近骨与关节结核,如肩关节结核可蔓延至结节间沟,引起肱二头肌长头腱鞘结核;腕关节结核也可穿破邻近腱鞘引起腱鞘结核。②来源为血源性的,多见于腕部,其次为手指。③为局部直接植入结核分枝杆菌所致,见于从事动物皮毛、制革等与结核病牛有接触可能性的患者。1964年,久保田等曾报道1例手指被含有弱毒牛型结核分枝杆菌的针尖误伤,造成指屈肌腱鞘结核的情况。此后,Conklin及津下等也有同样的个案报道。但总的来说,直接植入的可能性极少。

(2) 病理表现

腱鞘滑膜结核与关节滑膜结核相似,受累滑膜首先因充血呈现紫红色或黄褐色,并有水肿、炎性细胞浸润,渗出液增加。以后,腱鞘内出现稀薄脓液,不透明。结核结节、脱落的绒毛或组织碎片可在脓腔内形成游离体,游离体表面被覆有纤维素。这些纤维素块经肌腱滑动等塑型作用可变成许多大小不等的白色米粒样或瓜子样物体,称"米粒体"。随着结核病变的进展,滑膜逐渐变厚,出现结核性肉芽及坏死组织,脓液渐转黏稠,形成冷脓疡。在结核性滑膜炎的早期,病变往往仅限于腱鞘内膜及肌腱外膜,很少累及肌腱本身。但如病灶持续存在并进一步发展,病变可沿腱外膜波及腱内膜,使腱内膜充血、变厚,肉芽组织沿腱纤维长轴侵入,渐将腱束与腱纤维分开,肌腱变粗、变脆,失去光泽,呈灰黄色,在磨损及外力作用下可发生断裂。这种断裂最多见于小指指浅屈肌腱。腱鞘内脓液渐渐增多,压力增大,可穿破腱鞘,在皮下形成脓肿;破溃后形成窦道。腱鞘穿破后,脓液还可流入掌中间隙、鱼际间隙、前臂掌侧间隙。

(3) 临床表现与诊断

该病多见于中年人。受结核分枝杆菌感染的腱鞘滑膜的好发部位最多为腕关节尺侧囊,其次为桡侧囊,局限于示、中、环指指屈肌腱滑膜鞘的也不少见。此外,临床上还常见腕背指伸肌腱滑膜鞘结核。

腱鞘滑膜结核起病缓慢,全身症状轻或无全身症状。一般主诉握力渐进减小,局部轻度肿胀、疼痛,运动受限。如腕管内压力过大,还可出现正中神经压迫症状。

病变的部位和范围一般与肌腱滑膜鞘的解剖结构是一致的。如病变起始于示、中、环指屈肌腱鞘,病灶多仅限于患指。若病灶始于拇指、小指的腱鞘或尺、桡侧滑囊,则病变很快波及整个拇指腱鞘及桡侧滑囊,或小指腱鞘及尺侧滑囊,或桡、尺侧滑囊相通形成"V"形结核性滑膜炎。

桡、尺侧滑囊结核可在手掌内及前臂远端形成葫芦形肿胀,按压时,囊内容物有流动感,并可闻及流动声。腱鞘结核肌腱活动时可闻及"握雪音"。

根据病史、症状和体征,诊断本病一般不困难。鞘内穿刺液培养和活检可明确诊断。但临床上应注意与腱鞘囊肿、类风湿腱鞘滑膜炎、腱鞘滑膜瘤、黄色瘤及化脓性腱鞘炎等相鉴别。

(4)治疗

腱鞘滑膜结核的治疗,在全身应用抗结核药物、石膏外固定等保守疗法处理后,全身状况得到改善,红细胞沉降率基本正常的情况下,积极采用手术治疗。因为长期采用保守疗法,虽然结核性炎症能得到控制,但是在这期间,关节就会强直;结核性腱鞘炎虽然可以治愈,但手的功能也许就会部分或完全失去。

腱鞘滑膜结核病灶清除术的具体方法如下。

1)适应证:①确诊为腱鞘滑膜结核且保守治疗无效者;②已有脓肿、窦道或功能障碍者。

2)麻醉与体位:采用臂丛神经阻滞麻醉。患者取仰卧位,患肢外展平放于手术侧台。臂部用止血带。

3)切口:取腕掌侧或背侧"S"形切口,如术前已明确指屈肌腱断裂,切口可沿掌横纹向远端延长(图18-16A)。

4)显露:沿切口切开皮肤、皮下组织,将皮瓣向两侧适当游离,然后切开前臂深筋膜与腕掌侧韧带,可见断裂的肌腱、增厚的滑膜及许多"米粒体"(图18-16B)。进一步切开远端掌腱膜及近端腕横韧带,彻底显露指屈肌腱及滑膜。

5)切除滑膜:取出所有"米粒体",将肥厚、病变的滑膜彻底切除(图18-16C),并刮除肌腱上的肉芽组织。如有肌腱粘连,则行松解。

6)肌腱切除与修复:对已被破坏、无修复可能的断裂肌腱可切除之。指深屈肌腱如有可能保留,则可与邻近手指的屈肌腱行侧-侧缝合(图18-16D)。如肌腱缺损过多,可留待二期修复。

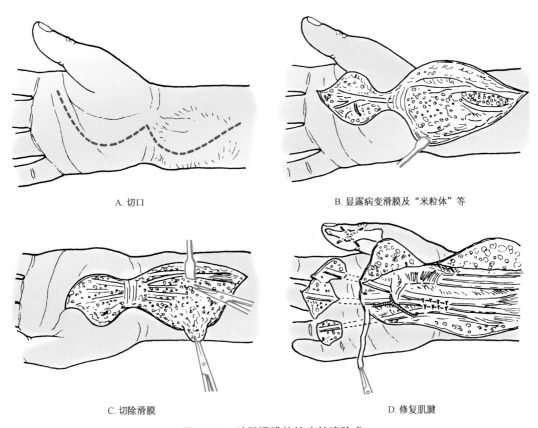

A. 切口

B. 显露病变滑膜及"米粒体"等

C. 切除滑膜

D. 修复肌腱

图18-16　腱鞘滑膜结核病灶清除术

7)缝合:松止血带,严密止血、冲洗后于切口内　置放1.0g链霉素与0.2g异烟肼,再将皮肤全层缝合。切口内一般不放引流条,以免遗留窦道。

8)术后处理:全身应用抗结核药物>6个月。切口处加压包扎,石膏托固定2~3周,腕关节用支具固定2~3个月。术后2~3周开始进行手指及腕关节功能锻炼。

(刘　璠)

18.2.5　肘关节结核

肘关节结核的发病率在上肢三大关节中居首位,患者以青壮年居多。单纯的滑膜结核较少见,结核多见于尺骨鹰嘴,其次为肱骨外髁。

疾病初期,病变局限于骨端的松质骨或滑膜上,称为单纯骨结核或单纯滑膜结核。若病变进一步发展,单纯骨结核的病变穿破软骨关节面进入关节腔,且累及滑膜组织;或单纯滑膜结核的肉芽组织及其血管翳从软骨边缘侵入软骨面的上、下方,致使软骨面坏死、脱落,同时累及松质骨。这样构成关节的组织均被破坏,称为全关节结核。

若关节软骨小部分破坏(<1/3面积),治愈后可保留大部分关节功能,称之为早期全关节结核阶段。软骨面大部分(>1/3面积)被破坏,治愈后发生纤维性或骨性强直,关节功能大部分丧失,称为晚期全关节结核阶段。

(1)临床表现

1)全身症状:病变活动期可见低热、盗汗、食欲减退、消瘦、乏力、红细胞沉降率加快等结核中毒症状;病变静止期,全身症状不明显。

2)局部症状:肿胀、疼痛、功能障碍。疼痛早期症状轻微、全关节结核时症状较重。单纯骨结核和滑膜结核往往劳累后加重,休息时减轻,多为患者忽视。疼痛加剧时已发展为全关节结核。肿胀在单纯骨结核时,多局限于病灶部位,单纯滑膜结核肿胀可见于关节周围,常在肘后方较为明显,易被发现;全关节结核时,肘关节可出现"梭形肿胀"。由于疼痛,肘关节功能受限,呈微屈曲状,晚期较为明显。

3)脓肿、窦道:晚期病变常形成脓肿,脓肿破溃后形成窦道,常发生在鹰嘴周围,甚至合并混合感染。

(2)诊断

1)病史:有无午后低热、疲乏、消瘦、盗汗等结核中毒症状。症状隐渐,绝大多数限于单个关节,这是与类风湿性关节炎的重要区别。起病具体日期无法准确追忆,正如 Wilkinson 指出"如果患者能明确

指出从哪一天开始发病,这多半不是结核病"。既往或同时有肺结核、胸膜炎、淋巴结或泌尿系统结核等病史将有助于诊断。应与类风湿关节炎、化脓性关节炎、骨肿瘤等鉴别。

2)实验室检查:患者常有轻度贫血,病变活动期血沉多加快,但红细胞沉降率正常者不能完全除外本病。病程中,定期重复检查有助于判断病情发展。

3)结核菌素试验(PPD):年龄<5岁的儿童未接种过卡介苗,如结核菌素试验阳性且有症状或体征者,可认为目前有活动性结核病,应给与治疗;结核菌素试验阳性但无症状或体征者,可予预防性治疗。结核菌素试验阴性并不能完全排除结核。

4)结核菌培养:培养阳性率约为50%,患者用药时间短,培养阳性率高。培养阴性不能排除结核,应结合临床资料分析判断。

5)病理组织学检查:有人推荐在滑膜上采取肉芽组织,于X线片检查显示囊性变的骨骼处取材。结核菌培养和病理学检查应同时进行,以提高其确诊率。

6)影像学检查:X线检查显示单纯滑膜结核局部骨质疏松和软组织肿胀。在鹰嘴或外髁中心型结核,可见死骨形成。若病变累及邻近骨干,可见骨膜性新骨形成。早期全关节结核,可见关节边缘局限性骨质破坏,或轻度关节软骨下骨板模糊。晚期全关节结核,关节软骨下骨板广泛模糊,关节间隙变窄。窦道继发感染骨质显示硬化。CT 和 MRI 检查有助于早期诊断。

(3)治疗

尺骨近端是典型的发病部位,可以导致进行性关节退变和严重的肘关节屈曲挛缩。这种患者最重要的就是把肘关节置于功能位。肘关节结核采用关节制动和药物治疗的疗效很满意。有时需行鹰嘴的脓肿穿刺抽吸或病灶切开引流。偶尔也需要行部分滑膜切除术和刮除术、肘关节融合术或肘关节切除术。

1)滑膜切除术:适应病情稳定的单纯滑膜结核手术方法(参见 19.1.2)。

2)刮除术:适用于病情稳定的单纯骨结核,在臂丛神经麻醉下,于病灶局部做直切口,在骨膜下用骨凿开窗,刮除刮除变组织和死骨刮净后冲洗。

3)病灶清除术:适用于病情稳定的全关节结核,按滑膜切除术的步骤暴露肘关节先切除桡骨小

头,切除滑膜,清除病变组织。

4) 肘关节切除术:

A. 适应证:成年患者如病变广泛,保守治疗失败,应行肘关节切除术。这样通常比融合术保留更多的关节功能。

B. 体位:患者仰卧位,上肢用手术单包裹,置于胸前,以利自由移动。

C. 麻醉:区域神经阻滞麻醉或全身麻醉。

D. 手术步骤:取肘关节后外侧纵行切口,始于关节近侧 10 cm,止于远侧 5 cm。

a.平行于腱膜的外侧缘切开肱三头肌,直至肱骨。

b.打开肘关节后侧的关节囊,切开深部结构至桡骨头远侧约 2.5 cm 处。

c.骨膜下显露肱骨远端,在靠近肱骨髁处截骨,尽可能地多保留干骺端。

d.在桡骨头远侧切断尺骨和桡骨,避免切除过多以免造成连枷肘。

e.切除所有滑膜和病变组织,关闭切口。

E. 术后处理:用长臂石膏管型固定于肘关节屈曲 90°,术后 3～4 周拆除石膏,改用悬吊绷带固定。随后开始力量练习和主动的活动范围练习。通过肌肉的锻炼和活动,常可使肘关节重新获得功能,但相当不稳定。

5) 关节融合术:近来肘关节融合术很少采用,仅用于肘关节结核已经治愈但关节不稳定并有疼痛的体力劳动者或肘关节强直于非功能位。手术方法和手术注意事项参见 19.1.2。

(陶　然　侍　德)

主要参考文献

[1] 津下健哉.实用手外科学[M].李炳万,译.长春:吉林人民出版社,1990:466-478.

[2] 王澍寰.手外科学[M].2 版.北京:人民卫生出版社,2002:645-664.

[3] 朱盛修.现代骨科手术学[M].北京:人民卫生出版社,2003:1040-1044.

[4] 侍德.矫形外科手术进路图[M].2 版.上海:上海科学技术出版社,1996:125-130.

[5] 侍德.矫形外科手术进路图解[M].2 版.上海:上海科学技术出版社,1996:125-136.

[6] 曹建中,杨凤鸣.骨内科临床诊治学[M].北京:中国科学技术出版社,1997:220-224.

[7] Carter TI, Frelinghuysen P, Daluiski A, et al. Flexor tenosynovitis caused by Mycobacterium scrofulaceum: case report[J]. J Hand Surg(Am), 2006, 31(8): 1292-1295.

[8] Felix R, Bittner RC. Tuberculosis and radiologic diagnosis 100 years after W. C. Roentgen[J]. Pneumologie, 1995, 49: 657.

[9] Holland J, Smith C. Surgical management of cutancous infection caused by atypical mycobacteria after penetrating injury: the hidden dangers of horticulture[J]. J Trauma, 1997, 42(2): 337.

[10] Kilgore ES, Graham WP. The hand surgical and non-surgical management[M]. London: Henry Kimpton Publishers, 1997: 320-321.

[11] Meier JL, Beekmann SE. Mycobacterial and fungal infections of bone and joints[J]. Curr Opin Rheumatol, 1995, 7(4): 329-336.

[12] Pang HN, Lee JY, Puhaindran ME, et al. Mycobacterium marinum as a cause of chronic granulomatous tenosynovitis in the hand[J]. J Infect, 2007, 54(6): 584-588.

[13] Rajesh G, Ip WY, Chow SP, et al. Treating deep-seated Mycobacterium marinum infection in the hand: a report of three cases[J]. Hand Surg, 2006, 11(1-2): 83-88.

[14] Reilly KE, Linz JC. Osteomyelitis of the tubular bones of the hand[J]. J Hand Surg(Am), 1997, 22(4): 644.

[15] Shih JY, Hsueh PR. Osteomyelitis and tenosynovitis due to mycobacterium marinum in a fish dealer[J]. J Formos Med Assoc, 1997, 96(11): 913-916.

[16] Toussirot E, Chevrolet A. Tenosynovitis due to Mycobacterium avium intracellulare and Mycobacterium chelonei: report of two cases with review of the literature[J]. Clin Rheumatol, 1998, 17(2): 152-156.

19 手部非感染性疾病

19.1　手部类风湿关节炎

19.1.1　概述

类风湿关节炎系 1858 年由 Garrod 首先提出。1940 年 Waaler 和 1948 年 Rose 等根据类风湿因子，即 IgM 免疫球蛋白的发现，确定血清反应阳性者为典型的类风湿关节炎。但是，血清反应阴性者不能排除类风湿关节炎。

本病大多系血清反应阳性的全身性慢性炎症。病因尚不清楚，可能与溶血性和非溶血性链球菌感染或慢性病毒感染有关，但都不能得到明确的证据；也有学者提出与代谢障碍或内分泌失调及遗传等因素有关，但亦未得到证实。

由于类风湿关节炎系全身疾病，不仅侵犯全身的大关节，也损害手指等小关节，因而美国类风湿学会根据患者的临床表现等（表 19-1）将类风湿关节炎分为四大类：第 1 类，患者完全有能力进行正常的生活和工作；第 2 类，患者尽管只有 1～2 个关节活动受限和不舒适，但对正常的活动仍能胜任；第 3 类，患者能做一般的工作或生活能自理；第 4 类，患者的病情比较严重，卧床不起或限制在轮椅上，根本不能胜任日常工作，甚至生活不能自理。这一分类既明确了病情程度，又对患者的劳动能力做了评价，也为进一步治疗提供了全身情况的依据，即第 1 类患者完全可通过非手术方法进行治疗；第 2、3 类患者由于个别关节功能受限，如用非手术方法治疗无效，可通过手术治疗使其功能得到改善，阻止病情进一步发展；对第 4 类患者的多关节功能受限，只有在改善全身情况，使病情稳定后，对主要关节进行手术治疗，才能使患者能生活自理。

表 19-1　1987 年美国风湿病协会对类风湿关
节炎的诊断标准

指　标	诊断标准
晨僵	时间＞1h,持续 6 周以上
关节炎	累及＞3 个关节,软组织肿胀或渗出持续 6 周以上
手部关节炎	腕、掌指关节或指间关节持续 6 周以上
对称性关节炎	＞1 年,持续 6 周以上
类风湿结节	医师检查确认
类风湿因子	滴度＞1：32
X 线改变	腕、手正位 X 线片

具备以上标准≥4 条者,可诊断为类风湿关节炎

由于上述的分类只反映全身情况，对受累的关节未做深入的分析，因此不能作为手术方法的依据。

相比之下,Steinbraker 分类就有其实用价值。他根据类风湿关节炎受累关节的 X 线片检查,将类风湿关节炎分为 4 期:①早期。X 线片上不显示骨质破坏,但有骨质疏松。②中期。X 线片上除表现骨质疏松外,尚有骨质轻度破坏和软骨轻度破坏,关节活动受限,但无畸形。邻近肌肉有萎缩,关节周围的软组织可能有病变,如皮下结节、腱鞘炎等。③严重期。X 线片检查显示有骨质疏松、骨与软骨破坏,还有关节畸形,如半脱位、尺偏、过伸,但无纤维性或骨性强直。肌肉有广泛萎缩。有关节外病变,如皮下结节、腱鞘炎等。④晚期。除上述表现外,关节有纤维性或骨性强直。这一分期能给受累的类风湿关节炎提供治疗方案。

关于类风湿关节炎的治疗问题,由于近年来人们对其性质和病理有了进一步的认识,使治疗效果有了改善。在早期患者仅表现为关节疼痛、肿胀,而 X 线片检查无软骨面和骨质破坏。在此阶段用药物治疗结合早期制动和病情稳定后进行康复训练,治疗效果明显,且不发生关节功能障碍和畸形。如经上述治疗病情无好转,则需手术治疗。

目前,手外科的已发展到肱骨远端、前臂,故 Smith-Peteen、Aufrane 和 Larson 所主张的在类风湿关节炎活动期对受累的上肢关节可实施手术治疗,完全适用于手外科类风湿关节炎的治疗。

手术治疗的目的是控制病情发展,矫正畸形,改善功能。为达到此目的,在早期经非手术治疗无效、X 线片无软骨和骨质破坏者,做滑膜切除。对中期有骨质和软骨破坏,并出现新生的骨刺或骨嵴,单纯做滑膜切除已不能清除病变,必须在滑膜切除的基础上同时做关节清理术。对处于严重期的关节,由于骨质和软骨破坏严重,并伴有关节周围的肌腱损害,出现关节脱位、尺偏、过伸或过屈等,但尚未出现关节纤维化和骨性强直,仍可做关节清理术,并在此基础上矫正畸形和做韧带修复重建,以保证一个活动的关节,又可恢复一定的功能。在晚期时病变基本稳定,但出现纤维化和骨性强直伴畸形,这时可做关节切除、关节成形术或人工关节置换术,也可为了增加关节稳定和畸形的矫正,采用关节功能位融合术,但这只适用于不影响日常生活和功能的病变关节。

手部类风湿关节炎是全身类风湿关节炎的局部表现,常会引起手部关节疼痛、肿胀和功能障碍。在非手术治疗未达到预期的效果时需做手术切除病

变、矫正畸形和功能重建等。

本病是全身性疾病,病程长,加之长期使用皮质激素,合并有全身其他疾病,因此术前需要:①重视全身检查,详细询问有关皮质激素的应用情况,为手术治疗做好充分准备,这是保证手术成功的关键。②制订完整手术方案,包括麻醉方法、手术术式、术中注意事项、出现问题的处理、手术后处理。③术后及出院后系统的康复训练,是保证关节功能恢复不可缺少的步骤。④上述内容、术后效果和可能出现的问题,以及多年后病情可能再度复发,需做二次手术,都必须详细向患者与家属交代,甚至包括治疗费用,以获得患者与家属的知情。

(1) 病理改变与治疗措施

类风湿关节炎常引起手部关节疼痛、肿胀、畸形和功能障碍,其病理改变可分早期、中期和晚期 3 个阶段。

1) 早期:主要是圆形细胞浸润、水肿,对滑膜、腱鞘、滑囊等尚未构成明显的破坏,可通过药物治疗获得治愈。如早期未能获得有效治疗,使滑膜、腱鞘、滑囊等受到炎性细胞的浸润,并发生关节表面增生和增厚,以致原来的供养功能受到障碍,此时非手术治疗已不能达到效果,需做滑膜切除术才能改善供养功能,达到治疗效果。

2) 中期:主要由于发生类风湿肉芽组织,使关节面的软骨受压迫而破坏,继而出现关节面骨刺和骨嵴增生,以及关节周围韧带、肌腱等受到损害而发生松弛、拉长或断裂,而致关节脱位、尺偏。对前者滑膜切除已不能清除病变,需做关节清理术;对后者除做关节清理术外还需做功能重建术。

3) 晚期:病情表现虽稳定,但由于关节处于畸形位,活动受限,故而出现关节纤维性和骨性强直的畸形。在这一阶段应做关节成形术或人工关节置换术,也可做关节融合术。

(2) 手术治疗的注意事项

1) 本病早期对非手术治疗很敏感,通过药物和理疗多数能控制。只有在非手术治疗无效或出现功能障碍和畸形时才考虑用手术治疗。

2) 当决定手术治疗时必须注意患者是否有其他关节类风湿性病变,明确病变属于美国类风湿学会类风湿关节炎分类中的哪一种类型。对第 2、3 类患者在病情稳定后即可做手术治疗,这既可防止病变进一步发展,又可矫正畸形,改善功能。对第 4 类患者需在其他主要关节,特别是对肘关节、肩关节做

适当处理后，才能做手部病变的手术治疗，因肘关节、肩关节处存在非功能位强直时，即使做手部关节的手术，也不能改善手部的功能。

3）全身情况必须是一般情况良好，无明显骨质疏松，主要脏器功能良好，无明显慢性疾病时，才能考虑手术。

4）术前手部必须做X线检查，以明确病变处于Steinbraker分期的哪一期，明确主要侵犯的部位和范围，再以此确定手术方案。

5）因这类患者一般都长期应用皮质激素，因此术前应逐渐停药，待肾上腺皮质功能恢复（一般需2～3个月）后方能手术。如某种原因不能停皮质激素或停药不到1年，术前1d、术中及术后3d增加用长效皮质激素。

（3）主要手术方法与适应证

1）滑膜切除术：主要用于Steinbraker分类的早期患者经药物治疗无效，仍有疼痛、肿胀，而X线片无关节面破坏者。该方法于1887年和1916年就应用于临床，但当时由于手术方法不够全面和术后康复训练未能重视，因此术后效果欠佳，未能得到推广。到20世纪30年代后，由于该手术方法的改进和技术的完善，加之重视了术后功能训练，使患者的功能恢复较满意，并通过远期的随访，认识到对受累的滑膜切除确能阻断类风湿病变进行性破坏的恶性循环，使关节免遭更多的损害。因此，目前滑膜切除术治疗类风湿关节炎不但用于全身的大关节，也作为手部类风湿关节炎早期非手术治疗无效者的主要治疗手段。

滑膜切除术时需注意以下几个方面：①滑膜切除应尽可能彻底，以降低复发率；②必须将软骨面边缘的肉芽刮除干净，以阻止肉芽组织赖以生长的血运，以防向深层发展；③尽可能不要损伤关节面和骨组织，尽量不切断关节周围韧带，以保持关节的稳定性；④该项手术仅切除病变，但功能恢复尚需通过术后系统的功能康复训练。

2）关节清理术：主要适用于Steinbraker分类的中期患者。该方法是1940年Magnuson首先应用于临床的。

关节清理术的手术目的和方法与滑膜切除术不同。滑膜切除术的目的是止痛、消肿，防止滑膜病变进一步破坏关节，手术只是切除滑膜、刮除肉芽和血管翳；而关节清理术除上述步骤外，还要凿除阻碍关节活动的骨刺和骨峰增生。

关于该手术的名称问题，由于不是创伤性关节炎，故不能称清创术。为了避免与骨和关节结核病灶清除混淆，故不用清除术，而用清理术。

关节清理术时需注意以下几点：①彻底刮除软骨内和骨内被侵袭的病灶；②切除和凿除阻碍关节活动的骨增生病变；③该手术只是为功能恢复创造条件，术后必须通过加强康复训练才能使关节功能有所改善，但由于关节面部分软骨被刮除，需通过血肿机化和关节活动得到一定程度的修复，因此活动不能过量，以免引起关节疼痛和功能障碍。虽然随着时间的推移，关节的增生改变有可能再出现，但类风湿关节炎不一定会复发，这样可争取数年至十几年的症状缓解期，从而为患者较好地解决了工作和生活问题。

3）功能重建术：主要适用于手部类风湿关节炎Steinbraker分类的严重期患者。由于此期患者有关节周围韧带与肌腱破坏，呈现松弛、拉长或断裂，因而出现关节脱位、尺偏、过伸或过屈畸形，故在关节清理后需再做畸形矫正和韧带、肌腱的修复重建。

功能重建术者需注意以下几点：①首先应遵循关节清理术的注意点；②稳妥地纠正关节畸形，保持功能位；③为了保证手术后的关节稳定，又有助于关节的活动，可根据局部的解剖情况和功能要求，修复、重建损坏的韧带和肌腱；④手术是为功能恢复创造条件，功能的改善还需在保证肌腱的愈合和保持关节功能位的条件下，加强系统的功能训练。系统的功能训练既可防止关节、韧带、肌腱粘连，又可使刮除的软骨面得到模造和修复，同时也是关节功能恢复不可缺少的条件。

4）关节成形术和人工关节置换术：主要适用于手部类风湿关节炎Steinbraker分类的晚期患者，也适用于关节遭受严重破坏无法进行功能重建者。1972年，采用硅橡胶人工关节做手部类风湿关节炎晚期关节置换术，曾风行全球。此法对手部类风湿关节炎的畸形矫正和功能恢复起到了一定的效果。但随着时间的推移，现已认识到此法尚存在较多问题，有待改进与提高，故目前应用较少。在我国由于硅橡胶人工关节来源受限，故未能很好推广。

关节成形术和人工关节置换术时需注意以下几点：①病例选择要严格控制在Steinbraker分类的严重期或晚期的关节面破坏特别严重而失去功能重建者。②手术前根据患者X线片检查显示的关节破坏情况，以及关节的解剖结构选择适当的硅橡胶人工关节或其他关节(做关节置换术者)。首先进行人工关节的刷洗,随后进行消毒。目前,国内采用的消毒方法,除金属人工关节进行高压消毒外,其他类型的人工关节都采用手术器械消毒液浸泡 48 h。③术中彻底切除病变的关节,以及周围的瘢痕,松解粘连的韧带和肌腱,以保证关节有充分的活动范围。④对损坏的韧带和肌腱也需做修复和重建,特别是对肌腱的修复与重建。⑤手术后需用支架做固定,术后 4～5 d 即开始做主动的关节活动,每天 4～5 次,4 周后去支架,进行系统的康复训练。

5) 关节融合术:此法主要适用于手部类风湿关节炎 Steinbraker 分类的晚期患者,此时关节破坏严重,伴关节不稳定或出现明显畸形。但手术必须在病情稳定、邻近关节功能较好的情况下进行。邻近关节功能也不好时,需采用关节成形术。

该手术操作时需注意病灶切除要彻底,软骨面必须彻底切除,使骨面充分接触,必要时可加植骨和内固定。术后要做功能位石膏外固定到关节融合为止,一般需 3 个月左右。固定期间要加强非融合关节的功能锻炼。

19.1.2　肘关节类风湿关节炎

肘关节类风湿关节炎发病率较高,为 5%～20%,早期通过休息、短期制动,疼痛可得到缓解,但病情继续发展,由于保护性肌痉挛,常导致肘关节屈曲、前臂旋转功能受限。早期可用激素治疗,特别是采用氢化可的松关节内封闭,再结合短期制动,有一定的治疗效果。如治疗效果不够明显,即使是在活动期间,只要全身情况良好,就应考虑用手术治疗。因为如果肘关节的功能得不到即时恢复,则腕关节、掌指关节的手术价值就受影响。

(1) 肘关节滑膜切除术

大部分学者都主张同时切除桡骨头,因此,术后肘关节功能可保持,甚至能增加活动范围,特别是前臂的旋转功能。一般都采用肘关节外侧斜形手术进路。

1) 适应证:①肘关节类风湿关节炎的早期经充分非手术治疗,关节肿胀、疼痛仍较明显,经 X 线摄片检查无明显的骨质破坏与畸形者;②患者一般情况较好,病变不过于广泛,心、肺、肝、肾等脏器功能无障碍。

2) 麻醉与体位:一般采用臂丛神经阻滞麻醉,儿童、少年采用全身麻醉。患者平卧,患肢置于上肢手术台上。

3) 手术步骤:

A.　一般在止血带控制下,切口以肘关节外侧(Kocher 切口)、肱骨外上髁为标志,向上延长 2～4 cm,向下延长 6～8 cm,于尺骨上端外缘弯向尺侧,向下沿指总伸肌后缘(图 19-1A)。

B.　沿切口切开皮肤、皮下组织,并将皮瓣适当向两侧游离,沿切口位置切开筋膜,用二齿拉钩牵开,显露肱骨外上髁、肘后肌及尺侧腕伸肌。于肱三头肌与肱桡肌间隙、肘后肌与尺侧腕伸肌间隙再做切口(图 19-1B)。

C.　沿切口切开肌膜,将肱三头肌与肘后肌拉向后侧,将肱桡肌与尺侧腕伸肌拉向前方,显露肱骨下端外侧、肱骨外上髁、肘关节囊外侧。按切口的位置和方向做肱骨下端骨膜与肘关节囊的切口(图 19-1C)。

D.　沿切口切开关节囊、肱骨下端骨膜,并向两侧剥离,则显露出肱骨下端、肱骨小头、桡骨小头与尺骨鹰嘴(图 19-1D)。

E.　为进一步显露肘关节和肱骨下端,将关节囊与肱骨下端骨膜于骨膜下向尺侧和后侧剥离到肱骨下端的尺侧,并将肱三头肌止点和肘后肌从鹰嘴附着处剥下来,并向后尺侧牵开,这样肘关节可顺利地脱出切口,在直视下继而用组织钳和刮匙清除肱骨下端、冠突窝、鹰嘴窝与尺骨鹰嘴(即肘关节)间的滑膜,注意应全部清除,否则效果欠佳,并切除桡骨小头(图 19-1E),便于进行手术,而且有利于术后前臂的旋转功能。

F.　松解止血带后彻底止血、冲洗,并注入氢化可的松 25 mg。常规缝合筋膜、皮肤,包扎后用石膏托功能位固定,必要时可置负压吸引。

4) 术后处理:①常规包扎,石膏功能位固定,患肢抬高,注意末梢循环。②全身应用抗生素,一般用大剂量青霉素静脉滴注为主,用 10～14 d。③对术前不能停用激素或停激素不到 1 年者,于手术后 3 d 注射长效激素。④术后 2 周拆线。⑤术后 2～3 d 即开始肌肉收缩练习,2 周后拆石膏,进一步做康复训练。一般术后 3 个月内疼痛逐步改善,术后 6 个关节逐步恢复。

(2) 肘关节清理术

因远期效果欠佳,该术式临床应用较少。

1) 适应证:①肘关节类风湿关节炎病程 1 年以上的中期,经充分非手术治疗,关节肿胀、疼痛仍较明显,经 X 线摄片检查,骨质和软骨面有轻度破坏及有骨刺和骨嵴增生者;②患者一般情况较好,心、肺、肝、肾等功能良好。

19

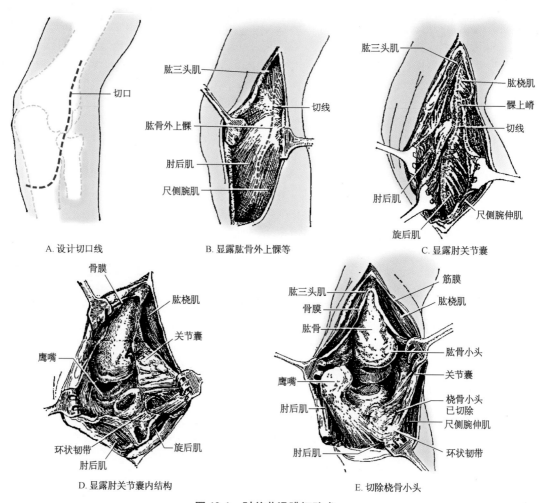

A. 设计切口线   B. 显露肱骨外上髁等   C. 显露肘关节囊

D. 显露肘关节囊内结构   E. 切除桡骨小头

图 19-1　肘关节滑膜切除术

2）麻醉与体位：同肘关节滑膜切除术。

3）手术步骤：其手术步骤和肘关节滑膜切除的手术相同。因关节囊有肥厚或骨质骨嵴增生阻碍关节活动，故除切除增厚的滑膜和桡骨小头外，更需凿除阻碍关节活动的骨增生病变，其他处理都同肘关节滑膜切除术。

4）术后处理：同"肘关节滑膜切除术"。

（3）肘关节人工全肘关节假体置换术

肘关节人工全肘关节假体置换术是肘关节类风湿关节炎晚期最常用的术式，而且效果很好。而Campbell 切除肘关节成形术和 Campbell 的插入筋膜式肘关节成形术目前都很少采用。前者肘关节不稳定，后者功能久佳。故人工全肘关节假体置换术是肘关节类风湿关节炎晚期才采用。目前，人工肘关节假体有 3 种类型：①表面置换假体；②半制约式假体，即通过固定栓或咬合匹配在一起，除具有伸、屈活动外，尚有部分内、外翻的松度，有利于力的缓冲；③全制约式假体，为咬链式，仅能伸、屈，无侧方的松度。半制约式接近生理，而全制约式不符合生理。故目前主张用半制约式假体。下面介绍半制约式假体。

1）适应证：①腕关节类风湿性关节炎严重期，X 线片检查显示有骨质疏松、骨与软骨破坏，还有关节畸形，如半脱位、尺偏、过伸，但无纤维性或骨性强直；晚期：除上述表现外，关节有纤维性或骨性强直。②患者一般情况较好，心、肺、肝、肾等脏器功能无障碍。

2）麻醉与体位：采用臂丛神经阻滞麻醉或全麻。患者平卧于手术台上。

3）手术步骤：

A. 切口。采用肘关节后方扩大切口(图 19-2A),在肘后方做纵行切口,切开皮肤与皮下组织并向两则游离。

B. 于尺神经沟内解剖出尺神经,适当向上、下游离,并用橡皮条牵向尺侧。从肱骨下端剥离肱三头肌内侧缘部分,沿肌间隙到后关节囊的平面(图 19-2B)。向远侧切开前臂的筋膜约 6 cm,及尺骨鹰嘴内侧部分的骨膜,小心地从内侧向下把骨膜和筋膜向外翻转。

C. 肘关节 20°～30° 伸直位,使肱三头肌腱松弛。在保持肱三头肌机械装置完整的情况下,仔细地将肱三头肌止点从尺骨鹰嘴处剥离,并连同尺骨近侧骨膜下剥离肘后肌,然后一起向桡侧牵开,使肘关节和桡骨小头得以充分显露(图 19-2C),必要时可切除部分鹰嘴,使滑囊得以显露。

D. 在肱骨远端切除适量骨组织,切除桡骨小头,去除部分鹰嘴和去除鹰嘴关节面(图 19-2D),以便于尺骨假体的植入。操作时谨慎切除骨组织。在切除过程中,可用特殊的锉刀扩大髓腔(图 19-2E)。尺骨髓腔锉刀有左、右之分,可反复地插入试样假体。髓腔准备好后以便肱骨假体的植入,直至假体植入位置满意为止。

E. 假体植前,插入试样假体,测试关节活动度。

F. 冲洗肱骨和尺骨髓腔,去除血块、骨碎片,并使髓腔干燥,用骨水泥枪或针筒将液状骨水汽注入髓腔内。屈曲肘关节,将肘关节假体同时插入肱骨和尺骨髓腔(图 19-2F)。当骨水泥凝固时,肘关节完全伸直,去除假体周围多余的骨水泥。偶尔需将假体拆开,分别将肱骨和尺骨假体植入到各自部位,随后将两假体连接。假体不允许反复装卸,以避免假体部件损害。

G. 放松止血带后彻底止血、冲洗,并注入氢化可的松 25 mg。缝合肱三头肌和深部组织,并将尺神经前置于肘前方皮下。逐层缝合皮肤,邻近假体和皮下放置引流管,用棉垫敷料覆盖伤口,肘关节屈曲至 90°,最后放置肘后石膏托,并将关节维持此位置。

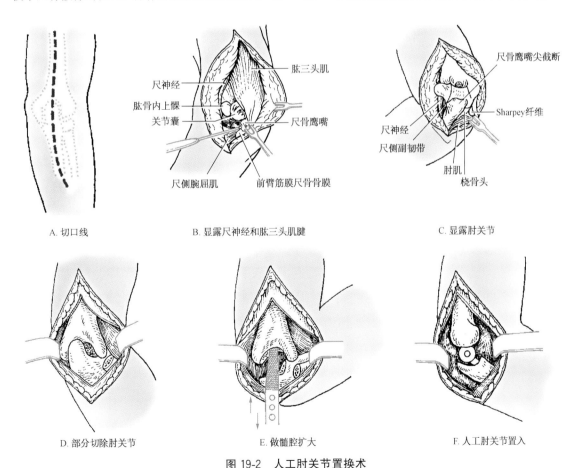

A. 切口线 B. 显露尺神经和肱三头肌腱 C. 显露肘关节

D. 部分切除肘关节 E. 做髓腔扩大 F. 人工肘关节置入

图 19-2 人工肘关节置换术

4）术后处理：①常规包扎,石膏功能位固定,患肢抬高,注意末梢循环。②全身应用抗生素,一般用大剂量青霉素静脉滴注为主,用 10～14 d。③对术前不能停用激素或停激素不到 1 年者,于手术后 3 d 注射长效激素。④术后 2 周拆线。⑤术后 2～3 d 即开始肌肉收缩陈习,2 周后拆石膏进一步做康复训练。

（4）肘关节融合术

施行肘关节融合术后,对患者日常生活和工作的影响较大。由于肘关节为非负重关节,对稳定性的要求可较低。对晚期患者,肘关节施行关节切除或成形术能保留较好的关节活动度,故近代肘关节融合术很少采用,仅用于肘关节破坏严重、不稳定并有疼痛的体力劳动者或肘关节强直于非功能位要求扶拐杖行走者。

一侧肘关节融合的功能位为屈肘 90°位。如需要双侧肘关节融合,屈肘角度应注意照顾患者日常生活的需要。一般要求为：一侧肘关节融合角度要 ＞90°,在 110°左右,便于处理会阴部卫生;另一侧的融合角度则应 ＜90°,约 70°,以便触及面部,两者互相配合就可生活自理。但是,还需考虑其工作需要而相应改变角度,最好在术前先试验应用各种角度的外固定,由患者选择最佳融合角度。

1）适应证：①肘关节类风湿关节炎严重期,X 线片检查显示有骨质疏松、骨与软骨破坏,还有关节畸形,如半脱位、尺偏、过伸,但无纤维性或骨性强直;晚期,除上述表现外,关节有纤维性或骨性强直。②患者一般情况较好,心、肺、肝、肾等脏器功能无障碍。

2）麻醉与体位：采用臂丛神经阻滞麻醉或全麻。患者平卧于手术台上。

3）手术步骤：

A. 肘关节显露同“肘关节人工全肘关节假体置换术”。

B. 应先彻底切除关节内滑膜,切除关节的软骨面,用骨凿凿毛软骨下骨面。继用线锯在桡骨颈部锯除桡骨小头,锉圆残端,用其周围筋膜缝合覆盖,以保证前臂的旋转功能(同肘关节滑膜切除)。

C. 采用关节内、外融合法和内固定法：修整关节面使之能紧密接触,置关节于设计要求的功能位上。在肱骨下段后面凿一长 7 cm、宽 1.5 cm 的纵行浅骨槽,在骨槽延长线上相应的尺骨鹰嘴端部也挖一短槽(图 19-3A)。取大小合适的自体胫骨上端骨片嵌入槽内,用 1～2 枚长度适当的螺钉内固定于肱、尺骨。在关节内和植骨下遗留的空隙内,取自体松质骨片填充(图 19-3B)。

D. 放松止血带后彻底止血、冲洗,并注入氢化可的松 25 mg。缝合肱三头肌和深部组织,并将尺神经前置于肘前方皮下。逐层缝合皮肤、邻近假体和皮下放置引流管,用棉垫敷料覆盖伤口,肘关节屈曲至 90°,最后放置肘后石膏托,并将关节维持此位置。

4）术后处理：①常规包扎,石膏托功能位固定,患肢抬高,注意末梢循环。②全身应用抗生素,一般用大剂量青霉素静脉滴注为主,用 10～14 d。③对术前不能停用激素或停激素不到 1 年者,于手术后 3 d 注射长效激素。④术后 2 周拆线,改用简型石膏。⑤术后 2～3 d 即开始肌肉收缩陈习,3 个月折简型石膏,经 X 线检查证实关节融合良好,进行康复训练。

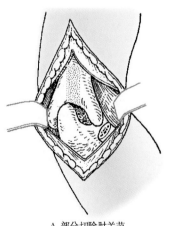

A.部分切除肘关节

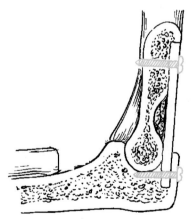

B.关节内、外融合植骨

图 19-3　肘关节融合术

19.1.3　腕部类风湿性病变

腕关节类风湿关节炎的病理改变,早期可用皮质激素治疗,特别是采用氢化可的松关节内封闭,再结合短期制动,治疗效果较好。但中期和慢性期,因滑膜增生和软骨的破坏,用非手术治疗不能改善患者的症状和畸形。其病变不仅波及桡腕关节,而且还累及腕尺关节、桡尺远侧关节、腕骨间关节和腕掌关节;炎症不仅影响关节,而且还波及周围腱鞘内的滑膜,尤其是影响尺侧腕伸肌腱、桡侧腕伸肌腱、拇长伸肌腱和指总伸肌腱,而拇长展肌肌腱和拇短伸肌腱较少累及。除此尚可侵犯屈肌腱和腕管,引起腕管综合征。腕部的类风湿病变应在早期非手术治疗,如效果欠佳,即早手术获得理想效果。在处于中期和慢性期时,手术治疗是多方面的,应给予全面的认识和处理方能获得理想效果。

(1)腕关节滑膜切除术

1)适应证:①腕关节类风湿关节炎病程>1年,经充分非手术治疗关节肿胀、疼痛仍较明显,X线片检查无明显的骨质破坏与畸形者;②患者一般情况较好,病变较局限,心、肺、肝、肾等脏器功能无障碍。

2)麻醉与体位:一般采用臂丛神经阻滞麻醉,

儿童、少年采用全身麻醉。患者取平卧位,患肢置于上肢手术台上。

3)手术步骤:由于病变大多在腕关节背侧,故背侧进路即能解决问题。但少数病变在掌侧,也有背侧、掌侧同时发生者,故可做掌侧进路或背侧、掌侧同时进行。

A.背侧手术进路:适用于病变局限于腕背侧的病例。具体为:①一般在止血带控制下,于腕关节背侧腕横纹中心做"S"形(图19-4A)或横行切口。②切开皮肤、皮下组织和筋膜,并适当向两侧分离,充分显露伸肌腱支持带。于支持带尺侧切断伸肌腱支持带,并翻向桡侧。③将指总伸肌腱牵向尺侧,拇长伸肌腱牵向桡侧,将腕关节囊做"H"形切开,充分显露腕关节(图19-4B)。用组织钳和刮匙清除尺桡远侧关节、腕骨间关节、腕掌关节间的滑膜,注意应全部清除,否则效果欠佳。④将伸肌腱支持带分成两半,一半垫于指总伸肌腱的下方,以防其与关节粘连;另一半覆盖于伸肌腱上,以防伸肌腱呈弓弦状,而小指伸肌腱置于伸肌腱支持带的上方(图19-4C)。⑤放松止血带后彻底止血、冲洗,并注入醋酸氢化可的松25 mg。常规缝合筋膜、皮肤,包扎后用石膏托功能位固定,必要时可置负压吸引。

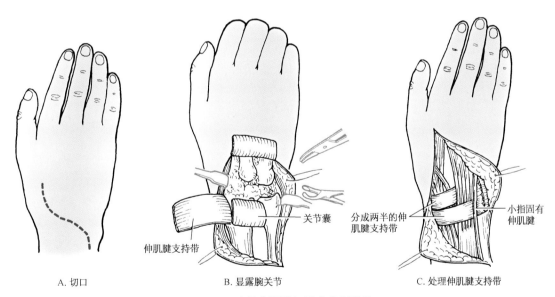

A.切口　　　　　　　　　　B.显露腕关节　　　　　　　　　　C.处理伸肌腱支持带

关节囊

伸肌腱支持带

分成两半的伸肌腱支持带

小指固有伸肌腱

图19-4　腕关节滑膜切除术背侧进路

B.掌侧手术进路:适用于病变局限于腕关节掌侧的病例。具体为:①在止血带控制下,于腕关节掌侧腕横纹中心做"S"形(图19-5A)或横行切口。②切开皮肤、皮下组织和筋膜,注意保护皮下头静脉

和贵要静脉,切断结扎其间的交通支,充分显露腕横韧带。小心在掌长肌腱尺侧切断腕横韧带,将掌长肌腱、正中神经、桡侧腕屈肌腱、拇长屈肌腱牵向桡侧,将指浅屈肌腱、指深屈肌腱、尺侧腕屈肌腱牵向

尺侧,使腕关节囊得以充分显露(图 19-5B)。③将腕关节囊做"H"形切开,并向上、下翻转,充分显露腕关节掌侧面(图 19-5C)。用组织钳和刮匙清除桡侧关节、腕骨间关节和腕掌关节的滑膜,注意要彻底刮

除,不损坏软骨面。④滑膜清除后,松止血带彻底止血。冲洗关节腔,注入氢化可的松 25 mg。缝合关节囊和腕横韧带及皮下组织和皮肤,必要时放负压吸引。最后做常规包扎和功能位石膏托固定。

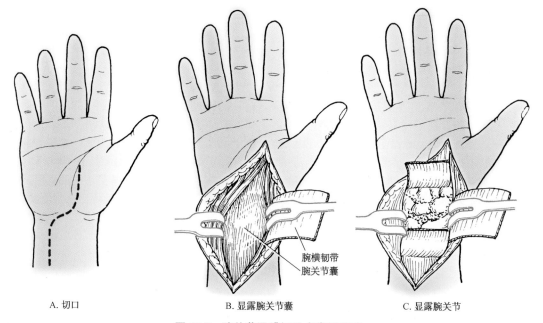

A. 切口   B. 显露腕关节囊   C. 显露腕关节

图 19-5 腕关节滑膜切除术掌侧进路

    C. 掌、背侧手术进路:适用于病变侵犯腕关节掌侧和背侧。可按上述两种手术方法同时进行,但应注意切口一侧用横形,另一侧用"S"形,以防造成环形瘢痕。

    4) 术后处理:①常规包扎,石膏功能位固定,患肢抬高,注意末梢循环;②全身应用抗生素,一般采用大剂量青霉素静脉滴注为主,用 10~14 d;③对术前不能停用皮质激素或停皮质激素不到 1 年者,于手术后 3 d 注射长效皮质激素;④术后 2 周拆线;⑤术后 2~3 d 即开始肌肉收缩练习,2 周后拆石膏,进一步做康复训练。

    (2) 腕关节清理术

    1) 适应证:①腕关节类风湿关节炎病程>1年,经充分非手术治疗关节肿胀、疼痛仍较明显,X线片检查骨质和软骨面有轻度破坏,以及有骨刺和骨嵴增生者。②患者一般情况较好,其他关节病变处于静止期,全身无发热、贫血,心、肺、肝、肾等功能良好。

    2) 麻醉与体位:同"腕关节滑膜切除术"。

    3) 手术步骤:由于病变大多以腕关节背侧为

主,因此大多采用背侧进路,如腕关节掌侧也有病变可同时做掌侧切口。其手术进路,无论是背侧或同时采用掌侧切口,步骤都和腕关节滑膜切除的手术进路相同。

    因关节囊有肥厚或骨质骨嵴增生阻碍关节活动,故除切除增厚的滑膜外,更需凿除阻碍关节活动的骨增生病变,而且还要切除影响腕关节旋转活动的尺骨小头和三角软骨。其步骤为:①按背侧进路腕关节滑膜切除后,将指总伸肌腱和示指伸肌腱、尺侧腕伸肌腱牵向桡侧,切开尺骨骨膜,将骨膜由近侧向远侧剥离,再刮除软骨面的肉芽和凿除增生的骨组织。②用骨钻先在尺骨小头近侧截骨处钻洞(图 19-6A),再用咬骨钳沿钻孔咬断尺骨,这样可以防止尺骨纵向劈开。咬断后用咬骨钳夹住骨的远端,并向远侧翻转进一步做骨膜剥离(图 19-6B)。③保留骨膜及骨端处韧带,摘除尺骨小头,继续切除周围的滑膜和三角软骨。④放松止血带后充分止血后冲洗关节腔,注入氢化可的松 25 mg。⑤同背侧进路腕关节滑膜切除术的伸肌腱支持带处理方法处理该支持带(参见图 19-4C)。⑥常规缝合滑膜及皮肤,

包扎后用石膏托功能位固定,必要时可置负压吸引。

4)术后处理:同"腕关节滑膜切除术"。

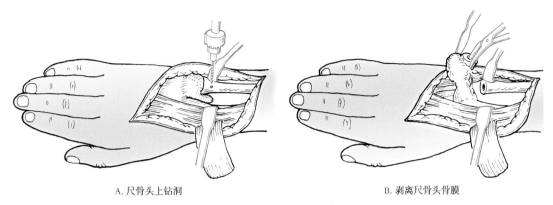

A. 尺骨头上钻洞　　　　　　　　　B. 剥离尺骨头骨膜

图 19-6　尺骨头切除术

（3）伸肌腱滑膜切除术

1）适应证:患者一般情况良好,类风湿腱鞘滑膜炎、伸肌腱滑膜炎经非手术治疗痛、肿胀仍未得到改善者。

2）麻醉与体位:采用臂丛神经阻滞麻醉。患者取平卧位,患肢置于上肢手术台上。

3）手术步骤:①在止血带控制下,于腕关节及手背做"S"形切口（参见图 19-4A）。②切开皮肤、皮下组织和筋膜,切开伸肌腱支持带,充分显露伸肌腱（图 19-7A）。③彻底切除伸肌腱周围的滑膜病变,侵入肌腱内的肉芽亦需切除。如腕关节内有病变侵入,需按腕关节滑膜切除术的步骤给予切除（图 19-7B）。④放松止血带后彻底止血,用 0.9% 氯化钠溶液冲洗,注入氢化可的松 25 mg 后缝合支持带、筋膜与皮肤,包扎后用石膏托做功能位固定。

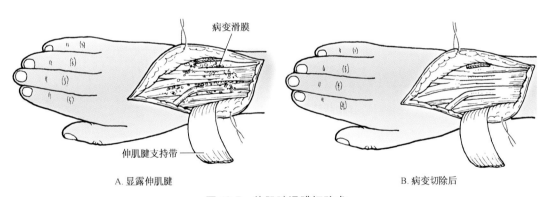

病变滑膜

伸肌腱支持带

A. 显露伸肌腱　　　　　　　　　　B. 病变切除后

图 19-7　伸肌腱滑膜切除术

4）术后处理:同"腕关节滑膜切除术"。

（4）肌腱断裂修复术

1）适应证:患者一般情况良好,因类风湿肌腱滑膜炎导致肌腱断裂者。

2）麻醉与体位:采用臂丛神经阻滞麻醉。患者取平卧位,患肢置于上肢手术台上。

3）手术步骤:①在止血带控制下,于腕关节及手背做"S"形切口（参见图 19-4A）。②切开皮肤、皮下组织和筋膜,于尺侧切断伸肌支持带,并向桡侧翻转,充分显露病变部位（图 19-8A）。③彻底切除伸肌腱周围的滑膜病变,并切除受肉芽侵入的肌腱。对受累的腕关节也应切开关节囊,切除尺骨头和滑膜病变（图 19-8B）。④放松止血带后彻底止血,并用 0.9% 氯化钠溶液冲洗后缝合关节囊和伸肌腱支持带。根据需要取掌长肌腱或跖肌腱在支持带浅层做缺损肌腱的架桥移植（图 19-8C）。⑤伸肌腱修复后做筋膜缝合和皮肤缝合、包扎,用石膏托做功能位固定。

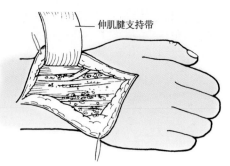

A. 显露病变部位

19

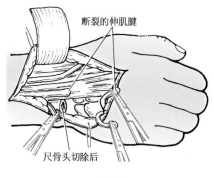

B. 切除病变组织

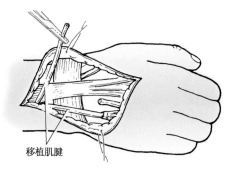

C. 肌腱移植

图 19-8　肌腱断裂修复术

4) 术后处理:同"腕关节滑膜切除术"。

(5) 屈肌腱周滑膜切除和腕管松解术

1) 适应证:手掌、前臂类风湿滑膜炎合并腕管综合征,经非手术治疗无效,病情在静止期,一般情况较好者。

2) 麻醉与体位:采用臂丛神经阻滞麻醉。患者取平卧位,患肢置于上肢手术台上。

3) 手术步骤:①在止血带控制下用腕关节做"S"形手术进路。在手腕掌侧以腕横纹为中心做一"S"形切口,从第 2 掌骨底部开始向远侧延伸,在腕横纹处横向尺侧,后沿尺骨桡侧缘向近侧延伸 3～5 cm(图 19-9A)。②切开皮肤、皮下组织和深筋膜,并将皮瓣向两侧游离,充分显露腕部病变(图 19-9B)。③将腕横韧带在剥离子的保护下给予切除,后彻底切除腕掌侧增厚的滑膜和肉芽组织。如合并肌腱受累和自发断裂,则将肌腱彻底切除。一般拇长屈肌腱和指深肌腱最易发生,可用掌长肌腱和拇长屈肌腱近侧吻合,断裂的指深屈肌腱用指浅屈肌腱移位(图 19-9C)。④放松止血带后彻底止血,给予 0.9％氯化钠溶液冲洗后注入氢化可的松 25 mg。缝合深筋膜和皮肤,包扎后用石膏托固定。

4) 术后处理:同"腕关节滑膜切除术"。

(6) 关节成形术

腕关节成形术是目前腕关节类风湿关节炎晚期病变常用的功能重建手术。现有多种腕关节成形术,目前应用较多的为近排腕骨切除腕关节功能重建术和人工假体置换术。前者关节的稳定性较差,后者稳定性较好,功能也较满意。但是,有一定的失败率。Swanson 设计的假体返修率为 14％～41％,由金属或塑料制成的腕关节植入物由过多的传导到假体,导致 50％的患者发生假体松动和移位,引起正中神经受压和屈指肌腱的磨损,加之有 9％～35％的假体返修率,尽管全关节成形术在保留关节运动方面有其优点,仍不能完全代替近排腕骨切除和腕关节融合术的腕关节功能重建术。现介绍以下几种腕关节损害的功能重建术。

1) Naviash 的近排腕骨切除腕关节功能重建术:

A. 适应证:①腕关节类风湿关节炎 Steinbraker 分类的严重期。X 线片检查显示有骨质疏松、近排腕骨与软骨破坏,但远排腕骨和桡骨远端破坏不明显。②晚期。除上述表现外,关节有纤维性或骨性强直。③患者病情稳定,如合并肩关节和肘关节类风湿关节炎,经治疗,病情稳定,功能良好。④一般情况较好,心、肺、肝、肾等脏器功能无障碍。

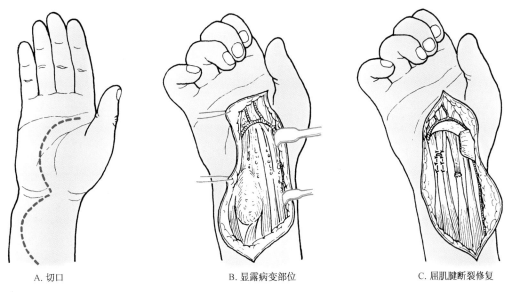

A. 切口　　　　　　　B. 显露病变部位　　　　　　C. 屈肌腱断裂修复

图 19-9　屈肌腱周滑膜切除和腕管松解术

B. 麻醉与体位:采用臂丛神经阻滞麻醉或全麻。患者平卧于手术台上。

C. 手术步骤:

a. 切口:采用腕关节背侧横行切口(图 19-10A)。

b. 沿切口切开皮肤和皮下组织,并向上、下游离皮瓣,显露出皮下的静脉,将静脉的侧支切断并结扎,适当游离拉向侧方,切开深筋膜,适当分离,显露腕背侧韧带;于拇长伸肌腱筋膜管与指总伸肌腱筋膜管之间,纵行切开腕背侧韧带,显露出腕部背侧关节囊。将显露的腕关节囊做一纵行切口线(图 19-10B)。

c. 沿切口线切开关节囊,并向两侧牵开,显露出腕关节腔内的桡骨远端、手舟骨、月骨、头状骨(图 19-10C)。

d. 先切开手舟骨、月骨、三角骨之间韧带骨,继而向远侧牵开腕关节并屈曲,分别摘除手舟骨、月骨和三角。手舟骨可全切除,也可切除其近侧半(图 19-10D)。

e. 放松止血带后彻底止血、冲洗,并注入氢化可的松 25 mg,在功能位做克氏针固定,缝合关节囊腕背侧韧带,再按层缝合创口,术后前臂功能位石膏托固定。

D. 术后处理:①常规包扎,石膏功能位固定,患肢抬高,注意末梢循环。②全身应用抗生素,一般采用大剂量青霉素静脉滴注为主,用 10～14 d。③对术前不能停用激素或停用激素<1 年者,于手术后 3 d 注射长效激素。④术后 2 周拆线。⑤术后 2～3 d 即开始做肌肉收缩陈习,2 周后拆除石膏进一步做康复训练。

2) 人工全腕关节置换功能重建术:腕关节由近排和远排腕骨组成,但临床全关节置换则限于近排即桡骨远端、月骨、三角、豌豆骨所组成的近排腕关节,其生理功能主要为伸、屈,并伴有一定程度外展,故人工关节的设计也必须考虑上述原则。目前有 3 种类型:①Swanson 硅橡胶假体;②球-臼式假体,其关节的功能近似腕关节趁范围,但稳定性差;③半环式假体,其伸屈范围较小,但能达到功能要求,其稳定较满意。

A. 适应证:① 病例选择要严格控制 Steinbraker 分类的晚期或严重期的关节面破坏特别严重而失去功能重建者。②手术前根据患者 X 线摄片检查显示的关节破坏情况,以及关节的解剖结构选择适当的硅橡胶人工关节或其他关节(做关节置换术者)。②患者病情稳定,如合并肩关和肘关节类风湿性关节炎,经治疗病情稳定,功能良好。③一般情况较好,心、肺、肝、肾等脏器功能无障碍。

19

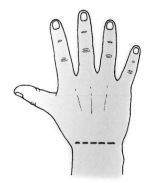

A. 腕背侧切口线

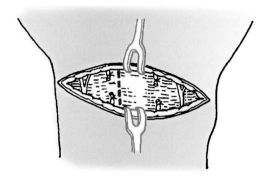

B. 腕背侧关节囊切口线

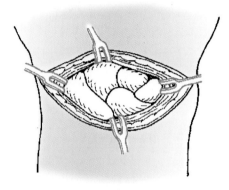

C. 显露腕骨

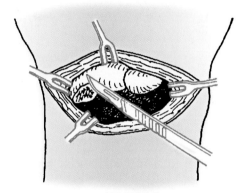

D. 切除近排腕骨

图 19-10　腕关节近排腕骨切除术

B. 麻醉与体位：采用臂丛神经阻滞麻醉或全麻。患者平卧于手术台上。

C. 手术步骤：

a. 切口：采用腕关节背侧"S"形切口（图 19-11A）。

b. 沿切口切开皮肤和皮下组织，并向两侧游离皮瓣，显露出皮下的静脉，将静脉的侧支切断并结扎，适当游离拉向侧方；切开深筋膜，适当分离，显露出腕背侧韧带；于拇长伸肌腱的筋膜管的与指总伸肌腱筋膜管之间，纵行切开腕背侧韧带，显露出腕部背侧关节囊。将显露的腕关节囊做一纵行切口线（图 19-11B）。

c. 沿切口线切开关节囊，并向两侧牵开，显露腕关节腔内的桡骨远端、手舟骨、月骨、头状骨（图 19-11C）。

d. 首先做手舟骨、月骨切除，并切除部分头状骨和三角骨，继而做桡骨远端和尺骨小头切除，（图 19-11D），要严格注意勿损伤腕部肌腱、神经、血管和远排的腕骨，清理关节腔。

e. 扩大桡骨髓腔，并在背侧钻 3 个孔。

f. 人工关节置换术：

Ⅰ. Swanson 假体置换术：①将尺骨头假体套在尺骨远端，头状骨至第 3 掌骨髓腔作的隧道，（图 19-11E）。②后将腕关节假体的近侧柄插桡骨髓腔，其远侧柄插入头状骨至第 3 掌骨髓腔所作的隧道内（图 19-11F），放正手腕试作腕关节的运动，如背伸、掌屈不满意，可再适当修整桡骨远侧。③将腕背关节囊—韧带从近翻下与桡骨远端背侧孔做缝合固定（图 19-11G）。④将腕背韧带分成两半，一半填在指伸肌腱深面，加强关节囊背侧的强度；一半盖在伸肌腱的浅层，以保证支持韧带作用。

Ⅱ. Meuli 假体（图 19-11H）置换术：①桡骨髓腔的扩大与 Swanson 假体置换术一致，但远侧根据需要还应插入第 2、3 或第 2～4 掌骨髓腔，做经腕骨的掌骨髓腔扩大，大小以假体装置后腕关节形态近似正常为准。可用扩大钻扩大，骨质疏松者用直血管钳即可。②先用试样假体，先调整远侧假体柄的间距和方向，使其能顺利通过腕骨插入到掌骨髓腔，以及将近侧假体柄行插入桡骨髓腔，并放置塑料假体头。整复假关节,如位置、力线、长度、活动范围都良好,背伸、掌屈满意则完成试样。③取出试样假体,反复冲洗并拭干髓腔,再配合骨水泥按试样过程先插入远侧假体柄,再插入近侧假体柄,安放塑料头,整复关节。④将腕背关节囊-韧带从远侧翻下,

与桡背孔做缝合固定。将腕背韧带一半填在伸肌腱深面,加强关节囊背侧强度,另一半盖在肌腱浅面,缝合以保持伸肌腱的支持作用。

Ⅲ. Volz假体(图 19-11I、J)置换术:其手术方法同 Meuli 假体置换术。

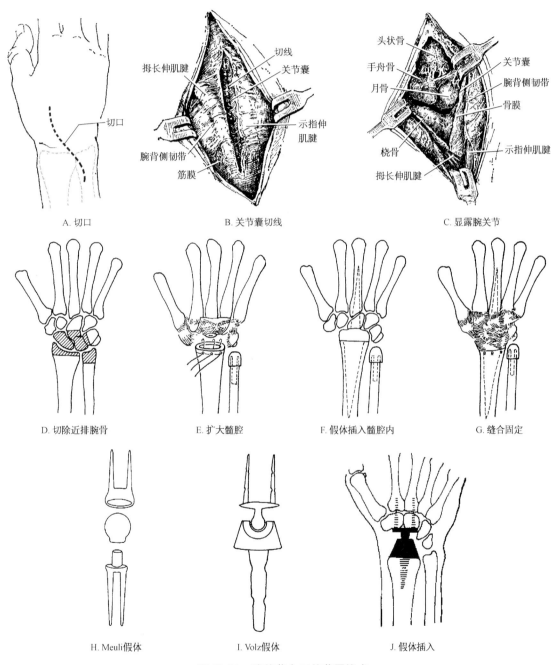

A. 切口　　　　　B. 关节囊切线　　　　　C. 显露腕关节

D. 切除近排腕骨　　E. 扩大髓腔　　F. 假体插入髓腔内　　G. 缝合固定

H. Meuli假体　　　　　I. Volz假体　　　　　J. 假体插入

图 19-11　腕关节人工关节置换术

g. 假体安装及关节囊、一韧带缝合与加固后，进一步检查假体位置、形态、活动范围，满意后再进一步检查关节周围的肌腱张力和完整情况（有些病变有肌腱断裂粘连，影响功能），如张力不适合可做缩短或延长或移位。有肌腱断裂者给予修复或移位替代，可按肌腱病损来处理。

h. 放松止血带后彻底止血、冲洗，并注入氢化可的松 25 mg，在功能位做克氏针固定，缝合关节囊腕背侧韧带，再按层缝合创口，前臂功能位石膏托固定。

D. 术后处理：①常规包扎，石膏功能位固定，患肢抬高，注意末梢循环。②全身应用抗生素，一般用大剂量青霉素静脉滴注为主，用 10~14 d。③对术前不能停用激素或停激素不到 1 年者，于手术后 3 d 注射长效激素。④术后 2 周拆线。⑤术后 2~3 d 即开始肌肉收缩陈习，2 周后拆石膏，进一步做康复训练。

（7）腕关节融合术

右腕关节融合术如果做骨性手术涉及双侧腕关节，应考虑至少在一侧行关节成形术。一般右侧行关节成形术，而左侧做融合术。在两侧毁损程度不同时，破坏严重的一侧做融合术，毁损程度较轻的一侧行关节成形术。

1）适应证：患者一般情况良好，腕部类风湿关节炎 Steinbraker 分类的严重期和晚期患者。

2）麻醉与体位：采用臂丛神经阻滞麻醉。患者平卧于手术台上，患肢置于手外科手术台上。

3）手术步骤：由于腕部背侧手术进路副损伤小，显露较方便，故大多采用腕部背侧"S"形手术进路。其步骤同腕关节滑膜切除手术进路，并按腕关节清理术彻底清除病变软骨面，切除阻碍前臂旋转的尺骨小头，此后再做关节融合术。

关节融合术的步骤为：①做病灶切除的同时切除关节面的软骨，并将脱位畸形的关节给予整复，达到功能位（背伸 20°~30°）稍尺偏，即前臂轴线与中指轴线在一条线上。再在桡骨远端至中指掌骨底凿一 6 cm×2 cm×1 cm 的骨槽（图 19-12A）。②于髂骨嵴上取一 6 cm×1 cm 的骨块植入腕关节背侧的骨槽内（图 19-12B）。③为了保证拇指腕掌关节术后保持功能位，可同时做拇指腕掌关节融合固定（图 19-12C）。④放松止血带后彻底止血，0.9%氯化钠溶液冲洗后注入氢化可的松 25 mg，按层缝合腕关节囊、腕背横韧带、皮下组织和皮肤。必要时加负压吸引常规包扎，功能位石膏固定。

4）术后处理：一般同"腕关节滑膜切除术"，只是 2 周后拆线改用前臂筒型石膏功能位固定 3~4 个月，经 X 线摄片检查证明关节融合后再拆石膏。在石膏固定期间和拆石膏后加强肘关节和手指康复训练。

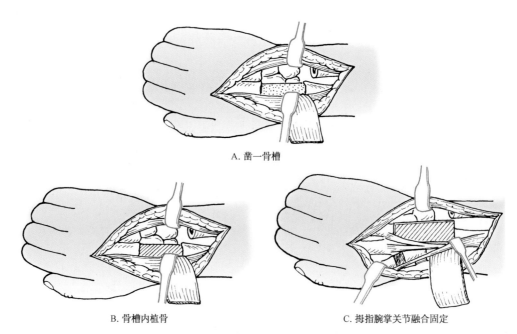

A. 凿一骨槽

B. 骨槽内植骨

C. 拇指腕掌关节融合固定

图 19-12 腕关节融合术

19.1.4　掌、指部类风湿关节炎

掌指关节和指骨间关节类风湿关节炎是引起掌指关节和指骨间关节畸形的常见病因。由于病变的程度和部位不同,畸形也不一致。当类风湿病变主要侵犯掌指关节,使掌指关节的滑膜、支持韧带,以及腱帽和伸肌腱受到严重破坏,引起掌指关节脱位和伸肌腱尺侧移位时,出现鹅颈畸形和手指尺偏。当类风湿病变主要侵犯近侧指骨间关节而掌指关节炎症较轻时,近侧指骨间关节背侧的腱膜和中央束受累严重而拉长、松弛,但外侧束受累较轻并向侧方滑脱超过中线,使本来伸近侧指骨间关节的功能反成为屈曲近侧指骨间关节,故而出现纽扣状畸形。如类风湿病变主要侵犯远侧指骨间关节,使其背侧关节囊松弛和伸肌腱附着处拉长,则远节指节屈曲畸形呈槌状指。

在掌指关节和指骨间关节类风湿关节炎尚未发生上述严重病理改变所致畸形时,可采用非手术治疗,即用激素治疗结合短期局部休息,一般治疗效果满意,且能防止畸形发生。若治疗不当或延误非手术治疗时机,则会发生上述各种掌指关节和指骨间关节的畸形,就必须通过手术治疗切除病变、矫正畸形,从而为恢复功能创造条件。

（1）掌指关节滑膜切除术

1）适应证:患者一般情况良好,掌指关节类风湿关节炎经非手术治疗疼痛、肿胀未见好转者,X线片检查显示无明显骨质破坏和畸形。

2）麻醉与体位:采用臂丛神经阻滞麻醉。患者取平卧位,患肢置于上肢手术台上。

3）手术步骤:①在止血带控制下,于掌指关节背侧做一纵弧行切口,长约为 5 cm(图 19-13A)。②切开皮肤、皮下组织和筋膜,纵行劈开指伸肌腱帽,充分显露掌指关节背侧关节囊(图 19-13B)。③舌状切开关节囊,并翻向远侧,由周围剥离背侧滑膜(图 19-13C),并给予切除,继而切除侧方滑膜。对关节有肉芽组织侵犯者则切除关节面的肉芽组织(图 19-13D),继而切除掌侧滑膜。④放松止血带后充分止血,0.9%氯化钠溶液冲洗关节腔后缝合关节囊及劈开的腱帽,继而缝合皮下组织和皮肤,包扎后做功能位石膏托固定。

4）术后处理:同腕关节滑膜切除术。

（2）屈肌腱鞘滑膜切除术

1）适应证:患者一般情况良好,类风湿屈肌腱鞘滑膜炎、屈肌腱滑膜炎经非手术治疗疼痛、肿胀仍未得到改善者。

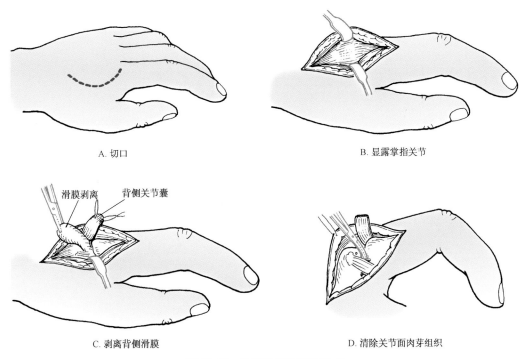

A. 切口

B. 显露掌指关节

C. 剥离背侧滑膜

D. 清除关节面肉芽组织

图 19-13　掌指关节滑膜切除术

2)麻醉与体位:采用臂丛神经阻滞麻醉。患者取平卧位,患肢置于上肢手术台上。

3)手术步骤:①在止血带控制下,于掌指关节掌侧以病变为中心做弧形切口(图19-14A)。②切开皮肤、皮下组织和筋膜,充分显露屈肌腱鞘,于侧方切开屈肌腱鞘,充分显露屈肌腱(图 19-14B)。

③彻底切除屈肌腱周围的滑膜病变,侵入肌腱内的肉芽亦须切除。保留 0.5 cm 腱鞘作为滑车,其余腱鞘切除(图19-14C)。④放松止血带,彻底止血后用0.9%氯化钠溶液冲洗,注入氢化可的松 25 mg。缝合筋膜与皮肤,包扎后用石膏托固定。

4)术后处理:同"腕关节滑膜切除术"。

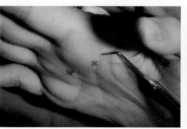
A.设计切口

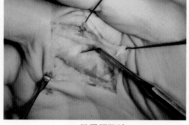
B.显露屈肌腱

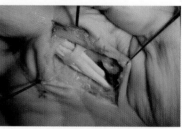
C.切除腱鞘滑膜病变组织

图 19-14　指屈肌腱鞘滑膜切除术

(3)掌指关节功能重建术

1)适应证:患者一般情况良好,掌指关节类风湿关节炎出现半脱位或尺侧偏斜,X线片检查显示关节面破坏并不严重者。

2)麻醉与体位:采用臂丛神经阻滞麻醉。患者取平卧位,患肢置于上肢手术台上。

3)手术步骤:①按掌指关节滑膜切除术切口切开皮肤、皮下组织和筋膜。对掌指关节脱位伴侧副韧带松弛者,纵行劈开伸肌腱帽,充分显露关节囊,并做舌形切开。在清除病灶时,切断松弛的侧副韧带,于病灶清除后做掌指关节复位,将切断的侧副韧带做重叠缩短缝合,以增强关节的稳定性,后做克氏针掌指关节功能位固定(图19-15A)。②对掌指关节向尺侧偏斜者,因伸肌腱向尺侧移位可不做纵行切开伸肌腱帽,而于桡侧切开腱帽,向

尺侧牵引,充分显露关节囊。再行舌形切开掌指关节囊,做病灶清理后切断掌指关节的侧副韧带和尺侧骨间肌腱移行部。用舌形关节囊覆盖关节面,重叠缝合腱帽,并用克氏针做功能位固定(图 19-15B)。③0.9%氯化钠溶液冲洗关节腔。对前者缝合关节囊和纵行劈开的腱帽,缝合皮下组织和皮肤;对后者则缝合皮下组织和皮肤。包扎后用石膏托功能位固定。

4)术后处理:同"腕关节滑膜切除术"。

(4)掌指关节切除成形术

1)适应证:患者一般情况良好,掌指关节类风湿关节炎陈旧性脱位,X线片检查显示关节面破坏较严重者。

2)麻醉与体位:采用臂丛神经阻滞麻醉。患者取平卧位,患肢置于上肢手术台上。

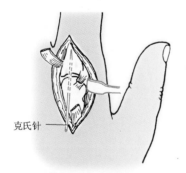
克氏针
A.掌指关节克氏针固定

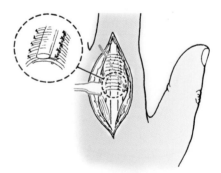
B.重叠缝合腱帽

图 19-15　掌指关节功能重建术

3) 手术步骤：①在止血带控制下，于掌指关节背侧做纵行弧形切口（参见图19-13A），长为5 cm；②切开皮肤、皮下组织和筋膜，纵行劈开腱帽和关节囊，充分显露关节腔，切断两侧副韧带和尺侧骨间肌腱移行部（图19-16A）；③切除严重破坏的掌骨头，并完全切除桡侧的滑膜（图19-16B）；④掌骨头切除后，对伸肌腱松弛者切断伸肌腱，覆盖于关节面，做短缩指总伸肌腱重叠缝合，随后修复侧副韧带，并做

腱帽修复（Vainio法）（图19-16C）；⑤对掌骨头破坏不严重的掌骨头切除不多，伸肌腱不松弛，则采用掌指关节掌侧的掌板悬吊到掌骨断面的背侧和伸肌腱与近节指骨背侧固定，然后再修复侧副韧带和腱帽（Tupper法）（图19-16D）；⑥放松止血带后彻底止血，0.9%氯化钠溶液冲洗关节腔，重叠缝合腱帽和皮肤。包扎后石膏托功能位固定。

4) 术后处理：一般同"腕关节滑膜切除术"。术

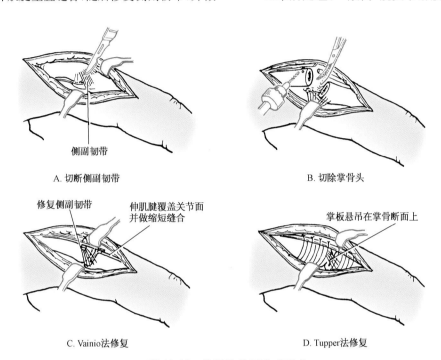

A. 切断侧副韧带   侧副韧带

B. 切除掌骨头

C. Vainio法修复   修复侧副韧带   伸肌腱覆盖关节面并做缩短缝合

D. Tupper法修复   掌板悬吊在掌骨断面上

图19-16　掌指关节切除成形术

后5 d改功能位支架固定，并在支架的保护下做掌指关节伸、屈运动，每天4～6次。术后2周拆线，3周后去支架，进一步进行康复训练。

（5）掌指关节硅橡胶人工关节置换术

1) 适应证：患者一般情况良好，掌指关节类风湿关节炎陈旧性脱位，X线片检查显示关节面破坏严重或呈纤维性僵直（图19-17A）。

2) 麻醉与体位：采用臂丛神经阻滞麻醉。患者取平卧位，患肢置于上肢手术台上。

3) 手术步骤：①按"掌指关节切除成形术"的掌指关节手术进路显露关节腔（图19-17B）。②用手外科电锯切除掌骨头和近侧指骨底部，并用手钻扩大掌骨和指骨髓腔（图19-17C）。对不能保留侧副韧带者，用掌板的一半修复桡侧侧副韧带，以保证关节的稳定性。③放松止血带后彻底止血，冲洗关节腔，插

入合适的硅橡胶人工掌指关节（图19-17D、E）。如能保留侧副韧带者则需给予修复，再重叠缝合腱帽。④缝合筋膜和皮肤。加压包扎，石膏托功能位固定。

4) 术后处理：同"掌指关节切除成形术"。

（6）鹅颈状畸形矫正术

1) 适应证：患者一般情况良好，手指出现类风湿关节炎所致鹅颈状畸形，X线片检查显示掌指关节和指骨间关节未出现明显的关节面破坏。

2) 麻醉与体位：采用臂丛神经阻滞麻醉。患者取平卧位，患肢置于上肢手术台上。

3) 手术步骤：①于畸形手指的背侧做弧形切口（图19-18A），由近侧延伸到远侧指骨间关节。②切开皮肤、皮下组织和筋膜，充分显露手指背侧的中央束、外侧束、矢状束、斜支持带和骨皮韧带。③对轻者劈开外侧束移位到手指侧方（图19-18B），将其穿

19

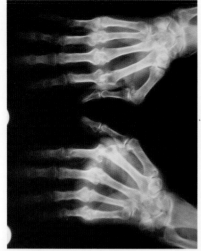

A.术前X线片检查

B.显露掌指关节腔

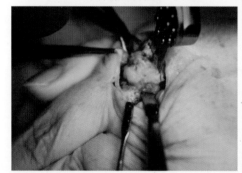

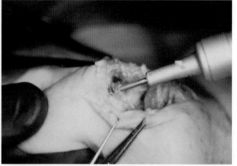

C.扩大掌骨与指骨髓腔

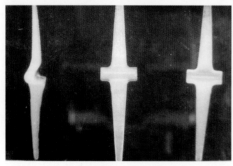

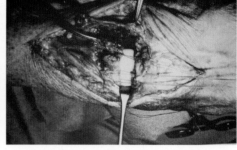

D.硅橡胶人工掌指关节　　　　　　　E.插入人工关节

图 19-17　掌指关节人工关节置换术

过骨皮韧带下,固定于近节指骨中段的指屈肌腱鞘上。其方法是将腱鞘侧方做 2 个横行切口,将劈开的外侧束环绕固定;对侧亦同样将劈开的外侧束移位固定。再用克氏针做功能位内固定(图 19-18C)。④对中度畸形者,采用中央束"Z"形延长和外侧束移位到手指侧方,并做克氏针功能位内固定(图 19-18D)。⑤对严重畸形者,可做中央束切断,指骨间关节功能

位固定。后将外侧束移位到指骨间关节侧方。在近节指骨颈部钻 2 个小孔(图 19-18E),并切除 1 cm 长腱鞘,将指浅屈肌腱固定于近节指骨的侧方(图 19-18F)。必要时可切断近侧指骨间关节侧副韧带。⑥放松止血带后彻底止血,缝合筋膜和皮肤。包扎后用石膏托功能位固定。

　　4)术后处理:同"腕关节滑膜切除术"。

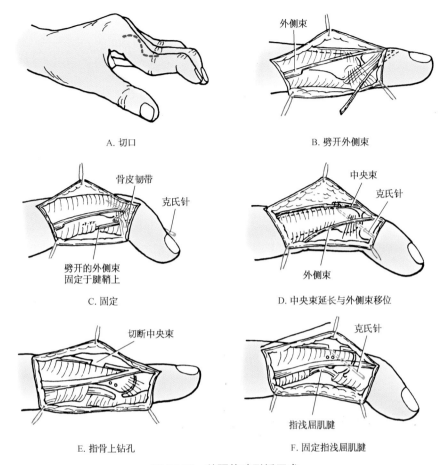

A. 切口　　　　　　　　　　　　　　B. 劈开外侧束

骨皮韧带　　　　　克氏针

劈开的外侧束
固定于腱鞘上

C. 固定　　　　　　　　　　　D. 中央束延长与外侧束移位

中央束　　　克氏针

外侧束

切断中央束　　　　　　　　　克氏针

指浅屈肌腱

E. 指骨上钻孔　　　　　　　　　　F. 固定指浅屈肌腱

图 19-18　鹅颈状畸形矫正术

19

（7）近侧指骨间关节滑膜切除术

1）适应证：患者一般情况良好，近侧指骨间关节类风湿关节炎经非手术治疗后疼痛、肿胀未能改善，X 线片检查显示近侧指骨间关节无明显的关节面破坏者。

2）麻醉与体位：采用臂丛神经阻滞麻醉。患者取平卧位，患肢置于上肢手术台上。

3）手术步骤：①于手指背侧以近侧指骨间关节为中心做一弧形切口（图 19-19A），长约 5 cm。②切

开皮肤、皮下组织和筋膜，显露中央束、外侧束、矢状束、斜支持带、骨皮韧带和背侧滑膜。于外侧束的外侧切断矢状束，在深面剥离背侧肿胀的滑膜（图 19-19B）。③切除背侧滑膜，切断或"Z"形切断侧副韧带，显露近侧指骨间关节的掌侧，并切除掌侧滑膜。④修复切断的侧副韧带，继而缝合切断的矢状束（图 19-19C）。⑤放松止血带后彻底止血，冲洗关节腔后缝合筋膜和皮肤。包扎后石膏托功能位固定。

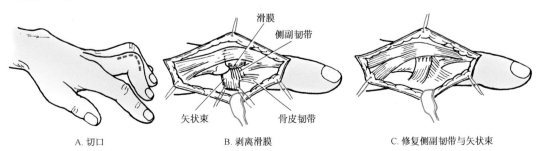

滑膜　　　侧副韧带

矢状束　　　骨皮韧带

A. 切口　　　　　　　　B. 剥离滑膜　　　　　　　C. 修复侧副韧带与矢状束

图 19-19　近侧指骨间关节滑膜切除术

4）术后处理：同"腕关节滑膜切除术"。

（8）近侧指骨间关节硅橡胶人工关节置换术

1）适应证：患者一般情况良好，近侧指骨间关节类风湿关节炎陈旧性脱位，X线片检查显示关节面破坏严重或呈纤维性僵直（图19-20A）。

2）麻醉与体位：采用臂丛神经阻滞麻醉。患者取平卧位，患肢置于上肢手术台上。

3）手术步骤：①按近侧指骨间关节滑膜切除术手术进路显露关节腔（图19-20B）。②用手外科电锯切除掌骨头和近侧指骨底部，并用手钻扩大掌骨和指骨髓腔。对不能保留侧副韧带者，用掌板的一半修复桡侧侧副韧带，以保证关节的稳定性

（图19-20C）。③放松止血带后彻底止血，冲洗关节腔，插入合适的硅橡胶人工掌指关节（图19-20D）。如能保留侧副韧带者则需给予修复，再重叠缝合腱帽。缝合筋膜和皮肤（图19-20E）。④加压包扎，石膏托功能位固定。

4）术后处理：同"掌指关节切除成形术"。

（9）纽扣状畸形矫正术

1）适应证：患者一般情况良好，近侧指骨间关节类风湿关节炎出现纽扣状畸形，X线片检查显示近侧指骨间关节面无明显破坏者。

2）麻醉与体位：采用臂丛神经阻滞麻醉。患者取平卧位，患肢置于上肢手术台上。

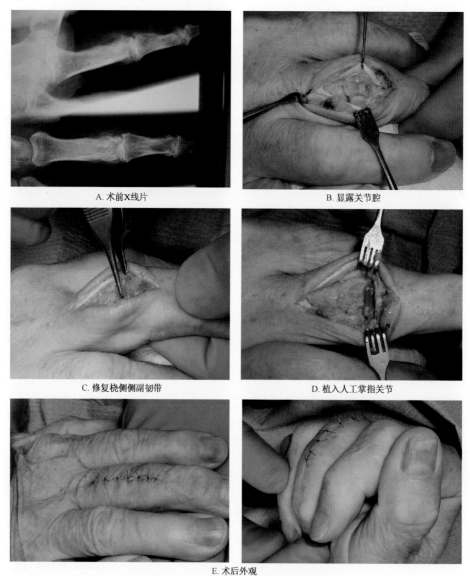

A. 术前X线片

B. 显露关节腔

C. 修复桡侧侧副韧带

D. 植入人工掌指关节

E. 术后外观

图19-20　近侧指骨间关节人工关节置换术

3）手术步骤：①近侧指骨间关节的显露同近侧指骨间关节滑膜切除术。②对有纽扣状畸形病程较短者，在清除近侧指骨间关节的病灶后，做矫正术，可切断中央束做缩短缝合术（图 19-21A）。③对有纽扣状畸形病程较长的陈旧性病例，在充分显露近侧指骨间关节背侧后切断中节指骨背侧两外侧束组

合的伸肌腱。如纽扣状畸形仍不能矫正，可松解关节囊，使畸形矫正，随后在功能位做克氏针固定（图 19-21B）。④放松止血带后彻底止血，0.9％氯化钠溶液冲洗关节腔后缝合切断的侧副韧带和矢状束，缝合筋膜和皮肤。包扎后做石膏托功能位固定。

4）术后处理：同"腕关节滑膜切除术"。

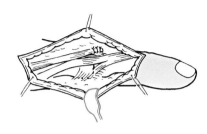
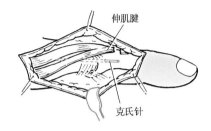

A. 缩短缝合中央束　　　　　　　　B. 切断伸肌腱并作克氏针固定

图 19-21　纽扣状畸形矫正术

（10）拇指掌指关节滑膜切除术

1）适应证：患者一般情况良好，拇指掌指关节类风湿滑膜炎经非手术治疗疼痛、肿胀无改善，X 线片检查显示关节面无明显破坏者。

2）麻醉与体位：采用臂丛阻滞麻醉。患者取平卧位，患肢置于上肢手术台上。

3）手术步骤：①在止血带控制下，于拇指掌指关节背侧做一"L"形或弧形切口（图 19-22A）。②切开皮肤、皮下组织和筋膜，充分显露拇长、短伸肌腱与侧副韧带及关节囊。切断拇短伸肌腱的附着部，

切开关节囊，彻底切除病变的滑膜（图 19-22B）。③缝合关节囊。将切断的拇短伸肌腱原位固定。为加强拇指掌指关节的稳定，于示指掌骨远位背侧做一横切口，高位切断示指伸肌腱，并将其通过皮下隧道移位到拇指掌指关节的尺侧，固定在拇指近节指骨底部的尺侧，后用克氏针将拇指掌指关节功能位固定（图 19-22C）。④放松止血带后彻底止血，冲洗伤口后缝合筋膜和皮肤。包扎后用石膏托功能位固定。

4）术后处理：同"腕关节滑膜切除术"。

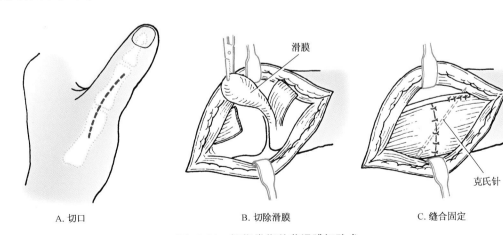

A. 切口　　　　　　　　B. 切除滑膜　　　　　　　　C. 缝合固定

图 19-22　拇指掌指关节滑膜切除术

（11）拇指掌指关节反鹅颈状畸形及鹅颈状畸形矫正术

1）适应证：①患者一般情况良好，拇指掌指关

节类风湿关节炎合并反鹅颈状畸形（图 19-23）；②患者一般情况良好，拇指掌指关节类风湿关节炎合并鹅颈状畸形（图 19-24）。

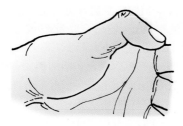

图 19-23　拇指反鹅颈状畸形

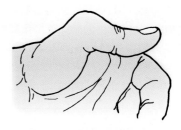

图 19-24　拇指鹅颈状畸形

2) 麻醉与体位：采用臂丛神经阻滞麻醉。患者平卧于手术台上,患肢置于上肢手术台上。

3) 手术步骤：①以拇指掌指关节背侧为中心,做一弧形长 5 cm 的切口。②切开皮肤、皮下组织,充分显露拇长、短伸肌腱和关节囊。③对反鹅颈状畸形将拇长伸肌腱向尺侧移位,指骨间关节伸直,掌指关节屈曲,做拇长伸肌腱"Z"形切断,切开关节囊做滑膜切除(图 19-25A)。④对掌指关节面破坏不严重,滑膜切除后用克氏针做掌指关节功能位固定;将拇长伸肌腱近端固定于近节指骨底部所做的骨孔内,远端与骨膜缝合固定,以防拇指远端屈曲畸形(图 19-25B)。切断拇长伸肌腱时,需注意保护鱼际部肌间束的腱膜。⑤对合并拇指反鹅颈状畸形掌指关节面破坏严重者

则不采用上法,可做掌指关节硅橡胶人工关节置换术,或掌指关节固定术。前者是切除掌骨头和近侧指骨底部,扩大髓腔,置入合适的硅橡胶人工掌指关节(图 19-25C);后者是切除掌骨头的软骨面和近侧指骨底部的软骨面,用交叉克氏针固定于功能位(图 19-25D)。⑥对拇指鹅颈状畸形,在指骨间关节滑膜切除后用克氏针功能位固定,破坏严重者做关节融合固定术。于掌骨近部掌侧凿去部分骨皮质,再用克氏针钻一孔,用细钢丝将适当游离后的掌板近侧端用可抽出的缝合法在功能位固定在拇指背侧皮肤的纽扣上(图 19-25E)。⑦放松止血带后彻底止血,0.9%氯化钠溶液冲洗关节腔,缝合关节囊,修复切断的肌腱,缝合筋膜和皮肤,最后做功能位石膏托固定。

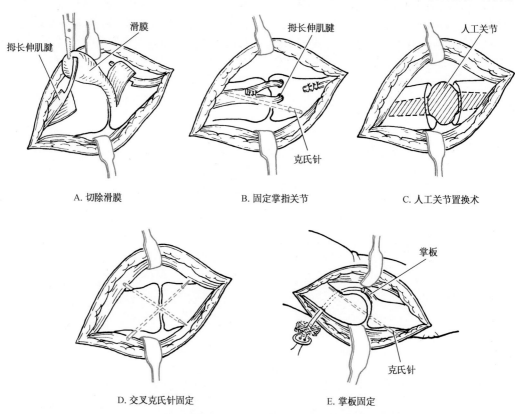

A. 切除滑膜　　　　　　　　B. 固定掌指关节　　　　　　　C. 人工关节置换术

D. 交叉克氏针固定　　　　　　　　E. 掌板固定

图 19-25　拇指掌指关节反鹅颈状畸形和鹅颈状畸形矫正术

4）术后处理：一般同"腕关节滑膜切除术"。对单纯滑膜切除或畸形矫正功能重建克氏针内固定者，2周后拔除克氏针进行康复训练。对硅橡胶人工关节置换术者，2周后改换功能支架进行主动功能锻炼，每天4～6次；3～4周后去支架，进一步康复训练。对做掌指关节固定术者，持续石膏托固定6周后去石膏托，X线摄片复查，对关节已融合者拔除克氏针。在石膏托固定期间注意非固定关节的功能练习，去石膏托后进一步加强功能训练。

（12）第1腕掌关节习惯性脱位韧带成形术

1）适应证：患者一般情况良好，第1腕掌关节类风湿关节炎，关节轻度破坏伴有习惯性脱位者。

2）麻醉与体位、手术步骤及术后处理同12.3.3中的"第1腕掌关节稳定术"。

（13）大多角骨摘除第1腕掌关节成形术

1）适应证：①患者一般情况良好，第1腕掌关节类风湿关节炎引起畸形、脱位与疼痛，严重影响对掌、握力者；②因外伤引起第1腕掌关节外伤性或退行性关节炎致畸形、脱位与疼痛，严重影响对掌、握力者。

2）麻醉与体位：采用臂丛神经阻滞麻醉。患者取平卧位，患肢置于上肢手术台上。

3）手术步骤：①于第1腕掌关节桡侧做8～10 cm长的纵行切口（图19-26A）。②切开皮肤、皮下组织，显露拇长展肌腱、拇短伸肌腱、拇长伸肌腱（图19-26B），以及桡神经皮支。桡动脉给予保护。③将拇长展肌腱牵向桡侧，将拇长、短伸肌腱和桡动脉牵向尺侧，显露第1腕掌关节囊，做"T"形切开（图19-26C）。④摘除大多角骨。将桡侧腕屈肌腱纵行劈开形成长8 cm左右的腱条，并将其与腕掌关节囊掌侧壁和拇短伸肌腱编织穿出（图19-26D），以加强关节囊的掌侧。⑤可用掌长肌腱做成腱球填入第1腕掌关节内（图19-26E）；也可将第1掌骨底部切除插入人工假体（图19-26F）。⑥缝合关节囊，将编织的桡侧腕屈肌腱经桡侧腕长伸肌腱附着处穿出，反折到关节囊的桡侧做缝合，以加强关节囊的背侧（图19-26G）。⑦0.9%氯化钠溶液冲洗伤口，彻底止血后逐层缝合创口。包扎后做石膏托功能位固定。

19

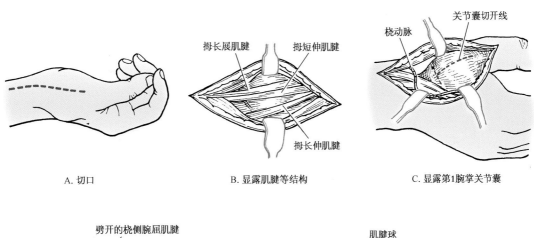

A. 切口　　　　　　B. 显露肌腱等结构　　　　　　C. 显露第1腕掌关节囊

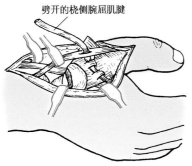

D. 用桡侧腕屈肌腱加强关节囊掌侧

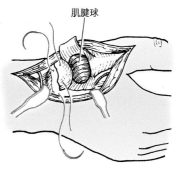

E. 用腱球填入关节腔

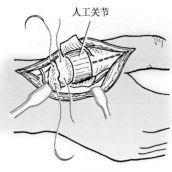

F. 人工关节置入

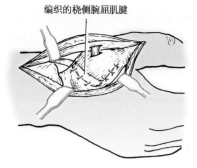

G.桡侧腕屈肌腱加强关节囊背侧

图 19-26　大多角骨摘除第 1 腕掌关节成形术

19

4) 术后处理:一般同腕关节滑膜切除术。2 周后改换功能支架做主动功能锻炼,每天 4～6 次。3～4 周后去除支架,进一步进行康复训练。

(侍　德)

19.2　狭窄性腱鞘炎

19.2.1　概述

狭窄性腱鞘炎是指腱鞘因机械性摩擦而引起的慢性无菌性炎症。腱鞘由深筋膜构成,分内、外两层,外层为纤维性腱鞘,内层为滑液鞘。滑液鞘又分脏、壁两层,壁层衬于纤维性腱鞘的内面,反折覆盖于肌腱表面的即脏层,又称腱外膜。脏、壁两层经腱系膜相连,并于两端形成盲囊,其间含有少量滑液,起着润滑和保持肌腱活动度的作用。在肌腱与滑液鞘前壁之间,由于肌肉张力的经常作用,肌腱贴于鞘的前壁,鞘腔狭窄呈裂隙状。在指滑液鞘远侧,相当于中节指骨平面,鞘腔在肌腱的两侧最为明显,称为鞘侧窦。腱鞘炎时,渗出液主要积聚此鞘侧窦中。指滑液鞘的近侧,相当于掌骨头平面,鞘韧带的近侧构成长 0.5～1.0 cm 的双层隐窝。腱鞘炎时,此隐窝显著扩张,渗出液在此蓄积。手指屈肌腱鞘与指骨共同形成骨纤维性鞘管,其起自远节指骨底至掌骨头。指鞘韧带位于掌骨头处,宽 4.0～6.0 mm、厚约 1.0 mm,边缘明显,与指骨的掌面构成骨纤维性隧道。鞘管的伸缩性较小,仅能容纳深、浅肌腱,在拇指仅有拇长屈肌腱通过,其余手指则有指浅、深屈肌腱通过。中、环、小指的骨纤维性鞘管的近端位于远侧掌横纹,示指的位于掌中横纹水平。

由滑膜包绕的肌腱,一般在关节屈侧骨性隆起部位或关节成锐角处,其走行方向发生改变而形成角度。在这样的解剖结构基础上,加之日常生活和工作中肌腱在腱鞘上长时间过度磨损,使肌腱与腱鞘的机械摩擦力加大,久之则发生无菌性、创伤性炎症改变,形成狭窄性腱鞘炎。临床上有些学者称其为"骨纤维隧道病"。另一些学者对狭窄性腱鞘炎的病因从免疫学角度提出,认为该病可能是某些静止型或亚临床型胶原疾病的后果。

狭窄性腱鞘炎的病理方面,早期可见腱鞘充血、水肿与渗出。反复创伤或迁延日久后,腱鞘发生变性、慢性纤维结缔组织增生、肥厚、粘连,甚至有软骨样变,腱鞘的厚度可由正常时的 1.0 mm 以内增厚至 2.0～3.0 mm。由于腱鞘增厚,致使腱鞘狭窄,并呈束带样压迫肌腱,造成肌腱水肿、变性、变形,出现两端变粗的葫芦形膨大,或受损部位组织增生变粗,形成中间膨大、两端较细的纺锤形。当肌腱通过狭窄的腱鞘管时,可发出弹响或绞锁。腱鞘与肌腱间亦可发生不同程度的粘连。手指屈肌腱狭窄性腱鞘炎的病变多限于浅肌腱,累及深肌腱者较少。

临床上,狭窄性腱鞘炎的常见部位是桡骨茎突处拇短伸肌和拇长展肌腱鞘及手指屈肌纤维鞘起始部。少数情况下,拇长伸肌腱可在桡骨远端背侧结节平面受累。其他于腕背侧韧带下通过的指总伸肌腱、尺侧腕伸肌腱和桡侧腕长、短伸肌腱虽也可发病,但更少见。

狭窄性腱鞘炎的临床表现主要为疼痛、压痛和关节活动受限等。

在狭窄性腱鞘炎的早期,用皮质激素与局麻药的混合液做鞘内注射,大多能获得满意效果。一般在注射后最初 24 h 内,麻醉药物被吸收后也许疼痛会加剧。在注射后 3～7 d 皮质激素发生作用,症状会明显缓解,甚至消失。但经保守治疗无效者,仍需通过手术治疗。

19.2.2　桡骨茎突狭窄性腱鞘炎

桡骨茎突狭窄性腱鞘炎于 1895 年由瑞士外科医师 de Quervain 首先报道并予详细描述，故又称 de Quervain 病。此后，众多学者，如 Finkelstein（1930）、Burman（1952）、Goldsten 与 Tobin（1951）、Lapius 与 Fenton（1952）、Looncis（1951）、Leao（1958）、Giles（1960）、Faithfull 与 Lamb（1971）等均积累了大量病例，进行过重点报道。

（1）临床表现

患者多为中年女性，以日常生活及工作中用手频率较高的职业多见，如家庭主妇、洗衣工、打字员等，男、女之比为 1∶6～1∶7。

本病起病多较缓慢，逐渐加重，也有突然出现症状者。主诉为桡骨茎突部位疼痛，可向前臂或拇指放射，拇指或腕部活动时疼痛加剧，有时伸拇受限。体征为桡骨茎突处明显压痛，局部可有轻度肿胀，皮下有时可触及结节。具有诊断意义的为 Finkelstein 征阳性：嘱患者拇指屈曲置于掌心，其余手指握拳，腕关节尺倾时桡骨茎突处疼痛。

（2）发病机制

桡骨茎突狭窄性腱鞘炎的发病机制与局部解剖结构及反复慢性刺激有关。桡骨茎突部位有一窄而浅的骨沟，上面覆以腕背侧韧带，形成一纤维性鞘管。拇长展肌腱和拇短伸肌腱通过此鞘管后折成一定角度分别止于拇指近节指骨和第 1 掌骨，当肌腱滑动时产生较大摩擦力，尤其是腕部尺倾或拇指运动时，折角加大，增加了肌腱与鞘管壁的摩擦。长期反复慢性刺激后，鞘管壁及肌腱均会发生变化，从而产生狭窄性腱鞘炎的临床表现。

此外，拇长展肌腱及拇短伸肌腱的解剖变异应引起注意。Lacey、Goldstein 与 Tobin（1951）、Loomis（1951）、Giles（1958）、得津（1964）、上羽（1970）等学者对此均有过报道。解剖变异的形式是多样的，如拇长展肌腱附着部的异常；有半数以上的患者有迷走肌腱的存在，且有单独的腱鞘；20%～30% 的患者拇长展肌腱与拇短伸肌腱分别通过各自的腱鞘。这些解剖变异无论对桡骨茎突狭窄性腱鞘炎的诊断还是治疗，尤其是在手术时，必须引起注意。

（3）病理

桡骨茎突狭窄性腱鞘炎的病理变化，初起较轻时仅可见腱鞘充血、水肿。反复刺激后，腱鞘管壁变厚，肌腱与腱鞘之间粘连，肌腱失去正常光泽，被腱鞘压迫部位狭窄，两端肿胀、增粗。腱鞘的镜下所见为细胞浸润与纤维化为主的慢性炎症表现，有时还可见软骨样变化。

（4）治疗

本病的治疗，在发病早期或症状较轻者，应尽量减少手部活动，如洗衣、拧毛巾等，并用支具固定，让局部得到休息。症状较重者可采用腱鞘内局部封闭，症状一般可得缓解或消失。对效果不明显者可采用手术治疗。

桡骨茎突处腱鞘切除术具体方法如下。

1）适应证：桡骨茎突狭窄性腱鞘炎反复发作，经多次局部封闭及保守疗法无效，症状严重者。

2）麻醉与体位：采用局部浸润麻醉。患者仰卧位，患肢外展平放于手术侧台。使用止血带。

3）手术步骤：①切口。于桡骨茎突部做 2 cm 长横切口（图 19-27A），也可做纵行弧形切口。②显露。切开皮肤，于皮下略做游离，辨认桡神经浅支后将其与头静脉解剖并牵向一侧予以保护。纵行切开深筋膜后显露拇长展肌腱、拇短伸肌腱鞘（图 19-27B）。③切除腱鞘。在认清狭窄的腕背侧韧带和腱鞘近侧的肌腱后，于第 1 背侧间隔尺侧缘切开拇长展肌腱与拇短伸肌腱鞘。如肌腱与腱鞘有粘连，则行锐性解剖分离。令患者伸、屈拇指掌指关节，如无两肌腱压迫或绞窄现象，即可将切开的腱鞘予以部分切除（图 19-27C）。④检查迷走肌腱。轻轻提起拇长展肌腱与拇短伸肌腱，如果不易提起、不易游离，提示可能有迷走肌腱在另一个骨纤维隧道内，需做探查并同时彻底切开迷走肌腱鞘。迷走肌腱可与正常肌腱同处一个骨纤维隧道内，也可处于另处一隧道中。⑤缝合。松开止血带，止血、冲洗后缝合皮肤。

4）手术操作注意事项：①在做皮肤切口时，尽量顺皮纹做横行切口。虽然横行切口在显露腱鞘时略感不便，但术后无明显瘢痕挛缩。纵行切口皮肤瘢痕明显。②做横行切口显露腱鞘时，应保护桡神经浅支，不能误伤，缝合切口时亦应避免误扎之。③切除拇长展肌与拇短伸肌腱鞘时，以活动拇指做屈、伸、外展动作使两肌腱彻底松解、游离即可。腱鞘切除也不可过多，以防止肌腱向掌侧滑脱，产生半脱位现象。④检查有无肌腱变异，是否存在迷走肌腱，若存在应予相应处理。此乃手术成功的关键步骤之一，必须认真对待。

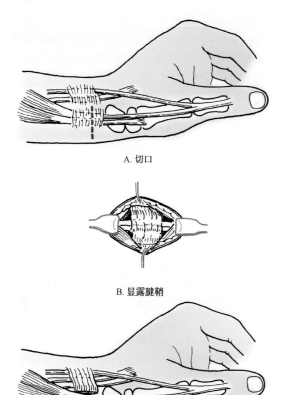

A. 切口

B. 显露腱鞘

C. 切除部分腱鞘

图 19-27　桡骨茎突处腱鞘切除术

5）术后处理：术后 48 h 去除加压包扎，鼓励早期功能锻炼。不用任何外固定。术后 10 d 拆线。

6）结果：一般经腱鞘切除、松解手术后会取得满意结果。但也有部分患者术后症状未能完全解除，其原因可能与以下情况有关：①桡神经浅支损伤，形成了神经瘤；②腱鞘切除过多，产生肌腱掌侧滑脱；③未检查、处理迷走肌腱与腱鞘；④纵行切口致皮肤瘢痕增生。针对这些原因做相应处理后可望获得满意疗效。

19.2.3　指屈肌腱狭窄性腱鞘炎

指屈肌腱狭窄性腱鞘炎又称扳机指（trigger finger）或弹响指。可发生于不同年龄，多见于中年妇女及手工劳动者，亦可见于婴幼儿。前者与反复机械刺激有关；后者多属先天性所致。婴幼儿以拇指多见，成人则好发于中、环指，其次为拇指。患结

缔组织疾病者可有多个手指发病。

（1）病因与发病机制

成人指屈肌腱狭窄性腱鞘炎的确切病因虽尚不明确，但可能是在体质因素及局部退行性变的基础上，由于手指过度屈、伸活动带来反复机械性刺激所致。病变发生在掌骨头相对应的指屈肌腱纤维鞘管的起始处，拇指则发生在掌指关节部位籽骨与韧带所形成的环状鞘管处。

纤维鞘管起始处由较厚的环形纤维性腱鞘与掌骨头构成相对狭窄的纤维性骨管，指屈肌腱通过此处时受到机械性刺激而使摩擦力加大，加之该部位掌骨头隆起，手掌握物时，腱鞘受到硬物与掌骨头两方面的挤压损伤，逐渐形成环形狭窄。

指屈肌腱失去原有光泽，变成暗黄色，呈梭形或葫芦形膨大。发病早期，手指屈、伸时，膨大的屈肌腱勉强滑过鞘管的狭窄环时，即可产生扳枪机样动作及弹响。严重时手指不能主动屈曲或交锁在屈曲位而不能伸直。

值得一提的是，"扳机"现象并不是狭窄性腱鞘炎所特有，类风湿疾病、鞘管起始处的囊肿或其他肿瘤均可产生这一现象。此外，在部分妊娠、分娩妇女中也可出现扳机指，推测可能与体内激素水平变化有关。

婴幼儿先天性指屈肌腱狭窄性腱鞘炎绝大多数发生在拇指，女性患儿略多。详细的发病机制虽尚不清楚，但推测由于胎儿于母体内时，拇指持续处于过度屈曲位，使得掌指关节掌侧纤维鞘管入口处形成狭窄压迫，近端屈肌腱肿大，肌腱难以通过鞘管。患儿拇指指骨间关节屈曲，如被动强迫伸直指骨间关节，会出现"扳机"弹响，小儿哭闹。一般在生后数月至数年时母亲才注意到，或因其他疾病到医院就诊时才被医师发现。

（2）临床表现

成人指屈肌腱狭窄性腱鞘炎起病多较缓慢。早期在手掌掌指关节处有局限性酸痛，晨起或工作劳累后加重，活动稍受限。当病情逐渐发展，疼痛可向腕部及手指远端放射。但疼痛往往并不是患者的主诉，手指伸、屈活动受限且伴有弹响，或手指交锁往往是最常见的就诊原因。检查时，局限性压痛明显，局部隆起，掌指关节平面可触及皮下结节性肿物，手指屈、伸时可感到结节状肿物滑动及弹跳感，有时有弹响。

（3）治疗

对于早期或症状较轻的成人患者，可先行保守

治疗,鞘管内注射皮质激素做封闭治疗,一般症状可以缓解。如反复发作,则应采用手术治疗。

对婴幼儿先天性的指屈肌腱狭窄性腱鞘炎,Campbell主张进一步观察。因为许多小儿在6个月以内可自愈,几乎所有患儿在2年内都能自愈。1978年,道振等学者报道了一组随访结果,78％的患儿3～4年后获得自愈;不能自愈者5岁前可不做手术治疗,但10年后出现拇指指骨间关节伸展受限,则需行手术治疗。一般来说,确诊为先天性指屈肌腱狭窄性腱鞘炎后,可先行鞘内注射类固醇激素,指骨间关节伸直位支具固定。经这些保守疗法后,其症状大多可缓解乃至消失。当保守疗法无效时,可行手术治疗。

狭窄性腱鞘炎切开松解术具体方法如下。

1)适应证:①反复发作、病程较长的狭窄性腱鞘炎,经局部封闭等保守治疗无效者。②先天性指屈肌腱狭窄性腱鞘炎观察2年以上未能自愈,或经保守治疗无效者。

2)麻醉与体位:采用局部浸润麻醉。患者仰卧位,患肢外展平放于手术侧台,并用止血带。

3)手术步骤:①切口。拇指于掌指关节掌侧皮纹的远端,其余指于远侧掌横纹的远端,做2 cm长横切口(图19-28A)。②显露。切开皮肤后,将皮下组织和掌腱膜纵行切开,注意不能损伤肌腱两侧的指神经及动、静脉。拇指的指神经血管束位于掌侧皮下,位置表浅,更应小心。然后将神经血管束向两侧牵开,显露狭窄的腱鞘。③切开腱鞘。嘱患者做指骨间关节屈、伸动作,可以看到肿大的肌腱在鞘管内滑动。直视下用尖刀于肥厚而狭窄的腱鞘一侧做纵行切开,再令患者做屈、伸活动,膨大呈葫芦状的肌腱不受腱鞘任何束缚,能滑动自如后,切除A1部腱鞘7～8 mm(图19-28B)。④缝合。松止血带止血、冲洗后,不缝鞘管,仅缝皮肤。

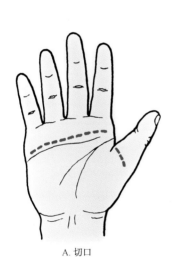

A. 切口

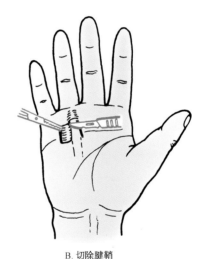

B. 切除腱鞘

图19-28　狭窄性腱鞘炎切开松解术

4)术后处理:患肢抬高。术后即开始练习屈、伸活动,不做任何制动,以防肌腱粘连发生。

(刘　璠)

19.3　手部肥大性关节炎

手部肥大性关节炎又称手部骨性关节炎、手部增生性关节炎、手部老年性关节炎或手部创伤性关节炎。它往往是全身性骨性关节炎的病变之一,因为手部关节是骨性关节炎的好发部位。该病也可继发于创伤等其他原因。

手部肥大性关节炎分为原发性与继发性两类。原发性手部肥大性关节炎的病因虽尚未明确,但一般认为与衰老、慢性损伤、遗传、内分泌改变等因素有关。

(1)病因与发病机制

随着年龄的增长,软骨基质中蛋白多糖的硫酸角质素含量升高,硫酸软骨素含量下降,使大分子中氢键结合力下降,分子结构变得脆弱,正常的大分子结构遭到破坏,最终导致软骨的破坏、崩解。同时,胶原网络也逐渐出现连接障碍,发生断裂、破坏,使软骨中水分含量增加,导致软骨韧性减退,易受损伤。

关节软骨中的蛋白多糖、胶原及软骨细胞均具有免疫原性。在正常情况下,这种抗原性不表现出来。在衰老、创伤等因素作用下,正常的保护机制受到破坏,其抗原性得到表达,就有可能发生自身免疫反应,导致软骨细胞的破坏,蛋白分解酶释放增加,同时,细胞的修复功能也遭到破坏,酶抑制物的含量减少,使得软骨中降解反应占主导地位,蛋白多糖、胶原等成分广泛破坏,软骨发生崩解。

肥大性关节炎还常常伴有滑膜炎,尤其是手部侵蚀性肥大性关节炎,多伴有滑膜组织病变。滑液中的炎性成分,如IL-1、淋巴刺激因子等均能刺激软骨基质中蛋白分解酶的活性,使其增高,前者还可调控软骨细胞基因的表达,使蛋白酶合成增加,抑制物合成降低,从而也导致关节软骨崩解。

在以上病理基础上,手部关节的经常活动可导致关节软骨的损伤。在正常情况下,虽软骨有自身修复能力,但如关节损伤严重,或长期慢性损伤及关节松弛,骨软骨发育不良,关节受到应力不等的累积损伤,均可致关节软骨发生退行性改变。

遗传可能是手部原发性骨性关节炎中的重要因素。如女性多见的Heberden结节具有明显的遗传倾向,可能是多基因遗传缺陷疾病。此外,某些骨软骨发育异常,以及羟磷灰石结晶沉积症、焦磷酸钙结晶沉积症等均具有遗传性。

内分泌因素中雌激素的减少和生长激素的增加可能在手部肥大性关节炎的发病中起着一定的作用。

手部继发性肥大性关节炎多由创伤等明确原因所致。如关节内骨折复位不佳,造成关节面不平、关节软骨损伤,或关节内外结构损伤;因创伤或其他因素导致的骨无菌性坏死,如手舟骨、月骨坏死;关节或肢体先天或后天畸形,造成关节力线失常,关节负重面或应力改变等。

(2) 病理表现

手部肥大性关节炎的病理改变,在早期关节软骨会失去光泽,发暗、变黄、粗糙,失去弹性。以后在应力和摩擦力较大的部位,软骨出现软化、裂隙,全层破坏剥脱,骨质外露,骨面下骨髓内血管和纤维组织增生,不断产生新骨,并沉积于裸露骨面下形成硬化层,骨质致密,表面光滑如象牙。在机械力的作用下,硬化区可发生微细骨折、坏死与囊性变。在此同时,关节边缘骨质增生,形成骨赘。晚期由于关节面

严重破坏和骨赘不断增生,可出现关节半脱位、畸形与功能障碍。但其特点是关节不发生骨性强直。

(3) 临床表现

手部原发性肥大性关节炎占手部肥大性关节炎的大多数,多发生在老年,发病率随年龄增大而明显增加。年龄<45岁者,男性多于女性;而年龄>45岁者,女性多于男性。好发部位是近、远侧指骨间关节和拇指腕掌关节,以多关节病变为主,极少为单一关节病变。

一般起病缓慢,早期表现为病变关节疼痛与晨僵,活动后减轻,但活动多时又加重,休息后缓解。随着病变的进展,症状逐渐加重,受累关节出现骨性膨大、活动不便,屈、伸关节时可闻及摩擦音。晚期疼痛可为持续性,关节活动受限,并可出现关节积液、关节内游离体、半脱位与畸形,拇指出现腕掌关节内收、掌指关节过伸,其余手指多为尺偏畸形。

根据病变部位和临床特点,手部原发性肥大性关节炎可分为5种类型:①Heberden结节。表现为远侧指骨间关节的骨性膨大,伴有甲根背面皮下黏液性囊肿。男、女发病率之比为1:10,遗传倾向明显。本型最为常见。②Bouchard结节。表现为近侧指骨间关节骨性膨大,常伴有Heberden结节,女性好发,皮下黏液性囊肿少见。③拇指腕掌关节肥大性关节炎。可单独发生,也可于前两型先后发生。④全身性原发性肥大性关节炎。是指全身有≥3个关节出现肥大性关节炎病变,好发部位依次是远侧指骨间关节、近侧指骨间关节、拇指腕掌关节、拇指掌指关节、膝关节、颈椎、腰椎、髋关节。⑤侵蚀性肥大性关节炎。一般认为该型是全身性肥大性关节炎的亚型,多见于停经后妇女。起病急,多有红、肿、痛、热等炎症表现,累及近、远侧指骨间关节,影响握力,成角畸形明显。

手部继发性肥大性关节炎的临床表现与原发性相似,但各个年龄组均可发病,单关节发病为多,好发于掌指关节及腕关节。

手部肥大性关节炎的X线检查所见为关节间隙狭窄,关节边缘骨赘形成呈唇样变,骨端致密硬化呈象牙状骨,骨面下可因囊性变而出现囊腔。有时关节腔内可见游离体,两关节面不对称、畸形,关节半脱位等,但无骨性强直。

(4) 治疗原则

手部肥大性关节炎的治疗主要是对症处理。药物治疗可服用一般镇痛药和非甾体类消炎镇痛剂。

关于类固醇激素关节内注射封闭治疗,原则上不推荐使用,因为注射后可能产生 Charcot 关节。局部可采用支具固定、热疗、离子导入等理疗,辅以中医中药治疗。

当患者有难以忍受的关节疼痛,关节功能严重受限,且经保守治疗无效时,可采用手术治疗。手术方法有囊肿、游离体、骨赘切除术,关节成形术,关节融合术,人工关节置换术,以及掌指、指骨间关节移植术等。

游离体、骨赘切除术适用于关节内有游离体式骨赘形成机械障碍者。

关节成形术适用于明显畸形、症状严重但有一部分关节面完好者,多用于掌指关节。具体方法参见 11.3.3。

关节融合术适用于关节广泛破坏、疼痛严重者,常用于指骨间关节。具体方法参见 11.3.3。

人工关节置换术及关节移植术参见 11.3.3 和 11.3.4。

(刘　璠)

19.4　痛风

痛风是一种尿酸代谢异常所致的全身性疾病。主要表现为血尿酸增高,反复发作的关节炎,关节、肾脏或其他组织中尿酸盐沉积而引起这些器官的损害和痛风石的形成。

(1) 病因与发病机制

痛风分原发性与继发性两类。原发性痛风中 10%～60% 有家族遗传史,继发性痛风常继发于血液病、肾脏病、恶性肿瘤等。

体内尿酸的来源有 3 种,即体内嘌呤物质分解代谢、核酸分解代谢及食物中嘌呤物质分解而成。造成血尿酸升高的原因有 3 个方面:①内源性尿酸生产过多,如红细胞增多症、慢性溶血性贫血等,由于细胞中核酸大量分解,使内源性尿酸升高;②外源性尿酸摄入过多,为大量摄入富含嘌呤的食物,如动物的肝、肾、鱼子、瘦肉等引起;③尿酸排泄减少,为各种肾病引起肾功能减退时使肾小管分泌尿酸的能力下降。

当血尿酸浓度 $>476\ \mu mol/L$ 时,尿酸盐即易沉积在关节囊、肌腱、软骨、骨端松质骨、肾脏及皮下组织中,引起组织破坏、炎性与异物反应及纤维组织增生,局部尿酸盐沉积过多则成为痛风石。尿酸盐在骨端松质骨关节囊附着处沉积,使局部骨质吸收;尿酸盐结晶沉积于关节腔内,引起滑膜的急性炎性反应,滑膜充血、肿胀,关节液增加;反复发作则滑膜增生肥厚,软骨面变薄消失,骨端破坏吸收,边缘骨质增生并形成纤维性强直。尿酸盐沉积多的部位,会出现大片骨质吸收,局部皮肤隆起、变薄甚至破溃。尿酸沉积过多会在局部形成痛风石。痛风石由多中心的尿酸钠结晶、结晶间物质、炎性或异物性肉芽肿形成,间质中偶有钙质沉积使痛风石钙化。除关节外,痛风石常见于血液循环比较迟缓的终末部位,如耳郭、髋韧带、手指、足背等处。

(2) 临床表现与分期

以往,痛风在我国并不多见,但近来发病率有上升趋势。原发性痛风多见于年龄 >40 岁的男性;女性少见,仅占 5% 左右,且为绝经期妇女。痛风在手部常侵犯手背、腕关节、掌指关节和近侧指骨间关节,远侧指骨间关节较少受累。

X 线检查所见早期为软组织肿胀,以后出现局部骨质疏松、虫蚀样变或骨皮质断裂。病程长者可见关节附近的骨质出现穿凿样破坏,关节间隙狭窄和边缘骨质增生。如尿酸盐沉积很多,则骨质广泛破坏,骨皮质膨胀,局部软组织隆起。痛风石钙化可见高密度钙化阴影。

临床上痛风分为 4 期:①无症状期。该期仅有血尿酸增高,约 1/3 的患者以后出现关节症状。②急性关节炎期。该期起病急骤,常由酗酒、疲劳等因素诱发。受累关节下肢比上肢多,小关节比大关节多。数小时内受累关节就出现红、肿、痛、热,以及体温升高等全身症状。由于局部类似于蜂窝织炎,一些缺乏经验的医师常误认为蜂窝织炎而行切开引流。③间歇期。开始可无症状,以后随着发作越来越频繁,间歇期逐渐缩短,也可出现症状。④慢性关节炎期。由急性转为慢性痛风者的比例 <50%,此期主要出现受累关节僵硬和畸形,关节功能多严重受限。在有痛风石的部位,局部皮肤变薄、发红,或呈橘黄色,甚至破溃,流出牙膏样或粉笔灰样物质,创口可经久不愈。

(3) 治疗原则

由于本病是一种原因已明的代谢障碍性疾病,内科治疗效果很好,很少需要手术治疗。急性发作期除应卧床休息、局部适当固定、冷敷、输液增加尿酸排泄外,可服用秋水仙碱及非甾体类消炎镇痛剂

（如吲哚美辛等）。间歇期除应注意饮食外，可服用促进排泄尿酸的药物，如丙磺舒及抑制尿酸合成药物别嘌醇。

手部痛风的手术适应证为：①巨大痛风石破溃，开始排出粉笔灰样物质，为防止继发感染应行痛风石切除。②经内科保守治疗、服用药物后痛风石未能消失，并形成掌指和指骨间关节屈、伸活动的机械阻碍因素时，应切除痛风石。这些受累的关节往往同时合并有槌状指、纽扣状指或鹅颈状畸形。③屈肌腱内有痛风石，并有明显的疼痛及功能障碍者，可行痛风石切除。④有神经压迫症状者，特别是腕管内痛风石压迫正中神经时应行腕管切开松解取石术。⑤当痛风仍在进展时，对于关节僵直、畸形宜做关节融合术，而不适宜做关节成形术，因为关节周围组织内均有尿酸盐沉积。

具体手术方法中关节融合术可参见 11.3.3。腕管切开松解取石术可采取正规腕管探查切口，取出痛风石，解除对正中神经的压迫。其余部位的痛风石可做弧形切口，用刮匙刮除或切除痛风石，手术步骤从略。

（刘　璠）

主要参考文献

[1] 津下健哉. 实用手外科学[M]. 李炳万，译. 长春：吉林人民出版社，1990.

[2] 王桂生. 骨科手术学[M]. 北京：人民卫生出版社，1982.

[3] 王澍寰. 手外科学[M]. 北京：人民卫生出版社，1978.

[4] 过邦辅. 类风湿关节炎[J]. 中华骨科杂志，1998，18：56.

[5] 过邦辅. 腕关节和手的类风湿关节炎[J]. 中华骨科杂志，1998，18：254.

[6] 曲智勇，程国良，郝铸仁. 实用手外科手术学[M]. 2 版. 北京：人民军医出版社，1994.

[7] 杨克勤，过邦辅. 矫形外科学[M]. 上海：上海科学技术出版社，1985.

[8] 侍德. 矫形外科手术进路图解[M]. 2 版. 上海：上海科学技术出版社，1996.

[9] 郭巨灵. 临床骨科学[M]. 北京：人民卫生出版社，1991：354-520.

[10] 蓝文正，郭巨灵. 实用骨科手术学[M]. 天津：天津科学技术出版社，1992：741-742.

[11] Anderson B, Kaye S. Treatment of flexor tenosynovitis of the hand（trigger finger）with corticosteroids. A prospective study of the response to local injection[J]. Arch Intern Med, 1991, 151：153.

[12] Aubert JP, Stein A, Raoult D, et al. Flexor tenosynovitis in the hand. An unusual aetiology[J]. J Hand Surg(Br), 1995, 20：509.

[13] Bartell TH, Shehadi SI. Trigger finger secondary to anomalous lumbrical insertion: a case report and review of the literature[J]. Plast Reconstr Surg, 1991, 87：354.

[14] Ger E, Kupcha P, Ger D. The management of trigger thumb in children[J]. J Hand Surg, 1991, 16：945.

[15] Gottlieb NL. Digital flexor tenosynovitis: diagnosis and clinical significance. J Rheumatol, 1991, 18：954.

[16] Griggs SM, Weiss AP, Lane LB, et al. Treatment of trigger finger in patients with diabetes mellitus[J]. J Hand Surg, 1995, 20：787.

[17] McMahon MS, Posner MA. Triggering of the thumb due to stenosing tenosynovitis of the extensor pollicis longus: a case report[J]. J Hand Surg, 1994, 19：623.

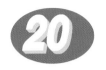

上肢周围神经不可逆损伤-上肢肌肉瘫痪的功能重建

20.1 概述

上肢周围神经不可逆性损伤的功能重建是手外科领域的重要内容之一,部分重建术式是手外科手术中的典型手术,效果也是相对比较肯定的。

所谓周围神经不可逆性损伤一般是指周围神经的严重损伤,失去了神经修复的可能性,或在神经损伤经早期、中期修复后1.5年以上,其支配的运动肌功能没有恢复或恢复不满意,无法再行神经手术治疗者。此时可以通过肌肉、肌腱移位术,重建或改善肢体功能。

上肢肌肉、肌腱移位术的治疗原则如下。

1) 各有关的关节被动活动良好,不能存在关节僵硬或畸形。

2) 转移的肌腱,其肌肉动力良好,必须在4级以上。

3) 肌腱转移的近侧关节必须稳定,处于功能位。

4) 转移后的伸、屈肌能保持平衡。

5) 转移肌腱要放在可滑动的软组织中。

6) 一个动力肌腱不能分为两部分转移来代替功能不同的两组肌腱。

7) 转移的肌腱尽可能呈直线牵引,角度不宜过大。

8) 关键性关节:腕是全手的关键性关节;第1腕掌关节是拇指的关键性关节;第2~5掌指关节是其他手指的关键性关节。如关键性关节失去稳定性,必将影响手功能的正常发挥。

9) 协同肌与拮抗肌:屈指时腕伸肌收缩,伸指时,腕屈肌收缩,腕伸肌及腕屈肌分别为指屈肌和指伸肌的协同肌,此时协同肌可增加屈指和伸指的效果。掌长肌为拇短展肌的协同肌。在肌腱转移时,首先考虑采用协同肌的转移,如无协同肌可用则考虑拮抗肌的转移。在多个动力肌转移匹配过程中,要注意防止互相间的交叉,以减少粘连和动作的不协调。

10) 手功能重建的程序:拇指对全手来说约占50%的功能,它尤以对掌为最重要,其次是屈和伸;其他手指则需在掌指关节稳定的基础上做屈、伸动作。

11) 若没有足够的动力肌在维持关节稳定的基础上来替代拇指对掌和手指的屈、伸功能,则可选择某些关键性关节做关节融合术来弥补,如腕关节融合和第1~2掌骨骨桥成形术。

12) 在功能重建的程序中,原则上先骨性后动力性;先伸肌后屈肌。手术的分期主要看术后外固定位置是否有矛盾来决定。如利用手外在肌做动力的对掌功能重建与示指固有伸肌替代第1背侧骨间肌,因术后外固定的要求不一致而不能同期进行。

20.2 肩外展功能重建术

腋神经损伤表现为肩外展功能障碍,如果肩胛上神经无损伤,其支配的冈上肌可代偿部分功能。否则,需行功能重建。可通过肌肉移位重建肩外展功能,亦可采用肩关节融合术,增加肩关节的稳定性。

20.2.1 Mayer法斜方肌移位重建肩外展功能术

(1) 适应证

1) 腋神经损伤或臂丛上干损伤或其他原因引起的三角肌麻痹或缺如,肩关节外展功能受限。

2) 肩关节被动活动正常,斜方肌肌力良好。

3) 肩关节周围肌肉,如肩胛提肌、菱形肌、胸大肌良好。

(2) 禁忌证

仅斜方肌肌力正常,肩关节周围肌肉麻痹,肩关节呈脱位或半脱位者不宜采用本术式。

(3) 麻醉与体位

采用全身麻醉。患者取侧卧位,也可取仰卧位,患侧垫高,使肩外侧悬起。

(4) 手术步骤

1) 切口:在肩关节上,沿斜方肌在锁骨和肩峰止点的前后缘做"U"形切口,在肩外侧自"U"形切口的顶点,相当于肩峰处向三角肌止点做纵行切口,整个切口近似一个"Y"形(图20-1)。

2) 切开皮肤、皮下组织,将"U"形切口的皮瓣向内侧掀起,显露出斜方肌。

3) 将斜方肌从肩峰止点处紧贴着骨面切下,提起,沿锁骨及肩胛冈表面向内侧分离。此处小心操作,注意不要损伤深面的血管、神经。分离要充分,否则很难将移位肌肉拉出重建抵止点。

4) 将肩外侧纵行切口的皮肤向两侧分离,显露三角肌,将三角肌远侧劈开,在靠近止点处凿一约2.5 cm×1 cm的纵行骨槽。

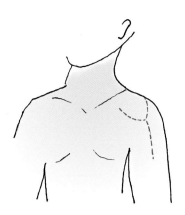

图 20-1　斜方肌移位切口

5）在同侧股外侧做纵行切口，切取 8 cm 宽、20 cm 长的阔筋膜。将阔筋膜铺在斜方肌深面，两者边缘做间断缝合。阔筋膜远侧按照斜方肌的形状切下 1 块，覆盖在斜方肌表面，缝合边缘。即将斜方肌包裹在阔筋膜之内。肩关节外展 130°，外旋 20°，将阔筋膜连同斜方肌拉紧后，种入三角肌止点骨槽内，再与三角肌的止点缠绕，加强缝合。移位肌肉的两边与三角肌缝合（图 20-2）。

6）彻底止血后，缝合皮下组织、皮肤，放引流条。

（5）术后处理

肩关节用外展支具维持在外展 130°，外旋 20° 位。4 周后放下 20°，再过 2 周后放下 20°，再过 2 周，即术后 8 周，去除支具，练习活动。

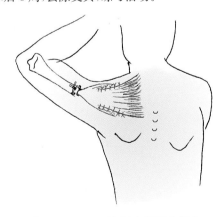

图 20-2　Mayer 法斜方肌固定缝合

20.2.2　Bateman 法斜方肌移位重建肩外展功能术

（1）适应证与禁忌证

Bateman 法斜方肌移位的适应证与禁忌证同

Mayer 法。

（2）麻醉与体位

采用全身麻醉。患者取侧卧位，也可仰卧位，患侧垫高，使肩外侧悬起。

（3）手术步骤

1）切口：在肩关节上，沿斜方肌在锁骨和肩峰止点的前、后缘做"U"形切口，在肩外侧自"U"形切口的顶点，相当于肩峰处向三角肌止点做纵行切口，整个切口近似"Y"形（图 20-2）。

2）切开皮肤、皮下组织，将"U"形切口的皮瓣向内侧掀起，显露出斜方肌（图 20-3A）。

3）将斜方肌的止点连同肩峰端打下一骨块，牵拉骨块，掀起斜方肌，同样向近端游离。注意事项同前。

4）将三角肌劈开，在三角肌近抵止点处打一骨粗糙面（图 20-3B）。肩关节外展 130°，外旋 20°，牵拉斜方肌，将骨块放在粗糙面处，以 1 枚克氏针暂时固定，然后用钻头打孔，拧入两枚螺钉固定（图 20-3C）。

5）彻底止血后，缝合皮下组织、皮肤，放引流条。

（4）术后处理

肩关节用外展支具维持在外展 130°，外旋 20° 位。4 周后放下 20°，再过 2 周后放下 20°，再过 2 周，即术后 8 周，去除支具，练习活动。

20.2.3　肩关节固定术

肩关节固定的方法很多，固定的位置需根据患者不同的年龄、职业和性别而定。因为固定在较大角度的外展位，术后肩外展较充分，但当上肢下垂时会使肩胛骨形成翼状翘起。如肩关节固定在外旋较大的角度，术后手部不能贴近胸壁。儿童及从事桌面工作者外展角度宜大，妇女及体力劳动者外展角度宜小。儿童一般在 12～15 岁施行该手术，年龄过小不仅会妨碍骨骺的发育，手术失败也屡见不鲜。

尽管许多学者对肩关节固定的位置有不同的看法，对手术效果的评估也不一致，但值得临床医师注意的是，在术前应根据患者的年龄、职业、日常生活习惯及患者本人的愿望等，慎重考虑肩关节固定的位置。同时还需向患者交代，肩关节固定术后需要较长时间的适应过程，以便于患者配合治疗。

（1）适应证

1）三角肌麻痹，肩关节周围肌肉广泛麻痹，肩

20

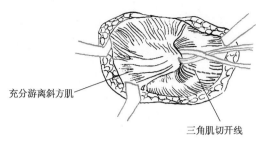

充分游离斜方肌

三角肌切开线

A.显露并分离斜方肌

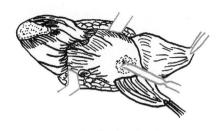

B.在三角肌抵止点上做骨粗糙面

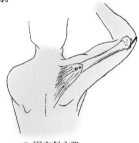

C.固定斜方肌

图 20-3　Bateman 法斜方肌带骨块移位术

关节不稳定。

2）肩关节周围肌肉良好,如肩胛提肌、菱形肌、前锯肌、斜方肌有力,肩关节融合后,可通过肩胛骨的活动来代偿部分功能。

3）肘关节、前臂及手有部分功能。上述功能比较满意的情况下施行肩关节固定术才有一定的意义。

（2）麻醉与体位

采用全身麻醉。患者取仰卧位,肩脊部扁枕垫高;或取半侧卧位,肩部及腰背部用枕头垫高,使肩和背部与手术台呈 40°～50°。

（3）手术步骤

1）显露:采用肩关节前方显露,切口起自肩锁关节前面,向内沿锁骨外 1/3 前面至喙突内侧,转向三角肌前缘至上臂前侧。切开皮肤、皮下组织及深筋膜,在三角肌与胸大肌的间隙显露头静脉。仔细分离头静脉,头静脉外侧一般有 2～3 个属支,远离主干分别予以结扎,将其拉向内侧,结扎胸肩峰动静脉的分支。沿锁骨前面外 1/3 将三角肌的锁骨附着部剥离或稍在附着点以下切断,向外翻转三角肌,如此肩前侧及外侧结构即清楚显露。

2）触摸到喙突的骨性标志,附着喙突上的喙肱肌及肱二头肌短头纵行向下走行。该二肌内侧为腋部神经、血管走行。外旋肩关节,在肱骨小结节附着部 2 cm 处切断肩胛下肌,纵行切开关节囊,显露肩肱关节。

3）外旋上臂将肩关节脱位,切除关节盂及肱骨软骨。修整后将肱骨头对于关节盂。

4）肩关节融合的位置:肩关节融合在外展 50°,前屈 20°,外旋 25°,是最有用的位置。肩关节在此位置下骨性融合后,依靠肩胛骨和胸壁间的滑动,臂可下垂到胸侧,肩可外展至 90°。术中判断外展角度时,根据肱骨干与肩胛冈的交角决定,手术台上术者可用手触摸肩胛冈的走行方向。正常人上肢自然下垂在躯干侧方时,肱骨干与肩胛冈的交角为 70°～80°,如欲使肱骨干外展 40°～50°,则肱肩角应为110°～130°。

5）内固定方法:

A. 钢板内固定:将一六孔钢板弯成适当形状,放于肩峰上方及肱骨上端外侧。用一枚长螺丝钉经肩峰上方钻入肱骨头或关节盂,另用 2～3 枚螺丝钉钻入肱骨上端(图 20-4A)。

B. 螺丝钉内固定:用两枚螺丝钉经肱骨头穿入关节盂,用 1 枚螺丝钉经肩峰穿入肱骨头(图 20-4B)。

C. 骨圆针内固定:用 3 根骨圆针,1 根经肩峰钻入肱骨头内,另 2 根经肱骨干上端外侧钻入肩胛盂内(图 20-4C)。

6）植骨:肩关节较不稳定,施行融合术时,应做植骨以加强关节融合的坚固性,其植骨可分关节内植骨,关节植骨和关节内外联合植骨。

7）彻底止血后,缝合肌肉、软组织,关闭伤口。

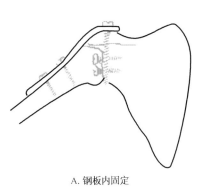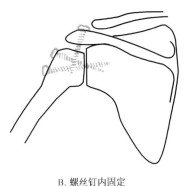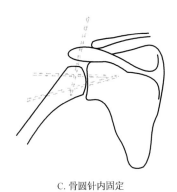

A. 钢板内固定　　　　　　　　B. 螺丝钉内固定　　　　　　　　C. 骨圆针内固定

图 20-4　肩关节固定术的内固定方法

（4）术后处理

术后先以外展支架固定，待 2 周拆线后改用肩"人"字石膏固定，直至骨性融合。

20.3　屈肘功能重建术

肌皮神经的不可逆性损伤主要表现为屈肘功能障碍，如肱桡肌代偿良好时，可不做治疗。屈肘功能代偿不全时，行屈肘功能重建术，可采用肌肉移位术恢复屈肘功能。一般可采用背阔肌移位术、胸大肌胸腹部移位术或尺侧腕屈肌移位术等。

手术适应证：①肱二头肌麻痹或肱二头肌缺如所致的屈肘功能障碍；②肩关节稳定，手部有一定的功能；③肘关节被动活动正常或接近正常，准备转位的肌肉动力良好。

20.3.1　背阔肌移位恢复屈肘功能术

背阔肌的主要血供源于肩胛下动脉的胸背动脉，少数直接起自腋动脉或与胸外侧动脉共干。胸背动脉向下越过大圆肌，沿背阔肌深面的前缘下行，再分出一支恒定的前锯肌支和一支不恒定的大圆肌支之后，分内、外侧支，到肩胛下角稍上方入肌。与胸背动脉伴行的有其同名的静脉和神经。入肌前的血管蒂长 81 mm，动脉外径 2.4 mm，静脉外径 4.0 mm。胸背动脉的外侧支入肌后沿肌肉前缘下行，供肌肉的前下部区域；内侧支入肌后与肌肉的上缘平行向内走行，供肌肉的上部区域。

背阔肌的后 1/3 的血供，来自肋间和腰部 3 组纵行排列的阶段性血管，分布于该肌的腱膜和肩胛线以内的肌腹。背阔肌表面皮肤的供血，除靠近腋部为直接皮动脉供血外，其余均为该肌的肌皮动脉供应。肌皮血管在肌质及其浅面吻合丰富，侧支循

环良好，而在腱膜及其浅面吻合较差，侧支循环较差。所以，该肌皮瓣移植应同时切取肌质与覆盖肌肉表面的皮肤为宜。

（1）麻醉与体位

采用全身麻醉。患者取侧卧位，患侧在上，待背阔肌游离完毕，关闭背部伤口后，身体可后仰，便于上臂和肘部操作。

（2）手术步骤

1）游离背阔肌：自腋后襞顶点沿背阔肌外缘做切口，略呈弧形，以便带部分皮肤；根据需要切口长度一般 22～28 cm。切开皮肤，皮下游离背阔肌前缘，翻开，在其深面距前缘 2～3 cm 处找到胸背动脉、静脉、胸背神经，入肌点在距腋窝顶下 7 cm 许，注意保护。向上追踪至腋窝部可见胸背动脉在肩胛下动脉分支处及腋动脉第 3 段。胸背静脉汇入肩胛下静脉处及腋静脉。臂皮肤无缺损、无瘢痕时，一般带 5～6 cm 宽皮瓣，在距前一切口的后内侧 5～6 cm 处做弧形切口，形成一个梭形皮瓣，长度短于前面切口（图 20-5A）。根据臂长度和到止点的距离截取背阔肌，一般长 22～28 cm、宽 7～9 cm。肌肉两侧缘与皮瓣之间做临时缝合，避免两层之间的滑动损伤皮支血管。此时背阔肌游离完毕，以 0.9% 氯化钠溶液纱布包好，缝合背部远端的大部分切口，使患者身体后倾。

2）单纯起点移位法，在臂前方偏内做纵行切口，至肘前为"S"形。切开皮肤皮下，将臂皮肤向两侧游离以容纳转移的肌肉。在肘前暴露出肱二头肌抵止部。将背阔肌皮瓣转位至臂部，注意观察血管神经蒂无扭转及张力。背阔肌近止点处与肩背部的筋膜不要过多地游离，以避免背阔肌收缩时血管神经蒂受到牵拉。拆除临时固定缝线。移位的背阔肌起点与肱二头肌腱做编织缝合（图 20-5B）。张力以

在屈肘 90°时拉紧肌肉为度。

3）双极移位法，即背阔肌起点缝于肱二头肌止点，背阔肌止点缝于喙突肱二头肌短头的起点，使得移位的肌肉在一直线上，更易发挥肌肉收缩的力量，同时便于调整张力。同样在臂前方偏内做纵行切口，至肘前为"S"形。切开皮肤皮下，将臂皮肤向两侧游离以容纳转移的肌肉。在肘前暴露出肱二头肌

抵止部。于结节间沟处切断背阔肌止点。此时整块移位肌肉只有血管神经蒂与机体相连。注意保护血管神经蒂，避免损伤或扭转。将背阔肌皮瓣覆盖于肱二头肌表面。在肘部将其起点与肱二头肌腱编织缝合。拆除临时固定缝线，缝合臂部分切口。在肘关节屈曲至 70°位，将背阔肌止点上移至喙突下肱二头肌短头处，与肱二头肌短头编织缝合（图 20-5C）。

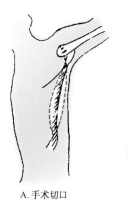
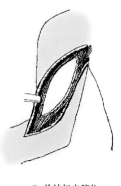
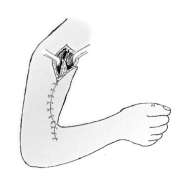

A. 手术切口　　　　　　　　　　B. 单纯起点移位　　　　　　　　　C. 双极移位

图 20-5　背阔肌移位重建屈肘功能

4）彻底止血，关闭伤口。

（3）术后处理

术后屈肘 120°位石膏托固定 4 周，去石膏改用颈腕吊带控制肘关节在 90°位，练习屈肘活动。6～8 周去除颈腕吊带，练习肘关节屈伸活动，并辅助康复治疗。背阔肌皮瓣恢复屈肘功能效果满意。

20.3.2　胸大肌移位重建屈肘功能术

1946 年，Clark 首先报道应用胸大肌的胸肋部分移位重建肱二头肌的屈肘功能。以后又有起点、止点同时移位的双极移位的方法。一般认为双极移位的效果好，主要是双极移位容易调整肌肉的张力。

（1）麻醉与体位

采用全身麻醉。患者平卧，肩部垫以薄枕，患臂置于体侧。

（2）手术步骤

1）胸壁切口：自喙突下 5 cm 处开始，向下沿锁骨中线外缘 2 cm 做纵行略呈"S"形的切口，达腹直肌鞘上部。切开皮肤、皮下组织，直达胸廓深筋膜，止血，顺深筋膜浅面做钝性或锐性分离，暴露出胸大肌的胸肋部，内侧达胸骨的边缘，下方显露腹直肌前鞘。辨认胸大肌外缘，并顺其肌膜分离深面，由上而下直达腹直肌前鞘。将前鞘切下 1 条长约 5 cm、宽 2～3 cm 的鞘膜，与胸大肌纤维一起向内上

方分离，按由下而上的顺序切离第 6、5、4、3 肋骨部胸大肌起始点及胸骨部的肌附着部。将带有腹直肌鞘膜的肌肉瓣向上牵拉，同时细心分离胸大肌与其下方的胸小肌、前锯肌、部分肋间肌之间的筋膜间隙。在相当于第 3 肋骨水平处，为胸大肌深面的肌内，注意保护由上而下的血管神经束，即胸肩峰动脉的胸大肌分支，以及与之伴行的静脉和胸前内侧神经。

2）臂部切口：

A. 自喙突开始向下沿三角肌前缘至肱二头肌前内缘做纵行切口（图 20-6A）。切开皮肤，找出头静脉，牵向内侧暴露胸大肌肱骨抵止部。将锁骨头上的肌腱牵开后，将胸肋部的肌腱切断，此时胸大肌的胸肋部起始点均已游离。

B. 沿第 3 肋间水平将胸大肌胸肋部上方肌纤维斜行切断（图 20-6B），此时注意保护其下方的血管神经束。肌肉横断时出血较多，将血管逐一结扎。

C. 胸大肌胸肋部全部游离后，仅剩两束神经血管束为其蒂。为了便于使肌肉外移，而不使血管紧张，此时将两束组织向上游离一段，至其不紧张为止。

D. 将胸大肌瓣内外缘翻卷对合缝合肌膜，使呈一上大下小的梭形肌束，下端腹直肌鞘也缝成条状

（图 20-6C）。

3）肘窝切口：

A．在肘前做"S"形切口（图 20-6A），切开皮肤后，暴露肱二头肌下端的肌腱及腱膜。

B．用止血钳分离臂皮下组织，贯穿至上方切口（隧道），使成一宽 4～5 cm 的皮下隧道，且上端较宽（准备容纳胸大肌的肌腱）。

C．将已缝好的胸大肌束穿过皮下隧道，置于臂内侧。此时将胸壁切口分层缝合。

4）移植胸大肌：

A．先将胸大肌起部及腹直肌鞘膜穿过肱二头肌肘部止端肌腱中间用尖刀切开的穿孔，然后将胸大肌头翻转重叠缝合。此时需注意将肘部尽量屈曲，并使移植的胸大肌纤维处于适当的紧张度（上方能与喙突接触），固定缝合于肱二头肌腱上，将多余

的腹直肌鞘膜切断。

B．逐层缝合肘窝部切口。

C．把胸大肌的上端缝于肩胛骨的喙突上。将喙突上胸小肌附着部的肌腱做一"U"形切口，切开并向上翻起。用小平凿凿开喙突骨皮质，并撬开使成一骨穴。以粗线缝合胸大肌止端肌腱，将此端插入喙突骨穴中，并将此粗线于喙突骨皮质处，在喙突上方打结固定（图 20-6D）。喙突上翻起的"U"形肌腱与胸大肌缝合固定数针。

5）缝合上臂切口，放置引流条。

（3）术后处理

胸大肌移植完毕，各伤口用敷料包扎后，腋窝及胸侧壁垫以棉垫，以石膏托在臂外侧固定患肢于屈肘 120°位，再用绷带固定于胸前壁。其余与背阔肌移位重建屈肘功能相同。

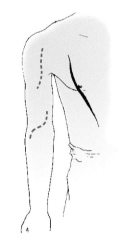

A. 手术切口

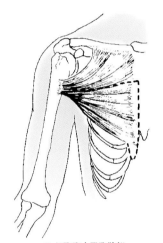

B. 切取胸大肌胸肋部

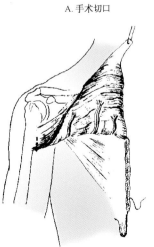

C. 游离、掀起胸大肌胸肋部

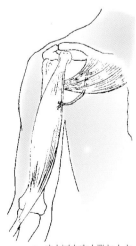

D. 缝合固定胸大肌起止点

图 20-6　胸大肌移位重建屈肘功能

20.3.3 屈肌群起点上移重建屈肘功能术

Steindler 于 1918 年首先报道用屈肌群起点上移重建屈肘功能。其原始设计是将屈肌群起点上移,固定在臂的内侧肌间隔上。1954 年,Mayer 和 Green 对 Steindler 设计的方法做了改进,将屈肌群(包括旋前圆肌、桡侧腕屈肌、掌长肌、尺侧腕屈肌及指浅屈肌)起点连同肱骨内上髁的一块骨骼,上移固定在肱骨下端稍偏外侧,使固定处更为牢固。

（1）适应证

屈肌群起点上移重建屈肘功能适用于肱二头肌麻痹,无条件应用背阔肌、胸大肌或其他肌肉重建屈肘功能,同时患手功能良好者。适于屈肘肌肌力恢复至 2 级的病例。

（2）麻醉与体位

采用臂丛神经阻滞麻醉。患者平卧于手术台,患肢外展于上肢手术台上。

（3）手术步骤

1）经臂下端内侧肌间隔、肱骨内上髁、肘前与前臂上段掌侧做"S"形切口。

2）于臂下端内侧肌间隔处显露肱动脉及其伴行静脉、正中神经和尺神经,将血管、神经做充分游

离。切开肱二头肌腱膜。注意保护正中神经和尺神经支配屈肌群的分支。将肱动脉、肱静脉、正中神经向外侧保护牵开,将尺神经向内侧牵开。在肱骨内上髁处,用骨凿将屈肌群起点连同一小块骨骼凿下。凿下之前可在肱骨内上髁钻个孔(图 20-7A)。

3）将旋前圆肌、桡侧腕屈肌、掌长肌、尺侧腕屈肌和指浅屈肌连同骨片向远端游离;起自尺骨鹰嘴内侧缘和尺骨上部后侧缘的尺侧腕屈肌尺侧头,应在其附着处剥离。于肱骨下端掌侧将肱肌向侧方牵开,显露肱骨下端掌侧骨质。将肘被动屈曲至 90°位,将屈肌群起点的骨块上移。根据屈肌群在屈肘 90°拉紧的情况下骨块在肱骨下端掌侧的位置,凿一个与屈肌群起点骨块面积相同的骨孔。于此洞上方再钻两个小孔。然后将屈肌群起点处的骨块,在屈肘 90°位用钢丝固定于肱骨下端的骨孔内。亦可利用在肱骨内上髁凿之前钻的孔,用螺丝钉固定(图 20-7B)。

4）尺神经可前移至肘关节前方。

（4）术后处理

术后用长臂石膏托固定在屈肘 80°位。术后 6 周去石膏托活动,锻炼肘关节屈、伸功能,并辅助物理治疗。为纠正移位肌缩短引起的术后屈曲畸形,需长期(>6 个月)、正确的再训练。

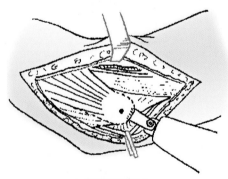 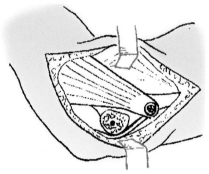

A. 凿下屈肌群起点　　　　　B. 肘屈曲90°位,将屈肌群起点移至肱骨近端

图 20-7　屈肌总起点转移(根据 Steindler 法)

20.3.4 尺侧腕屈肌倒转重建屈肘功能术

（1）适应证

肱二头肌麻痹,无条件应用背阔肌、胸大肌重建屈肘功能,尺侧腕屈肌肌力正常,肘关节被动屈曲好,同时患手功能良好者。

（2）麻醉与体位

采用臂丛神经阻滞麻醉。患者取仰卧位,患肢置于手术台上。

（3）手术步骤

1）切口:在前臂掌尺侧沿尺侧腕屈肌桡侧缘,起自腕横纹向近端做纵行切口(图 20-8A)。切开皮肤、皮下组织,显露尺侧腕屈肌远侧 2/3,注意保护位于其桡侧的尺动、静脉和尺神经。在切口远端切断该肌腱,向近端掀起、游离。仔细结扎尺动脉发出的肌支及伴行静脉,在距肱骨内、外上髁间平面 9 cm 处,可见第 3 支动脉向主干动脉方向,游离此动脉支,并保护好。此时再向近端游离肌肉 1～2 cm。在

肘关节前方做"S"形切口,切开皮肤、皮下组织,向两侧分离皮瓣,并向前臂切口做皮下隧道。将尺侧腕屈肌引向此切口。

2) 再于臂中段前外侧做直切口,切开皮肤、皮下组织。在肱二头肌于三角肌之间显露三角肌止

点。由此切口向肘前切口做皮下隧道。将尺侧腕屈肌引向此切口。向近端牵拉尺侧屈腕肌,在前臂及肘前切口探查,肌腹没有扭转,对血管支没有牵拉。将肘关节屈曲90°,尺侧腕屈肌绕过三角肌止点,折回后缝合(图20-8B)。

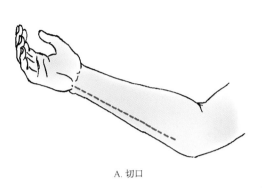

A. 切口

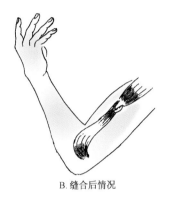

B.缝合后情况

图 20-8　尺侧腕屈肌倒转重建屈肘功能

3) 仔细止血后缝合皮下、皮肤。3 处伤口各放 1 枚引流条。

(4) 术后处理

术后长臂石膏托固定屈肘80°位。术后 4 周去石膏托使用颈腕吊带,维持肘关节于80°位,练习主动屈肘功能。术后 6 周去除颈腕吊带,练习肘关节屈、伸活动。

(5) 注意事项

1) 尺侧腕屈肌在前臂的近1/3段由 3 支肌支提供血供,肌肉神经支配在此段内。在解剖和游离尺侧腕屈肌时,应注意前臂的近1/3段不要受干扰,此可确保3支血管和神经肌支不受损伤。

2) 分离肌肉时注意仔细地止血,避免形成肌肉内血肿。

3) 尺侧腕屈肌腱切断时要靠近远端,以保证返转后有足够长度。在缝合肌腱止点时注意不要向后分离,以免损伤桡动脉。

20.3.5　肱三头肌移位重建屈肘功能术

肱三头肌移位重建屈肘功能首先由 Bunnell 描述,而后 Carroll 和 Hill 做了改良。在肱三头肌完好而肘关节主动屈曲丧失时,可将肱三头肌移位至前方抵止到肱二头肌腱,获得肘关节的屈曲。

肱三头肌移位重建屈肘功能是存在许多争论和经常激烈辩论的话题,正像 Carroll 所指出的,整块肌肉必须移动和向远端分离,如果采用舌形尺骨骨

膜瓣连同肌肉掀起,不需要断层筋膜移植到肱二头肌腱,术后获得满意的阶段性效果、满意的肌肉力量和缩张幅度没有什么困难。但是,很多外科医师不愿意考虑肱三头肌移位重建屈肘功能,他们认为丧失了重要的肱三头肌功能。一些反对意见追溯到该手术最初是治疗小儿麻痹后遗症患者,这些患者很多是双侧病变,患者需用拐杖走路,一旦肱三头肌肌力丧失,将严重损害他们从椅子上站起来和持拐杖行走。然而,臂丛损伤的患者通常没有这些严重的问题。但是,伸肘明显的可以由地心引力作用实现,而流畅的屈肘动作实质是借助主动的伸肘拮抗的存在。因此,肱三头肌移位重建屈肘功能不是首选的术式,只作为一种补充的方法。

(1) 适应证

肌皮神经不可逆性损伤,肱三头肌肌力 4 级以上,同时肩关节稳定、手部功能良好者。

(2) 手术步骤

1) Bunnell 法:通过臂后外侧切口暴露肱三头肌腱,在该肌腱附着处切断肌腱。从肱骨后面远侧1/4解剖肱三头肌,绕肱骨外侧面移位肱三头肌腱。在关节前外侧做纵向弧形切口,牵拉肱桡肌和旋前圆肌,暴露桡骨结节。取 1 条宽约 4 cm 的阔筋膜缝合成管状与肱三头肌腱断端缝接。在桡骨结节和桡骨颈钻孔用抽出钢丝缝合法穿过其孔至前臂背侧,将延长的肱三头肌腱埋入钻孔骨道内。屈曲肘关节,轻柔拉紧钢丝,使肌腱紧贴骨组织,在有垫的纽

扣外扎紧钢丝,肘关节屈曲位固定。

2）改良方法:于臂下段行后正中纵行切口,至肘下;暴露并牵拉肱三头肌内侧头,保护尺神经;于肘部行横切口,暴露出肱二头肌止点;将肱三头肌腱通过肘部皮下隧道牵引至肘部肱二头肌腱止点处,调整张力后将肱三头肌腱编织缝合于肱二头肌腱上(图 20-9),缝合切口。在后来的文献中有报道术中分离肱三头肌长头,将肱三头肌长头于止点处切断,将肱三头肌长头肌腱通过肘部皮下隧道牵引至肘前,调整张力后与肱二头肌腱编织缝合,以保留部分伸肘功能。

（3）术后处理

术后长臂石膏托屈肘位固定 5～6 周。

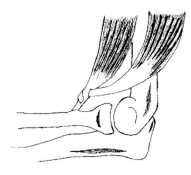

图 20-9 肱三头肌转移至肱二头肌重建屈肘功能

20.4 伸腕、伸指功能重建术

桡神经损伤后主要表现为伸腕、伸指障碍,功能重建就是重建伸腕、伸指功能。对桡神经不可逆损伤,采用正中神经和尺神经支配的前臂屈肌移位修复其功能可取得满意的效果。常用的方法为:旋前圆肌代桡侧腕长、短伸肌;桡侧腕屈肌代拇长展肌、拇短伸肌、拇长伸肌;尺侧腕屈肌代指总伸肌、示指固有伸肌和小指固有伸肌。其他的方法还有:掌长肌代拇长展肌、拇短伸肌;环指指浅屈肌(近端)代掌长肌切断的远端。如此希望拇指可以分别行使背伸与外展的动作,但此法操作比较复杂,现较少采用。

手术适应证:①桡神经损伤后缺损过多不能修复者;②桡神经损伤修复后功能无恢复时间超过 1.5 年者;③移位的肌肉动力良好。

20.4.1 伸腕功能重建术

（1）适应证

高位桡神经不可逆性损伤时,除行伸指、伸拇功

能重建外,还需行伸腕功能重建,一般采用旋前圆肌代桡侧腕长、短伸肌。此法亦可用于前臂伸腕肌群的损伤缺损修复。要求被移位的肌肉肌力正常或接近正常,同时手的屈肌功能良好。

（2）麻醉与体位

采用臂丛神经阻滞麻醉。患者取仰卧位,患肢外展置于手术台上,气性止血带下手术。

（3）手术步骤

1）于前臂中段桡背侧,肱桡肌与桡侧腕长伸肌之间做长 6～7 cm 纵行切口(图 20-10A)。

2）切开皮肤、皮下组织,显露肱桡肌与桡侧腕长、短伸肌腱。在肱桡肌与桡侧腕长、短伸肌腱之间分离,显露旋前圆肌腱在桡骨中 1/3 桡侧面及背侧面的止点。将旋前圆肌在桡骨的抵止带 1.5 cm×1.5 cm 的桡骨骨膜一并切下,边对边缝合成腱状。

3）在腕背位 30°～40°将旋前圆肌与桡侧腕长、短伸肌腱编织缝合(图 20-10B)。

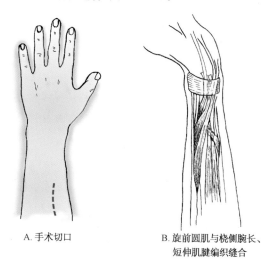

A. 手术切口　　　　　B. 旋前圆肌与桡侧腕长、短伸肌腱编织缝合

图 20-10 伸腕功能重建

4）彻底止血后缝合皮下、皮肤。关闭伤口的过程中,始终注意保持腕关节在背伸 30°～40°位。

（4）术后处理

单纯行肌腱移位重建伸腕功能后,仅用前臂掌侧石膏托固定腕关节于背伸 30°～40°位,手指不需固定。术后 4 周去除石膏托练习活动,辅助康复治疗。

20.4.2 伸指功能重建术

（1）适应证

低位桡神经不可逆性损伤,主要表现为伸拇和伸

指功能障碍,一般采用的肌腱移位方式为桡侧腕屈肌代拇长展肌、拇短伸肌、拇长伸肌;尺侧腕屈肌代指总伸肌、示指固有伸肌和小指固有伸肌。前臂指伸肌群损伤缺损时亦可采用此种肌腱移位方式治疗。

(2) 麻醉和体位

采用臂丛神经阻滞麻醉。患者取仰卧位,患肢外展置于手术台上,于气性止血带下手术。

(3) 手术步骤

1) 切口:分别在前臂下段掌背侧做切口(图 20-11A)。

2) 前臂掌侧沿桡侧腕屈肌腱做纵行切口,起自手舟骨结节向近端延长,长 7～8 cm。切开皮肤、皮下组织,显露桡侧腕屈肌腱,靠近远端切断桡侧腕屈肌腱并向上游离至肌腹部备用。前臂掌侧沿尺侧腕屈肌腱做纵行切口,起自豌豆骨向上延长,长 7～8 cm。同样显露尺侧腕屈肌腱,将尺侧腕屈肌腱在近抵止部切断并向近侧游离备用。

3) 在前臂背侧下段的桡、尺侧做 2 个纵行切口。在尺侧切口内显露指总伸肌腱、示指固有伸肌腱和小指固有伸肌腱。桡侧切口显露拇长展肌腱、拇短伸肌腱和拇长伸肌腱。

4) 自掌桡侧切口与背桡侧切口做皮下隧道沟通,将桡侧腕屈肌腱自掌侧切口绕桡侧经皮下隧道引至背侧切口。自掌尺侧切口与背尺侧切口做皮下隧道沟通,将尺侧腕屈肌腱自掌侧切口绕尺侧经皮下隧道引至背侧切口。检查肌腱走行好,无扭转,缝合掌侧两切口。

5) 在拇指外展背伸位拉紧拇长展肌腱,拇长、短伸肌腱与桡侧腕屈肌腱,编织缝合。在腕背伸 30°及手指伸直位将尺侧腕屈肌腱与指总伸肌腱、示指固有伸肌腱和小指固有伸肌腱做编织缝合(图 20-11B)。

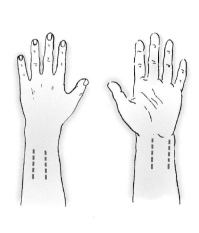

A. 切口

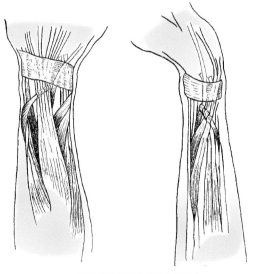

B. 肌腱移位后行编织缝合情况

图 20-11 伸指功能重建

6) 放松止血带后,彻底止血。缝合伤口。

(4) 术后处理

术后石膏托固定在腕背伸 45°、拇指外展背伸位、手指伸直位 4 周。后去石膏托练习活动。

(5) 注意事项

1) 肌腱游离时注意保护腱周组织,以减少术后粘连。

2) 肌腱移位后,走行方向要直,不要阻挡,否则会减弱肌力。

3) 行尺侧腕屈肌腱与指总伸肌腱编织缝合时,要将 6 条肌腱同时拉紧,特别注意把中、环指的指伸肌腱拉紧,以免中、环指伸直不充分。

4) 肌腱编织缝合的位置要离开腕背支持带近侧缘,避免手指屈曲时阻挡伸肌腱向远端滑动。

20.5 拇指对掌功能重建术

低位(腕部)正中神经损伤主要表现为拇指对掌

功能障碍。拇指对掌功能丧失后,对手的功能影响很大,应行重建术。拇对掌功能重建术有通过肌腱移位的动力性对掌功能重建和通过骨性手术的固定性对掌功能重建。

(1)手术适应证

1)第1腕掌关节被动活动正常。

2)有理想的动力肌肌腱可利用。

(2)手术要点

肌腱移位重建拇指对掌功能的方法很多,手术要点如下。

1)必须选择肌力和滑动范围良好的动力肌肌腱,要求肌力最好是5级,不能低于4级,肌腱没有损伤。

2)移位肌腱的方向应与拇指垂直外展活动的方向一致,一般为从手舟骨结节的尺侧至拇指掌指关节的桡侧,或从豌豆骨的桡侧至拇指掌指关节的桡侧这两个方向。偏离这样的方向拇指不能做到垂直外展,而是拇指水平外展或拇指内收动作。要保持这样的方向就必须有一个支点,使肌腱不发生侧方移动。方法是在做皮下隧道时,近侧口不要太宽畅,并通过筋膜组织,增加其牢固性。

3)选择合适的止点,即基本上是拇短展肌的止点。

4)在一定的张力下缝合。

20.5.1 环指指浅屈肌腱移位重建拇指对掌功能术

(1)麻醉与体位

采用臂丛神经阻滞麻醉。患者取仰卧位,患肢外展置于手术台上,于气性止血带下手术。

(2)手术步骤

1)于环指指根横纹与远侧掌横纹之间做长约1.5 cm的横行切口,切开屈肌腱腱鞘,显露指浅屈肌腱;在前臂远端掌侧做弧形切口,显露环指指浅屈肌腱(图20-12A)。确认无误,在掌部切口内切断浅肌腱,并从腕部切口内抽出。

2)于拇指掌指关节背侧做"S"形切口,显露拇短展肌抵止部及拇长伸肌腱,并从此切口向手舟骨结节尺侧做皮下隧道,将环指指浅屈肌腱自前臂下段切口经皮下隧道引向掌指关节背侧切口内。

3)松止血带,彻底止血后缝合前臂及手掌伤口。于屈腕、拇指外展对掌伸直位将环指指浅屈肌腱与拇短展肌腱缝合(图20-12B)。被动伸腕,如果

方向、张力、止点适合,拇指呈外展对掌位,掌指关节在中立位。如对掌不充分,说明张力偏松。如掌指关节过伸,说明隧道、止点偏背侧;掌指关节屈曲说明隧道止点偏掌侧。以上均需调整至合适为止。然后于拇指近节近端将环指指浅屈肌腱缝合到拇长伸肌腱尺侧,以增加拇指的旋前功能。

4)关闭伤口。

(3)术后处理

术后石膏托固定屈腕、拇对掌位4周,后去石膏托练习活动。

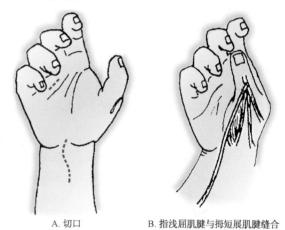

A. 切口 　　　　　　　B. 指浅屈肌腱与拇短展肌腱缝合

图 20-12　环指指浅屈肌腱移位对掌功能重建

20.5.2 尺侧腕伸肌腱移位重建拇指对掌功能术

(1)尺侧腕伸肌腱做动力腱加掌长肌腱游离移植重建对掌功能术

1)麻醉与体位:采用臂丛神经阻滞麻醉。患者取仰卧位,患肢外展置于手术台上,于气性止血带下手术。

2)手术步骤:

A. 于前臂下段背尺侧做纵行切口(图20-13A),显露尺侧腕伸肌腱,尽量靠近止点处切断,然后向近端充分游离。

B. 于前臂远端掌侧做弧形切口,显露掌长肌腱并充分游离,将掌长肌腱在腕横纹处切断;在前臂掌侧中部掌长肌腱走行处做小横切口,将掌长肌腱自此切口抽出,切取 10 ～ 12 cm 掌长肌腱(图20-13B)。

C. 将尺侧腕伸肌腱经皮下隧道引向腕掌侧切口。

D. 将掌长肌腱的一端与尺侧腕伸肌腱远端做编织缝合(图 20-13C)。缝合前臂背侧切口。

E. 于拇指掌指关节背侧做"S"形切口,显露拇短展肌抵止部及拇长伸肌腱,并从此切口向手舟骨结节尺侧做皮下隧道,将掌长肌腱自前臂下段切口经皮下隧道,引向掌指关节背侧切口内。

F. 松止血带,彻底止血后缝合前臂掌侧伤口。于屈腕、拇指外展对掌伸直位将掌长肌腱与拇短展肌腱缝合(图 20-13C)。被动伸腕,如果方向、张力、止点适合,拇指呈外展对掌位,掌指关节在中立位。如对掌不充分,说明张力偏松。如掌指关节过伸,说明隧道、止点偏背侧;掌指关节屈曲,说明隧道止点偏掌侧。以上均需调整至合适为止。然后于拇近节近端将掌长肌腱缝合到拇长伸肌腱尺侧,以增加拇指旋前功能。

3) 术后处理:同环指屈肌腱移位术。

(2) 尺侧腕伸肌腱做动力腱、拇短伸肌腱为牵引腱重建对掌功能术

1) 麻醉与体位:采用臂丛神经阻滞麻醉。患者取仰卧位,患肢外展置于手术台上,于气性止血带下手术。

2) 手术步骤:

A. 于桡骨茎突近端做纵行切口(图 20-14A),显露拇短伸肌腱,在肌腱与肌腹移行部切断。于拇指掌指关节桡背侧做"S"形切口,显露拇短伸肌腱,并把其近端从此切口抽出。

B. 于前臂下段背尺侧做纵行切口,显露尺侧腕伸肌腱,尽量靠近止点处切断。在腕掌侧做"L"形切口,将尺侧腕伸肌腱经尺侧腕屈肌腱下方,引向腕掌侧切口。并把拇短伸肌腱经皮下隧道引向腕掌侧切口(图 20-14B)。

C. 牵拉拇短伸肌腱,拇指呈对掌位、掌指关节呈中立位。在屈腕位与尺侧腕伸肌腱做编织缝合(图 20-14C)。

3) 术后处理:同环指屈肌腱移位术。

20.5.3 小指展肌移位重建对掌功能术

(1) 麻醉与体位

采用臂丛神经阻滞麻醉。患者取平卧位,患肢外展90°。手术在气囊止血带下进行。

(2) 手术步骤

1) 于手掌尺侧自小指根部至腕横纹做纵行切口(图 20-15A),显露小指展肌。将小指展肌的两个止点分别切断、掀起,向近端游离至豌豆骨处,注意保护血管神经束。

2) 于拇指掌指关节桡背侧做一弧形切口,并与前切口做皮下隧道。将小指展肌像翻书本样经皮下隧道引向拇指切口,在拇指外展对掌位,与拇短展肌止点编织缝合(图 20-15B)。

(3) 术后处理

术后拇指对掌位石膏托固定4周。

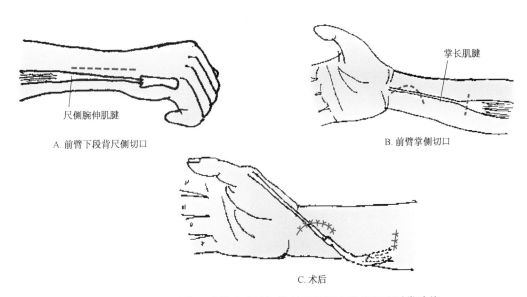

A. 前臂下段背尺侧切口

B. 前臂掌侧切口

C. 术后

图 20-13 尺侧腕伸肌腱做动力腱加掌长肌腱游离移植重建对掌功能

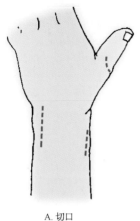

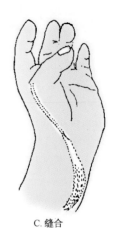

A. 切口   B. 拇短伸肌腱及尺侧腕伸肌腱移位   C. 缝合

图 20-14 尺侧腕伸肌移位对掌功能重建

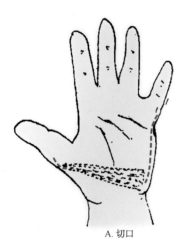

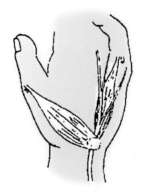

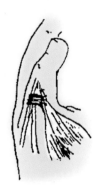

A. 切口   B. 移位后缝合

图 20-15 小指展肌移位重建对掌功能

20.5.4 拇短屈肌移位重建拇指对掌功能术

拇短屈肌移位重建拇指对掌功能是朱伟等于1995年首先报道的,是近10年来拇对掌功能重建领域中在解剖研究和生物力学分析的基础上发展起来的一种新术式。解剖研究证实,拇短屈肌与拇短展肌的起点约有1/2部分相互重叠,两肌腹近端约有1/3部分相互重叠;拇短屈肌主要止于近节指骨基底掌侧,拇短展肌止点以掌指关节桡侧为主。将拇短屈肌的止点向桡侧移位,使其起到拇对掌的功能。

(1) 适应证

适用于正中神经高、低位损伤后拇指对掌功能障碍的病例,术前检查拇指掌指关节屈曲动力好。

(2) 麻醉与体位

采用臂丛神经阻滞麻醉。患者取平卧位,患肢

外展90°,手术在气囊止血带下进行。

(3) 手术步骤

在拇掌指关节桡背侧做"S"形切口(图20-16B),依次切开皮肤、皮下组织,注意保护拇指桡侧指神经(通常在拇掌指关节掌侧)。彻底暴露拇短屈肌及拇短展肌止点,将拇短屈肌止点尽量向远侧游离1~1.5 cm,切断(图20-16C);近侧游离时将肌腱肌腹交界处向肌腹处游离1.5~2 cm(带部分近端肌腹)。当拇指处于充分对掌位时,将拇短屈肌止点向桡侧移位,穿过拇短展肌止点深面,缝合数针。放松拇指,观察其张力下的对掌是否充分。满意后,再将拇短屈肌止点远端斜向背侧,从拇长伸肌腱深面穿过,同向反折将拇长伸肌腱背侧拉紧,加强伸拇力量及拇指在对掌活动中的旋前作用(图20-16D)。缝合数针后将拇短屈肌的止点端缝

合于拇短展肌止点,必要时加以调节。充分止血,冲　洗后缝合伤口。

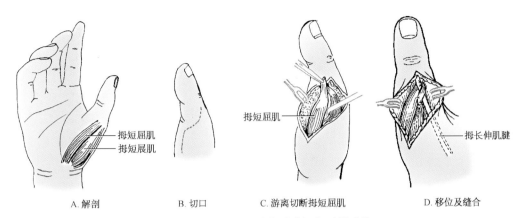

A. 解剖　　　　　B. 切口　　　C. 游离切断拇短屈肌　　D. 移位及缝合

图 20-16　拇短屈肌移位重建拇指对掌功能

（4）术后处理

术后拇指单纯小石膏条固定,允许其他手指活动,3 周后去除石膏进行拇指对掌功能主动锻炼。

20.5.5　示指固有伸肌腱移位重建拇指对掌功能术

（1）麻醉与体位

采用臂丛神经阻滞麻醉。患者取平卧位,患肢外展 90°。手术在气囊止血带下进行。

（2）手术步骤

1）沿示指掌指关节背侧做弧形切口（图 20-17 切口 1）显露示指固有伸肌腱和示指指总伸肌腱。示指固有伸肌腱位于示指指总伸肌腱的尺掌侧,将两腱固定缝合 2 针,在缝线近侧将示指固有伸肌腱切断。近端缝合一牵引线,并将示指固有伸肌腱向近端做皮下分离。

2）在腕背支持带远端做一小切口（图 20-17 切口 2）,将示指固有伸肌腱自此切口抽出。

3）在腕上尺背侧做切口（图 20-17 切口 3）显露示指固有伸肌腱及腱腹移行部,使得示指固有伸肌腱充分移位至腕的尺侧面,分离皮下组织,在上述切口 2 与切口 3 之间做皮下隧道。将示指固有伸肌腱自此切口抽出。

4）在腕掌侧豌豆骨桡侧做小切口（图 20-17 切口 4）,与前述切口 3 之间做皮下隧道,将示指固有伸肌腱自此切口引出。

5）沿拇指掌指关节桡侧做弧形切口（图 20-17 切口 5）显露拇短展肌止点,在切口 5 与前述切口 4 之间做皮下隧道。将示指固有伸肌腱引至切口 5,

于屈腕、拇指外展、对掌位拉紧缝合在拇短展肌止点上。慢慢伸腕时看拇指充分对掌时,拇指掌指关节位于 −5°～0° 范围时,可以确认种植点合适（图 20-17）。

6）松止血带,止血冲洗切口,缝合伤口。

（3）术后处理

石膏托屈腕拇外展对掌位外固定,4 周后去石膏练习活动。

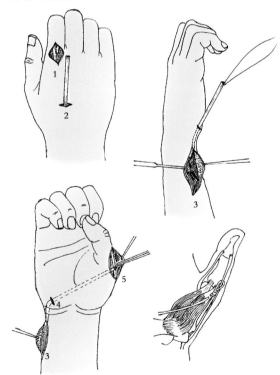

图 20-17　示指固有伸肌移位重建拇指对掌功能

20.5.6 掌长肌腱移位重建拇外展功能术

（1）麻醉与体位

采用臂丛神经阻滞麻醉。患者取仰卧位，患肢外展置于手术台上，气性止血带下手术。

（2）手术步骤

1）于手掌部及腕部做"S"形切口（图20-18A），显露掌长肌腱及掌腱膜。游离掌长肌腱并注意保持与掌腱膜的连续。切取1.5 cm宽掌腱膜，一并游离达腕上；将掌腱膜缝合成腱条。

2）其余操作同环指指浅屈肌腱移位术。

20.5.7 拇对掌位第1～2掌骨间植骨术

此术式属固定性对掌功能重建，应慎重采用，因为拇指放在固定性对掌位会带来不便。

（1）适应证

1）第1腕掌关节被动活动不良，并且不能通过手术改善者。

2）动力肌腱缺乏，即没有理想可利用的肌腱、肌肉来重建此功能者。

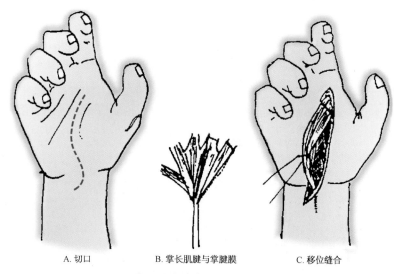

A. 切口　　　　　B. 掌长肌腱与掌腱膜　　　　　C. 移位缝合

图20-18　掌长肌腱带掌腱膜移位重建对掌功能

（2）麻醉与体位

采用臂丛神经阻滞麻醉。患者取仰卧位，患肢外展置于手术台上，上臂止血带下进行。

（3）手术步骤

1）于第1、2掌骨间背侧做弧形切口，剥离第1骨间背侧肌。骨膜下剥离第1掌骨尺侧和第2掌骨桡掌侧。

2）将拇指放在充分外展对掌位时，把第1、2掌骨相对应的骨面打毛糙，并根据第1、第2掌骨间形成的角度大小，在对侧髂嵴取一骨块。把髂嵴骨块的两侧修成槽状，嵌入第1、2掌骨间，再以2枚克氏针贯穿固定（图20-19），并将克氏针埋于皮下。

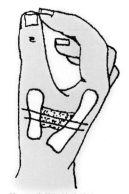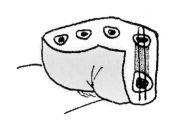

A. 第1、2掌骨间植髂骨块　　　　　B. 剖面观位置

图20-19　第1、2掌骨骨桥成形术

3) 另一种方式是在拇指对掌位下,在第1、2掌骨的相对缘凿孔,将切取的髂骨修成条状,两端修成榫状,插入第1、2掌骨的骨孔内。

4) 彻底止血后关闭伤口。

（4）术后处理

术后石膏托固定。2周后拆线,改用石膏管型固定3个月,至骨愈合。

20.6　屈指功能重建术

20.6.1　正中神经损伤的屈指功能重建术

高位正中神经不可逆性损伤时,前臂及手部功能丧失的肌肉波及旋前圆肌、桡侧腕屈肌、掌长肌、指浅屈肌、示指与中指的指深屈肌、拇长屈肌、旋前方肌、鱼际部肌及第1和第2蚓状肌。然而在手指的功能丧失中,主要是拇指和示指不能主动屈曲。中指由于与环指和小指的指深屈肌有内在联系,可以和环、小指一起完成主动屈曲。当然还有拇指对掌功能障碍。此时需要恢复拇指与示指的屈曲功能和重建对掌功能。采用的方法为,桡侧腕长伸肌腱移位至拇长屈肌腱,恢复屈拇;将示指指深屈肌腱在高位切断,与环指指深屈肌腱在同等张力下编织缝合,恢复屈示指。对掌功能重建推荐小指展肌移位恢复拇指对掌功能。

（1）麻醉与体位

采用臂丛神经阻滞麻醉。患者取仰卧位,患肢外展置于手术台上,上臂气性止血带下进行。

（2）手术步骤

1) 在腕背侧自腕横纹开始向上做8 cm纵行切口,切开皮肤、皮下组织,保护其下方的浅静脉,拉开拇短伸肌和拇长展肌的部分肌纤维,分离出桡侧腕长伸肌腱,从其远端止点切断后,从拇长展肌腱、拇短伸肌腱、拇长伸肌腱交叉部的近端抽出,备用。

2) 腕上部掌侧做长8~10 cm纵行切口,切开皮肤、皮下组织,显露桡侧腕屈肌腱、掌长肌腱及示指、环指深屈肌腱和拇长屈肌腱。将桡侧腕长伸肌腱经皮下隧道自背侧切口引向掌侧切口。

3) 自腕横纹上7~8 cm处将示指指深屈肌腱切断,在断端固定一缝线,将环指指深屈肌腱在相应的部位用尖刀切一小口,将示指指深屈肌腱远端编入其内,使示指和环指在同等张力下组织缝合。

4) 将桡侧腕长伸肌腱与拇长屈肌腱编织缝合。松紧度为腕关节在背伸20°位拇指休息位（图20-20）。

5) 缝合皮肤切口。

（3）术后处理

以背侧石膏托将手固定于屈曲20°位,示指掌指关节屈曲、指骨间关节伸直位,拇指掌指关节屈曲位4周。4周后去石膏托练习活动。

20.6.2　正中神经和尺神经同时损伤的屈指功能重建术

高位正中神经和尺神经同时发生不可逆性损伤时,前臂屈肌群与手部内在肌功能完全丧失。此时需要恢复拇指和其他指的屈曲功能、拇对掌功能及骨间肌功能。一般常用的屈指功能重建方法为:肱桡肌腱移位代拇长屈肌功能;桡侧腕长伸肌腱移位代示、中、环、小指的指深屈肌功能。

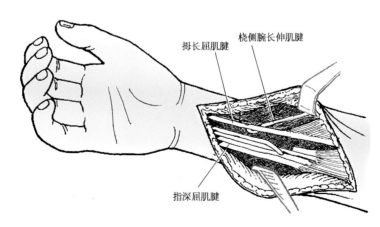

图 20-20　正中神经损伤的屈指功能重建

注: 桡侧腕长伸肌腱与拇长屈肌腱编织缝合,将示指指深屈肌腱编入环指指深屈肌腱

（1）麻醉与体位

采用臂丛神经阻滞麻醉。患者取仰卧位，患肢外展置于手术台上，上臂气性止血带下进行。

（2）手术步骤

1）在腕背侧自腕横纹开始向上做 8 cm 纵行切口，切开皮肤、皮下组织，保护其下方的浅静脉，拉开拇短伸肌和拇长展肌的部分肌纤维，分离出桡侧腕长伸肌腱，从其远端止点切断后，从拇长展肌腱、拇短伸肌腱、拇长伸肌腱交叉部的近端抽出，备用。在切口的桡侧显露肱桡肌腱，注意避免损伤桡神经浅支。将

肱桡肌腱在靠近止点处切断，向近端游离备用。

2）腕上部掌侧做长 8～10 cm 的纵行切口，切开皮肤、皮下组织，显露桡侧腕屈肌腱、掌长肌腱及示指、中指、环指、小指的指深屈肌腱和拇长屈肌腱。将桡侧腕长伸肌腱和肱桡肌腱经皮下隧道自背侧切口引向掌侧切口。

3）将肱桡肌腱与拇长屈肌腱编织缝合，桡侧腕长伸肌腱与示、中、环、小指的指深屈肌腱编织缝合（图 20-21）。松紧度为腕关节在背伸 20°位手指和拇指休息位。

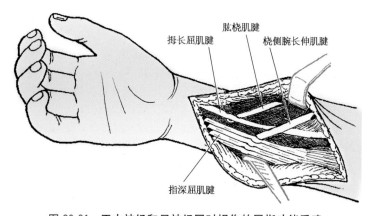

图 20-21　正中神经和尺神经同时损伤的屈指功能重建

4）缝合皮肤切口。

（3）术后处理

以背侧石膏托将手固定于屈曲 20°位，手指掌指关节屈曲、指骨间关节伸直位，拇指掌指关节屈曲位 4 周。4 周后去石膏托练习活动。

20.7　手内在肌功能重建术

手的外在肌和内在肌的良好协调使得手具有非常灵巧的功能。手内在肌包括鱼际部肌、小鱼际部肌、骨间肌和蚓状肌。手内在肌麻痹严重地影响手的肌肉平衡，出现掌指关节过伸、指骨间关节屈曲畸形，即爪形手畸形。尽管手的外在肌良好，能够做简单的提、握动作，但伤手不能完成精细的动作，严重地影响着捏、握、抓等功能。正中神经、尺神经损伤后，特别是高位损伤，其所支配的手内在肌的功能恢复常不满意，甚或不恢复，常常需要行功能重建。

正中神经支配的鱼际部肌麻痹，特别是拇短展肌和拇对掌肌麻痹，使得拇指对掌功能丧失。拇对

掌功能重建术已在本章前节做了介绍。尺神经支配的骨间肌麻痹的功能重建，如果手部有可供移位的动力肌腱，可施行动力肌腱移位重建骨间肌的功能，恢复伤手主动的屈掌指关节、伸指骨间关节的功能，恢复伤手的捏物功能，同时也纠正了手部的爪形畸形。如果没有条件行动力肌腱移位重建骨间肌功能，也可行掌指关节掌板固定术，控制掌指关节过伸，使指总伸肌的力量传到远端，发挥伸指骨间关节的作用。但此种术式仅仅能纠正手的爪形畸形，而不能做主动的屈掌指关节、伸指骨间关节，仍不能有效地解决患手的捏物功能。因为在正常的手，内在肌屈曲掌指关节，这个动作与指深、浅屈肌腱屈曲指骨间关节同时作用，使得手指各关节的屈曲产生一个更有用的握物动作。当内在肌麻痹时，指深、浅屈肌的动作只能作用于指骨间关节，手指屈曲开始在远节，手指呈卷曲滚动状的动作，使握物非常不便。因此，任何方法欲试图恢复爪形手的功能，不单在于防止掌指关节的过伸，还需要使掌指关节有开始屈曲的力量。

20.7.1　指浅屈肌腱移位重建骨间肌术

（1）麻醉与体位

采用臂丛神经阻滞麻醉。患者取仰卧位，患肢外展置于手术台上，上臂部止血带后进行手术。

（2）手术步骤

1）在环指近节桡侧正中做纵行切口，切除一段腱鞘，显露指浅屈肌腱，在该腱的短腱纽近端将其切断。为避免术后近侧指骨间关节过伸，切断肌腱时

远端应保留一部分。

2）在手掌尺侧，与远侧掌横纹平行做一横行切口，将环指指浅屈肌腱自此切口抽出（图 20-22A），并将浅腱分成两股。再于小指桡侧近节做一纵行切口，和环指近节桡侧切口的 2 个切口内，分别显露伸肌腱侧腱束，将 2 股指浅屈肌腱自蚓状肌肌管通过，从手指桡侧切口拉出（图 20-22B）。于腕关节功能位、掌指关节屈曲 45°、指骨间关节伸直位，将移位肌腱与侧腱束缝合（图 20-22C）。

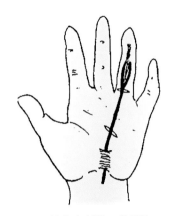
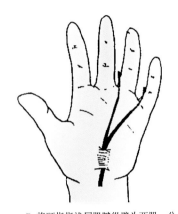
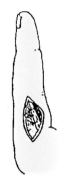

A. 通过2个小横切口将环指　　　　B. 将环指指浅屈肌腱纵劈为两股，分　　　C. 拉紧后与侧腱束缝合
指浅屈肌腱切断抽出　　　　　　　别通过蚓状肌管引至手指桡侧

图 20-22　环指指浅屈肌腱移位代蚓状肌

3）以上为单纯尺神经损伤所致的环、小指骨间肌功能重建。若同时有正中神经损伤，则可用同样方法同时用中指指浅屈肌腱移位重建示、中指骨间肌功能。

4）松止血带，彻底止血后闭合伤口。

（3）术后处理

石膏托固定在腕关节功能位，掌指关节屈曲、指间关节伸直位 5～6 周。去石膏托后练习活动，辅助康复治疗。

20.7.2　桡侧腕短伸肌腱移位重建骨间肌术

（1）手术步骤

1）于腕背桡侧做弧形切口（图 20-23A），显露桡侧腕短伸肌腱，于近止点处切断，将其自腕背侧支持带近端抽出，以便于进一步操作。

2）于足部切取趾长伸肌腱 2 条，每条肌腱劈成 2 束。将 4 条腱束与桡侧腕短伸肌腱做编织缝合。将 4 条腱束自腕背侧支持带穿过，编织缝合在腕背侧支持带近侧，注意不要产生阻挡。

3）分别在示、中、环、小指掌指关节桡侧做纵行切口（图 20-23B），显露伸肌腱帽和侧腱束。

4）然后将 4 条腱束分别经由示指掌指关节桡侧第 1 骨间背侧肌腱下方示指-中指、中指-环指、环指-小指掌骨头间掌深横韧带掌侧，拉至手指桡侧切口内。在掌指关节屈曲 80°～90°位，指骨间关节伸直位，将移植腱束缝于伸肌腱帽和侧腱束（图 20-23B）。

（2）术后处理

术后处理同"指浅屈肌腱移位重建骨间肌术"。

20.7.3　小指固有伸肌腱移位重建骨间肌术

（1）适应证

适用于单纯尺神经损伤，只需重建环、小指骨间肌功能者。

（2）手术步骤

1）在手背小指掌指关节桡侧做弧形切口，切开皮肤、皮下组织，显露小指固有伸肌腱，并显露指伸肌腱侧腱束。将小指固有伸肌腱远端与小指指总伸肌腱缝合 2 针，尽量靠远端切断。

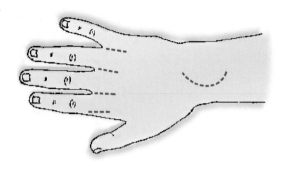

A. 手术切口

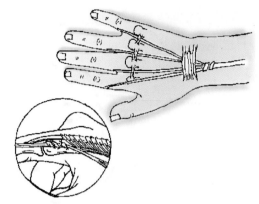

B. 游离肌腱缝于伸肌腱帽和侧腱束

图 20-23　桡侧腕短伸肌腱移位重建骨间肌术

2) 在第 4、5 腕掌关节做小切口,将小指固有伸肌腱自此切口抽出。在环指掌指关节桡侧做弧形切口,同样显露指伸肌腱侧腱束。

3) 将小指固有伸肌腱分为 2 条,由腕背经掌骨之间,通过蚓状肌管至指伸肌腱侧腱束做缝合（图 20-24）。

4) 松止血带,彻底止血后闭合伤口。

（3）术后处理

石膏托固定在腕关节功能位,掌指关节屈曲、指骨间关节伸直位 5～6 周。

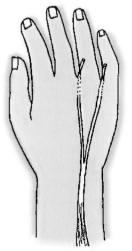

A. 将小指固有伸肌腱引至桡掌侧

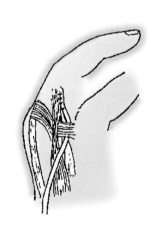

B. 缝合

图 20-24　小指固有伸肌代蚓状肌

20.7.4　掌指关节掌板固定术

1957 年,Zancolli 首先报道应用掌指关节掌侧关节囊掌板做成"U"形瓣,在掌指关节屈曲 20°位,将该瓣固定于掌骨颈处,使指伸肌腱伸指的力量容易传到远端,起到伸直手指的作用。

（1）手术适应证

内在肌麻痹,造成掌指关节过伸、指骨间关节屈曲的爪指畸形。当以外力稳定住掌指关节,不让其过伸时,指总伸肌的力量可传至远端,可伸直两指骨间关节,以此来纠正爪指畸形。指总伸肌功能不好的病例不宜施行此类手术。

（2）麻醉与体位

采用臂丛神经阻滞麻醉。患者取仰卧位,患肢外展置于手术台上,上臂部止血带后进行手术。

（3）手术步骤

1）在手掌尺侧，与远侧掌横纹平行做切口，显露第4～5指屈肌腱鞘，将腱鞘起始处的两侧做纵行切开，向近端牵拉屈肌腱时，形成掌指关节的轻度屈曲，即滑车前移（图20-25A）。

2）将屈肌腱拉向一侧，显露掌指关节掌侧关节囊及掌板，在距掌指关节近侧1.5 cm处设计一逆行"U"形瓣，将其掀起。在掌骨颈处的掌骨上凿一骨槽，近端两侧各钻一孔，用钢丝缝合"U"形瓣，并从骨孔穿出，在掌指屈曲30°位，使"U"形瓣固定于骨槽内，钢丝自手背引出后，用纱布和纽扣固定，如此关节囊紧缩0.7～0.8 cm（图20-25B）。

3）如为尺神经和正中神经联合损伤，则第2～5掌指关节同时行掌板固定术。

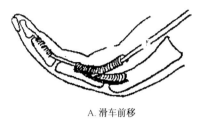
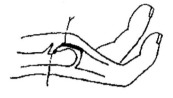
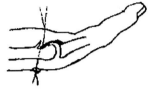

A. 滑车前移　　　　　　　　　　　　　　　　　　B. 关节囊紧缩

图 20-25　掌指关节关节囊紧缩，滑车前移

（4）术后处理

术后腕功能位，掌指关节屈曲位石膏托固定5～6周。去除石膏托，拔除钢丝，开始功能锻炼并辅助康复治疗。

20.7.5　Lasso 术

Lasso 术又称为指浅屈肌腱套索技术，由Zancolli首先提出，利用指浅屈肌腱形成套索牵拉A1滑车，恢复掌指关节主动屈曲，指总伸肌可伸直两指骨间关节。

（1）适应证

1）以外力稳定住掌指关节，不让其过伸时，指总伸肌可伸直两指骨间关节。

2）指浅屈肌肌力良好。

3）指总伸肌肌力良好。

4）掌指关节、指骨间关节被动活动正常，无骨折及皮肤、关节挛缩等。

（2）麻醉与体位

采用臂丛神经阻滞麻醉。患者取仰卧位，患肢外展置于手术台上，上臂止血带下进行手术。

（3）手术步骤

1）手掌部远侧掌横纹做横行切口，单纯尺神经损伤仅环指，小指爪形指畸形切口位于环、小指掌指关节，若尺神经、正中神经同时损伤，切口横示至小指掌指关节掌侧。切开皮肤、皮下组织，切断掌腱膜，注意保护神经血管束，暴露患指指浅屈肌腱纤维鞘。于A1、A2滑车间横行切开屈肌腱纤维鞘，牵出指浅屈肌腱，在短腱纽的近端切断该肌腱，调整肌腱张力使掌指关节屈曲30°～40°，远端套过A1滑车反折后自身缝合，在A1滑车形成1个套索。如此法形成4个套索（图20-26）。

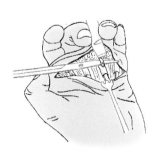
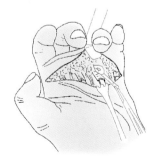
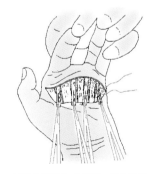

A. 将2束指浅屈肌腱中的1束从A₂滑车切口抽出、切断　B. 牵引断裂的一束，使另一束进入视野后也切断，向近端牵拉　C. 同样方法形成4个套索，每个手指1个，每条肌腱自身缝合

图 20-26　Zancolli指浅屈肌腱套索腱性固定术

2）放松止血带，彻底止血，闭合创口。

（4）术后处理

术后腕屈曲20°，掌指关节屈曲位，指骨间关节伸直位石膏外固定4～5周。去石膏后练习活动，并辅助康复治疗。

20.8 伸肘功能重建术

肱三头肌瘫痪导致伸肘功能障碍。一般认为肱三头肌无力或瘫痪影响不是很明显，因为患肢能利用上肢重量被动伸直肘关节。但是，如果需要用拐杖行走，或从床上移动至轮椅时，通过上肢力量改变体位时，必须有良好的肱三头肌肌力。另外，前臂推力运动也需要良好的肱三头肌肌力。尽管如此，相比而言，肱二头肌屈肘的功能还是比肱三头肌的伸肘功能更重要。必要时采用背阔肌移位重建伸肘功能。

（1）适应证

1）肱三头肌瘫痪导致伸肘功能障碍，屈肘功能正常，肱二头肌肌力好，手部具有良好的功能。

2）背阔肌肌力4级以上。

（2）麻醉与体位

采用全身麻醉。患者取侧卧位，患侧在上。

（3）手术步骤

1）游离背阔肌：自腋后襞顶点沿背阔肌外缘做切口，略呈弧形，以便带部分皮肤。根据需要切口长度。切开皮肤，皮下游离背阔肌前缘，翻开，在其深面距前缘2～3 cm处寻找到胸背动脉、静脉及胸背神经，入肌点在距腋窝顶下7 cm处，注意保护。向上追踪至腋窝部可见胸背动脉在肩胛下动脉分支处及腋动脉第3段。胸背静脉汇入肩胛下静脉处及腋静脉。在距前一切口的后内侧5～6 cm处做弧形切口，形成1个梭形皮瓣，即带5～6 cm宽皮瓣，长度短于前面切口。根据臂长度和到止点的距离截取背阔肌，宽7～9 cm。肌肉两侧缘与皮瓣之间做临时缝合，避免两层之间的滑动损伤皮支血管。此时，背阔肌游离完毕，以0.9％氯化钠溶液纱布包好。缝合背部远端的大部分切口，使患者身体后倾。

2）再沿臂后内侧向远端至肱骨内上髁做切口，切口末端在尺骨干后外侧。切开皮肤、皮下组织，显露臂后方和肘后侧来接受移位的肌肉，将背阔肌肌肉的筋膜缝至肱三头肌腱、鹰嘴骨膜和前臂伸肌的结缔组织间隔，注意避免扭转背阔肌的神经血管束。背阔肌近止点处与肩背部的筋膜避免过多的游离，以免背阔肌收缩时血管神经蒂受到牵拉（图20-27）。

3）彻底止血，关闭伤口。

（4）术后处理

用弹力绷带将上肢固定于身体侧方，保持肘关节于伸直位。3～4周后去除绷带，练习活动。

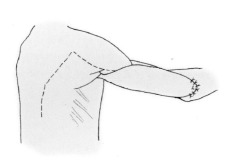

A. 切口示意图

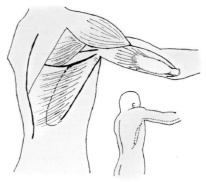

B. 手术示意图

图20-27 背阔肌移位重建伸肘功能

20.9 游离股薄肌移植重建手和上肢功能术

游离股薄肌移植重建手和上肢功能是指选择移植股薄肌来替代无功能的肌肉。缺点是手术时间长，需要采用显微外科技术、神经恢复需要时间较长等。因此，可有简单的肌腱移位手术解决问题时，则不必选择此手术。采用游离股薄肌移植重建手和上肢功能，受区必须要有1支合适的未损伤的运动神经束来支配移植后的肌肉，如前臂掌侧选用正中神经的指浅屈肌支或骨间掌侧神经，前臂背侧选用骨间背侧神经。这更适合于前臂肌肉缺损。而不可逆性神经损伤重建肢体功能者,受区常没有可供选择的动力神经,适应证较少。当受区有合适的动力神经或通过神经移位、感觉神经动力化后,游离股薄肌移植可作为重建手和上肢功能的选择方法。

20.9.1　功能解剖

股薄肌起于坐骨与耻骨的前方和下支,向下伸延到股内侧的长收肌和缝匠肌后方,在缝匠肌后方深面和半腱肌止点的前方,止于胫骨近端的内侧。股薄肌的主要血供来源于股深动脉的股薄肌支,肌外的长度为 5.7 cm,外径为 2.3 mm,斜向内下经内收于长、短肌之间,在股薄肌中上 1/3 处深面入肌。其动脉有 1～2 条静脉伴行,有闭孔神经同伴行。血管入肌后与肌纤维长轴平行而向下,沿途发出数支皮动脉供应浅层的皮下组织和皮肤。该肌的上、下两端尚有其他血管支进入,如来自旋股内侧动脉、股动脉、腘动脉、膝最上动脉、第 1 穿动脉和闭孔动脉等(图 20-28)。若切断这些分支并不影响全肌的血供。该肌的远段浅层有缝匠肌斜行通过,此段股薄肌无皮动脉。因此,切取股薄肌皮瓣时其范围仅限于上 2/3 皮肤。

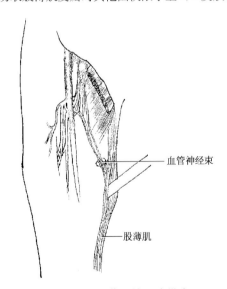

血管神经束

股薄肌

图 20-28　**股薄肌的血液供应**

适应证包括以下几点:

1) 患者全身状况较好,能耐受较长时间的手术。

2) 年龄应考虑青壮年为宜。

3) 不可逆性神经损伤重建肢体功能者。

4) 因外伤或肿瘤切除后,局部肌肉及皮肤均缺

损,需要同期修复使其功能得以恢复者。

5) 对肢体缺血性肌痉挛的患者,修复其肌肉功能。

6) 因外伤、骨髓炎、瘢痕或溃疡及肿瘤切除后所致的局部缺陷畸形,需要用肌肉填充及皮肤覆盖修复外形者。

7) 若用该肌皮瓣用以重建受区运动功能者而所取之股薄肌的功能必须良好(肌力Ⅴ级)者;用以填充缺陷的受区时对所切取的股薄肌皮瓣之动力大小可不考虑。

8) 受区或其附近必须有完好的口径适宜的知名动静脉。若为修复受区肌肉功能,在受区或其附近必须有可缝接的运动神经。

9) 所用受区的知名血管后,对其肢体或其他组织的血运无障碍。

20.9.2　手术步骤

(1) 麻醉与体位

采用连续硬膜外麻醉。患者取仰卧位,供区整个下肢备皮铺巾,便于活动;受区上肢外展于手术台上。

(2) 股薄肌皮瓣设计

皮瓣的轴心线为耻骨结节与胫骨平台中点连线,连线的中上 1/3 交界处为关键点,按所需大小设计肌皮瓣(图 20-29A)。

(3) 股薄肌皮瓣的切取

在皮瓣前缘切口切开皮肤、皮下组织,找到长收肌和股薄肌间隙,在其内可寻找到进入股薄肌的神经和血管。沿其神经及血管向近端充分游离至股深动、静脉或旋股内侧动、静脉止。然后,切开该肌后缘的皮肤、皮下组织及筋膜,从股薄肌与内收肌群的间隙分离,将股薄肌后前方游离。再自该肌前缘的皮肤与筋膜切开,将皮下大隐静脉股内侧分支结扎、切断(做标记备用)后游离股薄肌,使其与后缘沟通。最后,按设计需要切开远侧界皮肤、皮下及筋膜,切断股薄肌(图 20-29B),将该肌皮瓣向近端掀起,致使其仅有神经血管蒂与主体相连为止。

(4) 股薄肌皮瓣的移植

受区的创面及深部肌肉缺损情况准备就绪后,显露若缝接的血管和神经。切断股薄肌皮瓣的血管神经带,使之离体,应尽量争取血管长度和口径。将离体的肌皮瓣尽快移植于受区。肌皮瓣勿需做肝素 0.9% 氯化钠溶液灌洗,即把肌皮瓣展平,拆除在切取肌皮瓣过程中所做的暂时的皮肤与肌筋膜的缝

线,随后将移入肌肉与受区肌肉缺损的远、近端缝合(图20-29C)。最后将肌皮瓣的静脉与受区的静脉吻合,动脉与动脉吻合,使肌皮瓣恢复血运。将闭孔神经与受区的神经缝合,此点为动力性肌肉移植非常关键的步骤。神经尽量靠近肌肉端缝合,以缩短神经生长的时间,并保证神经缝合的质量。放置引流后将肌皮瓣的皮缘与受区皮肤边缘缝合。

(5)供区创面闭合

直接缝合。

20.9.3　术后处理

患者术后的全身情况观察及常规处理同显微外科手术的游离组织移植术。局部给予石膏托固定4周,4周后开始做轻微的被动牵拉活动,持续至获得完全活动范围。依据神经缝合口与肌肉之间的距离,一般于术后2~4个月肌肉出现收缩,可开始做手指主动伸或屈活动,直至功能良好恢复。

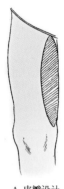

A. 皮瓣设计

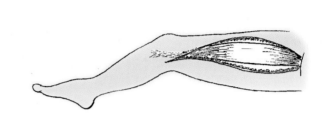

B. 切取股薄肌皮瓣

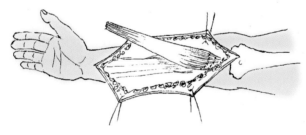

C. 股薄肌皮瓣移植到受区

图 20-29　游离股薄肌功能重建术

(阚世廉)

主要参考文献

[1] 王澍寰.手外科学[M].北京:人民卫生出版社,1999.

[2] 天津医院.临床骨科学.创伤[M].北京:人民卫生出版社,1973:525-555.

[3] 费起礼,孔令震,等.拇指对掌功能重建术[J].中华骨科杂志,1987,7(1):21-24.

[4] 宋修军,林彬.侧健束短缩术纠正爪形指畸形[J].手外科杂志,1990,6(3):125-127.

[5] 韦加宁.拇指对掌功能重建手术图解[J].手外科杂志,1986,2(1):45.

[6] 顾玉东.臂丛神经损伤与疾病的诊治[M].上海:上海医科大学出版社,1984:48-56.

[7] 阚世廉.手外科手术操作与技巧[M].北京:人民卫生出版社,2008:110-122.

[8] 钟世镇.显微外科解剖学[M].北京:人民卫生出版社,1984:48-56.

[9] 杨志明,沈怀倍,熊恩富,等.尺侧腕屈肌倒转重建屈肘功能[J].中华骨科杂志,1987,3:187.

[10] 朱伟,王澍寰,张友乐,等.拇短屈肌移位重建拇对掌功能的临床报告[J].中华骨科杂志,2003,23:143-145.

[11] 卢世璧,朱盛修,王继芳,等.用背阔肌移位术恢复屈伸肘及屈指功能[J].中华外科杂志,1980,5:409.

[12] Bunnell S. Restoring flexion the paralytic elbow[J]. J Bone Joint Surg,1951,33A: 566-571.

[13] Carroll RE, Hill NA. Triceps transfer to restore elbow flexion: a study of 15 patients with paralytic lesions and

arthrogryposis[J]. J Bone Joint Surg, 1970, 52A: 239-244.

[14] Zancolli EA. Claw-hand caused by paralysis of the intrinsic muscles. A simple surgical procedure for its correction [J]. J Bone Joint Surg, 1957, 39A: 1076-1080.

[15] Smith RJ. Surgical treatment of the clawhand// Hunter JM, Schneider LH. AAOS symposium on tendon surgery in the hand[M]. St Louis: CV Mosby, 1975: 191-203.

[16] Ahmad I. Restoration of elbow flexion by a new operative technique[J]. Clin Orthop, 1975, 106:186.

[17] Chuang DC. Functional restoration of elbow flexion in brachial plexus injuries: results in 167 patients (excluding obstetric brachial plexus injury)[J]. J Hand Surg(Am), 1993, 18(2):285.

[18] Chuang DC. A new strategy of muscle transposition for treatment of shoulder deformity caused by obstetric brachial plexus palsy[J]. Plast Reconstr Surg, 1998, 101(3):686.

[19] DePalma AF. Surgery of the shoulder [M]. Philadelphia: Lippincott Company, 1983: 136-142, 601-603.

[20] Doi K. Reconstruction of finger and elbow function after complete avulsion of the brachial plexus[J]. J Hand Surg(Am), 1991, 16(5):796.

[21] Green DP. Operative hand surgery[M]. 2nd ed. New York: Churchill Livingstone, 1988:1479-1597.

[22] Haninec P. Reconstruction of paralyzed biceps brachii muscle by transposition of pedicled latissimus dorsi muscle: report of two cases[J]. Acta Chir Plast, 1998, 40(2):41.

[23] Heybroek G. Restoration of the extensor function of the thumb by tendon transposition[J]. Arch Chir Neerl, 1968, 20(1):56.

[24] Kubacek V. Reconstruction of elbow joint flexion in brachial plexus injury[J]. Acta Chir Plast, 1987, 29(3):165.

[25] Lee FS. Reconstruction of intrinsic hand deformities[J]. Hand Clin, 1998, 14(3):499.

[26] Minami A. The latissimus dorsi musculocutaneous flap for extremity reconstruction in orthopedic surgery[J]. Clin Orthop, 1990, 20:201.

[27] Miura T. Reconstruction surgery in abduction-opposition disorder of the thumb[J]. Shujutsu, 1972, 26(2):142.

[28] Riordan DC. Tendon transfers in hand surgery[J]. J Hand Surg, 1983, 18(5):748.

20

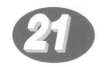

上肢痉挛性麻痹功能重建术

21.1 概述

手部痉挛性麻痹系指脑源性麻痹手,治疗上的难点很多,至今尚未完全解决,尤其是外科领域中易被忽视,并且能收到确切治疗效果的不多,故容易对治疗失去信心。

脑性瘫痪(cerebro palsy,CP)简称为脑瘫。2006年4月脑瘫定义专门小组主席Rosenbaum等整理了2004年在美国Bethesda召开的国际专题研讨会关于脑瘫的定义后提出:"脑瘫是指胎儿及婴幼儿期发育中脑的非进行性损伤及缺陷所造成的运动障碍及姿势异常。"但对于脑瘫的定义还是存在不同意见。著名脑瘫专家美国的Miller称:"脑瘫是一组异质性非进行性综合征,其特征为运动及姿势异常。这些表现在严重性方面是不同的,是由于各种原因引起的发育中脑的异常所致。尽管疾病本身不进展,但其神经病理学病变及其临床表现随着脑的成熟而变化。"

关于脑瘫最初的临床记载追溯到1741年,由

Andry N 报道。英国学者 Little 1843 年首先在世界相关杂志上报道脑瘫，认为脑瘫有严重身心障碍，而且必然伴有智力低下，因而治疗的可能性极小。他这种不乐观的论点统治了 1 个世纪之多。在第二次世界大战中，出现了以整形外科为主的手术治疗方法，用石膏或支具进行治疗。1940 年，《神中整形外科学》一书在日本出版，一时很受青睐。但是 Bick 等发现，手术的效果很难验证。与其说是手术的效果，不如说是术后进行功能训练的结果。又如 1913 年，Foerstsr 做了 81 例脊髓后根切断术治疗下肢痉挛，采用整个后根的切断，成功地解除了肢体痉挛。但由于整个后根完全切除，不能保留肢体的感觉而未能被众多的学者接受。因为该术式能有效解除肢体痉挛，所以不少学者不断尝试对其进行改良。1978 年，意大利人 Fasano 应用术中电刺激的方法，避免了整个后根切断，开创了 SPR 术（选择性脊髓后根切断术）。1987 年，美国的 Peacock 做出进一步改良，将 SPR 术平面降至马尾水平。1990 年，美国医学会在杂志登文，肯定了 SPR 术治疗痉挛型脑瘫的安全性和有效性。迄今，多年的临床实践证明了该术式在痉挛型脑瘫的治疗与康复中的重要性。1990 年，我国学者徐林将 SPR 术引入中国。目前国内已有多家医疗单位开展腰骶部 SPR 术，在几个大的医疗中心颈部 SPR 术治疗上肢痉挛状态也取得成功，疗效满意。另外，周围神经选择性部分切断术，针对四肢不同部位的痉挛而分别采用胫神经（针对踝痉挛）、坐骨神经（针对膝痉挛）、肌皮神经（针对肘痉挛）、正中神经（针对腕、指痉挛）、闭孔神经（针对股内收肌痉挛）、臂丛（针对肩关节内收痉挛）选择性显微手术，有切口小、出血少、疗效确切、并发症少等优点，尤其适用于症状与体征比较单一、局限的低龄患儿。现在随着临床治疗经验的累积，人们逐渐认识到脑瘫的治疗应该是一个综合性的治疗，术后的康复起着举足轻重的作用，及时、长期、正规的康复训练是治疗脑瘫的最主要方法，手术治疗只是为康复创造条件或为补充手段而不能替代康复。于是人们又开始重视术后功能训练，尤其是集体训练收到了较好的效果，其中不可忽视的有竞争因素，主要是调动了患者的积极性。

脑瘫病因方面，据 Blnmd 统计，脑外伤约占 13%，各种原因的脑缺氧约占 24%，早产儿约占 32%，先天性畸形约占 11%，而产后原因（脑炎等）约占 7%。然而，Perlstein 认为产前原因占 30%，产时原因占 60%，产后原因 10%。第二次世界大战以来，对脑瘫的本质和概念有了全新的认识。1960 年，Denhoff 提出脑瘫不是单一的疾病，只是广义脑损伤症群的一部分，故主张治疗应由整形外科、小儿科、小儿神经科医师，以及心理学、教育工作者等各方面的专家参加，从全人类的角度出发进行全方位的治疗。随着各种神经生理学检查方法和各种早期诊断、早期治疗方法的出现和流行，同时脑瘫早期治疗的效果先后被专家肯定，使脑瘫的治疗进入了一个新的时代。多数病例进行功能训练、物理疗法、夹板或其他支具等非手术方法治疗，而对施行手术治疗的部分病例，要严格掌握手术适应证，如果采用同小儿麻痹后遗症及周围神经瘫痪时一样传统的手术方法，必定失败。

脑瘫的分型方法较多，国内外仍未完全统一。我国目前主要采用 2006 年全国小儿脑瘫康复学术会议的脑瘫分型方法，分为痉挛型、不随意运动型、共济失调型、肌张力低下型、强直型及混合型。该分型是在 2004 年全国小儿脑性瘫痪专题研讨会提出的临床分型上增加了强直型，以此描述以椎体外系受损为主，呈齿轮、铅管样持续性张力增高的临床类型。近年来，也有学者建议取消肌张力低下型，认为其只不过是其他疾病的伴随表现，或者是发育依赖性肌张力低下，最终肌张力可完全达到正常。国外仍以 2002 年欧洲脑瘫监测组织（Surveillance of Cerebral Palsy in Europe，SCPE）推荐试用的脑瘫临床树状分型法应用较多。该方法将运动障碍类型与瘫痪部位合理地结合，便于临床操作。

随着现代生物—心理—社会医学模式的发展，脑瘫的分型也从既往主要聚焦于运动障碍类型和瘫痪部位，转而向功能分级演变。目前，国内外主要采用脑瘫粗大运动功能分级系统（gross motor function classification system，GMFCS）和脑瘫手功能分级系统（manual ability classification system for children with cerebral palsy 4~18 years，MACS）。前者注重功能、技能、自发运动，能较为客观地反映脑瘫患儿粗大运动功能发育情况；后者是针对脑瘫患儿在家庭、学校和社区中最典型的日常能力表现，通过分级评定在日常生活中的双手参与能力。

纵观脑瘫的治疗，外科手术并不是主要治疗手段。长期有计划、耐心的训练及物理治疗等康复手段可防止畸形发生和改善功能。最后适用手术矫正畸形、恢复肌力平衡，重建肢体的运动功能的部分患者,仅是一小部分痉挛型脑瘫。手部痉挛性麻痹的外科手术治疗仍然是今后长期努力研究的课题,也是治疗不可缺少的手段。

21.1.1 手术治疗的适应证

(1) 智能

智商指数要>70。这也不是绝对的,但术后必须能配合康复治疗。

(2) 年龄

一般以4~5岁为宜。

(3) 局部条件

包括:①痉挛型脑瘫或部分以痉挛型为主的混合型脑瘫,肌张力≥3级,痉挛较严重,影响患者日常生活和康复训练;②身体随意运动功能尚好,无明显肌无力、固定关节挛缩和不可逆性骨关节畸形;③痉挛状态已趋于稳定。

21.1.2 手术治疗的基本目的

1) 基本目标:①改善手部抓握、钳夹等基本功能;②改善外观;③改善患者及其家属的心理状态。

2) 手术的目的:①矫正畸形;②平衡肌肉;③稳定关节。

3) 依据1983年全美手部痉挛性麻痹的外科治疗研讨会上痉挛型麻痹手的分型,各型治疗目的为:①对于Ⅰ和Ⅱ型者,一是改善手指屈伸,同时减少腕关节的屈曲;二是减少肘、腕、手的屈曲挛缩;三是部分矫正前臂旋前挛缩;四是改善拇指对掌功能;五是改善抓握功能。②对于Ⅲ型者,主要是改善外观,减少屈曲旋前挛缩,并非改善抓握的功能,仅是在心理上的安慰。

21.1.3 手术治疗的分类

主要分为以下7个方面。

1) 拇内收屈曲挛缩的手术治疗。

2) 前臂旋前屈曲轻度畸形的手术治疗。

3) 前臂旋前屈曲重度畸形的手术治疗。

4) 腕关节屈曲畸形的手术治疗。

5) 手指鹅颈指畸形的手术治疗。

6) 选择性脊神经后根切断术。

7) 选择性臂丛神经根切断术。

8) 周围神经选择性部分切断术。

21.1.4 手术效果的评价

按Swanson方法评定手术后的效果,分为优、良、可、差4个等级。

由于显微外科的飞速发展,我国学者徐林继Fasano(1978)后报道了高选择性脊神经后根切断术治疗脑瘫等肢体痉挛病例,报告疗效肯定,痉挛解除有效率达>90%,功能改善>80%,是目前治疗痉挛性脑瘫较为理想的手术方法之一。

21.2 病因

引起脑瘫的高危因素从时间上可分为:产前因素、产时因素、产后因素。

21.2.1 产前因素

(1) 宫内感染

宫内感染所致的脑瘫占患儿的5%~10%,以TORCH、艾滋病病毒、水痘病毒及淋巴细胞脉络丛脑膜炎病毒常见。

(2) 母体因素

母亲智力低下是脑瘫危险因素,占脑瘫的27%。其次的危险因素是母亲分娩过程障碍。多胎妊娠发生脑瘫的危险性比单胎妊娠高5~10倍。特别是同卵双胎。另外,双胎之一死于宫内或婴儿期,另一胎脑瘫的发生率更高。另外,母亲患高血压、糖尿病、肾脏病、贫血及妊娠高血压综合征,产妇年龄>35岁等,亦会增加脑瘫风险。

(3) 遗传因素

近年来的研究表明,遗传因素在脑瘫中影响越来越重要。瑞典的调查研究显示,有明显产前因素的脑瘫中1/6为遗传因素所致。日本报道,新生儿出生体重>2500g,无产时及产后因素脑瘫患者中,父母近亲结婚者占17.6%,同胞发生脑瘫风险为2.4%。Menkes等发现,约有10%的脑瘫患儿合并有基因或染色体病,以21-三体综合征、脆性X染色体综合征、Turner综合征等常见。

(4) 其他因素

妊娠其他因素,如中毒性脑病(重金属、一氧化碳、苯类、有机磷、饮酒过多等)、接触放射线及使用药物(激素及抗癌药)等也是重要因素。胎儿期的缺血、缺氧症,以及母体营养障碍等都可以影响胎儿。

21.2.2 产时因素

(1) 早产儿、低出生体重儿

Wood等2006年报道,脑瘫患儿发病率随胎龄减少而增加,孕 32 周为 4%,孕 27 周为 20%。主要表现为痉挛型脑瘫。

　　(2) 胎儿畸形

　　是脑瘫最重要危险因素。窒息、羊膜炎、胎位异常及脐带过短也是高危因素。

　　(3) 新生儿窒息或新生儿缺血、缺氧性脑病(hypoxic-ischemic encephalopathy of newborn,HIE)

　　Perlman 等指出,分娩过程中以下情况所致的缺血、缺氧可能会引起脑瘫的发生:①宫缩时正常胎心率变化消失并持续较久;②胎心停止;③出生后插管并行心肺复苏;④脐动脉酸碱度 pH<7.0,剩余碱(BE)<12 mmol/L;⑤有 HIE 病史,尤其是有惊厥者;⑥出生后 5、10 和 20 min 的 Apgar 评分值低;⑦出生后有 1 个以上脏器功能损害;⑧新生儿期头颅 MRI 或 CT 检查异常;⑨产母急症,如子宫破裂、胎盘早期剥离、脐带脱垂、大量出血等。

21.2.3　产后因素

　　约 24% 的足月脑瘫新生儿,与产后因素相关。新生儿缺氧与缺血性脑病、婴儿围产期动脉卒中、惊厥、外伤、颅内出血、颅内感染、呼吸窘迫综合征和吸入性肺炎、高胆红素血症、败血病、脑膜炎等感染性疾病,以及胎儿的心发育异常所致的新生儿时期呼吸障碍和哺乳不足等均是发生脑瘫的重要因素。

　　总而言之,脑瘫的发生内因主要是遗传易感性。可由一种高危因素引起,也可以由两种,甚至是多种高危因素引起,也有查不到高危因素的患儿。在我国形成脑瘫的原因主要有:①早产;②窒息;③黄疸。产伤也逐渐成为脑瘫的一个致病因素。

21.3　分类

　　世界上脑瘫常用的分类方法大致分为 3 种类型,即根据病型、部位及程度的分类。

21.3.1　临床分型

　　结合 2004 年全国小儿脑性瘫痪专题研讨会及 2006 年全国小儿脑瘫康复学术会议,关于脑瘫的分型可分为以下几种。

　　(1) 痉挛型(spastic)

　　这一类型较多,以锥体系受损为主,约占 67%。由于上肢屈肌张力增高,下肢伸肌、内收肌张力增高,故活动肢体时则感到比正常人"僵硬"。上肢各关节多呈屈曲内收、内旋状态,手握紧拳头,拇指内收至掌中心。两下肢多呈"剪刀步态"。长期以来四肢关节屈曲挛缩,是外科治疗的主要适应证。痉挛型又根据瘫痪部位分为单瘫、双瘫、三肢瘫、偏瘫、四肢瘫。

　　1983 年,全美手部痉挛性麻痹的外科治疗研讨会又分为 3 型:①Ⅰ型。腕关节屈曲<20°时,手指外展轻度受限,可伸直,外观畸形不重,感觉良好,手术效果佳。②Ⅱ型。腕及手屈曲状态,但腕关节屈曲>20°时手指可伸直。上述两型均有一定的运动功能,手术可提供较为理想的效果;感觉好,手术效果会更好。③Ⅲ型。手部严重屈曲畸形,在腕关节极度屈曲时,手指仍不能伸直,或在手指屈曲时腕关节仍然处在屈曲状态。感觉亦不好。对这些患者手术的效果是不佳的。

　　(2) 不随意运动型(dyskinetic)

　　以锥体外系受损为主。临床表现为手足徐动、舞蹈样动作、肌张力不全、震颤等。

　　(3) 共济失调型(ataxic)

　　此型少见,以小脑受损为主,为由运动感觉和平衡感觉障碍造成的共济失调性运动障碍。表现为稳定性、协调性差,步履蹒跚似酒醉步态,平衡力差,肌张力低下,四肢运动不协调,上肢有意向性震颤。

　　(4) 肌张力低下型(hypotonic)

　　是其他类型的过渡形式。此型的肌张力严重低下,使身体呈软瘫状态,自主运动能力极度低下。即卧时呈仰翻的青蛙状,俗称青蛙姿势。此型常为暂时阶段,在 2～3 岁后会转变成其他型,如手足徐动型、痉挛型或共济失调型。1958 年,欧洲的 Little Club 的分类就取消了这一型,而且 Hagberg(2000) 称,所谓张力低下型只不过是其他疾病(如癫痫及精神发育迟滞)的伴随表现,或者是发育依赖性肌张力低下,最终肌张力可完全达到正常。

　　(5) 强直型(rigid)

　　以椎体外系受损为主,呈齿轮、铅管样持续性肌张力增高。

　　(6) 混合型(mixed)

　　混合型系指两种类型脑瘫症状混合在一起,一个患儿身上要有两种以上类型的脑瘫症状出现。无论是哪种混合型脑瘫,其表现症状总是多方面的:手足徐动型+痉挛型、手足徐动型+失调型、手足徐动型+痉挛型+失调型,还可以是失调型+痉挛型。在临床上很难区别,单纯型很少,多是混合型患儿,只是它们的表现以手足徐动或失调型症状为主。

21.3.2　树状分型法

2002 年，欧洲脑瘫监测组织（surveillance of Cerebral palsy in Europe，SCPE）推荐脑瘫临床树状分型法（图 21-1）。

不可分型的可等到年龄增大后再次确定。

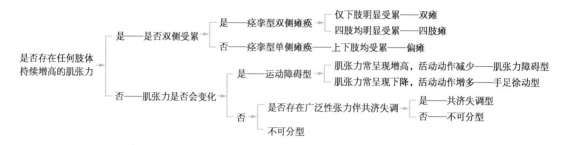

图 21-1　欧洲脑瘫监测组织脑瘫树状分型法

21.3.3　功能分级

近年来功能分级已经成为脑瘫分类、分型的重要组成部分，其中脑瘫粗大运动功能分级系统（gross motor function classification systerm，GMFCS）和脑瘫手功能分级系统（manual ability classification systerm for children with cerebral palsy 4～18 years，MACS）已被国内、外广泛采用，其具体评价概要如表 21-1 所示。

表 21-1　GMFCS 和 MACS 评价概要

级　别	GMFCS 各级别最高能力描述	MACS 各级别能力描述
Ⅰ	能够不受限制地行走；在完成更高级的运动技巧上受限	能轻易成功地操作物品
Ⅱ	能够不需要使用辅助器械行走；但是在室外和社区内的行走受限	能操作大多数物品，但在完成质量和（或）速度方面受到一定影响
Ⅲ	使用辅助移动器械行走；在室外和社区内的行走受限	操作物品困难；需要帮助准备和（或）调整活动
Ⅳ	自身移动受限；孩子需要被转运或者在室外和社区内使用电动移动器械行走	在调整的情况下，可以操作有限的简单物品
Ⅴ	即使在使用辅助技术的情况下，自身移动仍然严重受限	不能操作物品，进行简单活动的能力严重受限

21.4　临床表现

21.4.1　脑瘫的早期症状

早期症状是指由于脑在发育过程中受到损伤，新生儿期和婴儿早期（1～6 个月）发生的临床症状。不同时期常见和有意义的早期发现如下。

1）新生儿期：四肢痉挛发作，哺乳无力，哭声微弱，拥抱反射减弱，身体发软，自发运动减少，易受惊，打挺。

2）1～3 个月：头不稳定，哭闹不止，不会笑，手握紧拳头。

3）4～5 个月：不能伸手抓物，不会使用足尖站立。

4）6 个月：不会注视手，手、口、视的协调不能完成。

21.4.2　症状

（1）主要症状

1）中枢性瘫痪：由锥体和锥体外系受损伤所

致。主要表现有两个方面：①运动发育落后，如抬头、翻身、坐立、走等运动发育落后或脱漏；②自主运动困难，动作僵硬、不对称和不协调，出现异常的运动模式或联合反应等不自主运动。

2）肌张力障碍：肌张力的改变是肌张力升高、降低，以及肌张力变化不测。姿势反射是指婴儿身体的位置转变时婴儿应答反应及自主动作，而异常姿势反射与主动运动不同，是患儿出现的联合反应，表现为某种固定模式的姿势和运动。任何婴儿都具有一定的姿势反应性，异常的姿势反射必然导致姿势和运动的异常，如脑瘫的弓状反张、四肢痉挛等。由于肌肉牵张反射亢进，使某些特有的肌肉张力增高，动作不协调，出现典型痉挛状态，是中枢神经系统损伤，失去控制低级中枢能力所致。这种异常的姿势反射实质是推迟，甚至阻碍了立直反射和平衡反射的出现和存在。

（2）并发症状

1）智能障碍：资料表明，75％脑瘫患者智能落后，其中有5％左右有轻、中、重度智能落后，重度智能落后占25％。这种情况除因大脑损伤外，尚与其本身视、认知、听功能和语言障碍密切相关。手足徐动者智力低下者少。

2）视听障碍：约50％脑瘫患儿有视力障碍，表现为眼球内斜视，屈光不正。偶有眼震及全盲。部分脑瘫患儿听力减退，甚至全聋，做脑干听觉诱发电位测定可辅助诊断。

3）认知异常：是智力发育的重要标志。患儿分辨不清简单的几何图形，对复杂图形的分辨能力更差。对物体的形象、所处的空间及颜色之间的关系分辨不清。认知的功能由大脑皮质来控制，除了视觉、触觉、位置觉等知觉外，尚有注意力、记忆力、理解力、判断力诸方面智能。由于脑瘫患儿存在着诸多方面缺陷而造成认知方面的障碍。

4）语言障碍：脑瘫患儿有35％～75％不同程度的语言障碍。语言发育方面迟缓表现为发音困难、构音不清，语言不成句子，不能正确表达，甚至失语。由于分娩前后脑部受损及后遗发育迟缓所致。

5）癫痫发作：约有30％的脑瘫患儿有癫痫发作。在不同的年龄段发生癫痫，如发作频繁，患儿病情可恶化，经常检查肌电图非常必要。适当结合抗癫痫药物治疗是必不可少的。手足徐动型及共济失调型者少见。

6）其他障碍：多数的脑瘫患儿都伴有诸多的障碍。发育、营养、运动、免疫等障碍，易发生疾病。多数患儿因运动、感觉、智能、语言、情绪等单项或多项缺陷导致平时的生活、学习和社交的极度困难。

21.4.3　脑瘫的脑部磁共振表现

磁共振（MRI）检查因其对软组织的良好显影能力，是目前检查脑部损伤结构的重要方法之一，对确定脑瘫患儿的病理类型、评价脑损伤的病因与发生时间有重要意义。国外学者将脑瘫的脑损伤分为以下几种类型：①足月儿型，包括皮质下白质软化、皮质-皮质下梗死、基底节丘脑损伤、多发囊性脑软化；②未成熟儿型，包括脑室周围白质软化（PVL）、出血后脑软化；③先天发育畸形，包括脑裂畸形、巨脑回、皮质发育不良；④其他类型，包括脑萎缩、大脑中动脉梗死、半侧脑萎缩等。

关于脑瘫儿童影像学的异常率报道不一。Towsley等2011年报道的一项基于213例脑瘫患儿的研究中，影像学异常率为87％，并指出脑瘫患儿的影像学表现与脑瘫的类型、严重程度及危险因素有关。Krageloh-Mann总结了国外1990～2006年的文献后指出，脑瘫患儿MRI异常率为86％。MRI表现以脑白质病变（包括脑室周围白质软化和脑室后角出血），尤其以脑室周围白质软化最常见，约占60％；皮质-深灰质病变占20％左右；脑发育畸形相对较少，占10％以下。其中脑发育畸形和深灰质病变比例在足月儿脑瘫患儿中多于早产儿脑瘫患儿，脑白质病变所占比例在早产儿脑瘫患儿中多于足月儿脑瘫患儿。

脑瘫各型间MRI检查表现有差异。双侧痉挛型脑瘫（包括双瘫和四肢瘫）是脑瘫最常见的亚型，发病率为0.12％，其MRI检查异常率接近90％，脑白质病变约占60％，皮质-深灰质病变和脑发育畸形相对较少，分别占15％和10％，混合表现占3％。单侧痉挛型脑瘫发病率为0.6‰，其MRI检查异常率为90％，脑白质病变占36％，皮质-深灰质病变占31％，脑发育畸形占16％。不随意运动型脑瘫发病本为0.015％，此类脑瘫影像学检查的系统性研究鲜见报道。早产儿不随意运动型脑瘫报道极少，关于该类患儿影像学检查的研究几乎没有。共济失调型脑瘫发病率最小，为 0.08‰，Esscher 等 1996 年 78 例病例研究提示，MRI 检查异常率为 39%，明显低于其他脑瘫类型。

21.4.4　体格检查

脑瘫患儿需要进行内科和神经系统检查。

（1）肌张力检查

除了骨科检查肌张力的办法外，婴儿尚须测内收角及腘窝角。

1）内收角：亦称外展角，正常角度为 180°。角小则提示肌张力高，角大则提示肌张力低下。

2）腘窝角：测量股与腘窝间夹角，正常为 90°。其意义同内收角。

（2）神经反射检查

此检查与小儿脑瘫诊断治疗密切相关。

1）原始反射：原始反射中枢位于脊髓和脑桥水平。首先，出现的原始反射随着上位中枢的发育成熟，1 岁内原始反射逐步被抑制而消失，接着应出现立直反射，最后出现平衡反应，并应终身存在。原始反射有紧张性颈反射、前庭脊髓反射、交叉伸展反射、巴彬斯基反射、侧弯反射。

2）立直反射：亦称调正反射，指在空间小儿身体的位置发生变化时，头颈、躯干及肢体恢复正常的反射。立直反射有颈立直反射、躯干立直反射、迷路立直反射及降落反射。

3）平衡反射：平衡反射中枢位于大脑皮质。是身体的位置发生改变时出现的一种保护性反应及主动回到原来位置的反应。1 岁左右出现，持续终身。平衡反射有卧位平衡反射、坐位平衡反射、立位平衡反射及深浅反射。

（3）Vojta 姿势反射检查法

Vojta 姿势反射是由德国学者 Vojta 提出的用于诊断脑瘫的一种检查方法，为 7 种姿势反射的总称。姿势反射就是婴儿的身体位置在空间发生变化时婴儿所采取的应答反射及自主动作。反射中枢位于中脑的红核、黑质及其周围的网状结构，有锥体外系和大脑皮质参与。正常婴儿都具有一定的姿势反应性，如果发现姿势反应有异常则为病理，故通过姿势反射检查可早期诊断脑瘫。7 种姿势反射有：①拉起反射；②俯卧位悬垂反射；③立位悬垂反射；④侧位悬垂反射；⑤Collis 水平反射；⑥倒位悬垂反射；⑦Collis 垂直反射。

Vojta 姿势反射检查法中，侧位悬垂反射是由 Vojta 本人创立的，余下 6 项是总结前人的经验并经标准化后确立的。1～3 项检查异常者为极轻度脑瘫；4～5 项检查异常者为轻度脑瘫；6～7 项异常者常为中度脑瘫；7 项检查均为异常者则是重度脑瘫。在临床实践中常常看到，有智力低下的患儿，7 种姿势反射均落后，所以 Vojta 检查法也可以用于智力低下的早期诊断。

21.5　拇内收屈曲挛缩

21.5.1　概述

拇内收屈曲挛缩往往使拇指呈现为拇指落入掌心的畸形。在脑源性麻痹手拇内收屈曲挛缩的早期诊断方面，如果婴幼儿 4 个月时手指紧握不能张开有着重要意义。但在临床上拇内收屈曲挛缩畸形的表现轻重不一，轻者在腕关节尺侧倾或掌侧屈曲时能够使拇指伸直；重者则拇长伸肌腱向尺侧滑脱，无伸直作用，反而增加了拇指屈曲及内收的作用。由于拇短伸肌及拇长屈肌挛缩加重了掌指关节屈曲，骨间肌及拇收肌挛缩使拇内收，这样增强了拇指内收屈曲畸形，使其失去抓握功能。抓握活动是手最重要的功能运动，拇指的对掌功能是完成精细抓捏和强力抓握必不可少的运动，拇内收屈曲挛缩使拇指不能运动，丧失拇指的运动功能，意味着失掉手 50% 的功能。由于拇指功能的特殊性，拇内收屈曲挛缩的手术治疗就更显得重要，更需要手外科医师丰富的知识和经验，以及患者的积极配合，否则手术不易取得良好的预期效果。

（1）分类

Mital 及 Sakaliarides 特将拇内收屈曲挛缩畸形分为 4 种类型。

1）第 1 类：拇长伸肌的力量弱，需要用其他的动力肌腱来加强它。

2）第 2 类：手术松解拇收肌及第 1 骨间背侧肌的挛缩，同时做虎口部皮肤的"Z"字成形手术。

3）第 3 类：拇长展肌及拇短伸肌的肌力弱，行拇长展肌腱固定手术，再用其他动力腱进行加强。

4) 第 4 类：拇长屈肌痉挛，可将拇长屈肌腱延长。

国外还有文献报道，改良的 House 拇指畸形分型也比较实用。它根据不同畸形的力量来源，针对每型采用不同的矫形办法，如鱼际松解、肌腱延长、关节囊固定或关节融合等方式（表 21-2）。

表 21-2　拇指畸形 House 分型（改良版）

类　型	畸形力量来源	畸形情况
内在力型	拇收肌	掌骨内收
	第 1 骨间背侧肌	掌指关节屈曲
	拇短屈肌	指骨间关节伸直
外在力型	拇长屈肌	掌指关节屈曲
		指骨间关节屈曲
		掌骨内收不明显
混合型	拇收肌	掌骨内收
	第1骨间背侧肌、拇短屈肌	掌骨指关节屈曲
	拇长屈肌	指骨间关节屈曲

（2）手术方式

拇内收屈曲挛缩的手术方式有以下 4 种。

1) Mater（1970）手术：①拇收肌切断；②在肌腹与肌腱相交处延长拇长屈肌；③拇长伸肌改道绕到腕关节的桡侧，加强拇长伸肌；④加强拇长展肌（动力肌腱为肱桡肌、指浅屈肌、掌长肌等）；⑤在桡骨远端缩短拇长屈肌；⑥掌指关节融合。以上的方法如不能应用时，可作掌指关节成形术。

2) Swanson（1983）手术：①切断拇收肌起点；②在腕横韧带处切断拇短屈肌与拇指对掌肌，切断 2/3 拇短展肌，从第 2 掌骨上分离第 1 骨间背侧肌。

3) Hobbel（1983）手术：在肌电图直接监护下，有选择性地部分切断拇收肌。

4) Bazllett 曾提出，选择性神经分支切断术可产生较多的肌力丧失，而上肢需要有自主动作，故运动神经支切断术不宜施行，应列为禁忌。

21.5.2　临床应用解剖

（1）鱼际部肌

鱼际部肌包括拇短伸肌、拇短屈肌、拇对掌肌及拇收肌（图 21-2）。

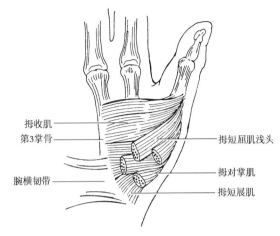

拇收肌
第3掌骨
腕横韧带
拇短屈肌浅头
拇对掌肌
拇短展肌

图 21-2　鱼际部肌解剖

1) 拇短伸肌：由正中神经掌返支（C_6、C_7）支配，起于手舟骨结节、大多角骨脊及腕横韧带，止于拇指近节指骨基底桡侧。该肌位于鱼际桡侧最浅层。其作用使拇指掌侧外展。

2) 拇短屈肌：其浅头由正中神经掌返支（C_6、C_7）支配，深头则由尺神经（C_8）支配。浅头起于大多角骨及腕横韧带，深头则起于第 1 掌骨尺侧面。肌腹在拇短展肌的尺侧。浅头止于拇指近节指骨的桡侧，深头与拇收肌斜头一起止于拇指近节指骨的尺侧，拇长屈肌腱于两头之间的沟中穿过。作用为屈曲拇指掌指关节及内收拇指。

3) 拇对掌肌：由正中神经掌返支（C_6、C_7）支配。起于大多角骨嵴及腕横韧带，在拇短展肌的深面，止于第 1 掌骨的桡侧缘。作用为屈曲第 1 掌骨并使该骨旋前。

4) 拇收肌：由尺神经掌深支（C_8、T_1）支配。拇收肌分为两部分，斜头起于头状骨、第 2 与第 3 掌骨基底部、腕横韧带及桡侧屈腕肌腱鞘，止于拇指近节指骨基底的尺侧，其内部常有 1 粒籽骨。横头起于第 3 掌骨掌面的全长，与斜头及拇短屈肌内侧部分一起止于拇指近节指骨基底的尺侧。作用为使拇指内收。

（2）伸腱扩张部

拇指伸腱扩张部在掌指关节背侧，如同其他手指掌指关节背侧的腱帽一样，它的构成包括拇长伸肌腱、拇短伸肌腱。桡侧的拇短展肌腱及拇短屈肌腱均止于扩张部，在尺侧拇收肌亦止于扩张部（图 21-3）。

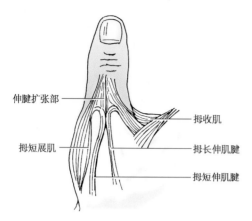

伸腱扩张部

拇短展肌

拇收肌

拇长伸肌腱

拇短伸肌腱

图 21-3　拇指伸腱扩张部

拇长伸肌腱绕过桡骨背侧结节后,由腕背斜向桡侧。拇短伸肌腱亦位于桡侧,在拇长伸肌腱的深面,越过掌指关节后常分为两束,较深的一束止于近节指骨基底中部;而浅束继续向远端组成伸腱扩张部的桡侧部分,有些浅层纤维继续向前和拇长伸肌腱一起止于远节指骨。此种情况,在拇长伸肌腱麻痹或损伤后,拇指的指骨间关节仍可以伸展。

在掌指关节背侧,拇长伸肌腱和拇短伸肌腱接受来自两侧的鱼际部肌腱的扩张部。在尺侧主要是拇收肌;而在桡侧主要是拇短展肌腱、拇短屈肌腱。这些来自鱼际部肌的扩张纤维在伸腱扩张部的近端越过两伸拇肌腱,后斜向远端。这种结构酷似其他手指的腱帽组织。拇短伸肌腱仅能屈伸滑动而不能侧方移动,相反拇长伸肌腱除了伸屈滑动外,尚可有侧方移动。这种功能允许拇指由极度内收、尺侧偏到极度外展、桡偏等多方向运动。

桡神经麻痹或拇长伸肌腱损伤时,因伸腱扩张部两侧有鱼际部肌抵止,故患者仍然能伸展拇指的指骨间关节,但力量较弱。

21.5.3　拇指的运动功能

拇指功能占全手功能的 40%,由 3 个功能单位组成:①掌指关节、指骨间关节的屈曲及伸展;②内收及外展功能;③对掌、对指功能要共同完成手最重要的抓握功能,拇指的对掌活动功能是完成精细抓握和强力抓握必不可少的动作。丧失拇指的功能意味着几乎失掉一半手的功能。拇指的休息位是拇指处于轻度掌侧外展,指腹接近或触及示指远侧指骨间关节桡侧的自然位置。与解剖学的

方位不同,拇指的平面与手掌的平面成直角。拇指运动分为桡侧外展及掌侧外展,桡侧外展是指拇指在手掌同一平面上离开示指的运动方向,约为 60°;掌侧外展是指拇指在与手掌垂直的平面上离开示指的运动方向,约为 60°。拇指的内收运动分为两种:①尺侧内收,系指在手掌平面桡侧外展的拇指向示指靠拢,约内收 60°;②掌侧内收,指掌侧外展的拇指在与手掌垂直的平面上向示指靠拢,由掌侧外展 90°至 0°。拇指外展运动的主要动力肌腱是拇长展肌腱、拇短展肌腱、拇对掌肌腱及拇短屈肌腱;伸展运动的主要肌腱是拇长展肌腱、拇短展肌腱、拇长伸肌腱及拇对掌肌腱;内收运动的主要动力肌腱是拇收肌和拇长伸肌腱,第 1 背侧骨间肌亦参与活动。拇指的运动是个由多块肌肉共同作用且非常复杂的过程。

拇指对掌、对指运动是一个多关节、多肌肉参与的复杂的联合运动过程。第 1 掌骨倒向掌心,再以腕掌关节为轴心外展、屈曲和内旋,掌指关节外展并旋前,指骨间关节屈曲及轻微旋前。拇指的平面由于与其他手指的平面垂直相交旋前 90°而成平行相对,拇指的指腹可与手指的指腹对合。拇指指尖在伸展位转到极度对掌位的过程,是一个 120°的弧度。如果拇指与小指指腹相对,小鱼际部肌肉收缩,使第 5 掌骨与钩骨间腕掌关节也产生屈曲、旋后,手掌侧方面运动单元相互接近,掌横弓加深,以完成拇、小指间的对指。

为产生有力的对指动作,很多肌肉参与了此运动。首先腕关节的桡侧腕长、短伸肌及其他腕关节伸屈肌将腕关节固定在功能位。拇长展肌将腕掌关节稳定,拇短展肌与拇对掌肌使第 1 掌骨外展、屈曲与旋前,拇短屈肌、拇短伸肌、拇长屈肌、拇长伸肌及第 1 骨间背侧肌均参与了对指的活动,使掌指关节外展、旋前与微屈,指骨间关节屈曲及轻微旋前。正常情况下,肌肉动作协调,拇、示两指的纵弓得到维持,在指尖用力相捏时,两指组成"O"形。拇指及小指对指时,两指可捏成一个椭圆形。如果有神经损伤,肌肉不平衡,稳定因素部分丧失,如桡神经麻痹,拇长展肌,拇长、短伸肌瘫痪,或尺神经麻痹,拇内收、拇短屈肌深头瘫痪,拇指远节的纵弓减弱,掌指关节塌陷而呈过伸状,拇指远节过屈,对指功能破坏,造成"O"字及椭圆形的改变。

拇指的关节链上,腕掌关节的活动范围大而且重要,是起主要作用的关节;掌指关节与指骨间关节的活动相对地处于次要地位。如腕掌关节正常,该两关节固定于功能位,对于手的主要功能影响不太大,拇、示指相互对指时,拇指与手掌间隙的中线与前臂成一直线,前臂做旋前、旋后活动,该轴线成为旋转中心轴。

拇指比其他手指少1节指骨,拇短屈肌直接或通过掌板抵止于近节指骨的基底,有拇长屈肌腱在骨纤维隧道内通过。拇指伸腱装置构造较其他手指的简单,拇短伸肌腱抵止于近节的指骨基底背侧,拇长伸肌腱抵止于远节指骨基底背侧,而拇短伸肌腱常有一个腱束与拇长伸肌腱相连。尺侧拇收肌的部分纤维转向背侧形成腱帽,共同参与组织指背腱膜,作用与其他手指的骨间肌、蚓状肌相似,辅助伸展指骨间关节。

21.5.4　手术方法

(1) 适应证

年龄>5岁,智商指数要>70(正常为90)。病型为痉挛型,有自主控制的肌群。感觉严重障碍者手术效果不好。

(2) 禁忌证

手足徐动症患者。

(3) 麻醉及体位

采用臂丛神经阻滞麻醉。患者取仰卧位,患肢外展90°。

(4) 手术步骤

1) 切口:①沿第1掌骨背尺侧做纵行切口;②沿鱼际纹做切口;③在腕关节桡侧做纵行或"S"形切口(图21-4A)。

2) 沿第1掌骨尺侧做纵行切口:将挛缩的第1骨间背侧肌从掌骨上做骨膜下剥离,或切断拇收肌在近节指骨上的止点(图21-4B)。这种手术方法术后有时会发生鹅颈畸形,有时不能真正解除拇内收挛缩。故近来再加上鱼际部肌肉松解术才能完全解除拇内收挛缩。

3) 沿鱼际纹做切口:将神经、血管及屈肌腱牵向尺侧,显露第3掌骨,剥离拇收肌起始部,然后切断拇短屈肌、拇对掌肌和拇短展肌在掌侧韧带及腕

骨等处的附着,进行挛缩松解术。手术过程中切勿伤及尺神经深支及正中神经的返支(图21-4C)。

4) 在腕关节桡侧做纵行或"S"形切口:将拇长屈肌做"Z"形延长,拇长屈肌挛缩严重时,做鱼际肌松解术的同时做拇长屈腱延长术,在拇长屈肌腱的移行部"Z"形切断加以延长。

5) 将拇长伸肌腱越过Lister结节向桡侧移位至肱桡肌,在此处与肱桡肌腱相吻合(图21-4D)。然后再固定拇长展肌,使之保持在拇指外展及伸直位。最后再把桡侧腕屈肌移到拇短伸肌。

6) 关节固定术:肌腱移位术的同时可做关节固定术,也可以单独进行关节固定术。多需要做拇指、示指掌指关节固定,一般最常采取关节轻度屈曲位固定。固定时间为6~8周。

(5) 手术操作注意事项

1) 严格执行手外科手术操作的"三高"要求,即高度精细、高度准确及高度无创。解剖要熟练,要锐性剥离,切勿用钝性拉扯方法,且高度重视在直视下彻底止血,以免影响手术效果。

2) 有些病例松解第1骨间背侧肌时,最后应以拇指掌侧外展位进行加压包扎。此时应注意第1掌骨的外展位,以免发生掌指关节过伸、单纯指骨外展的姿势。

3) 鱼际纹切口松解鱼际部肌起始末部时,要仔细探查,注意避免损伤在这部位的尺神经深支及掌深弓,以及支配鱼际肌部的正中神经返支。

4) 肌腱移位手术时,除常规注意事项外,尚需要注意掌指关节松弛否。如果松弛,就有术后发生掌指关节过伸畸形的可能,此时必须同时做关节固定术。

5) 肌腱通过的皮下隧道要宽畅,使肌腱通过减少阻力,同时肌腱不要发生旋转、成角,张力要适中。

(6) 术后处理

1) 前臂石膏外固定。

2) 石膏外固定常规护理。

3) 特别要注意拇指的掌侧外展位。注意第1掌骨的外展,避免出现掌指关节过伸及单纯指骨外展。

4) 一般要固定6周,关节固定术可延长到8周。

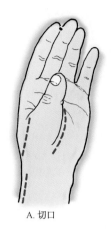

A. 切口

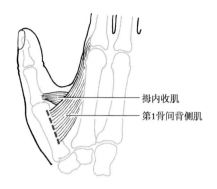

拇内收肌
第1骨间背侧肌

B. 切断第1骨间背侧肌

21

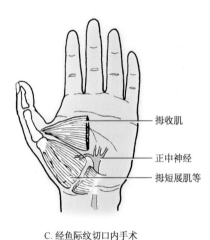

拇收肌

正中神经

拇短展肌等

C. 经鱼际纹切口内手术

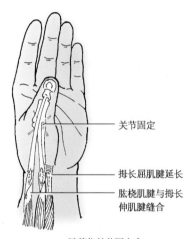

关节固定

拇长屈肌腱延长

肱桡肌腱与拇长
伸肌腱缝合

D. 腱移位关节固定术

图 21-4　拇内收屈曲的手术

21.6　前臂旋前屈曲畸形

　　前臂旋前屈曲畸形是因旋前圆肌和旋前方肌及前臂屈肌群的痉挛所致。前臂旋前屈曲位挛缩使双手的手掌不能相对,双手不能用手指及手掌持物及捧物。由于前臂旋前屈曲的严重挛缩,影响了手的旋后、伸腕、伸指及手持物和捧物功能。对症状较轻者可采用支具或手法矫正;对较严重并影响功能者则需手术治疗,手术后协助康复功能训练可改善手及前臂功能。

21.6.1　临床应用解剖

　　(1)前臂屈侧肌(图 21-5A)
　　前臂屈肌依其位置可分为浅、深两层。依其功能分为屈肘肌、屈腕肌及屈指肌。

　　1)浅层肌:自外向内分别为肱桡肌、旋前圆肌、桡侧腕屈肌、掌长肌、指浅屈肌和尺侧腕屈肌。
　　A. 肱桡肌:由桡神经(C_5、C_6)支配,起自肱骨外上髁的上方和外侧肌间隔,止于桡骨茎突的基底部,主要作用为屈肘。
　　B. 旋前圆肌:由正中神经(C_6、C_7)支配。该肌起点有两个头:①肱头,起自肱骨内上髁;②尺头,起自尺骨冠突内侧缘,两头间有正中神经通过,并止于桡骨中段 1/3 的背面和外侧面,主要作用为旋前臂和屈肘。
　　C. 桡侧腕屈肌:由正中神经($C_{6\sim8}$)支配。起自肱骨内上髁和前臂深筋膜,止于第 2～3 掌骨底的掌侧面。主要作用为屈腕关节和肘关节,与桡侧腕伸肌协同作用时可使腕关节桡屈。
　　D. 掌长肌:由正中神经(C_7～C_8、T_1)支配。起自肱骨内上髁和前臂深筋膜,止于腕部掌腱膜近端,主要作用为屈肘关节和屈腕关节。

E. 指浅屈肌:由正中神经(C_7~T_1)支配。起点较宽,有2个头:①肱头,起自肱骨内上髁和尺骨冠突;②桡头,起自桡骨上1/2段掌侧面,即前臂前面深层肌起点上方,肌腹向下在前臂中下1/3段移行为4个扁腱,分别止于示、中、环、小指中节指骨底的掌侧。主要作用为屈掌指关节和近侧指骨间关节,并协助屈肘和屈腕运动。

F. 侧腕屈肌:由尺神经(C_7~T_1)支配。起端有2个头:①肱头,起自肱骨内上髁和前臂深筋膜;②尺头,起自尺骨鹰嘴和尺骨背侧面上1/3段。两头之间有尺神经通过,止于豌豆骨并续于豆钩韧带和豆掌韧带。主要作用为屈腕、屈肘及腕内收。

2)深层肌:包括拇长屈肌、指深屈肌和旋前方肌。

A. 拇长屈肌:由正中神经(C_6~C_8)支配。起自桡骨前面中部,止于拇指远节指骨基底的掌面。主要作用是屈拇指和协助屈腕。

B. 指深屈肌:分别由正中神经(C_8~T_1)支配桡侧半肌腹、尺神经(C_8~T_1)支配尺侧半肌腹。起自旋前圆肌起点和肱肌止点之间的尺骨体上3/4的前面、前缘、内侧面和邻近的骨间膜,肌纤维向远侧移行为肌腱,分别止于示、中、环、小指远节指骨底的掌侧面。主要作用为屈示、中、环、小指的远侧指骨间关节。

C. 旋前方肌:由正中神经(C_6~C_8)支配。肌纤维起自尺骨远侧1/4的前缘,肌束斜向外下方,止于桡骨远侧1/4的前面及前缘。主要作用为前臂旋前。

(2)前臂伸侧肌(图21-5B)

前臂伸肌依其位置可分为浅、深2层。

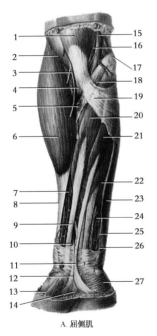

A. 屈侧肌

1. 肱二头肌;2. 肱肌;3. 前臂外侧皮神经;4. 肱二头肌腱;5. 浅、深静脉交通支;6. 肱桡肌;7. 桡动、静脉;8. 肱桡肌腱;9. 桡侧腕屈肌腱;10. 正中神经;11. 掌长肌腱;12. 正中神经掌支;13. 鱼际;14. 掌腱膜;15. 正中神经;16. 肱动、静脉;17. 内上髁;18. 旋前圆肌;19. 肱二头肌腱膜;20. 桡侧腕屈肌;21. 掌长肌;22. 指浅屈肌;23. 尺侧腕屈肌;24. 尺动、静脉;25. 尺神经;26. 掌支(尺神经);27. 掌短肌

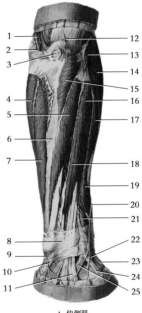

A. 伸侧肌

1. 尺侧上副动、静脉;2. 尺神经;3. 鹰嘴皮下囊;4. 尺侧腕屈肌;5. 尺侧腕伸肌;6. 后缘(尺骨);7. 指深屈肌;8. 伸肌支持带;9. 手背支(尺神经);10. 小指伸肌腱;11. 示指伸肌腱;12. 中副动、静脉;13. 桡侧副动、静脉;14. 桡侧腕长伸肌;15. 肘肌;16. 指伸肌;17. 桡侧腕短伸肌;18. 小指伸肌;19. 拇长展肌;20. 浅支(桡神经);21. 拇短伸肌;22. 桡侧腕长伸肌腱;23. 拇短伸肌腱;24. 拇长伸肌腱;25. 桡侧腕短伸肌腱

图21-5　前臂肌群

1) 浅层肌:

A. 桡侧腕长伸肌:由桡神经($C_5 \sim C_7$)支配。起自肱骨外上髁、髁上嵴和臂外侧肌间隔,止于第2掌骨底的背侧面。主要作用为伸腕和使手外展,并有使前臂旋后的作用。

B. 桡侧腕短伸肌:由桡神经($C_5 \sim C_7$)支配。起自肱骨外上髁和前臂骨间膜,止于第3掌骨底背侧。主要作用是伸腕并协助手外展。

C. 指总伸肌:由桡神经($C_6 \sim C_8$)支配。起自肱骨外上髁和前臂筋膜,肌腹向下于前臂中下1/3交界处移行为4个并列长腱,通过腕背韧带呈扇形分散,经掌骨头至示、中、环、小指中节指骨底背面。腱的横行纤维向两侧扩展形成指伸肌肌腱扩张部,并在桡侧接收蚓状肌止腱,两侧接收骨间肌止腱,并形成中央腱束及侧腱束。中央腱束止于中节指骨底部背侧;侧腱束从两侧走行斜经中节指骨背,止于末节指骨底及关节囊。中央腱束作用为伸掌指节,侧腱束作用为伸指骨间关节。

D. 小指伸肌:由桡神经($C_6 \sim C_8$)支配。起自肱骨外上髁及肌间隙,与指总伸肌一起下行,与指总伸肌腱至小指的腱束汇合,构成指背腱膜后,分别止于小指的中、远节指骨底的背面。主要作用为伸小指。

E. 尺侧腕伸肌:由桡神经($C_6 \sim C_8$)支配。起自肱骨外上髁、前臂筋膜和尺骨后缘,止于第5掌骨底的背面。作用为伸和内收腕关节。

F. 肘肌:有桡神经($C_5 \sim C_6$)支配。为三角形小肌,位于肘关节后外侧,起自肱骨外上髁和桡侧副韧带,止于尺骨上端的背面。收缩时可伸肘关节及牵引肘关节囊。

2) 深层肌:

A. 旋后肌:由桡神经支配。起自肱骨外上髁、桡骨环状韧带和尺骨旋后肌嵴,止于桡骨上1/3前面。作用使前臂旋后。

B. 拇长展肌:由桡神经($C_6 \sim C_8$)支配。起自尺骨和桡骨中部的背面及骨间膜,在前臂下外侧斜行跨过桡侧腕长、短伸肌浅面,经腕背韧带深面至手部,止于第1掌骨底外侧。作用为使拇指和手外展,并使前臂有旋后动作。

C. 拇短伸肌:由桡神经($C_6 \sim C_8$)支配。在拇长展肌起点下方起自桡骨背面及其邻近骨膜,贴拇长展肌外侧下行,止于拇指近节指骨底的背面。作用为伸拇指的掌指关节并伸腕,使拇指外展。

D. 拇长伸肌:由桡神经($C_6 \sim C_7$)支配。起自尺骨背面中1/3和邻近的骨间膜,止于拇指远节指骨底的背面及其邻近的关节囊。由于在经过腕背韧带时在桡骨结节处打弯,该结节成为拇长伸肌腱的滑车。因此,拇长伸肌除了伸展拇指指间关节外,尚有内收拇指的作用。

E. 示指伸肌:由桡神经($C_6 \sim C_8$)支配。在拇长伸肌腱的下方,起自尺骨背面的下部及邻近的骨间膜,肌纤维向下移行为长腱,经腕背韧带的深面至手背,在指总伸肌内侧移行为指背腱膜,止于近节指骨底背侧。其作用为伸示指并协同伸腕。

(3) 前臂神经

分布到手部的正中神经、尺神经为混合神经,支配手部的运动和感觉,对手部的功能作用较大。桡神经及肌皮神经支配手部多为终末感觉支,对手部的功能作用相对较小。

1) 正中神经(图21-6):

A. 起源、走行:正中神经由臂丛内、外侧根汇合而成,外侧根来自$C_5 \sim C_7$,内侧根来自C_8和T_1。内侧根越过腋动脉第3段与外侧根连接,沿内为腋动脉为肌皮神经和缘肱肌之间下降入臂。在臂上半,与肱动脉伴行,在平喙肱肌抵止处越过动脉居其内侧,贴肱肌前方入肘窝。神经在肘窝随肱动脉深行,前方被肘正中静脉、臂内侧皮神经和肱二头肌腱膜所掩,后方膈肌与肘关节相对,外为肱二头肌腱、内为旋前圆肌。神经继远行穿旋前圆肌肱头与尺头之间出现于前臂,通过指浅屈肌腱弓下方,行于指浅、深屈肌之间达腕。在屈肌支持带上方,正中神经从指浅屈肌桡侧缘下方出现,居指浅屈肌腱与桡侧腕屈肌腱之间,在掌长肌腱的深面略偏桡侧。最后随屈肌腱经过腕达手掌,分肌支和皮支而终止。

正中神经组成情况变化颇多。由内、外侧束的内、外侧根合成者占94.57%,单根正中神经者占5.43%。外侧根大于内侧根者占50%,内侧根大于外侧根者占35.46%,两根等大者占14.54%。正中神经两根会合点至喙突的距离平均为4.09 cm(即高位型),占90.49%;低位型的距离平均为11.65 cm,占9.51%。正中神经干的粗细平均为4.90 mm。

B. 分支:①臂部,即肱动脉支,偶尔发旋前圆肌支。②肘部,即肘关节支,桡尺近侧关节支、旋前圆肌支、指浅屈肌支、掌长肌支至肱动脉及桡、尺动脉支。③前臂部,即指浅屈肌支,桡侧腕屈肌支,骨间前神经——指深屈肌支、拇长屈肌支、旋前方肌支至桡尺远侧关节和腕关节支,与尺神经交通支和手掌支。④手部,即返支——拇短屈肌支、拇短展肌支、拇对掌肌支、第1～3指掌侧总神经至指掌侧固有神经、第1～2蚓状肌支,与尺神经交通支。

C. 正中神经肌支的发出顺序:旋前圆肌支、掌长肌支、指浅屈肌支、指深屈肌支、桡侧腕屈肌支、拇长屈肌支、旋前方肌支、鱼际部肌支。

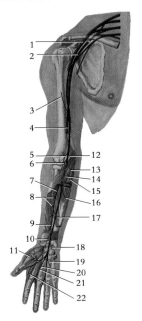

图 21-6　正中神经走行及分支

1. 外侧根;2. 内侧根;3. 肌皮神经与正中神经的交通支;4. 至肱动脉支;5. 关节支;6. 旋前圆肌支;7. 骨间前神经;8. 拇长屈肌支;9. 旋前方肌支;10. 掌支;11. 返支;12. 旋前圆肌支;13. 指浅屈肌支;14. 桡侧腕屈肌支;15. 掌长肌支;16. 与尺神经交通支;17. 指深屈肌支;18. 腕关节支;19. 与尺神经交通支;20. 指掌侧总神经;21. 第2蚓状肌支;22. 第1蚓状肌支

2) 尺神经(图 21-7):

A. 起源、走行:尺神经是臂丛内侧束的主要延续,其纤维来自 C_8、T_1(有时还来自 C_7)。起始后稍位于腋血管后方,贴腋后壁而行,并被胸小肌下缘掩盖。尺神经入臂后,介于腋动脉(外)和腋静脉(内)之间,在肱三头肌长头和喙肱肌形成的浅沟中下降。达喙肱肌于臂中部抵止处,尺神经离开血管神经束,向后行穿过臂内侧肌间隔上端,伴随尺侧上副动脉走行在肱三头肌内侧头的表面并被深筋膜掩盖。然后进入肱骨内上髁后方的肘管中,此时,神经前贴尺神经沟,后界为尺侧腕屈肌和纤维膜,内为尺骨鹰嘴。并行于尺侧屈腕肌肱头和尺头之间,伏于指深屈肌上。在前臂中、上 1/3 交界处,开始与由桡侧来

的尺动脉并行,在尺侧腕屈肌的深面下达腕。在腕部,尺神经浅在,居于指浅屈肌腱和尺侧腕屈肌腱之间,行于屈肌支持带浅面,腕掌侧深筋膜和掌短肌的深面即尺管中。于此分成浅支和深支。浅支继续远行,支配掌短肌,并发出第4,5指掌侧总神经,分布尺侧 1 个半指的皮肤;深支经小指展肌和小指短屈肌之间行于豆钩管中,并绕过钩骨钩转向桡侧,与掌深弓伴行,在屈肌腱深面,支配骨间肌,第 3、4 蚓状肌和拇收肌。

B. 分支:①肘部,即关节支、尺侧腕屈肌支。②前臂部,即尺侧腕屈肌支、指深屈肌支、尺动脉支。③腕部,即掌支、手背支、关节支。④手部,即浅支——掌短肌支,第 4、5 指掌侧总神经,指掌侧固有神经,与正中神经交通支;深支——小指展肌支,小指短屈肌支,小指对掌肌支,第 1～4 骨间肌支,第 3、4 蚓状肌支,拇收肌斜头支,关节支。

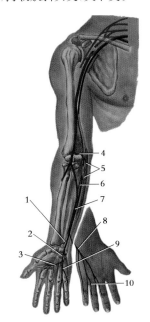

图 21-7　尺神经走行及分支

1. 掌支;2. 浅支;3. 深支;4. 关节支;5. 尺侧腕屈肌支;6. 指深屈肌支;7. 尺动脉支;8. 手背支;9. 指掌侧总神经;10. 指背神经

3) 桡神经(图 21-8):

A. 起源、走行:桡神经的纤维来自 C_8～T_1 神经根,是臂丛后束的延续,为臂丛最大的分支。行于腋动脉之后,肩胛下肌、背阔肌和大圆肌之前,经过由背阔肌下缘和肱三头肌长头腱面所形成的臂腋角前方。然后,桡神经伴肱深动脉斜向下外,行于肱三

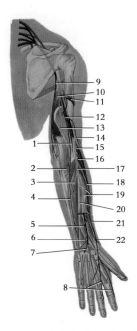

图 21-8　桡神经走行及分支

1. 肱肌支；2. 肘肌支；3. 尺侧腕伸肌支；4. 前臂
后皮神经；5. 拇长伸肌支；6. 示指伸肌支；7. 腕关节
支；8. 指背神经；9 臂后皮神经；10. 肱三头肌长头支；
11. 肱三头肌外侧头支；12. 前臂后皮神经；13. 肱三头
肌内侧头支；14. 臂外侧下皮神经；15. 肱桡肌支；
16. 桡侧腕长伸肌支；17. 深支；18. 浅支；19. 指伸肌
支；20. 小指伸肌支；21. 拇长展肌支；22. 浅支

头肌长头和内侧头之间达臂后方,继行于肱三头肌
外侧头和内侧头之间入桡神经沟中。在沟中,神经
大多借内侧头纤维与肱骨后面相隔并居外侧头深
面。桡神经于三角肌止点下外方绕行肱骨外侧缘,
穿臂外侧肌间隔转至臂的前方,走行在内为肱肌、外
为肱桡肌、腕长伸肌所形成的窄沟中。约为肱骨外
上髁平面,桡神经分为浅、深两终支。

　　深支又名骨间后神经,环绕桡骨干上 1/4 外行,
穿旋后肌两层之间转至前臂背面,沿浅层肌肉之间
下降,在腕背面终于节状膨大,由膨大发出细支支配
腕关节。

　　浅支在肱桡肌前缘深面下降,依次跨过旋后肌、
旋前圆肌止点、指浅屈肌和拇长屈肌浅面,伴行于桡
动脉外侧。于前臂中、下 1/3 交界处,浅支经肱桡肌
腱深面转至前臂背侧,跨过拇长展肌、拇短屈肌和伸
肌支持带浅面,分内、外侧支,最终支配手背桡侧两
个半指皮肤。

　　B. 分支:①腋区和臂腋角,即肱三头肌长头支、
外侧头支、臂后皮神经、前臂后皮神经。桡神经沟:

肱三头肌外侧头支、肱三头肌内侧头支、肘肌支。
②肱肌和肱桡肌间的窄沟,即肱肌支、肱桡肌支、桡
侧腕长伸肌支、桡侧腕短伸肌支、旋后肌支、肘关节
支、浅支、深支。③旋后肌,即旋后肌支、肘肌支。
④前臂背面,即尺侧腕伸肌支、指伸肌支、小指伸肌
支、示指伸肌支、拇长展肌支、拇长伸肌支、拇短伸肌
支、腕关节支。

　　4) 肌皮神经(图 21-9):

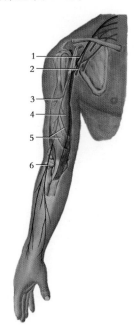

图 21-9　肌皮神经走行及分支

1. 肌皮神经；2. 喙肱神经；3. 肱二头肌支；
4. 与正中神经交通支；5. 肱肌支；6. 前臂外
侧皮神经

　　A. 起源、走行:肌皮神经主要来自 C_5、C_6 根纤
维,有时还包括 C_7。神经约于胸小肌下外缘起自臂
丛外侧束,斜向下外,行于腋动脉与肱桡肌之间,进
入喙肱肌。肌皮神经干平均粗 3.33 mm,自发起至
喙突尖的平均距离为 3.31 cm,自发起至锁骨前缘的
平均距离为 4.12 cm。自发起至喙肱肌的长度平均
为 3.6 cm。神经穿过喙肱肌者占 93.09%,不经喙肱
肌者占 0.91%。肌皮神经通过喙肱肌后行于肱二
头肌和肱骨之间,斜向下外行,于肘横纹上方 2.5 cm
处出现于肱二头肌外侧缘,名为前臂外侧皮神经,行
于头静脉与肘正中静脉的夹角中,分成前后终支,分
布于前臂桡侧缘前后面。

　　B. 分支:①喙肱肌支,在穿入喙肱肌前由肌皮
神经发出,进入喙肱肌,也可直接起自臂丛外侧束。

②肱二头肌支,有1～5支,在肌皮神经沿肱二头肌和肱肌之间下降时发出,进入肌肉的位置在臂上部者占19%,在臂中部者占50%,在臂下部者占31%。

③肱肌支,为2～5支,多进入肌肉较厚的内侧半。

④关节支,由肱二头肌支或肱肌支发出,达肘关节。

⑤动脉支,由肱肌支发出到肱动脉和肱骨滋养动脉。

⑥与正中神经交通支,可在不同平面直至肘窝发出,2条神经之间借1条或数条神经相连。

21.6.2 前臂旋前屈曲轻度畸形矫正术

前臂旋前屈曲畸形是旋前圆肌、旋前方肌及前臂屈肌痉挛和挛缩所致。因痉挛和挛缩畸形干扰了双手配合使用,两手掌不能相对持物,严重影响了手部功能。前臂旋前屈曲轻度畸形系指挛缩的程度较轻,用非手术方法,或比较简单的手术方法即可矫正的畸形,愈后效果较好。其较常应用的方法为行尺侧腕屈肌止点移位至桡侧腕伸肌,以改善较轻症状的前臂旋前及屈曲畸形。手术方法为尺侧腕屈肌移位代桡侧腕短伸肌。

（1）适应证

尺侧腕屈肌移位代桡侧腕短伸肌的手术适用于绷紧尺侧腕屈肌无伸腕或伸腕力弱的患者。

（2）麻醉和体位

采用全麻或臂丛神经阻滞麻醉,止血带下操作。患者取平仰卧位,患肢外展90°。

（3）手术步骤

以尺侧腕屈肌止点向近端行纵行切口,长约5 cm,切断尺侧腕屈肌止点后向近端游离,此时要保护好其深层的尺动脉和尺神经。再做前臂远端桡背侧切口,并显露出桡侧腕短伸肌腱。将尺侧腕屈肌通过前臂尺侧皮下隧道引至背侧切口下,将尺侧腕屈肌腱与桡侧腕短伸肌腱编织缝合(图21-10)。

（4）术后处理

术后腕关节中立位石膏制动4～5周,去石膏后行腕关节伸屈训练及物理疗法。

21.6.3 前臂旋前屈曲严重畸形矫正术

前臂旋前屈曲严重畸形均应施行手术治疗。根据患者的具体情况常采取屈肌起点滑移延长术,指浅屈肌到指深屈肌交叉延长术,尺骨、桡骨截骨短缩术,腕关节融合术或Ilizarov技术矫正等。

（1）适应证

前臂较严重的旋前屈曲畸形,其原因有肱二头

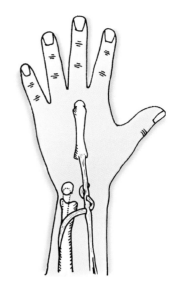

图 21-10 尺侧腕屈肌移位重建伸腕功能

肌和肱肌挛缩、指深及指浅屈肌痉挛和挛缩、旋前圆肌肌张力过大妨碍前臂旋后功能等。

（2）麻醉和体位

采用全身麻醉或臂丛神经阻滞麻醉。患者取平仰卧位,患肢外展90°,止血带下施术。

（3）屈肌滑移延长术

切口显露,于肘关节前内侧做"S"形切口,并向前臂近端延长,切开皮肤、皮下组织,注意保护好前臂内侧皮神经,显露旋前圆肌、桡侧腕屈肌及尺侧腕屈肌,注意保护好内侧的正中神经和肱动、静脉,并保护牵拉开桡神经。先于肱骨内上髁和尺骨冠状突开始紧贴骨膜下切断并剥离屈肌群及旋前圆肌起始部,并同时切断剥离尺骨内侧面的尺侧腕屈肌。在剥离及滑移过程中要注意避免损伤血管及神经,其松解程度以达到肘、腕和手指被动伸直为标准,松解后在闭合创口前需仔细止血。在闭合创口前可能需行尺神经前置术。

（4）肱二头肌腱"Z"形延长手术

在应用上述方法施行屈肌滑移延长后其肘关节仍紧张时,需行肱二头肌腱"Z"形延长手术治疗。在其肘前侧"S"形切口,切断肱二头肌腱膜,在肱二头肌腱外侧辨认前臂外侧皮神经,在其内侧辨认正中神经和肱动脉,此时即可显露肱二头肌腱,并在该处做"Z"形延长,必要时再将该处的肱肌松解延长。

（5）手术操作注意事项

1）为了避免手术意外损伤,要熟练地掌握肘部

及前臂的解剖。

2）在解剖和剥离肌肉和肌腱时必须保护好其局部的血管和神经,在剥离肌肉时要避免其神经分支的损伤。

3）对屈肘及其肌腱剥离和松解的程度和范围以手术中被动牵开肘、腕和手指关节为标准。

（6）术后处理

1）手术要求肘关节屈曲 $60°\sim80°$,腕关节伸 $10°\sim15°$,手指呈功能位状态石膏外固定,时间为 $4\sim5$ 周。

2）$4\sim5$ 周去石膏后改为夜间夹板固定,其日间给予弹力支具训练,同时给予物理疗法和康复锻炼。

21.7 腕关节屈曲畸形

上肢痉挛性麻痹中常见腕关节屈曲畸形,患者常主诉不能将手伸直而影响正常活动,被动伸腕及伸指时会发生障碍或疼痛,并常因肌力紧张的屈肌压迫正中神经,致腕管综合征的发生。更严重者可能出现腕关节半脱位或腕尺偏、桡偏等畸形。其手术方法有肌腱移位术,指浅、深屈肌延长术,前臂尺、桡骨缩短术,腕关节融合术或 Ilizarov 技术外固定矫形术等。

21.7.1 分型

Ⅰ型:腕关节屈曲畸形 $<20°$,手指张开轻度受限,肘及前臂畸形较轻。该类患者手术好操作,且愈后效果好。

Ⅱ型:腕及手指保持在屈曲位置。根据手指屈曲时腕关节主动伸直的程度可分为两个亚型:A 型,手指屈曲时,腕关节确实能够主动伸直,腕伸肌是好的,有自控能力;B 型,手指屈曲时不能主动伸腕或伸腕肌力弱及不能伸腕。

Ⅲ型:为腕及手指各关节严重屈曲畸形。在腕关节极度屈曲时手指亦不能伸直,或手部各关节极度屈曲时腕关节不能背伸者。

21.7.2 腕关节屈曲畸形矫正术

（1）适应证

由于痉挛肌肉产生挛缩而引起的腕或指或腕和指均屈曲的畸形。患者年龄 >5 岁,有自主控制肌群。感觉严重减弱者效果较差。

（2）各型的手术方案

1）Ⅰ型:①尺侧腕屈肌远端切断术;②肱骨内

髁肌群或肌腱松解术。

2）Ⅱ型:①尺侧屈腕肌移位重建腕伸肌术;②屈肌群及旋前圆肌起点松解滑移术;③Ilizorov外固定架矫形术。

3）Ⅲ型:①指浅、深屈肌交叉延长替代术;②尺、桡骨部分截骨术;③腕关节或掌指关节、指骨间关节融合术。

（3）麻醉与体位

采用全身麻醉或臂丛神经阻滞麻醉,驱止血带下施术。患者平仰卧位,如肘关节屈曲者可采取侧卧或适当体位。

（4）Ⅰ型患者手术步骤

1）尺侧腕屈肌止点切断术:①行前臂尺侧紧贴腕横纹纵行切口,长 $3\sim4$ cm;②在切口内显露尺侧腕屈肌,在豌豆骨附着处切断尺侧腕屈肌止点即可。

2）肱骨内髁腱膜或肌腱松解术:①行肘关节前方"S"形切口,长约 5 cm;②切开皮下组织于筋膜下显露肱骨内髁处屈肌群及肌腱起点,将其屈肌起点切断,并紧贴骨膜下将肌群向远端剥离滑移,松解后将明显改善腕关节的屈曲状态。

（5）Ⅱ型患者手术步骤

1）尺侧腕屈肌移位桡侧腕短伸肌重建术:同Ⅰ型患者的术式。

2）屈肌群内髁腱膜、肌腱松解术:同Ⅰ型患者手术步骤。

3）Ilizarov 技术矫正腕关节畸形术:对腕关节较重的屈曲挛缩畸形,其患者及家属恐惧手术治疗,可应用 Ilizarov 外固定架予以治疗(图 21-11)。按患者的年龄及前臂尺、桡骨的长度及前臂的皮肤周径等订制出所需要的外固定架。其外固定架套入患肢,其轴向铰链关节应与腕关节相对应,再根据畸形程度和矫形要求,在腕关节即以外固定器轴向铰链为中心,远端在成人约为 6 cm 处,于第 $2\sim5$ 掌骨头近端横行钻入直径为 2 mm 的贯穿克氏针;再于前臂尺、桡骨的中段和腕关节近端 3 cm 处,分别再横向做贯穿尺、桡骨的克氏针固定。各钢针外露的两端与外固定器的环形钢架选择合适部位用螺栓牢固固定。外固定矫形器安装完毕后,适当旋转螺纹牵伸杆,将弹簧压紧。如此,对需要牵伸的部位产生持续性的推拉应力。安装外固定器 3 d 后开始进行牵拉调解,每日牵伸 $0.3\sim0.5$ mm。将屈曲畸形的关节拉直后,再继续向腕关节背伸方向牵拉,直至牵拉致腕关节背伸 $20°\sim30°$ 为止,即达到治疗目标而结束。该技术牵拉治疗的疗程为 $60\sim80$ d。去除外固定架后需行弹性支具巩固治疗。

应用 Ilizarov 技术矫形治疗关节屈曲挛缩畸形

与手术方法相比具有微创、简单、有效,减少手术痛苦及低医疗成本等优势。

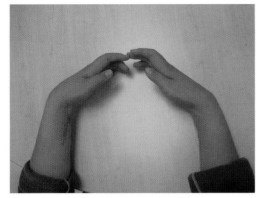

A. 双腕关节屈曲挛缩畸形

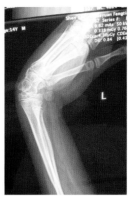
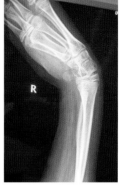

B. 双腕X线检查显示腕关节屈曲挛缩

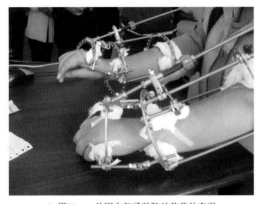

C. 用Ilizarov外固定架予以腕关节背伸牵引

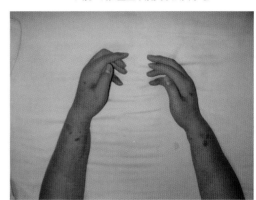

D. 伸位牵引3个月后去除外固定架后情况

图 21-11　用 Ilizarov 技术矫正腕关节畸形术

注:男性患者,10 岁,痉挛性脑瘫,伸腕严重受限

(6) Ⅲ型患者手术步骤

1) 指浅、深屈肌交叉延长替代术(图 21-12):
①在前臂屈侧中下 1/3 处做"S"形或弧形切口,长10～13 cm。②在切口内先显露浅层屈肌,在尺侧腕屈肌桡侧找到尺神经及尺动、静脉。在掌长肌与桡侧腕屈肌之间找到正中神经,首先用橡皮条将上述神经及血管牵拉保护。③将指浅屈肌向近端拉紧后,于切口远端,即腕横纹处将其切断。④于指浅屈肌深层找到指深屈肌,在其近端,即指深屈肌腱与肌腹移行稍远处将其切断。将指浅屈肌腱的近端与指深屈肌腱的远端行交叉延长后,调整其合适张力予以编织缝合,缝合的张力以伸腕为 0°位时,被动伸各指能达到伸直时为好,缝合后的手指呈正常的休息位。⑤如拇长屈肌紧张时则以掌长肌或肱桡肌为近端动力肌而替代,与远端拇长屈肌腱缝合。

2) 尺、桡骨部分截骨术或腕关节功能位骨性融合术:对有些特别严重屈肘、屈腕等挛缩畸形的患者及不适合软组织矫正者,可行尺、桡骨部分短缩截骨以减少屈肌的张力,对一些严重屈曲挛缩畸形导致桡腕关节脱位者则行腕关节骨性融合术。

A. 尺、桡骨部分短缩截骨术:于前臂中远 1/3 处分别做桡背侧和尺背侧两个纵行切口,各长约10 cm,桡侧切口应避免损伤头静脉和桡神经浅支或前臂外侧皮神经。尺侧切口勿损伤贵要静脉或变异的分支较高的尺神经背侧支。在骨膜下根据屈肌张力来调节截除的骨段,骨段的截除可行横行或斜行截骨,因该段尺骨直径较细,故斜行截骨可加大骨折截面,以利于骨质的愈合。其骨性固定可采用钢板或钢针交叉固定等方法(图 21-13)。

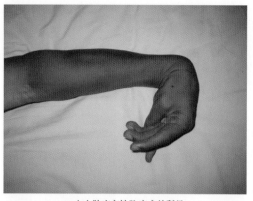

A. 左上肢痉挛性脑瘫术前所见

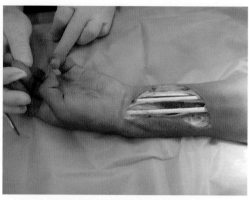

B. 前臂远端行指浅屈肌代指深屈肌手术切口

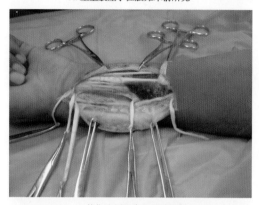

C. 将指浅屈肌靠远侧端切断

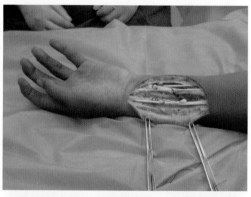

D. 调解张力,以指浅屈肌代指深屈肌、掌长肌代拇长屈肌

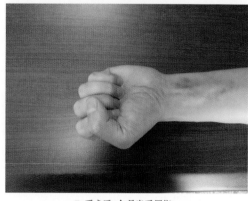

E. 手术后6个月患手屈指

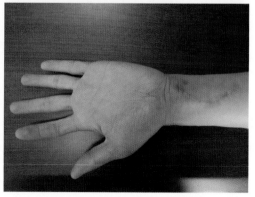

F. 手术后6个月患手伸指功能恢复情况

图 21-12　Ⅲ型腕关节屈曲畸形患者手术矫正步骤

注:男性患者,25 岁

B. 腕关节功能位融合术:对不适合软组织矫正和尺、桡骨短缩截骨者,可实施行腕关节骨性融合术治疗。于腕关节背侧行纵行切口或"＜"形切口,显露并保护好各伸肌支持带及主要的纵行手背静脉。切开关节囊,显露尺、桡骨远端及近排腕骨。使用高速摆锯将尺、桡骨远端及手舟骨、月骨近端部分去除,去除骨质的长度视被动伸掌指关节及指骨间关节而决定。为不影响前臂旋转活动,可将尺骨截除的长度大于桡骨。调整腕关节为背伸 10°～25°,中立及轻度尺偏位后用"T"形板、直板或克氏针等方法固定(图 21-14)。

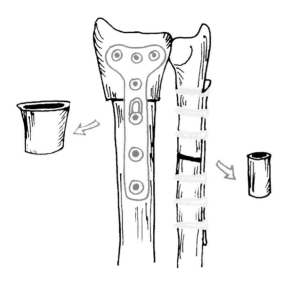

图 21-13　桡、尺骨远端部分截骨钢板内固定

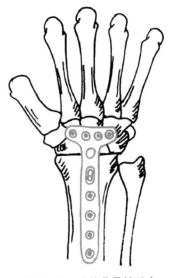

图 21-14　腕关节骨性融合

21

21.8　手指鹅颈状畸形

手指鹅颈状畸形为脑瘫麻痹中较常见的畸形，手部内在肌痉挛导致掌指关节屈曲，早期近侧指骨间关节为伸直状态，随时间推移逐渐形成近侧指骨间关节过伸而形成手指鹅颈畸形（图 21-15）。单纯的鹅颈畸形一般不产生功能障碍，除非近侧指骨间关节僵于过伸位，且屈曲困难，可施行手术治疗。其手术方法常应用中央腱束切断术、尺神经运动束切断术、骨间肌滑移术、近侧指骨间关节掌板紧缩术及指浅屈肌固定术等。

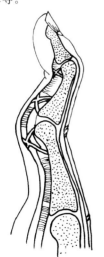

图 21-15　**手指鹅颈畸形**

21.8.1　临床应用解剖

（1）指屈肌腱及腱鞘

指浅屈肌腱止点在中节指骨近端，作用是屈曲近侧指骨间关节；指深屈肌腱止点在远端指骨底，作用是屈曲远侧指骨间关节。指浅屈肌在止点前分成两束，指深屈肌腱在指浅屈肌深面经浅肌两束间通过。由指骨掌侧指关节掌板和坚韧的结缔组织共同围成的骨性纤维管道将屈肌腱包围，即为指屈肌肌腱的腱鞘，亦为滑车系统。屈指时滑车系统保证肌腱不向掌侧滑脱，使肌腱与手指一起滑动带动手指关节来完成屈指动作。腱鞘在近节和中节的中 1/3 部位最为坚韧，而近于关节部位薄弱，坚韧部即为 A 滑车（A1～A5），薄弱部为 C 滑车（C1～C3）。损伤功能重要的滑车时，即掌指关节和近侧指骨间关节的稍远侧的 A2 和 A4 滑车时应当重建。

（2）指关节

各掌指关节和指骨间关节的结构大致相同。掌指关节是球窝关节，指骨间关节是滑车关节。所以掌指关节可做屈伸、内收、外展及旋转运动，而指骨间关节只能做屈伸运动，而不能做侧方运动。

1）掌指关节部位的结构（图 21-16A）：掌侧有掌板，其侧方为矢状束的起始部。同时，掌横韧带及屈肌腱通过腱鞘也有附着部位，在该部位有 4 个韧带结构的集合成动力的集中点。蚓状肌腱、指神经血管束在此结构掌面，骨间肌从背侧通过。骨间肌部位的肌腱通过矢状束参加构成腱帽,另有一部分通过矢状束至近节指骨底,这些结构连结着关节的侧副韧带。

2) 近侧指骨间关节部位的结构(图 21-16B):支持韧带横束在表面,在其下方的外侧束和此处附着的支持带斜束一并斜行其深层,连接中节和近节的侧副韧带。

侧副韧带是从近侧掌骨头或指骨头两侧的压迹至远侧指骨底结构斜行的坚韧韧带,其特点是关节伸直时韧带松弛而屈曲位时紧张。手外伤后如较长期固定于伸直位,则易发生侧副韧带挛缩而影响关节屈伸活动。在侧副韧带的掌侧有一扇形结构称为副韧带,与掌板侧缘相连。掌板是软骨样平板,远端附着于指骨的掌面,并构成腱鞘的底,掌板近缘以两个外侧角牢固地附着于近节指骨颈的外侧嵴,此结构可限制关节过伸。

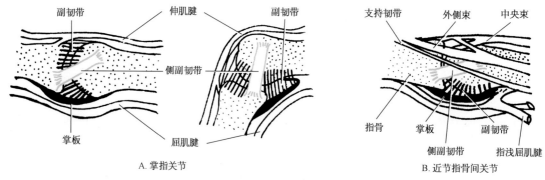

A. 掌指关节　　　　　　　　　　　　　　B. 近节指骨间关节

图 21-16　掌指关节与指骨间关节部位的结构

(3) 鹅颈畸形的分型

鹅颈畸形主要是指伸腱器常见的病理表现之一,可以由多种原因引起,临床表现为近节指骨间关节反屈(过伸)伴远节指骨间关节屈曲,就原因可分为 3 型。

1) 手外在指伸肌腱型:由于腕关节和掌指关节屈曲或由于肌腱粘连,肌肉缩短和挛缩,导致手外指伸肌腱的作用过强。此时,这些手外在指伸肌肌腱相对缩短,当近节指骨间关节的稳定机制受损时,便可引起进行性反屈畸形。

2) 手内在肌腱型:由于各种原因所致手内在肌的收缩力增强,如手内在肌缺血性收缩、风湿性关节炎引起的手指侧滑动、脑瘫所致的内在肌挛缩和帕金森病等。

3) 关节型:由于各种原因所致近节指骨间关节丧失其稳定性,指浅屈肌腱断裂或瘫痪、关节肥大性滑膜炎引起的掌板延长、由关节肥大性滑膜炎引起的支持带延长、先天性指骨间关节松弛等均可导致近节指骨间关节的过伸和远节指骨间关节的屈曲。

21.8.2　手术方法

(1) 适应证

根据鹅颈畸形的病因及畸形程度和伸、屈肌肌力的动力及张力等选用不同的手术方法。

(2) 麻醉和体位

采用臂丛神经阻滞麻醉,小儿需要全身麻醉。患者取平仰卧位,患肢外展 90°,驱止血带下施术。

(3) 手术步骤

1) 中央腱束切断术:适用于近节指骨间鹅颈畸形 >20°,但可主动屈曲的患者。在指背位于近节指骨间近 1 cm 处做横行切口,显露、分离出伸肌腱中央束,轻轻牵拉以辨认中央腱束与侧腱束间隙。在此处切断中央腱束(图 21-17),并保护侧腱束的完整性,其近节指骨间关节可用细克氏针于屈曲 10°位固定,4 周后去钢针行康复训练。

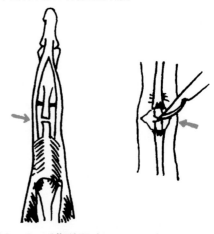

图 21-17　手指鹅颈畸形行中央腱束止点前切断

2) 近节指骨间关节指浅屈肌腱固定术:适用于近节指骨间关节过伸,且因此妨碍手指主动屈曲的患者。由指侧方正中从近节指骨中部起向远侧做纵行切口,其切口深度和范围同指屈肌腱粘连松解术,于指动脉背侧向深层显露出指深、浅屈肌腱,再于骨膜下显露出近节指骨,在近节指骨的中远 1/3 处用钻打孔。如单纯将指浅屈肌腱悬吊则钻两处直径 1 mm 的小骨孔,将指浅屈肌在近节指骨间关节屈曲 20°～30°后拉紧,用钢丝穿过两处小孔后固定指浅屈肌腱。如行指浅屈肌腱切断固定法,则在近节指骨中远 1/3 处钻直径约为 2.5 mm 的大骨孔。在骨孔近端 1cm 处切断指浅屈肌腱,将其远断端肌腱穿入骨孔后牢固修复。其肌腱修复处也可用规格合适的骨锚固定修复。同时要将近节指骨间关节在屈曲 20°～30°角用钢针暂时固定(图 21-18)。

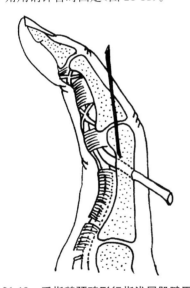

图 21-18　手指鹅颈畸形行指浅屈肌腱固定

3) 近侧指骨间关节融合术:对近节指骨间关节周围软组织严重粘连,其关节被动活动严重受限者可行近节指骨间关节功能位融合术。在近节关节指背侧或指侧方做弧形或纵行切口,保护好侧腱束后显露出近节指骨间关节,用高速电锯将近节指骨头和中节指骨底关节面部分骨质去除,在保持屈曲 20°～30°角后对合骨面,用无头螺钉或交叉钢针固定(图 21-19)。

(4) 手术操作注意事项及术后处理:手术中避免血管和神经的损伤,近节指骨间关节固定及骨性融合的角度应为 20°~30°,手术后应用石膏或夹板外固定 4～5 周,去除内外固定后行康复功能训练。

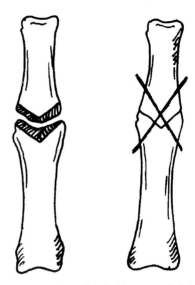

图 21-19　近节指骨间关节功能位融合

21.9　选择性脊神经后根切断术

21.9.1　概述

痉挛性脑瘫是脑瘫最常见的类型,约占 80%。以往针对痉挛性脑瘫的矫形外科手术治疗包括肌肉切断术、肌腱切断术、肌腱延长术、肌腱移位术、肌腱固定术、切除性关节成形术及关节融合。其目的为单纯的矫正肢体畸形,常导致痉挛和畸形的复发,甚至出现新的反向畸形。选择性脊神经后根切断术(selective poterior rhizotomy, SPR)克服了传统手术的缺点,其目的旨在减轻患者的痉挛状态、平衡肌肉紧张度。经过 30 余年的临床实践,目前,SPR 被认为是治疗痉挛性脑瘫较为理想的方法。

1908 年,德国医师 Foerster 首先采用脊神经后根切断术治疗肢体痉挛,因整个后根神经完全切断而使肢体感觉丧失。该手术在随后 60 多年内一直未得到应用和推广。1976 年,意大利学者 Fasano 报道了 SPR 彻底解除痉挛的同时,成功地保留了肢体的感觉,这逐渐引起了各国学者的普遍关注。1981 年,南非医师 Peacock 对 Fasano 技术进行了改进,将操作部位由圆锥部位降至马尾水平,减少了手术难度,降低了手术损伤脊髓圆锥的危险性,并将这一技术推广到北美多个神经外科中心,随后被广泛用于脑瘫儿童痉挛的治疗。1990 年,徐林等在国内和亚洲地区首先开展 SPR 治疗脑瘫肢体痉挛。由于 SPR 解除肢体痉挛的最终目的是提高患者的生活质量,故国内、外学者对 SPR 后>5 年的远期疗效进行了大量的报道,也取得了令人鼓舞的成果。但有学者认为,其中单个研究可能受到样本量限制、患者中断随访、疗效评估方法不统一等因素的影响。另外,随机对照试验中漫长的随访期间,SPR 干预组与对照组患者很有可能分别受到不同治疗因素的干预。因此,对于 SPR 的远期疗效还需要进一步的科学研究及客观评价。

对 SPR 解痉机制一直是用阻断脊髓反射的 γ 环路来解释(图 21-20)。脊髓前角的 γ 运动神经元发出的纤维支配梭内肌纤维,调节梭内肌纤维的长度,使感受器经常处于敏感状态。这种 γ 运动神经元的活动通过肌梭传入联系,引起 α 神经元活动和肌肉收缩。此反射过程称为 γ 环路。α 运动神经元纤维是易化的,并且是由环状螺旋器和梭内肌纤维发出的。因为脑瘫时更高级中枢的损伤性抑制,脊神经后根的适当切断从理论上来说能够恢复平衡和减少肌肉张力。SPR 的目的在于选择性切断肌梭传入的 Ia 类纤维,阻断脊髓反射中的 γ 环路,从而解除肢体痉挛。

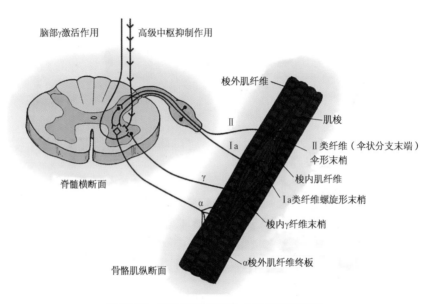

图 21-20　脊神经后根切除术的原理示意图

21.9.2　手术方法

(1) 适应证

1) 手与上肢单纯痉挛,肌张力>3 级。

2) 受累肌肉肌力良好,手部具有一定运动能力,特别是手指屈伸及拇指伸展动作。

3) 软组织无畸形或仅有轻度痉挛畸形,骨关节畸形较轻。

4) 不伴有强直、张力失常、手足徐动和共济失调。

5) 智力能配合康复训练者,年龄以 4~6 岁最佳。

6) 少数以痉挛为主的混合型脑瘫,以及严重挛缩与僵直,影响日常生活、护理和康复训练者。

(2) 禁忌证

1) 手足徐动、震颤、共济失调与扭转痉挛等椎体外系病变。

2) 受累肌肉肌力弱,肌张力低下。

3) 缺乏术后康复训练条件者或智力低下难以配合康复训练者。

4) 患者和家属缺乏治疗积极性。

5) 肢体严重固定挛缩畸形。

6) 脊柱严重畸形和脊柱不稳者,以及支气管痉挛和严重癫痫者。

另外,脑瘫患儿早期以肢体痉挛为主。脑瘫大龄儿童则肌肉关节挛缩、骨骼异常、肌肉无力等症状更为突出,此时行 SPR 不但不会改善肢体功能,反而会造成肢体功能降低。大龄脑瘫患儿更适合行传统的矫形手术。因此年龄>10 岁的脑瘫患儿行 SPR 应谨慎。

(3) 麻醉与体位

患者行全麻后取俯卧位。不适用肌松药。

（4）手术步骤

1）切口：颈部后正中切口。

2）显露：显露 $C_4 \sim T_1$ 各椎板，限制性切除上述各椎板，保留各椎间小关节。切开硬脊膜，沿脊神经根出孔予以鉴别分离后可直接暴露 $C_5 \sim T_1$ 各后根小束。

3）探查：显露 $C_4 \sim T_1$ 后可清楚地看见各神经后根的小束。C_5 神经后根含 $4 \sim 5$ 束，C_6 含 $5 \sim 6$ 束，C_7 含 8 束，C_8 含 5 束，T_1 含 $2 \sim 3$ 束。小束直径一般在 $0.3 \sim 1.0$ mm，周围有软脊膜包绕，易分离。

4）切断：在手术放大镜下，将后根各小束分开，用神经阈值测定仪的电极刺激小束，观察手的动作情况，确定各小束诱发痉挛的阈值，选择阈值低的小束切断。通常切断后根的比例为：C_5 35％；C_6 50％；C_7 60％；C_8 55％；T_1 40％左右。

（5）手术操作注意事项

1）椎板切除时，注意保留双侧小关节的完整以维护脊柱稳定性。

2）术中严格控制出血，有利于显露和操作，并可减少术后粘连。

3）分离神经根时要逆行向上分离，以此分开 $C_5 \sim T_1$。应用显微外科技术，尽量采用自然分束。分离中不可过分牵拉神经根，以免损伤。

4）切断阈值低的小束，保留阈值高的小束。可不必严格拘泥于某一神经后根切除的具体比例，应从整体考虑。切除过少痉挛解除不彻底，术后易复发；切除过多可引起肢体过软，增加术后康复的难度。

（6）术后处理

1）石膏围颈固定。

2）3d 后方可下床活动。

3）术后康复训练是取得良好疗效的关键。功能训练包括手与上肢的精细动作、协调性等方面，重点训练手的抓握、持物、对掌、对指等。康复后期则需要加强生活自理能力的训练。

21.10　选择性臂丛神经根切断术

21.10.1　概述

目前，治疗痉挛性脑瘫的疗效较确切的术式是选择性脊神经后根切断术。但对于上肢痉挛性脑瘫采用颈神经后根切断，由于手术风险大、并发症多，

因而开展较少。顾玉东、侯春林在此术式的基础上，采用选择性臂丛神经根切断治疗上肢痉挛性脑瘫，其近期疗效是肯定的。

肌肉和肌腱的牵张反射由 γ 传入系统维持并受上运动神经元所控制。脑瘫病变所致上运动神经元对脊髓 γ 环路的抵制功能丧失而引起肢体肌肉痉挛。所以，颈神经根切断与脊髓后根切断在机制上和效果上是相似的。选择性臂丛神经根切断既阻断了 γ 环路，又因相邻神经根的代偿作用，可以在不导致肌力明显下降的情况下降低肌张力，因而在保持较好肌力的同时又解除了肢体痉挛，达到治疗上肢痉挛性脑瘫的目的。

选择性臂丛神经根切断术治疗上肢痉挛性脑瘫已开展近 20 年，其短期疗效较为理想。对顾玉东、侯春林等通过上肢痉挛性脑瘫行选择性臂丛神经根切断术后的远期疗效进行评价，发现其大多数疗效是下降及无效的。但有些术前痉挛程度较轻、痉挛肌肉较局限的患者，行选择性臂丛神经根切断术后经过长期的功能训练，取得了较好的疗效。侯春林等认为，在正常情况下选择性切断臂丛神经根，对上肢运动功能不会造成明显影响；在脑瘫病例情况下，选择性切断臂丛神经根可阻断这一神经根的 γ 环路，缓解痉挛，改善近期功能。如患者上肢痉挛范围广、程度重，则远期由于临近神经根过强的 γ 环路代偿作用，可使已经降低的肌张力回复至术前水平；如患者痉挛范围局限，临近神经根的功能基本正常，就不存在或较少因临近神经根过强的 γ 环路代偿作用而造成肌张力增高。这可能是痉挛范围广泛的上肢严重痉挛性脑瘫患者远期效果差，而痉挛较局限患者远期效果好的原因。

21.10.2　手术方法

（1）适应证

同"选择性脊神经后根切断术"。

（2）禁忌证

同"选择性脊神经后根切断术"。

（3）麻醉与体位

采用全身麻醉或硬膜外麻醉。患者取仰卧位。

（4）手术步骤

1）切口：按臂丛探查切口。

2）显露：切开皮肤、皮下组织，牵开或结扎颈浅静脉，切断肩胛舌骨肌，结扎颈横动、静脉，显露前中斜角肌及其间隙，解剖、分离出 $C_5 \sim C_8$、T_1 神经根。

3)切断:在手术放大镜下,根据病情及解剖学神经支配,探查找到相应神经根,将神经束分开,用电刺激仪电极刺激神经束,根据手部运动情况,将刺激后手腕屈曲最严重者切断。

（5）手术操作注意事项

1)分离神经根时应用显微外科技术,尽量采用自然分束;分离中不要过分牵拉,以免损伤神经根及神经束。

2)术中严格控制出血,以便操作及防止粘连。

（6）术后处理

1)颈腕吊带 24 h。

2)24 h 后下床活动。

3)康复训练同"选择性脊神经后根切断术"。

（李崇杰　于　灏）

主要参考文献

［1］王承斌.正确评估合理应用 SPR 技术［J］.中华骨科杂志,1996,16:603.

［2］顾玉东,蔡佩琴,王涛,等.C₈ 神经根切断治疗上肢脑瘫［J］.中华手外科杂志,1997,13:130.

［3］王秋根,章成祖.选择性颈神经后根切断术治疗上肢痉挛性脑瘫［J］.中华显微外科杂志,1998.21:93.

［4］后村邻,张长青,匡勇,等.神经根切断治疗痉挛性脑瘫［J］.中华显微外科杂志,1999,22:35.

［5］林庆,李松.小儿脑性瘫痪［M］.北京:北京医科大学出版社,2000.

［6］高士廉.实用解剖图谱上肢分册［M］.上海:上海科学技术出版社,2004.

［7］徐林,俞兴.选择性脊神经后根切断术治疗儿童痉挛型脑瘫进展［J］.中国矫形外科,2004,12:104.

［8］顾玉东,陈亮,王涛,等.C₈ 神经根切断治疗上肢脑瘫的

重新评价［J］.中华手外科杂志,2005,21:350.

［9］胥少汀,葛宝丰,徐印坎.实用骨科学［M］.北京:人民军医出版社,2006.

［10］王澍寰.手外科学［M］.北京:人民卫生出版社,2006.

［11］王万宏,侯春林,夏平光,等.选择性臂丛神经根切断治疗上肢痉挛性脑瘫的远期疗效评价［J］.中华手外科杂志,2007,23:358-360.

［12］James WS, MD. 手、骨科标准手术技术丛书［M］.田文,田光磊,陈山林,等,译.沈阳:辽宁科学技术出版社,2003.

［13］张咸中.手部痉挛性麻痹//顾玉东,王澍寰,侍德.手外科手术学［M］.2 版.上海:复旦大学出版社,2010.

［14］Kevin CC. 手和腕关节手术技术［M］.田光磊,陈山林,田文,等,译.北京:北京大学医学出版社,2010.

［15］Scott WW, Robert NH, William CP, et al. 格林手外科手术学［M］.田光磊,蒋协远,陈山林,等,译.北京:人民军医出版社,2012.

［16］秦泗河,郑学建,夏和桃,等. Ilizarov 技术矫正手与前臂畸形的临床应用研究［J］.中国矫形外科杂志,2007,15:8.

［17］Grunt S, Becher JG, Vermeulen RJ. Long-term outcome and adverse effects of selective dorsal rhizotomy in children with cerebral palsy: a systematic review［J］. Dev Med Child Neurol. 2011, 53(6):490-498.

［18］MacWilliams BA, Johnson BA, Shuckra AL, et al. Functional decline in children undergoing selective dorsal rhizotomy after age 10［J］. Dev Med Child Neurol. 2011, 53(8):717-723.

［19］Baker R, Graham K. Functional decline in children undergoing selective dorsal rhizotomy after age 10 (Commentary)［J］. Dev Med Child Neurol, 2011, 53(8):677.

21

22 颈脊髓损害

22.1 概述

对脊柱骨折脱位合并脊髓损伤的研究近 20 年来有较大的进展。由于对不稳定脊柱骨折采用多种有效内固定,不仅解决了脊柱骨折的稳定问题,而且为康复训练提供了有利条件。同时,由于脊柱手术的进步,使脊柱骨折合并脊髓损伤急性期的治疗得到一定改善,特别是在 6 h 内的急诊情况下的手术减压、脱水和大剂量激素治疗,使尚未完全损害的脊髓治疗有所突破,从而减轻或避免了脊髓的继发性损害。但对已被损害的脊髓尚无法再生,故仍旧遗留很多截瘫所带来的残疾,而颈髓损伤又尤其突出。目前,这类患者,即脊髓损伤后的康复期(6～12 个月)患者,在大城市的康复医院或医院康复科可得到有计划的系统治疗(①防治关节僵硬、病变、压疮、泌尿系统感染、坠积性肺炎;②有计划的系统康复训练;③加强心理治疗等),为后期(即脊髓损伤后的修复期)创造条件。由于大多数基层医院,当完成早期治疗(如抢救、脊柱骨折脱位的复位固定、脊髓损伤的减压等)后就给予出院,加之没有康复医院,因此患者得不到正确的处理。即使进入所谓的康复医院,也只是得到一般的生活护理,而没有系统康复治疗和功能训练。随着 20 年来脊柱外科的发展,脊柱的稳定得到较好的处理,高位颈髓损伤的死亡率下降。但对脊髓损害后,即高位脊髓损害后康复期和修复期的治疗尚未有明显的突破,故脊髓损伤的残疾患者有所增加。因此,对脊髓损害后制订 1 年康复期的有计划的系统治疗和 1 年后修复期的功能重建,应提到当前的日程,把改善脊髓损害患者生活质量作为手外科工作者的重点。

脊髓损害所致截瘫在晚期多数为肌肉麻痹性瘫痪,少数有不同程度痉挛的瘫痪。无论是前者还是后者,其功能重建原则都是先解决痉挛及肢体稳定和耐受力问题,而后是利用尚残存达四级以上的肌力为力源做功能重建来改善截瘫患者的生活质量。

22.1.1 截瘫的病因

（1）外伤性脊髓损害

外伤性脊髓损害是截瘫最多见的原因，系颈椎骨折或骨折脱位的严重并发症。平时多见于严重交通或工伤事故，特别是从高处坠下最为常见；其次在体育活动中也有发生，但较少；在战时或地震伤中尤为多见。患者多为成人，儿童脊髓损伤很少见。目前，对脊髓损伤的病理研究很多，治疗方法也有所改进，但仍未有突破，故治疗效果很不满意，常造成终身残疾。

（2）脊柱感染性病变

这在截瘫中少见。其中颈椎结核如早期处理不当或不及时，后期因结核的病变累及椎管可产生脊髓压迫，引起截瘫。其造成压迫的原因可有：①结核性脓肿、肉芽、游离死骨或破坏的椎间盘等侵入椎管内，较多见；②脊柱因骨质破坏引起病理性骨折或脱位；③晚期严重成角畸形；④很少由于病变损害造成脊髓血管栓塞引起脊髓缺血变性；⑤病变直接侵害脊髓本身等。化脓性脊柱炎引起脊髓压迫损害较少见，其原因为在炎症发生的同时有脊柱骨质增生，早期出现骨桥，因此很少发生骨折脱位，造成压迫，但发生硬膜外脓肿可压迫引起脊髓受压，对由于脊髓炎症引起压迫的病例通过椎管手术大多能恢复，但也有少数不能恢复。

（3）急性横段脊髓炎

这是内科疾病，原因尚不明，近来认为有1/3的患者系病毒所致。它将引起脊髓损害，如早期处理不当，有不少患者早期死亡，生存者由于脊髓发生病变萎缩而残留损害平面以下截瘫。

（4）脊柱或椎管内肿瘤所致截瘫

脊柱肿瘤分原发性和继发性，两者都可因肿瘤的发生而压迫脊髓。对前者早期手术切除肿瘤，做椎体置换，可以不发生截瘫，即使有压迫也能使脊髓压迫解除而恢复。如手术不及时，脊髓压迫变性，即使手术减压恢复也不满意，将遗留不同程度瘫痪。对转移性脊髓压迫行手术可以使截瘫有一定程度恢复，但最终可因转移肿瘤而致患者死亡。

椎管内肿瘤有硬膜外、硬膜内和髓内3类。对于前两种只要及时诊断、及时手术，脊髓压迫所致截瘫都可得以解除，即使是恶性的也能得到暂时缓解。对于脊髓内的肿瘤，即使手术治疗也会残留不同程度的神经症状。椎管内的转移瘤也是造成截瘫症状

的一种原因，其预后也差。

22.1.2 修复重建外科技术在截瘫治疗应用中的病理基础

上述几种原因所致脊髓损害引起截瘫可分为脊髓休克、脊髓受压和脊髓实质损害。对前两种未能早期正确处理，即遗留终身的截瘫。有效治疗包括：早期有效的脱水和大剂量激素治疗；对外伤性脊髓损害，特别是在6h内的急诊情况下的手术减压和有效内固定；对病变压迫脊髓即时去除病变等，可以使尚未完全损害的脊髓减轻或避免继发性损害，保护更多的残存脊髓组织，为脊髓损害后康复期的有计划的系统治疗和修复期的功能重建创造条件。患者脊神经失去功能可出现感觉与下运动神经元功能障碍。其患病平面，即脊髓平面的下神经运动元功能丧失。其临床特点早期为弛缓性瘫痪，如损伤平面在脊髓以上则伤后数周逐渐转变为痉挛性瘫痪。随着病程的延长，脊髓发生一系列变化。可能形成脱离中枢控制的局部变化的神经通路，如何利用这种病理生理变化改善截瘫的功能，对截瘫治疗有实际意义。总之，早期保护残存的脊髓组织越多，残存的部分肌群功能就越多，重建截瘫患者的部分功能也就越好，以改善截瘫患者的生活功能，这是我们应采取的积极态度。

22.2 高位脊髓损害的功能重建术术前准备

近年来，支架的使用有一定改进，但由于患者不能自己使用多功能支架，故很不适用。虽然国际上早在20世纪50～60年代已提出对颈髓损伤的功能重建，但尚未引起国内同道们的重视。根据目前颈髓损伤发病率的提高，早期治疗效果有所改进，生存率有所提高，有必要把这一问题提到当前主要日程上来。

颈髓损伤的患者由于早期治疗已解决了脊柱的稳定问题，利用轮椅已是一个很普遍的方式。要使其能很自如地使用，上肢必须有一定功能，如平面较低，是完全可以做到的。但对高位颈髓损伤就存在问题，因而必须在1年后通过手外科的功能重建来解决。为了理想解决这个问题，除须有一个经验比较丰富、手术技能比较全面、责任心强的医师外，更需要做到以下几点。

22.2.1 对病情全面评估

对病情的全面评估包括：①截瘫平面、程度；②对功能重建的肢体残存肌组的肌力评估，必须达4～5级；③关节必须有良好的活动，有肌组挛缩和关节僵直者术前必须给予处理；④供移位的肌腱周围有丰满的脂肪组织，有瘢痕者需采用带脂肪组织的皮瓣修复；⑤对功能重建的肢体需有感觉存在。

除上述情况外，对患者全身情况都必须有正确评估。

22.2.2 颈髓损伤的上肢麻痹和残存肌力的分类

特别是残存肌力分类和按类别分类型非常重要，这是功能重建的力源。为了更好地选择力源，骨科临床经常按颈髓损伤的平面进行分类，但同一平面的颈髓损伤由于程度不同，症状并不一致。早在1968年，Zancoll 将颈髓损伤的手麻痹按临床所见分为4种类型（表22-1）：①肘屈可能，手指完全麻痹型；②伸腕可能，伸指、屈指障碍型；③伸指可能，屈指障碍型；④单纯手内在肌麻痹。这意味着本病的治疗重点是损伤的麻痹程度，而不是脊髓损伤平面。当然平面也决定麻痹症状，但脊髓损伤的程度，即类型更为重要。为了供功能重建，House 等于1984年提出按残存肌力分类（表22-2）。为了表达前臂和手的功能要有感觉，残留的运动单位及运动单位的功能，第二届四肢瘫痪上肢外科康复国际会议对House 等于1984年提出的按残存肌力分类的方法做了适当修改，并加进了皮肤的感觉、视觉分级，提出了四肢瘫痪手外科的国际分类法（表22-3）。皮肤的感觉、视觉分级依据感觉传入是否存在视觉暗示或至少10 mm 的两点辨别觉而分别记录为0～9级。

22

表 22-1 颈髓损害分类（Zancolli 法）

类　型	最低功能节	残存肌		亚　型
Ⅰ型：屈肘可能型（13%）	C₅～C₈	肱二头肌　（+）肱肌　（+）	肱桡肌 肱桡肌	（−）（Ⅰ-A） （+）（Ⅰ-B）
Ⅱ型：伸腕可能型（74%）	C₇、C₈	桡侧腕长伸肌　（+）桡侧腕短伸肌　（+）	弱 强→ 旋前圆肌 桡侧腕屈肌 肱三头肌 桡侧腕短伸肌 肱三头肌 旋前圆肌 旋前圆肌 桡侧腕屈肌 肱三头肌	（Ⅱ-A） （−）（Ⅱ-BⅠ） （−）（76%） （−） （+）（Ⅱ-BⅡ） （+）（16%） （+） （+）（Ⅱ-BⅢ） （+）（8%）
Ⅲ型：伸指可能型（6.8%）	C₇、C₈	指总伸肌　（+）小指固有伸肌　（+）尺侧腕伸肌　（+）	示指固有伸肌 拇长伸肌 示指固有伸肌 拇长伸肌	（−）（Ⅲ-A） （−） （+）（Ⅲ-B） （−）
Ⅳ型：伸屈指可能型（6.2%）	C₈～T₁	指深屈肌　（+）小指固有伸肌　（+）拇长伸肌　（+）尺侧腕屈肌	指浅屈肌 拇长屈肌 指浅屈肌 拇长屈肌 骨间肌	（±）（Ⅳ-A） （−） （+）（Ⅳ-B） （+） （−）

表 22-2　颈髓损伤外科康复按残存肌力分类法（House 法）

类　别	残存肌
0	BR 弱
1	BR
2	BR，ECRL
3	BR，ECRL，ECRB
4	BR，ECRL，ECRB，PT
5	BR，ECRL，ECRB，PT，FCR
6	BR，ECRL，ECRB，PT，FCR 及指伸肌
7	BR，ECRL，ECRB，PT，FCR 及指、拇伸肌
8	仅有内在肌麻痹

注：BR，肱桡肌；ECRL，桡侧腕长伸肌；ECRB，桡侧腕短伸肌；PT，旋前圆肌；FCR，桡侧腕屈肌

表 22-3　四肢瘫痪手外科的国际分类法

感觉视觉/皮肤分级	运动/特点	说明/功能
0	肘关节以下无合适的移位肌肉	肘关节屈曲、前臂旋后
1	肱桡肌	
2	桡侧腕长伸肌	腕关节伸展（有力或无力）
3	桡侧腕短伸肌	腕关节伸展
4	旋前圆肌	腕关节伸展、前臂旋前
5	桡侧腕屈肌	腕关节屈曲
6	手指伸肌	手指的外在肌伸直（部分或全部）
7	拇指伸肌	拇指的外在肌伸直
8	部分手指屈肌	手指的外在肌屈曲（弱）
9	仅仅缺乏内在肌	手指的外在肌屈曲
X	例外	

22.2.3　颈髓损伤引起上肢麻痹治疗方法的选择

（1）高位颈髓损伤

能屈肘而不能伸肘，由于直接影响进食、洗漱等日常生活功能，1975 年提出采用 Moberg 三角肌后半做肱三头肌重建术。近来由于显微外科的发展，完全可以用保留神经血管蒂的背阔肌移植来代替三头肌，其方法和效果更可靠。

（2）Zarcolli Ⅰ型

能屈肘关节，而手指完全麻痹者，损伤平面常为

C₅ 为主，而 X 线片检查为 C₄、C₅ 颈椎损害。由于该型常伴不能伸肘关节，应该首先进行代替三头肌。由于前臂肌群完全麻痹，治疗缺乏近处力源肌，故治疗困难。本型有不少患者由于肱桡肌肌力常存在，因此，Zarcolli 提出用肱桡肌重建伸腕，而手指采用肌腱固定术来维持功能位，发挥最大功能。

（3）Zarcolli Ⅱ型

即伸腕可能，手指伸、屈障碍。这是常见类型，最低平面为 C₆ 受损，X 线片检查为 C₅、C₆ 损伤，有时可见 C₇ 损伤。由于这一类型力源肌存在，较Ⅰ型有明显改善，故完全可能采用伸肌腱及肱桡肌与手部腕屈肌来改善手指功能，其远期效果是可以的。

（4）Zarcolli Ⅲ型

即伸指可能，屈指障碍。此型损伤最低平面为 C₇。由于损伤的程度不同，可利用肌腱移位稍有区别。但功能重建比前者更满意。

（5）Zarcolli Ⅳ型

即为单纯内在肌麻痹。损伤最低平面为 C₈。主要表现为爪形手畸形，治疗完全可以按周围神经损伤中正中神经和尺神经损伤的治疗原则进行。

22.3　颈髓损伤的功能重建术

22.3.1　肱三头肌的功能重建术

（1）适应证

适用于高位颈髓损伤，患肢能屈、不能伸，前臂肌肉完全麻痹。

（2）麻醉与体位

采取全麻。患者取侧卧位，手术侧在上。

（3）手术步骤

1）Moberg 手术：①于肩关节做后侧三角肌后缘弧形切口（图 22-1A），切开皮肤、皮下组织和筋膜，将皮瓣向外侧牵开，显露三角肌后半。②于三角肌中部纵行分开三角肌。注意不损伤深面的腋神经和血管，在保留远侧筋膜的情况下，游离后半的三角肌。③于臂下方后外侧做纵行切口，切开皮肤、皮下组织和筋膜，显露三头肌外侧腱部。④于股部取 2 条宽为 1.5 cm、长为 20 cm 的阔筋膜条，采用编织法先固定在三角肌后半远端的腱膜上，在肘关节伸 10° 的情况下，将两筋膜条的远端用编织法固定缝合在肱三头肌远侧腱上（图 22-1B）。⑤彻底止血，按层缝合创口，用石膏托固定。

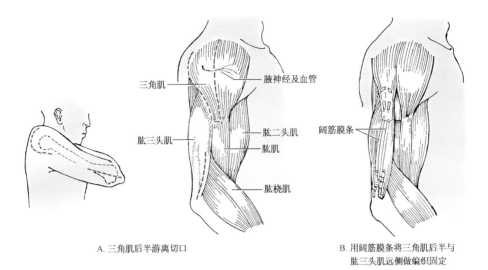

A. 三角肌后半游离切口

B. 用阔筋膜条将三角肌后半与
肱三头肌远侧做编织固定

图 22-1 肱三头肌功能重建(Moberg 法)

2) 带神经血管蒂的背阔肌皮瓣代肱三头肌手术:①于同侧背部按背阔肌的投影设计背阔肌皮瓣的切线。②按背阔肌肌皮瓣的逆行切取方法切取背阔肌皮瓣,保留支配的神经血管蒂不切断(图 22-2A)。③于臂背侧做纵行切口,切开皮肤、皮下组织和筋膜,显露肱三头肌(图 22-2B)。将岛状背阔肌皮瓣移位到臂背侧,近端固定在肩峰上,其远侧缝合在肱三头肌的下端肌腱上或固定在尺骨鹰嘴上(图 22-2C)。保持适当的张力,缝合皮瓣缘与创缘的皮肤。④按层缝合背部创口。

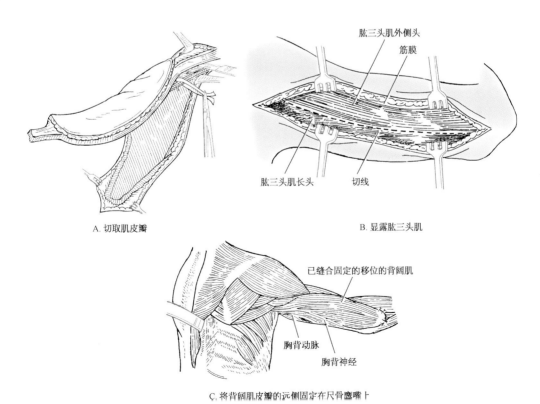

A. 切取肌皮瓣

B. 显露肱三头肌

C. 将背阔肌皮瓣的远侧固定在尺骨鹰嘴上

图 22-2 背阔肌皮瓣移位做肱三头肌功能重建术

（4）术后处理

1）将肘关节用石膏托固定屈 10°位 4～6 周。

2）注意末梢血运。

3）术后予常规抗生素和抗凝治疗。

4）10～14 d 拆线，继续固定。

5）4～6 周拆石膏后进行康复训练。

22.3.2 肘关节屈曲可能、腕关节伸直不能型的功能重建术

（1）适应证

适用于颈髓损伤 Zancolli ⅠB 型或ⅡA 型，即肘关节能屈曲，前臂肱桡肌肌力尚可（Ⅳ～Ⅴ），而其他肌肉已麻痹，利用肱桡肌重建伸腕，对手指行腱固定术。

（2）麻醉与体位

采用臂丛神经阻滞麻醉。患者取平卧位，患肢置于手外科手术台上。

（3）手术步骤

1）肱桡肌移位重建伸腕功能：①于前臂桡侧做一远段纵行切口，切开皮肤、皮下组织及筋膜，于肱桡肌止点切断并适当向近侧游离（图 22-3A）。②将肱桡肌腱移到桡侧腕短伸肌腱处，拉紧后做编织缝合固定，作为伸腕动力肌。

2）手指肌腱固定：①先于腕掌侧桡侧做纵行切口和拇指掌指关节背侧切口；②将拇长展肌腱在近侧切断，在拇外展位缝合、固定于第 1 区腱鞘处（图 22-3B）；③将拇短伸肌腱近侧切断，由掌指关节处拉出，移位于拇指侧前方，在拇指对掌位固定在桡侧腕屈肌腱上；④拇长伸肌腱缝合固定在第 3 区腱鞘处；⑤将拇指掌指关节做关节面软骨切除，用克氏针固定于功能位（图 22-3B）；⑥于掌侧切口解剖拇长屈肌腱，近位切断，于桡骨掌侧远侧凿一骨槽，将拇长屈肌腱伸入其中，做缝合固定（图 22-3C）。

3）Moberg 的夹钥匙功能重建：①用 2 mm 的克氏针将拇指指骨间关节固定于伸直位。②于拇指掌侧掌指关节切开皮肤，并切开腱鞘（滑囊）。③将拇长屈肌腱穿过桡骨掌侧近端的骨隧道内，并拉紧，与自身"套索"肌腱缝合固定。也可将拇长屈肌腱移位于尺侧，穿过尺骨近端的骨隧道拉紧，与自身"套索"肌腱缝合（图 22-3D）。

4）彻底止血，按层缝合创口，用石膏托根据要求做固定。

（4）术后处理

1）用石膏托固定 4 周。

2）术后常规予抗生素治疗。

3）10～14 d 拆线，继续固定。

4）4 周拆石膏后进行康复训练。

22.3.3 伸腕可能，指伸、屈不能型的功能重建术

（1）适应证

适用于 Zancolli Ⅱ型颈髓损伤，平面为 C_6、C_7。由于损伤程度不同，残存肌肉类型有所区别，如除桡侧腕长、短伸肌肌力强外，尚有旋前圆肌和部分桡侧屈肌肌力存在，则可做二期手术。一期重建屈指功能，二期重建伸指功能。

（2）麻醉与体位

采用臂丛神经阻滞麻醉。患者取平卧位，患肢置于手外科手术台上。

（3）手术步骤

1）一期手术：主要是重建拇指和其他 4 指屈肌功能：①于前臂远位桡侧做一"┐"形切口（图 22-4A）。②切开皮肤、皮下组织和筋膜，先游离桡侧腕长伸肌腱，于远侧止点做小切口，切断后移到切口内（图 22-4B）。③于掌侧紧贴桡骨中段用骨剥离器游离旋前圆肌在桡骨的附着点，并切断（图 22-4C）。④将桡侧腕伸长肌腱贯穿拇深屈肌腱，维持拇呈屈状后缝合，再将旋前圆肌腱移位到拇长屈肌腱，保持拇指屈曲状做编织缝合。拇短伸肌腱高位切断，移位到掌侧拉紧，与桡侧腕屈肌腱缝合固定（图 22-4D）。⑤也可以将桡侧腕长伸肌腱经桡尺骨间的骨间膜开窗移到掌侧，与指深屈肌腱编织缝合（图 22-4E）。⑥也可采用肱桡肌腱与拇长屈肌腱缝合，桡侧腕长伸肌腱与指深屈肌腱编织缝合（图 22-4F）；也可用拇长屈肌腱做拇外展位肌腱固定术。⑦彻底止血，缝合创口，用石膏托固定。

2）二期手术：于一期手术后 3～6 个月进行。主要重建拇指及其他 4 指的伸指功能：①仍应用前臂"┐"形切口，游离肱桡肌，并在止点切断；同时做拇指指骨间关节固定术（图 22-5A）。②于前臂背侧远段做纵行切口，显露指总伸肌腱，将肱桡肌通过皮下移位到背侧创口内（图 22-5B）。③为了防止发生爪形手畸形，可于掌横纹处做横行切口，显露出 4 个手指屈指腱鞘，并于入口远侧 1 cm 处做横行切开，切断环指的指浅屈肌腱（图 22-5C）；分成 4 束，套索在第 2、3、4、5 指的近侧腱鞘内，缝合固定（图 22-5D）；4 指在轻度伸直的情况下用克氏针固定，将桡侧腕屈

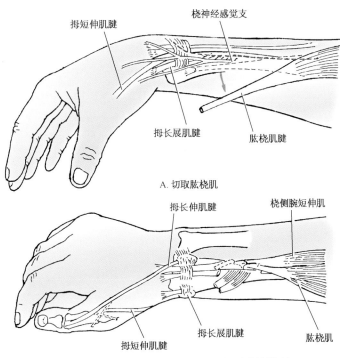

拇短伸肌腱　桡神经感觉支

拇长展肌腱　肱桡肌腱

A. 切取肱桡肌

拇长伸肌腱　桡侧腕短伸肌

拇短伸肌腱　拇长展肌腱　肱桡肌

B. 背侧做肌腱切断功能位固定和掌指关节固定

拇短伸肌腱　拇长展肌腱　桡侧腕屈肌腱　拇长屈肌腱

骨槽

C. 掌侧拇长屈肌固定术

克氏针　拇长屈肌腱

D. Moberg的夹钥匙功能重建术

图 22-3　肱桡肌移位和于指肌腱固定术重建伸腕和于指功能术

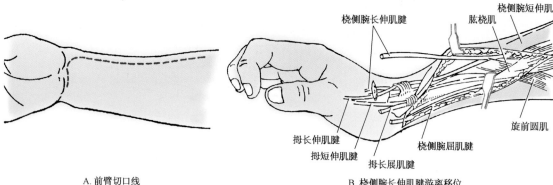

A. 前臂切口线

B. 桡侧腕长伸肌腱游离移位

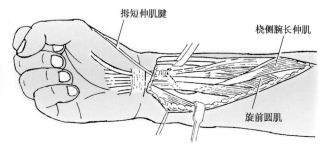

C. 切断旋前圆肌附着处

D. 桡侧腕长伸肌代指深屈肌功能，旋前圆肌代拇长屈肌功能，拇短伸肌腱高位切断移位到掌侧拉紧并固定于桡侧腕屈肌腱

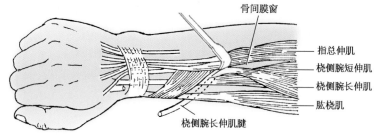

E. 桡侧腕长伸肌腱通过骨间膜移位到掌侧，与指深屈肌腱缝合

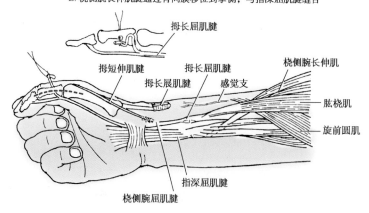

F. 肱桡肌与拇长屈肌腱缝合，桡侧腕长肌与指深屈肌肌腱缝合，拇长屈肌肌腱做外展肌腱固定

图 22-4　指伸、屈肌功能重建一期手术

肌与环指指浅屈肌于肌腱近端处缝合(图 22-5E);移位到背侧切口的肱桡肌与指总伸肌腱和拇长伸肌腱做贯穿编织缝合(图 22-5F)。④也可以不用肱桡肌腱移位术,而将拇长伸肌腱固定于第 3 区格腱鞘处。

将指总伸肌腱切断,固定在桡骨远端背侧骨槽内。其方法为先凿一 8mm 长的骨槽,后在近侧钻 2 个骨孔,用不吸收尼龙线捆式固定(图 22-5G)。⑤彻底止血,按层缝合创口,用石膏托固定。

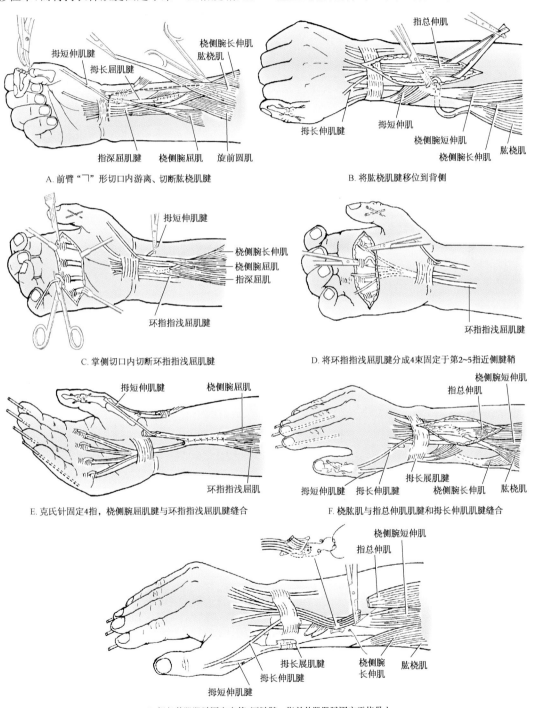

A. 前臂"冂"形切口内游离、切断肱桡肌腱

B. 将肱桡肌腱移位到背侧

C. 掌侧切口内切断环指指浅屈肌腱

D. 将环指指浅屈肌腱分成4束固定于第2~5指近侧腱鞘

E. 克氏针固定4指,桡侧腕屈肌腱与环指指浅屈肌腱缝合

F. 桡肱肌与指总伸肌肌腱和拇长伸肌肌腱缝合

G. 拇长伸肌肌腱固定在第3区腱鞘,指总伸肌肌腱固定于桡骨上

图 22-5 指伸、屈肌功能重建二期手术

（4）术后处理

1）将肘关节用石膏托固定屈 10°位 4～6 周。

2）注意末梢血运。

3）术后常规予抗生素和抗凝治疗。

4）10～14 d 拆线，继续固定。

5）4～6 周拆石膏后进行康复训练。

22.3.4　伸指可能、屈指不能型的功能重建术

（1）适应证

适用于 Zancolli Ⅲ 型颈髓损伤，即患者的伸、屈腕功能良好，伸第 3、4、5 指功能亦存在，仅屈指肌群麻痹和拇指、示指伸指不能。亦分两期进行。一期做屈指功能重建，二期做伸拇、示指功能

重建。

（2）麻醉与体位

采用臂丛神经阻滞麻醉。患者取平卧位，患肢置于手术台上。

（3）手术步骤

1）一期手术：①于前臂掌侧远段做"⅂"形切口。显露桡侧腕长伸肌腱、旋前圆肌腱、拇短伸肌腱和尺侧腕伸肌腱，经适当游离后在其止点处切断。将桡侧腕长伸肌腱与拇深屈肌腱做贯穿编织缝合，旋前圆肌腱与拇长屈肌腱缝合。拇短伸肌腱移位到掌侧与移位到掌侧的尺侧腕伸肌腱缝合，做对掌功能（图 22-6）。②彻底止血，按层缝合切口，用石膏托固定。

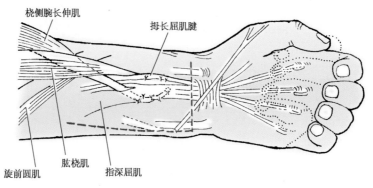

桡侧腕长伸肌　　　拇长屈肌腱

旋前圆肌　肱桡肌　指深屈肌

图 22-6　屈指功能重建一期手术

2）二期手术：于一期手术后 3～6 个月进行。步骤为：①于前臂背侧做"⅂"形切口，于拇指、小指手背各做 1 个小的横行切口，显露切口内肌腱。将小指固有伸肌腱移位到拇指掌骨背侧切口与拇长伸肌腱缝合固定。示指伸肌腱与指总伸肌腱缝合，再将拇长展肌腱切断，固定在第 1 区格腱鞘上（图 22-7A）。②在上述二期手术的基础上，也可再追加各手指浅屈肌腱移位。在手掌横纹切口下，切断"套索"。在各指屈指腱鞘的近侧用旋前圆肌与指浅屈肌腱缝合作为力源，用肱桡肌腱移位于拇长屈肌腱上，与拇指指骨间关节固定（图 22-7B）。③除上述两种术式外尚可不采用指浅屈肌腱的"套索"法，而是切断指浅屈肌腱的 4 个腱头，在做好用克氏针手指伸直位固定的基础上采用可抽出法，用钢丝缝合在近侧指骨骨槽上（图 22-7C）。

（4）术后处理

1）用石膏托固定 4 周。

2）术后常规予抗生素治疗。

3）10～14 d 拆线，继续固定。

4）4 周拆石膏后进行康复训练。

5）4 周后拔去手指克氏针，3 个月后抽出缝合用的不锈钢丝。

22.3.5　拇指不能屈曲，其他指屈、伸可能，骨间肌功能障碍的重建术

（1）适应证

适用于 Zancolli Ⅳ 型，即颈髓 $C_8 \sim T_1$ 损伤，可采用拇指屈指功能及对掌内收功能重建，另加"套索"法防止术后发生爪形指畸形。

（2）麻醉与体位

采用臂丛神经阻滞麻醉。患者取平卧位，患肢置于手外科手术台上。

（3）手术步骤

于前臂掌侧做"⅂"形切口，充分显露拇短伸肌腱、桡侧腕长伸肌腱及肱桡肌腱。将桡侧腕长伸肌腱于止点切断，移位到掌侧与指浅屈肌腱贯穿编织

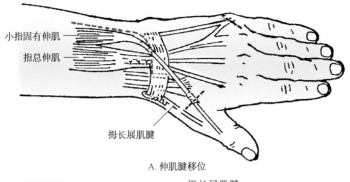

小指固有伸肌

指总伸肌

拇长展肌腱

A. 伸肌腱移位

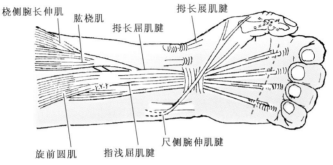

桡侧腕长伸肌　肱桡肌　拇长展肌腱

拇长屈肌腱

旋前圆肌　指浅屈肌腱

尺侧腕伸肌腱

B. 屈肌腱移位

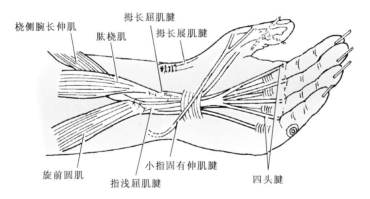

桡侧腕长伸肌　拇长屈肌腱

肱桡肌　拇长展肌腱

旋前圆肌　小指固有伸肌腱　四头腱

指浅屈肌腱

C. 另一种屈肌腱移位

图 22-7　屈指功能重建二期手术

缝合;将肱桡肌腱与拇长屈肌腱缝合;将拇短伸肌腱于止点切断,移位到掌侧,绕过桡侧屈肌腱移位到原切断端再做缝合固定;将小指固有伸肌腱或示指伸肌腱在最远侧切断,通过桡尺骨间膜的开窗移位到掌侧切口内,通过腕管固定拇收肌在拇指掌骨上止点处做缝合,加强拇内收功能;于掌侧做掌横纹横行切口,切断 4 个指浅屈肌腱,在屈指腱鞘做"套索"法

缝合固定,防止发生手指爪形畸形(图 22-8)。彻底止血,按层缝合创口,用石膏托固定。

(4) 术后处理

1) 用石膏托固定 4 周。

2) 术后常规予抗生素治疗。

3) 10~14 d 拆线,继续固定。

4) 4 周拆石膏后进行康复训练。

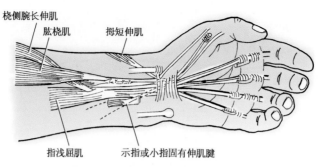

图 22-8　屈拇和骨间肌功能重建术

（侍　德）

主要参考文献

[1] 侍德. 骨科修复重建手术学[M]. 上海：上海科学技术出版社，2001.

[2] 津下健哉. 实用手外科学[M]. 李炳万，译. 长春：吉林人民出版社，1990.

[3] Crenshaw AH. Campbell's operrative orthopaedics[M]. Vol 1. 8th ed. St Louis：Mosby USA，1992.

22

手部先天性畸形的手术治疗

23.1 概述

英文文献中,用不同的词来描述"先天性畸形",如 congenital deformities、congenital malformations、congenital disorders、birth defects、anomalies 等,虽然英文字面上意义有所不同,但基本意义接近。究竟如何用中文来表述不同器官或组织结构在形态发生过程中某一个环节发生异常而产生的结果,如缺陷、畸形、畸变、疾患、形成障碍、扰乱等,尚需胚胎学、解剖学、病理学、遗传学,以及相关的临床学家等共同研讨后来确定。手是一个解剖形态学特点显著的外露器官,其功能与手的组织结构及形态学特点有着密切的关系,而形态学结构的异常是做出先天异常这种病理状况诊断的主要依据。手的任何形态学特点的改变都预示着其解剖或组织结构发生了明显的异常,均可导致相应的功能障碍,甚至功能的丧失。因此,用"畸形"来描述手部形态发生过程中产生的异常及其结果,似乎是可以接受的。鉴于此,国内多数临床学者称其为"手部先天性畸形"似可理解。当然,许多学者更赞同用"出生缺陷"来描述人体形态发生过程中所产生的问题,但我们认为,这仍然是一个值得探讨的问题。

从临床诊疗学角度看,手部先天性畸形一般涉及手外科、整形外科、小儿外科、临床遗传学等相关领域,其内容复杂而又丰富。近 10 年来,其发生率、病因、流行病学规律、诊疗及预防策略等均发生了显著的变化,特别是其有关遗传规律的研究越来越受到重视,手部先天性畸形的诊断水平逐步向基因诊断靠近。现在部分手部先天性畸形已经达到基因诊断的水平,在此基础上,未来由常规治疗过渡到基因治疗的可能性也逐渐增大,为未来防治和从根本上治愈手部先天畸形带来了希望。

23.1.1 病因

与其他器官的先天性畸形一样,引起手部先天性畸形的原因比较复杂,有些畸形的确切原因及致畸机制至今仍不是十分清楚。一般可分为两种:①内在因素,即遗传因素;②外在因素,即外界环境因素。目前的研究结果表明,引起畸形的最终原因很可能是遗传因素与环境因素互相作用的综合结果,或是多种环境因素共同作用的结果。

(1)遗传因素

其遗传规律主要表现为以下几种:①常染色体遗传,此种遗传与性别无关系,家族中不同性别的人患病机会均等;②家族中表现为连续几代的人患病;③患病者与正常人结婚,其下一代的患病概率为 50%;如配偶双方均为患者,下一代发病的概率可达 75%;④同一基因型的不同个体中,其表现的程度可不一致;⑤近亲结婚畸变发病的概率可高达 25%~50%,为正常情况下发生畸形率的 250~500 倍。

(2)环境因素

包括:①营养因素,如某些维生素的缺乏可导致机体发育不良;②药物因素;③放射线因素;④内分泌因素,如糖尿病患者的后代发生畸变的可能性较正常人高 5~7 倍;⑤病毒感染,特别是孕早期的病毒感染尤其容易引起先天畸形;⑥创伤因素,外伤可导致正常胚胎发育的抑制;⑦酒精中毒;⑧吸烟及毒品,尤其是母亲吸烟或吸食毒品者;⑨环境污染,如空气污染、食物污染等;⑩精神因素,甚至肥胖等。

上述病因仅仅为我们熟知的一部分原因,实际上手部先天性畸形的病因远比我们已知的要复杂,许多未知因素及致畸过程仍有待研究发现。特别是环境因素与遗传因素的交互作用机制的研究,环境病因因果理论模式向生命历程理论和发育可塑性理论的延伸,已经大大拓宽了先天性畸形领域的研究视野,其中理所应当包括手部先天畸形。

23.1.2 手部先天性畸形的治疗原则

除改善手的外形外,与其他手部疾患的治疗一样,手部先天性畸形的治疗主要集中在重建其功能(如抓握和手指对捏等),同时控制或延缓畸形的进一步发展,以及由此带来的继发性畸形。当然,既将外形改善得非常完美,又将功能重建得十分理想,对于临床医师来说确是一项极其艰难的工作。特别是对于那些严重、复杂的手部畸形,多数情况下,在外形和功能两者之间,只能偏倚其中之一。当然,患儿家长或患者本人对治疗结果的要求也是选择治疗方法的因素之一。

以下原则在选择手术治疗时应予以注意。

1)一般情况下,手术治疗以重建手的功能为主,外观为辅,对外形有特殊要求者可另行考虑。但也有学者认为,手部先天畸形的治疗应以外形为主。近年来,患者或家长对手术后外形的要求的确越来越高。

2) 治疗应尽量不损伤原有的手功能。如总的治疗方案确实无法避免损伤部分已有的手功能,那么同时应考虑设计相应的后续重建措施。

3) 严重妨碍手部发育的畸形应尽早手术治疗。

4) 对于复杂手部先天性畸形,分期手术是一个重要特点。负责治疗的医师应事先制订详细、周密的治疗方案,以免延误治疗时机,并应该向家属做充分交代,使他们对此有相应的心理准备及经济储备。

5) 骨性手术应避免损伤骨骺。如确认选择的手术对骨骺将会有严重损伤,可将相关手术推迟到骨骺发育完成后实施。

6) 如条件或病情允许,整个手术治疗过程应在学龄前完成,以免患儿入学后的心理负担及功能上的不适应。

7) 对某些不适宜马上手术或非手术期的病例,应尽可能使用矫形支具或正规的矫形器,控制畸形的进一步发展,使患儿在最大限度上发挥其手功能,不但可以在一定程度上保持其生活质量,同时也有利于患儿培养相对正常的生活习惯,另外也可以为下一步手术治疗创造一定的软组织条件。对某些畸形,矫形支具的合理利用可免除某些手术治疗的过程。

8) 手术后也应提供相应的矫形支具及康复治疗,进一步维持手术效果。

9) 非手术期间(甚至从新生儿开始)对患儿进行系统、持续、合理、正规的康复及功能训练。

10) 手部手术前,需全面了解患儿是否有其他部位或器官的严重畸形,特别是可能危及生命的重要脏器的畸形。如有必要应于手部手术前先给予相应治疗,或与有关治疗人员协同制定一个完整、合理的系统治疗方案。我们积极提倡与相关专业进行合作,制定完整的治疗方案;条件和病情允许时,不同专业之间可同时进行手术治疗,可以大大缩短治疗疗程,节约治疗成本。

11) 除非有特殊需要,某些手部先天性畸形可能终生无需手术治疗,如先天性桡腕关节融合、腕骨间融合等。某些年龄较大,治疗前手部具有一定功能,而估计手术后又很难取得功能及外观显著改善者,也可以不选择手术治疗,如先天性桡骨缺如。

12) 条件允许时,可采用一些新型的医疗技术或手段治疗手部畸形,如微型外固定架或延长器、特型软组织扩张器等。

13) 功能重建手术设计时,还应考虑患儿将来对某些现代生活方式的适应及患者是否有特殊的生活要求,如术后患手是否有利于操作计算机、是否适合弹奏乐器等。

14) 对于年龄较小的患儿,应慎重选择显微外科手术。

15) 国外对手部先天畸形治疗的年龄选择比较积极。考虑到国内具体情况,我们认为应综合考虑后再决定。

23.2 多指畸形的治疗

国内外流行病学统计显示,先天性多指畸形的发生率是手和上肢先天性畸形中最高的,可合并其他手部先天性畸形或综合征;部分患者可双侧发病,畸形手指的外形和大小均有异常。

23.2.1 多指畸形的分型

按其发生的解剖部位的不同,分为桡侧多指(多余手指位于手的桡侧)、尺侧多指(多余手指位于手的尺侧)及中央多指,其中桡侧多指最为多见。

桡侧多指畸形通常又称为复拇指或双拇指畸形。多数情况下,桡侧多指畸形中的2个拇指在大小和外形上均不一致,将形态接近正常者称为"主拇指",另外1个称为"次拇指"或"副拇指"。有时2个拇指也可在形态上十分接近,将其称为"镜影拇指"。尺侧多指少见,多数都像漂浮拇指多指一样,由细小的皮肤软组织蒂与正常手指相连,蒂内可含有微细的血管神经束;有时也有骨关节、肌腱等结构存在,几乎像一个完全的手指形成。中央多指极为少见,一般分为3种类型:①中央指仅由多余软组织形成,没有骨骼等组织。②多指部分与临近手指重叠挤压在一起。③多指部分具有像正常手指一样的骨关节、肌腱、血管神经等组织。

根据多指所含组织结构的情况,又有以下3种类型:①多余指仅由皮肤软组织组成,类似"肉赘",不含肌腱及骨组织,仅以狭细的皮肤软组织蒂与相对正常手指相连;②多余指包含指骨、指甲及肌腱等组织,但发育很不完全,外形及功能上也有相当的缺陷;③具有相对完整的类似正常手指的结构,如指骨、指甲、肌腱及神经血管束等,具有相对好的外形及功能。

根据拇指成分分裂和重复发生的解剖位置及治疗的难易程度,北京积水潭医院将桡侧多指畸形分为5种类型:①远节指骨型;②近节指骨型;③掌骨型;④3节指骨型;⑤漂浮拇指型。

Wassel将桡侧多指分为7型:①Ⅰ型,远节指骨远端分叉,近端骨骺与正常的近节指骨相关节;②Ⅱ型,远节指骨完全分开,各自的骨骺与正常的近节指骨相关节;③Ⅲ型,远节指骨完全分开,近节指骨远端分叉,并与正常的掌骨相关节;④Ⅳ型,远节及近节指骨均完全分开,两节近节指骨各自拥有独立的骨骺,并与正常的掌骨相关节,掌骨有时略有增宽;⑤Ⅴ型,掌骨远端分叉,每个掌骨头分别与相应的已完整分开的远、近节指骨相关节;⑥Ⅵ型,2个独立的拇指形成;⑦Ⅶ型,3节指骨型拇指或具备3节指骨型拇指的某些成分同时伴随1个正常的拇指。

23.2.2 远节指骨不完全分裂拇指多指矫正术

(1)主拇指与次拇指外形及大小不一致

1)适应证:远节指骨不完全分裂拇指多指,主、次拇指外形与大小不一致。

2)麻醉与体位:儿童采用全身麻醉或臂丛神经阻滞麻醉加静脉全麻,成人采用臂丛神经阻滞麻醉。

3)基本操作步骤:患肢外展置于侧方手术台上,手术在气囊止血带下操作。

A. 畸形及切口(图23-1A~C):根据畸形情况,选择好切除的次拇指。在将要切除的次拇指掌背侧各做一"V"形切口,背侧"V"形切口内包括次拇指甲,切口近侧可延伸至近节指骨中、远部分,切除范围包括次拇指指甲及掌侧部分指腹,保留其桡侧及掌侧适当量的皮肤,使其形成的皮瓣足以覆盖次拇指切除后主拇指桡侧残留的皮肤软组织缺损。

B. 沿设计好的切口切开皮肤、皮下组织及指甲组织。切开皮肤过程中辨识局部重要结构,如血管神经束、侧副韧带等。

C. 分离并掀起切口两侧皮瓣,找到指骨间关节桡侧关节囊、侧副韧带,显露近节指骨远端,同时确认主拇指有完整的肌腱结构存在(图23-1C)。

D. 从次拇指指骨基底将关节囊韧带远端锐性游离并保留,形成关节囊韧带瓣,完整显露次拇指骨及其与主拇指指骨相融合部分,以微型骨刀将相连的指骨基底凿开,将设计切除的次拇指全部切除(图23-1D)。

E. 显露主拇指远节指骨及指骨间关节,以骨锉将主拇指指骨截骨面磨平滑,指骨间关节复位后以0.8或1.0克氏针固定关节(图23-1F)。

F. 主拇指远节指骨基底以1.0克氏针穿骨孔(图23-1G),2"0"、3"0"、5"0"不可吸收缝线穿过骨孔及关节囊韧带瓣,予以固定缝合(图23-1H)。

关节囊韧带缝合后,行指骨间关节侧方应力试验,以检验缝合的侧副韧带是否松弛,如发现有松弛可进行适当紧缩。

H. 修整已预留的皮瓣及皮瓣上多余的脂肪组织,然后覆盖主拇指桡侧的皮肤软组织缺损,以5"0"可吸收或不可吸收缝线缝合伤口(图23-1I)。

I. 伤口内可放置橡皮引流条,无菌敷料包扎伤口,拇指石膏托或支具外固定。

4)手术注意事项:预留桡侧皮瓣时,一般事先估量好其大小,以免皮瓣太小,造成覆盖不足或皮瓣缝合张力过大。笔者推荐应最大限度地保留皮瓣组织,覆盖创面时可以根据具体创面大小进行修整即可。凿除次拇指指骨时,注意用力不要太粗暴,否则将造成主拇指远节指骨关节软骨或骨骺的不必要损伤。如果主拇指和次拇指均有各自的指屈、伸肌腱,可以将次拇指一侧的去除,或将其移位到主拇指一侧,加强保留的主拇指的肌腱功能。近节指骨截骨与否,需根据术前主拇指纵向力线的偏斜情况来确定。

5)术后处理:术后48h拆除引流条,2周后拆除缝线。功能位石膏托外固定4周左右,如主拇指近节指骨行截骨术,在拍片确认截骨端愈合后可拔除克氏针,用拇指指托继续固定2周左右,开始功能锻炼。

(2)主拇指与次拇指外形及大小基本一致

1)适应证:远节指骨不完全分裂拇指多指,主、次拇指外形及大小基本一致。

2)麻醉与体位:儿童采用全身麻醉或臂丛神经阻滞麻醉加静脉全麻,成人采用臂丛神经阻滞麻醉。

3)基本操作步骤:患肢外展置于侧方手术台上,操作在气囊止血带下完成。

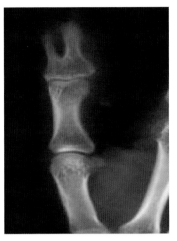

A. 术前X线片示桡侧次拇指远节指骨较小

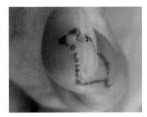

B. 掌背侧与背侧做"V"形切口

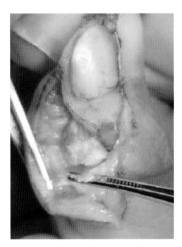

C. 显露指骨间关节，游离关节囊及韧带

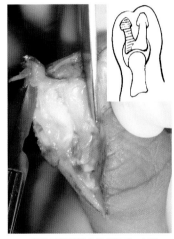

D. 用骨刀凿开融合指骨基底，切除
次拇指

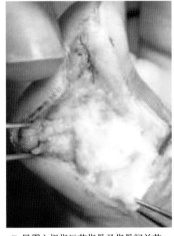

E. 显露主拇指远节指骨及指骨间关节、
关节囊韧带

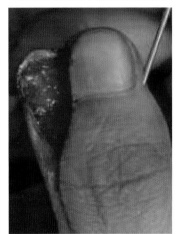

F. 克氏针固定主拇指骨间关节

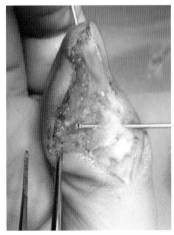

G. 克氏针在拇指远节指骨基底穿骨孔

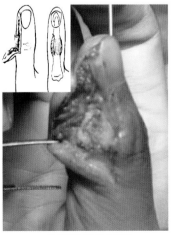

H. 关节囊韧带缝合完毕

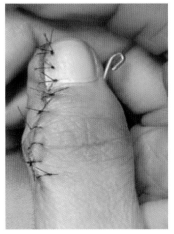

I. 缝合伤口

图 23-1　远节指骨不完全分裂(主、次拇指外形与大小不一致)拇指多指矫正术

A. 畸形外形及切口(图 23-2A、B)。一般采用"V"形切口。"V"形切口的两臂各沿 2 个发育相等的拇指纵轴由指端向近端延续,直到两臂相交于指骨间关节附近,其指甲各保留一半。掌、背侧切口形状一样。

B. 首先将设计范围内的指甲及皮肤软组织沿设计切口行楔形切开,相应的关节囊与指屈、伸肌腱均需部分切除,注意留下足够的关节囊、肌腱组织,待修复。

C. 以微型骨刀切除设计范围内的指骨(图 23-2C)。骨切除范围包括两指骨的中央相融合部分。将截骨断面以微型骨挫将残留骨突起磨平,

用无菌 0.9% 氯化钠溶液清洗伤口,以免残留骨屑遗留在关节间隙。

D. 以细克氏针在保留的远节两侧指骨钻孔,将保留的两部分指骨合拢在一起。确认位置可以接受后,以克氏针和细钢丝或可吸收缝线固定(如有条件可拍摄 X 线片确认指骨对位的位置)(图 23-2D、E),并修复相关的关节囊、肌腱和甲床(图 23-2F)。甲床可使用 5"0"或 7"0"无创缝合线缝合修复。如原甲板已去除或无法使用,可采用甲板替代物(如医用硅橡胶材料)固定甲床。

E. 缝合皮肤伤口(图 23-2G)。

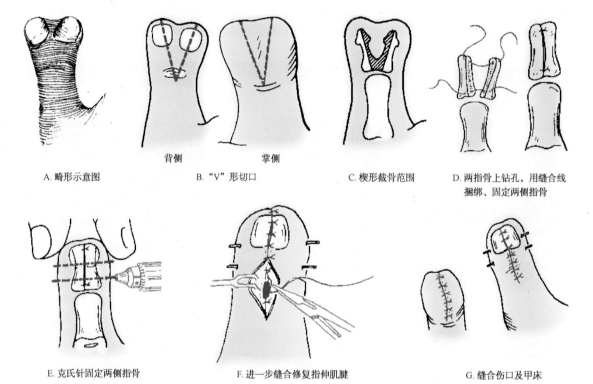

A. 畸形示意图　　B. "V"形切口　　C. 楔形截骨范围　　D. 两指骨上钻孔,用缝合线捆绑、固定两侧指骨

E. 克氏针固定两侧指骨　　F. 进一步缝合修复指伸肌腱　　G. 缝合伤口及甲床

图 23-2　远节指骨不全分裂(主、次拇指外形及大小基本一致)拇指多指矫正术
引自:韦加宁主编《手外科手术图谱》(有修改)

4) 术中注意事项:截除指骨时应尽量使用微型器械,保护将要保留的关节软骨。指骨截除后,保留的两块指骨对合要精确,如有条件可在术中拍摄 X 线片予以确认,否则将引起指骨畸形愈合或迟延愈合,甚至不愈合,导致新的拇指畸形。

(5) 术后处理:术后 2 周拆除缝线。石膏托外固定,直至 4~6 周骨折愈合,拆除内固定。随之可进行康复功能锻炼。

23.2.3　远节指骨完全分裂型拇指多指矫正术

(1) 适应证
远节指骨完全分裂拇指多指。

(2) 麻醉与体位
儿童采用全身麻醉或臂丛神经阻滞麻醉加静脉全麻,成人采用臂丛神经阻滞麻醉。患肢外展置于

侧方手术台上,操作在气囊止血带下完成。

（3）手术步骤

1）畸形外形及切口（图 23-3A、B）。在桡侧发育不良的次要拇指与主拇指相连的指根部行掌、背侧"V"形切口。桡掌侧预留相对大些的皮瓣,以备覆盖次要拇指切除后主拇指桡侧残留的皮肤软组织缺损。

2）沿设计切口切开皮肤、指甲及皮下组织,紧贴骨组织分离次拇指指骨及皮瓣组织,同时探查相关的血管、神经、肌腱的分布情况,显露指骨间关节关节囊及侧副韧带,保留进入桡侧皮瓣的血管神经束。

3）从次拇指指骨基底掀起关节囊、韧带瓣,蒂保留在主拇指近节指骨远端桡侧。

4）切开掌、背侧关节囊,切断指伸、屈肌腱,处理结扎相关血管束,从指骨间关节水平将次要拇指完整切除（图 23-3C）。

5）显露主拇指近节指骨远端桡侧,探查远节指骨复位后近节指骨远端桡侧是否膨大,如膨大可适当修整。如设计保留的主拇指有侧偏畸形,其近节指骨远端需行相应的楔形截骨（图 23-3D）,截骨后以 1.0 或 0.8 克氏针固定,同时复位指骨间关节,同样以克氏针固定（图 23-3E）。如有条件可拍摄 X 线片确认截骨位置及关节复位良好。

6）修复缝合关节囊韧带瓣（图 23-3F）,维持指骨间关节稳定,修复缝合后,通过侧方应力试验确认关节稳定,否则需行韧带紧缩。

7）修整预留的桡掌侧皮瓣,松止血带,止血后缝合皮肤伤口（图 23-3G）。伤口内可放置橡皮引流条。

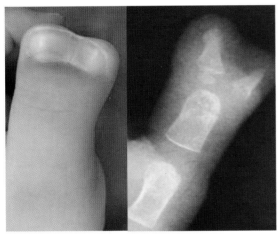

A. 术前外形与X线片

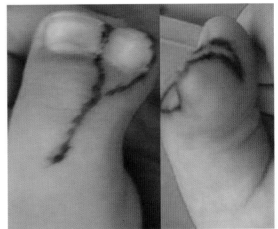

B. 切口设计

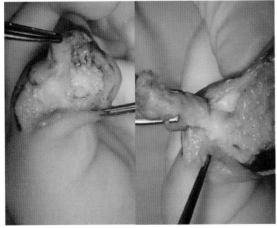

C. 显露、分离、切除次要拇指

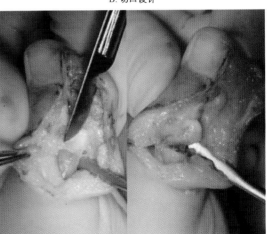

D. 修整近节指骨膨大部位或桡侧楔形截骨纠正侧偏

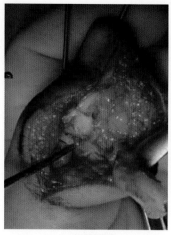
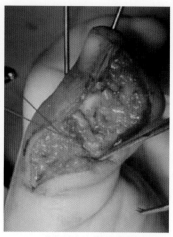
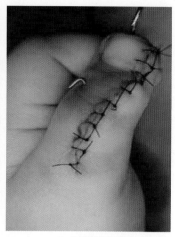

| E.克氏针固定 | F.修复缝合关节囊韧带瓣 | G.术后拇指外形 |

图 23-3　远节指骨完全分裂型拇指多指矫正术

（4）手术注意事项

如主拇指指伸肌腱正常，将次要拇指的指伸肌腱切断，否则应行肌腱移位或移植，重建伸拇功能。如主拇指指屈肌腱正常，次要拇指指屈肌腱予以切断，否则应行肌腱移位或移植，重建屈拇功能。截骨过程中，应注意保护关节软骨及骨骺，切勿损伤。

（5）术后处理

石膏托外固定，直至4～6周骨折愈合，随之可进行康复功能锻炼。

23.2.4　近节指骨不完全分裂型拇指多指矫正术

（1）适应证

近节指骨不完全分裂拇指多指。

（2）麻醉与体位

儿童采用全身麻醉或臂丛神经阻滞麻醉加静脉全麻，成人采用臂丛神经阻滞麻醉。患肢外展置于侧方手术台上，手术在气囊止血带下完成。

（3）手术步骤

1）畸形及切口（图23-4A、B）：在主拇指与将要切除的发育不良的次拇指之间行掌、背侧"V"形切口。在将被切除的次拇指桡侧保留一舌形皮瓣，其大小应足以覆盖次拇指切除后主拇指残留的皮肤软组织缺损。

2）沿设计好的切口切开皮肤、皮下组织，显露并保护所有相关重要解剖结构，如肌腱、神经血管束。

3）掀起设计保留的舌形皮瓣，显露次拇指屈、伸肌腱及血管神经束，切断次拇指与主拇指所有的软组织联系（包括拇长伸、屈肌腱及血管神经束）（图23-4C），结扎指动脉。

4）暴露次拇指指骨间关节，将次拇指在其指骨间关节水平离断；显露将要截除的次拇指的近节指骨近端及主、次拇指近节指骨相融合部分，将次拇指近节指骨斜形截断，修整截骨残端。至此次拇指完全切除（图23-4D）。

5）主拇指近节指骨稍加复位，以0.8或1.0克氏针固定指间关节。缝合和修复指骨间关节侧副韧带（图23-4E），测试韧带张力，如松弛可适当进行紧缩。

6）以预先设计的掌侧皮瓣覆盖主拇指桡背侧残留的皮肤软组织缺损，缝合皮肤伤口（图23-4F）。伤口内可放置橡皮引流条，石膏托或支具外固定。

（4）手术注意事项

如主拇指的指屈、伸肌腱或指神经有畸形或缺损，可行相应的重建和修复，如肌腱、神经移位或移植，或肌腱止点重建。截骨时应注意保护关节软骨。如拇短展肌止点附着在次拇指基底，应首先将此止点卸下，截除次拇指后，将其重新缝合在主拇指近节指骨基底桡侧。根据术前主拇指骨关节力线情况决定是否截骨。

（5）术后处理

术后48 h拆除引流条，2周拆线。拇指外展对掌位石膏托外固定，如未截骨，术后4周拆除，如截骨则直至截骨愈合，同时拔除克氏针。随后进行康复功能锻炼。

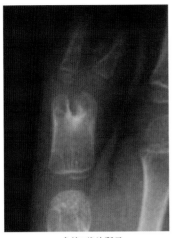
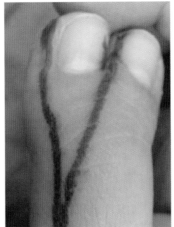
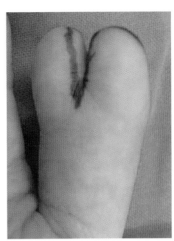

A. 术前X线片所示　　　　　　　　　　　B. 掌、背侧切口

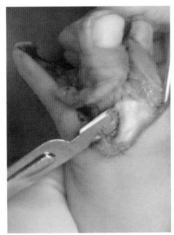
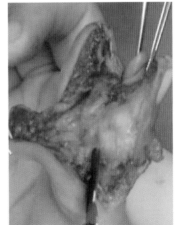

C. 切断次拇指拇长伸、屈肌腱

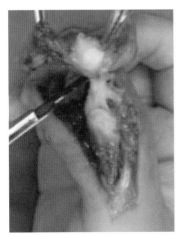
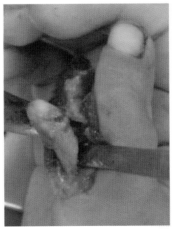
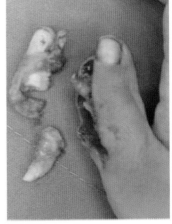

D. 离断、截骨、切除次拇指

23

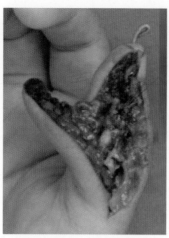
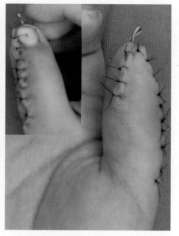

E. 修复主拇指指骨间关节侧副韧带　　F. 缝合伤口

图 23-4　近节指骨不完全分裂型拇指多指矫正术

23.2.5　近节指骨完全分裂型拇指多指矫正术

（1）适应证

近节指骨完全分裂型拇指多指。

（2）麻醉与体位

儿童采用全身麻醉或臂丛神经阻滞麻醉加静脉全麻，成人采用臂丛神经阻滞麻醉。患肢外展置于侧方手术台上，手术在气囊止血带下完成。

（3）手术步骤

1）畸形及切口（图 23-5A、B）：主拇指及次拇指相连部位行掌、背侧"V"形切口。次拇指桡侧预留舌形皮瓣，背侧切口可延伸至掌骨远端。

2）依据设计好的切口，切开皮肤及皮下组织，结扎皮下血管，显露并保护血管神经束及肌腱等重要结构。

3）掀起桡侧舌形皮瓣，处理次拇指相关的血管神经束及肌腱，显露止点附着在次拇指近节指骨的拇短展肌，并将其止点卸下，保留尽可能长的腱性组织（图 23-5C）。

4）显露次要拇指屈、伸肌腱，予以切断。

5）在掌指关节水平，切断与次拇指相关的韧带及关节囊，将次拇指完全离断切除（图 23-5D）。

6）显露主拇指掌骨桡远侧膨大部分，以锐利手术刀或骨刀修整掌骨膨大部分，并根据拇指力线偏斜程度，在主拇指掌骨远端以骨刀行桡侧楔形闭合截骨（图 23-5E）。

7）闭合截骨端并复位掌指关节。以 1.0 克

氏针固定掌指关节及截骨端，截骨端残留的间隙可采用少量已截除的次拇指骨组织充填（图 23-5F）。

8）将处理好的拇短展肌腱性止点以 5"0"不可吸收缝合线缝合、固定在掌指关节及近节指骨基底桡侧（图 23-5G）。

9）放松止血带，止血，5"0"可吸收或不可吸收缝线缝合伤口（图 23-5H），伤口内置放引流条。

（4）手术注意事项

掌骨远端桡侧截除膨大掌骨时，注意截骨量不要太大，如截除太多可能会引起掌指关节不稳定，同时截骨时应注意保护关节软骨。根据术前主拇指关节力线情况决定是否截骨。拇短展肌止点最好有部分缝合在近节指骨基底。

（5）术后处理

伤口内置放橡皮引流条，术后 48 h 拆除，2 周拆线。拇指外展对掌位石膏托外固定，如没有截骨，术后 4 周拆除，如截骨则直到截骨愈合，同时拔除克氏针。随之可进行康复功能锻炼。

23.2.6　第 1 掌骨完全分裂型拇指多指矫正术（一）

（1）适应证

第 1 掌骨完全分裂型拇指多指。

（2）麻醉与体位

儿童采用全身麻醉或臂丛神经阻滞麻醉加静脉全麻，成人采用臂丛神经阻滞麻醉。患肢外展置于侧方手术台上，手术在气囊止血带下完成。

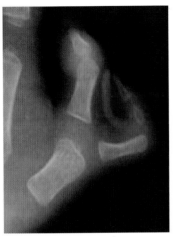
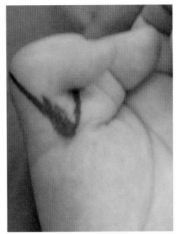

A. 术前X线片所示　　　　　　　　　　B. 掌、背侧切口设计

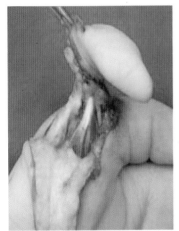
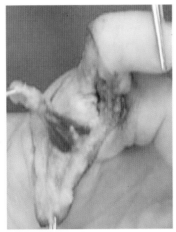

C. 显露并卸下拇短展肌止点　　　　　　D. 在掌指关节水平离断次拇指

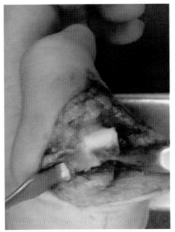
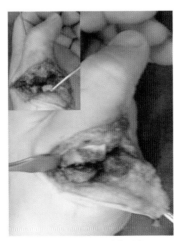

E. 掌骨远端桡侧楔形截骨后　　　F. 克氏针固定复位掌指关节

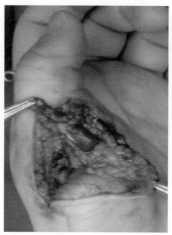

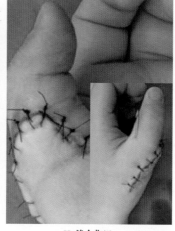

G.缝合、固定拇短展肌　　　　　　H.缝合伤口

图23-5　近节指骨完全分裂型拇指多指矫正术

（3）手术步骤

1）畸形及切口（图23-6A、B）：在主拇指和次拇指之间设计掌、背侧"V"形切口。次拇指桡侧预留一舌形皮瓣。在背侧切口两臂交汇点还可适当向近端延长切口。

2）依据设计切口，切开皮肤、皮下组织，结扎皮下组织内血管。

3）掀起切口两侧皮瓣，显露桡侧、尺侧拇指屈、伸肌腱，并于切口背侧切断桡侧拇指伸肌腱（尽可能保留近断端长一些），切口掌侧切断桡侧拇指屈肌腱（图23-6C）。

4）显露桡侧拇指近节指骨，在距掌指关节远端2cm处以骨刀截断指骨。

5）处理桡侧拇指血管神经束，在近节指骨中段水平完整切除桡侧拇指（图23-6D）。

6）显露尺侧拇指近节指骨，在其基底部位截断指骨（图23-6E）。并将截骨端近侧骨组织剥离、切除。至此，所有设计切除组织均切除完毕（图23-6F）。

7）将尺侧拇指近节指骨远断端移位于桡侧拇指近节指骨近断端，复位后以1.0克氏针固定（图23-6G）。

8）桡侧拇指保留的指伸肌腱近端以5"0"不可吸收线编织缝合在尺侧拇指指伸肌腱上，以加强保留拇指伸指肌力（图23-6H）。

9）放松止血带，止血，以5"0"不可吸收缝合线缝合所有伤口（图23-6I）。

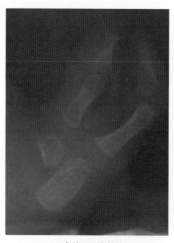

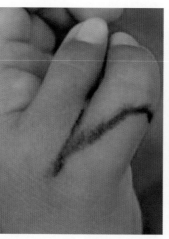

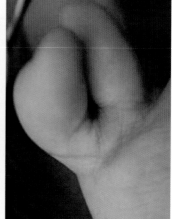

A.术前X线片所示　　　　　　　　B.背侧与掌侧切口设计

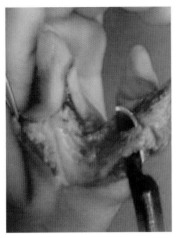
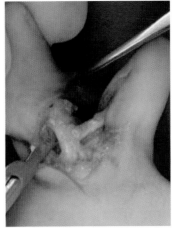

C. 显露并切断桡侧拇指伸、屈肌腱

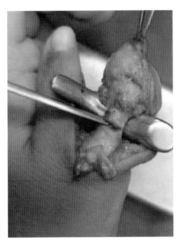
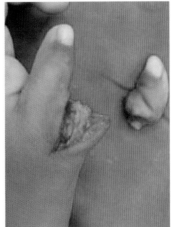

D. 截断桡侧拇指近节指骨并切除远侧部分

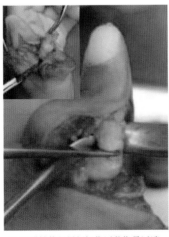
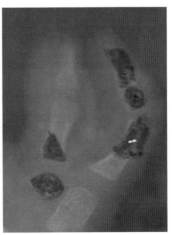

E. 显露并截断尺侧拇指近节指骨近端　　　　F. 示切除范围（深色部分）

23

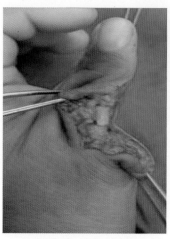
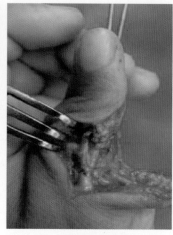
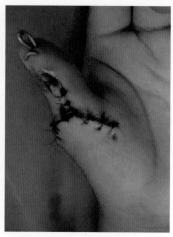

G. 近节指骨远近骨端复位固定　　H. 指伸肌腱编织缝合　　I. 伤口缝合后拇指外形

图 23-6　第 1 掌骨完全分裂型拇指多指矫正术(一)

（4）术中注意事项

保留和注意勿损伤保留的尺侧拇指血管、神经结构，以免造成术后功能障碍。掌指关节关节囊如有松弛，可以进行适当的关节囊韧带紧缩，或用 1 枚克氏针固定 3 周左右。截骨范围应比照术前 X 线片检查来确定，术中应通过透视或 X 线片检查来确认截骨的程度和复位情况。确认拇短展肌有完好的止点附着在保留的桡侧拇指近节指骨近断端，否则需重建。尺侧拇指指屈、伸肌腱应完好保留。

（5）术后处理

术后 48h 拆除引流条，2 周拆除缝线。拇指"U"形石膏托或支具外固定 4～6 周，直至截骨部位愈合。

23.2.7　第 1 掌骨完全分裂型拇指多指矫正术(二)

（1）适应证

第 1 掌骨完全分裂型拇指多指。

（2）麻醉与体位

儿童采用全身麻醉或臂丛神经阻滞麻醉加静脉全麻，成人采用臂丛神经阻滞麻醉。患肢外展置于侧方手术台上，手术在气囊止血带下完成。

（3）手术步骤

1）畸形及切口（图 23-7A、B）：在次拇指指根部，主拇指与次拇指之间设计棱形切口。

2）沿设计切口切开皮肤、皮下组织，结扎有关血管。

3）掀起切口周围皮瓣，显露次拇指肌腱、拇短展肌、血管神经束。切断此血管神经束，处理其残端，分离附着在次拇指的拇短展肌止点，以锐利手术刀将其卸下（图 23-7C）。本例次拇指指屈肌腱未发育。

4）在次拇指基底接近主拇指部位，切断次拇指指伸肌腱（图 23-7D）。

5）显露次拇指腕掌关节，切开关节囊及周围韧带结构，将次要拇指完整切除（图 23-7E）。

6）在主拇指掌骨基底切开并剥离骨膜，显露掌骨基底，根据主拇指力线偏斜程度，在掌骨基底以骨刀行楔形截骨（图 23-7F）。

7）闭合截骨端，同时用 1.0 克氏针固定截骨断面（图 23-7G），残留骨端间隙以截除之次拇指骨组织充填。

8）以 5"0"或 3"0"不可吸收缝合线紧缩缝合修复腕掌关节囊及其韧带结构（图 23-7H）。

9）固定缝合拇短展肌止点于近节指骨基底桡侧（图 23-7I）。

10）放松止血带，止血，以 5"0"可吸收或不可吸收缝合线缝合伤口（图 23-7J）。

（4）手术注意事项

次拇指切除后，第 1 腕掌关节常有暴露，其关节囊及有关韧带结构应认真修复、紧缩，否则术后常引起关节松弛或严重的不稳定，造成整个拇指列不稳定，严重影响功能发挥。如主拇指力线正常，第 1 掌骨也可不截骨，需在术前认真测量 X 线片检查所见。掀起和游离拇短展肌时，应谨慎操作，以免损伤过多的肌肉组织，造成术后肌肉过度纤维化或瘢痕化，引起拇指外展力弱。

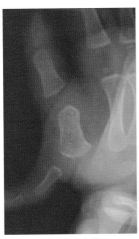

A. 术前X线片所示

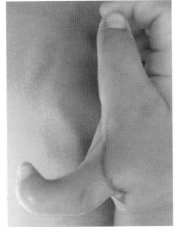

B. 背侧与掌侧切口

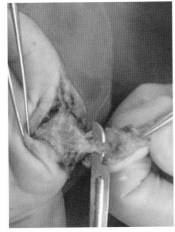

C. 分离、切断次拇指拇短展肌止点

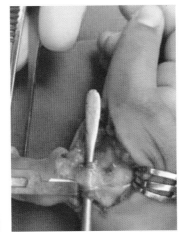

D. 切断次拇指指伸肌腱

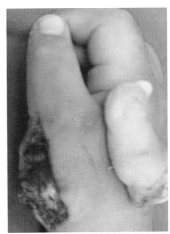

E. 次拇指切除完毕

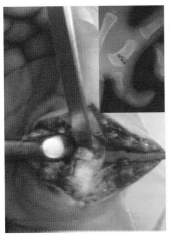

F. 显露主拇指掌骨基底并楔形截骨

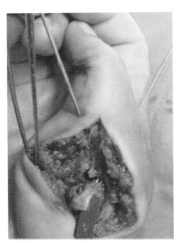

G. 截骨端闭合后，克氏针固定

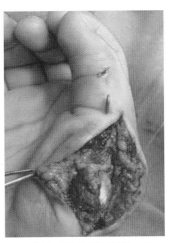

H. 修复、紧缩腕掌关节囊及韧带

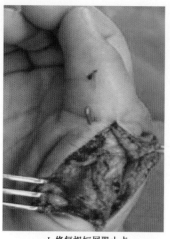
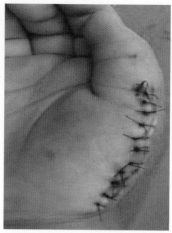
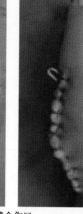

I. 修复拇短展肌止点　　　　　　　　　　J. 缝合伤口

图 23-7　第 1 掌骨完全分裂型拇指多指矫正术(二)

（5）术后处理

术后 48 h 拆除引流条，2 周拆除缝线。拇指"U"形石膏托固定 4～6 周，直至截骨部位愈合。如掌骨没有截骨，石膏固定 4 周即可拆除。

23.2.8　第 1 掌骨完全分裂型拇指多指矫正术（三）

（1）适应证

第 1 掌骨完全分裂拇指多指。

（2）麻醉与体位

儿童采用全身麻醉或臂丛神经阻滞麻醉加静脉全麻，成人采用臂丛神经阻滞麻醉。患肢外展置于侧方手术台上，操作在气囊止血带下完成。

（3）手术步骤

1）畸形及切口（图 23-8A、B）：在桡侧和尺侧拇指背侧设计"M"形切口，切口在尺侧拇指璞内向鱼际纹延伸。

2）沿设计切口切开皮肤、皮下组织，结扎皮下血管。

3）掀起指背侧皮瓣，显露桡、尺侧拇指背侧肌腱结构（图 23-8C）。此时形成桡、尺侧各 1 个带蒂皮瓣，蒂位于近端。

4）桡侧拇指指伸肌腱在指骨间关节水平切断，近端备用；尺侧拇指指伸肌腱在掌指关节水平切断，远端备用（图 23-8D）。

5）探查发现尺侧拇指指屈肌腱发育不良，桡侧拇指指屈肌腱发育尚好。尺侧拇指指屈肌腱在距其止点 2 cm 处切断，桡侧拇指指屈肌腱在其止点处切断（图 23-8E）。

6）分别剥离桡、尺侧拇指近节指骨骨膜，显露指骨，以锐利骨刀先后在指骨干部位横形截断指骨（图 23-8F）。切除桡侧拇指近节指骨截骨面远端所有组织；切除尺侧拇指近节指骨截骨面近端指骨及全部掌骨（图 23-8G），同时游离附着在其上的拇收肌止点腱组织，备用。

7）尺侧拇指保留部分近节指骨远端顺行穿过 1.0 克氏针 2 枚，然后移位于桡侧拇指近端，与桡侧拇指近节指骨近端复位对合，克氏针固定牢固（图 23-8H）。

8）分别以 5"0"缝线缝合拇指指屈肌腱（远端-尺侧拇指，近端-桡侧拇指）、指伸肌腱（远端-尺侧拇指，近端-桡侧拇指）（图 23-8I），拇收肌止点以 5"0"不可吸收缝线缝合、固定在近节指骨基底尺侧及掌指关节尺侧。

9）适当松解、开大保留的拇指璞（尺侧拇指），修整皮瓣组织，尺侧皮瓣植入开大的拇指璞，桡侧皮瓣覆盖、重建拇指桡背侧皮肤软组织缺损，放松止血带，止血，以 5"0"不可吸收缝线缝合皮肤伤口（图 23-8J），伤口内置放引流条。

（4）手术注意事项：在尺侧拇指进行操作时，勿损伤掌侧血管神经束，以免影响手指血液循环。在指伸肌腱腱周组织浅层掀起背侧皮瓣，尽量保护腱周组织，以减少手术后肌腱粘连。一般拇短展肌止点完整附着在桡侧拇指近节指骨保留的近端部分，可以不重建，否则需进行止点重建。拇收肌均需进行止点重建。

（5）术后处理

术后48h拆除引流条，2周拆除缝线。拇指"U"

形石膏托一般需固定6周左右，直到截骨部位愈合可拆除。

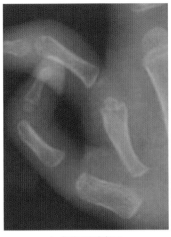

A. 术前X线片所示

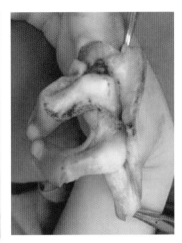

B. 切口

C. 显露指背侧肌腱结构

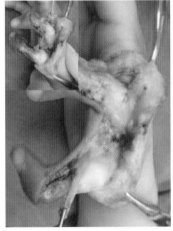

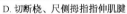

D. 切断桡、尺侧拇指指伸肌腱

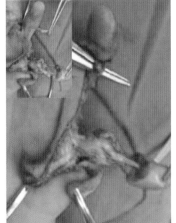

E. 切断桡、尺侧拇指指屈肌腱

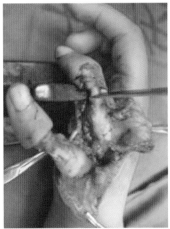

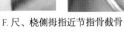

F. 尺、桡侧拇指近节指骨截骨

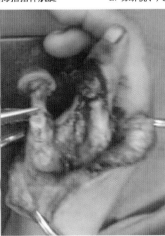

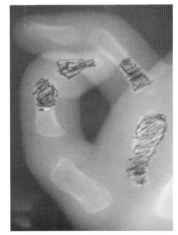

G. 截骨范围图示，深色部分为截除部分

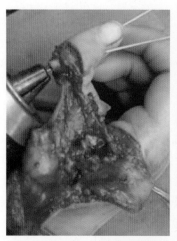
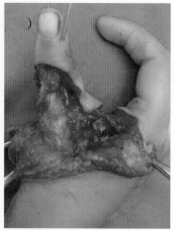

H.尺侧拇指指骨远端穿克氏针移植于桡侧拇指近端

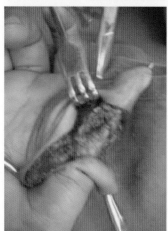
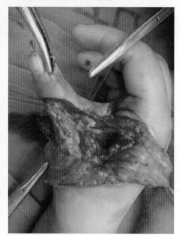

I.缝合指屈、伸肌腱

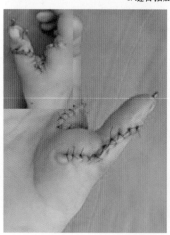
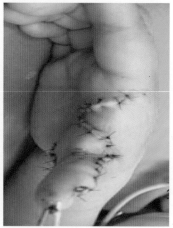

J.缝合切口，重建拇指璞

图 23-8　第 1 掌骨完全分裂型拇指多指矫正术(三)

23.2.9 尺侧多指的治疗

（1）适应证

小指多指。

（2）麻醉与体位

儿童采用全身麻醉或臂丛神经阻滞麻醉加静脉全麻，成人采用臂丛神经阻滞麻醉。患肢外展置于侧方手术台上，手术在气囊止血带下完成。

（3）手术步骤

1）畸形及切口（图 23-9A、D）：在尺侧多指指根部，围绕尺侧小指设计梭形切口。

2）沿设计切口，切开皮肤、皮下组织，掀起切口周围皮瓣，掌侧显露多指小指血管神经束，予以切断，并处理残端。显露小指展肌及其腱性止点，将其从止点切断，备用（图 23-9C）。进一步显露多指小指指屈肌腱，予以切断。

3）掀起背侧切口周围皮瓣，显露多指小指伸肌腱，将其切断（确认保留小指伸肌腱发育及连续性良好后）（图 23-9D）。

4）切开融合的掌骨骨膜，剥离骨膜，从融合掌骨处以骨刀将多指小指截骨切除（图 23-9E、F），以骨锉修整截骨残端，去除其锐利骨缘。

5）将小指展肌止点以 5“0”不可吸收缝合线缝合、固定在保留小指近节指骨基底的尺侧（图 23-9G）。

6）放松止血带，止血，以 5“0”不可吸收缝合线缝合伤口（图 23-9H），伤口内置放引流条。

（4）手术注意事项

术中需确认保留小指指屈、伸肌腱发育良好。掌骨是否行楔形截骨取决于保留小指的力线是否偏斜。

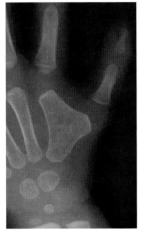
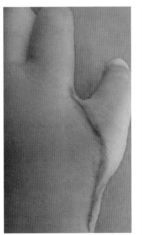
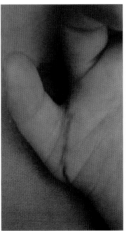

A. 术前X线片示第5掌骨未完全分裂

B. 背侧、掌侧与尺侧切口

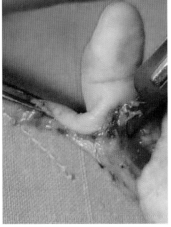
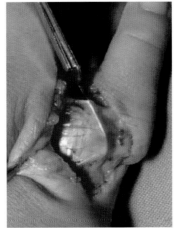
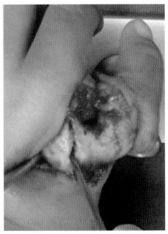

C. 显露小指展肌，并在止点处切断

D. 显露并切断指伸肌腱

E. 从融合掌骨处截断多指小指掌骨

23

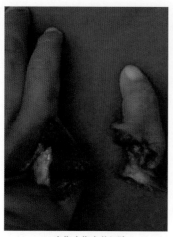

F. 多指小指完整切除

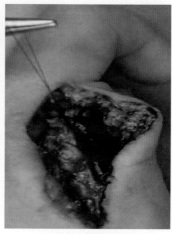

G. 缝合小指展肌止点

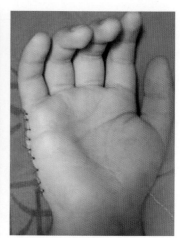

H. 缝合伤口

图 23-9　尺侧多指的治疗

（5）术后处理

术后48 h拆除引流条,2周拆除缝线。功能位石膏托固定4周。

23.3　并指畸形的治疗

并指畸形为手部常见的先天性畸形之一。胚胎早期,特别是胚胎3～12周时,受某种因素影响导致胎儿手指分化障碍,形成手指并指畸形。以中环指并指畸形最为多见,其他依次为环小指、示中指、拇示指。除皮肤短缺外,尚可合并骨关节畸形,如骨性融合、骨发育不良、异常骨桥、手指关节融合或僵直;畸形严重者可引起继发性骨关节畸形,神经、血管及肌腱、肌肉组织畸形也是常见的表现。还可合并其他的手畸形,如多指、裂手、缩窄带等,设计治疗方案时应统筹考虑。部分患者为双侧发病,也可有家族遗传性,多为常染色体显性遗传,其余为常染色体隐性遗传或性染色体遗传。通常将其简单地分为两大类:软组织并指(相连手指仅由皮肤软组织相连接)和骨性并指(除皮肤相连接外相连手指尚有骨性连接存在)。合并其他手畸形或除皮肤相连接外尚有多种组织相连(如肌腱、神经、血管等)时则为复合性并指。根据并指连接程度的不同,又分为不完全性并指(相邻两指皮肤连接较正常指璞长,但未达手指全长)和完全性并指(相邻两指皮肤连接达手指全长)。部分患者也可以为多个手指并指,甚至手指全部相连。

手术以改善和控制畸形,尽早恢复手功能为主。多数人认为,手术可以在5～6岁进行。目前,越来越趋向早期开始手术治疗,国外甚至有人主张在出生后 6 个月内即可进行手术,这样可将骨发育受影响的程度减少到最小,同时也可尽早地恢复手功能。笔者认为,伴有指骨融合、手指生长严重不对称或有旋转及成角畸形、手指关节活动严重障碍、拇示指间的先天性并指畸形可优先考虑手术,手术时机也可以适当提前,一般 1 岁时即可开始手术治疗。多指并指畸形者需分期手术治疗,手术时间也可适当提前,以便整个手术过程能在学龄前完成,同时也可在最大限度上避免继发性手指畸形。合并其他手的畸形者,应从整体治疗角度综合考虑和制订手术方案及选择手术时机。

23.3.1　皮肤并指畸形的分指

（1）适应证

皮肤性并指。

（2）麻醉与体位

儿童采用全身麻醉或臂丛神经阻滞麻醉加静脉全麻,成人采用臂丛神经阻滞麻醉。患肢外展置于侧方手术台上,操作在气囊止血带下完成。

（3）手术步骤

1）畸形及切口(图 23-10A～C):切口设计为锯齿形。并指相连的皮肤掌、背侧锯齿形切口,掌、背侧锯齿方向应相反。并连手指基底设计掌、背侧三角形皮瓣,用来重建指璞。另外,也可设计矩形皮瓣、双叶皮瓣或其他皮瓣(图 23-10D)。

2）按切口设计切开皮肤及皮下组织,掀起掌背侧所有三角形皮瓣,将皮下脂肪保留在皮瓣上。从手指远端将手指相连的其他软组织完全分开,直至手指指璞(图 23-10D),此时已达神经、血管分叉处,应注意保护。分开手指时还应仔细分离组织,特别注意在切开掌侧组织时需辨认并保护指神经血管束,并确认有无神经、血管组织畸形。

3) 如指璞不够深度,可以切断掌骨头间横韧带,以加深指璞。

4) 将手指上的各个三角形皮瓣充分掀起,交错覆盖手指及指璞创面,皮瓣应尽可能覆盖手指关节部位(图 23-10E)。

5) 手指基底部形成的掌、背侧三角形皮瓣重建指璞(图 23-10F)。

6) 图 23-10G 示右手中环指并指分离后情况。

7) 放松止血带,止血彻底,缝合各个三角形皮瓣及指璞皮瓣,残留在指璞两侧的皮肤软组织缺损

用厚断层或全厚皮片移植覆盖(图 23-10H)。

8) 皮片加压打包。

9) 包扎伤口,石膏托外固定患手。

(4) 手术注意事项

同远节骨性连接的并指分指。

(5) 术后处理

同前。

23.3.2　远节骨性连接的并指分指

(1) 适应证

远节骨性并指。

(2) 麻醉与体位

儿童采用全身麻醉或臂丛神经阻滞麻醉加静脉全麻,成人采用臂丛神经阻滞麻醉。患肢外展置于侧方手术台上。手术在气囊止血带下完成。

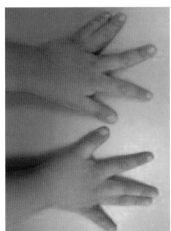
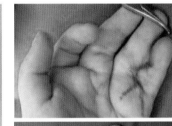
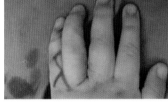
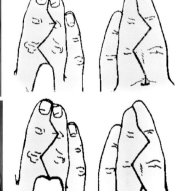

A.左手环小指、右手中环指皮肤并指　　B.左手环小指掌侧与背侧锯齿状切口　　C.矩形皮瓣重建指璞、双叶形皮瓣重建指璞

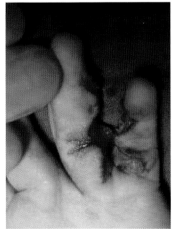
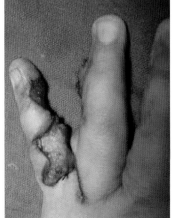
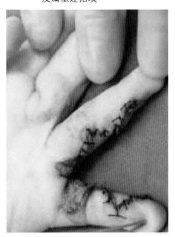

D.分离并指间软组织　　E.掌背侧三角形皮瓣交错覆盖手指侧方创面

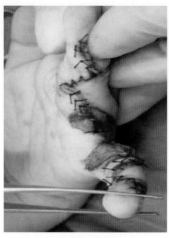

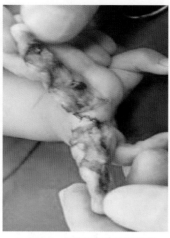

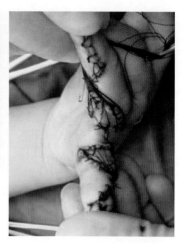

F. 指璞重建（掌侧观）　　　　　G. 右手中、环指掌背侧三角形皮瓣，　　H. 游离皮片覆盖皮肤缺损指璞观
　　　　　　　　　　　　　　　　基底三角形皮瓣用于重建指璞

图 23-10　皮肤并指畸形的分指矫形术

（3）手术步骤

1）畸形及切口（图 23-11A、B）：并连手指远节背侧指甲交界处切口为纵行，掌侧指腹部应设计预留一皮瓣，蒂保留在该皮瓣将要覆盖手指的一侧；远节手指近侧的切口与皮肤并指相似，为锯齿形切口。指璞部掌、背侧各设计一个三角形皮瓣，用来重建指璞。

2）沿设计的切口，从手指基底开始切开皮肤、皮下组织，掀起除远节外所有已形成的皮瓣。远节背侧将指甲锐性切开，并显露指骨骨性连接处。

3）掌侧指腹沿设计切口先掀起并形成 1 个皮瓣，然后在其深面再掀起 1 个浅筋膜组织瓣，蒂保留在另一手指（图 23-11C），同时显露掌侧指骨融合处。

4）完全显露指骨骨性连接处，以骨凿将其凿开，使其完全分离。按切口设计，进一步掀起并指掌、背侧及指璞处所有三角形皮瓣，并指得以完全分离开（图 23-11D）。修整截骨断面，使之光滑无骨突。

5）在远节指，分别以已形成的浅筋膜组织瓣及指腹皮瓣覆盖环小指远节指骨的裸露面后，在手指其他部分及指璞，用已形成的三角形皮瓣，交错覆盖手指及指璞创面（图 23-11E）。

6）放松止血带，止血，残留的皮肤软组织缺损及远节浅筋膜组织瓣上面用厚断层或全厚皮片游离移植覆盖（图 23-11E）。

7）游离皮片加压打包，无菌敷料包扎伤口（图 23-11F）。

（4）手术注意事项

1）如术中发现指血管神经束在指璞处的分叉较远，可结扎一侧的动脉，指神经可在显微镜下向近端适当劈开至合适位置。

2）切开皮肤形成的三角形皮瓣厚度应掌握好，缝合时张力也应适中，皮瓣太薄或缝合张力太大容易引起皮瓣血液供应障碍，或压迫指动脉导致手指坏死，或术后过量瘢痕形成。

3）对于畸形严重或多指并指者，术前应充分考虑血管、神经的变异，分指时注意保存血液供应；根据手指功能的重要程度，将神经保留在合适的手指或指侧。

4）对于拇示指并指者，如术前估计分指后拇指璞内容物缺损较多，分指前可先行腹部皮管成形术，分指后用预构的皮管重建拇指璞，可以获得良好的外形及功能。

5）重建的指璞其深度及宽度应稍大于正常者。重建的指璞过小，术后将引起指璞牵缩，使手指功能受影响，甚至需再次手术分指。也可选用其他类型的皮瓣重建拇指璞。

6）指璞间隙应使用松软的敷料充填，以防止指璞皮瓣受压引起血液循环障碍或缺血坏死。

7）在远节浅筋膜组织瓣上植皮加压打包时，压力不要太大，否则会引起筋膜组织瓣和皮片坏死。

8）多个手指并指时，一般应行多次手术分指，以免引起手指分离后血液循环障碍，甚至手指坏死。

9）供皮区一般选择在腹股沟。

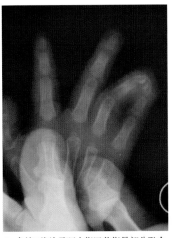

A. 术前X线片示环小指远节指骨部分融合

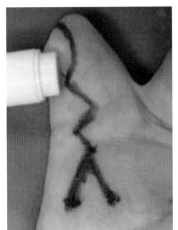

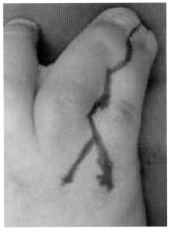

B. 设计掌、背侧切口

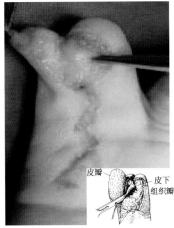

C. 掀起蒂保留在小指的皮瓣，环指掀起皮下筋膜瓣，蒂保留在环指指腹

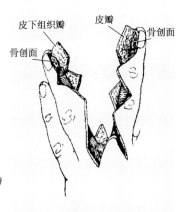

D. 并连手指完全分开后示意图

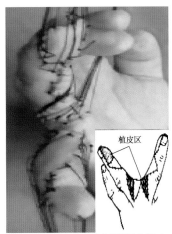

E. 三角皮瓣及游离皮片移植覆盖创面

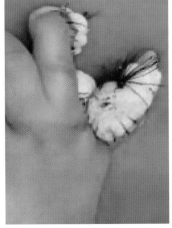

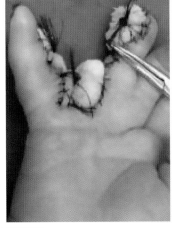

F. 术后创面加压打包

图 23-11　远节骨性连接的并指分指矫形术

（5）术后处理

1）术后以功能位石膏托固定 2 周，然后拆除缝线。

2）如皮瓣或手指血液循环差，可抬高患肢或适量应用扩张血管的药物。

3）拆除外固定后，可进行康复治疗。

4）如手指有挛缩或侧偏畸形发生，可使用矫形器或支具进行纠正，严重者需再次手术。

23.3.3 中央型多指并指的治疗

（1）适应证

中央型并指合并多指。

（2）麻醉与体位

儿童采用全身麻醉或臂丛神经阻滞麻醉加静脉全麻，成人采用臂丛神经阻滞麻醉。患肢外展置于侧方手术台上，手术在气囊止血带下完成。

（3）手术步骤

1）畸形及切口（图 23-12A、B）：切口设计与皮肤并指基本相同，为锯齿形切口。指璞部掌、背侧各设计 1 个三角形皮瓣，用来重建指璞。略有不同的是，在截除的多指骨残端相对应部位的掌侧或背侧，设计预留的三角形皮瓣应尽可能大到能覆盖骨断面，蒂保留在该皮瓣将要覆盖手指的一侧。

2）沿设计切口切开皮肤、皮下组织，切口直达将要切除的多指肌腱浅层，结扎皮下组织内的血管。

3）剥离和掀起各个皮瓣，掌侧切口内注意拟定保留手指与被切除手指的肌腱、血管神经束的关系，勿损伤进入拟保留手指的肌腱及神经。显露进入被切除手指的肌腱及神经血管束，处理上述结构；显露近节指骨融合处，以锐性骨刀楔形截骨，被切除手指完整截除（图 23-12C）。此时，尚有一些纤维或皮下组织连接，予以松解切断，直到手指分离到指璞水平。

4）放松止血带，止血，缝合各三角形皮瓣及指璞皮瓣；残留皮肤软组织缺损以厚或全厚游离皮片移植覆盖（图 23-12D），皮片加压打包。

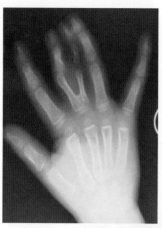

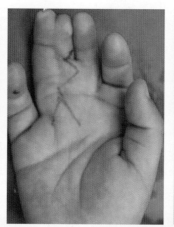

A. 术前X线片示中央型多指并指畸形　　　　　　B. 掌、背侧锯齿形切口

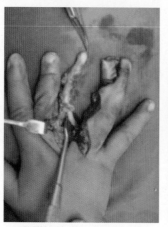

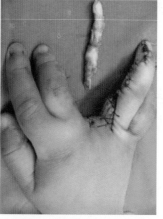

C. 显露被切除手指，截除融合指骨　　　　　　D. 缝合伤口，游离皮片覆盖残留皮肤缺损

图 23-12　中央型多指并指的治疗

（4）术后处理

同远节骨性连接的并指分指。

23.4   先天性拇指发育不良的治疗

先天性拇指发育不良的确切发病原因不是十分清楚，可能是发育过程中肢芽形成或发育障碍引起，具有遗传性。可伴有其他手指畸形或其他器官的发育不良。

23.4.1   先天性拇指发育不良的分型

目前采用 Blauth(1967) 分型。

（1）Ⅰ型

拇指较对侧细小，可合并鱼际部肌轻度发育不良，拇指功能无损伤或基本正常。

（2）Ⅱ型

拇指较小，虽然骨发育也较小，但骨关节的关系基本正常。主要病理改变有：①拇指璞挛缩、狭窄，引起拇指功能障碍；②鱼际部肌发育不良较重；③掌指关节尺侧侧副韧带松弛，导致关节不稳定；④血管、神经有时也有发育异常 。

（3）Ⅲ型

除Ⅱ型表现外，掌骨及第 1 腕掌关节发育不良，鱼际部肌缺如，外在肌也有异常，关节不稳定更加明显。Manske 等（1992）又将此型分为 2 个亚型：①ⅢA，广泛的内、外在肌缺如，而腕掌关节完整；②ⅢB，广泛的内、外在肌缺如，腕掌关节发育不良。

（4）Ⅳ型

即漂浮拇指或赘生拇指。发育不良的拇指仅靠带有细小血管神经蒂的软组织与手掌或示指桡侧相联系。

（5）Ⅴ型

拇指所有结构完全缺如，肌肉、肌腱及血管、神经的变异较大。

23.4.2   先天性拇指发育不良的手术治疗原则

先天性拇指发育不良手术治疗主要以改善功能为主，辅以改善外形。主要的外科治疗手段有拇指再造和各种拇指功能重建手术。示指拇化手术可在 3～4 岁进行，但有人认为此类手术可开始于 1 岁，国外也有在出生后数月即实施手术者。其他拇指再造的方法尚有足趾游离移植等。

关于拇指再造术，鉴于患儿血管、神经及其他组织结构发育不成熟，手术难度及风险较大，如失败可能导致严重的不良后果。因此，不建议过早实施此类手术。

各种功能重建手术方案可根据具体病情（如畸形严重程度、骨骼发育成熟情况、全身状况、年龄等）、手术者操作技术掌握情况等灵活制订。单纯软组织手术（如拇指璞松解开大、拇指外展对掌功能重建、侧副韧带重建等）可以在较早时候完成；有可能伤及骨骺的骨性手术，可推迟至年龄 ≥10 岁时进行。

23.4.3   Ⅱ型拇指发育不良（虎口挛缩伴掌指关节侧偏脱位）矫正术

（1）适应证

先天性拇指发育不良Ⅱ型，拇指璞狭窄严重者。

（2）麻醉与体位

儿童采用全身麻醉或臂丛神经阻滞麻醉加静脉全麻，成人采用臂丛神经阻滞麻醉。患肢外展置于侧方手术台上。手术在气囊止血带下完成。

（3）手术步骤

1）畸形及切口（图 23-13A、B）：示指近节背侧设计蒂保留在近端的带蒂皮瓣，皮瓣远端可达近节手指远端，两侧在侧方正中线，切口桡侧臂与拇指璞横轴垂直进入拇指璞掌侧，向近端延伸，拇指掌指关节尺侧可做另一侧方正中切口。

2）沿设计切口切开皮肤及皮下组织，结扎皮下组织内血管。

3）由远端向近端在肌腱腱周浅层掀起设计皮瓣，同时显露掌指关节尺侧，此时可见到第 1、2 掌骨间隙狭小，部分内在肌起于掌骨间（图 23-13E）。

4）松解第 1、2 掌骨间肌肉、纤维结缔组织、掌骨头间横韧带，使掌骨间隙尽可能开大，剥离掌指关节尺侧组织，显露关节囊和侧副韧带，以锐刀片横行切开侧副韧带及关节囊（图 23-13C）。

5）掌指关节复位，以 1.0 克氏针固定牢固。以 5"0"不可吸收缝合线将掌指关节尺侧关节囊侧副韧带重叠紧缩缝合（图 23-13D）。

6）在示指掌指关节近侧游离出位于尺侧的示指固有伸肌腱，于关节近端切断（图 23-13E）。

7）牵拉固有指伸肌腱断端，移位于拇指掌指关节尺侧，以 5"0"不可吸收缝合线将其断端缝合于掌指关节尺侧（图 23 13F）。

8）将已掀起的示指近节背侧皮瓣植入松解开

大的拇指璞,止血后缝合伤口,示指近节背侧此时残留皮肤缺损(图 23-13G)。

9)取腹股沟厚或全厚游离皮片移植覆盖示指背侧皮肤缺损(图 23-13H),皮片加压打包。

23

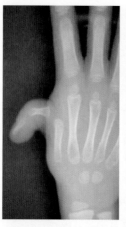

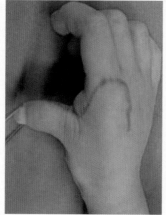

示指背侧切口

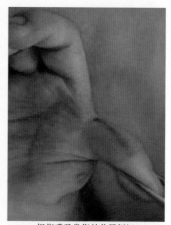

拇指璞及掌指关节尺侧切口

A.术前X线片所示

B.手术切口设计

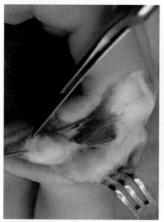

C.显露并切开掌指关节尺侧侧副韧带及关节囊

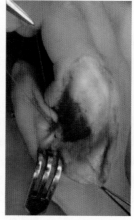

D.复位、固定掌指关节,重叠紧缩缝合尺侧关节囊韧带

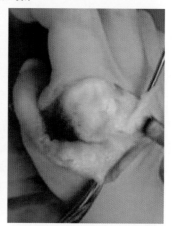

E.游离、切断示指固有伸肌腱

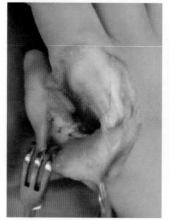

F.示指固有伸肌腱移位,固定、缝合于拇指掌指关节尺侧及近节指骨基底

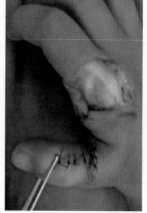

G.皮瓣植入开大的拇指璞

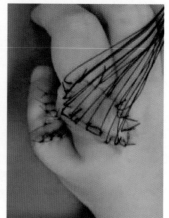

H.示指背侧皮肤缺损用游离皮片覆盖

图 23-13　Ⅱ型拇指发育不良(虎口挛缩伴掌指关节侧偏脱位)矫正术

（3）手术注意事项

切断示指固有伸肌腱前应确认示指指总伸肌腱发育良好。拇指璞延伸切口内操作时注意勿损伤血管神经束。

（4）术后处理

1）术后以功能位石膏托固定2周，然后拆除缝线。术后3～4周拔除克氏针。

2）如皮瓣或手指血液循环差，可抬高患肢或适量应用扩张血管药物。

3）拆除外固定后，可进行康复治疗。

4）如手指有挛缩或侧偏畸形发生，可使用矫形器或支具进行纠正，严重者需再次手术。

5）术后3～6个月可进行拇指外展功能重建术。

23.4.4　Ⅱ型拇指发育不良矫正术——拇外展功能重建

（1）适应证

先天性拇指发育不良Ⅱ型拇指璞重建完成或狭窄不严重者。

（2）麻醉与体位

儿童采用全身麻醉或臂丛神经阻滞麻醉加静脉全麻，成人采用臂丛神经阻滞麻醉。患肢外展置于侧方手术台上。操作在气囊止血带下完成。

（3）手术步骤

1）畸形及切口（图23-14A、B）。掌横纹远侧2～3mm近环指处做2cm左右横行切口，拇指掌指关节桡背侧做弧形切口，前臂远端做弧形切口。

2）于掌横纹远侧切口切开皮肤及皮下组织，分离伤口内皮下组织，显露指浅屈肌腱。用止血钳挑起浅肌腱，确认指深屈肌腱存在且发育良好。

3）沿前臂切口切开皮肤，显露分离出环指指浅屈肌腱，并牵拉远端，确认其无误（图23-14C）。再于手掌切口内切断环指指浅屈肌腱，从前臂切口内将其抽出（图23-14D）。

4）于拇指掌指关节桡背侧切口内探查拇短展肌止点，见到肌肉严重发育不良，仅在掌指关节桡侧有少量腱性结构（图23-14E）。

5）沿拇短展肌走行在鱼际部肌浅面做皮下隧道，到达前臂掌侧切口内，将环指指浅屈肌腱断端从隧道内牵拉至掌指关节切口内（图23-14F）。

6）腕关节屈曲位时，将移位的环指指浅屈肌腱断端与拇短展肌止点缝合（图23-14G），通过被动伸

直腕关节测试移位肌腱走行及张力是否合适。

7）止血后，以5"0"不可吸收线或可吸收缝线缝合所有伤口（图23-14H），伤口内置放引流条。

（4）手术注意事项

术中应认真核实移位的指浅屈肌腱，以免错切为指深屈肌腱。指浅屈肌腱与拇短屈肌止点缝合第1针后，应先核实皮下隧道走行及张力是否合适，如不合适应及时进行调整。

（5）术后处理

1）术后48h拔出引流条，术后2周拆除缝线，以屈腕、拇指外展位石膏托固定4周。

2）拆除石膏托后，开始功能训练。

3）术前应确认拇指璞足够宽大，或先行拇指璞开大术。本例术前已行示指背侧带蒂皮瓣移植术。

23.4.5　Ⅱ型拇指发育不良矫正术——单纯虎口挛缩开大

（1）适应证

先天性拇指发育不良Ⅱ型拇指璞严重挛缩者。

（2）麻醉与体位

儿童采用全身麻醉或臂丛神经阻滞麻醉加静脉全麻，成人采用臂丛神经阻滞麻醉。患肢外展置于侧方手术台上，手术在气囊止血带下完成。

（3）手术步骤

1）畸形及切口（图23-15A、B）：于示指近节背侧设计蒂保留在近端的带蒂皮瓣，皮瓣远端达近节手指远段，两侧在侧方正中线，切口桡侧臂与拇指璞横轴垂直进入拇指璞掌侧，向近端延伸。

2）在皮瓣及拇指璞沿设计切口切开皮肤及皮下组织，结扎皮下组织内血管。

3）切口深达示指伸肌腱腱周组织浅层，然后由远端向近端在肌腱腱周组织浅层掀起设计皮瓣，切取过程中，逐一结扎切口内皮下组织中的血管，皮瓣内保留血管网结构（图23-15C）。

4）拇指璞进行松解：根据拇、示指血管神经束的承受能力及切取完毕的皮瓣的覆盖潜力来决定拇指璞开大的程度（图23-15D）。

5）1.0或1.2克氏针穿过第1、2掌骨远端，将拇指固定在外展对掌位。

6）放松止血带，止血，皮瓣植入拇指璞，以5"0"缝合线缝合伤口（图23-15E）。

7）另一枚克氏针固定掌指关节于中立位，示指背侧残留皮肤缺损伤口内进一步止血，取对侧腹股

沟厚或全厚游离皮片移植覆盖(图 23-15F),皮片加 压打包。

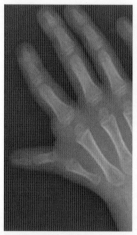

A. 术前X线片所示

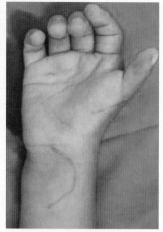

B. 切口

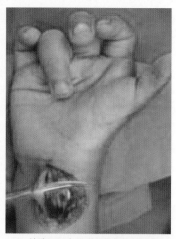

C. 前臂切口内找到环指指浅屈肌腱

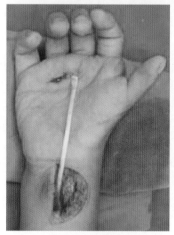

D. 环指指浅屈肌腱切取完成

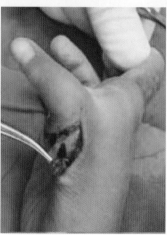

E. 探查和显露拇短展肌止点

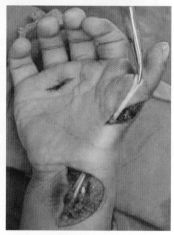

F. 将环指指浅屈肌腱从皮下隧道牵拉至掌指关节切口内

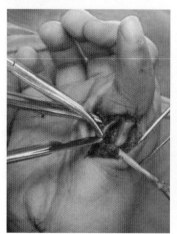

G. 指浅屈肌腱与拇短展肌止点缝合

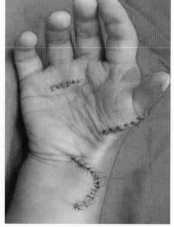

H. 缝合所有伤口后

图 23-14　Ⅱ型拇指发育不良矫正术——拇外展功能重建

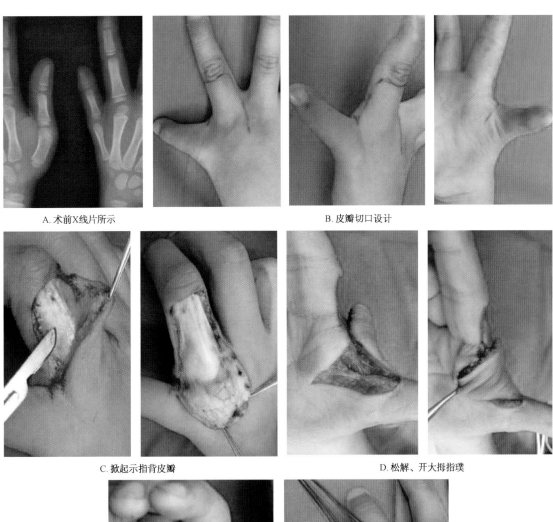

A. 术前X线片所示　　　　　　　　B. 皮瓣切口设计

C. 掀起示指背皮瓣　　　　　　　　D. 松解、开大拇指璞

E. 克氏针固定后缝合拇指璞伤口　　F. 示指背侧皮肤缺损用游离皮片移植覆盖

图 23-15　Ⅱ型拇指发育不良矫正术——单纯虎口挛缩开大

（4）手术注意事项

皮瓣长宽比例可达 2：1，皮瓣掀起时应保留血管网在皮瓣内。拇指璞延伸切口内操作时，注意勿损伤血管神经束。指璞开大过程中应注意拇、示指血管神经束的耐受能力及皮瓣覆盖拇指璞缺损的潜力。

（5）术后处理

1）术后 2 周拆线，以拇指外展对掌位石膏托固定 3 周，然后拔除克氏针。

2）如皮瓣或手指血液循环差，可抬高患肢或适量应用扩张血管药物。

3）拆除外固定后，可进行康复治疗，应用拇外展牵引支具。

4）术后 3～6 个月可进行拇指外展功能重建术。

23.5 先天性桡侧发育不良的治疗

由于手及上肢桡侧部分发育的形成障碍造成桡侧缺如或发育不良，形成一系列畸形，对此有多种称谓，如桡侧纵列缺如、桡侧发育不良、桡侧球棒手等。主要表现为桡骨、桡侧腕骨、拇指缺如或程度不一的发育不良，其相应的肌肉（腱）、血管、神经、皮肤等组织也有不同程度的缺如和发育不良。大多数情况下，还合并手的其他畸形或肩、肘畸形，其他器官或系统的先天异常有心血管系统缺陷、消化系统缺陷及造血系统功能障碍等也常有发生。

根据桡骨缺如或发育不良的程度将其分为 4 种类型。

（1）Ⅰ型

桡骨远端短缩。桡骨远端骨骺存在，但发育得较短，桡骨近端发育尚正常。桡骨整个长度较尺骨短，但解剖形状尚正常。拇指或桡侧腕骨常出现发育不良。腕关节虽有轻度偏斜，但尚稳定，功能受影响不大。

（2）Ⅱ型

桡骨发育不良，桡骨远、近端骨骺存在，但均有缺陷。桡骨短小，尺骨变短粗，桡侧腕骨和拇指发育不良，尺骨向桡侧弯曲。腕关节桡侧偏斜较大，关节不稳定明显。

（3）Ⅲ型

桡骨部分缺如，多发生在桡骨远端或中段1/3，近端1/3也可发生。尺骨进一步变粗、变短，并向桡侧弯曲。桡侧的腕骨、掌骨及指骨常出现缺如。腕关节不稳定更加严重。

（4）Ⅳ型

桡骨完全缺如，是最为严重和常见的类型。此时，前臂软组织严重畸形和挛缩，拇指和桡侧腕骨发育不良也更加严重，手完全失去桡侧的支持，并向桡侧严重弯曲。手舟骨、大多角骨、第 1 掌骨、拇指指骨可出现轴列缺如或出现漂浮状拇指。肱骨也可出现发育不全。

手术目的是矫正畸形，改善患手及整个上肢的功能，可能的情况下改善部分外观。鉴于畸形的病理解剖机制复杂，治疗应充分考虑桡侧发育不良及软组织畸变的程度、功能损害程度及年龄等情况。正规的治疗应该是一个系统性的治疗过程，从出生一发现畸形即应开始治疗和矫正。非手术方法和手术治疗应合理地配合进行。支具或矫形器在非手术期、手术期及手术后均为重要的治疗手段，如利用合理可显著提高手术治疗效果。外科手术适应于严重的腕关节桡偏畸形或不稳定、手部明显偏移或位置不正、拇指缺如或严重发育不良及不能用支具或矫形器矫正的软组织畸形。Ⅰ型桡偏畸形较轻，可用支具或矫形器；如拇指发育不良可采用手术治疗，重建拇指的功能。严重的Ⅰ型和轻度Ⅱ型可采用桡骨延长术延长桡骨，以加强腕关节的支持，控制腕关节的进一步桡偏畸形。较为严重的Ⅱ型、Ⅲ型、Ⅳ型可采用尺骨中央化或尺骨桡侧化。同时，还应根据软组织畸形的情况，选择相应的软组织矫形或重建术。对于一个先天性桡骨缺如的患者，治疗应该从出生后即开始，尤其是非手术治疗。

如应用支具或矫形器，可控制和延缓软组织畸形的发展，同时为手术治疗提供有利的条件。国外有人认为，开始手术治疗的理想时机在出生后 6～12 个月，也有人主张外科手术从 2～3 岁开始，早期可通过手术松解软组织，如肌肉、肌腱及韧带。对于拇指发育不良者，如需行示指拇化术，应选择在 4～5 岁时，且最好先纠正桡骨畸形。腕关节稳定手术，或桡骨延长术、尺骨中央化术等骨性手术可在稍晚时候进行。但由于具体条件所限，多数患者并不可能从一出生即能得到正规系统的治疗，就诊时年龄、畸形严重程度及合并其他畸形的情况已非常复杂，应根据具体情况灵活制订相关的治疗方案。对于年龄已大，患手又保留有一定功能且能满足日常生活者，可不行手术治疗。

23.5.1 桡骨延长术

（1）适应证

桡侧发育不良Ⅰ、Ⅱ型。

（2）麻醉与体位

儿童采用全身麻醉或臂丛神经阻滞麻醉加静脉

全麻,成人采用臂丛神经阻滞麻醉。患肢外展置于侧方手术台上,手术在气囊止血带下完成。

(3)手术步骤

1)畸形表现及切口(图23-16A、B):设计右前臂桡背侧沿桡骨干纵行切口。

2)选择好用于桡骨延长的外架:切开皮肤及皮下组织,分离肌肉间隙,显露桡骨干。保护骨膜,确定桡骨干中部将要截骨的区域,并以此为中心,在其远近端桡骨干上各穿入两根3.0mm钢针,钢针植入角度与桡尺骨平面呈45°角(图23-16C)。

3)在选择好的截骨部位纵行切开骨膜约2cm长,剥离骨膜,显露桡骨干皮质。确认截骨部部位后,用动力锯或金属线锯与桡骨干纵轴垂直横行截断桡骨(图23-16D)。

4)连接和固定钢针与钢针固定夹,术中拍摄X线片或行C臂X线检查,核实延长架及钢针置放无误(图23-16E、F),缝合修复骨膜,放松止血带,止血,5"0"

缝合线缝合皮肤伤口,伤口内可置放橡皮引流条。

5)术后7d左右开始延长,每日延长1mm,分4次完成。定期拍摄X线片检查骨延长、骨愈合或成骨情况。延长至预定长度时,可停止延长,等待约3个月,骨折端成骨完全愈合(图23-16G~J),拆除延长架。

(4)手术注意事项

切口内分离肌肉间隙时,注意保护桡神经浅支。切开和剥离骨膜时,应谨慎操作,避免加大创伤。钢针穿入时,其末端出对侧1~2层骨皮质即可,太长容易损伤局部软组织。

(5)术后处理

1)为防止截骨端移位,可采用支具固定前臂。

2)定期针道护理,避免感染。

3)延长时,注意观察手部血液循环及感觉功能变化。

4)手指进行适当的运动功能训练。

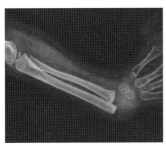

A.术前X线片示桡侧发育不良

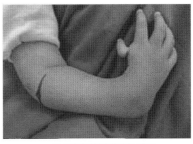

B.设计桡骨桡背侧纵行切口

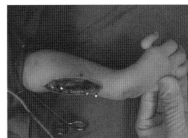

C.植入钢针

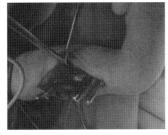

D.金属线锯截断桡骨

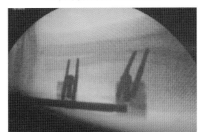

E.术中C臂检查

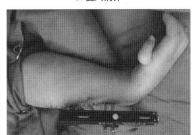

F.延长架置放完毕

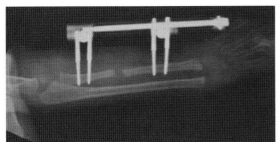

G.延长过程中

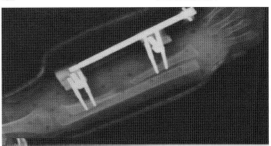

H.骨端可见少量骨痂形成

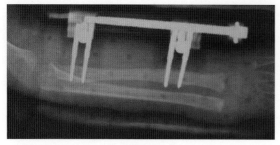

I. 骨折已愈合

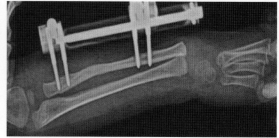

J. 骨折愈合，骨皮质塑形良好

图 23-16　右侧桡骨延长术

23.5.2　尺骨中央化术

（1）适应证

桡侧发育不良Ⅱ～Ⅳ型。

（2）麻醉与体位

儿童采用全身麻醉或臂丛神经阻滞麻醉加静脉全麻，成人采用臂丛神经阻滞麻醉。患肢外展置于侧方手术台上，手术在气囊止血带下完成。

（3）手术步骤

1）畸形及切口（图 23-17A、B）：腕关节及前臂远端桡背侧及桡掌侧行"Z"形切口，切口在尺侧臂可向尺侧及近端延续至尺骨干中下段。当腕桡侧偏斜畸形不严重或桡侧皮肤较为富足时，也可采用腕背侧至前臂远端的"S"形纵切口，该切口一般不必将尺侧多余的皮肤切除。

2）沿设计切口，切开皮肤及皮下组织。

3）切开皮肤及皮下组织后，分离出口内的有关血管及神经（头静脉、桡神经感觉支、桡动脉及伴行静脉），牵拉开并予以保护，在腕背尺侧显露尺侧腕伸肌腱鞘。

4）切开腕背侧筋膜及肌腱鞘管壁，显露尺侧腕伸肌腱，将其向远、近端游离，牵拉向尺侧，并显露尺骨远端及腕背关节囊尺侧（图 23-17C）。切开关节囊，将尺骨远端分离开。

5）从小指指伸肌腱尺侧开始，尽量将手指指伸肌腱连同其腱鞘从其深面游离，使其成为一个整体，然后将其牵拉向桡侧。此时，整个背侧腕关节囊或腕关节得以较完整的显露（图 23-17D）。

6）从尺侧进一步横行切开腕关节背侧关节囊剩余部分及相关韧带，显露尺骨小头及腕骨。牵拉开尺骨远端，显露腕掌侧关节囊，并适当剥离松解。牵拉开腕关节囊瓣，进一步充分显露位于尺骨远端及其桡侧的腕骨（图 23-17E）。

7）试行将腕骨复位于尺骨远端上，如复位困难，可将桡侧紧张的肌肉或肌腱切断或延长，如桡侧腕屈肌及肱桡肌等，同时将桡侧紧张的筋膜和纤维索条予以切除或松解。

8）根据尺骨远端膨大的具体情况，可适当对其进行修整，切除尺骨远端关节软骨面和尺骨茎突。以头骨和月骨为中心，凿除部分腕骨，将腕骨修整形成一个与尺骨远端大小相匹配的骨穴（图 23-17F）。

9）将尺骨远端移入腕骨骨穴，用 1.2 或 1.5 克氏针 2～3 枚从第 3 掌骨近端，或第 2、3 掌骨逆行固定掌骨、腕骨及尺骨远端（图 23-17G）。腕关节最好应固定于轻度尺偏和轻度伸直位。如骨穴仍不能容纳尺骨小头，则需进一步修整和去除更多的腕骨，直到骨穴能合适地容纳尺骨小头为止。

10）术中拍 X 线片，核实复位情况（图 23-17H）。

11）缝合腕背侧关节囊，调整尺侧腕伸肌腱张力，做相应的紧缩缝合。如尺侧腕屈肌腱松弛，可一并予以紧缩缝合。

12）如尺骨弯曲严重，延长切口后，分离并找出尺骨干，切开、剥离骨膜，在尺骨干中下段行楔形截骨，截骨后可用钢板螺丝钉或克氏针固定，拍摄 X 线片确认截骨面复位满意。

13）以无菌 0.9% 氯化钠溶液冲洗伤口，放松止血带，彻底止血，逐层缝合伤口（图 23-17I）。伤口可放置负压引流装置或橡皮引流条。

（4）术中注意事项

显露尺骨远端时应尽量保留尺骨远端掌侧和尺侧的软组织联系，尽量不做环行剥离，以免伤及尺骨远端骨骺血运供应。仔细辨认尺骨远端骨骺，并予以保护，勿将其误认为腕骨间隙造成损伤，引起尺骨发育障碍或畸形。腕和前臂背侧的静脉应格外保护，如损伤将引起术后肢体血液循环障碍及肿胀。

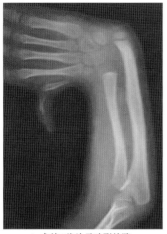

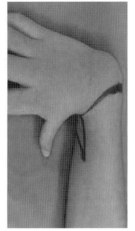

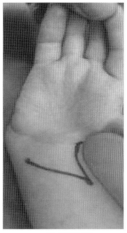

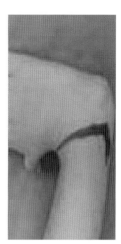

A. 术前X线片示畸形前臂   B. 切口设计

23

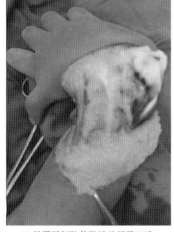

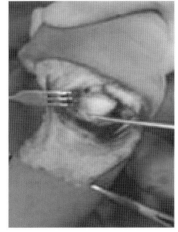

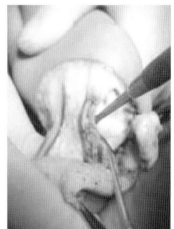

C. 显露尺侧腕伸肌腱及尺骨远端   D. 将所有指伸肌腱在其深面整体游离   E. 显露尺骨小头及腕骨
　　　　　　　　　　　　　　　　　　并牵拉向桡侧，显露腕关节

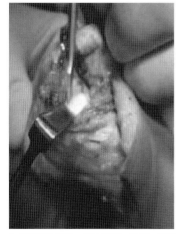

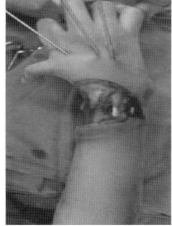

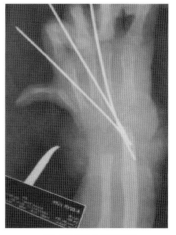

F. 凿除部分腕骨，使之形成一骨穴，切除   G. 尺骨远端移入腕骨骨穴，以克   H. 术中X线片检查所示
　 尺骨关节软骨及茎突   氏钉固定

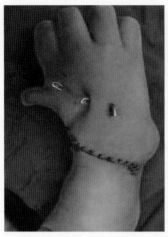
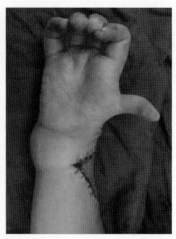

I.缝合伤口

图 23-17　尺骨中央化术

游离和移动指总伸肌腱时,需将其作为一个整体,以避免和减轻肌腱粘连。尺骨远端放入腕骨骨穴内、内固定完成及尺骨截骨固定后,有条件者尽量拍摄X线片确认其位置合适。松解和剥离掌侧腕关节囊时,注意避免过度靠近腕掌侧,以免损伤正中神经及尺神经、尺动脉。尺侧腕屈、伸肌腱也可以在各自的止点处切断,调整张力合适或适当延长后将其重新固定在第5掌骨基底。

(5) 术后处理

术后用长臂石膏托固定前臂于功能位,48～72h后拔除引流条或拆除引流装置。6～8周后拆除石膏托及克氏针,然后继续以短臂石膏托固定腕关节4～6周,同时进行手指的功能锻炼。停止石膏外固定后,用支具夹板或矫形器维持腕关节的固定2～3年,甚至到骨发育成熟;此阶段可每日取下外固定数次,进行腕关节功能锻炼。

23.5.3　延长架延长桡侧软组织、尺骨中央化

(1) 适应证

适应于腕关节极度桡偏、软组织挛缩严重的桡侧发育不良者,可先用延长架延长桡侧软组织,然后再行尺骨中央化。

(2) 麻醉与体位

儿童采用全身麻醉或臂丛神经阻滞麻醉加静脉全麻,成人采用臂丛神经阻滞麻醉。患肢外展置于侧方手术台上,操作在气囊止血带下完成。

(3) 手术步骤

详细手术步骤及手术注意事项、术后处理参见前23.5.1、23.5.2。本部分仅图示介绍几个重点步骤(图23-18)。

此例尺骨侧弯严重,建议择期行尺骨截骨矫正术。

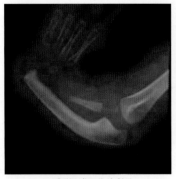
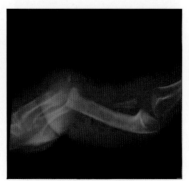
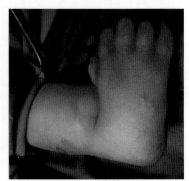

A.畸形正位X线片所示　　　　　B.畸形侧位X线片所示　　　　　C.畸形背侧

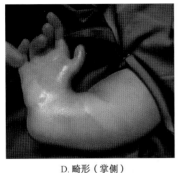

D. 畸形（掌侧）

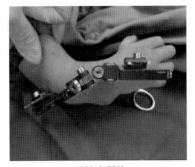

E. 延长架置放

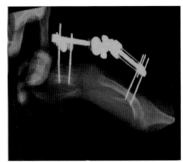

F. 延长架置放后X线片所示

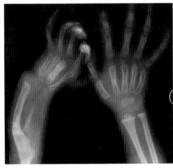

G. 软组织延长外架拆除后X线片所示

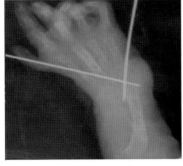

H. 尺骨中央化后（正位）

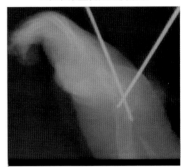

I. 尺骨中央化后（侧位）

23

图 23-18　延长架延长桡侧软组织、尺骨中央化

23.6　分裂手畸形的治疗

　　分裂手畸形又称裂手、裂掌或龙虾爪形手畸形。分裂手畸形是一种由于肢体形成障碍而形成的中央纵列缺如。一般双侧发病多见，双足也可同时受累及，具有遗传因素，常合并其他严重手畸形。典型分裂手的特点是手中央部分缺如，其边缘部分手指相对正常。非典型裂手表现为手中央部分发育不良和边缘部分组织的退化。

　　Blauth 将分裂手分为两型：①中央型，以第 3 列骨发育障碍为主的近中央轴线缺陷，分裂向近端延伸达掌骨和腕骨，手掌部可见一深的纵行裂，将手掌分为两部分。②中央偏桡侧型，主要累及第 1 列或第 2 列手指的骨性结构，手裂 V 型缺如的顶点斜向第 1 掌骨，第 2 和第 3 掌骨远端常有一横行的异常骨。患手虽畸形严重，但往往具有一定的功能。

　　Manske 及 Halikis 根据外科手术的需要将中央裂手畸形分为 5 型。Ⅰ型：正常指璞型，即拇指璞没有狭窄。Ⅱ型：指璞狭窄型。ⅡA：轻度指璞狭窄型，即拇指璞轻度狭窄；ⅡB：严重指璞狭窄型，即拇指璞严重狭窄。Ⅲ型：并指型指璞，即拇、示指轴列并指，拇指

璞消失。Ⅳ型：指璞合并型，即示指轴列发育受抑制，拇指璞与手裂部分合并。Ⅴ型：指璞缺如型，即拇指发育受抑制，尺侧列仍存在，拇指璞缺如。

　　手术以合并手指的分裂部分、改善生理功能为主，同时在一定程度上改善外形。一般可在学龄前完成治疗，但如果技术条件允许，适当提早手术可预防和减轻畸形对手其他部分发育的影响，特别是合并其他畸形时。对于某些外观虽较差，但功能尚好者，可以不进行手术治疗，除非患者有强烈的美观要求，但需与患儿家长进行良好的沟通。

23.6.1　Manske Ⅰ型分裂手矫正术

　　（1）适应证

　　Manske Ⅰ型分裂手畸形。

　　（2）麻醉与体位

　　儿童采用全身麻醉或臂丛神经阻滞麻醉加静脉全麻，成人采用臂丛神经阻滞麻醉。患肢外展置于侧方手术台上，手术在气囊止血带下完成。

　　（3）手术步骤

　　1）畸形表现及切口（图 23-19A、B）：在分裂手手掌裂口将切口设计为掌、背侧双排锯齿状。本例坏指尚有并指畸形，设计掌、背侧"V 形"切口。

2）沿设计切口切开皮肤及皮下组织，处理和结扎切口内血管。

3）切除手掌裂口部位多余皮肤及环指远端多指，显露裂口内掌骨及肌腱（图 23-19C）。

4）完整显露裂口内斜向环指的畸形指骨，其近端来自第 3 掌骨，远端斜向环指近节指骨，并与之融合。

5）在局部伤口内小心分离，找出与第 3 掌骨及横行骨相关的指屈、伸肌腱，将其与示指正常肌腱分离开，在手掌和手背部分别将异常的肌腱切除。剥离出发育不良的第 3 掌骨和横形的异常指骨，将其截除（图 23-19E、F），掌骨截骨平面位于第 3 掌骨基底。横形骨切除后在第 2 掌指关节尺侧可能残留关节囊缺损或原来即有关节囊缺陷，可以用横行骨切除后局部残留的骨膜关节囊组织瓣予以覆盖，用不

可吸收缝线缝合。如截除骨上附着有骨间肌，予以保留。同时尽量保留第 1～4 掌骨之间的掌骨头间横韧带。

6）游离出示、环指掌指关节侧方及其近端的韧带或局部坚韧的纤维组织或腱性组织，以 2"0"不可吸收缝合线紧缩缝合，也可用细钢丝固定第 2、4 掌骨颈。如保留有骨间肌，可同时予以重新分配修复。

7）放松止血带，止血，缝合伤口（图 23-19G）。

（4）手术注意事项：术中应注意保护手指血管神经束，用钢丝或粗丝线固定第 2、4 掌骨颈，要牢固。佩戴手部支具 1 年以上。

（5）术后处理

石膏托外固定患手于功能位，3～4 周后可拆除外固定。

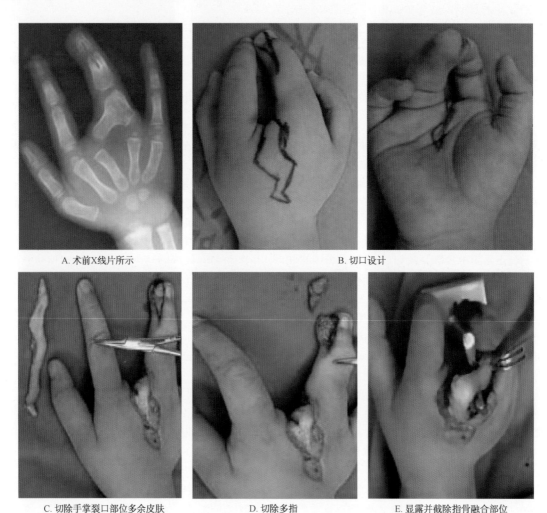

A. 术前X线片所示　　　　　　　　　　　B. 切口设计

C. 切除手掌裂口部位多余皮肤　　　D. 切除多指　　　E. 显露并截除指骨融合部位

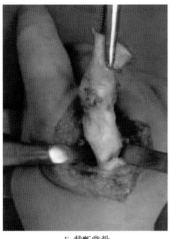
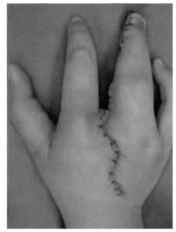
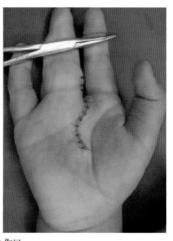

F. 截断掌骨　　　　　　　　　　　　　　G. 缝合伤口

图 23-19　Manske Ⅰ型分型手矫正术

23.6.2　Manske Ⅱ型分裂手矫正术

（1）适应证

Manske Ⅱ型分裂手畸形。

（2）麻醉与体位

儿童采用全身麻醉或臂丛神经阻滞麻醉加静脉全麻，成人采用臂丛神经阻滞麻醉。患肢外展置于侧方手术台上，操作在气囊止血带下完成。

（3）手术步骤

1）一期手术：拇指璞开大成形术。

A. 手术过程：

a. 畸形及切口设计：图示典型的中央型裂手，拇指璞狭窄。设计拇指璞掌、背侧短锯齿形切口，指璞基底设计掌、背侧三角形皮瓣（图 23-20A）。

b. 沿设计切口切开皮肤及皮下组织，结扎伤口内血管。

c. 适当掀起拇指璞两侧及基底的各个三角形皮瓣，松解和开大拇指璞，切断指璞内纤细的纤维条索和连接组织，直到拇指主要血管神经束不能耐受牵拉为止（图 23-20B）。

d. 拇指璞基底掌、背侧三角形皮瓣交错缝合，确认拇指璞已达到最大程度松解，同时缝合拇指及示指近端已掀起的三角形皮瓣（图 23-20C）。

e. 用 1.0 或 1.2 克氏针穿过第 1、2 掌骨远端，将拇指璞固定在最大外展对掌位（图 23-20D）。

f. 放松止血带，伤口内止血。从对侧腹股沟切取厚或全厚游离皮片移植覆盖于残留皮肤缺损（图 23-20E），皮片加压打包。

B. 术后处理：见 23.3 有关内容。

C. 手术注意事项：见 23.3 有关内容。

2）二期手术：

A. 手术过程：

a. 畸形及切口设计（图 23-21A、B）：图示典型的中央型裂手，拇指璞已松解完毕（参见一期手术操作）。手掌裂口内设计"十"字形切口，切口横臂分别向示、环指侧方正中延伸至各自的掌指关节远端，切口横臂一侧末端设计弧形切口，以便形成 1 个蒂保留在手指的皮瓣；切口另一侧末端设计圆形切口，其将要留下的缺损由另一指的皮瓣覆盖。

b. 沿设计切口切开皮肤皮下组织，结扎切口内血管。

c. 掀起各个皮瓣，显露裂口内第 3 掌骨及其周围相关的肌腱、韧带与肌肉。将附着在掌骨上的肌腱切断，骨间肌及掌骨头间横韧带止点卸下。完整显露第 3 掌骨，将其从基底处切除或以咬骨钳咬除（图 23-21C），修整骨残端至平滑，直到无锐利骨突。

d. 第 2、4 掌骨头靠拢复位后，以 1.0 或 1.2 克氏针固定掌骨颈，防止掌骨分离。采用 2"0"不可吸收缝合线紧缩缝合掌骨头间横韧带，骨间肌残端可附着缝合在缺如一侧或缝合在发育较差的一侧（图 23-21D）。

e. 修整切口两侧的皮瓣，形成锯齿状切口，以 5"0"缝合线缝合所有伤口（图 23-21E）。

B. 术后处理：石膏扎外固定患手于功能位，3～4 周后可拆除外固定及克氏针。

23

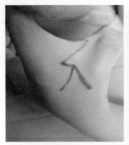
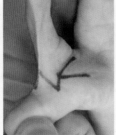
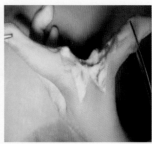
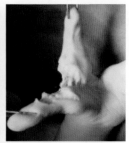

A. 切口设计　　　　　　　　　　　　　　　B. 松解拇指璞

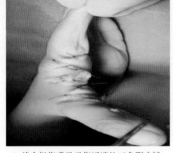
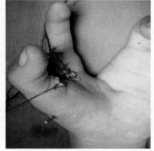
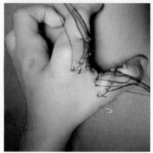

C. 缝合拇指璞及示指近端的三角形皮瓣　　D. 克氏针固定第1、2掌骨　　E. 拇指璞内皮肤缺损游离皮片
　　　　　　　　　　　　　　　　　　　　　　　　　　　　　　　　　移植覆盖（背侧）

图 23-20　Manske Ⅱ型分裂手矫正术（一期手术）

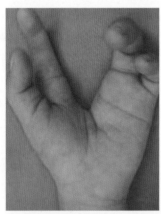
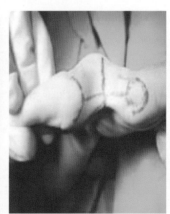

A. 手掌分裂畸形　　　　　　　　　　　　　　B. 设计切口

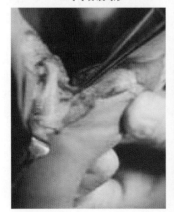
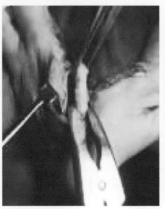
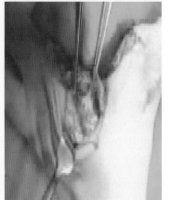

C. 显露、分离并从基底部咬除第3掌骨　　　D. 显露并准备修复第2、4掌骨头间肌肉
　　　　　　　　　　　　　　　　　　　　　　　　及韧带结构

23

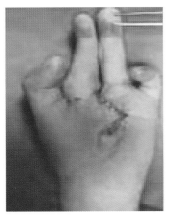
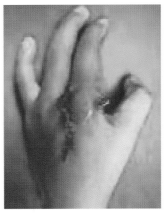

E. 缝合伤口

图 23-21 Manske Ⅱ型分裂手矫正术(二期手术)

C. 手术注意事项:术中应注意保护手指血管神经束,用钢丝或粗丝线固定第 2、4 掌骨颈,要牢固。

如果显微外科技术熟练,此型分裂手也可采用 Snow-Littler 术式一次完成治疗。

23.6.3 Manske Ⅲ型分裂手矫正术

(1) 适应证

Manske Ⅲ型分裂手畸形。

(2) 麻醉与体位

儿童采用全身麻醉或臂丛神经阻滞麻醉加静脉全麻,成人采用臂丛神经阻滞麻醉。患肢外展置于侧方手术台上,手术在气囊止血带下完成。

(3) 手术步骤

此型手术治疗同样分两期。一期为拇、示指分指,因拇、示指轴列呈完全性皮肤并指,因此手术操作与其他手指并指分指相似;二期则需行裂手合并。

本部分图示重要手术步骤(图 23-22)。

(4) 术后处理

拇指外展对掌位石膏托外固定 3 周左右,去除外固定时可同时拔除克氏针。之后,可继续佩带拇指外展支具维持拇指外展位置数月。

(5) 手术注意事项

术中仔细分离血管神经束,以免损伤。拇指璞开大应充分,否则术后将形成拇指璞挛缩,影响手功能的恢复,或增加再次手术的可能。如果局部三角形皮瓣无法重建拇指璞,可以同时采用腹部皮管移植术来重建。

术后 3~6 个月,可进一步处理示、中指之间的分裂畸形,方法见Ⅰ型裂手畸形的手术治疗。本例已完成二期手术(图 23-22D)。

如果显微外科技术熟练,此型分裂手也可采用 Snow-Littler 等术式一次完成治疗。

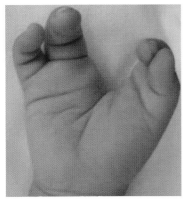
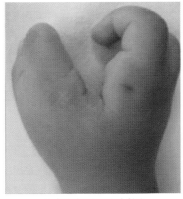
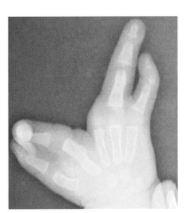

A. 术前畸形与X线片所示

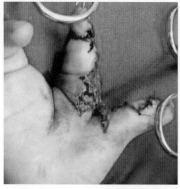
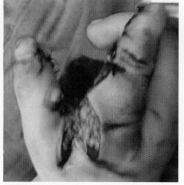
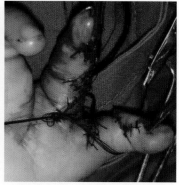

B. 分指术中　　　　　　　　　　　　　　　　　　C. 皮片移植

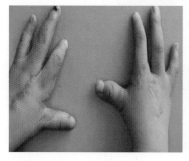
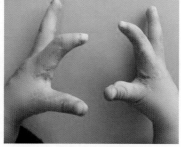
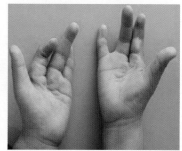

D. 手术结果（功能展示）

图 23-22　Manske Ⅲ型分裂手矫正术

23.7　先天性巨指(肢)畸形的治疗

先天性巨指(肢)畸形的发病原因有多种学说，Brooks 等认为与全身神经纤维瘤病有关；而 Inglis 提出神经分布、血流分布和激素调节异常等学说，如胚胎发育过程中，局部生长抑制因子对生长激素的控制失调，导致局部生长过度。总的来讲，先天性巨指畸形目前尚无明确的病因学解释。

从临床角度，将先天性巨肢(指)畸形分为真性巨肢(指)和继发性巨肢(指)畸形。前者根据巨指(肢)生长速度的的不同分为稳定型和进行型，稳定型于出生时或生后不久出现，但其后的生长速度与身体其他部位成比例；进行型较稳定型多见，不一定在出生时发生，一般于 2 岁左右肢体增大的速度加快，与正常部分不成比例。继发性巨肢(指)畸形是由于某些全身或局部的疾病引起，如神经纤维瘤病、淋巴管瘤和血管瘤等疾病。

先天性巨指(肢)畸形主要表现为手指或(和)肢体的所有结构或部分结构发生肥大，引起手指，甚至整个手和整个上臂的粗大，下肢及足趾也可受侵犯。正中神经支配区域的桡侧手指受累及的较多见，依次为示、中、拇指，环、小指较为少见，可波及掌骨、腕骨和部分前臂，甚至整个上肢。由于腕管内正中神经受压，可引起腕管综合征的表现。本畸形严重影响手和肢体的功能及美观，同时也会给患者和家属造成极大的心理压力。

目前，还没有相应的治疗方法能治愈本病，手术仅可在一定程度上改善患手(肢)功能及美观，同时缓解患者及家属的部分心理压力。除非为了美观，稳定型巨指可以不进行手术治疗。而进行型巨指需手术治疗，手术可选择在 1～2 岁进行。如畸形巨大，严重影响功能和美观者，手术时机可适当提前。

患者往往需多次手术治疗，方可获得一定的功能和外形改善。对于功能极差且外形又不佳者，有时只能采取截肢或截指手术。

手术方式可根据不同的临床表现来选择，如软组织过度生长，可行皮肤软组织切除、粗大弯曲的指神经切除和游离神经移植术；骨骼生长过度者，可行骨骺阻滞或骨组织截骨切除术，以阻止手指纵向生长，但不能控制横向生长和软组织的过度生长。手指偏斜畸形者，可行截骨术，除改善畸形外尚可短缩部分骨组织；合并腕管综合征者，行腕管切开减压术。截肢(指)术仅适用于畸形特别严重且功能严重障碍或肥大手指过于巨大,同时对其他手指功能也造成严重影响者。根据临床情况的不同,上述术式可根据不同的组合同时进行。对于就诊时畸形或功能障碍已相当严重者,可适时根据病情及家属的要求或对治疗方案的接受程度来设计手术。

23.7.1　肥大指缩容、侧偏畸形截骨矫正术

（1）适应证

先天性巨肢畸形。

（2）麻醉与体位

儿童采用全身麻醉或臂丛神经阻滞麻醉加静脉全麻,成人采用臂丛神经阻滞麻醉。患肢外展置于侧方手术台上,操作在气囊止血带下完成。

（3）手术步骤

1）切口及畸形表现:在肥大拇指尺侧行双排锯齿形切口,切口近侧至拇指璞,切口远端可包括部分指端组织及部分指甲,根据病变范围适当向拇指桡侧延长切口。示指切口形状与拇指相似,桡侧切口近端至拇指璞,切口远端包括整个远节手指。前臂桡侧局限性肥大,切口同样设计为双排锯齿状（图 23-23A）。

2）手术分两个步骤:

A. 第1步:前臂手术。

a. 沿前臂设计切口切开皮肤及皮下组织,结扎前臂皮下血管。

b. 探查切口内组织,分离并保留头静脉,在前臂中下段肱桡肌腱下显露桡神经皮支,发现从前臂中远1/3以近的桡神经皮支广泛增粗、脂肪组织浸润（图 23-23B）。

c. 进一步向近端探查桡神经皮支,发现其近端病变达肘关节水平,将其近侧病变神经予以切除,远断端予以保留（图 23-23C）。

d. 切口内找到前臂内侧皮神经及其分支,以其中2条分支作为动力,移位于桡神经皮支,保留的远断端,以 7"0"无创缝合线行端-端缝合（图 23-23D）。进一步切除切口内浸润的脂肪组织。

e. 止血后,缝合前臂皮肤（图 23-23E）。

B. 第2步:拇、示指手术。

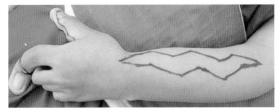

A. 前臂切口设计

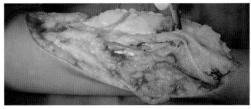

B. 桡神经皮支增粗且脂肪浸润

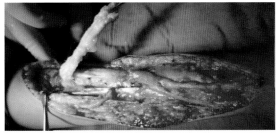

C. 切断病变神经近侧

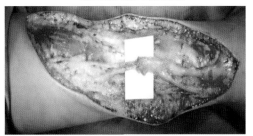

D. 前臂内侧皮神经分支移植于桡神经皮支远断端

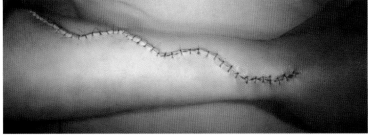

F. 缝合皮肤

图 23-23　前臂肥大缩容、侧偏畸形截骨矫正术

23

a. 拇、示指切口设计如图 23-24A 所示。

b. 沿拇、示指设计切口切开皮肤及皮下组织。

c. 掀起示指切口两侧皮瓣,显露桡侧肥大、增粗的指固有神经,神经内可见广泛脂肪组织浸润,同时显露对侧的指固有神经,见其虽粗大但较对侧轻。

d. 在示指远侧指骨间关节水平离断尺侧指固有神经,同一水平离断远侧指骨间关节,桡侧肥大的指固有神经在指根水平离断(图 23-24B、C)。

e. 切除远节手指及肥大桡侧指神经后,探查发现另一肥大的桡侧指固有神经指背侧分支,予以切除(图 23-24D)。

f. 以咬骨钳或骨刀修整中节指骨断端,使其变细为锥形;近节指骨远端桡侧做楔形闭合截骨(图 23-24E),截骨端闭合后以 1.0 克氏针交叉内固定或单针固定。术中 C 臂 X 线机核实骨折复位和内固定(图 23-24F)。

g. 切除拇指尺侧肥大增粗的指固有神经及指端部分组织(包括部分指甲及远节指骨)(图 23-24G)。

h. 充分止血后,缝合伤口(图 23-24H),伤口内放置橡皮引流条或引流装置。

(4) 手术注意事项

术中皮肤软组织切除范围应设计合适,切除过多将造成皮瓣缝合后张力过大;皮下脂肪切除或修整不能过度,以免破坏其血液循环。为避免手指缺血坏死,有时手术应分期进行,间隔3~6个月。小儿神经组织细小,缝合神经时尽量使用放大镜或显微镜。截骨纠正手指侧偏畸形时,截骨范围应根据 X 线片检查测量的偏斜角度来决定。

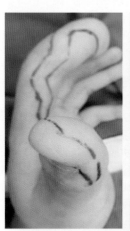
A. 拇、示指切口设计

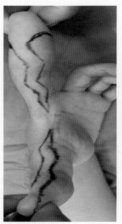
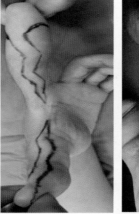
B. 离断尺侧指固有神经及远节手指

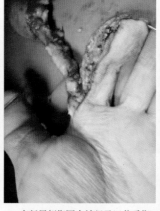
C. 指根部离断桡侧指固有神

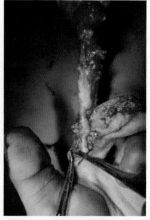

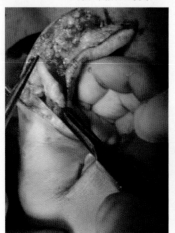
D. 显露并切除肥大的指神经背侧分支

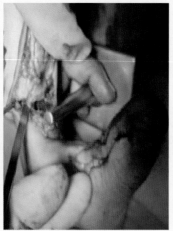
E. 近节指骨远端楔形截骨

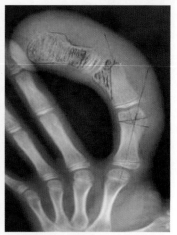
F. 示指截指、指骨截除及楔形截骨X线片示意图

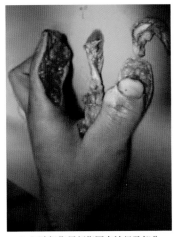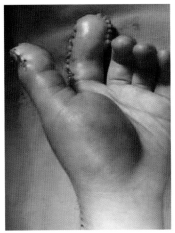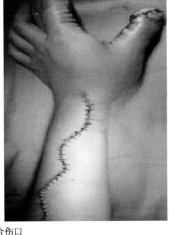

G. 切除拇指尺侧指固有神经及部分
远节手指指甲、指骨

H. 缝合伤口

图 23-24　手指肥大指缩容、侧偏畸形截骨矫正术

（5）术后处理

术后 48～72 h 拆除引流条,术后 2 周拆除缝线。手功能位石膏托或支具固定 3 周,3 周后拆除外固定,更换手指托,直至骨端愈合。外固定拆除后,应配合康复功能锻炼,以恢复手指功能。

23.7.2　巨指修整、截骨侧偏矫正、骨骺闭合术

（1）适应证

先天性巨指畸形合并骨生长过度者。

（2）麻醉与体位

儿童采用全身麻醉或臂丛神经阻滞麻醉加静脉全麻,成人采用臂丛神经阻滞麻醉。患肢外展置于侧方手术台上,操作在气囊止血带下完成。

（3）手术步骤

1）畸形与切口设计（图 23-25A、B）:设计右手示指桡侧双排锯齿状切口,长度从指端至指根部,拟行缩容修整和骨骺闭合术。中指分别在远侧和近侧指骨间关节桡侧设计 2 个侧方正中切口,拟行截骨纠正侧偏畸形。

2）沿示指桡侧设计切口切开皮肤及皮下组织,结扎伤口内血管。

3）根据设计切除范围,切除局部皮肤及皮下浸润脂肪组织。

4）伤口内分离、显露桡侧指固有神经,见指固有神经形态及粗细基本正常,予以保留。进一步修整切除局部脂肪组织（图 23-25C）。

5）切开近节指骨基底的骨膜,剥离开骨膜,显露近节指骨骨骺软骨。确认骨骺位置无误,以电动锯或骨刀完整切除骨骺骺软骨板,核实软骨板是否切除干净（图 23-25D）。

6）中节指骨及远节指骨骨骺切除方法同近节指骨。骨骺切除骨端闭合后,分别以 1.0 克氏针交叉固定。术中拍片核实骨端复位情况（图 23-25E）。

7）中指近节指骨远端及中节指骨远端分别行桡侧闭合楔形截骨（图 23-25F）,截骨端以 1.0 克氏针固定,术中拍片核实截骨端位置。

8）充分止血后,5"0"缝合线缝合皮肤伤口（图 23-25G）。

（4）手术注意事项

术中皮肤软组织切除范围应设计合适,切除过多将造成皮瓣缝合后张力过大;皮下脂肪切除或修整不能过度,以免破坏其血液循环。如指神经严重脂肪浸润,可将其切除,残留缺损可行神经移植修复,以恢复部分感觉功能。注意勿过多剥离或损伤关节周围的侧副韧带,否则将引起关节不稳定。手术分离过程中,注意保护肌腱组织,创伤过大会造成术后严重粘连。术前合理设计截骨角度,以免畸形矫正不全或过度。

（5）术后处理

伤口内植入橡皮引流条,术后 48～72 h 拆除,术后 2 周拆除缝线。功能位石膏后托或支具固定,截骨端骨性愈合后拆除外固定。外固定拆除后,应配合康复功能锻炼,以恢复功能。

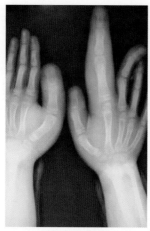
A.术前X线片所示

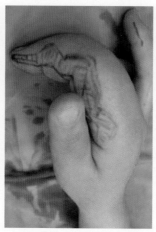
B.切口设计,示指修整缩容范围

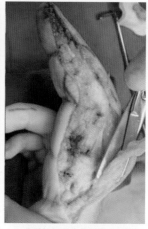
C.显露并保留桡侧指固有神经,切除多余浸润脂肪组织

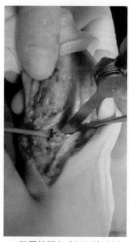
D.显露并用电动锯切除近侧指骨骨骺软骨板

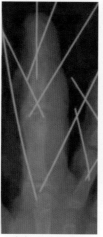
E.术中X线片检查核实截骨情况(正位)

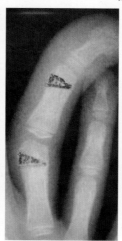
F.中指近节、中节指骨截骨示意图

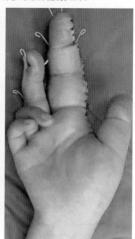
G.缝合伤口

图 23-25　修整、截骨侧偏矫正、骨骺闭合术

23.8　先天性缩窄带综合征的治疗

先天性缩窄带综合征发生在胚胎后期,严重者可表现为宫内截肢或截指,相对较轻者则表现为肢体或手指软组织的挛缩性缩窄带。有多种称谓,如先天性环状沟、先天性束带综合征、绞扼轮综合征等。可出现在前臂或手指或两者兼有,也可见于足踝及足趾。同一手可有多个手指受累及,或同一手指或肢体可有多个缩窄带,也可以是双侧肢体受累及,拇指受累及的概率较小。其环状缩窄带有深有浅,但多数波及皮肤、皮下组织及深部筋膜,严重者甚至可波及骨膜及骨组织。缩窄带常环绕整个手

指,部分较轻者也可仅波及手指的背侧面。缩窄带绞窄严重者引起手指血液循环障碍及淋巴回流障碍。常伴有并指、短指、手指发育不良或指端缺如等畸形。缩窄带两端常伴有多余的软组织脂肪垫,缩窄带远端手指常常发育不良,手指远节似圆锥形,指甲外形较差或指甲缺如。畸形手指关节也可受累及,引起关节活动障碍。临床上所见者,多数不仅外形较差,同时功能也严重障碍。

手术以改善畸形和手的功能为目的,同时控制患指或患肢因缩窄带挛缩引起的发育障碍。畸形严重影响手部功能、外形及发育者,可在出生后 3～6 个月内进行手术。畸形较轻者可在 1～2 岁进行手术。手指或肢体有血液循环障碍者应尽早进行手术

治疗。由于手术常需要分期进行,设计手术时应考虑到整个手术过程应在学龄前完成。

23.8.1　缩窄带切除"Z"形成形、桥并指分指植皮术

（1）适应证

先天性缩窄带综合征。

（2）麻醉与体位

儿童采用全身麻醉或臂丛神经阻滞麻醉加静脉全麻,成人采用臂丛神经阻滞麻醉。患肢外展置于侧方手术台上,操作在气囊止血带下完成。

（3）手术步骤

1）畸形外形及切口设计(图 23-26A、B):右小指背侧以缩窄带为横轴,做多"Z"形或单"Z"形切口。本例设计为单"Z"形切口。示、中指指璞掌、背侧设计三角形皮瓣切口,三角形皮瓣以远设计纵行直切口。

2）切口完成后,在筋膜组织深层掀起各三角形皮瓣,适当切除部分多余的软组织或修整皮瓣上多余的脂肪组织。示、中指基底三角形皮瓣切开后,远端直接切开分离。放松止血带,彻底止血。将小指掀起的三角形皮瓣分别进行旋转互换,缝合伤口。

示、中指指璞掌、背侧皮瓣交错覆盖指璞后予以缝合,相对侧残留皮肤缺损取腹股沟全厚游离皮片移植覆盖(图 23-26D),皮片加压打包。

对于较深的缩窄带,可先切除缩窄带皮肤及皮下其他的不正常缩窄组织,切口两边可进行适当松解,再行"Z"形切开。

（4）手术注意事项

全环状缩窄带应分期手术,先处理一侧缩窄带,否则可能造成手指血液循环障碍;两次手术间隔3～6个月。皮瓣或多余脂肪软组织修整前最好先放松止血带,在直视皮瓣血液循环下完成皮瓣的修整,避免皮瓣修整过多。另外,缝合皮瓣时应在无张力下进行,否则将造成皮瓣血液循环障碍,严重者引起皮瓣坏死。处理掌侧缩窄带时,因手指血管、神经细小,为防止损伤,可使用手术显微镜或手术放大镜进行操作。前臂缩窄带切除时,局部的前臂深筋膜应切除彻底,否则不能完全解除其对血管、神经和肌肉组织的压迫。中、环指分离手术应在术后3～6个月进行。因患儿手指细小,有时多"Z"形切口所形成的皮瓣窄小,血液循环较差,可在术前设计单"Z"形切口,上述缺点即可避免。

23

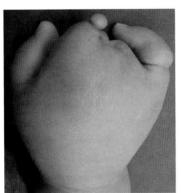
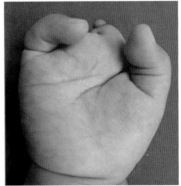

A. 右手小指近节缩窄带,示、中、环指短小并交叉并指畸形

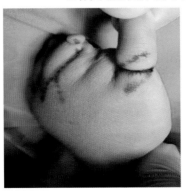
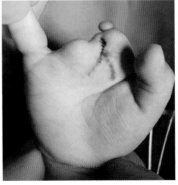

B. 切口设计

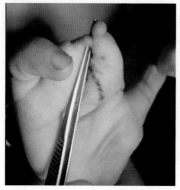
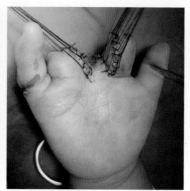
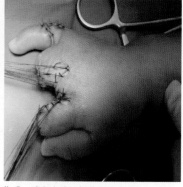

C.示、中指远端皮桥可直接切断　　　　　　D.掌、背侧三角形皮瓣重建示、中指指璞，残留皮肤缺损游离植皮覆盖

图 23-26　缩窄带切除"Z"形成形、桥并指分指植皮术

（5）术后处理

伤口用疏松外敷料包扎，切勿包扎太紧，以免造成皮瓣受压，影响其血液循环。术后可用功能位石膏托外固定 1～2 周，抬高患肢 3～5 d，2 周拆除缝线。

23.8.2　交叉并指分指术

（1）适应证

先天性缩窄带综合征。

（2）麻醉与体位

儿童采用全身麻醉或臂丛神经阻滞麻醉加静脉全麻，成人采用臂丛神经阻滞麻醉。患肢外展置于侧方手术台上，操作在气囊止血带下完成。

（3）手术步骤

1）畸形外形及切口设计（图 23-27A、B）：设计分离示、中指及环、小指，中、环指留待二期分离。分离手指相连部分设计掌、背侧锯齿状切口，指根部设计掌、背侧三角形皮瓣。

2）切开皮肤及皮下组织，结扎切口内血管。

3）掀起切口两侧皮肤，显露指端融合的指骨，以骨刀断开相互融合指骨（图 23-27C）。

4）截断融合指骨后，进一步分离近端并连手指，切断相联系的纤维组织（图 23-27D），注意保护血管神经束。

5）利用指根部掌背侧三角形皮瓣重建指璞（图 23-27E）。

6）放松止血带，彻底止血，分离手指指端截骨端，以周围脂肪筋膜组织覆盖，手指侧方残留皮肤缺损以腹股沟厚断层或全厚游离皮片移植覆盖（图 23-27F），皮片加压打包。

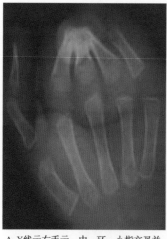
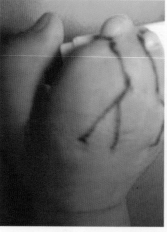
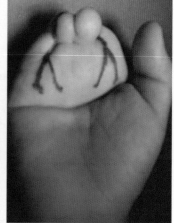

A.X 线示右手示、中、环、小指交叉并　　　　　　　　　　　　B.切口设计
指，示、中指远节指骨融合

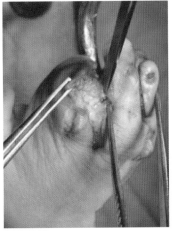
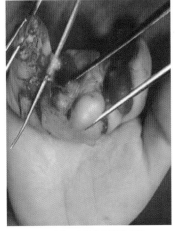

C. 显露指端指骨并用骨刀截断融合部位　　　D. 切断相互联系之纤维组织，
　　　　　　　　　　　　　　　　　　　　　　　分离近端手指

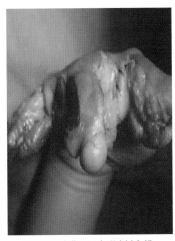
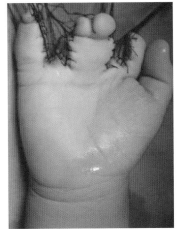

E. 指根部掌背侧三角形皮瓣交错　　　　　F. 指侧残留皮肤缺损用游离皮片覆盖
　　后重建指璞

图 23-27　交叉并指分指术

（4）手术注意事项

指璞重建可选用不同的方法，可根据术者临床经验选择。分指的基本原则应遵循多指并指的分离原则，即同一手指一次只分离一侧，以免因血管神经束损伤造成手指坏死。

（5）术后处理

伤口用疏松外敷料包扎，切勿包扎太紧，以免造成皮瓣受压，影响其血液循环。术后抬高患肢 3～5 d，可用功能位石膏托外固定 2 周，然后拆除缝线。

23.9　先天性拇指扳机指的治疗

先天性拇指扳机指多发生于拇指掌指关节籽骨水平，拇长屈肌腱鞘管起始部（A1 滑车）管壁增厚、狭窄，拇长屈肌腱局部梭形肿大形成一个"硬节"。当拇指屈伸活动时，"硬结"被阻挡在鞘管入口外，或"硬结"被卡在鞘管入口处滑车近端，不能通过鞘管狭窄处，导致肌腱在鞘管内滑动受限，引起相应的症状和体征。单侧发病多见，双侧者也时有发生。往往在出生后数周或数月或数年，家长偶尔发现患儿一侧或双侧拇指指骨间关节绞索于屈曲位，主动伸直障碍，用力伸直或被动伸直拇指指骨间关节时，会发生卡嗒音或可感觉到弹响感。严重者可引起拇指指骨间关节的固定屈曲畸形；时间较长时，可引起相应的其他畸形，如皮肤关节囊挛缩、远节尺偏畸形、骨关节发育畸形等。有时，如肌腱"硬节"卡在 A1 滑车近端,引起拇指指骨间关节绞索于伸直位,导致指骨间关节主动屈曲障碍。掌指关节掌侧可触及拇长屈肌腱上有质地较硬的"硬节",可随拇指指骨间关节屈伸活动向远或近侧移动。可有家族遗传史。

手术的主要目的是改善手指运动功能,控制畸形带来进一步的功能损害及发育障碍。

因其有自愈的可能,年龄<2 岁的患儿可行非手术治疗,也有学者主张手术可在 1 岁左右实施。如保守治疗效果不佳或出现持续的拇指指骨间关节固定畸形或拇指功能严重障碍时,则应随时进行手术治疗(在麻醉水平允许的情况下),以免引起拇指的继发畸形和更加严重的功能障碍。

(1)适应证

先天性狭窄性腱鞘炎。

(2)麻醉与体位

采用全身麻醉或臂丛神经阻滞麻醉加静脉全麻。患肢外展置于侧方手术台上,手术在气囊止血带下完成。

(3)手术步骤

1)切口设计:拇指掌指横纹近端做与其平行的皮肤横行切口,长 1～2 cm(图 23-28A)。

2)切开皮肤及皮下组织。

3)切开皮肤及皮下组织后行钝性分离,保护并用微型牵开器牵拉开手指两侧的指固有血管神经束,充分显露拇长屈肌腱鞘管入口处 A1 滑车及其近端拇长屈肌腱上的"硬节"(图 23-28B、C)。

4)用手术刀片或剪刀从 A1 滑车侧方纵行切开鞘管壁增厚狭窄部分,切除或剪除增厚和狭窄鞘管壁组织,并将切除部位近端与鞘管壁相延续,包绕肌腱的韧性纤维组织一并予以切除或松解(图 23-28D)。

5)被动屈、伸拇指指骨间关节,如鞘管壁切除合适,拇长屈肌腱上的"硬节"将不再受到鞘管壁阻挡,肌腱可向远端和近端自由滑动,肌腱上的"硬节"此时暴露于鞘管外的皮下。松解完成后,向远端牵拉拇长屈肌腱,拇指指骨间关节屈曲度与被动屈曲度一致,向近端牵拉可感觉到肌腹良好的弹性或收缩(图 23-28E)。

6)有时由于长期局部按摩和注射封闭药物等原因引起肌腱与鞘管壁或周围其他组织粘连,也可一并进行松解,以解除肌腱与其周围组织的粘连。

7)放松止血带,彻底止血,缝合伤口(图 23-28F)。伤口内可放置橡皮引流条。

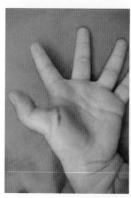
A. 切口设计

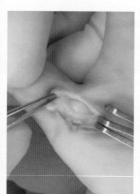
B. 显露拇长屈肌腱上"硬节"

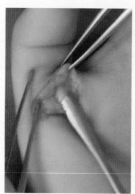
C. 显露鞘管入口及A1滑车

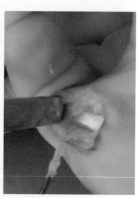
D. 将A1滑车鞘管壁切除

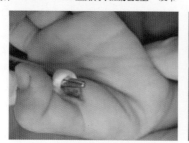
E. 测试手术效果

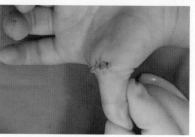
F. 伤口缝合后再次核实手术结果

图 23-28　腱鞘切除肌腱松解术

（4）手术注意事项

滑车切除应充分,以免肌腱滑动仍受影响。因患儿血管神经束细小,显露过程中应注意保护,最好先将指神经血管束暴露充分,然后在直视血管神经束下进行操作。切勿做纵行皮肤切口,否则将由于瘢痕挛缩引起关节屈曲挛缩;避免切口做在掌指横纹,其解剖结构特殊,应予以保护。肌腱上的"硬结"无需修整或去除,以防引起术后严重的肌腱反应性水肿、肌腱粘连或肌腱断裂。不提倡用皮下切断鞘管壁的方法治疗本病,因这种方法极易损伤血管神经束和拇长屈肌腱。

（5）术后处理

无菌敷料包扎伤口,术后 24～48 h 开始拇指屈伸活动,以防肌腱粘连形成。术后 2 周拆线。患儿对疼痛耐受性差,功能锻炼应在家长的密切配合下进行,否则将影响手术效果。功能锻炼的强度应根据患儿的耐受能力、伤口情况而定。

23.10　先天性关节挛缩症的治疗

先天性关节挛缩症或先天性多关节挛缩症是一种复杂少见的畸形,其临床形态学改变差异较大,可累及全身各个关节,如肢体大关节(肩关节、肘关节、膝关节、距小腿关节等)均可受累。手部往往表现为多指多关节同时受累及,常表现在双手,也可表现为单个手指发病。神经病变、肌肉病变或两者的混合为其可能的原因。目前,造成此类畸形的确切病因尚不清楚。

手部畸形治疗上目前尚无统一标准。婴幼儿或挛缩较轻者,可行保守治疗,佩戴矫形支具或可控制畸形的发展,但临床尚未见完全治愈者。挛缩严重、进展较快或保守治疗效果不佳者,只要麻醉允许且没有严重全身疾患,均可考虑手术治疗。尤其软组织手术更应尽早进行,骨性手术可适当延后。

23.10.1　关节囊松解、指浅屈肌腱切断术

（1）适应证

先天性关节挛缩症皮肤无明显短缺者。

（2）麻醉与体位

采用全身麻醉,或臂丛神经阻滞麻醉加静脉全麻。患肢外展置于侧方手术台上,操作在气囊止血带下完成。

（3）手术步骤

1）畸形及切口设计(图 23-29A、B)。左小指近侧指骨间关节挛缩,以近侧指骨间关节为中心,设计小指尺侧侧方正中切口。

2）沿设计切口,切开皮肤、皮下组织。

3）切口内分离组织,将指固有血管神经束牵拉向掌侧,予以保护。切开少量鞘管壁,暴露指深、浅屈肌腱,调整腕关节及掌指关节,确认指浅屈肌腱挛缩,核实指深屈肌腱发育良好后,在近侧指骨间关节近侧切断指浅屈肌腱两侧腱束,此时进一步检查关节囊挛缩情况,如确认关节囊挛缩存在,以锐刀片进行松解,直到关节被动完全伸直(在腕关节和掌指关节过伸时)(图 23-29C、D)。

4）核实松解是否完全彻底(图 23-29E)。

5）0.8 克氏针 1 枚固定近侧指骨间关节于伸直 0°位,放松止血带,止血,缝合伤口(图 23-29F)。

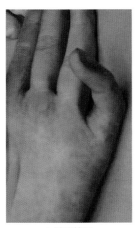

A. 畸形情况

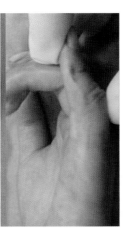

B. 设计小指侧侧方正中切口

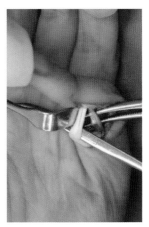

C. 核实指深、浅屈肌腱

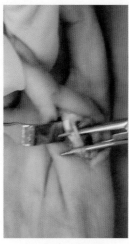
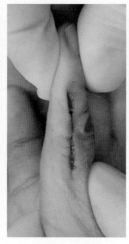
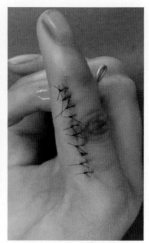

D. 切断指浅屈肌腱   E. 关节松解彻底   F. 克氏针固定关节后缝合伤口

图 23-29　关节囊松解、指浅屈肌腱切断术

（4）手术注意事项

术中关节松解完毕后，如皮肤仍然限制关节伸直，则需同时松解皮肤，残留缺损可采用游离皮片移植覆盖。

（5）术后处理

术后 48 h 换药，2 周拆线。石膏托固定患手 2～3 周后拆除，可开始功能训练。小指伸直位支具夜间固定＞6 个月。

23.10.2　拇指屈曲挛缩松解植皮术

（1）适应证

先天性关节挛缩症扣拇畸形者。

（2）麻醉与体位

采用全身麻醉或臂丛神经阻滞麻醉加静脉全麻。患肢外展置于侧方手术台上，手术在气囊止血带下完成。

（3）手术步骤

1）畸形与切口设计（图 23-30A、B）。拇指掌指关节严重屈曲挛缩，在掌指关节掌侧横纹近侧 2 mm 处设计与横纹平行的横行切口。

2）沿设计切口切开皮肤及皮下组织，同时松解和切断挛缩的纤维条索，直到拇指璞最大限度地松解开大，以 0.8 或 1.0 克氏针固定掌指关节于伸直 0°位（图 23-30C）。

3）放松止血带，止血，残留皮肤缺损取对侧腹股沟全厚游离皮片移植覆盖（图 23-30D），皮片加压打包。

（4）手术注意事项

术中应保护拇指血管神经束，尤其在关节松解过程中，以免造成过度牵拉损伤。术中关节皮肤松解后，如关节仍然伸直受限，则应松解拇短屈肌及掌指关节掌侧关节囊，同时调整腕关节检验拇长屈肌是否挛缩，如有挛缩则需在前臂远端行延长术。

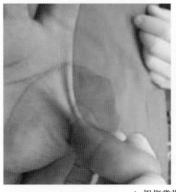
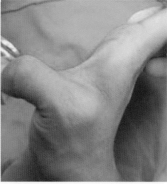
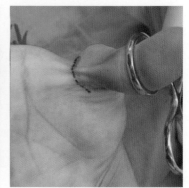

A. 拇指掌指关节挛缩   B. 切口设计

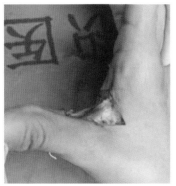
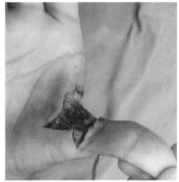

C.松解拇指璞

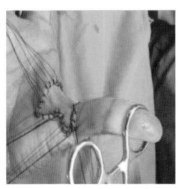
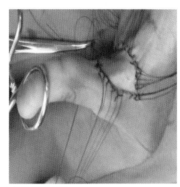

D.游离皮片覆盖残留皮肤缺损

图 23-30　拇指屈曲挛缩松解植皮术

23

（5）术后处理

术后拇指外展对掌位石膏托外固定 2～3 周,术后 2 周拆线。外固定拆除后,仍需佩戴拇指外展位矫形支具 6 个月以上。

23.10.3　示指桡背侧旋转皮瓣术

（1）适应证

先天性关节挛缩症严重扣拇畸形者。

（2）麻醉与体位

采用全身麻醉或臂丛神经阻滞麻醉加静脉全麻。患肢外展置于侧方手术台上,操作在气囊止血带下完成。

（3）手术步骤

1）畸形表现及切口(图 23-31A、B)。皮瓣蒂设计在示指掌指关节桡侧,宽约 2 cm,皮瓣远侧顶点位于近侧指骨间关节桡侧,切口掌侧臂斜向拇指掌指关节延伸。

2）示指桡背侧沿设计切口切开皮肤、皮下组织,掀起皮瓣;示指伤口直接缝合(图 23-31C)。切开拇指掌指关节掌侧切口,松解关节至可伸直达 0°位,以 1.0 克氏针予以固定(图 23-31D)。

3）将皮瓣旋转至拇指掌指关节掌侧残留的皮肤软组织缺损,缝合伤口(图 23-31E)。

4）以 1.0 克氏针固定第 1、2 掌骨,将拇指璞开大至最大限度(图 23-31F)。

5）1.0 或 0.8 克氏针将指骨间关节固定在伸直位(图 23-31G)。伤口内放置引流条,包扎伤口。术后石膏托外固定拇指与外展对掌位。

（4）手术注意事项

皮瓣切取勿过浅,以免影响血运;避免过深,损伤示指桡侧血管神经束。拇指松解完毕,如检查发现拇长屈肌挛缩,可在前臂进行延长。

（5）术后处理

术后 48 h 换约,2 周拆线,3 周去除内、外固定。术后需佩戴牵引支具 6 个月以上。

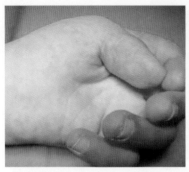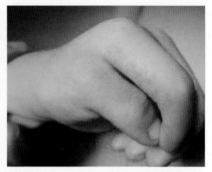

A. 畸形外形

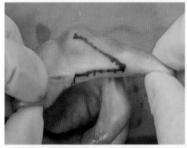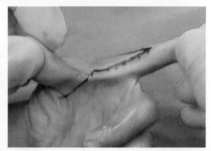

B. 切口设计

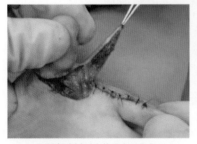

C. 掀起皮瓣后直接缝合示指伤口

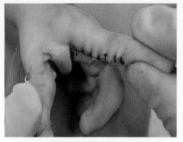

D. 松解拇指掌指关节，克氏针固定

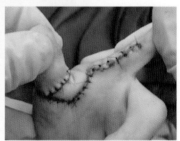

E. 皮瓣覆盖掌指关节掌侧皮肤缺损

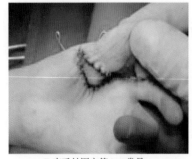

F. 克氏针固定第1、2掌骨

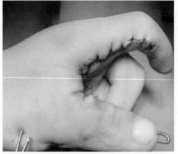

G. 术后外形

图 23-31　示指桡背侧旋转皮瓣术

（田　文　赵俊会）

主要参考文献

[1] 王澍寰.手外科学［M］.2 版.北京:人民卫生出版社，
　　1999:708-751.

[2] 顾玉东,王澍寰,侍德.手外科手术学［M］.2 版.上海:复
　　旦大学出版社,2010:1009-1041.

[3] 洪光祥,王炜.手部先天性畸形［M］.北京:人民卫生出版
　　社,2004:1-47.

[4] 邱贵兴,戴尅戎.骨科手术学[M].3版.北京:人民卫生出版社,2005;1184-1209.

[5] 陈竺.医学遗传学[M].北京:人民卫生出版社,2006:1-10.

[6] 陶芳标.出生缺陷-环境病因及其可控性研究[M].合肥:合肥工业大学出版社,2010:1-20.

[7] Kenneth LJ.人类先天性畸形图谱[M].6版.傅松滨,译.北京:人民卫生出版社,2007:334-335.

[8] 田文,赵俊会,田光磊,等.先天性皮肤桥并指畸形临床分型及治疗策略[J].中华手外科杂志,2012,28(6):322-324.

[9] 田文,赵俊会,田光磊,等.先天性复合性并指畸形[J].中华手外科杂志,2007,23:82-84.

[10] 田文,赵俊会,田光磊,等.先天性缩窄带综合征并指畸形的临床分型及治疗策略[J].中华手外科杂志,2010,26(2):85-88.

[11] 薛云皓,田文,赵俊会,等.先天性缩窄带畸形的治疗[J].中华手外科杂志,2009,19:173-175.

[12] 田文,赵俊会,田光磊,等.Poland综合征手部畸形的分型及治疗策略[J].中华手外科杂志,2012,28(4):206-210.

[13] 陈勇,张涤生.原发性颅缝早闭症的分子遗传学研究进展[J].国外医学·遗传学研究进展,2000,23.

[14] 田文,赵俊会,田光磊,等.Apert综合征手足部畸形的形态学特点及治疗原则[J].中华手外科杂志,2013,29(6):324-328.

[15] 田文,赵俊会,田光磊,等.先天性单侧上肢肌源性肥大综合征:形态学特点及治疗[J].中华手外科杂志.2014,(3):161-165.

[16] 杨勇,田文,赵俊会,等.手部先天性缩窄环综合征手术疗效分析[J].中华手外科杂志,2014,30(1):34-36.

[17] 于龙彪,田文,张国安,等.Poland综合征常见的上肢及手畸形的临床特征[J].中国骨与关节杂志,2014,3(3):210-212.

[18] 马炜,田文,赵俊会,等.Poland综合征合并畸形的形态学特征及治疗策略[J].中华手外科杂志,2015,31(4):245-248.

[19] 马炜,田文.多趾畸形的研究进展[J].中国骨与关节杂志,2015,12(4):983-986.

[20] 刘波,赵俊会,田文,等.先天性第四、五掌骨融合畸形的临床分型和治疗策略[J].中华手外科杂志,2012,28(6):332-333.

[21] 张永亮,田文.手部先天畸形的指甲形态学改变及其治疗的研究进展[J].实用手外科杂志,2013,(2).

[22] 张申申,田文,赵俊会,等.Poland综合征上肢骨关节X线异常改变及临床意义[J].中华手外科杂志,2014,(5):368-371.

[23] 殷耀斌,田文,赵俊会,等.重复拇指畸形矫正术后继发偏斜畸形的临床研究[J].中国修复重建外科杂志,2014,(7):835-839.

[24] Upton J. Congenital anomalies of the hand and forearm// McCarthy JG, May JW, Littler JW. Plastic surgery [M]. Philadelphia: WB Saunders, 1990:5213-5398.

[25] Gausewitz SH, Meals RA, Setoguchi Y. Severe limb deficiency in Poland's syndrome[J]. Clin Orthop, 1984,85:9-13.

[26] Poland A. Deficiency of the pectoral muscles[J]. Guy's Hospital Rep, 1841,6:191-193.

[27] Al-Qattan MM. Classification of hand anomalies in Poland's syndrome [J]. Br J Plast Surg, 2001, 54:132-136.

[28] Ram AN, Chung KC. Poland's syndrome: current thoughts in the setting of a controversy [J]. Plast Reconstr Surg, 2009,123:949-953.

[29] Al-Qattan MM, Thunayan A. The middle phalanx in Poland syndrome [J]. Ann Plast Surg, 2005, 54:160-164.

[30] Kawamura K, Chung KC. Constriction Band syndrome [J]. Hand Clin, 2009,25:257-264.

[31] Walsh RJ. Acrosyndactyly. A study of twenty-seven patients[J]. Clin Orthop 1970,71:99-111.

[32] AL-Qattan MM, AL-Husain. Classification of hand anormalies in Apert's syndrome [J]. J Hand Surg, 1996, 21B:266-268.

[33] Upton J. Apert syndrome: classification and pathologic anatomy of limb anormalies[J]. Clin Plast Surg, 1991, 18:321-355.

[34] Flatt AE. The care of congenital hand anomalies[M]. 2nd ed. St. Louis: Quality Medical Publishing, 1994:262-270.

[35] Allam KA, Wan DC, Khwanngern K, et al. Treatment of Apert syndrome: a long-term follow-up study[J]. Plast Reconstr Surg, 2011, 127:1601-1611.

[36] Upton J. Treatment of the hands and feet in Apert syndrome: an evolution in management (discussion)[J]. Plast Reconstr Surg, 2003,112:13-19.

[37] Chang J, Danton TK, Ladd AL, et al. Reconstruction of the hand in Apert syndrome: a simplified approach [J]. Plast Reconstr Surg, 2002, 109:465-470.

[38] Moran SL, Jensen M, Bravo C. Amniotic band syndrome of the upper extremity: diagnosis and management[J]. J Am Acad Orthop Surg, 2007, 15:397-407.

[39] Dao KD, Shin AY, Billings A, et al. Surgical treatment of congenital syndactyly of the hand[J]. J AM Acad

Orthop Surg，2004，12：39-48.

［40］Chung KC，Kim SE. Correction of constriction ring. Operative techniques：hand and wrist surgery［M］. Philadelphia：Saunders，2007：837-846.

［41］Al-Qattan MM. Classification of hand anomalies in Poland's syndrome［J］. Br J Plast Surg，2001，54：132-136.

［42］Ram AN，Chung KC. Poland's syndrome：current thoughts in the setting of a controversy［J］. Plast Reconstr Surg，2009，123：949-953.

［43］Gilhuis HJ，Zöphel OT，Lammens M，et al. Congenital monomelic muscular hypertrophy of the upper extremity ［J］. Neuromuscul Disord，2009，19(10)：714-717.

［44］Imai S，Isoya E，Kubo M，et al. Congenital unilateral upper limb muscular hypertrophy associated with contracture of an extrinsic extensor tendon［J］. J Hand Surg(Br)，2007，32(3)：308-310.

［45］Teoh LC，Yong FC，Guo CM. Congenital isolated upper limb hypertrophy with hand abnotmality — a report of 2 cases［J］. J Hand Surg(Br)，2001，26(5)：492-495.

［46］Ogino T，Satake H，Takahara M，etal. Aberrant muscle syndrome：hypertrophy of the hand and arm due to aberrant muscles with or without hypertrophy of the muscles［J］. Congenit Anom，2010，50(2)：133-138.

23

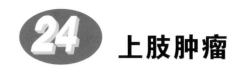

24 上肢肿瘤

24.1　概述

本章所指上肢肿瘤包括上肢肘关节以远部分的肿瘤,而以手部肿瘤为重点。

手部肿瘤较常见,但很少是恶性的。手部恶性肿瘤中的大多数起源于皮肤,并多发于老年人。肢体其他部位所发生的肿瘤均可在手部发生,而有些肿瘤则在手部多见,如内生软骨瘤、表皮样囊肿、血管球瘤等。

据统计,手部肿瘤根据其发病率,其多发顺序为腱鞘囊肿、腱鞘巨细胞瘤、表皮样囊肿、纤维瘤、血管瘤、脂肪瘤、神经纤维瘤。大多数统计表明腱鞘囊肿最常见。

手部肿瘤的分类可按组织来源分,并且可再按假性肿瘤、良性肿瘤和恶性肿瘤分类(表 24-1)。Evers 和 Klammer (1997)报道的 402 例 424 个手部肿瘤和瘤样病变(即假性肿瘤)中,瘤样病变和肿瘤的比例为 3∶1。起源于软组织的瘤样病变为 60.8%,而来源于骨(11.8%)和软组织(9.4%)的肿瘤为 21.2%。最常见的肿瘤和瘤样病变依次为腱鞘囊肿(38.7%)、创伤性神经瘤(13.7%)、内生软骨

瘤(9.9%)、腱鞘巨细胞瘤(5.4%)、表皮样囊肿(4.5%)、血管瘤、痣、血管球瘤、纤维瘤和脂肪瘤。其中恶性肿瘤仅 5 种,占 1.2%,分别是黑色素瘤 2 种,鳞状细胞癌、骨巨细胞肉瘤和滑膜肉瘤各 1 个。路来金等(1992)报道的手部肿瘤和瘤样病变 790 例,其中软组织肿瘤 666 例,占 84.3%,骨肿瘤 124 例,占 15.7%。因而手部肿瘤中以软组织肿瘤最为多见。手部恶性肿瘤发病率较低,790 例中仅 40 例,占 5.06%,而且大多数来源于软组织,占 37 例,其中又以黑色素瘤为最多,为 15 例,其次为皮肤鳞状上皮癌 9 例。手部骨肿瘤中绝大多数为良性肿瘤,124 例中仅 3 例为恶性,占 2.42%。刘子君等报道的 5 045 例恶性骨肿瘤中,发生于手部掌骨和指骨者仅 26 例,占 0.52%。综上所述,说明手部肿瘤大多数为良性,手部恶性肿瘤少见,且多源于皮肤和发生在老年人,恶性骨肿瘤则极为少见。

手部感觉灵敏,运动灵活,软组织少,且为身体的暴露部位,一旦出现肿瘤,常易于发现,多能及早就医。

手部肿瘤的诊断一般较容易,通过仔细询问病史和进行系统性检查,根据手部血液循环、神经支配和肌肉、骨骼功能,并结合 X 线检查和必要的血管造

影、淋巴管造影、核医学检查、超声波检查,以及 CT、MRI 检查等,可以在手术前得出正确诊断。必要时

做术中冷冻活组织检查,并于术后做病理检查。

手部肿瘤手术的关键在于彻底,以减少复发的

表 24-1　手部肿瘤的分类

组织来源	假性肿瘤	良性肿瘤	恶性肿瘤
皮肤	寻常疣,类风湿结节,表皮样囊肿,炎性肉芽肿	痣,皮肤纤维瘤	黑色素瘤,基底细胞癌,扁平上皮细胞癌
脂肪	异物结节,痛风石	脂肪瘤	脂肪肉瘤
筋膜	类风湿结节,掌腱膜挛缩皮下结节	纤维瘤,黄色素瘤,巨细胞滑膜瘤	纤维肉瘤,滑膜肉瘤
关节	腱鞘囊肿,黏液瘤,滑膜瘤		
肌腱	肌腱残端,类风湿结节		
骨	外生骨疣,骨痂,骨囊肿	内生软骨瘤,骨样骨瘤,骨巨细胞瘤,动脉瘤样骨囊肿	软骨肉瘤,成骨肉瘤,Ewing 瘤
肌肉	肥大,重复畸形	平滑肌瘤	横纹肌肉瘤
血管		血管瘤,血管球瘤,淋巴管瘤,动静脉瘘	血管内皮瘤,淋巴肉瘤
神经	残端神经瘤	神经纤维瘤,神经膜瘤	恶性神经膜瘤

机会,特别是对那些较易复发的肿瘤,如腱鞘巨细胞瘤、血管瘤。并且应避免医源性的神经、血管、肌腱功能损害。正确的切口选择是手术成功的关键,必要时可应用放大镜或手术显微镜。

24.2　软组织肿瘤

24.2.1　表皮样囊肿

(1) 临床表现

表皮样囊肿呈圆形或椭圆形,多见于手指掌侧和手掌(图 24-1)。一般认为是由于外伤时上皮组织带入深部组织所致,又称为植入性表皮样囊肿。多见于有手部刺伤和裂伤的部位,因而以男性多见,且常见于木工和建筑工人。肿瘤可在伤后数月乃至数年后出现。

囊肿生长缓慢,多无自觉症状,有时有轻度肿胀及压痛。肿块软而无弹性,触之似有波动感,与周围组织无粘连,但可与皮肤粘连。

肿瘤为一致密纤维组织,呈银白色,内容物为颗粒状,成分主要为胆固醇、蛋白质,以及少量脂肪和脂肪酸。伴有感染时肿块可增大而伴有红肿和压痛,且有时会自行穿破。位于手指远节者压迫指骨,X 线片检查可见圆形或椭圆形边缘锐利的透亮区。

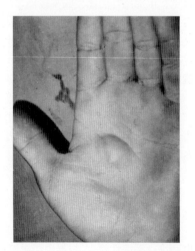
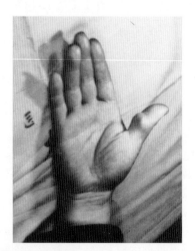

图 24-1　手掌部及拇指表皮样囊肿

表皮样囊肿可发生于骨内,且多见于远节指骨。多有外伤史,表现为远节指骨逐渐增粗,呈杵状畸形、指甲隆起,微痛或无疼痛。X线检查见病变多位于远节指骨偏远侧半,呈圆形或椭圆形边缘锐利的透光区,其内无钙化,骨皮质变薄,有时可见骨折线。治疗骨内囊肿可行刮除术,骨缺损较大时,可植入松质骨,必要时可行截指术。

(2) 表皮样囊肿切除术

1) 适应证:肿块较大或有症状时可予切除。伴有感染者,待炎症完全控制后再行手术切除,以防感染再发。

2) 麻醉与体位:位于手指者可采用指神经阻滞麻醉。位于手部其他部位者,可依肿瘤大小而采用局部麻醉或臂丛神经阻滞麻醉。患者取仰卧位,患肢外展置于手术侧台上。

3) 手术步骤:①切口。根据肿块所在的部位、大小,于肿瘤上做横切口或与掌纹平行的斜切口,或采用"Z"形切口。如皮肤与肿瘤粘连明显,估计皮肤难以与肿瘤分离者,可于肿瘤上做梭形切口,以切除部分皮肤(图 24-2A、B)。②切开皮肤仅达肿瘤表面,仔细将皮肤与肿瘤分离。一般肿瘤有完整的包膜,易于与周围组织分离。③完整地切除肿瘤(图 24-2C、D),止血后缝合伤口(图 24-2E)。

4) 手术操作注意事项:切除肿瘤时,应将肿瘤

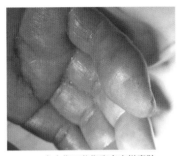

A. 右小指远节指腹表皮样囊肿

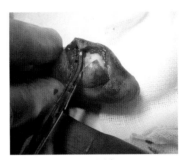

B. "Z"形手术切口

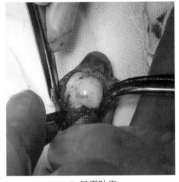

C. 显露肿瘤

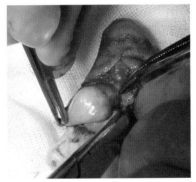

D. 完整切除肿瘤

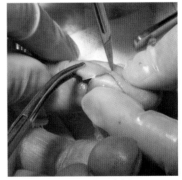

E. 止血、缝合切口

图 24-2　表皮样囊肿切除术

连同其包膜完整地切除,以防止复发。如术中分离肿瘤时将其包膜穿破,内容物流出,则在彻底清除肿瘤内容物后,再将其包膜全部切除,否则易于复发。

24.2.2　腱鞘囊肿

(1) 临床表现

腱鞘囊肿是手部最常见的软组织瘤样病变,在 Evers 和 Klammer(1997)报道的 402 例 424 个肿瘤和瘤样病变中,有 164 个,占 38.7%。腱鞘囊肿实际上不是真正的肿瘤,而是最常见的质地坚韧而有弹性的圆形肿物,发生于关节附近的腱鞘,有时在肌腱内。多见于中、青年人,女性为多。囊肿内的液体呈高度黏性,其内含透明质酸和蛋白质。

腱鞘囊肿多见于手部的 3 个部位(图 24-3):①腕背桡侧,起自腕手舟骨及月骨关节的背侧,位于示指伸肌腱和拇长伸肌腱之间,此处最为常见;②腕掌部桡侧,位于桡侧腕屈肌腱与肱桡肌腱之间,与桡动脉紧密相关;③掌指关节及手指近节指骨掌

侧屈肌腱鞘上,一般呈米粒至绿豆大小,质地坚硬,常被认为是增生的骨质。也可发生于腕部掌面尺侧(图24-4),有时压迫尺神经而引起腕尺管综合征(Guyon 管综合征)。也可起于指、手背的肌腱和关节或肌腱内。

腱鞘囊肿所引起的症状与其所在的位置和周围

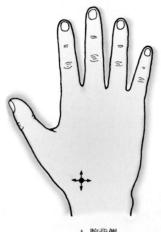

A. 腕背侧

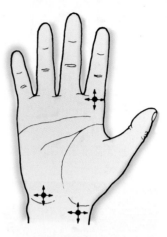

B. 手及腕掌侧

图 24-3　腱鞘囊肿的多发部位

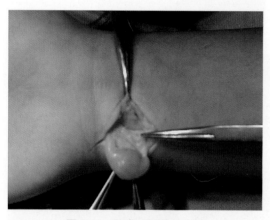

图 24-4　腕掌尺侧腱鞘囊肿

其他组织(如肌腱、神经、关节)的关系等有关。如腕背的腱鞘囊肿可能引起腕关节无力和压痛;腕掌侧的腱鞘囊肿可压迫正中神经或尺神经,引起手部麻木感;腕管内的腱鞘囊肿压迫正中神经可引起典型的腕管综合征(图24-5)。

腱鞘囊肿的治疗方法有:①压破囊肿;②注射硬化剂或激素;③抽吸囊内液体;④皮下刺破囊肿;⑤囊肿切除。

(2)腱鞘囊肿切除术

1)适应证:肿物较大引起局部疼痛不适者;位于手指近节掌侧而影响患指握物者;位于重要的神经部位引起神经压迫综合征者;采用其他方法未能治愈或治疗后复发者,均应行手术切除。

2)麻醉与体位:采用局部麻醉或臂丛神经阻滞麻醉。患者取仰卧位,上肢外展置于手术侧台上。上臂置气囊止血带。

3)手术步骤:①切口。腕背部桡侧的腱鞘囊肿,可于肿瘤上做横行切口(图24-6A),为了充分暴露肿瘤,手术切口应足够大。②切开皮肤、皮下组织即可见壁薄透亮的囊肿,分离和牵开肿瘤周围的重要神经、血管和肌腱。③沿囊肿壁仔细分开和切断其与周围组织的联系,最好不要损伤囊肿壁,完整地将肿瘤向深部分离至其进入关节处(图24-6B、C)。④从囊肿蒂根部切除囊肿,并切除部分关节囊及滑膜(图24-6D)。⑤缝合手术切口。

位于手指近节掌侧屈肌腱鞘上的囊肿,可采取"V"形或"S"形切口(图24-7),切除囊肿时连同部分腱鞘一并切除。

4)手术操作注意事项:①分离肿瘤时注意勿损伤周围的重要组织;②要将肿瘤完整切除,并切除部分关节囊和滑膜;③如术中囊肿破裂,应注意将囊壁全部切除,以免复发。

24.2.3　血管球瘤

血管球瘤是血管球增生所致。血管球为动、静脉之间的直接吻合通道,存在于四肢、躯干、头颈和内脏,以指(趾)端及皮下为最多。这是一种神经、肌肉小动脉结构。正常情况下,这种动、静脉吻合的管壁为内皮细胞,周围为纵形或环形平滑肌细胞包绕,肌细胞中有圆形或球形核的上皮细胞,称为血管球细胞。其内含有很多无髓鞘网状神经纤维,其外由纤维组织膜包裹。正常血管球直径一般<1 mm。

1812 年,Wood 首先描述本病,并称之为"痛性皮下结节"。1924 年,Masson 认为这种肿瘤来源于正常血管球,并命名为"血管球瘤"。

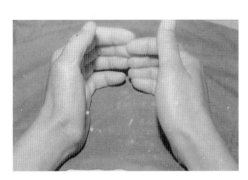

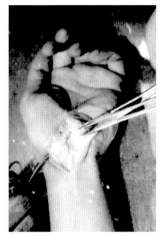

图 24-5　左侧腕管内腱鞘囊肿致腕管综合征

24

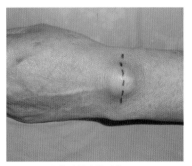

A. 腕背腱鞘囊肿手术切口

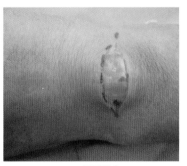

B. 显露肿瘤

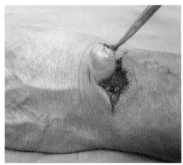

C. 仔细沿囊肿壁分离,直至进入关节处

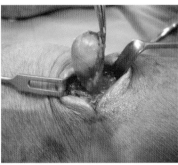

D. 完整切除囊肿及部分关节囊

图 24-6　腱鞘囊肿切除术

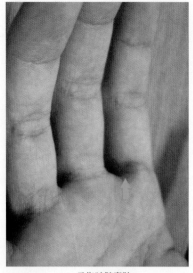
A.示指腱鞘囊肿

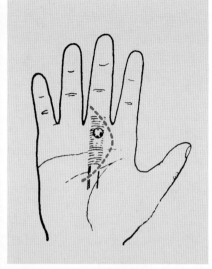
B.手术切口

图 24-7　　手指腱鞘囊肿

（1）临床表现

血管球瘤多见于肢端。手指的血管球瘤常见于指甲下，有时压迫远节指骨可形成凹陷，但原发于骨髓内的血管球瘤极为少见。笔者所见的甲外血管球瘤有位于指（趾）腹、前臂皮下（图 24-8、24-9）及股部、小腿、腘窝者。血管球瘤直径一般仅为 3～5 mm，可以说是最小的肿瘤。Symmer（1973）报道 1 例股部血管球瘤直径达 7 cm。笔者所见最大的甲下血管球瘤，直径为 1.5 cm。血管球瘤多为单侧，双侧者罕见，一般生长缓慢。

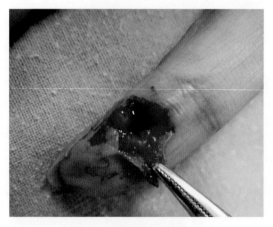

图 24-8　　指腹部血管球瘤

血管球瘤虽然很小，但可引起严重疼痛，不认识本病者，常易误诊。笔者曾遇 15 年未能得到正确诊断的病例。局部间歇性或持续性疼痛为本病的主要

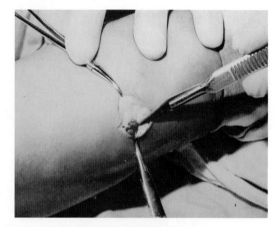

图 24-9　　前臂部血管球瘤

症状，多为刺痛或烧灼感，特别是触摸或碰击手指或局部时，引起剧烈疼痛。病程较长者，患者常常保护患处免受撞击或与其他物品接触。疼痛可向肢体近端放射，且与温度变化有关，遇冷或遇热，特别是遇冷时疼痛加重，夜间疼痛可影响睡眠。甲下血管球瘤有时可见指甲局部隆起，甲下可见蓝色斑点。

局部小范围固定性明显压痛为本病的特点，大头针压痛试验对其诊断具有重要意义。即将大头针倒握，用其头部在手指、甲床或肢体其他可疑本病的部位顺序按压，从健康的部位逐渐向病变部位检查，仔细寻找其压痛点。当触到肿瘤部位时，患者诉剧烈疼痛并将肢体迅速缩回，此时为阳性，即可做出诊断。因瘤体很小，压痛范围十分局限，稍偏离瘤体即

无压痛。

患肢热相图检查和缺血试验(即上止血带阻断血流后局部疼痛减轻)可协助诊断。亦有采用 MRI 检查协助诊断者(图 24-10),但只能在必要时应用。

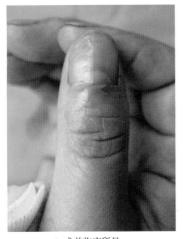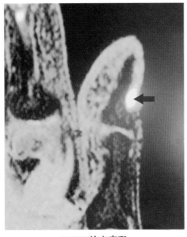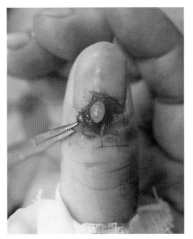

A. 术前临床所见　　　　　　　　　　B. MRI检查表现　　　　　　　　　　C. 术中所见

图 24-10　血管球瘤的表现

(2) 血管球瘤摘除术

1) 适应证:本病一旦确诊,即应手术摘除。彻底切除肿瘤是本病唯一有效的治疗方法。

2) 麻醉:甲下或指端血管球瘤可采用指神经阻滞麻醉,身体其他部位的血管球瘤以局部麻醉为宜。为了便于寻找如此小的肿瘤,可采用逐层封闭,逐层切开。

3) 手术步骤(以甲下血管球瘤为例):①切口。根据肿瘤的部位,于甲后皱襞的一侧或中部做一小的纵行切口,将甲后皱襞向近端分离,所形成的皮瓣向一侧或两侧牵引(图 24-11B)。②切除位于肿瘤部位之上的部分指甲,切开并牵开甲床,即可见位于甲床之下的圆形、包膜完整、呈粉红色或紫红色、边缘清楚的小肿瘤(图 24-11C)。③完整地切除整个肿瘤(图 24-11D)。最好将肿瘤周围 1 mm 的正常组织一并切除,以防复发。肿瘤深部从指骨上分离。④将甲床回复,可用 5“0”缝线缝合甲床;如甲床有缺损时,可在包扎伤口时局部创面用凡士林纱布覆盖,可在 2 周左右愈合,不影响指甲生长。⑤缝合甲后皱襞。

4) 手术操作注意事项:身体其他部位的血管球瘤,由于瘤体小,有时寻找肿瘤十分困难,手术可在局麻下进行,逐层麻醉,逐层切开,术中不断用血管钳尖端按压,寻找肿瘤的压痛点,根据压痛点的引导,逐渐向深层分离,帮助找到肿瘤。

24.2.4　血管瘤

血管瘤最常见于头部和躯干,发生在手部及前臂者也不少见。Stout 报道 921 例血管瘤,其中 14% 在上肢。Mecor 研究了 1 056 例血管瘤和淋巴管瘤,其中 24% 在上肢,而且上肢的血管瘤中 3/4 位于肘关节以远。患者中女性比男性多 3 倍,多属先天性,出生时即发现有肿瘤存在,且肿瘤随着年龄增长而逐渐增大。

(1) 临床表现

血管瘤可分为毛细血管瘤和海绵状血管瘤。毛细血管瘤生长在皮肤上,呈局限性血管扩张,或略高于皮肤,鲜红色,草莓状,压之不退色。一般在出生时即已发现,可用放射治疗或激光治疗。此种类型不是本文讨论之重点。

海绵状血管瘤可生长在皮肤、皮下组织、肌肉、肌腱、神经和骨骼内,范围大小不一,小者局限,界限清楚,易于切除;大者可波及全手、整个手臂,甚至整个上肢,边界不清,广泛侵及上肢的各种重要组织。

海绵状血管瘤的特点是压迫肿瘤或抬高上肢时肿瘤体积缩小,放松压迫则肿瘤恢复原来大小,当患肢下垂时,肿瘤体积增大。

血管瘤一般不引起疼痛和肢体功能障碍,肿瘤较大时可导致肢体不适感和疲劳感。广泛性的海绵状血管瘤,因其大范围的肿块存在,加之治疗上的困难,常使患者有较重的思想负担。

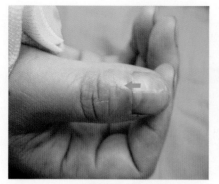

A. 右拇指甲下血管

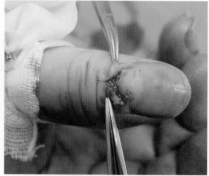

B. 纵行切开甲后皱襞

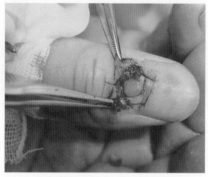

C. 切除部分指甲，切开甲床显露肿瘤

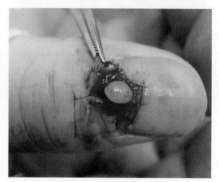

D. 完整摘除肿瘤

图 24-11　甲下血管球瘤摘除术

血管瘤可发生在手部任何部位(图 24-12)。

X 线片检查可见瘤体中有点状钙化阴影，有时血管造影可帮助确定肿瘤的范围。

血管瘤的治疗方法很多，主要包括：冷冻疗法、透热疗法、照射疗法、激光疗法、注射硬化剂和手术治疗等，应根据肿瘤的性质、大小予以选择。

(2) 血管瘤切除术

1) 适应证：海绵状血管瘤一经确诊，即应进行手术治疗。

切除血管瘤最大的困难是难以确定肿瘤的真实大小和范围，以及与周围重要组织的关系。肿瘤的大小及其所侵犯的组织范围直接影响手术及术后效果。肿瘤较表浅时，皮肤可呈蓝色或紫红色。一般来讲，海绵状血管瘤实际大小常大于外观的大小。一般检查，如 B 超检查常难以确定肿瘤的范围大小，而术前对血管瘤范围的确定是手术的重要前提。MRI 检查可以较好地显示血管瘤的范围，以及其与周围组织的关系(图 24-13)。不仅在术前可以帮助确定血管瘤是否适合于手术治疗，而且对手术本身具有重要的指导意义。

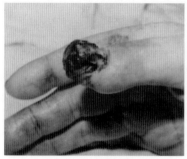

A. 拇指端

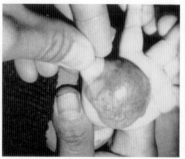

B. 鱼际部

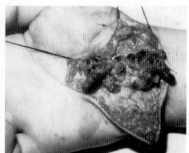

C. 腕掌部

图 24-12　手部血管瘤

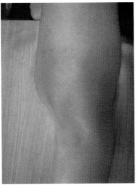
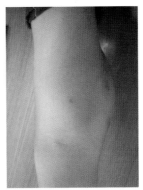

A. 外观

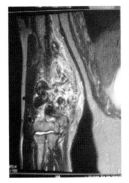
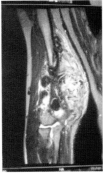
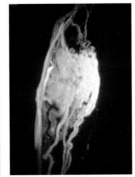
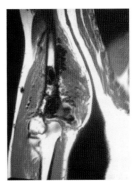

B. MRI成像

图 24-13　股下段血管瘤

2) 禁忌证:范围广泛的海绵状血管瘤治疗十分困难,常难以达到完全切除的目的,而且术后容易复发。对病变范围广泛、肿瘤严重侵及周围的重要组织,肿瘤切除不可能完全,或切除肿瘤后肢体功能严重丧失,或切除肿瘤会影响肢体的血供或可能导致肢体坏死者,手术应持慎重态度,或为相对的禁忌证(图 24-14、24-15)。

对于那些肿瘤组织广泛,肢体(指)几乎没有正常组织,肢体已有功能障碍,并且外观非常难看,手术切除已完全没有可能者,可放弃手术治疗,或在征得患者及家属同意后,直接行截肢(指)手术。

3) 麻醉与体位:上肢多选用臂丛神经阻滞麻醉。整个上肢受累时,可用高位硬膜外阻滞麻醉或全身麻醉。患者仰卧,上肢外展置于手术侧台上。

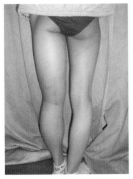
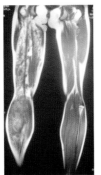
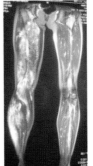
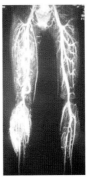
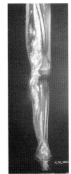

A. 左下肢肿胀,原因不明　　　　　　　　B. MRI检查显示整个左下肢后侧广泛性海绵状血管瘤

图 24-14　整个下肢海绵状血管瘤及 MRI 成像

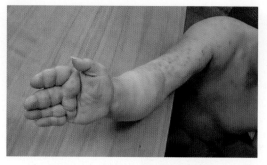

图 24-15　整个上肢海绵状血管瘤

4）手术步骤：①切口。根据肿瘤的部位和大小，于肿瘤之上做弧形或"S"形或"Z"形切口。②切开皮肤及皮下组织，分离皮瓣，显露肿瘤。有时血管瘤位于皮下，切开皮肤即见肿瘤组织。③肿瘤局限者，可将肿瘤全部切除（图 24-16）。但大多数血管瘤均不同程度地侵犯周围组织，特别是一部分血管瘤范围广泛，且广泛侵犯周围的重要组织。如果连同周围组织一并切除，尚能将肿瘤较完全切除者，只要肿块切除后不影响肢体的血供和存活，可考虑将肿瘤连同所侵犯的肌肉、肌腱、皮肤组织一起彻底切除（图 24-17），所造成的功能障碍尽可能地采用其他方法予以重建。对于那些彻底切除肿瘤可能损伤所有供血动脉而可能导致肢体坏死者，可采用分期手术。对肿瘤已造成肢（指）功能丧失者可做截肢（指）术。④血管瘤手术中止血十分重要，特别是肿瘤不能彻底切除时，除用电凝止血外，可用局部缝扎法止血，术毕放置引流。⑤血管瘤侵犯皮肤或皮肤剥离范围较广，影响皮肤血液循环时，可将局部皮肤切除，缺损部分采用游离植皮或皮瓣移植予以修复。

5）手术操作注意事项：海绵状血管瘤病变十分复杂，其外观大小常与实际肿瘤大小不符，术前很难确定肿瘤的范围。对于范围广泛的血管瘤，术前对肿瘤能否彻底切除往往难以判断。因此，一方面手术者应对手术的困难程度有充分的准备和估计；另一方面要将手术效果向患者和家属做全面的交代，应该特别指出血管瘤手术不易彻底切除和术后复发的可能性，以及手术危及肢体功能和血供的可能性。

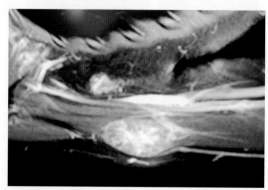

A. 术前MRI检查显示为一局限性血管瘤

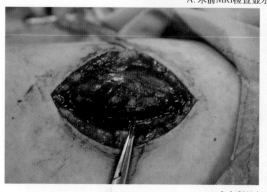

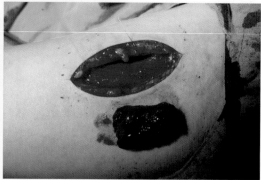

B. 术中所见与MRI结果相符

图 24-16　上臂内侧海绵状血管瘤切除术

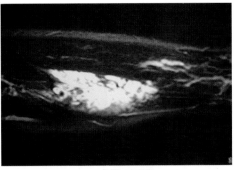

A. 术前MRI成像

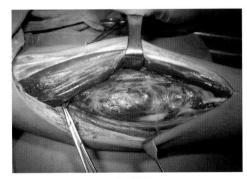

B. 术中所见

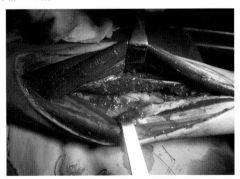

C. 血管瘤连同侵犯的组织一并被切除

图 24-17　前臂内侧海绵状血管瘤切除术

24

24.2.5　神经鞘瘤

神经鞘瘤又称 Schwann 瘤,是周围神经最常见的肿瘤。它可发生在头颈部、胃、食管、纵隔、腹膜后,亦有发生在肺、肠系膜、脊髓内及骨内者,但以四肢为多。发生于上肢的神经鞘瘤可见于臂丛到指掌侧固有神经。笔者曾报道 40 例神经鞘瘤,其中 29 例在上肢,11 例在下肢。上肢的 29 例中,位于臂丛者 9 例;臂部正中神经 2 例,尺神经 2 例,桡神经 3 例;肘部桡神经 1 例;前臂尺神经 3 例,正中神经 2 例,桡神经浅支 2 例;手部指掌侧总神经 3 例,指掌侧固有神经 2 例。

（1）临床表现

神经鞘瘤为与神经走行方向一致的圆形或椭圆形肿物。肿瘤大小不一,小者仅黄豆大小,大者如拳头,多数为 2 cm×3 cm。多为单发性,亦有多发者（图 24-18）。笔者报道的 40 例中 30 例为单发,另外 10 例多发的病例中 4 例为多发性,即在不同神经干、不同部位同时存在多个大小不等的肿瘤,6 例为 1 条神经在 1 个部位有 2～5 个大小不等的肿瘤,这种多发性神经鞘瘤而被认为是神经鞘瘤病。

本病大约 1/3 的病例无症状。早期多无明显自觉症状,随肿瘤生长,对神经产生压迫时可出现肿块局部或其附近肢体酸胀和不同程度的疼痛感,并可向受累神经的支配区放射。大多数病例按压或叩击肿块时有麻痛感沿神经干向肢体远端放射。偶有引起该神经支配的肌肉麻痹,出现运动功能障碍。因此,凡沿着神经干生长的椭圆形或梭形肿块,表面光滑,边界清楚,有一定活动性（一般是在神经横轴方向活动性大,纵轴方向活动受限）,无明显压痛或有轻度压痛者,均应疑为本病。肿块按之有麻痛感向远端放射者,为诊断的重要依据。

神经鞘瘤虽然生长在神经干上,且亦有在神经干内者,但肿瘤仅起源于神经干内少量神经纤维的神经鞘膜组织,直接累及的神经纤维很少,所以较易将肿瘤从神经干分离出来,予以切除。

（2）神经鞘瘤切除术

1）适应证:神经鞘瘤一经确诊,即应手术切除。对疑为神经鞘瘤者亦应手术探查。

2）麻醉与体位:一般采用臂丛神经阻滞麻醉。如肿瘤位于臂丛,则应采用高位硬膜外阻滞麻醉或全身麻醉。患者仰卧,患肢外展置于手术侧台上,臂部置气囊止血带。如肿瘤位于臂丛，则应将患侧肩　部垫高，头偏向健侧，以便更好地显露锁骨上区。

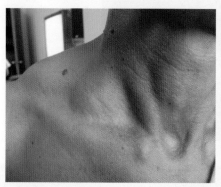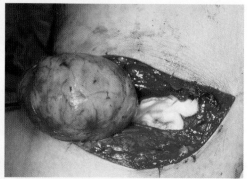

A. 臂丛神经鞘瘤

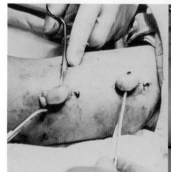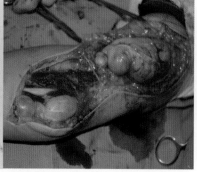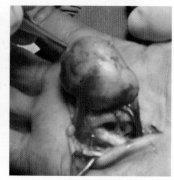

B. 多个神经鞘瘤　　　　　　　　　　　　　　　　　　　C. 指总神经鞘瘤

图 24-18　神经鞘瘤

3）手术步骤：①切口。于肿瘤处沿神经干走行方向做纵行切口（图 24-19A）。如肿瘤位于关节附近，跨过关节时切口应呈"S"形。②切开皮肤、皮下组织，将其向两侧牵开，即可见肿瘤呈淡黄色，表面光滑。沿肿瘤边缘分离，较易将肿瘤连同它起源的神经干一并游离出来。③识别神经干与肿瘤的关系，根据肿瘤的大小和生长情况，肿瘤与神经干可同在一包膜之内，并且可位于神经干的中央，但一般肿瘤多位于神经干的一侧。避开神经干，选择肿瘤最为突出而无神经纤维处，切开神经外膜直达肿瘤组织表面。④沿神经外膜内，在肿瘤表面予以分离（图 24-19B）。当肿瘤完全游离时，一般可见肿瘤两端与一支细小的神经束相连，即为肿瘤起源的神经束。这一神经束贯穿肿瘤，无法与肿瘤分离。切断这一细小神经束，即可将肿瘤完整地切除（图 24-19C）。⑤充分止血后，逐层缝合手术切口。

4）手术操作注意事项：①充分认识本肿瘤的来源和生长特点是正确进行手术的关键。表面上看肿瘤与神经干紧密相连，肿瘤与两端的正常神经干不可

分离。实际上，肿瘤多位于神经干的一侧，仔细观察可见神经干的主要神经束被肿瘤推向一侧。即使肿瘤位于神经内呈膨胀性向外生长，亦可见主要的神经束相对位于一旁，而且肿瘤本身很容易与正常神经分离。切不可错误地将肿瘤连同神经干一起切除，而造成神经功能障碍，这是治疗神经鞘瘤最易犯的错误。笔者报道的 40 例神经鞘瘤中就有 6 例在外院被误将神经干与肿瘤一并切除，又未及时进行神经修复，致使肢体严重功能障碍。②术前可根据临床表现对手术的预后予以初步判断。如术前患者有肿瘤累及的神经支配区疼痛、麻木，而且按压肿瘤有麻痛向该区放射者，受累神经多为感觉神经，肿瘤切除后多引起该区部分感觉受损，不至于出现严重功能障碍。而术前无症状的肿块，按压肿块亦无麻痛放射者，肿瘤多来源于运动神经纤维的鞘膜组织，切除肿瘤后有可能出现部分运动功能受损，应予以特别注意。③为了避免切除肿瘤时损伤正常的神经纤维，手术可在放大镜或手术显微镜下进行。肿瘤完全游离后，必要时可用电刺激与肿瘤相连的一小束神经，观察是否为运动支

及对运动功能影响的程度,以便决定切除肿瘤后是否　　　需要对该束神经进行修复。

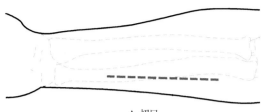

A. 切口

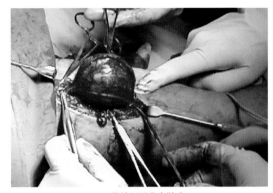

B. 从神经干分离肿瘤　　　　　　　　　　　C. 切除肿瘤

图 24-19　神经鞘瘤切除术

24

24.2.6　腱鞘巨细胞瘤

　　腱鞘巨细胞瘤又称局限性结节性腱鞘炎、结节性腱鞘滑膜炎、巨细胞性滑膜炎、腱鞘纤维组织细胞瘤、良性滑膜瘤。由于该肿瘤组织内有含铁血黄素和类脂质沉积,常呈黄褐色,故又称骨膜纤维黄色瘤或黄色素瘤。本病临床上并不罕见,路来金等(1992)报道 629 例手部软组织肿瘤中有 112 例,占17.8%;Evers 和 Klammer(1997)报道占手部软组织肿瘤的 5.4%。

　　本病病因不明,可能与外伤、炎症和胆固醇代谢紊乱有关。本病属良性肿瘤,由于其沿肌腱呈浸润性生长,并可侵及周围肌肉组织,因此,手术难以彻底,有报道术后复发率可高达 44%。但本病恶变者极为少见。

　　(1) 临床表现

　　腱鞘巨细胞瘤是手部一种较为常见的肿瘤,多见于手指,特别是手指近节。多位于手指屈侧。肿瘤继发生长,可经指屈肌腱和指骨之间至手指对侧,而呈哑铃状。肿瘤还可向背侧生长,使整个手指近节被肿瘤组织所包裹(图 24-20)。肿瘤压迫指骨可产生压迹。

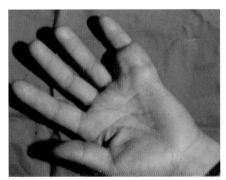
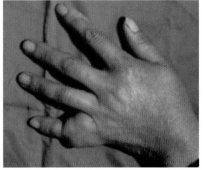

图 24-20　小指腱鞘巨细胞瘤外观

肿瘤形状和大小不一,一般为圆形或椭圆形,继续生长可呈分叶状。肿瘤表面光滑,质地较硬而有弹性,与皮肤无粘连;由于基底部与腱鞘固定,活动性小。

早期仅为无痛性肿块,进一步发展可产生疼痛和压痛。发生于特殊部位的肿瘤可出现特殊的表现。笔者曾遇1例腕管内示指指浅屈肌腱上的腱鞘巨细胞瘤(图24-21),在手指屈、伸活动时,肿块与腕横韧带近侧端产生摩擦而出现弹响腕。经手术切除肿瘤段指浅屈肌腱,症状消失。

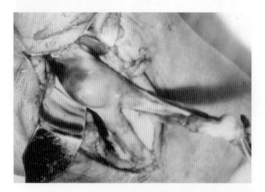

图 24-21　指浅屈肌腱鞘巨细胞瘤

本肿瘤术前可根据其临床特点做出判断,手术时一旦显露出肿瘤,特有的黄褐色可使之明确诊断。

(2) 腱鞘巨细胞瘤切除术

1) 适应证:手部肿块疑为腱鞘巨细胞瘤者,均应尽早手术切除。一般来说,手术效果良好。手术不彻底所致的局部复发,仍可再行手术切除。

2) 麻醉与体位:采用臂丛神经阻滞麻醉。患者取仰卧位,患肢外展置于手术侧台上。

3) 手术步骤:①切口。根据肿瘤位置和大小,可于手指掌侧采用"Z"形切口,或于手指背侧另加1个切口。②切开皮肤、皮下组织,向两侧分离牵开皮瓣即可见肿瘤组织,特有的黄褐色为本肿瘤的特点(图24-22)。③沿肿瘤表面分离,将肿瘤连同受累的腱鞘组织一并切除。术中应注意肿瘤生长的范围,在切口足够大的情况下向周围探查,以免遗留向对侧和背侧生长的肿瘤组织。本肿瘤特有的黄褐色可以帮助辨认肿瘤组织,有利于彻底切除。④彻底止血后,放松止血带,观察皮肤的血液循环,特别是手指掌、背侧均有手术切口时,且2个切口之间由于肿瘤组织的侵犯和扩展而予以贯通者,更应注意皮肤血液循环。最后闭合手术切口。

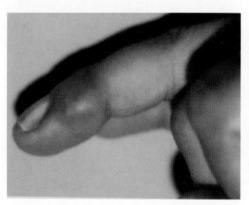

A. 术前

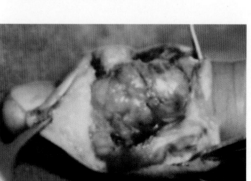

B. 术中所见

图 24-22　示指腱鞘巨细胞瘤

4) 手术操作注意事项:腱鞘巨细胞瘤手术治疗的关键是彻底切除肿瘤,避免复发,可在仔细保护指神经血管束的情况下,将凡是黄染的腱鞘和周围组织一并完全切除。

24.2.7　淋巴管瘤

淋巴管瘤不是真性肿瘤,是先天性良性错构瘤。肿瘤可随小儿的生长而增大。多见于2岁左右的小儿。通常临床上所说的淋巴管瘤,多指海绵状淋巴管瘤,发生于皮肤、皮下组织或肌间隙内丰富的淋巴管。表现为淋巴管的异常扩张,形成大小不等的囊腔,其内充满淋巴液。

(1) 临床表现

海绵状淋巴管瘤发生于上肢者多位于手部背侧,出生时即表现为手背部肿胀,呈表面光滑的柔软性肿胀,无自觉性疼痛和压痛(图24-23A)。随年龄增长而增大,边界不清,透光试验阳性,穿刺可抽出无色透明的淋巴液。淋巴管瘤容易发生感染,应予注意。感染后肿瘤常与周围组织粘连。

(2) 淋巴管瘤切除术

1) 适应证:手部淋巴管瘤均应尽早手术切除。一般来说,手术效果良好。

2) 麻醉与体位:采用臂丛神经阻滞麻醉。若为儿童,应采用全身麻醉。患者仰卧,患肢外展置于手术侧台上。

3) 手术步骤:①切口。根据肿瘤的情况,设计横形、"S"形或弧形切口。②切开皮肤及皮下组织,显露肿瘤组织(图 24-23B),见其内有蜂窝状充满淋巴液的囊腔。③沿肿瘤组织边缘逐渐切开,分离肿瘤组织,此时应尽可能地将肿瘤组织全部切除(图 24-23C)。④清理创面,彻底止血,缝合切口(图 24-23D)。

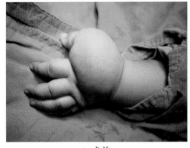
A. 术前

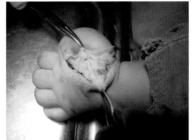
B. 切开皮肤、皮下组织,显露肿瘤

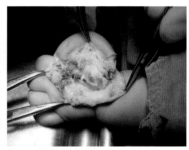

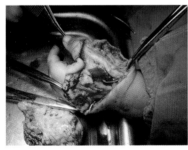

C. 切除肿瘤

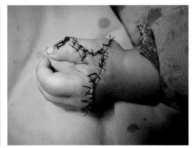
D. 缝合切口

图 24-23　手部淋巴管瘤切除术

4) 手术操作注意事项:肿瘤切除必须彻底,否则,剩余的病变组织容易发生淋巴液渗出,影响切口愈合,并在局部形成瘢痕,直接影响手术效果。

24.2.8　脂肪瘤

脂肪瘤起源于脂肪组织,上肢可见于手掌、手背、前臂或臂部。手部的脂肪瘤占手部软组织肿瘤的 1.7%～2.2%。本病为局限性脂肪组织增生,有明显的包膜与周围组织分隔,是一种良性肿瘤。

(1) 临床表现

脂肪瘤可位于皮下,亦可位于筋膜下或深部的肌间隙内。脂肪瘤多为单发的无痛性肿块,生长缓慢。肿瘤增大时可能产生局部不适或影响功能,于特殊部位可以压迫神经,产生神经症状。笔者曾见腕掌尺侧脂肪瘤压迫尺神经引起腕尺管综合征者。亦有位于皮下的多个脂肪瘤者。

本病为一局限性隆起的肿块,表面光滑,与周围组织界线较清楚,位于皮下者,似与皮肤有粘连。质地软,无压痛,有一定活动度。有时呈分叶状,似有波动感。手部和前臂的脂肪瘤(图 24-24、24-25)位置多比较表浅,超声检查有助于诊断。

(2) 脂肪瘤切除术

1) 适应证:位于皮下、表浅的多个小肿瘤,可予以观察。如肿块呈进行性生长,产生局部压迫和神经压迫症状或为明确诊断而需行病理组织学检查者,可行手术切除。

2) 麻醉与体位:依据肿瘤大小采用局部麻醉或臂丛神经阻滞麻醉。患者取仰卧位,患肢外展置于手术侧台上。臂部置气囊止血带。

3) 手术步骤(以前臂远端尺侧脂肪瘤为例):①手术切口,应根据肿瘤的情况,选择直形、横形、"S"形或弧形切口。②切开皮肤及皮下组织,显露肿瘤组织(图24-25B)。位置较深的脂肪瘤,应注意识别和保护肿瘤表面及其周围的重要血管、神经组织。③沿肿瘤包膜分离周围组织,使之逐渐游离并将其

牵出切口外(图24-25C)。呈分叶状者,有纤维组织隔将其与深部组织相连,应将其逐一切断,完整地切除肿瘤(图24-25D),仔细止血后缝合切口。

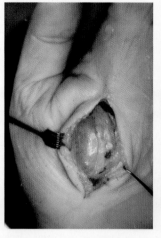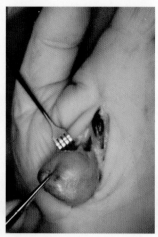

图24-24　手掌部脂肪瘤

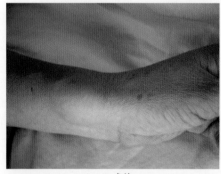

A. 术前

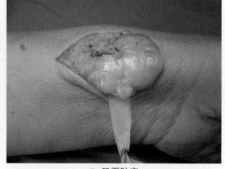

B. 显露肿瘤

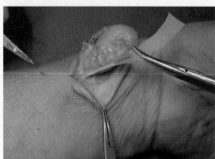

C. 分离肿瘤,保护神经

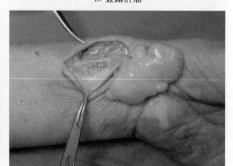

D. 切除肿瘤

图24-25　前臂远端脂肪瘤

4) 手术操作注意事项:脂肪瘤因其具有完整的包膜,且不与周围组织粘连,容易与周围组织分离。主要是注意保护肿瘤周围的重要血管、神经组织免受损伤。

24.2.9　黏液囊肿

黏液囊肿是一种瘤样病变,其病因目前尚不清楚,有人认为是由于真皮的黏液变性所致,亦有人认

为它是腱鞘囊肿的一种特殊类型。可能与创伤有关。多见于手指远侧指骨间关节背侧近甲根部,并常伴有远侧指骨间关节增生性关节炎。

(1)临床表现

本病多发生于50～70岁的中老年妇女。肿物常位于远侧指骨间关节背面的一侧,局部隆起,直径约数毫米至1cm,其内为透明胶样液体;由于表面皮肤很薄,可呈半透明状(图24-26)。一般无明显自觉症状,张力较大时可引起轻微痛感。囊肿压迫甲根可致指甲畸形,偶有囊肿因外伤破溃者。

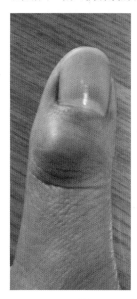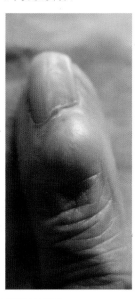

图24-26　拇指黏液囊肿

(2)黏液囊肿的保守治疗

囊肿较小时,可予以观察。囊肿较大或有一定症状者可考虑进行治疗。本病的非手术治疗亦可与腱鞘囊肿一样,采用穿刺抽液后注入少量类固醇药物。手术切除囊肿是其有效的治疗方法。

(3)黏液囊肿切除术

1)适应证:囊肿较大并伴有疼痛,影响生活质量者可行手术治疗。

2)麻醉与体位:采用指神经阻滞麻醉。患者取仰卧位,患肢外展置于手术台上。

3)手术步骤:①切口。可采用“S”形或弧形切口。②仔细切开皮肤,因囊肿表面皮肤很薄,极易将囊肿切破,或将囊肿表面的薄层皮肤连同囊肿一起切除。③仔细分离囊肿,最好将其完整切除。如局部皮肤缺损可采用游离植皮或局部皮瓣转移覆盖。必要时可行远侧指骨间关节融合术。

4)手术操作注意事项与并发症:手术必须彻底,否则极易在短时间内复发。

Fritz报道97例86个黏液囊肿手术后的并发症,其中主要有近侧指骨间关节或远期指骨间关节伸展受限(17%)。指甲畸形,其中术前有指甲畸形者,术后60%可消失。但术前无畸形者,术后有7%发生指甲畸形。还有可能出现表浅感染、关节积脓、持续肿胀、疼痛、强直和远侧指骨间关节的尺偏或桡偏等,应予以注意并在术前向患者予以交代。

24.3　骨肿瘤

24.3.1　内生软骨瘤

软骨瘤由透明软骨构成,处于骨干中心者,即骨内者,称内生软骨瘤,是发生于软骨内骨化的一种良性肿瘤。一般认为系软骨或发育成骨前的软骨未被吸收,或胚胎性软骨组织迷离残留于骨内所致,即与胚胎时期软骨内骨化障碍有关。

(1)临床表现

内生软骨瘤可为单发,亦可为多发。多发性内生软骨瘤又称内生软骨瘤病。本病于1899年由Ollier首先描述,故又称Ollier病(图24-27)。内生软骨瘤好发于短管状骨,2/3位于手部。手部的内生软骨瘤多发生于指骨,以尺侧的手指为多。发生于指骨者又以近节指骨为多见。孙贤敏报道发生于指骨者占82.25%。内生软骨瘤一般起于干骺端,因此,指骨肿瘤多倾向于近端,掌骨肿瘤则多位于远端。

Takigawa根据X线检查,将指骨内生软骨瘤分为中心型、偏心型、联合型、多中心型和巨大型5种类型(图24-28)。

内生软骨瘤好发于10～30岁的青少年,男女无明显差异。手部内生软骨瘤一般无明显症状,而且肿瘤生长缓慢,常不易被注意,偶因手部创伤X线摄片检查时才被发现。指骨和掌骨的内生软骨瘤因位置表浅,可表现出局部肿块,其表面平滑,质坚硬,有时有轻度压痛。有的患者因病变较大,出现病理性骨折而被发现。

内生软骨瘤典型的X线表现为:骨内呈膨胀性卵圆形透亮区,骨皮质变薄,其间有间隔或斑点状密度增高、似磨砂玻璃样阴影(图24-29)。有时骨皮质破裂,呈病理性骨折。肿瘤发展亦可向一侧呈膨胀性生长,而呈现出手指一侧的巨大肿块。

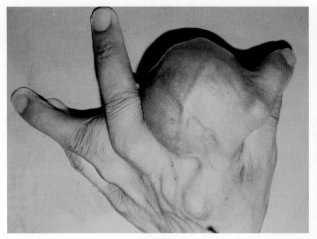

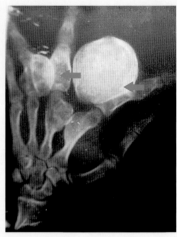

图 24-27　多发性内生软骨瘤(Ollier 病)

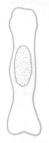 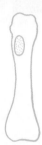 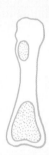 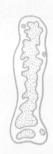 

　A. 中心型　　　 B. 偏心型　　　 C. 联合型　　　 D. 多中心型　　　 E. 巨大型

图 24-28　内生软骨瘤的分型

24

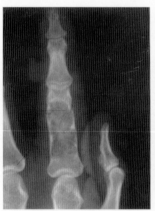 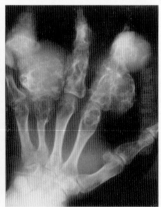

　　　A. 多中心型　　　　　　　　　B. 多发性巨型

图 24-29　内生软骨瘤的 X 线表现

　　手部内生软骨瘤很少恶变。发生于长骨的软骨瘤波及骨内膜,其边缘模糊,有骨膜反应或内生软骨瘤无病理性骨折而肿瘤增长迅速和引起疼痛者,应考虑有恶变的可能性。

　　手部内生软骨瘤的治疗方法有单纯病灶刮除术、刮除植骨术、受累骨段切除植骨术和截指术。病变范围小而无症状者可暂不手术,亦可行单纯病灶刮除术。Sekiya (1997)应用内镜对 9 例手部内生软骨瘤行单纯病灶刮除术,术后无需植骨均有新骨形成和病变区重建。肿瘤范围较大、畸形明显、骨质变薄或有病理性骨折者,应立即手术行病变彻底刮除加植骨术。肿瘤巨大、畸形严重、手指功能已完全丧失,多次术后复发或有恶变倾向者,可行截指术。若手术后复发,仍属良性者,则可再次手术。

(2) 内生软骨瘤刮除植骨术

1) 适应证:肿瘤范围较大、畸形明显、骨质变薄或有病理性骨折者,应立即手术行病变彻底刮除加植骨术。

2) 麻醉与体位:手部手术采用臂丛神经阻滞麻醉。需切取髂骨者,可加用局部麻醉或静脉麻醉。患者取仰卧位,患肢外展置于手术侧台上。臂部置

气囊止血带。

3) 手术步骤:①切口。根据病变的大小和部位,于受累骨皮质较薄的一侧做切口。指骨可采用手指侧正中切口,掌骨可采用背侧切口。②切开皮肤、皮下组织,手指侧正中切口可直接到达指骨,掌骨者可从一侧到达掌骨,如遇伸肌腱,则将其牵向一侧。③切开并剥离骨膜。根据肿瘤大小,于肿瘤部位骨皮质上开一适当大小的骨窗,用刮匙刮除腔内的肿瘤组织。④从髂骨上切取松质骨,将其剪成豌豆大小。待肿瘤组织彻底刮除干净后,将髂骨块植入骨腔,紧密填塞,使之不遗留空隙。⑤将开窗的骨片放回,或用一髂骨皮质覆盖(图24-30)。缝合皮下组织及皮肤。⑥用石膏托或铝板固定患手或患指。

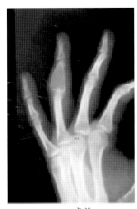
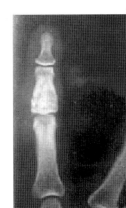
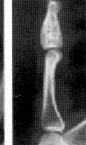

A. 术前　　　　　　B. 病变刮除植骨术后

图24-30　左环指中节指骨内生软骨瘤刮除植骨术前后 X 线片

4) 手术操作注意事项:内生软骨瘤手术包括肿瘤骨皮质开窗、肿瘤组织刮除、瘤腔烧灼及填充瘤腔。防止术后肿瘤复发的关键在于肿瘤组织的彻底刮除和瘤腔填充时必须紧密而不遗留间隙。因此,在刮除肿瘤组织时应仔细、反复地刮除,并不断地用 0.9%氯化钠溶液冲洗,特别值得注意的是瘤腔不规则时,更应注意防止肿瘤组织的残留。瘤腔可在肿瘤组织刮除后用化学药品烧灼,如碘酊或苯酚(石炭酸);或用电钻打磨;如刮除已干净,只用 0.9%氯化钠溶液冲洗即可。

骨质填充时,可用新鲜自体髂骨、库存同种异体松质骨或骨黏合剂等。如无特殊情况,应以自体髂骨移植为宜。

如肿瘤范围较大,呈多中心不规则形,手术难以刮除干净时,为避免术后复发,可将肿瘤段骨全部切除,而用一整块髂骨移植插入骨缺损处。

24.3.2　多发性骨软骨瘤

骨软骨瘤又称外生骨疣,是一种较为常见的骨多发性肿瘤,有单发和多发。一骨多发或多骨多发者称为多发性骨软骨瘤病,常有家族史。

一般认为骨软骨瘤是先天性的,因而多在青少年时期发病,并随人体生长发育增大,在骨骺线闭合后,肿瘤生长即停止。

(1) 临床表现

骨软骨瘤多在管状骨的一侧靠近干骺端,由基底部的骨质与软骨所构成,其基底宽窄和大小不一。瘤体一般远离关节,向骨干方向生长。手部的骨软骨瘤多见于掌骨和指骨,肿瘤从骨皮质向外生长,并使手指出现明显畸形,故常容易发现肿瘤。

肿瘤常无疼痛和压痛,肿瘤生长所至的手指畸形及肿瘤过大可影响手指的外形和功能。患者常因

手指肿块而来就诊。

X线表现为近干骺端可见突起(图24-31),向骨的一侧呈膨胀性生长,其骨质部分与掌、指骨相连,基底部分宽窄不一,顶部呈圆形或半圆形。软骨帽可呈不规则钙化。若出现广泛的不规则钙化,则应考虑有恶性变。

骨软骨瘤的治疗依肿瘤的大小和对功能的影响而定。对于无症状的骨软骨瘤,或肿瘤较小,不影响手指功能者,一般无需治疗。手指、掌骨的骨软骨瘤常使手指出现畸形,或肿块较大妨碍手指活动功能者,应行手术切除。多发性骨软骨瘤有恶变的可能,若肿瘤迅速增大,X线检查表现有恶性征象,活组织检查证实有恶变者,应按软骨肉瘤处理而行截肢术。肿瘤切除后复发,若仍属良性者,还可以再次做切除术。

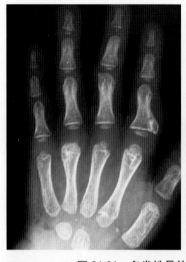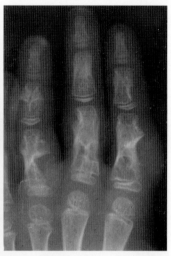

图 24-31　多发性骨软骨瘤 X 线检查表现

(2) 骨软骨瘤切除术

1) 适应证:肿瘤较大,压迫神经、血管或致手指畸形,影响手指功能者,均应行手术切除。

2) 麻醉与体位:采用臂丛神经阻滞麻醉。患肢外展置于手术侧台上。需切取髂骨者,可加用局部麻醉或静脉麻醉。

3) 手术步骤:①切口。根据肿瘤的大小,采用手指侧正中切口,或于肿瘤之上采用弧形或"Z"形切口。肿瘤较大时可采用梭形切口,以切除部分皮肤。②切开皮肤、皮下组织,分离并牵开皮瓣,显露肿瘤直达肿瘤基底部。术中注意保护手指的神经血管束。③手术从肿瘤基底部,掌、指骨的正常骨质部分开始,将整个肿瘤,包括纤维膜、软骨帽及骨肿瘤本身一起切除。④若肿瘤过大,局部切除难以彻底者,可以将病变的骨段连同肿瘤做整段切除,骨缺损处可以用自体骨移植修复。⑤肿瘤较大者,可将多余的皮肤切除后再闭合切口。

4) 手术操作注意事项:骨软骨瘤手术切除易于复发,主要是软骨帽和其表面的骨膜未被彻底切除所致,应予特别注意。对于复发性骨软骨瘤,除根据临床表现和 X 线检查表现予以判断外,应做活组织检查,排除恶性病变的可能性。

24.3.3　骨样骨瘤

骨样骨瘤是骨的良性肿瘤,最常见于皮质骨和网状骨质,偶见于骨膜下。报道的病例50%在胫骨和股骨,仅 6%～13% 的病例发生于手部。Bednar等报道 46 例上肢骨样骨瘤中,22 例在臂部和前臂,24 例在腕部和手部。位于腕部及手部者又以近节指骨及腕骨为最多,在中节指骨者极为罕见。

(1) 临床表现

本病男性多于女性,两者之比约为 2∶1,好发于 20 岁左右的青年人。

疼痛是本病的主要症状,并且呈进行性加重,夜间疼痛影响睡眠。疼痛可放射至邻近关节及肢体近端。非甾体抗炎制剂可使疼痛减轻为其特征。Healey 发现,73% 的骨样骨瘤患者应用阿司匹林后能减轻症状。由于患者较晚就诊,治疗前的病程平均可达 1.0～1.5 年。腕部和手部骨组织位置较表浅,故局部出现肿胀或肿块为最重要的体征。

X线摄片检查是最简单而且最重要的检查。Bednar报道的46例中35例可通过X线片检查确诊。本病典型的X线检查表现为呈圆形或卵圆形、直径<1 cm的瘤巢，周围为致密阴影的硬化骨反应区，瘤巢与硬化带之间有一透亮区(图24-32)。有时骨硬化较为广泛时，X线片检查显示全为致密阴影，而不能显示出瘤巢。

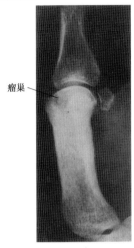

瘤巢

图24-32 骨样骨瘤的X线片表现

普通X线片检查不能确诊的病例，常用放射性核素骨扫描进行检查，表现为^{99m}Tc吸收增加，病变区为一个高密度红染区。此法对来源于皮质骨和网状骨质的骨样骨瘤的诊断具有明显价值。虽有阴性结果的报道，但对大多数病例可以帮助诊断。断层摄影和CT检查对于骨样骨瘤手术设计和定位都是有帮助的。Galdi等(2010)报道1例左拇指远节基底部掌桡侧骨样骨瘤，CT扫描检查可见拇指远节基底部溶骨性损害。由于病灶较小，经手术彻底刮除肿瘤组织，术后6个月随访，病变消失，局部有新骨形成(图24-33)。

骨样骨瘤的手术方法有彻底刮除术和肿瘤切除术。病变局限，周围骨硬化范围小，可行肿瘤刮除术(图24-33)。一般认为骨硬化范围较大者，应行病变骨整块切除。即尽可能地将肿瘤及其周围的硬化反应骨整块切除并行整块骨移植。非手术疗法如照射治疗和化疗对本病均无效。

(2)骨样骨瘤切除术

1)适应证：骨样骨瘤一经确诊，即应做手术治疗。

2)麻醉与体位：采用臂丛神经阻滞麻醉。需切取髂骨者，可加用局部麻醉或静脉麻醉。患者取仰卧位，患肢外展置于手术侧台上。

3)手术步骤：①切口。根据病变所在部位采用直切口或"S"形切口。以第2掌骨为例，可于第2掌骨背侧做一直切口。②切开皮肤、皮下组织，牵开指伸肌腱，显露第2掌骨。③游离第2掌骨，整块切除病变的骨段，尽可能保留掌骨健康的近、远端，以保留其完整的关节面。④从髂骨上取一骨块，修整成适当大小后植入第2掌骨缺损处。如骨块嵌插比较牢固，无需内固定。还可用带骨间背侧动脉蒂的尺骨远端移植来修复肿瘤切除后的骨缺损，手术可以在局部同时完成，且骨块血供丰富，骨愈合快。⑤缝合皮肤切口，用石膏托将患手固定于功能位。

4)手术操作注意事项：由于病灶范围很小，术中难以确定病灶的所在部位，病灶切除若不彻底，则易复发。因此，多将病灶连同硬化的骨质一并整块切除，以达彻底治疗的目的。

24.3.4 动脉瘤样骨囊肿

动脉瘤样骨囊肿在手部多发生于掌骨远侧段或指骨近侧段。如果骨骺闭合，则病变可累及整个干骺端。它是一种从骨内向骨外呈偏心性、膨胀性生长的病灶，受累的骨皮质明显变薄，其内可呈多囊状，由纤维组织和骨样组织形成间隔，充满不凝固的血液或液体。

(1)临床表现

动脉瘤样骨囊肿多见于20～40岁的青年人，主要症状是进行性的疼痛和逐渐发展的局部肿胀，按压时肿胀似有弹性感。病变在关节附近者可使手指关节活动受限。

动脉瘤样骨囊肿典型的X线检查表现为偏心性、膨胀性损害，呈肥皂泡样表现，骨皮质变薄，内有骨性间隔(图26-34)，病灶周围可有新骨形成。

肿瘤穿刺可抽出血液，并有骨腔内高压，血液可从穿刺处喷出。常用的手术方法是肿瘤刮除植骨术。由于本病易于复发，为彻底切除肿瘤，可采用病变段骨切除，其骨缺损应用假体置换或骨移植来修复。

(2)动脉瘤样骨囊肿刮除植骨术

1)适应证：肿瘤一经确诊即应手术治疗。

2)麻醉与体位：采用臂丛神经阻滞麻醉。需切取髂骨者，可加用局部麻醉或静脉麻醉。患者取仰卧位，患肢外展置于手术侧台上。

3)手术步骤：①切口。病变位于指骨者可采用手指侧正中切口，位于掌骨者则采用掌骨背侧切口。

24

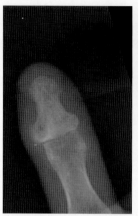 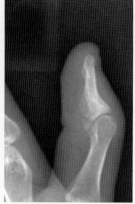 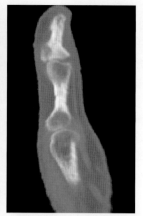

A. 术前X线示局部皮质变薄，中心为一透亮的瘤巢　　　　　B. CT扫描见拇指远节基底部
溶骨性损害

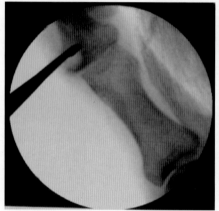 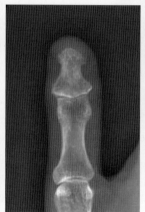 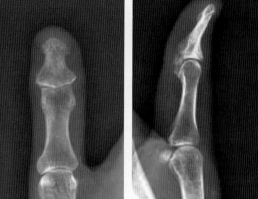

C. 术中透视见肿瘤组织已刮除　　　　　D. 术后6个月随访，病变消失，局部新骨形成

图 24-33　左拇指远节基底部掌桡侧骨样骨瘤刮除术前后的影像表现

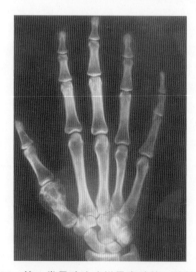

图 24-34　第 1 掌骨动脉瘤样骨囊肿的 X 线检查表现

②切开皮肤、皮下组织，保护血管、神经，分离掀起皮瓣，显露病变处，于骨膜下分离。③如骨质病变范围较局限，则于骨皮质最薄处开窗，刮除骨腔内所有病变组织，于髂骨处切取移植骨，填入骨腔内。④如骨质病变较为广泛，则可将病变段指、掌骨整段切除，采用大块骨移植或假体置换修复骨缺损。⑤闭合切口，患肢适当应用外固定。

4）手术操作注意事项：为防止术后病变复发，病变范围较小时，肿瘤组织刮除时必须彻底，移植骨块必须紧密填塞。病变范围较大者，宜采用病段骨整块切除，行骨移植修复。如果病变位于远节指骨，则以截指手术为宜。

24.3.5　骨巨细胞瘤

骨巨细胞瘤是一种原发性骨肿瘤。我国骨巨细胞瘤占骨肿瘤的 13%～15%。好发于青壮年，大多见于20~40岁。典型的骨巨细胞瘤一般为单发,常见于长骨末端或骨骺区。骨巨细胞瘤在上肢多见于桡骨远端和肱骨近端。手部则多见于掌骨。

本病原因不明。骨巨细胞瘤组织由圆形、椭圆形或纺锤形的单核基质细胞和弥散分布的多核巨细胞组成。常按照基质细胞的数量、分化程度和核分裂象的数目将骨巨细胞瘤分为Ⅰ、Ⅱ、Ⅲ级。为临床治疗方法的选择提供病理依据。

(1) 临床表现

病变处疼痛是骨巨细胞瘤最常见的早期症状,是由于肿瘤生长,髓腔内压力逐渐增高所致。随着肿瘤增大可触及局部肿块,肿瘤组织较软,触之有乒乓球感。骨端的肿瘤局部浸润反应可导致关节活动障碍。肿瘤可穿破骨皮质进入周围软组织,但很少穿破关节软骨进入关节腔。肿瘤病变有可能导致病理性骨折。

X线检查显示长骨骨端呈中央或偏心性溶骨性破坏,从干骺端向关节方向破坏软骨下骨质。常呈边界较清楚的膨胀性改变,形成分叶状或典型的肥皂泡沫样影像(图24-35A)。

骨巨细胞瘤的治疗应根据肿瘤的分期、部位和患者的具体情况而定。手术方法的选择原则是:Ⅰ级和Ⅱ级骨巨细胞瘤,可根据肿瘤的大小和骨皮质的情况,而采用肿瘤彻底刮除植骨术或肿瘤段切除骨重建术;Ⅲ级骨巨细胞瘤已属恶性,需行截肢。

(2) 肿瘤刮除植骨术

以桡骨远端骨巨细胞瘤为例。

1) 适应证:Ⅰ级和Ⅱ级骨巨细胞瘤,肿瘤范围较小,骨皮质完整。

2) 麻醉与体位:采用臂丛神经阻滞麻醉。患者上肢外展置于手术侧台上。需切取髂骨者,可加用局部麻醉或静脉麻醉。

3) 手术步骤:①切口。前臂远端前外侧,肱桡肌尺侧做纵行切口。②切开皮肤及皮下组织,切开伸筋膜,游离头静脉、前臂外侧皮神经,并将其连同肱桡肌牵向外侧。将桡侧腕屈肌,桡动、静脉牵向内侧予以保护。③于桡骨远端前外侧切开并分离骨膜,显露桡骨远端。于桡骨远端肿瘤最薄处凿开,即可见肿瘤组织。④用刮匙刮出肿瘤组织至正常骨组织(图24-35C),腔内可用高速磨钻打磨至正常颜色,并用3%~5%石碳酸或95%乙醇浸敷约10 min。⑤由于肿瘤刮出后桡骨远端桡侧有一骨缺损,取一

髂骨块修整成所需形状予以填充,并用克氏针固定(图24-35D)。⑥再用松质骨将所剩空腔予以填塞,术中透视见移植骨填塞满意后(图24-35E),松开止血带仔细止血后逐层缝合切口。

4) 手术操作注意事项:本法仅用于病变较为局限的病例。术中病变刮除必须彻底,并对瘤腔进行必要的处理;骨腔填塞应紧密,以防病变复发。刮除病变时应注意保留关节面的完整,以保护关节的正常功能。

(3) 肿瘤段切除骨重建术

以桡骨远端骨巨细胞瘤为例(图24-36)。

1) 适应证:Ⅰ级和Ⅱ级骨巨细胞瘤,肿瘤范围较大,骨皮质尚完整。

2) 麻醉与体位:前臂手术采用臂丛神经阻滞麻醉。患者上肢外展置于手术侧台上。需切取髂骨者可加用局部麻醉或静脉麻醉,切取带腓骨头的腓骨可采用硬脊膜外阻滞麻醉,或者仅用全身麻醉即可。

3) 手术步骤:手术包括切取带腓骨头的腓骨、切除病变的桡骨远段和腓骨移植重建桡腕关节。

A. 切取带腓骨头的腓骨:①切口。自腓骨头后上方,沿腓骨外侧向下至腓骨中下1/3处。②切开皮肤、皮下组织及深筋膜,于股二头肌后内侧游离腓总神经并予以保护。③于腓骨长肌与比目鱼肌间隙分离,向近端切断比目鱼肌起点。将比目鱼肌向内侧牵开即可显露腓动、静脉。④于腓骨前面锐性分离腓骨长、短肌,保留0.5~1.0 cm的肌袖于腓骨上。将腓深神经和胫前动脉牵开,切开骨间膜。⑤为保护腓骨的滋养动脉,于腓骨中段截断腓骨并结扎腓动、静脉。⑥在保护腓动、静脉的情况下,将附着在腓骨上的拇、趾长屈肌腱等保留0.5~1.0 cm的肌袖于腓骨上。向近端逐渐游离腓骨,并包括腓骨头。此时,仅有动、静脉相连,切取的腓骨已完全游离。待前臂桡骨切除后,切断腓动、静脉,将腓骨移植到桡骨缺损处。

B. 桡骨远段切除:①切口。于前臂中下段肱桡肌和桡侧腕屈肌之间做纵行切口,直至桡骨茎突。②切开皮肤、皮下组织,游离头静脉和前臂外侧皮神经并予以保护。切开深筋膜,将肱桡肌和桡侧腕屈肌分别牵向两侧,保护桡动、静脉。③切开桡骨膜,骨膜下分离旋前圆肌、拇长屈肌、旋前方肌和肱桡肌的止点。显露桡骨远段,完整切除桡骨远段。

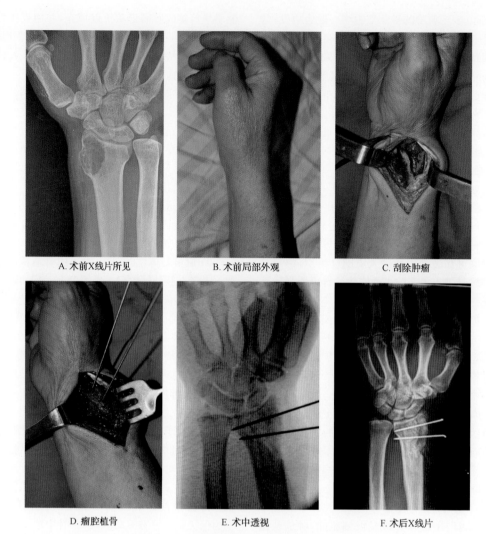

A.术前X线片所见 　　　　B.术前局部外观 　　　　C.刮除肿瘤

D.瘤腔植骨 　　　　E.术中透视 　　　　F.术后X线片

图 24-35　桡骨远端骨巨细胞瘤刮除植骨术

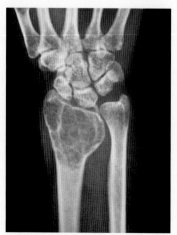
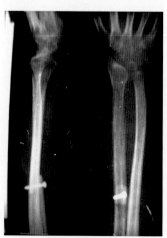

A.术前X线片所见 　　　　　　　　B.术后X线片所见

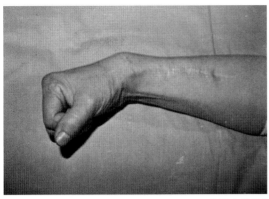
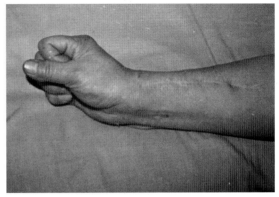

C.术后5年腕关节伸、屈功能恢复情况

图24-36　桡骨远端骨巨细胞瘤,带腓骨头的游离腓骨移植重建桡腕关节

C. 带腓骨头的腓骨移植:根据桡骨缺损的长度和所取腓骨的长度,将腓骨远段和桡骨近端修整为阶梯状。将腓骨移植到桡骨缺损处,判定移植的腓骨长度合适后用螺丝钉固定。腓骨头与近排腕骨构成新的桡腕关节,尽量修复关节囊韧带。将腓动、静脉分别与桡动脉和头静脉吻合,重建移植腓骨的血液供应。仔细止血,放置引流管,缝合手术切口。于腕关节功能位用石膏托固定。

4) 手术操作注意事项:①由于腓骨头有一向胫侧和向后侧的倾角,切取同侧的腓骨移植到桡骨,正好与桡骨远端的掌侧倾角和尺侧的倾角相吻合。因此,用带腓骨头的腓骨移植重建桡腕关节应切取同侧的腓骨。②移植的带腓骨头的腓骨,其长度应合适。如移植的腓骨过长,则易导致腓骨头脱出。③切取腓骨时应保护好腓神经,避免出现功能障碍。④注意血管吻合质量,确保手术成功。

（洪光祥）

主要参考文献

［1］刘子君,李瑞宗,刘昌茂,等. 骨肿瘤及瘤样病变1240例病例统计分析［J］. 中华骨科杂志,1986,3:162.

［2］路来金,刘志刚,王玉发,等.手部肿瘤与类肿瘤790例临床分析［J］. 手外科杂志,1992,8(3):145.

［3］吕智,刘小丽,马景昆.手部骨肿瘤及瘤样病变［J］,中华骨科杂志,1996,16(3):158.

［4］刘玉珂,张敏,陈伟,等.骨样骨瘤的影像学诊断［J］. 实用放射学杂志,2005,21(12):1307-1310.

［5］刘海华,万圣祥,洪光祥. 弹响腕一例［J］. 同济医科大学学报,1990,19(6):422.

［6］张宏,高广伟,冯乃实. 手部软骨瘤远期疗效随访［J］. 中华骨科杂志,1995,15(6):353.

［7］洪光祥,王发斌,黄省秋,等. 甲外血管球瘤［J］. 中华手外科杂志,1995,11(3):139.

［8］洪光祥,冼我权,朱通伯,等. 血管球瘤［J］. 武汉医学杂志,1981,5(4):299.

［9］洪光祥,黄省秋,王发斌,等. 神经鞘瘤的手术治疗及其错误(附40例报告)［J］. 手外科杂志,1990,6(4):193.

［10］伍峻松,黄宗坚,周君富,等.P物质与神经微丝H在慢性痛血管球瘤中的表达和意义［J］. 中华外科杂志,2003,41(12):935-939.

［11］张君,魏壮,李庆霖,等. 血管球瘤80例临床分析及病因探讨［J］. 中华手外科杂志,2003,19(4):238-239.

［12］夏军,雷益,李顶夫,等. 血管球瘤的临床及MRI诊断(附3例分析)［J］. 放射学实践,2005,20(9):809-810.

［13］Gonzalvo A, Fowler A, Cook RJ, et al. Schwannomatosis, sporadic schwannomatosis, and familial schwannomatosis: a surgical series with long-term follow-up［J］. J neurosurg, 2011,114:756-762.

［14］Baser ME, Freidman JM, Evans DG. Increasing the specificity of diagnostic criteria for schwannomatosis［J］. Neurogenetics, 2006,66:730-732.

［15］Geert MV, Antoni HM. Taminiau WR, et al. Osteoid osteoma: clinical results with thermocoagulation［J］. Radiology,2002,224(1):82-86.

［16］Andrew L, Folpe MD, Julie C, et al. Atypical and maliguant glomus tumors analysis of 52 cases, with a proposal for the reclassification of glomus tumors［J］. Am J Surg Pathol, 2001,25(1):1-12.

［17］Moojen TM, Houpt P. Glomus tumors of the hand in the Netherlands: analysis of 107 patients［J］. Eur J Plast Surg, 2000,23(4):224-226.

［18］Lee SH, Jung HG, Park YC, et al. Results of neurllemoma treatment: a review of 78 cases ［J］. Orthopedics. 2001,24(10):977-980.

24

［19］Rosenthal DI，Hornicek FJ. Osteoid osteoma：percuteneous treatment with radiofrequency energy［J］. Radiology，2003，229(1)：171-175.

［20］Ambrosia JM，Wold LE，Amadio PC. Osteoid osteoma of the hand and wrist［J］. J Hand Surg，1987，12A：794.

［21］Nishio J，Ishiko T，Minamikawa T，et al. Arthroscopic removal of an intra-articular osteoid osteoma of the radial styloid［J］. J Hand Surg(Am)，2012，37(1)：68-71 .

［22］Roukos S，Issa M. Radiofrequency treatment of an osteoid osteoma of the wrist：report of 2 cases［J］. Chir Main，2011，30(5)：356-359.

［23］Galdi B，Capo JT，Nourbakhsh A，et al. Osteoid osteoma of the thumb：a case report［J］. Hand(N. Y)，2010，5(4)：423-426.

［24］Chamberlain BC，Mosher JF，Levinsohn EM，et al. Subperiosteal osteoid osteoma of the hamate：a case report［J］. J Hand Surg，1992，17A(3)：462.

［25］Dahlin DC. Bone tumors：general aspects and data on 6 221 cases［M］. 3rd ed. Springfield Illinois：Charles CThomas，1978：75-86.

［26］Hoglund M. Ultrasound diagnosis of soft-tissue tumours in the hand and forearm. A prospective study［J］. Acta Radiol，1997，38：508.

［27］Johnson DL，Kuschner SH，Lane CS，et al. Intraosseous glomus tumor of the phalanx：a case report［J］. J Hand Surg，1993，18A(6)：1026.

［28］Kilgore ES，Graham WP. The hand，surgical and non-surgical management［M］. Phiadelphia：Lea and Febiger，1977：333-360.

［29］Matloub HS，Muoneke VN，Drevel CD，et al. Glomus tumor imaging：use of MRI for localization of occult lesions［J］. J Hand Surg，1992，17A(3)：472.

［30］Maxwell GP，Curtis RM，Wilgis EFS. Multiple digital glomus tumors［J］. J Hand Surg，1979，4：363.

［31］Seidman GD，Margles SW. Intratendinous ganglia of the hand［J］. J Hand Surg，1993，18A：707.

［32］Sekiya I，Matsui N，Otsuka T，et al. The treatment of enchondromas in the hand by endoscopie curettage without bone grafting［J］. J Hand Surg，1997，22B(2)：230.

［33］Soler JM，Piza G，Aliaga F. Special characteristics of osteoid osteoma in the proximal phalanx［J］. J Hand Surg，1997，22B(6)：793.

［34］Wilson Y，Eogelman I，Evans DM. Detection of an elusive osteoid osteoma using a registration bowe scan［J］. J Hand Surg，1997，22B(6)：801.

［35］Ohkuma R，McCarthy EF，Deune EG. Hereditary multiple exostoses in the hands and fingers：early presentation and early surgical treatment in family members：case reports［J］. Hand (NY)，2011，6(2)：209-216.

［36］Rhee PC，Novais EN，Shives TC，et al. Chondroblastoma with secondary aneurysmal bone cyst of the hamate：case report［J］. J Hand Surg Am，2012，37(3)：538-542.

［37］Grosset C，Reyes-Gomez E，Hedley J，et al. Aneurysmal bone cyst on the carpus of an African collared dove (Streptopelia roseogrisea)［J］. J Avian Med Surg，2012，26(1)：11-16.

［38］Jafari D，Jamshidi K，Najdmazhar F，et al. Expansile aneurysmal bone cyst in the tubular bones of the hand treated with en bloc excision and autograft reconstruction：a report of 12 cases［J］. J Hand Surg (Eur)，2011，36(8)：648-655.

图书在版编目(CIP)数据

现代手外科手术学/顾玉东,王澍寰,侍德主编. —上海:复旦大学出版社,2018.7
ISBN 978-7-309-12929-8

Ⅰ.现… Ⅱ.①顾…②王…③侍… Ⅲ.手-外科手术 Ⅳ.R681.7

中国版本图书馆 CIP 数据核字(2017)第 077021 号

现代手外科手术学

顾玉东 王澍寰 侍 德 主编
责任编辑/魏 岚

复旦大学出版社有限公司出版发行
上海市国权路 579 号 邮编:200433
网址:fupnet@fudanpress.com http://www.fudanpress.com
门市零售:86-21-65642857   团体订购:86-21-65118853
外埠邮购:86-21-65109143   出版部电话:86-21-65642845
上海丽佳制版印刷有限公司

开本 787×1092 1/16 印张 63 字数 1938 千
2018 年 7 月第 1 版第 1 次印刷

ISBN 978-7-309-12929-8/R·1608
定价:650.00 元